Spezielle pathologische Anatomie

Ein Lehr- und Nachschlagewerk

Begründet von Wilhelm Doerr und Erwin Uehlinger

Band 12/II

2., völlig neubearbeitete und erweiterte Auflage

Herausgegeben von
Professor Dr. Dres., h.c. Wilhelm Doerr, Heidelberg
Professor Dr. Gerhard Seifert, Hamburg

Springer
Berlin
Heidelberg
New York
Barcelona
Budapest
Hongkong
London
Mailand
Paris
Santa Clara
Singapur
Tokio

G. O. H. Naumann

Pathologie des Auges II

Mit den Koautoren

D. J. Apple · K. Deuble-Bente · D. von Domarus · R. H. W. Funk
E. N. Hinzpeter † · L. Holbach · B. Kirchhof · F. E. Kruse · M. Küchle
G. E. Lang · H. Laqua · W. Lüllwitz † · E. Messmer · G. H. Ruggli
K. W. Ruprecht · V. Rummelt · U. Schlötzer-Schrehardt
H. J. Thiel · H. E. Völcker · J. Weindler · H. Wenkel

Mit 818 Abbildungen in 1683 Einzeldarstellungen
teilweise in Farbe
davon 175 schematische Skizzen
sowie 284 differentialdiagnostische Tabellen

Springer

Professor Dr. G. O. H. Naumann
Vorstand der Augenklinik mit Poliklinik
der Friedrich-Alexander-Universität Erlangen-Nürnberg
91054 Erlangen, Schwabachanlage 6

Professor Dr. G. Seifert
Institut für Pathologie der Universität
20246 Hamburg, Martinistraße 52 UKE

ISBN-13: 978-3-642-64390-3 e-ISBN-13: 978-3-642-60402-7
DOI: 10.1007/978-3-642-60402-7

Die Deutsche Bibliothek – CIP-Einheitsaufnahme

Spezielle pathologische Anatomie : ein Lehr- und Nachschlagewerk / begr. von Wilhelm Doerr und Erwin Uehlinger. Hrsg. von Wilhelm Doerr ; Gerhard Seifert. –
Berlin ; Heidelberg ; New York ; Barcelona ; Budapest ; Hong Kong ; London ; Mailand ; Paris ; Santa Clara ; Singapur ; Tokio : Springer.
Teilw. mit der Angabe: Begr. von Erwin Uehlinger und Wilhelm Doerr
NE: Uehlinger, Erwin [Begr.]; Doerr, Wilhelm [Hrsg.]

Bd. 12. Pathologie des Auges.
2. – 2., völlig neubearb. und erg. Aufl. – 1997

Pathologie des Auges : mit differentialdiagnostischen Tabellen/ von G. O. H. Naumann. Unter Mitarb. von D. J. Apple ... –
Berlin ; Heidelberg ; New York ; Barcelona ; Budapest ; Hong Kong ; London ; Mailand ; Paris ; Santa Clara ; Singapur ; Tokio : Springer.
(Spezielle pathologische Anatomie ; Bd. 12)

Früher u. d. T.: Naumann, Gottfried O. H.: Pathologie des Auges
ISBN 3-540-61006-5
NE: Naumann, Gottfried O. H.

2. – 2., völlig neubearb. und erg. Aufl. – 1997

Herstellung: Dora Oelschläger, Heidelberg
Abbildungsneureproduktionen: Schneider Repro GmbH, Heidelberg
Neuzeichnungen: Jörg Kühn, Heidelberg
Satz: Fotosatz-Service Köhler OHG, 97084 Würzburg
Druck- und Bindearbeiten: Konrad Triltsch, Graphischer Betrieb, 97070 Würzburg
SPIN: 10134259 25/3134 – 5 4 3 2 1 0

Inhaltsübersicht Teil II

Inhaltsübersicht Teil I

Inhaltsverzeichnis

9. KAPITEL

Linse

U. SCHLÖTZER-SCHREHARDT und G. O. H. NAUMANN

10. KAPITEL

Glaskörper

B. Kirchhof, H. E. Völcker und G. O. H. Naumann

11. KAPITEL

Spezielle Pathologie der Retina

E. P. Messmer, G. H. Ruggli, D. J. Apple und G. O. H. Naumann

12. KAPITEL

Allgemeine retinale Pathologie und Lokalisation: Morphologische Elemente im ophthalmoskopischen Bild

G. O. H. NAUMANN, H. LAQUA und W. LÜLLWITZ †

13. KAPITEL

Nervus opticus

G. O. H. NAUMANN, D. J. APPLE und H. WENKEL

14. KAPITEL

Glaukome und Hypotonie-Syndrome[1]
(Pathologie des abnormen intraokularen Drucks)

G. O. H. NAUMANN

[1] Unter Mitarbeit von L. R. NAUMANN.

15. KAPITEL

Pseudoexfoliations-Syndrom: Morphologie und Komplikationen

U. SCHLÖTZER-SCHREHARDT und G. O. H. NAUMANN

16. KAPITEL

Okuläre Adnexe: Lider, Tränenapparat und Orbita

L. M. Holbach, D. J. Apple und G. O. H. Naumann

17. KAPITEL

Auge und Allgemeinkrankheiten[1]

K.W. Ruprecht und G.O.H. Naumann

[1] Unter Mitarbeit von Th. Heinrich.

18. KAPITEL

Morphologie der Augenveränderungen bei medikamentöser Therapie

J. Weindler, K.W. Ruprecht und G.O.H. Naumann

9. KAPITEL

Linse

U. Schlötzer-Schrehardt und G.O.H. Naumann

A. Besonderheiten der Linse

Die Linse ist wesentlicher Bestandteil des dioptrischen Apparats mit der Fähigkeit zur Akkommodation. Darüber hinaus wird der Linse eine für Makula und Netzhaut protektive Filterwirkung zugeschrieben, indem sie UV-Strahlung zwischen 300 und 400 nm absorbiert.

Das Linsengewebe nimmt nicht nur innerhalb des Auges, sondern auch im Gesamtorganismus eine Sonderstellung ein: Die Linse ist ausschließlich ektodermalen Ursprungs und von der 3. embryonalen Lebenswoche an durch eine Basalmembran, die Linsenkapsel, vom übrigen Organismus abgekapselt (Abb. 9.1 u. 9.2; Smelser 1965; Wulle u. Lerche 1967). In der gesamten Linse fehlt eine direkte Versorgung mit Blutgefäßen und Nerven sowie der unmittelbare Kontakt mit mesenchymalen Zellen (s. Kap. 1). Die nutritive Versorgung der Linse erfolgt in der Hauptsache durch das Kam-

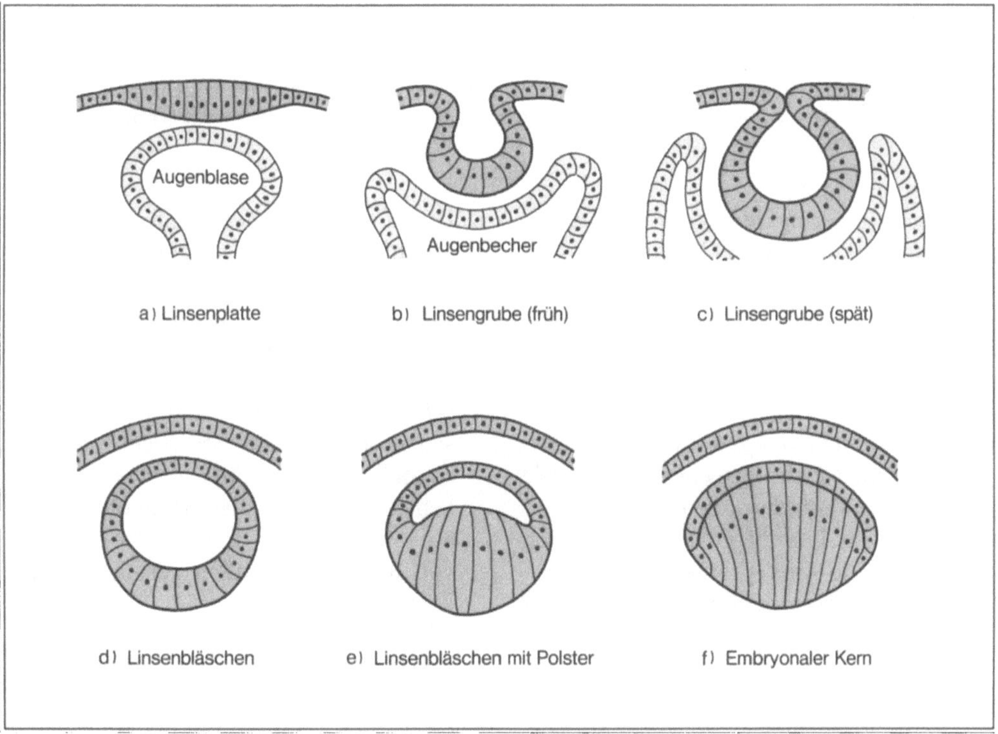

Abb. 9.1. Stadien der embryonalen Linsenentwicklung

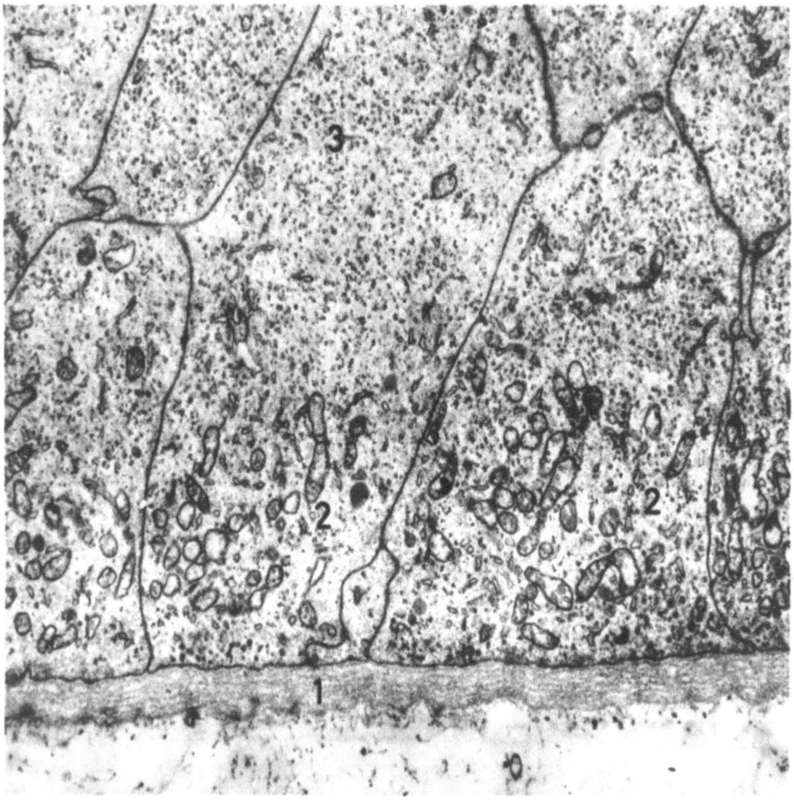

Abb. 9.2. Basale Anteile primärer Linsenfasern am hinteren Linsenpol eines menschlichen Embryos von 19 mm Scheitel-Steiß-Länge (7. Woche; TEM; ×14000). Lamellenförmiger Aufbau der Linsenkapsel (*1*); basale Aspekte der Linsenfasern mit Mitochondrien und rauhem endoplasmatischen Retikulum (*2*); apikale Anteile der Linsenfasern organellarm (*3*). (Aus WULLE u. LERCHE 1967)

merwasser, in geringerem Maße auch durch den Glaskörper. Diese im Körper einzigartige Isolation geht mit einer Reihe von Besonderheiten einher, die für die Pathologie der Linse von entscheidender Bedeutung sind:

1. *Primäre Entzündungen* kommen selbstverständlich nicht vor, ebensowenig wie neurogene Veränderungen.
2. Obwohl das Linsenepithel physiologisch bis ins hohe Alter proliferiert, sind *primäre Neoplasien* unbekannt. Dies läßt sich wohl ebenfalls durch das Fehlen einer Gefäßversorgung erklären, da Angiogenesefaktoren für ein progressives neoplastisches Wachstum heute allgemein vorausgesetzt werden (FOLKMAN et al. 1971).
3. Durch die zeitlebens anhaltende Proliferation des Linsenepithels und die ständig nachrückenden Linsenfasern (*appositionelles Wachstum*) findet bereits physiologischerweise eine Degeneration der Linsenfasern im Zellkern (*Kernsklerose*) statt. Die einmal gebildete Linsensubstanz bleibt zeitlebens erhalten, so daß in einer Linse der Einfluß des Lebensalters auf die Morphologie und auf verschiedene Stoffwechselvorgänge von innen nach außen verfolgt werden kann.
4. Die Linse ist mit *35% Proteingehalt* das eiweißreichste Organ des menschlichen Körpers. Die Proteinsynthese erfolgt ausschließlich während der Zelldifferenzierung in Linsenfasern. Damit ist der quan-

titative wie qualitative Proteingehalt der Linse für die gesamte individuelle Lebensdauer genetisch fixiert. Alle in den Linsenfasern auftretenden Veränderungen können postsynthetischen Transformationen von Linsenproteinen zugeschrieben werden, die im Kern als dem ältesten Linsenteil am größten sind. Durch Absorption von UV-Strahlung und fehlende Reparaturmechanismen ist die Linse kumulativem oxidativem Stress ausgesetzt, der Altersveränderungen und Trübungserscheinungen beschleunigt (ANDLEY 1994).

5. Bemerkenswert ist die organspezifische und auch speziesspezifische *Antigenizität der Linsenproteine* (HALBERT u. MANSKI 1963, 1965; HOCKWIN 1993): Obwohl Linsenproteine normalerweise vom Immunsystem erkannt und toleriert werden, kann der direkte Kontakt zwischen Kammerwasser und Linsengewebe, sobald es nicht mehr von der Kapsel umschlossen ist, unter bestimmten Umständen zu Antikörperproduktion und Makrophagenaktivierung führen (MARAK 1992). Immunogene Linsenproteine können intraokulare Entzündungsreaktionen induzieren: z.B. eine *phakogene Uveitis* (IRVINE u. IRVINE 1952b; Leigh 1955), eine *Endophthalmitis phakoanaphylactica* (CHISHTI u. HENKIND 1970; IRVINE u. IRVINE 1952a; VERHOEFF u. LEMOINE 1922; YANOFF u. SCHEIE 1968) oder akute *phakolytische Glaukome* (FLOCKS et al. 1955; IRVINE u. IRVINE 1952c).

B. Anatomie und Physiologie

Die detaillierte Embryologie, Anatomie und Histologie der Linse ist in den Kap. 1 und 2 beschrieben.

Die Linse ist ein bikonvexes, transparentes, refraktiles, avaskuläres Organ mit elastischen Eigenschaften. Die während der Embryonalentwicklung nahezu runde Linse nimmt mit dem weiteren Wachstum eine elliptische Form an, deren äquatorialer Durchmesser beim Erwachsenen 9–10 mm und deren axialer Durchmesser 4–5 mm beträgt (TRIPATHI u. TRIPATHI 1983). Im histologischen Bild ist die Linse einfach strukturiert, ihre Komplexität liegt auf molekularer Ebene. Die Linse setzt sich aus 2 Zelltypen, genaugenommen nur einem Zelltyp in unterschiedlichen Differenzierungsstadien, zusammen: Epithelzellen, die in einschichtiger Lage die Linsenvorderfläche bedecken, und Faserzellen, die die Masse des Linsengewebes aufbauen (Abb. 9.3).

Die Biomikroskopie der Linse im optischen Schnitt erlaubt ihre Untersuchung bereits in einer Weise, wie sie bei anderen Geweben nur mit Methoden der Histologie gelingt. Die spaltlampenmikroskopische Differenzierung in verschiedene Diskontinuitätszonen (PHELPS 1980; SAUTTER 1952) entspricht morphologisch der Unterscheidung in embryonalen, fetalen, infantilen und adulten Kern, umgeben von der Linsenrinde. Doch ermöglicht auch hier die histologische und elektronenmikroskopische Untersuchung oft eine wertvolle Ergänzung des klinischen Befunds.

I. Linsenkapsel

Die Linsenkapsel ist die PAS-positive, homogene, elastische Basalmembran des Linsenepithels, die die ganze Linse umgibt; sie repräsentiert mit etwa 17 µm Dicke im vorderen zentralen Bereich die dickste aller Basalmembranen des menschlichen Körpers überhaupt. In einer konzentrischen Zone vor und hinter dem Äquator erreicht sie ihre größte Dicke (bis 23 µm), während sie am hinteren Pol am dünnsten ist (ca. 4 µm). Nasal vom hinteren Linsenpol sind der Kapsel das Hyaloidea-Körperchen (Mittendorf-Fleck) und die sog. weiße Bogenlinie (Vogt) als Reste der embryonalen Gefäßversorgung aufgelagert.

In ihren Hauptfunktionen dient die Linsenkapsel als Permeabilitätsbarriere und als Insertionsstruktur der Zonulafasern, und sie

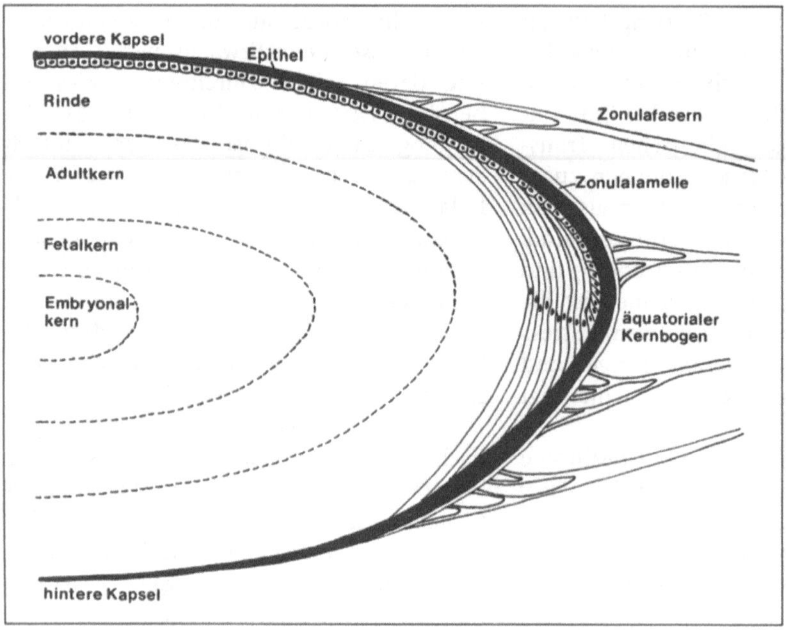

Abb. 9.3. Mikroskopische Anatomie der Linse. (Mod. nach STREETEN 1994)

spielt aufgrund ihrer Elastizität eine wichtige Rolle bei akkommodationsbedingten Formveränderungen der Linse.

Elektronenmikroskopisch zeigt die Kapsel eine filamentöse Substruktur (Abb. 9.4a; FINE u. YANOFF 1979; HOGAN et al. 1971). Intrakapsuläre, horizontal verlaufende Fibrillenbündel mit einer Periodizität von 50 nm treten vor allem im Alter in den vorderen und prääquatorialen Anteilen der Kapsel häufig auf (SELAND 1974, 1992) und lassen sich mit Antikörpern gegen Fibrillin anfärben (STREETEN u. DARK 1994). Die grundlegenden Strukturkomponenten sind Kollagen IV, Laminin, Heparansulfat-Proteoglykan, Entactin und Fibronektin (MOHAN u. SPIRO 1986). Den prä- und postäquatorialen Kapselregionen ist die Zonulalamelle (0,5–1 µm Dicke) oberflächlich aufgelagert.

II. Linsenepithel

Das Epithel liegt als einschichtige Lage kubischer Zellen (hexagonal im Flachpräparat) von 11–17 µm Breite und 5–8 µm Höhe unter der vorderen Kapsel (Abb. 9.4a). Die lateralen Zellmembranen bilden ausgeprägte Interdigitationen und sind durch Zonulae occludentes, Maculae adhaerentes und gap junctions verbunden. Die apikalen Zellmembranen stehen über gap junctions mit den oberflächlichen Linsenfasern in Kontakt (HOGAN et al. 1971; MARSHALL et al. 1982).

Generell ist die Zelldichte bei Frauen (5780,6 Zellen/mm²) signifikant höher als bei Männern (5008,6 Zellen/mm²) entsprechender Altersgruppen (Tabelle 9.1; GUGGENMOOS-HOLZMANN et al. 1989); die Zelldichte nimmt vom Zentrum zur Peripherie hin zu (KARIM et al. 1987). Die Existenz von Barr-Körperchen (kondensierte inaktive X-Chromosomen) konnte in 54% der Zellkerne weiblicher Patienten und in 8% der männlichen Patienten nachgewiesen werden (Abb. 9.5; KONOFSKY et al. 1987). Unter der hinteren Kapsel treten Linsenepithelzellen nur in pathologischen Situationen (Katarakt) auf.

Zur Peripherie hin werden die Zellen schmaler und mehr zylindrisch, ihre Achse dreht sich um 180°, und sie verlängern sich entlang der vorderen und hinteren Linsen-

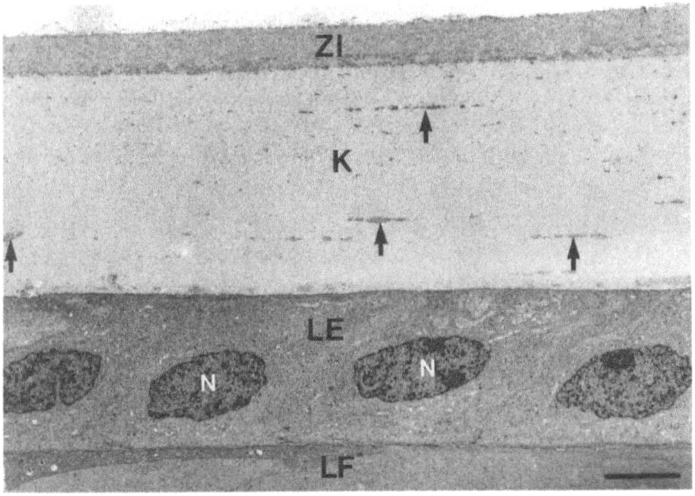

a

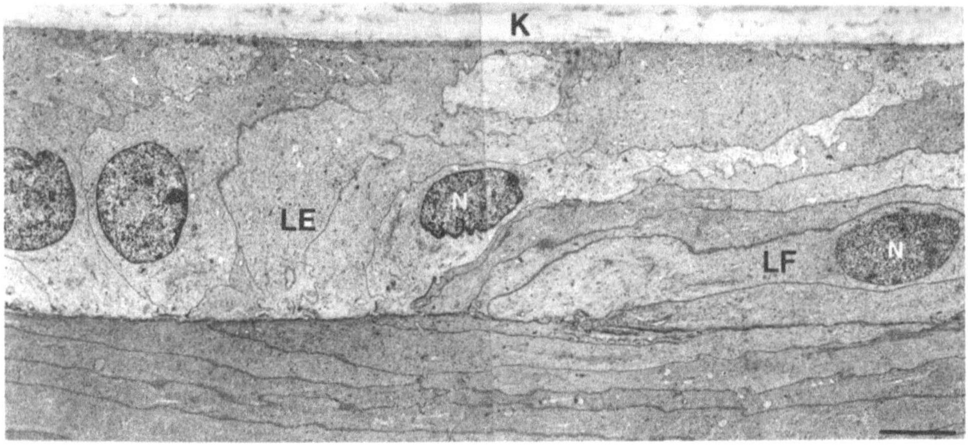

b

Abb. 9.4 a, b. Ultrastruktur des Linsenepithels und der Linsenkapsel. **a** Prääquatoriale Epithelzellen (*LE*), Linsenkapsel (*K*) mit Zonulalamelle (*Zl*) und intrakapsulären fibrillären Einlagerungen (*Pfeile*) (*LF* Linsenfasern, *N* Zellkerne; TEM; 5 μm). **b** Differenzierung äquatorialer Epithelzellen (*LE*) in Linsenfasern (*LF*) (*K* Linsenkapsel, *N* Zellkerne; TEM; 5 μm).

Tabelle 9.1. Altersangeglichene mittlere Zelldichten des Linsenepithels normaler Linsen (n = 181). (Aus Guggenmoos-Holzmann et al., 1989)

	Mittlere Zelldichte	Altersangeglichene mittlere Zelldichte	Standard-abweichung	Anzahl
Männer	5031,9	5008,6	60,4	120
Frauen	5734,2	5780,6	85,2	61

Der Unterschied zwischen den Geschlechtern ist hoch signifikant (t = 7.32; 178 df; p < 0,001).

oberflächen in Linsenfasern (Abb. 9.3 u. 9.4b). Während sich die zentralen Epithelzellen am vorderen Linsenpol unter physiologischen Bedingungen im Ruhezustand befinden, weisen die äquatorialen Epithelzellen eine hohe Stoffwechselaktivität und die höchsten Mitoseraten auf und differenzieren sich in einer aktiven germinativen oder proliferativen Zone kontinuierlich in langgestreckte Faserzellen (Kuwabara 1975).

Mit Hilfe autoradiographischer Untersuchungen mit Tritium-markiertem Thymidin

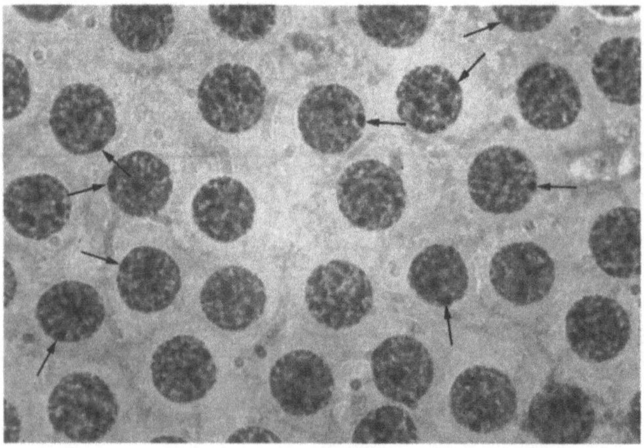

Abb. 9.5. Linsenepithel und Linsenkapsel einer 71jährigen Patientin mit Cataracta nuclearis et corticalis im Flachpräparat; *Pfeile* markieren Barr-Körperchen (Hämatoxylin-Eosin; ×375). (Aus KONOFSKY et al. 1987)

konnte der mitotische Index in den äquatorialen (0,26%), präaquatorialen (0,16%) und zentralen Zonen (0,02%) des Epithels bestimmt werden (DUKE-ELDER 1969). So konnten auch die klassischen Vorstellungen von der Umwandlung des Linsenepithels in junge Linsenfasern durch autoradiographische Untersuchungen bestätigt und eindrucksvoll dargestellt werden (MIKULICICH u. YOUNG 1963; VON SALLMANN u. GRIMES 1966). Ergebnisse über die zeitlichen Abläufe der Zellteilung ergaben, daß eine Mitose etwa 72 min dauert, das Intervall zwischen zwei Mitosen 19–31 Tage in Abhängigkeit von der Region (VON SALLMANN et al. 1962). Charakteristischerweise nimmt die Zahl der Mitosen des Linsenepithels im Laufe des Lebens ab (VON SALLMANN u. GRIMES 1966).

III. Faserzellen

Etwa 2000 Faserzellen bzw. Linsenfasern bilden die eigentliche Substanz der Linse, deren transparente Eigenschaften auf der regelmäßigen räumlichen Anordnung dieser hochspezialisierten, Kern- und Organell-freien Zellen sowie auf der hochgeordneten „kristallinen" Organisation ihrer Strukturproteine beruhen (BENEDEK 1983, 1984).

Während die junge Faser von den nachfolgenden allmählich zum Zentrum hin abgedrängt wird, erstreckt sie sich mit ihren beiden Fortsätzen nach vorn unter das Linsenepithel und unter die hintere Kapsel. Wo die auswachsenden Faserzellen an den vorderen und hinteren Linsenpolen aufeinandertreffen, bilden sie komplexe Nahtsysteme aus. Bis die Linsenfasern Anschluß an ein Nahtsystem gewinnen, erreichen sie eine Länge von 8–12 mm bei einer Breite von 8–12 µm und einer Höhe von 2–5 µm (MARSHALL et al. 1982; TRIPATHI u. TRIPATHI 1983). Die Ablagerung neuer Faserzellen erfolgt in konzentrischen Schichten, so daß der Linsenkern die ältesten, die Rinde die jüngsten Linsenfasern enthält (appositionelles Wachstum).

Die Kerne der neugebildeten Faserzellen verlagern sich während des Differenzierungsprozesses leicht nach vorne, so daß sie sich in Form eines Kernbogens in der äquatorialen Rinde anordnen (Abb. 9.3). Nach Ende des Wachstums einer Linsenfaser und dem Erreichen ihrer endgültigen Länge kommt es zu einem Verlust der Zellkerne und der zytoplasmatischen Organelle (BASSNETT 1995; KUWABARA 1975; KUWABARA u. IMAIZUMI 1974). Die ausdifferenzierte Linsenfaser enthält nur noch Strukturproteine (hauptsächlich α-, β- und γ-Kristalline), die 95% des Linsentrockengewichts ausmachen, und Elemente des Zytoskeletts in Form von Aktin-, Vimentin- und Tubulinfilamenten, denen eine Rolle beim Akkommodations-Prozeß zukommt (RAFFERTY u. GOOSSENS

1978). Die im Querschnitt hexagonalen Faserzellen weisen eine homogene Plasmadichte auf und sind in regelmäßigen radialen Reihen angeordnet (Abb. 9.6a). Charakteristisch ist das Fehlen des interzellulären Raums. Komplexe laterale Oberflächendifferenzierungen (sog. „ball and socket"-Interdigitationen) und zahlreiche „gap junctions" stellen die Verbindung zwischen benachbarten Faserzellen her (Goodenough 1992; Kuszak et al. 1988; Stirling u. Griffiths 1991). Besonders die Nahtsysteme am vorderen und hinteren Linsenpol zeichnen sich durch elaborierte Membraninterdigitationen und zahlreiche mikrovilliartige Zellfortsätze aus.

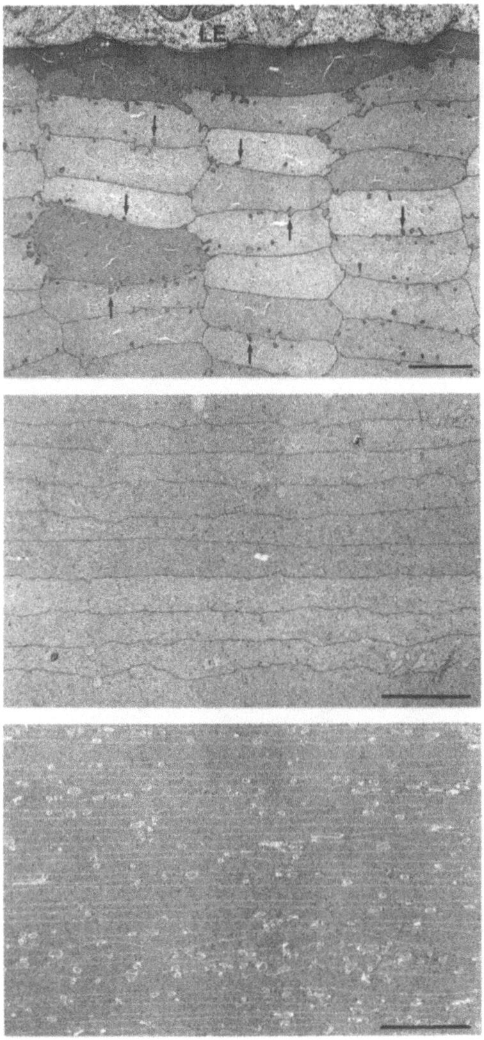

a

b

c

Abb. 9.6a–c. Ultrastruktur der Linsenfasern. **a** Subkapsuläre Rindenfasern im Querschnitt; „ball-and-socket"-Interdigitationen zwischen benachbarten Linsenfasern (*Pfeile*) (*LE* Linsenepithel; TEM; 5 µm). **b** Linsenfasern der mittleren Rinde im Längsschnitt (TEM; 5 µm). **c** Linsenfasern des peripheren Kerns im Längsschnitt (TEM; 5 µm)

Durch das lebenslange appositionelle Wachstum ändern sich auch die Dimensionen der Linse fortlaufend: Der äquatoriale Durchmesser nimmt bis auf 9–10 mm zu. Gleichzeitig steigt ihr Gewicht von 65 mg beim Neugeborenen auf 270 mg beim 80- bis 90jährigen an. Die Querschnittsfläche der Rindenzellen wird von etwa 24 μm^2 auf 7 μm^2 im Kern komprimiert, die Faserstruktur geht dabei verloren (Abb. 9.6b, c; Taylor et al. 1995).

Der Prozeß der Faserumwandlung in die soliden Fasermassen ohne deutliche Zellgrenzen des Linsenkerns ist mit der Verhornung des Epithels der Haut vergleichbar, wo die basalen Zellen allmählich in kernlose Massen übergehen. Im Gegensatz zur Haut kann die Linse ihr totes Zellmaterial nicht nach außen abstoßen. Infolge seiner Stapelung im Innern besteht die Linse im wörtlichen Sinn „aus der Summe ihrer gespeicherten Lebensenergie" (Halbert u. Manski 1963) und das Ereignis einer vorübergehend aufgetretenen Störung wird zeitlebens festgehalten. Daher stehen die kumulativen, schädlichen Auswirkungen der Alterungsprozesse auf die Zellstruktur in besonderem Bezug zur Pathologie der Linse.

IV. Aufhängeapparat

Der Aufhängeapparat der Linse besteht aus den Zonulafasern und dem Lig. hyaloideocapsulare (Wieger). Beide zusammen fixieren die Linse in ihrer Position hinter der Iris in der Fossa patellaris des Glaskörpers. Der Linsenäquator reicht bis auf 0,5 mm an die Ziliarzotten heran.

1. Zonulafasern (Zonula Zinnii)

Die Zonulafasern entspringen an der Oberfläche des unpigmentierten Ziliarepithels im hinteren Bereich der Pars plana. Sie bestehen aus tubulären Fibrillen von 10 nm Durchmesser, einer Mikroperiodizität von 10–12 nm und einer Makroperiodizität von 45–55 nm. Ihre Hauptkomponente ist Fibrillin, wodurch sie Ähnlichkeiten mit elastischen Mikrofibrillen besitzen (Streeten 1982; Streeten u. Gibson 1988). Die Fibrillen sind zu Faserbündeln von 4–6 µm Durchmesser zusammengefaßt. Zur Überwindung ihrer Elastizität bis zur Zerreißung sind beim Kind 100 g, beim Erwachsenen 60 g erforderlich.

Die Zonulafasern übertragen die Akkommodationsbewegung des Ziliarmuskels auf die Linsenkapsel. Es lassen sich zwei funktionelle Gruppen von Faserbündeln unterscheiden (Rohen 1979): a) die Hauptfaserbündel (*orbikulo-kapsulares* System), die im Bereich der Pars plana des Ziliarkörpers etwa 1,5 mm vor der Ora serrata entspringen und in einem etwa 2,5 mm breiten Band am vorderen und hinteren Linsenäquator ansetzen. b) die Spannfasern (*zilio-kapsulares* System), die im Bereich der Pars plicata vom Hauptfasersystem abzweigen und in den Ziliartälern und lateralen Aspekten der Ziliarfortsätze verankert sind. Während der Akkommodation führt die Kontraktion des Ziliarmuskels zu einer Streckung der Spannfasern bei gleichzeitiger Verlagerung des Muskels nach vorne und innen. Dies resultiert in einer Entspannung der vorderen Hauptfaserbündel und damit in einer Abrundung der elastischen Linse und Steigerung ihrer Brechkraft (Rohen 1979; Rohen u. Rentsch 1969). Durch Überkreuzung der Hauptfasergruppen, die zur vorderen und hinteren Linsenkapsel ziehen, entsteht über dem Äquator der *Hannoversche* und zwischen vorderer Glaskörpergrenzfläche und Zonula der *Petitsche Raum.*

Die Zonulafasern inserieren im äquatorialen Bereich der Linsenkapsel in der sog. *Zonulalamelle* auf der Kapseloberfläche (Abb. 9.4a). Die Verankerung der Zonulafasern am Ziliarkörper liegt im Bereich der Basalmembran des unpigmentierten Ziliarepithels, der Membrana limitans interna, in Epitheleinfaltungen und interzellulären Spalten (Raviola 1971).

2. Ligamentum hyaloideo-capsulare (Wieger)

Das Ligamentum hyaloideo-capsulare stellt die zirkuläre Anheftung der vorderen Glaskörpergrenzfläche an die hintere Linsenkapsel dar. Sie verläuft parallel zum Äquator in einer Distanz von 2 mm und läßt zentral den *Berger-Raum* frei; die periphere Anheftungsgrenze wird als *Egger-Linie* bezeichnet (Abb. 9.7). An der Spaltlampe ist es mit dem Goldmannschen Dreispiegel-Kontaktglas zu sehen, wenn Blut oder leukozytäre Infiltrate den Ansatz markieren (Slezak 1963). Die Anheftung des Ligamentum wird im Laufe des Lebens weniger fest. Seine Bedeutung für die intra- und extrakapsuläre Kataraktextraktion liegt auf der Hand (Rosen 1970).

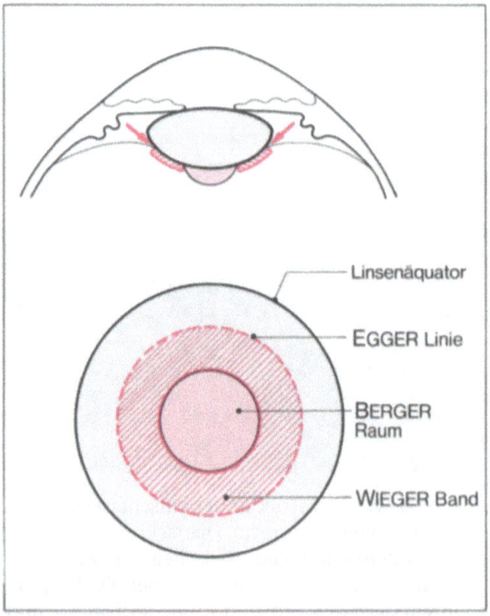

Abb. 9.7. Beziehungen zwischen Linse und vorderer Glaskörpergrenzfläche

C. Altersveränderungen

Die Linse weist mit zunehmendem Lebensalter einige physiologische Veränderungen ihrer Struktur und Funktionen auf (Berman 1994; Hockwin 1982; Vrensen 1995):

Die Akkommodationsbreite nimmt, ausgehend von 14 dpt beim jungen Menschen, mit zunehmendem Lebensalter annähernd linear ab, bis sie im 60. Lebensjahr gleich Null ist. Die altersbedingte Verminderung der Elastizität der Linse und die Abnahme des Akkommodationsvermögens führen bekanntlich zur klinischen Erscheinung der *Presbyopie*. Der Elastizitätsverlust der Linse wird im allgemeinen auf Veränderungen der Linsenkapselstruktur, auf die zunehmende Unlöslichkeit der Linsenproteine oder auf veränderte Kontaktstrukturen zwischen den kortikalen Linsenfasern zurückgeführt (Hockwin 1993; Kobayashi u. Suzuki 1975).

Hand in Hand mit einer Sklerosierung des Linsenkerns steigt zum einen seine Brechkraft (was sich in der Myopisierung älterer Patienten äußert), und zum anderen wandert das Maximum der Lichtabsorption vom Ultraviolett ins Blau (die sog. Blaublindheit des alternden Menschen). Die mit steigendem Lebensalter typische Transmissionseinschränkung im längerwelligen UV-Bereich zwischen 300 und 400 nm beruht auf der zunehmenden Akkumulation eines fluoreszierenden Pigments, welches auch eine Intensitätszunahme der Linsenkernfarbe im Alter hervorruft (Lerman 1976; Lerman u. Hockwin 1981). Der altersabhängige Anstieg der Lichtstreuung betrifft vor allem die tiefe vordere Rinde und den Linsenkern.

Diese physiologischen Alterungsvorgänge sind mit folgenden morphologischen und biochemischen Veränderungen verbunden:

Gewicht- und Volumenzunahme

Der äquatoriale Linsendurchmesser wächst von ca. 6 mm bei Geburt auf 9–10 mm, der axiale Durchmesser von 3,5–4 mm auf etwa 5 mm im 80. Lebensjahr an; der axiale Durchmesser nimmt damit kontinuierlich um etwa 0,2 mm pro Dekade zu (Tripathi u. Tripathi 1983). Das Gewicht der Linse kann sich im Laufe des Lebens von ca. 65 mg bei Geburt auf ca. 270 mg nahezu vervierfachen und wird weiterhin durch die Sklerosierung des Kerns beeinflußt (Graeber 1966; Nordmann et al. 1974).

Veränderungen der Linsenkapsel

Die Linsenkapsel erfährt eine kontinuierliche Verdickung im Laufe des Lebens um etwa 0,08 µm pro Jahr, insbesondere vorne und im Äquatorbereich; am hinteren Pol ist die Verdickung der Linsenkapsel weniger ausgeprägt (Bleckmann et al. 1989; Seland 1974; Tripathi u. Tripathi 1983). Ultrastrukturell lassen sich im Alter vermehrt fibrilläre Einschlüsse in der vorderen und prääquatorialen Kapsel finden. Permeabilität und Elastizität der Kapsel nehmen vermutlich mit steigendem Lebensalter ab.

Veränderungen der Epithelzellen

Im Alter kommt es zu einer Abflachung und Vergrößerung der Epithelzellen bei gleichzeitiger Reduktion der Zelldichte (Hara u. Hara 1988; Konofsky et al. 1987); der Zellverlust beläuft sich in beiden Geschlechtern auf 7,8 Zellen/mm^2/Jahr (Guggenmoos-Holzmann et al. 1989).

Im elektronenmikroskopischen Bild lassen die Zellen eine verminderte Anzahl zytoplasmatischer Organellen und degenerative Veränderungen, wie abnormale Mitochondrien, multilamelläre Einschlüsse und Vakuolisierung erkennen (Perry et al. 1979).

Veränderungen der Linsenfasern

Durch das kontinuierliche appositionelle Linsenwachstum werden die Linsenfasern im Kern stark komprimiert und verlieren sukzessive ihre Zellgrenzen. Die physiologische Verdichtung der Linsenfasern, verbunden mit einer Dehydration und Schrumpfung des Linsenkerns, wird als

Kernsklerose bezeichnet. Sie geht fließend in eine pathologische Kerntrübung über.

Die Linsenfasern zeigen vor allem ultrastrukturelle Alterationen in der Membranstruktur, wie z.B. Membranrupturen und Bildung multilamellärer Körper (VRENSEN 1995; VRENSEN et al. 1990a). Die verminderte Anzahl von Verbindungskomplexen zwischen den kortikalen Linsenfasern steht möglicherweise in Bezug zur altersbedingt abnehmenden Akkommodationsamplitude (KUSZAK et al. 1994).

Biochemische Veränderungen

Biochemische Altersveränderungen betreffen vor allem Veränderungen in der Protein-Zusammensetzung: die allmähliche Modifikation der Linsenfaserproteine durch Glykosilierungs- und Quervernetzungsprozesse führt zur Akkumulation hochmolekularer, unlöslicher Proteinaggregate (BERMAN 1994; SPECTOR 1984). Zytoplasmatische Dichteunterschiede durch lichtstreuende Proteinaggregate sind die Folge. Diese Prozesse werden im allgemeinen photooxidativen Reaktionen durch reaktive Sauerstoffmoleküle und freie Radikale sowie einer signifikanten Abnahme antioxidativer Enzymaktivitäten (z.B. Superoxid-Dismutase, Glutathion-Peroxidase und -Reduktase) zugeschrieben (BORKMAN u. LERMAN 1977; HOCKWIN 1982, 1993; OHRLOFF u. HOCKWIN 1983; OHRLOFF et al. 1984).

Derartige biochemische Veränderungen gehen auch Trübungserscheinungen voraus, so daß die Übergänge zwischen physiologischen Altersveränderungen und den degenerativen Veränderungen einer senilen Katarakt gleitend sind (s. Abschn. E.I.3).

D. Allgemeine Pathologie

Fast alle Erkrankungen des Linsengewebes gehen mit Trübungen einher, d.h. mit einer mehr oder weniger ausgeprägten *Katarakt*. Neben Linsentrübungen existieren auch Lageveränderungen (Linsensubluxation) und Anomalien der Linsenform.

Die histopathologischen Veränderungen des Linsengewebes sind bei den meisten Kataraktformen relativ einheitlich. Im Folgenden werden Prozesse 1. des Epithels und der Linsenfasern, 2. der Kapsel und schließlich 3. des Aufhängeapparates gesondert abgehandelt.

I. Linsenepithel und Linsenfasern

Es sind grundsätzlich *abnorme proliferative* und *degenerative Veränderungen* zu unterscheiden.

1. Abnorme proliferative Veränderungen

Die Linsenfasern sind naturgemäß auf eine passive Rolle im Rahmen regressiver Abläufe festgelegt, während das Epithel zu einer aktiven Proliferation befähigt ist (SRINIVASAN u. HARDING 1965). Normalerweise weist das Epithel relativ wenig Mitosen auf. Durch verschiedenartige Reize wird es zur Aktivität und lebhaften Proliferation atypischer Linsenzellen angeregt. Dies geschieht a) bei *intakter Linsenkapsel* (angeboren als Cataracta congenita, bei verschiedenen intraokularen Erkrankungen als Cataracta complicata, durch exogene Einflüsse, oder durch mechanische Einwirkung sowie Zugwirkung auf die vordere Kapsel durch hintere Synechien) und b) bei *defekter vorderer Linsenkapsel* bzw. nach extrakapsulärer Kataraktextraktion (Cataracta secundaria).

a) Intakte Linsenkapsel

Der bei verschiedenen Kataraktformen auftretende proliferative Prozeß des Linsenepithels bleibt auf den subkapsulären Raum beschränkt (Abb. 9.8). Subkapsuläre Katarakte lassen sich im allgemeinen auf eine Dysfunktion der Epithelzellen zurückführen.

Cataracta congenita: Die Differenzierung der Epithelzellen in Faserzellen ist primär gestört und resultiert in der Produktion abnormaler Linsenzellen. Die Epithelzellen

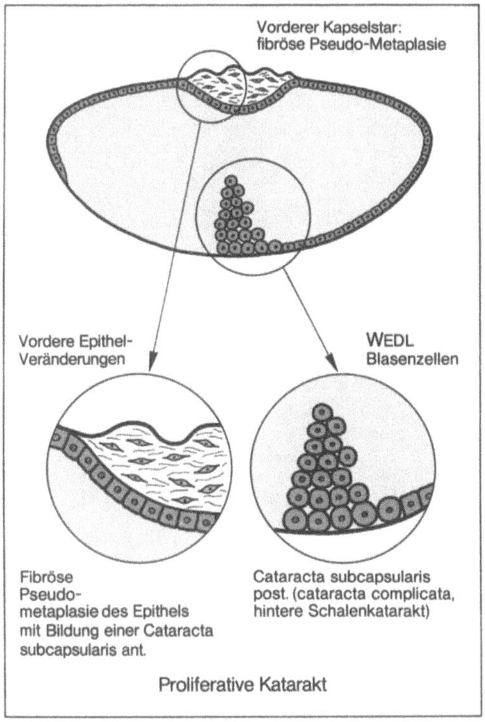

Abb. 9.8. Prinzip der proliferativen Katarakt bei intakter Linsenkapsel: *Vorne* subkapsuläre Proliferation des zentralen Linsenepithels mit fibröser Pseudometaplasie; am *hinteren* Linsenpol retroäquatoriale Migration der äquatorialen Epithelzellen und Transformation in Wedl-Blasenzellen

transformieren sich in aberrante Fibrozyten-ähnliche Zellen (s. Abschn. E.I.2).

Retroäquatoriale Migration des Linsenepithels: Cataracta complicata, Cataracta subcapsularis posterior: Normalerweise finden sich zwischen hinterer Kapsel und Rinde keine Linsenepithelzellen. Aus im Detail unklaren Gründen induzieren die verschiedenartigsten Ursachen, wie intraokulare Erkrankungen (z.B. Uveitis, Retinitis pigmentosa, hohe Myopie, Amotio retinae, okuläre Tumoren, etc.), systemische Erkrankungen (z.B. myotonische Dystrophie, Turner-Syndrom), elektromagnetische Strahlen (Röntgen-, β-Strahlen, etc.) oder Medikamente (Kortikosteroide, Zytostatika, etc.) eine subkapsuläre Proliferation von Epithelzellen über den Äquator hinaus nach hinten (Abb. 9.8). Die Differenzierung der äquatorialen Linsenepithelzellen in Faserzellen ist gestört, und es entstehen spindelförmige, fibroblastenähnliche Zellen, die sich subkapsulär, bevorzugt entlang der Nahtlinien, bis zum hinteren Linsenpol vorschieben. Der Prozeß beginnt häufig im nasal-unteren Quadranten. Die proliferierenden Zellen bilden, im Gegensatz zur Cataracta subcapsularis anterior, nur wenig extrazelluläre Matrix in Form von Basalmembranen und feinen Filamenten. Am hinteren Pol findet eine Umwandlung in die ballonförmigen, sog. *Wedl-Blasenzellen* (WEDL 1860) statt (Abb. 9.9), die dann auch axial in die hintere Rinde eindringen. Diese großen rundlichen Zellen (bis 120 µm Durchmesser) weisen auffallend kleine Kerne und ein vesikuläres, organellarmes Zytoplasma auf (Abb. 9.10; ESHAGIAN 1982; ESHAGIAN u. STREETEN 1980; STREETEN u. ESHAGIAN 1978). Laterale Membraninterdigitationen („ball and socket"-Strukturen) und prominente Zytoskelettfilamente lassen ihre Interpretation als dysplastische, abortive Faserzellen plausibel erscheinen (CREIGHTON et al. 1978;

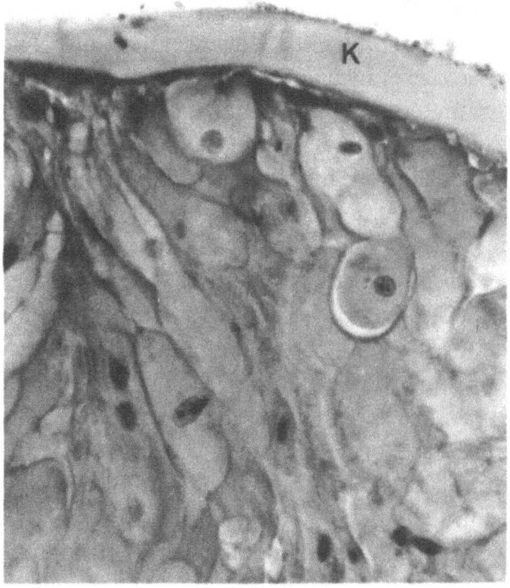

Abb. 9.9. Abnorme Proliferation von Linsenepithel zu Wedl-Blasenzellen; Linsenkapsel (*K*)

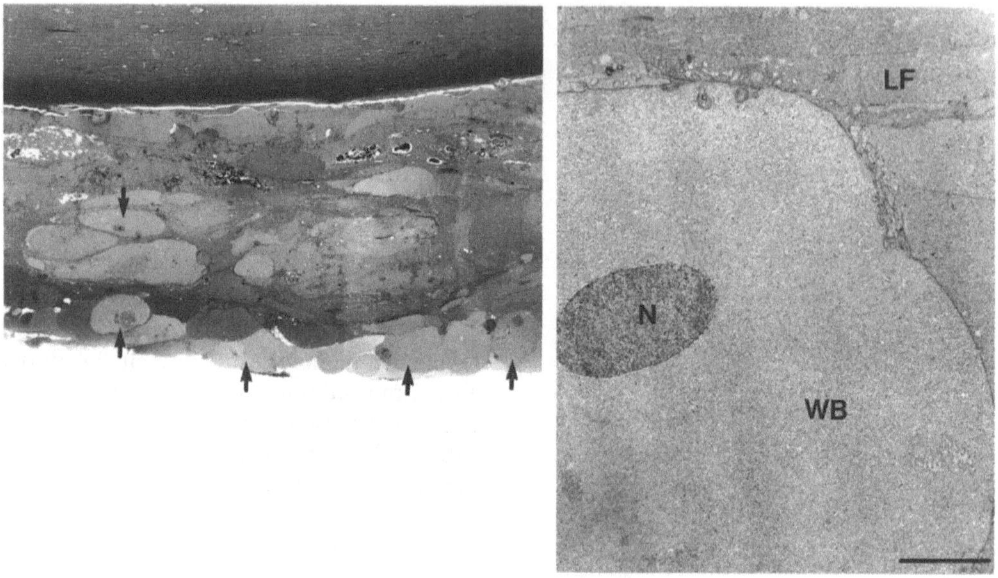

a

b

Abb. 9.10 a, b. Cataracta subcapsularis posterior. **a** Zentrale Trübungszone mit Wedl-Blasenzellen (*Pfeile*), gequollenen und degenerierten subkapsulären Linsenfasern am hinteren Linsenpol (Semidünnschnitt, Toluidinblau; ×190). **b** Kernhaltige (*N*) Wedl-Blasenzelle (*WB*), umgeben von weitgehend normalen Linsenfasern (*LF*) (TEM; 5 µm)

Eshagian 1982; Eshagian u. Streeten 1980). Eine Variante dieses Proliferationsprodukts bilden die, infolge überstürzter Kernteilung mehrkernigen Riesenzellen, die sog. *Linsenkugeln*.

Mit diesen proliferativen Veränderungen ist eine nachfolgende Degeneration und Nekrose der eingewanderten Blasenzellen und der umgebenden Rindenzellen, vor allem im axialen Bereich, assoziiert (Abb. 9.10 a). Die subkapsulären Linsenfasern zeichnen sich durch Quellung, Vakuolisierung, Erweiterung der Interzellularräume, globulären Zerfall und Verflüssigung der Faserproteine aus (Creighton et al. 1978; Eshagian u. Streeten 1980; Nagata et al. 1986; Philipson u. Fagerholm 1981). Demzufolge wird ein zentrales Nekroseareal aus verflüssigtem Linsenfaserprotein häufig ringförmig von proliferierten Epithelzellen und Blasenzellen umgeben (Streeten u. Eshagian 1978). Die Linsenkapsel über dem verflüssigten Areal ist i. d. R. verdünnt.

Diese häufig vorkommenden, proliferativen Veränderungen der äquatorialen Epithelzellen können in jedem Alter auftreten, und resultieren klinisch in vakuoligen, tuffsteinartigen Trübungen mit Farbschillern (z. B. bei Retinitis pigmentosa, Steroidkatarakt) bis hin zu einer plaqueförmigen Trübung (z. B. bei myotonischer Dystrophie, Turner-Syndrom) der zentralen, subkapsulären hinteren Rinde, die rasch fortschreiten und sich zur Peripherie hin ausbreiten kann (Eshagian et al. 1981). Die dynamische Komponente der Trübungen wurde von Shun-Shin et al. (1989) betont. Die Cataracta subcapsularis posterior ist die im mittleren Lebensalter häufigste Kataraktform, macht aber nur etwa 5% der senilen Katarakte aus (Klintworth u. Garner 1994).

Fibröse Pseudometaplasie des Linsenepithels: Cataracta subcapsularis anterior:

Durch verschiedenartige Ursachen (z. B. Uveitis anterior, Trauma, hintere Synechien, atopische Dermatitis, etc.) oder auch kongenital (s. Cataracta polaris anterior) kann auch das zentrale Epithel zur unspezifischen

Proliferation angeregt werden. Auf eine anfängliche Nekrose des zentralen Epithels und benachbarter Linsenfasern folgt die reaktive Proliferation und fibroblastische Transformation benachbarter Epithelzellen (Abb. 9.8). Sie wandeln sich in spindelförmige, Fibroblasten-ähnliche Zellen um, die reichlich Kollagenfasern produzieren und daher in eine umfangreiche fibröse Matrix eingebettet sind (FONT u. BROWNSTEIN 1974; GHOSH u. MCCULLOCH 1975; NOVOTNY et al. 1989; PAU u. NOVOTNY 1985a; PAU et al. 1985, 1986). Dadurch entsteht eine vielschichtige, plaqueförmige Struktur aus metaplastischen Zellen und extrazellulärer Matrix unterhalb der vorderen Linsenkapsel (Abb. 9.11 u. 9.12a). Die von einer Basalmembran umgebenen und durch Desmosomen verbundenen Zellen stellen jedoch keine echten Fibroblasten dar, so daß es sich bei diesem Prozeß nicht um eine echte fibröse Metaplasie, sondern um eine Pseudometaplasie handelt (Abb. 9.12b; FONT u. BROWNSTEIN 1974). Die Zellen enthalten Myofilamente und exprimieren „α-smooth muscle actin“, das typisch für *Myofibroblasten* ist (Abb.9.12c; NOVOTNY u. PAU 1984; PAU u. NOVOTNY 1985b; SCHMITT-GRÄFF et al. 1990). Kontraktionsphänomene der Myofibroblasten führen zu einer Fältelung der intakten Kapsel. Die pseudometaplastischen Zellen produzieren eine extrazelluläre Matrix aus Kollagenfibrillen, Mikrofibrillen und sauren Mukopolysacchariden (FONT u. BROWNSTEIN 1974; NOVOTNY et al. 1989); immunhistochemisch ließen sich Kollagen I, III, IV und Fibronektin nachweisen (HATAE et al. 1993; PENG et al. 1990).

Gelegentlich können normale Epithelzellen die Rückseite des Bindegewebsplaques umwachsen und dann nach Sekretion einer linsenkapselähnlichen Basalmembran die gesamte Trübungszone isolieren. Die allmähliche Degeneration der reaktiven Zellen führt schließlich zur Umwandlung des Plaques in ein fibröses Narbengewebe unterhalb einer gefalteten Kapsel. Ablagerungen von Kalziumsalzen sind im späteren Stadium möglich (FAGERHOLM et al. 1986; FONT u. BROWNSTEIN 1974).

Ursächlich scheint eine mechanische oder metabolische Schädigung des vorderen Linsenepithels für die Proliferationsprozesse verantwortlich zu sein; die Bildung von Myofibroblasten gilt als Indikator für Wundheilungsprozesse (PAU u. NOVOTNY 1985b).

Klinisch resultiert eine umschriebene scheibenförmige oder diffuse Trübung unter der vorderen Linsenkapsel. Die kongenitale Cataracta subcapsularis anterior ist i.d.R. bilateral symmetrisch und nicht progredient, die erworbene meist einseitig ausgeprägt.

b) Defekte vordere Linsenkapsel

Vordere Kapselnarbe: Sehr kleine punktförmige Linsenkapselverletzungen, die durch die Iris abgedeckt und so vor Kammerwassereintritt geschützt werden, induzieren eine fokale Epithelproliferation, die durch vermehrte Basalmembran-Produktion die Kapselwunde wieder verschließt.

Cataracta secundaria: Jede extrakapsuläre Kataraktextraktion oder -absaugung hinterläßt mit der leeren Kapsel stets auch proliferationsfähige Epithelreste, die sich entlang von Kapsel- oder Linsengewebsresten ausbreiten können (FREZZOTTI et al. 1990; s. Abschn. E.II.2.e). Zunächst werden die leeren Äquatorregionen durch Proliferationsprozesse ausgefüllt, und es ensteht ein *Soemmerring-Ringstar* (SOEMMERRING 1828; Abb. 9.13).

Die Epithelzellen transformieren sich in große Wedl-Blasenzellen auf der noch intakten hinteren Kapsel oder türmen sich in Form großer Cluster im Pupillarbereich aufeinander. Diese „Froschlaich“-ähnlichen Gebilde werden als *Elschnig-Perlen* bezeichnet. Jede dieser „Perlen“ entspricht einer riesigen vakuolisierten, kernhaltigen Blasenzelle von 5–120 μm Durchmesser (Abb. 9.14).

c) Experimentelle Studien

Neoplasien: Obwohl primäre Tumoren in der Linse nicht vorkommen, kann das Linsen-

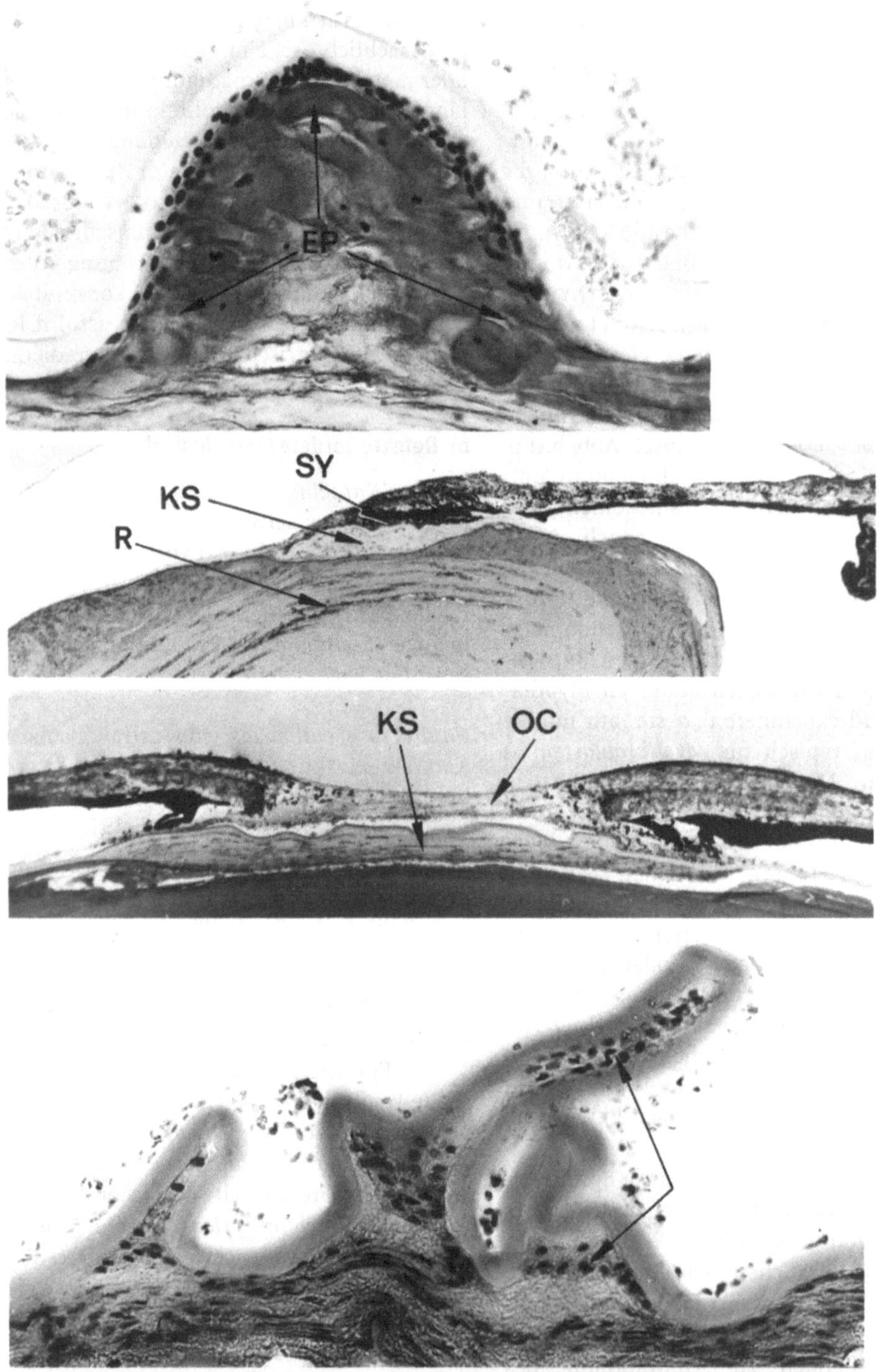

Abb. 9.11 a–d. Cataracta subcapsularis anterior: abnorme Proliferation und fibröse Pseudometaplasie des Linsenepithels bei intakter Linsenkapsel. **a** Kapselfalte mit Epithelproliferation (*EP*). **b** Vorderer Kapselstar (*KS*) bei hinteren Synechien (*SY*); tiefere Veränderungen in der Linsenrinde (*R*). **c** Vorderer Kapselstar (*KS*) mit 360° hinteren Synechien und Pupillarmembran (Occlusio pupillae, *OC*). **d** Vorderer Kapselstar mit Linsenepithelproliferation (*Pfeile*) und bizarren Kapselfalten

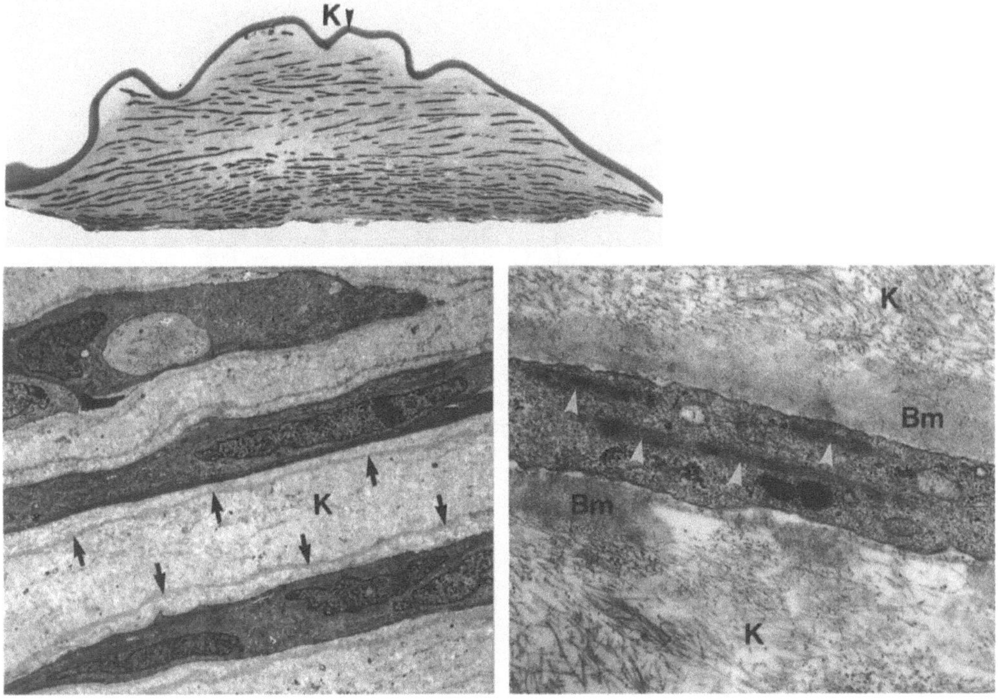

Abb. 9.12 a–c. Cataracta subcapsularis anterior: fibröse Pseudometaplasie des Linsenepithels. **a** Vielschichtiger Bindegewebsplaque aus pseudometaplastischen Epithelzellen in kollagener Matrix unterhalb der gefalteten Linsenkapsel (*K*) (Semidünnschnitt, Toluidinblau; ×90). **b** Pseudometaplastische Epithelzellen mit Basalmembranen (*Pfeile*) in kollagener Matrix (*K*) (TEM; 5 µm). **c** Detail einer pseudometaplastischen Epithelzelle mit zytoplasmatischen Myofilamentbündeln (*Pfeile*) und Basalmembran (*Bm*) in kollagener Matrix (*K*) (TEM; 1 µm)

epithel unter bestimmten Umständen eine neoplastische Transformation erfahren. So kann es beispielsweise, vermischt mit kanzerogener Substanz (Methylcholanthren) und subkutan in Mäuse injiziert, ein *anaplastisches Linsenkarzinom* induzieren (Mann 1947).

Weiterhin können in transgenen Mäusen, die das Simian Virus 40 T-Antigen exprimieren, maligne Neoplasien des Linsenepithels erzeugt werden (Mahon et al. 1987).

Linsenregenerate: Als *Wolff-Regeneration* bezeichnet man die experimentelle Neubildung von Linsen aus dem Pigmentblatt der Iris am Pupillarsaum nach Entfernung der ursprünglichen Linse bei Embryonen von Reptilien (Stones 1954; Wolff 1895).

Ein linsenähnliches Gebilde („*Lentoid*") zwischen den beiden Schichten des Ziliarepithels eines menschlichen Mikrophthalmus wurde als Indiz für die potentielle Fähigkeit des Ziliarepithels zur Differenzierung in Linsenfasern gedeutet (Fischer 1929).

2. Degenerative Veränderungen

Degenerative Veränderungen der Linsenzellen lassen sich histologisch nur im Epithel und in den Rindenfasern eindeutig verfolgen. Eine mikroskopische Beurteilung von pathologischen Prozessen im Linsenkern ist infolge der Faserkompression und der Problematik der technischen Aufbereitung nicht problemlos möglich.

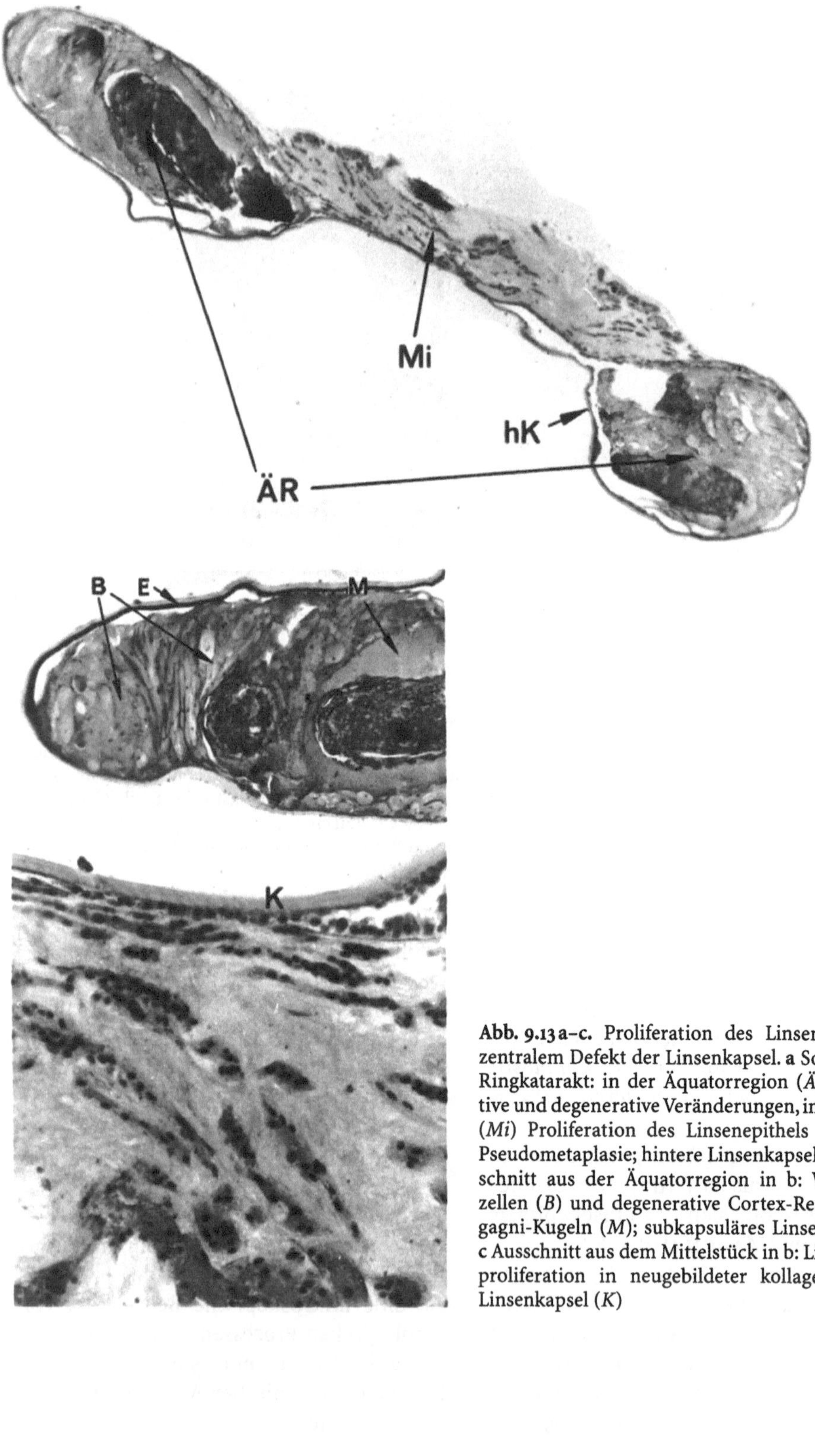

a

b

c

Abb. 9.13 a–c. Proliferation des Linsenepithels bei zentralem Defekt der Linsenkapsel. **a** Soemmerring-Ringkatarakt: in der Äquatorregion (*ÄR*) proliferative und degenerative Veränderungen, im Mittelstück (*Mi*) Proliferation des Linsenepithels mit fibröser Pseudometaplasie; hintere Linsenkapsel (*hK*). **b** Ausschnitt aus der Äquatorregion in b: Wedl-Blasenzellen (*B*) und degenerative Cortex-Reste mit Morgagni-Kugeln (*M*); subkapsuläres Linsenepithel (*E*). **c** Ausschnitt aus dem Mittelstück in b: Linsenepithelproliferation in neugebildeter kollagener Matrix; Linsenkapsel (*K*)

a) Epithel

Nekrose: Degenerative oder nekrotische Veränderungen des zentralen Epithels können bei fortgeschrittener seniler Katarakt, bei Hypopion, Iritis, Hyphäma oder nach Verletzung mit Chemikalien auftreten. Fokale Areale epithelialer Nekrose in der Pupillarregion folgen häufig akuten Glaukomanfällen („*Glaukomflecken*") (VOGT 1930; s. Abschn. E. II. 1. b).

Intrazytoplasmatische Einschlüsse: Lamelläre lipidhaltige Einschlüsse aus degenerierten Zellmembranen („Myelinfiguren") in den Epithelzellen sind bei Morbus Fabry (FONT u. FINE 1972) und bei Morbus Niemann-Pick (ROBB u. KUWABARA 1973) bekannt. Verstärkte Einlagerung von Glykogengranula wurde

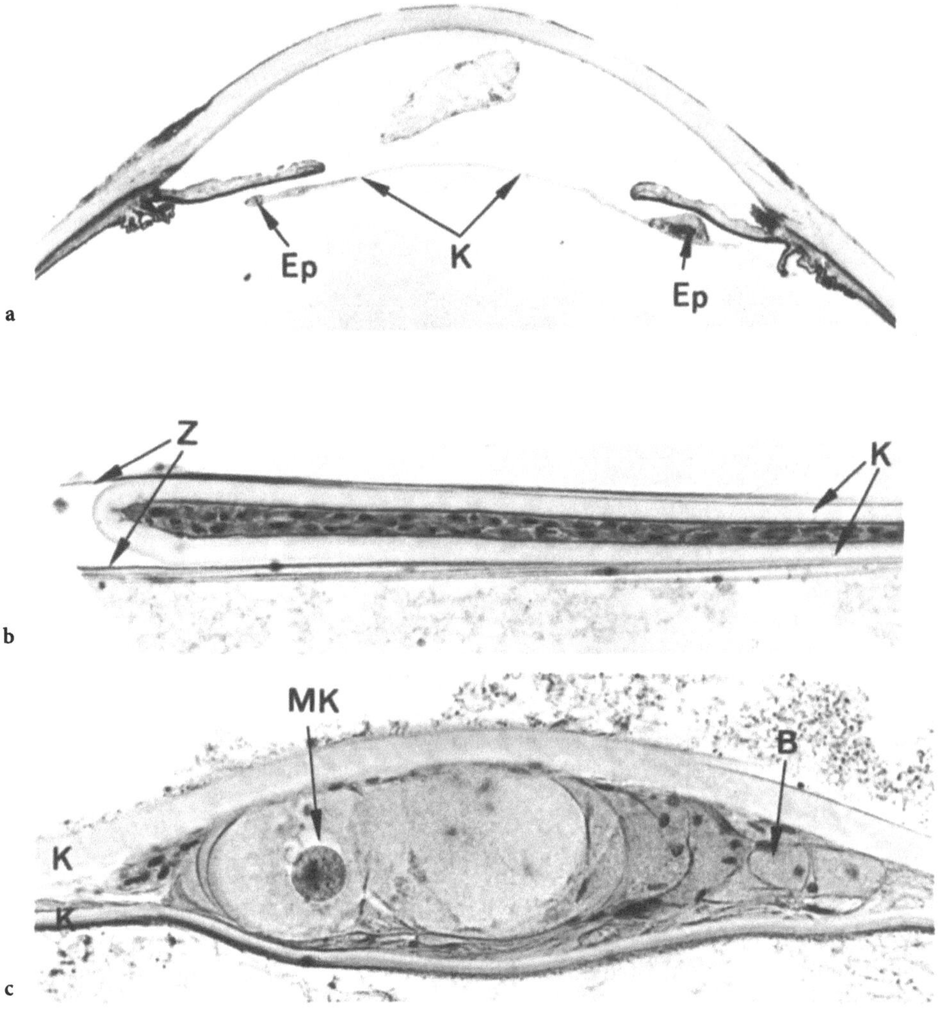

Abb. 9.14 a–e. Cataracta secundaria: Linsenepithelproliferation bei defekter Linsenkapsel. **a** Isolierte Linsenkapsel (*K*) im Pupillarbereich, Linsenepithelproliferation (*Ep*) im Äquatorbereich (Soemmerring-Ringkatarakt). **b** Ausschnitt aus Äquatorbereich in a: Linsenepithelproliferation zwischen vorderen und hinteren Anteilen der Linsenkapsel (*K*); Zonula (*Z*). **c** Wedl-Blasenzellen (*B*) und Morgagni-Kugeln (*MK*) zwischen vorderer und hinterer Linsenkapsel (*K*)

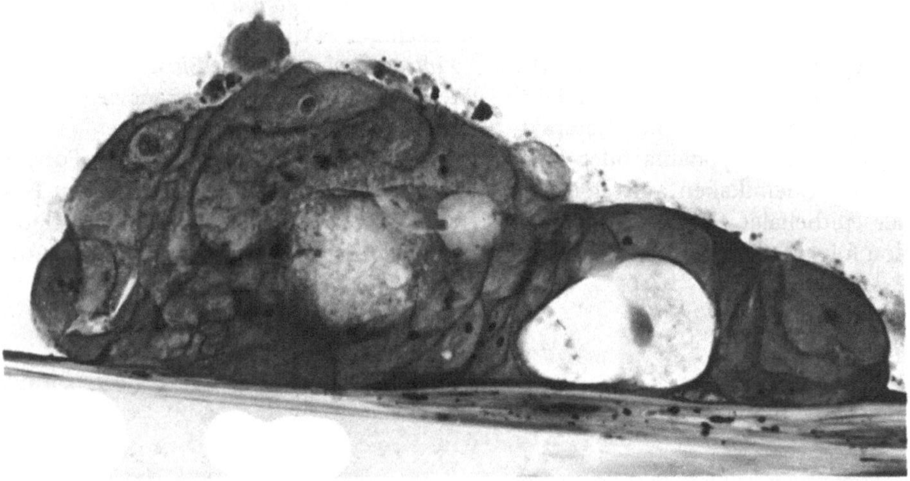

d

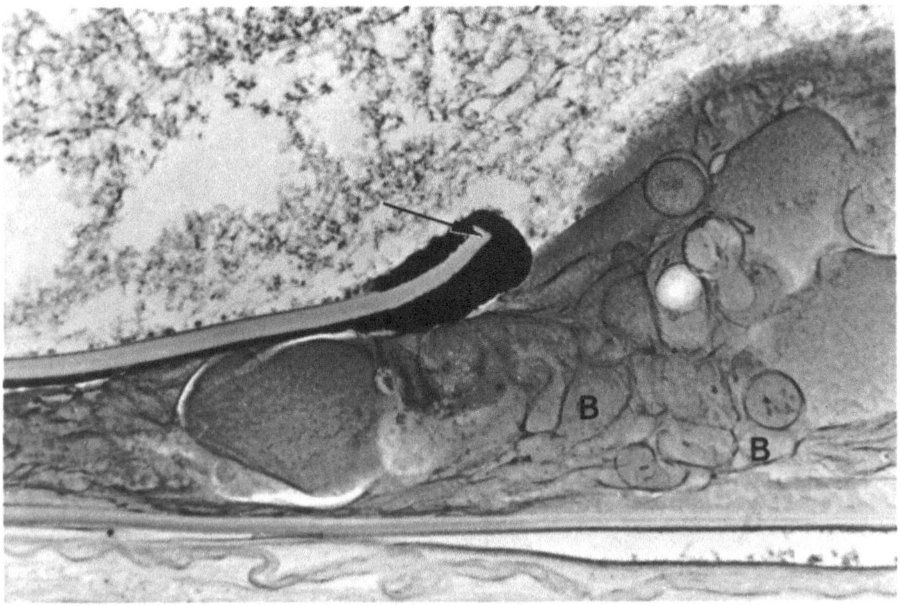

e

Abb. 9.14 d. Anhäufung von proliferiertem Linsenepithel und Wedl-Blasenzellen auf der hinteren Kapsel. **e** Am Rißrand der Linsenvorderkapsel (*Pfeil*) dringt proliferiertes Irispigmentepithel in die eröffnete Linse ein; Wedl-Blasenzellen (*B*)

bei seniler Katarakt beobachtet (MATSUURA u. MATSUTO 1975).

Eine *lipoide Degeneration* der Epithelzellen, die auch auf die oberflächlichen Linsenfasern übergreifen kann, manifestiert sich durch Fetteinlagerungen in den Epithelzellen.

Eine bemerkenswerte Eigenschaft des Linsenepithels stellt seine Speicherfähigkeit für Schwermetalle, wie Kupfer oder Eisen, z.B. bei der *Siderosis lentis,* dar (s. Abschn. E.II.2.c). Erst sekundär lassen diese sich klinisch wie histologisch in den übrigen Linsenpartien nachweisen (s. Kap. 5). Später fällt der Untergang der Zellkerne durch Pyknose und Karyorhexis auf, wodurch lückenhafte und unregelmäßige äquatoriale Kernschleifen entstehen.

Vakuolisierung: Intrazelluläre Vakuolen und erweiterte interzellulare Spalträume treten bei einigen Kataraktformen auf.

b) Linsenfasern

Schon in der 7. Embryonalwoche setzt eine physiologische „Degeneration" der Linsenfasern ein. Dadurch wird die Abgrenzung von pathologischen Prozessen gegenüber der normalen Alterung erschwert. Weitere Schwierigkeiten ergeben sich daraus, daß „degenerative Befunde" auch durch Fixations- und Schneideartefakte vorgetäuscht werden können.

Degenerative Veränderungen der Linsenfasern können klinisch sehr variabel erscheinen (Speichen, Spalten, lamelläre Zerklüftung, punkt- oder keilförmige Trübungen, Rosetten, etc.), bieten aber, unabhängig von ihrer Ätiologie, ein relativ einheitliches histopathologisches Bild (Abb. 9.15):

Hydropische Degeneration: Früheste degenerative Veränderungen bei vielen Kataraktformen bestehen in Flüssigkeitsansammlungen in und zwischen den oberflächlichen Rindenzellen und resultieren in erweiterten Interzellularen, einer Quellung der Linsenfasern und einer Vakuolisierung des Plasmas im Sinne einer *vakuoligen Degeneration* (Abb. 9.16 u. 9.18 a, b). Derartige unspezifische Veränderungen resultieren vermutlich aus einer Störung des osmotischen Gleichgewichts und sind bis zu einem gewissen Grade reversibel (Pau et al. 1973; Sakuragawa et al. 1975). Die interzellulären Flüssigkeitsansammlungen konfluieren zu radiären *Wasserspalten* und konzentrischer *lamellärer Zerklüftung* der Rinde (Sautter 1952).

Morgagni-Kugeln: Übermäßige Quellung der Linsenfasern und Disintegration der Membranen führen schließlich zum Zerfall der Linsenfasern in globuläre Tröpfchen verschiedenen Durchmessers, sog. *Morgagni-Kugeln* aus degenerierter Linsensubstanz, die die erweiterten spaltenähnlichen Hohlräume zwischen normalen Faserzellen ausfüllen (Abb. 9.17 a u. 9.18 c). Diese Prozesse resultieren in der Bildung von speichenförmigen und kuneiformen Trübungen.

Auch eine primäre oder sekundäre Verflüssigung der Linsenrinde im Sinne einer *Kolliquationsnekrose* ist möglich (Abb. 9.17 b). Die Rindenfasern zerfallen, während subkapsuläre Epithelinseln zunächst noch erhalten bleiben. Die *Cataracta matura* zeichnet sich durch eine verflüssigte milchigtrübe Rindensubstanz aus. Bei einer hypermaturen Katarakt bleibt der kompaktere, sklerotische Linsenkern erhalten. Infolge seines höheren spezifischen Gewichts sinkt er innerhalb der verflüssigten Rinde nach unten und erzeugt das klinische Bild einer *Cataracta hypermatura Morgagni.*

Membranveränderungen: Permeabilitätsänderungen der Membranen führen zu einer Störung des osmotischen Gleichgewichts und damit zur hydropischen Degeneration

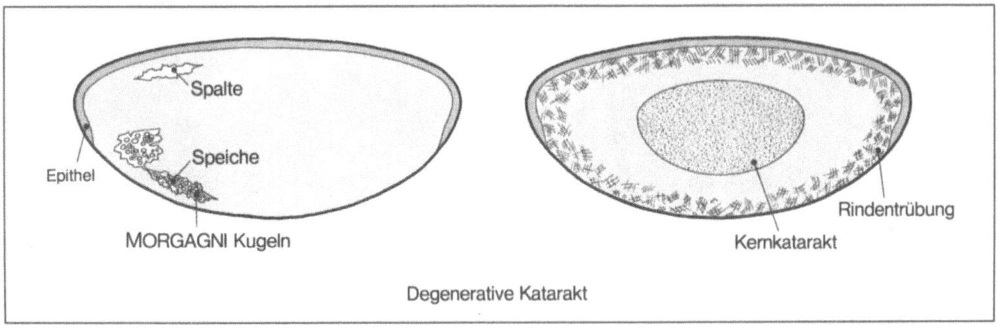

Abb. 9.15. Prinzipielle degenerative Linsenveränderungen

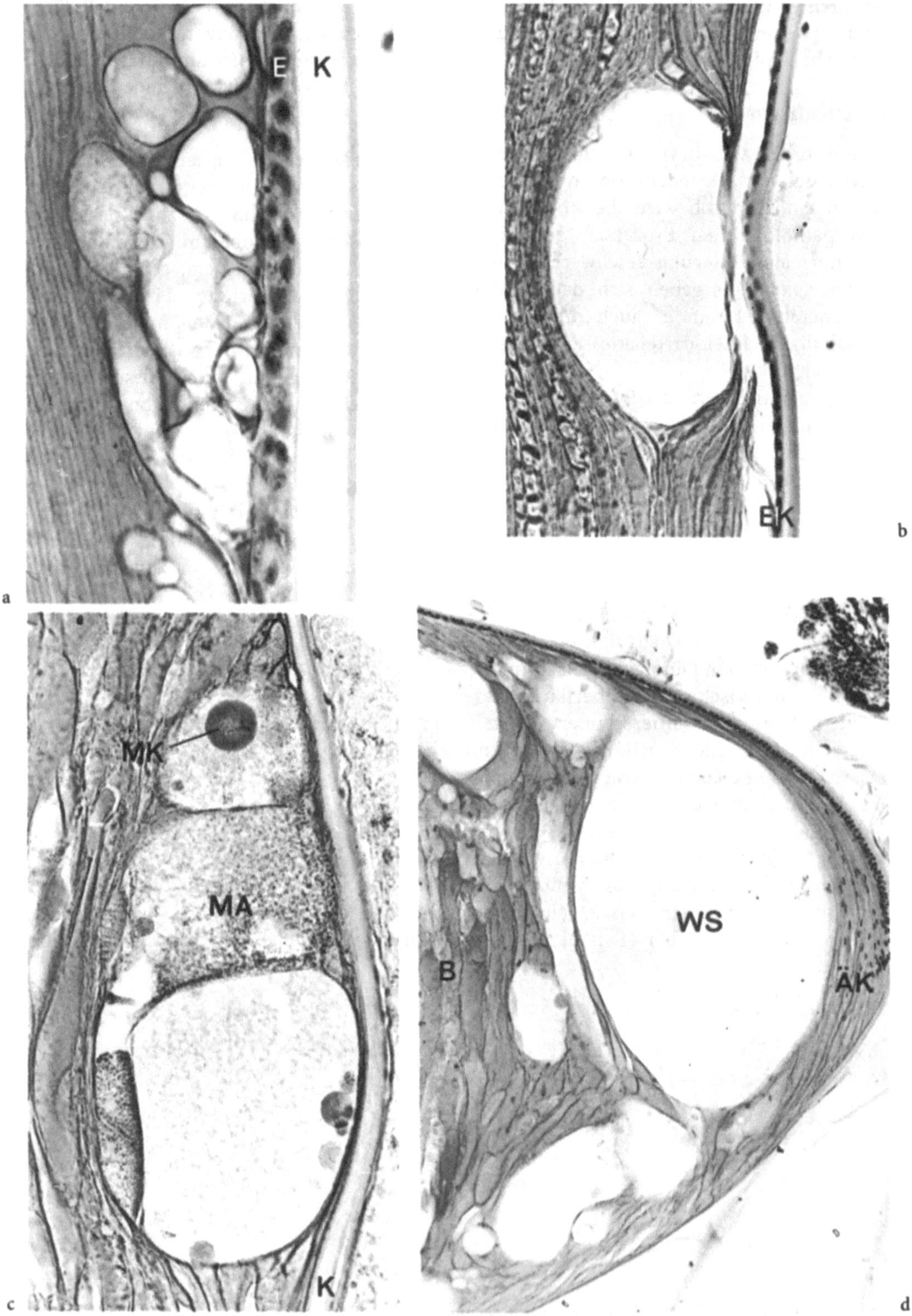
E
K
E
K
b
a
MK
MA
K
c
WS
B
ÄK
d

a
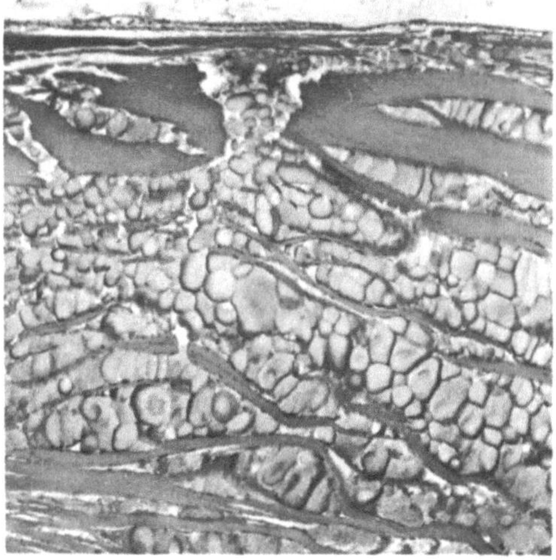

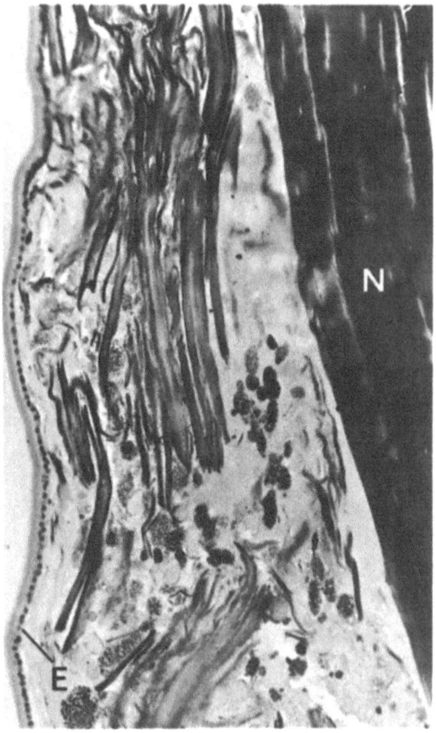

b

Abb. 9.17 a, b. Degenerative Linsenfaserveränderungen. **a** Scholliger Zerfall der Linsenfasern in Morgagni-Kugeln. **b** Amorphes Material aus degeneriertem Linsenfaserprotein und Linsenfaserfragmente zwischen Linsenepithel (*E*) und Linsenkern (*N*)

der Linsenfasern. Membranreste zerfallener Linsenfasern formieren sich zu komplexen Membrankonfigurationen, wie z. B. „Figure-of-eight"-Strukturen und multilamellären Körpern (Abb. 9.18 d). Derartige Membranfragmente können klinisch in punktförmigen oder farbschillernden Trübungen resultieren (Dark u. Streeten 1977; Harding et al. 1982).

Zytoplasmatische Einschlüsse: Lipidhaltige Einschlüsse innerhalb und zwischen den Faserzellen kommen bei einigen Kataraktformen vor und enthalten vermutlich Phospholipide oder Cholesterin. Abgelagerte Abbauprodukte von Cholesterin kennzeichnen beispielsweise die Linsenfasern bei zerebro-tendinöser Xanthomatose (Seland u. Slagsvold 1977).

Kristalline Einlagerungen: Kristalline Linseneinschlüsse können aus organischen Substanzen, wie Phospholipiden, Cholesterin, Polysacchariden oder Aminosäuren bestehen oder anorganische Mineralsalze enthalten. Kalziumoxalat-Kristalle in Form rundlicher, doppelbrechender Einschlüsse bis zu 300 µm Durchmesser (*Sphärolithen*) können häufig im Linsenkern seniler Kataraktlinsen beobachtet werden (Abb. 9.19; Harding et al. 1983; Zimmerman u. Johnson 1958; s. Abschn. E. I. 3. b). Bei den kristallinen Einschlüssen bei multiplem Myelom (Klintworth et al. 1978) und bei Zystinose (Gahl

---

Abb. 9.16 a–d. Vakuolige Degeneration der Linsenrinde mit Bildung von Wasserspalten. **a** Subkapsuläre Vakuolen unter Linsenepithel (*E*); Linsenkapsel (*K*). **b** Größere subepitheliale Vakuole. **c** Subkapsuläre Vakuole mit amorphem Material aus degeneriertem Linsenfaserprotein (MA) und Morgagni-Kugel (*MK*). **d** Wasserspalte (*WS*) zwischen äquatorialer Kernschleife (*ÄK*) und Wedl-Blasenzellen (*B*)

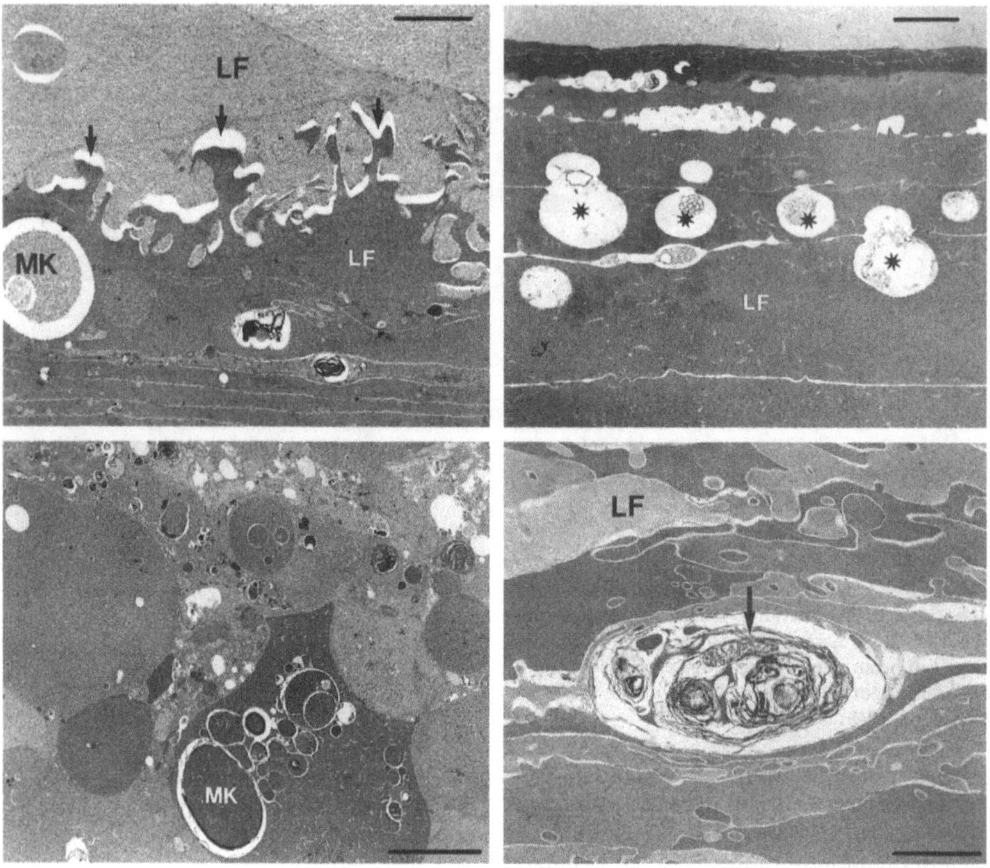

Abb. 9.18 a–d. Degenerative Linsenfaserveränderungen im elektronenmikroskopischen Bild. **a** Hydropische Quellung oberflächlicher Linsenfasern (*LF*), Zerfall in Morgagni-Kugeln (*MK*) und Erweiterung der Interzellularräume (*Pfeile*) (TEM; 3 µm). **b** Erweiterte Interzellularräume und extrazelluläre Vakuolenbildung (*) zwischen Linsenfasern (*LF*) (TEM; 3 µm). **c** Globuläre Degeneration der Linsenfasern und Zerfall in Morgagni-Kugeln (*MK*) (TEM; 5 µm). **d** Multilamellärer Membrankörper (*Pfeil*) in erweitertem interzellulärem Hohlraum zwischen Linsenfasern (*LF*) unterschiedlicher Plasmadichte (TEM; 2 µm)

et al. 1989) handelt es sich vermutlich um Immunglobuline, die in die Linse diffundieren und dort auskristallisieren.

Verkalkung: Bei langbestehender Katarakt (congenita, senilis, Trauma, chronische Uveitis) kann durch Ablagerung von Kalziumsalzen in der degenerativen Linsensubstanz aufgrund chemischer Milieuänderungen das Bild einer *Cataracta calcarea* entstehen (Fagerholm et al. 1981/1982, 1986; Harding et al. 1983; Kreutzer u. v. Denffer 1983; Reinhardt 1977). Die Ablagerungen liegen in Form von nadelförmigen Kristallen oder amorphen Aggregaten aus Kalziumphosphat-, Kalziumoxalat- oder Hydroxyapatit-Kristallen vor.

Fett- und Knochengewebe: Nach einem Linsenkapseldefekt kann gefäßführendes Bindegewebe in die Linse einsprossen und die Bildung von Fettgewebe (*Cataracta adiposa*) oder Knochengewebe (*Cataracta ossea*) hervorrufen (Fledelius 1975; Abb. 9.20). Fettgewebe bei sekundären kongenitalen Aphakien dürfte dagegen aus noch undifferenzierten mesenchymalen Zellen in der Umgebung der Linsenanlage, insbesondere persistieren-

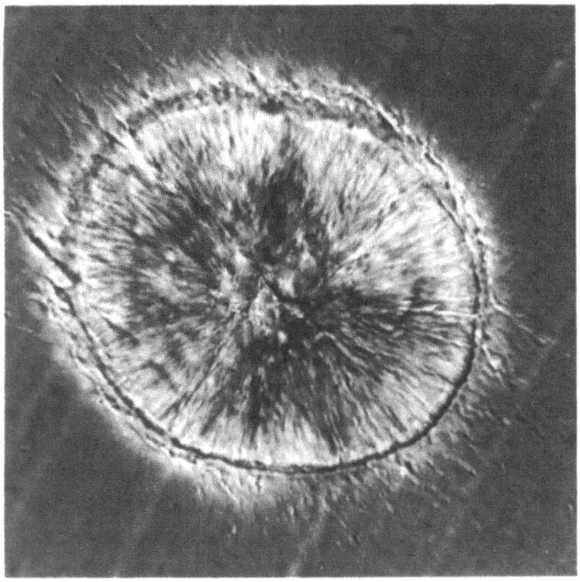

Abb. 9.19. „Sphärolith" aus Kalzium-Oxalat-Kristallen: Doppelbrechung im polarisierten Licht

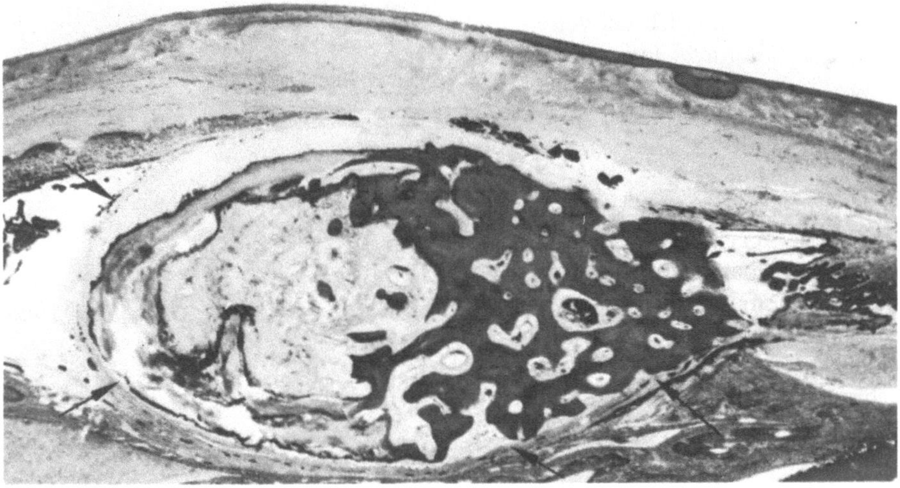

Abb. 9.20. Cataracta ossea (et calcarea) nach perforierender Verletzung: gefäßführendes, partiell verkalktes Bindegewebe und Knochen ersetzen das Linsengewebe innerhalb der Kapsel (*Pfeile*)

dem primär hyperplastischem Glaskörper (PHPV) stammen: *Pseudophakia lipomatosa* (von Domarus et al. 1979; Font et al. 1969; Morris 1991; s. Abb. 10.5).

II. Linsenkapsel

Ohne Zweifel spielt die Linsenkapsel bei der Kataraktgenese eine entscheidende, noch nicht in allen Details aufgeklärte Rolle. Für die Flüssigkeitspermeabilität der Linse sind neben der Kapsel auch das Epithel sowie die oberflächlichen Faserschichten von Bedeutung, weshalb alle drei Komponenten als „funktionelle Membran" bezeichnet wurden (Pau et al. 1973).

Hier sollen jedoch nur die morphologischen Veränderungen der Linsenkapsel berücksichtigt werden. Abgesehen von ihrer Zerstörung bei perforierenden Verletzungen ist sie gegen andere Krankheitseinflüsse sehr widerstandsfähig. So kann sie beispielsweise sehr lange unversehrt bleiben, selbst wenn abszedierende Entzündungen bereits von außen auf das Linsengewebe übergreifen (Abb. 9.40). Andererseits sind aber auch, etwa im Verlauf einer Kolliquationsnekrose der Linsenrinde bei der hypermaturen Katarakt, lamelläre oder zystenartige Aufspaltungen und in weiterer Folge Spontanperforationen der Kapsel möglich (Abb. 9.33; Allen u. de Venecia 1969). Prinzipell kommen folgende pathologische Veränderungen vor:

1. Verdünnung und Rupturen

Eine ausgesprochene Verdünnung der Kapsel liegt bei *Lenticonus anterior* und *posterior* vor (Khalil u. Saheb 1984).

Kapselrupturen sind möglich bei Verletzungen oder bei *Cataracta hypermatura* (s. oben).

2. Echte Exfoliation

Diese sehr seltene, typischerweise bilaterale, lamellenartige Abschilferung der zentralen vorderen Kapselpartien wurde als sog. „Feuerlamelle" des Infrarotstars zuerst bei bestimmten Berufsgruppen, wie Glasbläsern und Stahlgießern beschrieben (Elschnig 1922), jedoch auch gelegentlich nach Trauma, Iridozyklitis oder metallischen intraokularen Fremdkörpern beobachtet. Oft beginnt die Ablösung der Kapsellamelle im Pupillarbereich, während sie peripher mit der Linsenoberfläche verbunden bleibt. Die partiell abgelösten Kapselschichten flottieren im Pupillarbereich als dünne, transparente, eingerollte Membran in der Vorderkammer. Histopathologisch läßt sich eine Aufsplitterung der äußeren Kapselschichten bis zu einem Drittel der Kapseldicke beobachten (Abb. 9.21; Burde et al. 1969; Callahan u. Klien 1958; Küchle et al. 1994). Als Ursache wird eine thermale Schädigung der Kapsel durch lang-einwirkende Infrarotstrahlung angenommen. Dvorak-Theobald (1954) differenzierte diese Entität vom „Pseudoexfoliations-Syndrom" der Linsenkapsel (s. unten).

Idiopathische Exfoliation: Eine idiopathische Exfoliation der Linsenkapsel wurde bei älteren Personen in den letzten Jahren mehrfach beschrieben (Anderson u. van Bockxmeer 1985; Brodrick u. Tate 1979; Cashwell et al. 1989; Meades u. Versace 1992; Radda u. Klemen 1982). Elektronenmikro-

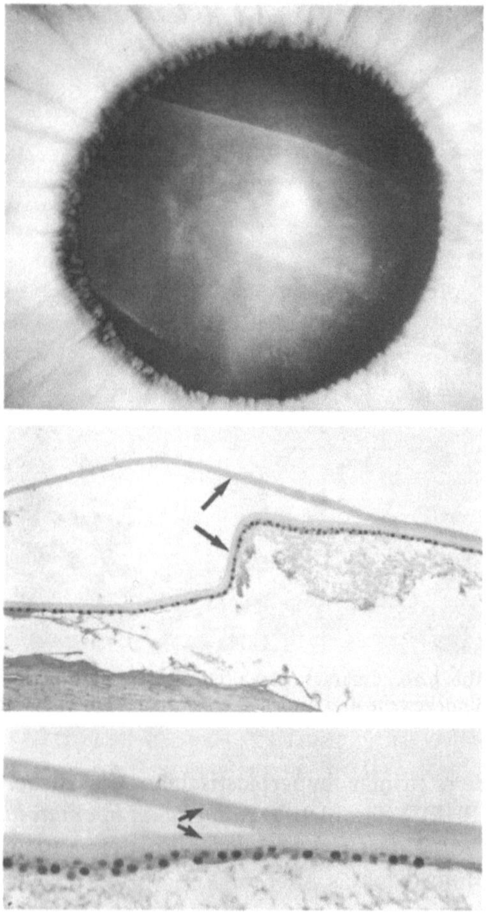

a

b

c

Abb. 9.21a–c. Echte Exfoliation der Linsenkapsel. **a** „Feuerlamelle" nach etwa 40jähriger Berufstätigkeit als Glasbläser. **b** Partielle Aufsplitterung der vorderen zentralen Linsenkapsel (Pfeile). **c** Ausschnitt aus b. (Aus Küchle et al. 1994)

a

b

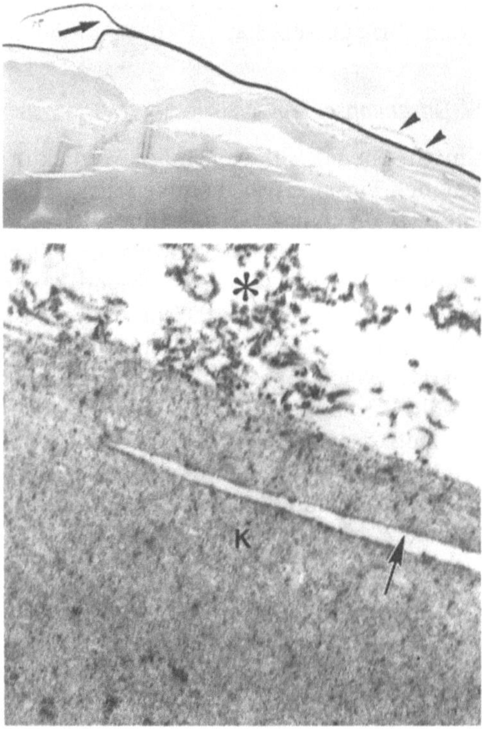

Abb. 9.22a, b. Echte Exfoliation und Pseudoexfoliation (*PEX*) der Linsenkapsel am gleichen Auge. **a** Partielle Aufsplitterung der vorderen zentralen Linsenkapsel (*Pfeil*) und Auflagerungen typischen Pseudoexfoliationsmaterials (*Pfeilspitzen*). **b** Elektronenmikroskopisches Detail aus a: Aufsplitterung (*Pfeil*) der oberflächlichen Linsenkapsel (*K*) und Auflagerungen typischer PEX-Fibrillen (*). (Aus KÜCHLE et al. 1996a)

skopisch zeigt sich eine Schädigung des Epithels (dilatiertes endoplasmatisches Retikulum, Chromatinverklumpung, etc.) (BRODRICK u. TATE 1979) sowie eine abnormal fibrilläre, aufgelockerte Substruktur der äußeren Kapselhälfte (STREETEN 1994). Histochemische Untersuchungen konnten eine veränderte Proteinzusammensetzung der Linsenkapsel demonstrieren (ANDERSON u. VAN BOCKXMEER 1985; RADDA u. KLEMEN 1982). Trotz eines gelegentlichen Zusammentreffens von echter Exfoliation und Pseudoexfoliation am selben Auge (Abb. 9.22; CASHWELL et al. 1989; KÜCHLE et al. 1996a) handelt es sich wohl doch um klinisch eigenständige Entitäten.

3. Pseudoexfoliatio lentis

Nach heutiger Ansicht handelt es sich beim häufig vorkommenden „Pseudoexfoliations-Syndrom" nicht um eine Abschilferung der oberflächlichen Kapselschichten, sondern vielmehr um Ablagerungen eines pathologischen extrazellulären Matrixproduktes auf der vorderen Linsenoberfläche (Abb. 9.23). Passive Niederschläge durch Kammerwasser und Iris sowie aktive Produktion des Pseudoexfoliationsmaterials durch das prääquatoriale Linsenepithel der germinativen Zone sind für das klassische Verteilungsmuster des fibrillären Materials auf der vorderen Linsenkapsel verantwortlich. Dies besteht aus einer zentralen Scheibe mit amorphen Auflagerungen, einer peripheren granulären Zone und einer klaren Zwischenzone. Ähnliche fibrilläre Auflagerungen findet man nicht nur auf der vorderen Linsenkapsel, sondern auch auf Ziliarfortsätzen, Zonulafasern, Irisoberflächen, im Trabekelwerk und gelegentlich auf der Hornhautrückfläche.

Die vorliegenden Befunde zum Pseudoexfoliations-Syndrom sind jedoch mittlerweile so vielfältig und umfangreich, daß diese klinische Entität einschließlich der charakteristischen Linsenkapselveränderungen in einem separaten Kapitel abgehandelt wird (s. Kap. 15).

Die Häufigkeit koexistierender Linsentrübungen, in der Regel in Form einer Kernkatarakt, und einer postoperativen Cataracta secundaria nach extrakapsulärer Kataraktextraktion ist in Augen mit Pseudoexfoliations-Syndrom gegenüber altersentsprechenden Kontrollaugen signifikant erhöht (KÜCHLE et al. 1996b).

4. Kongenitale Auflagerungen

Als Rest des primären Glaskörpers auf der Linsenkapsel bleibt am hinteren Linsenpol nasal meist das *„Hyaloidea-Körperchen"* (Mittendorf-Fleck) sichtbar. Von der Tunica vasculosa lentis bleiben vorn nicht selten einzelne faserige Stränge sowie wechselnd

a

b

c

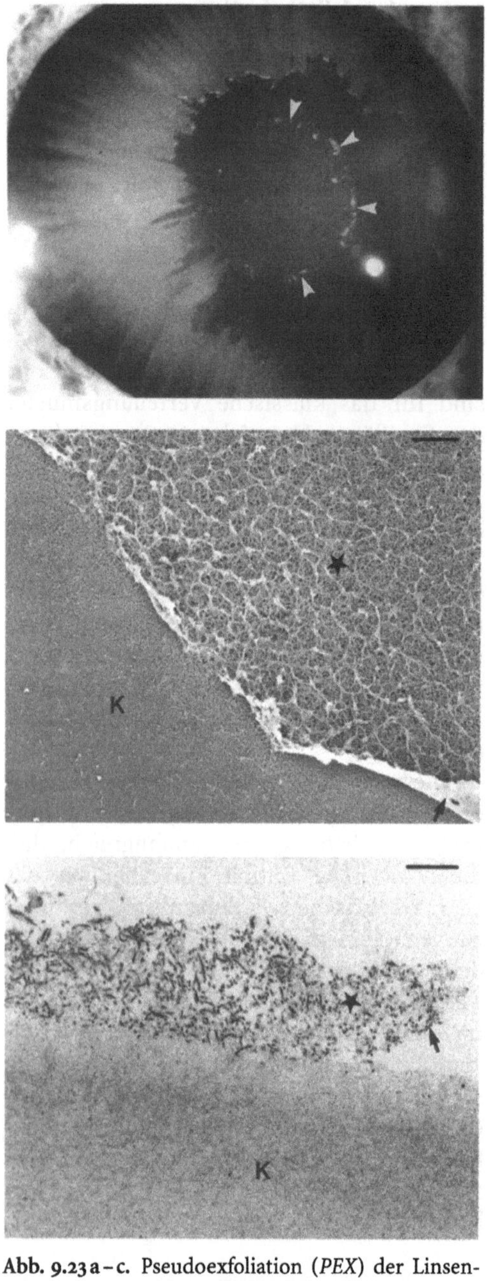

Abb. 9.23a–c. Pseudoexfoliation (*PEX*) der Linsenkapsel. **a** Klinisches Vollbild nach Pupillenerweiterung mit zentraler Scheibe (*Pfeile*) und peripherer granulärer Zone, rechtes Auge. **b** Fibrilläre PEX-Auflagerungen der zentralen Scheibe (*), die sich partiell von der Kapseloberfläche (*K*) löst (*Pfeil*), im rasterelektronenmikroskopischen Bild (REM; 10 µm). **c** Fibrilläre PEX-Auflagerungen der zentralen Scheibe (*) transmissionselektronenmikroskopisch; partielle Ablösung (*Pfeil*) von der Kapseloberfläche (*K*) (TEM; 1 µm)

pigmentierte, sternförmige uveale Melanozyten übrig (s. Abb. 8.4).

5. Linsenkapsel-Warzen

Umschriebene, warzenförmige Verdickungen der Linsenkapsel kommen bei Trisomie 21 (Cogan u. Kuwabara 1962; Robb u. Marchevsky 1978), beim Lowe- und Miller-Syndrom (Zimmerman u. Font 1966) sowie in Augen mit retinaler Dysplasie vor. Sie fallen nur bei der histologischen Untersuchung PAS-gefärbter Schnitte auf, und sind gewöhnlich mit fokalen Epithelzellproliferationen assoziiert. Die fokal überschießend produzierte Basalmembran signalisiert eine im Detail unklare Abnormität des Linsenepithels.

6. Linsenkapsel-Gruben

Multiple zystische Läsionen (Durchmesser etwa 50 µm) der zentralen vorderen Linsenkapsel wurden bei Patienten mit ischämischer Myokardiopathie beschrieben und als grubenförmige Einsenkungen der Kapseloberfläche mit unklarer Ätiologie interpretiert (Harris et al. 1992).

7. Farbveränderungen

Farbveränderungen der Linsenkapsel können beispielsweise durch Metalleinlagerungen hervorgerufen werden: Bei intraokularen, eisenhaltigen Fremdkörpern (*Siderosis lentis*) oder nach intraokularen Hämorrhagien (*Hämosiderosis lentis*) erscheint ein granuläres, rostbraunes Farbmuster in der vorderen Linsenkapsel, später auch in der subkapsulären Rinde (s. Abschn. E. II. 2. c). Weiterhin wurde von Goldablagerungen (*Chrysiasis*) (McCormick et al. 1985; Weidle 1987), Quecksilberablagerungen (Burns 1962; Garron et al. 1976; Kark et al. 1971) und Silberablagerungen (*Argyrosis*) (Friedman u. Roth 1930) durch therapeuthische Anwendung metallsalzhaltiger Medikamente oder bei bestimmten Berufsgruppen berichtet. Feingranuläre Goldablagerungen lassen sich bereits nach fünfmonatiger Therapie mit einer kumulativen Dosis von 960 mg als diffuser Niederschlag in der zentralen vorderen Kapsel oder als Y-förmiges Muster direkt subkapsulär nachweisen (WEIDLE 1987). Grünlich-braune Kupfereinlagerungen kommen bei Morbus Wilson, bei kupferhaltigen intraokularen Fremdkörpern und gelegentlich bei Patienten mit monoklonalen Gammopathien vor (HANNA u. FRAUNFELDER 1973; MARTIN et al. 1983; Tso et al. 1975).

Auch Auflagerungen von Melaningranula aus degeneriertem Irispigmentepithel und pigmenthaltige Makrophagen müssen berücksichtigt werden (COWAN 1961).

III. Aufhängeapparat: Ectopia lentis

Defekte der Zonulafasern (Entwicklungsstörungen oder degenerative Veränderungen) können eine partielle (Subluxation) oder totale Verlagerung (Luxation) der Linse aus ihrer normalen axialen Position verursachen. Eine Ectopia lentis kann als isolierte Entität kongenital oder spontan im Erwachsenenalter auftreten, hereditär in Assoziation mit systemischen Erkrankungen des Bindegewebes vorliegen, oder erworben sein (NELSON u. MAUMENEE 1982; Tabelle 9.2). Die Mehrheit der Zonulaveränderungen ist kongenital oder entwicklungsbedingt und resultiert in einer meist bilateral symmetrischen Verlagerung oder Formveränderung (z.B. Kolobome, Sphärophakie) der Linse. Erworbene Ursachen für Linsenluxationen umfassen neben Trauma als häufigster Ursache auch hohe Myopie, Buphthalmus, chronische Zyklitis, hypermature Katarakt, u.a. Auch intraokulare Tumoren vermögen die Linse zu verdrängen (Abb. 9.38). Traumatische Subluxationen sind – im Gegensatz zu idiopathischen Subluxationen – in der Regel nicht progressiv (JARRETT 1967). Nach einer Luxation kommt es infolge der gestörten Ernährungsverhältnisse früher oder später zu Veränderungen der Linsensubstanz, auch dann, wenn die Kapsel intakt geblieben ist.

1. Isoliert

Als Ursache einer monosymptomatischen, autosomal dominant oder rezessiv vererbten Linsenverlagerung (*Ectopia lentis simplex*), die häufig nach temporal-oben erfolgt, wird entweder ein kongenitales Fehlen der Zonulafasern oder eine ungleiche Entwicklung derselben angenommen, wobei sie auf der einen Seite zu kurz, auf der anderen zu lang sind (Abb. 9.24; SELAND 1973). Eine partielle Aplasie ist gelegentlich mit einer Einkerbung des Linsenrandes kombiniert (Zonula- bzw. Linsenkolobom); die Linsen sind dann häufig mikro- und sphärophak. Die Ursache der Zonuladefekte liegt in einem genetischen Defekt im Fibrillin-Gen auf Chromosom 15 (KAINULAINEN et al. 1994).

Eine Ectopia lentis simplex kann auch spontan im Erwachsenenalter zwischen dem 20. und 60. Lebensjahr auftreten (MALBRAN et al. 1989). Aufgrund einer allgemeinen Degeneration der Zonulafasern subluxiert die Linse dann in der Regel nach unten.

Eine Subluxation mikrosphärophaker Linsen bei offensichtlich intaktem Zonulaapparat wurde von Johnson et al. (1971) beschrieben; als Ursache wurde ein Entwicklungsstillstand während der Embryonalentwicklung, evtl. aufgrund einer defekten Tunica vasculosa lentis, vermutet.

Die histologische Untersuchung ektopischer Linsen zeigte rudimentäre, dysplastische Zonulafasern und eine dünne, leicht ablösbare Zonulalamelle (MALBRAN et al. 1989; SELAND 1973) sowie abnormale Linsenfasern mit reduzierter Querschnittsfläche (FARNSWORTH et al. 1978).

Bei der seltenen *Ectopia lentis et pupillae* beobachtet man gleichzeitig, aber in entgegengesetzte Richtung verlagerte Linsen und Pupillen (CRUYSBERG u. PINCKERS 1995; GOLDBERG 1988; LUEBBERS et al. 1977; MEIRE 1991; TOWNES 1976). Dieses meist autosomal rezessiv vererbte Krankheitsbild ist häufig mit weiteren Irisabnormalitäten, wie z.B. Pupillarmembran, Transilluminationsdefekten, schlechter Mydriasis, assoziiert. Auch eine Spaltung im Pigmentblatt

Tabelle 9.2. Ätiologie der Linsen-Subluxationen

I. Isoliert	
1. Ectopia lentis simplex; AD, AR	
kongenital	Seland 1973, Farnsworth et al. 1978,
spontan	Malbran et al. 1989
2. Ectopia lentis et pupillae; AR	Townes 1976, Luebbers et al. 1977, Goldberg 1988, Meire 1991, Cruysberg u. Pinckers 1995
II. Hereditär bei systemischen Erkrankungen	
1. Marfan-Syndrom; AD	Hindle u. Crawford 1969, Cross u. Jensen 1973, Ramsey et al. 1973, Farnsworth et al. 1977, Maumenee 1981; Kumar et al. 1989
2. Homozystinurie; AR	Henkind u. Ashton 1965, Ramsey et al. 1972, Ramsey u. Dickson 1975, Hagee 1984, Hayasaka et al. 1984, Burke et al. 1989
3. Weill-Marchesani-Syndrom; AR, AD	Jensen et al. 1974, Fujiwara et al. 1990, Nagata et al. 1995
4. Sphärophakie (McGavic); AD	McGavic 1966
5. Sulfit-Oxidase-Mangel; AR	Beemer et al. 1985
6. Hyperlysinämie; AR	Smith et al. 1971
8 Osteogenesis imperfecta	Koepp 1987
9. Sklerodermie	
10. Ehlers-Danlos-Syndrom	Koepp 1987
11. Sturge-Weber-Syndrom	Filatov et al. 1992
12. Beals-Syndrom	Bawle u. Quigg 1992
13. Conradi-Syndrom	
14. Morbus Refsum	
15. Morbus Crouzon	Rochels u. Schmitt 1981
16. Morbus Kniest	Nelson u. Maumenee 1982
17. Kongenitale Aniridie	Mohan et al. 1971, Elsas et al. 1977, David et al. 1978, Cotlier et al. 1978, Nelson et al. 1984
18. Oxyzephalie	Reichel et al. 1992
19. Blepharoptosis u. hohe Myopie	Gillum u. Anderson 1982
20. Dysostosis mandibulo-facialis	Kirkham 1970
III. Erworben	
1. Trauma	Jarrett 1967, Tönjum 1968, Flament et al. 1985
2. Uveitis luica	Rapkin u. Bogorad 1986, Belfort et al. 1990
3. Cataracta hypermatura	Bass u. Potter 1985
4. Buphthalmus	Bjerrum u. Kessing 1991
5. Staphyloma	
6. Hohe Myopie	
7. Intraokularer Tumor	
8. Retinitis pigmentosa	Halpern u. Sugar 1981
IV. Ätiologie unbekannt	
1. Pseudoexfoliations-Syndrom	Bartholomew 1970, Freissler et al. 1995

AD autosomal dominant; *AR* autosomal rezessiv.

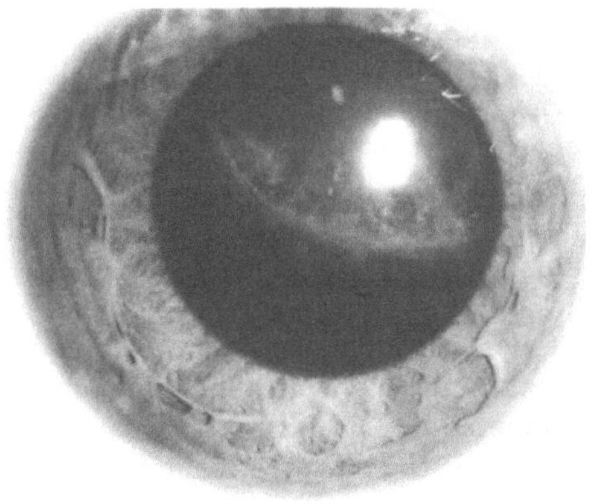

Abb. 9.24. Ectopia lentis simplex: Subluxation der Linse nach temporal oben

der Iris und des Ziliarkörpers (KÄFER 1977) wurde berichtet. Die Pathogenese ist unklar, aber eine persistierende Tunica vasculosa lentis wird als Ursache vermutet.

2. Systemerkrankungen

Vielfach tritt eine progressive, i.d.R. bilaterale Linsensubluxation jedoch im Rahmen einer mesenchymalen Systemerkrankung auf (Tabelle 9.2; KOEPP 1987; MCKUSICK 1972). Am häufigsten sind hierbei drei Krankheitsbilder zu berücksichtigen: Marfan-Syndrom, Homozystinurie und Weill-Marchesani-Syndrom. In einer Studie über 196 Patienten mit Ectopia lentis wiesen 72% ein Marfan-Syndrom, 22% Homozystinurie und 5% ein Weill-Marchesani-Syndrom auf (STREETEN 1994).

a) Marfan-Syndrom

Dieses meist autosomal dominant vererbte Syndrom zeigt mit unterschiedlicher Expressivität okuläre, kardiovaskuläre und Skelettanomalien (MAUMENEE 1981). Eine Ectopia lentis betrifft 60–80% der Patienten. Aufgrund eines segmentalen Zonuladefekts im unteren Bereich subluxiert die Linse am häufigsten nach temporal oben. Gelegentlich führt ein vollständiger Zonuladefekt zur totalen Luxation der Linse (KUMAR et al. 1989). Ursache dieser Erkrankung sind Defekte im Fibrillin-1-Gen auf Chromosom 15 (LEE et al. 1991).

Histopathologie: Histologisch bietet das Auge oft einen „undifferenzierten" Kammerwinkel und verlängerte Ziliarfortsätze, u.U. reichen einige Ziliarmuskelfasern bis zum Schwalbeschen Ring. Die Iris läßt eine sektorenförmige Hypopigmentierung der hinteren Pigmentepithelschicht erkennen, wodurch sie den Epithelschichten des Ziliarkörpers ähnelt. Dies erklärt die typische retrograde Transillumination (RAMSEY et al. 1973). Der Dilatator pupillae fehlt fokal; daraus resultiert das klinische Problem, die Pupille zu erweitern. Die Zonulafasern können fokal fragmentiert sein oder komplett fehlen (CROSS u. JENSEN 1973; RAMSEY et al. 1973). Eine ultrastrukturelle Untersuchung ergab ausgedünnte, abnormal dick und granulär erscheinende Zonulafasern ohne parallele Anordnung (FARNSWORTH et al. 1977).

b) Homozystinurie

Diese autosomal rezessiv vererbte Erkrankung tritt meist bei blonden Patienten auf und bietet, trotz unterschiedlicher Ätiologie, ähnliche Symptome wie ein Marfan-Syndrom, zusätzlich eine auffallende Thromboseneigung. Die oft sphärophake Linse subluxiert am häufigsten nach nasal unten; die fragmentierten Zonulafasern bilden einen Randsaum um die Linse. Im Gegensatz zum sektorförmigen Zonulaausfall beim Marfan-Syndrom, erfährt hier der gesamte Zonulaapparat eine progressive Degeneration (BURKE et al. 1989; HAGEE 1984). Eine Ectopia lentis betrifft etwa 70% der Patienten bis zum 8. Lebensjahr und über 90% bis zur 3. Lebensdekade. Die Ursache der Erkrankung liegt in einem Mangel des Enzyms Zystathionin-β-Synthetase (MUDD et al. 1964), doch die Pathogenese des Zonuladefekts bleibt unklar. Eventuell ist ein Mangel an Zystein für den Aufbau der zysteinreichen Zonulafasern dafür verantwortlich (STREETEN 1994). Das Risiko okulärer Komplikationen kann bei frühzeitig einsetzender Behandlung erheblich reduziert werden (Burke et al. 1989).

Histopathologie: Histologisch fällt eine dicke Schicht amorphen, PAS-positiven Materials im Ursprungsgebiet der Zonulafasern auf dem nichtpigmentierten Ziliarepithel der Pars plicata und Pars plana auf. Sie besteht elektronenmikroskopisch aus fragmentierten, ungeordneten Zonulafasern und elektronendichten Granula (Cross u. Jensen 1973; Henkind u. Ashton 1965; Ramsey et al. 1972). Auch die vordere Linsenkapsel weist einen Saum von Zonulafaserresten auf, während eine typische Zonulalamelle fehlt (Ramsey u. Dickson 1975).

c) Weill-Marchesani-Syndrom

Diese ebenfalls meistens autosomal rezessiv vererbte Erkrankung geht mit Kleinwuchs, Brachyzephalie, Brachydaktylie und mikrosphärophaken Linsen einher, die bei etwa 80–85% der Patienten in der Regel nach unten oder nach vorne subluxieren. Wie bei der Homozystinurie ist auch hier eine progressive Degeneration und abnorme Verlängerung der Zonulafasern für die Linsenverlagerung verantwortlich. Am Auge wurden ähnliche Veränderungen wie bei der Homozystinurie beschrieben (Jensen et al. 1974).

Die histologische Untersuchung der Linsen ergab neben degenerativen Zonulaveränderungen auch degenerative Veränderungen der Epithelzellen (intrazelluläre Vakuolen, pyknotische Kerne) und der subkapsulären Linsenfasern am vorderen und hinteren Pol (Fujiwara et al. 1990; Nagata et al. 1995).

d) Andere Erkrankungen

Weitere seltenere Erkrankungen, die meist mit einer Störung des Schwefelstoffwechsels und einer Linsenverlagerung einhergehen, sind:

Sphärophakie (McGavic): Die Ectopia lentis, die diese autosomal dominant vererbte Erkrankung auszeichnet, beruht auf ähnlichen degenerativen Veränderungen der Zonulafasern wie bei der Homozystinurie (McGavic 1966; Streeten 1994; Yanoff u. Fine 1989). Die jedoch noch ausgeprägteren degenerativen Veränderungen von Ziliarkörper und Zonulafasern resultieren in einer extrem dicken Schicht fragmentierter Zonulafasern auf dem nichtpigmentierten Ziliarepithel. Trotz phänotypischer Ähnlichkeiten mit der Homozystinurie handelt es sich um genetisch unterschiedliche Krankheitsbilder.

Sulfit-Oxidase-Mangel: Diese allein oder in Kombination mit *Xanthin-Oxidase-* bzw. *Xanthin-Dehydrogenase-Mangel* vorkommende, autosomal rezessiv vererbte Erkrankung beruht auf einem Defekt des für beide Enzyme wichtigen Molybdän-Kofaktors (Beemer et al. 1985).

Hyperlysinämie: Diese autosomal rezessiv vererbte Erkrankung beruht auf einem Mangel an Lysin-Ketoglutarat-Reduktase (Smith et al. 1971).

e) Hemiphakie bei Aniridie

Kongenitale Aniridie, eine seltene bilaterale Hypoplasie der Iris, tritt im allgemeinen familiär auf, wird autosomal dominant vererbt, und geht mit zahlreichen okulären und systemischen Defekten einher (Nelson et al. 1984). Genetische Ursache ist eine Mutation im PAX 6-Gen (Hanson et al. 1995). Begleitende Linsenveränderungen sind häufig und manifestieren sich bei 50–85% der Patienten bereits im jugendlichen Alter als Katarakt (Cotlier et al. 1978; Elsas et al. 1977). Die Linsentrübungen können in Form einer Cataracta polaris, subcapsularis, corticalis, zonularis oder nuclearis vorliegen. Eine Ectopia lentis betrifft bis zu 56% der Patienten (Abb. 9.25); sie zeichnet sich durch eine Hyperplasie der Ziliarfortsätze, nicht aber durch morphologisch faßbare Zonuladefekte aus (David et al. 1978; Mohan et al. 1971; Nelson et al. 1984). Spontanresorption der Linse mit Entwicklung einer Cataracta

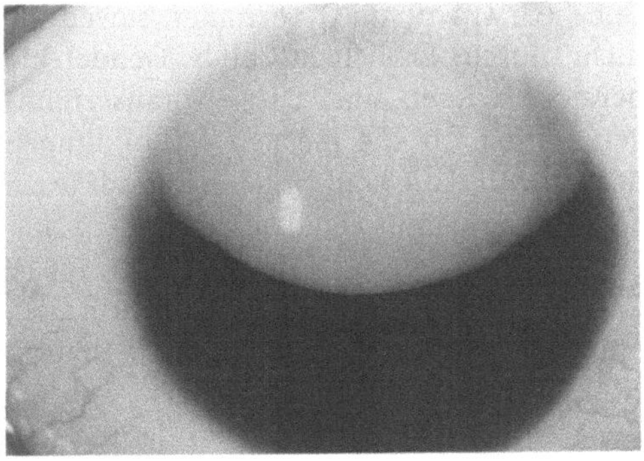

Abb. 9.25. Hemiphakie bei Aniridie

membranacea wurde in einigen Fällen beschrieben (YAMAMOTO et al. 1988; YOSHIKAWA et al. 1993).

f) Pseudoexfoliations-Syndrom

In Augen mit Pseudoexfoliations-Syndrom besteht infolge eines fragilen Zonulaapparates eine ausgeprägte Tendenz zu Phakodonesis und Linsensubluxationen nach vorn oder als Luxation nach hinten in den Glaskörper (BARTHOLOMEW 1970a,b; TARKKANEN 1962). Linsendislokationen können spontan oder nach Bagatelltraumata auftreten und kommen bei etwa 5% der Patienten mit Pseudoexfoliations-Syndrom vor (BARTHOLOMEW 1970b; FREISSLER et al. 1995). Diese Fragilität des Zonulaapparates spiegelt sich auch in der signifikant größeren Häufigkeit von Zonuladialysen und Glaskörperverlust bei extrakapsulären Kataraktextraktionen wider (NAUMANN et al. 1988, 1989; SKUTA et al. 1987). Dies muß auch besonders bei Triple-Katarakt-Keratoplastiken beachtet werden (NAUMANN 1995).

Histopathologie: Lichtmikroskopisch erinnern die Pseudoexfoliationsauflagerungen auf dem nichtpigmentierten Ziliarepithel der Pars plicata oberflächlich an die PAS-positive Schicht bei Homozystinurie (s. oben).

Die Instabilität des Zonulaapparates entsteht durch fokale Infiltration der Zonulafaserbündel mit Pseudoexfoliationsmaterial sowie durch Lockerung ihrer Verankerung im Bereich des Ziliarepithels und der vorderen Linsenkapsel (SCHLÖTZER-SCHREHARDT u. NAUMANN 1994; s. auch separates Kap. 15; Abb. 15.14 u. 15.15).

Von SCHLÖTZER-SCHREHARDT et al. (1992) wurde erstmals gezeigt, daß es sich hierbei um einen generalisierten Prozeß der extrazellulären Matrix handelt.

3. *Traumatische Luxationen*

Die häufigste Ursache für Linsen(sub)luxationen, meist in den Glaskörper, ist ein stumpfes oder perforierendes Trauma (FLAMENT 1985; JARRETT 1967; VÖLCKER 1984). Im Gegensatz zu den oben genannten Formen sind traumatische Subluxationen nicht progressiv, dafür aber meist mit einer Katarakt, z.B. Kontusionsrosetten, kombiniert (s. Abschn. E.II.2.b). Luxationen erfolgen in den Glaskörper, in die Vorderkammer oder bei gleichzeitiger Bulbusruptur auch subkonjunktival (TÖNJUM 1968; s. Kap. 5).

Der iatrogenen Linsenluxation bei der intrakapsulären Kataraktextraktion kommt entgegen, daß die Zugfestigkeit der Zonulafasern im Laufe des Lebens auf etwa die Hälfte zurückgeht. Auch lassen sie sich durch bestimmte Enzyme, z.B. α-Chymotrypsin, eher verdauen als weniger exponierte Strukturen der Umgebung (TAKEI u. SMELSER 1975). Auch das Ligamentum hyaloideocapsulare stellt im allgemeinen jenseits des 60. Lebensjahres oder früher keine feste Verbindung mehr zwischen Glaskörper und hinterer Linsenkapsel dar.

Umschriebene Zonuladefekte *nach operativen Eingriffen*, z.B. der Elliot-Trepanation, wurden von KITTEL (1960) beschrieben. Weiterhin wurde über eine Subluxation der Linse als Komplikation der Zyklokryotherapie (PEARSON et al. 1989) oder nach Skleraresektion wegen Amotio retinae (RICHARDS u. ELLIS 1958) berichtet. Schließlich kann bei filtrierenden Operationen eine Inkarzeration der Linse in die Operationswunde vorkommen (SPENCER 1985).

E. Spezielle Pathologie

Der Hauptteil der Linsenpathologie betrifft die Entwicklung einer Katarakt, da die verschiedenartigsten Ursachen (genetische Faktoren, Alter, Stoffwechselerkrankungen, Ernährungsverhältnisse, Medikation, Strahlung, Trauma, etc.) zu einer Trübung (Verminderung der Transparenz durch optische Linseninhomogenität) mit merklicher Visuseinschränkung führen können. Diskretere Linsentrübungen ohne funktionelle oder klinische Bedeutung kommen häufig vor; nach SAUTTER (1952) findet man selten eine völlig klare Linse. Die Einführung der Spaltlampenmikroskopie nach dem Scheimpflug-Prinzip ermöglichte eine objektive, reproduzierbare Messung und Dokumentation der Linsentransparenz sowie der exakten Lokalisation, Ausdehnung und „Dichte" der Trübung (HOCKWIN 1989).

Die Katarakte umfassen sowohl Trübungen der gesamten Linse als auch umschriebene Veränderungen. Die Einteilung der verschiedenen Kataraktformen kann nach dem Zeitpunkt ihrer Entstehung (kongenital, konnatal, juvenil, präsenil, senil), nach der Lokalisation der Trübung (polar, kapsular, subkapsular, kortikal, äquatorial, nuklear), nach der Trübungsform (coronaria, cuneiformis, etc.) oder in primäre und sekundäre Linsenveränderungen erfolgen. Trotz der unterschiedlichsten Ätiologien und Variationen im klinischen Bild, ist die Histopathologie der einzelnen Kataraktformen überraschend einheitlich und nur selten spezifisch.

Im folgenden wird die Pathologie der einzelnen Kataraktformen gegliedert 1. in isolierte *primäre Linsenveränderungen* bzw. *Katarakte* und 2. in *konsekutive Katarakte*, die mit einer anderen intraokularen oder allgemeinen Erkrankung oder anderen exogenen Faktoren assoziiert sind. Die Grenzen sind hierbei nicht immer scharf zu ziehen. Als Ursache derjenigen Starformen, die sich nicht auf äußere Einflüsse zurückführen lassen, werden gewöhnlich Störungen der Genstruktur, z. B. Mutationen der Kristallin-Gene (CLAYTON 1985) vermutet, soweit sie nicht durch Erblichkeit oder Gendefekte bereits erwiesen sind. Diese Voraussetzungen treffen für die meisten Mißbildungen der Linse und die kongenitalen Katarakte zu. So konnten bereits Gendefekte für die Cataracta polaris anterior (MOROSS et al. 1984), Cataracta polaris posterior (RICHARD et al. 1984) und die kongenitale Cataracta matura (REESE et al. 1987) lokalisiert werden. Generell ist in den nächsten Jahren ein rascher Fortschritt in der Molekulargenetik hereditärer Kataraktentwicklung zu erwarten. Aber auch für die Manifestation seniler Starformen wird eine „konstitutionelle" oder erbliche Prädisposition angenommen.

I. Primäre Linsenveränderungen

1. Mißbildungen und Formanomalien

a) Aphakia congenita

Absolutes Fehlen jeglicher Linsenanlage ist außerordentlich selten. Die *primäre* kongenitale Aphakie geht meist mit einer Aplasie des gesamten vorderen Bulbusabschnittes einher (MANSCHOT 1963), oder ist von anderen schwersten Mißbildungen, etwa wie Synophthalmus oder Zyklopie, begleitet. Jedoch wurde auch ein primäres Fehlen der Linsenanlage bei ansonsten normaler Differenzierung des vorderen Augensegments beschrieben (HARTWIG et al. 1988/89). Weitere Fälle wurden in Assoziation mit Mikrophthalmus nach mütterlicher Rötelninfektion (VERMEIJ-KEERS 1975; WOLTER et al. 1964) und mit Trisomie 13 (MANSCHOT 1963) dokumentiert.

Bei der *sekundären* kongenitalen Aphakie wird die Linse zumindest teilweise angelegt, später jedoch wieder resorbiert. Die primären Linsenfasern können degenerieren und einen Ring aus getrübten sekundären Linsenfasern zurücklassen (Soemmerring-Ringkatarakt). Gefaltete Kapselreste im histologischen Bild belegen, daß Linsenstrukturen ursprünglich vorhanden waren. Ersatz des Linsengewebes durch Binde- oder Fettgewebe führt zur Entwicklung einer bindegewebige Scheinlinse (*Lens fibromatosa* bzw. *lipomatosa*), die aus dem perilentikulären Mesenchym im Sinne des persistierenden hyperplastischen primären Glaskörpers (PHPV) hervorgeht (FONT et al. 1969; s. Kap. 3 u. 10; Abb. 10.5).

b) Biphakie

Die Doppelkatarakt oder Zwillingsstar ist ebenfalls äußerst selten (GREY u. RICE 1976; MARQUEZ 1922). Linse oder Linsenkern bestehen dabei aus zwei plankonvexen, frontal voneinander getrennten Anteilen. Das Vorkommen zweier völlig getrennter Linsen in einem Auge ohne weitere okuläre Entwicklungsstörungen scheint eine ausgesprochene Rarität zu sein (GERKOWICZ u. TOCZOLOWSKI 1983).

c) Sphärophakie und Mikrophakie

Eine abgerundete Linse mit kleinerem Durchmesser kann als isolierte idiopathische Anomalie bei intaktem Zonulaapparat vorliegen oder mit anderen okulären Defekten, z.B. Mikrophthalmus, assoziiert sein (JOHNSON et al. 1971). So sind kongenitale Kataraktlinsen (z.B. bei Trisomie 13 und Rötelninfektion) häufig sphärophak und/oder mikrophak (ZIMMERMAN u. FONT 1966). Auch Defekte im Zonulafasersystem (z.B. bei Marfan-Syndrom, Homozystinurie, Weill-Marchesani-Syndrom) resultieren häufig in sphärophaken und mikrophaken Linsen, meist einhergehend mit Ectopia lentis. Schließlich sind mikrophake Linsen bei Alport-Syndrom und bei Lowe-Syndrom bekannt.

d) Kolobome

Kolobome der Linse liegen selten als isolierte Anomalie vor, sind aber überwiegend in Kombination mit anderen Defektbildungen des Bulbus, z.B. mit Kolobomen der Uvea, Kolobomen des N. opticus, oder mit Amotio retinae, anzutreffen (BAVBEK et al. 1993). Sie sind durch fokale Einkerbungen des Linsenäquators, bevorzugt im nasal-unteren Quadranten, bei Vorliegen eines segmentalen Zonuladefekts charakterisiert (APPLE 1979). Die Linsen sind, aufgrund der ungleichmäßigen Zonulaspannung, häufig mikro- und sphärophak. Bei ausgedehnten Zonulakolobomen kommt es natürlich auch zu einer Subluxation der Linse, meist mit Abplattung der Äquatorzirkumferenz.

e) „Lentiplanus anterior"

Eine abgeplattete Linsenvorderfläche in Assoziation mit einem Lentikonus posterior wurde bei zwei Patienten als besondere kongenitale Anomalie der Linsenform beschrieben (DENG 1991).

f) Invers entwickelte Linse

Erwähnenswert ist hier noch die Mitteilung von BADTKE (1954), der bei einem 5 Monate alten Fetus eine invers entwickelte Linse beschrieb. Die Epithelschicht lag hier hinten, und auch die Konvexität des äquatorialen Kernbogens erschien in umgekehrter Richtung dem Glaskörperraum zugewandt.

g) Phakomatöses Choristom

Obwohl Tumoren der Linse normalerweise nicht vorkommen, kann die aberrante Entwicklung der Linsenanlage in seltenen Fällen einen postnatalen benignen Tumor der nasal-unteren Lidregion hervorrufen (EUSTIS et al. 1990; MCMAHON et al. 1976; ZIMMERMAN 1971; s. Kap. 16). Innerhalb eines fibrösen Stromas liegen inselförmige Zellaggregate, die von einer linsenkapselähnlichen Basalmembran umgeben werden und Zellen enthalten, die Linsenepithelzellen und aberranten, blasenförmigen Linsenfasern ähneln. Neuere immunhistochemische Studien konnten die Expression linsenspezifischer Proteine (Kristalline) und typischer Linsenepithelmarker (S-100 Protein, Vimentin) in den Tumorzellen nachweisen und damit ihren Ursprung aus der Linsenanlage bestätigen (Ellis et al. 1993; Rosenbaum et al. 1992). Der Tumor entsteht vermutlich durch abnormale Wanderung primordialer Linsenepithelzellen während der Entwicklung der Linsenplatte.

2. Kongenitale und juvenile Katarakte

Kongenitale Katarakte sind häufig und kommen bei etwa 0,4% der Neugeborenen vor (François 1963); ihre Klassifizierung erfolgt anhand der Form, des Ausmaßes und der Lokalisation der Trübung. Die Ursachen für kongenitale Katarakte sind sehr vielfältig und umfassen primäre Störungen (Assoziation mit persistierendem hyperplastischen primären Glaskörper; persisitierende Tunica vasculosa lentis) und sekundäre Faktoren mütterlicherseits (Gendefekte, Infektionen, Medikamente, Trauma, Stoffwechselstörungen und systemische Erkrankungen), sind jedoch oft nicht klar, besonders bei einseitiger Ausprägung (Moore 1994). Die meisten kongenitalen Katarakte liegen im Rahmen von Allgemeinerkrankungen oder generalisierten Syndromen vor, während sie nur selten isoliert vorkommen und dann zumeist autosomal dominant vererbt werden.

a) Cataracta congenita totalis

Beim angeborenen Totalstar ist nicht nur die bei Geburt vorhandene Linsensubstanz in allen Schichten schwer geschädigt und vollständig oder teilweise getrübt, sondern es werden auch postnatal keine normalen Linsenfasern mehr gebildet. In einzelnen Fällen kann bereits in den ersten Lebenstagen die zellige Struktur der Linse weitgehend in Morgagni-Kugeln umgewandelt oder einer Kolliquationsnekrose anheim gefallen sein (*Cataracta lactea*). Sonst beherrschen große Vakuolen, vorzugsweise im Äquatorbereich, sowie zu bizarren Formen auswachsende Epithelzellen das Bild (Abb. 9.26). Wird das degenerierte und verflüssigte Linsenprotein resorbiert, bleiben nur die kollabierten vorderen und hinteren Kapselpartien und eine dünne Schicht regellos gewucherter Zellelemente übrig (*Cataracta membranacea*). Sprossen außerdem noch Gefäße der Tunica vasculosa lentis ein, entsteht die seltene *Cataracta vasculosa.*

Eine Sonderform der angeborenen Totalkatarakt stellt die hereditäre Ringstarlinse (*Cataracta anularis*) dar, die morphologisch dem Soemmerring-Ringstar (Abb. 9.13) ähnelt. Der charakteristischen Rettungsgürtelgestalt liegt ein axialer Gewebsverlust zugrunde. Als Ursache werden entweder eine primäre Aplasie des Kerns (von Szily 1918) oder eine Resorption der zentralen Linsensubstanz angegeben, evtl. ausgelöst durch Einriß der hinteren Kapsel infolge Traktion der schrumpfenden Glaskörpergefäße. Das verdünnte Mittelstück besteht dann aus Vorder- und Hinterkapsel und enthält proliferierte, pseudometaplastisch transformierte

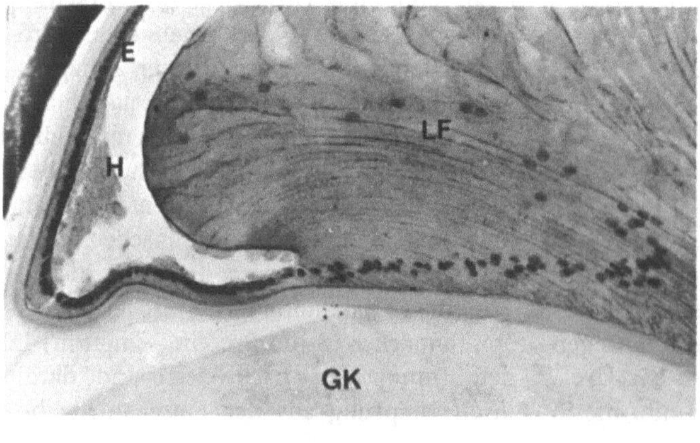

Abb. 9.26. Cataracta congenita totalis: zwischen vorderem Linsenepithel (*E*) und atypisch proliferierten Linsenfasern (*LF*) liegt ein Hohlraum mit amorphem Material (*H*), die persistierende Linsenblase; Glaskörper (*GK*)

Epithelzellen in einer Kollagenmatrix. In den dickeren äquatorialen Seitenteilen sind sowohl aberrante Faserzellen als auch amorphe Degenerationsprodukte anzutreffen.

Nicht axiale, umschriebene Eindellungen im Bereich der hinteren Linsenoberfläche, *Umbilicatio lentis* (MANN 1947) oder der Vorderfläche, *Indentatio lentis* (LIVANT 1956) sind extrem selten. Ihr histologisches Substrat ist unbekannt.

b) Cataracta congenita bzw. juvenilis partialis

Hierunter sollen alle jene kongenitalen und juvenilen Katarakte verstanden werden, deren Entwicklung bei normaler Linsenform üblicherweise auf bestimmte Schichten oder Zonen beschränkt bleibt. Die meisten Fälle sind vererbt (FANTA 1977).

Cataracta nuclearis: Der angeborene Zentralstar, der gewöhnlich nur den zentralen Embryonal- oder Fetalkern aufgrund einer Schädigung während der Schwangerschaftsmonate betrifft, kann klinisch in Form einer soliden, granulären oder pulverigen zentralen Trübung vorliegen (Abb. 9.27; HANSSEN 1932; VON HIPPEL 1951; HOWARD 1980). HANSSEN (1932) beschreibt als morphologisches Substrat eines zentralen Pulverstars (*Cataracta pulverulenta*) von 1–2,5 mm Durchmesser zahlreiche feine, unregelmäßig

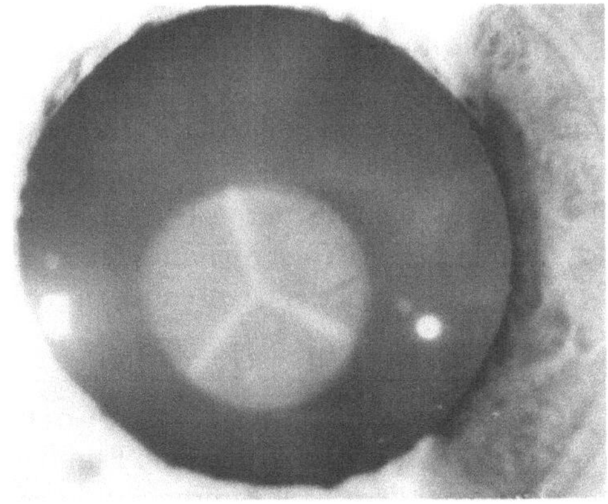

Abb. 9.27. Cataracta congenita partialis: fetale Kernkatarakt

geformte, zystische Hohlräume mit granulärem Inhalt.

Cataracta zonularis: Beim Schichtstar handelt es sich um eine vorübergehende, zeitlich begrenzte Störung (z. B. durch Trauma, Stoffwechselprozesse) in der Differenzierung der Linsenfasern, so daß eine umschriebene schalenförmige Trübungszone, umgeben von transparentem Linsengewebe, entsteht (Abb. 9.28; VON BAHR 1936). Die zunächst subkapsulär lokalisierte Trübungszone wird durch das kontinuierliche Linsenwachstum zunehmend in tiefere Rindenschichten verlagert. Kurze radiale Segmente lamellärer Trübungen im Äquatorbereich sind als Korrelat der klinisch bekannten „Reiterchen" anzusehen. Als Ursache der, meist bilateralen, kongenitalen Schichtstare werden im allgemeinen Heredität (autosomal dominanter Erbgang) oder Stoffwechselstörungen, z. B. Hypokalzämie (bei Tetanie oder Hypoparathyroidie) angesehen, wobei hier der niedrige Kalziumspiegel im Kammerwasser zur gesteigerten Membranpermeabilität und damit zu Faserquellung und Faserzerfall führt. In Verbindung mit Hypokalzämie und Rachitis war der Schichtstar in der ersten Hälfte des 20. Jahrhunderts noch weiter verbreitet.

Histopathologie: Die Lokalisation der Trübung entspricht dem Alter zum Zeitpunkt der Kataraktentwicklung. Es finden sich in dem diskreten Trübungsbereich, der als 0,2–0,5 mm dicke Schale den Kern umgibt, histologisch ungeordnete Faserformationen, Faserdegenerationen und Vakuolisierung (Abb. 9.29 a,b). Elektronenmikroskopisch zeigen sich Ansammlungen kleiner, membranbegrenzter, globulärer Einheiten (∅ 0,1–2,5 µm), die degenerierte Fasersubstanz beinhalten und bevorzugt entlang der Linsenfasermembranen lokalisiert sind. Diese Membranvesikel gehen offensichtlich aus Fragmentationen der Linsenfasermembranen und Abschnürung der sog. „ball and socket"-Interdigitationen hervor (Abb. 9.29 c, d). Weiterhin findet sich eine globuläre Degeneration der Faserzell-

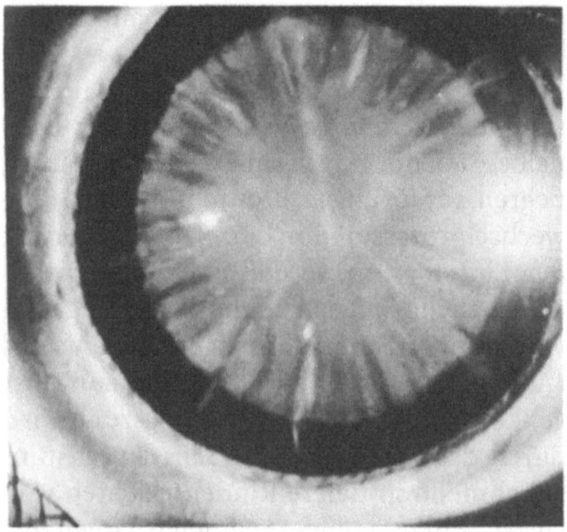
a

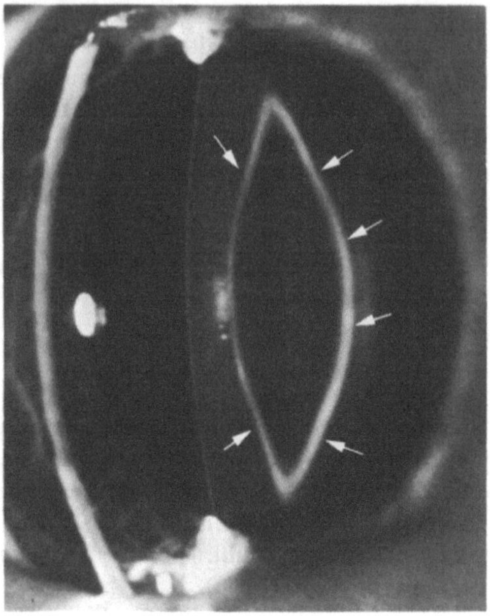
b

Abb. 9.28 a, b. Cataracta zonularis. **a** Umschriebene Trübung mit typischen „Reiterchen". **b** Im Spaltbild ist die schichtförmige Anordnung der Trübung erkennbar (*Pfeile*)

proteine und Membrandebris in erweiterten interzellulären Räumen (DE GOTTRAU et al. 1993).

Cataracta pisciformis, floriformis, fusiformis: Diese seltenen schichtstarähnlichen Trübungsformen und die *Nahtstare,* punkt- bis sternförmige Trübungen entlang der vorderen und hinteren Y-Nähte, (BERCOVITCH u. DONALDSON 1982; FRANÇOIS 1963) wurden histologisch noch nicht untersucht. Es ist zu vermuten, daß auch ihnen umschriebene degenerative Prozesse zugrundeliegen. Minimale Nahttrübungen sind sehr häufig, betreffen etwa 20 % der Bevölkerung (FRANÇOIS 1963), und weisen auf geringe Störungen während der frühen Embryonalentwicklung hin, bleiben jedoch in der Regel ohne Einfluß auf den Visus. Ihre Pathogenese ist unbekannt, läßt sich vermutlich jedoch durch eine besondere Empfindlichkeit der Linsenfaserenden gegenüber geringfügigen osmotischen Störungen erklären.

Cataracta coronaria: Die häufige Cataracta coronaria zeichnet sich durch strahlenkranzförmige Trübungen der peripheren Rinde aus, die in der Regel stationär bleiben und oft mit blauschillernden Punkttrübungen (*Cataracta coerulea*) assoziiert sind (COGAN u. KUWABARA 1962; PAU 1961; s. Abschn. E.I.2.h).

Cataracta cristalliformis: Die verschiedenen morphologischen Formen der seltenen Cataracta cristalliformis (*Cataracta coralliformis, aculeiformis, fasciculiformis)* gehen auf Einlagerungen von doppelbrechenden Kristallen aus Tyrosin, Zystein, Zystin oder Kalziumsulfat oder auch auf Abbauprodukte bestimmter Linsenproteine in Kern und Rinde zurück (FARMER u. SWANN 1983; PARKER 1956). Eine elektronenmikroskopische Studie fand im Kern Einlagerung länglicher, trigonaler Kristalle aus organischem Material, vermutlich Zystin, umgeben von multiplen Membranstrukturen aus bis zu 30 konzentrischen Membranlamellen zwischen degenerierten Linsenfasern (DE JONG et al. 1990).

Hereditäre „Schneeflocken-Katarakt": GOLDBERG et al. (1984) beschreiben zwei Familien mit autosomal dominant vererbter „Schneeflocken"-Katarakt, die sich klinisch in Form multipler flockiger Trübungen in der äquato-

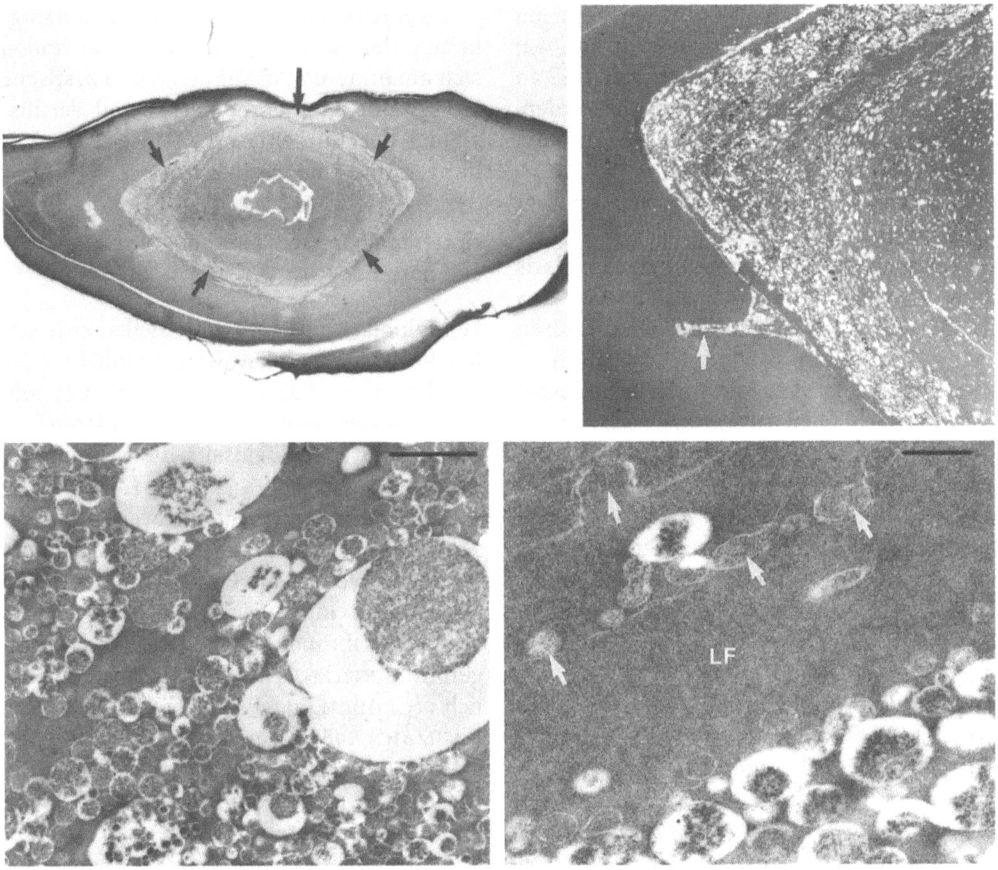

Abb. 9.29 a–d. Cataracta zonularis. **a** Übersicht der schalenförmigen Trübungszone (kleine Pfeile), assoziiert mit einer Cataracta polaris anterior (*großer Pfeil*) (Semidünnschnitt, Toluidinblau; ×15). **b** Ausschnitt aus der vakuolisierten Trübungszone in a mit „Reiterchen" (*Pfeil*) im Äquatorbereich (×60). **c** Auschnitt aus Trübungszone im elektronenmikroskopischen Bild: Akkumulation globulärer membranbegrenzter Elemente (TEM; 1 µm). **d** Entstehung der Membranvesikel aus abgeschnürten Interdigitationen (*Pfeile*) benachbarter Linsenfasern (*LF*) (TEM; 0,3 µm). (Aus DE GOTTRAU et al. 1993)

rialen Rinde, weniger ausgeprägt auch im Kern, manifestiert. Histopathologisch konnten zwei Trübungskorrelate demonstriert werden: Die kleinen punktförmigen Typ A-Trübungen bestanden aus Clustern größerer globulärer Einheiten aus degeneriertem Linsenmaterial, während die größeren, unregelmäßigen Typ B-Trübungen auf scharf begrenzte Cluster mikroglobulärer Degenerationsprodukte zurückzuführen waren.

Cataracta polaris anterior: Der häufigere vordere Polstar, eine fokale subkapsuläre Trübung von 1–2 mm Durchmesser in der Pupillarregion, geht in der Regel auf Rückbildungsstörungen der Pupillarmembran zurück, die während der Embryonalzeit fest an der Vorderkapsel haftet, und ist häufig mit Aniridie, Pupillarmembranen oder Mikrophthalmus assoziiert. Andere mögliche Ursachen sind Entwicklungsdefekte während der Ablösung des Linsenbläschens vom Oberflächenektoderm oder intrauterine bzw. postnatale Keratitis. Er ist oft bilateralsymmetrisch ausgeprägt, zumeist stationär, und übt im allgemeinen nur wenig Einfluß auf den Visus aus. Eine ungewöhnliche Progression des vorderen Polstars in signifikante Trübungen wurde von einigen Autoren beschrieben (JAAFAR u. ROBB 1984; NELSON et al. 1985). Bei Einseitigkeit muß an perforierende Verletzungen gedacht werden, die sogar intrauterin erfolgt sein können (s. Kap. 5).

Histopathologie: Allen Kapselstaren liegt dasselbe pathologisch-anatomische Verhalten zugrunde (s. Cataracta subcapsularis anterior, Abschn. D. I. 1. a): Es findet sich eine Proliferation des zentralen subkapsulären Epithels, das sich pseudometaplastisch in Bindegewebe umwandelt sowie ein Zerfall der oberflächlichen Linsenfasern (OGATA u. MATSUI 1973). Eine Abkapselung des Bindegewebsplaques durch Epithelneubildung ist möglich. Das Ausmaß der Zellproliferation bestimmt die Größe der polaren Trübung: ragt diese kegelförmig in die Vorderkammer hinein, so spricht man von einer *Cataracta pyramidalis.*

Cataracta polaris posterior: Der seltenere hintere Polstar führt meist zu einer stärkeren Visusbeeinträchtigung als der vordere Polstar. Er wird zumeist autosomal dominant vererbt (TULLOH 1956). Er zeigt eine Degeneration der hinteren subkapsulären Rindenschicht mit Bildung von Wedl-Blasenzellen durch Einwanderung äquatorialer Epithelzellen. Seine Ausdehnung variiert zwischen kleinen Flecken (Mittendorf-Fleck) und ausgedehnten Trübungszonen. Klinisch können zwei Varianten unterschieden werden: eine kongenitale zentrale stationäre Trübungsform und eine postnatale progressive Form. Bei seiner Entstehung spielen Rückbildungsstörungen der Vasa hyaloidea (*Cataracta polaris posterior spuria)* und des primären Glaskörpers (PHPV) eine Rolle (s. Kap. 10). Eine spontane Hämorrhagie der Linse in Assoziation mit einer hinteren Poltrübung, vermutlich aufgrund einer Ruptur der persistierenden A. hyaloidea, wurde von UNOKI et al. (1986) beschrieben. In fortgeschrittenen Fällen kann die Linsenkapsel rupturieren und mesenchymales Gewebe in die Linse eindringen (FONT et al. 1969).

Histopathologie: Neben Unregelmäßigkeiten der äquatorialen Zellkerne finden sich am hinteren Pol Vakuolen und zystische Hohlräume, globulärer Zerfall und Verflüssigung der Rindenfasern, teilweise Verkalkungen und eine verdünnte Linsenkapsel.

c) Lentiglobus bzw. Lenticonus anterior und posterior

Lentiglobus und Lentikonus stellen eine selten beobachtete, lokalisierte rundliche oder kegelförmige Ausbuchtung von 2–7 mm Durchmesser des vorderen oder hinteren Linsenpols dar, selten beidseits, die während des 1. oder 2. Lebensjahrs entsteht (Abb. 9.30 a). Sie gehen fast immer mit nachweisbaren Rissen der Kapsel einher, die entweder bereits bei Geburt vorliegen oder im Lauf der ersten Lebensjahre auftreten (KHALIL u. SAHEB 1984; KLUXEN 1987). Umschriebene Trübungen im Bereich der Ausbuchtung sind möglich (CROUCH u. PARKS 1978; LANG u. NAUMANN 1983). Der klinische Verlauf des Lentiglobus posterior ist in der Regel durch die Entstehung einer Amblyopie, evtl. mit konsekutivem Strabismus, geprägt. Die kegelförmige Vorwölbung ergibt einen zentralen „Öltropfen"-ähnlichen Fundusreflex. Die meisten Fälle von Lentiglobus posterior treten sporadisch und einseitig auf (KHALIL u. SAHEB 1984; KLUXEN 1987), während familiärer bilateraler Lentiglobus posterior mit autosomal dominantem Erbgang weniger häufig vorkommt (CROUCH u. PARKS 1978; GIBBS et al. 1993; POLLARD 1983; RECCIA et al. 1979; SEIDENBERG u. LUDWIG 1993). Exzentrischer Lentiglobus posterior wurde als seltene Variante beschrieben (FRANCESCHETTI u. RICKLI 1954; WIECHENS et al. 1993). Der seltenere Lentiglobus anterior tritt wahrscheinlich stets bilateral auf und wird meist erst zwischen dem 20. und 50. Lebensjahr erkannt (LANG u. NAUMANN 1983). Eine Ausnahme scheint der familiäre bilaterale Lentiglobus anterior et posterior (*Lentiglobus duplex)* darzustellen (KAPOOR 1979).

Obwohl die Pathogenese bis heute unklar ist, dürfte bei der Entstehung des kongenita-

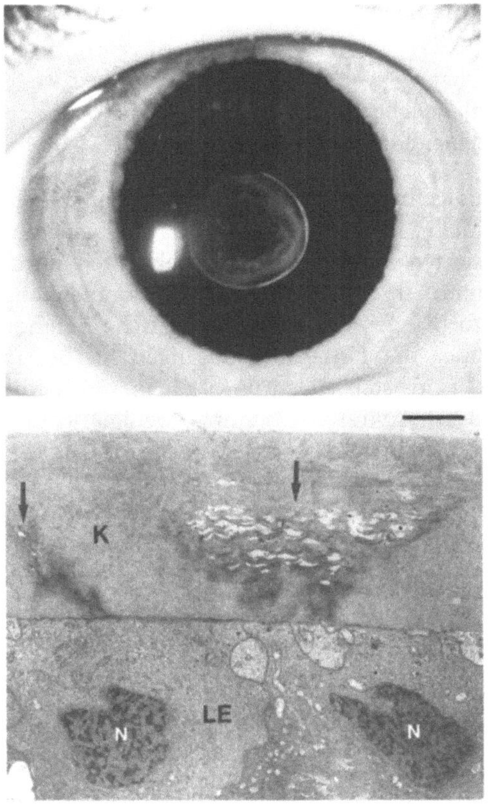

Abb. 9.30 a, b. Lenticonus, Lentiglobus. **a** Lentiglobus posterior im klinischen Bild. (Aus Gusek et al. 1994). **b** Lenticonus anterior: fragile Struktur der verdünnten Linsenkapsel (*K*) mit spaltförmigen Dehiszenzen (*Pfeile*) (*LE* Linsenepithel, *N* Zellkerne; TEM; 2 µm)

len Lentiglobus posterior die unvollständige Ablösung der schrumpfenden A. hyaloidea von der Linsenrückfläche eine Rolle spielen (Kilty u. Hiles 1993; Kluxen 1987). Eine traktionsbedingte Ausziehung mit nachfolgender Ruptur der Kapsel durch eine persisitierende A. hyaloidea erscheint jedoch als alleinige Ursache nicht haltbar, da Fälle ohne Gefäßreste beschrieben wurden (Crouch u. Parks 1978; Khalil u. Saheb 1984; Wiechens et al. 1993). Neben weiteren Theorien zur Ätiologie, wie z. B. eine abnormale Entwicklung der Tunica vasculosa lentis oder subkapsuläre Epithelzellproliferationen im Sinne eines Phakoms (Makley 1955), wird heute vor allem die Theorie einer entwicklungsbedingt schwachen Linsenkapsel bevorzugt (Gibbs et al. 1993; Khalil u. Saheb 1984; Wiechens et al. 1993).

Histopathologie: Die Linsenkapsel im Bereich der Ausbuchtung ist auf etwa die Hälfte der Norm verdünnt; im postäquatorialen Bereich ist die Kapsel jedoch auf das 1,5fache verdickt (Khalil u. Saheb 1984; Sand u. Abraham 1962). Das subkapsuläre Epithel ist normalerweise unauffällig; Makley (1955) beobachtete jedoch eine mehrschichtige subkapsuläre Epithelzellformation (Phakom) im hinteren Konusbereich. Elektronenmikroskopisch zeigt sich beim Lentiglobus anterior im Rahmen eines Alport-Syndroms eine auf 4 µm verdünnte, fragile vordere Linsenkapsel, die eine lockere fibrilläre Feinstruktur und zahlreiche spaltförmige Dehiszenzen, gefüllt mit zellulärem Debris, aufweist (Abb. 9.30 b; Streeten et al. 1987). Die zentralen Epithelzellen erscheinen teilweise degenerativ mit geschwollenen Mitochondrien und pyknotischen Kernen, teilweise rupturiert, und fokal spindelförmig und mehrschichtig proliferiert. Die abnormale fragile Kapselstruktur scheint die spontan auftretenden Rupturen zu erklären.

d) Rötelnkatarakt

Vor 1965 war eine Rötelninfektion der Mutter die häufigste Ursache für eine kongenitale Katarakt, die durch weitverbreiteten Impfschutz jedoch erheblich eingedämmt werden konnte. Im Rahmen der Rötelnembryopathie leiden 15–30% der Kinder an einer ein- oder doppelseitigen Katarakt in Form einer Kern- oder Totalkatarakt (Gregg 1941). Wird die Mutter in den ersten 4 Wochen der Schwangerschaft infiziert, erkranken 50% der Feten, während später im ersten Trimester nur 20% in Mitleidenschaft gezogen werden (Hertzberg 1982; Yanoff et al. 1968; Zimmerman 1968; s. Kap. 4). Die Katarakt liegt bei Geburt vor oder entwickelt sich während der ersten Lebensjahre zu einer dichten Kerntrübung, die in eine Totalkatarakt fortschreiten kann. Das Röteln-Virus überlebt in der Rötelnkatarakt mindestens 3 Jahre. Bei der Absaugung gelangt das Virus aus der Linse in die Vorderkammer und verursacht oder verstärkt eine schwelende Uveitis anterior (Boniuk u. Zimmerman 1967; Romano et al. 1979).

Histopathologie: Der auffälligste histologische Befund, ein Persistieren von pyknotischen und karyorrhektischen Zellkernen in den Linsenfasern des Linsenkerns (Zimmerman 1968), ist typisch, aber nicht pathognomonisch (ähnliche Befunde im Linsenkern werden auch bei anderen Mißbildungen, z. B. bei Trisomie 13 oder Lowe-Syndrom, gelegentlich beobachtet). Zusätzlich entwickeln sich progressive degenerative Veränderungen der vorderen und hinteren Rinde, so daß, ähnlich der Cataracta Morgagni, der sklerotisierte Kern in der verflüssigten Rinde flottieren kann (Abb. 9.31). Häufig umgeben normal erscheinende Rindenfasern eine mittlere Zone degenerierter Rindenfasersubstanz. Selten kann die Linse spontan völlig resorbiert werden (Boger et al. 1981; Smith et al. 1990).

Weitere katarakterzeugende *infektiöse Embryopathien* entstehen bei Erkrankungen der Mutter während der Schwangerschaft wie Enzephalitis, Poliomyelitis, Masern, Grippe, Hepatitis, Herpes zoster, Herpes simplex (Cibis u. Burde 1971), Varizella zoster (Cotlier 1978), Windpocken, Newcastle-Krankheit, Parotitis epidemica, Mononukleose, Lues, Gonorrhoe, Scharlach und Toxoplasmose (Francois 1963; Hertzberg 1982).

e) Angeborene Katarakte im Rahmen generalisierter Syndrome

Es gelingt in letzter Zeit in zunehmendem Maße, kongenitale Katarakte mit generalisierten Syndromen oder bekannten intrauterinen Schädigungen in Zusammenhang zu bringen. Da aber histologische Befunde über die Linsenveränderungen hierbei in den meisten Fällen noch fehlen, möge eine Beschränkung auf einige wenige Krankheitsbilder genügen (François 1963):

Lowe-Syndrom (Pallisgaard u. Goldschmidt 1971; Tripathi et al. 1986; Zimmerman u. Font 1966): Beim Lowe-Syndrom liegt eine kleine, scheibenförmig abgeflachte Linse (1 mm Dicke, 5 mm Durchmesser) ohne Differenzierung in Rinde und Kern vor, die in der Äquatorregion zugespitzt ist; meist geht sie mit einer Totalkatarakt einher. Histopathologisch zeigt sich ein unregelmäßiges oder fehlendes Linsenepithel sowie ein subkapsulärer Bindegewebsplaque pseudometaplastischer Epithelzellen (Cataracta subcapsularis anterior), weiterhin eine extrem verdünnte oder fehlende hintere zentrale Linsenkapsel (Lenticonus posterior) sowie unregelmäßige Kapselexkreszensen. Daneben finden sich Foki dystrophischer Verkalkung, Blasenzellen und kernhaltige

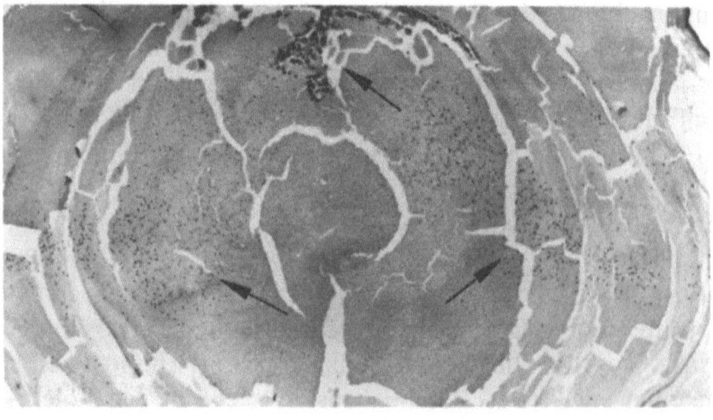

Abb. 9.31. Kongenitale Rötelnkatarakt: Persistieren der Zellkerne der Linsenfasern im Linsenkern (*Pfeile*)

Linsenfasern in der gesamten Linse, und eine Degeneration peripherer Linsenfasern (TRIPATHI et al. 1986). Die Entwicklung einer Soemmerring-Ringkatarakt ist möglich. Als Ursache der flachen diskoiden Katarakt wird ein genetischer Defekt und nachfolgende Degeneration der primären Linsenfasern angenommen, die mit unspezifischen Veränderungen (Cataracta subcapsularis anterior, Pseudometaplasie des Epithels, Blasenzellformation, Lenticonus posterior) assoziiert sind (TRIPATHI et al. 1986).

Konduktor(inn)en des Gendefekts, der in der Region Xq 24-26 des X-Chromosoms lokalisiert wurde, zeigen charakteristische punkt- oder „reiterförmige" Trübungen der Linsenrinde (FAGERHOLM et al. 1991).

Chondrodystrophia foetalis hypoplastica Conradi (*Chondrodysplasia punctata)* (Conradi-Hünermann- und Zellweger-Syndrom): Dieser Syndromkomplex ist mit kleinen, manchmal subluxierten Linsen mit sehr bizarrer Cataracta subcapsularis anterior und extensiven Rindentrübungen, selten mit Lenticonus posterior assoziiert (ABEDI 1982; HEIMANN 1968; HITTNER et al. 1981; KRETZER et al. 1981; LEVINE et al. 1974; MASSEY u. HAMPTON 1974; RYAN 1970). Histopathologisch zeigt sich eine Vakuolisierung und Degeneration der oberflächlichen Rindenzellen sowie eine retroäquatoriale Epithelzellproliferation und abnormale Differenzierung der sekundären Linsenfasern in Blasenzellen. Der embryonale und fetale Kern erscheinen normal (RYAN 1970). Elektronenmikroskopisch lassen sich abnormale Mitochondrienproliferationen in den Epithelzellen und zahlreiche lineare, elektronentransparente Einschlüsse in den vorderen Rindenfasern beobachten (ALLANSMITH u. SENZ 1960).

Dismorphia mandibulo-facialis (François- und Hallermann-Streiff-Syndrom)*:* Eine bilaterale Cataracta matura tritt bei etwa 90% der Patienten auf; sie liegt entweder bereits kongenital vor oder kann sich in den ersten Lebenswochen entwickeln (SUGAR et al. 1971). Die histologische Untersuchung zeigte eine vakuolige Degeneration der Linsenfasern, Bildung von Blasenzellen und partielle Kapselabschilferung (DONDERS 1977). Spontane Kapselruptur und Totalresorption der Linse mit Entwicklung einer Cataracta membranacea sind möglich (SORIANO u. FUNK 1991; WOLTER u. JONES 1965), auch eine granulomatöse Reaktion gegen restliches Linsenmaterial.

Siemens- und Schäfer-Syndrom, tuberöse Sklerose (FRANÇOIS 1963; WILSON 1962).

Alport-Syndrom: Beim Alport-Syndrom handelt es sich um eine meist X-chromosomal vererbte Basalmembran-Erkrankung, die auf einen Defekt des Kollagen-IV-Gens zurückzuführen ist (GOVAN 1983). Sie ist im allgemeinen mit einem bilateralen Lenticonus anterior und einer Cataracta polaris anterior assoziiert (ARNOTT et al. 1966; NIELSEN 1978; STREETEN et al. 1987), in selteneren Fällen auch mit einem kombinierten Lenticonus anterior et posterior (BHATNAGAR et al. 1990).

f) Temporäre Linsenvakuolen

Etwa 2,7% der Frühgeborenen entwickeln am 8.–14. Tag flüssigkeitsgefüllte, bilateral-symmetrische Vakuolen der subkapsulären hinteren Rinde im Bereich der Nähte, die in der Regel innerhalb weniger Wochen spontan wieder verschwinden (ALDEN et al. 1973; MCCORMICK 1968); gelegentlich können sie jedoch über 9 Monate bestehen bleiben. Die Ätiologie ist nicht bekannt.

Histologisch fanden YANOFF et al. (1973) in der hinteren Rinde vakuolen- bis zystenartige Hohlräume mit feingranulärem und lipoidem Debris sowie benachbarte gequollene Rindenfasern. Die Vakuolen entstehen vermutlich durch osmotische Quellung und Degeneration einzelner Rindenzellen und Erweiterung der interzellulären Räume. Gelegentlich können ähnliche, jedoch geringfügigere Veränderungen der vorderen subkapsulären Rindenfasern beobachtet werden.

g) Persistierender hyperplastischer primärer Glaskörper (PHPV)

Diese seltene, i.d.R. einseitige und autosomal rezessiv vererbte Anomalie läßt sich auf persistierende Reste des primären Glaskörpers mit Resten der Vasa hyaloidea im hinteren Linsenbereich zurückführen (Cockburn u. Dwyer 1988; Reese 1955). Das charakteristische Erscheinungsbild mit Mikrophthalmus, hinterem Polstar und lang ausgezogenen Ziliarkörperzotten läßt dieses Krankheitsbild unschwer einordnen (Völcker et al. 1983). Die Kataraktentwicklung betrifft während der ersten postnatalen Monate zunächst die hinteren subkapsulären Rindenbezirke, kann in eine Cataracta intumescens fortschreiten und schließlich sogar bei Kapselruptur eine granulomatöse Reaktion und Totalresorption der Linse nach sich ziehen (Caudill et al. 1985; Haddad et al. 1978; Wegener u. Søgaard 1968).

Histopathologisch zeigt sich eine verdünnte oder fokal fehlende zentrale hintere Kapsel, eingewanderte Linsenepithelzellen und ein Bindegewebsplaque aus spindelförmigen Zellen in einer gefäßführenden kollagenen Matrix am hinteren Pol. Das Linsenepithel erstreckt sich häufig als kubische Zellage nach hinten über den Äquator hinaus. Elektronenmikroskopisch besteht die fibrovaskuläre Membran aus zahlreichen Fibroblasten in einer lockeren, gefäßreichen, kollagenen Matrix, die über Gefäße mit den Ziliarkörperfortsätzen in Verbindung steht (Spitznas et al. 1990). Die Gefäße haben ihren Ursprung in der von einer Gliahülle umgebenen A. hyaloidea.

In manchen Augen mit PHPV ist die Linsenrinde völlig durch Fettgewebe ersetzt, das durch Differenzierung mesenchymaler Zellen des PHPV-Plaques entsteht (Font et al. 1969; Morris 1991).

Unklarheit besteht noch darüber, ob die Linsenveränderungen auf einen primären Defekt (Spitznas et al. 1990) oder auf das aggressive Wachstum des fibrovaskulären Gewebes zurückzuführen sind.

h) Linsentrübungen als Folge von Chromosomenanomalien

Für den Augenarzt sind vor allem die Trisomien der Chromosomenpaare 13, 18 und 21 von Interesse:

Trisomie 13 (Patau-Syndrom) (Cogan u. Kuwabara 1964; Hoepner u. Yanoff 1972; Koole et al. 1990): Im Rahmen der schweren okulären Mißbildungen ist die Linse stets durchgetrübt (s. Kap. 3). Histopathologisch fallen kernhaltige Linsenfasern im Zentrum der Linse auf.

Trisomie 18 (Edwards-Syndrom) (Mullaney 1973; Pe'er u. Braun 1986): Hierbei ist eine Katarakt, meist in Form einer Cataracta subcapsularis posterior, eher selten (s. Kap. 3).

Trisomie 21 (Down-Syndrom) (Jaeger 1980): Die Katarakt beim Down-Syndrom erscheint vorwiegend unter dem Bild einer *Cataracta coerulea* (s. Kap. 3). Winzige punktförmige oder flockige subkapsuläre Rindentrübungen im Äquatorbereich rufen bei Spaltlampenuntersuchung ein blaugrünes Farbschillern hervor. Sie sind in der Regel mit peripheren Speichentrübungen (*Cataracta coronaria*) assoziiert. Nach Cogan u. Kuwabara (1962) resultieren diese charakteristischen Trübungen aus PAS-positiven, warzenförmigen Verdickungen der vorderen Linsenkapsel, die sich zusammen mit nodulären Proliferationen aberranter Epithelzellen in wabenartige Protuberanzen umformen und in tiefere Rindenschichten abgedrängt werden. Die Degeneration dieser Protuberanzen führt zu umschriebenen Inseln aus granulärem Material in der Rinde. Durch Abdrängung der Epithelzellen in die Linsenrinde entstehen fokale Unterbrechungen im Linsenepithel. Derartige Kapselexkreszenzen und Epithelproliferationen konnten in einer anderen Studie an Linsen von 21 Patienten mit Down-Syndrom jedoch nur in einem einzigen Fall beobachtet werden, so daß die Pathogenese der Kataraktentwicklung letztendlich noch unklar bleibt (Robb u. Marchevsky 1978).

i) Experimentelle kongenitale Katarakte

Kongenitale Katarakte lassen sich experimentell durch eine Vielzahl von Noxen erzeugen. Neben induzierten kongenitalen Katarakten sind auch auf Mutationen basierende, hereditäre Kataraktmodelle unerläßlich für Verlaufsbeobachtungen histopathologischer Veränderungen und der zugrundeliegenden biochemischen Mechanismen (ZIGLER 1990; Tabelle 9.3).

In neuerer Zeit ermöglichte die Technik der DNS-Rekombination die Einschleusung mutierter Gene in Versuchstiere. *Transgene Mäuse*, die das mutierte Gen exprimieren, bilden wertvolle Modelle zur Untersuchung

Tabelle 9.3. Experimentell erzeugte kongenitale Katarakte

Ursache	Histopathologischer Befund	Autoren
I. Induziert		
Mütterliche Überempfindlichkeit gegen zerebrale Antigene	Zystische Hohlräume zwischen den primären Linsenfasern; keine Veränderungen der sekundären Fasern	BARBER et al. 1961
Röntgenbestrahlung	Kongenitale Aphakie; Störung der Abschnürung der Linsenblase; Lentoidbildung; vordere Poltrübung; abnormale Faserdifferenzierung; Epithelproliferationen; Quellung und Degeneration der hinteren Rindenfasern	BENEDIKT 1962 GORTHY u. ABDELBAKI 1974 GORTHY 1979 ANDERSON u. GORTHY 1984
Naphtalin-Fütterung	Partielle oder totale Trübungen	v. SZILY 1918
Dinitrophenol-Fütterung	Epithel intakt; Rinde verflüssigt	FELDMANN et al. 1960
Mütterliche Anoxie	Aphakie oder Degeneration und Resorption der Linsensubstanz	BADTKE 1961
Avitaminosen: A, B_2, C, D, E Pantothensäure, Folsäure Hypervitaminose: A	Proliferation des Epithels; Verflüssigung der Linsenfasern	v. SZILY u. ECKSTEIN 1925 RAUH u. WAGNER 1941 FERGUSON et al. 1960
Intrauterine Vasokonstriktoren (Adrenalin, Ergotamin, Nikotin)	Partielle oder totale Zerstörung des Linsengewebes; Epithelproliferation	PITEL u. LERMAN 1964
Galaktose-Fütterung		SEGAL u. BERNSTEIN 1963
Thyroxin		GIROUD u. MARTINET 1954
II. Genetische Mutationen		
Nakano-Maus (Na, K-ATPase-Defekt)	Quellung und hydropische Degeneration der Linsenfasern; abnormale Faserbildung; Linsenfasern mit persistierenden Kernen und Organellen; Rückbildung der gap junctions zwischen Linsenfasern	IWATA u. KINOSHITA 1971 HAMAI et al. 1974 SAKURAGAWA et al. 1975 TANAKA et al. 1980
Fraser-Maus	Epithelproliferationen; Kern- und organellhaltige Linsenfasern im Zentrum; Quellung und hydropische Degeneration der Linsenfasern	HAMAI u. KUWABARA 1975
Philly-Maus	Abnormale Faserdifferenzierung, Persistieren der Faserkerne; elektronendichte Aggregate in Linsenfasern; Quellung und Degeneration der Linsenfasern	UGA et al. 1980 KADOR et al. 1980
Emory-Maus	Veränderte Membrandifferenzierungen der Linsenfasern	LO u. KUCK 1987 KUCK 1981/82, 1990 UGA et al. 1988

Tabelle 9.3 (Fortsetzung)

Ursache	Histopathologischer Befund	Autoren
II. Genetische Mutationen		
Nap-Maus	Kernpyknosen im Epithel; Quellung und vakuolige Degeneration der Linsenfasern; Persisitieren der Zellkerne im Zentrum; Kernsklerose	GRAW et al. 1990
Peromyscus maniculatus-Maus	Retroäquatoriale Epithelproliferation; Vakuolen und Faserzellfusionen in der hinteren Rinde; saure Phosphatase-Aktivität	FEENEY-BURNS et al. 1980
ICR-Ratte	Abnormale Kernbogenformation; Quellung und Verflüssigung der hinteren Rindenfasern; Verlagerung des Linsenkerns	UGA u. IHARA 1990
SCR-Ratte	Degenerative Epithelveränderungen; abnormale Kernbogenformation; Faserquellung und -degeneration entlang der Nähte	OKANO et al. 1993
III. Genetische Transformationen		
Transgene Mäuse	Abnormale Faserdifferenzierung; spontane Kapselrupturen	WESTPHAL 1988 KLINTWORTH 1990

definierter metabolischer Faktoren, die zur Trübung führen können. So konnte beispielsweise der Einfluß von Membrandisintegrationen und der Struktur intermediärer Filamente des Zytoskeletts auf die Kataraktentwicklung am transgenen Mausmodell untersucht werden (BLOEMENDAL 1991).

3. Senile Katarakte

Als „senile Katarakte" werden diejenigen Trübungsformen zusammengefaßt, die sich ohne ersichtliche Ursache bei älteren Personen ab etwa dem 60. Lebensjahr entwickeln. Es handelt sich dabei um kein einheitliches Krankheitsbild, dem eine multifaktorielle Pathogenese zugrundeliegt. Die Veränderungen erfolgen im allgemeinen langsam im Lauf mehrerer Jahre oder Jahrzehnte. Ihre Klassifizierung richtet sich nach der Lokalisation der Trübung und dem Grad ihrer Ausprägung.

Die senilen Katarakte stellen die mit Abstand häufigste intraokulare Erkrankung (KINI et al. 1978) und „Erblindungs"-Ursache dar (DAWSON u. SCHWAB 1981; KLEIN u. KLEIN 1982; OHRLOFF 1985; SOMMER 1977). Nach Schätzung der WHO sind von 42–52 Mio. Blinden weltweit 23 Mio. aufgrund einer, zumeist senilen Katarakt „erblindet" (World Health Organization Programme Advisory Group 1989). Als Risikofaktoren, die mit der Entwicklung einer Katarakt assoziiert sind, gelten Lebensalter, Geschlecht, Rasse, UV-Exposition, Ernährungsverhältnisse, Alkoholkonsum, Diabetes mellitus, Medikation und Familiengeschichte (HEIBA et al. 1995; HILLER et al. 1986; HOCKWIN et al. 1989; LESKE et. al. 1991; MÜLLER-BREITENKAMP u. HOCKWIN 1991; TAYLOR et al. 1988; WEST u. VALMADRID 1995).

Die physiologischen Altersveränderungen der Linse, wie sie sich als Kernsklerose und in einer abnehmenden Wachstumsrate des Epithels manifestieren, bedeuten bekanntlich noch keine Katarakt und müssen davon differenziert werden. Trübungen entstehen erst dann, wenn zusätzlich Schädigungen auftreten – immerhin bei 15% jenseits des 52. Lebensjahres mit einer Visusminderung unter 0,6 in westlichen Industrienationen (SOMMER 1977). Erwartungsgemäß stehen bei senilen Katarakten rein degenerative Vorgänge deutlich im Vordergrund; geringfügige proliferative Reaktionen lassen sich demgegenüber nur ausnahmsweise beobachten. Häufig sind Rinde und Kern an den Veränderungen beteiligt.

Eine wichtige Rolle des *Linsenepithels* bei der Kataraktentwicklung wird neuerdings von vielen Autoren bestätigt, die übereinstimmend bei fortgeschrittener Katarakt eine signifikante Reduktion der Zelldichte von ca. 5000 Zellen/mm^2 auf 2700–4000 Zellen/mm^2, einhergehend mit vergrößerten und sehr variablen Zelldurchmessern, beobachteten (FAGERHOLM u. PHILIPSON 1981; HARA u. HARA 1988; KARIM et al. 1987; KONOFSKY et al. 1987; TSENG et al. 1994; VASAVADA et al. 1991). Dabei ist eine subkapsuläre oder eine Rindenkatarakt im allgemeinen mit einem größeren Zellverlust assoziiert als eine Kernkatarakt und legt eine Epithelschädigung als kausale Ursache dieser kortikalen Kataraktformen nahe. Auch bei Kataraktpatienten bleibt die Zelldichte im weiblichen Geschlecht signifikant höher (KONOFSKY et al. 1987; VASAVADA et al. 1991). Die Kataraktentwicklung geht weiterhin häufig mit lokalisierten Aufsplitterungen der Linsenkapsel (BLECKMAN et al. 1989), mit fokaler Mehrschichtigkeit des Epithels und mit degenerativen Veränderungen der Epithelzellen einher, wie Kernpyknosen, Vakuolisierung, Mitochondrienschwellung, pseudokristallinen, fibrillären Zelleinschlüssen (∅ 10–20 nm), vermehrter Glykogeneinlagerung in den Epithelzellen und erweiterten Interzellularen (BLECKMAN et al. 1989; FAGERHOLM u. PHILIPSON 1981; JONGEBLOED et al. 1993a; MATSUURA u. MATSUTO 1975; VASAVADA et al. 1991). Nimmt man die Menge an Zellorganellen (endoplasmatisches Retikulum, Golgi-Apparat, Mitochondrien) als Maß für Stoffwechselaktivität, so läßt sich eine signifikante Abnahme der zytologischen Aktivität des Linsenepithels von Kataraktlinsen zeigen (STRAATSMA et al. 1991). Biochemisch läßt sich eine Abnahme des antioxidativen Enzyms Glutathion-Reduktase im Epithel nachweisen (STRAATSMA et al. 1991).

Auch verläuft die Differenzierung der Epithel- in Linsenzellen abnormal (KUSZAK et al. 1994); allerdings unterscheidet sich die Mitoserate zwischen Katarakt- und altersentsprechenden Normallinsen nicht signifikant (Karim et al. 1987).

Kataraktätiologie: Eine Katarakt ist definitionsgemäß eine partielle oder totale Linsentrübung, die zur Visuseinschränkung führt. Trübung und verstärkte Lichtstreuung resultieren aus einer gestörten Faserarchitektur und/oder räumlichen Anordnung der Proteinmoleküle in den Faserzellen. Ursachen verstärkter Lichtstreuung können gequollene Linsenfasern, erweiterte Interzellularräume, Vakuolen, punktförmige Membranaggregate, kristalline Präzipitate, Aggregationen von Plasmaproteinen, oder massiver Linsenfaserzerfall in globuläre Einheiten sein. Die Kataraktentwicklung ist ein multifaktorieller Prozeß, der auf vielfältige physikalische, biochemische, metabolische und strukturelle Veränderungen der Linsensubstanz zurückzuführen und eng mit normalen Alterungsvorgängen verknüpft ist. Wenn auch Ätiologie und Pathogenese der senilen Katarakt bisher noch nicht befriedigend geklärt sind, so konnten doch einzelne biochemische Teilaspekte vor allem mit Hilfe tierexperimenteller Studien herausgearbeitet werden (ANDLEY 1994; BERMAN 1994; BLOEMENDAL 1991; SCHMITT u. HOCKWIN 1990):

Als wichtiger Initialmechanismus gelten *photooxidative Schädigungen* sowohl der Linsenfasermembranen als auch der Linsenproteine durch freie Radikale (BABIZHAYEV et al. 1988; SPECTOR 1984; VARMA et al. 1984). Durch UV-Absorption von Tryptophanresten der Linsenproteine werden reaktive Sauerstoffmoleküle erzeugt, die Konformationsänderungen der Linsenfaserproteine initiieren. Durch Disulfid-Brückenbildung und Quervernetzung der Proteine, v. a. γ-Kristalline, entstehen hochmolekulare unlösliche Proteinaggregate, die die Lichtstreuung erhöhen. Die oxidative Schädigung der Zellmembranen bedingt Funktionsstörungen der Membranionenpumpen und Veränderungen der Membranpermeabilität, was zu einer Störung des osmotischen Gleichgewichts zwischen Kammerwasser und intrakapsulärem Linsenraum und einer Flüssigkeitsaufnahme mit nachfolgender Hydration und Quellung der Linsenfasern führt (Kinoshita 1974). Bei der Rindenkatarakt spielt auch die direkte Schädigung der Linsenepithel-DNS eine Rolle, die sich in Differenzierungsstörungen der Linsenfasern wiederspiegelt (Worgul et al. 1989). Die mit dem Alter und der Kataraktentwicklung einhergehende Abnahme von Antioxidantien (z. B. Ascorbinsäure, Glutathion) und antioxidativen Schutzenzymen (z. B. Glutathion-Peroxidase, Katalase, Superoxid-Dismutase) begünstigt diese Prozesse (Ohrloff et al. 1984). Im Tierexperiment läßt sich die Kataraktentwicklung durch Zusatz von Antioxidantien, wie Vitamin C oder E, verzögern oder verhindern (Varma et al. 1979a, 1982). Jedoch ist die protektive Wirkung bestimmter antioxidativer Nahrungszusätze für ein vermindertes Kataraktrisiko, wie Vitamine C und E, Riboflavin und Karotin, beim Menschen noch umstritten (Bunce et al. 1990; Gerster 1989; Mares-Perlman et al. 1995; Taylor 1992).

Die Befunde von linsenspezifischen Antikörpern im Serum von Kataraktpatienten führte zur Hypothese von Katarakt als einer Autoimmunerkrankung (Angunawela 1987; Niederkorn 1987). Als Erklärung für das Vorhandensein zirkulierender Antikörper gegen Linsenproteine führt Bloemendal (1991) jedoch eine abnormale Diffusion von Linsenproteinen (vor allem β-Kristalline) aus den geschädigten Linsenfaserzellen an.

Das *histologische Bild* einer senilen Katarakt ist in mancher Beziehung monotoner als dasjenige an der Spaltlampe. Morphologisches Korrelat einer frühen Schädigung des Membran-Zytoskelett-Komplexes sind reduzierte Interdigitationen und Interzellularkontakte, erweiterte Interzellularräume, Membranrupturen, und Cluster aus Membranfragmenten in Form multilamellärer Körper, undulierender Konfigurationen, „Figure-of-Eight"-Strukturen, Membranvesikeln, u. ä. (Abb. 9.35c,d; Bloemendal 1991; Broekhuyse et al. 1979; Kuszak et al. 1994; Mousa et al. 1979). Morphologisches Korrelat der Proteinveränderungen und Faserfragmentation sind Aggregate globulärer Elemente, variierende Plasmadichten zwischen benachbarten Linsenfasern, Vakuolenbildungen, etc. (Abb. 9.35a,b). Früheste Veränderungen, wie Quellung und Vakuolenbildung, sind bis zu einem gewissen Grad reversibel.

Während bei der Rindenkatarakt die erhöhte Lichtstreuung vor allem auf einer partiell zerstörten Faserarchitektur beruht, spielt bei der Kernkatarakt eher eine weniger auffällige Phasentrennung und Aggregation der Proteinmoleküle in morphologisch intakten Linsenfasern eine Rolle (Philipson 1973).

a) Cataracta corticalis

Die typische Rindenkatarakt (Abb. 9.32), die häufiger die vordere Linsenrinde erfaßt, läßt als erstes Zeichen einer veränderten Zusammensetzung der subkapsulären Linsenfasern ein unregelmäßiges Färbeverhalten erkennen. Durch osmotisches Ungleichgewicht oder eine veränderte Permeabilität der Linsenkapsel kommt es zu einer vermehrten intrazellulären Flüssigkeitsaufnahme in Form einer Quellung, Ausbildung subkapsulärer Vakuolen und vakuoligen Degeneration der Linsenfasern. Die zunächst keil- oder speichenförmigen Trübungen der äquatorialen Rinde beginnen typischerweise im nasal-unteren Quadranten und können sich bis zu den Polen ausdehnen (*Cataracta cuneiformis*). Zwischen den trüben Rindenfasern entstehen durch extrazelluläre Flüssigkeitsspeicherung subkapsuläre Vakuolen und klare radiäre *„Wasserspalten"* oder aber in Gestalt konzentrischer *„lamellärer Zerklüftung"* (Vogt 1931). Nach Brown et al.

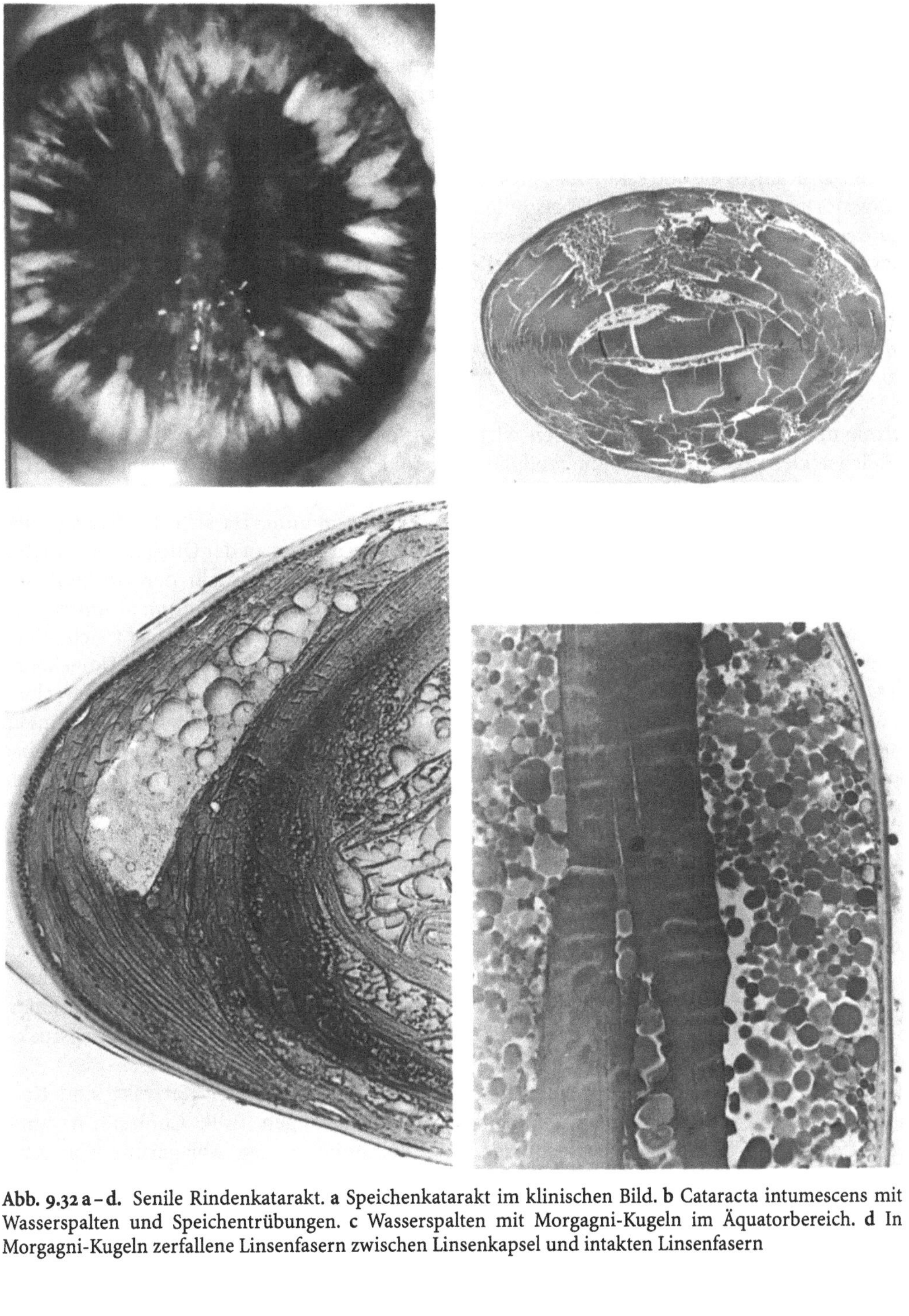

a b c d

Abb. 9.32 a–d. Senile Rindenkatarakt. **a** Speichenkatarakt im klinischen Bild. **b** Cataracta intumescens mit Wasserspalten und Speichentrübungen. **c** Wasserspalten mit Morgagni-Kugeln im Äquatorbereich. **d** In Morgagni-Kugeln zerfallene Linsenfasern zwischen Linsenkapsel und intakten Linsenfasern

(1989, 1993) handelt es sich bei der lamellären Zerklüftung nicht um eine flüssigkeitsbedingte Separation der Linsenfasern, sondern um Faltungen der Linsenfasern, die mit peripheren Faserbrüchen assoziiert sind und nachfolgend zu einer Speichenkatarakt führen. Druckatrophie und sekundäre Ernährungsstörungen bewirken ein Übergreifen der Degeneration auf das benachbarte Linsengewebe. Die Linsenfasern zerfallen schließlich in *Morgagni-Kugeln* (∅ 0,5–20 µm), die die interzellulären Spalträume ausfüllen, oder sie lösen sich in amorphes bzw. körniges Material auf (Abb. 9.32c, d).

Histopathologie: Histologisch finden sich zunächst kleinere intra- und interzelluläre Vakuolen, die nachfolgend zu Wasserspalten konfluieren; daran schließt sich eine globuläre Degeneration und Verflüssigung des Faserinhalts an (Zagórski 1991). Die regelrechte Architektur der Linsenfasern ist durch Quellung, Spaltenbildung, Fragmentation und globuläre Degeneration gestört (Tripathi u. Tripathi 1983). Elektronenmikroskopisch finden sich demnach eine granuläre Umformung des Linsenfaserinhalts sowie Degenerationsprodukte von Linsenfasermembranen und Faserproteinen in Form globulärer Elemente und Membrankonfigurationen innerhalb erweiterter interzellulärer Spalträume (Abb. 9.35; Conrads et al. 1981; Jongebloed et al. 1987, 1992, 1993b; Kalicharan et al. 1993; Kobayashi u. Suzuki 1975). Bei frühen fokalen Rindentrübungen werden die defekten Areale vom benachbarten normalen Gewebe durch spezialisierte Membranen nach Verschluß der gap junctions elektrisch und metabolisch abgekoppelt, um die Transparenz der nicht betroffenen Linsenbereiche aufrechtzuerhalten (Vrensen et al. 1990b).

Dieses Prinzip der degenerativen Verflüssigung der Linsensubstanz scheint allen senilen Rindentrübungen (flächenhafte subkapsuläre Vakuolen und Trübungen, Wasserspalten und Speichen, lamelläre Zerklüftung und kuneiforme Trübungen) zugrunde zu liegen. Die Verschiedenheit der morphologischen Ausprägung ist ein Resultat formgebender, auf der Linsenarchitektur beruhender Einflüsse (Sautter 1952, 1960).

Durch starke Wasseraufnahme der gesamten Rinde entsteht das Bild der *Cataracta intumescens.* Hierbei führt die Flüssigkeitsaufnahme zu einer Vergrößerung des Linsenvolumens.

Bei Trübung der gesamten Rinde aufgrund einer kompletten Degeneration und Verflüssigung der Rindenfasern entsteht die *Cataracta matura.* Da sich der sklerotische Linsenkern kaum an der Quellung beteiligen kann, sinkt er innerhalb der verflüssigten Rinde nach unten ab (*Cataracta Morgagni*) (Abb. 9.33). Dieser Vorgang zieht sich allerdings meist über Jahrzehnte hin. Umgekehrt kann es aber ebenso zu einem Wasserverlust und einer Schrumpfung der Rinde kommen. Aufgrund einer Diffusion verflüssigter Linsenproteine durch die abnormal permeable, aber intakte Linsenkapsel resultiert dann eine Volumenverringerung (Vertiefung der Vorderkammer), eine Verdünnung der Rinde und eine Fältelung der Kapsel (*Cataracta hypermatura*) (Abb. 9.34). Gelegentlich vorkommende Kapselrupturen führen zur Freisetzung von Linsenmaterial in das Kammerwasser und unter Umständen zu einer phakoanaphylaktischen Entzündungsreaktion (s. Kap. 4).

Bei langbestehender Katarakt sind Kristalleinlagerungen (z.B. Cholesterin) und Verkalkungen durch Ablagerung von Kalziumsalzen in der degenerierten Linsen-

Abb. 9.33a–e. Cataracta hypermatura Morgagni. **a** Spaltlampenbild: abgesunkener Linsenkern (*N*) in verflüssigter, milchig trüber Rindensubstanz. **b** Abgesunkener, intakter Linsenkern (*N*) in amorpher verflüssigter Rindensubstanz (*AM*) bei intakter Linsenkapsel (*K*). **c** Ausschnitt aus b: vordere Linsenkapsel (*K*) ausgesprochen verdünnt; subkapsuläres Epithel fehlt. **d** In zwei Lamellen (*Pfeile*) aufgesplitterte vordere Linsenkapsel (*Zy*); Irispigmentepithel (*PE*), Iris (*I*). **e** Isolierter Linsenkern (*N*) in der Vorderkammer neben Kapselresten (*KR*)

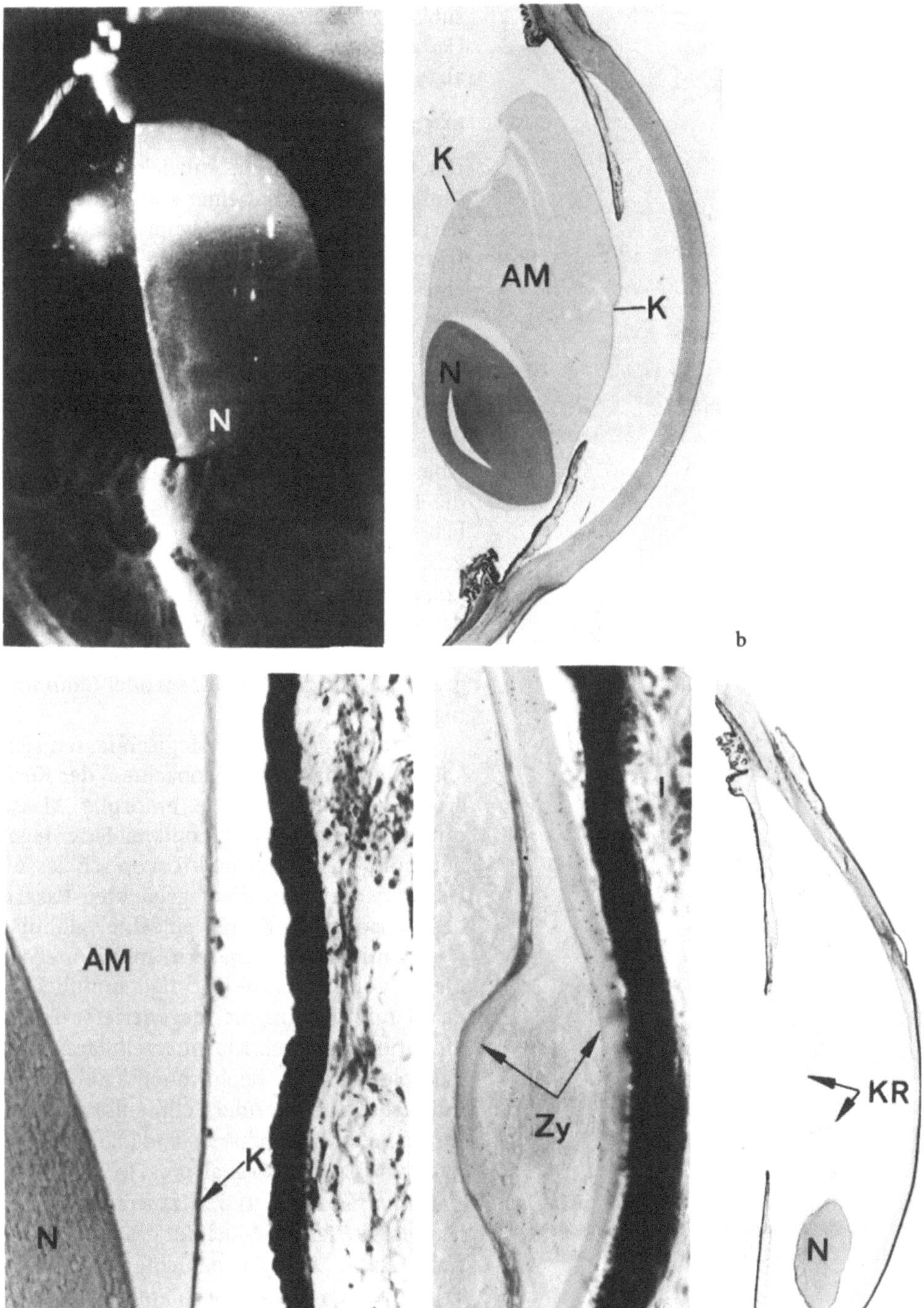
N
K
AM
K
N
a
b
AM
K
N
Zy
I
PE
KR
N
c
d
e

a

b

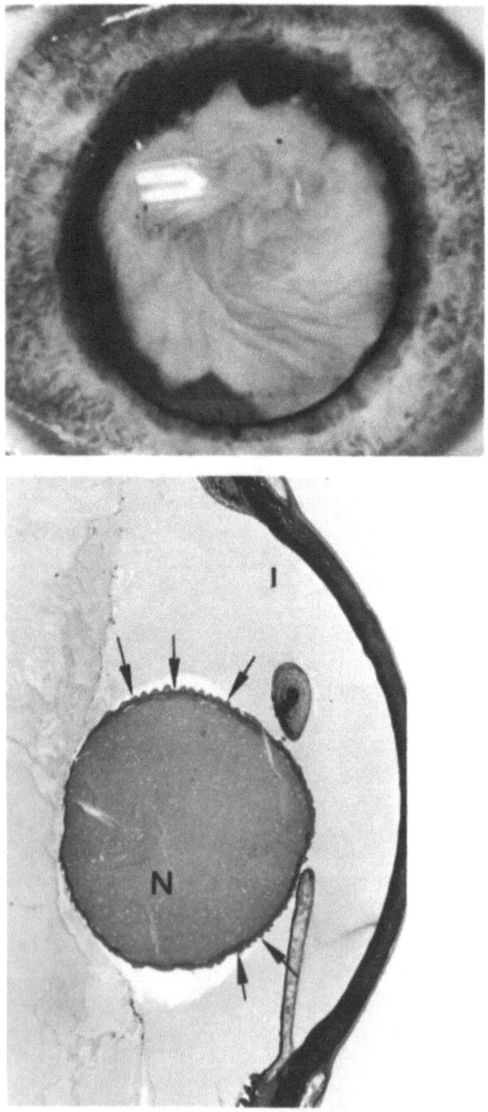

Abb. 9.34 a, b. Cataracta hypermatura mit Schrumpfung der Linsenrinde. **a** Deutliche Kapselfalten über dichter Trübung aufgrund fibröser Pseudometaplasie des Epithels. **b** Der kompakte Linsenkern (*N*) ist von einer dünnen Schicht pseudometaplastisch fibrösen Gewebes überzogen; die Linsenkapsel erscheint dadurch gefältelt (*Pfeile*); Periphere Iridektomie (*I*)

substanz (*Cataracta calcarea*) möglich (FAGERHOLM et al. 1981/82, 1986; HARDING et al. 1983; KREUTZER u. v. DENFFER 1983).

b) Cataracta nuclearis

Der typische Kernstar entwickelt sich langsam und geht oft mit einer klaren Rinde einher; häufig kann er mit Myopie, Glaukomen, Iridozyklitis, etc. assoziiert sein. Die Diagnose eines Kernstars ist histologisch im allgemeinen schwer von Altersveränderungen abzugrenzen, da der senile Linsenkern durch Kompression der Linsenfasern bereits physiologischerweise ein Degenerationsprodukt der Fasersubstanz darstellt (*Kernsklerose*). Überdies wird in der Regel durch Artefakte die histologische Beurteilung noch zusätzlich erschwert. Mit der Verhärtung einhergehende bräunliche Farbveränderungen des Linsenkerns, die vermutlich auf photooxidative Prozesse zurückzuführen sind (ZIGMAN 1971), führen je nach Pigmentierungsgrad zur *Cataracta brunescens* oder *Cataracta nigra*.

Histopathologie: Histologisch lassen sich kaum Veränderungen beobachten; der Kern erscheint als homogene amorphe Masse mit vereinzelten Foki globulärer Faserdegeneration. Elektronen-mikroskopisch lassen sich zwischen den dicht gepackten Fasern des peripheren Kerns einzelne globulär fragmentierte Linsenfasern, multilamelläre Membranreste, clusterförmige undulierende Membranaggregate, degenerierte Interdigitationen, erweiterte Interzellularen und Vakuolenbildung beobachten (Abb. 9.36); Interzellularräume oder Zellmembranen der verdichteten Linsenfasern sind kaum identifizierbar (COSTELLO et al. 1992; JONGEBLOED et al. 1992; KOBAYASHI u. SUZUKI 1975). In der Hauptsache fallen jedoch im gesamten Kern variierende Zytoplasmadichten zwischen benachbarten Linsenfasern auf, so daß subtilere Veränderungen der Faserproteine auf molekularer Ebene eher eine kataraktogene Rolle zu spielen scheinen als massiver Zerfall der Faserarchitektur wie bei der Rindenkatarakt (PHILIPSON 1973; VRENSEN et al. 1990 a).

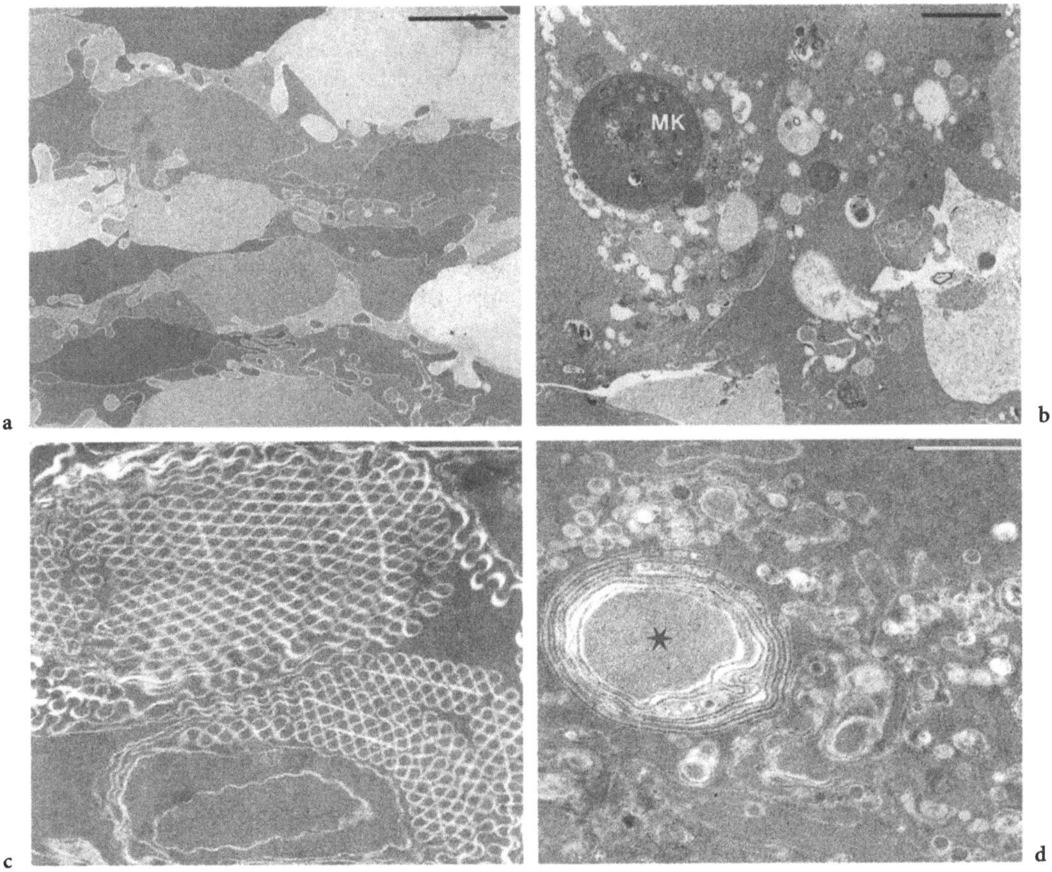

Abb. 9.35 a–d. Senile Rindenkatarakt: Degenerative Linsenfaserveränderungen im elektronenmikroskopischen Bild. **a** Unterschiedliche Zytoplasmadichten durch hydropische Quellung der oberflächlichen Linsenfasern (TEM; 5 µm). **b** Globuläre Degeneration der Linsenfaserproteine in Morgagni-Kugeln (*MK*) (TEM; 2 µm). **c** Membranreste degenerierter Linsenfasern bilden komplizierte Membrankonfigurationen („Figure-of-Eight"-Strukturen) (TEM; 1 µm). **d** Multilamellärer Membrankörper (*) (TEM; 1 µm)

In manchen rasch verlaufenden Fällen bezieht jedoch eine Quellung der Rinde auch unmittelbar den Kern mit ein, so daß es zur Berstung der Linsensubstanz kommt. Dies ist beispielsweise bei der *Cataracta diabetica* der Fall.

Eine Besonderheit der Kernkatarakt, vor allem bei exzessiver Myopie und bei chronischem Glaukom, stellen die *„Sphärolithen"* (Wessley 1922) dar. Es handelt sich um rundlich-längliche, membranbegrenzte, doppelbrechende Körper (∅ 80–500 µm), die bis zu mehreren Hundert im Kern oder in der perinukleären Rinde von Kataraktlinsen lokalisiert sein können. Sie enthalten radiär angeordnete, kristalline Einschlüsse (Abb. 9.19) aus Kalziumoxalat, Kalziumphosphat oder Kalziumkarbonat (Harding et al. 1983; Pau u. Kaufmann 1983; Zimmerman u. Johnson 1958). Sie können hinsichtlich Größe, Ultrastruktur und Zusammensetzung in unterschiedliche Typen eingeteilt werden. Das Kalziumoxalat entsteht vermutlich aus dem oxidativen Abbau von Askorbinsäure, das Kalziumphosphat durch Hydrolyse von Membranphospholipiden (Bron u. Brown 1987; Vrensen et al. 1994). In der Peripherie der Kristalle findet sich ein filamentöses Mukopolysaccharid- oder Proteinnetz, das als Gerüst für die appositionellen Kristall-

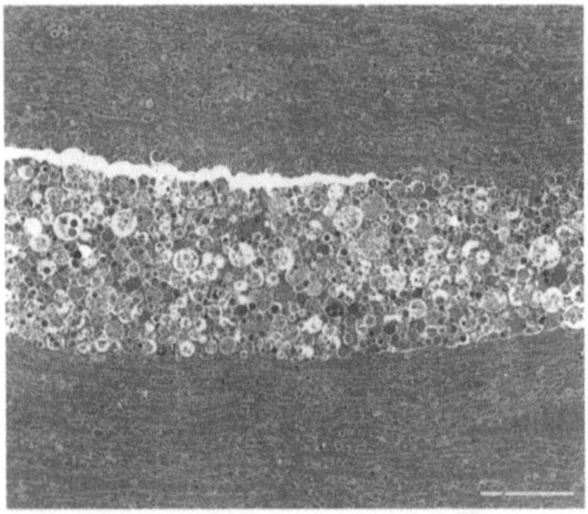

Abb. 9.36. Senile Kernkatarakt: einzelne Foki globulärer Degeneration zwischen dicht gepackten Linsenfasern des peripheren Kerns (TEM; 3 µm)

ablagerungen fungiert (PAU 1984). Sphärolithen mit Cholesterineinschlüssen wurden als Variante von PAU (1986) beschrieben.

Relativ häufig werden in älteren Linsen auch „Christbaumschmuck"-ähnliche, buntglitzernde, nadelförmige Kristalleinlagerungen, bevorzugt im Kern oder in tiefer Rinde, gefunden (*Christbaumschmuck-Katarakt)* (SHUN-SHIN et al. 1993). Vermutungen über die Natur der Kristalle umfassten Cholesterinablagerungen (MURAWSKI u. KOCH 1979; PAU 1983), Membranstapel (HAYES u. FISHER 1986) oder Tyrosin- bzw. Zystinkristalle (FRANÇOIS 1963). Eine neuere Elementanalyse ergab hohe Schwefel- und Kalziumkonzentrationen, so daß die Zusammensetzung aus Zystin plausibel erscheint (SHUN-SHIN et al. 1993). Elektronenmikroskopisch repräsentieren die rechtwinkligen Kristalle stapelförmige Aggregate aus Membranstrukturen, die vermutlich durch kalziuminduzierten, altersbedingten Abbau von Membranproteinen entstehen (HAYES u. FISHER 1986; SHUN-SHIN et al. 1993).

c) Experimentelle Modelle der senilen Katarakt

Beträchtliche Informationen über die Trübungsmechanismen bei der senilen Katarakt stammen aus tierexperimentellen Modellen, wobei vor allem die Linsen von alternden Ratten und Mäusen eingehend untersucht wurden. Hier lassen sich bereits in den Anfangsstadien der Kataraktentwicklung degenerative Veränderungen der Epithelzellen, wie intrazelluläre Vakuolen, multilamelläre Körper und pyknotische Zellkerne sowie Unregelmäßigkeiten im Kernbogen beobachten (GORTHY 1978; UGA et al. 1983). Die nachfolgend gequollenen Rindenfasern am hinteren Pol zeichnen sich durch unregelmäßige Zellform, Anordnung und Zerfall in Morgagni-Kugeln und multilamelläre Membrankörper aus. Einhergehend mit den degenerativen Veränderungen ist eine Erhöhung der sauren Phosphataseaktivität im extrazellulären Raum zu verzeichnen.

Bei verschiedenen Mausstämmen, z. B. dem Emory-Mausstamm, die eine genetisch determinierte altersassoziierte Katarakt entwickeln, die histologisch der senilen Katarakt beim Menschen ähnelt, konnten die frühesten histologischen Veränderungen des Linsenepithels und die biochemischen Grundlagen der Kataraktentwicklung, wie z. B. Akkumulation unlöslicher Proteinaggregate und Versagen der Schutzmechanismen gegen oxidative Schädigung, eingehend untersucht werden (HOSOKAWA et al. 1984; KUCK 1990; KUCK et al. 1981/82; NISHIMOTO et al. 1989, 1993; UGA et al. 1988).

Auch die Naphthalin-induzierte Katarakt wurde als Modell für die senile Katarakt vorgeschlagen; auch hier liegt der Entstehung kortikaler Wasserspalten und Speichentrübungen eine oxidative Schädigung des Linsenstoffwechsels zugrunde (ROSSA u. PAU 1988).

Besondere Bedeutung kommt den additiven Kataraktmodellen zu. Sie simulieren das tatsächliche Zusammenspiel mehrerer schädigender Faktoren, denen die Linse im Laufe des Lebens ausgesetzt ist (WEGENER et al. 1988). Dabei können Faktoren, die alleine keine sichtbaren Schäden hervorrufen, die Wirkung anderer Faktoren ergänzen oder sogar potenzieren.

II. Konsekutive Katarakte

Hierunter sollen alle diejenigen Starformen verstanden werden, die 1. in Zusammenhang mit anderen intraokularen Erkrankungen, 2. mit exogenen Schädigungen des Auges oder 3. mit Allgemeinerkrankungen zu bringen sind.

1. *Linsenveränderungen bei intraokularen Erkrankungen*

a) Cataracta complicata

Der Definition nach ist die Cataracta complicata an eine chronische intraokulare Erkrankung gebunden, wie z. B. intraokulare Entzündungen, tapetoretinale Degenerationen, exzessive Myopie, Amotio retinae non sanata, okuläre Tumoren, etc. Im fortgeschrittenen Stadium chronischer Affektionen des Auges können verschiedene Agentien, wie z.B. Toxine, Eiweißzerfallsprodukte, Lipidperoxidationsprodukte, Entzündungsmediatoren, Immunkomplexe, Enzyme, u. a. auf eine im Detail noch ungeklärte Weise eine reaktive Trübung der Linse in jedem Alter verursachen. Veränderungen der Membranpermeabilität der Linsenzellen durch die verschiedenen Agentien werden als möglicher pathogenetischer Mechanismus diskutiert (Secchi 1982; Zigler u. Hess 1985). Typischerweise wird eine Cataracta subcapsularis posterior, bei Uveitis anterior gelegentlich jedoch auch eine Cataracta subcapsularis anterior, häufig assoziiert mit hinteren Synechien, ausgebildet.

Das Spaltlampenbild der Cataracta subcapsularis posterior ist typisch. Als erste Zeichen finden sich gewöhnlich ein deutliches Farbschillern und subkapsuläre Trübungen am hinteren Linsenpol. Von dort aus bilden sich große zystische Hohlräume, die zusammenfließen und bald die tieferen Rindenschichten erfassen. Feingranuläre Einlagerungen ergeben porös-tuffsteinartige Trübungen, die für diese Starform charakteristisch sind. Verhältnismäßig lange bleiben sie auf das axiale Gebiet beschränkt, ehe sie sich in frontaler Richtung, vorwiegend entlang der Rindennähte, ausbreiten und eine Sternkonfiguration bilden. Das Übergreifen der Veränderungen auf die peripheren Rindenbezirke und auf den Kern setzt allerdings erst bedeutend später ein und leitet zu einer totalen Trübung der Linse über. Besonders bei exzessiver Myopie und chronischem Glaukom kommt auch nur ein einfacher Kernstar vor, der jedoch vom morphologischen Standpunkt aus keine Cataracta complicata im engeren Sinne darstellt (Sautter 1960).

Der gleichförmige Spaltlampenbefund der Cataracta complicata bei verschiedenen intraokularen Erkrankungen legt eine gemeinsame Ätiologie nahe. Gewisse graduelle Unterschiede in der Morphologie und im Verlauf der Cataracta complicata sind durch Art und Schwere des intraokularen Grundleidens und durch das Lebensalter des Patienten zum Zeitpunkt der Linsenschädigung bedingt. So führen exazerbierende Entzündungen zu einer rascheren Progredienz der Katarakt als der lang protrahierte Verlauf bei einer degenerativen Erkrankung, z. B. Retinopathia pigmentosa. Die altersbedingte Variation des Bildes dürfte in Zusammenhang mit der Abnahme der Proliferationsfähigkeit des Epithels stehen. Die Abgrenzung einer typischen Cataracta complicata gegenüber einer senilen Cataracta subcapsularis posterior ist meist nur schwer möglich (Eshagian et al. 1981; Hockwin u. Koch 1975; Secchi 1982).

Histopathologie: Histologische Studien über frühe Stadien der Cataracta complicata sind nicht bekannt. Ihre Lokalisation am hinteren Pol ließe sich aus dem Fehlen der Epithelbarriere erklären, auch ist hier die Kapsel am dünnsten. Möglicherweise induzieren inflammatorische und andere Stimuli oder degenerative Veränderungen am hinteren Pol eine retroäquatoriale Proliferation der Epithelzellen mit Bildung abnormaler Zelltypen, häufig in Form von Wedl-Blasenzellen (Scott 1982). Die proliferierenden Zellen bilden neues Basalmembran-Material und extrazelluläre Filamente und degenerieren schließlich zusammen mit benachbarten Rindenfasern. Auf diese Weise gruppieren sich am hinteren Pol um eine axiale nekrotische Zerfallszone die verschiedensten Produkte aus degenerativen und proliferativen Prozessen (Abb. 9.37). Eine nekrotische Verflüssigung der Faserzellen wird einer vakuoligen Trübung zugeordnet, ein globulärer Zerfall eher einer solideren plaqueförmigen Trübung (ESHAGIAN 1982; ESHAGIAN et al. 1981).

Die Katarakt bei *Retinopathia pigmentosa* zeigt beispielsweise Wedl-Blasenzellen, Quellung und globuläre Degeneration der Linsenfasern am hinteren Pol, komplexe Membrankonfigurationen (multilamelläre Körper, „Figure-of-Eight"-Strukturen) und Kapselduplikaturen (DILLEY et al. 1976; ESHAGIAN et al. 1980; HECKENLIVELY 1982). Zusätzlich wurden fokale Epithelzelldegenerationen, extrazelluläre Vakuolenbildung und abnormale Mitochondrienquellung in den Epithelzellen beschrieben (FAGERHOLM u. PHILIPSON 1985). Die Kataraktentwicklung wird möglicherweise durch toxische Lipidperoxidationsprodukte degenerierter

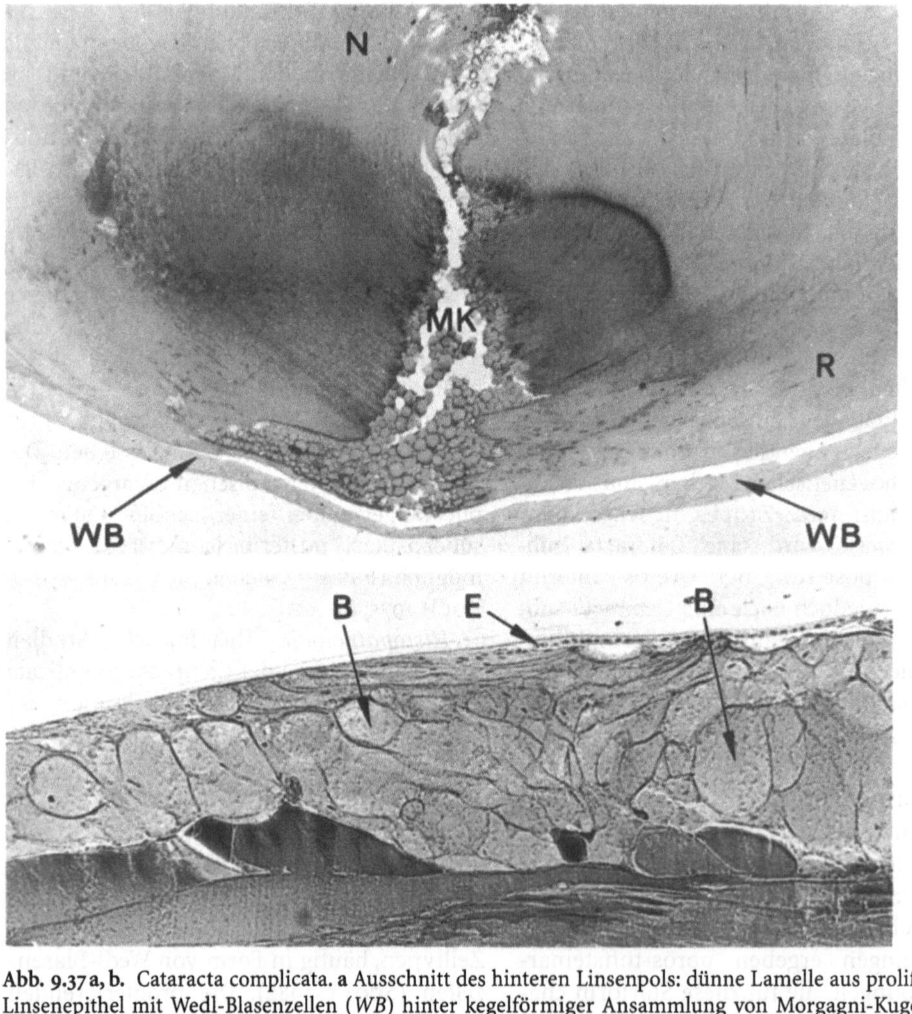

a

b

Abb. 9.37 a, b. Cataracta complicata. **a** Ausschnitt des hinteren Linsenpols: dünne Lamelle aus proliferiertem Linsenepithel mit Wedl-Blasenzellen (*WB*) hinter kegelförmiger Ansammlung von Morgagni-Kugeln (*MK*) zwischen Rinde (*R*) und Kern (*N*). **b** Im Äquatorbereich Übergang des subkapsulären Linsenepithels (*E*) in atypisch proliferierte Wedl-Blasenzellen (*B*)

Photorezeptormembranen verursacht, die primär die Epithelzellen schädigen (Babizhayev u. Deyev 1989).

Die Katarakt bei *Atrophia gyrata* der Choroidea und Retina manifestiert sich klinisch bereits in der ersten Dekade als Trübungen entlang der hinteren Nähte. Histologisch zeigen sich neben einer typischen retroäquatorialen Proliferation der Epithelzellen mit Bildung von Blasenzellen auch Sondermerkmale, wie eine lamelläre Verdickung der hinteren Linsenkapsel sowie erweiterte Spalträume und Faserdegeneration entlang der hinteren Nähte (Kaiser-Kupfer et al. 1983).

b) Andere Linsenveränderungen bei intraokularen Erkrankungen

Nicht immer haben intraokulare Erkrankungen eine typische Cataracta complicata zur Folge. Sie können vielmehr, wie manche Allgemeinleiden, den vorzeitigen Beginn einer senilen Katarakt provozieren oder die Progredienz schon vorhandener Trübungen beschleunigen.

Feinere *Auflagerungen* auf der Linsenkapsel können aus Melaningranula (bei Irisatrophie verschiedener Ursache wie Pseudoexfoliations-Syndrom oder Diabetes mellitus, Heterochromiezyklitis, exzessive Myopie, Stoffwechselerkrankungen) oder aus uveitischen Präzipitaten bestehen.

Durch hintere Synechien oder eine Occlusio pupillae wird das Linsenepithel von der direkten Umspülung mit Kammerwasser abgeschnitten. Durch die Pupillenbewegung entsteht Zug an der Kapsel. Es entwickelt sich das Bild einer *Cataracta subcapsularis anterior* (Abb. 9.11; s. Abschn. D.I.1.a). Die darunterliegenden Rindenschichten verfallen dann sekundär degenerativen Veränderungen.

Selten können nekrotisierende okuläre Infektionen zu einer Kapselruptur führen, so daß infektiöse Agentien in die Linse gelangen und einen *Linsenabszeß* verursachen (Stokes u. O'Day 1992).

Wachsen *intraokulare Tumoren* bis an die Linsenkapsel heran, so können sie zur Proliferation des Epithels mit Bildung von Wedl-Blasenzellen (Cataracta subcapsularis posterior) und auch zu einer Cataracta subcapsularis anterior führen. Auch hier schließt sich ein Zerfall benachbarter Rindenbezirke an. Tumorzellen sind sogar imstande, die Kapsel zu durchbrechen und invasiv in die Linsensubstanz vorzudringen (Abb. 9.38). Ein solcher Prozeß wurde bei malignen Melanomen und Medulloepitheliomen des Ziliarkörpers beschrieben (Blatt et al. 1957).

Die sog. *Glaukomflecken* der Linse (Cataracta disseminata subepithelialis glaucomatosa acuta, Vogt) (Vogt 1930) bestehen aus multiplen, scharf begrenzten, blaugrauen oder weißlichen Trübungen von sehr unterschiedlicher Größe (0,2–0,3 µm im Durchschnitt), die nach akuten Glaukomanfällen auftreten können (Jones 1959). Sie sind in einer einzigen Schicht der vorderen subkapsulären Rinde lokalisiert. Unmittelbar nach einem akuten Glaukomanfall liegen sie oberflächlich an das Epithel angrenzend; später können sie wieder verschwinden oder durch Linsenfaserneubildung in unveränderter Form in die Tiefe verlagert werden. *Histopathologisch* handelt es sich um fokale Epithelzellnekrosen, die auch benachbarte oberflächliche Rindenzellen einbeziehen können (Anderson 1972). Als Ursachen wurden osmotische Konzentrationsänderungen oder eine gestörte Glykolyse vermutet, da überlebende Epithelzellen große Mengen an Glykogengranula aufwiesen (Brini u. Flament 1973). Eine ähnliche Kataraktform konnte nach Ätzung einer Herpes corneae mit 20%iger Zinklösung (Pillat 1955), nach längerem unkontrollierten Pantokaintropfen (Schrader 1962) und auch nach perforierender Keratoplastik (Nemetz 1958) beobachtet werden. Doch stellt sich die Frage, inwieweit in diesen Fällen ein akutes Pupillarblockglaukom (s. Kap. 14) mit Sicherheit ausgeschlossen war (Hockwin u. Koch 1975).

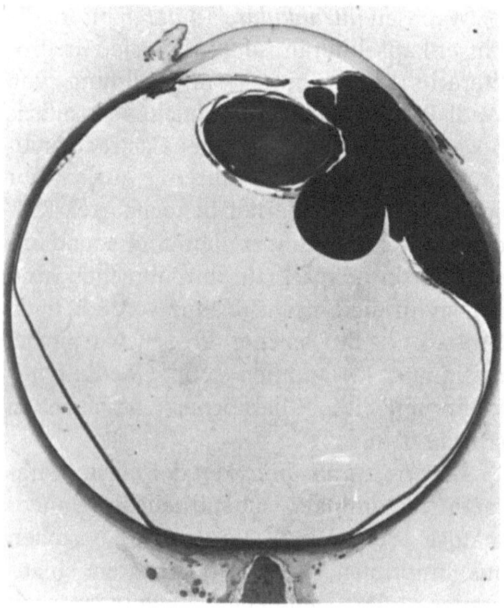

a

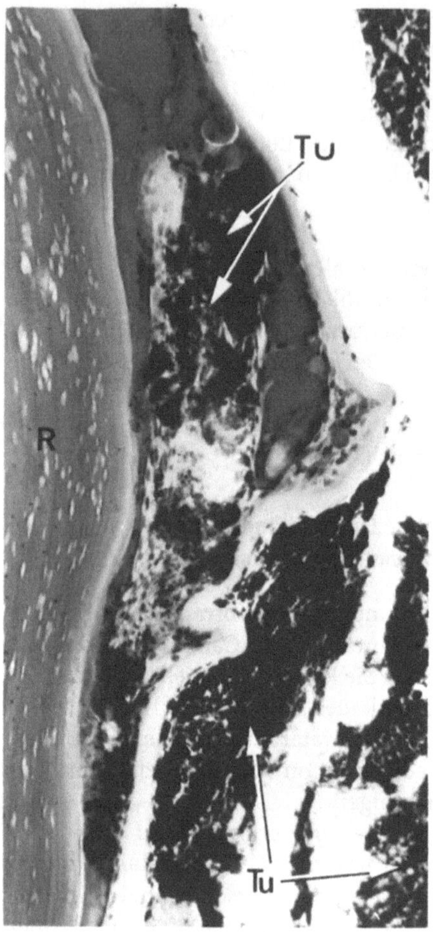

b

Abb. 9.38 a, b. Linsensubluxation bei malignem Melanom des Ziliarkörpers. **a** Übersicht. **b** Abnorme Proliferation von Linsenepithel und degenerative Veränderungen im Kontaktbereich mit dem Tumor (*Tu*); Rinde (*R*), Tumorzellen (*Tu*) nach Kapselperforation auch intralental

2. *Exogene Schädigungen der Linse*

a) Perforierende Verletzungen

Perforierende Verletzungen führen meist zu rasch progredienten Katarakten mit Quellung, Fragmentierung und Trübung der Linsenfasern. Winzige Verletzungen resultieren aufgrund einer fokalen Epithelproliferation und Bildung eines fibrösen Narbengewebes in einer vorderen umschriebenen Trübung, während größere Verletzungen eine hintere subkapsuläre oder komplette Rindenkatarakt verursachen (Fagerholm 1982; Keeney 1971).

Die *traumatische hintere Rosettentrübung* entsteht in der Regel, wenn die Verletzung, z. B. ein intraokularer Fremdkörper, die Linse äquatorial eröffnet. Soweit es sich dabei nur um eine Flüssigkeitsansammlung zwischen den Linsenfasern handelt, ist sie durch Resorption rückbildungsfähig. Ist es aber zu einer Quellung der Linsenfasern selbst gekommen, muß auch hier mit einer bleibenden Trübung gerechnet werden.

Cataracta traumatica: Jede breite Eröffnung der Linsenkapsel führt zu einer direkten mechanischen Zerstörung des Linsengewebes (Fagerholm u. Philipson 1979 b; Rafferty et al. 1974). Nach Eindringen von Kammerwasser entsteht u. U. sogar durch starke Quellung der subkapsulären Linsenfasern eine rasch progrediente Katarakt (Abb. 9.39). Der Verlauf wird dabei entscheidend von Größe und Lage der Kapselwunde

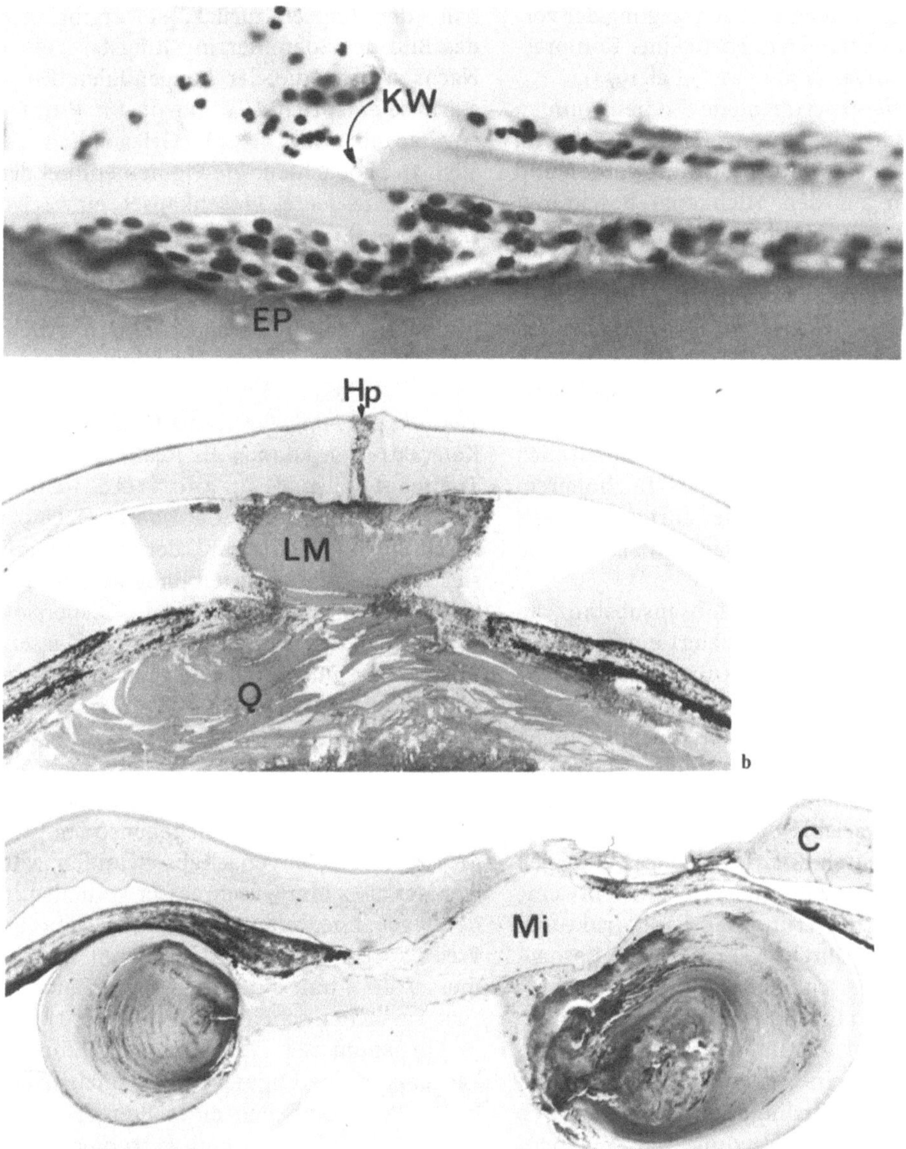

a

b

c

Abb. 9.39 a–c. Cataracta traumatica. **a** Linsenepithelproliferation (*EP*) im Bereich der Linsenkapselwunde (*KW*). **b** Hornhautperforation (*HP*) mit Linsenkapseleröffnung: Quellung der Linsenrinde (*Q*) und Übertritt von Linsenmaterial (*LM*) in die Vorderkammer. **c** Soemmerring-Ringkatarakt nach perforierender Hornhautverletzung: Bindegewebiges Mittelstück (*Mi*) und degenerative Veränderungen der Rindensubstanz im Äquatorbereich; Kornea (*C*)

und dem Alter des Patienten beeinflußt. Nach perforierender Verletzung der Linse wird primär eine Epithelschädigung in Form von erweiterten Interzellularen, intrazellulären Vakuolen, Membrandefekten, abnormalen Organellen und Zellproliferation am Äquator sichtbar. Die subkapsulären Linsenfasern am hinteren Pol verfallen einer vakuoligen Degeneration und globulärem Zerfall. Nur bei längerbestehender Cataracta traumatica ist auch eine Schädigung der vorderen Rindenfasern in Form einer Kompression erkennbar (Rafferty et al. 1974).

Auch tierexperimentelle Studien konnten zeigen, daß die Linsenveränderungen von der Größe der Wunde bestimmt werden und nur dann auf den Stichkanal beschränkt bleiben, wenn sich die Kapselwunde innerhalb von 40 bis höchstens 120 s nach dem Trauma durch Fibrin wieder verschließt (Rafferty u. Goossens 1975). Auch beim Menschen bleibt die Trübung stationär, wenn sich die Ränder des Kapseldefekts sofort wieder aneinanderlegen (Abb. 9.39 a). Denselben abdichtenden Effekt können auch hintere Synechien ausüben. In höherem Lebensalter vermag die fortgeschrittene Sklerose der Linse den weiteren Faserzerfall zu verzögern.

Der Übertritt von Linsensubstanz in die Vorderkammer provoziert eine zelluläre Exsudation aus den Iris- und Ziliarkörpergefäßen mit der Folge einer Invasion von Makrophagen und polymorphkernigen Leukozyten auch in das Linsengewebe selbst. Daraus resultieren klinisch und histologisch sehr variable Bilder (Daus et al. 1984; s. Kap. 4). Durch Eindringen der Leukozyten zwischen die Linsenfasern entsteht eine Negativkontrastierung der Faserstrukturen (Abb. 9.40). Durch Nekrose und Resorption entsteht schließlich ein *Linsenabszeß* (Goder 1967; Liesegang 1983).

In diesem Zusammenhang ist zu bedenken, daß eine leukozytäre Zellinfiltration nicht unbedingt einen infektiösen Prozeß zur Voraussetzung hat, vielmehr eine immunologisch bedingte Reaktion auf freigesetzte Linsenproteine sein kann, z.B. Endophthalmitis phacoanaphylactica (s. Kap. 4).

Die Umwandlung eines Exsudates in junges Granulationsgewebe führt schließlich zu klinisch und histologisch recht mannigfaltigen Bildern, die letzten Endes einer Cataracta complicata ähneln. Werden nur die zentralen Linsenpartien zerstört und resorbiert bzw. operativ entfernt und bleibt in der Peripherie reichlich Rindensubstanz innerhalb der Kapsel zurück, so ergibt sich das Bild des Soemmerring-Ringstars, einer Nachstarform, die der kongenitalen Ringstarlinse entspricht (Fagerholm u. Philipson 1979b; Abb. 9.39 c). Gelegentlich ist auch zu beobachten, wie Pigmentepithel der Iris in die leere Linsenkapsel einwächst (Abb. 9.14 e).

Das Eindringen von Bindegewebe in die Linse kann u. U. zu Cholesterinablagerungen führen, so daß Cholesterinspalten innerhalb der degenerierten Rinde entstehen können.

Verkalkende Phakolyse („calcific phacolysis"): Kataraktlinsen können als Reaktion auf ein Trauma verkalken (Fagerholm et al. 1981/82; Harding et al. 1983). Scroggs et al. (1993) beschreiben 3 Patienten, deren traumatisierte, später enukleierte blinde Augen rupturierte Linsenkapseln und Dispersion von verkalktem Linsenmaterial aufwiesen, welches bis auf die Oberflächen von Netzhaut und Papille gelangte.

Intralentale Fremdkörper: Verletzungen der Linse durch eindringende Fremdkörper führen meistens zu umschriebenen oder progressiven Trübungen. Kapselwunden von weniger als 2 mm Durchmesser verheilen in der Regel ohne weitere Eintrübung, während Fremdkörper mit einem größeren Durchmesser als 3 mm eine progressive Katarakt zu verursachen scheinen (Keeney 1971).

Ein spontaner Verschluß der Linsenkapsel ist Vorbedingung für das nicht selten beobachtete Einheilen eines Fremdkörpers bei verhältnismäßig wenig getrübter Linse. Die degenerativen und proliferativen Veränderungen beschränken sich dann auf seine unmittelbare Umgebung und seinen Durchschlagskanal. Von jahrzehntelang reaktionslos in praktisch klaren Linsen eingeheilten Fremdkörpern wird berichtet bei Eisen, Kupfer, Blei, Quarz, Schiefer, Glas, Pulverfremdkörpern sowie Holz (Buschmann 1982; Foss et al. 1993; Keeney 1971; Kruse et al. 1993; Neubauer et al. 1977). Die histologische Untersuchung einer klaren Linse mit einem eingeheilten Bleifremdkörper zeigte

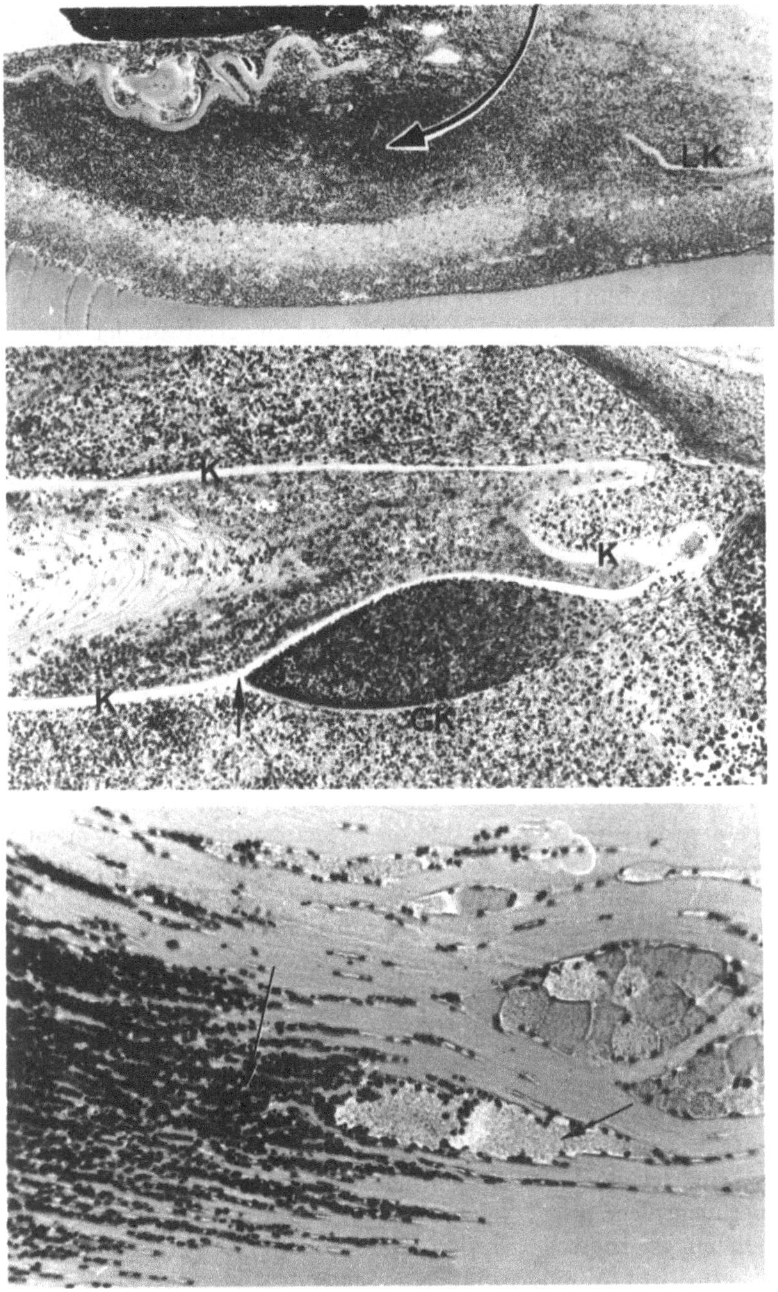

Abb. 9.40 a–c. Linsenphlegmone und Linsenabszeß. **a** Entzündliches Infiltrat greift durch die eröffnete Linsenkapsel (*LK*) in die vordere Linsenrinde über (*Pfeil*). **b** Panophthalmie: innerhalb des entzündlichen Infiltrates bleibt die Linsenkapsel (*K*) lange erhalten; der Ansatz der vorderen Glaskörpergrenzfläche (*GK*) wird durch das Wieger-Band bzw. die Egger-Linie markiert (*Pfeil*) (s. Abb. 9.7). **c** Leukozytäre Infiltration zwischen den Linsenfasern (*Pfeile*) bei Linsenphlegmone

eine Einkapselung durch Ablagerung von Kalziumphosphat sowie lokalisierte Narbenbildung durch Linsenfaserverdichtung entlang des Durchtrittkanals (Kruse et al. 1993). Diese Toleranz der Linse gegenüber Fremdkörpern läßt sich mit ihrem bradytrophen Stoffwechsel erklären. Bleibt die Kapselwunde offen, so ist eine vollständige Verflüssigung, sogar mit nachfolgender weitgehender Resorption, möglich. Andererseits führt das Eindringen von Kammerwasser zu einem Zerfall der Linsenfasern in Morgagni-Kugeln und weiterhin zu Epithelproliferationen und abnormen Zellbildungen.

Linsenkapselzyste: Nach perforierender Verletzung des Auges mit Kapselruptur entwickelte sich bei einem Patienten eine Zyste, deren Wand aus Linsenkapsel, Kollagenfasern und Wedl-Blasenzellen gebildet wurde (Salisbury et al. 1980). Die Bildung der Zyste resultierte vermutlich aus der Verlagerung von Linsenepithelzellen und Kapselfragmenten.

Experimentelle Studien: Die Mechanismen der Entwicklung einer Cataracta traumatica und insbesondere die Wundheilungskapazität des *zentralen* Linsenepithels wurden anhand zahlreicher tierexperimenteller Studien untersucht. Dabei wurden die Läsionen am vorderen Linsenpol entweder durch transkorneale Stichverletzung (Fagerholm u. Philipson 1979a; Harding et al. 1961; Rafferty 1973; Rafferty u. Goossens 1975, 1977; Uga 1981; Uga et al. 1994b) oder durch Lasereinwirkung (Gona et al. 1985; Okamoto et al. 1991; Weber et al. 1988) erzeugt. Bei beiden experimentellen Ansätzen verlaufen die Wundheilungsprozesse – allerdings mit speziesspezifischen Abweichungen – sehr ähnlich:

Die früheste, nach etwa 30 Minuten sichtbare Veränderung besteht in einer oberflächlichen Trübung der gequollenen, durch den Kapseldefekt freiliegenden Linsenfasern. Nach anfänglicher Unterdrückung von DNS-Synthese und Mitosen beginnt 15–18 h nach dem Trauma die DNS-Synthese in den normalerweise ruhenden Epithelzellen in der Wundperipherie, die Epithelproliferation setzt nach 18–26 h ein. Die proliferierenden Epithelzellen lassen elektronenmikroskopisch eine deutliche Zunahme an Zellorganellen und Zytoplasmatischen Filamenten (Rafferty u. Goossens 1975, 1977) sowie eine reaktive Produktion von Hyaluronsäure erkennen (Fagerholm et al. 1992). Der Wundverschluß durch Epithelproliferation erfolgt in Abhängigkeit von der Wundgröße und untersuchten Spezies nach 3–10 Tagen, begleitet von einem allmählichen Ersatz der degenerierenden Linsenfasern durch normale Faserzellen. Die Bildung eines Narbengewebes durch pseudometaplastisch transformierte Epithelzellen und Produktion einer kollagenen Matrix war im allgemeinen nach 1 Monat zu beobachten und nach etwa 4 Monaten abgeschlossen. Im Gegensatz zur menschlichen Linse wird das Narbengewebe im Tierexperiment meistens abgestoßen (Fagerholm 1982). Die Neubildung der Linsenkapsel kann 3 Wochen bis 4 Monate in Anspruch nehmen.

Das Ausmaß der Kataraktentwicklung wird auch im Tierexperiment entscheidend von der *Größe* und *Tiefe der Wunde* bestimmt: Eine Wundgröße über 4 mm Durchmesser verursacht beim Kaninchen eine progressive Katarakt. Neben ausgedehnten Epithelnekrosen in der Wundperipherie entwickelt sich innerhalb einer Stunde eine Cataracta subcapsularis posterior, die sich nach etwa einem Monat in die vordere Rinde ausbreitet (Fagerholm u. Philipson 1979a). Während die Verletzung der oberflächlichen Rindenschichten der Mauslinse zum Wundverschluß durch Epithelproliferation führt, resultiert eine Verletzung der mittleren Rindenschichten in einer umschriebenen stationären Trübung, eine Verletzung der tiefen Rinde in einer rasch progredienten Katarakt mit totaler Eintrübung nach 3 Tagen (Uga et al. 1994).

Die Proliferationskapazität des Epithels nach mechanischer Verletzung kann durch vorherige Röntgenbestrahlung der Linse supprimiert oder verzögert werden. Während der Effekt einer Totalbestrahlung 27 Tage lang anhält, wirkt sich die Teilbestrahlung einer Linsenhälfte nur 4 Tage lang aus (MILLER u. Riley 1987).

Bei Verletzung der *peripheren* Linsenareale zeigt sich, daß die Proliferation und retroäquatoriale Migration der Epithelzellen nach Verletzung der äquatorialen Zone früher einsetzt, stärker ausfällt und länger anhält als nach Verletzung der prääquatorialen Region (XIAO et al. 1993). Die Autoren folgern, daß die Stimulation der Epithelzellproliferation und -migration und damit die Wahrscheinlichkeit einer Cataracta secundaria mit der Größe der Kapsulektomie bei der extrakapsulären Kataraktextraktion zunimmt.

b) Contusio bulbi et lentis

Ein stumpfes Trauma des Auges kann die Linse durch Eindellung der Bulbuswand und unmittelbaren Aufprall treffen, sie direkt verletzen oder verlagern (JONES 1991; TÖNJUM 1968). Am häufigsten ist eine indirekte Schädigung, wozu schon die vom Stoß ausgelöste Druckwelle oder Druckübertragung durch die Iris genügt, die zu einer umschriebenen stationären Trübung führt. Bleibt dabei die Kapsel intakt bzw. reißt sie nur minimal ein oder ist in der Hauptsache das Epithel in Form einer Drucknekrose geschädigt, entsteht eine sog. Kontusionsrosette. Die Einteilung kontusionsbedingter Linsentrübungen erfolgt nach VÖLCKER (1984) in 1. die vordere Kapseltrübung, wobei sich kleinere Linsenkapseldefekte durch Überwachsung des pseudometaplastischen Linsenepithels spontan schließen; 2. die subkapsuläre Trübung, die aus einer Schädigung des Linsenepithels mit Drucknekrosen hervorgeht; und 3. die Rindentrübung, die bei ausgedehntem Linsenfaserzerfall entlang der Nähte zur klassischen Kontusionsrosette führt. Abhängig vom Schweregrad des Traumas können die Trübungen reversibel oder permanent sein.

Kontusionsrosetten: Eine Kontusionsrosette wird wenige Tage nach dem Trauma als vorn dicht subkapsulär gelegene, sternförmige Fasertrübung entlang der Nähte sichtbar und kann bei geringer Schädigung transitorisch sein. Bei stärkerem Trauma nimmt sie jedoch im Laufe von Wochen und Monaten an Intensität, nicht aber an Ausdehnung zu und rückt aufgrund des appositionellen Linsenwachstums in einer dünnen Schicht allmählich in die tiefere Rinde ab (DUKE-ELDER u. MACFAUL 1972; VÖLCKER 1984). Diese traumatische Spätrosette (VOGT) (Abb. 9.41) kann von gerichtsmedizinischer oder gutachterlicher Bedeutung sein. Ein typisches Zeichen der Contusio bulbi ist ein ringförmiger Melaninabdruck des pupillaren Irispigmentepithels auf der vorderen Linsenoberfläche (Vossius-Ring) (s. Kap. 5).

Wesentlich seltener, und dann in der Regel mit einer Kontusionsrosette in der vorderen Rinde assoziiert, findet sich gleichzeitig auch eine rosettenförmige Trübung in der entsprechenden hinteren Rinde (doppelte Kontusionsrosette). Dies läßt sich mit der durch eine plötzliche Erschütterung entstehenden Schockwelle erklären, die sich geradlinig durch die okulären Gewebe fortpflanzt und dabei hauptsächlich die Grenzschichten schädigt (JONES 1991; WOLTER 1963).

Histopathologie: Die histologische Untersuchung einer Contusio lentis ein Jahr nach dem Trauma zeigte eine dünne Schicht proliferierten Epithels im Pupillarbereich sowie

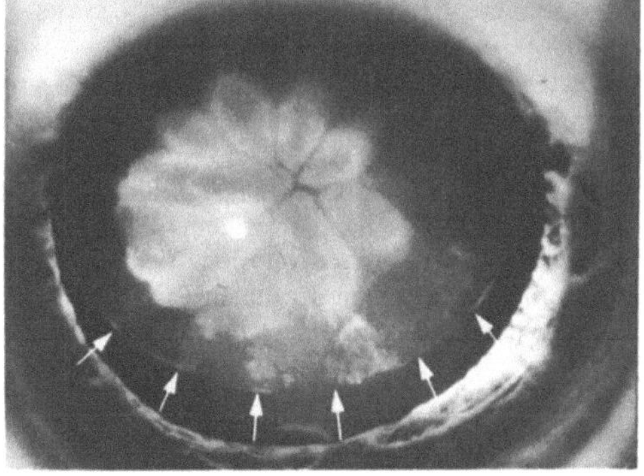

Abb. 9.41. Traumatische Linsensubluxation mit typischer Kontusionsrosette; Linsenäquator (*Pfeile*)

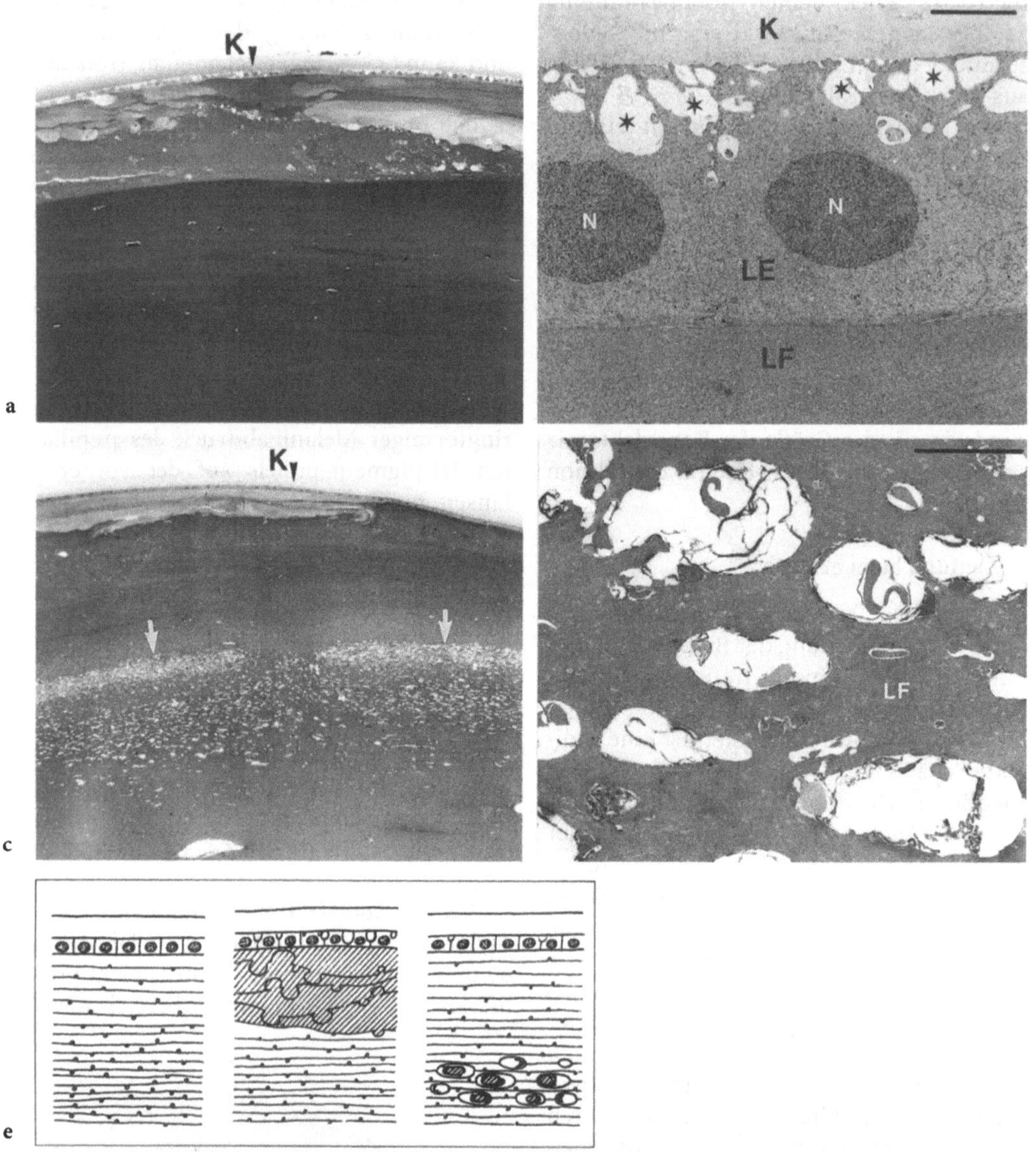

a b c d e

Abb. 9.42 a–e. Contusio lentis mit Kontusionsrosette. **a** Vier Monate nach Trauma: Vakuolisierung des vorderen Linsenepithels und Quellung der subkapsulären Linsenfasern (*K* Linsenkapsel; Semidünnschnitt, Toluidinblau; ×100). **b** Frühe Vakuolisierung (*) der Epithelzellen (*LE*) im elektronenmikroskopischen Bild (*K* Linsenkapsel, *LF* Linsenfasern, *N* Zellkerne; TEM; 3 µm). **c** Spätrosette 13 Jahre nach Trauma: lamelläre vakuolige Zone in der tieferen vorderen Rinde (*Pfeile*) (*K* Linsenkapsel; Semidünnschnitt, Toluidinblau; ×130). **d** Ausschnitt aus degenerativer Zone der Spätrosette: interzelluläre zystische Hohlräume mit Debris und Membranresten zwischen normalen Faserzellen (*LF*) (TEM; 3 µm). **e** Schematische Entstehung einer Kontusionsrosette. (Aus Asano et al. 1995) degenerative Veränderungen der darunterliegenden Rinde, des Kerns und im Bereich des hinteren Pols (WOLTER 1963). Vergleichende histopathologische Befunde von frühen Veränderungen bei einer Contusio lentis und von umschriebenen traumatischen Spätrosetten konnten kürzlich vorgelegt werden (Abb. 9.42; ASANO et al. 1995): Frühe Veränderungen nach 4 Monaten manifestieren sich lichtmikroskopisch als Quellung der oberflächlichen Rindenfasern und elektronenmikroskopisch auch als ödematöse Schwellung und interzelluläre Vakuolenbildung der vorderen Linsenepithelzellen (Abb. 9.42a,b). In späteren Stadien lassen sich elektronenmikroskopisch verschiedene Anzeichen von Faserdegeneration, wie z. B. globulärer Zerfall, multilamelläre Körper, undulierende Membrankonfigurationen und erweiterte Interzellularräume erkennen. Spätrosetten erscheinen lichtmikroskopisch als scharf begrenzte, vakuolisierte lamellenförmige Zonen in der tieferen Rinde (Abb. 9.42c). Diese Areale bestehen elektronenmikroskopisch aus Clustern interzellulärer Vakuolen, zystischen Spalt- und Hohlräumen, die z. T. optisch leer erscheinen, z. T. mit degenerierter Linsensubstanz und Membranresten angefüllt sind und zwischen normalen Linsenfasern eingestreut sind (Abb. 9.42d).

Als initialer Schädigungsmechanismus wird eine traumatische mechanische Schädigung der Epithelzellmembranen postuliert, die in einem osmotischen Einstrom von Kammerwasser und einer nachfolgenden Quellung und Degeneration der oberflächlichen Linsenfasern resultiert, besonders an den empfindlichen Linsenfaserendigungen entlang der Nähte. Die degenerierten Faserzellen hinterlassen große zystische Hohlräume, die in Form einer permanenten vakuolisierten Schicht zunehmend komprimiert und in die Tiefe verlagert wird (Abb. 9.42e; ASANO et al. 1995).

Linsennekrosen bei Netzhautoperationen: Nekrosen der Linse nach skleraler Plombe und Bulbus-Umschnürung werden als Ischämiefolgen im Rahmen eines „String-Syndroms" gedeutet.

c) Siderosis lentis

Die Linse wird nicht nur durch direkte Verletzung mit Eisensplittern geschädigt (direkte Siderosis), sondern sie nimmt auch, ohne selbst verletzt zu sein, durch Eintritt von Eisenionen aus dem Kammerwasser oder Glaskörper an einer *Siderosis bulbi* teil (indirekte Siderosis) (s. Kap. 5). Dabei akkumulieren die Eisenionen (meist in Form von Ferritin) bevorzugt im vorderen subkapsulären Linsenepithel, so daß sich eine Cataracta subcapsularis anterior entwickelt (*Siderosis lentis*). Intralentale eisenhaltige Fremdkörper verursachen fokale rostbraune subkapsuläre Trübungen, die sich vom Fremdkörperzentrum nach peripher ausbreiten. Durch Diffusion von Eisenionen in die Linsenfasersubstanz ist eine Progression in eine Cataracta matura möglich.

Histopathologisch lassen sich die Eisenablagerungen mit Hilfe der „Berliner Blaufärbung" gut in den Epithelzellen nachweisen (HOPE-ROSS et al. 1993). Umschriebene Epithelproliferationen mit nachfolgenden Degenerationen entsprechen offensichtlich den makroskopisch erkennbaren rostroten Verdichtungsherden (TALAMO et al. 1985). Elektronenmikroskopisch finden sich die elektronendichten Eisenablagerungen innerhalb membranbegrenzter „Siderosomen" im Zytoplasma der Epithelzellen; eine umfangreiche Ablagerung führt zur Degeneration der Zellen (TALAMO et al. 1985). Erst später dringen eisenhaltige proliferierende Zellen bis in den Bereich der Hinterkapsel vor. Im übrigen ist je nach dem Grade der Siderosis auch die Fasersubstanz mehr oder weniger mit Eisen imprägniert (ROSENTHAL u. APPLETON 1975).

Dieser exogenen, von einem Fremdkörper ausgehenden Siderosis steht die lokal *hämosiderotische*, durch Abbau einer intraokularen Blutung bedingte Eisenimprägnierung gegenüber. Beide sind sich makroskopisch sehr ähnlich und lassen sich auch histologisch nicht differenzieren. Bemerkenswerterweise bleibt bei einer allgemeinen Hämosiderose des Körpers (z.B. Hämochromatose, hämolytische Anämien) die Linse offenbar unbeteiligt (Hudson 1953; s. Kap. 17).

d) Chalkosis lentis

Chalkosis bezeichnet die Diffusion und Ablagerung von Kupferionen, ausgehend von einem intraokularen kupferhaltigen Fremdkörper, in zahlreichen okulären Geweben; dabei zeigt Kupfer eine besondere Affinität zu Basalmembranen. Je nach Größe, Kupfergehalt und Lokalisation des Fremdkörpers im Auge resultiert eine akute oder eine chronische Chalkosis; Fremdkörper können andererseits auch lange toleriert oder spontan resorbiert werden (Rao et al. 1976; Rosenthal et al. 1979).

Die *akute Chalkosis* geht mit Fibrosis, zellulären Reaktionen und entzündlichen Prozessen einher, die zu Nekrosen, Abszessen oder Endophthalmitis führen können.

Wenn der Fremdkörper lange genug im Auge verbleibt, kann er auch degenerative Veränderungen im Rahmen einer *chronischen Chalkosis* nach sich ziehen. In der Linse lagern sich Kupferionen bevorzugt in der vorderen und hinteren zentralen Linsenkapsel ab (*Chalkosis lentis*), wo sie eine scheibenförmige, graugrüne Trübung hervorrufen („Sonnenblumenstar") (Ertl 1907).

Histopathologisch finden sich die Kupferablagerungen vorwiegend intrakapsulär sowie zwischen Kapsel und Epithel, weniger dicht im Zytoplasma der Epithelzellen, außerdem zwischen den Linsenfasern in der Nähe des Äquators (Jess 1922). Der histochemische Kupfernachweis gelingt mit Alizarinblau, Rhodanin oder Rubeanwasserstoff. Elektronenmikroskopisch konnten Kupferablagerungen in Form granulärer Aggregate im inneren Anteil der zentralen vorderen und hinteren Linsenkapsel gefunden werden, während Epithelzellen und kortikale Linsenfasern weitgehend unbeteiligt blieben (Cairns et al. 1969; Hanna u. Fraunfelder 1973; Seland 1976a; Staples et al. 1992). Die „Wanderung" der Kupferablagerungen innerhalb der Linsenkapsel nach außen wurde nach Entfernung des Fremdkörpers zur Bestimmung der Wachstumsrate der Linsenkapsel herangezogen (Seland 1976b).

Diese Starform des „Sonnenblumenstars" ist auch für Morbus Wilson (hepatolentikuläre Degeneration) (s. Kap. 5) charakteristisch und zeichnet sich durch eine grünlichbraune, blumenförmige Oberflächentrübung der zentralen vorderen Linsenpartien aus (Tso et al. 1975). Hier treten die Kupferablagerungen vor allem in vorderer und hinterer Linsenkapsel an den Polen, nicht aber am Äquator, auf. Ähnliche Kupferablagerungen in der Linsenkapsel wurden bei Patienten mit Hypercuprämie bei multiplen Myelomen (Lewis et al. 1975) oder mit Lungenkarzinom (Martin et al. 1983) beobachtet.

e) Cataracta secundaria

Proliferationsfähige Linsenepithelreste, die nach einer extrakapsulären Kataraktoperation im Auge zurückgeblieben sind, können als häufigste postoperative Langzeitkomplikation bei bis zu 50 % der erwachsenen Patienten innerhalb von 3–5 Jahren nach einer Kataraktextraktion eine Eintrübung der hinteren Kapsel (Nachstar) hervorrufen. Im allgemeinen geht die Häufigkeit mit zunehmendem Patientenalter jedoch zurück (Apple et al. 1984, 1992; Green u. McDonnell 1985; Kappelhof u. Vrensen 1992; McDonnell et al. 1983; Wilhelmus u. Emery 1980). Die Formen der Cataracta secundaria teilt man klinisch und histologisch am zweckmäßigsten in die beiden folgenden, nicht immer scharf trennbaren Gruppen ein (nicht als Nachstar zu bezeichnen sind Trübungen der vorderen Glaskörperbegrenzung im Pupillarbereich nach intrakapsulärer Extraktion, eine traumatische Katarakt, auch bei umfangreicher Resorption der Linsenfasersubstanz, und Linsen, die ohne erkennbaren Anlaß geschrumpft sind, z.B. die Cataracta membranacea):

Cataracta secundaria simplex: Der einfache Nachstar besteht aus Linsenkapsel, verbliebenen und proliferierten Epithelzellen und ihren degenerativen Zerfallsprodukten (Abb. 9.14). An eine extrakapsuläre Kataraktextraktion schließt sich zunächst immer eine mehr oder weniger umfangreiche Resorption der verbliebenen Linsenfasern an. Da die Kapsel außerordentlich widerstandsfähig und schwer resorbierbar ist, bleibt sie meistens erhalten. Beim *fibrösen* Typ des Nachstars proliferieren die anhaftenden Epithelzellen und bilden im Rahmen einer fibrösen Pseudometaplasie multiple Schichten spindelförmiger Myofibroblasten und eine fibröse Matrix mit Kollagenfasern, Basalmembran-Neubildung und Hyaluronsäure-Produktion, ähnlich einer Cataracta subcapsularis anterior (Fagerholm et al. 1992; Frezzotti et al. 1990; Green u. McDonnell 1985; Ishibashi et al. 1994; Jacob et al. 1987; McDonnell et al. 1983); es entstehen die sog. *Kapselschwielen* (Abb. 9.11). Die Proliferation der Epithelzellen geht von den Appositionsstellen der vorderen Kapselreste an die Hinterkapsel aus und dehnt sich auf der Vorderfläche der Hinterkapsel zentralwärts aus. Kontraktile Eigenschaften der proliferierten Zellen können zu einer Fältelung der hinteren Kapsel führen. Auch ein Verschluß der vorderen Kapsulotomie mit Kontraktion und Fältelung der Vorderkapsel ist durch Epithelzellproliferation möglich (Mietz et al. 1993/94).

Durch Proliferation der verbliebenen äquatorialen Epithelzellen entstehen gelegentlich auch abnorme globuläre Faserzellen, meist in Form der Wedl-Blasenzellen auf der hinteren Kapsel (Apple et al. 1992). Sie bilden das histologische Substrat des sog. *regeneratorischen Nachstars*, der sich klinisch in Form von kugeligen, froschlaichähnlichen Konglomeraten aus kernhaltigen Blasenzellen von 5–120 μm Durchmesser (*Elschnig-Perlen*) auf der Vorderfläche der Hinterkapsel darstellt, die den gesamten Pupillarbereich einnehmen oder durch eine Kapselöffnung traubenförmig in die Vorderkammer hineinragen (Abb. 9.14; Elschnig 1911; Green u. McDonnell 1985; McDonnell et al. 1983). Ultrastrukturell ähneln die Elschnig-Perlen durch ihr homogenes, organellarmes Zytoplasma und interzelluläre „gap junctions" abnormalen Linsenfasern (Kappelhof et al. 1986; Sveinsson 1993).

Bleiben die Epithelproliferationen aber auf die äquatorialen Bezirke hinter der Iris beschränkt, ohne auf die axialen Partien überzugreifen, spricht man von einer *Soemmerring-Ringkatarakt* (Jongebloed et al. 1988; Kappelhof et al. 1987; Abb. 9.13). Als mögliche Stimuli für die Proliferation, Migration und Transformation der Epithelzellen kommen Zytokine und Wachstumsfaktoren, freigesetzt durch eine defekte Blut-Kammerwasser-Schranke, in Betracht (Apple et al. 1992).

Cataracta secundaria accreta: Der komplizierte Nachstar entsteht nach postoperativen Blutungen oder Entzündungen, und zwar am häufigsten nach extrakapsulärer Kataraktextraktion bei Iridozyklitis. An seinem Aufbau sind daher neben den Komponenten eines gewöhnlichen Nachstars auch Zellen aus der Nachbarschaft oder Entzündungszellen beteiligt (Kappelhof u. Vrensen 1992). Durch bindegewebige Organisation von amorphen und zellulären Exsudaten sowie von Blut bilden sich bei leichteren Reizungen nur einzelne Synechien, bei stärkerem Entzündungszustand dagegen durch Verschmelzung des Nachstars mit Iris und vorderem Glaskörperabschnitt solide Bindegewebsplaques. Sind auch Pigmentepithelzellen oder Melanozyten der Iris an diesem Gewebskonglomerat beteiligt, kommt es zu einem sog. *Pigmentnachstar* (Green u. McDonnell 1985; Abb. 9.14e).

Eine seltene Form des komplizierten Nachstars ist die *Kapseleinheilung* (Abb. 9.43): Bleibt bei der Kataraktextraktion ein Kapselstück in der Korneoskleralwunde eingeklemmt, kann Bindegewebe („Stroma-

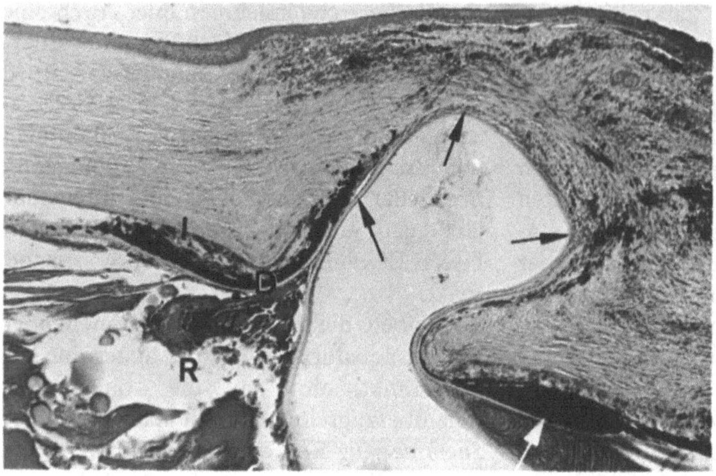

Abb. 9.43. Linsenkapsel-Inkarzeration (*Pfeile*) bei Irisprolaps (*I*) in Korneoskleralwunde; Descemet-Membran (*D*), Linsenreste (*R*)

Einwachsung") vom Limbusbereich oder sogar Konjunktiva („Epithel-Einwachsung") an ihm entlang in den leeren Kapselsack einwandern (s. Kap. 5).

f) Katarakt durch ionisierende Strahlung

Jede Form ionisierender Strahlung (Röntgen-, α-, β-, γ-, Neutronenstrahlung) ist ein potenter kataraktogener Faktor, da die Linse die gegenüber Strahlenschädigungen empfindlichste Struktur im Auge darstellt. Mit der zunehmenden diagnostischen und therapeutischen Anwendung von Röntgenstrahlen und radioaktiven Substanzen gewinnen Strahlenschädigungen der Linse immer mehr an praktischer Bedeutung. Experimentelle Studien korrelieren gut mit klinischen Beobachtungen an menschlichen strahlengeschädigten Linsen. Die Schädigung des Linsengewebes ist kumulativ und hängt von einer Reihe von Faktoren ab, von denen Dosis, Bestrahlungsdauer und Bestrahlungsmodus (Einzeldosis, Fraktionierung) die wichtigsten sind (Calissendorff et al. 1995; Henk et al. 1993; Klein et al. 1993; Lappi et al. 1990; Lipman et al. 1988). Korpuskularstrahlung gilt im allgemeinen als kataraktogener im Vergleich mit Röntgen- oder γ-Strahlung bei gleicher Dosis (Dean et al. 1988; von Sallmann et al. 1955). Die pathologischen Veränderungen sind jedoch bei allen Formen ionisierender Strahlung ähnlich und resultieren in der Regel in einer hinteren subkapsulären Strahlenkatarakt, die stationär bleibt oder in eine Cataracta matura fortschreiten kann.

α) Katarakt durch Röntgenstrahlung

Früheste klinisch sichtbare Veränderungen menschlicher strahlengeschädigter Linsen sind diskrete punktförmige, subkapsuläre Rindentrübungen im Äquatorbereich und am hinteren Pol, die sich zu einer ringförmigen Trübungszone oder zu Nahttrübungen ausbreiten oder in eine dichte scheibenförmige Trübungszone in der hinteren Rinde entwickeln können (Hockwin u. Koch 1975). Erst später erscheinen auch vordere granuläre, subkapsuläre Trübungen im Pupillarbereich. Die stationären Trübungen werden durch neues Linsenwachstum in tiefere Rindenschichten verlagert.

Hinsichtlich der Abhängigkeit einer Röntgenkatarakt von der *Dosis* und der *Behandlungsdauer* betrug in einer älteren, aber umfassenden klinischen Studie die geringste kataraktogene Dosis bei *Einzelbestrahlung* 2 Gy (200 rad), die durchschnittliche Latenzzeit bis zur klinischen Kataraktdiagnose bei 2–3,5 Gy 11 Jahre und 8 Monate, bei 4–10 Gy 5 Jahre und 5 Monate (Merriam u. Focht 1957). Strahlenkatarakte nach mehr als 7 Gy waren progredient. Die Angaben anderer Autoren zur Schwellendosis bei Einzelbestrahlung variieren zwischen 3 und 9 Gy (COGAN u. DREISLER 1953; LAPPI et al. 1990); eine Einzeldosis von 10 Gy führt nach etwa 3 Jahren zur Kataraktentwicklung.

Eine *Fraktionierung* der Bestrahlung verlängert die Latenzzeit, verringert die Intensität der Schädigung und erhöht die Schwellendosis, die zu progressiven Trübungen führt (DEEG et al. 1984). Die kataraktogene Minimaldosis wird bei Bestrahlung in 10–20 Fraktionen in einem Zeitraum von 3 Wochen bis 3 Monaten mit 4–5 Gy angegeben (HENK et al. 1993); die Latenzzeit variiert zwischen 6 Monaten und 3 Jahren. Nach einer Gesamtdosis von 11,5 Gy entwickelte sich regelmäßig eine Katarakt, die ab 14,5 Gy progredient verlief (MERRIAM u. FOCHT 1962). Eine neuere Untersuchung gibt als Dosis, die regelmäßig zur Linsentrübung führt, 16 Gy bei fraktionierter Applikation an (HENK et al. 1993).

Die Linsen von Kindern im 1. Lebensjahr sind am empfindlichsten, jenseits des 1. Lebensjahres ist jedoch eine höhere Strahlenempfindlichkeit jugendlicher Linsen nicht mehr mit Sicherheit erwiesen. Ein abwartendes Verhalten bei der Behandlung von Angiomen in der Nähe des Auges wird daher von manchen Autoren angeraten (BEK u. ZAHN 1960).

Histopathologie: Im histologischen Bild besteht die subkapsuläre Trübungszone am hinteren Pol aus einer dicken Lage proliferierter Blasenzellen und einer ausgeprägten vakuoligen Degeneration und Verflüssigung benachbarter Rindenfasern (Abb. 9.10a). Das Epithel reicht in unregelmäßigen Strängen über die Äquatorzone nach hinten. Die Kernbogenformation ist ungeordnet und lückenhaft. Auch in der vorderen Rinde sind subkapsuläre Vakuolen und Faserdegenerationen innerhalb einer schmalen granulären Zerfallszone sichtbar (COGAN u. DREISLER 1953; COGAN et al. 1958; VON SALLMANN 1965).

Linsen nach langdauernder, niedrig dosierter Bestrahlung zeigten anstelle einer scheibenförmigen Trübung am hinteren Pol zwei diskrete Trübungszonen, getrennt durch eine 250 µm breite klare Zwischenzone, in der hinteren Rinde (HAYES u. FISHER 1979). Während sich die oberflächliche Trübungszone ultrastrukturell in Form verflüssigter Linsenfaserproteine und Ansammlungen großer Membranwirtel darstellte, bestand die tiefere Trübungszone aus kleineren, abgeflachten Membranwirteln. Eine dritte diskrete Trübungszone entstand durch den Zerfall kortikaler Linsenfasern am vorderen Pol. Schließlich wiesen das zentrale Epithel fibroblastenähnliche Transformationen und das germinative Epithel abnormale Faserdifferenzierungen auf.

Durch Kombination klinischer und histologischer Befunde kann eine Strahlenkatarakt in 4 Stadien eingeteilt werden:

1. Hintere Nahttrübung durch Einwanderung äquatorialer Epithelzellen;
2. goldgelbes Farbschillern am hinteren Linsenpol infolge Ausbreitung des proliferierenden Epithels;
3. schüsselförmige, tuffsteinartige Trübung am hinteren Pol durch radiäre und schichtweise Anordnung von Blasenzellen;
4. Cataracta immatura als Resultat fortschreitender Degeneration und Verflüssigung der hinteren Linsenrinde.

Als ursächliche Mechanismen gelten eine primäre Schädigung der DNS und der Zellmembranen der Epithelzellen der germinativen Zone, was zu einer abnormalen Faserdifferenzierung und retroäquatorialen Migration der Epithelzellen führt (LIPMAN et al. 1988; WORGUL et al. 1989).

β) Katarakt durch β-Strahlen

β-Strahlen werden hauptsächlich zur Behandlung epi- und parabulbärer Tumoren angewendet (LOMMATZSCH 1967, 1977; LOMMATZSCH u. Vollmar 1964). Die Häufigkeit von Linsenschädigungen nach 8 oder mehr Jahren betrug in einer klinischen Studie insgesamt 33%, war jedoch von der Dosis der

β-Bestrahlung abhängig (THOMAS et al. 1962). Die Trübungen blieben jedoch stationär, meist auf die Linsenperipherie beschränkt und führten nur selten zu einer Visusherabsetzung. Bei einem Abwägen der therapeutischen Vorteile der β-Bestrahlung gegenüber einer möglichen Kataraktentwicklung kommen die Autoren zu der Auffassung, daß die potentiellen Komplikationen nicht signifikant genug sind, um gegen eine Anwendung dieser Bestrahlungsform zu sprechen.

β-Bestrahlung nach Pterygium-Abtragung führte nach 3–20 Jahren bei 19 von 63 Augen zu partiellen Linsentrübungen, bei 3 Augen zu einer massiven Strahlenkatarakt (TSARR 1980).

γ) Katarakt durch andere Formen der Strahlentherapie

Jede weitere Form der Strahlentherapie, insbesondere zur Behandlung orbitaler oder uvealer Tumoren (z.B. Protonen-Bestrahlung, Heliumionen-Bestrahlung, Applikation von Radionukliden, die meist α- oder γ-Strahlen emittieren), kann eine Linsentrübung hervorrufen (GRAGOUDAS et al. 1995; HENK et al. 1993; KLEINEIDAM et al. 1993; MEECHAM et al. 1994). Neben verschiedenen Risikofaktoren, wie Patientenalter, Bestrahlungsdosis und -dauer, Tumorprominenz und -lokalisation, ist vor allem der mitbestrahlte Anteil des Linsenvolumens für die Kataraktentwicklung ausschlaggebend. Werden bei einer Gesamtdosis von 48–80 Gy über 50% des Linsenvolumens mitbestrahlt, so entwickeln über 90% der Patienten innerhalb von 7 Jahren eine Katarakt. Ein bestrahlter Anteil von 25–50% führt bei 23% der Patienten innerhalb von 3 Jahren zu einer Linsentrübung (MEECHAM et al. 1994).

Neben der katarakterzeugenden Wirkung äußerlich applizierter ionisierender Strahlung können auch interne Radionuklid-Ablagerungen eine hintere subkapsuläre Linsentrübung hervorrufen. Die Katarakt nach kurzfristigen, hochdosierten intravenösen Injektionen von Radium-224, eine heute nur noch selten angewandte Form der Strahlentherapie bei Tuberkulose und Spondylitis, stellte sich als umschriebene, bilaterale, plaqueförmige Trübung am hinteren Pol dar (SPIESS et al. 1978; STEFANI et al. 1989).

Kataraktentstehung durch hämatogen zum Auge gelangte Radionuklide wurde auch bei einem Patienten mit beruflicher Plutonium-239 Exposition beschrieben (GRIFFITH et al. 1985).

δ) Katarakte bei Atombombenopfern

Die Häufigkeit von Linsenschädigungen durch γ-Strahlen und Neutronen bei Überlebenden der Atombombenkatastrophen 1945 in Japan hängt in erster Linie von der Entfernung der Betroffenen vom Explosionszentrum ab (COGAN et al. 1949; CHOSHI et al. 1983; DODO 1975; SINSKEY 1955). KANDORI u. MASUDA (1956) fanden strahlenbedingte Linsenveränderungen bei insgesamt 26% von 435 Patienten in Hiroshima, wobei die Häufigkeit von 55% unter 2 km bis auf 15% innerhalb 3–4 km vom Explosionsherd abnahm. Die Manifestation der Linsentrübungen dauerte 2,5 Monate bis 6 Jahre. Als Schwellendosis für die Kataraktentwicklung erwies sich eine γ-Strahlung von 1,1–1,5 Gy (110–147 rad) (OTAKE u. SCHULL 1982, 1991).

Eine histologische Untersuchung geschädigter Linsen ergab keine wesentlichen Unterschiede gegenüber dem Bild der Strahlenkatarakt (KIMURA u. IKUI 1951).

ε) Experimentelle Studien

Die Linse repräsentiert als „biologisches Dosimeter" ein besonders geeignetes Studienobjekt für die direkte Untersuchung der Strahlenwirkung, da Sekundäreffekte, wie das Eindringen von Zellen aus der Umgebung, nicht auftreten (HOCKWIN u. KOCH 1975; van HEYNINGEN 1976; VON SALLMANN 1965). Die frühesten experimentellen Untersuchungen über Strahlenwirkungen auf Augen führte CHALUPECKY (1897) durch; grundlegende Studien von ROHRSCHNEIDER (1929) wurden durch umfangreiche neuere Forschungen im Detail ergänzt. Dabei zeigten sich bei Bestrahlung der Linsen verschiedener Versuchstiere mit den unterschiedlichen Formen ionisierender Strahlung nur geringfügige Unterschiede (Lipman et al. 1988; Tabelle 9.5).

Histologisch nachzuweisende Veränderungen treten bereits wenige Stunden nach Strahlenexposition auf und gehen den klinisch erkennbaren Trübungen in der hinteren Rinde stets um Monate voraus. Die früheste erkennbare Läsion betrifft die Zellkerne des Epithels der germinativen Zone, wobei es innerhalb von 24 h nach Bestrahlung zu einer Blockade der DNS-Synthese (Scullica et al. 1962) sowie einer vollständigen Unterbrechung aller Mitosen kommt (Cogan et al. 1952; von Sallmann 1952, 1965; Worgul u. Rothstein 1975). In den darauf folgenden 5 Tagen erreichen DNS-Synthese und Mitoserate wieder Normalwerte, um innerhalb der nächsten Wochen überzuschießen, was zur Bildung abnormer pleomorpher Linsenfasern in der Äquatorregion führt. Während dieser Phase beherrschen Kernanomalien der Epithelzellen, Unregelmäßigkeiten des äquatorialen Kernbogens, pathologische Mitoseformen, Kerndegenerationen und aberrante Faserbildungen das Bild. Rindenveränderungen werden erst dann sichtbar, wenn die geschädigten Zellen der germinativen Zone nach hinten wandern und am hinteren Linsenpol abnormale Faserzellen, zum Teil in Form von Wedl-Blasenzellen, vom Typus einer Cataracta subcapsularis posterior gebildet haben (Holsclaw et al. 1989; Rini et al. 1983, 1986; Worgul u. Rothstein 1977; Worgul et al. 1976, 1982). Sobald sich die nach etwa 8 Wochen einsetzende anhaltende Hemmung der epithelialen Zellteilungen auswirkt, imponieren große Lücken im Epithel.

Andere Autoren beschreiben eine Vakuolisierung der Epithelzellen nach 3 Tagen und eine Quellung und Vakuolisierung der hinteren subkapsulären Linsenfasern nach 30 Tagen, die innerhalb von 3 Monaten in eine komplette Linsentrübung fortschreiten kann (Palva u. Palkama 1978).

Schweregrad und Latenzzeit der strahlenbedingten Linsenveränderungen hängen von einer Reihe von Faktoren ab:

Lebensalter: Je jünger die Versuchstiere sind, desto empfindlicher ist die Linse gegenüber Strahlenschädigung und desto kürzer ist die Latenzzeit (Benedikt 1962; Worgul et al. 1982). Dies steht im Einklang mit der bekannten Strahlenempfindlichkeit der sich teilenden Zellen und der Abnahme der Mitoserate im Alter (von Sallmann u. Grimes 1966).

Dosis: Die kataraktogene Minimaldosis beträgt 2–5 Gy, bei Primaten etwa 5 Gy; je höher die Dosis, desto kürzer die Latenzzeit und stärker die Schädigung. Die erforderliche Strahlenmenge bis zur Ausbildung einer klinisch sichtbaren Trübung liegt höher, wenn die Gesamtdosis fraktioniert wird (Holsclaw et al. 1989; Kandori 1956; Rini et al. 1983; Zintz u. Beebe 1986). So kann bei fraktioniertem Vorgehen die Schwellendosis einer Einzelbestrahlung fast verdoppelt werden, ehe eine Linsentrübung auftritt.

Teilbestrahlungen: Bei Bestrahlung lediglich eines Quadranten der Linse bleibt der typische Befund der Strahlenveränderung nur auf die bestrahlte Region beschränkt (Goldmann u. Liechti 1938; Leinfelder u. Riley 1956; Lommatzsch 1977; Abb. 9.44). Jedoch scheint das exponierte Linsenareal weniger geschädigt zu werden als ein vergleichbarer Sektor einer mit derselben Dosis total bestrahlten Linse (Pirie 1961). Auch findet eine Wanderung von Zellen der gesunden auf den bestrahlten Sektor oder umgekehrt nicht statt.

Medikamentöse Einflüsse: Bei Gabe von Zystein (von Sallmann 1952), Thioharnstoff, Glutathion (Swanson et al. 1957) oder Vitamin E als Strahlenschutz wird über eine Verringerung des klinisch erfassbaren Trübungsbildes berichtet (Hockwin u. Koch 1975; Ross et al. 1990). Auch Galaktosefütte-

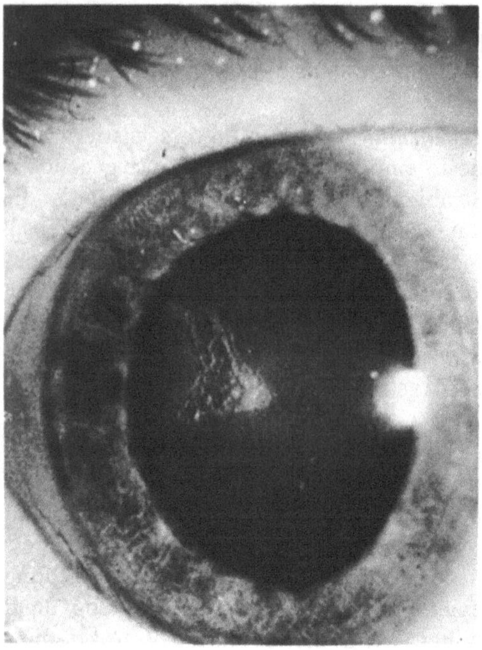

Abb. 9.44. Sektorenförmige β-Strahlenkatarakt nach ^{90}Strontium-Yttrium-Bestrahlung eines Bindehautmelanoms mit 180 Gy vor 11 Jahren (Foto: P. LOMMATZSCH, Leipzig)

rung scheint die Entwicklung einer Strahlenkatarakt zu unterdrücken (KODAMA et al. 1983).

g) Katarakt durch nichtionisierende Strahlung

α) Ultraviolette Strahlung

Der ultraviolette Anteil der Sonnenstrahlung (280 - 400 nm) wird seit langem als potentieller Risikofaktor für eine Kataraktentwicklung diskutiert. In der Folgezeit wiesen auch zahlreiche *tierexperimentelle Unteruchungen* auf eine linsenschädigende Wirkung der UV-Strahlung hin (CULLEN u. MONTEITH-MCMASTER 1993; PITTS et al. 1977; SCHMIDT et al. 1988; SÖDERBERG 1990; TUFFS et al. 1987; WEGENER 1994/95; ZIGMAN u. VAUGHAN 1974; ZIGMAN et al. 1991). Im Gegensatz zur UV-A-Strahlung (320 - 400 nm), die nur diskrete transiente Veränderungen nach langer Latenzzeit verursacht, erwies sich die Bestrahlung mit UV-B (280 - 320 nm) als wirksame kataraktogene Noxe. Schon sehr geringe UV-B-Dosen von 1 J/cm² können bei einer Bestrahlungsdauer von 15 min nach wenigen Stunden permanente Trübungen in der vorderen Linsenrinde erzeugen.

Histologisch zeigen sich eine Proliferation und Hyperplasie der vorderen Epithelzellen, Quellung der Mitochondrien, Kernfragmentierungen, Kapselmultiplikationen, Unregelmäßigkeiten der Kernbögen sowie eine Quellung und Degeneration der vorderen subkapsulären Linsenfasern mit Vakuolisierung der Nahtregion (SCHMIDT et al. 1992, 1993; TUFFS et al. 1987). In Kombination mit einer diabetischen Stoffwechsellage oder Röntgenstrahlung sind ausgeprägte synkataraktogene Wirkungen zu beobachten (SCHMIDT et al. 1988; TUFFS et al. 1987).

Auch neuere *epidemiologische Studien* scheinen zu belegen, daß übermäßige UV-B-Exposition einen Risikofaktor für die Entwicklung einer Cataracta corticalis oder Cataracta subcapsularis posterior darstellt (BOCHOW et al. 1989; BRILLIANT et al. 1983; DOLIN 1994; HILLER et al. 1977; HOLLOWS u. MORAN 1981; TAYLOR et al. 1988; TAYLOR 1989, 1994/95; ZIGMAN et al. 1979), so daß UV-Strahlung nach dem heutigen Erkenntnisstand als kataraktogener Faktor angesehen werden kann.

Als *Schädigungsmechanismen* werden eine primäre direkte Schädigung der Epithelzellen (DNS, Mitochondrien) sowie photooxidative Veränderungen der Linsenproteine durch UV-induzierte freie Radikale angenommen, wie sie auch für den Alterungsprozeß der Linse charakteristisch sind (ANDLEY 1994; BORKMAN u. LERMAN 1977; LERMAN 1980; LIPMAN et al. 1988; WEGENER 1994/95): Durch UV-B-Absorption aromatischer Aminosäuren, vor allem der Tryptophanreste der Linsenfaserproteine, entstehen reaktive Sauerstoffmoleküle, die komplexe biochemische Veränderungen, wie z. B. Konformationsänderungen der Linsenproteine, Membranschädigungen, Inaktivierung antioxidativer Enzyme, etc. initiieren. Daraus resultiert die Bildung hochmolekularer Proteinaggregate, die zur Veränderung des Brechungsindexes führt.

β) Infrarotkatarakt

Nach langjähriger Exposition gegenüber Infrarotstrahlung ist bei bestimmten Berufsgruppen die Entwicklung eines Infrarotstars, auch Glasbläser- oder Feuerstar genannt, möglich. Für die Kataraktentwicklung, die meist erst nach 20jähriger beruflicher Exposition und selten vor dem 60. Lebensjahr einsetzt, konnte bislang jedoch keine eindeutige Dosis-Effekt-Korrelation aufgestellt werden (LYDAHL 1984). Bei der Kataraktentwicklung scheint ein indirekter thermaler Effekt eine wesentliche Rolle zu spielen, wobei durch Wärmeabsorption des Irispigmentepithels und Wärmeübertragung auf die Linse die Linsenproteine denaturiert werden (GOLDMANN 1933). Die Veränderungen in der Linse betreffen zum einen die vordere Linsenkapsel („Feuerlamelle") (Abb. 9.21), zum anderen den hinteren axialen Linsenbezirk in Form einer umschriebenen scheibenförmigen Trübungszone („Polscheibe"). Nach COATES u. KEATINGE (1955) läßt sich die Entwicklung des Infrarotstars folgendermaßen einteilen:

- nach 10 Jahren vordere „Kapselstreifung" mit geringer Neigung zur Progredienz;
- nach 20 Jahren Veränderungen der hinteren Kapsel;
- nach 30 Jahren Abschilferung der Vorderkapsel;
- nach 40 Jahren Zerfall der hinteren Rinde.

Histopathologie: Bei der „Feuerlamelle" handelt es sich um eine lamelläre Ablösung nahezu der Hälfte der Kapsel im Pupillarbereich (BURDE et al. 1969; CALLAHAN u. KLIEN 1958; GOLDSCHMIDT 1932; s. Abschn. D.II.2.). Das Linsenepithel erscheint in der Peripherie normal, im zentralen Bereich sind die Zellen abgeflacht. In der vorderen Rinde läßt sich ein Zerfall der Linsenfasern zu Morgagni-Kugeln beobachten. Die später einsetzenden Veränderungen der hinteren Rinde dürften sich von den vorderen nicht unterscheiden.

γ) Katarakt durch Lasertherapie

Ähnliche Veränderungen durch Wärmetransfer der Iris können auch durch therapeutische *Argon-Laserbehandlung* der Iris (Argon-Laser-Iridotomie) oder unbeabsichtigte Irisschädigung bei retinaler Argon-Laser-Photokoagulation induziert werden (CHRISTIANSEN u. BRADFORD 1995; LAKHANPAL et al. 1982; MCCANNA et al. 1982; SHAPIRO et al. 1984). Die resultierende Katarakt zeichnet sich durch unmittelbar entstehende, multiple, umschriebene, nicht progrediente Trübungen in der tiefen vorderen Rinde aus, die sich gelegentlich in den Kern hinein ausdehnen können. *Histopathologisch* findet sich eine unspezifische globuläre Linsenfaserdegeneration (MCCANNA et al. 1982). Elektronenmikroskopisch finden sich neben einem vakuolisiertem und fokal nekrotischem Epithel spezifische degenerative Veränderungen der Linsenfasern: inmitten normaler Linsenfasern liegen Aggregate (0,3–1 mm Breite) aus zahlreichen spindelförmigen Einzelläsionen, die mit ihrer Längsachse senkrecht zur Linsenkapsel angeordnet sind. Die Einzelläsionen stellen extrazelluläre Hohlräume dar, die mit Zelldebris und Membranresten angefüllt sind (SHAPIRO et al. 1984).

δ) Katarakt durch Mikrowellen

Mikrowellen (langwellige elektromagnetische Strahlung im Bereich von 1 mm–100 cm) in hohen oder wiederholten Dosen können potentiell eine hintere subkapsuläre Katarakt induzieren (APPLETON u. MCCROSSAN 1972), wobei die Hitzedenaturierung antioxidativer Substanzen eine Rolle spielt (LIPMAN et al. 1988). Während der kataraktogene Nachweis von Mikrowellen im Tierexperiment gelungen ist (Tabelle 9.5), steht der eindeutige Nachweis bei menschlichen Linsen trotz einzelner Fallbeschreibungen bislang noch aus und bleibt umstritten (LIPMAN et al. 1988). Insbesondere konnte eine schädigende Wirkung niedriger Dosen bislang noch nicht belegt werden.

Im *Tierexperiment* konnten innerhalb 24 h eine vordere subkapsuläre Trübung und/oder eine hintere subkapsuläre Trübung innerhalb weniger Tage in Abhängigkeit von Expositionsdauer und Dosis induziert werden. Eine Linsenschädigung ließ sich bereits nach 6minütiger Bestrahlung mit 20–40 mW/g bzw. nach 1stündiger Bestrahlung mit 10 mW/g erzeugen (Stewart-DeHaan et al. 1985). *Histologisch* fanden sich ein Ödem und Kernpyknosen der äquatorialen Epithelzellen, weiterhin eine vakuolige und globuläre Degeneration der Linsenfasern am hinteren Pol sowie Anreicherung von sauren Mukopolysacchariden (Kurz u. Einaugler 1968). Als Schädigungsmechanismen werden thermale Effekte (DNS- und Membranschädigung, Inaktivierung hitzelabiler Enzyme) und mechanische Effekte durch Druckwellen im Kammerwasser aufgrund thermoelastischer Ausdehnung angegeben (Creighton et al. 1987; Lipman et al. 1988).

h) Cataracta electrica

Berichte über Fälle von Blitz- und Elektrizitätsstar sind relativ selten (Biro u. Pamer 1994; van Johnson et al. 1987; Long 1963; Oleszewski u. Nyman 1984; Saffle et al. 1985). Die Katarakt, die sich in der Regel 2–6 Monate nach dem Unfall entwickelt, zeichnet sich durch sternförmige, meist progrediente Trübungen entlang der vorderen Nähte aus. Früheste Veränderungen sind feine subkapsuläre Vakuolen in der mittleren Linsenperipherie. Aufgrund histologischer Untersuchungen kommt es zunächst zu einer Schädigung des Epithels und zur Ausbildung subkapsulärer Vakuolen, vor allem in der Region der vorderen Nahtlinien. Die gequollenen Linsenfasern der vorderen Rinde erfahren eine hydropische und vakuolige Degeneration. Zeichen einer vorderen subkapsulären Epithelproliferation und Degeneration hinterer Rindenfasern fanden sich erst nach einem längeren Intervall (Hanna u. Fraunfelder 1972).

Der Schädigungsmechanismus ist unbekannt.

3. Linsentrübungen bei Allgemeinerkrankungen

Die Linse beteiligt sich trotz ihrer anatomischen Isolierung häufig an Erkrankungen des Gesamtorganismus (s. Kap. 16). Dabei weisen viele Kataraktformen gemeinsame Züge auf, zumal ihr Verlauf durch die Schwere des Grundleidens und das Lebensalter beeinflußt wird. Die Katarakt entwickelt sich meistens bilateral und chronisch progredient. Bezüglich der klinischen Befunde muß auf die entsprechenden Standardwerke verwiesen werden (Endres u. Shin 1990; Koch 1976; Sautter 1952).

Wie unmittelbar sich die Linse an einer Allgemeinerkrankung beteiligen kann, geht besonders sinnfällig daraus hervor, daß sie nicht selten mit so charakteristischen Veränderungen reagiert, daß schon sie allein die Diagnose ermöglichen (z.B. bei myotonischer Dystrophie oder Tetanie). Man sollte nicht nur auf manifeste Trübungen und abweichende Diskontinuitätszonen achten, sondern auch auf verkürzte sagittale Durchmesser der Linse, die z.B. auf eine Wachstumshemmung schließen lassen (Tetanie).

a) Diabetes mellitus

Stoffwechselerkrankungen, die mit drastischen Störungen des osmotischen Gleichgewichts einhergehen, können mit rapide verlaufenden Linsentrübungen assoziiert sein. Die Katarakt bei Diabetes mellitus ähnelt bei älteren Patienten einer frühzeitig einsetzenden Cataracta senilis. Senile Linsentrübungen treten bei Patienten mit Diabetes zwischen dem 50. und 65. Lebensjahr dreimal häufiger auf als bei nicht an Diabetes erkrankten Personen (Ederer u. Hiller 1981). Bei jugendlichen Patienten (Diabetes mellitus Typ I) kann sich eine „Schneeflocken-Katarakt" mit flockigen subkapsulären Trübungen und Vakuolen oder punktförmigen farbschillernden Trübungen in tieferen Rindenschichten entwickeln (Cataracta diabetica vera) (HERFURTH et al. 1985), die rasch in eine Cataracta matura fortschreitet (Abb. 9.45). Frühveränderungen, wie eine Quellung und Vakuolisierung der subkapsulären Linsenfasern, können bei erfolgreicher Behandlung der Grunderkrankung bis zu einem gewissen Grade reversibel sein (BROWN u. BURMAN 1973; KINOSHITA 1974). Transiente punktförmige Trübungen in der hinteren Rinde können als klinischer Hinweis auf eine signifikante Hyperglykämie oder als Frühzeichen der Erkrankung dienen. Derartige reversible Trübungen treten abrupt auf und sind meist nach 3-36 Tagen wieder verschwunden (BUTLER 1994; DICKEY u. DAILY 1993). Eine anhaltende Entgleisung der Stoffwechselsituation führt jedoch im allgemeinen zu einer beträchtlichen Quellung der Linse (Cataracta intumescens) mit totaler Verflüssigung der Rinde (Cataracta matura) (Abb. 9.32), in jugendlichem Alter sogar des Kerns, eingeleitet durch einen „Hydrops capsulae lentis".

Die ursächlichen *Mechanismen der Kataraktentwicklung* sind weitgehend bekannt: Die Reduktion von Glukose durch das Enzym Aldosereduktase, das in erhöhter Menge in diabetischen Linsen nachgewiesen werden kann (AKAGI et al. 1987), führt zur intrazellulären Akkumulation von Zuckeralkoholen (Sorbit) und damit zur osmotisch bedingten, partiell reversiblen Flüssigkeitsabsorption durch die Linsenzellen. Später folgen proteinchemische Veränderungen durch nichtenzymatische Glykosilierung, Quervernetzung und Aggregatbildung der Linsenproteine, die zu Linsenfaserdegenerationen und irreversiblen Trübungen führen (HOCKWIN 1993; KADOR u. KINOSHITA 1984; KINOSHITA 1974, 1986; KINOSHITA et al. 1979; LERNER et al. 1984; ROBISON et al. 1990; STEVENS et al. 1978; VARMA et al. 1979b). Die Kataraktentwicklung kann im Tiermodell durch Aldosereduktase-Inhibitoren verhindert werden (HOCKWIN 1993; OHRLOFF et al. 1986).

Histologische Untersuchungen von den aufschlußreichen initialen Veränderungen liegen naturgemäß nicht vor. Als Modell für Frühveränderungen bei diabetischer Katarakt kann die *Alloxan-induzierte Katarakt* im Tiermodell dienen, die klinisch vergleichbare Trübungen ergibt (COSTELLO et al. 1993): Ultrastrukturelle Veränderungen

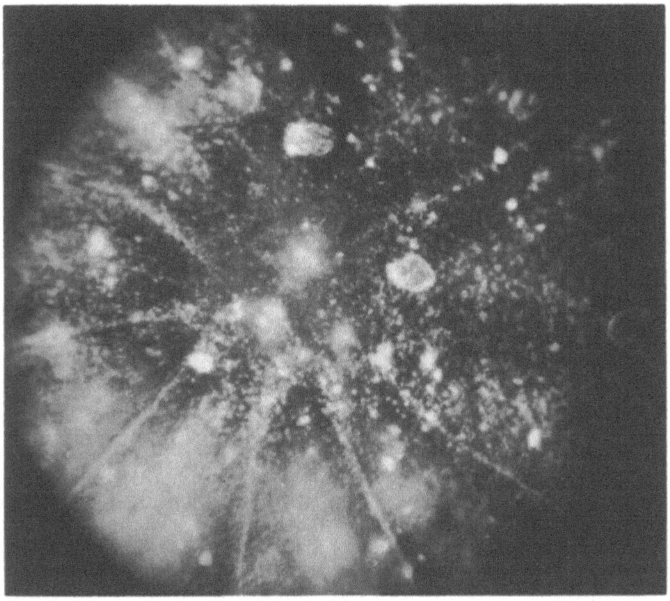

Abb. 9.45. Cataracta diabetica (Foto: Meyner, Univ. Tübingen)

umfassen neben Vakuolisierung und Quellung der Linsenfasern auch dezentere Veränderungen der Rindenfasern, wie Verlust der hexagonalen Querschnittsform, Erweiterung der Interzellularen, defekte Zellkontakte und Membranaggregate, die punktförmige Rindentrübungen verursachen.

Im Gegensatz zum Tierexperiment ist bei der diabetischen Katarakt des Menschen auch der Kern involviert, der ähnliche ultrastrukturelle Veränderungen wie bei seniler Katarakt aufweist (COSTELLO et al. 1992). Eine elektronenmikroskopische Untersuchung des Linsenkerns im fortgeschrittenen Diabetesstadium zeigte die auffälligsten Veränderungen im peripheren Kern und im Grenzbereich zwischen Kern und Rinde. Hier fanden sich Bereiche mit starker Faserkompression und Bereiche mit degenerativen Veränderungen, wie Variationen der Plasmadichte, globuläre Degeneration, multilamelläre Membranaggregate und erweiterte Hohlräume (AL-GHOUL u. COSTELLO 1993).

b) Galaktosämie und Galaktokinasemangel

Auch die Kataraktentwicklung bei Galaktosämie oder Galaktokinasemangel, zwei autosomal rezessiv vererbte Enzymdefekte des Galaktosestoffwechsels, ist auf die intrazelluläre Akkumulation von Zuckeralkoholen (Galaktit), die durch die Reduktion von Galaktose durch das Enzym Aldosereduktase entstehen, zurückzuführen (BEUTLER et al. 1973; MONTELEONE et al. 1971). Die osmotisch bedingte Flüssigkeitsaufnahme führt bereits in den ersten Lebensmonaten zur Vakuolisierung, Quellung und hydropischen Degeneration der subkapsulären Linsenfasern. Bereits während der foetalen Entwicklung weisen die vorderen Epithelzellen ein intrazelluläres Ödem und gequollene Mitochondrien auf (VANNAS et al. 1975). Die vorderen Epithelzellen lassen außerdem degenerative Veränderungen, wie intrazelluläre Vakuolen, die äquatorialen Zellen eine gesteigerte Mitoserate erkennen. Durch frühzeitige Ernährungsumstellung kann die Kataraktentwicklung vermieden oder eingeschränkt werden. Im Tiermodell kann die Kataraktentstehung durch eine Hemmung der Aldosereduktase unterdrückt werden (HU et al. 1983; KINOSHITA 1965; MACKIC et al. 1994).

c) Myotonische Dystrophie

Die myotonische Dystrophie ist eine autosomal dominant vererbte Muskelerkrankung, der eine Genmutation auf Chromosom 19 zugrunde liegt. Bei 90–97% der erwachsenen Patienten treten Linsenveränderungen auf, die durch multiple punkt- oder flockenförmige Trübungen und auffallende polychromatische Kristalle in den vorderen und hinteren mittleren Rindenpartien charakterisiert sind (GRALA 1983; OLBERT u. KUHN 1984; SAUTTER 1941; VOGT 1921). Diese charakteristischen Linsenveränderungen liefern ein wichtiges diagnostisches Kriterium bei Frühstadien der Erkrankung (REARDON et al. 1993). Die punktförmigen Trübungen können sich mit zunehmendem Lebensalter zu sternförmigen Trübungen entlang der hinteren Nähte oder zu einer geschlossenen Trübungszone bis hin zur kompletten Eintrübung verdichten.

Das histologische Substrat der farbschillernden Kristalle stellen subkapsuläre Vakuolen (0,2–7 μm im Durchmesser) mit multilamellären Membranen oder Myelinfiguren dar (DARK u. STREETEN 1977; ESHAGIAN et al. 1978). Die Epithelzellen enthalten weiterhin Lipideinschlüsse, kristalline Einschlüsse, vakuolige Mitochondrien und pyknotische Kerne; vordere und hintere Linsenkapsel weisen zahlreiche fibrilläre Einlagerungen auf.

d) Tetanie

Während die im Kindesalter auftretende hypokalzämische Tetanie die Entwicklung eines Schichtstars hervorrufen kann (PHILIPSON et al. 1978), entwickelt sich die Katarakt bei Erwachsenen mit Hypoparathyroidismus oder Pseudohypoparathyroidismus sehr langsam über Jahre hinweg. Ursache der Kataraktentwicklung, die 50–60% der Patienten mit idiopathischem Hypoparathyroidismus betrifft (BLAKE 1976; POHJOLA 1962), ist der mit der Hypokalzämie verbundene niedrige Kalziumspiegel im Kammerwasser. Die Linsenveränderungen bestehen, ähnlich wie bei der Cataracta myotonica, aus kleinen punkt- oder flockenförmigen Trübungen und farbschillernden Kristallen in der oberflächlichen Rinde. Ultrastrukturelle Untersuchungen liegen nicht vor.

e) Dermatologische Erkrankungen

Aufgrund der gemeinsamen embryologischen Herkunft von Haut und Linse aus dem Oberflächenektoderm, beteiligt sich die Linse an vielen dermatologischen Erkrankungen (SAUTTER 1952) (Abb. 9.46). Die Katarakt bei *atopischer Dermatitis* tritt bei 12–25% der Patienten auf (AMEMIYA et al. 1980; FAGERHOLM et al. 1984) und zeigt zwei Trübungsformen, entweder eine Cataracta polaris anterior und/oder posterior (VOGT 1922) oder eine diffuse Cataracta subcapsularis, die in eine totale Rindenkatarakt fortschreiten kann (BEETHAM 1940). Die Histopathologie zeigt extrem vergrößerte Zelldurchmesser des Linsenepithels am vorderen Pol bei gleichzeitiger starker Reduktion der Zelldichte auf etwa 800 Zellen/mm² und vermehrter Mitochondrienzahl in den Zellen; die äquatorialen Epithelzellen erscheinen vakuolisiert und degenerativ, z. T. auch mehrschichtig angeordnet. Ein zentraler Epithelzellverlust kennzeichnet eine längerbestehende atopische Katarakt. Die oberflächlichen Linsenfasern am vorderen Pol erscheinen gequollen, vakuolisiert, mit erweiterten Interzellularen und globulärer Degeneration. Unabhängig von der Trübungsform scheint ursächlich eine Dysfunktion des Linsenepithels vorzuliegen (FAGERHOLM et al. 1984).

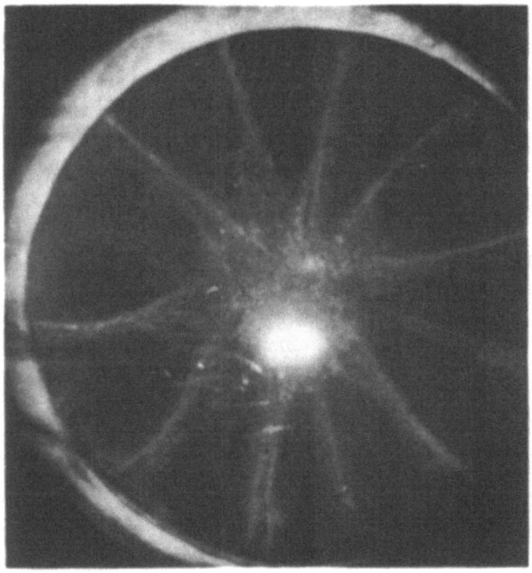

Abb. 9.46. Cataracta syndermatotica

Weitere Allgemeinerkrankungen, die mit Linsentrübungen assoziiert sein können, werden aufgrund fehlender histopathologischer Studien in tabellarischer Übersicht aufgeführt (Tabelle 9.4).

4. *Katarakt durch Medikamente*

a) Kortikosteroide

Eine Langzeittherapie mit Kortikosteroiden zur systemischen oder lokalen Behandlung entzündlicher und immunologischer Erkrankungen führt bei einem signifikanten Anteil der Patienten (durchschnittlich bei 22–28%) zur Entwicklung einer langsam progredienten, hinteren subkapsulären Linsentrübung (Abb. 9.47; URBAN u. COTLIER 1986). Die Kataraktentwicklung hängt in den meisten Studien von der Dosierung und Behandlungsdauer, evtl. auch vom Lebensalter, ab. Als Risikofaktoren für die Kataraktentwicklung gelten im allgemeinen eine Mindestdosis von 10 mg/Tag während eines Behandlungszeitraums von mehr als 6 Monaten bzw. 40 mg/Tag bei mehr als 2 Monaten. In der Regel treten Trübungen jedoch erst nach einem Jahr auf. Kinder entwickeln Linsentrübungen meist früher als Erwachsene. Eine Steroidkatarakt kann einerseits bereits nach einer kurzfristigen Steroidgabe auftreten, andererseits aber auch nach langdauernder Therapie ausblei-

Tabelle 9.4. Übersicht über Katarakte bei Allgemeinkrankheiten

Allgemeinerkrankung	Histopathologischer Befund	Autoren
I. Primäre Stoffwechselstörungen		
1. Diabetes mellitus	Quellung, Vakuolisierung und hydropische Degeneration der subkapsulären Linsenfasern; Faserkompression, globuläre Degeneration und Membranaggregate in der Kernperipherie	JANERT et al. 1956 NORHOLM 1971 EHLERS 1973 KADOR u. KINOSHITA 1984 HERFURTH et al. 1985 AL-GHOUL u. COSTELLO 1993 HOCKWIN 1993
2. Galaktosämie; Galaktokinase-Mangel	Ödem und degenerative Veränderungen (Vakuolisierung, Mitochondrienquellung) der Epithelzellen; Quellung, Vakuolisierung und hydropische Degeneration der subkapsulären Linsenfasern	MONTELEONE et al. 1971 LEVY et al. 1972 BEUTLER et al. 1973 VANNAS et al. 1975 SKALKA et al. 1980 STAMBOLIAN 1986, 1988
3. Glukose-6-phosphat Dehydrogenase-Mangel		ORZALESI et al. 1981
4. Hypoglykämie	Zonuläre Trübungen	MERIN u. CRAWFORD 1971 FRÜHAUF u. TODT 1971 POHJOLA u. RAIVIO 1971
5. α-Galaktosidase-Defekt (Morbus Fabry)	Lysosomale Einschlüsse mit lamellärem Material in Epithelzellen (Glykosphingolipide)	FONT u. FINE 1972 SHER et al. 1979
6. Morbus Niemann-Pick	Lysosomale Vakuolen mit lamellärem Material (Sphingomyelin) im Epithel	ROBB u. KUWABARA 1973 WALTON et al. 1978
7. Mannosidose α-Mannosidase-Mangel	Speichenförmige Trübungen in hinterer Rinde (Typ I) Punktförmige Trübungen in der Rinde (Typ II)	ARBISSER et al. 1976 MURPHREE et al. 1976 LETSON u. DESNICK 1978 WEISS 1990
8. Mukolipidose I	Speichenförmige Nahttrübungen der hinteren Rinde	CIBIS et al. 1983
9. Myotonische Dystrophie (Steinert-Curschmann)	Lipideinschlüsse im Epithel; Vakuolen mit multilamellärem Membranmaterial in Linsensubstanz	SAUTTER 1941 MANSCHOT 1968 DARK u. STREETEN 1977 ESHAGIAN et al. 1978 GRALA 1983 OLBERT u. KUHN 1984
10. Tetanie:		
a) bei Hypoparathyreoidismus, Pseudohypoparathyreoidismus	Weiße punktförmige Trübungen und farbschillernde Kristalle	HOLTZ 1960 HANNO u. WEISS 1961 POHJOLA 1962 BLAKE 1976 PHILIPSON et al. 1978 STEIN u. GODEL 1980 ARORA et al. 1989
b) bei Hypokalzämie anderer Ursache	Multiple flockenartigeTrübungen	
11. Hepatolentikuläre Degeneration (Wilson)	Sonnenblumen-Katarakt; granuläre Kupferablagerungen in zentraler Linsenkapsel	CAIRNS et al. 1969 TSO et al. 1975

Tabelle 9.4 (Fortsetzung)

Allgemeinerkrankung	Histopathologischer Befund	Autoren
12. Hypercuprämie	Kupferablagerungen in der Linsenkapsel	Lewis et al. 1975 Martin et al. 1983
13. Phenylketonurie	Bilaterale lamelläre Trübungen	Parks u. Schwilk 1963
14. Homozystinurie	Zonulafaserreste auf der Linsenkapsel, Zonulalamelle fehlt	Ramsey et al. 1972 Cross u. Jensen 1973 Ramsey u. Dickson 1975
15. Hyperlysinämie		Smith et al. 1971
16. Neurofibromatose Typ II	Hintere subkapsuläre Trübungen	Kaiser-Kupfer et al. 1989
17. Zerebro-tendinöse Xanthomatose	Kortikale Vakuolen mit granulärem Debris (Cholesterin-Abbauprodukte)	Seland u. Slagsvold 1977 Farpour 1990
18. Turner-Syndrom	Basalmembran-Neubildung am hinteren Pol	Lessell u. Forbes 1966 Eshagian 1982
19. Myopathia distalis tarda		Tarkkanen u. Klemetti 1973
20. Morbus Refsum	Hintere subkapsuläre Trübungen	Baumgartner u. Waespe 1993
21. Rezidiv. Polychondritis	Hintere subkapsuläre Trübungen	Baumgartner u. Waespe 1993 Brink et al. 1994
II. Gefäßerkrankungen		
1. Pulseless Disease (Takayasu)		Appelmans et al. 1955
2. Arteriosklerotisches Frühsyndrom (Sautter)		Sautter 1963
III. Hauterkrankungen „Cataracta syndermatotica“		
1. Neurodermitis disseminata		Gilkes 1955
2. Atopische Dermatitis	Epithel degenerativ, stark reduzierte Dichte Quellung, Vakuolisierung und globuläre Degeneration der oberflächlichen Linsenfasern	Forgacs 1961 Amemiya et al. 1980 Fagerholm et al. 1984
3. Sklerodermie		
4. Werner-Syndrom	Hintere subkapsuläre Trübungen	Merz et al. 1963 Petrohelos 1963 Kulenkamp et al. 1973 Ruprecht et al. 1987
5. Rothmund-Syndrom	Punktförmige Trübungen des Embryonalkerns	Taylor 1957 Merz et al. 1963 Cohen et al. 1989
6. Einzelbeobachtungen: Incontinentia pigmenti	Cataracta pulverulenta	Amon et al. 1990 Weaver et al. 1991
Vitiligo		Renard et al. 1955
Alopecia areata universalis		Müller u. Brunsting 1963

Tabelle 9.4 (Fortsetzung)

Allgemeinerkrankung	Histopathologischer Befund	Autoren
IV. Mangelernährung		
1. Allgemein		McLaren 1963
2. Vitamin A		Pillat 1930
3. Favismus		Orzalesi et al. 1976
4. Riboflavin		Horwitz et al. 1987
V. Medikamente		
1. Kortikosteroide	Scheibenförmige Trübung der hinteren subkapsulären Rinde; abnormale Differenzierung der äquatorialen Linsenfasern; retroäquatoriale Epithelzell-Migration, Bildung von Blasenzellen, Quellung und Degeneration der Rindenfasern, Membrandisintegrationen	Black et al. 1960 Oglesby et al. 1961 Becker 1964 Frandsen 1966 Bihari u. Grossman 1968 Babel 1973 Yablonski et al. 1978 Greiner u. Chylack 1979 Donshik et al. 1981 Brocklebank et al. 1982 Urban u. Cotlier 1986 Fraunfelder u. Meyer 1990 Dunn et al. 1993 Matsunami et al. 1994
2. Triparanol	Hintere subkapsuläre Trübungen	Laughlin u. Carey 1962 Kirby 1967 Peterson 1971
3. Nitroverbindungen (Dinitrophenol, Trinitrotoluol)	Hintere subkapsuläre Trübungen	Glezerow 1953, 1956
4. Metallhaltige Medikamente (Argyrosis lentis, Mercuria lentis, Chrysiasis)	Charakteristische Verfärbungen; Akkumulation von Silber, Gold, Quecksilber in der Linsenkapsel	Friedman u. Roth 1930 Burns 1962 Kark et al. 1971 Garron et al. 1976 McCormick et al. 1985 Weidle 1987
5. Phenothiazin-Derivate (Chlorpromazin)	Einlagerung von granulärem, bräunlich pigmentiertem Material im Nahtbereich der vorderen Rinde, reversibel	Geiger u. Lesser 1967
6. Miotika (Anticholinesterase, Pilocarpin)	Hintere subkapsuläre Trübungen	Axelsson u. Holmberg 1965 Shaffer u. Hetherington 1966 Tarkkanen u. Karjalainen 1966 Abramson et al. 1974
7. Busulphan (Myleran)	Retroäquatoriale Epithelproliferation, abnormale Faserbildung, Zerfall und Verflüssigung der Fasern, Blasenzellen, Myelinfiguren	Podos u. Canellos 1969 Ravindranathan et al. 1972 Hamming et al. 1976
8. Einzelbeobachtungen:		
Schlafmittelabusus		Crawford 1959
Triparanol		Bellows 1963
Sauerstoff bei Frühgeburten	Lamelläre Trübungen	Liebmann 1955
Primaquin		Zinkham 1961
Benzofurane (Amiodaron)	Vordere subkapsuläre punktförmige Trübungen im Pupillarbereich, Lipidablagerungen im Linsenepithel	Flach et al. 1983,1990
Allopurinol	Vakuolenbildung vorne subkapsulär, später hintere subkapsuläre Trübung	Fraunfelder et al. 1982 Clair et al. 1989
Diisopropyl-fluorophosphat		Harrison 1960
Megestrolacetat	Hintere subkapsuläre Trübungen	Aronson u. Amegin 1993

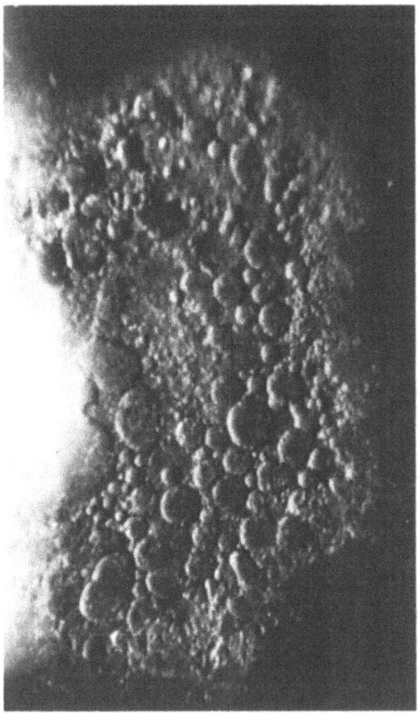

Abb. 9.47. Kortikosteroid-induzierte hintere subkapsuläre Katarakt (Foto: Meyner, Univ. Tübingen)

ben, so daß eine individuelle, genetisch determinierte Empfindlichkeit angenommen wird. Patienten mit Diabetes mellitus scheinen ein besonders hohes Risiko für eine Kataraktentwicklung zu tragen (Yablonski et al. 1978). Möglich ist auch eine Stabilisierung oder Regression der Trübungen durch Dosisreduktion oder Absetzen der Therapie (Forman et al. 1977; Limaye et al. 1988).

Systemische Therapie: Seit der Erstbeschreibung einer Assoziation zwischen systemischer Steroidtherapie und Kataraktentwicklung (Black et al. 1960; Oglesby et al. 1961) konnten zahlreiche Studien Katarakthäufigkeiten zwischen 20 und 40% nach über 2jähriger Therapiedauer bestätigen (Literaturübersicht bei Urban u. Cotlier 1986). Bei Kindern und Jugendlichen reichen zur Kataraktentwicklung meist niedrigere Dosierungen und kürzere Behandlungszeiträume, teilweise schon 6 Monate, aus (Bihari u. Grossmann 1968; Kaye et al. 1993; Tripathi et al. 1992). Die enormen Dosierungshöhen, die zur Immunsuppression nach Nieren- oder Knochenmarkstransplantationen erforderlich sind, führen zu besonders signifikanten Katarakthäufigkeiten von bis zu 52% in diesen Patientengruppen (Debnath et al. 1987; Dunn et al. 1993; Hoover et al. 1988; Kern et al. 1970; Matsunami et al. 1994). Durch Kombinationstherapie mit Ciclosporin wird das Kataraktrisiko drastisch auf 77,8% innerhalb eines Zeitraums von etwa 2 Jahren erhöht (Nishimoto et al. 1992).

Lokale Therapie: Lokale Applikation kortikosteroidhaltiger Präparate am Auge führt bei variierenden Behandlungszeiträumen zwischen 6 Monaten und 4 Jahren bei etwa 30% der Patienten zur Kataraktentwicklung (Donshik et al. 1981; Frandsen 1966). Die Linsentrübungen sind signifikant mit Gesamtdosis und Therapiedauer korreliert und sind nach Absetzen der Therapie stabil oder partiell reversibel. Lokale Anwendung als Hautsalbe oder Spray führt erst über einen längeren Zeitraum, meist erst nach 5 Jahren, bei 20–30% der Patienten zur Kataraktentwicklung (Costagliola et al. 1989; Fraunfelder u. Meyer 1990).

Das klinische Bild der Steroidkatarakt erinnert an eine Strahlenkatarakt und zeichnet sich durch Vakuolen, granuläre Trübungen und farbschillernde Kristalle in der hinteren subkapsulären Rinde aus.

Histologisch ähnelt die Steroidkatarakt anderen subkapsulären Kataraktformen der hinteren Rinde mit retroäquatorialer Migration des Linsenepithels, Bildung von Blasenzellen, Membrandisintegrationen sowie Quellung und Degeneration der oberflächlichen Linsenfasern (Babel 1973; Brocklebank et al. 1982; Greiner u. Chylack 1979; Karim et al. 1989).

Der *pathophysiologische Mechanismus* der Kataraktentwicklung ist noch weitgehend unklar: Zum einen wird eine Schädigung der vorderen Epithelzellen durch Hemmung der Na,K-ATPase und Veränderung der Membranpermeabilität postuliert (Karim et al. 1989; Mayman et al. 1979), zumal Glukokortikoid-Rezeptoren im bovinen Linsenepithel nachgewiesen werden konnten (SOUTHREN et al. 1978). Zum anderen konnten aber experimentelle Untersuchungen auch Konformationsänderungen der Linsenproteine durch Interaktionen mit Glukokortikoiden demonstrieren, die sich elektronenmikroskopisch in Form erweiterter Interzellularräume, Vakuolisierung des Zytoplasmas und Matrixveränderungen der hinteren subkapsulären Linsenfasern darstellen (BUCALA et al. 1985; MANABE et al. 1984).

b) Antiglaukomatöse Medikamente

Da das Stoffwechselgeschehen der Augenlinse maßgeblich von der Menge und Zusammensetzung des Kammerwassers abhängt, geriet die konservative Behandlung der Glaukome mit drucksenkenden Medikamenten schon frühzeitig in den Verdacht, eine Kataraktentwicklung zu fördern. Die erhöhte Häufigkeit von dosisabhängigen Linsentrübungen bei Glaukompatienten nach längerdauernder Therapie mit Miotika (AXELSSON u. HOLMBERG 1965; TARKKANEN u. KARJALAINEN 1966) schien diesen Verdacht zu belegen. Die katarakterzeugende Wirkung der zur Glaukomtherapie früher eingesetzten Miotika aus der Gruppe der irreversiblen Cholinesterase-Hemmer (z.B. Echothiophat) war so offensichtlich, daß diese Substanzen vom Markt genommen wurden (LEOPOLD 1984). Die kataraktogene Potenz anderer Miotika (z.B. Pilocarpin) durch negative Beeinflussung des Linsenstoffwechsels konnte im Tierversuch demonstriert (MICHON u. KINOSHITA 1968), beim Menschen allerdings bislang nicht belegt werden.

Aufgrund einiger klinischer Beobachtungen wird seit einigen Jahren auch ein möglicher Zusammenhang zwischen gehäufter Kataraktentwicklung und der lokalen Betablocker-Therapie postuliert, obwohl experimentelle Daten zwar einen kokataraktogenen Effekt, nicht aber eine direkte kataraktogene Wirkung lokaler Betablocker-Applikation bestätigen konnten (ECKERSKORN et al. 1988; WEGENER et al. 1988).

Das Spektrum häufig verwendeter Medikamente mit linsenspezifischen Nebenwirkungen vergrößert sich ständig und eine potentiell kataraktogene Wirkung muß daher auch bei Anwendung anderer Medikamentengruppen in Betracht gezogen werden (KOCH 1977; s. Tabelle 9.4).

F. Phakogene intraokulare Reaktionen

Während früher angenommen wurde, daß die Linsenproteine durch die Linsenkapsel ab der 3. Lebenswoche vom übrigen Organismus und vom Immunsystem abgeschirmt werden, geht man heute davon aus, daß Linsenproteine normalerweise vom Immunsystem erkannt und toleriert werden. So lassen sich Linsenproteine im Kammerwasser und in anderen intra- und extraokularen Geweben sowie zirkulierende Antikörper gegen Linsenproteine auch bei gesunden Personen nachweisen (MARAK 1992; RAHI et al. 1977). Dennoch kann ein direkter Kontakt zwischen Kammerwasser und Linsenmaterial nach Linsenkapseleröffnung unter bestimmten Umständen zu entzündlichen Reaktionen führen:

a) Phakogene Uveitis

Diese linseninduzierte, unspezifische, nichtgranulomatöse Entzündung geht mit einer Plasmazellen- und Lymphozytenreaktion einher und wurde auch als „Endophthalmitis phacotoxica" bezeichnet (FILIPE et al. 1993; IRVINE u. IRVINE 1952b; s. Kap. 4). Wie bei der Endophthalmitis phakoanaphylactica handelt es sich hierbei um eine Autoimmunreaktion aufgrund einer zellulären Überempfindlichkeit gegen Linsenproteine, deren klinischer Verlauf jedoch milder ausgeprägt ist (HAMMER u. OLAH 1974; WIROSTKO u. SPALTER 1967).

b) Endophthalmitis phakoanaphylactica

Diese linseninduzierte, schwere granulomatöse Entzündungsreaktion kann nach einer spontanen oder traumatischen Kapselruptur erfolgen, bei der in das Kammerwasser freigesetzte Linsenproteine einen antigenen Stimulus ausüben und eine Autoimmunreaktion auslösen (PERLMAN u. ALBERT 1977; RIISE 1965; THACH et al. 1991; VERHOEFF u. LEMOINE 1922; s. Kap. 4). Nach einseitiger Kapselruptur kann die zelluläre Entzündungsreaktion beidseitig auftreten (EASOM u. ZIMMERMAN 1964; NECKER et al. 1989). Durch Verlegung des Kammerwinkels mit entzündlichen Zellen und Linsenmaterial oder durch Bildung hinterer Synechien kann ein sekundäres Glaukom induziert werden (ELLANT u. OBSTBAUM 1992).

Das histologische Bild zeigt eine umschriebene granulomatöse Entzündungsreaktion mit polymorphkernigen Leukozyten, Epitheloidzellen und mehrkernigen Riesenzellen sowie unspezifischen Lymphozyten, Plasmazellen und Makrophagen, in deutlich zonulärer Anordnung um das freigesetzte Linsenmaterial.

Nach neueren Erkenntnissen handelt es sich nicht um eine „Fremdkörperreaktion" auf Linsenproteine, sondern um eine durch IgG und Komplementfaktoren vermittelte Immunkomplexerkrankung, bei der die normale Toleranz gegenüber Linsenproteinen auf T-Zellniveau aufgehoben ist (MARAK 1992; THACH et al. 1991).

c) Phakolytisches Glaukom

Bei Vorliegen einer Cataracta hypermatura oder Cataracta Morgagni, aber auch bei einer Cataracta complicata oder traumatica jüngerer Patienten, können verflüssigte Linsenproteine durch die intakte, aber abnormal permeable Linsenkapsel in die Vorderkammer diffundieren und eine Makrophagen-Reaktion induzieren (UEMURA et al. 1988; VÖLCKER u. NAUMANN 1975). Der weitgehende Verlust der Antigenizität der degenerierten Proteine führt nicht zu einer granulomatösen Entzündungsreaktion. Durch die Akkumulation von hochmolekularen Linsenproteinaggregaten und Makrophagen mit phagozytiertem Linsenmaterial im Kammerwinkel entsteht ein phakolytisches sekundäres Offenwinkelglaukom (EPSTEIN et al. 1978; FILIPE et al. 1993; FLOCKS et al. 1955) (s. Kap. 4 und 14).

d) Phakomorphe Winkelblockglaukome

Die Linse kann auch indirekt über verschiedene Mechanismen ein Glaukom verursachen (ELLANT u. OBSTBAUM 1992). So kann eine verdickte, gequollene Linse mit Cataracta intumescens vor allem bei Patienten mit Mikrophthalmus, Nanophthalmus oder flacher Vorderkammer über einen ziliaren oder pupillaren Block ein Winkelblockglaukom bedingen. Auch in die Vorderkammer subluxierte Linsen können ein inverses Pupillarblockglaukom verursachen (NAUMANN u. HADLOK 1974).

G. Experimentelle Kataraktforschung

Während sich beim Menschen die histopathologische Untersuchung der Kataraktlinsen aufgrund der extrakapsulären Kataraktextraktion zunehmend schwieriger gestaltet, bietet sich im Tierexperiment die Möglichkeit, die Kataraktentwicklung in ihrem Ablauf histologisch zu untersuchen und die zugrundeliegenden biochemischen Mechanismen zu analysieren (VAN HEYNINGEN 1976). Katarakte können durch zahlreiche exogene Faktoren experimentell induziert werden. Einblicke in die Kataraktgenese ergeben sich daraus, daß sich der Angriffspunkt einer definierten Noxe im Linsengewebe feststellen läßt. Nach rein morphologischen Kriterien liegt die primäre Schädigung entweder im Epithel, in den Rindenfasern oder in beiden zugleich. Im weiteren Verlauf der Kataraktentwicklung werden dann naturgemäß beide Strukturen in Mitleidenschaft gezogen.

Grundsätzlich gibt es zwei Möglichkeiten, ein Gewebe zu beeinflussen: direkt lokal (Tabelle 9.5) oder indirekt über den Organismus (Tabelle 9.6). Die experimentellen

Tabelle 9.5. Experimentelle Katarakte durch direkte (lokale) Schädigung der Linse

Experimentelle Kataraktursache	Epithelveränderung	Linsenfaserveränderung	Besonderheiten	Autoren
I. Ionisierende Strahlen				
1. Röntgenstrahlen	Mitosestop für 3–4 Tage, dann überschießende Zellteilung, Zerfall der Zellkerne in der äquatorialen Zone, retroäquatoriale Migration, defekte Faserbildung, Vakuolisierung nach 3 Tagen	Fehlbildungen und Degenerationen nach Latenzzeit, Vakuolen erst in hinterer Rinde, z. T. entlang der Nähte, später auch in vorderer Rinde, aberrante Kernbogenformation	Bildung freier Radikale, DNS- und Membranschädigung, Schutzfunktion von Antioxidantien, z. B. Vitamin E	Cogan et al. 1953 v. Sallmann 1952, 1965 Biegel 1955 v. Sallmann et al. 1955 Upton et al. 1956 Wanko et al. 1959 Liem-The et al. 1975 Worgul et al. 1976, 1982 Palva u. Palkama 1978 Rini et al. 1983, 1986 Zintz u. Beebe 1986 Holsclaw et al. 1989
2. γ-Strahlen			Schutzfunktion von Vitamin E	Keng et al. 1982 Ross et al. 1990
3. Neutronen			Zur Kataraktbildung geringere Energie als bei Röntgenstrahlen erforderlich, Schutzfunktion von Vitamin E	Cogan et al. 1953 Upton et al. 1956 Bateman u. Bond 1967 Ross et al. 1990 Medvedovsky u. Worgul 1991
4. β-Strahlen				Okamoto 1961 Usui 1963
5. α-Teilchen	Zerfall der Zellkerne	Defekte Faserdifferenzierung	Schädigung der Epithelzellen stärker als bei Röntgenstrahlung	v. Sallmann et al. 1955
6. Protonen				Lett et al. 1991
II. Nicht ionisierende Strahlen				
1. Infrarot	Degeneration am vorderen Pol	Vakuolen im vorderen Stroma und Äquatorbereich nach 24 h; hintere Rindentrübung nach 2–5 Wochen	Schwellendosis 2000 J/cm^2	Goldmann 1933 Pitts u. Cullen 1981

2. Ultraviolett (UV-B)	Epithelproliferation; Degeneration im Pupillarbereich; Kernpyknosen; Inaktivierung der Na, K-ATPase, abnormale Differenzierung	Aberrante Kernbogenformation; Quellung und hydropische Degeneration der vorderen subkapsulären Linsenfasern	Protektive Rolle von Antioxidantien	ROHRSCHNEIDER 1936 ZIGMAN u. VAUGHAN 1974 PITTS et al. 1977 TORRIGLIA u. ZIGMAN 1988 SCHMITT et al. 1988 SCHMIDT et al. 1988, 1992, 1993 SÖDERBERG 1990 ZIGMAN et al. 1991 CULLEN u. MONTEITH-MCMASTER 1993; WEGENER 1994/95
3. Mikrowellen	Vergrößerung der äquatorialen Epithelzellen, Kernpyknosen	Vordere subkapsuläre Trübung innerhalb 24 h; hintere subkapsuläre Trübung innerhalb Tagen; Vakuolisierung und globuläre Degeneration	Temperaturanstieg; Denaturierung hitzelabiler Enzyme; Schwellendosis 180 – 300 mW/cm^2	RICHARDSON et al. 1951 WILLIAMS et al. 1975 HIRSH et al. 1977 KRAMAR et al. 1978 STEWART-DEHAAN et al. 1985 CREIGHTON et al. 1987
5. Ultraschall			Temperaturanstieg	LIZZI et al. 1978
III. Sonstige				
1. Elektrizität	Vorderer Kapselstar, interzelluläre Vakuolen	Quellung, Vakuolenbildung in subkapsulärer Rinde		LONG 1963 THOMAS u. HANNA 1974
2. Kälte		Akkumulation globulärer Tröpfchen (1,5 – 10 µm ∅) aus Linsenproteinen im Kern	Phasentrennung der Proteine Reversibel	GULIK-KRZYWICKI et al. 1984 LO 1989
3. Wärme		Globuläre Degeneration in äquatorialer Rinde	Direkte Koagulation, ähnlich Katarakt durch Mikrowellen; Schutzfunktion von Vitamin E	STEWART-DE HAAN et al. 1981 KRAMAR et al. 1987
4. Trauma	DNS-Synthese in der Wundperipherie nach 15 – 18 h, Proliferation nach 18 – 26 h; Wundverschluß durch Proliferation nach 3 – 10 Tagen; Bildung eines Narbengewebes	Quellung und Zerfall der oberflächlichen Linsenfasern, Kontusionsrosette in hinterer Rinde		RAFFERTY 1973 RAFFERTY u. GOOSSENS 1975, 1977, 1984 FAGERHOLM u. PHILIPSON 1979 a UGA 1981 KATSUME et al. 1983 GONA et al. 1985 WEBER et al. 1988 OKAMOTO et al. 1991 XIAO et al. 1993 UGA et al. 1994

Tabelle 9.6. Experimentelle Katarakt durch Schädigung des Gesamtorganismus

I. „Zuckerstare“				
1. Diabetes mellitus (Alloxan u. a.)	Fokale Proliferation; Germinativzone intakt, vermehrt endoplasmat. Retikulum, intrazelluläre Membraneinschlüsse, Zellödem	Quellung und vakuolige Degeneration in Äquator- und hinterer Nahtregion, erweiterte Interzellularen, multilamelläre Membranaggregate	S-förmig mißgestaltete Kernbögen, osmotische Schädigung durch Akkumulation von Sorbit, verhinderbar durch Aldose-Reduktase-Inhibitoren	Patterson 1956 v. Sallmann et al. 1958 Gabbay u. Kinoshita 1972 Trevithick et al. 1981 Hayes u. Fisher 1981 Costello et al. 1993
2. Galaktose-Fütterung	Fokale Proliferation, vermehrt Ribosomen, interzelluläre Zysten; nach 36 h Ödem, Vakuolen und gerade Zellmembranen im zentralen Epithel	Durchtrübung in 2–3 Wochen, Quellung, Vakuolisierung und hydropische Degeneration der kortikalen Linsenfasern, interzelluläre Zysten mit granulärem Material, elektronendichte Aggregate im Faserplasma, Membrandisintegration	Reversibel, Effekt alters- und dosisabhängig, osmotische Schädigung durch Akkumulation von Galaktit, verhinderbar durch Aldose-Reduktase-Inhibitoren	Cotlier 1962 Kinoshita 1965, 1974 Kuwabara et al. 1969 Sakuragawa et al. 1975 Unakar et al. 1978, 1989 Datiles et al. 1982 Hu et al. 1983 Creighton et al. 1985 Robison et al. 1990 Mackic et al. 1994
3. Xylose-Fütterung			Reversibel	Wachtl u. Kinsey 1957
4. Arabinose-Fütterung			Verstärkt die Galaktose-Katarakt	Patterson 1956 Keller u. Koch 1978
II. Mangelzustände				
1. Tryptophan-Mangel	Proliferation, abnormale Faserdifferenzierung	Quellung der Faserenden im Nahtbereich nach 2 Wochen, später hintere subkapsuläre Trübung	Linsenwachstum verzögert, reversibel	v. Sallmann et al. 1959a van Heyningen 1976 Ohrloff et al. 1978
2. Aminosäure- und Vitamin-Mangel				Bietti u. Quaranta 1959

3. Tetanie		Zerfall der oberflächlichen Fasern	Nicht reversibel, mögliche Entstehung einer Cataracta zonularis	Firschein 1962
4. Riboflavin	Mitochondrienquellung, Vakuolisierung des Plasmas			Hasegawa u. Yagi 1975
III. Toxine				
1. Dinitrophenol	Intakt	Pulverige Rindentrübungen, Quellung und Zellkernzerfall	Verhinderbar durch Ascorbinsäure	Ogino u. Yasukura 1957 Watanabe 1969
2. Naphthalin	Vakuolenbildung	Kortikale Wasserspalten und Speichentrübungen nach 1 Woche; tiefe Rindentrübungen nach 3 Wochen; subkapsuläre Quellung Vakuolisierung der Linsenfasern	Bildung kataraktogener Naphtoquinone, verhinderbar durch Aldose-Reduktase-Inhibitoren	Pirie u. van Heyningen 1966 Koch et al. 1976 van Heyningen 1976, 1979 Hockwin et al. 1984/85 Rossa u. Pau 1988 Xu et al. 1992
3. Chinoide Substanzen	Proliferation, irreguläre Zellkernverminderung, lamelläre lipidhaltige Einschlüsse	Vakuolige Degeneration der Äquatorregion, lamelläre Einschlüsse in Rindenfasern	Gestörter Lipid-Katabolismus	Ogino et al. 1957 Drenckhalm et al. 1977
4. Thallium		Vakuolige Zerfallszone zwischen Kapsel und Kern, lipidhaltige Fasereinschlüsse		Jess 1930 Donski 1932
5. Busulphan (Myleran)	Zellkerndegeneration Mitoserate erst gesteigert, dann gehemmt	Quellung im Äquatorbereich, abnormale Faserdifferenzierung	Irreversibel, Analogie zur Strahlenkatarakt	Grimes et al. 1964 v. Sallmann 1965
6. Triäthylenmelamin	Mitosestop, polyploide Zellen		Ähnlichkeit mit Strahlenkatarakt	Conklin et al. 1963 v. Sallmann 1965
7. Jodessigsäure	Senkung der Mitoserate zwischen 2. u. 16. Tag	Abnormale Faserformation nach 2–3 Monaten	Ähnlichkeit mit Strahlenkatarakt	Cibis et al. 1957
8. Triparanol	Späte Proliferation im Nahtbereich	Sternförmige Rindentrübungen, Quellung und granulärer Debris in der Rinde	Lipideinlagerung in Linsenfasern	v. Sallmann et al. 1963
9. Mimosin	Proliferation nach anfänglichem Mitosestop	Quellung der oberflächlichen Fasern	Gleichzeitige Degeneration von Epithel und Linsenfasern	v. Sallmann et al. 1959b

Tabelle 9.6. (Fortsetzung)

III. Toxine				
10. Thioacetamid	Starke Proliferation	Kernhaltige Fasern im Zentrum		v. Sallmann et al. 1966
11. Morphinderivate				Weinstock et al. 1963
12. Methoxsalen (Xanthotoxin)		Punktförmige Trübungen in vorderer Rinde	Photosensibilisierung gegen UV	Cloud et al. 1960
13. Antibiotika		Membranrupturen, extrazelluläre Vakuolen	Primäre Schädigung der Linsenfasermembranen	Cotlier u. Apple 1973
14. Steroide	Zunächst Trübung am vorderen Pol, dann diffuse Cataracta subcapsularis, Zellvergrößerung	Interzelluläre Vakuolen, globuläre Degeneration in hinterer Rinde, Matrixveränderungen der Linsenfasern. Abnormale Faserdifferenzierung, unregelmäßige Kernbogenformation	Konformationsänderung der Linsenproteine, Inaktivierung der Na,K-ATPase im Epithel; Reduzierung der Schädigung bei Gabe von Vitamin E	v. Sallmann et al. 1960 Tarkkanen et al. 1966 Creighton et al. 1983 Bucala et al. 1985 Uga et al. 1994
15. Chlorpromazin			Pigmentablagerungen in vorderer subkapsulärer Linse	Smith et al. 1966
16. Miotika (Anticholinesterase)	Subkapsuläre Vakuolen, erweiterte Interzellularen mit Membranresten	Quellung der oberflächlichen Fasern; Membrandebris in erweiterten Interzellularen		Michon u. Kinoshita 1968 Philipson et al. 1979 Kaufmann et al. 1983
17. Betablocker			Kokataraktogene Effekte	Wegener et al. 1988
18. Selen	Karyorhexis, Mitosestop nach 5 h; defekte Faserbildung; Vakuolisierung	Aggregation des Faserplasmas im Kern; Vakuolisierung und Verflüssigung der Rindenfasern, v. a. im Äquatorbereich	Permanente Kerntrübung (nach 3–4 Tagen); reversible Rindentrübung (nach 15–30 Tagen)	Anderson et al. 1986,1988 Shearer et al. 1985,1987, Anderson u. Shearer 1992
19. Concavalin A	Vakuolisierung und fokale Nekrosen des vorderen Epithels; Proliferation und Bildung von Blasenzellen des äquatorialen Epithels	Quellung und Degeneration der hinteren Rindenfasern	Cataracta subcapsularis posterior und Uveitis nach 3 Monaten	Gwon et al. 1993
20. Phenazin-Methosulfat	Hemmung der Na,K-ATPase-Aktivität	Quellung der Rindenfasern	Rindentrübung nur unter aeroben Bedingungen, Bildung reaktiver Sauerstoffmoleküle	Kise et al. 1994

21. Dimethylsulfoxid			Anstieg unlöslicher Proteine im Kern	v. HEYNINGEN u. HARDING 1972
22. Parachlorphenylalanin	Extrazelluläre Vakuolen, vermehrt fibrilläre Einlagerungen, Lysosomen, Polysomen; Zellfortsätze	Intrazelluläre Vakuolenbildung, Membranaggregate		BROWN et al. 1973
23. D-Penicillamin		Subepitheliale Vakuolen		SCHMIDT et al. 1993
IV. Infektiöse Agentien				
1. Mumps-Viren	Virale Partikel im vorderen Epithel	Degenerierte Kerne, fibrilläre und tubuläre Einlagerungen, virale Partikel		VIRTANEN et al. 1973
2. Nosema cuniculi	Mikrosporidien in Epithelzellen			ASHTON et al. 1976
3. Mykoplasmen				ZIEGEL u. CLARK 1974, CLARK 1974

Befunde detailliert zu beschreiben, würde den Rahmen dieser Übersicht sprengen, so daß eine tabellarische Darstellung zur Übersicht der zahlreichen Studien genügen muß. Die experimentellen Untersuchungen zur Strahlenkatarakt, Cataracta traumatica, Cataracta congenita und Cataracta senilis wurden bereits in den entsprechenden Kapiteln abgehandelt.

Experimentelle Kataraktmodelle haben bereits erheblich zum Verständnis der Pathomechanismen einiger Kataraktformen beigetragen, wie z. B. bei der Galaktose-induzierten Katarakt.

Ein weiteres, sehr gut untersuchtes Modell für biochemische Mechanismen der Kataraktogenese ist die bei der Ratte mit *Selen induzierte Katarakt* (SHEARER u. ANDERSON 1985; SHEARER et al. 1987, 1992; ANDERSON et al. 1986, 1988, 1992): Hier entsteht nach 24 h eine hintere subkapsuläre Trübung mit Vakuolenbildung, nach 3–5 Tagen eine permanente Kerntrübung und nach 15–30 Tagen eine totale, aber reversible Rindentrübung. Primärer Angriffspunkt der Noxe ist das Epithel; bereits nach 5 Stunden treten hier Kernfragmentierungen, Mitosestop, Flüssigkeitseinstrom und aberrante Faserdifferenzierung auf. Nachfolgende Quellung und Vakuolisierung der subkapsulären Linsenfasern resultieren in einer massiven Rindentrübung, die sich nach einigen Monaten mit Wiederaufnahme der normalen Faserbildung spontan klärt. Die Akkummulation unlöslicher Proteinaggregate, die durch partielle Proteolyse der Linsenproteine im Kern entstehen, und die Disintegration von Membranen führt zur irreversiblen Kerntrübung.

Literatur

A. Monographien

Andley U. Photooxidative stress. In: Albert DM, Jakobiec FA (eds) Principles and practice of ophthalmology, vol. 1, pp 575–590. Philadelphia: Saunders 1994

Babel J. Histologie der Cortisonkatarakt, S 327. München: Bergmann 1973

Benedek GB. The molecular basis of cataract fomation. In: Ciba Foundation Symposium 106. Human Cataract Formation, pp 237–247. London: Pitman 1984

Berman ER. Biochemistry of cataracts. In: Garner A, Klintworth GK (eds) Pathobiology of ocular disease. A dynamic approach, pp 533–590. New York: Marcel Dekker 1994

Clayton R. Developmental genetics of the lens. In: Maisel H (ed) The ocular lens: structure, functions, and pathology. New York: Marcel Dekker 1985

Duke-Elder S, MacFaul PA, (eds) System of ophthalmology. XIV: Injuries. Part I. Mechanical injuries. pp 121–141. St. Louis: CV Mosby 1972

Fine BS, Yanoff M. Ocular histology. Hagerstown: Harper & Row 1979

François J. Congenital cataracts. Royal van Gorcum, Assen 1963

Gahl WA, Renhund M, Thoene JG. Lysosomal transport disorders: Cystinosis and sialic acid storage disorders. In: Scriver CR, Beaudet AL, Sly WS, Valle D (eds) The metabolic basis of inherited disease, vol. 2, pp 2619–2547. New York: McGraw-Hill 1989

Harding CV, Feldherr C, Shrinivasan BD. The distribution of DNA-synthesizing cells in lens epithelium following injury. In: Smelser GK (ed) The structure of the eye. p 273. New York: Academic Press 1961

Hayes BP, Fisher RF. Ultrastructure of Christmas tree cataract. In: Duncan G (ed) The lens: transparency and cataract. Topics in aging research in europe, vol 6, pp 13–14. Rijswijk: Eurage 1986

Hockwin O (Hrsg) Altern der Linse. Symposium Strasbourg. Miesbach: Integra 1982

Hockwin O, Koch HR. Combined noxious influences. In: Bellows JG (ed) Cataract and abnormalities of the lens. p 243. New York: Grune & Stratton 1975

Hockwin O, Sasaki K, Leske MC (eds) Risk factors for cataract development. Development Ophthalmolgy 17. Basel: Karger 1989

Hogan MJ, Alvarado JA, Weddell JE. Histology of the human eye: An atlas and textbook. Philadelphia: Saunders 1971

Jess A. Der Thalliumstar. In: Schieck F, Brückner PA (Hrsg) Kurzes Handbuch der gesamten Ophthalmologie, Bd 5, S 270. Berlin: Springer 1930

Kador PF, Kinoshita JH. Diabetic and galactosemic cataracts. In: Human cataract formation. Ciba Foundation Symposium 106. pp 110–113. London: Pitman 1984

Kador P, Uga S, Piatigorski J. The philly mouse hereditary cataract. In: Regnault F, Hockwin O, Courtois Y, (eds) Ageing of the lens. pp 157–170. Amsterdam: Elsevier/North Holland. Biomedical Press 1980

Klintworth GK, Garner A. The causes, types, and morphology of cataracts. In: Garner A, Klintworth GK, (eds) Pathobiology of ocular disease. A dynamic approach. pp 481–531. New York: Marcel Dekker 1994

Kobayashi Y, Suzuki T. The aging lens: Ultrastructural changes in cataract. In: Bellows JG (ed) Cataract and abnormalities of the lens, pp 313-343. New York: Grune & Stratton 1975

Koch HR. Die Linse. In: Hockwin O, Koch HR (Hrsg) Arzneimittelnebenwirkungen am Auge. Stuttgart: Fischer 1977

Kuszak JR, Deutsch TA, Brown HG. Anatomy of aged and senile cataractous lenses. In: Albert DM, Jakobiec FA (eds) Principles and Practice of Ophthalmology., vol 1, pp 564-575. Philadelphia: Saunders 1994

Leopold IH. Cholinergic agents in management of intraocular pressure. In: Drance SM, Neufeld AH (eds) Glaucoma: Applied pharmacology in medical treatment. Orlando: Grune & Stratton 1984

Lommatzsch P. Die therapeutische Anwendung von ionisierenden Strahlen in der Augenheilkunde. Leipzig: Thieme 1977

McKusick VA. Heritable disorders of connective tissue, p 61. St Louis: CV Mosby 1972

McLaren DS. Malnutrition and the eye. New York: Academic Press 1963

Neubauer H, Rüssmann W, Kilp H. Intraocularer Fremdkörper und Metallose. Internationales Symposium der DOG 1976. München: Bergmann 1977

Phelps CD. Examination and functional evaluation of crystalline lens. In: Tasman W, Jaeger EA (eds) Duane's clinical ophthalmology, pp 1-23. Philadelphia: Lippincott 1980

Pirie A. Recovery from and protection against radiation change to the lens. In: Smelser GK (ed) The structure of the eye, p 259. New York: Academic Press 1961

Pirie A, van Heyningen R. Naphthalene cataract. In: Dardenne MU, Nordmann J (eds) Biochemistry of the eye, pp 410-412. Basel: Karger 1966

Sautter H. Die Trübungsformen der menschlichen Linse. Stuttgart: Thieme 1952

Sautter H. Erkrankungen der Linse. In: Velhagen K (ed) Der Augenarzt III, S 539. Leipzig: Thieme 1960

Soemmerring W. Beobachtungen über die organischen Veränderungen im Auge nach Staroperationen. Frankfurt: Druck und Verlag von Wilhelm Ludwig Wesche 1828

Spencer WH. Lens. In: Spencer WH (ed) Ophthalmic pathology. An atlas and textbook, vol 1, pp 423-479. Philadelphia: Saunders 1985

Streeten BW. Pathology of the lens. In: Albert DM, Jakobiec FA (eds) Principles and practice of ophthalmology. vol 4, pp 2180-2239. Philadelphia: Saunders 1994

Streeten BW, Dark AJ. Pseudoexfoliation syndrome. In: Garner A, Klintworth GK (eds) Pathobiology of ocular disease, Part A, pp 591-629. New York: Marcel Dekker 1994

Vogt A. Lehrbuch und Atlas der Spaltlampenmikroskopie des lebenden Auges. Bd 2, S 485-493. Berlin: Springer 1931

Wedl C. Atlas der Pathologischen Histologie des Auges. Leipzig: Georg Wigand Verlag 1860

Weiss AH. Mannosidosis. In: Gold DH, Weingeist TA (eds) The Eye in systemic disease, pp 368-369. Philadelphia: Lippincott 1990

Yanoff M, Fine BS. Ocular pathology. A textbook and atlas. Philadelphia: Lippincott 1989

B. Zeitschriften- und Buchartikel

Abedi S. Syndromes with congenital cataract (Conradi Hünermann syndrome): A case report. Ann Ophthalmol 1982;14:595-597

Abramson DH, Chang ST, Coleman DJ, Smith ME. Pilocarpine-induced lens changes. Arch Ophthalmol 1974; 92:464-469

Akagi Y, Kador PF, Kinoshita JH. Immunohistochemical localization for aldose reductase in diabetic lenses. Invest Ophthalmol Vis Sci 1987; 28:163-167

Al-Ghoul KJ, Costello MJ. Morphological changes in human nuclear cataracts of late-onset diabetics. Exp Eye Res 1993; 57:469-486

Alden RR, Kalina RE, Hodson WA. Transient cataracts in low-birth weight infants. J Pediatr 1973; 82:314-318

Allansmith M, Senz E. Chondrodystrophia congenita punctata (Conradi's disease): Review of the literature and report. Am J Dis Child 1960; 100:109

Allen JC, de Venecia G. Spontaneous lens capsule rupture with uveitis. Am J Ophthalmol 1969; 67: 144-149

Amemiya T, Matsuda H, Uehara M. Ocular findings in atopic dermatitis with special reference to the clinical features of atopic cataract. Ophthalmologica 1980; 180:129-132

Amon M, Menapace R, Kirnbauer R. Ocular symptomatology in familial hypomelanosis Ito. Incontinentia pigmenti achromians. Ophthalmologica 1990; 200:1-6

Anderson DR. Pathology of the glaucomas. Br J Ophthalmol 1972; 56:146-156

Anderson IL, van Bockxmeer FM. True exfoliation of the lens capsule. A clinicopathological report. Aust NZ J Ophthalmol 1985; 13:343-347

Anderson JW, Gorthy WC. Ultrastructural and acid phosphatase histochemical analysis of developmental lens abnormalities in rats with x-ray-induced cataract. Curr Eye Res 1984; 3:625-636

Anderson RS, Shearer TR. Selenite nuclear cataractogenesis: a scanning electron microscope study. Curr Eye Res 1992; 11:1147-1160

Anderson RS, Shearer TR, Claycomb CK. Selenite-induced epithelial damage and cortical cataract. Curr Eye Res 1986; 5:53-61

Anderson RS, Trune DR, Shearer TR. Histologic changes in selenite cortical cataract. Invest Ophthalmol Vis Sci 1988; 29:1418-1427

Angunawela II. The role of autoimmune phenomena in the pathogenesis of cataract. Immunology 1987; 61:363-368

Appelmans M, Michiels J, Missotten L. Cataracte et autres complications oculaires du syndrome sans pouls. Bull Soc Belge Ophtalmol 1955; 110:141
Apple DJ. Über angeborene Kolobome. Klin Monatsbl Augenheilkd 1979; 174:649–651
Apple DJ, Mamalis N, Loftfield K et al. Complications of intraocular lenses: A historical and histopathological review. Surv Ophthalmol 1984; 29:1–54
Apple DJ, Solomon KD, Tetz MR et al. Posterior capsule opacification. Surv Ophthalmol 1992; 37: 73–116
Appleton B, McCrossan GC. Microwave lens effects in humans. Arch Ophthalmol 1972; 88:259–262
Arbisser AI, Murphree AL, Garcia CA, Howell RR. Ocular findings in mannosidosis. Am J Ophthalmol 1976; 82:465–471
Arnott EJ, Crawfurd MA, Toghill PJ. Anterior lenticonus and Alport's syndrome. Br J Ophthalmol 1966; 50:390–403
Aronson NE, Amegin GP. Posterior subcapsular cataracts associated with megestrol acetate therapy. J Cataract Refract Surg 1993; 19:90–91
Arora R, Menon PS, Angra SK, Ghose S, Virmani A. Hypocalcemic cataract secondary to idiopathic hypoparathyroidism. Indian Pediatr 1989; 26: 1157–1159
Asano N, Schlötzer-Schrehardt U, Dörfler S, Naumann GOH. Ultrastructure of contusion cataract. Arch Ophthalmol 1995; 113:210–215
Ashton N, Cook C, Clegg F. Encephalitozoonosis (nosematosis) causing bilateral cataract in the rabbit. Br J Ophthalmol 1976; 60:618–631
Axelsson U, Holmberg A. The frequency of cataract of miotic therapy. Acta Ophthalmol Fr 1965; 78: 413–429
Babizhayev MA, Deyev AJ. Lens opacity induced by lipid peroxidation products as a model of cataract associated with retinal disease. Biochim Biophys Acta 1989; 1004:124–133
Babizhayev MA, Deyev AJ, Linberg LF. Lipid peroxidation as a possible cause of cataract. Mech Ageing Dev 1988; 44:69–89
Badtke G. Beitrag zur abnormen Entwicklung der menschlichen Linse. Graefe's Arch Ophthalmol 1954; 155:17–25
Badtke G. Angeborener durchgreifender Hornhautdefekt und komplexe Mißbildungen der vorderen Bulbusabschnitte nebst Anomalien der Wirbelsäule bei einem Kaninchen-Jungtier nach O_2-Mangelschädigung am 9. Entwicklungstage. Graefe's Arch Ophthalmol 1961; 164:133–144
von Bahr G. Studies on the aetiology and pathogenesis of cataracta zonularis. Acta Ophthalmol 1936; 14 Suppl 11:9–236
Barber AN, Willis J, Afeman C. Changes in the lens induced by maternal hypersensitivity in mice. Am J Ophthalmol 1961; 51:949–955
Bartholomew RS. Phakodonesis. A sign of incipient lens displacement. Br J Ophthalmol 1970a; 54: 663–666
Bartholomew RS. Lens displacement associated with pseudocapsular exfoliation. A report on 19 cases in the southern Bantu. Br J Ophthalmol 1970b; 54: 744–750
Bass LJ, Patter JW. A case of spontaneous dislocated lenses. Am J Optom Physiol Opt 1985; 62: 352–356
Bassnett W. The fate of the Golgi apparatus and the endoplasmic reticulum during lens fiber cell differentiation. Invest Ophthalmol Vis Sci 1995; 36: 1793–1803
Bateman JL, Bond VP. Lens opacification in mice exposed to fast neutrons. Radiat Res 1967; 7 Suppl: 239–249
Baumgartner RW, Waespe W. Behandelbare Erkrankungen des Nervensystems mit Kataraktbildung. Klin Monatsbl Augenheilkd 1993; 202:89–93
Bavbek T, Ogut MS, Kazokoglu H. Congenital lens coloboma and associated pathologies. Doc Ophthalmol 1993; 83:313–322
Bawle E, Quigg MH. Ectopia lentis and aortic root dilation in congenital contractural arachnodactyly. Am J Med Genet 1992; 42:19–21
Becker B. The side effects of corticosteroids. Invest Ophthalmol 1964; 3:492–497
Beemer FA, Duran M, Wadman SK, Cats BP. Absence of hepatic molybdenum cofactor. An inborn error of metabolism associated with lens dislocation. Ophthalmic Paediatr Genet 1985; 5: 191–195
Beetham WP. Atopic cataracts. Arch Ophthalmol 1940; 24:21–37
Bek V, Zahn K. Katarakt als Spätfolge nach Röntgenbestrahlung von Angiomen im Kindesalter. Acta Radiol 1960; 54:443
Belfort R Jr, Nussenblatt RB, Lottemberg C et al. Spontaneous lens subluxation in uveitis (letter). Am J Ophthalmol 1990; 110:714–716
Bellows JG. Lens opacities produced by cataractogenic agents. Am J Ophthalmol 1963; 55: 537–541
Benedek GB. Why the eye lens is transparent. Nature 1983; 302:383–384
Benedikt WH. Development of x-ray-induced lamellar cataract in the newborn mouse in relation to age at time of irradiation. Trans Am Ophthalmol Soc 1962; 60:373
Bercovitch L, Donaldson DD. The natural history of congenital sutural cataracts. Case report with long-term follow-up. J Pediatr Ophthalmol Strabismus 1982; 19:108–110
Beutler F, Matsumotos F, Kuhl W et al. Galactokinase deficiency as a cause of cataracts. N Engl J Med 1973; 288:1203–1206
Bhatnagar R, Kumar A, Pakrasi S. Alport's syndrome – ocular manifestations and unusual features. Acta Ophthalmol 1990; 68:347–349
Biegel AC. Experimental ocular effects of high-voltage radiation from the betatron. Arch Ophthalmol 1955; 54:392–406

Bietti GB, Quaranta CA. Sur les cataractes provoquées par carence vitaminique et carence alimentaire et par surcharge. 18. Concil Ophtalmol Belg Acta 1959; 1:807

Bihari M, Grossman BJ. Posterior subcapsular cataracts: Related to long-term corticosteroid treatment in children. Am J Dis Child 1968; 116: 604–608

Biro Z, Pamer Z. Electrical cataract and optic neuropathy. Int Ophthalmol 1994; 18:43–47

Bjerrum K, Kessing SV. Congenital ectopia lentis and secondary buphthalmos likely occurring as an autosomal recessive trait. Acta Ophthalmol 1991; 69:630–634

Black RL, Oglesby RB, von Sallmann L. Posterior subcapsular cataracts induced by corticosteroids in patients with rheumatoid arthritis. J Am Med Assoc 1960; 174:166–171

Blake J. Eye signs in idiopathic hypoparathyroidism. Trans Ophthalmol Soc UK 1976; 46:448–451

Blatt N, Ursu A, Iofciulescu B, et al. Das Invasionspotential der intraocularen malignen Tumoren. I. Mitteilung: Die Widerstandskraft der Linse. Graefe's Arch Ophthalmol 1957; 158:360–379

Bleckmann, H, Khodadadyan C, Sohnoy N. Licht- und Elektronenmikroskopie der humanen, anterioren Kataraktkapsel. Fortschr Ophthalmol 1989; 86:556–560

Bloemendal H. Disorganization of membranes and abnormal intermediate filament assembly lead to cataract. Invest Ophthalmol Vis Sci 1991; 32: 445–455

Bochow TW, West SK, Azar A et al. Ultraviolet light exposure and risk of posterior subcapsular cataract. Arch Ophthalmol 1989; 107:369–372

Boger WP III, Peterson RA, Robb RM. Spontaneous absorption of the lens in the congenital rubella syndrome. Arch Ophthalmol 1981; 99:433–434

Boniuk M, Zimmerman LE. Ocular pathology in the rubella syndrome. Arch Ophthalmol 1967; 77: 455–473

Borkman RF, Lerman S. Evidence for a free radical mechanism in aging and UV irradiated ocular lenses. Exp Eye Res 1977; 25:303–309

Brilliant LB, Grasset MC, Pokhrel RP et al. Associaton among cataract prevalence, sunlight hours, and altitude in the Himalayas. Am J Epidemiol 1983; 118:250–264

Brini A, Flament J. Cataracta glaucomatosa acuta. Exp Eye Res 1973; 16:19–28

Brink H, Rademakers J, Verbeek A, van Ede A, Tilanus S. Ocular manifestations of relapsing polychondritis. Three case histories. Doc Ophthalmol 1994; 87:159–166

Brocklebank JT, Harcourt RB, Meadow SR. Corticosteroid-induced cataracts in idiopathic nephrotic syndrome. Arch Dis Child 1982; 53:30–34

Brodrick JD, Tate GW. Capsular delamination (true exfoliation) of the lens. Report of a case. Arch Ophthalmol 1979; 97:1693–1698

Broekhuyse RM, Kuhlmann ED, Jap PHK. Lens membranes: IX. Some characteristics of fiber membranes in relation to aging and cataract formation. Ophthalmic Res 1979; 11:423

Bron AJ, Brown NAP. Perinuclear lens retrodots: a role for ascorbate in cataractogenesis. Br J Ophthalmol 1987; 71:86–95

Brown C, Burman D. Transient cataracts in a diabetic child with hyperosmolar coma. Br J Ophthalmol 1973; 57:429–433

Brown NAP, Vrensen G, Shun-Shin GA, Willekens B. Lamellar separation in the human lens: The case for fibre folds. A combined in vivo and electron microscopy study. Eye 1989; 3:597–605

Brown NP, Harris ML, Shun-Shin GA et al. Is cortical spoke cataract due to lens fibre breaks? The relationship between fibre folds, fibre breaks, waterclefts and spoke cataract. Eye 1993; 7:672–679

Brown WJ, Schalock RL, Gunter RG. The effects of parachlorophenylalanine on lens ultrastructure. Exp Eye Res 1973; 17:231–244

Bucala R, Gallati M, Manabe S, Cotlier E, Cerami A. Glucocorticoid-lens protein adducts in experimentally induced steroid cataracts. Exp Eye Res 1985; 40:853–863

Bunce GE, Kinoshita J, Horwitz J. Nutritional factors in cataract. Ann Rev Nutr 1990; 10:233–254

Burde RM, Bresnick G, Uhrhammer J. True exfoliation of the lens capsule: An electron microscopic study. Arch Ophthalmol 1969; 82:651–653

Burke JP, O'Keefe M, Bowell R, Naughten ER. Ocular complications in homocystinuria – early and late treated. Br J Ophthalmol 1989; 73:427–431

Burns RA. Mercuria lentis. Proc R Soc Med 1962; 55:322

Buschmann W. Wiederherstellung einer weitgehend klaren Linse nach perforierender Verletzung. Klin Monatsbl Augenheilkd 1982; 181:487–489

Butler PA. Reversible cataracts in diabetes mellitus. J Am Optom Assoc 1994; 65:559–563

Cairns JE, Wiliams HP, Walshe JM. „Sunflower cataract" in Wilson's disease. Br Med J 1969; 3:95–96

Calissendorff BM, Lonnquist B, el-Azazi M. Cataract development in adult bone marrow transplant recipients. Acta Ophthalmol 1995; 73:152–154

Callahan A, Klien BA. Thermal detachment of the anterior lamella of the anterior lens capsule: a clinical and histopathologic study. Arch Ophthalmol 1958; 59:73–80

Cashwell LF, Holleman IL, Weaver RG, van Rens GH. Idiopathic true exfoliation of the lens capsule. Ophthalmology 1989; 96:348–351

Caudill JW, Streeten BW, Tso MOM. Phacoanaphylactoid reaction in persistent hyperplastic primary vitreous. Ophthalmology 1985; 92:1153–1158

Chalupecky H. Über die Wirkung der Röntgenstrahlen auf das Auge und die Haut. Zentralbl Prakt Augenheilkd 1897; 21:234

Chishti M, Henkind P. Spontaneous rupture of anterior lens capsule (phacoanaphylactic endophthalmitis). Am J Ophthalmol 1970; 69:264–270
Choshi K, Takaku I, Mishima H et al. Ophthalmologic changes related to radiation exposure and age in adult health study sample, Hiroshima-Nagasaki. Radiat Res 1983; 96:560–579
Christiansen SP, Bradford JD. Cataract in infants treated with argon laser photocoagulation for threshold retinopathy of prematurity. Am J Ophthalmol 1995; 119:175–180
Cibis A, Burde RM. Herpes simplex virus-induced congenital cataracts. Arch Ophthalmol 1971; 85: 220–223
Cibis GW, Harris DJ, Chapman AL et al. Mucolipidosis I. Arch Ophthalmol 1983; 101:933–939
Cibis PA, Constant M, Pribyl A, Becker B. Ocular lesions produced by iodoacetate. Arch Ophthalmol 1957; 57:508–519
Clair WK, Chylack LT Jr, Cook EF, Goldmann L. Allopurinol use and the risk of cataract formation. Br J Ophthalmol 1989; 73:173–176
Clark H. The suckling mouse cataract agent (SMCA): A slow mycoplasma-like agent. Prog Med Virol 1974; 18:307–322
Cloud TM, Hakin R, Griffin AC. Photosensitization of the eye with methoxsalen. Arch Ophthalmol 1960; 64:346–351
Coates JE, Keatinge GF. The incidence of lens changes in an iron rolling mill. Trans Ophthalmol Soc UK 1955; 75:653
Cockburn DM, Dwyer PS. Posterior persistent hyperplastic primary vitreous. Am J Optom Physiol Opt 1988; 65:316–317
Cogan DG, Dreisler KK. Minimal amount of x-ray exposure causing lens opacities in the human eye. Arch Ophthalmol 1953; 50:30–34
Cogan DG, Kuwabara T. Pathology of cataracts in mongoloid idiocy: A new concept of the pathogenesis of cataracts of the coronary-cerulean type. Doc Ophthalmol 1962; 16:73–80
Cogan DG, Kuwabara TJ. Ocular pathology of the 13-15 trisomy syndrome. Arch Ophthalmol 1964; 72:246–253
Cogan DG, Martin SF, Kimura SJ. Atomic bomb cataracts. Science 1949; 110:654–655
Cogan DG, Donaldson DD, Reese AB. Clinical and pathologic characteristics of radiation cataract. Arch Ophthalmol 1952; 47:55–70
Cogan DG, Donaldson DD, Goff JL, Graves E. Experimental radiation cataract. III. Further experimental studies on x-ray and neutron irradiation of the lens. Arch Ophthalmol 1953; 50: 597–602
Cogan DG, Fricker SJ, Lubin M et al. Cataracts and ultrahigh-frequency radiation. Arch Industr Health 1958; 18:299
Cohen SY, Gaudric A, Lemerle S, Cadot M, Coscas G. Syndrome de Rothmund. J Fr Ophtalmol 1989; 12:583–585
Conklin JW, Upton AC, Christenberry KW, McDonald TR. Comparative late somatic effects of some radiomimetic agents and x-rays. Radiat Res 1963; 19:156
Conrads H, Blaschke R, Krug U. Der „typische graue Altersstar“ im Rasterelektronenmikroskop (REM). Klin Monatsbl Augenheilkd 1981; 179:26–29
Costagliola C, Cati-Giovanelli B, Piccirillo A. Cataracts associated with long-term steroids. Br J Dermatol. 1989; 120:472–473
Costello MJ, Oliver TN, Cobo LM. Cellular architecture in age-related human nuclear cataracts. Invest Ophthalmol Vis Sci 1992; 33:3209–3227
Costello MJ, Lane CW, Hatchell DL, Saloupis P, Cobo LM. Ultrastructure of fiber cells and multilamellar inclusions in experimental diabetes. Invest Ophthalmol Vis Sci 1993; 34:2174–2185
Cotlier E. The mitotic cycle of the lens epithelium: effect of age and galactose. Arch Ophthalmol 1962; 68:801–809
Cotlier E. Varicella cataract. Am J Ophthalmol 1978; 86:627–630
Cotlier E, Apple DJ. Cataracts induced by the polypeptide antibiotic polymyxin B sulfate. Exp Eye Res 1973; 16:69–77
Cotlier E, Rose M, Moel SA. Aniridia, cataracts, and Wilms' tumor in monozygous twins. Am J Ophthalmol 1978; 86:129–132
Cowan TH. Pigmentation and coloration of the lens. Surv Ophthalmol 1961; 6:630–647
Crawford R. Toxic cataract. Br Med J 1959; 2:1231
Creighton MO, Trevithick JR, Mousa GY et al. Globular bodies: A primary cause of the opacity in senile and diabetic posterior cortical subcapsular cataracts? Can J Ophthalmol 1978; 13:166–181
Creighton MO, Sanwal M, Stewart-De Haan PJ, Trevithick JR. Modelling cortical cataractogenesis. V. Steroid cataracts induced by solumedrol partially prevented by vitamin E in vitro. Exp Eye Res 1983; 37:65–75
Creighton MO, Ross WM, Stewart-de Haan PJ, Sanwal M, Trevithick JR. Modelling cortical cataractogenesis. VII. Effects of vitamin E treatment on galactose-induced cataracts. Exp Eye Res 1985; 40:213–222
Creighton MO, Larsen LE, Stewart-De Haan PJ et al. In vitro studies of microwave-induced cataract. II. Comparison of damage observed from continuous wave and pulsed microwaves. Exp Eye Res 1987; 45:357–373
Cross HE, Jensen AD. Ocular manifestations in the Marfan syndrome and homocystinuria. Am J Ophthalmol 1973; 75:405–420
Crouch ER, Parks MM. Management of posterior lenticonus complicated by unilateral cataract. Am J Ophthalmol 1978; 85:503–508
Cruysberg JR, Pinckers A. Ectopia lentis et pupillae syndrome in three generations. Br J Ophthalmol 1995; 79:135–138

Cullen AP, Monteith-McMaster CA. Damage to the rainbow trout (Oncorhyncus mykiss) lens following an acute dose of UVB. Curr Eye Res 1993; 12:97-106

Dark AJ, Streeten BW. Ultrastructural study of cataract in myotonia dystrophica. Am J Ophthalmol 1977; 84:666-674

Datiles M, Fukui H, Kuwabara T, Kinoshita JH. Galactose cataract prevention with sorbinil, an aldose reductase inhibitor: A light microscopic study. Invest Ophthalmol Vis Sci 1982; 22:174-179

Daus W, Adams H, Müller-Hermelink HK. Das klinisch-histologische Bild nach Linsenverletzungen. Fortschr Ophthalmol 1984; 81:54-58

David R, Mac Beath L, Jenkins T. Aniridia associated with microcornea and subluxated lenses. Br J Ophthalmol 1978; 62:118-121

Dawson CR, Schwab IR. Epidemiology of cataract: A major cause of preventable blindness. Bull WHO 1981; 59:493-501

Dean G, Alderson M, Maximilien R. Increased risk of cataract in patients receiving radiotherapy to the eye: a pilot study. Br J Radiol 1988; 61:309-311

Debnath SC, Abomelha NS, Jawdat M, Chang R, Al-Khader AA. Ocular side effects of systemic steroid therapy in renal transplant patients. Ann Ophthalmol 1987; 19:435-437

Deeg HJ, Flournoy N, Sullivan KM et al. Cataracts after total body irradiation and bone marrow transplantation: A sparing effect of dose fractionation. Int J Radiat Oncol Biol Phys 1984; 10: 957-964

Deng C. Anterior lentiplane and posterior lenticonus in two cases. Ophthalmologica 1991; 202:187-190

Dickey JB, Daily MJ. Transient posterior subcapsular lens opacities in diabetes mellitus. Am J Ophthalmol 1993; 115:234-238

Dilley KJ, Bron AJ, Habgood JO. Anterior polar and posterior subcapsular cataract in a patient with retinitis pigmentosa: A light-microscopic and ultrastructural study. Exp Eye Res 1976; 22: 155-167

Dodo T. Review of thirty years study of Hiroshima and Nagasaki atomic bomb survivors' cataracts. J Radiat Res 1975; Suppl 16:132-137

Dolin PJ. Ultraviolet radiation and cataract: a review of the epidemiological evidence. Br J Ophthalmol 1994; 78:478-482

von Domarus D, Rieger H, Naumann GOH. „Rezidivierende Iritis" infolge von persistierendem hyperplastischem primärem Glaskörper mit Pseudophakia lipomatosa. Ophthalmologica 1979; 179:354-360

Donders PC. Hallermann-Streiff syndrome. Doc Ophthalmol 1977; 44:161-166

Donshik PC, Cavanaugh D, Boruchoff SA. Posterior subcapsular cataracts induced by topical corticosteroids following Keratoplasty for Keratoconus. Ann Ophthalmol 1981; 13:29-32

Donski J. Experimentelle Thalliumkatarakt bei Ratten. Graefe's Arch Ophthalmol 1932; 128:294-311

Drenckhalm D, Lullmann-Rauch R. Lens opacities associated with lipidosis-like ultrastructural alterations in rats treated with chloroquine, chlorphentermine, or iprindole. Exp Eye Res 1977; 24: 621-632

Duke-Elder S. System of Ophthalmology. Diseases of the Lens and Vitreous; Glaucoma and Hypotony. XI. London: Henry Kimpton, 1969:19-28

Dunn JP, Jabs DA, Wingard J, Enger C, Vogelsang G, Santos G. Bone marrow transplantation and cataract development. Arch Ophthalmol 1993; 111:1367-1373

Dvorak-Theobald G. Pseudo-exfoliation of the lens capsule - relation to „true" exfoliation of the lens capsule as reported in the literature and role in the production of glaucoma capsulocuticulare. Am J Ophthalmol 1954; 37:1-12

Easom HA, Zimmerman LE. Sympathetic ophthalmia and bilateral phacoanaphylaxis; a clinicopathologic correlation of the sympathogenic and sympathizing eyes. Arch Ophthalmol 1964; 72: 9-15

Eckerskorn U, Wegener A, Hockwin O et al. Untersuchung über die Wirkung von drei lokal applizierten Betablockern auf die Kaninchenlinse. Fortschr Ophthalmol 1988; 85:139-143

Ederer F, Hiller R. Senile lens changes and diabetes in two population studies. Am J Ophthalmol 1981; 91:381-395

Ehlers H. Ophthalmological involvements in diabetes. Acta Ophthalmol 1973; 120 Suppl:59-65

Ellant JP, Obstbaum SA. Lens-induced glaucoma. Doc Ophthalmol 1992; 81:317-338

Ellis FJ, Eagle RC Jr, Shields JA et al. Phakomatous choristoma (Zimmerman's tumor). Immunohistochemical confirmation of lens-specific proteins. Ophthalmology 1993; 100:955-960

Elsas FJ, Maumenee IH, Kenyon KR, Yoder F. Familial aniridia with preserved ocular function. Am J Ophthalmol 1977; 83:718-724

Elschnig A. Klinisch-anatomischer Beitrag zur Kenntnis des Nachstaares. Klin Monatsbl Augenheilkd 1911; 49:444

Elschnig A. Ablösung der Zonulalamelle bei Glasbläsern. Klin Monatsbl Augenheilkd 1922; 69:732-734

Endres N, Shin YS. Cataract and metabolic disease. J Inherit Metab Dis 1990; 13:509-516

Epstein DL, Jedziniak JA, Grant WM. Obstruction of aqueous outflow by lens particles and by heavy-molecular-weight soluble lens proteins. Invest Ophthalmol Vis Sci 1978; 17:272-277

Ertl F. Fremdkörper (Kupfersplitter) im Glaskörper. Linsenbilder in Regenbogenfarben. Zentralbl Prakt Augenheilkd 1907; 31:322

Eshagian J. Human posterior subcapsular cataracts. Trans Ophthalmol Soc UK 1982; 102:364-368

Eshagian J, Streeten BW. Human posterior subcapsular cataract. An ultrastructural study of the posteriorly migrating cells. Arch Ophthalmol 1980; 98:134-143
Eshagian J, March WF, Goossens W, Rafferty NS. Ultrastructure of cataract in myotonic dystrophy. Invest Ophthalmol Vis Sci 1978; 17:289-293
Eshagian J, Rafferty NS, Goossens W. Ultrastructure of human cataract in retinitis pigmentosa. Arch Ophthalmol 1980; 98:2227-2230
Eshagian J, Rafferty NS, Goossens W. Human cataracta complicata. Clinicopathologic correlation. Ophthalmology 1981; 88:155-163
Eustis HS, Karcioglu ZA, Dharma S, Hoda S. Phakomatous choristoma: clinical, histopathologic, and ultrastructural findings in a 4-month-old boy. J Pediatr Ophthalmol Strabismus 1990; 27:208-211
Fagerholm PP. The response of the lens to trauma. Trans Ophthalmol Soc UK 1982; 102:369-374
Fagerholm PP, Philipson BT. Experimental traumatic cataract. II. A transmission electron microscopy and extracellular tracer study. Invest Ophthalmol Vis Sci 1979a; 18:1160-1171
Fagerholm PP, Philipson BT. Human traumatic cataract: A quantitative microradiographic and electron microscopic study. Acta Ophthalmol 1979b; 57:20-32
Fagerholm PP, Philipson BT. Human lens epithelium in normal and cataractous lenses. Invest Ophthalmol Vis Sci 1981; 21:408-414
Fagerholm PP, Philipson BT. Cataract in retinitis pigmentosa. An analysis of cataract surgery results and pathological lens changes. Acta Ophthalmol 1985; 63:50-58
Fagerholm P, Philipson B, Carlström D. Calcification in the human lens. Curr Eye Res 1981/1982; 1: 629-633
Fagerholm P, Palmquist B-M, Philipson B. Atopic cataract: changes in the lens epithelium and subcapsular cortex. Graefe's Arch Clin Exp Ophthalmol 1984; 221:149-152
Fagerholm P, Lundevall E, Trocmé S, Wroblewski R. Human and experimental lens repair and calcification. Exp Eye Res 1986; 43:965-972
Fagerholm P, Anneren G, Wadelius C. Lowe's oculocerebrorenal syndrome - variation in lens changes in the carrier state. Acta Ophthalmol 1991; 69: 102-104
Fagerholm P, Fitzsimmons T, Härfstrand A, Schenholm M. Reactive formation of hyaluronic acid after small and large lens injury. Acta Ophthalmol 1992; Suppl 205:58-64
Fanta H. Die kongenitale Katarakt in zwei Familien. Klin Monatsbl Augenheilkd 1977; 171:885-888
Farmer EJ, Swann PG. Crystalline aculeiform cataract. J Am Optom Assoc 1983; 54:913-914
Farnsworth PN, Burke P, Dotto ME, Cinotti AA. Ultrastructural abnormalities in a Marfan's syndrome lens. Arch Ophthalmol 1977; 95:1601-1606
Farnsworth PN, Burke PA, Blanco J, Maltzman B. Ultrastructural abnormalities in a microspherical ectopic lens. Exp Eye Res 1978; 27: 399-408
Farpour H. Cataracte zonulaire juvenile et xanthomatose cérebro-tendineuse. Klin Monatsbl Augenheilkd 1990; 196:407-410
Feeney-Burns L, Burns RP, Anderson RS. Ultrastructure and acid phosphatase activity in hereditary cataracts of deer mice. Invest Ophthalmol Vis Sci 1980; 19:777-788
Feldmann GL, Ferguson TM, Couch JR. Dinitrophenol induced cataract in the avian embryo. Am J Ophthalmol 1960; 49:1168-1174
Ferguson TM, Swanson AA, Couch JR, et al. Experimental studies on cataract formation. Am J Ophthalmol 1960; 49:1165-1167
Filatov V, Guyer DR, Lustbader JM, Berkow JW. Dislocation of the crystalline lens in a patient with Sturge-Weber syndrome. Ann Ophthalmol 1992; 24:260-262
Filipe JC, Palmares J, Delgado L, Lopes JM, Borges J, Castro-Correira J. Phacolytic glaucoma and lens-induced uveitis. Int Ophthalmol 1993; 17: 289-293
Firschein HE. Lenticular effects of parathyroid hormone. Invest Ophthalmol 1962; 1:788
Fischer K. Ein Lentoid in einem menschlichen Mikrophthalmus. Z Augenheilkd 1929; 69:30
Flach AJ, Dolan BJ. Amiodarone-induced lens opacities: an 8-year follow-up study. Arch Ophthalmol 1990; 108:1668-1669
Flach AJ, Dolan BJ, Sudduth B, Weddell J. Amiodarone-induced lens opacities. Arch Ophthalmol 1983; 101:1554-1556
Flament J. Deplacements et deformations traumatiques du cristallin. Bull Soc Ophthalmol Fr 1985; 85:993-999
Fledelius H. Cataracta ossea and other intraocular ossifications. A case report and a thirty year Danish material. Acta Ophthalmol 1975; 53: 790-797
Flocks M, Littwin CS, Zimmerman LE. Phacolytic glaucoma. Arch Ophthalmol 1955; 54:37-45
Folkman J, Merler E, Abernathy C, Williams G. Isolation of a tumor factor responsible for angiogenesis. J Exp Med 1971; 133:275-288
Font RL, Fine BS. Ocular pathology in Fabry's disease. Histochemical and electron microscopic observations. Am J Ophthalmol 1972; 73:419-430
Font RL, Brownstein S. A light and electron microscopic study of anterior subcapsular cataracts. Am J Ophthalmol 1974; 78:972-984
Font RL, Yanoff M, Zimmerman LE. Intraocular adipose tissue and persistent hyperplastic primary vitreous. Arch Ophthalmol 1969; 82:43-50
Forgacs J. Image clinique et histologique de trois cas de cataracte atopique. Ophthalmologica 1961; 141:423-424

Forman AR, Loreto JA, Tina LU. Reversibility of corticosteroid-associated cataracts in children with the nephrotic syndrome. Am J Ophthalmol 1977; 84:75–78

Foss AJ, Forbes JE, Morgan J. An intralenticular foreign body and a clear lens (letter). Br J Ophthalmol 1993; 77:828

Franceschetti A, Rickli H. Posterior (excentric) lenticonus. Arch Ophthalmol 1954; 51:499–508

Frandsen E. Glaucoma and cataract as complications to topical steroid therapy. Acta Ophthalmol 1966; 44:307–312

Fraunfelder FT, Meyer SM. Posterior subcapsular cataracts associated with nasal or inhalation corticosteroids. Am J Ophthalmol 1990; 109:489–490

Fraunfelder FT, Hanna C, Dreis MW, Cosgrove KW. Cataracts associated with allopurinol therapy. Am J Ophthalmol 1982; 94:137–140

Freissler K, Küchle M, Naumann GOH. Spontaneous dislocation of the lens in pseudoexfoliation syndrome. Arch Ophthalmol 1995; 113:1095–1096

Frezzotti R, Caporossi A, Mastrangelo D et al. Pathogenesis of posterior capsular opacification. Part II. Histopathological and in vitro culture findings. J Cataract Refract Surg 1990; 16:353–360

Friedman B, Roth A. Argyrosis corneae. Am J Ophthalmol 1930; 13:1050

Frühauf A, Todt H. Frühkindliche Katarakt bei idiopathischer Hypoglykämie. Ophthalmologica 1971; 163:369–373

Fujiwara H, Takigawa Y, Ueno S, Okuda K. Histology of the lens in the Weill-Marchesani syndrome. Br J Ophthalmol 1990; 74:631–634

Gabbay KH, Kinoshita JH. Mechanism of development and possible prevention of sugar cataracts. Irs J Med Sci 1972; 8:1557–1561

Garron LK, Wood IS, Spencer WH et al. A clinical pathologic study of mercurialentis medicamentosus. Trans Am Ophthalmol Soc 1976; 74: 295–320

Geiger LA, Lesser LI. Ocular side effects of chlorpromazine in a child. JAMA 1967; 202:916

Gerkowicz K, Toczolowski J. Biphakia congenita. Klin Monatsbl Augenheilkd 1983; 183:136–137

Gerster H. Antioxidant vitamins in cataract prevention. Z Ernährungswiss 1989; 28:56–75

Ghosh M, McCulloch C. Anterior subcapsular cataract: An electron microscopic study. Can J Ophthalmol 1975; 10:502–510

Gibbs ML, Jacobs M, Wilkie AOM, Taylor D. Posterior lenticonus: clinical patterns and genetics. J Pediatr Ophthalmol Strabismus 1993; 30:171–175

Gilkes M. Cataracts associated with local and general neurodermatitis. Trans Ophthalmol Soc UK 1955; 75:301

Gillum WN, Anderson RL. Dominantly inherited blepharoptosis, high myopia and ectopia lentis. Arch Ophthalmol 1982; 100:282–284

Giroud A, Martinet M. Influence de la souche de rats sur l'apparition des cataractes thyroxiniennes. Arch Fr Pediatr 1954; 11:1

Glezerow SJ. Katarakte durch Trinitrotoluol. Vestn Oftal 1953; 32:21

Glezerow SJ. Katarakt bei Intoxikation durch Nitrofarbstoff. Vestn Oftal. 1956; 69:46

Goder G. Der septische Linsenabszess. Klin Monatsbl Augenheilkd 1967; 151:8–21

Goldberg MF. Clinical manifestations of ectopia lentis et pupillae in 16 patients. Ophthalmology 1988; 95:1080–1087

Goldberg MF, Tso M, Chen F, Suvaizdis J, Spector R. Inherited snowflake cataracts. Ophth Paed Gen 1984; 4:123–139

Goldmann H. Experimentelle Untersuchungen über die Genese des Feuerstars. III. Mitteilung: Die Physik des Feuerstars. 1. Teil. Graefe's Arch Ophthalmol 1933; 130:93

Goldmann H, Liechti A. Experimentelle Untersuchungen über die Genese des Röntgenstars. Graefe's Arch Ophthalmol 1938; 138:722

Goldschmidt H. Klinischer und histologischer Befund eines Falles von „Feuerlamelle". Z Augenheilkd 1932; 78:341

Gona O, White JH, Obenauer L. Wound healing by the rat lens after neodymium-YAG laser injury. Exp Eye Res 1985; 40:251–261

Goodenough DA. The crystalline lens. A system networked by gap junctional intercellular communication. Semin Cell Biol 1992; 3:49–58

Gorthy WC. Cataracts in the aging rat lens: Morphology and acid phosphatase histochemistry of incipient forms. Exp Eye Res 1978; 27:301–322

Gorthy WC. Development of ocular abnormalities in rats with x-ray induced cataract mutation. Invest Ophthalmol Vis Sci 1979; 18:939–946

Gorthy WC, Abdelbaki YZ. Morphology of a hereditary cataract in the rat. Exp Eye Res 1974; 19:147–156

de Gottrau P, Schlötzer-Schrehardt U, Dörfler S, Naumann GOH. Congenital zonular cataract. Clinicopathologic correlation with electron microscopy and review of the literature. Arch Ophthalmol 1993; 111:235–239

Govan JAA. Ocular manifestations of Alport's syndrome: a hereditary disorder of basement membranes? Br J Ophthalmol 1983; 67:493–503

Graeber W. Die Gewichts- und Volumenzunahme der menschlichen Linse in Abhängigkeit vom Alter. Acta XX Conc Ophthalmol Germanica 1966; 1:493

Gragoudas ES, Egam KM, Walsh SM, Regan S, Munzenrider JE, Taratuta V. Lens changes after proton beam irradiation for uveal melanoma. Am J Ophthalmol 1995; 119:157–164

Grala PE. Cataracts in myotonic dystrophy. J Am Optom Assoc 1983; 54:1067–1068

Graw J, Werner T, Merkle S, Reitmeir P, Schäffer E, Wulff A. Histological and biochemical characterization of the murine cataract mutant Nap. Exp Eye Res 1990; 50:449–456

Green WR, McDonnell PJ. Opacification of the posterior capsule. Trans Ophthalmol Soc UK 1985; 104:727–739

Gregg NM. Congenital cataract following German measles in the mother. Trans Ophthalmol Soc Austr 1941; 3:35–46

Greiner JV, Chylack LT. Posterior subcapsular cataracts. Histopathologic study of steroid-associated cataracts. Arch Ophthalmol 1979; 97:135–144

Grey RHB, Rice NSC. Congenital duplication of the lens. Br J Ophthalmol 1976; 60:673–675

Griffith TP, Pirie A, Vaughan J. Possible cataractogenic effect of radionuclides deposited within the eye from the bloodstream. Br J Ophthalmol 1985; 69:219–227

Grimes P, von Sallmann L, Frichette A. Influence of myleran on cell proliferation in the lens epithelium. Invest Ophthalmol 1964; 3:566–576

Guggenmoos-Holzmann I, Engel B, Henke V, Naumann GOH. Cell density of human lens epithelium in women higher than in men. Invest Ophthalmol Vis Sci 1989; 30:330–332

Gulik-Krzywicki T, Tardieu A, Delaye M. Spatial reorganization of low-molecular-weight proteins during cold cataract opacification. Biochim Biophys Acta 1984; 800:28–32

Gusek GC, Braun M, Naumann GOH. Lentiglobus posterior: Ergebnisse nach extrakapsulärer Kataraktextraktion und Hinterkammerlinsenimplantation. Ophthalmologe 1994; 91 Suppl 1:64

Gwon A, Mantras C, Gruber L, Cunanan C. Concanavalin A-induced posterior subcapsular cataract: a new model of cataractogenesis. Invest Ophthalmol Vis Sci 1993; 34:3483–3488

Haddad R, Font RL, Reeser T. Persistent hyperplastic primary vitreous: A clinicopathologic study of 62 cases and review of the literature. Surv Ophthalmol 1978; 23:123–134

Hagee MJ. Homocystinuria and ectopia lentis. J Am Optom Assoc 1984; 55:269–276

Halbert SP, Manski W. Organ specificity with special reference to the lens. Progr Allergy 1963; 7:107

Halbert SP, Manski W. Biological aspects of autoimmune reactions in the lens. Invest Ophthalmol 1965; 4:516–530

Halpern BL, Sugar A. Retinitis pigmentosa associated with bilateral ectopia lentis. Ann Ophthalmol 1981; 13:823–824

Hamai Y, Kuwabara T. Early cytologic changes of Fraser cataract: An electron microscopic study. Invest Ophthalmol 1975; 14:517–527

Hamai Y, Fukui HN, Kuwabara T. Morphology of hereditary mouse cataract. Exp Eye Res 1974; 18:537–546

Hammer H, Olah M. Cellular hypersensitivity to lenticular protein in lens- induced uveitis. Graefe's Arch Clin Exp Ophthalmol 1974; 192: 339–344

Hamming NA, Apple DJ, Goldberg MF. Histopathology and ultrastructure of busulfane induced cataract. Graefe's Arch Klin Exp Ophthalmol 1976; 200:139–147

Hanna C, Fraunfelder FT. Electric cataracts. 2. Ultrastructural lens changes. Arch Ophthalmol 1972; 87:184–191

Hanna C, Fraunfelder FT. Lens capsule change after intraocular copper. Ann Ophthalmol 1973; 5:9–22

Hanno HA, Weiss DJ. Hypoparathyroidism, pseudohypoparathyroidism and pseudo-pseudohypopara-thyroidism. Arch Ophthalmol 1961; 65: 238–242

Hanson I, Brown A, van Heyningen V. A new PAX6 mutation in familial aniridia. J Med Genet 1995; 32:488–489

Hanssen R. Beitrag zur pathologischen Anatomie der Linse (Cataracta pulverulenta). Z Augenheilkd 1932; 76:73

Hara T, Hara T. Observations on lens epithelial cells and their removal in anterior capsule specimens. Arch Ophthalmol 1988; 106:1683–1687

Harding CV, Chylack LT Jr., Susan SR, Lo W-K, Bobrowski WF. Elemental and ultrastructural analysis of specific human lens opacities. Invest Ophthalmol Vis Sci 1982; 23:1–13

Harding CV, Chylack LT, Susan SR, Lo W-K, Bobrowski WF. Calcium-containing opacities in the human lens. Invest Ophthalmol Vis Sci 1983; 24:1194–1202

Harris ML, Brown NA, Shun-Shin GA, Smith GT. Capsular „pits" in the human lens. Br J Ophthalmol 1992; 76:248–249

Harrison R. Bilateral lens opacities associated with the use of di-isopropyl-fluorophosphate eyedrops. Am J Ophthalmol 1960; 50:153–154

Hartwig NG, Vermeij-Keers C, Versteeg J. The anterior eye segment in virus induced primary congenital aphakia. Acta Morphol Neerl Scand 1988/89; 26:283–292

Hasegawa Y, Yagi K. Electron microscopic study on the lens of riboflavin-deficient albino rat. J Nutr Sci Vitaminol 1975; 21:395–401

Hatae T, Ishibashi T, Yoshitomi F, Shibata Y. Immunocytochemistry of types I-IV collagen in human anterior subcapsular cataracts. Graefe's Arch Clin Exp Ophthalmol 1993; 231:586–590

Hayasaka S, Asano Y, Tateda H, Hoshi K, Koga Y. Lens subluxation in homocystinuria. A case report. Acta Ophthalmol 1984; 62:425–431

Hayes BP, Fisher RF. Influence of a prolonged period of low-dosage x-rays on the optic and ultrastructural appearance of cataract of the human lens. Br J Ophthalmol 1979; 63:457–464

Hayes BP, Fisher RF. The structure of the lens epithelium and its basement membrane in the diabetic state. Curr Eye Res 1981; 1:317–326

Heckenlively J. The frequency of posterior subcapsular cataract in the hereditary retinal degenerations. Am J Ophthalmol 1982; 93:733–738

Heiba IM, Elston RC, Klein BEK, Klein R. Evidence for a major gene for cortical cataract. Invest Ophthalmol Vis Sci 1995; 36:227-235
Heimann K. Histologische Augenbefunde bei der Chondrodystrophia calcificans congenita (Conradi-Hünermann-Syndrom). Ber Z Dtsch Ophthalmol Ges 1968; 68:444-451
Henk JM, Whitelocke RA, Warrington AP, Bessell EM. Radiation dose to the lens and cataract formation. Int J Radiat Oncol Biol Phys 1993; 25:815-820
Henkind P, Ashton N. Ocular pathology in homocystinuria. Trans Ophthalmol Soc UK 1965; 85: 21-38
Herfurth S, Seidlein I, Michaelis D. Diabetische Lentopathie. Klin Monatsbl Augenheilkd 1985; 187:105-108
Hertzberg R. Rubella and virus induced cataracts. Trans Ophthalmol Soc UK 1982; 102:355-358
van Heyningen R. Experimental studies on cataract. Invest Ophthalmol 1976; 15:685-697
van Heyningen R. Naphthalene cataract in rats and rabbits: A resume. Exp Eye Res 1979; 28:435-439
van Heyningen R, Harding JJ. Some changes in the lens of the dimethylsulphoxide-fed rabbit. Exp Eye Res 1972; 14:91-98
Hiller R, Giacometti L, Yuen K. Sunlight and cataract: an epidemiologic investigation. Am J Epidemiol 1977; 105:450-459
Hiller R, Sperduto RD, Ederer F. Epidemiologic associations with nuclear, cortical, and posterior subcapsular cataracts. Am J Epidemiol 1986; 124: 916-925
Hindle NH, Crawford JS. Dislocation of the lens in Marfan's syndrome. Can J Ophthalmol 1969; 4:128-134
von Hippel E Jr. Über angeborenen Zentral- und Schichtstar (experimentelle Untersuchungen). Verslg Dtsch Ophthalmol Ges 1951; 32:163
Hirsh S, Appleton B, Fine B, Brown P. Effects of repeated microwave irradiations to the albino rabbit eye. Invest Ophthalmol Vis Sci 1977; 16:315-319
Hittner HM, Kretzer FL, Mehta RS. Zellweger syndrome. Lenticular opacities indicating carrier status and lens abnormalities characteristic of homozygotes. Arch Ophthalmol 1981; 99:-1977-1982
Hockwin O. Die Scheimpflug-Photographie der Linse. Fortschr Ophthalmol 1989; 86:304-311
Hockwin O. Biochemie der Linse. Ein Rückblick auf thematische und methodische Entwicklungen, ein Ausblick auf zukünftige Forschungen. Klin Monatsbl Augenheilkd 1993; 202:544-551
Hockwin O, Wegener A, Sisk DR, Dohrmann B, Kruse M. Efficacy of AL-1576 in preventing naphthalene cataract of three rat strains. A slit lamp and Scheimpflug photographic study. Lens Res 1984/85; 2:321-335
Hoepner J, Yanoff M. Ocular anomalies in trisomy 13-15: An analysis of 13 eyes with 2 new findings. Am J Ophthalmol 1972; 74:729-737
Hollows F, Moran D. Cataract - the ultraviolet risk factor. Lancet 1981; 2(8258):1249-1250
Holsclaw DS, Merriam GR Jr, Medvedovsky C, Rothstein H, Worgul BV. Stationary radiation cataracts: an animal model. Exp Eye Res 1989; 48: 385-398
Holtz F. Tetanie und Auge. Büch Augenarzt 1960; 34:1
Hoover DL, Smith LE, Turner SJ, Gelber RD, Sallan SE. Ophthalmic evaluation of survivors of acute lymphoblastic leukemia. Ophthalmology 1988; 95:151-155
Hope-Ross M, Mahon GJ, Johnston PB. Ocular siderosis. Eye 1993; 7:419-425
Horwitz J, Dovrat A, Straatsma BR, Revilla PJ, Lightfoot DO. Glutathione reductase in human lens epithelium: FAD-induced in vitro activation. Curr Eye Res 1987; 6:1249-1256
Hosokawa M, Takeshita S, Higuchi K et al. Cataract and other ophthalmic lesions in senescence accelerated mouse (SAM). Morphology and incidence of senescence associated ophthalmic changes in mice. Exp Eye Res 1984; 38:105-114
Howard RO. Premature cataracts associated with generalized lentigo. Ophthalmology 1980; 87: 234-239
Hu TS, Datiles M, Kinoshita JH. Reversal of galactose cataracts with sorbinil in rats. Invest Ophthalmol Vis Sci 1983; 24:640-644
Hudson JR. Ocular findings in haemochromatosis. Br J Ophthalmol 1953; 37:242-246
Irvine SR, Irvine AR. Lens-induced uveitis and glaucoma. I. Endophthalmitis phaco-anaphylactica. Am J Ophthalmol 1952a; 35:177-186
Irvine SR, Irvine AR. Lens-induced uveitis and glaucoma. II. The „phacotoxic" reaction. Am J Ophthalmol 1952b; 35:370-375
Irvine SR, Irvine AR. Lens-induced uveitis and glaucoma. III. „Phacogenetic glaucoma": lens-induced glaucoma; mature or hypermature cataract; open iridocorneal angle. Am J Ophthalmol 1952c; 35:489-499
Ishibashi T, Hatae T, Inomata H. Collagen types in human posterior capsule opacification. J Cataract Refract Surg 1994; 20:643-646
Iwata S, Kinoshita JH. Mechanism of development of hereditary cataract in mice. Invest Ophthalmol 1971; 10:504-512
Jaafar MS, Robb RM. Congenital anterior polar cataract: a review of 63 cases. Ophthalmology 1984; 91:249-254
Jacob T, Humphry R, Davies E, Thompson G. Cytological factors relating to posterior capsule opacification following cataract surgery. Br J Ophthalmol 1987; 71:659-663
Jaeger EA. Ocular findings in Down's syndrome. Trans Am Ophthalmol Soc 1980; 78:808-845
Janert J, Mohnike G, Günther L. Ophthalmologische Diabetes Studien. I. Linsenbefunde bei 2600 stationär kontrollierten Zuckerkranken. Klin Wochenschr 1956; 742

Jarrett WH. Dislocation of the lens. A study of 166 hospitalized cases. Arch Ophthalmol 1967; 78: 289–296

Jensen AD, Cross HE, Paton D. Ocular complications in the Weill-Marchesani syndrome. Am J Ophthalmol 1974; 77:261–269

Jess A. Das histologische Bild der Kupfertrübung. Klin Monatsbl Augenheilkd 1922; 68:433

van Johnson E, Kline LB, Skalka HW. Electrical cataracts: a case report and review of the literature. Ophthalmic Surg 1987; 18:283–285

Johnson VP, Grayson M, Christian JC. Dominant microspherophakia. Arch Ophthalmol 1971; 85: 534–542

Jones B. Dots in lens with glaucoma. Cataracta glaucomatosa and its role in the diagnosis of the acute glaucomas. Trans Ophthalmol Soc UK 1959; 79: 753

Jones WL. Traumatic injury to the lens. Optom Clin 1991; 1:125–142

de Jong PTVM, Bleeker-Wagemakers EM, Vrensen GFJM et al. Crystalline cataract and uncombable hair. Ophthalmology 1990; 97:1181–1187

Jongebloed WL, Figueras MJ, Dijk F, Worst JGF. A morphological description of human cataractous lenses by SEM. Doc Ophthalmol 1987; 67:197–207

Jongebloed WL, Dijk F, Kruis J. Soemmerring's ring, an aspect of secondary cataract: A morphological description by SEM. Doc Ophthalmol 1988; 70: 165–174

Jongebloed WL, Kalicharan D, Los LI, Worst JGF. Study of the substructure of the Morgagni and brunescens cataract with the TAO non-coating technique. Part 1: Morgagni cataract. Doc Ophthalmol 1992; 82:151–160

Jongebloed WL, Kalicharan D, Worst JGF. Human capsule epithelial cell degeneration. A LM, SEM and TEM investigation. Doc Ophthalmol 1993a; 85:67–76

Jongebloed WL, Kalicharan D, Los LI, Worst JGF. The Morgagnian and brunescens cataract morphology studied with SEM and TEM. Eur J Morphol 1993b; 31:97–102

Käfer O. Dominant vererbte Spaltung des Pigmentblattes von Iris und Ciliarkörper mit consekutiver Microphakie, Ectopia lentis und Cataract. Graefe's Arch Klin Exp Ophthalmol 1977; 202:133–141

Kainulainen K, Karttunen L, Puhakka L, Sakai L, Peltonen L. Mutations in the fibrillin gene responsible for dominant ectopia lentis and neonatal Marfan syndrome. Nat Genet 1994; 6:64–69

Kaiser-Kupfer M, Kuwabara T, Uga S, Takki K, Valle D. Cataract in gyrate atrophy: clinical and morphologic studies. Invest Ophthalmol Vis Sci 1983; 24:432–436

Kaiser-Kupfer MI, Freidlin V, Datiles MB et al. The association of posterior lens capsular opacities with bilateral acoustic neuromas in patients with neurofibromatosis type 2. Arch Ophthalmol 1989; 107:541–544

Kalicharan D, Jongebloed WL, Worst JGF. Lens fibre degeneration at cataract lenses. A LM, SEM, and TEM investigation. Doc Ophthalmol 1993; 85: 77–86

Kandori F. Studies on radiation cataract. I. Determination of the threshold dose level of radiation cataract. Am J Ophthalmol 1956; 41:627–632

Kandori F, Masuda Y. Statistical observations of atom-bomb cataracts. Am J Ophthalmol 1956; 42:212–217

Kapoor S. Familial anterior and posterior lenticonus. Ophthalmologica 1979; 178:186–189

Kappelhof JP, Vrensen GFJM. The pathology of after-cataract. A minireview. Acta Ophthalmol 1992; Suppl 205:13–24

Kappelhof JP, Vrensen GFJM, de Jong PT et al. An ultrastructural study of Elschnig's pearls in the pseudophakic eye. Am J Ophthalmol 1986; 101: 58–69

Kappelhof JP, Vrensen GF, de Jong PT, Pameyer J, Willekens BL. The ring of Soemmerring in man: an ultrastructural study. Graefe's Arch Clin Exp Ophthalmol 1987; 225:77–83

Karim AKA, Jacob TJC, Thompson GM. The human anterior lens capsule: cell density, morphology, and mitotic index in normal and cataractous lenses. Exp Eye Res 1987; 45:865–874

Karim AKA, Jacob TJC, Thompson GM. The human lens epithelium; morphological and ultrastructural changes associated with steroid therapy. Exp Eye Res 1989; 48:215–224

Kark RAP, Poskanzer DC, Bullock JO, Boylen G. Mercury poisoning and its treatment with N-acetyl-D, L-penicillamine. N Engl J Med 1971; 285:10–16

Katsume Y, Yoshizuka M, Imayama H, Miyazaki M, Fujumoto S. Electron microscopic study of an experimental contusion cataract of a Japanese monkey. Sangyo Ika Daigaku Zasshi 1983; 5:441–448

Kaufmann PL, Erickson KA, Neider MW. Echothiophate iodide cataracts in monkeys. Occurrence despite loss of accommodation induced by retrodisplacement of ciliary muscle. Arch Ophthalmol 1983; 101:125–128

Kaye LD, Kalenak JW, Price RL, Cunningham R. Ocular implications of long-term prednisone therapy in children. J Pediatr Ophthalmol Strabismus 1993; 30:142–144

Keeney AH. Intralenticular foreign bodies. Arch Ophthalmol 1971; 86:499–501

Keller HW, Koch HR. Experimental arabinose cataracts. Interdisciplinary Topics in Gerontology 1978; 12:141–146

Keng PC, Lee AC, Cox AB et al. Effects of heavy ions on rabbit tissues: cataractogenesis. Int J Radiat Biol 1982; 41:127–137

Kern R, Zaruba K, Schettlin W. Ocular side effects of long term immunosuppressive therapy in recipients of cadaver kidney transplants. Ophthalmol Res 1970; 1:21

Khalil M, Saheb N. Posterior lenticonus. Ophthalmology 1984; 91:1429-1430

Kilty LA, Hiles DA. Unilateral posterior lenticonus with persistent hyaloid artery remnant (letter). Am J Ophthalmol 1993; 116:104-106

Kimura S, Ikui H. Atomic-bomb radiation cataract: case report with histopathologic study. Am J Ophthalmol 1951; 34:811-816

Kini MM, Leibowitz HM, Colton T et al. Prevalence of senile cataract, diabetic retinopathy, senile macular degeneration, and open-angle glaucoma in the Framingham Eye Study. Am J Ophthalmol 1978; 85:28-34

Kinoshita JH. Cataracts in galactosemia. Invest Ophthalmol 1965; 4:786-799

Kinoshita JH. Mechanisms initiating cataract formation. Invest Ophthalmol 1974; 13:713-724

Kinoshita JH. Aldose reductase in the diabetic eye. Am J Ophthalmol 1986; 102:685-692

Kinoshita JH, Fukushi S, Kader P, Merola LO. Aldose reductase in diabetic complications of the eye. Metabolism 1979; 28:462-469

Kirby TJ. Cataracts produced by triparanol (MER/29). Trans Am Ophthalmol Soc 1967; 65:492-543

Kirkham TH. Mandibulofacial dysostosis with ectopia lentis. Am J Ophthalmol 1970; 70:947-949

Kise K, Kosaka H, Nakabayashi M et al. Reactive oxygen species involved in phenazine-methosulfate-induced rat lens opacification. Ophthalmic Res 1994; 26:41-50

Kittel V. Erworbene Linsenkolobome. Klin Monatsbl Augenheilkd 1960; 136:540-544

Klein BE, Klein R. Cataracts and macular degeneration in older Americans. Arch Ophthalmol 1982; 100:571-573

Klein BE, Klein R, Linton KL, Franke T. Diagnostic x-ray exposure and lens opacities: the Beaver Dam Eye Study. Am J Public Health 1993; 83:588-590

Kleineidam M, Augsburger JJ, Hernandez C, Glennon P, Brady LW. Cataractogenesis after Cobalt-60 eye plaque radiotherapy. Int J Radiat Oncol Biol Phys 1993; 26:625-630

Klintworth GK. Pathologic states produced in transgenic mice. Adv Pathol 1990; 3:233-299

Klintworth GK, Bredehoeft SJ, Reed JW. Analysis of corneal crystalline deposits in multiple myeloma. Am J Ophthalmol 1978; 86:303-313

Kluxen G. Angeborener, erworbener und experimenteller Lentiglobus posterior. Fortschr Ophthalmol 1987; 84:164-166

Koch HR. Katarakte bei Allgemeinerkrankungen. Med Klin 1976; 71:2152-2162

Koch HR, Doldi K, Hockwin O. Naphthalene cataracts in rats. Association of eye pigmentation and cataract development. Doc Ophthalmol Proc 1976; 8:293-303

Kodama T, Reddy VN, Eiblin F, Kinoshita JH, Harding C. Scanning electron microscopy of x-ray-induced cataract in mice on normal and galactose diet. Ophthalmic Res 1983; 15:324-333

Koepp P. Vererbbare Erkrankungen mit Linsenluxation: Klinische Aspekte. Klin Monatsbl Augenheilkd 1987; 190:8-10

Konofsky K, Naumann GOH, Guggenmoos-Holzmann I. Cell density and sex chromatin in lens epithelium of human cataracts. Quantitative studies in flat preparation. Ophthalmology 1987; 94:875-880

Koole FD, Velzeboer CM, van der Harten JJ. Ocular abnormalities in Patau syndrome (chromosome 13 trisomy syndrome). Ophthalmic Paediatr Genet 1990; 11:15-21

Kramar PO, Harris C, Emery AF, Guy AW. Acute microwave irradiation and cataract formation in rabbits and monkeys. J Microwave Power 1978; 13:239-249

Kramar P, Harris C, Guy AW. Thermal cataract formation in rabbits. Bioelectromagnetics 1987; 8:397-406

Kretzer FL, Hittner HM, Mehta R. Ocular manifestations of Conradi and Zellweger syndromes. Metabol Pediatr Ophthalmol 1981; 5:1-11

Kreutzer PH, v. Denffer H. Cataracta calcarea. Klin Monatsbl Augenheilkd 1983; 183:201-204

Kruse FE, Rohrschneider K, Pfau B, Müller WF, Völcker HE. Zur Prognose intralentaler Bleifremdkörper. Klin Monatsbl Augenheilkd 1993; 203:121-127

Küchle M, Green WR, de la Cruz Z, Karp CL, Culbertson WW. „Feuerlamelle“ der vorderen Linsenkapsel - eine klinisch pathologische Studie. Ophthalmologe 1994; 91 Suppl 1:85

Küchle M, Iliff WJ, Green WR. Kombinierte „Feuerlamelle“ und Pseudoexfoliation der vorderen Linsenkapsel. Klin Monatsbl Augenheilkd 1996a; 208:127-129

Küchle M, Amberg A, Martus P, Naumann GOH. Incidence of secondary cataract in pseudoexfoliation syndrome. Ophthalmology 1996b (im Druck)

Kuck JFR. Late onset hereditary cataract of the Emory mouse: A model for human senile cataract. Exp Eye Res 1990; 50:659-664

Kuck JFR, Kuwabara T, Kuck KD. The Emory mouse cataract: an animal model for human senile cataract. Curr Eye Res 1981/82; 1:643-649

Kulenkamp D, Scholz-Jordan D, Passarge E, Rüdiger HW, Ruprecht KW. Werner-Syndrom - eine hereditäre Erkrankung vieler Organsysteme. Andrologie 1973; 5:299-310

Kumar A, Garg SP, Verma L, Kumar S. Bilateral posterior lens dislocation in Marfan's syndrome. Indian J Ophthalmol 1989; 37:202-204

Kurz GH, Einaugler RB. Cataract secondary to microwave radiation. Am J Ophthalmol 1968; 66: 866-869

Kuszak JR, Ennesser CA, Umlas J et al. The ultrastructure of fiber cells in primate lenses: A model for studying membrane senescence. J Ultrastruct Mol Struct Res 1988; 100:60-74

Kuwabara T. The maturation of the lens cell: a morphologic study. Exp Eye Res 1975; 20:427-443

Kuwabara T, Imaizumi M. Denucleation process of the lens. Invest Ophthalmol 1974; 13:973–981
Kuwabara T, Kinoshita JH, Cogan DG. Electron microscopic study of galactose-induced cataract. Invest Ophthalmol 1969; 8:133–149
Lakhanpal V, Schocket SS, Richards RD, Nirankari VS. Photocoagulation-induced lens opacity. Arch Ophthalmol 1982; 100:1068–1070
Lang GK, Naumann GOH. Zur Klinik und Differentialdiagnose des Lentiglobus posterior (Bericht über 4 Kinder). Klin Monatsbl Augenheilkd 1983; 183:489–492
Lappi M, Rajantie J, Uusitalo RJ. Irradiation cataract in children after bone marrow transplantation. Graefe's Arch Clin Exp Ophthalmol 1990; 228: 218–221
Laughlin RC, Carey TF. Cataracts in patients treated with triparanol. JAMA 1962; 181:339
Lee B, Godfrey M, Vitale E et al. Linkage of Marfan syndrome and a phenotypically related disorder to two different fibrillin genes. Nature 1991; 352: 330–334
Leigh AG. Lens-induced uveitis. Trans Ophthalmol Soc UK 1955; 75:51
Leinfelder PJ, Riley EF. Further studies of effects of x-radiation on partially shielded lens of rabbit. Arch Ophthalmol 1956; 55:84–86
Lerman S. Lens fluorescence in aging and cataract formation. Doc Ophthalmol 1976; Series 8: 241–260
Lerman S. Human ultraviolet radiation cataracts. Ophthalmic Res 1980; 12:303–314
Lerman S, Hockwin O. Ultraviolet-visible slit lamp densitography of the human eye. Exp Eye Res 1981; 33:587–596
Lerner BC, Varma SD, Richards RD. Polyol pathway metabolites in human cataracts. Arch Ophthalmol 1984; 102:917–920
Leske MC, Chylack LT, Wu S-Y. The lens opacities case-control study. Risk factors for cataract. Arch Ophthalmol 1991; 109:244–251
Lessell S, Forbes AP. Eye signs in Turner's syndrome. Arch Ophthalmol 1966; 76:211–213
Letson RD, Desnick RJ. Punctate lenticular opacities in type II mannosidosis. Am J Ophthalmol 1978; 85:218–224
Lett JT, Lee AC, Cox AB. Late cataractogenesis in rhesus monkeys irradiated with protons and radiogenic cataract in other species. Radiat Res 1991; 126:147–156
Levine RE, Snyder AA, Sugarman GI. Ocular involvement in Chondrodysplasia punctata. Am J Ophthalmol 1974; 77:851–859
Levy NS, Krill AE, Beutler E. Galactokinase deficiency and cataracts. Am J Ophthalmol 1972; 74: 41–48
Lewis RA, Falls HF, Troyer DO. Ocular manifestations of hypercupremia associated with multiple myeloma. Arch Ophthalmol 1975; 93:1050–1053
Liebmann SD. Postnatal development of lamellar cataracts in premature infants. Arch Ophthalmol 1955; 54:257–258
Liem-The KN, Stols ALH, Jap PHK, Hoenders HJ. X-ray induced cataract in rabbit lens. Exp Eye Res 1975; 20:317–328
Liesegang TJ. Traumatic lens abscess: report of a case. Ann Ophthalmol 1983; 15:1151–1154
Limaye SR, Pillai S, Tina LU. Relationship of steroid dose to degree of posterior subcapsular cataracts in nephrotic syndrome. Ann Ophthalmol 1988; 20:225–227
Lipman RM, Tripathi BJ, Tripathi RC. Cataracts induced by microwave and ionizing radiation. Surv Ophthalmol 1988; 33:200–210
Livant S. Bilateral indentation of cornea and lens. Arch Ophthalmol 1956; 55:681–684
Lizzi FL, Packer AJ, Coleman DJ. Experimental cataract production by high frequency ultrasound. Ann Ophthalmol 1978; 10:934–942
Lo W-K. Visualization of crystalline droplets associated with cold cataract formation in young intact rat lens. Proc Natl Acad Sci USA 1989; 86:9926–9930
Lo W-K, Kuck JFR. Alteration in fiber cell membranes of Emory mouse cataract: a morphologic study. Curr Eye Res 1987; 6:433–444
Lommatzsch P. Zur Frage der Strahlenkatarakt bei Betabestrahlung des vorderen Augenabschnitts. Klin Monatsbl Augenheilkd 1967; 150:683–688
Lommatzsch P, Vollmar R. Einige Ergebnisse der Beta-Therapie bei epibulbären Tumoren. Klin Monatsbl Augenheilkd 1964; 144:856–871
Long HC. Electric cataract: a clinical and experimental study. Am J Ophthalmol 1963; 56:108–133
Luebbers JA, Goldberg MF, Herbst R, Hattenhauer J, Maumenee AE. Iris transillumination and variable expression in ectopia lentis et pupillae. Am J Ophthalmol 1977; 83:647–656
Lydahl E. Infrared radiation and cataract. Acta Ophthalmol 1984; Suppl 166:1–63
Mackic JB, Ross-Cisneros FN, McComb JG et al. Galactose-induced cataract formation in guinea pigs: morphologic changes and accumulation of galactitol. Invest Ophthalmol Vis Sci 1994; 35: 804–810
Mahon KA, Chepelinsky AB, Khillan JS, Overbeek PA, Piatigorsky J, Westphal H. Oncogenesis of the lens in transgenic mice. Science 1987; 235:1622–1625
Makley TA Jr. Posterior lenticonus: report of a case with histologic findings. Am J Ophthalmol 1955; 39:308–312
Malbran ES, Croxatto JO, D'Alessandro C, Charles DE. Genetic spontaneous late subluxation of the lens. A study of two families. Ophthalmology 1989; 96:223–229
Manabe S, Bucala R, Cerami A. Non-enzymatic addition of glucocorticoids to lens proteins in steroid-induced cataracts. J Clin Invest 1984; 74:1803–1810

Mann J. Induction of an experimental tumor of the lens. Br J Cancer 1947; 1:3
Manschot WA. Primary congenital aphakia. Arch Ophthalmol 1963; 69:571
Manschot WA. Histological findings in a case of dystrophia myotonica. Ophthalmologica 1968; 155:294–296
Marak GE Jr. Phacoanaphylactic endophthalmitis. Surv Ophthalmol 1992; 36:325–339
Mares-Perlman JA, Brady WE, Klein BEK et al. Serum carotenoids and tocopherols and severity of nuclear and cortical opacities. Invest Ophthalmol Vis Sci 1995; 36:276–288
Marquez M. Doppelkatarakt entfernt aus einem Auge. Klin Monatsbl Augenheilkd 1922; 68:305–306
Marshall J, Beaconsfield M, Rothery S. The anatomy and development of the human lens and zonules. Trans Ophthalmol Soc UK 1982; 102:423–440
Martin NF, Kincaid MC, Stark WJ et al. Ocular copper deposition associated with pulmonary carcinoma, IgG monoclonal gammopathy and hypercupremia: A clinicopathological correlation. Ophthalmology 1983; 90:110–116
Massey JY, Hampton R. Ocular manifestation of Conradi disease. Arch Ophthalmol 1974; 92:524–526
Matsunami C, Hilton AF, Dyer JA, Rumbach OW, Hardie IR. Ocular complications in renal transplant patients. Aust NZ J Ophthalmol 1994; 22:53–57
Matsuura H, Matsuto T. Electron microscopic studies on the epithelial cells of human cataract. Acta Soc Ophthalmol Jpn 1975; 79:1340–1343
Maumenee IH. The eye in the Marfan syndrome. Trans Am Ophthalmol Soc 1981; 79:684–733
Mayman CL, Miller D, Tijerina ML. In vitro production of steroid cataract in bovine lens. II. Measurement of sodium-potassium adenosine triphosphate activity. Acta Ophthalmol 1979; 57:1107–1116
McCanna P, Chandra SR, Stevens TS et al. Argon laser-induced cataract as a complication of retinal photocoagulation. Arch Ophthalmol 1982; 100:1071–1073
McCormick AQ. The transient cataracts in premature infants: a new clinical entity. Am J Ophthalmol 1968; 3:202–206
McCormick SA, DiBartolomeo AG, Raju VK, Schwab IR. Ocular chrysiasis. Ophthalmology 1985; 92:1432–1435
McDonnell PJ, Zarbin MA, Green WR. Posterior capsule opacification in pseudophakic eyes. Ophthalmology 1983; 90:1548–1553
McGavic JS. Weill-Marchesani syndrome, brachymorphism and ectopia lentis. Am J Ophthalmol 1966; 62:820–823
McMahon RT, Font RL, McLean JW. Phakomatous choristoma of eyelid: Electron microscopic confirmation of lenticular derivation. Arch Ophthalmol 1976; 94:1778–1781
Meades K, Versace P. True exfoliation of the lens capsule. Aust NZ J Ophthalmol 1992; 20:347–348
Medvedovsky C, Worgul BV. Neutron effects on the lens. Radiat Res 1991; 128 Suppl 1:103–110
Meecham WJ, Char DH, Kroll S, Castro JR, Blakely EA. Anterior segment complications after helium ion radiation therapy for uveal melanoma. Radiation cataract. Arch Ophthalmol 1994; 112:197–203
Meire FM. Hereditary ectopia lentis. A series of 10 cases of ectopia lentis et pupillae. Bull Soc Belge Ophtalmol 1991; 241:25–36
Merin S, Crawford JS. Hypoglycemia and infantile cataract. Arch Ophthalmol 1971; 86:495–498
Merriam GRJ, Focht EF. A clinical study of radiation cataracts and the relationship to dose. Am J Roentgenol 1957; 77:759–785
Merriam GR, Focht EF. A clinical and experimental study of the effects of single and divided doses of radiation on cataract productions. Trans Am Ophthalmol Soc 1962; 60:35–62
Merz EH, Tausk K, Dukes E. Meso-ectodermal dysplasia and its variants with particular reference to the Werner and Rothmund syndrome. Am J Ophthalmol 1963; 55:488–504
Michon J, Kinoshita JH. Experimental miotic cataract. I. Effects of miotics on lens structure, cation content and hydration. Arch Ophthalmol 1968; 79:79–86
Mietz H, Brunner R, Addicks K, Konen W. Fibrosis adjacent to the anterior lens capsule after extracapsular cataract extraction. Int Ophthalmol 1993/94; 17:321–326
Mikulicich AG, Young RW. Cell proliferation and displacement in the lens epithelium of young rats injected with tritiated thymidine. Invest Ophthalmol 1963; 2:344–354
Miller RC, Riley EF. Recovery of rat lens epithelial cells after total or partial x-irradiation. Exp Eye Res 1987; 45:407–418
Mohan H, Sen DK, Gupta DK. Scaphocephaly, bilateral aniridia, and bilateral anterior polar cataract with posterior dislocation of the lens. Br J Ophthalmol 1971; 55:642–643
Mohan PS, Spiro RG. Macromolecular organization of basement membranes. Characterization and comparison of glomerular basement membrane and lens capsule components by immunochemical and lectin affinity procedures. J Biol Chem 1986; 261:4328–4336
Monteleone JA, Beutler E, Monteleone PL, Utz CL, Casey EC. Cataracts, galactosuria and hypergalactosemia due to galactokinase deficiency in a child. Am J Med 1971; 50:403–407
Moore BD. Pediatric cataracts – diagnosis and treatment. Opt Vis Sci 1994; 71:168–173
Moross T, Vaithilingam SS, Styles S, et al. Autosomal dominant anterior polar cataracts associated with a familial 2:14 translocation. J Med Genet 1984; 211:52–53

Morris WR. Adipose tissue in the lens. Ann Ophthalmol 1991; 23:384–386
Mousa GY, Creighton MO, Trevithick JR. Eye lens opacities in cortical cataracts associated with actin-related globular degeneration. Exp Eye Res 1979; 29:379–391
Mudd SH, Finkelstein JD, Irreverre F et al. Homocystinuria: an enzymatic defect. Science 1964; 143:1443
Müller SA, Brunsting LA. Cataracts associated with dermatologic disorders. Arch Dermatol 1963; 88: 330
Müller-Breitenkamp U, Hockwin O. Risk factors in cataract development: a review. Dev Ophthalmol 1991; 21:60–65
Mullaney J. Ocular pathology in trisomy 18 (Edward's syndrome). Am J Ophthalmol 1973; 76:246–254
Murawski U, Koch H-R. Lipiduntersuchungen in Augenlinsen bei der sogenannten „Christbaumschmuck"-Katarakt. Ber Dtsch Ophthalmol Ges 1979; 76:525–528
Murphree AL, Beaudet AL, Palmer EA, Nichols BL Jr. Cataract in mannosidosis. Birth Defects 1976; 12:319–325
Nagata M, Matsuura H, Fujinaga Y. Ultrastructure of posterior subcapsular cataract in human lens. Ophthalmic Res 1986; 18:180–184
Nagata M, Takagi S, Yamasaki A et al. Histopathological study of microspherophakia in the Weill-Marchesani syndrome. Jpn J Ophthalmol 1995; 39:89–95
Naumann GOH. Corneal Transplantation in Anterior Segment Diseases. The Bowman Lecture 1994. Eye 1995; 9:395–421
Naumann GOH, „Erlanger Augenblätter-Group". Exfoliation syndrome as a risk factor for vitreous loss in extracapsular cataract surgery (preliminary report). Acta Ophthalmol 1988; Suppl 184:129–131
Naumann GOH, Hadlok I. Extraktion einer in die Vorderkammer luxierten Linse bei akutem sekundärem Winkelblockglaukom. Ber Zusammenkunft Dtsch Ophthalmol Ges 1974; 72:484–485
Naumann GOH, Küchle M, Schönherr U, „Erlanger Augenblätter-Gruppe". Pseudoexfoliationssyndrom als Risikofaktor für Glaskörperverlust bei der extrakapsulären Kataraktextraktion. Fortschr Ophthalmol 1989; 86:543–545
Necker HP, Weidle EG, Steuhl KP. Endophthalmitis phakoanaphylactica mit Uveitis anterior am Partnerauge. Klin Monatsbl Augenheilkd 1989; 195:248–253
Nelson LB, Maumenee IH. Ectopia lentis. Surv Ophthalmol 1982; 27:143–160
Nelson LB, Spaeth GL, Nowinski TS, Margo CE, Jackson L. Aniridia. A review. Surv Ophthalmol 1984; 28:621–642
Nelson LB, Calhoun JH, Simon JW, Harley RD. Progression of congenital anterior polar cataracts in childhood. Arch Ophthalmol 1985; 103:1842–1843
Nemetz UR. Über das Auftreten der Cataracta glaucomatosa acuta nach durchbohrender Hornhautübertragung. Ophthalmologica 1958; 135: 591–596
Niederkorn JY. Is cataract formation an autoimmune phenomenon? Immunology Today 1987; 8:332
Nielsen CE. Lenticonus anterior and Alport's syndrome. Acta Ophthalmol 1978; 56:518–530
Nishimoto H, Uga S, Miyata M, Ishikawa S. Morphological study on age changes of the senescence accelerated mouse (SAM) lens. J Eye 1989; 6: 1851–1853
Nishimoto K, Sasaki K, Yamamura T, Ishikawa I, Shinoda A. Cataract in renal transplantation recipients with combination ciclosporin treatment. Lens Eye Toxic Res 1992; 9:455–467
Nishimoto H, Uga S, Miyata M, Ishikawa S, Yamashita K. Morphological study of the cataractous lens of the senescence accelerated mouse. Graefe's Arch Clin Exp Ophthalmol 1993; 231:722–728
Nordmann J, Fink H, Hockwin O. Die Wachstumskurve der menschlichen Linse. Graefe's Arch Klin Exp Ophthalmol 1974; 191:165–175
Norholm J. Juvenile diabetes starting as focal seizures and acute diabetic cataract: A case report. Acta Ophthalmol 1971; 49:473–477
Novotny GEK, Pau H. Myofibroblast-like cells in human anterior capsular cataract. Virchows Arch (Pathol Anat) 1984; 404:393–401
Novotny GEK, Pau H, Arnold G. Organization of collagen and other extracellular material in anterior capsular cataract. Anat Anz 1989; 168:127–133
Ogata T, Matsui M. Light and electron microscopic studies of the capsule and epithelial cells of anterior polar cataract of human lens. Acta Soc Ophthalmol Jpn 1973; 77:571–580
Ogino S, Yasukura K. Biochemical studies on cataract. VI. Production of cataracts in guinea pigs with dinitrophenol. Am J Ophthalmol 1957; 43:936–946
Ogino S, Tojo H, Fujishige J, Katumori Y. Biochemical studies on cataract. IX. Contribution to the histopathology of cataract caused by various quinoid substances. Am J Ophthalmol 1957; 44:94–105
Oglesby RB, Black RL, von Sallmann L, Bunim JJ. Cataracts in rheumatoid arthritis patients treatedwith corticosteroids: description and differential diagnosis. Arch Ophthalmol 1961; 66:519–523
Ohrloff C. Epidemilogy of senile cataract. Fortschr Ophthalmol 1985; 82:123–127
Ohrloff C, Hockwin O. Lens metabolism and aging: enzyme activities and enzyme alterations in lenses of different species during the process of aging. J Gerontol 1983; 38:217–277
Ohrloff C, Stoffel C, Koch H-R et al. Experimental cataracts in rats due to tryptophan-free diet. Graefe's Arch Clin Exp Ophthalmol 1978; 205: 73–79

Ohrloff C, Hockwin O, Olson R, Dickman S. Glutathione peroxidase, glutathione reductase and superoxide dismutase in the aging lens. Curr Eye Res 1984; 3:109–115

Ohrloff C, Hockwin O, Korte I, Wegener A. Aldose-Reduktase-Hemmer. Ein neuer Weg zur Verminderung diabetischer Linsenveränderungen? Klin Monatsbl Augenheilkd 1986; 189:361–362

Okamoto S, Terubayashi H, Tsutsumi M et al. Experimental cataract model induced by neodymium-YAG laser. 1. Epithelium proliferation and cataractogenesis after laser injury. Folia Ophthalmol Jpn 1991; 42:1863–1868

Okamoto T. Studies on the changes of the ultrastructure in epithelial cells of the lens and ciliary body at experimental beta irradiation cataract. Acta Soc Ophthalmol Jpn 1961; 65:1021–1035

Okano T, Uga S, Ishikawa S, Shumiya S. Histopathological study of hereditary cataractous lenses in SCR strain rat. Exp Eye Res 1993; 57:567–576

Olbert D, Kuhn E. Darstellung der myotonischen Cataract mit der Scheimpflug-Fotografie. Fortschr Ophthalmol 1984; 81:341–343

Oleszewski SC, Nyman JS. Electric cataract: a rare clinical entity. Am J Optom Physiol Opt 1984; 61:279–283

Orzalesi N, Sorcinelli R, Binaghi F. Glucose-6-phosphate-dehydrogenase in cataracts of subjects suffering from favism. Ophthalmol Res 1976; 8:192

Orzalesi M, Sorcinelli R, Guiso G. Increased incidence of cataracts on male subjects deficient in glucose-6-phosphate dehydrogenase. Arch Ophthalmol 1981; 99:69–70

Otake M, Schull WJ. The relationship of gamma or neutron radiation to posterior lenticular opacities among atomic bomb survivors in Hiroshima and Nagasaki. Radiat Res 1982; 92:574–595

Otake M, Schull WJ. A review of forty-five years study of Hiroshima and Nagasaki atomic bomb survivors. Radiation cataract. J Radiat Res Tokyo 1991; Suppl 32:283–293

Pallisgaard G, Goldschmidt E. Oculo-cerebro-renal syndrome of Lowe in 4 generations of one family. Acta Paediatr Scand 1971; 60:146–148

Palva M, Palkama A. Ultrastructural lens changes in x-ray induced cataract of the rat. Acta Ophthalmol 1978; 56:587–598

Parker CO. Spear Cataract. Arch Ophthalmol 1956; 55:23–24

Parks MM, Schwilk NF. Bilateral lamellar type cataracts in a case of phenylketonuria. Am J Ophthalmol 1963; 56:140–142

Patterson JW. Diabetic cataracts: a review of experimental studies. Diabetes 1956; 5:93

Pau H. Die Cataracta coronaria. Klin Monatsbl Augenheilkd 1961; 138:345–353

Pau H. Christbaumschmuck-Kristalle in der Linse. Klin Monatsbl Augenheilkd 1983; 182:15–18

Pau H. Die Sphärolithen der Linse. Klin Monatsbl Augenheilkd 1984; 184:159–162

Pau H. Sphärolith der Linse mit Cholesterineinschluß. Klin Monatsbl Augenheilkd 1986; 188:148–149

Pau H, Kaufmann R. Laser microprobe analysis (LAMMA) of spherolithes in human cataract lenses. Arch Ophthalmol 1983; 101:1935–1938

Pau H, Novotny GEK. Zur Metaplasie von Linsenepithelien in Fibroblasten. Fortschr Ophthalmol 1985 a; 82:132–138

Pau H, Novotny GEK. Ultrastructural investigations on anterior capsular cataract. Cellular elements and their relationship to basement membrane and collagen synthesis. Graefe's Arch Clin Exp Ophthalmol 1985 b; 223:41–46

Pau H, Kuhlmann R, Schröter I. Die Kationenpumpe in ihrer Bedeutung für die Flüssigkeitsverschiebung in der Linse und die Permeabilitätskatarakt. Graefe's Arch Klin Exp Ophthalmol 1973; 186: 165–174

Pau H, Novotny GEK, Arnold G. Ultrastructural investigation of extracellular structures in subcapsular white corrugated cataract (anterior capsular cataract). Graefe's Arch Clin Exp Ophthalmol 1985; 223:96–

Pau H, Novotny GEK, Kern W. The lenticular capsule and cellular migration in anterior capsular cataract. Graefe's Arch Clin Exp Ophthalmol 1986; 224:118–121

Pearson PA, Baldwin LB, Smith TJ. Lens subluxation as a complication of cyclocryotherapy. Ophthalmic Surg 1989; 20:445–

Pe'er J, Braun JT. Ocular pathology in trisomy 18 (Edwards'syndrome). Ophthalmologica 1986; 192:176–178

Peng Y, Sawaguchi S, Yue B et al. Morphologic and immunohistochemical studies of anterior subcapsular cataract. Invest Ophthalmol Vis Sci 1990; 31 Suppl:445

Perlman EM, Albert DM. Clinically unsuspected phacoanaphylaxis after ocular trauma. Arch Ophthalmol 1977; 95:244–246

Perry MM, Tassin J, Courtois Y. A comparison of human lens epithelial cells in situ and in vitro in relation to aging: an ultrastructural study. Exp Eye Res 1979; 28:327–341

Peterson CA. Effects of drugs on the lens. Int Ophthalmol Clin 1971; 11:63–97

Petrohelos MA. Werner's syndrome: A survey of three cases with a review of the literature. Am J Ophthalmol 1963; 56:941–953

Philipson B. Changes in the lens related to the reduction in transparency. Exp Eye Res 1973; 16:29–39

Philipson BT, Fagerholm PP. Human subcapsular cataract-distribution of protein in relation to opacification. Exp Eye Res 1981; 33:621–630

Philipson B, Angelin B, Christensson T, Einarsson K, Leijd B. Hypocalcaemia with zonular cataract due to idiopathic hypoparathyroidism. Acta Med Scand 1978; 203:223–226

Philipson B, Kaufman PL, Fagerholm P et al. Echothiophate cataracts in monkeys: Electron microscopy and microradiography. Arch Ophthamol 1979; 97:340–346
Pillat A. Über Präxerosis und Xerosis corneae als selbständige Krankheitsbilder der Mangelerkrankung des Auges beim Erwachsenen. Graefe's Arch Ophthalmol 1930; 124:486
Pillat A. Über die Entstehung der Catarakta subepithelialis disseminata anterior acuta (Vogt) nach Zinkätzung der Hornhaut. Klin Monatsbl Augenheilkd 1955; 126:561–568
Pitel M, Lerman S. Further studies on the effect of intrauterine vasoconstrictors on the fetal rat lens. Am J Ophthalmol 1964; 58:464–470
Pitts DG, Cullen AP. Determination of infrared radiation levels for acute ocular cataractogenesis. Graefe's Arch Clin Exp Ophthalmol 1981; 217: 285–297
Pitts DG, Cullen AP, Hacker PD. Ocular effects of near ultraviolet radiation: literature review. Am J Optom Physiol Opt 1977; 54:542–549
Podos SM, Canellos GP. Lens changes in chronic granulocytic leukemia. Am J Ophthalmol 1969; 68:500–504
Pohjola S. Ocular manifestations of idiopathic hypoparathyroidism. Acta Ophthalmol 1962; 40: 255–265
Pohjola S, Raivio K. Cataracta zonularis bei idiopathischer infantiler Hypoglykämie. Klin Monatsbl Augenheilkd 1971; 159:773–780
Pollard ZF. Familial bilateral posterior lenticonus. Arch Ophthalmol 1983; 101:1238–1240
Radda TM, Klemen UM. Idiopathische echte Exfoliation. Klin Monatsbl Augenheilkd 1982; 181: 276–277
Rafferty NS. Experimental cataract and wound healing in mouse lens. Invest Ophthalmol Vis Sci 1973; 12:156–160
Rafferty NS, Goossens W. Ultrastructural studies of traumatic cataractogenesis: Observation of a repair process in mouse lens. Am J Anat 1975; 142: 177–199
Rafferty NS, Goossens W. Ultrastructure of traumatic cataractogenesis in the frog: A comparison with mouse and human lens. Am J Anat 1977; 148: 385–407
Rafferty NS, Goossens W. Cytoplasmic filaments in the crystalline lens of various species: functional correlations. Exp Eye Res 1978; 26:177–190
Rafferty NS, Goossens W. Lens wound healing and cataractogenesis in a pigmented eye. Exp Eye Res 1984; 38:267–277
Rafferty NS, Goossens W, March WF. Ultrastructure of human traumatic cataract. Am J Ophthalmol 1974; 78:985–995
Rahi AHS, Misra RN, Morgan G. Immunopathology of the lens. III. Humoral and cellular immune responses to autologous lens antigens and their roles in ocular inflammation. Br J Ophthalmol 1977; 61:371–379
Ramsey MS, Dickson DH. Lens fringe in homocystinuria. Br J Ophthalmol 1975; 59:338–342
Ramsey MS, Yanoff M, Fine BS. The ocular histopathology of homocystinuria. A light and electron microscopic study. Am J Ophthalmol 1972; 74: 377–385
Ramsey MS, Fine BS, Shields JA, Yanoff M. The Marfan syndrome. A histopathologic study of ocular findings. Am J Ophthalmol 1973; 76: 102–116
Rao NA, Tso MOM, Rosenthal AR. Chalcosis in the human eye. A clinicopathologic study. Arch Ophthalmol 1976; 94:1379–1384
Rapkin JS, Bogorad DD. Bilateral dislocation of the crystalline lens in a patient with presumed syphilitic uveitis. Henry Ford Hosp Med J 1986; 34: 207–210
Rauh W, Wagner KH. Tetanischer Star und Ernährung: Eine experimentelle Untersuchung. Graefe's Arch Ophthalmol 1941; 143:85
Ravindranathan MP, Paul VJ, Kuriakose ET. Cataract after busulfan treatment. Br Med J 1972; 192: 218–219
Raviola G. The fine structure of the ciliary zonule and ciliary epithelium. Invest Ophthalmol Vis Sci 1971; 10:851–869
Reardon W, Mac Millan JC, Myring J et al. Cataract and myotonic dystrophy: the role of molecular diagnosis. Br J Ophthalmol 1993; 77:579–583
Reccia R, Magli A, Pignalosa B, Sannolo N, Strisciuglio P. Rare association of hyperglycinuria and lenticonus in two members of the same family. Ophthalmologica 1979; 178:131–136
Reese AB. Persistent hyperplastic primary vitreous. Am J Ophthalmol 1955; 40:317–331
Reese PD, Tuck-Müller CM, Maumenee IH. Autosomal dominant congenital cataract associated with chromosomal translocation [t(3;4)(p26.2'5)]. Arch Ophthalmol 1987; 105:1382–1384
Reichel E, Wiggs JL, Mukai S, D'Amico DJ. Oxycephaly, bilateral ectopia lentis, and retinal detachment. Ann Ophthalmol 1992; 24:97–98
Reinhardt K. Linsenverkalkung. Fortschr Röntgenstr 1977; 126:275–276
Renard G, Puech H, Saraux H. Une association exceptionelle: cataracte et vitiligo. Bull Soc Ophtalmol Fr 1955; 257
Richard J, Maumenee IH, Rowe S et al. Congenital cataract possibly linked to haptoglobin. Birth Defects 1984; 20:570
Richards RD, Ellis PP. Subluxation of the lens following detachment surgery. Arch Ophthalmol 1958; 60:472–474
Richardson AW, Duane TD, Hines HM. Experimental cataract produced by three centimeter pulsed microwave irradiations. Arch Ophthalmol 1951; 45:382–386

Riise P. Endophthalmitis phacoanaphylactica. Am J Ophthalmol 1965; 60:911-915

Riley EF, Lindgren AL, Anderson AL, Miller RC, Ainsworth EJ. Relative cataractogenic effects of x-rays, fission-spectrum neutrons, and 56 Fe particles: a comparison with mitotic effects. Radiat Res 1991; 125:298-305

Rini FJ, Worgul BV, Merriam GR Jr. Scanning electron microscopic analysis of radiation cataracts in rat lenses. I. X-radiation cataractogenesis as a function of dose. Ophthalmic Res 1983; 15: 146-159

Rini FJ, Worgul BV, Merriam GR Jr. Radiation cataractogenesis in rat lenses. Bull NY Acad Med 1986; 62:744-753

Robb RM, Kuwabara T. The ocular pathology of type A Niemann-Pick disease. A light and electron microscopic study. Invest Ophthalmol 1973; 12: 366-377

Robb RM, Marchevsky A. Pathology of the lens in Down's syndrome. Arch Ophthalmol 1978; 96: 1039-1043

Robison WG, Houlder N, Kinoshita JH. The role of lens epithelium in sugar cataract formation. Exp Eye Res 1990; 50:641-646

Rochels R, Schmitt EJ. Die Entstehung der Augenbefunde bei Dysostosis craniofacialis Crouzon - ein Beitrag zur Pathogenese. Klin Pädiatr 1981; 193: 17-19

Rohen JW. Scanning electron microscopic studies of the zonular apparatus in human and monkey eyes. Invest Ophthalmol Vis Sci 1979; 18:133-144

Rohen JW, Rentsch FJ. Der konstruktive Bau des Zonulaapparates beim Menschen und dessen funktionelle Bedeutung. Morphologische Grundlagen für eine neue Akkommodationstheorie. Graefe's Arch Klin Exp Ophthalmol 1969; 178: 1-19

Rohrschneider W. Experimentelle Untersuchungen über die Veränderungen normaler Augengewebe nach Röntgenbestrahlung. III. Mitteilung: Veränderungen der Linse, der Netzhaut und des Sehnerven nach Röntgenbestrahlung. Graefe's Arch Ophthalmol 1929; 122:383

Rohrschneider W. Linsenschädigung durch ultraviolette Strahlen im Tierversuch. Graefe's Arch Ophthalmol 1936; 135:282

Romano A, Weinberg M, Bar-Izhak R et al. Rate and various aspects of eye infection resulting from congenital rubella. J Pediatr Ophthalmol Strabismus 1979; 19:26-30

Rosen E. Zonula-Hyaloidea ligament. Ann Ophthalmol 1970; 4:857

Rosenbaum PS, Kress Y, Slamovits TL, Font RL. Phakomatous choristoma of the eyelid. Immunohistochemical and electron microscopic observations. Ophthalmology 1992; 99:1779-1784

Rosenthal AR, Appleton B. Histochemical localization of intraocular copper foreign bodies. Am J Ophthalmol 1975; 79:613-625

Rosenthal AR, Marmor MF, Leuenberger P, Hopkins JL. Chalcosis: a study of natural history. Ophthalmology 1979; 86:1956-1969

Ross WM, Creighton MO, Trevithick JR. Radiation cataractogenesis induced by neutron or gamma irradiation in the rat lens is reduced by vitamin E. Scanning Microsc 1990; 4:641-649

Rossa V, Pau H. Is the experimental naphthalene cataract a model for human senile cataract? Graefe's Arch Clin Exp Ophthalmol 1988; 226:291-293

Ruprecht KW, Jonas JB, Naumann GOH. Corneale Komplikationen nach mikrochirurgischen Eingriffen bei Patienten mit Werner-Syndrom. Bericht über 9 Patienten. Fortschr Ophthalmol 1987; 84:329-332

Ryan H. Cataracts of dysplasia epiphysialis punctata. Br J Ophthalmol 1970; 54:197-199

Saffle JR, Crandall A, Warden GD. Cataracts: a long-term complication of electrical injury. J Trauma 1985; 25:17-21

Sakuragawa M, Kuwabara T, Kinoshita JH, Fukui HN. Swelling of lens fibers. Exp Eye Res 1975; 21: 381-394

Salisbury JA, Foulks GN, Klintworth GK. Lens capsular cyst. Am J Ophthalmol 1980; 90:229-233

von Sallmann L. Experimental studies on early lens changes after roentgen irradiation. III. Effect of x-radiation on mitotic activity and nuclear fragmentation of lens epithelium in normal and cysteine treated rabbits. Arch Ophthalmol 1952; 47:305-320

von Sallmann L. Cytologic studies on the lens epithelium: a comparison of effects of x-rays, Myleran, TEM. Invest Ophthalmol 1965; 4:471-479

von Sallmann L, Grimes P. Effect of age on cell division, ^{3}H-thymidine incorporation, and diurnal rhythm in the lens epithelium of rats. Invest Ophthalmol 1966; 5:560-567

von Sallmann L, Tobias CA, Anger HO, et al. Effects of high-energy particles, x-rays, and aging on lens epithelium. Arch Ophthalmol 1955; 54: 489-514

von Sallmann L, Caravaggio L, Munoz CM, Drungis A. Species differences in the radiosensitivity of the lens. Am J Ophthalmol 1957; 43:693-704

von Sallmann L, Caravaggio L, Grimes P, Collins EM. Morphological study on alloxan-induced cataract. Arch Ophthalmol 1958; 59:55-67

von Sallmann L, Reid ME, Grimes PA, Collins EM. Tryptophan: Deficiency cataract in guinea pigs. Arch Ophthalmol 1959 a; 62:662-672

von Sallmann L, Grimes P, Collins E. Mimosine cataract. Am J Ophthalmol 1959 b; 47:107-117

von Sallmann L, Caravaggio L, Collins EM, Weaver K. Examination of lenses of steroid-treated rats. Am J Ophthalmol 1960; 50:1147-1151

von Sallmann L, Grimes P, McElvain N. Aspects of mitotic activity in relation to cell proliferation in the lens epithelium. Exp Eye Res 1962; 1:449-456

von Sallmann L, Grimes P, Collins E. Triparanol induced cataract in rats. Arch Ophthalmol 1963; 70:522-530
von Sallmann L, Halver JE, Collins E, Grimes P. Thioacetamide-induced cataract with invasive proliferation of the lens epithelium in rainbow trout. Cancer Res 1966; 26:1819-1825
Sand BJ, Abraham SV. Anterior lenticonus. An operated case and a review of the literature. Am J Ophthalmol 1962; 53:636-639
Sautter H. Myotonie und Cataracta myotonica. Graefe's Arch Ophthalmol 1941; 143:1-26
Sautter H. Ein „arteriosklerotisches Frühsyndrom" am Auge. Ber Dtsch Ophthalmol Ges 1963; 65:379
Schlötzer-Schrehardt U, Naumann GOH. A histopathologic study of zonular instability in pseudoexfoliation syndrome. Am J Ophthalmol 1994; 118:730-743
Schlötzer-Schrehardt U, Koca MR, Naumann GOH, Volkholz H. Pseudoexfoliation syndrome. Ocular manifestation of a systemic disorder? Arch Ophthalmol 1992; 110:1752-1756
Schmidt J, Schmitt C, Wegener A, Hockwin O. Experimenteller Beitrag zur linsenschädigenden Wirkung ultravioletter Strahlung. Fortschr Ophthalmol 1988; 85:689-694
Schmidt J, Schmitt C, Kojima M, Hockwin O. Biochemical and morphological changes in rat lenses after long-term UV-B irradiation. Ophthalmic Res 1992; 24:317-325
Schmidt J, Schmitt C, Wegener A, Hockwin O. Histological changes of rat lenses after UV-irradiation and D-penicillamine treatment. Ophthalmic Res 1993; 25:69-76
Schmitt C, Hockwin O. The mechanisms of cataract formation. J Inherit Metab Dis 1990; 13:501-508
Schmitt C, Schmidt J, Wegener A, Hockwin O. Effect of an aldose reductase inhibitor, AL-1576, on the development of UV-B and x-ray cataract. Graefe's Arch Clin Exp Ophthalmol 1988; 226:455-460
Schmitt-Gräff A, Pau H, Spahr R et al. Appearance of alpha-smooth muscle actin in human eye lens cells of anterior capsular cataract and in cultured bovine lens-forming cells. Differentiation 1990; 43:115-122
Schrader KE. Linsentrübungen nach Pantocain-Applikation. Klin Monatsbl Augenheilkd 1962; 140:287-290
Scott JD. Lens epithelial proliferation in retinal detachment. Trans Ophthalmol Soc UK 1982; 102: 385-389
Scroggs MW, Proia AD, Charles NC, Helms HA, Klintworth GK. Calcific phacolysis. Ophthalmology 1993; 100:377-383
Scullica L, Grimes P, McElvain N. DNA synthesis in the rat lens epithelium after roentgen irradiation. Arch Ophthalmol 1962; 68:792-800
Secchi AG. Cataracts in uveitis. Trans Ophthalmol Soc UK 1982; 102:390-394
Segal S, Bernstein H. Observations on cataract formation in newborn offspring of rats fed a high galactose diet. J Pediatr 1963; 62:363
Seidenberg K, Ludwig IH. A newborn with posterior lenticonus. Am J Ophthalmol 1993; 115:543-544
Seland JH. The lenticular attachment of the zonular apparatus in congenital simple ectopia lentis. Acta Ophthalmol 1973; 51:520-528
Seland JH. Ultrastructural changes in the normal human lens capsule from birth to old age. Acta Ophthalmol 1974; 52:688-706
Seland JH. The nature of capsular inclusions in lenticular chalcosis: Report of a case. Acta Ophthalmol 1976 a; 54:99-108
Seland JH. Production of human lens capsule illustrated by a case of chronic lenticular chalcosis. Acta Ophthalmol 1976 b; 54:301-310
Seland JH. The lens capsule and zonulae. Acta Ophthalmol 1992; Suppl 205:7-12
Seland JH, Slagsvold JE. The ultrastructure of lens and iris in cerebrotendinous xanthomatosis. Acta Ophthalmol 1977; 55:201-207
Shaffer RN, Hetherington J Jr. Anticholinesterase drugs and cataracts. Trans Am Ophthalmol Soc 1966; 64:204-216
Shapiro A, Tso MOM, Goldberg MF. Argon laser-induced cataract. A clinicopathologic study. Arch Ophthalmol 1984; 102:579-583
Shearer TR, Anderson RS. Histologic changes during selenite cataractogenesis: A light microscopic study. Exp Eye Res 1985; 40:557-565
Shearer TR, David LL, Anderson RS. Selenite cataract: a review. Curr Eye Res 1987; 6:289-300
Shearer TR, David LL, Anderson RS, Azuma M. Review of selenite cataract. Curr Eye Res 1992; 11:357-369
Sher NA, Letson RD, Desnick RJ. The ocular manifestations in Fabry's disease. Arch Ophthalmol 1979; 97:671-676
Shun-Shin GA, Brown NP, Bron AJ, Sparrow JM. Dynamic nature of posterior subcapsular cataract. Br J Ophthalmol 1989; 73:522-527
Shun-Shin GA, Vrensen GFJM, Brown NP, Willekens B, Smeets MH, Bron AJ. Morphologic characteristics and chemical composition of Christmas tree cataract. Invest Ophthalmol Vis Sci 1993; 34: 3489-3496
Sinskey RM. The status of lenticular opacities caused by atomic radiation: Hiroshima and Nagasaki, Japan, 1951-1953. Am J Ophthalmol 1955; 39: 285-293
Skalka HW, Prchal JT, Conrad ME. Presenile cataract formation and decreased activity in galactosemic enzymes. Arch Ophthalmol 1980; 98: 269-273
Skuta GL, Parrish RK, Hodapp E, Forster RK, Rockwod EJ. Zonular dialysis during extracapsular cataract extraction in pseudoexfoliation syndrome. Arch Ophthalmol 1987; 105: 632-634

Slezak H. Spaltlampenuntersuchung des Ligamentum hyaloideocapsulare. Graefe's Arch Ophthalmol 1963; 166:112-118
Smelser GK. Embryology and morphology of the lens. Invest Ophthalmol 1965; 4:398-410
Smith AA, Gavitt JA, Karmin M. Lenticular opacities induced in mice by chlorpromazine. Arch Ophthalmol 1966; 75:99-101
Smith GT, Shun-Shin GA, Bron AJ. Spontaneous reabsorption of a rubella cataract. Br J Ophthalmol 1990; 74:564-565
Smith TH, Holland MG, Woody NC. Ocular manifestations of familial hyperlysinemia. Trans Am Acad Ophthalmol Otolaryngol 1971; 75:355-360
Söderberg PG. Experimental cataract induced by ultraviolet radiation. Acta Ophthalmol 1990; Suppl 196:1-75
Sommer A. Cataracts as an epidemiologic problem. Am J Ophthalmol 1977; 83:334-339
Soriano JM, Funk J. Spontane beidseitige Linsenresorption bei einem Fall von Hallermann-Streiff-Syndrom. Klin Monatsbl Augenheilkd 1991; 199:195-
Southren AL, Gordon GG, Yeh HS, Dunn MW, Weinstein BI. Rezeptors for glucocorticoids in the lens epithelium of the calf. Science 1978; 200:1177-1178
Spector A. The search for a solution to senile cataracts. Proctor Lecture. Invest Ophthalmol Vis Sci 1984; 25:130-146
Spiess H, Gerspach A, Mays CW. Soft tissue effects following ^{224}RA injections into humans. Health Phys 1978; 35:61-81
Spitznas M, Koch F, Pohl S. Ultrastructural pathology of anterior persistent hyperplastic primary vitreous. Graefe's Arch Clin Exp Ophthalmol 1990; 228:487-496
Srinivasan BD, Harding CV. Cellular proliferation in the lens. Invest Ophthalmol 1965; 4:452-470
Stambolian D. Galactose and cataract. Surv Ophthalmol 1988; 32:333-349
Stambolian D, Scarpino-Myers V, Eagle RC Jr, Hodes B, Harris H. Cataracts in patients heterozygous for galactokinase deficiency. Invest Ophthalmol Vis Sci 1986; 27:429-433
Staples BA, Potgieter F, Duyvene de Wit LJ, de Bruyn H. Lenticular chalcosis - electron microscopic and microprobe analysis. A case report. S Afr Med J 1992; 1:274-276
Stefani FH, Mays CW, Spiess H. Strahlenkatarakt nach Injektion von Radium-224. Fortschr Ophthalmol 1989; 86:32-37
Stein R, Godel V. Hypocalcemic cataract. J Pediatr Ophthalmol Strabismus 1980; 17:159-161
Stevens VJ, Rouzer CA, Monnier VM, Cerami A. Diabetic cataract formation: potential role of glycosylation of lens crystallins. Proc Natl Acad Sci USA 1978; 75:2918-2922
Stewart-De Haan PJ, Creighton MO, Sanwal M, Ross WM, Trevithick JR. Effects of vitamin E on cortical cataractogenesis induced by elevated temperature in intact rat lenses in medium 199. Exp Eye Res 1981; 32:51-60
Stewart-DeHaan PJ, Creighton MO, Larsen LE et al. In vitro studies of microwave-induced cataract: reciprocity between exposure duration and dose rate for pulsed microwaves. Exp Eye Res 1985; 40:1-13
Stirling RJ, Griffiths PG. Scanning EM studies of normal human lens fibres and fibres from nuclear cataracts. Eye 1991; 5:86-92
Stokes DW, O'Day DM. Iris nodule and intralenticular abscess associated with Propionibacterium acnes endophthalmitis. Arch Ophthalmol 1992; 110: 921-
Stones LS. Lens regeneration in secondary pupils experimentally produced in eyes of the adult newt, Triturus v. viridescens. J Exp Zool 1954; 127:463
Straatsma BR, Lightfoot DO, Barke RM, Horwitz J. Lens capsule and epithelium in age-related cataract. Am J Ophthalmol 1991; 112:283-296
Streeten BW. The nature of the ocular zonule. Trans Am Ophthalmol Soc 1982; 80:823-854
Streeten BW, Eshagian J. Human posterior subcapsular cataract. A gross and flat preparation study. Arch Ophthalmol 1978; 96:1653-1658
Streeten BW, Gibson SA. Identification of extractable proteins from the bovine ocular zonule: major zonular antigens of 32kD and 250kD. Curr Eye Res 1988; 7:139-146
Streeten BW, Robinson MR, Wallace R, Jones DB. Lens capsule abnormalities in Alport's syndrome. Arch Ophthalmol 1987; 105:1693-1697
Sugar A, Bigger IF, Podos SM. Hallermann-Streiff-François syndrome. J Pediatr Ophthalmol 1971; 8:234
Sveinsson O. The ultrastructure of Elschnig's pearls in a pseudophakic eye. Acta Ophthalmol 1993; 71: 95-98
Swanson AA, Rose HW, Taube JI. Glutathione protection in x-irradiated eyes. Arch Ophthalmol 1957; 57:832-839
Szily von A. Experimentalforschung über die verschiedenen Formen der angeborenen Stare. Ber Dtsch Ophthalmol Ges Zus Heidelberg 1918
Szily von A, Eckstein A. Neuer Beitrag zur Frage der experimentellen Starerzeugung bei jungen Ratten durch Vitaminmangel der Nahrung. Klin Wochenschr 1925; 1:919
Takei Y, Smelser GK. Electron microscopic studies on zonular fibers. II. Changes of the zonular fibers after the treatment with collagenase, a-chymotrypsin and hyaluronidase. Graefe's Arch Klin Exp Ophthalmol 1975; 194:153-173
Talamo JH, Topping TM, Maumenee AE, Green WR. Ultrastructural studies of cornea, iris and lens in a case of siderosis bulbi. Ophthalmology 1985; 92:1675-1680

Tanaka M, Russell P, Smith S, Uga S, Kuwabara T, Kinoshita JH. Membrane alterations during cataract development in the Nakano mouse lens. Invest Ophthalmol Vis Sci 1980; 19:619–629
Tarkkanen A. Pseudoexfoliation of the lens capsule. A clinical study of 418 patients with special reference to glaucoma, cataract and changes of the vitreous. Acta Ophthalmol 1962; 71 Suppl:1–98
Tarkkanen A, Karjalainen K. Cataract formation during miotic treatment for chronic open-angle glaucoma. Acta Ophthalmol 1966; 44:932–939
Tarkkanen A, Klemetti A. Hereditary senile cataracts in distal late hereditary myopathy (Myopathia distalis tarda hereditaria). Ophthalmologica 1973; 166:441–449
Tarkkanen A, Esilä R, Liesmaa M. Experimental cataracts following long-term administration of corticosteroids. Acta Ophthalmol 1966; 44:665–668
Tarr KH. Late complications of pterygium treatment. Br J Ophthalmol 1980; 64:496–505
Taylor A. Role of nutrients in delaying cataracts. Ann NY Acad Sci 1992; 669:111–124
Taylor HR. The biological effects of UV-B on the eye. Photochem Photobiol 1989; 50:489–492
Taylor HR. Ocular effects of UV-B exposure. Doc Ophthalmol 1994/95; 88:285–293
Taylor HR, West SK, Rosenthal FS et al. Effect of ultraviolet radiation on cataract formation. N Engl J Med 1988; 319:1429–1433
Taylor VL, Al-Ghoul KJ, Lane CW, Davis VA, Kuszak JR, Costello MJ. Morphology of the normal human lens. Invest Ophthalmol Vis Sci 1995; 36 Suppl:261
Taylor WB. Rothmund's syndrome - Thomson's syndrome: congenital poikiloderma with or without juvenile cataracts; a review of the literature, relationship of the two syndromes. Arch Dermatol 1957; 75:236
Thach AB, Marak GE Jr, McLean IW, Green WR. Phacoanaphylactic endophthalmitis: a clinicopathologic review. Int Ophthalmol 1991; 15: 271–279
Thomas AH, Hanna C. Electric cataracts. III. Animal model. Arch Ophthalmol 1974; 91:469–473
Thomas CI, Storaasli JP, Friedell HL. Lenticular changes associated with beta radiation to the eye and their significance. Radiology 1962; 79:588–595
Tönjum AM. Lens dislocation following ocular contusion. Acta Ophthalmol 1968; 46:860–873
Torriglia A, Zigman S. The effect of near UV light on Na-K-ATPase of the rat lens. Curr Eye Res 1988; 7:539–548
Townes PL. Ectopia lentis et pupillae. Arch Ophthalmol 1976; 94:1126–1128
Trevithick JR, Creighton MO, Ross WM, Stewart-De Haan PJ, Sanwal M. Modelling cortical cataractogenesis. II. In vitro effects on the lens of agents preventing glucose and sorbitol induced cataracts. Can J Ophthalmol 1981; 16:32–38
Tripathi RC, Tripathi BJ. Lens morphology, aging, and cataract. J Gerontol 1983; 38:258–270
Tripathi RC, Cibis GW, Tripathi BJ. Pathogenesis of cataracts in patients with Lowe's syndrome. Ophthalmology 1986; 93:1046–1051
Tripathi RC, Kipp MA, Tripathi BJ et al. Ocular toxicity of prednisone in pediatric patients with inflammatory bowel disease. Lens Eye Toxic Res 1992; 9:469–482
Tseng SH, Yen JS, Chien HL. Lens epithelium in senile cataract. J Formos Med Assoc 1994; 93:93–98
Tso MOM, Fine BS, Thorpe HE. Kayser-Fleischer ring and associated cataract in Wilson's disease. Am J Ophthalmol 1975; 79:479–488
Tuffs A, Schmidt J, Wegener A, Hockwin O. Hinweise für eine Schädigung der Linse durch UV-Sonnenlampen und Bestrahlungslampen zur PUVA-Therapie. Fortschr Ophthalmol 1987; 84:660–662
Tulloh CG. Hereditary posterior polar cataract. Br J Ophthalmol 1956; 40:566–567
Uemura A, Sameshima M, Nakao K. Complications of hypermature cataract: spontaneous absorption of lens material and phakolytic glaucoma- associated retinal perivasculitis. Jpn J Ophthalmol 1988; 32:35–40
Uga S. Wound healing in the mouse lens. Exp Eye Res 1981; 32:175–186
Uga S, Ihara N. Morphological study of a hereditary rat cataract. Exp Eye Res 1990; 50:665–670
Uga S, Kador PJ, Kuwabara T. Cytological study of Philly mouse cataract. Exp Eye Res 1980; 30: 79–92
Uga S, Kohara M, Ishikawa S. Morphological study of age-related changes in mouse lens. Jpn J Ophthalmol 1983; 27:157–165
Uga S, Tsuchiya K, Ishikawa S. Histopathological study of Emory mouse cataract. Graefe's Arch Clin Exp Ophthalmol 1988; 226:15–21
Uga S, Nishigori H, Ishikawa S. Morphological study on glucocorticoid-induced cataract in developing chick embryo. Graefe's Arch Clin Exp Ophthalmol 1994a; 232:415–420
Uga S, Wan Q, Hatono N, Ishikawa S. Response of mouse lens to central needle injury. Ophthalmic Res 1994b; 26:181–188
Unakar NJ, Genyea C, Reddan JR, Reddy VN. Ultrastructural changes during the development and reversal of galactose cataract. Exp Eye Res 1978; 26:123–133
Unakar N, Tsui J, Johnson M. Aldose reductase inhibitors and prevention of galactose cataracts in rats. Invest Ophthalmol Vis Sci 1989; 30:1623–1632
Unoki K, Nakao K, Ohba N. Haemorrhage in the lens: spontaneous occurrence in congenital cataract. Br J Ophthalmol 1986; 70:593–595
Upton AC, Christenberry KW, Melville GS, et al. The relative biological effectiveness of neutrons, x-rays, observations on mice, rats, guinea-pigs and rabbits. Radiology 1956; 67:686
Urban RC, Cotlier E. Corticosteroid-induced cataracts. Surv Ophthalmol 1986; 31:102–110

Usui M. Effect of beta-irradiation on the rabbit eye. Acta Soc Ophthalmol Jpn 1963; 67:784-809
Vannas A, Hogan MJ, Golbusms WI. Lens changes in a galactosemic fetus. Am J Ophthalmol 1975; 80: 726-733
Varma SD, Kumar S, Richards RD. Light-induced damage to ocular lens cation pump: prevention by vitamin C. Proc Natl Acad Sci USA 1979a; 76:3504-3506
Varma SD, Shockert SS, Richards RD. Implications of aldose reductase in cataracts in human diabetics. Invest Ophthalmol Vis Sci 1979b; 18:237-241
Varma SD, Beachy MA, Richards RD. Photoperoxidation of lens lipid: prevention by vitamin E. Photochem Photobiol 1982; 36:623-626
Varma SD, Yog RDC, Kuck SJ, Richards JR. Oxidative stress on lens and cataract formation: Role of light and oxygen. Curr Eye Res 1984; 3:35-57
Vasavada AR, Cherian M, Yadar S, Rawal UM. Lens epithelial cell density and histomorphological study in cataractous lenses. J Cataract Refract Surg 1991; 17:798-804
Verhoeff FH, Lemoine AN. Endophthalmitis phacoanaphylactica. Am J Ophthalmol 1922; 5:737-745
Vermeij-Keers C. Primary congenital aphakia and the rubella syndrome. Teratology 1975; 11:257-265
Virtanen I, Karkinen-Jaakelainen M, Saxen L. Ultrastructural characteristics of mumps virus replication in the cataracts of chick embryonic lens. Exp Eye Res 1973; 17:463-472
Vogt A. Die Cataract bei myotonischer Dystrophie. Schweiz Med Wochenschr 1921; 29:669-674
Vogt A. Weitere Ergebnisse der Spaltlampenmikroskopie. Graefe's Arch Klin Exp Ophthalmol 1922; 109:154-204
Vogt A. Neue Fälle von Linsenkapselglaukom (Glaukoma capsulare). Klin Monatsbl Augenheilkd 1930; 84:1-2
Völcker HE. Kontusionskatarakt und Linsenluxation. Fortschr Ophthalmol 1984; 81:308-311
Völcker HE, Naumann GOH. Zur Klinik des phakolytischen Glaukoms. Klin Monatsbl Augenheilkd 1975; 166:613-618
Völcker HE, Lang GK, Naumann GOH. Zur Chirurgie des hinteren Polstars bei persistierendem hyperplastischen primären Glaskörper (PHPV). Klin Monatsbl Augenheilkd 1983; 183:79-85
Vrensen GF. Aging of the human eye lens - a morphological point of view. Comp Biochem Physiol A Physiol 1995; 111:519-532
Vrensen G, Kappelhof J, Willekens B. Morphology of the aging human lens. Lens Eye Tox Res 1990a; 7:1-30
Vrensen G, van Marle J, Willekens B, van Veen H. Square arrays in early cortical lens opacities. Invest Ophthalmol Vis Sci 1990b; 31:2476-2481
Vrensen GFJM, Willekens B, de Jong PTVM et al. Heterogeneity in ultrastructure and elemental composition of perinuclear lens retrodots. Invest Ophthalmol Vis Sci 1994; 35:199-206
Wachtl C, Kinsey V. Studies on the crystalline lens. VII. Utilization of several carbohydrates and their effects on mitosis of lens epithelium. Am J Ophthalmol 1957; 44:318-325
Walton DS, Robb RM, Crocker AC. Ocular manifestations of group A Niemann-Pick disease. Am J Ophthalmol 1978; 85:174-180
Wanko T, von Sallmann L, Gavin MN. Early changes in the lens epithelium after roentgen irradiation: A correlated light and electron microscopic study. Arch Ophthalmol 1959; 62:977-984
Watanabe T. Electron microscopic studies of the lens and the ciliary body of rabbits with experimental dinitrophenol cataract. Acta Soc Ophthalmol Jpn 1969; 73:393-411
Weaver RG jr, Martin T, Zanolli MD. The ocular changes of incontinentia pigmenti achromians (hypomelanosis of Ito). J Pediatr Ophthalmol Strabismus 1991; 28:160-163
Weber U, Pau H, Kern W, Kluxen G. Nd: YAG-Laser-Effekte an der Vorderkapsel von Kaninchenlinsen. Fortschr Ophthalmol 1988; 85:394-395
Wegener AR. In vivo studies on the effect of UV-radiation on the eye in animals. Doc Ophthalmol 1994/95; 88:221-232
Wegener A, Eckerskorn U, Hockwin O, Bours J. Untersuchungen zu potentiell cokataraktogenen Effekten von beta-Blockern bei Kataraktmodellen der Ratte. Fortschr Ophthalmol 1988; 85: 695-698
Wegener JK, Søgaard H. Persistent hyperplastic primary vitreous with resorption of the lens. Acta Ophthalmol 1968; 46:171-175
Weidle EG. Lenticular chrysiasis in oral chrysotherapy. Am J Ophthalmol 1987; 103:240-241
Weinstock M, Stewart HC, Butterworth KR. The action of drugs on the formation of transient lens opacities. Exp Eye Res 1963; 2:28-32
Wessley K. Über sphärolythische Kristallaggregate in kataraktösen Linsen. Arch Augenheilkd 1922; 91: 158-164
West SK, Valmadrid CT. Epidemiology of risk factors for age-related cataract. Surv Ophthalmol 1995; 39:323-334
Westphal H. Perturbations of lens development in the transgenic mouse. Cell Different Dev 1988; 25: 33-37
Wiechens B, Behrendt S, Rochels R. Exzentrischer Lentiglobus posterior. Klin Monatsbl Augenheilkd 1993; 203:430-432
Wilhelmus KR, Emery JM. Posterior capsule opacification following phacoemulsification. Ophthalmic Surg 1980; 11:264-267
Williams RJ, McKee A, Finch ED. Ultrastructural changes in the rabbit lens induced by microwave radiation. Ann NY Acad Sci 1975; 247:166-174
Wilson WA. Congenital Cataracts. Arch Ophthalmol 1962; 67:143-147
Wirostko E, Spalter HF. Lens- induced uveitis. Arch Ophthalmol 1967; 78:1-7

Wolff G. Entwicklungsphysiologische Studien. Arch Entwickl Mech Org 1895; 1
Wolter JR. Coup-contrecoup mechanism of ocular injuries. Am J Ophthalmol 1963; 56:785–796
Wolter JR, Jones DH. Spontaneous cataract absorption in Hallermann-Streiff syndrome. Ophthalmologica 1965; 150:401–408
Wolter JR, Hall RC, Mason RCH. Unilateral primary congenital aphakia after German measles. Am J Ophthalmol 1964; 58:1011–1016
Worgul BV, Rothstein H. Radiation cararact and mitosis. Ophthalmic Res 1975; 7:21–32
Worgul BV, Rothstein H. On the mechanism of radiocataractogenesis. Medikon 1977; 6:5–14
Worgul BV, Merriam GR Jr, Szechter A, Srinivasan BD. Lens epithelium and radiation cataract. Arch Ophthalmol 1976; 94:996–999
Worgul BV, Rothstein H, Medvedovsky C et al. Radiation cataractogenesis in the amphibian lens. Ophthalmic Res 1982; 14:73–82
Worgul BV, Merriam GR Jr, Medvedovsky C. Cortical cataract development - an expression of primary damage to the lens epithelium. Lens Eye Tox Res 1989; 6:559–571
World Health Organization Programme Advisory Group. Report of the Eighth Meeting of the WHO Programme Advisory Group on the prevention of blindness. Geneva, Switzerland, 1989
Wulle K-G, Lerche W. Zur Feinstruktur der embryonalen menschlichen Linsenblase. Graefe's Arch Klin Exp Ophthalmol 1967; 173:141–152
Xiao W, Uga S, Ishikawa S. Healing response of the epithelium after lateral needle injury of mouse lens. Ophthalmic Res 1993; 25:235–244
Xu G-T, Zigler JS, Lou MF. The possible mechanism of naphthalene cataract in rat and its prevention by an aldose reductase inhibitor (AL ∅ 1576). Exp Eye Res 1992; 54:63–72
Yablonski ME, Burde RM, Kolker AE et al. Cataracts induced by topical dexamethasone in diabetics. Arch Ophthalmol 1978; 96:474–476
Yamamoto Y, Hayasaka S, Setogawa T. Family with aniridia, microcornea, and spontaneously reabsorbed cataract. Arch Ophthalmol 1988; 106: 502–504
Yanoff M, Scheie HG. Cytology of human lens aspirate. Its relationship to phacolytic glaucoma and phacoanaphylactic endophthalmitis. Arch Ophthalmol 1968; 80:166–170
Yanoff M, Schaffer DB, Scheie HG. Rubella ocular syndrome - clinical significance of viral and pathologic studies. Trans Am Acad Ophthalmol Otolaryngol 1968; 72:896–902
Yanoff M, Fine BS, Schaffer DB. Histopathology of transient neonatal lens vacuoles: a light and electron microscopic study. Am J Ophthalmol 1973; 76:363–370
Yoshikawa K, Asakage H, Inoue Y. Membranous cataract in association with aniridia. Jpn J Ophthalmol 1993; 37:325–329
Zagórski Z. Histopathological studies of human lenses. Lens Eye Tox Res 1991; 8:311–318
Ziegel RF, Clark HF. Electron microscopy of the suckling mouse cataract agent: A noncultivable animal pathogen possibly related to mycoplasma. Infect Immunol 1974; 9:430–443
Zigler JS Jr. Animal models for the study of maturity-onset and hereditary cataract. Exp Eye Res 1990; 50:651–657
Zigler JS, Hess HH. Cataracts in the Royal College of Surgeons rat: evidence for initiation by lipid peroxidation products. Exp Eye Res 1985; 41: 67–76
Zigman S. Eye lens color: Formation and function. Science 1971; 171:807–809
Zigman S, Vaughan T. Near UV light effects on the lenses and retinas of mice. Invest Ophthalmol 1974; 13:462–465
Zigman S, Datiles M, Torczynski E. Sunlight and human cataracts. Invest Ophthalmol Vis Sci 1979; 18:462–467
Zigman S, Paxhia T, McDaniel T, Lou MF, Yu NT. Effect of chronic near-ultraviolet radiation on the gray squirrel lens in vivo. Invest Ophthalmol Vis Sci 1991; 32:1723–1732
Zimmerman LE. Histopathologic basis for ocular manifestations of congenital rubella syndrome. Am J Ophthalmol 1968; 65:837–862
Zimmerman LE. Phakomatous choristoma of the eyelid, a tumor of lenticular anlage. Am J Ophthalmol 1971; 71:169–177
Zimmerman LE, Font RL. Congenital malformations of the eye. JAMA 1966; 196:684
Zimmerman LE, Johnson FB. Calcium oxalate crystals within ocular tissues. Arch Ophthalmol 1958; 60:372–383
Zinkham WH. A deficiency of glucose-6-phosphate-dehydrogenase activity in lens of individuals with primaquine sensitive erythrocytes. Bull Johns Hopkins Hosp 1961; 109:206
Zintz C, Beebe DC. Morphological and cell volume changes in the rat lens during the formation of radiation cataracts. Exp Eye Res 1986; 42:43–54

10. KAPITEL

Glaskörper

B. Kirchhof, H.E. Völcker und G.O.H. Naumann

A. Embryologie und Anatomie

I. Embryologie

1. Primärer Glaskörper

Der primäre Glaskörper entwickelt sich bis zum 13-mm-Embryonalstadium durch Mitwirkung folgender Gewebe: 1. dem Oberflächenektoderm der Linsenanlage, 2. dem angrenzenden Neuroektoderm des Augenbechers und 3. dem mesodermalen Gewebe des Hyaloidea-Gefäßsystems. Im 10-mm-Embryonalstadium sproßt vaskularisiertes Mesoderm über die Embryonalspalte in den Augenbecher ein. Die mesodermalen Sternzellen bilden fibrilläre Elemente, die sich mit den Fibrillen des Oberflächenektoderms und des angrenzenden Neuroektoderms so verbinden, daß sie sich nicht voneinander trennen lassen. Diese fibrillären Strukturen ordnen sich in Gestalt eines Fächers an, der sich zwischen Linse und Augenbecher ausspannt. Im sich vergrößernden primären Glaskörperraum bleibt diese Anordnung nur noch vorn erhalten. Die Fasern von Tornatola ziehen nahezu senkrecht von der Membrana limitans interna aus auf die Linse zu. In den inneren Anteilen des sich ausdehnenden primären Glaskörperraums vermehren sich die fibrillären Strukturen irregulär. Mit der Ausbildung der Linsenkapsel ist die Entwicklung des primären Glaskörpers abgeschlossen.

2. Sekundärer Glaskörper

Der sekundäre Glaskörper entwickelt sich im 2. Embryonalmonat, ca. dem 13-mm- bis 70-mm-Stadium. Histologisch ist der avaskuläre sekundäre Glaskörper jetzt aus feinen gewellten Fasern aufgebaut, die vorwiegend parallel zur Netzhaut ausgerichtet sind (Abb. 10.1). Seine Struktur unterscheidet sich

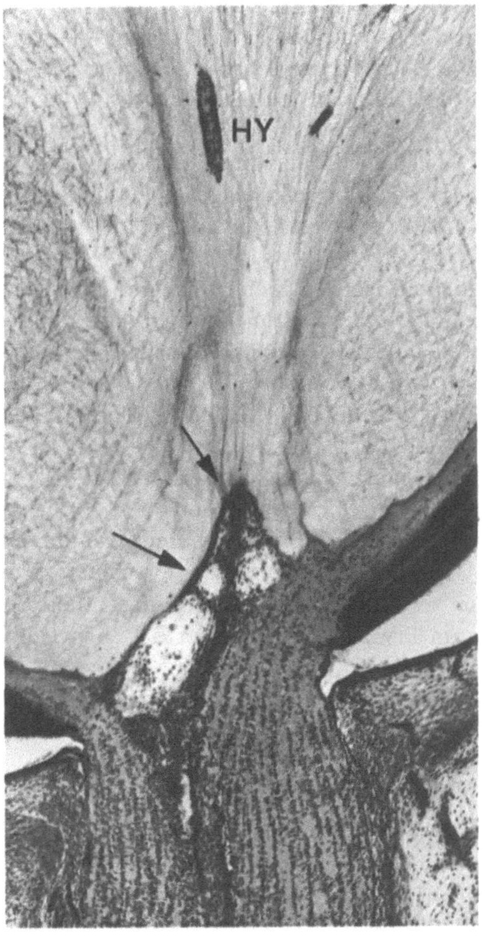

Abb. 10.1. Bergmeister-Papille (*Pfeile*) und davon ausgehende Hyaloidea-Gefäße (*HY*) reichen von der primitiven Papille in den Glaskörper

deutlich von der des vaskularisierten primären Glaskörpers. Die fibrillären Elemente stammen aus protoplasmatischen Fortsätzen des retinalen Neuroektoderms. Die äußersten Fasern bleiben zunächst fest mit retinalen Gliazellen verbunden, insbesondere in den vorderen peripheren Anteilen des Augenbecherkranzes. Dazu kommt eine Verdichtung durch insgesamt dickere Fasern – die Anlage der Glaskörperbasis (SALZMANN; Abb. 10.2). Zwischen dem Augenbecherkranz und der Linse finden sich ebenfalls vorwiegend parallel angeordnete Glaskörperfaserbündel (das marginale Bündel nach DRUAULT). Ein enger oberflächlicher Kontakt bleibt im Makula-Bereich und an der hinteren Linsenkapsel bestehen. Das sog. Lig. hyaloideo-capsulare (WIEGER) und die vordere Glaskörper-Grenzfläche bilden eine retrolentale Linie (EGGER) von etwa 8–9 mm Durchmesser (Abb. 9.7).

Bei einer Scheitel-Steiß-Länge von 40 mm beginnen die Hyaloideagefäße des primären Glaskörpers zu atrophieren. Vom gesamten primären Glaskörper bleibt lediglich ein trichterförmiger Kanal (Cloquet) zwischen Papille und hinterem Linsenpol übrig. Eine wellenförmige Demarkationslinie kondensierter Glaskörperfibrillen ist als intravitreale „Grenzmembran" erkennbar. Diese haftet zirkulär am Papillenrand als Ring von Martegiani. Retrolental bleibt zwischen dem ringförmigen Wieger-Band der Erggelet- oder Berger-Raum frei. Diese mit Ende des 3. Monats abgeschlossene Entwicklung kann in verschiedensten Entwicklungstadien bis zum Erwachsenenleben fortbestehen (Abb. 10.2).

3. Tertiärer Glaskörper

Die weitere Differenzierung betrifft die Ausbildung der Zonulafasern während des Embryonalstadiums von 70–110 mm. Wo sich am vorderen Rand des Augenbechers die Ziliarkörperregion entwickelt, laufen Glaskörperfasern anfänglich parallel zu ihm. Später laufen im *Bündel von Druault* kreuzende Fasern zur Linse. Es läßt sich ein vorderer Anteil, der direkt hinter der Iris verläuft, von einer hinteren Fasergruppe trennen. Die vorderen Anteile atrophieren später weitgehend. Indem Linse und Ziliarkörper auseinanderrücken, demarkieren sich die hinteren „Zonula-Fasern" deutlich. Noch im Erwachsenenalter bestehen Glaskörperfasern (die u. U. von erheblicher Bedeutung beispielsweise bei der Katarakt-Extraktion sein können!).

Sobald Becherspalte und Aderhautfissur geschlossen sind, nimmt auch die Glaskörpersubstanz parallel zum relativ schnellen Wachstum des Auges rasch zu. Nach COULOMBRE et al. (1963) sind die Dehnungskräfte – infolge der Expansion des Glaskörpers – entscheidend für die Entwicklung des Pigmentepithels. Sowohl die Beziehung von Glaskörperexpansion und Pigmentepithelwachstum als auch die von Dehnungskräften unabhängige Entwicklung der neuralen Netzhaut sind interessant im Hinblick auf Mikrophthalmus und retinale Dystrophie.

Literatur: GLOOR 1973 a–e, 1974 a, b; JAFFE 1969; LERCHE u. WULLE 1968.

II. Mikroskopische Anatomie

1. Vordere und hintere Glaskörpergrenzflächen

Die vordere Glaskörpergrenzfläche verläuft von der ringförmigen „Basis" etwa 1,5 mm vor der Ora serrata bis zur Eggerschen Linie an der hinteren Linsenkapsel (Abb. 9.7). Vordere Glaskörpergrenzfläche und Glaskörperkortex enthalten dicht gepackte Kollagenfasern, die parallel *zur Augenoberfläche* angeordnet sind (FINE u. TOUSIMIS 1961). An der Pars plana verstärkt sich eine lamelläre Anordnung der Kollagenfasern mit Übergang in die Zonulafasern, deren Fibrillen elektronenmikroskopisch identisch mit denen des Glaskörpers sind.

Die hintere Glaskörpergrenzfläche ist ebensowenig wie die vordere eine Basalmembran, sondern besteht vielmehr aus einer Art Kondensation von *kollagenen*

Fibrillen in der Nähe der Glaskörperoberfläche. Die kollagenen Filamente zeigen verschieden-winkelige Insertionen an der Basalmembran der retinalen Müller-Stützzellen, d.h. der Membrana limitans interna retinae (RENTSCH 1979).

2. „Basis" sowie peripherer und zentraler Glaskörperkortex

Als Glaskörperkortex wird die ca. 100 µm dicke periphere Zone bezeichnet, die im Vergleich mit dem zentralen Bereich vermehrt Kollagenfibrillen, Proteine, Mukopolysaccharide und sogar einzelne Hyalozyten enthält (BALACZ 1968). Die Faserdicke beträgt im Durchschnitt ca. 100 Å. Die ultrastrukturellen Fasermerkmale des zentralen Glaskörpers unterscheiden sich nicht von der Glaskörperkortex (BALACZ 1968).

Als Glaskörperbasis (SALZMANN) wird die relativ feste Anheftung zu beiden Seiten der Ora serrata mit der peripheren Netzhaut und der Pars plana des Ziliarkörpers bezeichnet; sie reicht ca. 2 mm nach vorn zum Ziliarkörper und rund 4 mm nach retinal. Hier bestehen filamentöse Verbindungen der Glaskörperkollagenfasern vorwiegend senkrecht mit der Basalmembran des nicht pigmentierten Epithels der Pars plana sowie der inneren Grenzmembran der peripheren Netzhaut. Eine vergleichbare vitreoretinale Verbindung besteht am Papillenrand in einer Zone von etwa 10 µm (Ring von Martegiani) und zwar besonders nasal durch Verzahnung mit epiretinalen Gliazellen (FOOS u. ROTH 1973; Abb. 10.2).

3. Glaskörperzellen

Ortsständige, ovale bis spindelige Zellen mit glattem Kern, vor allem in der Glaskörperrinde, lassen sich aufgrund ihres histochemischen Verhaltens sowie zytologischer Details von Histiozyten, Gliazellen oder Fibroblasten differenzieren. Sie werden als „Hyalozyten" bezeichnet und haben phagozytierende Fähigkeiten. Gliazellen und Fibroblasten werden vereinzelt in der Nähe der Ora serrata sowie peri- und präpapillär angetroffen (BALAZC 1961; GLOOR 1969; SPITZNAS u. LEUENBERGER 1977).

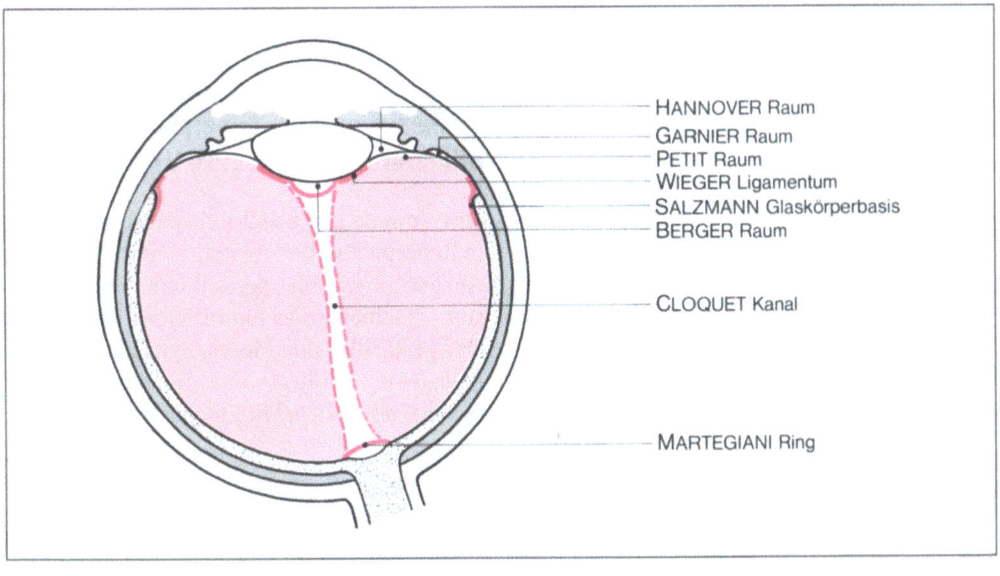

Abb. 10.2. Beziehungen des Glaskörpers zur Nachbarschaft

4. Physiko-chemische Aspekte der Glaskörperstruktur

Das dreidimensionale kollagene Fasergerüst wird von Hyaluronsäuremolekülen ausgefüllt, die ein hohes negatives elektrostatisches Potential besitzen. Dadurch ist es stabilisiert und gegen mechanische Kräfte, z.B. Traumen, geschützt: friktionale Interaktion (BALACZ 1968). Änderungen dieses elektrostatischen Systems können durch Ionen, z.B. Natrium-Na^-, Chlor-Cl^- oder positiv geladene Proteinmoleküle, hervorgerufen werden. Eine Vermehrung von neutralisierenden Kationen führt zur Destabilisierung des Glaskörpergerüstes infolge abnehmender friktionaler Interaktionen. Die klinische und histopathologische Bedeutung dieser Kollagenfaser-Hyaluronsäure-Einheit liegt auch in seiner Barrierenfunktion gegen große Moleküle (größer als 200 Å), Kapillar- und Bindegewebsproliferationen und Mikroaneurysmen.

Literatur: BALACZ 1961, 1968; GLOOR 1969, 1973a–c, 1975; GOLDMANN 1967; JAFFE 1969; PAU 1958, 1969; ROHEN 1964.

B. Anomalien und Mißbildungen

I. Persistierender primärer Glaskörper

1. Vorderer persistierender primärer Glaskörper: Hyaloidea-Körperchen (Mittendorf-Fleck)

Mit dem primären Glaskörper bildet sich die A. hyaloidea aus, die sich in der hinteren Tunica vasculosa lentis verzweigt. Nicht selten bleiben Reste der A. hyaloidea nach der physiologischen Rückbildung an der Rückfläche der Linse selbst bei Erwachsenen sichtbar, ohne die Sehschärfe zu beeinträchtigen: Hyaloidea-Körperchen oder Mittendorf-Fleck, meist etwas exzentrisch nasal am hinteren Linsenpol gelegen.

Abnorm große Reste der A. hyaloidea stören sehr selten die normale Linsenfaserentwicklung, so daß ein hinterer Polstar entsteht. Infolge der Schrumpfung der Arteria hyaloidea zerreißt die sehr feine hintere Linsenkapsel. Führen die Hyaloideagefäße noch Blut, kommt es sogar zu einer intralentalen Hämorrhagie. Derartige Anomalien treten entweder im 3. oder 7. Schwangerschaftsmonat auf, je nachdem, ob die Tunica vasculosa lentis oder die Arteria hyaloidea zusammen mit der Pupillarmembran sich nicht regelrecht zurückbilden.

2. Hinterer persistierender primärer Glaskörper: Bergmeister-Papille

Während die retinalen Nervenfasern (bzw. Axone) in den Optikus einwachsen, wird ein Kegel ektodermaler Gliazellen abgedrängt, die die primitive epitheliale Papille bilden und gleichzeitig die distalen Anteile der A. hyaloidea umgeben. Nach kompletter Atrophie dieser glialen Zellen entsteht die physiologische Exkavation der Papille. Manchmal kann neuroepitheliales Gewebe am Optikus mehr oder weniger reichlich zurückbleiben und über die Papillenoberfläche vorragen, im Sinne einer Bergmeister-Papille (Abb. 10.1 u. 10.3). Bei geringer Ausprägung fällt eine weißliche Einscheidung der zentralen Retinagefäße auf der Papillenoberfläche auf. Nicht selten beobachtet man auch einen präpapillären „Gliaschleier" (JAFFE 1969; JOSEPH et al. 1973; MANN 1927).

II. Persistierender hyperplastischer primärer Glaskörper (PHPV)

Das Gewebe des primären Glaskörpers kann in hyperplastischer Form in seinem gesamten Ausbreitungsgebiet persistieren – am häufigsten geschieht dies unmittelbar retrolental. Das gefäßführende Mesenchym tritt dann als kollagenes Bindegewebe, Fettgewebe und (selten) als Knorpel in Erscheinung.

1. Einseitig

Der isolierte persistierende hyperplastische primäre Glaskörper *ist eine angeborene, stets einseitige Erkrankung*, die relativ häufig sporadisch ohne nachgewiesenen Erbgang auftritt. Der persistierende hyperplastische primäre Glaskörper (PHPV = persistant hyperplastic primary vitreous) entsteht aus Teilen der Tunica vasculosa lentis und des A.-hyaloidea-Systems im retrolentalen Raum (Tabelle 10.1).

a) Vordere Variante

Folgende Zeichen erlauben die Diagnose: 1. Einseitiger Mikrophthalmus, 2. lang ausgezogene Ziliarkörperfortsätze stehen mit der *fibrovaskulären* retrolentalen Masse in Verbindung, 3. die hintere Linsenkapsel weist häufig einen Defekt auf, der zu einem hinteren Polstar führt, 4. die Vorderkammer ist häufig abgeflacht, der Kammerwinkel nicht ausdifferenziert, woraus sich sowohl die Gefahr eines primären Winkelblockglaukoms als auch eines primären Offenwinkelglaukoms ergibt, und 5. die Retina liegt bei den meisten Augen an. 6. Echographisch läßt sich oft eine strangförmige Verbindung zwischen retrolentaler Masse und Papille (SCHROEDER 1976) erkennen. Unbehandelt schreitet der zunächst umschriebene hintere Polstar fort. Die Komplikationen der maturen und hypermaturen Katarakt bedingen

a 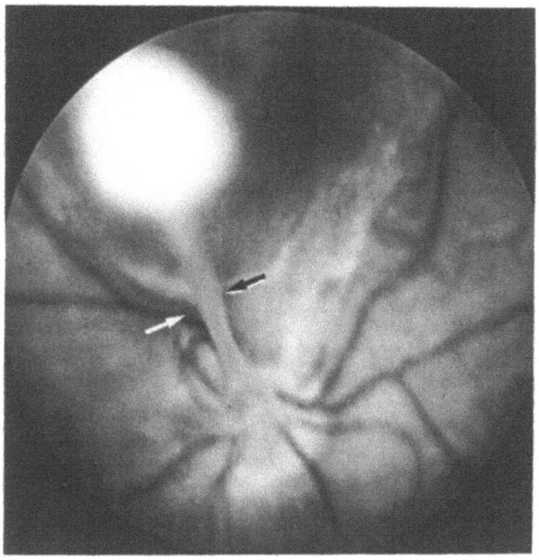 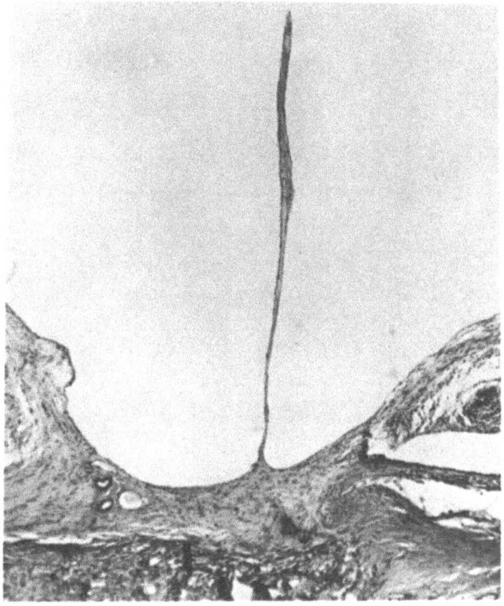 b

Abb. 10.3 a, b. Persistierende Hyaloidea-Gefäße. **a** Ophthalmoskopisch: Hyaloidea-Gefäße (*zwischen den Pfeilen*) ausgehend von der Papille und bis zur Linsenrückfläche reichend. **b** Längsschnitt durch persistierendes Hyaloideagefäß

Tabelle 10.1. Persistierender *hyperplastischer* primärer Glaskörper (PHPV). (Mod. nach PRUETT 1975)

Anterior	*Posterior*
1. Einseitiger Mikrophthalmus	1. Mikrokornea (in der Regel einseitig)
2. Retrolentales fibrovaskuläres Gewebe	2. Glaskörpermembran
3. Ziliarfortsätze ausgezogen mit retrolentaler Masse verbunden	3. Retinafalten (in allen Meridianen möglich)
4. Persisistierende A. hyaloidea	4. Persistierende A.-hyaloidea-Reste entlang der Retinafalte
5. Wichtigste DD: Einseitige Leukokorie (s. Kap. 11)	5. Wichtigste DD: isolierte Fundustumoren und -granulome (s. Kap. 11)

dann verwirrende entzündliche Symptome mit Sekundärglaukomen (SPAUDLING u. NAUMANN 1967). Rechtzeitige Linsenabsaugung vermeidet dies und ermöglicht die Erhaltung des Auges.

Grundsätzlich muß bei jedem einseitigen hinteren Polstar bzw. jeder einseitigen kongenitalen Katarakt bei Mikrophthalmus an ein PHPV-Syndrom gedacht werden (Abb. 10.4–10.6).

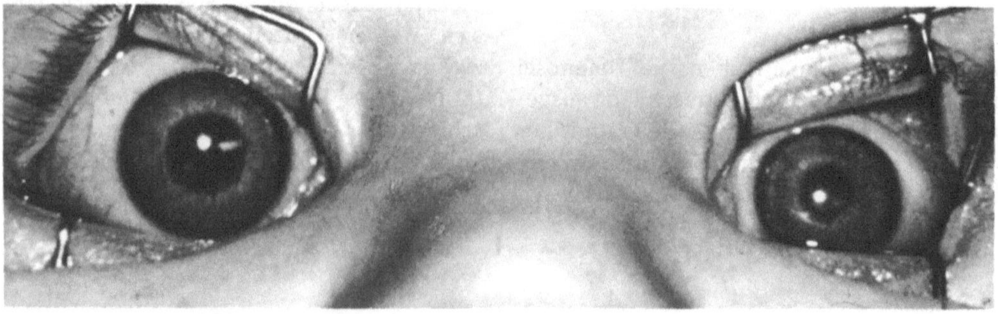
a

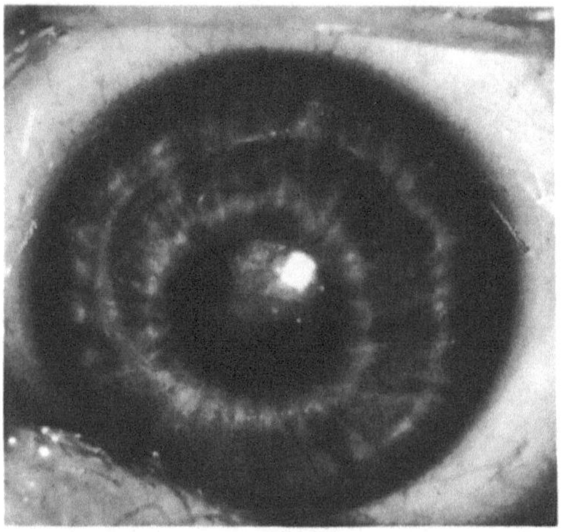
b

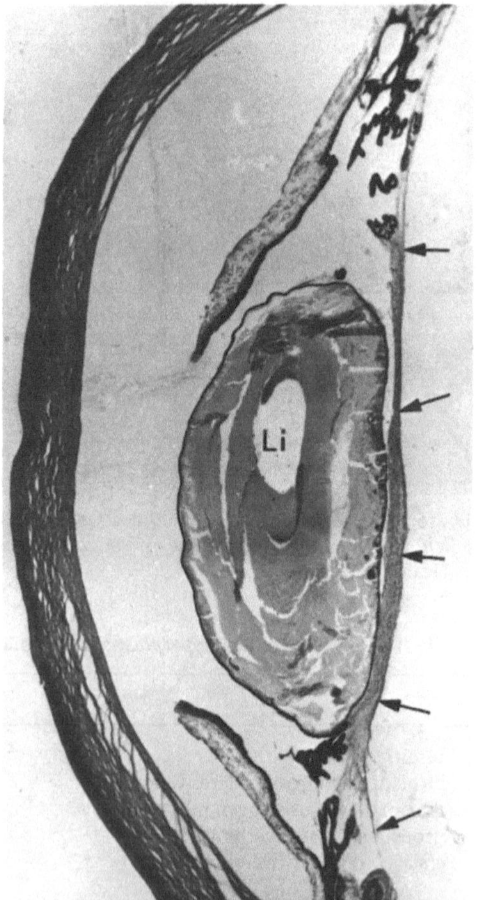

c

Abb. 10.4 a–c. Persistierender hyperplastischer primärer Glaskörper (PHPV). **a** Mikrophthalmus links. **b** Ausschnitt aus a: hinterer Polstar. **c** Sagittalschnitt: retrolentales Gewebe (*Pfeile*) in Verbindung mit ausgezogenen Ziliarzotten

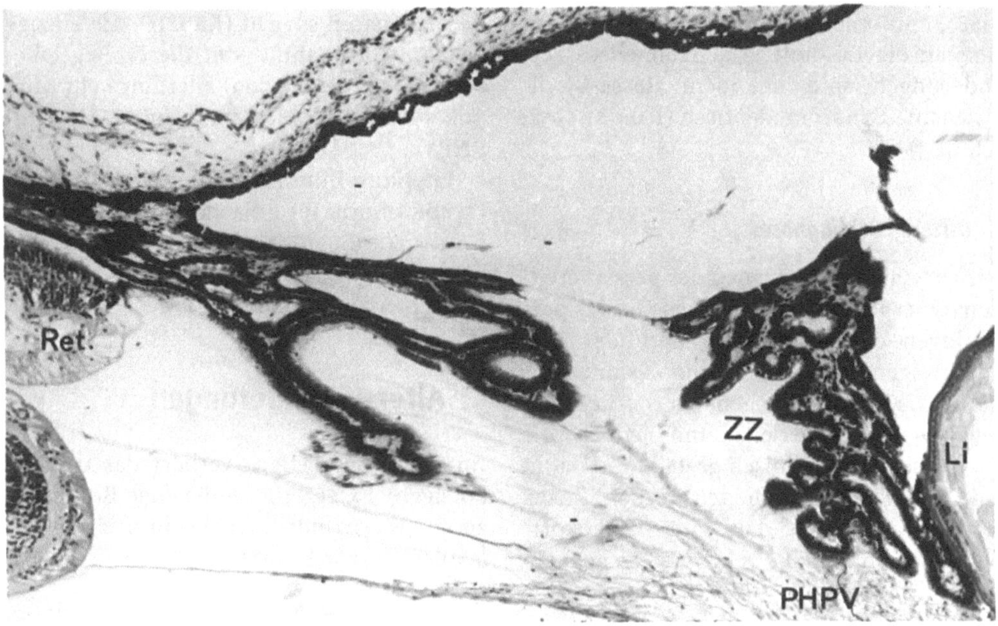

Abb. 10.4 d. Ausschnitt aus c. Verlängerte Ziliarzotten (*ZZ*) in Verbindung mit dem PHPV hinter der Linse (*Li*). Die sensorische Netzhaut (*Ret.*) wird durch bindegewebige Stränge nach vorne gezogen

Pseudophakia lipomatosa: In 10 von 47 Fällen fanden Font et al. (1969) bei persistierendem hyperplastischen primären Glaskörper intraokulares Fettgewebe. Histologisch kann das intraokulare Fettgewebe anstelle der Linse – nach Spontanresorption bleibt oft nur die Kapsel erhalten – als Fett-Schein-Linse bezeichnet werden (Abb. 10.5).

Literatur: Blodi 1972; Eickhoff 1958; Font et al. 1969; Gloor 1975; Jensen 1968; Manschott 1958; Reese 1955; Sheehan 1952; Spaudling u. Naumann 1968.

b) Hintere Variante

Persistieren Elemente des hinteren primären Glaskörpers mit Ästen der A. hyaloidea, bilden sich retinale Falten aus, die in allen Meridianen radiär angeordnet sein können. (Diese Veränderungen gehören zur Differentialdiagnose der „Ablatio falciformis", s. Kap. 11 u. 12). Hyaloideagefäße einschließlich primärer Glaskörperreste bleiben am *Rand des* Optikus und der angrenzenden Netzhaut haften und verhindern hier die Ausbildung von sekundärem Glaskörper. Wegen der Wechselbeziehungen zwischen Entwicklung von Glaskörper und retinalem Pigmentepithel (Coulombre 1963) erklärt dies auch das Auftreten einer retinalen Dysplasie (Manschot 1958; Blodi 1972).

Pruett (1975) fand die hintere Variante des PHPV bei 30 Patienten mit Ausnahme von 5 Patienten streng einseitig. Hauptsymptome waren, neben herabgesetzer Sehschärfe, Glaskörpermembranen, die in 70% mit den beschriebenen radiären retinalen Falten einhergingen und in 45% mit Netzhautablösung.

In der *Differentialdiagnose* sind retrolentale Fibroplasie (hier ist meist gleichzeitig eine Myopie vorhanden), chronische Uveitis, Parasiten und abgekapselte intraokulare Fremdkörper sowie Retinoblastome zu bedenken (Pruett u. Schepens 1970).

2. Doppelseitiger PHPV

Während der häufige einseitige PHPV in der Regel isoliert auftritt (Reese 1967; Jensen

1968), muß man bei *doppelseitigem* Befund stets an die Trisomie 13 denken. Diese Veränderungen sind mit dem Reese-Blodi-Straatsma-Syndrom identisch (RIEGER 1958; s. Kap. 3).

3. Differentialdiagnose

Die verschiedenen Formen des persistierenden hyperplastischen primären Glaskörpers bedingen eine Leukokorie und/oder Veränderungen, die an ein Retinoblastom erinnern (s. Kap. 11). Bei genauer Berücksichtigung aller Kriterien kann jedoch die Diagnose bereits klinisch gestellt und damit eine Enukleation vermieden werden. REESE (1976) hat betont, daß eine Leukokorie bei Mikrophthalmus prinzipiell gegen ein Retinoblastom spricht (Kap. 11). Als einzige bekannte Ausnahme von dieser Regel beobachtete IRVINE (1969) allerdings ein Kind mit einem Retinoblastom in einem Auge mit PHPV.

Literatur: BRUCKER et al. 1977; GASS 1970; HEYDENREICH 1959; NANKINI u. SCOTT 1977; PIETRUSCHKA 1964; SCHRECK 1960; VAN SELM 1969; SMITH u. MAUMENEE 1974; SPAULDING u. NAUMANN 1967.

C. Altersveränderungen

Im Laufe des Lebens verliert das delikate kollagene Fasergerüst seine enge Beziehung zu den wasserbindenen Hyaluronsäure-Molekülen (BALACZ 1968).

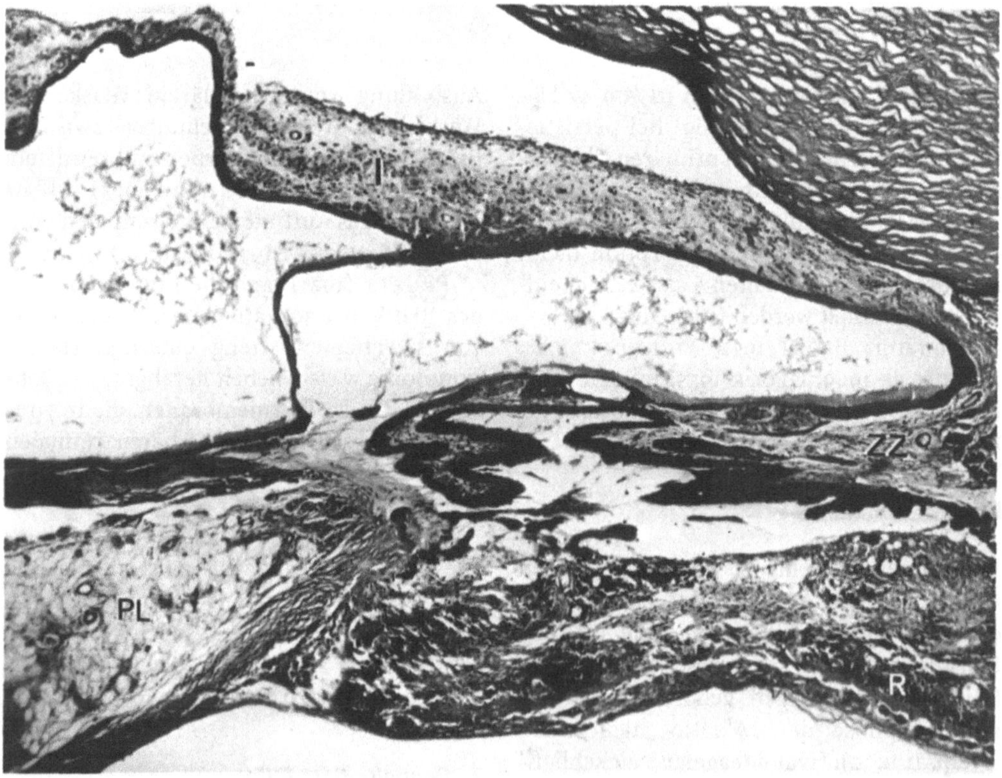

Abb. 10.5. Pseudophakia lipomatosa (*PL*): Adipöser persistierender hyperplastischer primärer Glaskörper mit Fettgewebe in Verbindung mit Ziliarzotten (*ZZ*) und sensorischer Retina (*R*). Sekundäre vordere Anlagerung der Iris (*I*)

I. Glaskörperverflüssigung

Die regelmäßige Anordnung der Kollagenfasern kondensiert zu fädigen und flächigen Strukturen: Man spricht von einer „Verflüssigung", die im mittleren Lebensalter in den hinteren und zentralen Glaskörperpartien insbesondere um den Cloquet-Kanal voranschreitet. De facto wird das kollagene Gerüst jedoch nicht verflüssigt, sondern es entstehen durch Kondensationen faserfreie Räume.

In Analogie zu den Eigenschaften eines Gels, bei dem es zu einem Zusammensintern der Partikel kommt, spricht man von Syneresis (SCHEPENS 1954). Nach Kondensation und Fragmentierung der Kollagenfasern konfluieren kleine Lakunen unterschiedlichen Ausmaßes. Die Dichte des Glaskörpergels nimmt ab: Die Lakunen füllen sich mit einer Flüssigkeit ähnlich dem Kammerwasser auf. Eine vorzeitige und verstärkte „Verflüssigung" des Glaskörpers wird bei myopen Augen beobachtet sowie bei verstärkter äquatorialer Degeneration (gittrige Degeneration).

Die Ursachen dieser altersbedingten Glaskörperveränderungen sind nicht bis ins letzte geklärt. Sie werden primär in makromolekularen Veränderungen des Kollagens gesehen (BALACZ 1968). Gleichzeitig deutet vieles darauf hin, daß derartige Veränderungen genetisch bedingt sind (GOLDSTEIN 1971).

II. Glaskörperabhebungen

Hohlraumbildungen mit Verflüssigung des Glaskörpergels und Kondensationen des Kollagenfasergerüstwerkes sind als *altersbedingte Veränderungen* die Vorläufer der spontanen Glaskörperabhebung. Klinisch wie histopathologisch werden 3 Formen unterschieden:

1. Hintere Glaskörperabhebung

Die hintere Glaskörperabhebung (Abb. 10.8 u. 10.9) wird nach dem 65. Lebensjahr immer häufiger. Die Hohlraumbildung zwischen hinterer Glaskörpergrenzfläche und Netzhaut reicht peripher bis an die Glaskörperbasis. Hinten kann zusätzlich der peripapilläre Ring (Martegiani) ausreißen (Abb. 10.2). FAVRE u. GOLDMANN (1956) fanden bei 6% aller Patienten zwischen dem

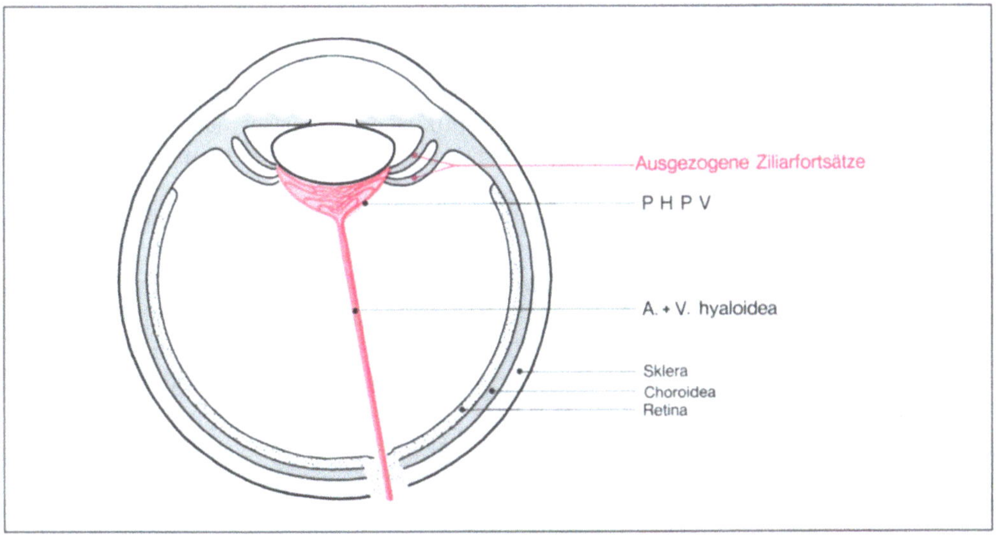

Abb. 10.6. Elemente des persistierenden hyperplastischen primären Glaskörpers

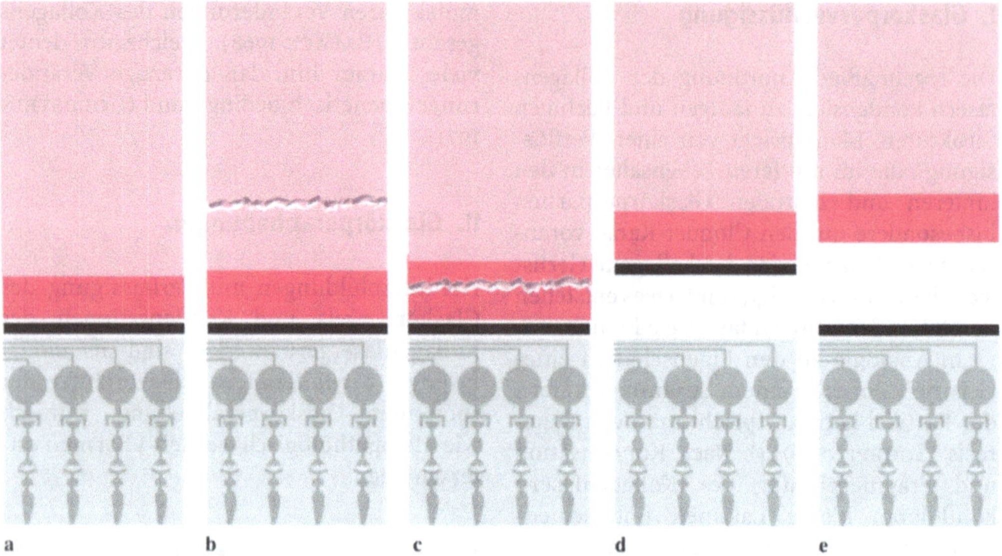

Abb. 10.7 a–e. Hintere Glaskörperabhebung versus vitreale Schisis: **a** Anliegender Glaskörper. **b** Vitreale Spaltbildung im Niveau des Glaskörpergels. **c** Vitreale Spaltbildung in der Ebene der Glaskörperrinde; **d** Komplette hintere Glaskörperabhebung unter Einschluß der Membrana limitans interna; **e** Komplette hintere Glaskörperabhebung. Rosa: Glaskörper; rot: Glaskörper-Rinde; schwarz: Membrana limitans interna der Netzhaut; grau: Netzhaut. (Mod. nach PODOS u. YANOFF 1994)

54. und 65. Lebensjahr klinisch eine hintere Glaskörperabhebung und bei 65% zwischen dem 65. und 85. Lebensjahr. FOOS (1973) findet im Sektionsmaterial aber nur eine Häufigkeit von 21%. Diese Diskrepanz mag dadurch erklärt sein, daß die hintere Glaskörperabhebung spaltlampenmikroskopisch nicht zuverlässig beurteilt werden kann. Eine Spaltung innerhalb des Glaskörpergels, („Vitreoschisis", Abb. 10.7; PODOS u. YANOFF 1994), wie etwa die Bursa praemacularis WORST (1977), kann eine hintere Glaskörperabhebung vortäuschen (Abb. 10.16).

Klinische Hauptsymptome sind frei bewegliche Trübungen (mouches volantes): Diese werden durch frei schwimmende Fragmente des Glaskörper-Fasergerüstes verursacht. Nicht selten ist der losgelöste Martegiani-Ring biomikroskopisch sichtbar.

Symptome wie Photopsien, Metamorphopsien und Visusverlust deuten auf zusätzliche retinale Veränderungen hin. Glaskörperblutungen im Zusammenhang mit hinterer Glaskörperabhebung kommen nach TASMAN (1968) in 7,5% vor. Sie setzen sich meist halbkreisförmig an der tiefsten Stelle zwischen Netzhaut und abgelöstem Glaskörper ab. Retinale Veränderungen können die hintere Glaskörperabhebung begleiten oder ihre Folge sein. Retinale und präretinale Blutungen findet man insbesondere peripapillär, im Makulabereich und am hinteren Rand der Glaskörperbasis. Vitreoretinale Adhäsionen oder Traktionen sind gelegentlich ursächlich für ein Makula- oder Optikusödem. Dieses ist u.U. reversibel, wenn sich die Traktionen im Laufe der Komplettierung der hinteren Abhebung lösen.

Periphere Netzhautveränderungen wie „white with pressure" sowie periphere Netzhautrisse werden ebenfalls durch hintere Glaskörperabhebungen beeinflußt. Die vitrealen Veränderungen stellen daher einen Hauptfaktor der Netzhautablösung dar.

Literatur: BENSON u. SPALTER 1971; FANTA 1944, 1974; FOOS 1973; GLOOR u. DAICKER 1975; JAEGER 1967; REESE et al. 1966; TASMAN 1968; TOLENTINO et al. 1976; WATZKE 1961.

Bei myopen Augen ist eine hintere Glaskörperabhebung häufiger als bei Em-

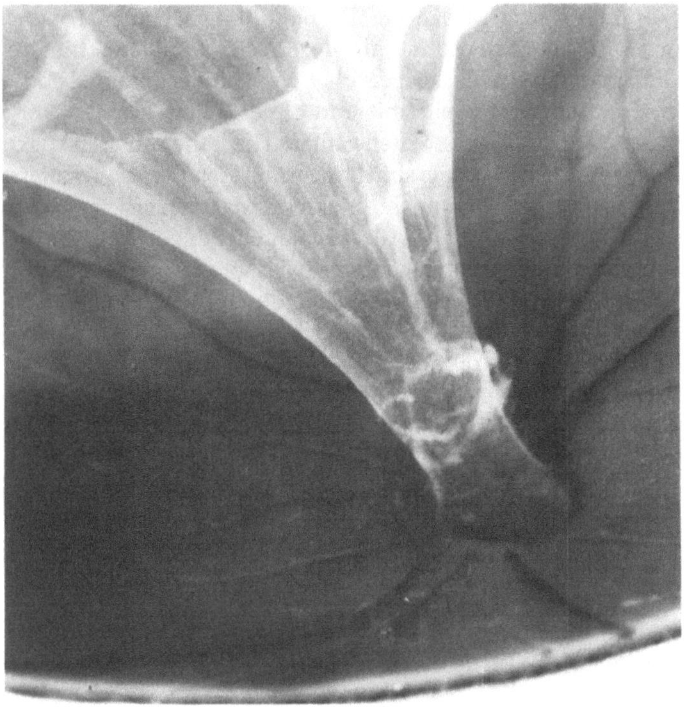

a

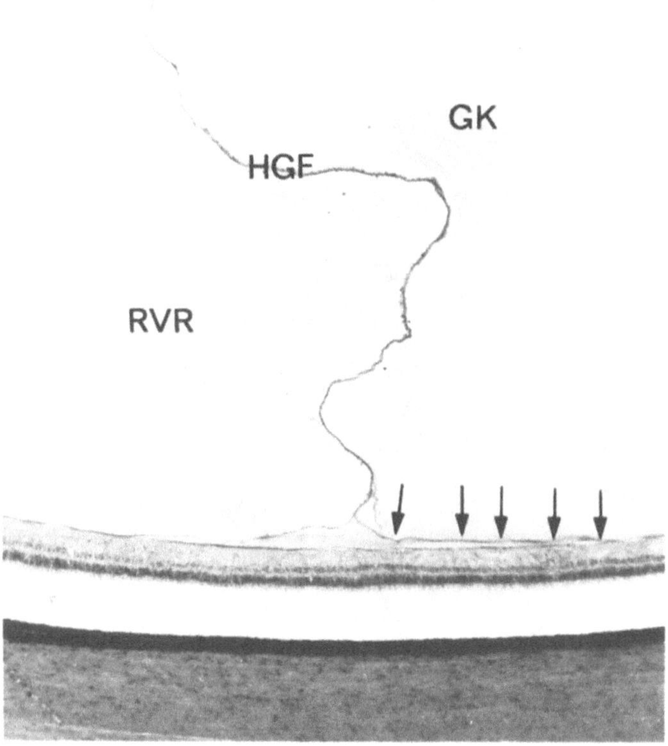

b

Abb. 10.8 a, b. Hintere Glaskörperabhebung. **a** Makroskopisch. **b** Deformiertes Glaskörpergerüst (*GK*) an der Glaskörperbasis (*Pfeile*) gegenüber dem retrovitrealen Raum (*RVR*) mit amorphem Material durch hintere Glaskörpergrenzfläche (*HGF*) abgegrenzt. Retina artifiziell abgehoben metropen. In aphaken Augen kommt es zu vitreomakularen Traktionen in 2–3% aller Augen mit einer hinteren Glaskörperabhebung (JAFFE 1969). Derartige Traktionen müssen in die Überlegungen zur Ätiologie *von zystoiden Makulaödem*, zentraler seröser Retinopathie, Makulazysten oder -Löchern mit einbezogen werden. Die Häufigkeit der hinteren Glaskörperabhebung nimmt zu in den Augen mit einer Uveitis, Chorioretinitis, nach Traumen oder chorioretinalen Degenerationen. Eine hintere Glaskörperabhebung verhindert bei Diabetes mellitus die Proliferative Vitreopathie.

Aufgrund unterschiedlichen Ausmaßes und unterschiedlicher Form der hinteren Glaskörperabhebung unterscheiden TOLENTINO et al. (1976) die komplette hintere Glaskörperabhebung von der inkompletten, jeweils mit und ohne Kollaps des Glaskörpers. Seltener finden sich die hinteren Glaskörperabhebungen in Form eines Trichters bei noch intaktem Martegiani-Ring oder hintere Glaskörperabhebungen mit dehiszenter hinterer Glaskörperrinde. Spezielle Formen entstehen durch Inkarzerationen in den Wundbereich, z.B. nach Katarakt-Extraktion.

Von der alterphysiologischen Glaskörperabhebung ist die seruminduzierte, pathologische Glaskörperabhebung bei Diabetes mellitus und anderen Erkrankungen mit ge-

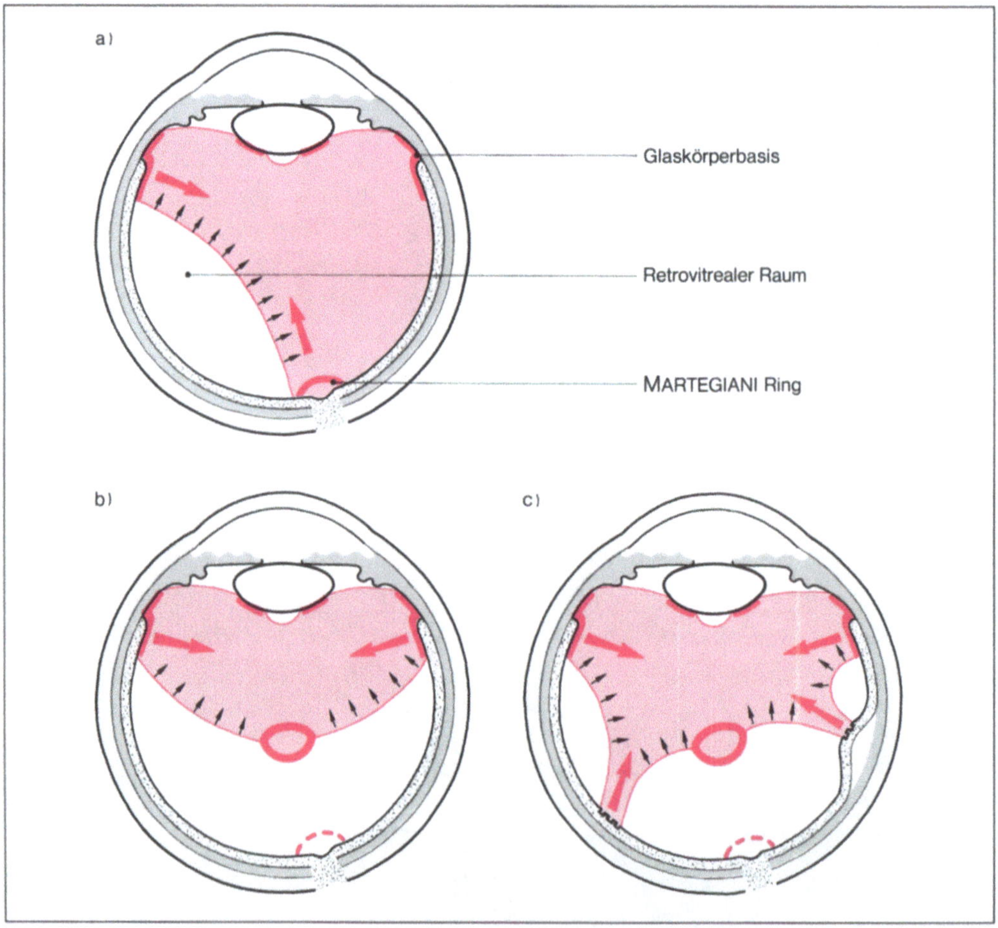

Abb. 10.9 a–c. Varianten der hinteren Glaskörperabhebung. **a** Inkomplett. **b** Komplett mit Ablösung vom Martegiani-Ring. **c** Inkomplett mit vitreoretinalen Traktionen

störter Blut-Augen-Schranke abzugrenzen. Durch die Wirkung des Enzyms Transglutaminase mit Fibronektin und Kollagen entstehen neue *Kollagen-Fibronektin*-Vernetzungen. In Folge dieser Brückenbildungen wird Wasser aus dem Gel gepreßt. Es kommt zu einer geringfügigen „Gelkontraktion" ohne Kollaps des Kollagengerüstes (AKIBA et al. 1995).

2. *Basale Glaskörperabhebung*

Bei dieser sehr viel selteneren Form kommt es zu einer Loslösung oder zu einem Abriß der Glaskörperbasis. Sie wird spontan beim Marfan-Syndrom, dem Ehlers-Danlos-Syndrom und bei Augen mit hoher Myopie gefunden. Häufiger ist der traumatische Glaskörperabriß durch schwere Kontusion, der dann mit einem oranahen Riß der Netzhaut mit umschriebenen Glaskörperblutungen vergesellschaftet ist (s. Kap. 5; WEIDENTHAL u. SCHEPENS 1966; Abb. 5.37).

3. *Vordere Glaskörperabhebung*

Bei der vorderen Glaskörperabhebung kommt es meist infolge eines Traumas zu einer Spaltbildung zwischen der vorderen Glaskörpergrenzfläche, dem Zonulaverband und der Linsenrückfläche durch Einrisse insbesondere im Bereich des Wieger-Bändchens. Ist dieser Einriß inkomplett, kann sich gelegentlich Blut in halbmondförmiger Konfiguration hinter der Linsenrückfläche in dem eröffneten Berger-Raum ansammeln (HRUBY 1960; JESS 1930).

D. Pathologische Glaskörpertrübungen

I. Degenerative Veränderungen

1. *Glaskörpertrübungen bei Myopie*

Die physiologischen altersbedingten Glaskörperverdichtungen sind bei hoher Myopie oft besonders ausgeprägt. Gelegentlich kondensieren derartige Stränge zu relativ dichten breiten Bändern, weniger häufig zu kugelförmig fibrösen Gebilden. Alle diese Glaskörperverdichtungen sinken mit der Schwerkraft ab und bewegen sich.

2. *Asteroide Hyalose (Kalzium-Verbindungen)* (Abb. 10.10)

Synonyme: Scintillatio nivea oder albescens; Benson-Erkrankung.

Diese charakteristische Glaskörpertrübung *besteht aus* kugelig weißen Einlagerungen in das kollagene Glaskörpergerüst und ist daher nur wenig beweglich (Tabelle 10.2). Sie kommt in 75% der Fälle einseitig ohne Geschlechtsunterschiede vor. Zusammenhänge mit Diabetes mellitus und Hypercholesterinämie werden diskutiert (HATFIELD et al. 1962; SMITH 1958). Da 27% der Patienten mit asteroider Hyalose Diabetiker sein sollen (BARD 1964), empfiehlt es sich, diese Allgemeinerkrankung auszuschließen. Manchmal erschweren die Trübungen eine Fundusbeurteilung, die Patienten sind nur ausnahmsweise subjektiv beeinträchtigt. Das typische histologische Bild zeigt die „sternförmigen" runden Körperchen von etwa 0,1 mm Durchmesser mit einem doppelbrechenden Zentrum, umgeben von kondensierten Glaskörperfibrillen, die nicht doppelbrechend sind (Abb. 10.10). Ihr färberisches Verhalten ist charakteristisch: positiv auf Lipide und saure Mukopolysaccharide. Histochemisch handelt es sich dabei um Kalkseifen (PAU 1965; RODMAN et al. 1961; VERHOEFF 1921). *Fremdkörper*-Reaktionen mit Riesenzellen um Asteroid-Körperchen wurden beobachtet (MARCH et al. 1974; RODMAN et al. 1961; BENSON 1894).

3. *Cholesterin-Hyalose (Synchisis scintillans)*

Diese Ablagerungen von Cholesterin-Kristallen stehen nicht mit dem kollagenen Fasergerüst in Verbindung und sind daher frei beweglich. Meist entwickeln sie sich

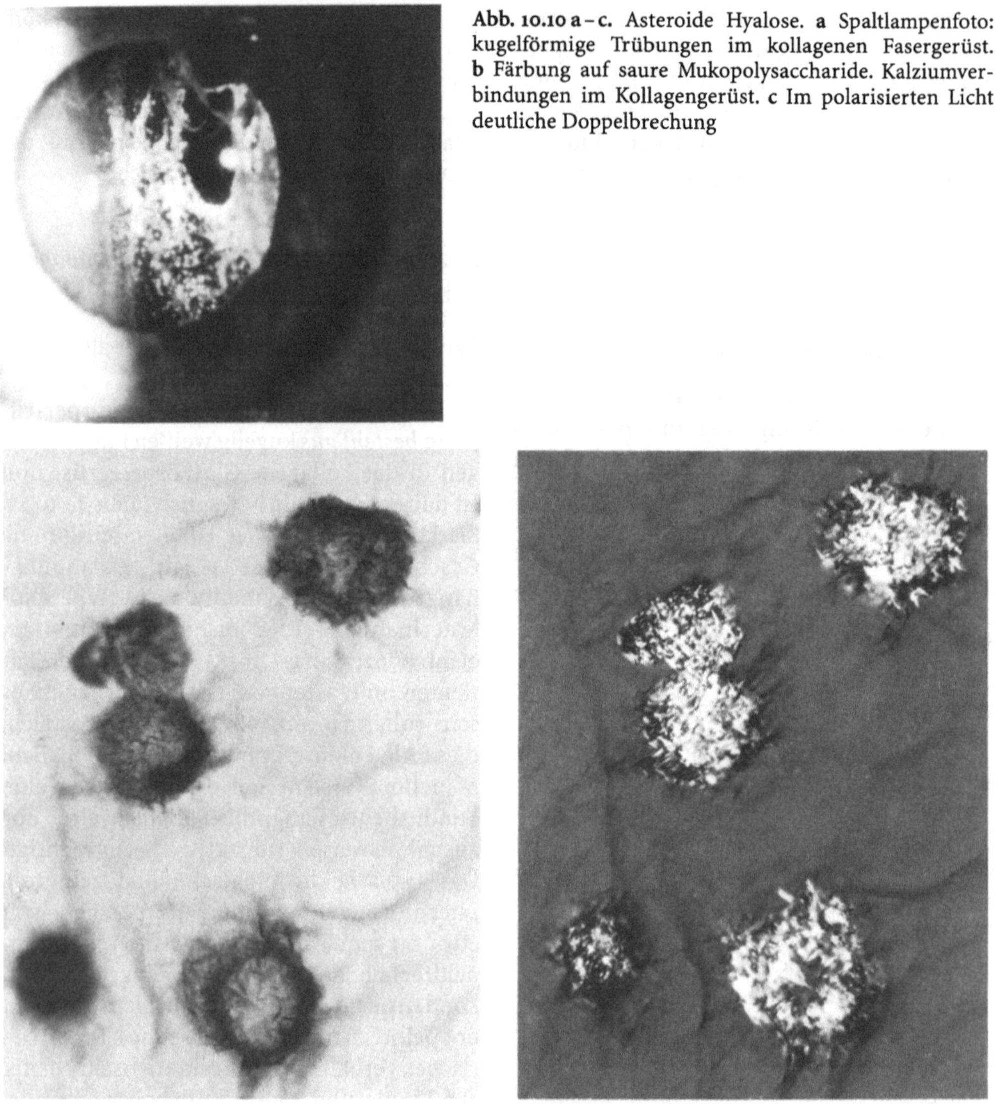

a b c

Abb. 10.10 a–c. Asteroide Hyalose. **a** Spaltlampenfoto: kugelförmige Trübungen im kollagenen Fasergerüst. **b** Färbung auf saure Mukopolysaccharide. Kalziumverbindungen im Kollagengerüst. **c** Im polarisierten Licht deutliche Doppelbrechung

Tabelle 10.2. Differentialdiagnos: Asteroide Hyalose und Synchisis scintillans. (Mod. nach Jaffe 1969)

	Asteroide Hyalose (Kalzium-Ablagerungen)	Cholesterin-Hyalose (Synchisis scintillans)
Alter	Ältere Patienten	Auch jüngere
Beidseitigkeit	75% einseitig	Einseitig, gelegentlich beidseitig
Häufigkeit	Nicht selten	Seltener
Erscheinungsbild	Rundlich weiße Körperchen	Flache spindelige Kristalle
Beweglichkeit	*Wenig* Beweglichkeit nur mit den Glaskörper-Fasern	*Freie* Beweglichkeit mit Schwerkraft
Biochemie	Kalziumseifen	Cholesterin-Kristalle
Begleiterkrankungen	Diabetes mellitus?	Senkundär nach Blutungen oder Entzündungen

sekundär nach rezidivierenden intraokularen Entzündungen oder Blutungen (s. Kap. 4 u. 5). Das Cholesterin stammt offenbar aus Erythrozyten. Fehlt die Linse, treten die Cholesterin-Kristalle in die Vorderkammer über, formieren sich u. U. wie ein Hypopyon und verursachen ein sekundäres Offenwinkelglaukom (s. Kap. 4).

Histologisch finden sich die typischen wetzsteinartigen Kristalle (MANSCHOT 1942). Ähnlich wie um subretinale Cholesterin-Kristalle entwickeln sich gelegentlich Fremdkörperreaktionen mit Riesenzellen (FORSIUS 1961; WAND u. GORN 1974; s. Kap. 4 u. 11).

4. Amyloid-Hyalose (Abb. 10.11)

Diese Augenmanifestation der primären, autosomal dominant hereditären Amyloidose führt zu pathognomonischen perikollagenösen Ablagerungen an den Glaskörperfasern (s. Kap. 16). SOLTAU et al. (1991) fanden bei der familiären Amyloid-Polyneuropathie Transthyretin (Präalbumin) in Glaskörperproben. Nur in Ausnahmefällen (FERRY u. LIEBERMANN 1976) wird keine System- und Familienbeteiligung gefunden (Tabelle 10.3). Die Veränderungen beginnen um das 20. Lebensjahr, schreiten über Jahrzehnte fort und vermindern den Visus. Die okulären Befunde gehen den Allgemeinsymptomen oft lange voraus. Der Augenarzt hat somit eine besondere diagnostische Verantwortung.

Erste Befunde sieht man biomikroskopisch an den retinalen Gefäßen, insbesondere den Arteriolen. Hier finden sich teils intra-, teils präretinal flauschig weiße, unscharf begrenzte, an Glaswolle erinnernde Verdichtungen, und zwar besonders am hinteren Pol und in der mittleren Peripherie.

a 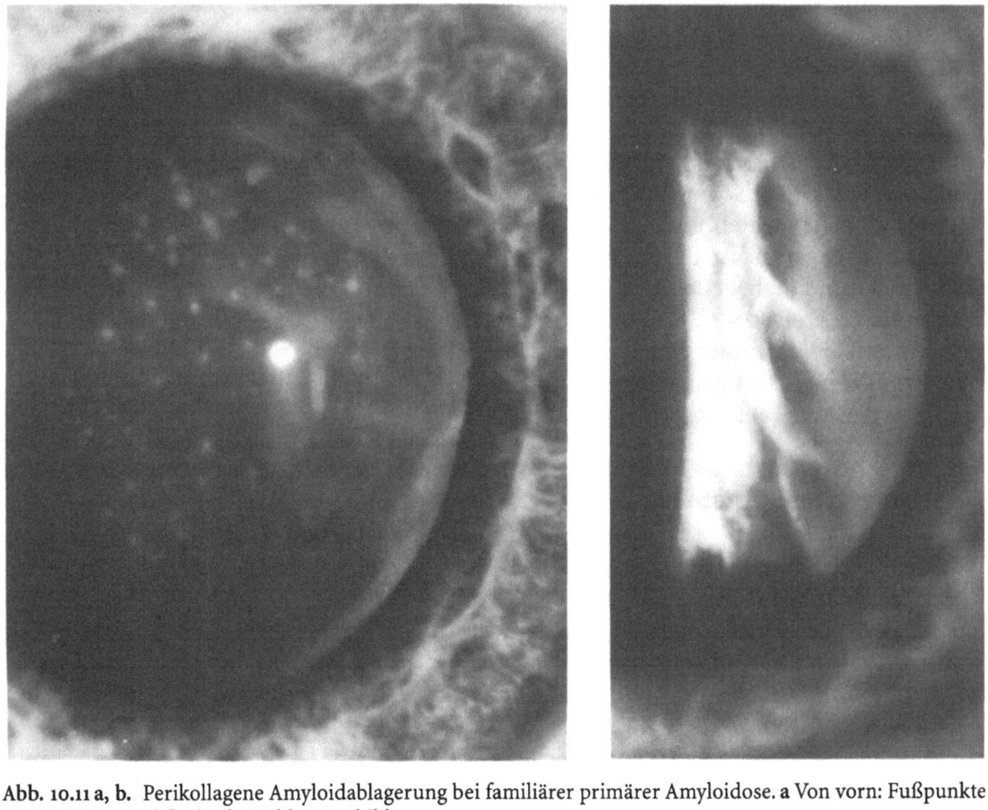 b

Abb. 10.11 a, b. Perikollagene Amyloidablagerung bei familiärer primärer Amyloidose. **a** Von vorn: Fußpunkte an der Linsenrückfläche. **b** Spaltlampenbild

Tabelle 10.3. Differentialdiagnose der Glaskörpertrübungen

1. Degenerationen und Dystrophien	Senil Myop Vitreoretinal
2. Einlagerungen	
• Zellig	Entzündungen Blut Neoplasma
• Nichtzellig	Asteroide Hyalose Cholesterin-Hyalose Amyloid-Hyalose
3. Zyklitische Membran	

Amyloid „kondensiert" um die kollagenen Fasern des Glaskörpers herum, wobei der Cloquet-Kanal frei bleibt. Weiterhin auffallend sind deutlich erkennbare, senkrecht von Fußpunkten an der Linsenrückfläche ausgehende Fasern.

Die klinische Diagnose wird histologisch an Vitrektomie-Material durch die typischen Reaktionen von Amyloid bestätigt: Affinität zu Kongorot und Thioflavin und blau-grüne Doppelbrechung im polarisierten Licht – Anisotropie. Zelluläre Reaktionen um Amyloidniederschläge fehlen. In der Differentialdiagnose muß klinisch vor allem beachtet werden, daß Zellen fehlen, und daß die ortsständigen Kollagenfasern durch das Amyloid verdickt sind (Tabelle 10.3).

Literatur: Anderson u. Kassman 1968; Crawford 1967; Hamburg 1971; Hitchings u. Tripathi 1976; Jaffe 1969; Paton u. Duke 1966; Wong u. McFarlin 1967.

II. Vitreoretinale Dystrophien

Es handelt sich um eine Gruppe von erblichen Erkrankungen, bei denen Netzhaut und Glaskörper gleichermaßen beteiligt sind. Sie stellen die häufigste Ursache für Netzhautablösungen in der Kindheit und Adoleszenz dar und werden unterteilt in solche „ohne" (Tabelle 10.4a) und solche „mit" (Tabelle 10.4b) extraokularen Anomalien.

1. Morbus Wagner

Wagner (1938) beschrieb 2 Generationen einer Schweizer Familie mit bilateralen vitreoretinalen Veränderungen und autosomal dominantem Erbgang. Orofaziale oder Skelettanomalien kommen nicht vor (Maumenee 1979). Im Kindesalter fällt anfangs nur eine mäßige Myopie mit unregelmäßiger Pigmentierung am Fundus auf, die sich entlang der Gefäße verstärkt. Später treten Katarakt und eine Verflüssigung und damit eine „optische Leere" des Glaskörpers in den Vordergrund, gemeinsam mit fibrillären Kondensationen des Glaskörpergerüstes oder zirkumferential angeordneten avaskulären Glaskörpersträngen und -segeln. Diese Verdichtungen entspringen von vitreoretinalen Adhäsionen in der mittleren Peripherie und ziehen nach anterior. Sie simulieren eine periphere Glaskörperabhebung. Wagner beobachtete keine Netzhautablösung. Die Abgrenzung des Jansen-Syndroms (1962) als Variante mit hohem Amotiorisiko ist obsolet, nachdem Graemiger et al. (1995) die von Wagner beschriebene Familie nachuntersucht, und in 20% der Augen periphere traktionsbedingte Ablösungen festgestellt haben. Hirose et al. (1973) sahen in 50% der Fälle eine Amotio retinae. Im Gegensatz zur alterstypischen rhegmatogenen Ablatio ist der Glaskörper nicht abgehoben. Die Netzhautablösung läßt sich im allgemeinen durch bulbuseindellende Verfahren behandeln. Nur ausnahmsweise wird von Vitrektomien berichtet (Brown u. Tasman 1978). In 54% der Patienten findet sich eine Verziehung der zentralen Gefäße, obwohl nur ein Bruchteil davon Zeichen peripherer Traktion aufweisen. Exsudative Retinopathie und Rubeosis iridis treten in fortgeschrittenen Fällen komplizierend hinzu, wahrscheinlich ohne auf eine Verwandtschaft mit der familiär exsudativen Vitreoretinopathie Criswick-Schepens hinzuweisen. Eine Kataraktextraktion bessert den Visus nur vorübergehend. Fortschreitende chorioretinale Atrophie, Optikusatrophie (10% der Fälle) und Neovaskularisationsglaukom machen den Funktionsgewinn wieder zunichte. Neuere molekulargenetische Untersuchungen helfen bei der Abgrenzung gegenüber dem Stickler-Syndrom anhand einer Mutation des Prokollagen-II-Gens. Wagner-Syndrom und die Erosive Vitreoretinopathie sind möglicherweise lediglich alle Erscheinungsformen des gleichen genetischen Defektes (BROWN et al. 1994, 1995).

Histologisch werden Glaskörperverdichtungen auf der Netzhautoberfläche zwischen Äquator und hinterem Pol beschrieben (BÖHRINGER et al. 1960; MANSCHOT 1971), ferner zystoide äquatoriale Netzhautdegenerationen und Pigmentepithelproliferationen bis zu den retinalen Gefäßen bei gleichzeitiger Atrophie insbesondere der Choriokapillaris.

2. *Juvenile Retinoschisis*

Diese X-chromosomal rezessiv vererbte Erkrankung betrifft Kinder oder Jugendliche aller Rassen, in Ausnahmefällen sogar schon bei Geburt (SCHEPENS 1968). Die kongenital-hereditäre Retinoschisis verläuft meist progressiv, seltener stationär oder sogar regressiv. Das veränderte Gen wird in dem Abschnitt Xp22.1–p22.2 lokalisiert (DUMUR et al. 1995). Die Prävalenz in den *skandinavischen* Ländern beträgt zwischen 7,9 und 44,5 auf 1 Mio. Einwohner (RUDANKO et al. 1993).

Während die Spaltbildung in der Makula („Radspeichen"-Phänomen) obligat ist, findet man die typischen bilateral-inferotemporalen Schisisblasen nur in der Hälfte der Fälle. Perifoveolare zystische Makula-Veränderungen in der Henle-Faserschicht sind nicht selten das Initialsymptom einer Retinoschisis. Die Patienten verlieren die zentrale Sehschärfe weitgehend. TOLENTINO (1976) erklärt die Spaltbildung mit Glaskörperzug. CONDON et al. (1986) postulieren einen Defekt der Müller-Stützzellen, die Filamente und Basalmembranmaterial nach intraretinal sezernieren. Deren Akkumulation führt zur Zysten-/Schisisbildung gefolgt von Degeneration der Müller-Zellen. Das innere Blatt mit den Gefäßen darin ist extrem dünn. Es kann große Löcher aufweisen und mit Glaskörpersegeln verwechselt werden (LISCH 1983b; Mann 1927). In 4% (KELLNER et al. 1990) bis zu 40% (REGILLO et al. 1993) der Fälle blutet es in den Glaskörper. Möglicherweise rupturieren Gefäße des innerern Schisisblattes, oder es treten Neovaskularisationen der Papille und der peripheren Retina komplizierend hinzu (PEARSON u. JAGGER 1989). Weitere fakultative Zeichen umfassen pigmentosaähnliche Pigmentverschiebungen, Amotio retinae und Papillenschwellung, -verziehung, oder -atrophie. Während die meisten Glaskörperblutungen sich spontan resorbieren, verlangen proliferative Retinopathie oder Netzhautablösungen chirurgisches Eingreifen. Bei diesen Komplikationen ist das Risiko der proliferativen Vitreoretinopathie hoch (REGILLO et al. 1993; TRESE u. FERRONE 1995).

Histopathologisch sieht man eine Aufsplitterung im Niveau der retinalen Nervenfaser- und Ganglienzellschicht (MANSCHOT 1972; YANOFF et al. 1968; ZIMMERMAN u. NAUMANN 1968). CONDON et al. (1986) beschreiben im Schisisbereich eine Verdickung vor allem des äußeren Netzhautblattes durch amorphe intraretinale Ablagerungen. Elektronenmikroskopisch besteht das Exsudat aus Filamenten wie sie auch in glialen Zellmembranen und Basalmembranen vorkommen. Die innere Grenzmembran ist auf die Hälfte der Norm verdünnt. Im Unterschied zur juvenilen hereditären Retinoschisis erfolgt die Spaltbildung bei der senilen Erscheinungsform in der Ebene der äußeren plexiformen Schicht (s. Kap. 11).

3. *Morbus Goldmann-Favre*

Die bilaterale, progressive, rezessiv vererbte Erkrankung ist charakterisiert durch Retinoschisis, perikapilläre Pigmentepithel-Proliferationen (s. Kap. 11) (ähnlich einer Retinopathia pigmentosa) und eine Cataracta complicata. Nachtblindheit tritt oft schon im ersten Lebensjahrzent ein. Der Glaskörper

Tabelle 10.4 a. Vitreo-retinale Dystrophien ohne assoziierte Anomalien, modifiziert nach LANG (1991)

Krankheit	Retina	Glaskörper	Amotiorisiko in % der Erkrankten	Erbgang/Krankheitslokus	ERG	Sonstige
Typ WAGNER (1938)	Perivaskuläre Gefäßeinscheidung und Obliterationen, Verziehung der zentralen Gefäße, fortschreitende chorioretinale Atrophie, Optikusatrophie	Keine hintere Glaskörperabhebung, „optisch leerer" Glaskörper, fibrilläre Kondensationen des Glaskörpergerüstes, zirkumferential angeordnete avaskuläre Stränge und Segel	20–50%	AD/ 5q13–14 (BROWN et al. 1995)	Progressive Reduktion, parallel zur chorioretinalen Atrophie, überwiegend Zapfensystem	Myopie, Katarakt, Glaukom und Nachtblindheit fakultativ
Hereditäre periphere Banddegeneration bei Myopie und Emmetropie (LISCH 1983a)	Periphere Banddegenerationen	Verflüssigter Glaskörper, Stränge, abgehobene Grenzmembran,	20–35%	AD	Pathologisch, ebenso das EOG	Mit 8–15% der Gesamtbevölkerung häufigste hereditäre vitreo-retinale Dystrophie (BYER 1979; KARLIN et al. 1976) selten Katarakt und Glaukom
Autosomal dominante entzündliche Vitreoretinopathie mit Neovaskularisation (BENNETT et al. 1990)	Verschluß peripherer Arteriolen ohne scharfe Grenze zur intakten Netzhaut, Pigmentverschiebungen, Neovaskularisation, Makulaödem	Zellig infiltriert	Traktionsamotio 28%	AD	Verlust der B-Welle	Progressiver Verlauf, Spätstadium: Glaskörperblutung, Vorderkammerreizung, hintere Synechien
Autosomal dominante Vitreochoroideopathie (KAUFMANN et al. 1982)	Periphere Pigmentverschiebungen und Aderhautatrophien, zystoides Makulaödem, äquatorialer multifokaler Verlust von Photorezeptorzellen (GOLDBERG et al. 1989)	Verflüssigung, fibrilläre Verdichtungen	Keine	AD	Gering	Kaum progredient, Katarakt

Familiäre exsudative Vitreoretinopathie	Bilateral asymmetrisch temporale Peripherie: scharf begrenzte avaskuläre Zone, zentral davon undichte Gefäße, subretinale Exsudation, Neovaskularisationen, Makulaektopie	Zellig infiltriert, avaskuläre Membranen und Stränge, zwiebelschalenartig übereinander geschichtet	20%	AD/ 11q14.3-q21 FUHRMANN et al. (1995)	Entsprechend dem Netzhautbefund in fortgeschrittenen Fällen reduziert	Cataracta complicata, Hornhautband-Degeneration, Phthise
Retinoschisis Goldmann-Favre	Bilateral symmetrisch, makuläre und periphere Retinoschisis, zystoides Makulaödem. Pigmentosaähnliche chorioretinale Pigmentproliferationen	Verflüssigung, Stränge	Selten	AR	Früh erloschen	Nachtblindheit, Katarakt
Retinoschisis juvenile	Retinoschisis der Makula obligat, peripher in 50% der Fälle, weißlich glänzende Areale in der Peripherie	Verflüssigung, Stränge	11% (KELLNER et al. 1990)	XR	Reduzierte bWelle	Visusprognose 0,24 (+/–0,2) (KELLNER et al. 1990). Proliferative Retinopathie und Vitreoretinopathie in fortgeschrittenen Fällen

AD autosomal dominant, *XR* X-chromosomal rezessiv, *AR* autosomal rezessiv.

Tabelle 10.4b. Vitreo-retinale Dystrophien mit assoziierten Anomalien. (Mod. nach Lang 1991 u. Maumenee 1979)[a]

Krankheit	Augenveränderungen	Erbgang/ Krankheitslokus	Schwerhörigkeit	Gaumenspalte	Größe	Körperbau und Skelett			Sonstige
						Proportion	Gelenke	Chondrodysplasie	
Typ Stickler (hereditäre Arthro-Ophthalmopathie mit marfanoidem Habitus)	Wagner-ähnlich	AD/ 5q13–14[b] Kollagen Typ II a	–	+	Normal	Normal	Überstreckbar	(+)	Mikrognathie, Arachnodaktylie
Hereditäre Arthro-Ophthalmopathie mit Weil-Marchesani-Habitus	Wagner-ähnlich	AR?	+	–	Subnormal	Kurze Gleidmaßen	Eingeschränkt	(+)	Brachydaktylie, abgeflachter Nasenrücken
Kongenitale spondylo-epiphysäre Dysplasie	Wagner-ähnlich	AD	+	+	Klein	Rumpfzwerg	Eingeschränkt	+	
Metatrophische Dysplasie II (Kniest-Syndrom)	Wagner-ähnlich	AD?	+	+	Klein	Rumpf und Gliedmaßen kurz	Eingeschränkt verdickt	+	
Diastrophische Dysplasie II	Wagner-ähnlich	AR	+	+	Klein	Rumpf und Gliedmaßen kurz	Eingeschränkt verdickt	+	

AD autosomal dominant, *XR* X-chromosomal rezessiv, *AR* autosomal rezessiv.

[a] Lang et al. (1991).

[b] Brown et al. (1995).

zeigt neben lakunen- und zystenförmigen Verflüssigungen eine Verdichtung der Rinde, so daß der Eindruck von präretinalen Membranen entsteht. Die Retinoschisis betrifft sowohl die Peripherie als auch den hinteren Pol. FISHMAN et al. (1976) beobachten fluoreszenzangiographisch diffuse Leckagen aus Kapillaren am hinteren Pol. Im Übergangsbereich zu den Schisisblasen fallen abnorme dendritische Verzweigungen der Kapillaren auf. Im Schisisbereich selber sind die Kapillaren obliteriert. Da die senile Retinoschisis nicht mit Gefäßleckagen einhergeht, vermuten FISHMAN et al. beim Goldman-Favre-Syndrom einen kausalen Zusammenhang zwischen der Spaltbildung und der Gefäßundichtigkeit. Entzündungsähnliche Symptome, wie eingescheidete Gefäße, Zellen im Glaskörper, Makulaödem haben das Goldman-Favre-Syndrom mit den übrigen vitreoretinalen Dystrophien gemein. Sie sollten nicht als Hinweis auf eine tatsächlich entzündlich-immunologische Genese fehlgedeutet werden (LISCH 1992).

Die unseres Wissens einzige histologische Untersuchung beschreibt diffuse degenerative Veränderungen der sensorischen Netzhaut gegenüber weitgehend unveränderter Aderhaut und Pigmentepithel. Die Netzhautgefäße sind obliteriert oder zeigen verdickte Basalmembranen. Präretinal findet sich eine gliale Membran (PEYMAN et al. 1977).

4. Andere Dystrophien

Familiäre exsudative Vitreo-Retinopathie, FEVR (CRISWICK u. SCHEPENS 1969)

Die autosomal dominant vererbte Erkrankung zeigt keine Allgemeinsymptome. Der genetische Defekt wird nach FUHRMANN et al. (1995) dem Chromosom 11q14.3–q21, Locus D11S388 zugeordnet. Auch ein X-chromosomal rezessiver Erbgang ist möglich (PLAGER et al. 1992; CLEMENT et al. 1995), der als allele Variante der Norrie'schen Erkrankung diskutiert wird (CHEN et al. 1993). NOUHUYS (1982) berichtet von der bisher größten Serie, daß unbehandelt 20% der vorwiegend betroffenen Kinder und Jugendlichen erblinden. Das klinische Bild ähnelt dem der Retinpathia praematurorum. Bei etwa der Hälfte von 160 erkrankten Augen fand NOUHUYS keine pathologischen Befunde im Glaskörper. Der Glaskörper verändert sich wahrscheinlich erst infolge der Gefäßanomalien in der temporalen Peripherie: scharf begrenzte avaskuläre Zone, zentral davon vermehrte, gestreckte, verdickte und durchlässige Gefäße begleitet von intra-und subretinalen Exsudaten (Abb. 10.12a), präretinale Proliferationen (rezidivierende Glaskörperblutungen), zyklitische Membranen, verkleinerter Winkel Kappa. Infolge der temporalen fibrovaskulären Proliferationen kommt es häufig zur Heterotopie der Makula. Sowohl degenerative (Rund-) Löcher der Netzhaut mit rhegmatogener Amotio als auch primär traktive, umschriebene, langsam progrediente Ablösungen bis hin zur Ablatio falciformis (NOUHUYS 1981) sind typisch (Abb. 10.12b). In fortgeschrittenen Stadien täuscht die zelluläre Infiltration des Glaskörpers eine Uveitis vor. Schließlich entstehen zwiebelschalenartig übereinandergeschichtete avaskuläre Segel und Stränge im gesamten Glaskörperraum (Abb. 10.12c). Der vordere Augenabschnitt ist mit Cataracta complicata, Irisatrophie, Sekundärglaukom und Banddegeneration der Hornhaut mit betroffen. Eine bilaterale hereditäre exsudative Vitreoretinopathie zusammen mit Retinopathia pigmentosa wird von FOGLE et al. (1978) beschrieben. Die Behandlung der FEVR konzentriert sich auf jene 20% progredienter Verläufe und muß zuerst darauf abzielen, die abnorm durchlässigen retinalen Gefäße zu veröden. Wo die Transparenz der brechenden Medien dies zuläßt, genügt allein die Retinopexie. Wo ausgedehnte vitreale Membranen, und peripher gelegene retinale Neovaskularisationen den Zugang verlegen, sind vor der Retinopexie weitergehende Eingriffe mit Vitrektomie und ggf. Lentektomie nötig. Bei unvollständiger Koagulation der abnormen Gefäße ist mit Reproliferationen, erneuter Membranbildung und Phthise zu rechnen.

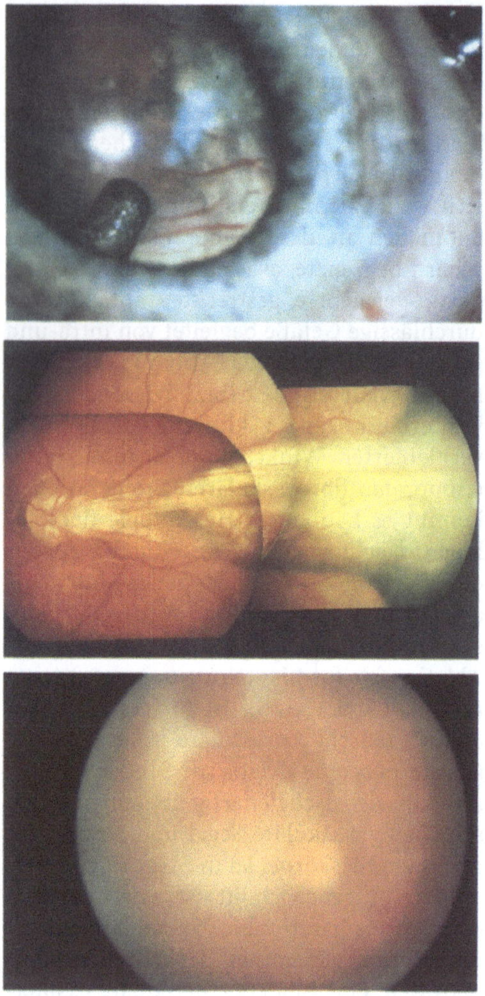

a

b

c

Abb. 10.12 a–c. Familiär exsudative Vitreoretinopathie: **a** Vermehrte und gestreckt verlaufende Blutgefäße in der temporalen Peripherie mit subretinalem Exsudat, intraoperativer Einblick durch die Pupille mit Indentation, links Endokryosonde; **b** Horizontal verlaufende Netzhautfalte zwischen Papille und temporaler Peripherie, subretinales Exsudat, verkleinerter Winkel Kappa; **c** Transvitreale avaskuläre Membranen in verschiedenen Ebenen. Der Einblick ist getrübt durch „pseudouveitische" Zellinfiltration des Glaskörperraumes

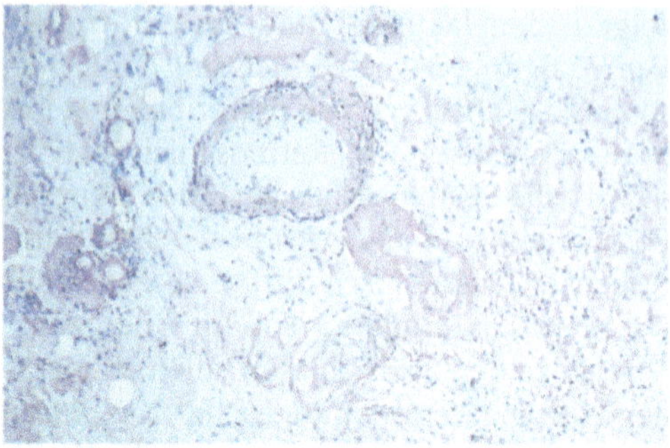

Abb. 10.13. Familiär exsudative Vitreoretinopathie, Netzhautbiopsie. Abnorm weite retinale Gefäße und hyalin verdickte Gefäßwände. Partielle Gefäßverschlüsse durch Endothelzell und Perizytenproliferation. Hyaline Ablagerungen auch extrazellulär (PAS)

Bisher konnten nur fortgeschrittene Stadien von FEVR histologisch untersucht werden: Die vitrealen Membranen bestehen zum einen aus kondensiertem Glaskörpergerüst, zum anderen aus neu gebildetem Kollagen glialer Zellen (Machemer u. Williams 1988). Die gewöhnlich verdickte temporale Netzhaut ist desorganisiert. Die Gefäße sind dilatiert mit verdickten Wänden, (Abb. 10.13; Boldrey et al. 1985). Die falziforme Netzhaut zeigt keine Rosetten (Brockhurst et al. 1981).

Andere vitreoretinale Dystrophien mit Systemerkrankung

Bei Marfan-Syndrom, Homozystinurie, Ehlers-Danlos-Syndrom und bei der Retinopathia pigmentosa in Verbindung mit Allgemeinerkrankungen werden auch vitreoretinale Dystrophien gefunden. Eine autosomal dominant vererbte „Schneeflocken-Degeneration" weist periphere Fundusveränderungen im Sinne von „weiß-mit-Druck", schneeflockenähnliche Einlagerungen, Einscheidungen der retinalen Gefäße, eine zunehmende unregelmäßige retinale Pigmentierung der Netzhaut sowie wirbelförmige fibrilläre progressive Glaskörper-Degenerationen auf (Hirose et al. 1973).

E. Vitreoretinale Traktion

Über den Mechanismus vitreoretinaler Traktion existierten lange Zeit wechselnde Hypothesen (Tabelle 10.5). Die zelluläre Genese vitreoretinaler Traktion ist etwa seit 1975 etabliert, mit dem Primatenmodell der Proli-

Tabelle 10.5. Wandel der Terminologie vitreo-retinaler Traktion

Netzhautstränge	JAEGER 1969 MÜGLICH 1891
Pseudogliom	PINTO DA GAMA 1886 JESSOP 1908
Primäre Netzhautschrumpfung	LEBER 1916
Zusammenziehung des Glaskörpers	LINDNER 1936
Massive vitreous retraction (MVR)	CIBIS 1965
Massive preretinal retraction (MPR)	TOLENTINO et al. 1967
Massive periretinal proliferation (MPP)	MACHEMER et al. 1975
Proliferative Vitreoretinopathy (PVR)	HILTON et al. 1983

ferativen Vitreoretinopathie von MACHEMER. Der Mechanismus der Kontraktion nichtmuskulärer Zellen kann erst durch GABBIANIS (1972) Beschreibung des „Myofibroblasten" verstanden werden: Fibroblasten vermögen - ähnlich Muskelzellen - kontraktile Myofilamente zu bilden und sich aktiv zusammenzuziehen. Die Kontraktilität epiretinaler Membranen ist in der Verkürzung der zellulären Bestandteile begründet, bzw. in deren Fähigkeit Kollagenfasern unter Zugspannung zu setzen (GLASER et al. 1987). Kontraktile Myofilamente werden schließlich auch in epiretinalen Zellen pigmentepithelialen Ursprungs nachgewiesen (GRIERSON u. RAHI 1981; FORRESTER et al. 1986: USSMANN et al. 1981) Transmissionselektronenmikroskopisch lassen sich an chirurgisch gewonnenem Material von Patienten mit vitreoretinaler Traktion 6 Zelltypen unterscheiden (Tabellen 10.6a-b): 1. Retinale Pigmentepithelzellen, 2. retinale Gliazellen, (Astrozyten, Müller-Stützzellen), 3. Fibrozyten, 4. Myofibroblastenähnliche Zellen (GABIANI et al. 1972), 5. Makrophagen, 6. Lymphozyten (KAMPIK et al. 1981).

I. Klinisch pathologische Korrelation

Eine klinisch-pathologische Korrelation periretinaler Membranen ist bis heute nicht

Tabelle 10.6a. Elektronenmikroskopische Kriterien der Zellen in periretinalen Membranen

Zelltyp	Elektronenmikroskopische Kriterien
1) RPE*	Epitheliale, polarisierte Zellform; Mikrovilli; junktionale Komplexe; Melanosomen (membranbegrenzt); intrazytoplasmatische Filamente (Durchmesser 5-7 µm); Basalmembran.
2) Fibröse Astrozyten	Große fusiforme Zellen; Intermediärfilamente (Durchmesser ca. 10 µm); junktionale Komplexe; interdigitierende zytoplasmatische Fortsätze, Basalmembran.
3) Fibrozyten	Spindelige Zellform; keine Polarität; glatte Kernkontur, reichlich rauhes endoplasmatisches Retikulum und Zisternen, gelegentlich Desmosomen.
4) Myofibroblasten	Spindelige Zellform; Kerneinfaltungen zytoplasmatische Bündel paralleler Fibrillen, ähnlich glatten Muskelzellen; Elektronendichte Flecken, „dense bodies, attachment sites" zwischen den parallelen Fibrillen und nahe dem Plasmalem; Desmosomen, Maculae adhaerentes.
5) Makrophagen	Pleomorphe Zellform; keine Polarität; gelappter Kern; intrazytoplasmatische Einschlüsse z. B. Melanin oder Hämosiderin, z. T. in sekundären Lysosomen.

* Retinales Pigmentepithel

Tabelle 10.6 b. Immunhistochemisch nachweisbare Antigene der Zellen in periretinalen Membranen (Auswahl)

	Keratin	GFAP[a]	Vimentin	CRALBP[b]	CD 68 Ki-M1P Ki-M7	CD 4 CD 8 CD22 Leu M3	Desmin, à smooth muscle actin
RPE	Vinores et al. 1992	Vinores et al. 1990 b	Guerin et al. 1990	Guerin et al. 1990			
Astrozyten	Vinores et al. 1990 b	Vinores et al. 1992, Vinores et al. 1990 a	Guerin et al. 1990				
Müller-Stützzellen	Vinores et al. 1990 b	Vinores et al. 1990 a	Guerin et al. 1990	Guerin et al. 1990			
3) Fibrozyten			Vinores et al. 1990 a				
4) Myo-Fibroblasten							Walshe et al. 1992
5) Makrophagen/Monozyt			Guerin et al. 1990		Nicolai u. Eckardt 1993; Heidenkummer u. Kampik 1992		
5) Lymphozyten						Tang et al. 1992; Jerdan et al. 1989	

[a] Saures Gliafaserprotein.
[b] Zelluläres retinales Bindungsprotein.

abschließend gelungen. Fibrozytenähnliche Zellen, die einen häufigen Zelltyp in epiretinalen Membranen darstellen (Hiscott et al. 1984), mögen sowohl stromalen wie epithelialen Ursprungs sein. Die Zuordnung wird dadurch erschwert, daß sich RPE- und Gliazellen in Abhängigkeit vom umgebenden Mikromilieu phänotypisch zu fibroblasten- oder fibrozytenähnlichen Zellen dedifferenzieren können. Das Fehlen spezifischer Merkmale schließt jedoch eine pigmentepitheliale oder gliale Herkunft nicht aus. Auch die aktuelle simultane ultrastrukturelle und immunhistochemische Darstellung periretinaler Zellmembranen erlaubt nicht immer eine zuverlässige Zuordnung individueller Zellen (Vinores et al. 1990a). Die ersten Arbeiten über epiretinale Membranen in ganzen Augen sind deshalb bis heute nicht widerlegt worden: Feinstruktur, Lokalisation und Orientierung der Zellen in epiretinalen Membranen deuten darauf hin, daß die Mehrzahl der Zellen vom RPE und der retinalen Glia abstammen (Machemer und Laqua 1975; Laqua u. Machemer 1975). Makrophagozytäre Zellen können aus eingewanderten Monozyten hervorgehen, aber auch aus dem RPE oder aus ortsständigen Hyalozyten abstammen. Der Grad der Zelldifferenzierung scheint vom Alter (Morino et al. 1990) bzw. dem Gehalt an Extrazellulärsubstanz abzuhängen. Je mehr Extrazellulärsubstanz vorhanden ist, desto geringer ist der Anteil an Zellen mit differenzierter polarisierter Morphologie und desto geringer ist der Anteil an Zellen, die Intermediärfilamente exprimieren.

Wenn sich epiretinale Zellen kontrahieren, beobachtet man anfangs nur feinste Falten der inneren retinalen Grenzmembran, schließlich massivste kontraktile Membranen, die zur totalen („Windenblüten"-)Traktions-Amotio retinae führen können (s. Abschnitt: Sekundäre Traktionsphänomene, II Proliferative Vitreoretinopathie). Nach der klinischen Erscheinungsform und Pathogenese lassen sich primäre Traktionsphänomene am hinteren Augenpol bei anliegender Netzhaut (epiretinale Gliose, primärer oder sekundärer Pucker, vitreomakuläres Traktionssyndrom, „impending macular hole") unterscheiden von sekundären vitreoretinalen Membranen (auch subretinal) infolge rhegmatogner Amotio oder/und perforierenden Verletzungen des hinteren Augenabschnittes (sekundärer „Pucker", Proliferative Vitreoretinopathie). Reaktive Proliferationen von gefäßführendem Bindegewebe im Sinne der Retinopathia proliferans (s. Kap. 4 u. 11) und der sog. zyklitischen Membranen (s. Kap. 4) entwickeln sich bei intraokulären Entzündungen und infolge okulärer Manifestationen von Allgemeinerkrankungen.

II. Primäre vitreoretinale Traktionsphänomene am hinteren Augenpol

Primäre und sekundäre vitreoretinale Proliferationen sind je nach Ausprägung und Lokalisation ohne funktionelle Bedeutung, d.h. asymptomatisch, oder führen zu erheblicher Sehherabsetzung. Wie schwer die Klassifikation der Kontraktionsphänomene am hinteren Augenpol fällt, ist an der Vielfältigkeit der Bezeichnungen abzulesen (Tabelle 10.6). Der idiopathische Makulapucker, das vitreomakuläre Traktionssyndrom und das Idiopathische Makulaforamen sind drei morphologisch, pathogenetisch und klinisch verschiedene Manifestationen vitreomakulärer Traktion, die manchmal durch Vitrektomie gebessert werden können (Abb. 10.14).

1. *Idiopathischer „Makulapucker"*

Die spontan auftretende epiretinale Membranbildung betrifft vorwiegend den hinteren Funduspol, ohne daß eine andere Augenerkrankung – inbesondere, ohne daß ein Netzhautloch – erkennbar wäre. Es entwickeln sich bei 20% älterer Menschen (Roth u. Foos 1971) wechselnd dichte weißliche Auflagerungen auf der Membrana limitans interna, die zur Fältelung der Makula

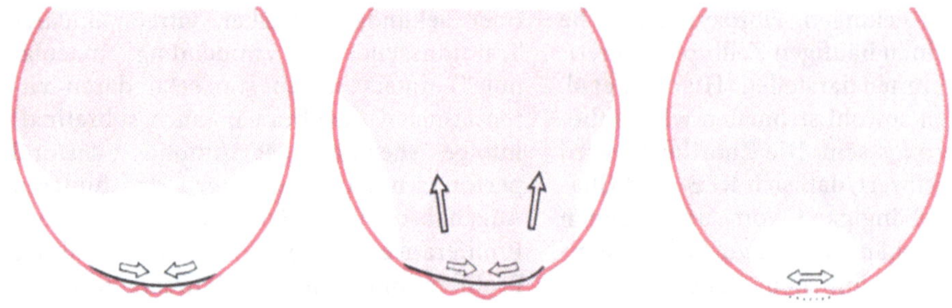

Abb. 10.14. Unterschiedliche Manifestationen vitreomakulärer Traktion. „Pucker" (*links*): tangentialer makulärer Zug durch aufgelagerte kontraktile Membranen bei abgehobenem Glaskörper. Vitreomakuläres Traktionssyndrom (*Mitte*): anteriorer makulärer Zug durch partiell abgehobenen, dem hinteren Pol jedoch noch anhaftenden Glaskörper mit und ohne zusätzliche kontraktile epiretinale Membran. „Impending hole" (*rechts*): tangentialer und radiärer makulärer Zug, z. B. durch Bewegungen der Bursa praemacularis bei anliegender Glaskörperrinde oder/und durch diskrete kontraktile Membranen

(Abb. 10.14), in fortgeschrittenen Stadien auch zu einer Verziehung der temporalen Gefäßarkaden führen. Die gängigsten klinischen Bezeichnungen sind „Pucker" (Iwanoff 1845) für das Vollbild und „Zellophan-Makulopathie" (Gass 1970) oder „epiretinale Gliose" (Spitznas u. Leuenberger 1977) für diskrete Traktionen. Seitdem der hintere Augenpol chirurgisch zugänglich ist, liegen vermehrt Mitteilungen über die zelluläre Zusammensetzung dieser Membranen vor. Smiddy et al. (1989b) finden in 101 Augen elektronenmikroskopisch mehrere Zellarten nebeneinander. Der dominierende Zelltyp ist in 50 % der Fälle retinales Pigmentepithel, gefolgt von fibrösen Astrozyten (29 %), Fibrozyten (14 %) und Myofibroblasten (7 %). Eine hintere Glaskörperabhebung ist in allen Augen zu verzeichnen und mag pathogenetisch bedeutsam sein. Keiner der vorherrschenden Zelltypen korreliert mit der Visusprognose oder dem klinischen Aspekt der Membran. In primären epimakulären Membranen wurden RPE-Zellen zuerst nicht beobachtet (Kampik et al. 1980). Neuerdings werden sie jedoch immunhistochemisch (Vinores et al. 1992) und elektronenoptisch (Trese et al. 1983b) wiederholt nachgewiesen, wenn auch nicht immer als der vorherrschende Zelltyp. Wie die RPE-Zellen auf die Innenseite der Netzhaut gelangen ist unklar. Die intakten horizontalen Leitstrukturen der Netzhaut gelten als unüberwindliche Schranke für RPE-Zellen. Es bleibt gegenwärtig nur zu spekulieren, daß RPE-Zellen entweder doch transretinal in den Glaskörper gelangen oder vom Pigmentepithel der Iris abstammen. Beim „Peelen" epimakulärer Membranen werden oft große Stücke der Membrana limitans interna und sogar Zellen der neurosensorischen Netzhaut chirurgisch mit entfernt (Trese et al. 1983). Dies scheint jedoch keine nachteilige Wirkung auf die *zentrale* Sehschärfe zu haben.

2. Vitreomakuläres Traktionssyndrom

Das vitreomakuläre Traktionssyndrom ist gekennzeichnet durch eine pathologisch starke vitreomakuläre Adhärenz, während der Glaskörper außerhalb des hinteren Pols abgehoben ist (Abb. 10.14). In mehr als $^2/_3$ Patienten resultiert ein zystoides Makulaödem mit Metamorphopsien und Visusminderung (Hikichi et al. 1995). Im natürlichen Verlauf ist damit zu rechnen, daß sich die Makulafunktion der meisten symptomatischen Augen weiter verschlechtert. Umgekehrt bessert sich die zentrale Sehschärfe in fast 90 % der Fälle, wenn die hintere Glaskörperabhebung chirurgisch induziert wird (McDonald et al. 1994), bzw. wenn die Abhebung – wie selten – spontan eintritt

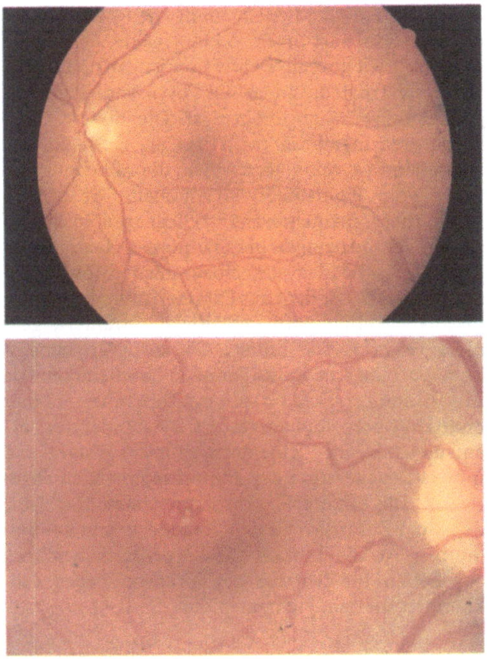

a

b

Abb. 10.15. a, b. Idiopathisches Mukulaforamen. **a** Stadium 1 b, ringförmige Aufhellung in der Fovea, fehlender Fovealreflex, anliegende Glaskörpergrenzmembran. **b** Stadium 3 oder 4, durchgreifendes Makulaforamen, hochstehende Ränder (Halo), helle Ablagerungen auf dem Pigmentepithel

(Greven et al. 1988). Ultramikroskopisch lassen sich beim vitreomakulären Traktionssyndrom neben glaskörpereigenem Kollagen zelluläre Membranen erkennen, die überwiegend fibröse Astrozyten und Fragmente von Membrana limitans interna enthalten, darüberhinaus Makrophagen, seltener Fibrozyten und Myofibroblasten (Smiddy et al. 1989a). RPE-Zellen werden nicht gefunden.

3. *Idiopathisches Makulaforamen*

Das idiopathische Makulaforamen und seine Vorstufen werden hinsichtlich Pathogenese und Therapie kontrovers diskutiert. Nur 5 bis 15% der Lochbildungen in der Makula sind u.a. traumatisch bedingt, oder Folge hoher Myopie (Reese et al. 1967; McDonnell et al. 1982). 83% entstehen in der Serie von McDonnell „idiopathisch", typischerweise bei Frauen in der sechsten Lebensdekade. Die Inzidenz beträgt 3,3 Fälle auf 1000 Menschen über 55 Jahre (Freeman 1993). 10% der Makulalöcher treten beidseitig auf (Aaberg et al. 1970).

Das Stadium 1(a) nach Gass (1991) ist klinisch erkennbar an der obligaten Trias: Fovealer gelber Fleck (100-200 µm Durchmesser), Fehlen der fovealen Depression, anliegende Glaskörpergrenzmembran (Abb. 10.15a u. 10.16). Im weiteren Verlauf retrahiert sich der Fleck zentripetal zu einem Ring (200-350 µm Durchmesser, Stadium 1b). Es liegen noch keine mikroskopischen Untersuchungen dieser Vorstadien vor. Dem gelben Fleck liegt nach Überlegungen von Gass das in den Photorezeptoren angereicherte Xantophyll zugrunde, das durch die foveale Anhebung vermehrt sichtbar wird. Mit der radiären Retraktion der Photorezeptoren im weiteren Verlauf der Erkrankung verlagert sich der Farbstoff zu dem Ringphänomen. Die Patienten geben geringradiges Verzerrtsehen an. Der Visus liegt zwischen 0,8 und 0,3. Das Stadium 1 ist leicht mit anderen Makulaerkrankungen zu verwechseln (Gass u. Joondeph 1990) (s. Tabelle 10.7). Im Einzelfall mag es gelingen, den Wechsel von der fovealen Fleck- zur Ringstruktur zu beobachten. Dieser Übergang ist nach Gass für das idiopathische Makulaforamen pathognomonisch. In etwa der Hälfte der Fälle kommt die Erkrankung durch Glaskörperabhebung noch im Stadium 1 zum Stillstand (spontaner Arrest). Dann bilden sich sämtliche Veränderungen nahezu vollständig zurück. Progedienz oder Restitutio lassen sich im Einzelfall nicht vorhersagen. Auch konnte bisher nicht herausgearbeitet

Tabelle 10.7. Differentialdiagnose des Makulaforamens und seiner Vorstufen. (Nach Gass 1990)

Zentral seröse Chorioretinopathie
Solare Retinopathie
Zystoides Makulaödem
Zentrale Drusen
Makula „Pucker" mit Pseudoforamen

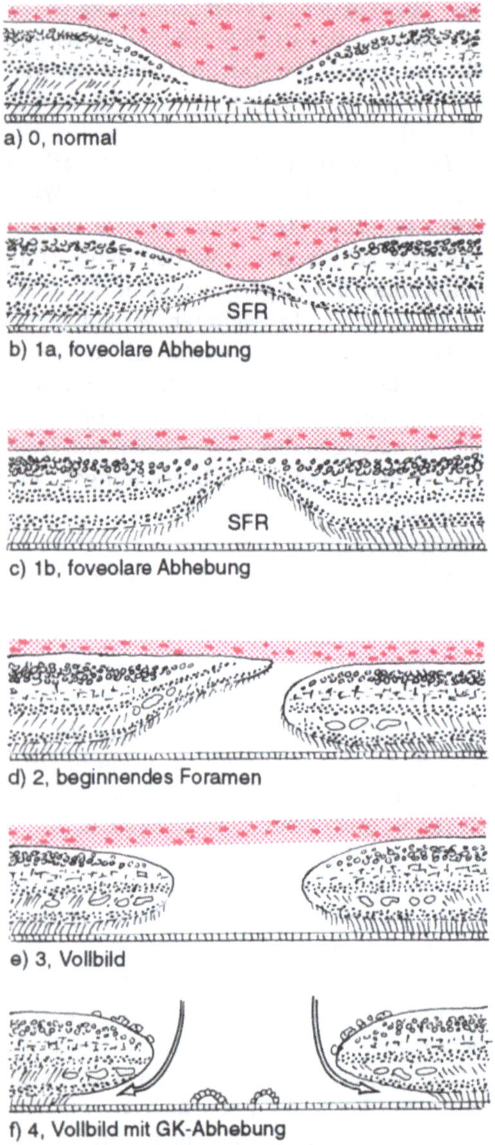

Abb. 10.16 a–f. Stadieneinteilung der Makulaforamina, modifiziert nach Gass (1988): **a** normale Makula. **b** Die foveale Depression ist ganz oder teilweise verstrichen, indem die Fovea vom Pigmentepithel teilweise abgehoben ist. Die hintere Glaskörpergrenzmembran (*rot*) liegt an. **c** Die foveale Depression ist völlig verstrichen, die Abhebung der Fovea vom Pigmentepithel komplett. Die hintere Glaskörpergrenzmembran (*rot*) liegt an. **d** Zusätzlich zu den Veränderungen des Stadiums 1b beginnt das Dach der „Makulazyste" einzureißen (Morgan u. Schatz 1985). Oft liegt das Foramen exzentrisch. Die foveoläre Retina wird zentrifugal retrahiert, geht nicht verloren. Die hintere Glaskörpergrenzmembran (*rot*) liegt an. **e** Das Foramen hat die maximale Ausdehnung erreicht (≧ 400 µm Durchmesser), hier ohne ein Operculum dargestellt. Die Ränder des Foramens sind vom Pigmentepithel leicht distant und infolge Degeneration der Photorezeptorzellen abgerundet. Die hintere Glaskörpergrenzmembran (*rot*) liegt an. **f** Zusätzlich zu den Veränderungen des Stadium 3 ist die hintere Glaskörpergrenzmembran abgehoben. Im Zentrum des Foramens liegen Zellklumpen auf dem Pigmentepithel

werden, ob die Vitrektomie im Stadium 1 die Prognose verbessert (de Bustros 1994).

Das Stadium 2 (Abb. 10.16) wird als Frühform des durchgreifenden Makulaforamens (Stadien 3 und 4) abgegrenzt. Im Unterschied zu den Folgestadien ist das oft exzentrisch gelegene Loch kleiner (maximal 400 µm, Gass 1995). Der abgehobene Randsaum ist schmaler und weniger ödematös. Der Übergang vom Stadium 1 zum Stadium 2 bedeutet einen Einschnitt im Verlauf des idiopathischen Makulaforamens. Die Erkrankung hat die Grenze von den vollständig reversiblen Vorstadien überschritten und signalisiert Progedienz. Der Visus fällt auf Werte zwischen 0,4 und 0,2 ab. Eine zumindest partielle Visuserholung ist aber noch möglich. Vorläufige Ergebnisse deuten an, daß die Prognose gegenüber dem natürlichen Verlauf durch Vitrektomie verbessert werden kann (Kim et al. 1994).

Das durchgreifende idiopathische Makulaforamen, Stadium 3 und 4, (s. Abb. 10.16) mißt etwa 500 µm im Durchmesser, und ist von einem Halo abgehobener Netzhaut umgeben. Gelegentlich finden sich gelbliche klumpige Ablagerungen auf dem Pigmentepithel (Abb. 10.15b). Manchmal ist ein Operculum zu sehen. Der Visus beträgt im Median 0,1. Das Stadium 4 unterscheidet sich nach Gass (1988) vom Stadium 3 lediglich durch die hintere Glaskörperabhebung. Die Netzhaut weist nach Gyer u. Green (1992) im abgehobenen Randbereich des Loches in 79 % ein zystoides Ödem und eine schwankend ausgeprägte Atrophie der Photorezeptorzellen auf. Die Auffaltung der

Membrana limitans interna deutet auf eine tangentiale Zugwirkung hin. Der retinalen Grenzmembran liegt eine dünne Schicht kortikalen Glaskörpers auf. Darüber findet sich in 68% der Augen eine zellarme Gliamembran (Abb. 10.17). Makulaforamen können sich spontan verschließen (Lewis et al. 1986; Gyer et al. 1990; Bidwell et al. 1988). Wahrscheinlich stellt das Foramen keinen zentralen Substanzverlust dar, sondern die Fovea wird radiär retrahiert, ohne daß sogleich Photorezeptoren zugrunde gehen. Bei der in 75% der Patienten klinisch erkennbaren Verdichtung über dem Foramen handelt es sich nach Gass (1995) am ehesten um kondensierten und kontrahierten Glaskörper (Pseudo-Operkulum) und nicht um Photorezeptorzellen. *Histologische Untersuchungen* der Operkulums liegen vom idiopathischen Makulaforamen noch nicht vor. Das Ödem der Netzhaut und die zumindestens teilweise erhaltenen Photorezeptorzellen im Halo lassen es möglich erscheinen, daß die Funktionseinschränkung zumindest teilweise reversibel ist. In 65% bis 95% der Fälle gelingt es durch Vitrektomie ggf. in Kombination mit einem Klebstoff das Loch zu verschließen (Gaudric et al. 1995). Histologisch weist dann nur noch eine kleine Unterbrechung der Membrana limitans externa auf das frühere Foramen hin (Madreperla et al. 1994). Mit der Glaskörpergrenzmembran wird gelegentlich auch die Membrana limitans interna entfernt, was offenbar ohne nachteilige Folgen für den Visus bleibt.

Trempe et al. (1986) machen darauf aufmerksam, daß eine hintere Glaskörperabhebung vor der Lochbildung schützt. Das idiopathische Makulaforamen tritt in einem Alter auf, in dem sich der Glasköper normalerweise spontan von der Netzhaut löst. Möglicherweise ist die vitreoretinale Adhärenz erhöht. Für die Gruppe um Green (Smiddy et al. 1990; Gyer u. Green 1992) ist deshalb Voraussetzung für die Entstehung eines Makulaforamens, daß die hintere Glaskörpergrenzmembran anliegt und prämakular ein Flüssigkeitskissen, die Bursa

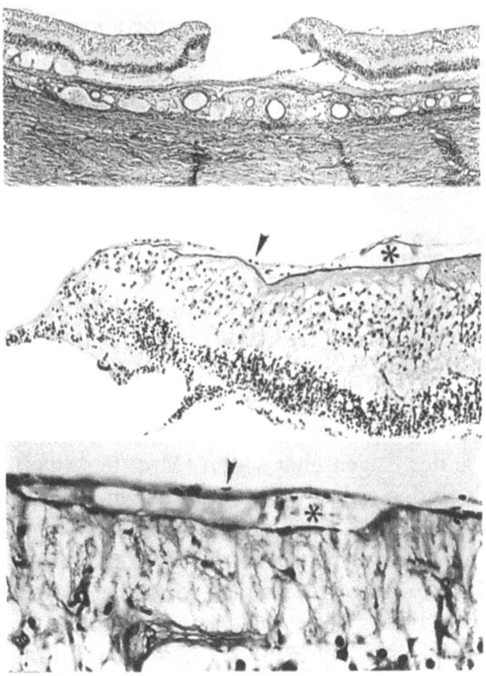

Abb. 10.17. Idiopathisches Makulaforamen mit ausgeprägter Atrophie der Photorezeptorzellen. Eine dünne, sich verjüngende Schicht kortikalen Glaskörpers (*Stern*) und eine zellarme Membran auf der M. limitans interna (*Pfeilspitze*) üben tangentialen Zug auf die Lochränder aus. (PAS), (aus D Gyer, WR Green: Idiopathic macular holes and precursor lesions, in: Retina and Vitreous, Hrsg. RM Franklin, Seite 152, Kugler, New York, 1993; mit freundlicher Genehmigung von RW Green, Baltimore MD, USA)

praemacularis Worst (1977), besteht. Bei Blickbewegungen wird durch die Trägheit des Flüssigkeitskissens eine tangentiale Zugwirkung auf die hintere Glaskörpergrenzmembran ausgeübt. Die Anspannung der hinteren Glaskörpergrenzmembran hebt die Fovea ab. Die Bursa praemacularis vergrößert sich noch durch altersbedingte Verflüssigung des Glaskörpers und kann eine hintere Glaskörperabhebung vortäuschen. Zugwirkungen durch zelluläre kontraktile Membranen spielen wahrscheinlich eine untergeordnete Rolle. Epimakuläre Zellen kommen nur vereinzelt vor. Umgekehrt führt zelluläre Traktion an der Makula, wie beim „Pucker" oder beim vitreomakulären Traktionssyndrom nur selten zu einem durchgreifenden Makulaforamen (Smiddy et al. 1990).

III. Sekundäre vitreoretinale Traktionsphänomene

1. Sekundärer „Makulapucker"

Sekundäre epimakuläre Membranen komplizieren nach Uemura et al. (1992) 6,1% der rhegmatogenen Netzhautablösungen (Abb. 10.18). Rezidive nach chirurgischer Entfernung eines „Puckers" sind mit etwa 3% der Augen eher selten (Michels 1984). Es finden sich jeweils zwei oder mehr Zelltypen. RPE-Zellen und retinale Glia sind am häufigsten vertreten (Kampik et al. 1981). Daneben kommen Myofibroblasten und Fibrozyten unklarer Herkunft vor. Große Netzhautlöcher, Glaskörperblutung und Kryopexie sollen die Dispersion retinaler Pigmentepithelzellen im Glaskörperraum fördern. Die gelegentliche bräunliche Pigmentierung des Puckers geht auf RPE-Zellen und Pigmentmakrophagen zurück. Der Gehalt an Extrazellularsubstanz ist beim sekundären „Pucker" gegenüber der idiopathischen Form vermehrt. Umgekehrt ist der Anteil an Zellen mit polarisierter Morphologie und die Expression von Intermediärfilamenten verringert. Mit Zunahme des Anteils an Extrazellularsubstanz verlieren die Zellen ihre spezifischen Merkmale. Vinores et al. (1990b) spekulieren aus diesem Verhalten über eine Regulation der zellulären Differenzierung durch das umgebende Mikromilieu. Die Inzidenz epimakulärer Membranen in Folge anderer Augenerkrankungen ist nicht bekannt. Eine „Gliose" der Makula zusammen mit einem Ödem wird häufig beobachtet bei der chronischen Uveitis, gelegentlich nach retinalen Venenverschlüssen (Kenyon u. Michels 1977), Glaskörperblutung (Kono et al. 1988) und retinalen Angiomen (Laatikainen et al. 1989). In der Serie von Michels (1982) enthalten 14% der Membranen Gefäße. Vaskularisation ist häufig mit entzündlichen Augenerkrankungen assoziiert, wenn die Membranbildung den Sehnervenkopf einschließt. Es wird über einzelne Patienten mit „Makulapucker" nach Retinopexie (Turut et al. 1988) berichtet. Ein kausaler Zusammenhang mit der Licht- oder Kryokoagulation ist nicht eindeutig herzustellen. Retrospektiv läßt sich nicht unterscheiden, ob die Retinopexie selber, oder die Erkrankung wegen der koaguliert wird (z. B. Foramen), oder Begleitumstände (z. B. hintere Glaskörperabhebung; Shirakawa u. Ogino 1987) alleine oder kombiniert den „Pucker" induzieren.

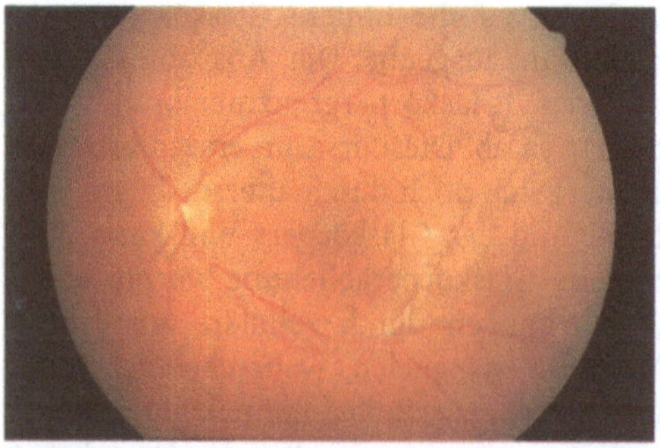

Abb. 10.18. „Makulapucker". Epiretinale Membran temporal der Makula mit horizontalen Kontraktionsfalten zur Papille

2. Proliferative Vitreoretinopathie

Die proliferative Vitreoretinopathie (PVR; Hilton et al. 1983) ist eine Komplikation der rhegmatogenen Amotio. Der zelluläre Mechanismus vitreoretinaler Traktion ist am Tiermodell von Machemer und Laqua (1975) am besten untersucht (Abb. 10.19): Mit Abhebung der Netzhaut vom Pigmentepithel lösen sich RPE-Zellen aus dem Epithelverbund und treiben als rundliche, makrophagenähnliche Zellen zunächst im Subretinalraum, später durch das Netzhautforamen hindurch im Glaskörperraum. Die Verteilung der Zellen im Auge wird gefördert durch Flüssigkeitsströmungen (Konvektion), Schwerkraft (Sedimentation) und ak-

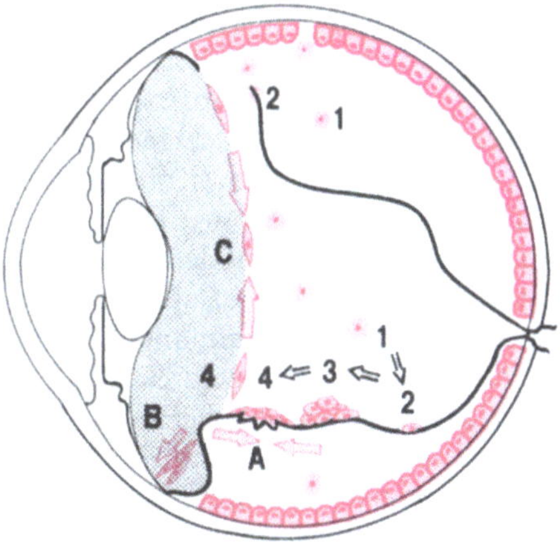

Abb. 10.19. Erscheinungsformen von RPE-Zellen bei PVR. *1* Schwebend im Glaskörper- und Subretinalraum. *2* Adhäsion an freien Oberflächen. *3* Proliferation. *4* Fibröse Pseudometaplasie. Zugrichtung vitreo-retinaler Traktion (*rote Pfeile*). *A* „Faltenstern". *B* Anterior-posterior. *c* Transversal/zirkumferential. (*) Foramen, Retinales Pigmentepithel, RPE-Zellen: *rot*, Retina: *schwarz*, Glaskörperrestgel: *grau*

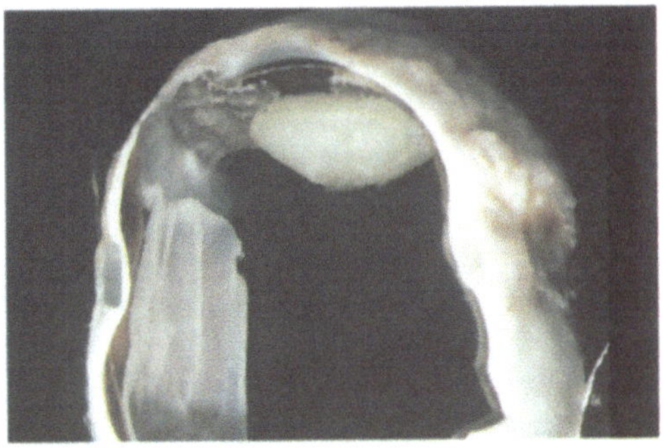

Abb. 10.20. Anteriore PVR. Die periphere Netzhaut wird durch Kontraktion der vorderen Glaskörperbasis nach anterior verzogen

tive Wanderungsbewegungen der Zellen (Migration). Die Zellen vermögen sich an allen Leitstrukturen, also Retina und Glaskörper anzuheften und wandern. Sie proliferieren und (pseudo)transformieren sich von dem epithelialen in einen fibroblastenähnlichen Phänotyp. Mit der Erscheinungsform einer Bindegewebszelle verbunden ist die Fähigkeit zur Kontraktion und Sekretion extrazellulären Kollagens. So entstehen etwa 4–8 Wochen nach eindellender Chirurgie subretinale Stränge („Wäscheleinen") und epiretinale „Faltensterne", und zwar der Schwerkraft folgend bevorzugt in der unteren Zirkumferenz. Darüber hinaus spannt zelluläre Kontraktion die abgehobene hintere Glaskörpergrenzmembran an. Deren Verkürzung bewirkt transversalen und zirkumferentialen vitreoretinalen Zug (Abb. 10.19). In gleicher Weise „schrumpft" die vordere Glaskörperbasis und (Abb. 10.20) bewirkt anteriore Traktion. Die Kraft der Kontraktion genügt, die Wiederanlage der Netzhaut zu verhindern und vermag anliegende Netzhaut abzuziehen. Das Risiko der PVR beträgt nach Plombenchirurgie etwa 10 % (Bonnet 1984).

Nach wiederholten eindellenden Eingriffen steigt die Inzidenz auf etwa 20 % bis 30 % an (Chignell et al. 1973). Auch große Netzhautlöcher, insbesondere die „Riesenriß-Amotio", sind mit erhöhtem PVR-Risiko behaftet. Die Prognose hängt weniger von der Fläche oder Konfiguration der abgelösten Netzhaut ab, als vielmehr von der Lokalisation und Anzahl der Kontrakturen. Insbesondere die anteriore Traktion ist häufig Anlaß zu Wiederablösungen. Neuere Klassifikationen verzichten deshalb auf das frühere Stadium D „Windenblüte" (Retina Society Terminology Committee, 1983) und nehmen dafür die anteriore PVR auf (Abb. 10.21): Köln-Klassifikation (Heimann u. Wiedemann 1989; Machemer et al. 1991). Die kontraktilen Membranen bestehen aus mehreren Zelltypen. Die RPE-Zelle ist am häufigsten vertreten (Lindsey et al. 1983; Yamashita et al. 1986). Hinzu kommen fibröse Astrozyten, unklassifizierbare Fibrozyten(-blasten), Makrophagen, Lymphozyten (Lindsey et al. 1983). Nur RPE-Zellen, Gliazellen und Fibrozyten können kontraktiles Protein und Kollagen bilden. Makrophagen können sich nicht kontrahieren (Forrester et al. 1986; Karasawa et al. 1989). Sie vermögen jedoch, wie von der extraokularen Wundheilung bekannt, entzündliche Mediatoren beizusteuern, die die Fibroplasie fördern wie hemmen (Kirchhof et al. 1989a). Der Prozeß kann in jedem Stadium stehen bleiben. Die Steuerung

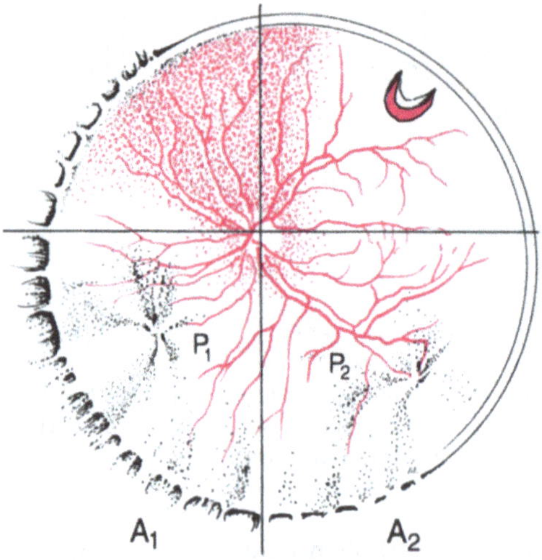

Abb. 10.21. Die Köln-Klassifikation. Die Köln-Klassifikation bestimmt in jedem Netzhautquadranten, ob die Traktion im Bereich der Glaskörperbasis (anterior, *A*) oder am hinteren Pol (posterior, *P*) lokalisiert ist. Im vorliegenden Beispiel lautet die Einstufung: A2/P2: anteriore Traktion in 2 Quadranten und posteriore Traktion in 2 Quadranten

geschieht, ähnlich der allgemeinen Wundheilung, durch das extrazelluläre Milieu (Gilbert et al. 1988; Abb. 10.22). In dem komplexen Mechanismus scheinen Glaskörper- und Serumfaktoren (Kirchhof et al. 1989b; Bresgen et al. 1993) ebenso beteiligt zu sein, wie zelluläre Mediatoren aus Makrophagen (Kirchhof et al. 1988) und evtl. auch sekundäre Autoimmunphänomene (Grisanti et al. 1992, Tang et al. 1992). Der Begriff PVR wird üblicherweise auch angewendet auf die intraokulare Fibroplasie nach Verletzungen des hinteren Augenabschnittes. Allerdings unterscheidet sich die traumabedingte PVR in vieler Hinsicht von der PVR als Komplikation der rhegmatogenen Amotio (Cleary et al. 1980). Zur Abgrenzung der beiden Erscheinungsformen, wie auch gegenüber der durch chronische Ischämie bedingten Traktionsamotio, s. Tabelle 10.8.

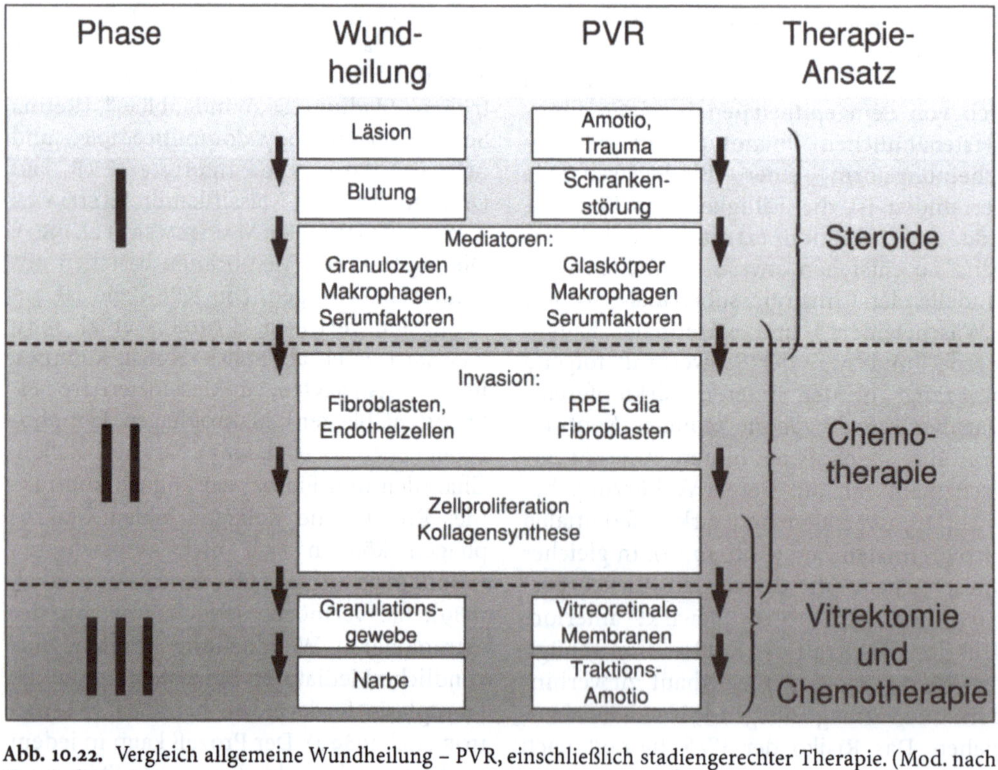

Abb. 10.22. Vergleich allgemeine Wundheilung – PVR, einschließlich stadiengerechter Therapie. (Mod. nach Hui et al. 1993)

Tabelle 10.8. Erscheinungsformen vitro-retinaler Traktion verschiedener Ursachen

	Rhegmatogene Amotio (PVR)	**Trauma** (PVR)	**Chronische Ischämie** (z. B. proliferative diabetische Retinopathie)
Zellen	RPE, Glia, Makrophagen	Fibroblasten, RPE, Makrophagen	(Adventitiale?) Fibroblasten, Endothelzellen
Kontraktile Membranen	Periretinal, intravitreal, bevorzugt untere Zirkumferenz	Mit der Wunde assoziiert, vielfach subretinal	Hinterer Pol, Papille, Stammvenen, seltener peripher, stets gefäßassoziiert
Entwicklung	4-8 Wochen postoperativ	Frühestens 2 Wochen posttraumatisch	Monate/Jahre nach Ischämie
Glaskörper-abhebung (hintere)	Immer, Leitstruktur für anterior posteriore und zirkumferentiale Traktion	Zunächst meist keine (junge Patienten), Leitstruktur für Fibroblasteninvasion, Inkarzeration in die Wunde	Partiell, oder keine; obligate Leitstruktur fibrovaskulärer Proliferationen!
Reproliferationen	Bei 10-20% der Patienten bevorzugt anterior und unten	Bei 40-100% der Patienten, ausgehend von der Wunde	Selten (bei panretinaler Photokoagulation der Netzhaut), Papille, Gefäßarkade, Sklerotomien im Bereich der Pars plana!

Literatur

A. Monographien und Buchkapitel

Balacz EA. Molecular morphology of the vitreous body. In: Smelser GK (Hrgb). Structure of the eye. New York: Academic Press, 1961; 293

Balacz EA. The molecular biology of the vitreous. In: McPherson A (Hrgb). New and controversial aspects of retinal detachment. Internat Symposion New York. New York: Harper & Row, 1968

Federman JL, Gouras P, Schubert H, Slusher MM, Vrabec T. Vitreous degeneration: Vitreous adhesion and posterior vitreous detachment. In: Podos M, Yanoff M (ed) Textbook of Ophthalmology, London: Mosby, 1994: Bd 9, 19, 8

Cibis PA. Vitreoretinal Pathology and Surgery in retinal detachment, Mosby, St. Louis, 1965; 10

Greeff R. Glaskörper (Corpus vitreum). In: Henke F, Lubarsch O (Hrsg) Handbuch der speziellen pathologischen Anatomie und Histologie. Bd XI, Auge, Teil 1. Berlin: Springer, 1928; 819

Guyer DR, Green WR. Idiopathic macular holes and precursor lesions. in Retina and Vitreous, organized by the New Orleans Acadamy of Ophthalmology, New Orleans, March 12-15, 1992: 135-162, Franklin RM (editor)

Harley RD. Pediatric ophthalmology. Philadelphia. London-Toronto: Saunders, 1975

Heimann K, Wiedemann P. Cologne classification of proliferative vitreoretinopathy. In: Heimann K, Wiedemann P (Hrsg) Proliferative Vitreoretinopathy, Heidelberg, Kaden, 1989:148-149

Hruby K. Erkrankungen des Glaskörpers. In: Velhagen K (Hrsg) Der Augenarzt. Stuttgart: Georg Thieme, 1960; 1111

Jaeger E, v. Ophthalmoskopischer Atlas; Netzhautstränge, Tafel XVI, Abb. 73, 74, Deuticke, Leipzig, 1969; 121

Jaeger W (Hrsg). Der Glaskörper. Ber Dtsch Ophthalmol Ges 68. München: Bergmann, 1967

Jaffe NS. The vitreous in clinical ophthalmology. St. Louis: CV Mosby, 1969

Jess A. Der Glaskörper und seine Erkrankungen. In: Schieck-Brückner (Hrsg) Kurzes Handbuch der Ophthalmologie, Bd 5, Berlin: Springer, 1930; 325

Leber TH. Die Netzhautablösung. in Graefe, Saemisch, Hess: Handbuch der gesamten Augenheilkunde, Engelmann, Leipzig, 1916:1451, 1525

Lisch W. Hereditary peripheral band-shaped vitreoretinal degeneration in myopia and emmetropia. In: Lisch W. Hereditary Vitreoretinal Degenerations. Dev Ophthalmol, Bd 8, Karger Basel, 1983a:57-63

Lisch W. Sex-linked juvenile retinoschisis. In: Lisch W.Hereditary Vitreoretinal Degenerations. Dev Ophthalmol, Bd 8, Karger Basel, 1983b:19-32

Mann I. Developmental abnormalities of the eye. Philadelphia: BJ Lippincott Co., 1937

Müglich GTh. Über Spontanheilung der Netzhautablösung. Inaug. Diss Marburg, 1891

Nouhuys CE van. Dominant exudative vitreoretinopathy and other vascular developmental disorders of the peripheral retina. Dr. W. Junk Publishers, Den Haag, 1982

Pau H. Physiologische Chemie des Auges. In: Velhagen K (Hrsg) Der Augenarzt. Stuttgart: Georg Thieme, 1958; 363
Pinto Da Gama JR. Untersuchungen über introkulare Tumoren. Pseudoglioma retinae. Bergmann, Wiesbaden, 1886: 93–99
Rieger H. Erbpathologie des Auges. In: Der Augenarzt. Velhagen K (Hrsg). Stuttgart: Georg Thieme, 1958
Schepens CL. Present-day treatment of retinoschisis: an evaluation. In: McPherson A (ed) New and contraversial aspects of retinal detachment. New York: Harper & Row, Pub Hoeber Med Div, 1968; 438
Schreck E. Glaskörper. Almanach Augenheilk, München, 1960
Tolentino FI, Schepens CL, Freeman HM. Vitreoretinal Disorders: Diagnosis and Management. Philadelphia, WB Saunders, 1976: 242–268
Zimmerman LE, Naumann G. Pathology of retinoschisis. In: McPherson A (ed) New and controversial aspects of retinal detachment. New York: Harper & Row, Pub Hoeber Med Div, 1968: 400

B. Zeitschriftenartikel

Aaberg TM, Blair CJ, Gass JDM. Macular holes. Am J Ophthalmol 1970; 69: 555–562
Akiba J, Kakehashi A, Ueno N, Tano Y, Chakrabarti B. Serum-induced gel contraction. Graefes Arch Clin Exp Ophthalmol 1995; 233: 430–434
Anderson R, Kassman T. Vitreous opacities in primary familial amyloidosos. Acta Ophthalmol (Copenh) 1968; 46: 441
Balacz EA. Molecular morphology of the vitrous body. In: Smelser GK. Structure of the eye. New York: Academic Press, 1961: 293
Balacz EA. The molecular biology of the vitreous. In: McPherson A (Hrgb) New and controversial aspects of retinal detachment. 3. International Symposion New York. New York: Harper & Row, 1968
Bard LA. Asteroidhyalitis. Relationship to diabetes and hypercholesterolemia. Am J Ophthalmol 1964; 58: 239
Belhorn MB, Friedman AH, Wise GN, Henkind P. Ultrastructure and clinicopathologic correlation of idiopathic preretinal macular fibrosis. Am J Ophthalmol 1975; 79: 366
Bennet SR, Folk JC, Kimura AE, Russel SR, Stone EM, Raphtis EM. Autosomal dominant neovascular inflammatory vitreoretinopathy. Ophthalmology 1990; 97: 1125–1136
Benson AH. Diseases of the vitreous. Trans Ophthalmol Soc UK 1894; 14: 101
Benson WE, Spalter HF. Vitreous hemorrhage. A review of experimental and clinical investigations. Surv Ophthalmol 1971; 15: 297
Bidwell AE, Jampol LM, Goldberg MF. Macular holes and excellent visual acuity. Arch Ophthalmol 1988; 106: 1350–1351
Blodi FC. Preretinal glial nodules in persistance and hyperplasia of primary vitreous. Arch Ophthalmol 1972; 87: 531
Böhringer HR, Dieterle P, Landolt E. Zur Klinik und Pathologie der Degeneratio hyaloideo-retinalis hereditaria (Wagner). Ophthalmologica 1960; 139: 330
Boldrey EE, Egbert P, Gass DM, Friberg T. The histopathology of familial exudative vitreoretinopathy. Arch Ophthalmol 1985; 103: 238–241
Bonnet, M. Clinical factors predisposing to massive proliferative vitreoretinopathy in rhegmatogeneous retinal detachment. Ophthalmologica 1984; 188: 148–152
Bresgen M, Wiedemann P, Esser P, Heimann K. Vitreous body-derived mitogenic activity for retinal pigment epithelial cells. A further characterization. Ger J Ophthalmol 1993; 2: 119–126
Brockhurst RJ, Albert DM, Zakov ZN. Pathologic findings in familial exudative vitreoretinopathy. Arch Ophthalmol 1981; 99: 2143–2146
Brown DM, Graemiger RA, Hergersberg M et al. Genetic linkage of Wagner disease and erosive vitreoretinopathy to chromosome 5q13–14. Arch Ophthalmol 1995; 113: 671–675
Brown DM, Kimura AE, Weingeist TA, Stone EM. Erosive vitreoretinopathy. a new clinical entity. Ophthalmology 1994; 101: 694–704
Brown GC, Tasman WS. Vitrectomy and Wagner's vitreoretinal degeneration. Am J Ophthalmol 1978; 86: 485–488
Brucker AJ, Fine S, Michels RG. Congenital retinal arterial loops and vitreous hemorrhage. Am J Ophthalmol 1977; 84: 220
de Bustros S. The Vitrectomy for Prevention of Macular Hole Study Group. Vitrectomy for prevention of macular holes. Results of a randomized multicenter clinical trial. Ophthalmology 1994; 101: 1055–1060
Byer NE. Lattice degeneration of the retina. Surv Ophthalmol 1979; 23: 213–248
Chen ZY, Battinelli EM, Fielder A et al. A mutation of the Norrie disease gene (NDP) associated with x-linked familial exudative vitreoretinopathy. Nat Genet 1993; 5: 180–183
Chignell AH, Fison LG, Davies EW. Failure in retinal detachment surgery. Br J Ophthalmol 1973; 57: 525–553
Cleary PE, Minckler DS, Ryan SJ. Ultrastructure of traction retinal detachment in rhesus monkey eyes after a posterior penetrating ocular injury. Am J Ophthalmol 1980; 90: 829–845
Clement F, Beckford CA, Corral A, Jimenez R. X-linked familial exudative vitreoretinopathy. Retina 1995; 15: 141–145
Condon GP, Brownstein S, Wang NS, Kearns JA, Ewing CC. Congenital hereditary (juvenile X-linked) retinoschisis. Histopathologic and ultrastructural findings in three eyes. Arch Ophthalmol 1986; 104: 576–583

Coulombre AJ, Steinberg SN, Coulombre JL. The role of intraocular pressure in the development of the chick eye. Invest Ophthalmol Vis Sci 1963; 2:83

Crawford JB. Cotton-wool-exsudates in systemic amyloidosis. Arch Ophthalmol 1967; 78:214

Criswick VG, Schepens CL. Familial exsudative vitreoretinopathy. Am J Ophthalmol 1969; 68:578

Dumur V, Trivier E, Puech B, Peugnet F, Zanlonghi X, Hache JC, Hanauer A. Genetic analysis of new French X-linked juvenile retinoschisis kindreds using microsatellite markers closely linked to the RS locus. Further narrowing of the RS candidate region. Hum Genet 1995; 96:79–82

Eickhoff W. Pseudophakia lentis fibromatosa sive pseudolipomatosa. Klin Monatsbl Augenheilkd 1958; 132:525

Fanta H. Die Glaskörperabhebung nach indirektem Trauma. Albrecht v Graefes Arch Ophthalmol 1944; 146:684

Fanta H. Veränderungen des Glaskörpers im höheren Lebensalter (Lakunenbildung, Glaskörperabhebung). Klin Monatsbl Augenheilkd 1974; 165:76

Favre M, Goldmann H. Zur Genese der hinteren Glaskörperabhebung. Ophthalmologica 1956; 132:87

Favre M. A proplos de deux cas de dégénérescence hyaloidéorétinienne. Ophthalmologica 1958; 135: 604

Ferry AP, Lieberman TW. Bilateral amyloidosis of the vitreous body. Arch Ophthalmol 1976; 94:982

Fine BS, Tousimis AI. The structure of the vitreous body and the suspensory ligaments of the lens. Arch Ophthalmol 1961; 65:95

Fishman GA, Jampol LM, Goldberg MF. Diagnostic features of the Favre-Goldmann syndrome. Br J Ophthalmol 1976; 60:345–353

Fogle JA, Welch RB, Green WR. Retinitis pigmentosa and exudative vasculopathy. Arch Ophthalmol 1978; 96:696–702

Font RL, Yanoff M, Zimmerman LE. Intraocular adipose tissue and persistent hyperplastic primary vitreous. Arch Ophthalmol 1969; 82:43

Foos RY. Anatomic and pathologic aspects of the vitreous body. Trans Am Acad Ophthalmol Otolaryngol 1973; 77:171

Foos RY. Vitreoretinal juncture; epiretinal membranes and vitreous. Invest Ophthalmol Vis Sci 1977; 16: 416

Foos RY, Gloor BP. Vitreoretinal juncture; healing of experimental wounds. Graefes Arch Clin Exp Ophthalmol 1975; 196:213

Foos RY, Roth AM. Surface structure of the optic nerve head. II. Vitreopapillary attachments and posterior vitreous detachments. Am J Ophthalmol 1973; 76:662

Forrester JV, Docherty R, Kerr C, Lackie JM. Cellular proliferation in the vitreous. The use of vitreous explants as a model system. Invest Ophthalmol Vis Sci 1986; 27:1085–1094

Forsius H. Cholesterol cristals in the anterior chamber. Acta Ophthalmol (Copenh) 1961; 39:284

Freeman WR. Vitrectomy surgery for full-thickness macular holes (editorial). Am J Ophthalmol 1993; 116:233–235

Fuhrmann C, Duvigneau C, Muller B, Schwinger E, Julier C, Laqua H, Gal A. Autosomal dominant exudative vitreoretinopathy: linkage analysis and its clinical application. Ger J Ophthalmol 1995; 4:43–46

Gabbiani G, Hirschel BJ, Ryan GB, Statkov PR, Majno G. Granulation tissue as a contractile organ. A study of structure and function. J Exp Med 1972; 135:719–734

Gass JDM. Surgical excision of persistent hyperplastic primary vitreous. Arch Ophthalmol 1970; 83:163

Gass JDM. Idiopathic senile macular hole: its early stages and pathogenesis. Arch Ophthalmol 1988; 106:629–639

Gass JDM. Risk of developing macular hole. Arch Ophthalmol 1991; 109:610–611

Gass JDM. Reappraisal of biomicroscopic classification of stages of development of a macular hole. Am J Ophthalmol 1995; 119:752–759

Gass JDM, Joondeph BC. Observations concerning patients with suspected impending macular holes. Am J Ophthalmol 1990; 109:638–646

Gaudric A, Massin P, Paques M et al. Autologous platelet concentrate for the treatment of fulthickness macular holes. Graefes Arch Clin Exp Ophthalmol 1995; 233:549–554

Gilbert C, Hiscott P, Unger W, Grierson I, McLeod D. Inflammation and the formation of epiretinal membranes. Eye 1988; 2 Suppl, S1, 40–56

Glaser BM, Cardin A, Biscoe B. Proliferative vitreoretinopathy. The mechanism of development of vitreoretinal traction. Ophthalmology 1987; 94: 327–332

Gloor B. Mitotic activity in the cortical vitreous cells (hyalocytes) after photocoagulation. Invest Ophthalmol Vis Sci 1969; 8:633

Gloor B. Biomicroscopy of the vitreous and of vitreoretinal pathology. In: Becker B, Burde R (Hrsg) Current concepts in ophthalmology. Louis: CV Mosby, 1969; 49–76

Gloor B. Physiology of the vitreous. In: Adler F, Moses R (Hrsg) Physiology of the eye, 5th ed. St. Louis: CV Mosby, 1970; 311–332

Gloor B. Zur Entwicklung des Glaskörpers und der Zonula. I. Überblick und chronologischer Ablauf der Glaskörper- und Zonulaentwicklung bei Kaninchen und Maus. Graefes Arch Clin Exp Ophthalmol 1973a; 186:299

Gloor B. Zur Entwicklung des Glaskörpers und der Zonula. II. Glaskörperzellen während Entwicklung und Rückbildung der Vasa hyaloidea und der Tunica vasculosa lentis. Graefes Arch Clin Exp Ophthalmol 1973b; 186:311

Gloor B. Zur Entwicklung des Glaskörpers und der Zonula. III. Herkunft, Lebenszeit und Ersatz der Glaskörperzellen mit 3H-Thymidin). Graefes Arch Clin Exp Ophthalmol 1973c; 187:21

Gloor B. Zur Entwicklung des Glaskörpers und der Zonula. IV. Beziehung zwischen der Zonula, den Vasa hyaloidea und der Tunica vasculosa lentis. Graefes Arch Clin Exp Ophthalmol 1973d; 187:45

Gloor B. Zur Entwicklung des Glaskörpers und der Zonula. V. Zur Entwicklung der Netzhautgefäße des Kaninchens. Graefes Arch Clin Exp Ophthalmol 1973e; 187:147

Gloor B. Zur Entwicklung des Glaskörpers und der Zonula. VI. Autoradiographische Untersuchungen zur Entwicklung der Zonula der Maus mit 3H-markierten Aminosäuren und 3H-Thymidin. Graefes Arch Clin Exp Ophthalmol 1974a; 189:105

Gloor B. On the question of the origin of macrophages in the retina and the vitreous following photocoagulation (autoradiographic investigation by means of ^{3}H-Thymidine). Graefes Arch Clin Exp Ophthalmol 1974b; 190:183

Gloor B. Persistierender hyperplastischer primärer Glaskörper. Klin Monatsbl Augenheilkd 1975; 166: 293

Gloor B, Daicker B. Pathology of the vitreo-retinal border structures. Trans Ophthalmol Soc UK 1975; 95:387

Gloor B, Werner H. Postkoagulative und spontan auftretende internoretinale Fibroplasie mit Maculadegeneration. Klin Monatsbl Augenheilkd 1967; 151:822

Gloor B. Phagocytoide Aktivität des Pigmentepithels nach Lichtkoagulation (zur Frage der Herkunft von Makrophagen in der Retina). Graefes Arch Clin Exp Ophthalmol 1969; 179:105

Goldberg MF, Lee FL, Tso MO, Fishman GA. Histopathologic study of autosomal dominant vitreoretinochoroidopathy. Peripheral annular pigmentary dystrophy of the retina. Ophthalmology 1989; 96:1736–1746

Goldmann H. Biomikroskopie des normalen menschlichen Glaskörpers während des Lebens. Ber. 68 Tagung Dtsch Ophthalmol Ges 1967; 15

Goldstein S. The biology of aging. N Engl J Med 1971; 285:1120

Gow J, Oliver GL. Familial exsudative vitreoretinopathy. Arch Ophthalmol 1971; 86:150

Graemiger RA, Niemeyer G, Schneeberger SA, Messmer EP. Wagner's vitreo-retinal degeneration: Follow-up of the original pedigree. Ophthalmology 1995; 102:1830–1839

Greeff R. Glaskörper (Corpus vitreum). In: Henke F, Lubarsch O (Hrgb) Handbuch der speziellen pathologischen Anatomie und Histologie. Bd XI, Auge, Teil 1. Berlin: Springer, 1928; 819

Greven CM, Slusher MM, Weaver RG. Epiretinal membrane release and posterior vitreous detachment. Ophthalmology 1988; 95:902–905

Grierson I, Rahi AHS. Structural basis of contraction in vitreal fibrous membranes. Br J Ophthalmol 1981; 65:737–749

Grisanti S, Esser P, Weller M, Wiedemann P, Heimann K. Die proliferative Vitreoretinopathie. Aktivierung des Komplementsystems. Ophthalmologe 1992; 89:50–54

Guerin CJ, Wolfshagen RW, Eifrig DE, Anderson DH. Immunocytochemical identification of Müller's Glia as a component of human epiretinal membranes. Invest Ophthalmol Vis Sci 1990; 31: 1483–1491

Gyer DR, Green R, de Bustros S, Fine SL. Histopathologic features of idiopathic macular holes and cysts. Ophthalmology 1990; 97:1045–1051.

Haddad R, Font RL, Reeser F. Persistent hyperplastic primary vitreous. A clinicopathologic study of 62 cases and review of the literature. Surv Ophthalmol 1978; 23:123

Hamburg A. Unusual cause of vitreous opacities. Primary familial amyloidosis. Ophthalmologica 1971; 162:173

Hatfield RE, Gastineau CF, Rucker SW. Asteroid bodies in the vitreous: Relationship to diabetes and hypercholesterolemia. Proc Mayo Clin 1962; 37:513

Heidenkummer HP, Kampik A. Proliferative activity and immunohistochemical cell differentiation in human epiretinal membranes. Ger J Ophthalmol 1992; 1:170–175

Heydenreich A. Zur Pathogenese des Pseudoglioms. Klin Monatsbl Augenheilkd 1959; 134:465

Hikichi T, Yoshida A, Trempe CL. Course of vitreomacular traction syndrome. Am J Ophthalmol 1995; 119:55–61

Hilton G, Machemer R, Michels R, Okun E, Schepens C; Schwartz A. The classification of retinal detachment with proliferative vitreoretinopathy. Ophthalmology 1983; 90:121–125

Hirose T, Lee KY, Schepens CL. Wagner's hereditary vitreoretinal degeneration and retinal detachment. Arch Ophthalmol 1973; 89:176

Hiscott PS, Grierson I, McLeod D. Retinal pigment epithelial cells in epiretinal membranes: an immunohistochemical study. Br J Ophthalmol 1984; 68:708–715

Hitchings RA, Tripathi RC. Vitreous opacities in primary amyloid disease – a clinical, histochemical and ultrastructural report. Br J Ophthalmol 1976; 60:41

Hui YN, Liang HC, Cai YS, Kirchhof B, Heimann K. Corticosteroid and daunomycin in the prevention of experimental proliferative vitreoretinopathy induced by macrophages. Graefes Arch Clin Exp Ophthalmol 1993; 231:109–114

Inomata W. Woundhealing after xenon-arc photocoagulation in the rabbit retina. Ophthalmologica 1975; 170:462

Irvine AR, Albert DM, Lang DN. Retinal neoplasia and dysplasia. II. Retinoglaucoma occuring with persistence and hyperplasia of the primary vitreous. Invest Ophthalmol 1977; 16: 403–407

Iwanoff A. Beiträge zur normalen und pathologischen Antomie des Auges. Archiv Ophthalmol 1865; 11: 135–170

Jansen LM. Degeneratio hyaloideo-retinalis hereditaria. Ophthalmologica 1962; 144:485–464

Jensen OA. Persistant hyperplastic primary vitreous. Arch Ophthalmol (Copenh) 1968; 46:418

Jerdan JA, Pepose JS, Michels RG, Hayashi H, De Bustros S, Sebag M, Glaser B. Proliferative Vitreoretinopathy Membranes. An immunohistochemical study. Ophthalmology 1989; 96: 801–810

Jessop WHH. Pseudo-glioma. Ophth Soc Tr 1908; 28 182–184

Joseph M, Ivry M. Oliver M. Persistent hyperplastic primary vitreous at the optic nerve head. Am J Ophthalmol 1973; 73:580

Kampik A Green WR, Michels RG, Nase PK. Ultrastructural features of progressive idiopathic epiretinal membrane removed by vitreous surgery. Am J Ophthalmol 1980; 90:797–809

Kampik A, Kenyon KR, Michels RG, Green WR, de la Cruz ZC: Epiretinal and vitreous membranes. Comparative study of 56 cases. Arch Ophthalmol 1981; 99:1445–1454

Karasawa Y, Yajima Y, Okisaka S. The role of the cytoskeletal components in cell culture in collagen gel as a model system of vitreous contraction. Nippon Ganka Gakkai Zasshi 1989; 93:1–8

Karlin DB, Curtin BJ. Peripheral chorioretinal lesions and axial length of myopic eye. Am J Ophthalmol 1976; 81:625–635

Kaufman SJ, Goldber MF, Orth DH, Fishman GA, Tessler H, Mizuno K. Autosomal dominant vitreochoroidopathy. Arch Ophthalmol 1982; 100: 272–278

Kellner U, Brummer S, Foerster MH, Wessing A. X-linked congenital retinoschisis. Graefes Arch Clin Exp Ophthalmol 1990; 228:432–437

Kenyon KR, Michels RG. Ultrastructure of epiretinal membrane removed by pars plana vitreoretinal surgery. Am J Ophthalmol 1977; 83:815–823

Kim JW, El-Haig WMO, Macguire AM, Freeman WR, and the vitrectomy for treatment of macular hole study group: Preliminary data from a prospective randomized trial of surgery for stage II macular holes. Invest Ophthalmol Vis Sci 1994; 35:1712

Kirchhof B, Kirchhof E, Ryan SJ, Sorgente N. Human retinal pigment epithelial cell cultures. Phenotypic modulation by vitreous and macrophages. Exp Eye Res 1988; 47:457–463

Kirchhof B, Kirchhof E, Ryan SJ, Dixon JFP, Barton BE, Sorgente N. Macrophage modulation of retinal pigment epithelial cell migration and proliferation. Graefes Arch Clin Exp Ophthalmol 1989 a; 227:60–66

Kirchhof B, Kirchhof E, Ryan SJ, Sorgente, N. Vitreous modulation of migration and proliferation of retinal pigment epithelial cells in vitro. Invest. Ophthalmol Vis Sci 1989 b; 30:1951–1957

Kono T, Higashi M. The pathogenesis of long-standing preretinal membrane induced by vitreous hemorrhage. Nippon Ganka Gakkai Zasshi 1988; 92:857–863

Laatikainen L, Immonen I, Summanen P. Peripheral retinal angiomalike lesion and macular pucker. Am J Ophthalmol 1989; 108:563–566

Lang GE, Laudi B, Pfeiffer RA. Autosomal dominante vitreoretinale Dystrophie mit Skelettdysplasie in einer Generation. Klin Monatsbl Augenheilkd 1991; 198:207–214

Laqua H, Machemer R. Clinical-pathological correlation of massive periretinal proliferation. Am J Ophthalmol 1975; 80:913

Laqua H, Machemer R. Glial cell proliferation in retinal detachment (massive peripretinal proliferation). Am J Ophthalmol 1975; 80:602–618

Leber TH. Die Netzhautablösung. In Graefe, Saemisch, Hess. Handbuch der gesamten Augenheilkunde, Engelmann, Leipzig, 1916:1451–1525

Lerche W, Wulle KG. Zur Feinstruktur des embryonalen menschlichen Glaskörpers unter besonderer Berücksichtigung seiner Beziehung zu Linse und Retina. Ber Dtsch Ophthalmol Ges 1968; 68:82–92

Lewis H, Cowan GM, Straatsma BR. Apparent disappearance of a macular hole associated with development of an epiretinal membrane. Am J Ophthalmol 1986; 102:172–175

Lindner K. Zur Klinik des Glaskörpers. I. Die Zusammenziehung des Glaskörpers. Graefes Arch Ophthal 1936; 135:332–363

Lindsey PS, Michels RG, Luckenbach M, Green WR. Ultrastructure of epiretinal membrane causing retinal starfold. Ophthalmology 1983; 90:578–583

Lisch W. Bemerkungen zum Beitrag „Die Behandlung des Goldmann-Favre-Syndroms mit Cyclosporin A und Bromocriptin von" J. Garweg, M. Bohnke, J. Mangold. Klin Monatsbl Augenheilkd 1992; 200: 156

Machemer R, Aaberg TM, Freeman HM, Irvine AR, Lean JS, Michels RG. An updated classification of retinal detachment with proliferative vitreoretinopathy. Am J Ophthalmol 1991; 112: 159–165

Machemer R, Williams JM. Pathogenesis and therapy of traction detachment in various vascular diseases. Am J Ophthalmol 1988; 105:170–181

Machemer RM, Laqua H. Pigment epithelium proliferation in retinal detachment (massive periretinal proliferation). Am J Ophthalmol 1975; 80:1–23

Madreperla SA, Geiger GL, Funata M, de la Cruz Z, Green RW. Clincopathologic correlation of a macular hole treated by cortical vitreous peeling and gas tamponade. Ophthalmology 1994; 101: 682–686

Mandelcorn MS, Machemer R, Fineberg E, Hersch SB. Proliferation and metaplasia of intravitreal retinal pigmentepithelium cell autotransplants. Am J Ophthalmol 1975; 80:227

Mann I. The nature and boundaries of the vitreous. Trans Ophthalmol Soc UK 1927; 47:172

Manschot WA. Synchisis scintillans. Acta Ophthalmol (Copenh) 1942; 20:80

Manschot WA. Persistent hyperplastic primary vitreous. Arch Ophthalmol 1958; 59:188

Manschot WA. Pathology of hereditary conditions related to retinal detachment. Ophthalmologica 1971; 162:223

Manschot W. Pathology of hereditry juvenile retinoschisis. Arch Ophthalmol 1972; 88:131

March W, Schoch D, O'Grady R. Composition of asteroid bodies. Invest Ophthalmol Vis Sci 1974; 13:699

Maumenee IE. Vitreoretinal degeneration as a sign of generalized connective tissue diseases. Am J Ophthalmol 1979; 88:432–449

McDonald HR, Johnson RN, Schatz H. Surgical results in the vitreomacular traction syndrome. Ophthalmology 1994; 101:1397–1403

McDonnell PJ, Fine SL, Hllis AL. Clinical features of idiopathic macular cysts and holes. Am J Ophthalmol 1982; 93:777–786

Michels RG. A clinical and histopathologic study of epiretinal membranes affecting the macula and removed by vitreous surgery. Trans Am Ophthalmol Soc 1982; 80:580–656

Michels RG. Vitrectomy for macular pucker. Ophthalmology 1984; 91:1384–1388

Morgan CM, Schatz H. Idiopathic macular holes. Am J Ophthalmol 1985; 99:437–444

Morino I, Hiscott P, McKechnie N, Grierson I. Variation in epiretinal membrane components with clinical duration of the proliferative tissue. Br J Ophthalmol 1990; 74:393–399

Nankini S, Scott W. Persistent hyperplastic primary vitreous. Arch Ophthalmol 1977; 95:240

Nicolai U, Eckardt C. The occurence of macrophages in the retina and periretinal tissues in ocular diseases. Ger J Ophthalmol 1993; 2: 195–201

Nouhuys CE van. Congenital retinal folds as a sign of dominant exudative vitreoretinopathy. Albrecht von Graefes Arch Klin Ophthalmol 1981; 217: 55–67

Paton D, Duke JR. Primary familial amyloidosis. Am J Ophthalmol 1966; 61:736

Pau H. Physiologische Chemie des Auges. In Velhagen K (Hrsg) Der Augenarzt. Stuttgart: Georg Thieme, 1958; 363

Pau H. Ätiologische Betrachtung zur Scintillatio nivea. Ophthalmologica 1965; 150:167

Pau H. Die Strukturen des Glaskörpers in Beziehung zu embryonalen Blutgefäßen und Glaskörperrindenzellen. Graefes Arch Clin Exp Ophthalmol 1969; 177:261

Pearson R, Jagger J. Sex linked juvenile retinoschisis with optic disc and peripheral retinal neovascularisation. Br J Ophthalmol 1989; 73:311–313

Peyman GA, Fishman GA, Sanders DR, Vlchek J. Histopathology of Goldmann-Favre syndrome obtained by full-thickness eye-wall biopsy. Ann Ophthalmol 1977; 9:479–484

Pietruschka G. Zur Ätiologie und Therapie von Glaskörpereinblutungen. Klin Monatsbl Augenheilkd 1964; 144:641

Plager DA, Orgel IK, Ellis FD, Hartzer M, Trese MT, Shastry BS. X-linked recessive familial exudative vitreoretinopathy. Am J Ophthalmol 1992; 114: 145–148

Pruett RC, Schepens CL. Posterior hyperplastic primary vitreous. Am J Ophthalmol 1970; 69: 535

Pruett RC. The pleomorphism and complications of the posterior hyperplastic primary vitreous. Am J Ophthalmol 1975; 80:625

Reese AB. Persistent hyperplastic primary vitreous (Jackson Memorial Lecture). Am J Ophthalmol 1955; 40:317

Reese AB, Jones IS, Cooper WC. Macular changes secondary to vitreous traction. Trans Am Ophthalmol Soc 1966; 64:123

Reese AB, Jones IS, Cooper WC. Macular changes secondary to vitreous traction. Am J Ophthalmol 1967; 64:544–549.

Regillo CD, Tasman WS, Brown GC. Surgical management of complications associated with X-linked retinoschisis. Arch Ophthalmol 1993; 111:1080–1086

Rentsch FJ. Preretinal proliferation of glia-cells after mechanical injuries of the rabbit retina. Graefes Arch Clin Exp Ophthalmol 1973; 188:79

Rentsch FJ. The ultrastructure of the vitreous and of the vitreoretinal border layers in man. Stuttgart: Georg Thieme 1979

Retina Society Terminology Committee. The classification of retinal detachment with proliferative vitreoretinopathy. Ophthalmology 1983; 90:121–125

Rodman HI, Johnson SBA, Zimmerman LE. New histopathological and histochemical observations concerned with asteroid hyalitis. Arch Ophthalmol 1961; 66:552

Rohen JW, Voth D. Zur vergleichenden Anatomie und Histochemie des Primatenauges. Verh Anat Ges 1964; 58:418

Roth AM, Foos RY. Surface wrinkling retinopathy in eyes enucleated at autopsy. Trans Am Acad Ophthalmol Otolaryngol 1971; 75:1947–1058

Roth AM, Foos RY. Surface structure of the optic nerve head. I. Epipapillary membranes. Am J Ophthalmol 1972; 74:977

Rudanko SL, Flage T, Hansen E et al. Visual impairment in Nordic children. V. X-linked juvenile retinoschisis. Acta Ophthalmol 1993; 71:586–589

Schepens CL. Clinical aspects of pathological changes in the vitreous body. Am J Ophthalmol 1954; 38:8

Schepens CL. Present-day treatment of retinoschisis: an evaluation. In: McPherson A (Hrsg) New and controversial aspects of retinal detachment. New York: Harper & Row, Pub Hoeber Med Div, 1968; 438

Schroeder W. Nutzen der A-Bildechographie in der klinischen Diagnostik des persistierenden hyperplastischen primären Glaskörpers. Klin Monatsbl Augenheilkd 1976; 168:210

Selm J van. Surgery of retinal dysplasia and hyperplasia of the persistent primary vitreous. Trans Ophthalmol Soc UK 1969; 89:545

Sheehan B. Congenital vascular veils in the vitreous. Trans Ophthalmol Soc UK 1952; 72:623

Shirakawa H, Ogino N. Idiopathic epiretinal membranes with spontaneous posterior vitreous separation.Ophthalmologica 1987; 194:90-94

Smiddy WE, Green WR, Michels RG, de la Cruz Z. Ultrastructural studies of vitreomacular traction syndrome. Am J Ophthalmol 1989a; 107:177-185

Smiddy WE, Maguire AM, Green WR et al. Idiopathic epiretinal membranes. Ultrastructural characteristics and clinicopathologic correlation. Ophthalmology 1989b; 96:811-820; discussion 821

Smiddy WE, Michels RG, Green WR. Morphology, pathology, and surgery of idiopathic vitreoretinal macular disorders. Retina 1990; 10:288-296

Smith JL. Asteroidhyalitis: Incidence of diabetes mellitus and hypercholesterolemia. J Am Med Ass 1958; 168:891

Smith RE, Maumanee AE. Persistent hyperplastic primary vitreous: results of surgery. Trans Am Acad Ophthalmol Otolaryngol 1974; 78:911

Soltau JB, Seiberth V, Knorz MC, Liesenhoff H. Amyloidose des Glaskörpers. Möglichkeiten der Diagnostik. Fortschr Ophthalmol 1991; 88:408-410

Spaulding A. Persistent hyperplastic primary vitreous humor: A finding in a 71-year-old man. Surv Ophthalmol 1968; 12:448

Spaulding AG, Naumann GOH. Persistent hyperplastic primary vitreous in an adult. A brief review of the literature and histopathologic study. Arch Ophthalmol 1967; 77:666

Spitznas M. The fine structure of the chorioretinal border tissues of the adult human eye. Adv Ophthalmol 1974; 28:78

Spitznas M, Leuenberger R. Die primäre epiretinale Gliose. Klin Monatsbl Augenheilkd 1977; 171:410

Tang S, Scheiffarth OF, Wildner G, Thurau SR, Lund OE. Lymphocytes, macrophages and HLA-DR expression in vitreal and epiretinal membranes of proliferative vitreoretinopathy. An immunohistochemical study. Ger J Ophthalmol 1992; 1:176-179

Tasman W. Posterior vitreous detachment and peripheral retinal breaks. Trans Am Acad Ophthalmol Otolaryngol 1968; 72:217

Tolentino FI, Schepens CL, Freeman HM. Massive preretinal retraction. A biomicroscopic study. Arch Ophthalmol Chicago 1967; 78:16-22

Trempe CL, Weiter JR, Furukawa H. Fellow eyes in cases of macular hole. Arch Ophthalmol 1986; 104:93-95

Trese M, Chandler D, Machemer R. Macular pucker. I. Prognostic criteria. Graefes Arch Clin Exp Ophthalmol 1983a; 221:12-15

Trese M, Chandler DB, Machemer R. Macular pucker. II Ultrastructure. Graefes Arch Clin Exp Ophthalmol 1983b; 221:16-26

Trese MT, Ferrone PJ. The role of inner wall retinectomy in the management of juvenile retinoschisis. Graefes Arch Clin Exp Ophthalmol 1995; 233:706-708

Turut P, Madelain J, Milazzo S. Macular pucker syndrome after laser photocoagulation of peripheral retinal tears. Bull Soc Ophtalmol Fr 1988; 88: 625-628, 630

Uemura A, Ideta H, Nagasaki H, Morita H, Ito K. Macular pucker after retinal detachment surgery. Ophthalmic Surg 1992; 23:116-119

Ussman JH, Lazaridis E, Ryan SJ. Traction retinal detachment. A cell mediated event. Arch Ophthalmol 1981; 99:869-872

Verhoeff FH. Microscopic findings in a case of asteroidhyalitis. Am J Ophthalmol 1921; 4: 155

Vinores SA, Campochiaro PA, Conway BP. Ultrastructural and electron-immunocytochemical characterization of cells in epiretinal membranes. Invest Ophthalmol Vis Sci 1990a; 31:14-28

Vinores SA, Campochiaro PA, Conway BP. Ultrastructural and electron-immunocytochemical characterization of cells in epiretinal membranes.Invest Ophthalmol Vis Sci 1990b; 31:14-28

Vinores SA, Campochiaro PA, McGehee R et al. Ultrastructural and immunocytochemical changes in retinal pigment epithelium, retinal glia, and fibroblasts in vitreous culture. Invest Ophthalmol Vis Sci 1990c; 81:2529

Vinores SA, Van Niel E, Kim HJ, Campochiaro PA: Simultaneous expression of keratin and glial fibrillary acidic protein by the same cells in epiretinal membranes. Invest Ophthalmol Vis Sci 1992; 33:3361-3366

Wagner H. Ein bisher unbekanntes Erbleiden des Auges (Degeneratio hyaloideo-retinalis hereditaria). Beobachtet im Kanton Zürich. Klin Monatsbl Augenheilkd 1938; 100:840

Walshe R, Esser P, Wiedemann P, Heimann K. Proliferative retinal diseases: myofibroblasts cause chronic vitreoretinal traction. Br J Ophthalmol 1992; 76:550-552

Wand MU, Gorn RA. Cholesterolosis of the anterior chamber. Am J Ophthalmol 1974; 78:143

Watzke RC. The ophthalmoscopic sign „white with pressure". A clinicopathologic correlation. Arch Ophthalmol 1961; 66:812

Weidenthal DT, Schepens CL. Peripheral fundus changes associated with ocular contusion. Am J Ophthalmol 1966; 62:465

Wong VG, McFarlin EE. Primary familial amyloidosis. Arch Ophthalmol 1967; 78:208

Worst JGF. Cisternal systems of the fully developed vitreous body in the young adult. Trans Ophthalmol Soc UK 1977; 97:550–554

Yamashita H, Hori S, Masuda K: Population and proportion of component cells in preretinal membranes. Jpn J Ophthalmol 1986; 30:269–228

Yanoff M, Rahn EK, Zimmerman LE. Histopathology of juvenile Retinoschisis. Arch Ophthalmol 1968; 79:49

Zimmerman LE, Naumann G. Pathology of retinoschisis. In: McPherson A (Hrsg) New and controversial aspects of retinal detachment. New York: Harper & Row Pub Hoeber Med Div 1968; 400

11. KAPITEL

Spezielle Pathologie der Retina

E. P. MESSMER, G. M. RUGGLI, D. J. APPLE und G. O. H. NAUMANN

In diesem Kapitel werden Erkrankungen der sensorischen Netzhaut und des retinalen Pigmentepithels abgehandelt. Die Zuordnung bestimmter degenerativer und dystropher Prozesse zu Uvea, Glaskörper oder Retina mag gelegentlich willkürlich erscheinen. Entzündliche Prozesse der Netzhaut gehen praktisch immer auch mit einer Beteiligung benachbarter Strukturen einher und werden in Kap. 4 abgehandelt.

A. Angeborene Anomalien und hereditäre Erkrankungen

I. Hypoplasie und Dysplasie

1. Hypoplasie

Unter Hypolasie verstehen wir eine fehlende Ausdifferenzierung der retinalen Strukturen mit einer Verminderung der Zahl der Ganglienzellen und ihrer Axone. Eine eventuell gleichzeitig vorliegende Hypoplasie des Optikus geht oft mit groben Anomalien des Zentralnervensystems, z. B. einer Anenzephalie einher (s. Kap. 13). Hypoplasien der Makula finden sich im Rahmen des okulokutanen Albinismus, der kongenitalen Aniridie sowie selten isoliert (HITTNER et al. 1980; KINNEAR et al. 1985; MIETZ et al. 1992; NAUMANN et al. 1976; OLIVER et al. 1987).

2. Dysplasie

Mit den Begriffen „Dysplasie", „Dystrophie" und „Degeneration" werden traditionell verschiedene Vorgänge bezeichnet, die trotz fließender Grenzen weiterhin differenziert werden sollten. Dystrophie und Degeneration spielen sich an ausgereiftem Gewebe ab. Bei der Dystrophie kommt es – genetisch determiniert und ohne erkennbare äußere Einwirkung – zu einer relativ frühzeitigen Regression und Atrophie (Abiotrophie). Degenerationen sind altersabhängig oder folgen exogenen Einflüssen wie Entzündungen und Gefäßerkrankungen und führen langfristig oder relativ spät im Leben zu Gewebsuntergang. Eine „Dysplasie" ist eine oft bizarre Fehlentwicklung embryonalen pluripotenten Gewebes. Klinisch relevant ist die retinale „Dysplasie" vor allem deshalb, weil sie eine der Ursachen für eine Leukokorie darstellen kann und vom Retinoblastom differentialdiagnostisch abgegrenzt werden muß (s. Abschn. F).

Die mit typischen histologischen Veränderungen einhergehende retinale „Dysplasie" liegt häufig im Rahmen komplexer okulärer Fehlentwicklungen vor (speziell bei Mikrophthalmus) oder tritt als isolierte okuläre Mißbildung mit (Tabelle 11.1) bzw. ohne extraokulare syndromale Begleitveränderungen auf (HUNTER u. ZIMMERMAN 1965; WARBURG 1974). Unabhängig von der Ätiologie scheint es sich dabei um eine unspezifische Antwort der in Wachstum und Entwicklung gestörten, embryonalen Netzhaut zu handeln (GREEN 1985a). Entsprechend dem Zeitpunkt und der Art der Schädigung kann sie ausgeprägt oder milde, einseitig oder beidseitig auftreten. Milde Formen manifestieren sich klinisch als „Ablatio falciformis", fortgschrittene Formen als totale Amotio mit retrolentaler Fibroplasie und persistierendem hyperplastischem Glaskörper.

Tabelle 11.1. Krankheitsbilder, die mit einer retinalen Dysplasie einhergehen können

- Trisomie 13 (Cogan u. Kuwabara 1964; Jay 1977)
- Meckel-Syndrom (MacRae et al. 1972)
- Morbus Norrie (Apple et al. 1974; Parsons et al. 1992)
- Incontinentia pigmentii (Raab 1983)
- Walker-Warburg-Syndrom (Donnai und Farndon 1986)
- PHPV (Lahav et al. 1973)
- In Retina-Choroidea-Kolobomen oder kolobomatösen Zysten
- Ablatio falciformis (Weve 1936)
- verschiedene Mikrophthalmus-Formen (Weiss et al. 1989)
- Nach Röntgenschädigung des Embryos
- Nach Intoxikation (Chan et al. 1978), Trauma (Silverstein 1974), Blutung oder Entzündungen (Albert et al. 1977) in der Frühschwangerschaft
- Isoliert einseitig (sporadisch und hereditär) (Hunter u. Zimmerman 1965; Lloyd et al. 1993)

Mikroskopisch findet sich eine mehr oder weniger ausgeprägte retinale Desorganisation mit recht typischen, ovalen und relativ großen retinalen Rosetten (Abb. 11.1). In Serienschnitten öffnen sich diese Rosetten in den subretinalen Raum, so daß man eher von tubulären Strukturen sprechen sollte (Green 1985a). Sie können als abortiver Versuch der embryonalen Netzhaut verstanden werden, Stäbchen und Zapfen zu bilden. Die das Rosettenlumen begrenzenden Kerne entsprechen der äußeren Körnerschicht, d.h. den Zellkernen der Photorezeptoren. Die Membran um das Lumen der Rosette ähnelt der „Lamina elastica externa". Begleitend findet sich eine zuweilen ausgeprägte Gliose der dysplastischen Netzhaut.

Differentialdiagnostisch sollten im histopathologischen Präparat retinale Falten bei proliferativer Vitreo-Retinopathie von der retinalen Dysplasie unterschieden werden. Diese Falten lassen meist (trotz oftmals vorliegender Atrophie) noch eine normale Schichtung der Netzhaut erkennen. Die Flexner-Wintersteiner-Rosetten eines differenzierten Retinoblastoms sind meist kleiner und rund. Sie sind praktisch immer mit weiteren, für ein Retinoblastom charakteristischen Befunden wie undifferenziertes Tumorgewebe und Verkalkung assoziiert.

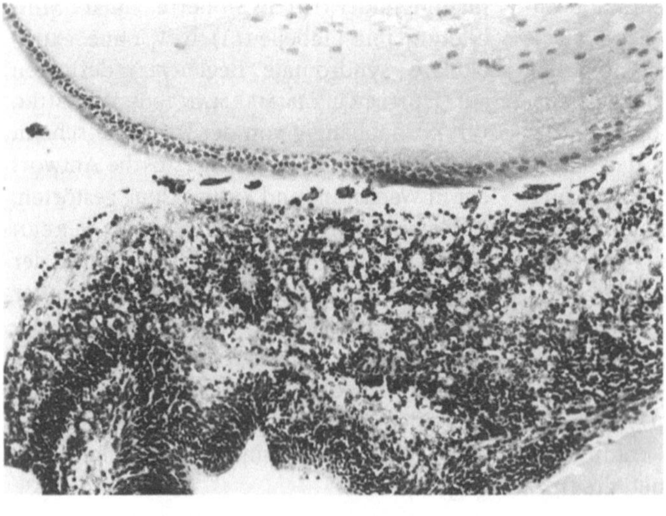

Abb. 11.1. Retinale Dysplasie mit vollständiger Ablatio. Dysplastische Rosetten lassen sich durch das Vorhandensein mehrerer Zellagen von Flexner-Wintersteiner-Rosetten unterscheiden. Zwischen Linse und abgehobener Netzhaut sind Reste der Tunica vasculosa lentis sichtbar

II. Ablatio falciformis

Die kongenitale falziforme Netzhautablösung ist ein seltener Befund, der auch als Ablatio falciformis oder als kongenitale Netzhautfalte bezeichnet wird (WARBURG 1974). Dabei handelt es sich um eine zusammengeraffte „trockene" Netzhautfalte, die sich typischerweise nach temporal unten verlaufend von der Papille bis an die Ora oder die Linsenkapsel erstreckt. Die Makula sowie zahlreiche Netzhautgefäße sind in eine solche Falte inkorporiert, so daß der übrige Fundus rarefiziert sowie gefäßarm erscheint. Gelegentlich findet sich im Randbereich der Falte eine Netzhautablösung, die, da chronisch, zu ausgeprägten Pigmentverschiebungen führt. Die betroffenen Augen sind meist normal groß, können aber auch mikrophthalmisch sein. In der Regel liegt ein kongenitaler Nystagmus vor, der auf einen massiv reduzierten Visus hinweist.

Das Krankheitsbild kann kongenital sporadisch oder familiär gehäuft mit einem autosomal rezessiven Erbgang sowie erworben im Zusammenhang mit anderen okulären Erkrankungen, wie der Frühgeborenenretinopathie und der familiären exsudativen Vitreo-Retinopathie, auftreten. Bei diesen letzteren sekundären Fällen liegt wahrscheinlich eine oraparallele Kontraktur der Glaskörperbasis und der peripheren Netzhaut vor, die erst im Verlaufe des zugrunde liegenden Krankheitsbildes entsteht. Bei den kongenitalen Fällen, die isoliert oder mit systemischen Mißbildungen beobachtet werden, liegt vermutlich eine retinale Dysplasie oder ein abortiver vorderer oder hinterer PHPV vor.

III. Markhaltige Nervenfasern

Die Myelinisierung der Sehbahn dauert bis kurz nach der Geburt an; sie beginnt im Zen-

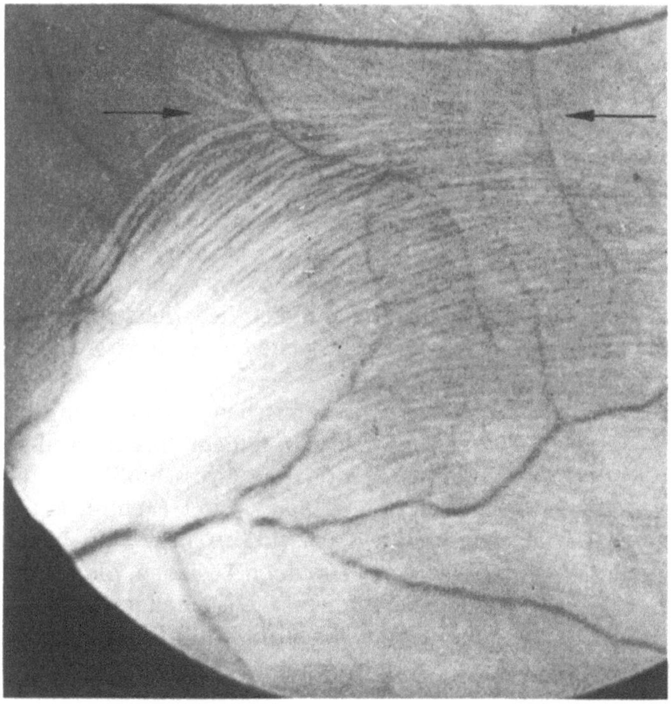

Abb. 11.2. Markhaltige Nervenfasern temporal und unterhalb der Fovea. Temporale Raphe zwischen Pfeilen (Univ.-Augenklinik Hamburg)

tralnervensystem und schreitet zentrifugal bis zur Lamina cribrosa fort. Die sog. „Nervenfasern" - genauer: die Axone der retinalen Ganglienzellen - werden im Bereich der Papille und der Netzhaut normalerweise nicht myelinisiert.

Peripapilläre markhaltige Nervenfasern sind eine nicht sehr seltene Entwicklungsanomalie, die jedoch meist ohne klinische Bedeutung bleibt. In einer prospektiven Autopsiestudie (STRAATSMA et al. 1981) fand sich eine Häufigkeit von ca. 1%. Das meist sektor- oder flammenförmige Areal markhaltiger Fasern geht in der Regel von der Papille aus, kann aber auch isoliert davon auftreten. Multiple und sehr ausgedehnte myelinisierte Bündel können gelegentlich beobachtet werden und verursachen u. U. eine Leukokorie (Papilla leporina). Charakteristisch ist der zu den Nervenfasern parallele Verlauf sowie ein durch die unterschiedliche Länge der Myelinscheiden gefiederter Rand (Abb. 11.2). Die Netzhautgefäße sind ganz oder teilweise verdeckt.

Differentialdiagnostisch stehen ischämische Infarkte sowie mit einer Netzhautnekrose einhergehende entzündliche Prozesse im Vordergrund. Gewöhnlich bleiben die markhaltigen Fasern während des ganzen Lebens unverändert. Ein Fall von Regression der Fibrae medullares nach akuter ischämischer Optikusneuropathie ist in der Literatur beschrieben (SCHACHAT u. MILLER 1981).

Histologisch besteht Myelin aus aufgerollten zytoplasmatischen Fortsätzen der Oligodendroglia (YANOFF 1972). Normalerweise sind Oligodendrozyten nur im myelinisierten Abschnitt des Optikus vorhanden, d.h. hinter der Lamina cribrosa.

B. Gefäßerkrankungen der Retina

I. Allgemeines

Die inneren $^2/_3$ der sensorischen Netzhaut werden durch die retinale Zentralarterie versorgt, das äußere gefäßfreie Drittel jenseits der mittleren Grenzmembran fast ausschließlich durch die posterioren Aa. ciliares via diffusionem aus der Choriokapillaris (BARGMANN 1967). Diese durch die spezifische Kreislaufsituation bedingte anatomische Gliederung in eine innere und äußere Zone hat zur Folge, daß bestimmte retinale Erkrankungen primär die eine oder die andere Hälfte selektiv erfassen. In diesem Kapitel beschränken wir uns auf die Folgen vaskulärer Veränderungen des retinalen Kreislaufsystems (Abb. 11.3).

Der retinale Kreislauf ist ein Endarteriensystem, und es bestehen in den terminalen Versorgungsgebieten eines normalen Auges weder Kollateralen noch direkte Shunt-Verbindungen zwischen Arteriolen und Venolen. Das retinale Kapillarnetz stellt die einzige physiologische Verbindung zwischen zu- und abführendem System dar (SIEGELMAN u. OZANICS 1982). Gemeinsam mit dem zirkulatorischen System des Zentralnervensystems besitzt der retinale Kreislauf die einzigartigen Eigenschaften (SIEGELMAN u. OZANICS 1982) eines druckunabhängigen, konstanten Blutflusses (Autoregulation) und eines limitierten, selektiven Austausches von Metaboliten (Blut-Retina-Schranke).

Reduzierter okulärer Blutfluß führt, insbesondere in Geweben mit hohem metabolischem Umsatz, zu gravierenden Schäden. Neben der primären Sauerstoffdeprivation als Folge eines unterbrochenen Blutflusses, kann die Wiederherstellung der Perfusion zur weiteren sekundären Schädigung des Gewebes beitragen. Das Spektrum der ischämischen Alterationen der Netzhaut reicht von dem totalen weißen Infarkt (Zentralarterienverschluß) bis zur totalen roten Infarzierung (Zentralvenenthrombose). Dazwischen liegt eine Bandbreite von vaskulären Läsionen, die in Abhängigkeit von Art, Ausdehnung und Lage der Gefäßveränderung diffuse oder fokale bis sektorförmige Schäden nach sich ziehen.

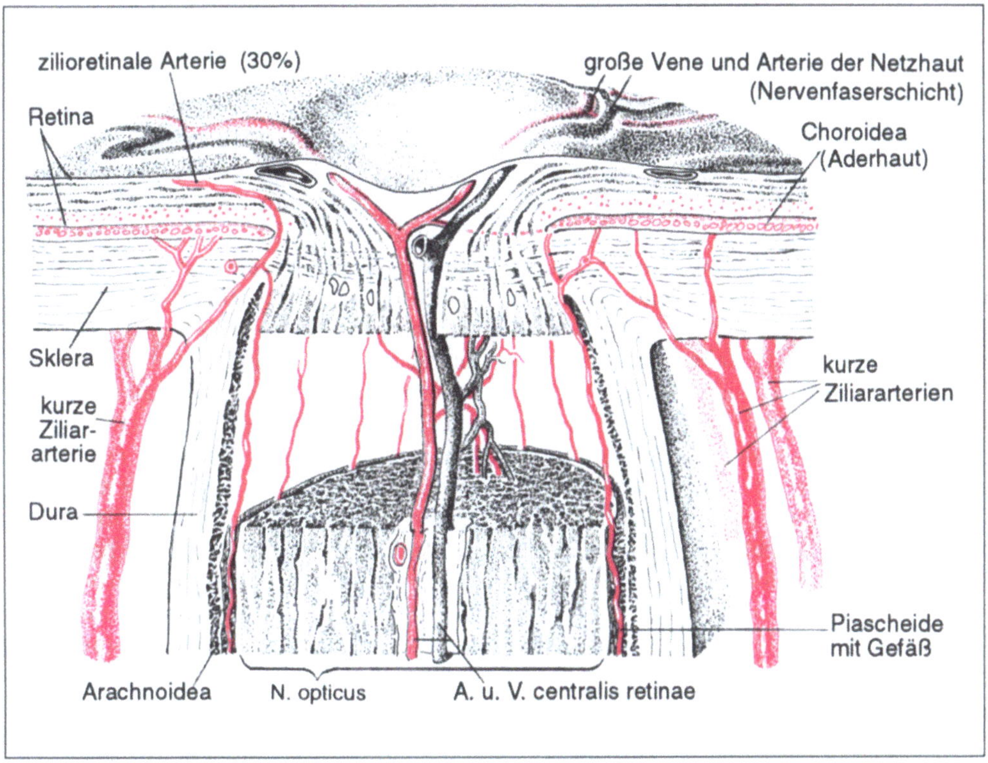

Abb. 11.3. Die A. ophthalmica zweigt sich in die Zentralarterie (retinaler Kreislauf) und in die kurzen hinteren Ziliararterien (choroidaler Kreislauf) auf. Die Zentralarterie tritt ca. 10 mm hinter dem Bulbus in den Sehnerven ein, verzweigt sich auf der Papillenoberfläche und versorgt die verschiedenen Quadranten der äußeren Netzhaut. Bei ca. 30% der Bevölkerung geht unmittelbar hinter dem Bulbus eine zilioretinale Arterie aus einer kurzen hinteren Ziliararterie ab, die benachbart zum N. opticus ins Auge eintritt und analog den retinalen Gefäßen die äußeren Netzhautschichten versorgt

Morphologisch ist das Reaktionsmuster ischämisch geschädigter Netzhaut unabhängig von der Ätiologie jedoch sehr begrenzt und zeichnet sich bei fokalen Ausfällen prinzipiell durch Mikroinfarkte der Netzhaut (Cotton-wool-Herde), exsudative Veränderungen in Folge eines Zusammenbruchs der Blut-Retina-Schranke (Ödem, harte Exsudate, retinale Blutungen) und Bildung von Mikroaneurysmen an den Kapillaren aus.

Die wichtigste Konsequenz einer progressiven Ischämie der Netzhaut ist die Ausschüttung angiogener Faktoren (Schultz u. Grant 1991), die über präretinale fibrovaskuläre Proliferationen unbehandelt zu traktionsbedingten Amotiones, Glaskörperblutungen und zum hämorrhagischen Sekundärglaukom führen können.

II. Hypertensive Retinopathie

Die primären Fundusveränderungen bei Hypertonie beruhen auf einer Verringerung des Durchmessers der Netzhautgefäße (Seitz 1962) im Sinne akuter fokaler Spasmen (wie bei der Schwangerschaftstoxikose und der malignen Hypertonie), oder diffuser, langsam progressiver Prozesse bei der chronisch verlaufenden, essentiellen Hypertonie (s. auch Kap. 16). Diese Adaptation des Widerstandes in den kleinen Arterien und den Arteriolen geschieht im Rahmen der vaskulären Autoregulation; ein Mechanismus, der den Blutfluß im Gewebe, trotz Änderung des Perfusionsdrucks, konstant halten kann (HAYREH et al. 1985; PORSAA 1941; STRANDGAARD 1978). Überschreitet nun der Blutdruck eine gewisse Grenze, versagt diese Autoregulation, und es kommt zur Senkung des vaskulären Widerstandes in den Arteriolen mit Erhöhung des transmuralen Drucks in den nachfolgenden kleinen Gefäßen. Die Gefäße werden dilatiert, und man nimmt an, daß, neben anderen Faktoren, die Überstreckung der Gefäße zu Endothelläsionen und somit zum Zusammenbruch der Blut-Retina-Schranke führen kann und nachfolgend von einer Plasmainsudation in die Gefäßwand begleitet wird (Tabelle 11.2). Das Phänomen der transarteriolären Exsudation wurde früher als plasmatische Vaskulosis bezeichnet. Die Erhöhung der Gefäßpermeabilität bleibt auf die dilatierten Abschnitte beschränkt (GOLDBY u. BEILIN 1972; GOLDBY u. BEILIN 1976).

Ein längerdauernder, akzelerierter Bluthochdruck kann – wie dies experimentell bei renal-induzierten Hypertonien an Primaten (HAYREH et al. 1985; TSO u. JAMPOL 1982) gut dokumentiert werden konnte – zu verschiedenen Fundusveränderungen führen. Sie lassen sich – entsprechend den anatomischen Kreislaufverhältnissen – in 3 Kategorien unterteilen: 1. die *hypertensive Retinopathie*, die durch Cotton-wool-Herde, retinale Arteriolen- und Venenveränderungen, fokale intraretinale periarterioläre Transudate, retinale Blutungen, Makulaödem und in schweren Fällen durch eine Makula-Sternfigur gekennzeichnet ist; 2. die *hypertensive Choroidopathie*, die sich durch fokale pigmentepitheliale Aufhellungen mit späterer Narbenbildung (Elschnig-Flecken), fluoreszenzangiographische Füllungsdefekte und oder seröse Netzhautablösungen auszeichnet und 3. die *hypertensive Optikusneuropathie* mit Papillenödem, das nach Resorption in gewissen Fällen zu einer Atrophie führen kann (Tabelle 11.3).

Tabelle 11.2. Pathogenese der hypertensiven Retinopathie

Chronische Phase

- Autoregulatorische Wandkonstriktionen
- Fixierte Gefäßverengungen durch Wandfibrose („Kupfer- bzw. Silberdraht“)

Akzelerierte (maligne Phase)

- Autoregulatorische Wandkonstriktionen
- Versagen der Autoregulation mit fibrinoider Wandnekrose präkapillarer Arteriolen und Exsudationen
- Sekundärer segmentaler Verschluß von Arteriolen
- Kapillare Non-Perfusion und Cotton-wool-Herde

Bei den meisten Patienten mit milder oder gut eingestellter Hypertonie kommt es jedoch nicht zum Zusammenbruch der inneren und äußeren Blut-Retina-Schranken. In diesen Fällen stehen die Veränderungen der Gefäße in hohem Maße mit arteriosklerotischen Prozessen im Zusammenhang, welche durch eine Verdickung der Gefäßwand gekennzeichnet sind. Die komplexe Beziehung zwischen hypertensiven und arteriosklerotischen Gefäßalterationen zusammen mit der hohen Variabilität des biomikroskopischen Befundes machen es schwierig, eine Klassifikation der rein auf die Hypertonie zurückzuführenden Gefäßveränderungen zu definieren. Eine Klassifikation der hypertensiven Retinopathie nach prognostischen Kriterien wurde 1939 von KEITH u. WAGENER eingeführt und vereinfacht die tatsächliche Situation. Die Stadien sollen direkt mit dem Ausmaß der arteriellen Hypertonie und umgekehrt mit der Überlebensrate der Patienten korrelieren. Die Grade I und II betreffen spastische Verengungen und arteriosklerotische Veränderungen der Arteriolen. Im III. Stadium treten zusätzliche „cotton-wool“-Herde, harte Exsudate und Blutungen auf. Das IV. Stadium wird weiter überlagert von einem Papillenödem, welches den Übergang in eine maligne Phase der Hypertonie signalisiert. 1953 wurden die hypertensiven und die arteriosklerotischen Veränderungen an den retinalen Gefäßen in der Klassifikation von Scheie (SCHEIE 1953; Tabelle 11.4)

Tabelle 11.3. Fundusveränderungen bei arterieller Hypertonie

Hypertensive Retinopathie	Hypertensive Choroidopathie	Hypertensive Optikusneuropathie
• Gefäßveränderung inkl. IRMA [a] • Cotton-wool-Herde • Harte Exsudate • Retinale Blutungen • Retinales Ödem inkl. zystoides Makulaödem	• RPE-Aufhellungen (Elschnig-Flecken) • Exsudative Amotio	• Papillenödem • Papillenatrophie

[a] Intraretinale mikrovaskuläre Anomalien.

Tabelle 11.4. Scheie-Klassifikation

Hypertension	
• Grad 0	Keine Veränderungen
• Grad 1	Kaum erkennbare arterioläre Verengungen
• Grad 2	Gut erkennbare arterioläre Verengungen mit fokalen Irregularitäten
• Grad 3	Grad 2 plus retinale Blutungen und/oder Exsudate
• Grad 4	Grad 3 plus Papillenödem
Arteriosklerose [a]	
• Grad 0	Normal
• Grad 1	Kaum erkennbare Reflexveränderungen
• Grad 2	Gut erkennbare Reflexverbreiterungen
• Grad 3	Kupferdrahtarteriolen
• Grad 4	Silberdrahtarteriolen

[a] Die Veränderungen werden begleitet von zunehmenden Veränderungen der arteriovenösen Kreuzungen.

getrennt betrachtet. Die arteriosklerotischen Veränderungen sind charakterisiert durch Veränderung des Lichtreflexes und der arteriovenösen Kreuzungsstellen. Eine normale Arteriolenwand ist transparent. Was am Fundusbild als Gefäß erscheint, entspricht der Blutsäule, die sich im Lumen befindet. Der zurückgeworfene Reflex erscheint als weiße, feine Linie in der Mitte des Gefäßes. Durch fortschreitende sklerotische Wandveränderungen wirken die Reflexe der Gefäße bei der Ophthalmoskopie verbreitert und wie Kupferdraht oder Silberdraht, je nach Grad der Wandeintrübung. Die arteriovenösen Kreuzungszeichen (Gunn-Zeichen) entstehen durch eine zunehmende Kompression an dem Punkt, wo die Arteriole und die Vene eine gemeinsame adventitielle Scheide besitzen (Seitz 1961). Der von der Arteriole ausgehende Druck ist zudem verantwortlich für die verschiedenen Grade der Distorsion der gekreuzten Venole (Salus-Zeichen). Der Fundus arterioscleroticus wurde auch von Sautter (1964) klassifiziert und entsprechende Kriterien für die Zuordnung zur allgemeinen Arteriosklerose herausgearbeitet.

1. Histopathologie

Sklerotische Gefäßwandveränderungen (Abb. 11.4a, b) stellen sich unweigerlich bei längerem Verlauf einer Hypertonie ein. Ähnliche Veränderungen sind aber auch ohne Hypertonie im Alter vorzufinden (senile Arteriosklerose). Sie bestehen aus einem zunehmenden Ersatz der muskulären Elemente durch Bindegewebe mit deutlicher Verengung des Lumens, was sich histologisch in einem zwiebelschalenartigen Aufbau der Gefäßwand zeigt (Asthon u. Harry 1963). Diese

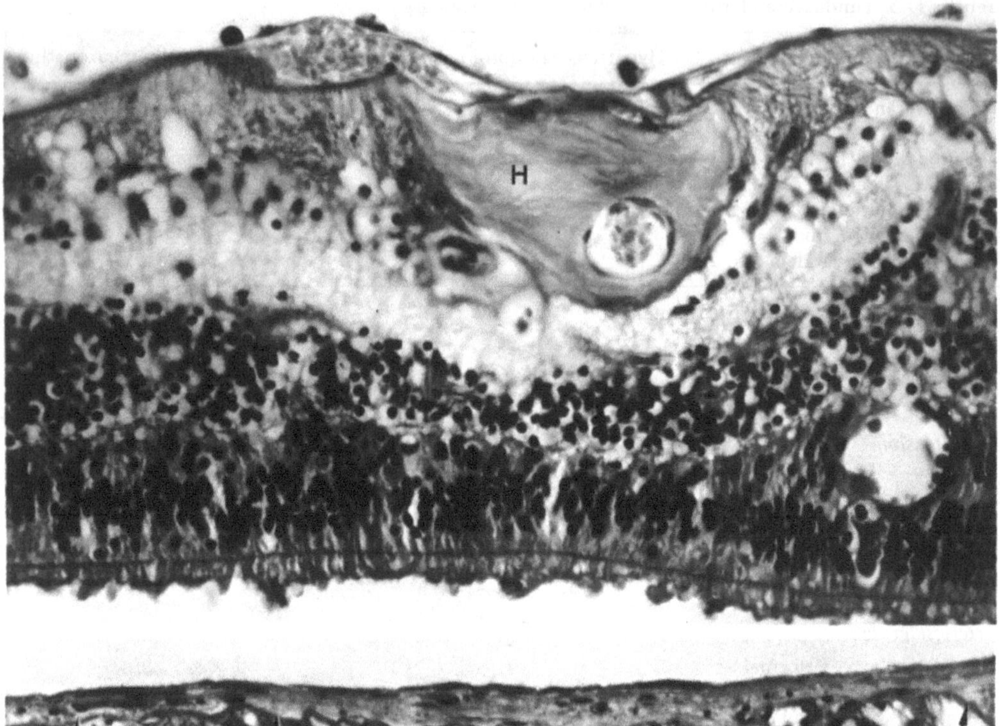

a

b

Abb. 11.4 a, b. Arteriosklerose der retinalen Gefäße. **a** Ausgedehnte Hyalinisierung (*H*) zwischen Gefäßwand und Membrana limitans interna. **b** Massive Gefäßwandverdickung bei Diabetes mellitus. Kapillaraussprossung mit präretinaler Neovaskularisation (*großer Pfeil*); Membrana limitans interna (*kleine Pfeile*) (PAS-Hämatoxylin)

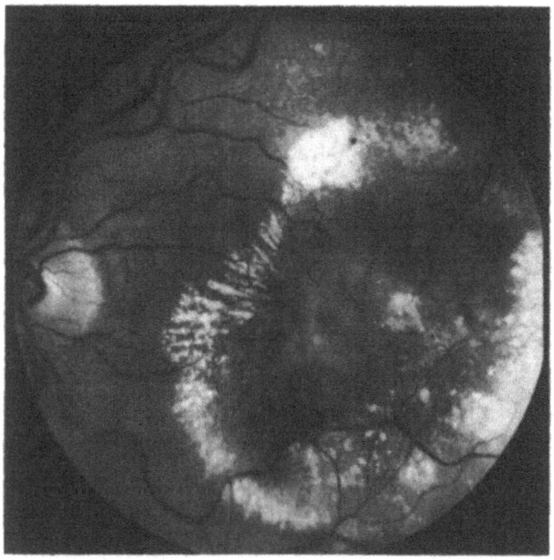
a

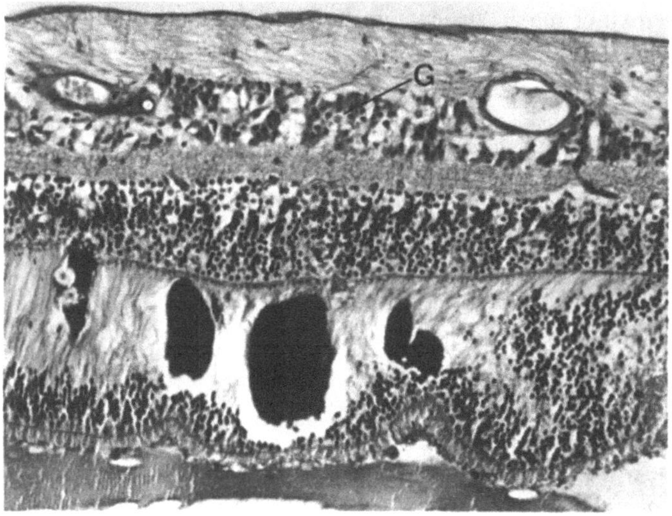

b

Abb. 11.5 a, b. Harte Exsudate perimakulär. **a** Ophthalmoskopisch: scharf begrenzte weißliche Exsudate. **b** Amorphes Material in der äußeren plexiformen Schicht, Ganglienzellen (*G*), durch Rezeptoren sowie äußere und mittlere Grenzmembran geformt

arteriolären Läsionen (Arteriolosklerose) unterscheiden sich von der Arteriosklerose der großkalibrigen Gefäße, bei denen die pathologischen Veränderungen primär in der Intima liegen (s. auch Kap. B. III).

Bei der malignen oder akzelerierten Form der Hypertonie kommt es in den präkapillaren Arteriolen zu einer fibrinoiden Wandnekrose mit Zusammenbruch der Blut-Retina-Schranke (Garner et al. 1975; Hayreh et al. 1989). Die dabei auftretenden intraretinalen Hämorrhagien und Exsudationen (Abb. 11.5 a, b) unterscheiden sich jedoch nicht von denen anderer Gefäßkrankheiten. Die „flammenförmigen" Blutungen gewinnen dieses Aussehen, weil die ausgetretenen Erythrozyten in die Nervenfaserschicht – zwischen den nahezu parallel gelegenen Fasern – zu liegen kommen. Die als Cotton-wool-Herde bezeichneten Mikroinfarkte (Abb. 11.6 a–c) der inneren Netzhaut entsprechen im histologischen Bild kolbenförmig angeschwollenen Enden unterbrochener retinaler Ganglienzell-Axone (Asthon u. Harry 1963). Der histopathologische Terminus „zytoide Körperchen" erinnert den Kliniker jedoch eher an die wahre Natur der Läsion als der irreführende Begriff „weiches Exsudat", da de facto gar kein Exsudat vorliegt.

III. Verschlüsse retinaler Gefäße

1. *Zentralarterien- und Arteriolenverschlüsse*

a) Allgemeines

Die A. centralis retinae ist eine Endarterie und ihr Verschluß, ob passager oder permanent, führt innerhalb von Sekunden zu einer massiven Visusverschlechterung (bis hin zu unilateraler Amaurose). In den meisten Fällen ist es nicht möglich, den exakten Pathomechanismus des Verschlusses zu klären. Arteriosklerotische Veränderungen, Embolisationen, Vaskulitiden, Spasmen, Kreislaufkollaps, dissezierende Aneurysmen und arterioläre Nekrosen im Rahmen einer malignen Hypertonie (Brown 1994) dürften ätiologisch im Vordergrund stehen (s. unten). Unter Umständen kann sich die Zirkulation im retinalen Kreislauf innerhalb von Stunden oder Tagen wiederherstellen (meist nur partiell und geringfügig).

Klinisch zeigt sich die ischämische Nekrose der Netzhaut nach wenigen Stunden als trüb grau-weiße Schwellung des gesamten Fundus in Folge eines Transparenzverlustes der inneren Retina-Schichten. Die Foveola - hier fehlen die inneren Netzhautschichten - behält ihr normales Aussehen und erscheint im Kontrast als „kirschroter Fleck" (Abb. 11.7a). Der Verschluß einer retinalen oder zilioretinalen Arteriole führt zu entsprechenden Fundusveränderungen

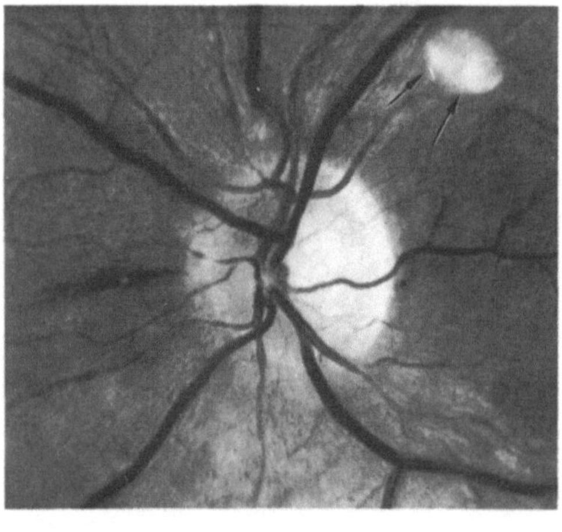

a

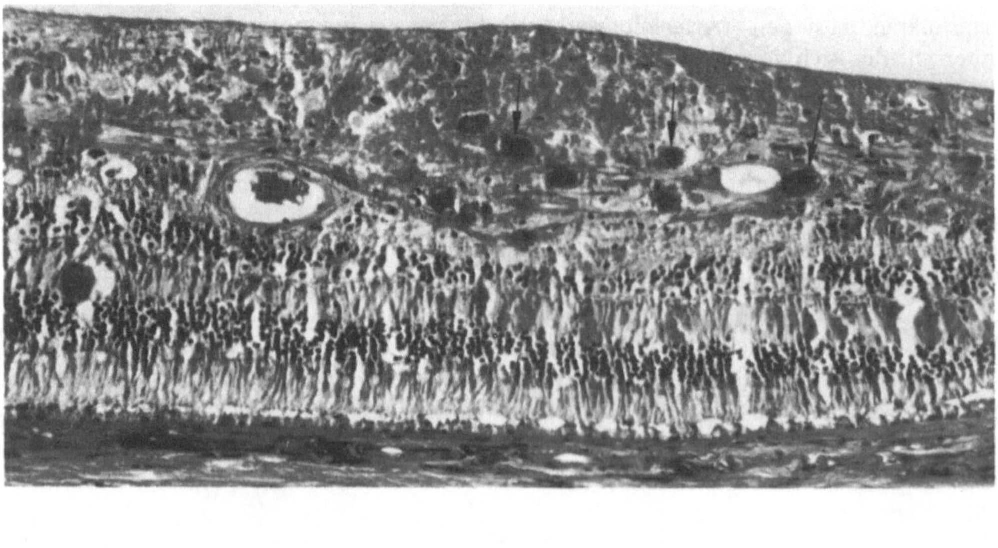

b

Abb. 11.6 a, b. „Cotton-wool-Herde". **a** Ophthalmoskopisch leichte Prominenz und unscharfe Begrenzung in der Nervenfaserschicht. **b** Zytoide Körperchen im ischämischen Mikroinfarkt der Nervenfaserschicht: unterbrochene Nervenfasern retrahieren sich kolbenförmig (*Pfeile*)

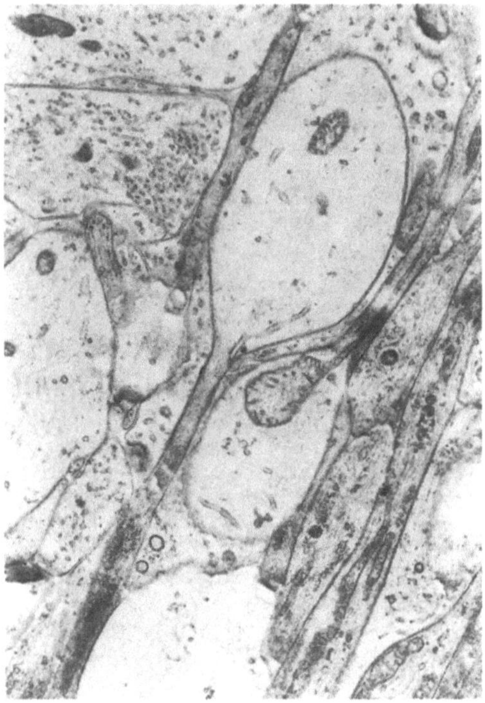

Abb. 11.6 c. Elekronenoptisches Bild eines „Cotton-wool-Herdes" (Frühstadium): fokal aufgeschwollene Axone mit einzelnen nachweisbaren Zellorganellen in einem experimentell induzierten ischämischen Bezirk der Schweine-Netzhaut (mit freundlicher Genehmigung von A. Garner, London)

lediglich im abhängigen Sektor (Abb. 11.7b). Umgekehrt kann – in ca. 25% der Fälle – ein von einer zilioretinalen Arterie versorgter Sektor bei einem Zentralarterienverschluß auch erhalten bleiben (Brown u. Shields 1979). Liegt ein gleichzeitiger Verschluß der A. ophthalmica. vor, kann der „kirschrote Fleck" wegen Unterbruch des choroidalen Kreislaufes auch fehlen.

Bezüglich Inzidenz der arteriolären Verschlüsse sind keine genauen epidemiologischen Daten bekannt. In der Literatur wird von großen Augenkliniken über eine Frequenz zwischen 1:1000 und 1:10000 bei ambulanten Patienten berichtet (Brown 1994; Kogure u. Iijim 1991). Das durchschnittliche Alter liegt etwas über 60 Jahre, und Männer sind häufiger betroffen als Frauen. Zwei Drittel der Patienten leiden gleichzeitig an einer arteriellen Hypertonie, $^1/_4$ an einem Diabetes mellitus (Brown u. Magargal 1982). Ein arterieller Embolus in der Retina, ob nun assoziiert mit einem Gefäßverschluß oder nicht, erhöht die Mortalitätsrate über 9 Jahre von 27% – bei einer alterskorrigierten Kontrollgruppe ohne retinale Emboli – auf 56% (Savino et al. 1977).

b) Ätiologie und Pathogenese

Anatomische Vorbemerkung: In ihrem intraneuralen Verlauf gleicht die histologische Struktur der A. centralis retinae anderen, kleinen muskulären Arterien. Der Lumendurchmesser mißt ca. 200 µm, die Wanddicke 35 µm. Die Gefäßwand besteht aus einer einschichtigen Lage von Endothelzellen, einer Lamina elastica interna sowie einer Media von glatten Muskelzellen mit schlecht definierter Elastica externa, die sich mit der Adventitia verbindet und übergangslos in die piale Scheide übergeht. Die retinalen Arterien verlieren ihre Lamina elastica interna nach der Aufzweigung an der Papille, was sie von anderen muskulären Arterien desselben Kalibers im Körper unterscheidet. Sie kompensieren diesen Verlust mit einer ausgeprägten Muskularis, die größere Konstriktionen im Rahmen der Autoregulation erlaubt. Von diesem Punkt des Austritts aus der Papille verkleinert sich das Lumen progressiv und die Wanddicke verringert sich graduell unter Verlust an Muskularis (ca. 7 Lagen an der Papille zu 2 Lagen im Äquatorbereich).

1. *Die arteriosklerotischen Veränderungen* stehen für die Ursachen der arteriellen Verschlüsse der A. ophthalmica und der großkalibrigen Netzhautarterien im Vordergrund (Leishman 1957). Atherompolster – die Ausgangsläsion der Arteriosklerose – liegen bevorzugt an Verzweigungsstellen der Gefäße und im Bereiche der Enge der Lamina cribrosa. Sie bestehen aus einer fokalen, plaqueartigen Verdickung der Intima mit lipidhaltigem Zentrum – vornehmlich komplex an Eiweiße gebundenes Cholesterin und Cholesterinester – und einer fibrösen

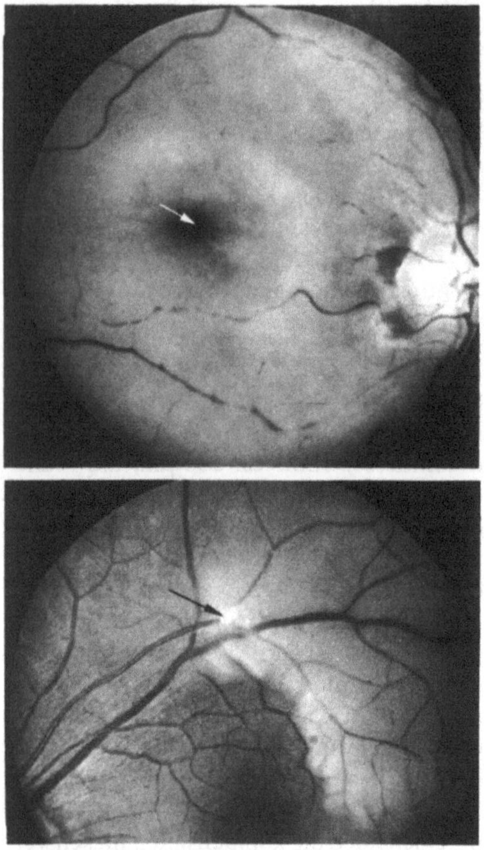

a

b

Abb. 11.7 a – c. Ischämischer Infarkt der Netzhaut. **a** Retinaler Zentralarterienverschluß. Kirschroter Fleck der Foveola (*Pfeil*). **b** Verschluß eines retinalen Arteriolenastes durch einen Kalkembolus (*Pfeil*). **c** Nervenfaserschicht, die Ganglienzellen und die innere Hälfte der bipolaren Schicht sind atrophiert. Die äußeren Netzhautschichten und die Photorezeptoren bleiben erhalten

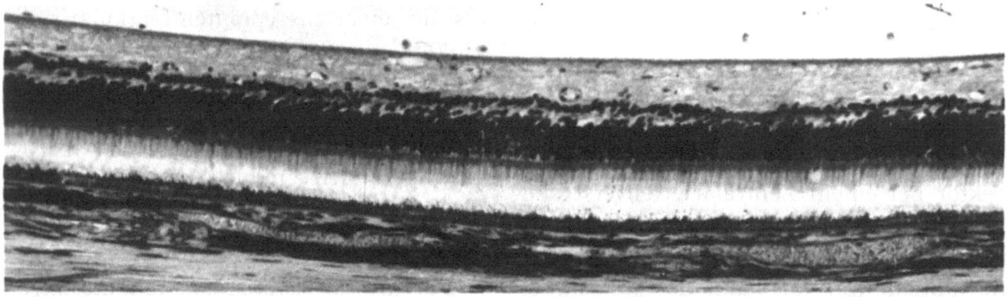

c

Kapsel. Durch langsame Größenzunahme führen sie zu einer allmählichen Verengung des Lumens. Blutungen in die Polster oder die Bildung eines Parietalthrombus, können zu einer akuten Verlegung des Restlumens führen (Dahrling 1965).

2. *Embolische Verschlüsse* der Zentralarterie und ihrer Äste sind seltener als arteriosklerotische Obliterationen. In ca. 20 % der Zentralarterienverschlüsse lassen sich ophthalmoskopisch Emboli nachweisen, und es ist bisweilen schwierig zu unterscheiden, ob es sich um solche aus Kalk, Thrombozyten oder Cholesterin handelt (Brown u. Magargal 1982; Manor u. Sachs 1973; Penner u. Font 1969). Ursächlich kommen verschiedene Krankheitsbilder in Frage: arterielle Hypertonie mit arteriosklerotischer Plaquebildung in den großen Halsgefäßen

und den Aa. ophthalmicae (GOLD 1977; SHAH et al. 1985), Herzklappenerkrankungen, z. B. im Rahmen rheumatischer Endokarditiden (APPEN et al. 1975) oder eines Mitralklappenprolaps-Syndroms (WILSON et al. 1977), Parietalthrombenbildung nach Myokardinfarkt (ZIMMERMAN 1975), Vorhofsmyxome (COGAN u. WRAY 1975), Tumoren (TARKKANEN et al. 1973), Fettembolien (INKELES u. WALSH 1975), intravenöser Drogenabusus (ATLEE 1972) und verschiedene iatrogene Ursachen (CARLSON et al. 1976; CHARAWANAMUTTU et al. 1973; SHAH et al. 1985).

3. *Entzündliche Veränderungen* der Gefäßwand und des adventitiellen Bindegewebes können vor allem im Rahmen der Arteriitis temporalis gigantocellularis Horton, im Bereiche der A. ophthalmica und dem extraneuralen Abschnitt der Zentralarterie zu akuten Verschlüssen führen (DAICKER u. KELLER 1971; GODER 1968). Eine unverzügliche Einleitung einer antiinflammatorischen Therapie ist von größter Wichtigkeit, um das andere Auge vor dem selben Schicksal zu bewahren. Daneben wird in der Literatur über Fälle mit retinalen Gefäßverschlüssen bei systemischem Lupus erythematodes (GOLD et al. 1972) und Polyarteriitis nodosa berichtet (GOLD 1977).

4. *Gefäßspasmen:* Zusammen mit anderen muskulären Arterien sind die Zentralarterie und ihre Hauptäste empfänglich für intensive, fokale Wandkonstriktionen. Solche Spasmen mit Obstruktion des Blutflusses und konsekutiven Sehstörungen werden gelegentlich – auch bei jüngeren Patienten – im Rahmen von Migräneanfällen (CONNOR 1962; SILBERBERG u. LATIES 1974) oder bei Überdosierung Ergotaminhaltiger Medikamente beobachtet (HANSELMAYER u. WERNER 1973).

c) Histopathologie

Seltene Präparate frischer ischämischer Infarkte zeigen eine Nekrose der Nervenfaser- und Ganglienzellschicht sowie der inneren Körner- und angrenzenden plexiformen Schicht (DAHRLING 1965). Die ischämischen Schäden sind unabhängig von der Ätiologie und werden lediglich durch das Ausmaß, die Dauer und die Lokalisation bestimmt. In experimentellen Studien konnten bei akutem, totalem Verschluß der Zentralarterie ultrastrukturell nach 15 min Schwellungen der Zellorganellen in Axonen und Ganglienzellen nachgewiesen werden (KROLL 1968). Nach 1–5 h führt das intrazelluläre Ödem zu Rupturen der Plasmamembranen an Kern und Zelle und somit zu irreversiblen Schäden. Nach 16 h ist histologisch eine Nekrose der inneren Retinaschichten nachzuweisen. HAYREH u. WEINGEIST (1980) fanden bei experimentellen Verschlüssen der Zentralarterie an Primaten eine Retina-Toleranzzeit von 90 min gegenüber totaler Anoxie. Die äußeren Netzhautschichten und die Photorezeptorzellen bleiben initial erhalten, da sie von der Choriokapillaris aus ernährt werden (Abb. 11.7c). Langfristig kommt es jedoch auch zur Atrophie der äußeren retinalen Schichten. Die reparative Gliose ist meist minimal, und nach Resorption der Nekrosen ist die Retina deutlich verdünnt. Wie diese Resorption geschieht, ist nicht ganz geklärt, da bei der Nekrose die zur Phagozytose befähigten Gliazellen ebenfalls zugrunde gehen. Vermutlich kommt es zur Einwanderung von Makrophagen aus äußeren Netzhautschichten, Aderhaut und rekanalisierten Netzhautgefäßen (DAICKER 1977).

d) Behandlung

Der therapeutische Ansatz bei Arterienverschlüssen beruht auf drei Prinzipien: 1. in dem Versuch, den Embolus durch geeignete Maßnahmen weiter in die Peripherie zu verschieben (u. a. mittels Bulbusmassage und Vorderkammerpunktion) um damit den ischämischen Schaden zu verkleinern (AUGSBURGER u. MARGARAL 1980; FFYTCHE 1974). 2. durch Lyse des Thrombus bzw. Embolus mittels lokaler *Urokinase*- Applikation (SCHMIDT et al. 1992) bzw. tierexperimentell durch systemische Gabe von *rekombiniertem Gewebe-Plasminogen-Aktivator (r-TPA)* (VINE et al. 1988) und 3. durch Inhalation eines Sauerstoff/CO_2-Gemisches, bei der es zu einer Erhöhung des Sauerstoff-Partialdruckes in den ischämischen Netzhautarealen kommt (LANDERS 1978). Bislang ist jedoch weder der natürliche Verlauf unter Berücksichtigung aller Variablen bekannt, noch gibt es große randomisierte prospektive Studien, die den positiven Effekt der obengenannten Therapien beweisen. Zudem ist der Nutzen einer Behandlung aus pathologisch-anatomischer Sicht zweifelhaft, insbesondere wenn bei Therapiebeginn schon ein retinales Ödem vorgelegen hat.

2. Zentralvenenverschluß (ZVT)

Die retinalen Venenverschlüsse (Zentralvenen- und Astvenenverschluß) bilden nach den arteriosklerotisch/hypertensiven Veränderungen und der diabetischen Retinopathie die größte Gruppe der vaskulären Netzhautaffektionen und bieten durch den typischen ophthalmoskopischen Befund kaum diagnostische Schwierigkeiten. Neben kongestierten Venen liegen – je nach Ausmaß und Form der Erkrankung – einzelne bis ausgedehnte, oberflächliche flammen- bis streifenförmige und tiefe kugel- bis fleckförmige Blutungen in der Netzhaut vor (Abb. 11.8 a).

Das Durchschnittsalter der Patienten mit Zentralvenenthrombose liegt bei über 50 Jahren. Sie kann isoliert oder komplizierend im Rahmen von verschiedenen Grunderkrankungen auftreten (GARNER 1994): beispielsweise bei *Hyperviskositätszuständen* (MCGRATH et al. 1978; RING et al. 1976), *Vaskulitiden* (LYLE u. WYBAR 1961), *Reduktion des arteriellen Perfusionsdruckes* (HAYREH 1980), *intravasaler Turbulenzbildung* in Folge Venenkompressionen durch eine atheromatös veränderte Zentralarterie (KLIEN 1953), massive Drusen (GREEN et al. 1981), kongenitaler Anomalie der Lamina cribrosa (WALTERS u. SPALTON 1990) sowie bei venösen *Abflußbehinderungen* im Rahmen intrakranieller, bzw. intraokularer

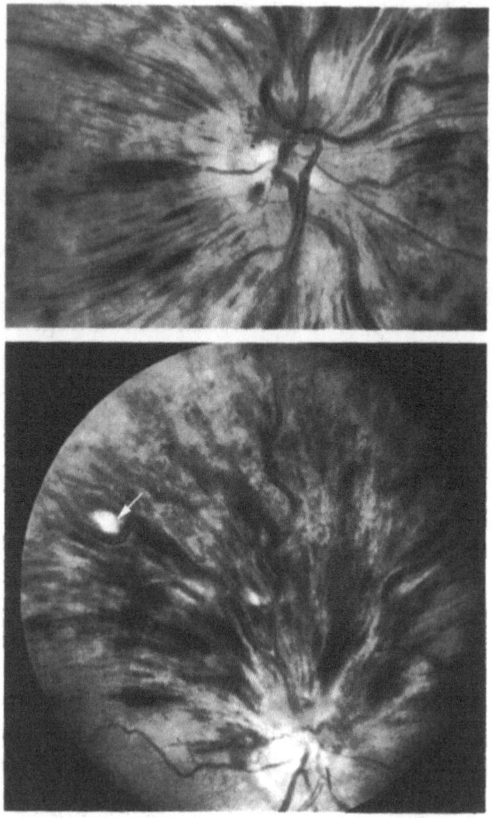

a

b

Abb. 11.8 a, b. Hämorrhagische Infarkte der Retina. **a** Zentralvenenverschluß. **b** Venenastverschluß, „Cotton-wool-Herde" (*Pfeil*)

Drucksteigerung (DRYDEN 1965) oder komprimierenden Neoplasien.

Experimentelle und klinische Studien haben gezeigt (HAYREH 1976), daß sich bei dem als „retinaler Zentralvenenverschluß" bezeichneten Krankheitsbild zwei verschiedene Formen unterscheiden lassen: 1. die nichtischämische ZVT und 2. die ischämische ZVT. Sie unterscheiden sich im klinischen Bild, in der Prognose und auch in ihrer Behandlung.

Die sog. venöse Stase-Retinopathie (leider wird dieser ursprünglich von KEARNS u. HOLLENHORST (1963) eingeführte Begriff von verschiedenen Autoren synonym für die nichtischämische Form der ZVT verwendet) muß als Folge chronischer Ischämie bei Ka-

Tabelle 11.5. Vergleich zwischen retinaler Zentralvenen-Verschluß (ZVV) und chronischer Bulbusischämie. (Mod. nach HAYREH 1976)

	Nichtischämische ZVV	Ischämische ZVV	„Venöse Stase-Retinopathie"
I. Alter	Junge und ältere Erwachsene	Ältere Erwachsene	Ältere Erwachsene
II. Visus	Normal oder nur geringgradig herabgesetzt	Deutlich reduziert	In 90% herabgesetzt, in der Regel graduelle Reduktion
III. Fundusveränderungen			
• Venen	Deutlich gestaut und geschlängelt	Ausgeprägter	Dilatiert, aber generell nicht geschlängelt
• Arterien	Normal oder arteriosklerotisch verengt	In der Regel arteriosklerotisch verengt	Verengt, zum Teil auch mit fokalen Konstriktionen. In 5% nachweisbarer Spontanpuls
• Cotton-wool-Herde	Selten	Sehr häufig	Nur in 5% nachweisbar
• Retinale Blutungen	Streifen- und punktförmige Blutungen	Ausgeprägter	Punkt- und fleckförmige Blutungen vor allem in der mittleren Peripherie
• Retinales Ödem	Mäßig	Ausgeprägt	Wenig exsudativ, in 15% kirschroter Fleck der Makula, in 15% Makulaödem
• Papille	Hyperämisch, manchmal ödematös	Papillenödem mit Blutungen bedeckt	Papille blaß, randscharf, häufig Papillenneovaskularisation in Spätstadien
IV. Fluoreszenz-Angiographie	Normale Aderhaut-Füllung, verlängerte AV-Transitzeit, venöse Stase, gestaute Kapillaren, keine bis wenige Minderperfusionszonen, Staining der Venen	Verzögerte arterielle Füllung, späte Füllung der großen Venen mit Staining, venöse Stase, gestaute Kapillaren, Minderperfusionszonen (> 10 PF), Mikroaneurysmen, Netzhautödem später arteriovenöse Anastomosen und Neovaskularisationen	Verzögerte und fleckförmige Aderhautfüllung, verlängerte Transitzeit, Staining der Arterien, Minderperfusionszonen, evtl. Makulaödem
V: Komplikationen	Zystoides Makulaödem	Zystoides Makulaödem, Makuladegeneration, präretinale und Iris-Neovaskularisationen mit hämorrhagischem Sekundärglaukom	Hornhautödem, Irisatrophie, Sekundärglaukom, Katarakt, präretinale Neovaskularisation, Makulaödem

rotisinsuffizienz differentialdiagnostisch von der Zentralvenenthrombose abgegrenzt werden (Tabelle 11.5, s. B. V. 1).

Eine klinische Unterscheidung in die eine oder andere Form der ZVT ist in der Regel schon während der akuten Phase an Hand des funktionellen Ausfalls [Afferenzdefizit, Elektroretinographie (JOHNSON u. FINKELSTEIN 1986), Gesichtsfeld, Visus] und des morphologischen Aspektes (Biomikroskopie, evtl. Fluoreszenzangiographie) möglich (HAYREH et al. 1990). Bei der Fluoreszenzangiographie (erst nach Resorption der Blutungen zuverlässig beurteilbar), die aufgrund von retinalen Perfusionscharakteristika einen Aufschluß über den entstandenen Netzhautschaden liefert, finden sich fließende Übergänge im Ausmaß der Kapil-

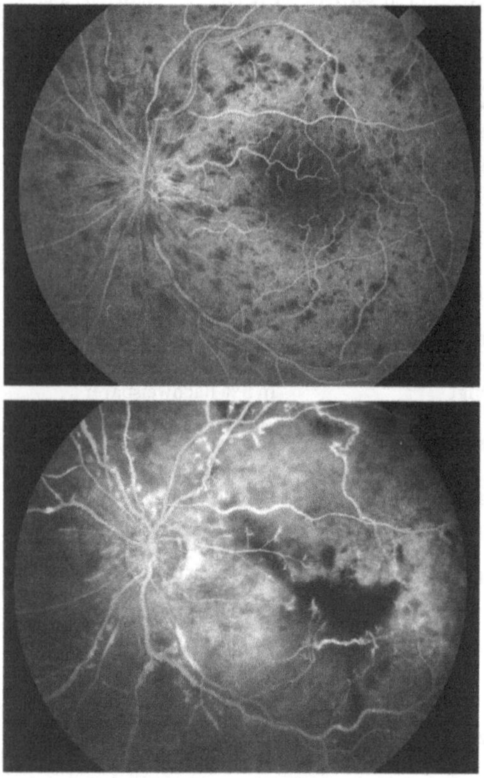

a

b

Abb. 11.9 a, b. Zentralvenenthrombose. **a** *Nicht ischämische Form:* multiple Blutungsschatten im hinteren Pol bei weitgehend erhaltenem Kapillarnetz. Avaskuläre Zonen sind nicht nachweisbar. **b** *Ischämische Form:* gleicher Patient wie in **a** (10 Monate später). Zentrale Blockade durch retinale Blutung sowie ausgedehnte Minderperfusionszonen (mit freundlicher Genehmigung von Fr. Dr. A. Thölen und Dr. J. Stürmer, Zürich)

larverschlüsse. Eine kapillare Minderperfusion (Abb. 11.9a, b) mit der Ausdehnung von mindestens 10 Papillenflächen wird von verschiedenen Autoren der ischämischen Form zugeordnet, weil sie einen signifikanten Risikofaktor für die Entwicklung von Irisneovaskularisationen darstellt (MAGARGAL et al. 1982b; MAY et al. 1979). Bis heute fehlt es jedoch an einer exakten Definition der kritischen Schwelle der Minderperfusion. Neue Aufschlüsse über die ischämieabhängigen Risiken einer Irisneovaskularisation ergab die Multicenter-Studie der Central Vein Occlusion Study Group (1995b).

a) Nichtischämische Form

Bei ca. $^2/_3$ der Patienten mit ZVT erfolgt der venöse Verschluß ohne erkennbares Einflußdefizit (HAYREH 1983). Biomikroskopisch finden sich weniger retinale Blutungen als bei der ischämischen Form, und Mikroinfarkte sind kaum nachweisbar. Trotz Stase des Kreislaufes kommt es nicht zu signifikanten Kapillarverschlüssen. Diese nichtischämischen Formen wurden früher als „partielle", „drohende" bzw. „beginnende" Zentralvenenthrombose oder auch als Präthrombose bezeichnet. Bei jungen Patienten ohne Systemerkrankung wird entweder eine Entzündung der Zentralvene, die sog. Papillophlebitis (APPEN et al. 1980; HAYREH 1972) oder eine kongenitale Anomalie im Bereich der Lamina cribrosa, die zu lokalen Turbulenzen führt (WALTERS u. SPALTON 1990), für den Verschluß verantwortlich gemacht. Kompensatorische Erweiterung der Venen und Entwicklung von Kollateralen verbessern in einigen Fällen mittelfristig den venösen Abfluß. Je tiefer der Verschluß im Optikus erfolgt, desto mehr Kollateralen stehen zur Verfügung. Etwa die Hälfte der Augen mit nichtischämischer ZVT erholen sich spontan, andere zeigen ein persistierendes, zystoides Makulaödem. Gemäß dem ersten Bericht der Central Vein Occlusion Study Group (1993), die u. a. den natürlichen Verlauf der primär nichtischämischen Formen verfolgt, ist das Risiko eines Übergangs in eine ischämische Form jedoch größer als bisher angenommen (16% nach 4 Monaten).

b) Ischämische Form

Zirka 20–36% der Zentralvenenthrombosen (HAYREH 1983; QUINLAN et al. 1990) betreffen diese weitaus gravierendere Form, die mit einer signifikanten Hypoxie einhergeht. Häufig findet sich eine begleitende Alteration des arteriellen Schenkels. Ob jedoch der Perfusionsabfall in der zuführenden Arterie eine Bedingung für eine ischämische Form darstellt, bleibt kontrovers. Bei experimentell induzierten Venenastverschlüssen an Primaten zeigten sich progressive Kapillarverschlüsse auch bei nicht kompromittiertem arteriellen System (Hamilton et al. 1979). In einer prospektiven histologischen Aufarbeitung von 29 Augen mit ZVT (20 davon wurden infolge Neovaskularisationglaukom enukleiert) fanden sich nur in 7 Fällen (24,6 %) Hinweise auf eine arterielle Insuffizienz (Green et al. 1981). Die klinische Bedeutung von temporären Perfusionseinschränkungen, z. B. im Rahmen von Spasmen oder hypotensiven Krisen in der Pathogenese der ischämischen ZVT, bleibt weiterhin unklar (Garner 1994).

Die beiden wichtigsten Komplikationen der ischämischen Zentralvenenthrombose sind die Makulabeteiligung (kapillare Ausfälle, zystoides Ödem, seltener Blutungen) und die Rubeosis iridis mit irreversiblem Neovaskularisationsglaukom. Das Risiko einer Irisneovaskularisation liegt bei ca. 50 %, wovon wiederum ungefähr die Hälfte in ein Neovaskularisationsglaukom übergeht (Hayreh et al. 1983).

c) **Histopathologie** (Abb. 11.10 a, b)

Nichtischämischer und ischämischer Typ zeigen ähnliche Veränderungen. Sie unterscheiden sich nur im Ausmaß der retinalen Destruktion. Die Gestalt der Blutung hängt von ihrer Lokalisation ab (s. Kap. 12). Bei der ischämischen Form handelt es sich um einen hämorrhagischen Infarkt der Netzhaut mit extrazellulärem Ödem in der Nervenfaser- und Ganglienzellschicht, Dilatation und Kongestion der Venen und Rhexisblutungen (Kohner et al. 1970) aus den Kapillaren, vor allem in die Nervenfaserschicht (flammenförmig), aber auch in die tieferen Schichten (kugelförmig). Relativ selten und meist bei entzündlichen Verschlüssen mit Gefäßwandschädigung brechen die diffus und weit verteilten intraretinalen Blutungen in den Glaskörper ein. Die Netzhautblutungen und die ischämischen nekrotischen Areale resorbieren sich nach Monaten mit zurückbleibender gliöser Narbe. Durch Wiedereinsetzen der Zirkulation kommt es zur

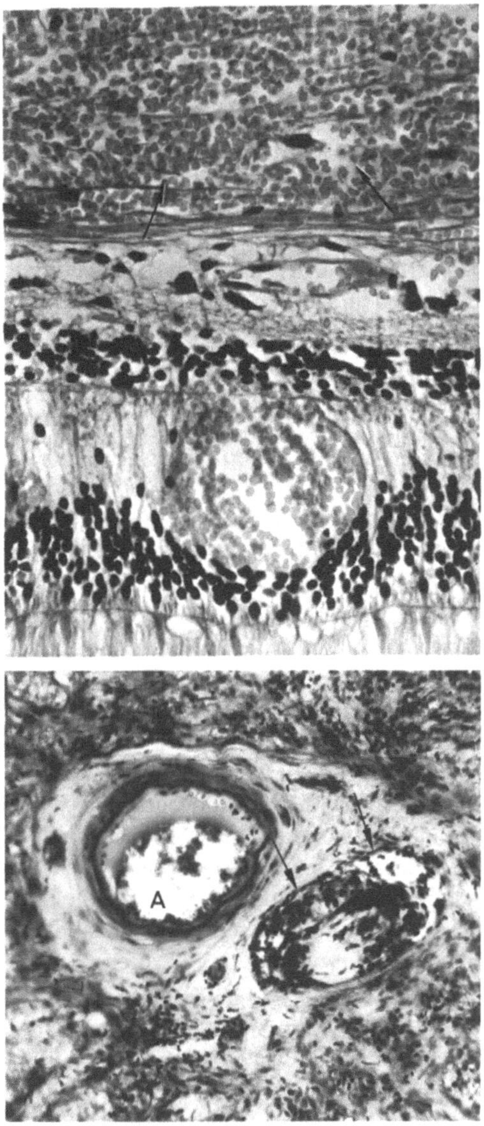

a

b

Abb. 11.10 a, b. Zentralvenenthrombose. **a** Massive oberflächliche und tiefe Blutung der sensorischen Retina. Intakte „Nervenfasern" (*Pfeile*). **b** Thrombose der retinalen Zentralvene (*Pfeile*) mit Fibrin und Thrombozyten. Reaktive Gliose im N. opticus. Arteria centralis retinae (*A*) (PAS-Hämatoxylin)

Öffnung der ischämisch geschädigten Kapillaren. Es entstehen durch Dilatation arteriovenöse Anastomosen, die bei Astverschlüssen den geschädigten Bezirk überbrücken (Daicker 1977). Ein zystoides Makulaödem und intraokuläre Neovaskularisationen sind häufig die Folgen eines Zentralvenenverschlusses.

Jahre später ist die Diagnose eines Zentralvenenverschlusses oft schwierig zu stellen. Als Residuen bleiben präretinale fibrovaskuläre Membranen, eine Innenschicht-Atrophie und in der Berlinerblau-Färbung hämosiderinhaltige Gliazellen und Makrophagen nachweisbar. Als Überreste des intravenösen Thrombus findet man in Optikusquerschnitten teilweise rekanalisiertes, fibröses Gewebe.

d) Behandlung

Akute Phase: Die *Hämodilutionstherapie* wird auch von älteren Patienten gut toleriert, vorausgesetzt daß keine kardiale, respiratorische oder renale Insuffizienz vorliegt (HANSEN et al. 1989). Das Ziel dieser Therapie besteht darin, durch Senkung der Blutviskosität die Perfusion und somit die O_2-Versorgung in der Retina zu steigern. Vereinzelte Studien haben über einen günstigen Effekt auf den Visus berichtet (HANSEN et al. 1985). Die Hämodilutionstherapie allein zeigt jedoch keine Wirkung bezüglich der Verhinderung eines Neovaskularisationsglaukoms (WOLF et al. 1994). Die Wirksamkeit von *Antikoagulantien* sowohl für die Prävention als auch für die Therapie der Zentralvenenthrombose ist ebenfalls nicht erwiesen. In einzelnen Studien schnitten die so behandelten Patienten sogar schlechter ab als die Kontrollgruppe. Die Therapie birgt zudem das Risiko von verstärkten Retinablutungen. Die Behandlung der ZVT mit *Fibrinolysin* und *Streptokinase* hat ebenfalls nicht zu überzeugenden Resultaten geführt (DEN OTTOLANDER u. CRAANDIJK 1968). Auch diese Therapie kann zu lokalen (verstärkte retinale und Glaskörperblutungen) und gefährlichen systemischen Komplikationen führen (Hirnblutungen). Von der Behandlung mit diesem Mittel ist deshalb bei Zentralvenenverschluß abzuraten. Die Verbesserung der retinalen Sauerstoffversorgung nach Inhalation von *Oxykarbonsäure* konnte experimentell gezeigt werden, doch die bisherigen klinischen Studien sprechen nicht für die Wirksamkeit dieser Therapie.

Zusammenfassend muß gesagt werden, daß nur kleinere klinische Studien vorliegen und darin meistens ein polypragmatisches Konzept verfolgt wurde. Dies dürfte mit ein Grund dafür sein, daß sich bislang keine Therapieform des Zentralvenenverschlusses international durchsetzen konnte.

Chronische Phase: Eine panretinale Photokoagulation kann ein Neovaskularisationsglaukom verhindern (LAATIKAINEN et al. 1977; MAGARGAL et al. 1982a; MAY et al. 1979). Gemäß des jüngsten Berichtes der Central Vein Occlusion Study Group verhindert jedoch die *prophylaktische* panretinale Koagulationen nicht in allen Fällen eine Irisneovaskularisation. Zudem sollen Irisneovaskularisationen bei nicht vorbehandelten Augen im Vergleich zu bereits koagulierten Augen ein besseres Ansprechen auf eine panretinale Photokoagulation zeigen. Entsprechend werden in den ersten Monaten nach Zentralvenenthrombose engmaschige und sorgfältige Nachkontrollen (inklusive Spaltlampen-Untersuchung der Iris bei nicht dilatierter Pupille und Gonioskopie) und erst bei Auftreten von Irisneovaskularisationen eine rasche panretinale Photokoagulation empfohlen (Central Vein Occlusion Study Group 1995b).

Das Makulaödem nach ZVV ist therapeutisch nicht beeinflußbar. Im Gegensatz zu einigen positiven Pilotstudien mit einer zentralen Grid-Laserkoagulation (GUTMAN et al. 1987; KLEIN u. FINKELSTEIN 1987) hat die Central Vein Occlusion Study Group (1995a) keinen positiven Effekt einer solchen Maßnahme beobachten können.

3. Venenastverschluß

Der Venenastverschluß führt den Patienten wegen Visusabnahme und Gesichtsfelddefekten zum Augenarzt und zeigt sich am Fundus in der akuten Phase in einem pathognomonischen Muster mit segmental verteilten, intraretinalen Blutungen, die im allgemeinen die horizontale Raphe respektieren (Abb. 11.8b). Im Verlaufe von Monaten resorbieren sich diese Blutungen, so daß das Ausmaß der retinalen Schädigung jetzt angiographisch besser beurteilt werden kann.

In der chronischen Phase ist die Diagnose oft nur noch auf Grund von fluoreszenzangiographisch erkennbaren, vaskulären Abnormitäten wie kapillare Minderperfusionen, Kapillardilationen, Mikroaneurysmen und Kollateralgefäßen zu stellen.

Die Pathogenese der Venenastthrombose ist nicht vollständig geklärt. Da der Verschluß jedoch immer im Bereich einer arteriovenösen Kreuzung liegt, wurden die arterielle Hypertonie und die Arteriosklerose als assoziierte Risikofaktoren postuliert. Arterielle Überkreuzungen zeigen ein signifikant höheres Risiko für die Entstehung eines Venenastverschlusses als venöse Überkreuzungen. Dies unterstützt die Theorie von der mechanischen Obstruktion als Faktor in der Pathogenese (Staurenghi et al. 1994; Weinberg et al. 1990; Zhao et al. 1993).

Der Venenastverschluß kommt bei Männern und Frauen gleich häufig vor, ist in 90 % unilateral und erscheint meistens im siebten Lebensjahrzehnt. Der natürliche Verlauf ist sehr variabel.

Drei visuslimitierende Komplikationen sind möglich: 1. das zystoide Makulaödem mit „Leakage", aber ohne nachweisbare makuläre Minderperfusion, 2. die kapillare Minderperfusion im Makulabereich ohne oder mit nur geringer „Leakage" und 3. präretinale Neovaskularisationen mit konsekutiver Glaskörperblutung und/oder Traktionsamotio (s. unten).

Ein signifikantes Risiko für die Ausbildung von retinalen Neovaskularisationen, die sich am häufigsten innerhalb der ersten 6–12 Monate nach Verschluß ausbilden, liegt vor, wenn in der Fluoreszenzangiographie der Anteil der kapillaren Minderperfusion mehr als 5 Papillenflächen ausmacht. Irisneovaskularisationen sind selten.

a) Histopathologie

Der Verschluß ereignet sich in der Regel in einem sekundären Ast am Ort einer arteriovenösen Kreuzung, wo die beiden Gefäße eine gemeinsame adventitielle Scheide haben. Frangieh et al. (1982) untersuchten an 9 betroffenen Augen mittels Serienschnitten die kritischen Bezirke und fanden in allen einen frischen oder rekanalisierten Thrombus.

Das histopathologische Bild der Retina entspricht dem der Zentralvenenthrombose und ist beschränkt auf den abhängigen Sektor.

b) Behandlung

Die Laserkoagulation stellt die einzig etablierte Therapieform dar. Sie hat zwei Ziele. 1. die Verhinderung oder die Behandlung von präretinalen Neovaskularisationen und 2. die Behandlung des Makulaödems.

Dazu wurden von der Branch Retinal Vein Occlusion Study Group (1984) folgende Richtlinien herausgegeben:

- Zeigt sich in der Fluoreszenzangiographie ein Areal mit kapillarer Minderperfusion, das insgesamt größer als fünf Papillenflächen ist, sollte der Patient in Intervallen von 4 Monaten bezüglich der Ausbildung von Neovaskularisationen nachkontrolliert werden. Beim Vorliegen von Letzteren wird eine Argon-Laser-Photokoagulation des betroffenen Quadranten empfohlen (Branch Vein Occlusion Study Group 1986).
- Bei persistierendem Visusabfall auf 0,5 oder weniger und angiographisch nachgewiesenem Makulaödem (eine makuläre Minderperfusion muß ausgeschlossen werden!) wird eine Grid-Argon-Laser-Photokoagulation des leckenden Areals empfohlen. Die Studie hat keine Daten bezüglich des optimalen Zeitpunktes der Therapie erfaßt. Da Spontanremissionen häufig sind und keine Hinweise für einen geringeren therapeutischen Nutzen bei später einsetzender Therapie vorliegen, scheint eine Frühbehandlung jedoch nicht gerechtfertigt. Bei einer makulären Minderperfusion ist keine Therapie möglich (Branch Vein Occlusion Study Group 1984).

Der Nutzen der *Antikoagulation* konnte weder in der Prävention noch in der Therapie des Venenastverschlusses nachgewiesen werden. Wegen der Gefahr von systemischen Komplikationen oder einer möglichen Zunahme der retinalen Blutungen wird von der Antikoagulation abgeraten.

IV. Retinale Neovaskularisationen

1. Einleitung

Es handelt sich um eine unspezifische Reaktion, die bei verschiedenen systemischen und okulären Erkrankungen auftritt (Tabelle 11.6). Dabei proliferiert fibrovaskuläres Gewebe, das von retinalen Gefäßen ausgeht, zu Membranen und Traktionsbändern in der Grenzschicht zwischen Netzhaut und Glaskörper (Abb. 11.11). Unbehandelt ist dieser Prozeß meist progressiv mit deletären Folgen für das Auge (s. unten).

Die neugebildeten Gefäße zeichnen sich durch mehrere Besonderheiten aus: 1. Sie entstehen normalerweise an der Grenze von avaskulären Netzhautbereichen, 2. sie wachsen vorwiegend entlang vorbestehender Strukturen, meist dem Glaskörpergerüst, 3. sind infolge ihres Wandaufbaus für Serumbestandteile und damit in charakteristischer Weise auch für Fluoreszein vermehrt permeabel, 4. neigen zu Blutungen und 5. werden von Bindegewebe begleitet, das zu komplexen vitreo-retinalen Traktionen führen kann.

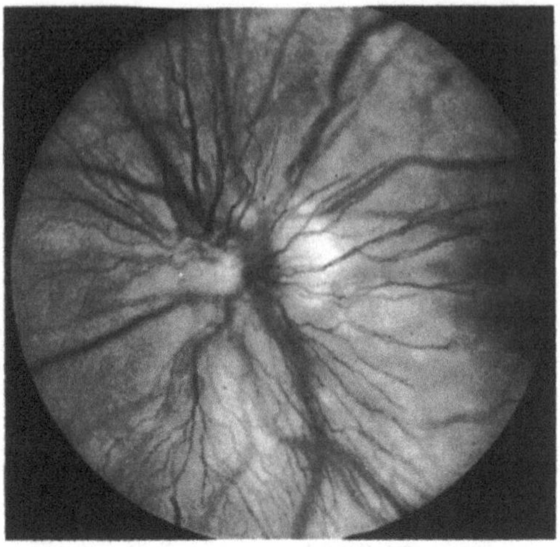

Abb. 11.11. Proliferative diabetische Retinopathie. Gefäßneubildungen an der Rückfläche der von der Papille aus abgehobenen hinteren Glaskörpergrenzfläche

Tabelle 11.6. Erkrankungen, die mit retinalen Neovaskularisationen einhergehen. (Mod. nach Naumann 1980)

I. Allgemeinerkrankungen

- Diabetes mellitus
- Hämoglobinopathie, z. B. Sichelzellanämie
- Sarkoidose
- Morbus Behçet
- Chronische Bulbusischämie bei Karotisinsuffizienz („venöse Stase-Retinopathie")
- Kollagenosen
- Polyzythämie
- Dysproteinämie bzw. Makroglobulinämie
- Hypertonie

II. Okuläre Erkrankungen

- Retinale Venenverschlüsse
- Organisation intravitrealer Transsudate, Exsudate und Blutungen
- Morbus Eales
- Strahlenretinopathie
- Frühgeborenen Retinopathie
- Retinitis pigmentosa
- Uveitis

2. Pathogenese

Bei den meisten Erkrankungen, die mit einer Neovaskularisation einhergehen, liegen retinale Gefäßerkrankungen mit konsekutiver Ischämie der inneren Netzhautschichten vor (z. B. Diabetes mellitus, Venenverschlüsse, Frühgeborenen-Retinopathie, Sichelzell-Anämie). Weniger häufig finden sich als Ursache entzündliche Veränderungen des hinteren Segments (Graham et al. 1987), die entweder über Entzündungsmediatoren oder ebenfalls über eine Alteration des retinalen Gefäßnetzes zu Neovaskularisationen führen können, so z. B. bei Sarkoidose (Doxanas et al. 1980), Morbus Behçet (Jebejian u. Kalfayan 1946), Morbus Eales (Elliot 1975), Malaria (Kiep 1922), Retinitis pigmentosa (Uliss et al. 1986) und Toxoplasmose (Gaynon et al. 1984).

Entzündungen und ischämische Läsionen führen zu einer Freisetzung von angiogenen Faktoren aus Entzündungszellen. Auch Tumorzellen sind zur Synthese von solchen angiogenen Peptiden befähigt, welche sich biochemisch wahrscheinlich kaum oder gar nicht von den erstgenannten unterscheiden (Folksman u. Klagsburn 1987). Die Pathogenese eines unter ischämischen Bedingungen im retinalen Gewebe freigesetzten, löslichen Angioneogenesefaktors wurde 1949 erstmals von Michaelson beschrieben. Seither konnten viele neue Erkenntnisse dieses sehr komplexen, auch heutzutage nicht vollständig aufgeklärten Vorganges gewonnen werden. Bekannt ist, daß angiogene Faktoren (Tabelle 11.7) die Produktion und Freisetzung von bestimmten endothelialen Enzymen fördern bzw. hemmen können (Glaser 1988). Diese Enzyme führen einerseits zur Lyse der extrazellulären Matrix, andererseits aktivieren sie auch die Proliferations- bzw. Migrationsfähigkeit der Endothelzellen selbst (Folksman u. Klagsburn 1987). Diese Faktoren können in zwei große Gruppen eingeteilt werden. 1. In jene mit direkter Wirkung auf die Endothelzellen und 2. in solche, die indirekt durch Makrophagen-Aktivierung zu einer Freisetzung von direkt wirkenden, angiogenen Peptiden führen. Für weitere Ausführungen dieses sehr komplexen Gebietes, das zur Zeit intensiv erforscht wird, möchten wir auf die spezielle Literatur verweisen; eine gute Übersicht bietet die 1994 publizierte Arbeit von Jampol et al.

Tabelle 11.7. Angiogene Faktoren (Nach Jampol et al. 1994)

1. *Faktoren mit direkter Wirkung auf die Endothelzellen*
- Fibroblast growth factor (FGF)
- Transforming growth factor type α (TGF-α)
- Platelet-derived endothelial cell growth factor (PD-ECGF)
- Vascular endothelial growth factor (VEGF)
- Angiotropin

2. *Faktoren mit indirekter Wirkung auf die Endothelzellen*
- Transforming growth factor-β (TGF-β)
- Tumor necrosis factor-α (TNF-α)
- Prostaglandine

3. *Tumor-Angiogenese Faktoren*
- Angiogenin
- Basic fibroblast growth factor

4. *Faktoren, die die Angiogenese regulieren*
- Heparin
- Kupfer

Mechanische Kofaktoren, insbesondere die Beziehung zwischen Glaskörper und Netzhaut, spielen in dem gesamten Ablauf der retinalen Neovaskularisation eine wichtige Rolle und scheinen den Prozeß zu unterhalten, möglicherweise sogar indirekt zu perpetuieren (Machemer 1978). So stellt eine inkomplette hintere Glaskörperabhebung bei proliferativer diabetischer Retinopathie mit Traktion auf das neovaskuläre Gewebe einen großen Risikofaktor für eine konsekutive Blutung oder Traktionsamotio dar (Tagawa et al. 1986). Eine prospektive Studie an Patienten mit zunächst noch nicht proliferativer diabetischer Retinopathie zeigte, daß ein Zustand nach vollständiger hinterer Glaskörperabhebung auf Grund eines unbekannten Mechanismus retinale bzw. papilläre Neovaskularisationen verhindern bzw. verzögern kann (Akiba et al. 1990). Analoge Beobachtungen wurden bei Venenastverschlüssen dokumentiert (Kado u. Trempe 1988). Schon bestehende retinale Neovaskularisationen zeigen zudem eine Regressionstendenz nach erfolgter Ablösung der mit ihnen verbundenen posterioren Grenzmembran, geschehe diese nun spontan (Davis 1965) oder chirurgisch im Rahmen einer Vitrektomie (Federman et al. 1979). Auch die Form präretinaler Neovaskularisationen wird weitgehend von der vitreoretinalen Interaktion bestimmt. So kann man bei inkompletter hinterer Abhebung große fächerförmige Gefäßneubildungen entlang der hinteren Glaskörpergrenzmembran beobachten, während die präretinalen Neovaskularisationen nach hinterer GK-Abhebung abortiven Charakter haben und sich als kleine Knötchen manifestieren (Hiscott et al. 1992).

Der natürliche Verlauf einer proliferierenden Retinopathie ist unter Berücksichtigung obengenannter Faktoren sehr variabel. Treten bei langsamem Fortschreiten nur umschriebene Blutungen und Traktionen auf, so kommt es bei rascher Proliferation zu massiven Sanguinationen, ausgedehnten traktionsbedingten Netzhautablösungen und schnell zu irreversiblen strukturellen Veränderungen (s. unten). Nur selten bilden sich neugebildete Gefäße spontan zurück. Der Prozeß der retinalen Neovaskularisation kommt jedoch zum Erliegen, wenn der Stimulus ihrer Entwicklung wegfällt; in der Regel geschieht dies erst nach adäquaten therapeutischen Bemühungen oder bei einem vollständigen Untergang der normalen Netzhautstruktur mit Atrophie und fibroglialer Vernarbung (Ausbrennen).

3. *Histopathologie*

a) Präretinale Neovaskularisationen

Es können grundsätzlich zwei verschiedene Typen der Gefäßneubildung beobachtet werden, die auch nebeneinander vorkommen (Garner 1994): Der erste Typ basiert auf einer mitotischen Teilung von reifen und differenzierten Endothelzellen, die in Form von soliden Strängen aus dilatierten Venensegmenten aussprossen. Dieser Wachstumstyp ist häufig bei der diabetischen Retinopathie und der Sichelzell-Retinopathie anzutreffen. Der zweite Typ wiederholt die embryonale Gefäßentwicklung, unmittelbar postnatal bei der Frühgeborenen-Retinopathie, oder später in Folge von Entzündungen bzw. präretinalen Blutungen. Hierbei differenzieren sich Endothelzellen und Fibroblasten aus mesenchymalen, unreifen Zellen (Asthon 1966). Diese Form der Gefäßneubildung geht mit einer besonders ausgeprägten, perivaskulären Fibrose einher.

Die neugebildeten Gefäßaussprossungen zeichnen sich durch einen verdünnten Wandaufbau und in der Frühphase durch fenestrierte Endothelien aus und anastomosieren zu einem Kapillarnetz: „rete mirabile" (Wundernetz). Bei Trypsinandauung der sensorischen Retina erkennt man, daß sich Neovaskularisationen aus relativ normal durchbluteten Netzhautarealen in solche mit blutleeren Kapillaren (ohne Perizyten bzw. Endothelzellen) oder gar in kapillarfreie Zonen vorschieben (Abb. 11.12). Bei noch anliegendem Glaskörper bilden sich initial meist nur flache, epiretinale fibrovaskuläre Membranen, die sich entlang der vitreoretinalen Grenzfläche ausbreiten. Ein bäum-

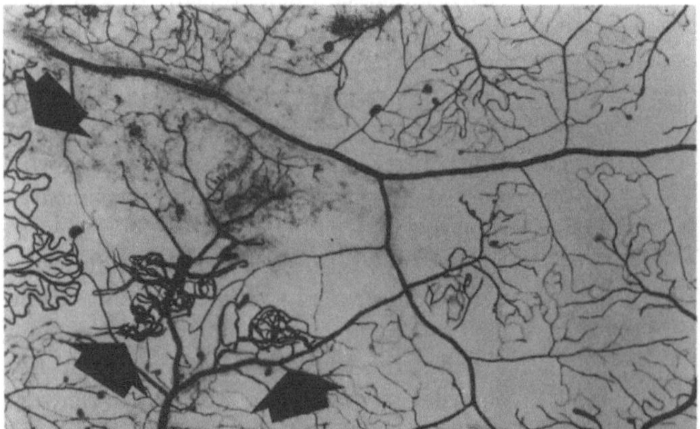

Abb. 11.12. Flachpräparat der Retina bei proliferativer diabetischer Retinopathie. Die durchlässigen Gefäße wurden mit kolloidalem Kohlenstoff perfundiert. Die neuen Kapillarknäuel auf der Netzhautoberfläche (*Pfeile*) stammen aus den Venulen am Rande von schlecht perfundierten, tieferliegenden Arealen. × 25 (mit freundlicher Genehmigung von A. Garner, London)

chenartiges Vorsprossen geschieht in der Regel nur bei vorhandenem vitrealem Kontakt an der hinteren Glaskörpergrenzfläche im Zusammenhang mit einer inkompletten Glaskörperabhebung und präpapillär im Cloquet-Kanal. Oft zieht eine korkenzieherartig gewundene Vene zum Ausgangspunkt der Proliferation zurück; manchmal bilden auch die Gefäßbäumchen wundernetzartige Anastomosen untereinander.

b) Abortive präretinale Neovaskularisationen

Obwohl die Lösung der vitreoretinalen Verbindung, z. B. nach Vitrektomie bzw. hinterer Glaskörperabhebung, die Retina im Bereiche des hinteren Pols in gewisser Hinsicht vor weiteren fibrovaskulären Proliferationen schützt, können sich epiretinale Neovaskularisationen auch in Abwesenheit des Glaskörperkortex entwicklen, so z. B. in Form von Retrosilikonöl-Proliferationen (Boulton et al. 1988), Papillenneovaskularisationen und abortiven präretinalen Gefäßneubildungen (Wong et al. 1989). Letztere entsprechen 150–300 µm großen Gefäßknötchen auf der retinalen Oberfläche (Abb. 11.13 a, b). Im Gegensatz zu obengenannten Proliferationen zeichnen sich diese Läsionen ultrastrukturell durch die Abwesenheit von bindegewebigen Strukturen aus, was ihre abortive Natur zusätzlich unterstreicht (Hiscott et al. 1992). Da das kortikale Glaskörpergerüst fehlt, kommt es nicht zur Ausbildung eines epiretinalen Gefäßnetzes mit vitreoretinalen Adhärenzen.

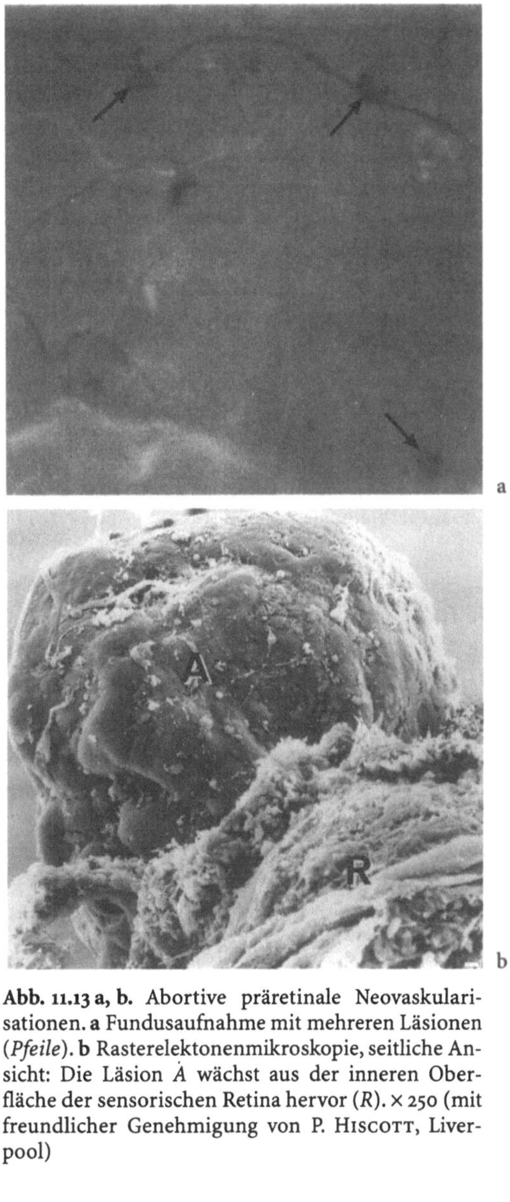

Abb. 11.13 a, b. Abortive präretinale Neovaskularisationen. **a** Fundusaufnahme mit mehreren Läsionen (*Pfeile*). **b** Rasterelektonenmikroskopie, seitliche Ansicht: Die Läsion *A* wächst aus der inneren Oberfläche der sensorischen Retina hervor (*R*). × 250 (mit freundlicher Genehmigung von P. Hiscott, Liverpool)

c) Intraretinale Neovaskularisationen

Ob es sich bei dilatierten und geschlängelten vaskulären Kanälen, die in Areale der kapillaren Minderperfusion hineinreichen, um Neubildungen oder um rekanalisierte, funktionslose Gefäße handelt, kann nicht immer entschieden werden. Der Begriff der „intraretinalen mikrovaskulären Anomalie“ (IRMA) (Davis et al. 1969) läßt diese Frage auch offen. IRMAs unterscheiden sich in verschiedener Hinsicht von den präretinalen Neovaskularisationen. Ihr Kaliber ist größer (20–50 µm) und sie lecken, wenn überhaupt, weniger Fluoreszein. Eine definitive Erklärung für diese unterschiedlichen Eigenschaften liegt nicht vor. Hypothetisch werden das langsamere Wachstum und der daraus resultierende höhere Reifungsgrad der intraretinalen Re- bzw. Neovaskularisationen postuliert (Archer 1976).

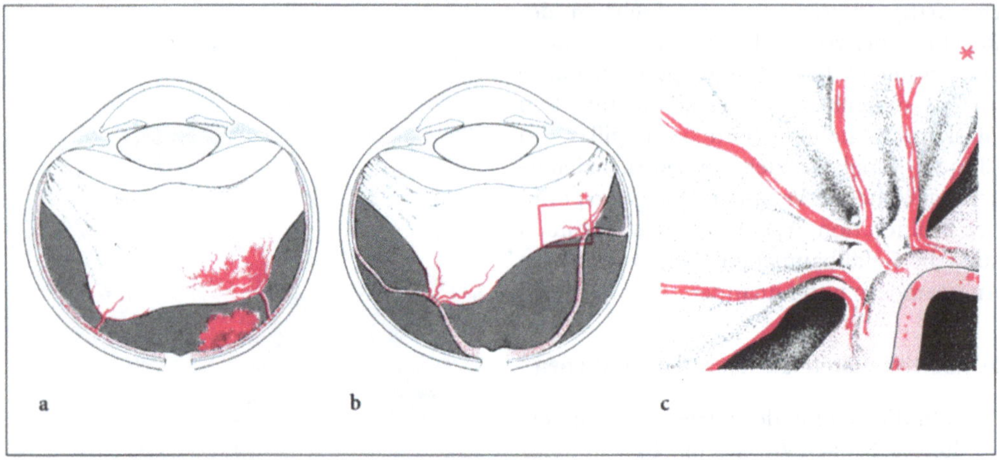

Abb. 11.14 a–c. Präretinale Neovaskularisation. Schematische Darstellung einer Glaskörpertraktion, die zu Glaskörperblutungen (**a**) und traktiver Amotio (**b**) führt. **c*** Ausschnitt aus **b**

4. Folgeschäden

a) Fibrose

Die Gefäßaussprossung entlang der posterioren Grenzfläche, bzw. in den Glaskörperkortex hinein, geht mit einer Proliferation fibröser und glialer Gewebselemente einher. Diese ruft eine Glaskörperschrumpfung hervor sowie eine Abhebung und Verdichtung der hinteren Grenzfläche mit 1. Eintrübung der optischen Medien infolge massiver Strang- und Schwartenbildung, 2. rezidivierenden Blutungen und 3. einer Traktionsamotio der Netzhaut (Abb. 11.14)

b) Blutung

Der fortschreitende Zug durch den schrumpfenden Glaskörper und die Kontraktion der Membranen selbst führen schließlich zu Rupturen der fragilen Kapillaren. Durch die Blutung (Abb. 11.15), welche eine weitere Makrophagen- und Fibroblastenstimulation nach sich zieht, wird der Circulus vitiosus weiter unterhalten. Abhängig vom Ort des Einrisses kommt es zu retro- bzw. intravitrealen Hämorrhagien. Erstere (horizontaler Flüssigkeitsspiegel) resorbieren sich gewöhnlich rasch innerhalb von Wochen oder wenigen Monaten. Die spontane Resorption intravitrealer Blutungen dauert meistens Monate bis Jahre.

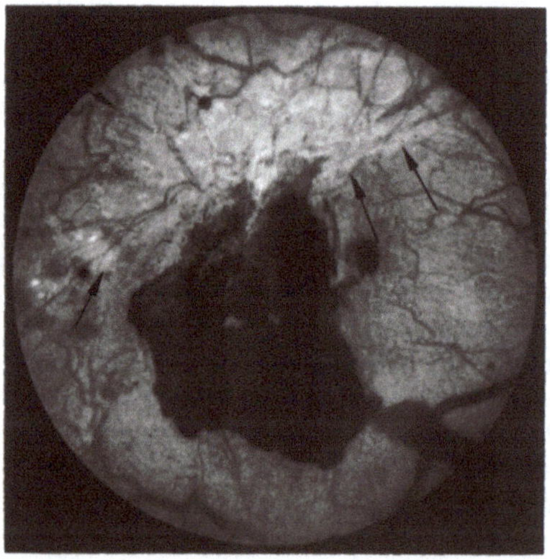

Abb. 11.15. Proliferative diabetische Retinopathie. Präretinale fibrovaskuläre Membran und Blutung

c) Makulaveränderungen

Neben den exsudativen können auch proliferative Veränderungen zu einer Funktionseinbuße der Makula führen. Verdichteter Glaskörperkortex oder epiretinale Membranen, ähnlich einem Makulapucker

(Abb. 11.16), führen sekundär ebenfalls zu einem Makulaödem sowie zu einer faltigen Verziehung der Netzhaut, die in eine ausgeprägte Makulaektopie oder Traktionsamotio münden können (DE JUAN et al. 1985; LEWIS et al. 1992).

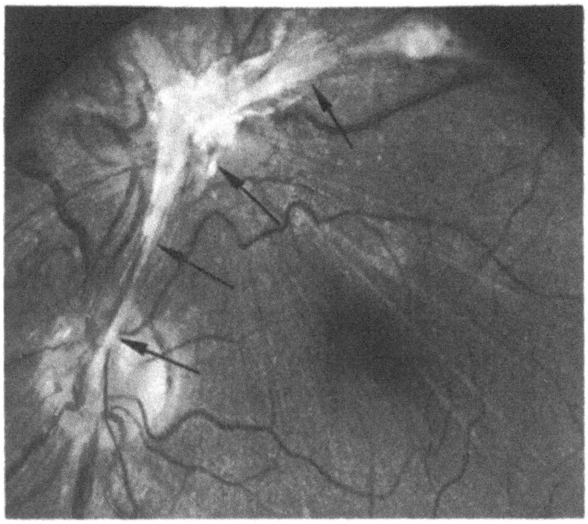

Abb. 11.16. Proliferative diabetische Retinopathie. Präretinale Fibrose (*Pfeile*) bedingen eine Fältelung der inneren retinalen Grenzmembran

d) Traktionsamotio retinae

Die meisten Netzhautablösungen entstehen durch Traktion ohne Loch, werden aber nicht selten im Verlauf durch eine rhegmatogene Komponente überlagert. Die Traktionsamotio entsteht durch Schrumpfung der kollagenen Elemente in den präretinalen fibrovaskulären Strängen und Membranen, die die Netzhaut mit dem ebenfalls schrumpfenden Glaskörper verbinden (Abb. 11.17).

e) Rubeosis iridis und zyklitische Membranen

Jedes Auge mit retinaler fibrovaskulärer Proliferation ist von einer ähnlichen Neovaskularisation der Iris und des Ziliarkörpers bedroht, die über ein irreversibles sekundäres Winkelblockglaukom oder über die progressive anteriore Neovaskularisation (periphere Netzhaut, Pars plana und Ziliarkörper) zu einer Phtisis führen kann (LEWIS et al. 1987; PAVAN u. FOLK 1984).

Die zyklitische Membran zieht an der Pars plicata des Ziliarkörpers. Die Folge ist

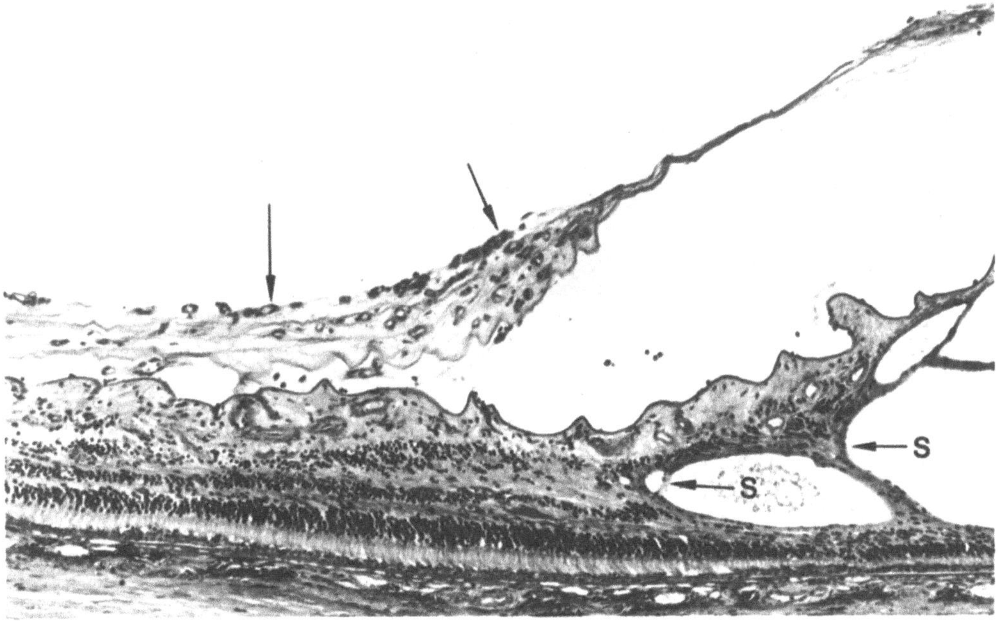

Abb. 11.17. Proliferative diabetische Retinopathie. Weit in den Glaskörper vorspringender Fächer von gefäßführendem Bindegewebe (*Pfeile*) mit beginnender Schisisbildung in der Retina (*S*). Deutliche Faltenbildung der Membrana limitans interna

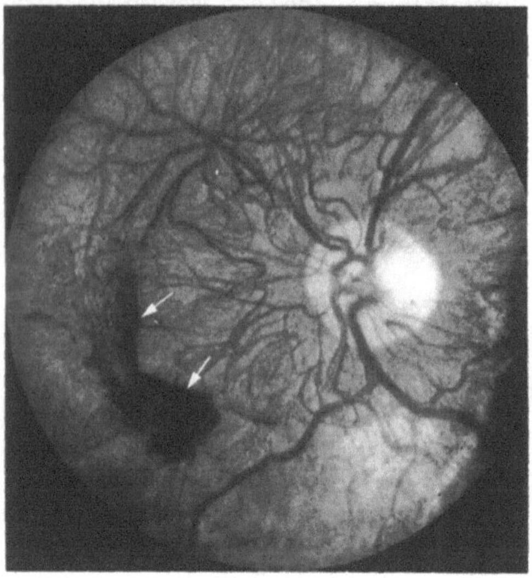
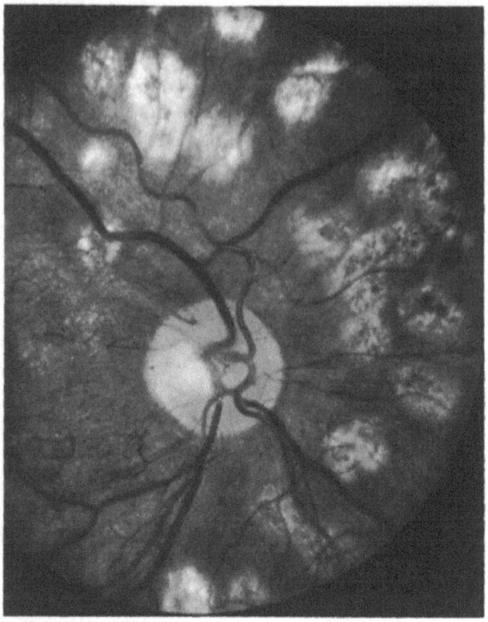

a b

Abb. 11.18 a, b. Retinale Neovaskularisation. **a** Mit frischer präretinaler Blutung. **b** Gleiches Auge nach vernarbter Photokoagulation (mit freundlicher Genehmigung von Prof. R. A. WESSING)

eine persistierende Hypotonie (s. Kap. 4 und 14).

5. Behandlung

Photokoagulation: Warum die Photokoagulation zu einer Verminderung der Neovaskularisationen führt, ist nicht genau geklärt (Abb. 11.18 a, b). Verschiedene Hypothesen wurden postuliert.

1. Tierexperimentell führt die Argon-Laser-Photokoagulation zu einer Erhöhung des Sauerstoffpartialdruckes in einer zuvor hypoxischen Retina (POURNARAS et al. 1990). Klinische Messungen (im Rahmen von Vitrektomien) der präretinalen Sauerstoffspannung bei Patienten mit proliferativer diabetischer Retinopathie erbrachten in koagulierten Gebieten ebenfalls höhere Werte im Vergleich zu unbehandelten Arealen (STEFANSSON et al. 1992). Zudem zeigt sich bei vergleichender Messung des Durchmessers von retinalen Arteriolen bzw. Venolen vor bzw. nach einer Koagulation eine signifikante Kaliberverkleinerung, die im Sinne der Autoregulation indirekt auf einen Anstieg der intraretinalen Sauerstoffspannung hinweist (KOERNER et al. 1990). Möglicherweise kommt dieser günstige Effekt der Lasertherapie einerseits durch eine erhöhte O2-Diffusion aus der Choriokapillaris (in Folge einer Verdünnung der koagulierten Netzhaut) und andererseits durch Reduktion des größten O_2-Verbrauchers (Photorezeptoren) zustande (SNYDER et al. 1976; STEFANSSON et al. 1986; WEITER u. ZUCKERMAN 1980; WOLBARSHT u. LANDERS 1980).
2. Durch Veränderung des Metabolismus im retinalen Pigmentepithel nach Photokoagulation könnte die Konzentration der angiogenen Substanzen in den inneren Netzhautschichten, als Folge einer Diffusion in die Choriokapillaris, abnehmen (McNAUGHT et al. 1977; PEYMAN et al. 1971). Gegen diese Hypothese spricht jedoch die experimentelle Messung der angiogenen Aktivität von homogenisierten Primaten-Netzhäuten, die nach aus-

gedehnter Photokoagulation gegenüber der Kontrollgruppe sogar zugenommen hat (Campochiaro u. Blaydes 1988).

3. Durch einen inhibierenden Faktor, der aus verschiedenen Zellen (u.a. Fibroblasten, Astrozyten und RPE-Zellen) in den laser-induzierten chorioretinalen Narben ausgeschüttet wird, kommt es möglicherweise zu einer Antagonisierung des vasogenen Stimulus (Glaser et al. 1985a).

Das histopathologische Bild der Koagulationsnarben hängt unter anderem von der Energiequelle und der Fleckgröße ab (Wallow et al. 1991). In der Mehrzahl der Schnittpräparate erscheinen die Narben als Zonen retinaler Verdünnung mit glialem Ersatz der normalen Netzhautkomponenten. Das retinale Pigmentepithel atrophiert im Zentrum und proliferiert häufig in den Randgebieten. Die darunterliegende Choroidea ist gewöhnlich fibrosiert und atroph (Abb. 11.19).

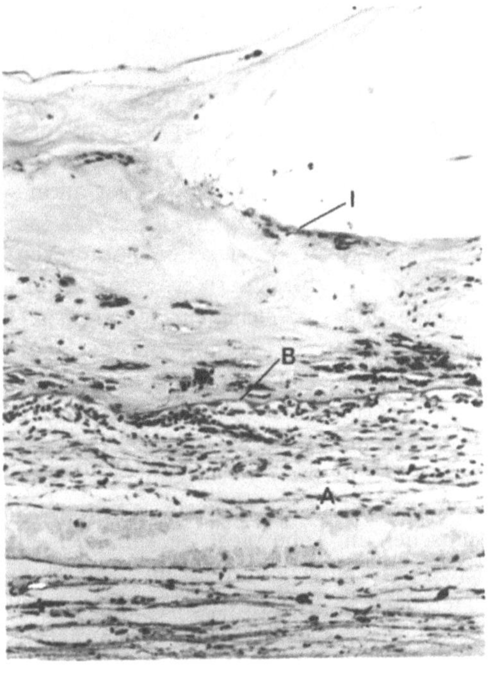

Abb. 11.19. Proliferative diabetische Retinopathie nach Photokoagulations-Therapie. Die sensorische Retina ist vollständig vernarbt und enthält Reste des proliferierten retinalen Pigmentepithels. Membrana limitans interna (*I*); Bruch-Membran (*B*); Aderhaut (*A*)

Vitrektomie: Ziel der Vitrektomie bei vasoproliferativen Erkrankungen ist es, Medientrübungen zu beseitigen und vitreo-retinale Traktionen zu entfernen. Dabei werden die für den Neovaskularisationsprozeß wichtigen vitrealen Leitstrukturen eliminiert, so daß dieser Effekt alleine schon den Proliferationsprozeß hemmt. Hinzu kommt die Wirkung einer meist gleichzeitigen Endolaserkoagulation sowie eine hypothetische Sauerstoffdiffusion von der Iris in Richtung Netzhaut (Stefansson et al. 1988). Dank all dieser Faktoren wird nach initial erfolgreicher Vitrektomie ein in der Regel stabiler Zustand erreicht (Blankenship u. Machemer 1985).

V. Spezielle Gefäßerkrankungen

1. „Venöse Stase-Retinopathie"

Die Ischämie des gesamten Bulbus tritt fast ausschließlich bei Patienten über 50 Jahren auf und stellt gewöhnlich eine Komplikation der Karotisstenose dar. Neben Veränderungen im vorderen Segment (Vorderkammer-Tyndall, Iris- und Ziliarkörperatrophie, Katarakt und Hornhautödem) beobachtet man am Augenfundus eine generelle Verschmälerung der Arteriolen mit gelegentlich erkennbarer, spontaner Pulsation, eine Dilatation der retinalen Venen (in der Regel keine Tortuositas), meist punkt- oder fleckförmige, vorwiegend in der mittleren Peripherie gelegene Netzhautblutungen, Mikroaneurysmen und seltener Cotton-wool-Herde. In über einem Drittel der Patienten zeigen sich Papillenneovaskularisationen (Brown u. Magargal 1988), die infolge fibrovaskulärer Traktionen zu Glaskörperblutungen führen können. Retinale Neovaskularisationen sind seltener (ca. 8%) und treten in der Regel zusammen mit Papillenproliferationen auf.

Die Iris-Rubeose mit Neovaskularisationsglaukom kann Folge der Ischämie im vorderen Segment, aber auch sekundär durch die retinale Hypoxie hervorgerufen sein (DUGAN u. GREEN 1991; HAYREH 1988).

2. *Frühgeborenenretinopathie (ROP)*

a) Historisches

Nach Einführung der Sauerstoffinkubation für Frühgeborene entwickelte eine große Zahl dieser Kinder eine Netzhauterkrankung, die TERRY 1942 erstmalig als retrolentale Fibroplasie beschrieb. Die sich damals in den USA epidemisch ausbreitende Erkrankung wurde bald mit der Sauerstofftherapie in Verbindung gebracht (ASHTON et al. 1953; KINSEY 1956; PATZ et al. 1952). Ein restriktiverer Gebrauch von Sauerstoff führte darauf zu einer eindrücklichen Senkung der Erkrankungshäufigkeit. In den letzten Jahren nimmt die Inzidenz der heute als Frühgeborenenretinopathie bezeichneten Erkrankung jedoch wieder zu, was mit den „Fortschritten" der neonatologischen Intensivmedizin mit geringerer Mortalität auch schwerst unreifer Neonaten in Zusammenhang gebracht wird (GIBSON et al. 1990). Dank der Bildung eines Komitees für die Klassifikation der Frühgeborenenretinopathie (Committee for the Classification of Retinopathy of Prematurity 1984) und der multizentrischen Kryotherapiestudie (Cryotherapy for Retinopathy of Prematurity Cooperative Group 1988a) stehen uns heute eine international akzeptierte Terminologie und Klassifikation sowie Daten zum natürlichen Verlauf und zur Therapie dieser auch heute noch im Einzelfall zur Erblindung führenden Erkrankung zur Verfügung.

b) Pathogenese

Die normale Entwicklung retinaler Gefäße ist gekennzeichnet durch eine sich konzentrisch um die Papille und zentrifugal von ihr in Richtung Peripherie fortbewegende angioblastische Zone. Diese weist zwei voneinander getrennte Zellkolonien auf (COGAN u. KUWABARA 1986; FOOS u. KOPELOW 1973): 1. Angioblasten an der Front der sich entwickelnden Kapillaren („rearguard") und 2. Spindelzellen („vanguard"), die sich nach vorne anschließen und in der Nervenfaserschicht der zunächst noch avaskulären peripheren Netzhaut liegen. Die Strecke zur Ora serrata ist temporal länger als nasal, so daß die Vaskularisation der temporalen Netzhautperipherie in der Regel erst 3–4 Wochen nach der Geburt zum Termin abgeschlossen ist, während die nasale Ora bereits zum Termin erreicht wird. Dieser Umstand erklärt die Bevorzugung der temporalen Peripherie bei der Frühgeborenenretinopathie.

Die pathologischen Veränderungen bei der Frühgeborenenretinopathie sind Gegenstand lebhafter Diskussion und nicht abschließend geklärt. Während ASHTON u. PATZ, gestützt auf experimentelle Daten, von einem biphasischen Modell mit initialer sauerstofftoxischer Vasokonstriktion und -obliteration sowie sekundärer präretinaler Neovaskularisation ausgehen, postulieren KRETZER et al. einen toxischen Schaden im Bereich der Spindelzellen, der eine normale Vaskularisation der Netzhautperipherie verhindert (ASTHON 1966; KRETZER et al. 1986; PATZ 1984). Das Modell erklärt auch die erhöhte oxidative Anfälligkeit der immaturen peripheren Netzhaut durch das (auf Grund der nicht entwickelten Photorezeptoren) noch fehlende Interphotorezeptorbindungsprotein, welches für den Transport des antioxidativen Vitamins E aus der Aderhaut über das Pigmentepithel in die avaskuläre periphere Netzhaut essentiell ist (KRETZER et al. 1982). KRETZER et al. kritisieren zudem die Übertragung des Kätzchenmodells auf die klinische Situation am Menschen in Anbetracht der unterschiedlichen Vaskulogenese und diverser klinischer Unterschiede zwischen Tiermodell und kindlicher Frühgeborenenretinopathie. Auch die Rolle des Sauerstoffs wird heute wieder relativiert (LUCEY u. DANGMAN 1984). Zwar gilt weiterhin, daß der oxydative Streß im Bereich der unreifen Netzhaut für die Sequenz der pathologischen Prozesse verantwortlich ist und daß Sauerstoff, titriert am arteriellen PO2 sowie an klinischen Parametern, individuell und maßvoll verabreicht werden sollte. Im Vordergrund des multifaktoriellen Geschehens steht jedoch die Unreife des Kindes, so daß die Inzidenz der Frügeborenenretinopathie mit einer Reihe von entsprechenden Parametern (z.B. Geburtsgewicht) korreliert.

c) Klassifikation

Die international akzeptierte klinische Klassifikation der Fühgeborenenretinopathie aus dem Jahre 1984 (Committee for the Classification of Retinopathy of Prematurity 1984) unterteilt die Netzhaut in drei anterioposteriore Zonen und beschreibt den Grad der Ausprägung anhand von involvierten Meridianen (Stunden). Die retinalen Veränderungen werden – entsprechend den beschriebenen und photographierten Standards – in 5 Stadien eingeteilt.

Zonen des Netzhautbefalls: Die 3 Zonen haben ihr Zentrum in der Papille. Zone 1 umfaßt eine Kreisfläche mit einem Radius, der zweimal die Strecke Papille-Makula mißt. Zone 2 schließt konzentrisch an Zone 1 an und reicht nasal tangential bis an die Ora serrata heran. Das restliche, sichelförmig nach temporal an die Zone 2 angrenzende Netzhautareal entspricht Zone 3.

Stadien der retinalen Veränderungen: (Abb. 11.20).

Stadium 1: Demarkationslinie: Aufgrund einer Hyperplasie der zwei Aktivitätszentren an der vasoformativen Front, der Spindelzellen einerseits und der sich differenzierenden Endothelzellen andererseits, entsteht eine normalerweise nicht sichtbare weiße und flache Linie zwischen der noch nicht und der bereits vaskularisierten Netzhaut. Zentral davon sind abnorme Gefäßverzweigungen und Arkadenbildungen nachweisbar.

Stadium 2: Leistenbildung: Eine fortschreitende Proliferation obengenannter Zellen – vor allem der Endothelzellen (Abb. 11.21a) – führt zu einer leistenförmigen Verdickung der Netzhaut (Abb. 11.21b). Initial ist diese Leiste weiß, später kann es durch Ausbildung von arteriovenösen Shuntgefäßen zu einer relativen Hyperämie kommen. Diese vaskulären Kanäle ersetzen das ehemalige kapillare Gefäßnetz und entstehen aus undifferenzierten Mesenchym- und reifenden Endothelzellen. Sie verbinden die vorbestehenden größeren Gefäße (Palmer et al. 1994). Meistens differenzieren sich die mesenchymalen Zellen wieder zu normalen Kapillaren aus und wachsen nach anterior in die avaskuläre Netzhaut vor. Dieser Prozeß entspricht klinisch einer Spontanregression (Foos 1987). Die retinalen Gefäße posterior sind in der Regel dilatiert, und über der Leiste zeigen sich bisweilen seröse Exsudationen in den Glaskörper.

Stadium 3: Leistenbildung mit extraretinaler fibrovaskulärer Proliferation: Das neugebildete Gewebe durchbricht am hinteren Rand der Leiste die Lamina limitans interna und erscheint dadurch wie ausgefranst. Dabei handelt es sich entweder um Proliferationen solider Endothelzellstränge oder um äußerst fragile und dünnwandige Gefäße (Abb. 11.22a). Gleichzeitig kann es – durch Extravasation lytischer Substanzen aus den leckenden Gefäßen – zu Veränderungen des angrenzenden Glaskörpers kommen. Die ophthalmoskopisch sichtbaren Kondensate entsprechen wahrscheinlich depolymerisierter Hyaluronsäure und dem Zusammenbruch des kollagenen Netzwerkes (Balazs 1968; Foos 1987).

Aktivitätszeichen (Plus-disease): Klinische Symptome wie Dilatation und Tortuositas der retinalen Gefäße, prominente Irisgefäße, Rigidität der Pupille und Glaskörpertrübungen signalisieren einen floriden und prognostisch ungünstigen Verlauf der akuten Retinopathie. Diesem Aktivitätszustand kommt daher bei der Indikationsstellung zur Therapie eine wichtige Bedeutung zu.

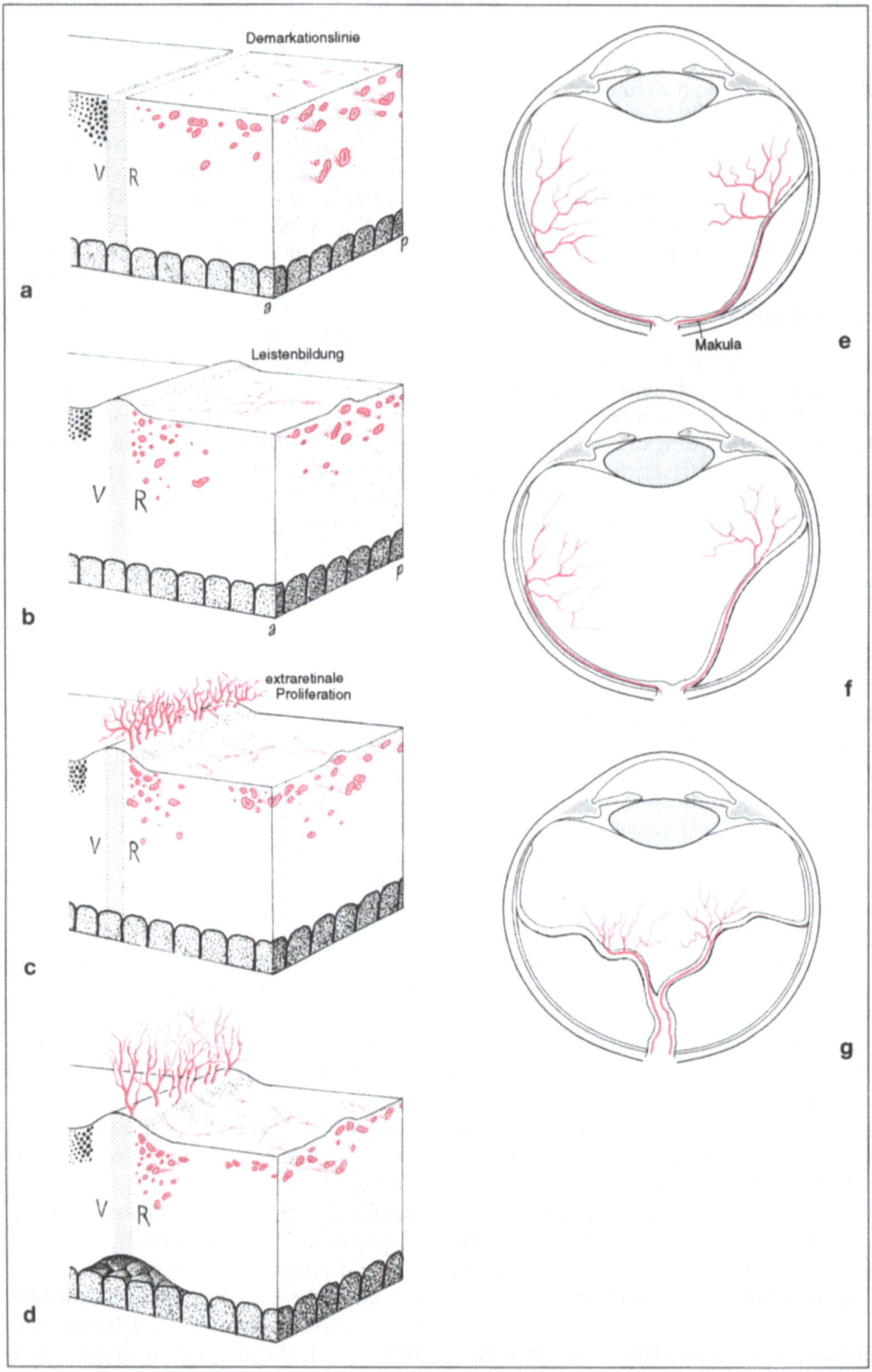

Abb. 11.20 a–g. Frühgeborenenretinopathie: Schematische Darstellung der Stadien: **a** Demarkationslinie, **b** Leiste, **c–d** Leiste mit extraretinaler Neovaskularisation, **e** periphere Amotio, **f** Amotio mit Ausdehnung bis in die Makula (*M*), **g** totale Traktionsamotio. *a* anterior, *p* posterior

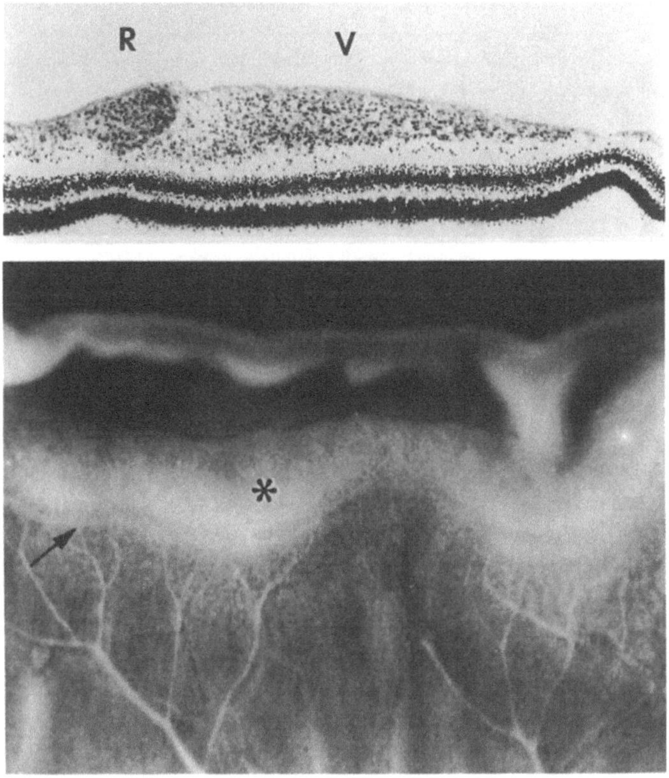

a

b

Abb. 11.21 a, b. Frühgeborenenretinopathie. **a** Stadium 2 (Totgeburt in der 27. Woche). Meridionales Schnittpräparat einer retinalen Leiste mit dicker Spindelzell-Schicht (*V*), die sich nach vorne verjüngt („vanguard") und kugelig angeordneten, unreifen Endothelzellen (*R*) („rearguard") (HE, × 250). **b** Stadium 2 (975 g Geburtsgewicht). Retinale Leiste (*), die zwei bandförmige Zonen aufweist, eine breitere anterior („vanguard") und eine dünnere posterior („rearguard") (*Pfeil*). × 16 (Mit freundlicher Genehmigung von R. Foos, Los Angeles)

Stadium 4: Dieses Stadium ist durch eine Netzhautablösung gekennzeichnet, die entweder exsudativ oder traktiv sein kann. Im ersten Fall liegt ein seröses, seltener hämorrhagisches, subretinales Exsudat zu Grunde. Häufiger führt jedoch die progressive extraretinale fibrovaskuläre Proliferation mit Invasion des Glaskörpers zu einer traktionsbedingten Netzhautablösung. Sie beginnt entweder segmental oder zirkulär in der Peripherie und erfaßt Anfangs die Zonen 3 und 2. In diesen Fällen sprechen wir von einer extrafovealen Amotio oder dem Stadium 4a. Dieses Stadium ist vielfach durch eine spontane Netzhautwiederanlage gekennzeichnet. Die Visusprognose ist jedoch schlecht, wenn sich die Ablösung im Stadium 4b bis in die Makula erstreckt. Eine spontane Wiederanlegung ist auch in diesem Stadium noch möglich, führt aber in der Regel zu traktiven Veränderungen wie gestreckten temporalen Gefäßen mit Makulaektopie bis hin zu einer „Ablatio falciformis" (Weve 1936). Sie wird durch die segmentale Kontraktur der peripheren Proliferationen hervorgerufen (Abb. 11.22b).

Stadium 5: In diesem Stadium liegt eine totale trichterförmige Netzhautablösung vor (Abb. 11.22c, d). Durch die anteriore Verlagerung des retinalen und extraretinalen, fibrovaskulären Gewebes kommt es zu einer retrolentalen Membranbildung, die dem Krankheitsbild ursprünglich auch den Namen einbrachte; retrolentale Fibroplasie. Nicht selten führt die Vorverlagerung des Iris-Linsen-Diaphragmas zu einem Winkelblockglaukom. Langfristig kann sich bei totaler Amotio eine Atrophia bulbi entwickeln.

d) Langzeitprognose

Abgesehen von dem direkten Zusammenhang zwischen niedrigem Geburtsgewicht

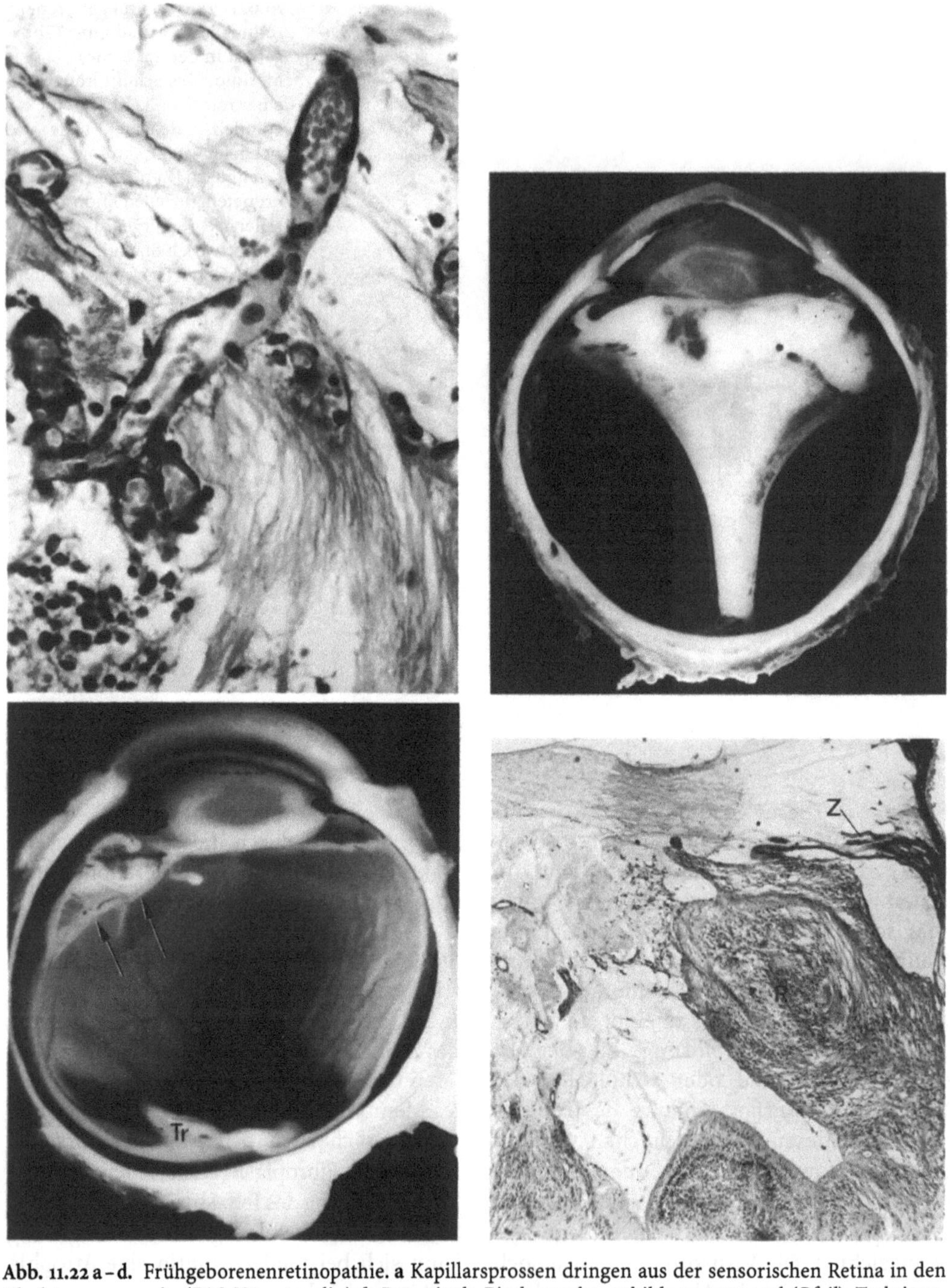

Abb. 11.22 a–d. Frühgeborenenretinopathie. **a** Kapillarsprossen dringen aus der sensorischen Retina in den Glaskörperraum ein (PAS-Hämatoxylin). **b** Präretinale Bindegewebsneubildung temporal (*Pfeil*). Traktionswirkung auf die zentrale Netzhaut (*Tr*). **c** Totale Traktionsamotio retinae: „Retrolentale Fibroplasie". **d** ausgedehnte retinale Neovaskularisationen ausgehend von Netzhautfalten (*R*) bei totaler Amotio; Ziliarzotten (*Z*) (PAS-Hämatoxylin)

und späterer Myopie erhöht sich die Inzidenz der Kurzsichtigkeit zusätzlich im Verhältnis zum Schweregrad der ROP (QUINN et al. 1992). Der genaue Mechanismus ist nicht bekannt; Bulbusverlängerung und Veränderung der Kurvatur von Linse bzw. Hornhaut werden angeschuldigt (FLETCHER u. BRANDON 1955). Bei hochgradiger Myopie besteht zudem ein signifikant höheres Risiko, in späteren Jahren eine Netzhautablösung zu erleiden (TASMAN 1979). Amblyopie ex anisometropia, Nystagmus, Strabismus und Cataracta complicata bilden weitere bekannte Spätfolgen (KUSHNER 1982; KUSHNER 1985). Die Gefahr eines Winkelblockglaukoms bei fortgeschrittenen Stadien der ROP bleibt bis ins Erwachsenenalter bestehen (SMITH u. SHIVITZ 1984).

e) Differentialdiagnose

In der Regel sind der klinische Kontext und die Befunde so eindeutig, daß differentialdiagnostische Überlegungen in den frühen Stadien der Frühgeborenenretinopathie keine praktische Bedeutung haben. Selten einmal mag eine familiäre exsudative Vitreoretinopathie vorliegen (PALMER et al. 1994), eine autosomal dominante Erkrankung, die in der akuten Form ebenfalls durch periphere, avaskuläre Gebiete in der temporalen Netzhaut charakterisiert ist (MIYAKUBO et al. 1984). Die Spätformen der Frühgeborenenretinopathie mit retrolentaler Fibroplasie können allerdings, sofern die Anamnese nicht weiterhilft, ganz ähnliche Befunde aufweisen wie der primär hyperplastische persisitierende Glaskörper oder diverse vitreoretinale Dystrophien, z.B.: Spätformen der familiären exsudativen Vitreoretinopathie, Morbus Norrie, Morbus Bloch-Sulzberger, X-chromosomale Retinoschisis oder die retinale Dysplasie (s. Kap. 10). Die Abgrenzung gegenüber einem Retinoblastom wird ausführlich in Abschn. F diskutiert.

f) Behandlung

Die 1988 erschienene Cryotherapy for Retinopathy of Prematurity Study und weitere später publizierte Ergebnisse haben belegt, daß die bis dahin sehr umstrittene Kryotherapie der avaskulären Netzhaut zu einer etwa 50%igen Reduktion (von 42% auf 22%) der Häufigkeit schwerster Endstadien führt (Cryotherapy for Retinopathy of Prematurity Cooperative Group 1988b, 1993, 1994). Zudem hat diese Studie Interventionskriterien aufgestellt („threshold disease") und wertvolle Informationen über den natürlichen Verlauf der Erkrankung geliefert. In jüngster Zeit hat sich die Lasertherapie über das indirekte Ophthalmoskop als Alternative zur Kryotherapie bei Erkrankungen in Zone I und II etabliert (SEIBERTH et al. 1995).

Die chirurgische Therapie der fortgeschrittenen Fälle ist umstritten und die funktionellen Ergebnisse sind enttäuschend (QUINN et al. 1991).

3. *Erworbenes retinales Makroaneurysma*

Das erworbene, meist unilaterale (90%) Makroaneurysma der Retina stellt eine klinische Entität dar, die bei älteren, vorzugsweise weiblichen Patienten auftritt und eine strenge Assoziation zu einer arteriellen Hypertonie bzw. arteriosklerotischen -Gefäßerkrankungen aufweist. Eine Beziehung zu anderen retinalen Erkrankungen besteht in aller Regel nicht, doch können Makroaneurysmen selten auch im Rahmen anderer teleangiektatischer Gefäßanomalien sowie entzündlicher sowie degenerativer Gefäßerkrankungen auftreten (RABB et al. 1988).

Die klassische Erscheinung mit lokalisierter sackförmiger Dilatation einer größeren retinalen Arteriole stellt kaum diagnostische Probleme. Gelegentlich wird die Diagnose jedoch durch begleitende Veränderungen (subretinale Blutungen, harte Exsudate und epiretinale Fibroplasie) erschwert. Differentialdiagnostisch müssen dann insbesondere Venenverschlüsse, exzentrische subretinale Neovaskularisation bei AMD, diabetische Retinopathie oder ein malignes Melanom ausgeschlossen werden.

Pathogenetisch werden neben generalisierten Wandveränderungen im Rahmen der häufig assoziierten vaskulären Grunderkrankungen, thrombo-embolische Ereignisse, die zu einer zusätzlichen, fokalen Wandschädigung führen können, in den Vordergrund gestellt (LEWIS et al. 1976). Der natürliche Verlauf ist gut und zeigt häufig eine spontane Involution mit Obliteration des Aneurysmas und Regression der Exsudate (BADII u. MESSMER 1992). Es kann aber auch infolge progressiver exsudativer Veränderungen mit Makulaödem zu einer Visusbeeintächtigung kommen. In diesen Fällen muß eine Photokoagulation des Aneurysmas in Betracht gezogen werden (JOONDEPH et al. 1989). Dabei besteht jedoch immer die Gefahr eines iatrogenen Verschlusses der Arteriole mit einem ischämischen Infarkt des peripheren Versorgungsareals.

4. *Retinopathie bei Hämoglobinopathien*

Die Sichelzell-Erkrankungen umfassen eine Reihe von hereditären Hämoglobinopathien, die nicht ausschließlich, aber vorwiegend die schwarze Rasse betreffen. Das normale Hämoglobin-Molekül der Adulten, Hb A, besteht aus zwei verschiedenen Polypeptidketten (α und β) mit konstanter Aminosäurensequenz. Die genetisch determinierte Substitution der Aminosäure an Position 6 der β-Kette (Glu $\rightarrow$ Val) führt zu einer grundlegenden Veränderung der Erythrozytenphysiologie und wird Hb S genannt. Eine analoge Substitution durch Lysin (Glu $\rightarrow$ Lys) wird als Hb C bezeichnet. Die Thalassämien sind durch ein Fehlen bzw. einen Mangel einer bestimmten Globin-Kette ausgezeichnet und können in heterozygotem Zustand mit einer Hb-S-Konstellation kombiniert sein.

Sichelzell-Erkrankung (HbSS), Sichelzell-Thalassämie (HbS-Thal) und besonders häufig die schwere Sichelzell-Hämoglobin-C-Erkrankung (Hb-SC) können neben den systemischen Manifestationen zu okulären, vor allem retinalen Komplikationen führen (Klassifikation nach Goldberg, Tabelle 11.8).

Tabelle 11.8. Die Klassifikation der Hämoglobinopathien (Nach GOLDBERG 1971)

• Stadium I	Periphere arterioläre Verschlüsse
• Stadium II	Periphere arterio-venöse Anastomosen
• Stadium III	Neovaskularisationen
• Stadium IV	Glaskörperblutungen
• Stadium V	Traktionsamotio retinae

Unter hypoxischen und azidotischen Bedingungen kommt es zu einer Verformung der Erythrozyten mit Zunahme der Rigidität. Da vor allem die kleinen Blutgefäße für eine Blutflußreduktion durch verklumpte Erythrozyten empfänglich sind, ist die Retina, insbesondere deren Peripherie, mit längerer arteriovenöser Transitzeit, besonders schwer betroffen. Verschlüsse von Kapillaren, Venolen und sehr oft auch Arteriolen sind die Folge. Ophthalmoskopisch lassen sich zum Teil abrupt endende, verengte Arteriolen sowie kongestierte und geschlängelte Venen in der Netzhautperipherie erkennen. Bei progressiver Destruktion des Kapillarbetts entwickeln sich aus arteriovenösen Anastomosen große Shuntgefäße. Intraretinale Blutungen, *„Salmon-Patch-Läsionen"*, im Grenzgebiet zwischen perfundierter und avaskulärer Netzhaut sind für die Hämoglobin-Retinopathie sehr charakteristisch und entstehen vermutlich durch plötzliche Ruptur einer verstopften Arteriole. Nach inkompletter Resorption bleiben die *Glitzerpunkte* (hämosiderinhaltige Makrophagen und Schisisbildung) oder – bei Durchbruch in den subretinalen Raum mit konsekutiver RPE-Proliferation – die *„Black-Sunburst-Läsionen"* als Residuen zurück.

In den ischämischen Bezirken entwickeln sich typische fächerförmige („sea-fan"), retinale Neovaskularisationen, die in die avaskulären anterioren Areale vorwachsen und zu rezidivierenden Blutungen neigen.

Die Pathogenese und die Komplikationen der retinalen Neovaskularisationen sind analog der anderer ischämischer Erkrankungen der Netzhaut (s. Kap. B.IV).

Eine standardisierte Therapie der proliferativen Sichelzellretinopathie fehlt. Wegen der hohen spontanen Regressionsrate der „sea-fans" wird eine Therapie nur bei rezidivierenden Glaskörperblutungen empfohlen. Die lokalisierte Scatter-Photokoagulation der benachbarten Netzhaut zeigt in frühen Stadien gute Effekte bezüglich Remission der Gefäßneubildungen (REDNAM et al. 1982). Der Verschluß größerer Neovaskularisationen durch direkte Koagulation der „feeder-vessels" ist möglich, birgt jedoch das Risiko von Komplikationen (choroidale Neovaskularisationen, Netzhautablösungen) und sollte nur in ausgewählten Fällen durchgeführt werden (COHEN u. VAN HOUTEN 1994; JACOBSON et al. 1991).

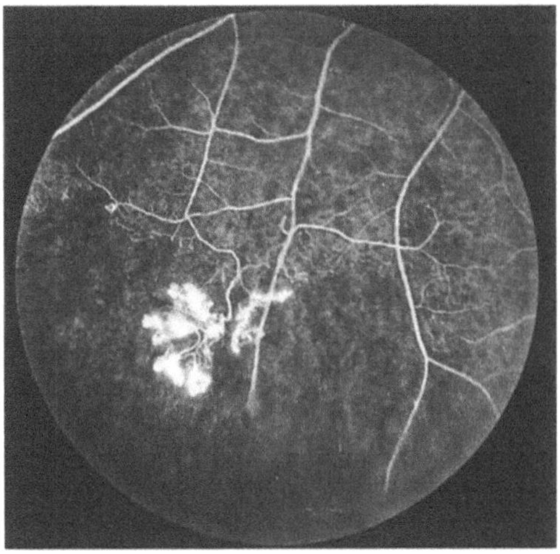

Abb. 11.23. Morbus Eales. Periphere Minderperfusionszone mit präretinaler Neovaskularisation am Übergang zu vaskularisierter Netzhaut

5. *Morbus Eales*

Als Eales-Krankheit (EALES 1880), die vor allem auf dem indischen Subkontinent und in Teilen des mittleren Ostens weit verbreitet ist, wird eine idiopathische okklusive Vaskulopathie bezeichnet, welche in der klassischen Form die periphere Netzhaut junger Männer befällt und sich häufig durch rezidivierende Glaskörperblutungen manifestiert. In 90% verläuft die Erkrankung bilateral, wenn auch oft asymmetrisch (GIESER u. MURPHY 1994).

Das Krankheitsbild zeigt eine beträchtliche Variabilität (DONDERS 1958). Neben milden Formen mit subklinischem Verlauf werden bei einer schwerwiegenden, durch Thrombosen und Gefäßnekrosen komplizierten Vaskulitis ausgedehnte Areale der peripheren Netzhaut mit kapillarer Minderperfusion und intra- bzw. präretinalen Blutungen beobachtet (GARNER 1994). Die Vaskulitis/Perivaskulitis, die bevorzugt aber nicht ausschließlich die Venen (Periphlebitis) befällt, zeigt sich in einer charakteristischen Gefäßeinscheidung. Periphere Venenastverschlüsse kommen vor. Nach Destruktion des Kapillarbetts mit konsekutiver Netzhautischämie können präretinale Neovaskularisationen (Abb. 11.23) und sekundär rezidivierende Glaskörperblutungen bzw. eine traktive Amotio hinzutreten. Das Krankheitsbild ist gelegentlich mit einer Panuveitis assoziiert, die sich in Form eines zystoiden Makulaödems, zellulären Infiltrationen des Glaskörpers und Entzündungszeichen im vorderen Segment manifestiert (GIESER u. MURPHY 1994). Spontanremissionen wurden beschrieben.

Die Ursache der Erkrankung ist unbekannt. In der Pathogenese der Gefäßentzündung steht eine Hypersensitivitätsreaktion im Vordergrund, die durch ein exogenes Agens (Tuberkulin-Protein?) „getriggert" wird. Die histologischen Merkmale einer lympho-plasmazellulären, gelegentlich auch mit multinukleären Riesenzellen einhergehenden, granulomatösen Vaskulitis (ASHTON 1962) sprechen ebenfalls für einen immunologischen Prozeß. Obwohl eine statistische Assoziation mit Tuberkulose und anderen Infektionskrankheiten bzw. Allergien oft hergestellt werden kann, wird der Morbus Eales häufig bei sonst vollkommen unauffälligen Patienten vorgefunden (ELLIOT 1983). Es ist denkbar, daß mykobakterielle Antigene im Speziellen als Auslöser eine Rolle spielen, aber andere Antigene möglicherweise denselben Effekt haben könnten (NUSSENBLATT u. PALESTINE 1989).

Differentialdiagnostisch müssen andere Erkrankungen der Retina, die zu peripheren Gefäßverschlüssen und Neovaskularisationen führen, ausgeschlossen werden. Darunter fallen Venenverschlüsse, Sichelzell-Retinopathie, Sarkoidose und Erkrankungen aus dem rheumatischen Formenkreis.

Eine ursächliche Therapie existiert nicht. Auch durch hochdosierte Kortikosteroidmedikationen konnten keine eindeutigen Remissionen erzielt werden. Bei Minderperfusionszonen und Neovaskularisationen zeigt die Photokoagulation zur Prävention visusbedrohender Komplikationen gute Resultate (Fine et al. 1976; Spitznas et al. 1975). Die Prognose für den Visus ist, trotz obengenannter Komplikationen, recht gut (Elliot 1975b), weil die Makula nur selten in Mitleidenschaft gezogen wird.

6. Strahlenretinopathie

Die Strahlenretinopahtie ist charakterisiert durch eine verzögert einsetzende, progressive, okklusive Mikroangiopathie, die nach radioaktiver Plaque- bzw. externer Strahlenapplikation bei intraokularen (s. Kap. 8) oder intraorbitalen Tumoren bzw. auch nach Bestrahlung von Tumoren im HNO- und ZNS-Bereich auftreten kann. Histopathologische Untersuchungen bestätigen die vaskuläre Natur des primären Schadens. Wandverdickungen infolge Ablagerung von fibrillärem bzw. hyalinem Material und Lumenreduktion durch myointimale Proliferationen konnten in retinalen Gefäßen gefunden werden (Egbert et al. 1980). Demgegenüber scheinen die Zellen der neurosensorischen Retina, ähnlich dem ZNS, relativ strahlenresistent zu sein.

Diese Gefäßläsionen treten in der Regel erst mit relativ langer Latenz auf (Amoaku u. Archer 1990; Brown et al. 1982). Sie manifestieren sich, analog zu anderen retinalen Mikroangiopathien, in Form von Teleangiektasien, Mikroaneurysmen, harten Exsudaten, Cotton-wool-Herden, Kapillarverschlüssen, Blutungen sowie einem Ödem der Netzhaut. Bei retinaler Ischämie können komplizierend Neovaskularisationen, Glaskörperblutung, Traktionsamotio und ein hämorrhagisches Sekundärglaukom hinzukommen (s. B.IV).

Die Inzidenz der Strahlenretinopathie ist abhängig von der Gesamtdosis und der Fraktionierung, wobei die Höhe der kritischen Dosis zur Zeit kontrovers bleibt. Die Schwellendosis für eine Strahlenretinopathie im Rahmen von Kopfbestrahlungen dürfte jedoch bei 30–35 Gy liegen (Brown et al. 1982; Merriam et al. 1972). Bei bereits vorliegender Mikroangiopathie oder Chemotherapie – letztere braucht nicht gleichzeitig zu sein – ist die Schwelle für eine Schädigung allerdings niedriger (Chacko 1981; Maguire u. Schachat 1994). Die beste Übersicht zum Thema gibt Archer 1993 in seiner Doyne Lectüre.

Die Therapie orientiert sich an dem Vorgehen bei diabetischer Retinopathie. Exsudative Veränderungen lassen sich allenfalls stabilisieren (Kinyoun et al. 1988).

7. Erworbene parafoveoläre Teleangiektasien

Die parafoveolären Teleangiektasien können in zwei große Gruppen eingeteilt werden:

1. Die erste, immer einseitige Form ist eine entwicklungsgeschichtliche Gefäßanomalie, meistens in der temporalen Hälfte der Makula und stellt vermutlich eine abortive Form des Morbus Coats dar (s. B.V.8.).
2. Unter der zweiten Gruppe, die ursprünglich als idiopathische juxtafoveoläre retinale Teleangiektasie bezeichnet wurde (Gass u. Oyakava 1982), versteht man eine erworbene Form, die Patienten ein oder beidseitig ab dem mittleren Lebensalter betreffen kann. Heute werden 3 Unterformen der erworbenen parafoveolären Teleangiektasien unterschieden (Chew 1994; Gass 1987b):

- Die *erworbene unilaterale parafoveale Teleangiektasie* betrifft nur Männer und zeigt ein sehr kleines Gebiet mit kapillarer

Ektasie am Rand der foveolären avaskulären Zone. Harte Exsudate können vorliegen, doch ist die Sehschärfe selten stark betroffen. Aus diesem Grund und wegen der Nähe zur Fovea ist eine Koagulation in der Regel nicht indiziert.

- Die *erworbene bilaterale parafoveale Teleangiektasie* (Abb. 11.24) stellt die größte Gruppe dar, kommt bei beiden Geschlechtern vor und betrifft Patienten in der 5.–6. Lebensdekade. Die ektatischen Kapillaren liegen meist symmetrisch temporal der Makula und umfassen ein Gebiet, das in der Regel kleiner als eine Papillenfläche ist. Lipidexsudationen finden sich aber erstaunlicherweise selten. Bei Makulaödem kommt es zur Beeinträchtigung der Sehschärfe, längerfristig zu strukturellen Schäden mit progressiver Funktionseinbuße. Häufig lassen sich um rechtwinklig verlaufende, das teleangiektatische Kapillarbett drainierende Venen parafoveale Pigmentverschiebungen nachweisen. Wegen der zentralen Lage der abnormen Kapillaren ist eine Koagulation gewöhnlich nicht möglich. Komplizierend kann sich eine subretinale Neovaskularisation entwickeln, die durch ihre meist zentrale Lage therapeutisch häufig nicht angegangen werden kann.
- Bei der sehr seltenen, *erworbenen bilateralen Form mit Kapillarverschlüssen* kommt es zu einem progressiven, therapeutisch nicht beeinflußbaren Visusabfall. Eine systemische Erkrankung muß ausgeschlossen werden (z.B. Sichelzell-Erkrankung, Diabetes mellitus).

Die Pathogenese der erworbenen parafovealen Teleangiektasien ist nicht bekannt. Da sie jedoch häufig temporal vorkommen, im Wasserscheidengebiet zwischen den zwei temporalen Venenarkaden, könnte einer chronischen Kongestion der Kapillaren pathogenetisch eine Bedeutung zukommen (GASS u. OYAKAVA 1982). Ebenfalls unklar ist die Rolle eines gestörten Glukosestoffwechsels. In etwa einem Drittel der Fälle fand sich eine gestörte Glukosetoleranz (MILLAY et al. 1986a).

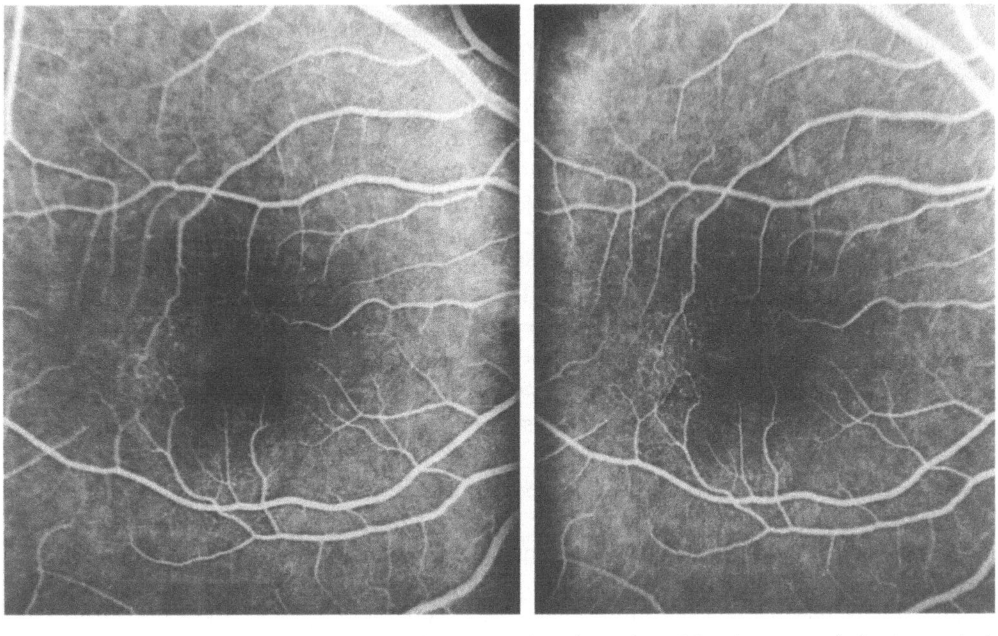

Abb. 11.24. Umschriebenes Areal mit erworbener parafovealer Teleangiektasie temporal der Fovea (mit freundlicher Genehmigung von Fr. Dr. A. THÖLEN, Zürich)

8. Morbus Leber-Coats

Es handelt sich um eine idiopathische Erkrankung, die klinisch durch telangiektatische und aneurysmatische Gefäße mit intra- und subretinalen Exsudaten gekennzeichnet ist. Nach heutigem Verständnis entsprechen die Leber-Miliaraneurysmen einer frühen Form der Erkrankung, während das von Coats beschriebene Bild der exsudativen Retinopathie einer späteren Phase oder florideren Verlaufsform entspricht (SPITZNAS et al. 1975a). Auch die Abgrenzung zu den unilateralen kongenitalen parafovealen Teleangiektasien (s. B.V.7) ist nicht scharf, so daß diese ebenfalls als Variante des Morbus Leber-Coats verstanden werden können.

Klinisch kann man eine adoleszente von einer adulten Form unterscheiden (SPITZNAS et al. 1975). In der gleichen Studie waren 70% der Patienten männlichen Geschlechts, 90% waren unilateral. In der Regel tritt die Erkrankung isoliert auf, kann jedoch selten auch mit einer Retinitis pigmentosa oder systemischen Syndromen assoziiert sein (HALLER 1994; KHAN et al. 1988). Der klinische Verlauf ist gewöhnlich progressiv aber sehr variabel. Das Spektrum reicht von diskreten, wenig exsudativen Veränderungen bis hin zu einer exsudativen Amotio mit massiven intra- und subretinalen Lipidablagerungen. Selten kommt es dabei zu einem neovaskulären Glaukom und zur Phthisis bulbi (Abb. 11.25a–c). Fluoreszenangiographisch finden sich ein rarefiziertes und vergröbertes Kapillarnetz, Telangiektasien und Aneurysmen, Perlschnurgefäße, Verschlüsse von Kapillaren und Arteriolen, Shuntbildungen und – besonders charakteristisch – Fluoreszeinaustritt (HALLER 1994; SPITZNAS et al. 1975a; WESSING u. SPITZNAS 1977).

Histologisch beruht die Diagnose eines Morbus Coats auf 3 pathognomonischen Veränderungen (Abb. 11.26a–d): 1. Die primären Gefäßveränderungen bestehen in umschriebenen Kapillar-Teleangiektasien, Mikroaneurysmen und arteriovenösen Kurzschlüssen. Durch die defekte Endothelauskleidung entsteht eine erhöhte Permeabilität der Blut-Retina-Schranke im Kapillarbereich: Blut, Flüssigkeit und Lipide sickern durch die Gefäßwände (plasmatische Vaskulosis) in das perivaskuläre Stützgewebe oder sogar in das umgebende Gewebe. 2. In den äußeren Netzhautschichten und subretinal findet man diffuse PAS-positive Exsudate, die die Bipolar- und Rezeptorzellen auseinander drängen. 3. Subretinal sind Cholesterinkristalle und Histiozyten mit schaumigem Zytoplasma (Schaumzellen) nachweisbar (CHANG et al. 1984; TRIPATHI u. ASHTON 1971).

Therapeutisch werden in progressiven Fällen die Laser- und Kryo- oder Diathermiekoagulation eingesetzt (EGERER et al. 1974; RIDLEY et al. 1982). Bei einer exsudativen Amotio sind eindellende chirurgische Verfahren mit Drainage der subretinalen Flüssigkeit oder eine Vitrektomie erforderlich (HALLER 1994). Eine Obliteration der pathologischen Gefäße mit Rückbildung der Exsudate wurde in einer großen Serie mit 292 Augen, die initial noch eine anliegende Netzhaut aufwiesen, in $^{2}/_{3}$ der Patienten erreicht (PAULEIKHOFF u. WESSING 1989)

9. Kavernöses Hämangiom der Netzhaut

Das kavernöse Hämangiom der Netzhaut ist eine seltene, als Hamartom zu verstehende und vermutlich kongenitale Gefäßveränderung (GASS 1971).

Klinisch stehen traubenförmige Gruppierungen von dunklen Aneurysmen mit einer charakteristischen Erythrozytensedimentation und einer begleitenden präretinalen fibrotischen Membran im Vordergrund (Abb. 11.27a–c; COLVARD et al. 1978; KLEIN et al. 1975). Bei exzentrischer Lokalisation ist der Befund in der Regel asymptomatisch. Der Verlauf ist im wesentlichen stationär. Langzeitbeobachtungen haben allerdings eine Zunahme der präretinalen Fibrose sowie eine weitgehende Spontanobliteration der Aneurysmen gezeigt (MESSMER et al. 1983). Exsudative Veränderungen oder Glaskörperblutungen sind extrem selten (GISLASON et al. 1979).

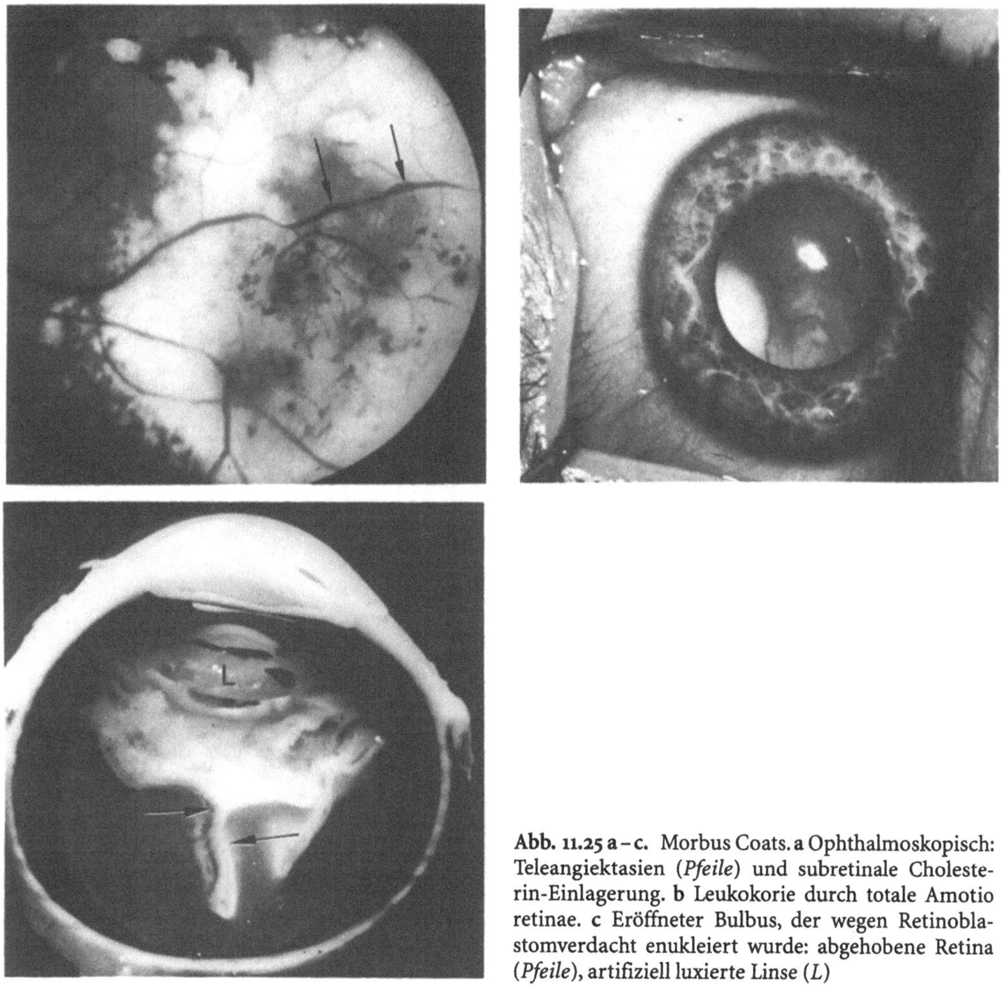

a b c

Abb. 11.25 a–c. Morbus Coats. **a** Ophthalmoskopisch: Teleangiektasien (*Pfeile*) und subretinale Cholesterin-Einlagerung. **b** Leukokorie durch totale Amotio retinae. **c** Eröffneter Bulbus, der wegen Retinoblastomverdacht enukleiert wurde: abgehobene Retina (*Pfeile*), artifiziell luxierte Linse (*L*)

Fluoreszenzangiographisch zeigt das Hämangiom charakteristischerweise eine sehr langsame Anfärbung der Aneurysmen, die wegen der bereits beschriebenen Erythrozytensedimentation Fluoreszeinkäppchen aufweisen (MESSMER et al. 1983). Das Angiom besitzt charakteristischerweise eine intakte Blut-Retina-Schranke; Fluoreszeinaustritt wird also nicht beobachtet.

Histologisch finden sich multiple, mit einander kommunizierende, dünnwandige Aneurysmen, die elektronenmikroskopisch durch den normalen Wandaufbau retinaler Gefäße charakterisiert sind (Abb. 11.27 d). Bei der präretinalen Fibrose handelt es sich nach elektronenmikroskopischen und immunhistochemischen Befunden um eine Gliamembran in Anwesenheit multipler Defekte der Lamina limitans interna über der Läsion (MESSMER et al. 1984 a).

Differentialdiagnostisch ist die typische Läsion durch das Fehlen exsudativer Veränderungen, den Nachweis einer präretinalen Gliamembran sowie durch eine angiographisch dokumentierte intakte Schrankenfunktion leicht von dem Morbus Coats abzugrenzen.

Mehrere Berichte haben auf eine Assoziation des kavernösen Hämangioms der Netzhaut mit kutanen und zentralen Angiomen hingewiesen, so daß dieses Krankheitsbild

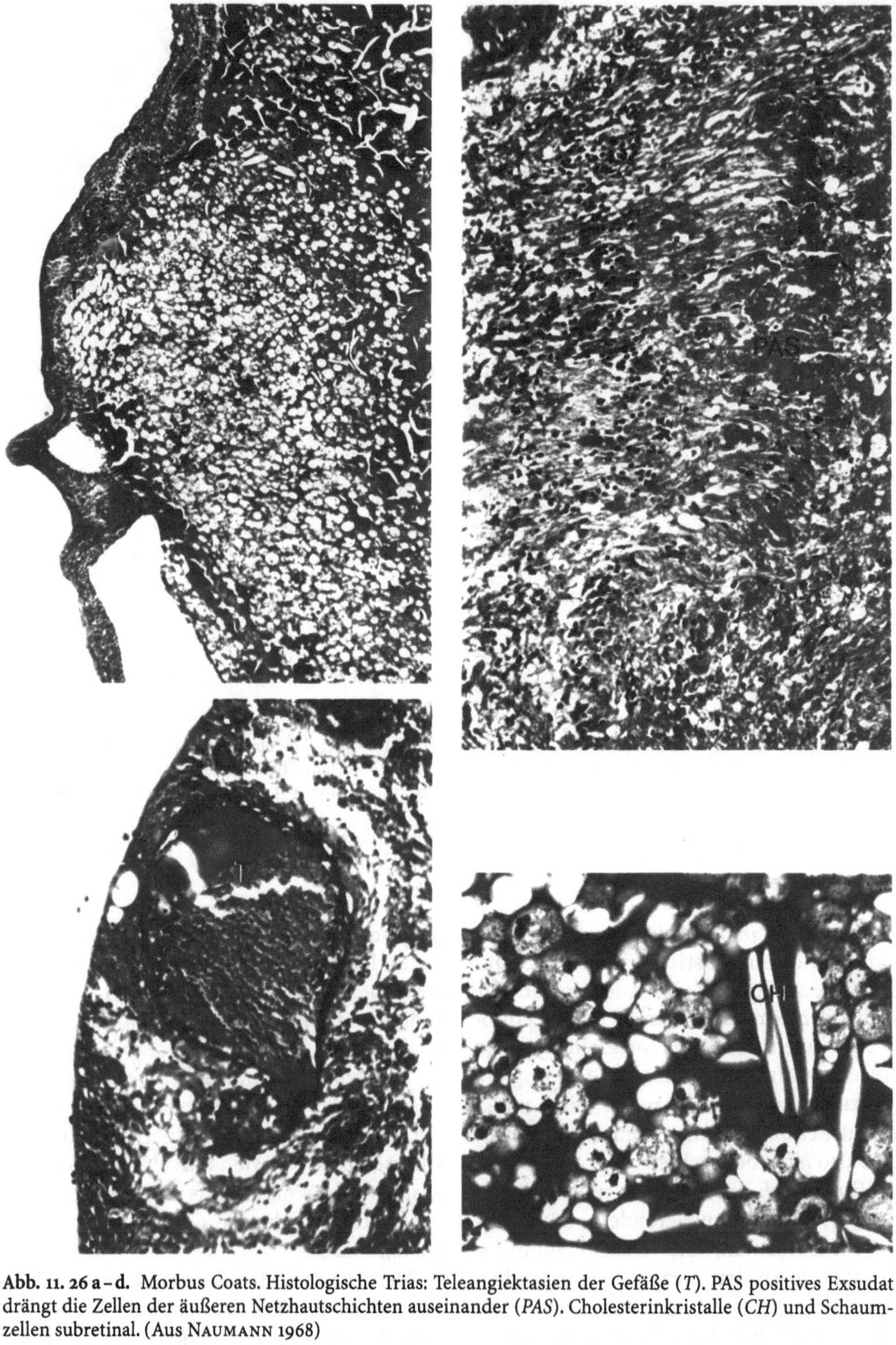

a b c d

Abb. 11. 26 a–d. Morbus Coats. Histologische Trias: Teleangiektasien der Gefäße (*T*). PAS positives Exsudat drängt die Zellen der äußeren Netzhautschichten auseinander (*PAS*). Cholesterinkristalle (*CH*) und Schaumzellen subretinal. (Aus NAUMANN 1968) möglicherweise den Phakomatosen zugeordnet werden könnte. Auch wurde über familiäres Vorkommen berichtet, das einen autosomal dominanten Erbgang mit inkompletter Penetranz und variabler Expressivität vermuten läßt (Bottoni et al. 1990; Goldberg et al. 1979; Pancurak et al. 1985).

10. Kapilläres Hämangiom der Retina

Das kapilläre Hämangiom der Netzhaut (von Hippel-Tumor) kann isoliert als retinale Gefäßerkrankung oder im Rahmen des von Hippel-Lindau-Syndroms auftreten. Letzteres ist ein autosomal dominantes Erbleiden,

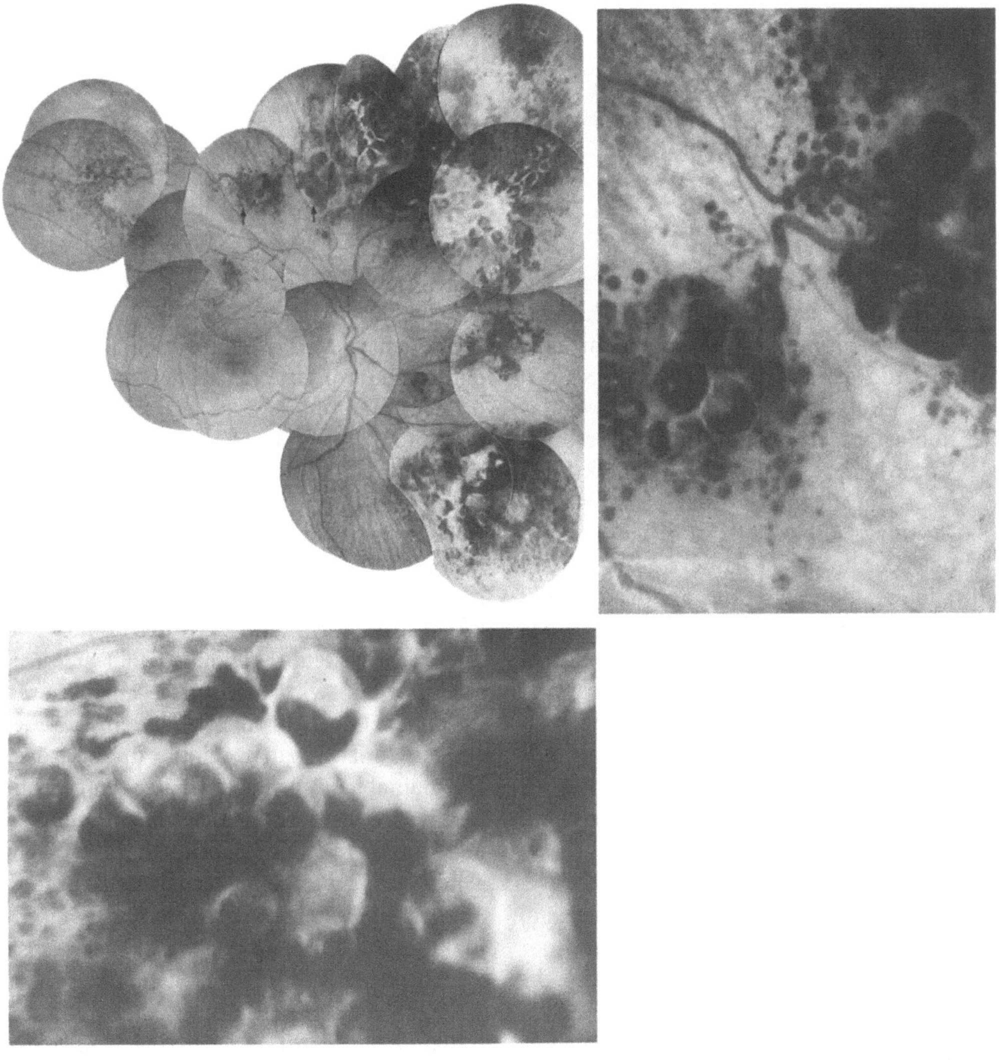

a b c

Abb. 11.27 a–c. Kavernöses Hämangiom. **a** Ausgeprägtes kavernöses Hämangiom zeigt mehrere isolierte Läsionen. Der Durchmesser der Aneurysmen variiert von dem eines Mikroaneurysmas bis zu dem eines halben Papillendurchmessers. Eine weiße epiretinale Membran findet sich im Gebiet, wo große Aneurysmen in dichten Haufen vorliegen. Die superotemporale Vene ist leicht geschlängelt und verdickt. Es lassen sich keine intraretinalen Exsudate bzw. Glaskörperblutungen nachweisen. Der Bezirk zwischen den *Pfeilen* entspricht dem in **b**. Die Aneurysmen liegen nahe bei einer geschlängelten Vene, die das Angiom drainiert. **c** Typische Erythrozytensedimentation in den größeren Aneurysmata

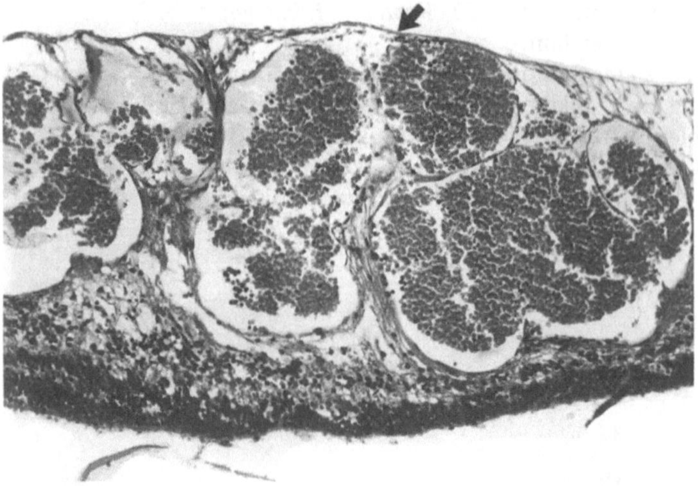

Abb. 11.27 d. Histologisch ist das kavernöse Hämangiom der Retina durch miteinander kommunizierende, blutgefüllte Kavernen, die durch feine Septen getrennt sind, gekennzeichnet. Der *Pfeil* weist auf die Lamina limitans interna hin. Die Struktur der inneren Netzhaut ist durch diese Kavernen zerstört, exsudative Veränderungen sind nicht nachweisbar (aus Messmer et al. 1983, 1984)

bei dem die wichtigsten extraokularen Befunde infratentorielle Hämangiome, hellzellige Nierenkarzinome und Phäochromozytome sind (Hardwig u. Robertson 1984; Horton et al. 1976). Das Gen, das wie das Retinoblastomgen als ein Tumorsupressorgen funktioniert, konnte auf dem kurzen Arm des Chromosoms 3 lokalisiert werden (Seizinger et al. 1988). Es ist bislang unklar, wieviele der zunächst isoliert auftretenden retinalen Angiome Teil des Syndroms sind. Generell sollte jedoch jeder Patient auf das Vorliegen eines Syndroms hin untersucht werden (solange diese Aussage mit molekulardiagnostischen Methoden in isolierten Fällen noch nicht möglich ist), wobei multiple retinale Angiome oder eine positive Familiengeschichte bereits als beweisend gelten.

Klinisch können in der Netzhaut zwei unterschiedliche Formen gefunden werden: die viel häufigere periphere Läsion und der weniger charakteristische, mit einer schlechteren Visusprognose einhergehende, juxtapapilläre Tumor. Beide Formen können beidseitig und nebeneinander auftreten. Der periphere von Hippel-Tumor beginnt diskret als gräulich-rötliches Knötchen, das sich kaum von einem Mikroaneurysma unterscheiden läßt. Die afferenten und efferenten Gefäße, initial noch unauffällig, werden mit dem Wachstum des Tumors, der hämodynamisch als arteriovenöser Shunt wirkt, immer prominenter. Das Vollbild der Läsion ist pathognomonisch und besteht aus einem orange-roten, intra- oder präretinalen Knoten mit kaliberstarken zu- bzw. abführenden Zwillingsgefäßen (Abb. 11.28 a, b). Der parapapilläre Tumor ist weniger charakteristisch wegen der fehlenden Zwillingsgefäße (Gass u. Braunstein 1980). Fluoreszenzangiographisch finden sich bei beiden Typen extrem kurze Kreislaufzeiten wegen des Shunts und ein massiver Fluoreszeinaustritt. Der klinische Verlauf wird bei fortgeschritteneren Läsionen zunächst von exsudativen Veränderungen mit Zirzinata-Figur und seröser Netzhautablösung sowie später von proliferativen Veränderungen bis hin zu einer ausgedehnten Traktionsamotio geprägt. Nicht selten beobachtet man fernab des Tumors, ähnlich wie beim Morbus Coats, eine Lipidmakulopathie, deren Genese nicht geklärt ist.

Histologisch handelt es sich um ein kapilläres Hämangiom mit großkalibrigen, geschlängelten kapillären Kanälen (Mottow-Lippa et al. 1983), die eine Endothelfenestration aufweisen und von charakteristischen polygonalen und schaumigen interstitiellen Zellen begleitet werden (Jurco et al. 1982; Nicholson et al. 1976). Analog den retinalen Neovaskularisationen wächst fibrovasku-

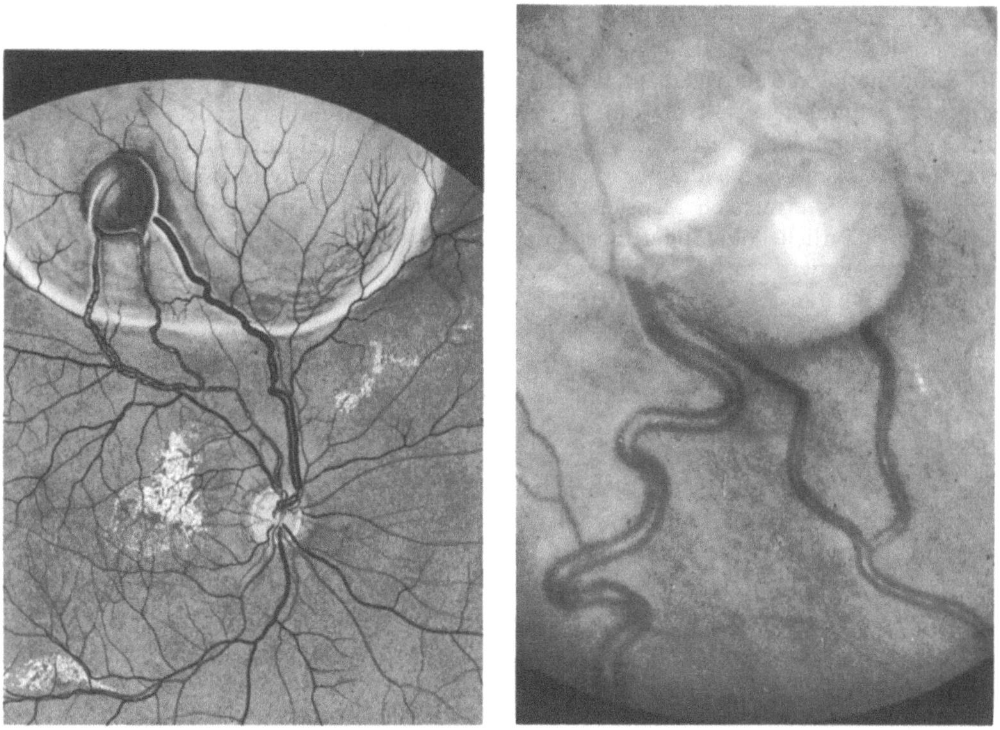

a b

Abb. 11.28 a, b. Kapillares Hämangiom der Retina bei von Hippel-Lindau-Syndrom mit kollateraler Amotio retinae. **a** Deutliche Verdickung der afferenten und efferenten Gefäße. Harte Exsudate am hinteren Pol (Gezeichnet von W. ZELTMANN, Tübingen). **b** Beginnendes winziges retinales Hämangiom bei Morbus von Hippel-Lindau (Foto freundlichst überlassen von WESSING)

läres Gewebe, das von dem Angiom unterschieden werden kann, durch Defekte der Membrana limitans interna in den vitreoretinalen Zwischenraum oder Glaskörper und führt zu Traktionen. Zudem entwickelt sich wegen des vorliegenden Schrankendefekts in dem Tumor eine proliferative Vitreo-Retinopathie (s. Kap. 10).

Differentialdiagnostisch bereitet die charakteristische Läsion keine Schwierigkeiten. Bei nicht sichtbarem Hämangiom in Folge von Proliferationen, Blutungen oder Netzhautablösung weisen die prominenten „feeder vessels" meist zur Diagnose hin.

Die Therapie von kleinen Angiomen mit Photokoagulation bzw. Kryotherapie ist relativ unproblematisch (NICHOLSON 1994). Bei größeren Läsionen muß jedoch nach einer Koagulationstherapie mit erheblicher Exsudation aus dem behandelten Tumor gerechnet werden (LANE et al. 1989; WATZKE 1973). Alternativ stehen in solchen Fällen auch eine chirurgische Resektion (PEYMAN et al. 1983), Radiotherapie (BALAZS et al. 1990) oder – bei gleichzeitiger Traktionsamotio – eine Vitrektomie (MACHEMER u. WILLIAMS 1988) zur Verfügung. Ohne Behandlung sind die meisten Angiome progressiv, nur selten wurden Spontanregressionen beobachtet (WHITSON et al. 1986).

C. Degenerationen der Netzhautperipherie und Amotio

Die gemeinsame Betrachtung degenerativer Prozesse der peripheren Netzhaut und der Netzhautablösung hat historische Gründe, und noch heute wird die Bedeutung dieser degenerativen Prozesse vielfach überschätzt. Die Pathophysiologie der Netzhautablösung ist jedoch komplexer und, obwohl einige dieser Degenerationen Risikofaktoren für eine rhegmatogene Netzhautablösung darstellen, werden die meisten Menschen mit potentiell gefährlichen Veränderungen nie eine Amotio entwickeln, während andere, die keine sichtbaren degenerativen Veränderungen aufweisen, eine rhegmatogene Netzhautablösung erleiden werden. Im folgenden Kapitel sollen nur die entwicklungsgeschichtlichen Anomalien, die dystrophen und altersabhängigen Degenerationen der peripheren Netzhaut sowie die Netzhautforamina und -ablösung erörtert werden, während reaktive Veränderungen nach z. B. Uveitis oder Trauma in den jeweiligen Kapiteln aufgeführt sind.

I. Physiologie der Netzhautadhäsion

Die Netzhaut hat die Form eines doppelwandigen Bechers. Fusioniert sind die beiden Bätter des Augenbechers lediglich anterior (Pigmentblatt der Iris, pigmentiertes und unpigmentiertes Ziliarepithel) sowie im Bereich der Papille. Zwischen Ora serrata und der Papille besteht somit ein potentieller Spaltraum, der embryologisch einem Hirnventrikel entspricht. Voraussetzung für eine anliegende Netzhaut ist die permanente Dehydrierung dieses potentiellen Spaltraums durch den Sog des einem hydrostatischen Druckgefälle folgenden transretinalen Flows vom Glaskörper über Netzhaut, Aderhaut und Sklera bis in die Orbita. Auch die aktive Pumpfunktion des retinalen Pigmentepithels Richtung Aderhaut trägt zu dieser zentrifugalen Sogwirkung auf die Netzhaut bei (Foulds 1985; Machemer 1984; Marmor u. Yao 1995; Yao et al. 1994). Der kapillare Spaltraum, zwischen Photorezeptoraußensegmenten und Müller-Zellen einerseits und den apikalen Fortsätzen der Pigmentepithelzellen andererseits, wird von einer klebrigen Substanz, der Interphotorrezeptormatrix, ausgefüllt, die ebenso wie die Tamponadewirkung eines intakten jungendlichen Glaskörpers der raschen Ausbreitung einer Netzhautablösung, z.B. im Falle eines traumatischen Netzhautlochs bei einem Kind, entgegensteht (Hageman et al. 1995). Erst nach einer altersphysiologischen oder durch Krankheitsprozesse beschleunigten Glaskörperinvolution mit einer zentripetalen Glaskörpertraktion (s. Kap. 10), die die physiologischen Adhäsionskräfte der Netzhaut übersteigt, oder bei Störungen der auf die Netzhaut wirkenden „Saugpumpe“ kann sich die Netzhaut ablösen (s. C. IV. 3.).

II. Degenerationen der peripheren Netzhaut

Unter dem ebenfalls historisch zu verstehenden Oberbegriff „Periphere Netzhautdegenerationen“ werden üblicherweise Veränderungen beschrieben, die nur teilweise der Definition einer Degeneration, wie z. B. die „Pflastersteindegeneration“, gerecht werden. Andererseits umfassen sie Veränderungen, die eher als altersunabhängige, vorwiegend dystrophe Prozesse, wie z. B. die „gittrigen oder äquatorialen Degenerationen“, oder als entwicklungsgeschichtliche Anomalien, wie z. B. die „meridionalen Falten“, zu werten sind. Wegen vielfältiger Überschneidungen zwischen degenerativen, dystrophen Prozessen und entwicklungsgeschichtlichen Veränderungen sowie einer eher unscharfen Trennung zwischen ungefährlichen und potentiell gefährlichen „Degenerationen“ hat eine Klassifizierung der „Peripheren Netzhautdegenerationen“ etwas Arbiträres und wird auch in der Literatur entsprechend uneinheitlich gehandhabt. Trotzdem soll aus didaktischen Gründen eine Aufteilung in entwicklungsgeschichtliche Anomalien, degenerative und dystrophe Veränderungen sowie in Netzhautforamina vorgenommen werden (Tabelle 11.9).

1. Entwicklungsbedingte Anomalien

Entwicklungsbedingte Veränderungen treten hauptsächlich zwischen Ora serrata und

Tabelle 11.9. „Degenerationen" der peripheren Netzhaut

1. Entwicklungsgeschichtliche Anomalien
   - „Weiß ohne Druck"
   - Meridionale Falten und Komplexe
   - Pars-plana-Inseln
   - Netzhautbüschel und -Ausziehungen („tufts")
2. Dystrophe und degenerative Veränderungen
   - Typische periphere zystoide Degeneration und Retinoschisis
   - Retikuläre periphere zystoide Degeneration und Retinoschisis
   - Senile periphere Pigmentepitheldegeneration und periphere Drusen
   - Periphere chorioretinale Atrophie („Pflasterstein-Degeneration")
   - Pars-plana-Zysten und zystische Exkavation
   - Glitzerbeete
   - Schneckenspuren
   - Äquatoriale Degenerationen

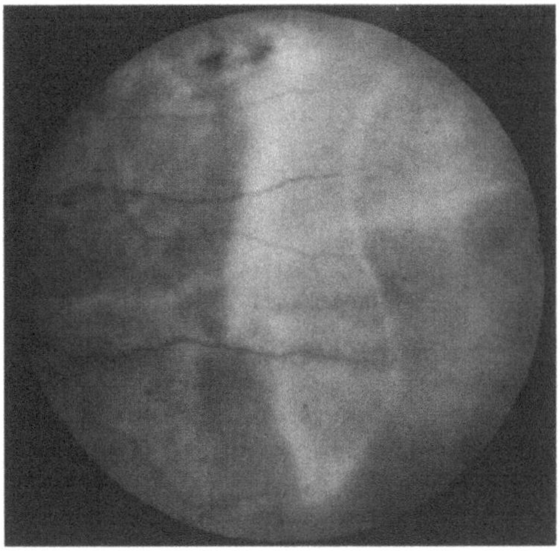

Abb. 11.29. „Weiß ohne Druck". Scharf demarkiertes opaleszentes Fundusareal etwa in Äquatorhöhe

Äquator auf und prädisponieren nur selten für eine retinale Rißbildung (Straatsma et al. 1986).

a) „Weiß ohne Druck"

Unter „Weiß ohne Druck" („white without pressure") verstehen wir periphere, weitgehend limbusparallel orientierte Netzhautareale, die eine weißliche seidenstrukturähnliche Oberfläche aufweisen (Abb. 11.29). Sie liegen meist peripher des Äquators, können jedoch auch weiter nach zentral bis in die mittlere Peripherie reichen und sind vorwiegend temporal lokalisiert. Die Begrenzung ist unregelmäßig, nach zentral meistens scharf, nach peripher verwaschen. Innerhalb der Läsion befinden sich nicht selten dunklere Areale, die Netzhautforamina vortäuschen können. Die Läsion wird in ca. 10 – 50 % der normalen Augen beobachtet, bei dunkel pigmentierten, jüngeren und myopen Personen häufiger (Karlin u. Curtin 1974; Rutnin u. Schepens 1967). Die Läsionen sind nicht konstant, können „wandern" oder mit zunehmendem Alter wieder verschwinden. Die Natur und Bedeutung von „Weiß ohne Druck", das erstmals 1952 von Schepens beschrieben wurde, bleiben kontrovers, gelten aber weithin als harmlos (Byer 1982b; Curtin 1985). Lediglich in Partneraugen von Patienten mit einer Riesenrißablatio scheint diesen Veränderungen eine ungünstige prognostische Bedeutung zuzukommen (Freeman 1978). Nach einem klinisch-pathologischen Bericht handelt es sich um vitreoretinale Adhäsionen (Watzke 1961), während andere Autoren kein morphologisches Substrat nachweisen konnten (Dobbie 1975).

Um eine ähnliche Veränderung, die allerdings nur bei skleraler Indentation sichtbar wird, handelt es sich bei „Weiß mit Druck". Da bei skleraler Eindellung durch Reflexänderung und Reduktion des Blutflußes auch die normale Retina im ohthalmoskopischen Bild etwas abblaßt, wird dem „Weiß mit Druck" keine klinische Signifikanz zugeordnet. Eisner (1973) hat dies als optisches Phänomen gedeutet, das vorwiegend durch den tangentialen Blickwinkel hervorgerufen wird.

b) Meridionale Falten und Komplexe

Meridionale Falten, eine Entwicklungsvariante der Ora serrata, werden in ca. 25 % aller Augen vorgefunden (Rutnin u. Schepens

1967; SPENCER et al. 1970). Sie liegen in der Regel im superonasalen Quadranten und treten in 27% multipel auf (STRAATSMA et al. 1986). Bei diesen Veränderungen handelt es sich um charakteristische, radiär angeordnete, leistenartige und weißliche Erhebungen verdickter Retina, die sich nach anterior in die Ora fortsetzen. In 81% liegen sie im Bereich von Ora-„Zähnen" (SPENCER et al. 1970). Histologisch zeigt sich verdicktes, in der Regel irregulär zystisch degeneriertes, retinales Gewebe mit gelegentlicher zonulärer bzw. vitrealer Adhäsion (STRAATSMA et al. 1986).

Geht eine meridionale Falte nach vorne in einen Ziliarkörperfortsatz im selben Meridian über, so sprechen wir von einem meridionalen Komplex (Abb. 11.30 a, b). Die Inzidenz liegt hier bei 12% und multiple Läsionen werden in 45% der betroffenen Augen vorgefunden (SPENCER et al. 1970; STRAATSMA et al. 1986). Die Histologie ist identisch mit jener der meridonalen Falten.

Obwohl sich an den posterioren Enden der Läsionen Netzhautrisse ausbilden können, sind solche doch selten und die Bedeutung der meridonalen Falten und Komplexe als Vorstufen für eine solche Rißbildung ist gering (RUTNIN u. SCHEPENS 1967; SPENCER et al. 1970; STRAATSMA et al. 1986). SCHEPENS (1952) fand in einer Untersuchung an Augen mit subklinisch abgelöster Netzhaut meridionale Falten und Komplexe mit gleicher Häufigkeit wie bei normalen Augen.

c) Pars-plana-Inseln

Bei etwa 2% aller Augen sieht man vorwiegend nasal in der Netzhautperipherie runde, rötlich braune Bezirke unmittelbar hinter der Ora, die zunächst an Netzhautlöcher erinnern: „retinale Pseudoforamina" (NAUMANN 1968). Es handelt sich um Pars-plana-Inseln, die keine pathologische Bedeutung haben (Abb. 11.30 a).

d) Netzhautbüschel und Zonularausziehungen („tufts")

Die peripheren Netzhautbüschel („retinal tufts und zonular traction tufts") wurden von FOOS u. ALLEN (1967) in 3 Gruppen unterteilt: in nicht-zystische und zystische Netzhautbüschel sowie in Zonula-Retina-Ausziehungen.

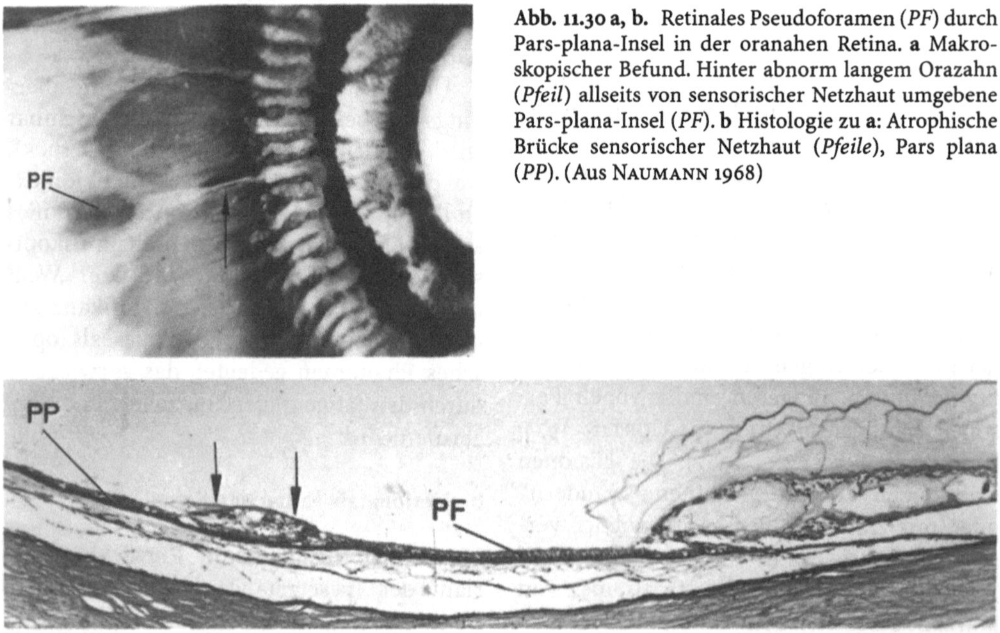

a

b

Abb. 11.30 a, b. Retinales Pseudoforamen (*PF*) durch Pars-plana-Insel in der oranahen Retina. **a** Makroskopischer Befund. Hinter abnorm langem Orazahn (*Pfeil*) allseits von sensorischer Netzhaut umgebene Pars-plana-Insel (*PF*). **b** Histologie zu **a**: Atrophische Brücke sensorischer Netzhaut (*Pfeile*), Pars plana (*PP*). (Aus NAUMANN 1968)

1. *Nicht-zystoider Netzhautbüschel (erworben):* Diese feinen, rund bis kegelförmig sich ins Augeninnere projizierenden Ausziehungen von retinalem und glialem Gewebe liegen meist oranah im Bereich der Glaskörperbasis (DAICKER et al. 1977). In einer Autopsiestudie fanden sie sich in über 70 % aller Augen, am häufigsten im inferonasalen Quadranten (STRAATSMA et al. 1986). Die oft in Haufen angeordneten „tufts", deren Spitzen mit dem Glaskörper adhärent sind, haben eine Basis, die in der Regel weniger als 100 µm im Durchmesser beträgt. Histologisch zeigt sich ein mit abnormen retinalen Zellelementen vermischtes, gliales Gewebe (Abb. 11.31a). Es besteht kein erhöhtes Risiko für eine Rißbildung, bzw. Amotio, da die Veränderungen innerhalb der Glaskörperbasis liegen und somit keinem Zug nach hinterer Glaskörperabhebung ausgesetzt sind (STRAATSMA et al. 1986).
2. *Zystoider Netzhautbüschel (kongenital):* Dieser Typ von Netzhautausziehung ist größer als der oben erwähnte (0,1–1,0 mm), liegt meist hinter der Glaskörperbasis und erscheint klinisch als weiße, scharf begrenzte Läsion mit begleitender Pigmentepithelhyperplasie in 5 % aller Augen (FOOS 1974b). Am Apex finden sich oft Glaskörperverdichtungen. Histopathologisch zeigen die größeren „tufts" ausgedehnte fibrogliale, zum Teil zystische Proliferationen mit Verlust der lamellären, retinalen Architektur, Veränderungen im Pigmentepithel und Fehlen der Photorezeptorzellen (Abb. 11.31b; FOOS 1974). Zystische „tufts" können zu Rundlöchern mit Deckeln, seltener zu Lappenrissen führen (FOOS 1974b) und gelten als Ursache von 7–10 % aller Amotiones (BYER 1981; MURAKAMI-NAGASAKO u. OHBA 1982). Umgekehrt beträgt das Risiko einer Netzhautablösung bei bis dahin blander Anamnese (s. auch Diskussion Ablatiorisiko von Palisaden) nach BYER (1981) weniger als 0,5 %. Nicht alle, aber doch die meisten Netzhautforamina (ca. 80 %), die durch zystische Tufts entstehen, bilden sich im Zusammenhang mit einer hinteren Glaskörperabhebung (FOOS 1974).

3. *Zonula-Retina-Ausziehungen (kongenital):* Diese in ca. 10 % aller Augen nachweisbaren, strangförmigen Netzhautfortsätze, die im angelsächsischen Schriftum als „zonular-retinal-tufts" bezeichnet werden, beginnen hinter der Ora serrata, überspannen diese und verlaufen meridional nach vorn, wo sie mit einer oder mehreren, verdickten Zonulafasern verwachsen sind (STRAATSMA et al. 1986; Abb. 11.31c). Sie entwickeln sich im fötalen Leben und werden beim Wachstum des Auges langgezogen. Das strangförmige Band besteht histologisch aus fibroglialem Gewebe mit gelegentlich anzutreffenden, epithelialen Strukturen, wahrscheinlich embryonaler Herkunft (FOOS 1969). Zonularetinale Strangbildungen können zu Rundlöchern mit Deckel oder Lappenrissen in der äußersten Netzhautperipherie führen. Auch bei diesen Veränderungen ist jedoch die Wahrscheinlichkeit einer Netzhautablösung gering, da sie innerhalb der Glaskörperbasis liegen (FOOS 1974a, b; STRAATSMA et al. 1986).

2. Dystrophe und degenerative Veränderungen

a) Periphere zystoide Degeneration und degenerative Retinoschisis

Unter einer Retinoschisis versteht man eine Aufspaltung der Netzhaut in zwei Schichten. Wir unterscheiden dabei die idiopathische degenerative Form von der juvenilen (X-chromosomalen, s. Kap. 10) und den traktiven Formen (Tabelle 11.10). Im folgenden Abschnitt soll nur die degenerative Form abgehandelt werden.

Nach STRAATSMA u. FOOS (1973) kann zwischen einer „typischen" und einer „retikulären" Form der peripheren zystoiden Degeneration sowie der Retinoschisis unterschieden werden. Die klinische Unterscheidung zwischen einer typischen und retikulären Retinoschisis ist jedoch schwie-

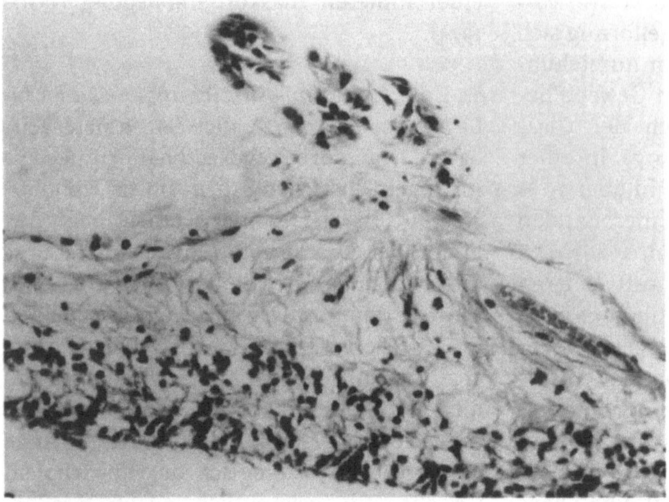

a

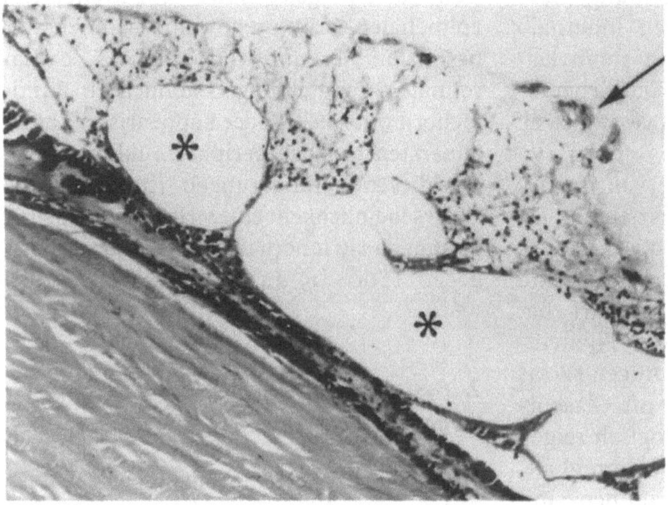

b

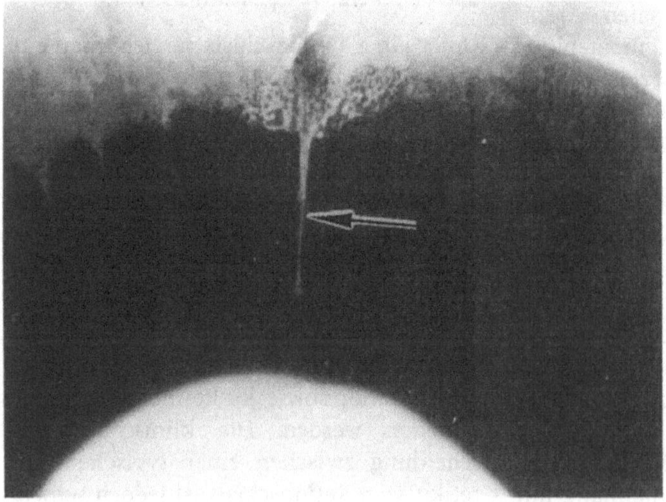

c

Abb. 11.31 a–c. Netzhautbüschel („tufts“) und Zonularausziehung. **a** Peripheres nicht zystoides Netzhautbüschel, wahrscheinlich aus Gliazellen bestehend. **b** Peripheres zystoides Netzhautbüschel. Netzhaut ist verdickt und zystisch (*), wahrscheinlich Gliazellproliferation (Pfeil). **c** Periphere Zonularausziehung, die sich von der peripheren Netzhaut über die Pars plana in die Zonularfasern erstreckt

Tabelle 11.10. Periphere mikrozystoide Degenerationen und degenerative Retinoschisis

Mikrozystoide Degeneration	Retinoschisis
• Typische Form (Blessig-Iwanoff-Typ)	• Degenerativ
	- Typisch
• Retikuläre Form	- Retikulär
	• Juvenil (X-chromosomal)
	• Traktiv
	- Gefäßerkrankungen
	- Trauma
	- Uveitis

rig und nicht immer praktikabel (BYER 1986; EISNER 1973). Dennoch soll hier an der getrennten Betrachtung festgehalten werden, da die klinisch im Vordergrund stehende Komplikation, nämlich eine Schisisamotio, praktisch nur bei der retikulären Retinoschisis vorkommt. Es scheint daher wichtig, zwischen einer (in der Regel harmlosen) typischen degenerativen und einer (unbedingt kontrollbedürftigen) retikulären Retinoschisis oder (synonym) Retinoschisis mit Außenschichtforamina zu unterscheiden.

α) Typische periphere zystoide Degeneration und typische degenerative Retinoschisis

Die typische periphere zystoide Degeneration ist gewöhnlich eine bilateral symmetrische und temporal stärker als nasal ausgeprägte Veränderung hinter der Ora serrata, die bei allen Menschen schon früh zu beobachten ist und mit dem Alter zunimmt (O'MALLEY u. ALLEN 1967; STRAATSMA u. FOOS 1973). Es handelt sich um eine idiopathische degenerative Veränderung mit letztlich unbekannter Ätiologie. Zuerst wurde diese Degeneration von Blessig als Zysten und von Iwanof als Ödem beschrieben. Klinisch sieht man eine durch viele kleine Zysten gestippt erscheinende und verdickte Netzhaut unmittelbar hinter der Ora serrata. Später geht der gestippte Aspekt in ein honigwabenförmiges Muster über.

Histologisch beginnt die Zystenbildung in der äußeren plexiformen Schicht. Die zystischen Hohlräume enthalten hyaluronidasesensitive Mukopolysaccharide und sind von Müller-Stützzellen umgeben, die möglicherweise auch für die Sekretion der Mukopolysaccharide verantwortlich sind (GÄRTNER 1973; Abb. 11.32a, b). Durch Konfluenz dieser Zysten und das Zerreissen der Müller-Stützzellen kann aus der typischen peripheren zystoiden Degeneration eine typische degenerative Retinoschisis hervorgehen (STRAATSMA u. FOOS 1973; ZIMMERMAN u. NAUMANN 1968; Abb. 11.32c). Sie ist in der Regel auf den Raum zwischen Ora und Äquator beschränkt und tritt selten vor dem 3. Lebensjahrzehnt auf. Bei älteren Menschen ist sie häufig. Sie fand sich in einer großen klinischen Serie bei 7% der über 40jährigen, während sie in Autopsieserien lediglich in etwa 1% nachgewiesen werden konnte (STRAATSMA u. FOOS 1973). Klinisch liegt die typische degenerative Retinoschisis meist im temporal unteren Quadranten und ist in ca. 33% bilateral (BYER 1968). Die transparenten inneren Schichten erscheinen gespannt und faltenlos und weisen oft weiße Pünktchen auf. Histologisch sind diese auf lipidbeladene Gliazellen zurückzuführen, die degeneriertes Netzhautgewebe in dem ansonsten noch relativ dicken inneren Blatt phagozytiert haben. Die äußere Wand wird von der degenerierten äußeren plexiformen Schicht, der äußeren Körnerschicht und den Photorezeptoren gebildet und gibt der Retinoschisis den typischen Aspekt gehämmerten Metalls. Dieser Aspekt wird durch die in der Außenschicht verbleibenden Reste der abgerissenen Müller-Stützzellen hervorgerufen. Die Photorezeptoren sind oft noch bemerkenswert gut erhalten, was dafür spricht, daß der Prozeß nicht von Veränderungen der Choriokapillaris oder dem Pigmentepithel ausgelöst wird. Da bei der Retinoschisis die Verbindung zwischen Photorezeptoren und Ganglienzellen zugrunde geht, entstehen absolute Skotome, die als eines der Unterscheidungsmerkmale zwischen Retinoschisis und Amotio retinae hilfreich sein können.

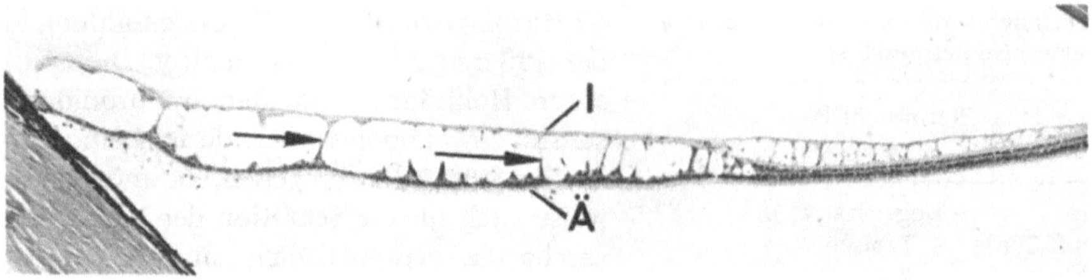

a

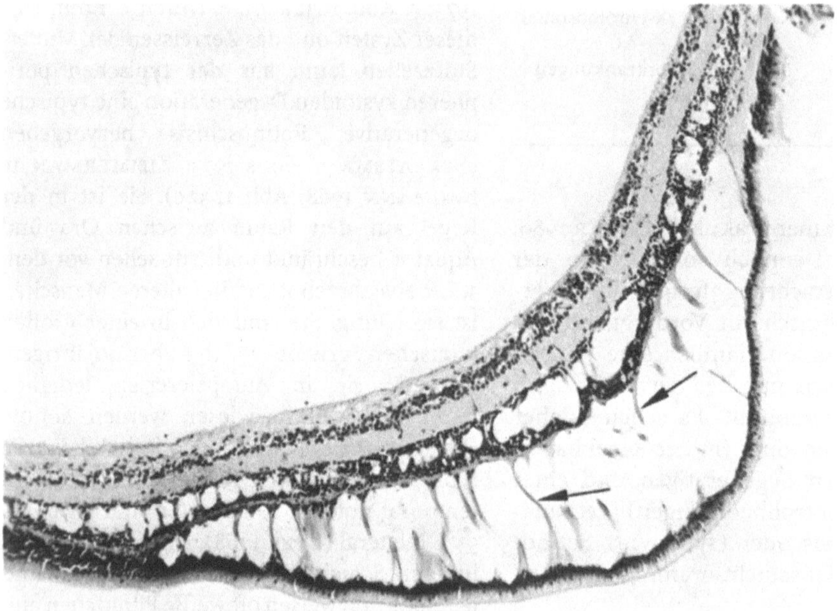

b

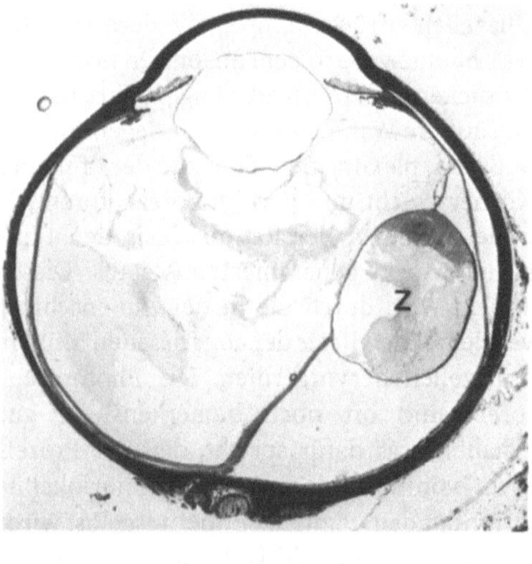

c

Abb. 11.32 a–c. Periphere zystoide Degeneration und Retinoschisis. **a** Periphere zystoide Degeneration: *links* im Bild ordinäre Form in der äußeren plexiformen Schicht. *Rechts* im Bild sog. retikuläre Form der inneren Schichten. Inneres Blatt (*I*) und äußeres Blatt (*Ä*) durch Müller-Zellen (*Pfeile*) verbunden. **b** typische Retinoschisis. Durch konfluierende zystoide Degeneration im Makulabereich. Müller-Stützzellen (*Pfeile*). **c** peripher Retinoschisis. In artifiziell abgelöster Netzhaut erscheint sie wie eine Zyste (*Z*). (Aus ZIMMERMAN u. NAUMANN 1968)

Komplikationen der typischen degenerativen Schisis im Sinne einer die Makula bedrohenden posterioren Ausdehnung oder einer Schisisamotio (Byer 1986) sind außerordentlich selten. Die typische degenerative Retinoschisis (ohne Außenschichtforamina!) bedarf daher keiner Therapie und lediglich langfristiger ophthalmologischer Kontrolle.

β) Retikuläre periphere zystoide Degeneration und retikuläre degenerative Retinoschisis oder Retinoschisis mit Außenschichtforamina

In einer großen Autopsieserie fand sich bei 17% aller Patienten diese retikuläre Variante der peripheren zystoiden Degeneration (Foos u. Feman 1970; Straatsma u. Foos 1973). Sie liegt gewöhnlich zentral einer Zone mit typischer mikrozystoider Degeneration, ist also durch sie von der Ora getrennt. Das im makroskopischen Pathologiepräparat vor einem opaken Hintergrund deutlich sichtbare (klinisch aber wenig eindrucksvolle) retikuläre Gefäßmuster mit zart gestippter Oberfläche hat der retikulären Form den Namen gegeben. Die Spaltbildung liegt in der Nervenfaserschicht. Dies hat die retikuläre Degeneration mit der hereditären juvenilen Retinoschisis gemeinsam (s. Kap. 10). Klinisch ist die retikuläre zystoide Degeneration kaum von der typischen degenerativen Form zu unterscheiden (Eisner 1973).

Die retikuläre degenerative Retinoschisis, bzw. eine Retinoschisis mit Außenschichtforamina, entwickelt sich aus gleichzeitig vorliegenden typischen und retikulären peripheren zystoiden Degenerationen (Foos u. Feman 1970). In Analogie zu der retikulären zystoiden Degeneration liegt die Spaltbildung vorwiegend in der Nervenfaserschicht. Das extrem dünne innere Blatt besteht lediglich aus der Lamina limitans interna, verdünnten Netzhautgefäßen sowie Resten der Nervenfaserschicht (Straatsma u. Foos 1973). Bei etwa 15% der Patienten ist der Befund bilateral. Das klinische Bild unterscheidet sich etwas von der typischen Retinoschisis durch den eher bullösen Charakter. Das herausragende klinische Merkmal dieser Schisisform ist jedoch der Nachweis von Außenschichtforamina in etwa einem Viertel, erkennbar an den durch eingerollte Lochränder hervorgerufenen grauen arkadenförmigen Verdichtungen in der Außenschicht (Straatsma u. Foos 1973). In einer klinischen Serie entwickelten 60% der betroffenen Patienten eine (wenn auch meist asymptomatische) Schisisamotio (Byer 1986). Diese entsteht dadurch, daß sich die Flüssigkeit aus der Schisiskavität durch das Außenschichtforamen in den subretinalen Raum ergießt. Da das Volumen dieser Kavität in der Regel klein ist, kommt es nur selten zu einer die Makula bedrohenden Schisisamotio, und die Befunde bleiben meist asymptomatisch, so daß auch diese Schisisform meist keiner Therapie bedarf. Dennoch sind bei einer Retinoschisis mit Außenschichtforamina regelmäßige Nachkontrollen erforderlich (sofern nicht bereits eine symptomatische Schisisamotio vorliegt).

Die Bedeutung kleiner atropher Löcher in der inneren Schicht einer Retinoschisis wird oftmals überschätzt. Sie sind wegen der Transparenz dieser Schicht ohnehin schwer nachzuweisen und meist auch ohne praktische Relevanz. Lappenrisse jedoch, die im Rahmen einer hinteren Glaskörperabhebung entstehen, können zur Progression einer bislang stabilen und asymptomatischen Schisisamotio führen, so daß der Befund in der Regel behandlungsbedürftig wird.

b) Senile periphere Pigmentepitheldegeneration und periphere Drusen

Eine primäre Degeneration des gesamten peripheren Pigmentblattes beobachtet man obligat im höheren Erwachsenenalter. Das betroffene Gebiet reicht meist von der mittleren Peripherie bis an die Ora serrata und erscheint als körnig bis fleckig marmoriertes und gefeldertes, zirkuläres und unscharf begrenztes Band. Histopathologisch finden sich neben vergrößerten, z.T. mehrkernigen und meist depigmentierten Zellen auch hyperpigmentierte, kleinere und oft spindelförmigen Zellen. Viele dieser alterierten Pigmentepithelzellen weisen eine ausgedehnte, intrazytoplasmatische Lipofuszin-Ablagerung auf (Daicker 1983). Die obengenannten Veränderungen des Pigmentepithels können ferner Ablagerungen von Drusenmaterial zwischen degeneriertem Pigmentepithel und Bruch-Membran aufweisen und von einer fibrovaskulären Membran zwischen pigmentepithelialer Basalmembran und Bruch-Membran begleitet sein. Auch Exsudationen und Blutungen aus diesen Gefäßneubildungen, wie sie bei der altersabhängigen Makuladegeneration (s. dort) vorkommen, finden sich gelegentlich in der Peripherie.

c) Periphere chorioretinale Atrophie („Pflasterstein – Degeneration")

Der Begriff der Pflasterstein-Degeneration wurde 1960 von Meyer-Schwickerath (Meyer-Schwickerath 1959) eingeführt. Bei dieser Veränderung der peripheren Netzhaut treten meist zwischen Ora serrata und Äquator gelegene, gelbweiße, meist rundliche, scharf begrenzte und am Rand oft pigmentierte Veränderungen auf. Sie werden am häufigsten im temporal unteren Quandranten, einzeln oder in Gruppen, konfluierend, ein- oder beidseitig gesehen, haben einen Durchmesser von 1–1,5 mm und sind von der Ora serrata durch normale Netzhaut getrennt. In diesen, durch Pigmentepithelatrophie gekennzeichneten Arealen sind oft einzelne, ophthalmoskopisch normal erscheinende, größere Aderhautgefäße sichtbar (Abb. 11.33).

O'Malley et al. (1965) fanden in 186 (17%) von 1223 autopsierten Augen Pflasterstein-Degenerationen. Die Prävalenz war dabei alters- und refraktionsabhängig und 35% der Patienten über 80 Jahre zeigten diese degenerativen Veränderungen. Bilaterale Pflasterstein-Degenerationen wurden bei myopen Patienten in 57% beobachtet mit steigender Prävalenz bei zunehmender Bulbuslänge (Karlin u. Curtin 1974).

Als Ursache der Pflasterstein-Degeneration nimmt man den Ausfall einer choroidalen Gefäßprovinz an, da die retinalen Veränderungen auf Bezirke limitiert sind, die vom choroidalen Kreislauf abhängig sind. Pflasterstein-Degenerationen führen nicht zu vermehrter vitreo-retinaler Adhärenz und prädisponieren daher nicht zu retinaler Rißbildung und Netzhautablösung.

Histopathologisch findet man eine Verdünnung aller, vor allem jedoch der äußeren Netzhautschichten (äußere Körner- und plexiforme Schicht, äußerer Anteil der inneren Körnerschicht) sowie eine Atrophie von Pigmentepithel und Choriokapillaris. Die

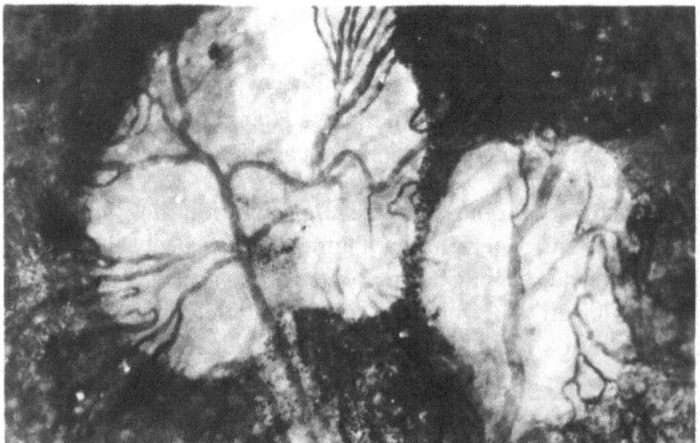

Abb. 11.33. Pflastersteindegeneration. Nach der subtotalen Bleichung des Pigmentepithels fällt eine auf den Herdbereich begrenzte Atrophie der Choriokapillaris auf (72jährige Frau, Flachpräparat mit Phosphatasefärbung)

pigmentierten Ränder entstehen durch Hypertrophie des benachbarten Pigmentepithels. Die atrophischen inneren Netzhautbezirke verkleben mit der Bruch-Membran. Vitreoretinale Veränderungen werden nicht beobachtet.

d) Pars-plana-Zysten und zystische Exkavation

Diese harmlosen Befunde des hinteren Ziliarkörpers fallen bei der Untersuchung der Ora serrata besonders auf. Etwa 20 % aller Menschen zeigen vorwiegend temporal unten durchsichtige, tropfenförmige, große Zysten in der Pars plana. Sie werden im Alter häufiger (OKUN 1961).

Die Zysten sind Hohlräume zwischen den beiden ziliaren Epithelschichten, welche sich entwicklungsgeschichtlich von den beiden neuroektodermalen Blättern des Augenbechers ableiten. Sie sind mit Hyaluronsäure gefüllt (GÄRTNER 1972; ZIMMERMAN u. FINE 1964). Beim multiplen Myelom und anderen Erkrankungen mit vermehrter Gammaglobulinbildung enthalten diese Pars-plana-Zysten keine Hyaluronsäure, sondern die entsprechenden Proteine, z. B. das Myelom-Protein, und werden deshalb bei einer Fixierung des Augapfels weiß (s. Kap. 16).

Die sog. Mikrozysten der Pars plana, auch zystische Exkavation genannt, sind viel kleiner als die oben erwähnten. Sie entstehen als interzelluläre Hohlräume durch Proliferation und Separation im Zellverband des nichtpigmentierten Ziliarepithels und erinnern insofern an die mikrozystische periphere Netzhautdegeneration.

e) Glitzerbeete

In der Netzhautperipherie finden sich alters- aber insbesondere refraktionsabhängig (mit dem Grad der Myopie zunehmend) gelblich weißlich glitzernde Pünktchen, die isoliert in der Form von „Glitzerbeeten“ oder im Zusammenhang mit „Schneckenspuren“ und gittrigen Degenerationen auftreten. Histologisch handelt es sich um fettphagozytierende Mikroglia und Astrozyten im Bereich degenerierender Netzhautperipherie (DAICKER 1972). Glitzerpunkte per se gehen nicht mit vitreo-retinalen Adhärenzen einher und disponieren daher nicht zu einer Ablatio.

f) Schneckenspuren

Finden sich solche Glitzerpunkte in linearen, scharf begrenzten und limbusparallelen Strukturen, so sprechen wir von Schneckenspuren (Abb. 11.34a). Sie weisen Parallelen zu äquatorialen Degenerationen auf, jedoch fehlen die für letztere typischen Proliferationen des retinalen Pigmentepithels und auch die fischgrätenartigen Gefäßmuster. Im Gegensatz zu den Glitzerbeeten können sie mit einer vermehrten vitreo-retinalen Adhärenz einhergehen und müssen daher als eine Art Vorstufe oder als eine blande Variante der gittrigen oder äquatorialen Degenerationen betrachtet werden. Das hiervon ausgehende Ablatiorisiko ist jedoch wesentlich geringer als das von typischen äquatorialen Degenerationen mit Gitterlinien. Die Histologie entspricht der von Glitzerbeeten (DAICKER 1983).

g) Äquatoriale Degenerationen

Unter äquatorialen Degenerationen verstehen wir typischerweise limbusparallel ausgerichtete, scharf begrenzte, ovale bis lineare Areale dystropher Netzhaut, die mit einer reaktiven Hyperplasie des darunter liegenden Pigmentepithels assoziiert sind (Abb. 11.34b). Das klinische Bild wurde bereits 1920 von GONIN beschrieben und 1930 von VOGT illustriert (GONIN 1920; VOGT 1924). Die Terminologie ist seither uneinheitlich, doch haben sich im deutschsprachigen Raum der von MEYER-SCHWICKERATH (1959) favorisierte Begriff der äquatorialen Degeneration und im Angelsächsischen der von SCHEPENS (1952) und STRAATSMA et al. (1974) geprägte Begriff der „lattice degeneration“ (gittrige Degeneration) durchgesetzt. Beide Termini werden der Läsion jedoch kaum gerecht, da über 90 % dieser Veränderungen nicht äquatorial sondern peripher davon liegen und die charakteristischen Gitterlinien nur in etwa 20 % nachweisbar sind

(Byer 1979). Neben den typischen äquatorparallelen Veränderungen gibt es (selten) auch radiär (meist perivaskulär) verlaufende Degenerationen, die gehäuft in Familien mit hereditären vitreo-retinalen Degenerationen beobachtet werden (Parelhoff et al. 1980). Ferner finden sich (häufig) Läsionen, die zwar nicht dem Vollbild einer äquatorialen Degeneration entsprechen, denen aber dennoch eine ähnliche Wertigkeit zukommt. Gemeinsam ist diesen runden oder linearen Läsionen dystropher Netzhaut die begleitende Pigmentepithelhyperplasie sowie die pathologische vitreo-retinale Adhärenz.

Die Prävalenz dieser Läsionen wird in klinischen Serien mit 6–8 % und in Autopsiestudien mit 10 % angegeben (Byer 1979; Straatsma et al. 1974). Sie werden bei Augen aller Refraktionsgrade beobachtet, allerdings bei Myopie häufiger als bei Emmetropie oder Hyperopie. Prädilektionsstellen am Fundus sind die Meridiane zwischen 11 und 1 Uhr sowie zwischen 5 und 7 Uhr, meist anterior des Äquators. In etwa 40 % sind die Degenerationen an beiden Augen vorhanden. In etwa 20 % sind atrophe Rundlöcher und/oder Gitterlinien innerhalb dieser Läsionen nachweisbar.

Langzeitbeobachtungen an Augen mit äquatorialen Degenerationen haben gezeigt, daß die Läsionen bereits in früher Jugend auftreten und sich im Laufe der Zeit nicht wesentlich verändern (Byer 1974a, 1989). Nur 5 % aller Patienten mit äquatorialen Degenerationen entwickeln im Laufe ihres Lebens neue Degenerationen; die meisten davon (95 %) entstehen ebenfalls nur während der ersten zwei Lebensdekaden. Bei ca. 14 % der Patienten treten neue atrophische Rundlöcher (meist vor dem 35. Lebensjahr) oder neue Gitterlinien (meist nach dem 35. Lebensjahr) auf. Ferner scheinen die reaktiven Veränderungen an der Grenzfläche zwischen Glaskörper und Netzhaut im Alter zuzunehmen.

Die *Pathogenese* der äquatorialen Degenerationen ist nicht bekannt. Ob die vaskulären Alterationen (Gitterlinien) innerhalb dieser Veränderungen primärer oder sekundärer Natur sind und ob die sich aufdrängende Theorie einer lokalisierten Ischämie tatsächlich im Vordergrund steht, bleibt kontrovers. *Histologisch* (Abb. 11.34c) findet sich neben sklerosierten Gefäßen eine Atrophie der inneren Netzhaut mit einer Desintegration der Lamina limitans interna (LLI) (Straatsma et al. 1974). Hierdurch kommt es nicht nur zu den atrophen Rundlöchern, Glitzerpunkten und reaktiven Veränderungen des angrenzenden Pigmentepithels (letztere sind möglicherweise auch traktionsbedingt) sondern auch zu einer Verflüssigung des unmittelbar darüber liegenden Glaskörpers, der so eine kleine Flüssigkeitstasche bildet (Foos u. Simons 1984). Ferner wachsen Gliazellen reaktiv durch die Defekte der LLI in den angrenzenden noch intakten Glaskörper, so daß unphysiologische und feste vitreo-retinale Adhäsionen im Randbereich der Degeneration enstehen. Potentiell gefährlich sind diese äquatorialen Degenerationen nicht primär wegen der atrophischen Verdünnung der Netzhaut in diesem Bereich, sondern wegen der vitreoretinalen Adhärenzen. Liegen die Läsionen hinter der Glaskörperbasis, so bleibt nach einer hinteren Glaskörperabhebung eine umschriebene Glaskörperadhäsion in diesem Bereich erhalten, die einer viel höheren Zugbelastung ausgesetzt ist, als es sonst in der Glaskörperbasis der Fall ist (s. Abschn. C.IV.3.c). Kommt es zu einem Lappenriß, so reißt die Netzhaut typischerweise zentral der Degeneration ein. Letztere befindet sich dann im Deckel des Lappenrisses (Abb. 11.34d u. Abb. 11.35b).

Prognose: Obwohl mehr als 30 % aller Netzhautablösungen durch äquatoriale Degenerationen oder äquivalente Läsionen entstehen, ist der Umkehrschluß, alle diese (immerhin bei ca. 8 % der Bevölkerung vorkommenden) Degenerationen seien bedrohlich und damit behandlungsbedürftig, nicht korrekt. Es ist vorwiegend das Verdienst von Byer (1989), das Langzeitrisiko von gittrigen Degeneration in einem weitgehend repräsentativen Normalkollektiv einer

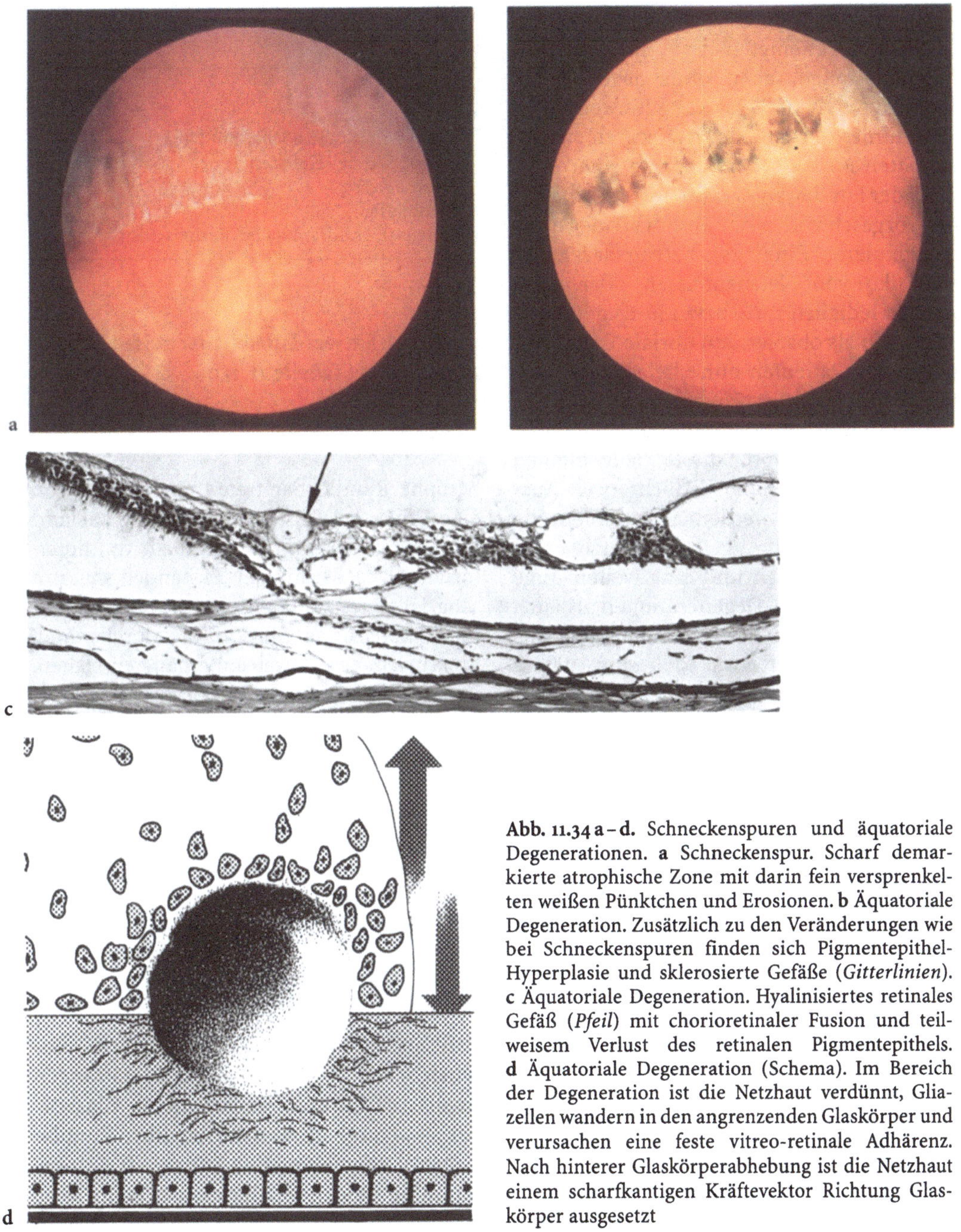

Abb. 11.34 a–d. Schneckenspuren und äquatoriale Degenerationen. **a** Schneckenspur. Scharf demarkierte atrophische Zone mit darin fein versprenkelten weißen Pünktchen und Erosionen. **b** Äquatoriale Degeneration. Zusätzlich zu den Veränderungen wie bei Schneckenspuren finden sich Pigmentepithel-Hyperplasie und sklerosierte Gefäße (*Gitterlinien*). **c** Äquatoriale Degeneration. Hyalinisiertes retinales Gefäß (*Pfeil*) mit chorioretinaler Fusion und teilweisem Verlust des retinalen Pigmentepithels. **d** Äquatoriale Degeneration (Schema). Im Bereich der Degeneration ist die Netzhaut verdünnt, Gliazellen wandern in den angrenzenden Glaskörper und verursachen eine feste vitreo-retinale Adhärenz. Nach hinterer Glaskörperabhebung ist die Netzhaut einem scharfkantigen Kräftevektor Richtung Glaskörper ausgesetzt

Augenarztpraxis herausgearbeitet zu haben. In dieser Patientengruppe mit gittrigen Degenerationen, aber ohne jegliche auf eine evt. Netzhauterkrankung hinweisenden Symptome (ausgeschlossen waren ferner Patienten mit der Vorgeschichte einer eigenen oder familiären Ablatio sowie solche mit der Vorgeschichte eines Traumas oder eines intraokularen Eingriffs), betrug das Langzeitrisiko von Netzhautrissen oder einer Amotio lediglich 2,4% bzw. 1%. Es gilt daher allgemein als obsolet, äquatoriale Degenerationen bei Patienten ohne belastende Anamnese prophylaktisch zu behandeln, solange keine Rundlöcher oder Rißbildungen nachweisbar sind. Von dieser allgemeinen Zurückhaltung sollten jedoch zwei Ausnahmen gemacht werden: 1. Patienten, die bereits an einem Auge eine Netzhautablösung erlebt haben und am zweiten Auge sowohl äquatoriale Degenerationen als auch noch keine hintere Glaskörperabhebung aufweisen, werden in etwa 20% eine spätere Amotio am zweiten Auge entwickeln (DAVIS 1974). 2. Patienten mit einer mittleren oder hohen Myopie (> 3 dpt), die äquatoriale Degenerationen mit durchgreifenden atrophen Löchern aufweisen, haben ein signifikant erhöhtes Risiko für eine zunächst asymptomatische und subklinische Amotio (BYER 1989). Aus der Sicht vieler Ablatiochirurgen endet letztere langfristig gesehen jedoch nicht selten als einer langsam progressiven, und schließlich die Makula bedrohende Amotio. Bei beiden Konstellationen kann daher eine prophylaktische Laserbehandlung empfohlen werden.

III. Netzhautdefekte

Durchgreifende Netzhautforamina finden sich nach Autopsie- und klinischen Studien bei etwa 7% aller Erwachsenen, wobei die Häufigkeit mit zunehmendem Alter und höherer Myopie zunimmt (BYER 1967; FOOS 1974a, 1978). Die meisten Foramina bleiben asymptomatisch und führen daher auch nicht notwendigerweise zu einer Netzhautablösung. Sie werden üblicherweise wie folgt klassifiziert (Tabelle 11.11):

Tabelle 11.11. Klassifizierung der peripheren Netzhautforamina

- Atrophe Rundlöcher
- Traktionsforamina
  - Runde Traktionslöcher mit Deckel
  - Lappenrisse (Hufeisen-)
  - Riesenrisse
- Oradialysen
- Außenschichtforamina bei Retinoschisis

1. Atrophe Rundlöcher

Atrophe Rundlöcher treten unabhängig von einer hinteren Glaskörperabhebung auf und finden sich fast immer innerhalb von äquatorialen Degenerationen. Es handelt sich um scharf begrenzte kleine (200–500 μ) und meist kreisrunde Defekte, die durch einen umschriebenen Gewebsuntergang entstehen. In einer Serie von 5600 Autopsien (FOOS 1978) waren sie in ca. 4% nachweisbar. In über 80% waren sie mit äquatorialen Degenerationen assoziiert. Auch in einer klinischen Studie mit 1700 asymptomatischen Patienten konnte BYER (1967, 1974a, 1982a) bei 5,6% der Patienten, die älter als 40 Jahre waren atrophe Foramina, wiederum meist assoziiert mit äquatorialen Degenerationen, beobachten.

2. Traktionsforamina bzw. -Risse

Traktionsforamina entstehen durch umschriebenen Zug von Glaskörpersträngen (meist im Rahmen einer hinteren Glaskörperabhebung) oder aberrierenden Zonulafasern („zonula traction tufts"). Traktionsforamina fanden sich in ca. 3% einer Serie von 2406 Autopsien (FOOS 1974a). In dieser Serie waren über 90% der Risse durch Glaskörperzug nach hinterer Abhebung verursacht, während etwa 5% durch lokalisierten Zug von Zonula-Retina-Ausziehungen („zonular traction tufts") hervorgerufen waren. Reißt das unter Zug stehende kleine Netzhautareal vollkommen aus, so entsteht ein rundes Traktionsloch mit freiem Deckel. Er haftet an der abgehobenen Glaskörpergrenzfäche und signalisiert somit, daß das Loch frei von Glaskörperzug ist (Abb. 11.35a). In der o.g. Autopsieserie wiesen 1/3 einen solchen Foramentyp auf. Das Risiko einer Netzhautablösung bei einem Rundloch mit frei schwebendem Deckel ist gering (Michaelson u. Stein 1972).

Bei Lappenrissen (oder Hufeisenrissen) hingegen hängt der Glaskörper noch am Deckel fest (Abb. 11.35b u. 11.36a–c). Die Basis des letzteren ist fast immer in Richtung Glaskörperbasis gerichtet (selten finden sich auch radiäre Einrisse) und übt umso mehr Zug auf die angrenzende Netzhaut aus, je zentraler der Riß liegt (Abb. 11.37). Symptomatische Lappenrisse sind mit einem hohen Ablatiorisiko behaftet (Benson 1977). In der bereits oben erwähnten Autopsieserie mit Netzhautforamina waren 2/3 der Rißbildungen durch Lappenrisse (respektive Hufeisenforamina) repräsentiert. Byer fand in seiner ebenfalls bereits oben erwähnten klinischen Studie in 1,4% Traktionsforamina, hierbei überwogen jedoch runde Traktionslöcher mit freiem Deckel. Oftmals werden bei der Rißbildung auch Gefäße, die das Areal überbrückt haben, durchtrennt und führen somit zu einer Glaskörperblutung.

Riesenrisse entstehen bei entsprechend disponierten Patienten entlang der hinteren Grenze der Glaskörperbasis und weisen definitionsgemäß eine Basis von > als 3 h (> 90°) auf (Laqua u. Wessing 1983). Oftmals ist der Rißrand nach posterior umgeklappt oder eingerollt. Es entwickelt sich praktisch immer eine Amotio, die zudem meist sehr rasch progressiv ist. Riesenrisse sind in der Regel mit höherer Myopie assoziiert und finden sich gehäuft auch bei Patienten mit familiären vitreo-retinalen Syndromen wie dem Morbus Stickler, der „erosive vitreo-retinopathy“ sowie dem Morbus Janssen (Brown et al. 1994). Etwa 20% der Riesenrisse treten posttraumatisch auf.

3. *Oradialysen*

Oradialysen sind meist die Folge eines stumpfen Bulbustraumas (auch wenn ein solches oft nicht erinnerlich ist) und werden durch die abrupten Veränderungen des äquatorialen Bulbusdurchmessers hervorgerufen (Gärtner 1974; Johnston 1991; Ross 1981). Sie liegen typischerweise anterior der Glaskörperbasis. Eine kleinere Zahl der uni-

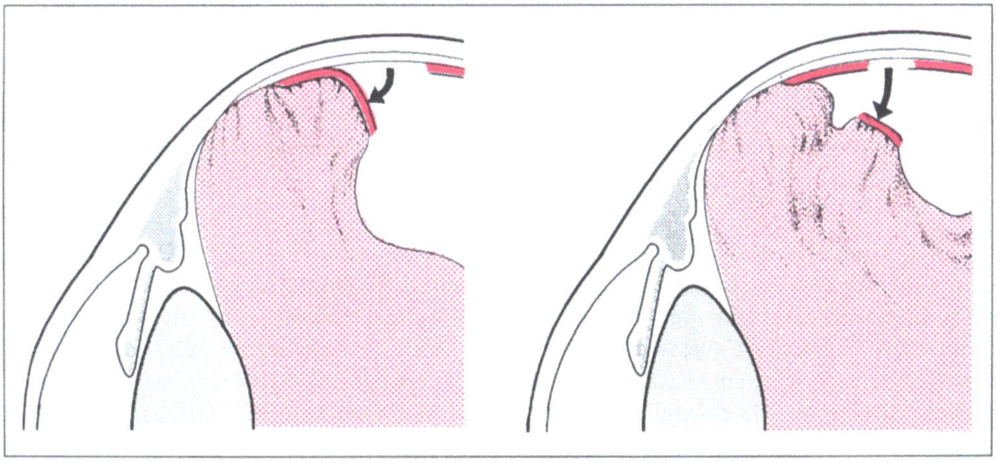

a b

Abb. 11.35. **a** Rundloch (Schema). Bei einem Rundloch mit frei schwebendem Deckel steht die Netzhaut im Lochbereich nicht mehr unter Zug. Das Ablatiorisiko ist niedrig. **b** Lappenriß (Schema). Bei einem Lappenriß hängt der Glaskörper weiterhin am Deckel des Risses und die Netzhaut im Lochbereich steht weiterhin unter Zug. Das Ablatiorisiko ist bei symptomatischen Rissen groß

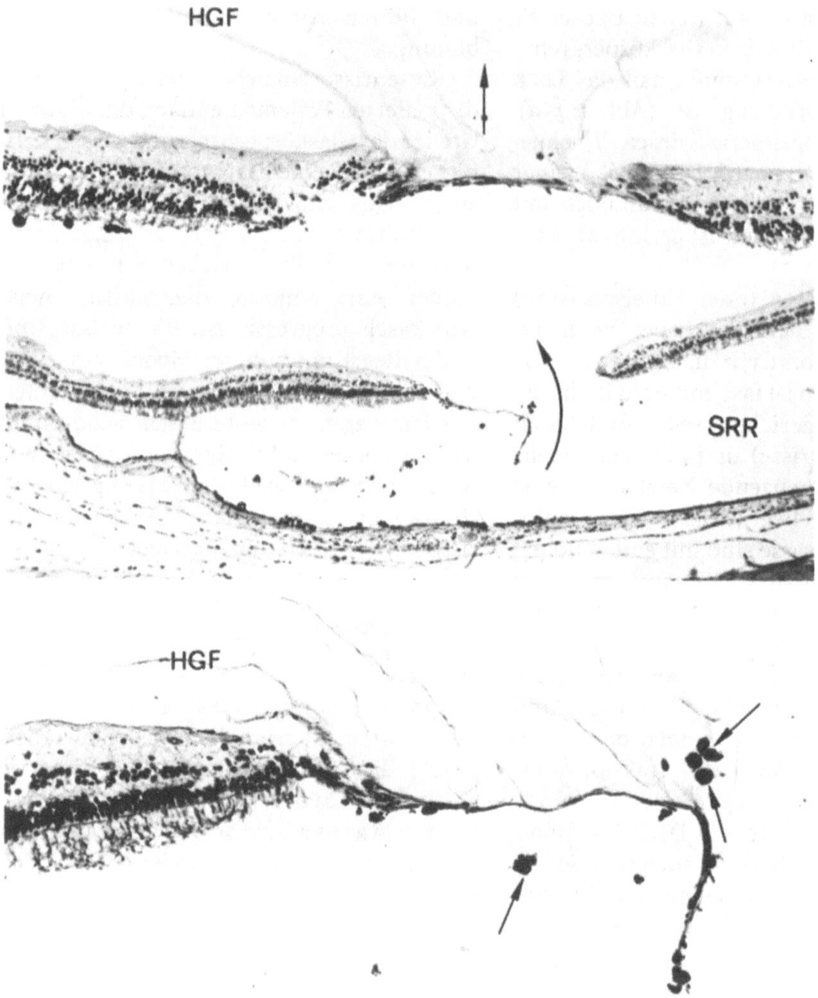

Abb. 11.36. a Neben dem Netzhautriß Traktion (*Pfeil*) durch kondensierten Glaskörper, der hier mit der sensorischen Netzhaut fest verbunden ist. Daneben ist die hintere Glaskörpergrenzfläche (*HGF*) von der sensorischen Netzhaut abgehoben. **b** Im Loch-Bereich (*Pfeil*) zahlreiche melanin-beladene Zellen (Melanophagen) und retinales Pigmentepithel. Subretinaler Raum (*SRR*). **c** Ausschnitt aus **b**; Melanophagen (*Pfeile*)

lateralen Oradialysen sind wahrscheinlich idiopathisch, weisen aber ansonsten die gleichen Charakeristika wie die posttraumatischen auf. Wegen der Unversehrtheit eines meist noch jugendlichen Glaskörpers entwickelt sich eine Netzhautablösung bei jungen Patienten nur langsam und oftmals unbemerkt (Kinyoun u. Knobloch 1984). Eine Latenz von mehreren Jahren zwischen Trauma und manifester Ablösung ist daher keine Seltenheit. Oradialysen werden meist inferotemporal beobachtet. Dies gilt insbesondere für emmetrope Patienten. Die zweithäufigste Lokalisation ist die superonasale, die insbesondere bei myopen Patienten häufiger beobachtet wird. Auch in experimentellen Modellen stumpfer Bulbustraumata an Schweinebulbi werden vorwiegend superonasale Oradialysen erzeugt. Superonasale Oradialysen gelten als traumaspezifischer verglichen mit den inferotemporalen (Cox et al. 1966). Inferotemporale Oradialysen

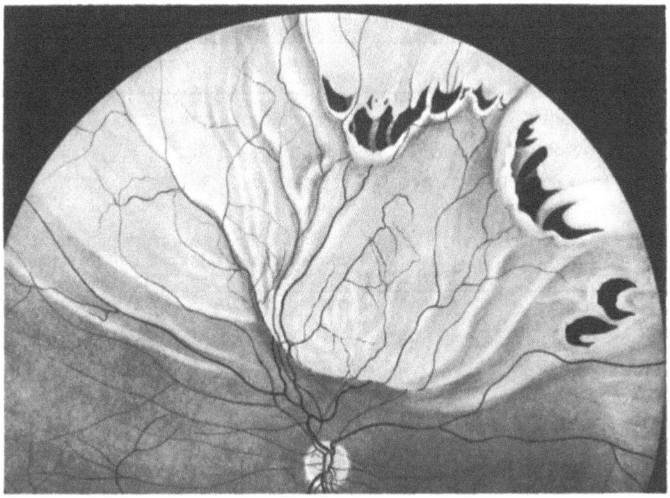

Abb. 11.37. Amotio retinae durch Netzhautriß. Konfluierende Netzhautrisse mit Ablösung der oberen Nezthauthälfte (Zeichnung von Zeltmann; Tübingen)

sind, wenn sie bilateral auftreten, als idiopathisch (meist kongenital) anzusehen. Als pathognomonisch für ein zurückliegendes Trauma ist eine Glaskörperavulsion (Ausriß der Glaskörperbasis) zu betrachten, die in Verbindung mit Oradialysen beobachtet werden kann (s. Kap. 5).

4. Topographische Klassifikation der peripheren Netzhautpathologie

Die Lage zur Glaskörperbasis ist bei Foramina oder prädisponierenden Veränderungen von großer Bedeutung für das Ablatiorisiko und wird als intra-, juxta- und extrabasal klassifiziert (Siegelman 1980). In der Glaskörperbasis gelegene bzw. intrabasale Foramina oder äquatoriale Degenerationen sind nicht wie die weiter hinten liegenden Veränderungen einer punktuellen oder umschriebenen Traktion ausgesetzt, der Glaskörperzug verteilt sich hier auf die ganze Breite der Glaskörperbasis. Foramina werden zudem von dem sich hier bis ins höhere Alter erhaltenden hyaluronsäurereichen Maschenwerk der Glaskörperbasis tamponiert. Damit wird ein Flüssigkeitsaustausch zwischen dem subretinalen Raum und dem verflüssigten Glaskörper über dieses Loch erschwert, und die hiervon ausgehende Ablatiogefahr ist gering. Bei juxtabasalen Traktionslöchern handelt es sich meist um Hufeisenrisse, die durch irreguläre vitreo-retinale Adhäsion am hinteren Rand der Glaskörperbasis im Rahmen einer hinteren Glaskörperabhebung entstehen. Diese Risse stehen unter Zug und kommunizieren mit dem verflüssigten Glaskörper. Das Ablatiorisiko ist daher größer. Bei extrabasalen Traktionslöchern handelt es sich meist um Rundlöcher mit Deckel, bei denen die Löcher selbst nicht mehr unter Traktion stehen. Das Ablatio-Risiko ist daher als relativ gering einzustufen. Gelegentlich entstehen jedoch auch große, weit zentral gelegene (extrabasale) Risse, die durch noch adhärenten Glaskörper und ein großes Amotiorisiko gekennzeichnet sind.

IV. Amotio retinae (Netzhautablösung)

1. Definition und Klassifikation

Unter Netzhautablösung verstehen wir eine Trennung zwischen sensorischer Netzhaut und Pigmentepithel. Sie wird üblicherweise klassifiziert in rhegmatogen, exsudativ und traktiv (Tabelle 11.12). Mischbilder sind jedoch nicht selten. So wird eine unbehandelte oder nicht erfolgreich therapierte primär rhegmatogene Ablösung im Verlaufe der

Tabelle 11.12. Differentialdiagnose der verschiedenen Amotioformen

	Rhegmatogen	*Exsudativ*	*Traktiv*
Foramina	Vorhanden	Keine	Zunächst keine
Oberfläche	Konvex	Konvex	Konkav, zeltförmig
Höhe	Variabel (flach- bullös)	Variabel (flach - bullös)	Meist flach (zeltförmig)
Verlauf	Meist progressiv, oft rasch	Wechselnd mit Aktivität der Grundkrankheit	Stationär bis langsam progredient

Erkrankung durch eine PVR mit vitreoretinalen Traktionen kompliziert (s. Kap. 10). Umgekehrt kann eine primär traktive Netzhautablösung durch die Entwicklung eines Netzhautlochs eine rhegmatogene Verlaufsform annehmen. Auch primär exsudative Amotiones können bei längerem Bestehen durch vitreoretinale Traktionen kompliziert werden.

2. Historisches

Obwohl die Assoziation von Netzhautforamina und Netzhautablösung bereits im 19. Jahrhundert von De Wecker u. Leber erkannt wurde, war Gonin (1930) der erste, der das pathogenetische Konzept von Leber konsequent aufgriff, therapeutisch umsetzte und den Lochverschluß als therapeutisches Prinzip einsetzte. Dies wurde damals mit einer transskleralen Glühkauterung erreicht und führte in knapp der Hälfte der Fälle zu einer Heilung der Netzhautablösung. Weitere wesentliche Schritte waren die Weiterentwicklung und Propagation der indirekten Ophthalmoskopie durch Schepens (1947) sowie die Einführung des Prinzips der eindellenden Operation durch Custodis (1953). Die Plombenoperation nach Custodis hat Schepens in den 60er Jahren durch die Einführung der Cerclage ergänzt (Schepens 1964). Die Erfindung der Lichtkoagulation durch Meyer-Schwickerath (1949) erlaubte (neben vielen anderen Applikationen) erstmals die nichtinvasive Behandlung von Frühstadien der Netzhautablösung und deren Vorstufen. Die Entwicklung der Pars-plana-Vitrektomie durch Machemer (1972), der temporären Luft-Gas-Tamponade durch Norton (1972) sowie der intraoperativen Perfluocarbon-Tamponade durch Chang (1987) waren weitere wesentliche Schritte, so daß heute bei vernünftiger Primärversorgung etwa 95% aller Netzhautablösungen erfolgreich behandelt werden können.

3. Pathophysiologie

Die Entwicklung einer Netzhautablösung ist ein dynamischer Prozeß, bei dem die zentripetalen Zugkräfte des Glaskörpers stärker sind als die zentrifugalen Adhäsionskräfte von Pigmentepithel und Aderhaut (s. C. I.).

a) Traktionsamotio

Bei einer reinen Traktionsamotio entsteht eine in der Regel nach vorn konkave (zeltförmige) Netzhautablösung, da dem Zug der präretinalen fibrovaskulären Traktionen die Aspirationskräfte von Aderhaut und Pigmentepithel entgegenwirken. Erst bei Auftreten zusätzlicher Foramina in der abgelösten Netzhaut nimmt die Amotio einen bullösen Charakter (in der Regel kompliziert durch Traktionsstränge) an. Die häufigsten Ursachen einer Traktionsamotio sind in Tabelle 11.13 zusammengefaßt.

b) Exsudative Amotio

Eine mehr oder weniger bullöse (nach vorne konvexe) Form der Netzhautablösung ist auch charakteristisch für die exsudative Amotio, bei der aber nicht die Zugkräfte des Glaskörpers sondern der defekte Adhäsions-

Tabelle 11.13. Ursachen der Traktionsamotio

- Perforierende Verletzungen
- Retinale Gefäßerkrankungen
  - Diabetes
  - Venenverschlüsse
  - Hämoglobinopathien
  - Frühgeborenenretinopathie (spätes Stadium)
  - Morbus Eales
- Chronische Uveitis
  - Pars planitis und andere endogene Ursachen
  - Toxocara und andere infektiöse Ursachen
- Vitreoretinale Dystrophien

mechanismus im Vordergrund steht. Ein Beispiel ist das uveale Effusions-Syndrom bei Nanophthalmus, bei dem die Sklera so dick ist, daß sie den normalen Flüssigkeitsstrom vom Glaskörper über Netzhaut, Aderhaut und Sklera behindert und somit zu einem Flüssigkeitsrückstau in der Aderhaut und unter der Netzhaut führt (Gass 1983). Somit liegt in diesen Fällen sowohl eine Aderhaut- als auch eine Netzhautablösung vor. Ein weiteres Beispiel sind größere Tumoren der Netzhaut (z. B. Retinoblastom, Angiomatosis retinae) oder der Aderhaut (Melanom, Metastasen), die auf Grund einer defekten Blut-Retina-Schranke zu einer massiven Exsudation unter die Netzhaut führen können. Das physiologische Absorptionsvermögen der noch intakten Areale von Pigmentepithel und Aderhaut ist dabei überfordert. Die häufigsten Ursachen der exsudativen Amotio sind in Tabelle 11.14 zusammengefaßt.

Tabelle 11.14. Ursachen der exsudativen Amotio

- Allgemeinkrankheiten
  - Maligner Hypertonus
  - Niereninsuffizienz
  - Schwangerschaftstoxikose
  - Kollagenkrankheiten
  - Selten bei hämatologischen Erkrankungen
- Uveitis
  - Vogt-Koyanagi-Harada
  - Skleritis
  - Andere schwere infektiöse und endogene Uveitiden
- Neoplasien
  - Metastase
  - Melanom
  - Retinoblastom
  - Lymphom
- Retinale Gefäßkrankheiten
  - Morbus Coats
  - Angiomatosis retinae
  - Frühgeborenenretinopathie (frühes Stadium)
- Idiopathisch oder bei kongenitalen Anomalien
  - Uveales Effusionssyndrom
  - Grubenpapille
  - Kolobomablatio („morning glory")
- Andere
  - Subretinale Neovaskularisation bei AMD
  - Exzessive Foto- oder Kryokoagulation

c) Rhegmatogene Amotio

Die häufigste From der Netzhautablösung ist jedoch die rhegmatogene, die ebenfalls wie die exsudative eine nach vorne konvexe Form und u. U. einen bullösen Charakter hat. Bei weitem nicht jedes Netzhautloch führt jedoch zu einer Amotio, und auch hier ist das dynamische Wechselspiel von zentripetaler Traktion und zentrifugaler Aspiration von entscheidender Bedeutung (Machemer 1984). Unter den verschiedenen rhegmatogenen Formen ist die im Rahmen einer akuten hinteren Glaskörperabhebung auftretende Amotio am häufigsten. Dabei kommt es zu einer Trennung von geformten (anterioren) und verflüssigten (posterioren) Glaskörperresten. Bei sakkadenförmigen Blickbewegungen (z. B. beim Lesen) folgt der geformte Glaskörperrest aufgrund seiner Massenträgheit einer Bulbusrotation weniger zügig als der verflüssigte und übt damit eine Traktion auf die Netzhaut entlang seiner hinteren Anheftungslinie aus (Abb. 11.38). Ferner entstehen durch seine Deformation auch Flüssigkeitsströme, die in Anwesenheit von Lappenrissen Wirbel bilden, die ihrerseits einen zusätzlichen Zug auf die Netzhaut ausüben und damit letztlich die physiologischen Adhäsionskräfte überfordern (Machemer 1984). Die Netzhaut löst sich ab, indem verflüssigter Glaskörper in den subretinalen Raum dringt. In der Regel ist dieser Prozeß progressiv und führt innerhalb von Stunden, Tagen, Wochen oder

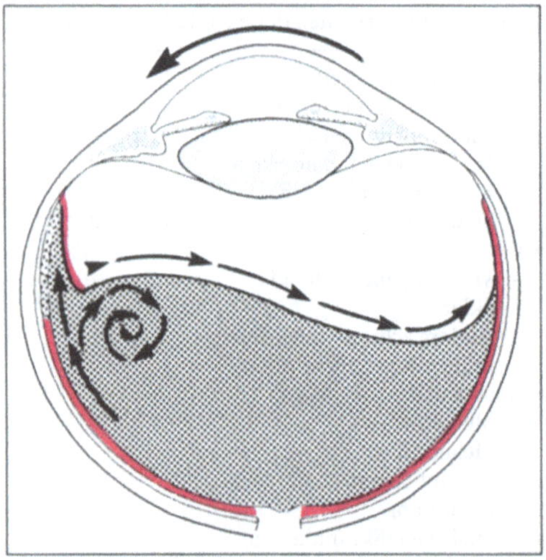

Abb. 11.38. Glaskörperabhebung (Schema). Bei einer Blickbewegung nach links schleudert der geformte Glaskörperest auf Grund seiner Massenträgheit nach rechts und kann bei vitreo-retinalen Verwachsungen hinter der Glaskörperbasis zu Netzhauteinrissen führen

Monaten zu einer vollständigen Amotio. Die Progressionsgeschwindigkeit hängt wiederum vom Gleichgewicht der Kräfte ab. Besonders rasch schreiten Amotiones bei großen Foramina in hochmyopen Augen fort, da hier wahrscheinlich auch die Adhäsionskräfte durch atrophische Veränderungen von Pigmentepithel und Aderhaut kompromittiert sind.

Wesentlicher langsamer progredient und damit auch oftmals lange Zeit asymptomatisch sind rhegmatogene Netzhautablösungen bei noch anliegendem Glaskörper. Dazu gehören die Amotiones von jüngeren myopen Patienten mit dystrophen Löchern in äquatorialen Degenerationen (Tillery u. Lucier 1976). Hier führt der chronische Glaskörperzug in Verbindung mit einer langsamen Verflüssigung des Glaskörpers zu einer zunächst umschriebenen Amotio, die möglicherweise auch von einer traktiven Schisis in diesem Bereich begleitet werden kann. Das Progressionstempo einer solchen Ablösung wird durch ein kleines Loch, wo Zufluß und Resorption von verflüssigtem Glaskörper, respektive subretinaler Flüssigkeit sich in etwa die Waage halten, und der Schutzwirkung eines noch anliegenden Glaskörpers begrenzt. Wenn eine solche Amotio dann später durch Ausdehnung in die Makula manifest wird, lassen sich oft Demarkationslinien (s. C.IV.6.b) als Hinweise auf eine schrittweise Progression nachweisen (Abb. 11.41). Ähnlich chronisch ist der Verlauf auch bei Kindern mit Oradialysen. Auch hier verhindert ein zunächst noch intakter Glaskörper eine rasche Progression.

Auch eine Schisisamotio ist typischerweise zunächst asymptomatisch. Grundsätzlich ist eine solche Amotio nur bei vorliegenden Außenschichtforamina möglich. Die Flüssigkeit in der Schisiskavität kann durch ein Außenschichtforamen in den subretinalen Raum gelangen (und tut dies in der Regel auch mehr oder weniger). Naturgemäß ist daher die Ausdehnung der Schisisamotio durch das Flüssigkeitsvolumen innerhalb der Schisiskavität limitiert. Bis auf wenige Ausnahmen wird die Schisisamotio erst manifest, wenn im Rahmen einer hinteren Glaskörperabhebung ein Riß in der Innenschicht hinzukommt.

d) Degenerative Veränderungen bei Amotio retinae

Eine abgelöste Netzhaut wird wegen metabolischer Probleme und der fehlenden Dehydrierung durch Pigmentepithel und Aderhaut ödematös. Die ödematöse Netzhaut verliert an Transparenz, was sich klinisch in einer Graufärbung niederschlägt.

Der Visusverlust hat nicht nur optische Gründe (Fokusebene) sondern vor allen Dingen metabolische: das retinale Gefäßsystem versorgt nur die inneren ²/₃ der Netzhaut, wohingegen das äußere Drittel, d.h. insbesondere die Photorezeptoren, von einer normalen Interaktion mit dem Pigmentepithel und der Aderhaut abhängig sind (Kroll u. Machemer 1968; Machemer 1968b). Die Photorezeptoren zeigen je nach der Höhe der Netzhautablösung eine rasch fortschreitende Degeneration, die zunächst lediglich die Außensegmente betrifft. Wird die Netzhautablösung innerhalb weniger Tage erfolgreich behandelt, so besteht auch bei zunächst abgelöster Makula die Möglichkeit einer weitgehenden Regeneration und der Wiederherstellung eines guten Optotypen-Visus. Nicht selten persisitieren jedoch Metamorphopsien als Hinweis auf eine gestörte Interaktion von Fotorezeptoren und Pigmentepithel. Die funktionelle Erholung der peripheren Netzhaut ist weniger kritisch, so daß das Gesichtsfeld sich auch nach wochenlang bestehender Amotio in der Regel normalisiert. Experimentell verläuft die Regeneration zunächst relativ ungeordnet, langfristig wird aber eine erstaunlich gute Relation der Rezeptoren zum Pigmentepithel wiedergewonnen (MACHEMER 1968a).

4. Epidemiologie

Das Auftreten einer rhegmatogenen Netzhautablösung ist vorwiegend alters- und refraktionsabhängig (abgesehen von traumatischen Amotiones). Traktive und exsudative Amotiones spielen quantitativ eine untergeordnete Rolle und werden daher epidemiologisch weitgehend vernachlässigt. Die meisten rhegmatogenen Netzhautablösungen treten zwischen dem 5. und 7. Lebensjahrzehnt auf (HAIMANN et al. 1982; HILTON et al. 1981). Diese Altersverteilung weist auf die überragende Bedeutung der hinteren Glaskörperabhebung für die Entstehung der Netzhautablösung hin. Die Amotioinzidenz beträgt etwa 1/10000 Einwohner pro Jahr (HAIMANN et al. 1982). Von dieser Inzidenz muß die lebenslange Prävalenz (also die Wahrscheinlichkeit, im Laufe des Lebens eine Netzhautablösung zu erleiden) unterschieden werden. Die Amotioprävalenz ist stark refraktionsabhängig, wie Boehringer in einer Populationsstatistik gezeigt hat (Tabelle 11.15; BÖHRINGER 1950). Sie beträgt im Schnitt (alle Refraktionsgruppen zusammengenommen) etwa 0,4% mit Erreichen des 80. Lebensjahres. Während die Prävalenz bei Emmetropen lediglich 0,2% beträgt, steigt sie mit zunehmender Myopie kontinuierlich an und liegt bei hoher Moypie von über -10 dpt bei etwa 7%.

5. Klinik

a) Symptome

Die Symptome einer Netzhautablösung sind initial die einer akuten hinteren Glaskörperabhebung. Durch den Glaskörperzug an der Netzhaut entstehen die Lichtblitze (Photopsien). Der Kollaps des geformten Glaskörpergerüsts führt zu „mouches volantes", die kleinen zusammengesinterten Kollagenfäserchen entsprechen und so zu Glaskörpertrübungen führen. Rote „mouches" werden durch eine begleitende Glaskörperblutung hervorgerufen. Das Auftreten eines Schattens bzw. eines relativen Gesichtsfeldausfalls ist im Zusammenhang mit den Symptomen einer akuten hinteren Glaskörperabhebung ein sicheres Zeichen einer bereits eingetretenen Netzhautablösung. Sobald die Makula betroffen ist, kommen ferner Metamorphopsien mit Verschwommensehen und bei höherer Ablösung eine drastische Visusherabsetzung dazu.

b) Befunde

Eine abgelöste Netzhaut wird ödematös, verliert an Transparenz und zeigt daher eine

Tabelle 11.15. Refraktionsabhängigkeit der Netzhautablösung. (Nach BÖHRINGER 1950)

Refraktion	+ bis - 1	- 2 bis - 4	- 5 bis - 9	> - 10
Relative Amotiohäufigkeit	1	7	25	45
Amotioprävalenz - 40 J.	0,01%	0,05%	0,5%	1,1%
Amotioprävalenz - 60 J.	0,06%	0,6%	2,4%	4,3%
Amotioprävalenz - 80 J.	0,2%	1,2%	4,0%	6,8%

Graufärbung. Die entspricht dem Verlust des Rotlichtreflexes im betroffenen Areal. Durch die aufgehobene Konkavität und das Netzhautödem entsteht eine zart gerippte Oberfläche (Sanddünenphänomen). Bei lange bestehender Netzhautablösung wird die Netzhaut zunehmend atroph und dann auch wieder transparent, so daß die Differenzierung gegenüber einer Retinoschisis gelegentlich schwierig sein kann. Für eine rhegmatogene Amotio sprechen das Vorhandensein von Hochwasser- oder Demarkationslinien (s. C.IV.6.b) sowie ein lediglich relativer Defekt im Gesichtsfeld. Der Augendruck ist meist nur mäßig erniedrigt. Bei ausgeprägter Hypotonie liegt oft zusätzlich eine schwere Schrankenfunktionsstörung mit ausgeprägtem Glaskörpertyndall vor (Ablatioiritis). Die Progressionsgeschwindigkeit einer Netzhautablösung ist insbesondere abhängig von der Größe des Netzhautrisses. Die meisten rhegmatogenen Netzhautablösungen schreiten bis zur totalen Amotio fort. Spontanheilungen sind ausgeprochen selten. Häufig ist hingegen das Auftreten einer proliferativen Vitreoretinopathie (s. Kap. 10).

6. *Histologie*

Die Unterscheidung zwischen einer echten Amotio retinae (intravital entstanden) und der häufigen artifiziellen Netzhautablösung im histologischen Schnitt ist oft nicht ganz einfach. Durch Gewebsfixation und Schnittartefakte wird die Netzhaut auch normaler Augen gewöhnlich abgehoben. Hilfreiche Merkmale zur Abgrenzung sind: 1. Eosinophile subretinale Flüssigkeit findet sich nur bei intravital entstandener Abhebung; ihr Fehlen spricht also für einen Artefakt. Allerdings kann sehr wässrige subretinale Flüssigkeit (eiweißarm bei frischer Amotio) beim Aufschneiden des Auges verlorengehen. 2. Stäbchen und Zapfen sind bei artifizieller Ablösung intakt, während sie bei intravital entstandener Amotio degeneriert sind. 3. Die „echte" Amotio geht auf eine „saubere" Trennung von Photorezeptoren und retinalem Pigmentepithel zurück. Beim

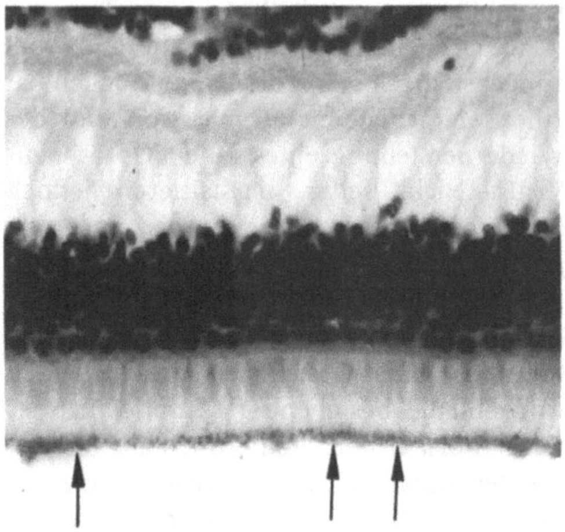

Abb. 11.39. Artifiziell abgelöste Netzhaut im histologischen Schnitt, erkennbar an den mitgerissenen Melaningranula (*Pfeile*)

Trennungsartefakt bleiben Melaningranula, die zwischen den Rezeptoren herausgerissen wurden, hängen (Abb. 11.39). In der Regel kommen jedoch lediglich Augen mit einer unbehandelbaren rhegmatogenen bzw. solche mit einer exsudativen oder traktiven Amotio zur histopathologischen Untersuchung. Hier finden sich charakteristische degenerative und proliferative Veränderungen als Hinweise auf eine ältere und vorbestehende Amotio.

a) Intraretinale Veränderungen

Schon nach kurzer experimenteller Ablösung läßt sich ein Netzhautödem nachweisen (Machemer 1968b). Die Flüssigkeit sammelt sich extrazellulär und führt innerhalb weniger Tage zu mikrozystischen Veränderungen. Bei lange bestehender Netzhautablösung können diese zu Makrozysten konfluieren (Zimmerman u. Naumann 1968; Abb. 11.40a). Auch die Photorezeptoren zeigen wegen ihrer metabolischen und biochemischen Abhängigkeit von Aderhaut und Pigmentepithel eine rasch einsetzende Degeneration. Diese äußert sich zunächst in einer Verkürzung und vakuoligen Degeneration der Außensegmente, später kommt es zu einer zunehmenden Atrophie des gesamten Zellkörpers (Kroll u. Machemer 1968; Abb. 11.40b, c). Dieser Prozeß wird von einer Präzipitation von Makrophagen entlang der Rückfläche der Netzhaut (wahrscheinlich alterierte Pigmentepithelzellen) begleitet, die das degenerierte Zellmaterial abräumen. Eine transsynaptische Degeneration des 2. und 3. Neurons tritt erst sehr spät auf, so daß die retinalen Ganglienzellen und die Nervenfaserschicht erstaunlich lange erhalten bleiben solange nicht komplizierende Sekundärglaukome hinzutreten (Heimann u. Hamzei 1973; s. auch Kap. 14). Mit zunehmender Atrophie wird die Netzhaut gliös umgebaut, und das intraretinale Ödem bildet sich wieder zurück (Hiscott u. Grierson 1994).

b) Subretinale Veränderungen

Das Pigmentepithel nimmt bei fehlender Interaktion mit den Photorezeptoren eine abgerundete Form an und einzelne Zellen lösen sich aus dem Verband (Kroll u. Machemer 1968; Machemer 1968b). Es versucht somit, der Phagozytose der Photorezeptoraußensegmente weiter nachzukommen. Dieser Prozeß verläuft jedoch nicht

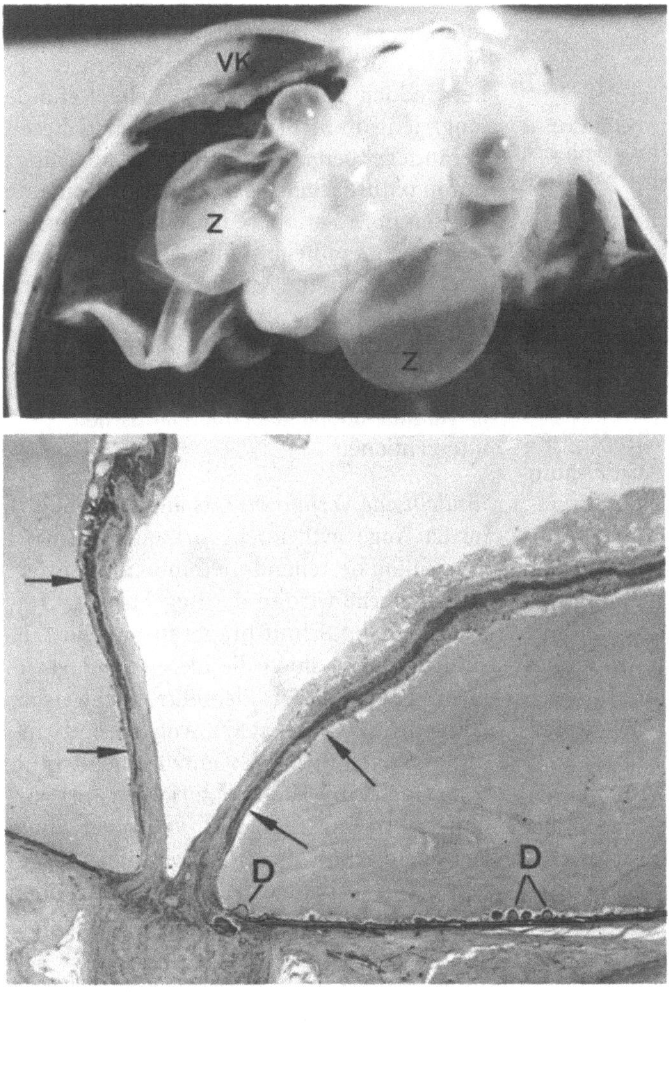

Abb. 11.40. a Alte totale Amotio retinae mit sekundärer Retinoschisis mit multiplen Zysten (*Z*), Vorderkammer (*VK*). **b** Alte Amotio retinae. Rezeptorverlust (*Pfeile*) und sekundäre zystoide Auflockerung der Netzhaut. Unter dem retinalen Pigmentepithel zahllose Drusen (*D*)

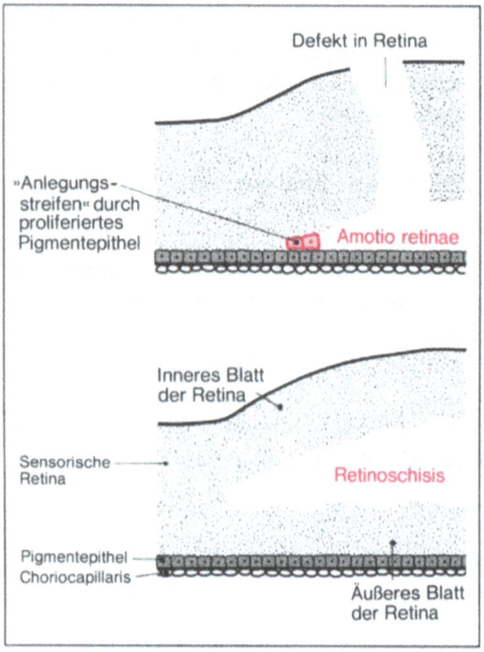

c

Abb. 11.40 c. Amotio retinae und Retinoschisis (Schema). Auf jede ältere Amotio retinae kann sich eine Retinoschisis aufpfropfen. Seltener entwickelt sich aus einer Retinoschisis mit Defekten in der Innen- und Außenwand eine Amotio retinae

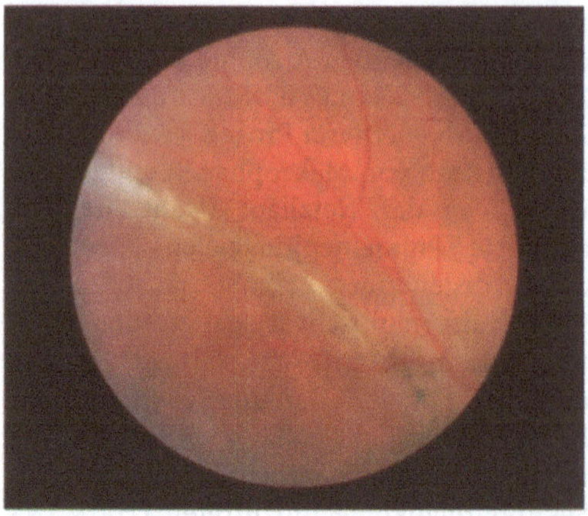

Abb. 11.41. Hochwasserlinien. Nach zentral konvexe subretinale Demarkationslinien bei chronischer Amotio

ungestört und führt auch zu proliferativen Veränderungen entlang der Bruch-Membran, der Netzhautinnen- und Außenfäche sowie im Bereich des Glaskörpers (s. Abhandlung über proliferative Vitreoretinopathie in Kap. 10). Bleibt die Ausdehnung einer Amotio retinae längere Zeit stationär, präzipitieren die freigesetzten und proliferierenden Zellen in dem Zwickel zwischen abgelöster Netzhaut und Pigmentepithel/Bruch-Membran und führen so zu bandförmigen Ablagerungen. Bei älteren Amotiones liegen u.U. mehrere solcher konzentrisch zueinander verlaufenden „Hochwasser- oder Demarkationslinien" vor (Abb. 11.40 u. 11.41). Findet man eine solche im histopathologischen Präparat entlang der Ora serrata, so sprechen wir von einer „Ringschwiele". Teleologisch betrachtet kann man diese Proliferationen auch als – meist frustanen – Versuch einer Spontanabriegelung der Netzhautablösung durch Pigmentepithel-Proliferation in die sensorische Retina hinein deuten. Feste chorioretinale Narben enstehen jedoch nicht, so daß solche Befunde langfristig oft nicht stabil sind. Neben diesen Veränderungen findet man (meist allerdings nur in phthitischen Augen) auch prominente Drusen im Ablatiobereich sowie proliferiertes Pigmentepithel mit fibröser Pseudoplasie und sekundärer Knochenbildung (siehe auch Kap. 4). Die Bruch-Membran ist verdickt, die Choriokapillaris obliteriert.

c) Veränderungen nach therapeutischen Interventionen

Eindellende Verfahren: Das auf dem enukleierten Auge evtl. noch vorhandene (meist aus Silikon bestehende) Plomben- oder Cerclagematerial wird in der Regel bei der Aufarbeitung der Schnittpräparate aufgelöst. Es sind dann nur noch die leeren bindegewebigen Logen dieser Elemente nachweisbar (Wilson u. Green 1987). Angrenzend sind oft diskrete, chronisch entzündliche Infiltrate (meist um Fadenmaterial herum) vorhanden, so daß man man von einer guten Gewebetoleranz dieser Materialien ausgehen kann. Lediglich bei stark eindellenden schmalen Cerclagebändern oder nach exzessiver Koagualtionstherapie findet sich das Material tief in der Sklera oder sogar direkt unter der Netzhaut, was auf eine langsame mechanische Erosion rückschließen läßt.

Koagulationstherapie: Verfahren wie Diathermie-, Kryo- oder Photokoagulation führen über eine initiale Nekrose in den betroffenen Schichten zu einer festen chorioretinalen Narbenbildung. Dieser Prozeß wurde vielfach experimentell untersucht und nimmt einige Wochen in Anspruch (Lincoff et al. 1981; van der Zypen u. Fankhauser 1990). Histologisch sieht man bei den heute noch üblichen Verfahren wie Laser- oder Kryokoagulation einen gliotischen Umbau der äußeren Netzhautschichten mit Verlust der Fotorezeptoren und narbiger Adhärenz mit dem ebenfalls narbig alterierten Pigmentepithel/Bruch-Membran/Aderhautkomplex. Letzterer zeigt eine Pigmentepithel-Hyperplasie und -Atrophie, ggf. Rupturen der Bruch-Membran sowie eine bindegewebige Atrophie der Aderhaut. Größere Gefäße bleiben jedoch in aller Regel erhalten.

Vitrektomie: Histologische Spuren nach einer Pars-plana-Vitrektomie sind die (hoffentlich) nur noch im Bereich der Basis erhaltenen Glaskörperreste sowie verheilte Sklerotomien. Letztere zeigen Überbleibsel inkarzerierten Glaskörpers sowie eine mäßige bindegwebige Proliferation in der Pars plana (Koch et al. 1994). Das evtl. bei Enukleation noch im Auge vorhandene Silikonöl löst sich im Rahmen der Aufarbeitung der Schnittpräparate auf. Runde Vakuolen, die wahrscheinlich Silikon enthalten hatten, konnten sowohl in der Netzhaut als auch innerhalb epiretinaler Membranbildungen nachgewiesen werden (Bornfeld et al. 1987; Eckardt et al. 1993; Kirchhof et al. 1986). Hinweise auf eine wesentliche Fremdkörperreaktion nach Silikoninstillation sind rar.

7. Therapie

Die Therapie der Netzhautablösung ist seit Gonin auf den Lochverschluß ausgerichtet. Diesem Ziel dienen eine Reihe von operativen Maßnahmen, wobei die eindellenden Verfahren mit Plombe und/oder Cerclage nach wie vor die gebräuchlichsten und weithin anerkanntesten Techniken darstellen (American Academy of Ophthalmology. Information Statement 1990). Sie dienen zunächst einer Neutralisierung des Glaskörperzugs, die eine intra- oder postoperative Wiederanlage der Netzhaut ermöglichen. Alternative Verfahren stellen die pneumatische Retinopexie sowie die Ballonplombe dar, wo das Loch von innen mit einer Gasblase oder von außen mit einem temporären Buckel tamponiert wird (Hilton u. Grizzard 1986; Lincoff et al. 1985). Allen Verfahren gemeinsam ist die Notwendigkeit einer Koagulationstherapie im Lochbereich, die über eine sich in 2–4 Wochen ausbildende Narbe zwischen Netzhaut und Pigmentepithel zu einem Lochverschluß führt. Neuerdings zeichnet sich bei bestimmten Indikationsgruppen eine zunehmende Tendenz zu der sog. primären Vitrektomie ab, bei der der Lochverschluß über eine Entfernung des Glaskörperzugs im Rahmen einer Pars-plana-Vitrektomie mit anschließender Koagulationstherapie und Endotamponade erreicht wird (Klöti 1983). Abgesehen von dieser Indikation dient die Vitrektomie der Entfernung von Medientrübungen sowie der Behandlung komplizierter Netzhautablösungen mit großen (Riesenrissen) oder zentralen Foramina (z.B. Makulaforamina bei hoher Myopie). Zu den Komplikationen der Ablatiochirurgie zählen mechanische Ex- und Intrusionen des Plombenmaterials durch Arosion der Bindehaut oder der Sklera, Infektionen (intraokular nach Vitrektomie oder extraokular im Bereich eines Plombenelements mit anschließender Extrusion) (Folk et al. 1987), Zirkulationsstörungen nach Cerclage (Yoshida et al. 1992) (evt. bis zum String-Syndrom) sowie die proliferative Vitreoretinopathie (Wiedemann et al. 1990). Diese steht weit im Vordergrund der möglichen Komplikationen. Die Abgrenzung eines komplizierten Verlaufs von einer Auslösung oder Verschlimmerung der PVR durch ein inadäquates chirugisches Trauma ist schwierig (s. Kap. 10, Glaskörper).

D. Dystrophische Prozesse der peripheren Retina (Differentialdiagnose der „Retinitis pigmentosa")

I. Einleitung

Dystrophien sind definitionsgemäß primäre Störungen, bei denen differenziertes Gewebe einer spontanen Regression oder Atrophie unterliegt. Die fälschlicherweise und häufig synonym verwendete Bezeichnung „Degeneration" sollte sekundären Veränderungen, z. B. postinflammatorischer oder posttraumatischer Natur vorbehalten bleiben (s. unter Pseudo-Retinitis pigmentosa D. IV). Obwohl es sich bei der „Retinitis pigmentosa" *nicht* um einen entzündlichen Prozeß handelt, soll an diesem Begriff festgehalten werden, da dieser international fest etabliert ist.

Die Photorezeptor-Dystrophien beinhalten eine Vielzahl verschiedener hereditärer, rein okulärer oder syndromal-assoziierter Störungen, die sich an Hand des Vererbungsmodus, der funktionellen Störungen und des ophthalmoskopischen Bildes unterscheiden lassen. Nach der Lokalisation ihrer primären Schädigung werden sie üblicherweise in solche der mittleren und äußeren Peripherie (tapetoretinale Dystrophien bzw. Retinitis pigmentosa) und in solche des Makulabereiches (Makula-Dystrophien) unterteilt. Tatsächlich weisen aber viele dieser heredoretinalen Störungen – vor allem die syndromal-assoziierten Formen – schon in den Frühstadien der Erkrankung einen Befall beider Rezeptortypen auf, und das Spektrum schließt neben den reinen Stäbchen- bzw. Zapfen-Dystrophien verschiedenste intermediäre Zustände mit ein (Stäbchen-Zapfen-, bzw. Zapfen-Stäbchen-Dystrophien). Trotz dieser Einschränkungen hat sich bei den auf das Auge beschränkten Erkrankungen eine Unterteilung der retinalen Dystrophien in solche der Peripherie und der Makula bewährt. Letztere werden in Abschn. 11. E. abgehandelt.

II. „Retinitis pigmentosa" (rein okuläre Form)

Unter dem Begriff der Retinitis pigmentosa (RP) wird eine heterogene Gruppe genetisch fixierter, meist peripher beginnender, progressiver retinaler Dystrophien zusammengefaßt, die sich klinisch durch einen konzentrischen Gesichtsfeldverfall, eine zunehmende Nachtblindheit und eine pigmentierte Retinopathie auszeichnet. In den meisten Fällen handelt es sich um eine rein okuläre Erkrankung, doch das Krankheitsbild kann auch Teil systemischer Syndrome sein (z. B. Usher-Syndrom, D. III)

1. Klinik

Die geschätzte Inzidenz der RP (alle Typen) liegt weltweit bei 1 zu 3500 bis 1 zu 7000, die Häufigkeit mutierter Allele wird auf 1 zu 80 Individuen geschätzt (Amman et al. 1965; Boughman u. Caldwell 1982; Hu 1982). Eine Prädilektion in Bezug auf unterschiedliche Rassen wurde bislang nicht festgestellt.

Die ersten Symptome der RP im Sinne von Blendung, Nachtblindheit und eines fortgeschrittenen Gesichtsfelddefekts werden typischerweise im frühen Erwachsenenalter bemerkt. Das Manifestationsalter und die Progressionsgeschwindigkeit hängen jedoch vom Vererbungsmodus ab, wobei X-chromosomale und autosomal rezessive Fälle früher und gravierender betroffen sind als autosomal dominante. Der Krankheitsprozeß beginnt gewöhnlich im Bereiche der äquatorialen Netzhaut, wobei sich der Sensibilitätsverlust in Form eines Ringskotoms in der mittleren Peripherie manifestiert, das sich allmählich nach peripher und zentral ausdehnt, um schließlich nur noch eine winzige zentrale Gesichtsfeldinsel („Flintenröhren-Gesichtsfeld") übrig zu lassen. Gesichtsfeldstudien an Patienten mit RP wiesen eine durchschnittliche Reduktion des noch vorhandenen Gesichtsfeldes um 4,6% pro Jahr auf (Berson et al. 1985). Gelegentlich kommt es auch zur vollständigen Erblindung, in der Regel jedoch erst im mittleren bis höheren Lebensalter (Heckenlively u. Krauss 1988).

Während die RP in den frühen Stadien nur minimale Fundusveränderungen aufweisen kann, ist das klassische Bild durch eine Depigmentationen des Pigmentepithels, intraretinale knochenkörperchenartige, meist perivaskulär gelegene Pigmentverschiebungen (Abb. 11.42 a), eine Verengung der retinalen Gefäße und eine wachsfarbene Papille gekennzeichnet. Die charakteristische Pigmentverschiebung zeigt sich typischerweise zirkulär in der mittleren Fundusperipherie, also in der Zone mit der höchsten Stäbchendichte. In etwa der Hälfte der RP-Patienten entwickelt sich im Krankheitsverlauf eine hintere subkapsuläre Katarakt (Heckenlively 1982), und einige Patienten weisen ein zystoides Makulaödem auf (Fetkenhour et al. 1977). Pigmentierte Zellen im Glaskörper, eine hintere Glaskörperabhebung sowie assoziierte Refraktionsfehler wie Myopie und Astigmatismus sind ebenfalls häufig zu beobachten (Sieving u. Fishman 1978).

Die klinische Aufarbeitung umfaßt ferner ein ERG, die Prüfung der Dunkeladaptation und des Farbensehens. Das ERG ist der sensibelste Indikator einer RP. Stäbchen und Zapfenfunktion können separart untersucht werden, so daß die Degenerationsmuster unterschiedlicher RP-Formen differenziert werden können. In der Regel ist das Stäbchen-ERG frühzeitiger als das Zapfen-ERG reduziert (Niemeyer 1991).

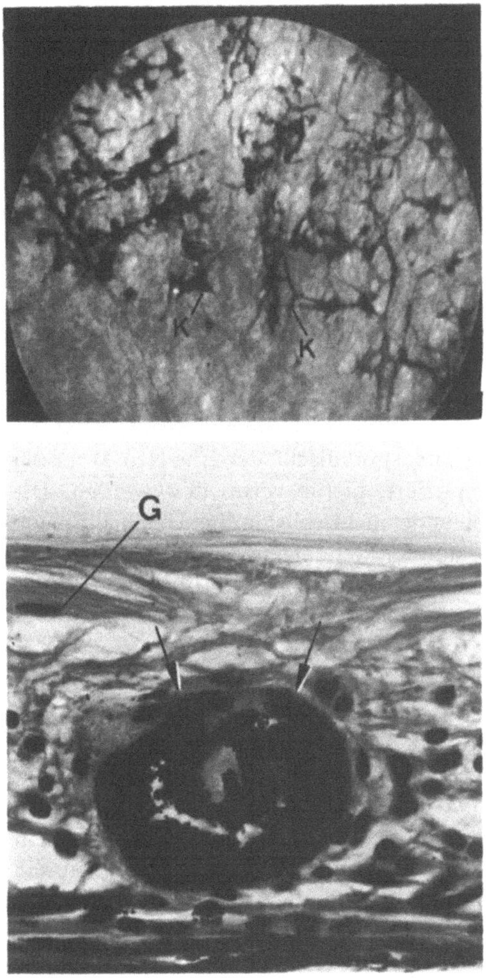

a

b

Abb. 11.42 a, b. Retinitis pigmentosa. **a** Perikapillare Pigmentproliferation (*K*). **b** Verlust der Rezeptoren. Retinale Gefäße mit Pigmentepithel umgeben (*Pfeile*), Gliazellen (*G*)

2. Genetik

Durch Kopplungsstudien und molekularbiologische Verfahren konnte in jüngster Zeit eine wachsende Anzahl genetisch spezifischer Formen aus der heterogenen Gruppe der RP aufgedeckt und in einzelnen Fällen Anhaltspunkte über den potentiellen Pathomechanismus der Störungen gefunden werden (s. unten). Dem variablen klinischen Bild können einerseits verschiedene Genotypen, andererseits aber auch eine variable Phänotypexpression oder verschiedene Krankeitsstadien eines bestimmten Genotyps zu Grunde liegen. Mit klinischen bzw. genetischen Untersuchungen können heute mehr als 15 verschiedene, rein okuläre Formen der RP unterschieden werden. Allen dürfte mit großer Wahrscheinlichkeit ein individueller Gendefekt zu Grunde liegen.

Das häufigste Vererbungsmuster der RP ist der autosomal rezessive Erbgang (60%), gefolgt vom autosomal dominanten (10–25%) und dem geschlechtsgebundenen rezessiven (5–18%) (BIRD 1995), wobei die Häufigkeiten von Autor zu Autor beträchtlich variieren. In 15–63% liegen isolierte Erkrankungen ohne Familienanamnese vor; diese werden als „Simplex-Fälle" bezeichnet. Da sich dahinter in der Mehrzahl ein autosomal rezessives Muster verbirgt, sollte der Begriff „sporadisch", der eine Neu-Mutation impliziert, hiefür vermieden werden. Die folgende, nicht vollständige Übersicht heute bekannter Gendefekte ist aus didaktischen Gründen nach dem Vererbungsmodus gegliedert (s. BIRD und BARRY, 1994).

a) Autosomal dominanter Ergbang

In ca. 30% der autosomal dominanten Formen der RP konnten *Rhodopsin-Gen-Mutationen* (Chromosom 3) nachgewiesen werden. Stäbchen enthalten Rhodopsin, ein Membran-Protein der Scheibchen, mit 348 Aminosäuren und zwei Asparagin-gebundenen Oligosaccharid-Seitenketten. Die Proteinauffaltung erfolgt in 7 transmembranale α-Helices-Sektionen, die in der Doppellipid-Membran der Scheibchen eingebettet sind. Ein Lysinrest an Stelle 296 in der 7. Helix bildet die Bindungsstelle für das Chromophor 11-cis-Retinal, das von den 7 Helices taschenförmig umgeben wird (HARGRAVE 1982; MICHEL-VILLAZ et al. 1979). Die funktionellen und strukturellen Eigenschaften des Rhodopsins liegen in der dreidimensionalen Architektur des Moleküls begründet. So bilden Konformationsänderungen dieses Proteins in Folge einer Licht-induzierten Isomerisation des Chromophors den ersten Schritt einer enzymatisch verstärkten Phototransduktionskaskade, indem eine Bindungsstelle für das G-Protein (Transducin) auf der zytoplasmatischen Oberfläche freigelegt wird (KÜHN u. HARGRAVE 1981). Daneben kommen dem Rhodopsin-Molekül wahrscheinlich auch Stabilisationseigenschaften der Membranscheibchen in den Außensegmenten zu (BIRD 1995).

Bislang sind 31 Punktmutationen an 25 Aminosäurestellen im Rhodopsinmolekül bekannt, wobei innerhalb einer bestimmten Familie immer nur ein spezifischer Gendefekt gefunden wurde (SUNG et al. 1991). Am häufigsten ist eine Substitution von Prolin durch Histidin an Stelle 23 zu finden (DRYJA et al. 1990).

Die genaue Pathogenese des Zelluntergänges durch die Rhodopsin-Mutation ist nicht bekannt. Auch ist ungeklärt, warum dieser Defekt in einem unterschiedlichen Maß auch die Zapfen kompromittieren kann. Es scheint jedoch, daß der Verlust der Zapfenfunktion nicht eine direkte Folge des primären metabolischen Defekts darstellt (BIRD 1995).

Kürzlich konnte das *„retinal degeneration slow" (RDS)-Gen* (Chromosom 6), das ursprünglich in Mausstämmen mit retinaler Dystrophie gefunden wurde, auch beim Menschen, unter anderem in Familien mit autosomal dominanter RP, isoliert werden (KAJIWARA et al. 1991). Dieses Gen kodiert ein Glykoprotein, das Peripherin/RDS (346 Aminosäuren), welches für den Erhalt der Struktur der Außensegmente beider Rezeptortypen wichtig ist.

Bei den Stäbchen geht das Peripherin/RDS eine nichtkovalente Bindung mit dem strukturverwandten Rom-1-Protein ein, wohingegen bei den Zapfen das Rom-1-Protein nicht nachgewiesen werden konnte und das Peripherin/RDS entweder alleine diese Stabilisation übernimmt oder mit einem noch nicht bekannten Protein interagiert (BASCOM et al. 1992). Diese rezeptorspezifische Interaktion des Peripherin/RDS-Proteins könnte einen Grund für den vorzugsweisen Befall einer der zwei Rezeptortypen bei spezifischen Mutationen des Peripherin/RDS-Proteins darstellen. Werden Regionen dieses Glykoproteins strukturell verändert, die für die Bildung des Peripherin/RDS- und Rom-1-Komplexes wichtig sind, sind vor allem die Stäbchen betroffen, was sich in einer RP manifestiert. Andere Mutationen schädigen primär den Metabolismus bzw. die Struktur der Zapfen oder beider Rezeptortypen und können das klinische Bild einer Makula- bzw. einer diffusen retinalen Dystrophie hervorrufen (NICHOLS et al. 1993; WELLS et al. 1993).

Durch Veränderung dieser Strukturproteine (Peripherin/RDS und Rom-1) scheint die Stabilität der Außensegmente reduziert zu sein, was mit einem erhöhten Auf- bzw. Abbau der Membranscheibchen einhergeht. In experimentellen Studien an Mäusen mit einem RDS-Gen-Defekt enthielten die Pigmentepithelzellen große und abnorme Phagosomen (SANYAL u. HAWKINS 1987). Dieser erhöhte Anfall von phagozytiertem, nicht vollständig degradierbarem Membranmaterial führt vermutlich zu einer kumulativen Zellschädigung und schließlich zur Degeneration der Pigmentepithelzelle. Wenn diese tierexperimentellen Studien auf den Menschen übertragbar sind, scheint es plausibel, daß trotz des primären Rezeptor-Stoffwechsel-Defektes, der Ort der ersten, klinisch feststellbaren Veränderung auf der Höhe des Pigmentepithels erkennbar wird.

Klinisch lassen sich die peripheren Dystrophien durch Rhodopsin- bzw. Peripherin/RDS-Mutationen, kaum differenzieren (WROBLESKI et al. 1994). Eine Ausnahme bildet eine Stop-Mutation des Peripherin/RDS-Gens, die in einer Familie mit Retinitis punctata albescens nachgewiesen werden konnte (KAJIWARA et al. 1993).

b) Autosomal- und geschlechtsgebunden rezessive Erbgänge

Eine homozygote Stop-Mutation innerhalb des Exons 4 des *Rhodopsin- Gens* (Glu 249 → Stop) konnte in einem Patienten mit autosomal rezessiver RP nachgewiesen werden. Diese Mutation dürfte eine Verkürzung des Rhodopsin-Moleküls mit Fehlen der 6. und 7. transmembranalen Sektion und Fehlen der 11-cis-Retinal-Bindungsstelle zur Folge haben. Die für diesen Gendefekt heterozygoten Patienten hatten keine Symptome und zeigten keine retinalen Veränderungen. Nur die ERG-Stäbchenantwort war reduziert (ROSENFELD et al. 1992). Eine analoge Mutation an Codon 150 des Rhodopsin-Gens wurde ebenfalls mit einer rezessiven RP assoziiert (BIRD 1995).

Auch wurde über Phosphodiesterase-Mutationen (β-Untereinheit) bei Patienten mit rezessiver RP berichtet. Bisher sind 5 verschiedene Mutationen dieses Gens bekannt (MCLAUGHLIN et al. 1993).

Durch Kopplungsstudien konnten bis heute zwei RP-Genstellen auf dem X-Chromosom nachgewiesen werden (BHATTACHARYA et al. 1984; MUSARELLA et al. 1988)

c) Isolierte Formen (simplex)

Bis vor kurzem wurde angenommen, daß Patienten mit einer isolierten RP einen autosomalen rezessiven Erbgang aufweisen. Neuere Zahlen zeigten in dieser Gruppe aber einen leichten Überschuß an Männern, was einen miteingeschlossenen, geschlechtsgebundenen Modus wahrscheinlich macht. Zusätzlich unterscheiden sich zum Teil die isolierten Fälle von den bekannten autosomal rezessiven RP-Patienten im klinischen Erscheinungsbild. Bei den isolierten Formen ist deshalb die Untersuchung von asymptomatischen Verwandten wichtig und hilfreich. Insbesondere bei stark betroffenen Männern sollten immer auch deren Mütter untersucht werden, da letztere eventuell eine milde, heterozygote Form präsentieren, was einen Konduktorinnenstatus bei geschlechtsgebundenem Erbgang aufzeigt (BIRD 1975).

3. Sonderformen der Retinitis pigmentosa

Sektorielle RP: Sie ist meistens autosomal dominant vererbt, wobei bestimmten Formen eine Rhodopsin-Mutation zu Grunde liegt. Die typische sektorförmige RP zeigt eine milde Reduktion der ERG-Amplitude für Stäbchen und Zapfen, bei normaler Latenz-Zeit der Zapfen (BERSON u. HOWARD

1971). Eine Erklärung für die nur sektorförmige Ausprägung existiert nicht. Eine höhere Lichtexposition wurde für die inferioren Fälle angeschuldigt (HECKENLIVELY et al. 1991).

Unilaterale Retinitis pigmentosa: In keinem Fall von unilateraler RP konnte eine Familiarität nachgewiesen werden, und die meisten Autoren sehen keine Hinweise auf eine hereditäre Störung. Die früheren Beschreibungen könnten Störungen mit entzündlicher Genese oder einem asymmetrischen einseitig sehr diskreten Befall bei RP entsprochen haben (BIRD u. BARRY 1994; CARR u. SIEGEL 1973).

Amaurosis congenita Leber: Sie ist eine autosomal rezessive Störung, bei der die Kinder blind oder fast blind geboren werden. Das ERG ist stark reduziert bis ausgelöscht. Die Patienten zeigen charakteristischerweise eine assoziierte Hyperopie und einen Nystagmus. Bei der Fundusuntersuchung findet sich eine Granulierung, weiße Flecken, oder knochenkörperchenartige, intraretinale Pigmentverschiebung. Der genetische Defekt und der Pathomechanismus dieser Störung sind zur Zeit noch nicht bekannt (HEHER et al. 1992; NOBLE u. CARR 1978).

Retinitis punctata albescens: Diese meistens autosomal rezessiv vererbte Störung ist durch punktförmige, weiße Fundusläsionen auf dem Niveau des Pigmentepithels in der mittleren Peripherie charakterisiert. Es finden sich auch Veränderungen der retinalen Gefäße und gelegentlich liegen in einzelnen Quadranten knochenkörperchenartige Pigmentverschiebungen vor. Die Patienten leiden unter einer starken Einschränkung der Dunkeladaptation mit zunehmendem, peripherem Gesichtsfeldausfall. Die ERG-Ableitungen sind stets pathologisch im Sinne einer Amplitudenverkleinerung und einer Verlängerung der Latenzzeit der b-Welle. Diese Form der RP ist in der Regel langsam progressiv und kann die Augen asymmetrisch befallen (ELLIS u. HECKENLIVELY 1983). Bei einer Familie mit Retinitis punctata albescens konnte eine autosomal dominante Null-Mutation des Peripherin/RDS Gens nachgewiesen werden (KAJIWARA et al. 1993).

4. Histologie

a) Frühveränderungen

Naturgemäß kommen nur wenige Augen mit einer Frühform der RP zur histologischen Untersuchung, so daß sich die Literatur auf wenige Kasuistiken beschränkt.

Bei einem 24jährigen Patienten mit *geschlechtsgebundener RP*, die ophthalmoskopisch den typischen Befund der Pigmentverschiebung in der mittleren Peripherie aufwies, zeigten die übriggebliebenen, allesamt abnormen Photorezeptoren einen auffälligen Unterschied zwischen Zentrum und Peripherie. Die um etwa die Hälfte reduzierten, fovealen Zapfen besaßen verkürzte und plumpe Außensegmente mit vesikulär degenerierten, teilweise unterbrochenen Membranscheibchen. In dem Gebiet mit „Knochenkörperchen" fanden sich nur noch ganz vereinzelt degenerierte Residuen von Zapfen. An der peripheren Grenze dieser Zone zeigten Zapfen und Stäbchen wieder erkennbare Innen- und Außensegmente, die, je weiter in der Peripherie gelegen, eine zunehmend intakte Organisation aufwiesen. Die Außensegmente beider Rezeptortypen waren jedoch gegenüber der lageabhängigen Norm um ca. 25% verkürzt. Erschienen die Membranscheibchen in den Stäbchen geordnet und praktisch normal, waren diejenigen der Zapfen unorganisiert und teilweise vesikulär degeneriert (SZAMIER et al. 1971).

Ein gut dokumentiertes Frühstadium einer *autosomal dominanten RP* (FARBER et al. 1987) bei einem verunfalltem, 17jährigen Patienten zeigte im Foveabereich gut erhaltene Zapfen mit etwas verkürzten Außensegmenten und in der Anzahl leicht verminderten, aber normal erscheinenden Membranscheibchen. In extrafovealen Regionen fanden sich immer mehr Zapfen und

Stäbchen mit fehlenden Außensegmenten. In den äquatorialen Bezirken ließen sich überhaupt keine Photorezeptoren mehr nachweisen. Überraschenderweise zeigte das RPE wenig morphologische Abnormitäten. Es scheint, daß in einem jungen Auge das Pigmentepithel genügend Kapazitäten aufweist, um den anfallenden Zelluntergang zu bewältigen, wohingegen bei älteren Individuen das Pigmentepithel durch die kumulative Belastung zunehmend dekompensiert und schwere strukturelle Folgeschäden aufweist.

b) Spätveränderungen

In elektronenoptischen Untersuchungen von fortgeschrittenen Fällen mit *autosomal dominanter RP* (Kolb u. Gouras 1974; Szamier u. Berson 1977) konnten nur noch Zapfen und keine Stäbchen mehr gefunden werden. Diese atypischen Zapfen lagen am hinteren Pol und waren in der Anzahl vermindert. Rezeptoraußensegmente konnten in den meisten Untersuchungen einzig im Foveabereich nachgewiesen werden. Sie erschienen jedoch plump und enthielten kleine Gruppen von unorganisierten, zum größten Teil vesikulär degenerierten Membranscheibchen. Diese Außensegmente waren mit abnormal breiten und kurzen Innensegmenten verbunden, das Zilium erschien morphologisch unauffällig. Mit zunehmender Entferung von der Foveola zeigten die Zapfen eine ausgeprägtere Degeneration. Nach initialem Verlust der Außensegmente, folgender Anschwellung der Innensegmente und schließlich vollständigem Verschwinden beider Segmente blieb eine sphärische Rest-Photorezeptorzelle mit spärlichem Zytoplasma übrig. Das proliferierte gliale Gewebe lag in der Peripherie in direktem Kontakt mit dem Pigmentepithel.

c) RPE-Veränderungen

Die RPE-Veränderungen bei RP können in 3 Zonen eingeteilt werden, die grob mit dem Grad der peripheren Lage übereinstimmt (Bird u. Barry 1994).

- Die RPE-Zellen im Zentrum sind typischerweise groß und haben einen nach apikal verdrängten Zellkern. Ihr Zytoplasma ist gepackt mit Lipofuszin (Kolb u. Gouras 1974) und Melanolysosomen (Szamier et al. 1971). Sie enthalten wenig Melaningranula und gelegentlich Phagosomen. In Arealen extensiver Rezeptordegeneration konnte das RPE in verschiedenen Stadien der Migration vorgefunden werden.
- Die zentralen RPE-Zellen können aber auch abgeflacht und frei von Melanin-Granula bzw. Lipofuszin sein. Oft liegen sie dann mehrschichtig vor und sind mit makrophagenähnlichen Zellen anzutreffen, deren Fortsätze bis in die mittleren Schichten der Bruch-Membran reichen.
- In der Peripherie, im Unterschied zum Zentrum, enthalten die RPE-Zellen wenig Lipofuszin aber viele Melanosomen. Besonders im peripheren Randbereich der knochenkörperchenartigen Läsionen finden sich gelegentlich vollständige, scharfbegrenzte RPE-Verluste.

Die charakteristische *Pigmentverschiebung* bei der RP kann in granulärer freier Form oder intrazellulär in Makrophagen, Müller-Zellen oder migrierten Pigmentepithelzellen vorliegen. Diese Zellen finden sich gewöhnlich in Haufen um die retinalen Gefäße, beziehungsweise deren Überreste angeordnet (Abb. 11.42b). Zum Teil liegen sie auch unter der Membrana limitans interna. Wahrscheinlich handelt es sich bei den perivaskulären Ablagerungen hauptsächlich um migrierte und periphere RPE-Zellen (Kolb u. Gouras 1974).

d) Sekundäre Veränderungen

Mit zunehmendem Verlust der Photorezeptoren finden *sekundäre Veränderungen* in der retinalen Glia statt. Die Müller-Zellen vergrößern sich und kommen mit dem Pigmentepithel in direkten Kontakt. Die sekundären Veränderungen in der sensorischen Netzhaut sind jedoch sehr variabel und reichen von relativ unveränderten Ganglienzell- und Nervenfaserschichten bis zu einem vollständigen Umbau der Architektur. In allen Fällen sind aber die Gefäße atrophisch mit Verlust des Endothels und Invasion der residuellen Basalmembranstränge durch Makrophagen und gliale Elemente. Eine pathogenetische Erklärung für die Kaliberverengung wurde von GERSTEIN u. DANTZKER 1969 postuliert: Durch Verdünnung der äußeren retinalen Schicht kommt das retinale Gefäßnetz näher an die Aderhaut mit der höheren Sauerstoffspannung heran, was zu einer reaktiven Vasokonstriktion mit sekundärer Degeneration führt.

Die *Choriokapillaris und die Aderhaut* zeigen primär keine wesentlichen Veränderungen. Hier werden jedoch große Variationen beobachtet. Im Falle vorliegender Atrophie handelt es sich sehr wahrscheinlich um sekundäre Degenerationen nach Verlust der Photorezeptoren.

III. Syndromal-assoziierte retinale Dystrophien

Neben den rein okulären Formen der retinalen Dystrophie gibt es auch solche, die im Rahmen systemischer, meist autosomal rezessiv aber auch autosomal dominant und X-chromosomal rezessiv vererbter Erkrankungen auftreten. Aus genetischer Sicht können bei diesen Multisystem-Störungen zwei Gruppen unterschieden werden, die über grundsätzlich verschiedene Mechanismen mit einer retinalen Dystrophie einhergehen (PAGON 1993). Bei der ersten Gruppe führt die *pleiotrope Wirkung eines Gendefekts,* beispielsweise im Rahmen bestimmter Speicherkrankheiten oder generalisierter metabolischer Defekte zu einer „unspezifischen" Störung der komplexen Stoffwechsel-Interaktionen zwischen den Stäbchen, Zapfen, Pigmentepithel und der interzellulären Matrix. Entsprechend heterogen ist der Phänotyp am Fundus. Das Spektrum reicht vom autosomal rezessiv vererbten Usher-Syndrom, das sich als klassische RP manifestiert, bis zur autosomal dominant vererbten zerebellären Ataxie, die praktisch eine isolierte Zapfen-Dystrophie darstellt. Die zweite Gruppe basiert auf einem *„contiguous gene syndrome"*, das durch eine Mikrodeletion zweier oder mehrerer benachbarter Genloci auf der chromosomalen DNS charakterisiert ist. Hier liegt im Gegensatz zur ersten Gruppe ein Zusammenspiel verschiedener, unabhängiger Gendefekte vor. Die „contiguous gene syndrome" führen bei Verlust von „spezifischen" retinalen Genen häufig zu typischen RP-Bildern und unterscheiden sich deshalb kaum von den rein okulären Formen.

Die gebräuchliche Unterteilung in periphere und zentrale Rezeptordystrophien ist bei den syndromal-assoziierten Erkrankungen weniger nützlich, da sie bezüglich der retinalen Veränderungen häufig atypisch verlaufen und innerhalb eines Gendefektes stark variieren können. Aus diesem Grunde wurde das gesamte Kollektiv von Pagon als „syndromale retinale Dystrophien" zusammengefaßt und entsprechend den systemischen Manifestationen eingeteilt (Tabelle 11.16).

An dieser Stelle sei nur das Usher-Syndrom, das sich meistens in Form einer klassischen RP manifestiert und vermutlich die häufigste syndromale retinale Dystrophie darstellt, aufgeführt. Die Häufigkeit dieser Störung liegt bei 2–4 Fällen auf 100 000 Individuen (BOUGHMAN et al. 1983; MERIN et al. 1974); 50% der Personen, die gleichzeitig schwerhörig und blind sind, weisen ein Usher-Syndrom auf (VERNON 1969). Es kann in zwei klinische, genetisch heterogene Subtypen unterteilt werden. Der Genlokus bei Typ II konnte auf dem Chromosom 1 (1q32–q44) gefunden werden (KIMBERLING et al. 1990), bei Typ I ist er noch unbekannt (KAPLAN et al. 1990). Der Typ I ist charakterisiert durch eine tiefe kongenitale neurosensorische Schwerhörigkeit und Dunkeladaptationsstörungen sowie durch charakteristische RP-Veränderungen zu Beginn des zweiten Lebensjahrzehnts mit Erhalt des zentralen Sehvermögens bis in die 3. oder 4. Dekade. Ein vestibulärer Reflex, sei es

Tabelle 11.16. Syndromale retinale Dystrophien. (Nach PAGON 1993)

I. Pleiotropismus
  A. Speicherkrankheiten
    1. Mukopolysaccharidosen (MPS) (LANG u. MAUMENEE 1988)
      • MPS I-H (Hurler-Syndrom)
      • MPS I-S (Scheie-Syndrom)
      • MPS I-HS (Hurler-Scheie kombiniert)
      • MPS II-A, -B (Hunter-Syndrom)
      • MPS III-A, -B, -C, -D (Sanfilippo-Syndrom)
    2. Abderhalden-Fanconi-Syndrom (nephropathische Form der Zystinose) (WONG 1976)
    3. Mukolipidose IV (AMIR et al. 1987)
    4. Peroxisomale Störungen (WANDERS et al. 1988)
      • Zellweger-Syndrom
      • Neonatale Adrenoleukodystrophie
      • Infantiles Refsum-Syndrom (WELEBER et al. 1984)
      • Adultes Refsum-Syndrom (REFSUM 1981)
  B. Generalisierte Stoffwechsel-Defekte
    1. Abetalipoproteinämie (Bassen-Kornzweig-Syndrom) (CARR 1976)
    2. Methylmalonazidurie
    3. Kohlenhydratmangel-Glykoprotein-Syndrom (ANDREASSON et al. 1991)
    4. Cockayne-Syndrom (PEARCE 1972)
    5. Mitochondriale Myoenzephalopathie
  C. Unbekannt
    1. Usher-Syndrom (I und II) (s. D.III)
    2. Neuronale Zeroid-Lipofuszinosen (s. E.II.1.c.i)
      • Infantile Form (Haltia-Santafuori)
      • Spätinfantile Form (Dollinger-Jansky-Bielchowsky)
      • Juvenile Form (Batten-Spielmeyer-Vogt-Sjögren)
    3. „Renale tubuläre Defekt“-Syndrome
      • Senior-Loken-Syndrome (renal-retinale Degeneration) (GODEL et al. 1979)
      • Laurence-Moon-Biedl-Bardet-Syndrom (GREEN et al. 1989)
      • Jeune-Syndrom (asphyxierende Thoraxdystrophie)
      • Alström -Syndrom (MILLAY et al. 1986b)
    4. Autosomal dominante zerebelläre Ataxie (HAMILTON et al. 1990)
    5. Choroidopathie-Hypophysen-Dysfunktions-Syndrom (JUDISCH et al. 1981)

II. „Contiguous gene syndrome“

durch kalorische oder rotatorische Stimulation, ist bei diesen Patienten nur schwach oder gar nicht auslösbar.

Bei dem Typ II findet sich ein nur mäßiger Hörverlust mit relativem Erhalt der tiefen Frequenzen. Die retinalen Veränderungen sind untypischer und manifestieren sich mit dem Auftreten von Dunkeladaptationsstörungen zwischen der zweiten und dritten Lebensdekade mit langsam zunehmenden Gesichtsfelddefekten und ERG-Veränderungen. Das zentrale Sehvermögen bleibt relativ lange erhalten. Im Gegensatz zu dem Typ I sind die vestibulären Reflexe normal (FISHMAN et al. 1983).

Die neuronalen Zeroid-Lipofuszinosen werden in 11.E.II.1.c.i abgehandelt.

IV. „Pseudoretinitis pigmentosa“

Der Begriff der Pseudoretinitis pigmentosa (oder sekundäre „Retinitis pigmentosa“) umfaßt nichterbliche, ein- oder doppelseitige Erkrankungen mit Veränderungen, die an eine Retinitis pigmentosa erinnern (Tabelle 11.17), weil proliferierendes retinales Pigmentepithel bis in die inneren Schichten der sensorischen Netzhaut vordringt und sich um die Kapillarwand herum festsetzt.

Tabelle 11.17. Ursachen der Pseudoretinitis pigmentosa

1.	Posttraumatisch (Retinopathia sclopetaria)
2.	Postinflammatorisch bzw. postinfektiös
3.	Tumor-assoziierte Retinopathie
4.	Intoxikationen durch Medikamente

1. *Traumatische Retinopathie (Retinopathia sclopetaria)*

Die postkontusionelle Proliferation und Migration von Pigmentepithel in die Netzhaut kann morphologisch wegen ihrer segmentalen Ausdehnung und anamnestisch in den meisten Fällen eindeutig von einer Retinitis pigmentosa differenziert werden.

Histologisch findet man wie bei der echten Retinitis pigmentosa einen perikapillaren Pigmentepithel-Besatz und eine Destruktion aller Netzhautschichten einschließlich der Photorezeptoren. Die Kontusion der sensorischen Retina führt offenbar zu einer kompletten Zerstörung der horizontalen Leitstrukturen in der sensorischen Netzhaut (Bastek et al. 1981; Witmer 1975; s. Kap. 5).

2. *Röteln-Retinopathie*

Die Rötelnembryopathie führt zwar ebenfalls zu Pigmentepithel-Veränderungen, hierbei fehlt aber meist eine Wanderung von Pigmentepithel in die perivaskulären Areale der Netzhaut. Der „Pfeffer und Salz"-Fundus der meisten Fälle läßt lediglich Hypo- und Hyperplasien des Pigmentepithels erkennen. Diese Veränderungen können fortschreiten (Collis u. Cohen 1970) und gelegentlich werden subretinale Neovaskularisationen beobachtet (Frank u. Purnell 1978; s. Kap. 4). Da die Rötelnembryopathie ebenfalls mit einer kongenitalen Taubheit einhergehen kann, muß ein Usher-Syndrom differentialdiagnostisch ausgeschlossen werden (s. D. III.)

3. *Lues*

Auch die kongenitale oder erworbene Lues kann sich an der Netzhaut in gewisser Hinsicht mit einem RP-ähnlichen Fundusbild manifestieren (Heckenlively 1977). Eher fleckförmige bis klumpige Pigmentverschiebungen mit chorioretinalen Narben, eine häufig assoziierte interstitielle Keratitis sowie die Hutchinson-Trias bei kongenitaler Syphilis helfen, das Bild von den Dystrophien abzugrenzen (s. Kap. 4).

4. *Tumor-assoziierte Retinopathie (CAR)*

In mehreren Publikationen wurde über schwerwiegende panretinale Degenerationen im Rahmen von Karzinomen berichtet (Sawyer et al. 1976; Thirkill et al. 1987). Dieses im angelsächsischen Schrifttum als „cancer-associated retinopathy" (CAR) bezeichnete Krankheitsbild tritt paraneoplastisch vor allem bei kleinzelligen Bronchuskarzinomen auf und kann zum vollständigen Sehverlust führen (Weleber 1994). Auch bei schwer abnormen ERG-Signalen können die Fundusveränderungen jedoch diskret sein. Es ist sehr wahrscheinlich, daß diese retinalen Degenerationen auf einer immunologischen Kreuzreaktion zwischen retinalen Antigenen und gewissen Tumorantigenen basieren. Antiretinale Autoantikörper konnten verschiedentlich in Patientenseren mit CAR nachgewiesen werden (Thirkill et al. 1987). Das kreuzreagierende Antigen der Photorezeptoren scheint ein kalzium-bindendes Protein (Recoverin) zu sein (Polans et al. 1991; s. Kap. 17). Strahlen-Retinopathie (s. S. 1030).

5. *Intoxikation durch Medikamente (s. auch Abschn. E)*

a) Chloroquin

Chloroquin bindet sich an Melanin und kann bei längerer Einnahme (kumulative Dosis > 300 g) zu einer toxischen retinalen Degeneration führen (Zinn u. Marmor 1979). Das typische Bild einer fortgeschrittenen Chloroquin-Retinopathie ist das einer Schießscheiben-Makulopathie, obwohl auch knochenkörperchenartige Pigmentationen in der mittleren und äußeren Peripherie beobachtet wurden (BRINKLEY et al. 1979). Im allgemeinen schreitet der Prozeß nach Absetzen der Medikamente nicht weiter fort, ist aber nur in Frühstadien reversibel (BRINKLEY et al. 1979).

Im Gegensatz zu der RP ist die Dunkeladaptation auch bei fortgeschrittenem Verlauf normal oder nur diskret abnormal.

b) Thioridazine

Thioridazine ist die einzige Substanz aus der Gruppe der Phenothiazine, die erwiesenermaßen mit einer schweren Retinatoxizität einhergeht (WELEBER 1994). Wie alle Phenothazine bindet es sich an Melanin und akkumuliert vermutlich im Pigmentepithel. Es kann in Frühstadien mit einer RP verwechselt werden. Die fortgeschrittenen Veränderungen (diffuse fleckförmige Atrophie der Aderhaut, des Pigmentepithels und der darüberliegenden Retina) erinnern mehr an eine frühe Choroideremie (CAMERON et al. 1972).

E. Erkrankungen der Makula („Makulopathien")

Das folgende Kapitel umfaßt Erkrankungen, bei denen die Makula im Vordergrund des

Tabelle 11.18. Klassifikation der Makulaerkrankungen (die *kursiv* gedruckten Erkrankungen werden in diesem Kapitel abgehandelt)

I. Erkrankungen im Bereich der vitreo-retinalen Grenzfläche
1. Epiretinale Fibroplasie (Makulapucker)
2. Makulaloch
3. Vitreo-makuläres Traktionssyndrom
4. Vitreo-retinale Dystrophien
   - X-chromosomale Retinoschisis
   - Morbus Goldmann-Favre

II. Erkrankungen im Bereich der inneren Netzhautschichten
1. *Hereditäre zerebro-makuläre Erkrankungen*
   - Mit kirschrotem Fleck
   - Ohne kirschroten Fleck
2. Gefäßerkrankungen (s. Abschn. B)
   - Diabetes mellitus
   - Venenthrombosen
   - Arterienverschlüsse
   - Makroaneurysmen
   - Idiopathische Telangiektasien
   - Vaskulitis bei Uveitis

III. Erkrankungen im Bereich der äußeren plexiformen Schicht
1. *Zystoides Makulaödem* (bei Gefäßerkrankungen und Uveitis u. a.)
2. *Makulasternfigur*

IV. Erkrankungen im Bereich der Photorezeptorschicht und des Pigmentepithels
1. *Heredodystrophien*
   - *Zapfen- und Zapfen-Stäbchen-Dystrophie*
   - *Vitelliforme Makula-Dystrophie (Best)*
   - *Adulte foveo- makuläre vitelliforme Dystrophie (Gass)*
   - *Pattern-Dystrophie*
   - *Fundus flavimaculatus (Morbus Stargardt)*
   - *Dominante Drusen (s. AMD)*
   - Pseudoinflammatorische Dystrophie (Sorsby)
   - Zentrale areoläre Aderhaut- und Pigmentepitheldystrophie
2. *Medikamententoxische Makulopathie*
3. *Phototoxische Makulopathien*
4. Traumatische Makulopathien
5. Makulopathien bei Uveitis
6. Seröse Abhebungen der Neuroretina
   - Grubenpapille
   - Netzhautablösung (s. Kap. C. 4.)

V. Erkrankungen des Pigmentepithel-/Bruch-Membran-/Choriokapillaris-Komplexes
1. *Zentrale seröse Chorioretinopathie*
2. *Altersabhängige Makuladegeneration (AMD)*
3. *Erkrankungen mit choroidaler Neovaskularisation (außer AMD)*
   - *Idiopathisch*
   - *„Angioid streaks"*
   - Myopie
   - „Histoplasmose-Syndrom"
   - Traumatische Aderhautruptur

VI. Sonstige
1. Makulahypoplasien, -aplasien (s. Kap. A. 1.)
2. *Makulablutungen*
   - *Prämakulär*
   - *Submakulär*
3. Makulaektopie
   - Bei Frühgeborenen-Retinopathie (siehe Kapitel B.5.2.)
   - Bei vitreo-retinalen Dystrophien

pathologischen Geschehens steht. Eine Klassifizierung nach anatomischen Gesichtspunkten, nach klinischen Aspekten wie das ophthalmoskopische Bild, Heredität und gleichzeitig vorliegender Systemerkrankung sowie nach pathophysiologischen Grundsätzen bleibt wegen der oftmals fließenden Grenzen und wegen unseres rudimentären Wissens um die Pathogenese immer arbiträr. Wir haben daher einen Kompromiß gewählt, der eine grobe anatomische Zuordnung nach Netzhautschichten mit einer nosologischen Klassifizierung von Erkrankungen, die sich vorwiegend innerhalb dieser Schichten manifestieren, umfaßt. Die anatomische Zuordnung scheint für ein Pathologiebuch durchaus angemessen und stellt eine Hilfe bei der Analyse biomikroskopischer Befunde dar. Die in diesem Kapitel abgehandelten Erkrankungen sind in Tabelle 11.18 kursiv gedruckt und beschränken sich vorwiegend auf solche, bei denen die Makula im Vordergrund des ophthalmologischen Befundes steht. Soweit Makulaerkrankungen in anderen Kapiteln abgehandelt werden, erfolgt ein entsprechender Querverweis.

I. Erkrankungen im Bereich der vitreoretinalen Grenzschicht

(s. Kap. 10)

II. Erkrankungen im Bereich der inneren Netzhautschichten

1. Hereditäre zerebro-makuläre Erkrankungen

a) Einleitung

Dieser heterogenen Gruppe „zerebromakulärer" Erkrankungen ist die Mitbeteiligung retinaler Zellelemente an sehr seltenen, generalisierten Speicherkrankheiten gemeinsam, die mit mehr oder weniger ausgeprägten zerebralen und viszeralen Veränderungen einhergehen. Obwohl im Rahmen dieser – in der Regel autosomal rezessiv vererbten – Stoffwechselstörungen die gesamte Netzhaut mitbetroffen ist, wird auf Grund des herausragenden klinischen Merkmals des „kirschroten Flecks" an der einfachen Gliederung von „zerebro-makulären" Erkrankungen mit und solchen ohne „kirschroten Fleck" festgehalten. Sie ermöglicht bereits eine grobe Differentialdiagnose zwischen den Sphingolipidosen und Mukolipidosen auf der einen Seite und den Zeroid-Lipofuszinosen auf der anderen Seite. Bei der ersten Gruppe steht aus ophthalmologischer Sicht eine frühe und massive Lipid-Akkumulation in den retinalen Ganglienzellen im Vordergrund. Dadurch verlieren die perifoveolar angehäuften Ganglienzellen ihre Transparenz, wobei die Foveola-Grube – gekennzeichnet durch das Fehlen der inneren Netzhautschichten – klar bleibt und die normale Aderhaut-Färbung durchleuchten läßt. Im Kontrast zur perifoveolären Trübung erscheint sie deswegen besonders „kirsch"-rot.

Die zweite Gruppe – die neuronalen Zeroid-Lipofuszinosen – führen zu relativ diskreten Ablagerungen in den retinalen Ganglienzellen, so daß ein Kontrast-Phänomen ausbleibt. Da sich diese Lipopigment-Akkumulation auch in vielen anderen retinalen Zellen abspielt, kommt es zu einem Untergang von Rezeptorzellen und Veränderungen im retinalen Pigmentepithel. Pigmentveränderungen im Makula-Bereich sind häufig das erste klinische Zeichen und können vor den systemischen Alterationen auftreten.

Naturgemäß fehlen bei den meisten „zerebro-makulären" Erkrankungen pathologische Studien der frühen retinalen Befunde.

b) Hereditäre zerebro-makuläre Erkrankungen mit kirschrotem Fleck

α) Sphingolipidosen:

Die Mehrzahl der 8 bekannten angeborenen Störungen des Sphingolipidstoffwechsels (Tabelle 11.19) gehen mit einem „kirsch-

Tabelle 11.19. Verschiedene Merkmale der Sphingolipidosen. (Mod. nach GREEN 1985)

SL-Typ	Gen.	HT	KRF	OA	Speichersubstanz	Enzym-Defekt
• Farber-Lipogranulomatose	AR	–	+	–	Zeramide, GM3 Ganglioside	Zeramidase
• Morbus Gaucher	AR	–	–	–	Glukozerebroside	Glukozerebrosidase
• Morbus Fabry	XR	+[a]	–	-	Zeramide Trihexoside	α-Galaktosidase
• Morbus Tay-Sachs (GM2-Gangliosidose Variante B)	AR	–	+	+	GM2-Ganglioside	Hexosaminidase A
• Morbus Sandhoff (GM2-Gangliosidose Variante O)	AR	–	+	+	GM2-Ganglioside	Hexosaminidase A, B
• GM2-Gangliosidose (Variante AB)	AR	–	+	+	GM2-Ganglioside	GM2-Aktivator-Mangel
• GM1-Gangliosidosen[c]	AR	+/–	+/–[b]	+/–	GM1-Ganglioside, Galaktosehaltige Oligosaccharide	β-Galaktosidase (Isoenzyme A, B, C)
• Morbus Krabbe	AR	-	-	+	Galaktozerebroside, Psychosin	Galaktozerebrosid-β-Galaktosidase
• Metachromatische Leukodystrophie	AR	+/–	–	+/–	Zerebrosid-Sulfate	Arylsulfatase A (spät-infantile, juvenile und adulte Form)
• Morbus Niemann-Pick (Sphingomyelin-Cholesterin Lipidosen)	AR	+/– Typ A	+/– Typ A	–	Sphingomyelin und Cholesterin	Sphingomyelinase

HT Hornhauttrübung,
KRF kirschroter Fleck der Makula,
OA Optikusatrophie.
[a] Cornea verticillata,
[b] nur beim infantilen Typ beschrieben,
[c] werden von vielen Autoren zu der Gruppe der Mukolipidosen gerechnet.

roten" Fleck bzw. einer mehr oder weniger ausgeprägten Grauverfärbung der Makula einher (BERMAN 1994). Abhängig vom Ausmaß des Ganglienzelluntergangs findet sich eine sekundäre aszendierende Optikusatrophie. Als Prototyp sind die autosomal rezessiv vererbten, sog. „familiären amaurotischen Idiotien" bzw. Gangliosidosen GM2 vom Typ Tay-Sachs (SACHS 1896; TAY 1881) oder Sandhoff (SANDHOFF et al. 1968) anzusehen, bei denen es infolge eines Mangels an lysosomaler Hexosaminidase A bzw. B zu einer ausgeprägten Akkumulation von Sphingolipiden in neuronalen Zellen kommt (Abb. 11.43 a–c). Abgesehen von den okulären Symptomen fallen diese Kinder bereits im Säuglingsalter durch eine verzögerte

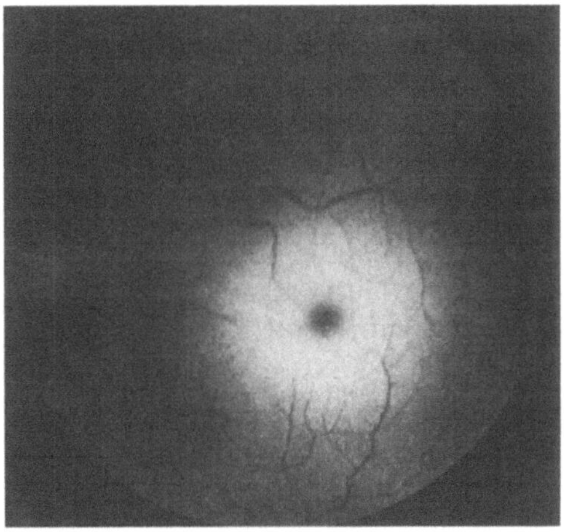

Abb. 11.43 a. Sandhoff-Erkrankung. **a** Kirschroter Fleck in der Makula (Mit freundlicher Genehmigung von BROWNSTEIN et al.)

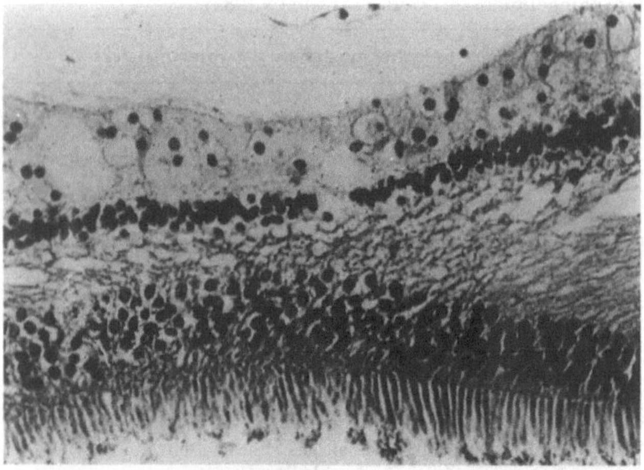
b

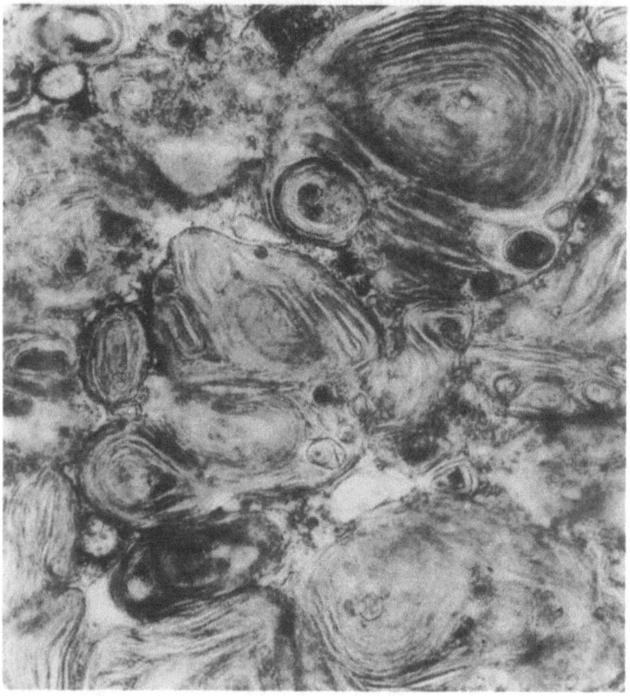
c

Abb. 11.43. **b** Parafoveale Retina mit Verdünnung der Nervenfaser- und der Ganglienzellschicht. Die verbliebenen Ganglienzellen sind balloniert mit schaumigem Zytoplasma und exzentrisch gelegenem Kern. **c** Das Zytoplasma einer Ganglienzelle ist angeschoppt mit membranösen Körperchen, × 25 000 (mit freundlicher Genehmigung von BROWNSTEIN et al.)

Entwicklung, Muskelschwäche und generelle Apathie auf. Progressive neurologische Ausfälle führen im zweiten oder dritten Lebensjahr zum Tod. Obwohl bei allen Sphingolipidosen grundsätzlich dieselbe Grundstörung vorliegt, nämlich die Akkumulation von lysosomal nicht weiter abbaubaren Sphingolipiden, variiert das ophthalmoskopische Bild der Makula und der Grad des Visusverlustes innerhalb der ganzen Gruppe, aber auch innerhalb eines bestimmten Enzymdefekts beträchtlich. Diese Heterogenität findet ihren Ausdruck auch in der von Patient zu Patient unterschiedlichen Restaktivität der mutierten Enzyme. Im Verlauf der Erkrankung kann – wahrscheinlich als Folge des fortschreitenden Ganglienzellunterganges – der kirschrote Fleck der Makula wieder verschwinden. Elektronenmikroskopisch zeigen sich die akkumulierten Substanzen in Form von multimembranösen Einschlußkörperchen in den Lysosomen der Ganglienzellen. Histologisch findet sich eine Ablagerung von Lipiden in den Ganglienzellen der Netzhaut und des zentralen Nervensystems, wodurch die Ganglienzellen aufgebläht werden und zugrunde gehen.

β) Mukolipidosen

Urprünglich faßte man 8 heterogene genetische Erkrankungen mit exzessiver Lipid- und Kohlehydratspeicherstörung in dieser Gruppe zusammen (SPRANGER u. WIEDEMANN 1970). Der Begriff der Mukolipidosen wurde auf Grund der gemeinsamen klinischen Charakteristika mit den Sphingolipidosen und Mukopolysaccharidosen geprägt. Heute umfaßt die Gruppe der Mukolipidosen noch 3 Entitäten, die nach ihrem Enzymdefekt unterteilt werden (Tabelle 11.20): in die Mukolipidosen I (Sialidosen) mit zwei Phänotypen I und II und die Mukolipidose IV. Die Sialidosen sind gekennzeichnet durch einen α-Neuraminidase-Mangel (LOWDEN u. O'BRIEN 1979), der zur Akkumulation von Sialinsäure-haltigen Oligosacchariden bzw. Glykoproteinen führt. Der Subtyp I, der auch als „kirschroter-Fleck-Myoklonus"-Phänotyp bezeichnet wird (O'BRIEN 1978), tritt in der zweiten Lebensdekade auf und zeigt keine viszeralen Begleitveränderungen. Der Subtyp II manifestiert sich früher und geht wie der Typ I mit Myoklonien und einem kirschroten Fleck der Makula einher. Daneben kommt es zu einer viszeralen Beteiligung und einer mentalen Retardierung. Die Kinder sterben gewöhnlich in der zweiten Lebensdekade. In den letzten Jahren konnte der früher als juveniler Sialidose Typ II aufgefaßte Morbus Goldberg (GOLDBERG et al. 1971) als eigenständige, nun als Galaktosialidose bezeichnete Entität abgegrenzt werden und wird nicht mehr den Mukolipidosen zugerechnet. Es liegt ein kombinierter Mangel der β-Galaktosidase und der α-Neuroaminidase vor. Neben einem kirschroten Fleck und Myoklonien treten je nach Typ Skelett-Dysplasien, Dysmorphismus, mentale Retardierung und andere Veränderungen hinzu. Die Mukolipidose IV schließlich zeichnet sich durch Sehstörungen und eine psychomotorische Retardierung aus (AMIR et al. 1987). Sie geht praktisch immer mit einer bilateralen kornealen Trübung einher, und obwohl die Retina bei diesen Kindern meist normal erscheint, wurden häufig abnormale bzw. ausgelöschte Elektroretinogramme dokumentiert (NEWELL et al. 1975)

c) Hereditäre zerebro-makuläre Erkrankungen ohne kirschroten Fleck

α) Neuronale Zeroid-Lipofuszinosen (Tabelle 11.21)

Unter dieser Gruppe (ZEMAN u. DYKEN 1969) werden schwerwiegende, autosomal rezessiv vererbte, neurodegenerative Störungen zusammengefaßt, deren exakten biochemischen

Tabelle 11.20. Verschiedene Merkmale der Mukolipidosen und der Galaktosialidose. (Nach BERMAN 1994)

Störung	Gen	Protein- resp. Enzymdefekte	Okuläre Manifestationen
• Sialidose (Mukolipidose I) Typ I	AR	α-Neuraminidase	Kirschroter Fleck, Visusverlust, punktförmige korneale Trübungen
• Sialidose (Mukolipidose I) Typ II	AR	α-Neuraminidase	Kirschroter Fleck, feine korneale Trübungen
• Mukolipidose IV	AR	Gangliosid-Sialidase, andere?	Korneale Trübung, retinale Degenerationen
• Galaktosialidosis (Morbus Goldberg)	AR	β-Galaktosidase und α-Neuraminidase	Kirschroter Fleck, korneale Trübungen[a]

[a] Die kornealen Trübungen werden nur in der spät infantilen Form beobachtet.

Tabelle 11.21. Verschiedene Merkmale der neuronalen Zeroid-Lipofuszinosen

Störung	Gen	Protein-resp. Enzymdefekte	Okuläre Manifestationen
• *Infantiler Typ* (Santavouri-Haltia)	AR	Unbekannt	Progressive Visusabnahme, Fundushypopigmentation, Optikusatrophie, Gefäßverengungen, evtl. knochenkörperchenartige Pigmentverschiebungen. ERG ausgelöscht
• *Spät infantiler Typ* (Dollinger-Jansky-Bielschowsky)	AR	Unbekannt	Visusabnahme, Pigmentverklumpung im Makulabereich, Optikusatrophie, Gefäßverengungen. ERG abnorm, später ausgelöscht
• *Juveniler Typ* (Batten-Spielmeyer-Vogt-Sjögren)	AR	Unbekannt	Visusabnahme, Pigmentverschiebungen im Makulabereich, Optikusatrophie, Gefäßverengungen, später periphere Pigmentverschiebungen. ERG: b-Wellen-Reduktion, später ausgelöscht
• *Adulter Typ* (Kuf)	AR	Unbekannt	Keine

Defekte noch unbekannt sind. Die Unterteilung erfolgt anhand des Manifestationsalters und der ultrastrukturellen Befunde. All diesen Erkrankungen gemeinsam sind autofluoreszierende, Zeroid- und Lipofuszinähnliche Lipoproteine, die sich im Bereich der neuronalen Perikarien, aber auch in anderen Zellen (glatte Muskulatur, Schwann-Zellen, Drüsen, Haut, Bindehaut und Leukozyten) akkumulieren (BERMAN 1994). Elektronenoptisch fallen eigentümliche, zytosomale Strukturen mit wirbelförmiger Zeichnung und Zytoplasmamembranen mit Lipidablagerungen auf, die auch lichtmikroskopisch sichtbar sind. Sehstörungen gehören – mit Ausnahme des adulten Typs – zu den ersten klinischen Zeichen der neuronalen Zeroid-Lipofuszinosen. Ein kirschroter Fleck der Makula wird jedoch in keiner der Formen gefunden. Die retinalen Veränderungen zeichnen sich einerseits durch pigmentierte und granuläre Makuladegenerationen, andererseits durch ein RP-ähnliches Bild im Sinne von Knochenkörperchen und Arteriolenverengung aus. Eine Optikusatrophie wird inkonstant beobachtet.

Infantiler Typ (Santavuori-Haltia): Dieser Typ zeigt einen frühen Beginn mit einer Sehverschlechterung bereits im 1. Lebensjahr. Die Erkrankung ist sehr progressiv mit psychomotorischen Störungen und Erblindung (SANTAVOURI et al. 1974). Am Fundus finden sich neben einer progressiven Hypopigmentation eine Optikusatrophie und veränderte retinale Gefäße. In einer Publikation über zwei nicht verwandte Kinder mit dem infantilen Typ wurden retinale Degenerationen mit Knochenkörperchen beschrieben (BATEMAN u. PHILIPPART 1986).

Spät infantiler Typ (Dollinger-Jansky-Bielschowsky): Diese Erkrankung tritt zwischen dem 2. und 5. Lebensjahr in Form einer Sehverschlechterung in Erscheinung und zeigt ophthalmoskopisch meistens eine makuläre und periphere Pigmentverklumpung, Optikusatrophie und retinale Gefäßveränderungen (HITTNER u. ZELLER 1975). Ultrastrukturell finden sich – analog zu den neuronalen Zellen – reichlich Zytosomen mit dem charakteristischen, wirbelförmigen Muster in der sensorischen Retina (Ganglienzellen, Müller-Zellen, Elemente der inneren nukleären Schicht und in den verbliebenen Rezeptorzellen), im retinalen Pigmentepithel (GOEBEL et al. 1977) und in der anterioren Schicht des iridalen Pigmentepithels (SCHOCHET et al. 1980). Bei fortschreitender Erkrankung kommt es zum ausgedehnten Verlust an Photorezeptoren und Ganglienzellen mit RPE-Migration in die äußeren Netzhautschichten.

Juveniler Typ (Batten-Spielmeyer-Vogt-Sjögren): Diese wohl häufigste Zeroid-Lipofuszinose wird meist erst jenseits des 10. Lebensjahres manifest, obwohl gewöhnlich eine makuläre Pigmentverschiebung vor dem Auftreten einer Sehstörung beobachtet werden kann. Eine Schieß-Scheiben-Konfiguration der Makula wurde von einzelnen Autoren beschrieben (SPALTON et al. 1980). Elektrophysiologisch findet sich initial eine b-Wellen-Reduktion mit nachfolgender vollständiger Auslöschung des Signals. Eine Optikusatrophie, Gefäßveränderungen, später periphere Pigmentverklumpungen prägen das ophthalmoskopische Bild (LAVERY 1990). Die visuellen Symptome gehen in der Regel den neurologischen voraus, so daß die Diagnose oft Schwierigkeiten bereitet. Insgesamt sind die retinalen Veränderungen vergleichbar mit denen der spät infantilen Form; das Ausmaß ist jedoch gravierender.

Adulter Typ (Kufs): Gewöhnlich findet sich keine okuläre Beteiligung. Im Gegensatz zu den drei anderen Formen zeigt sich weder eine Visusbeeinträchtigung, noch eine retinale „Degeneration" (TRABOULSI et al. 1987).

2. Gefäßerkrankungen (s. Abschn. B)

III. Erkrankungen im Bereich der äußeren plexiformen Schicht

1. Zystoides Makulaödem

Diese außerordentlich häufige, unspezifische Makulaveränderung tritt als Komplikation praktisch aller retinalen Erkrankungen und bei zahlreichen entzündlichen, traumatischen und toxischen Prozessen des ganzen Auges auf (Tabelle 11.22). Die Diagnose eines zystoiden Makulaödems, das mit einer erheblichen Visusreduktion einhergehen kann, basiert auf einem fehlenden Foveareflex sowie einer zystischen Auflockerung der Fovea. Das Fluoreszenzangiogramm zeigt in der Spätphase eine intraretinale Ansammlung von Fluoreszein in Hohlräumen oder eben „Zysten", die wie Blütenblätter einer Blume um die Foveola angeordnet sind. Dieses charakteristische zystoide Muster gab der Läsion auch den Namen (Abb. 11.44).

Unter normalen Bedingungen wird der extrazelluläre Raum der Netzhaut konstant entwässert. Diese Dehydrierung ist einerseits Folge eines kolloidalosmotischen Druckgefälles, das zwischen der sensorischen Netzhaut und der durch fenestrierte Endothelien charakterisierten, plasmaproteinreichen Choriokapillaris besteht. Andererseits sorgt eine aktive Ionenpumpe des Pigmentepithels für einen zusätzlichen os-

Tabelle 11.22. Mögliche Ursachen des zystoiden Makulaödems (unvollständig)

- Diabetes mellitus und andere Mikroangiopathien (z.B. postaktinisch, maligne Hypertonie u.a.)
- Retinale Venenverschlüsse
- Gefäßanomalien und -Tumoren (z.B. Morbus Coats, Morbus Hippel)
- Juxtafoveoläre Teleangiektasien (angeboren und erworben)
- Epiretinale Fibroplasie
- Aderhauttumoren (ibs Hämangiom)
- Uveitis
- Subretinale Neovaskularisation
- Postoperativ (v.a. nach Kataraktextraktion = Irvine-Gass-Syndrom)
- Retinitis pigmentosa

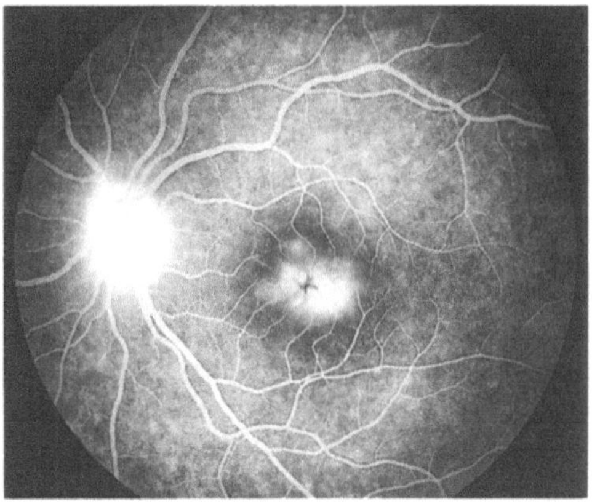

Abb. 11.44. Fluoreszenzangiogramm eines zystoiden Makulaödems (Spätaufnahme) mit typischer kleeblattförmiger Fluoreszeinspeicherung in den Zysten

motischen Druckgradienten (Foulds 1980; Marmor 1988; Yao et al. 1994). Durch Störungen der Blut-Retina-Schranken kommt es zu einer vermehrten Transsudation und somit zu einer Flüssigkeitsansammlung innerhalb der sensorischen Netzhaut. Bei Prozessen, die die äußere Schranke betreffen (RPE), sammelt sich die Flüssigkeit nach Überwindung der Membrana limitans externa vor allem in der äußeren plexiformen Schicht; bei Störungen der inneren Blut-Retina-Schranke (Kapillarendothelien), verteilt sich das Ödem diffuser über die gesamte sensorische Netzhaut.

Das zystoide Makulaödem ist als Indikator für ein generalisiertes Netzhautödem aufzufassen. Da die Fovea über kein drainierendes Kapillarnetz verfügt, sammelt sich hier Flüssigkeit rascher an. Wegen der schwächeren interzellulären Verbindungen der Müller-Zellen im Makulabereich können größere zystoide Hohlräumen entstehen. Auf Grund des horizontalen Faserverlaufs in der äußeren plexiformen Schicht kommt es zu der charakteristischen, sternförmigen Anordnung des Ödems.

Auf histologischen Schnitten zeigt sich eine Schwellung der Retina, bei der eosinophile Exsudate in der äußeren plexiformen und in der inneren nukleären Schicht vorliegen (Wolter 1981). Ob das Ödem aber tatsächlich extrazellulärer Flüssigkeit (Gass et al. 1985a) entspricht, oder ob es sich um eine Degeneration von Müller-Zellen infolge eines intrazellulären Ödems handelt (Fine u. Brucker 1981), bleibt kontrovers. Es könnte es sich bei den histologisch nachweisbaren, rupturierten Müller-Zellen auch um Artefakte der Fixation handeln.

Das zystoide Makulaödem kann sich nach Sanierung des Grundproblems spontan zurückbilden, z.B. bei einem Irvine-Gass-Syndrom (s. unten). Bei Persistenz entwickelt sich eine zunehmende Atrophie der retinalen Schichten, bei der die Müller-Zellen die größte Resistenz aufweisen. Schließlich atrophieren auch die Müllerschen Fasern und die zystoiden Hohlräume beginnen zu verschmelzen.

a) Hruby-Irvine-Gass-Syndrom

Hruby (1951) und Irvine (1953) beschrieben ein Syndrom mit Visusverlust, das häufig nach intrakapsulärer Kataraktextraktion auftrat. Mit der Fluoreszenzangiographie wurde das zystoide Makula-Ödem bestätigt, das Hruby fünfzehn Jahre früher genau beobachtet hatte (Gass u. Norton 1966).

Die Pathogenese des postoperativen retinalen Ödems ist nicht ganz aufgeklärt. Die Inzidenz lag zur Zeit der intrakapsulären Kataraktoperationen nach unkomplizierten Eingriffen bei ca. 2 % und stieg auf etwa 10 %, wenn intraoperative Komplikationen wie z.B. Glaskörperverlust auftraten (Naumann und Seibel, 1985). Nach einer unkomplizierten extrakapsulären Kataraktoperation tritt das zystoide Makulaödem heute nur noch selten auf. Die bei intraokularen Eingriffen (auch nach Netzhautoperationen, vor allem bei ausgedehnter Kryokoagulation) freigesetzten Prostaglandine wurden von vielen Autoren für das Ödem verantwortlich gemacht (Miyake et al. 1992). Für diese Hypothese spricht auch die prophylaktische und therapeutische Wirkung von Kortikosteroiden und nicht-steroidalen Entzündungshemmern (Flach 1992).

Die besondere Anfälligkeit der perifovealen und peripapillären Kapillaren liegt möglicherweise in der unterschiedlichen Dicke der Membrana limitans interna begründet. Diese wie eine Diffusionsbarriere wirkende Membran ist im Papillen- und Makulabereich extrem dünn, so daß die postulierten Entzündungsmediatoren am schnellsten das Gewebe erreichen könnten (Irvine 1993).

2. *Makulasternfigur*

Feine strichförmige Lipidablagerungen, die sternförmig, bzw. radiär, um die Fovea gruppiert sind, finden sich im Rahmen einer Neuroretinitis nach viralen Infekten, oder anderen Erkrankungen, die mit einem Schrankendefekt der Kapillaren im Bereich der Papille einhergehen. Dazu gehören

Optikopathien bei Hypertonus und Diabetes mellitus sowie entzündliche Erkrankungen wie die Sarkoidose oder eine Lues. Es kommt dabei zu einer bis zur Makula reichenden chronischen Plasmainsudation in die äußere plexiforme Schicht mit einer Anreicherung schwer resorbierbarer Plasamabestandteile (wie Lipide) in Mikrogliazellen (GASS 1977). Die Anordnung der Henle-Fasern zwingt dieser Ablagerung im Makulabereich eine sternförmige Anordnung um die Fovea auf. Hiervon zu unterscheiden sind die sog. Zirzinatafiguren um Makroaneurysmen oder diabetische Mikroaneurysmen, die in der Regel grobscholliger sind und nur selten eine symmetrische Anordnung um die Fovea, dafür aber fast immer um die verursachende Gefäßpathologie aufweisen.

IV. Erkrankungen im Bereich der Photorezeptorschicht und des Pigmentepithels

1. *Heredodystrophien (Makuladystrophien)*

Eine Anzahl genetisch determinierter Erkrankungen führt zu zapfenabhängigen Sehstörungen, die sich hauptsächlich durch Visusabnahme, gestörtes Farbensehen und zentrale Gesichtsfelddefekte auszeichnen. Es liegt eine heterogene Gruppe von Krankheitsbildern vor, die wegen der mit wenigen Ausnahmen noch ungeklärten Gen- bzw. Stoffwechseldefekte – heute behelfsmäßig entweder anhand ihres Manifestationsalters, Vererbungsmodus oder der Lokalisation ihrer vermuteten, primären Störung unterteilt werden müssen. Wir bevorzugen die letztere der aufgeführten Klassifikationsmöglichkeiten, da sich diese an den potentiellen Pathomechanismus anlehnt und somit am meisten zum Verständnis des klinischen Bildes beiträgt.

In diesem Kapitel werden nur Makulaerkrankungen abgehandelt, bei denen ein Gendefekt zu einem vorzeitigen Untergang makulaspezifischer Strukturen führt. Die syndromalen Erkrankungen, die mit einer Makulaveränderung einhergehen, und die sekundären degenerativen Veränderungen werden an anderer Stelle besprochen (s. E. II. 1).

Die hier angeführte Übersicht erwähnt nur die wichtigsten Makuladystrophien. Die zu den vitreo-retinalen Dystrophien gehörende X-chromosomale Retinoschisis wird in Kapitel 10 abgehandelt. Bezüglich seltener Dystrophien wird auf die weiterführende Literatur verwiesen.

a) Zapfen- und Zapfen-Stäbchen-Dystrophie

Die Zapfen-Dysfunktionssyndrome können in stationäre Störungen (kongenitale stationäre Zapfenanomalien, z. B. kongenitale stationäre Achromatopsie) und progressive Dystrophien bzw. Degenerationen unterteilt werden. In diesem Kapitel werden nur die hereditären progressiven Zapfendystrophien abgehandelt.

Es existieren zweifellos viele genetisch unterscheidbare Entitäten in dieser heterogenen Gruppe der Zapfen-, bzw. Zapfen-Stäbchen-Dystrophien, doch erlaubt der gegenwärtige Stand des Wissens keine definitive, ätiopathogenetisch begründete Unterteilung der verschiedenen Formen. Deshalb werden die progressiven Zapfendystrophien nach wie vor nach ihrem Vererbungsmodus gegliedert (s. unten). Viele Dystrophien, die als reine Zapfendystrophien imponieren, gehen im späteren Verlauf auch mit einer Stäbchenbeteiligung einher und werden als Zapfen-Stäbchen-Dystrophien bezeichnet (KRILL et al. 1973). Die Stäbchen bzw. die Stäbchen-Zapfen-Dystrophien werden in Abschn. D behandelt.

Die progressiven Zapfendystrophien zeichnen sich funktionell durch eine verringerte Sehschärfe, Störung des Farbensehens und durch ein abnormes photopisches Elektroretinogramm aus. Die Sehstörung manifestiert sich meistens in den zwei ersten Lebensdekaden, weniger häufig zu einem späteren Zeitpunkt (bis 8. Dekade) und wird vom Patienten als progressive, langsame Visusreduktion bemerkt (WELEBER u. EISNER 1988).

Eine häufige und charakteristische Fundusveränderung bei den Zapfen-Dystrophien stellt die „Schieß-Scheiben"-Läsion („bull's eye"-Makulopathie) der Makula dar, bei der eine Insel von mehr oder weniger intaktem, dunkler imponierendem Pigmentepithel von einer ringförmigen Atrophiezone umgeben wird (GREY et al. 1977; KRILL et al. 1973). Gelegentlich sind weiße bis gelbliche, tief-retinale Flecken an der Grenze der Schieß-Scheiben-Läsion anzutreffen, die mit der Zeit verschwinden und eine fokale RPE-Atrophie hinterlassen. Diese Manifestationsform der Zapfendystrophie ist klinisch nicht von anderen mit Schieß-Scheiben-Makulopathie einhergehenden Erkrankungen, z. B. der fortgeschrittenen Resochin-Retinopathie, unterscheidbar (s. E. IV. 2). Zudem kann sie bei vielen Formen der Retinitis pigmentosa (Stäbchen-Zapfen-Dystrophie) angetroffen werden (PRUETT 1983). Eine ebenfalls häufig bei den zentralen Rezeptordystrophien zu beobachtende Funduserscheinung stellt die diffuse Pigmentverklumpung der Makula dar. Diese Veränderungen können ophthalmoskopisch diskret erscheinen, zeigen sich aber angiographisch als diffuse oder lokalisierte Fensterdefekte bei RPE-Atrophie. Solche Läsionen gehen in der Regel mit einer raschen und schwerwiegenden Sehstörung einher. Ein drittes Muster der Zapfendystrophien zeigt eine fokale choroidale Gefäßatrophie, wobei neben der Choriokapillaris auch die darüberliegenden Photorezeptoren und Pigmentepithelzellen betroffen sind. Diese morphologische Variante kann entweder sekundär aus den beiden obengenannten Formen hervorgehen oder läßt sich de novo schon bei jungen Patienten mit Zapfendystrophien finden.

Zu den makulären Veränderungen treten in fortgeschrittenen Fällen eine vor allem temporale Abblassung der Papille hinzu. Knochenkörperchenartige, perivaskuläre Ablagerungen können in späten Stadien vorgefunden werden, vor allem bei Zapfen-Stäbchen-Dystrophien mit ausgeprägter peripherer Beteiligung.

Der Vererbungsmodus der zentralen Dystrophien kann autosomal dominant (BERSON et al. 1968; BRESNICK et al. 1989; KRILL u. DEUTMAN 1972; PEARLMAN et al. 1974; VAN SCHOONEVELD et al. 1991), autosomal rezessiv (GOURAS et al. 1983; YAGASAKI u. JACOBSON 1989) oder geschlechtsgebunden rezessiv sein (HECKENLIVELY u. WELEBER 1986; JAKOBSON et al. 1989; REICHEL et al. 1989), wobei auch innerhalb dieser Gruppen eine beträchtliche Heterogenität vorliegt. Der autosomal dominante Erbgang scheint der häufigste zu sein, insbesondere bei den Formen, die sich mit einer Schieß-Scheiben-Läsion ohne Flecken manifestieren (KRILL et al. 1973).

Spezifische Gendefekte sind noch kaum bekannt. Eine Ausnahme bildet eine Familie mit X-chromosomal vererbter progressiver Zapfendystrophie (ohne Stäbchenbeteiligung im ERG), bei der eine 6,5 Kilobasen Deletion innerhalb des Gens für das rote Zapfenpigment gefunden werden konnte (REICHEL et al. 1989). Diese Resultate bestätigen die Vermutung, daß ein Gendefekt in einem spezifischen Zapfenprotein mit einer progressiven Zapfendystrophie einhergehen kann.

b) Vitelliforme Makuladystrophie Best

Die vitelliforme Dystrophie der Makula (BEST 1905) ist eine autosomal dominant vererbte, retinale Erkrankung variabler Penetranz, der eine diffuse Dysfunktion des Photorezeptor/RPE-Komplexes zu Grunde liegt. Ob die pigmentepitheliale Störung, die im Elektrookulogramm (EOG) verifiziert werden kann, auf einem primären Defekt des Pigmentepithels basiert oder sekundär in Folge einer Stoffwechselstörung der Photorezeptoren auftritt, ist nicht bekannt. Der Genlokus für die vitelliforme Dystrophie der Makula liegt auf Chromosom 11 (11q13). Das Gen wurde bisher jedoch noch nicht charakterisiert (STONE et al. 1992).

Die in der Regel bilateral und symmetrisch auftretende Krankheit manifestiert sich hauptsächlich im Makulabereich, kann aber auch mit exzentrischen Läsionen einhergehen. Ausgehend von einer gelblichen zentralen Pigmentverschiebung (prävitelliformes Stadium) entwickelt sich eine meist asymptomatische und gewöhnlich in der zweiten Hälfte des ersten Lebensjahrzehnts auftretende, eigelbe und scharfbegrenzte Makulaläsion. Diese charakteristische, nahezu pathognomonische Veränderung, die dem Krankheitsbild den Namen gab, wird dem vitelliformen Stadium zugeordnet (Abb. 11.45a). In der Adoleszenz oder später bricht das gelbe Material in den subretinalen Raum ein und sammelt sich der Schwerkraft folgend inferior der Makula an (Pseudohypopyon-Stadium). Im Fluoreszenzangiogramm blockiert dieses subretinale Material die choroidale Hintergrundfluoreszenz, während Fensterdefekte auf die gestörte Pigmentepithelfunktion hinweisen. In einem späteren Stadium vernarbt der Prozeß (Abb. 11.45b). Der Verlauf entspricht jedoch nicht immer diesem klassischen Muster und gelegentlich können Stadien übersprungen werden. Mögliche Spätfolgen sind eine RPE-Atrophie, choroidale Neovaskularisation, seröse Abhebung der sensorischen Retina, disziforme Narbenbildung sowie selten ein Makulaforamen (BENSON et al. 1975; MILLER et al. 1976; SCHACHAT et al. 1985).

Postmortem-Untersuchungen der Augen eines 69jährigen Patienten mit vitelliformer Dystrophie zeigten exzessive Lipofuszin-Ansammlungen in den RPE-Zellen des gesamten Fundus, am ausgeprägtesten im Foveabereich. Die klinisch sichtbaren Depots entsprechen vermutlich Ablagerungen zwischen RPE und Bruch-Membran, die die Folge eines zunehmenden Untergangs von RPE-Zellen sind (O'GORMAN et al. 1988). Bei fortgeschrittenem Verlauf findet sich zudem eine ausgedehnte Atrophie der Photorezeptoren im Makulabereich (MCFARLAND 1955).

Das EOG ist bei Vorliegen eines normalen ERGs diagnostisch für diese Erkrankung und zeigt einen stark erniedrigten, bis erloschenen Hellanstieg. Das Gesichtsfeld und die Dunkeladaptation sind normal.

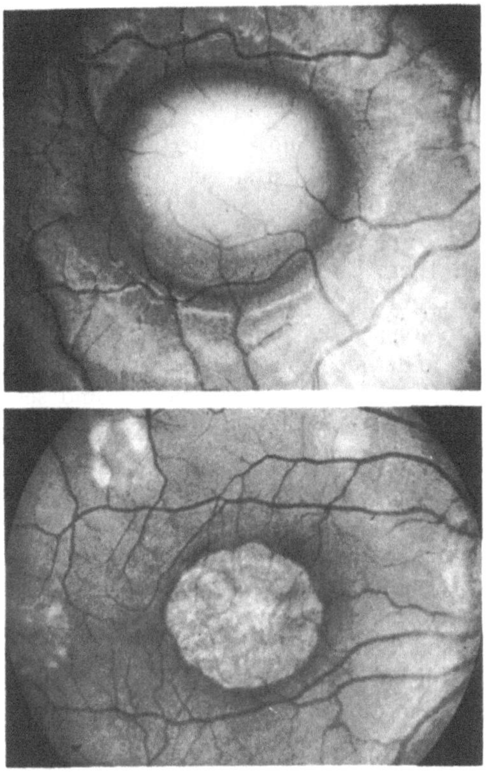

a

b

Abb. 11.45 a, b. Vitelliforme Makuladegeneration (Morbus Best): **a** Frühstadium: „Spiegelei mit der Sonnenseite nach oben". **b** Spätstadium: Verlust des retinalen Pigmentepithels

Asymptomatische Genträger ohne nachweisbare Fundusveränderungen zeigen ebenfalls eine abnorme EOG-Antwort (DEUTMAN 1969). Die Prognose für einen brauchbaren Visus auf mindestens einem Auge ist gut. 88 % der Patienten bewahren einen Visus von mehr als 0,5 an ihrem besseren Auge.

c) Adulte vitelliforme Makulaläsionen

Neben der typischen juvenilen vitelliformen Makuladystrophie werden auch erworbene vitelliforme Makulaläsionen im Erwachsenenalter beobachtet. Das EOG ist meistens normal oder allenfalls subnormal, was für einen lediglich lokalisierten Pigmentepitheldefekt spricht. Unter diesen erworbenen Fällen sollten aus prognostischen Gründen dystrophische von degenerativen Prozessen unterschieden werden. Eine wirklich scharfe Differenzierung zwischen Degeneration und dystrophischen Prozessen ist jedoch oft nicht möglich.

Für die Diagnose einer vitelliformen Makuladegeneration sprechen ein höheres Manifestationsalter (7. und 8. Lebensdekade) und die gleichzeitige Anwesenheit von Drusen. Diese Läsionen sind oft einseitig und die Familiengeschichte ist negativ. Innerhalb von Monaten bis wenigen Jahren entwickelt sich in der Mehrzahl eine areoläre Atrophie, subretinale Neovaskularisationen sind seltener (Burgess et al. 1987; Coscas et al. 1988; Kingham u. Lochen 1977; Sabates et al. 1982). Diese Form der adulten vitelliformen Makulopathie kann als Variante der altersabhängigen Makuladegeneration angesehen werden, bei der es wahrscheinlich zu einer ungewöhnlich massiven Akkumulation von Lipofuszin kommt.

Am anderen Ende des Spektrums steht die von Gass beschriebene adulte foveomakuläre Dystrophie, die bei eher jüngeren Patienten (4.–6. Lebensdekade) beobachtet wird und typischerweise nicht mit Drusen assoziiert ist (Gass 1974; Lim et al. 1994). Die Prognose ist bis in die 5. oder 6. Lebensdekade relativ günstig, und die meisten Patienten bewahren die Lesefähigkeit zumindest auf einem Auge (Lim et al. 1994). Andererseits sind aber auch bei diesem Typ Verläufe mit Entwicklung von areolärer Atrophie und subretinaler Neovaskularisation beschrieben (Brecher u. Bird 1990; Lim et al. 1994). Klinisch zeichnet sich dieses Krankheitsbild durch kleine (1/3 bis 1/2 Papillendurchmesser) subfoveale vitelliforme Läsionen aus (Abb. 11.46), die im Zentrum meist eine kleine Hyperpigmentierung zeigen (Gass 1987). Die Patienten weisen milde Visusstörungen, gegebenenfalls mit Metamorphopsien, auf. Fluoreszenzangiographisch findet sich eine zentrale Fluoreszenzblockade, die von einem hyperfluoreszenten Ring umgeben wird.

Histologisch fand sich bei der Erstbeschreibung durch Gass (1974) ein fokaler Verlust der Photorezeptoren mit Atrophie und partiellem Verlust des Pigmentepithels

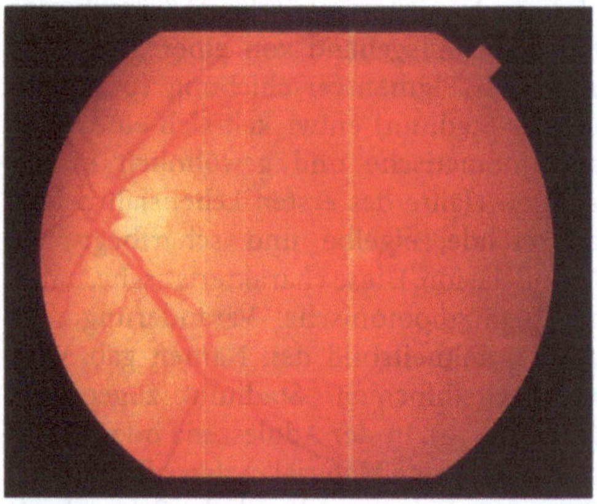

Abb. 11.46. Foveomakuläre Dystrophie Gass mit kleiner fovealer vitelliformer Läsion auf der Ebene des Pigmentepithels. Typisch ist der zentrale Pigmentfleck

im Foveabereich beider Augen. Pigmentbeladene Zellen und extrazelluläres Melanin zwischen Retina und Bruch-Membran schienen den klinisch erkennbaren Pigmentverschiebungen zu entsprechen. Im Gegensatz zu diesem Fall, der keine pathologischen Lipofuszin-Akkumulationen im Pigmentepithel zeigte, ließen sich in einer anderen Studie exzessive Lipofuszin-Ablagerungen in den RPE-Zellen nachweisen (Patrinely et al. 1985).

Die adulte foveomakuläre Dystrophie wird von Gass und anderen der Gruppe der autosomal-dominant vererbten Patterndystrophien (s. unten) zugerechnet (Gass 1987a). Bei nur relativ wenigen in der Literatur beschriebenen Patienten wurde der Erbgang wirklich dokumentiert (Brecher u. Bird 1990; Gass 1974; Lim et al. 1994). Streng genommen kann eine solche Diagnose nur bei Nachweis einer familiären Häufung gestellt werden, was jedoch nichts an der relativ günstigen Prognose auch isolierter Fälle von foveomakulärer Dystrophie ändert.

d) Muster-Dystrophien

Diese Gruppe von Erkrankungen wird auf Grund des Musters der Pigmentablagerungen im Makulabereich im angelsächsischen Sprachraum als „pattern dystrophy" des Pig-

Tabelle 11.23. Einteilung der Musterdystrophien. (Nach GASS 1987)

- Adulte foveo-makuläre vitelliforme Dystrophie
- Schmetterlingsförmige Pigmentdystrophie
- Retikuläre Pigmentepitheldystrophie
- Fundus pulverulentus

mentepithels bezeichnet. Sie weisen einen autosomal dominanten Erbgang auf und führen im mittleren Lebensalter zu einer geringfügigen Beeinträchtigung der zentralen Sehschärfe. Das EOG kann subnormal sein, das ERG ist regelrecht. GASS (1987a) hat die Patterndystrophien in 4 Gruppen eingeteilt (Tabelle 11.23). Diese zeigen jedoch keine scharfe Trennung und kommen in einigen Stammbäumen oder sogar Individuen kombiniert vor (DE JONG u. DELLEMAN 1982; DEUTMAN et al. 1970).

Man nimmt heute an, daß hinter der Gruppe der autosomal dominanten „pattern dystrophies" eine oder mehrere nosologische Entitäten mit variabler Expressivität verborgen sind. Kopplungsstudien, bzw. Genomanalysen, die diese Frage klären werden, stehen noch aus. Pathogenetisch vermutet man eine diffuse Dysfunktion des retinalen Pigmentepithels, die, ohne den Visus wesentlich zu beeinträchtigen, zu den klinisch nachweisbaren Pigmentepithelveränderungen führt. Histologisch liegen nur Daten zu der zuvor abgehandelten adulten foveo-makulären vitelliformen Dystrophie vor.

Adulte foveo-makuläre vitelliforme Dystrophie (s. unter E. IV. 1. c)

Schmetterlingsförmige Pigmentepitheldystrophie: DEUTMAN et al. berichteten 1970 erstmals über eine familiäre, autosomal dominant vererbte schmetterlingsförmige, makuläre Pigmentveränderungen bei sonst asymptomatischen Patienten mit gutem Visus. In einer anderen Familie, bei der analoge Läsionen über vier Generationen nachgewiesen werden konnten, fanden sich mit zunehmendem Alter Fundusveränderungen im Sinne von peripapillären und perifovealen choroidalen Atrophien, die klinisch zu einer Vergrößerung des blinden Flecks und zu parazentralen Skotomen mit Visusabnahme im späteren Verlauf führten (PRENSKY u. BRESNICK 1983).

Retikuläre Pigmentepitheldystrophie: Bei dieser Form erstrecken sich die an ein Fischnetz erinnernden Pigmentverschiebungen von der Fovea 4–5 Papillendurchmesser über die Makula hinaus, während die Peripherie nicht beteiligt ist. Im Alter nimmt das retikuläre Muster durch zunehmende Atrophie des RPE wieder an Deutlichkeit ab. Etwa 10–20% der Patienten mit einem Pseudoxanthoma elasticum entwickeln eine retikuläre Pigmentepitheldystrophie (GASS 1987a).

Fundus pulverulentus: Bei diesem Muster zeigt sich eine grobe granuläre Hyperpigmentation des retinalen Pigmentepithels im Makulabereich.

e) Fundus flavimaculatus mit oder ohne atrophe Makuladystrophie

Der Fundus flavimaculatus (FRANCESCHETTI 1963) ist eine bilaterale, progressive, in der Regel autosomal rezessiv vererbte Störung des Pigmentepithels mit charakteristischen subretinalen gelben Flecken am hinteren Pol und im Bereich der prääquatorialen Netzhaut, die häufig mit einer atrophische Makuladegeneration einhergeht (STARGARDT 1909). Es ist anzunehmen, daß der Morbus Stargardt (atrophe Makuladystrophie mit oder ohne Fundus flavimaculatus) und der „isolierte" Fundus flavimaculatus ein Kontinuum desselben Krankheitsbildes darstellen (HADDEN u. GASS 1976). Die unterschiedlichen Funduserscheinungen entsprechen vermutlich einer Progression eines spezifischen Gendefektes bzw. einer unterschiedlichen Phänotypexpression. Bis heute kann aber nicht ausgeschlossen werden, daß diesem Spekrum verschiedene Genotypen zu Grund liegen. Seltene autosomal dominante Formen wurden beschrieben (CIBIS et al. 1980).

Morbus Stargardt: In der Regel manifestiert sich die Erkrankung zwischen dem 6. und 20. Lebensjahr, häufig durch eine bilaterale kontinuierliche Visusabnahme. Oft sind mehrere Kinder in derselben Familie betroffen und in vielen Fällen läßt sich bei den Eltern eine Konsanguinität nachweisen.

Die atrophe Makuladystrophie zeigt sich initial mit einem Reflexverlust, dem eine graugelbliche Körnung folgt. Schließlich liegt ein horizontales Oval von atrophischem Pigmentepithel vor, das im Aspekt an gehämmertes Metall erinnert. Diese Zone wird in der Regel ringförmig von gelblichen, unscharfen Flecken umgeben. Die Atrophiezone wächst langsam im Krankheitsverlauf, und neue Flecken treten im hinteren Pol hinzu, wobei charakteristischerweise eine peripapilläre Zone ausgespart bleibt. Die Papille, Gefäße und die Netzhautperipherie bleiben gewöhnlich unauffällig (Abb. 11.47a).

Fluoreszenzangiographisch liegt eine ringförmige Zone mit Fensterdefekten im Sinne einer „Schieß-Scheiben-Makulopathie" vor. Charakteristisch ist die in den meisten Fällen deutlich reduzierte choroidale Hintergrundsfluoreszenz („choroidal silence") (Fish et al. 1981), die wahrscheinlich auf Grund einer verstärkten Absorption von blau-grünem Licht durch abnormes intrazytoplasmatisches Material im Pigmentepithel zustande kommt (Abb. 11.47b; Uliss

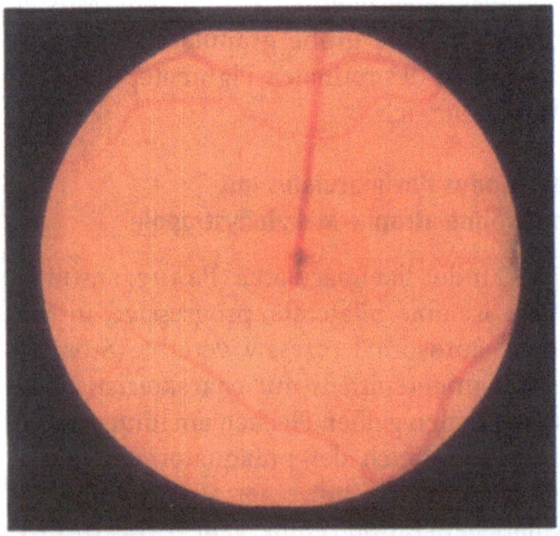
a

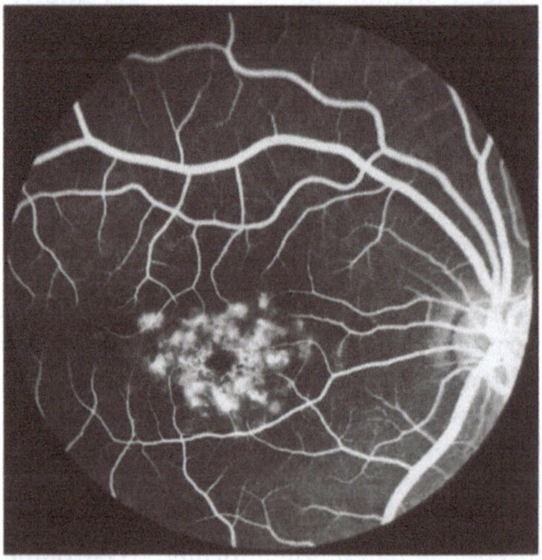
b

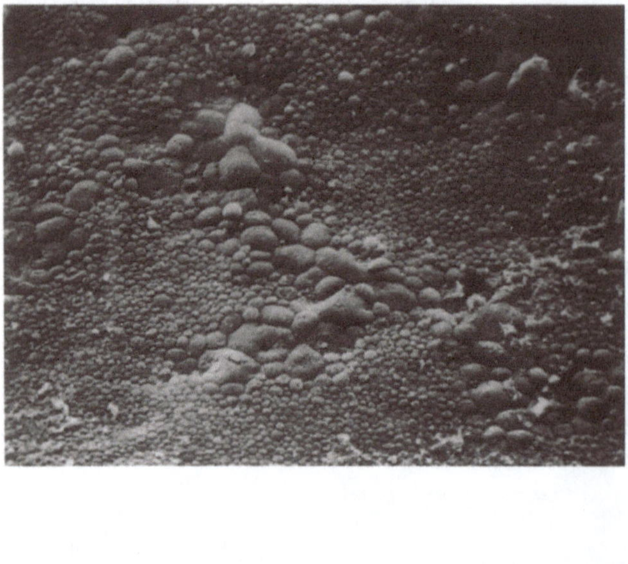
c

Abb. 11.47 a–c. Morbus Stargardt: **a** Es zeigt sich ein zentrales Atrophieareal, das an gehämmertes Metall erinnert und von gelben Flecken umgeben wird. **b** Typischerweise fehlt die choroidale Hintergrundsfluoreszenz („choroidal silence"). Die fokalen hyperfluoreszenten Areale weisen auf eine RPE-Atrophie hin. **c** Raster-Elekronenmikroskopie: Im mittelperipheren Pigmentepithel zeigen irreguläre, fischartige Ansammlungen von grotesk vergrößerten Pigmentepithel-Zellen, die von relativ normalen RPE-Zellen umgeben werden. × 160 (mit freundlicher Genehmigung von Eagle R.C. et al. 1980) et al. 1987). Im Gegensatz zu den Drusen zeigen die gelben Flecken keine Hyperfluoreszenz. Daneben findet sich aber auch ein unregelmäßiges hyperfluoreszentes Muster, welches nicht mit den ophthalmoskopisch sichtbaren Flecken übereinstimmt und Zonen von RPE-Atrophie entspricht.

In histopathologischen und elektronenoptischen Untersuchungen fanden sich in der Größe heterogene RPE-Zellen (bis 80 µm), mit intrazytoplasmatischer, nach posterior zunehmender Akkumulation von Lipofuszin-artigem Material und apikaler Verlagerung der Pigmentgranula (EAGLE et al. 1980; KLIEN u. KRILL 1967; LOPEZ et al. 1990). Eine analoge, jedoch diskrete intrazelluläre Akkumulation konnte auch schon bei einer subklinischen Form eines Kleinkindes nachgewiesen werden (STEINMETZ et al. 1991). Fokale Areale mit grotesken Pigmentepithelzell-Hyperplasien entsprechen wahrscheinlich den unscharf begrenzten, gelben Flecken (Abb. 11.47c). Spätere Stadien sind durch das vollständige Fehlen von Photorezeptoren und RPE-Zellen in der Makula bzw. in den perimakulären Arealen gekennzeichnet (BLODI 1966). Es ist wahrscheinlich, daß der Verlust von Photorezeptoren auf eine primäre metabolische Störung des Pigmentepithels zurückgeführt werden kann. Das EOG liegt bei den meisten Patienten im subnormalen Bereich, was ebenfalls für eine diffuse funktionelle Störung des Pigmentepithels spricht (KLIEN u. KRILL 1967; MOLONEY et al. 1983).

Fundus flavimaculatus: Die Form ohne assoziierte Makuladystrophie, in 90 % autosomal rezessiv vererbt, tritt vorwiegend im Erwachsenenalter auf. Der Visus bleibt normal, solange die Flecken nicht in der Fovea liegen. Die ultrastrukturellen Veränderungen entsprechen den obgenannten.

f) Dominante Drusen

Bei diesem auch unter den Synonymen Doynesche Choroidose oder Malattia Levantinese bekannten Krankheitsbild finden sich zunächst gelbliche, im späteren Leben weißer werdende große Drusen, die gewöhnlich symmetrisch in beiden Augen auftreten. Sie können schon bei Jugendlichen zwischen 10 und 20 Jahren beobachtet werden. Über Jahre bleiben diese Veränderungen in der Regel symptomlos. Liegen sie im Makulabereich, kann jedoch im mittleren Lebensalter die Sehschärfe abnehmen wegen einer zunehmenden Atrophie des Pigmentepithels oder einer subretinalen Neovaskularisation (DEUTMAN u. JANSEN 1970). Die Pathologie der Drusen wird im Kapitel über die altersabhängige Makuladegeneration (AMD) ausführlich abgehandelt (s. weiter unten).

2. Chloroquin-Makulopathie

Obwohl die toxischen Nebenwirkungen des *Chloroquins* im Bereich der Netzhaut seit langem bekannt und gut beschrieben sind, kann man auf die Substanz bislang nicht verzichten (s. auch Abschn. D). Das Chloroquin ist nach wie vor das Mittel der Wahl bei der Malariaprophylaxe und findet ferner weite Verbreitung als nichtsteroidales antiinflammatorisches Medikament bei der rheumatoiden Arthritis und dem disseminierten Lupus erythematodes. Auch in Ländern mit einer relativen Chloroquinresistenz der Plasmodien stellt diese Substanz immer noch die Basis für Kombinationstherapien dar (HÖFLER 1988). Das Chloroquin weist eine ausgeprochene Affinität für Melanin auf und wird daher im retinalen Pigmentepithel sowie im uvealen Pigment akkumuliert. Schließlich kommt es auch zu einer Anreicherung in den Photorezeptoren und Ganglienzellen der Netzhaut. Die Elimination erfolgt sehr langsam und Chloroquin kann bis zu 5 Jahre nach Absetzen der Therapie im Gewebe nachgewiesen werden. Dies erklärt die in der Regel fehlende Reversibilität einmal eingetretener Veränderungen nach Absetzen der Chloroquintherapie. In einigen Fällen kann sogar ein Fortschreiten der degenerativen Veränderungen nach Absetzen der Therapie beobachtet werden. Die kumulative Dosis ist wahrscheinlich wesentlicher als die Tagesdosis (SCHERBEL et al. 1965). Eine Chloroquinretinopathie wird nur selten bei einer kumulativen Dosis, die kleiner als 100 g ist, beobachtet (ZINN u. MARMOR 1979). Bei Hydroxichloroquin, das vorwiegend Anwendung bei Patienten mit Kollagenkrankheiten findet, scheint die Schwellendosis zwar etwas höher zu liegen, jedoch werden hier auch langfristig höhere Dosen appliziert. In einer Serie von TOBIN et al. (1982) aus dem Jahr 1982 über 99 Patienten fanden sich trotz einer täglichen Dosis von 400 mg oder mehr, während mindestens 1 Jahr appliziert, nur 4 mit einer nachweisbaren toxischen Retinopathie. Sie hatten Dosen von mehr als 750 mmg/Tag erhalten.

Der klassische klinische Hinweis auf eine Chloroquinmakulopathie sind annuläre Pigmentepithelveränderungen im Makulabereich im Sinne einer Schieß-Scheiben-Makulopathie (Abb. 11.48). Der klinische Aspekt ist wahrscheinlich der sensibelste Indikator für den Nachweis einer Chloroquinmakulopathie, so daß eine einfache biomikroskopische Untersuchung der Makula und eine Fundus-Photographie als Basisdokumentation bei Therapiebeginn ausreichend sind (SCHACHAT 1988). In fraglichen

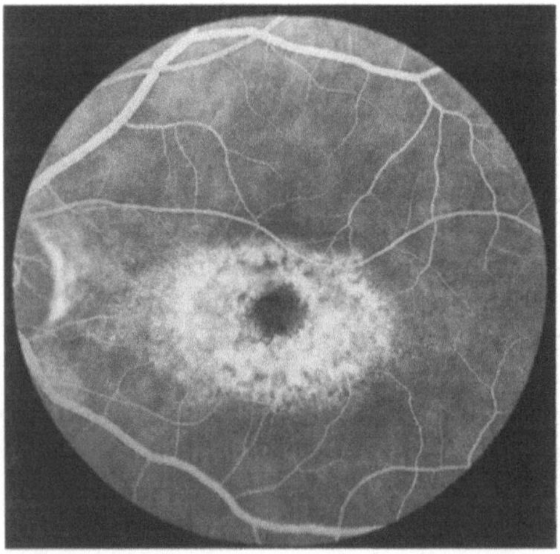

Abb. 11.48. Schießscheiben-Makulopathie („bull's eye") mit perifoveolarer retinaler Pigmentepithelatrophie (mit freundlicher Genehmigung von Prof. R. A. WESSING, Essen)

Fällen kann eine Fluoreszenzangiographie durchgeführt werden, bei der diese Veränderungen zu einer ringförmigen Hyperfluoreszenz im Makulabereich führen. Eine recht sensible Untersuchungsmethode stellt auch die statische Grenzwertperimetrie dar, bei der parazentrale Defekte, insbesondere im oberen vertikalen Meridian, sichtbar werden. Andere Tests, wie das Elektroretinogramm, Elektrookulogramm, Farbsinnuntersuchungen sowie die Dunkeladaptation sind bei fortgeschritteneren Fällen ebenfalls pathologisch und können zur Absicherung der Diagnose in zweifelhaften Fällen hinzugezogen werden. Ein empfindlicher Indikator für die Frühdiagnose sind sie jedoch nicht.

3. *Lichtinduzierte Makulopathien*

Bei der Lichtschädigung der Netzhaut müssen 3 Wirkungsprinzipien unterschieden werden: die Photodisruption (mechanisch), die Photokoagulation (thermisch) und die Phototoxizität (photochemisch). Während die ersten zwei Effekte vorwiegend aufgrund therapeutisch oder akzidentiell verursachter Laserexpositionen der Netzhaut entstehen, dürften die Lichtschäden, die in Folge einer Operationslicht-Exposition oder nach einer direkten Sonnenbetrachtung (s. unten) auftreten, ein Zusammenspiel von photochemischen und thermischen Vorgängen darstellen (MAINSTER u. KHAN 1994).

a) Phototoxische Retinopathie

Die phototoxische Schädigung im Gewebe ist die Folge bestimmter biochemischer Reaktionen, die kumuliert zu einer Degeneration des retinalen Gewebes führen (GRIESS u. BLANKENSTEIN 1981). Im Gegensatz zu den mechanischen bzw. thermischen Effekten ist bei der photochemischen Reaktion die Dauer der zur Schädigung führenden Lichtexposition größer. Die zu Grunde liegenden Mechanismen sind nur teilweise aufgeklärt. Photochemische Prozesse und Lipid-Peroxidationen retinaler Zellmembranen dürften aber sowohl bei den akuten als auch den chronischen Lichtschäden pathogenetisch im Vordergrund stehen und führen zum Untergang von Photorezeptor- und Pigmentepithelzellen (KREMERS u. VAN NORREN 1988; REMÉ et al. 1991; WIEGAND et al. 1983). Bestimmte lichtinduzierte Gewebeschädigungen können analog einer Entzündungsreaktion zu Ödembildung, Makrophageninvasion und Zellproliferationen führen (HOPPELER et al. 1988; O'STEEN u. KARCIOGLU 1974), möglicherweise auf Grund einer Arachidonsäure-Freisetzung durch Phospholipase-A2-Aktivierung (JUNG u. REMÉ 1994).

Für das Ausmaß des lichtinduzierten Schadens sind neben der Dauer und Intensität der Lichtexposition auch Faktoren wie die spektralen Charakteristika der Bestrahlungsquelle, Gewebetemperatur, Sauerstoffpartialdruck sowie individuelle Transmissionscharakteristika von Einfluß (CROCKETT u. LAWWILL 1983; HAM 1982; LAWWILL 1982; RUFFOLO et al. 1984). Da die Energie eines Photons umgekehrt proportional zu seiner Wellenlänge steht, sind toxische Reaktionen insbesondere vom kurzwelligen Ende des Spektrums zu erwarten („*blue light hazard*“). Dieser als "Ham-Typ“ bekannte Lichtschaden wird differenziert vom „*Noell-Typ*“, der Schäden an der Netzhaut nach längerer Exposition mit weißem Licht (bei relativ niedriger Intensität) charakterisiert (LÜCKE u. REMÉ 1984). Unter den Methoden, mit denen man Lichtschäden nachweisen kann, scheint die elektronenmikroskopische Aufarbeitung lichttoxisch veränderten Gewebes die sensibelste zu sein. Sie ist naturgemäß weitgehend auf experimentelle Versuchsanordnungen beschränkt, so daß viele klinisch relevante Fragen bezüglich sicherer Grenzwerte von Lichtexposition noch weitgehend unbeantwortet sind. Dies gilt sowohl für kurze intensive Lichtbelastungen (z. B. durch Operationsmikroskop oder Streulicht bei der Lasertherapie) als auch für eine langfristige kumulative Exposition (z. B. Sonnenlicht nach Kataraktoperation), die die Reparaturfähigkeit des Netzhaut-Pigmentepithelkomplexes überfordern und altersabhängige oder krankheitsspezifische Degenerationsprozesse beschleunigen können.

Phototoxische Reaktionen werden verstärkt durch die Einnahme von photosensibilisierenden Substanzen, die ihrerseits Licht absorbieren können und eine direkte photochemische Reaktion eingehen (LERMAN 1984). Dazu gehören vor allem die Psoralene, die in der Therapie von Hauterkrankungen eingesetzt werden, aber auch Phenothiazin-Derivate, wie z. B. das weit verbreitete Antidepressivum Chlorpromazin.

Eine Reihe von physiologischen Schutzmechanismen im Bereich des vorderen Augensegments (Augenbrauen, Blinzreflex, Reflexion und Absorption durch die brechenden Medien, Pupillenreaktion), aber auch auf dem Niveau der Netzhaut (hohe Erneuerungsrate der Membranscheibchen in den Außensegmenten der Photorezeptoren, makuläres Xanthophyll in der inneren und äußeren plexiformen Schicht, Melanin und Redox-Systeme im Pigmentepithel) beugen phototoxischen Schäden vor.

b) Retinopathia solaris

Die akute Retinopathia solaris macht sich durch Nachbild, Erythropsie, Verschwommensehen und ein zentrales Skotom bemerkbar und zeigt sich klinisch als kleine, gelblich-weiße foveoläre Läsion, die über einen Zeitraum von ein bis zwei Wochen abblaßt und eine Delle bzw. einen Schichtdefekt hinterläßt (GASS 1987b; TSO u. LAPIANA 1975). Die durch eine ungeschützte Betrachtung der Sonne induzierte Temperaturerhöhung in der Makula ist wohl zu niedrig, um einen ausschließlich thermischen Effekt zu verursachen. Es dürfte bei der Schädigung pathogenetisch eine thermisch verstärkte, phototoxische Reaktion im Vordergrund stehen. Eine fehlende Pupillenreaktion oder eine durch optische Hilfsmittel erzielte Fokussierung und insbesondere die Betrachtung einer Sonnenfinsternis stellen jedoch besonders gefährliche Voraussetzungen dar, bei denen die Koagulationsschwelle erreicht werden kann (WHITE et al. 1971).

4. *Traumatische Makulopathien (s. Kap. 5)*

Akzidentelle Rubin-Laser Makulopathie (A. Lang et al. 1985)

5. *Makulopathien bei Uveitis (s. Kap. 8)*

6. *Seröse Abhebungen der Neuroretina*

Seröse Abhebungen der Neuroretina treten im Zusammenhang mit diversen zugrunde liegenden Erkrankungen auf, die in den jeweiligen Abschnitten abgehandelt werden: Grubenpapille s. Kap. 3, Netzhautablösung s. Abschn. C, Zentrale seröse Chorioretinopathie und choroidale Neovaskularisation s. später in diesem Kapitel.

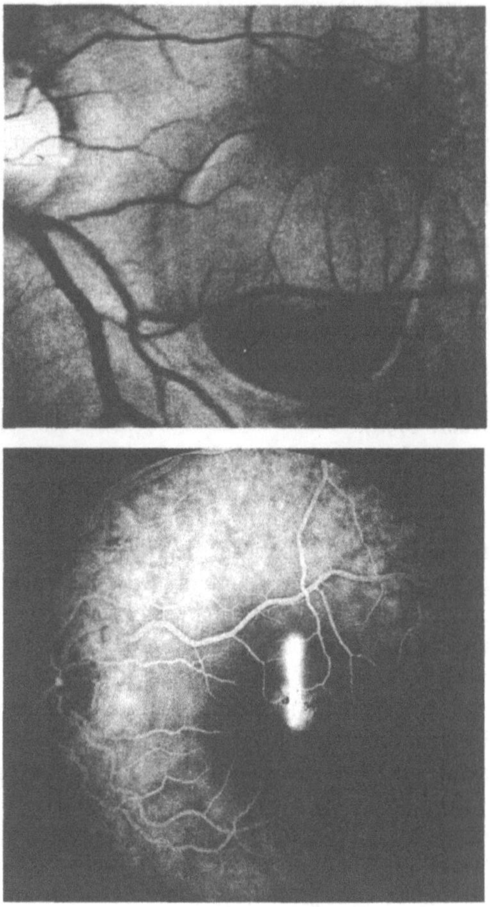

a

b

Abb. 11.49 a, b. Zentral seröse Chorioretinopathie: **a** Seröse Makulaabhebung der sensorischen Netzhaut. **b** Das rauchfahnenartige Muster ist fluoreszenzangiographisch ein charakteristisches, wenn auch seltenes Erscheinungsbild der zentral serösen Chorioretinopathie

V. Erkrankungen des RPE-/ Bruch-Membran-/ Choriokapillaris-Komplexes

1. *Zentrale seröse Chorioretinopathie*

Die Chorioretinopathia centralis serosa ist eine ätiologisch nach wie vor unklare, in 90% unilaterale Störung des Pigmentepithel-/Bruch-Membran-/Choriokapillaris-Komplexes, die vorzugsweise Männer (85%) zwischen dem 20. und 45. Lebensjahr betrifft (Bennett 1955; Cohen et al. 1983; Gilbert et al. 1984). Die Patienten klagen über einen Visusabfall, Verschwommensehen, Metamorphopsien und ein parazentrales Skotom. Die initiale Sehschärfe liegt jedoch in mehr als 50% der Fälle bei 0,6 oder darüber (Klein et al. 1974) und kann durch Gabe von schwachen Plusgläsern oft verbessert werden. Ophthalmoskopisch zeigt sich am hinteren Pol eine lokalisierte, runde bis ovale, im Durchschnitt etwa 2 Papillendurchmesser-große, seröse Abhebung der neurosensorischen Retina, bei der der normale foveale Reflexes verschwindet (Abb. 11.49 a). Kleine RPE-Abhebungen sind oft assoziiert, teilweise jedoch nur angiographisch nachweisbar (Yannuzzi et al. 1979). Fleckförmige gelblich-weiße Präzipitate auf der Hinterfläche der serösen Abhebung (Gass 1967 b, 1987) und atrophische RPE-Veränderungen können das Bild begleiten. Sie weisen auf vorangegangene Episoden hin und können im betroffenen oder in beiden Augen nachweisbar sein.

Die Erkrankung klingt im allgemeinen innerhalb von einigen Monaten spontan ab, rezidiviert aber in etwa einem Drittel der Fälle. In der Regel erholt sich die Sehstörung praktisch vollständig, und nur selten fällt der Visus wegen eines chronisch rezidivierenden Verlaufs unter 0,1 (6–15%). Atypische Formen mit multiplen Leckstellen und ausgeprägter Exsudation können zwar als idiopathische Erkrankung auftreten, müssen aber von einer posterioren Uveitis im Rahmen von Kollagenosen oder eines Morbus Harada abgegrenzt werde (BRUBAKER et al. 1971; DOUGLAS et al. 1988; GASS 1973).

Im Fluoreszenzangiogramm erscheinen (Abb. 11.49b) ein oder mehrere lokalisierte Quellpunkte, die sich im Verlauf der Untersuchung in Folge einer Farbstoffleakage oft konzentrisch oder seltener rauchfahnenartig, vergrößern (SHIMIZU u. TOBARI 1971). Die meisten Quellpunkte finden sich innerhalb einer 1-mm-Zone um die Fovea verteilt. Nur selten (< 10 %) liegt die Leakage direkt in der Fovea (BONAMOUR et al. 1977; SPITZNAS 1989; SPITZNAS u. HUKE 1987). In weniger typischen Fällen kann die Leakage nicht exakt lokalisiert werden. Ausgedehnte Pigmentepitheldefekte weisen auf einen chronisch rezidivierenden Verlauf hin.

In neueren Untersuchungen mit Indozyaningrün (ICG) konnte in 82 % der Fälle ein Choriokapillarisareal mit verzögerter Farbstoff-Füllung nachgewiesen werden. Meist fand sich zudem ein Quellpunkt am Rand eines solchen Gebietes sowie in unmittelbarer Nähe des Eintrittspunktes einer größeren, häufig auffällig hyperfluoreszenten Ziliararterie (SCHEIDER et al. 1994).

Der exakte Pathomechanismus bei der Chorioretinopathia centralis serosa wird nach wie vor kontrovers diskutiert. Es scheint sich jedoch um eine multifaktorielle Erkrankung zu handeln, bei der ein sympathikotoner Zustand (Streß) einen von vielen Risikofaktoren darstellt. Das Konzept einer primären, mit einer erhöhten Permeabilität einhergehenden Störung der Choriokapillaris, welche zu sekundären RPE-Veränderungen und zu einem fokalen Zusammenbruch der äußeren Blut-Retina-Schranke („tight junctions" des Pigmentepithels) führt, wurde ursprünglich von GASS (1967) formuliert und steht, gestützt durch die Befunde bei der ICG-Angiographie, gegenwärtig wieder im Vordergrund der Diskussion. Viele der betroffenen Patienten geben eine vorangegangene oder immer noch vorherrschende sympathikotone Periode (Streß) an. Auch im Tierexperiment kann durch wiederholte intravenöse Adrenalinapplikationen bei Kaninchen ein ähnliches Krankheitsbild erzeugt werden (IKEDA et al. 1956; MIKI et al. 1972). Es scheint somit möglich, daß ein Choriokapillarisschaden im Rahmen einer lokalen Dekompensation der adrenergen Steuerung choroidaler Gefäße auftritt. Entsprechend werden sympatikolytische Präparate (β-Blocker) versuchsweise therapeutisch eingesetzt. Größere klinische Studien liegen jedoch noch nicht vor, Pilotstudien zeigten unterschiedliche Resultate (AVCI u. DEUTMAN 1993; BROWNING 1993).

Schon seit längerer Zeit liegen Erfahrungen mit einer Laserbehandlung dieser Erkrankung vor (ROBERTSON 1986; WATZKE et al. 1974). Dabei zeigte sich, daß die Behandlung die Dauer der Rekonvaleszenz zwar verkürzt, die Rezidivrate bzw. die langfristige Visusprognose jedoch nicht beeinflußt. Naturgemäß liegen nur einzelne histologische Untersuchungen vor, die eosinophiles Material unter der Photorezeptoren-Schicht und unter RPE-Abhebungen zeigten.

2. Altersabhängige Makuladegeneration (AMD)

a) Allgemeines

Die altersabhängige Makuladegeneration (AMD) ist ein sich selbst akzellerierender, u. U. stark visusbeeinträchtigender Prozeß, der aus pathophysiologischer Sicht von der altersphysiologischen (und nicht visusbedrohenden) Involution der Makulastrukturen unterschieden werden sollte. Insbesondere klinisch ist jedoch eine klare Trennung dieser beiden Prozesse kaum möglich, da die normalen Altersveränderungen kontinuierlich in die Frühformen der AMD übergehen können. Es existiert daher noch keine befriedigende, weltweit akzeptierte Definition der Frühformen der AMD, die allen, recht variablen klinischen Manifestationen Rechnung tragen würde.

Eines der auffälligsten Merkmale für eine *Frühform der AMD* ist das Vorhandensein von Drusen im Makulabereich. Einzelne kleine und harte Drusen sind jedoch in nahezu allen Augen von über 45jährigen Individuen nachweisbar und werden als eine lediglich umschriebene Dysfunktion des retinalen Pigmentepithels angesehen (KLEIN et al. 1992). Sie sollten daher nicht mit einer AMD gleichgesetzt werden. Andererseits sprechen das Auftreten von vielen harten Drusen, von weichen oder konfluierenden Drusen sowie von damit assoziierten Pigmentverschiebungen im Makulabereich für eine diffuse Dekompensation des Pigmentepithels im Sinne einer altersabhängigen Makuladegeneration (BRESSLER et al. 1989). Histopathologisch ist die AMD durch basallaminare Ablagerungen und membranösen Debris auf der Ebene des retinalen Pigmentepithels definiert (SARKS u. SARKS 1994).

Die *Spätformen der AMD* bieten meist keine diagnostischen Schwierigkeiten: 1. die geographische oder areoläre Atrophie des Pigmentepithels, die auch als trockene oder *nicht-exsudative Form* bezeichnet wird, und 2. die *exsudative Form*, die mit choroidalen Neovaskularisationen einhergeht.

Prävalenz: In den westlichen Industriestaaten stellt die altersabhängige Makuladegeneration (AMD) bei der Bevölkerungsgruppe über 50 Jahren die häufigste Ursache für den Verlust des zentralen Sehvermögens dar. Die Framingham Eye Study (1973–1975) (LEIBOWITZ et al. 1980) ermittelte in dem Alterskollektiv zwischen 52 und 64 Jahren eine Prävalenz von 1,6 %, in der Gruppe zwischen 65 und 74 Jahren eine Prävalenz von 11 % und bei über 74jährigen eine solche von 27,9 %. Andere Studien zeigten vergleichbare Häufigkeiten (GIBSON et al. 1985; KLEIN u. KLEIN 1982). Etwa 10 % der Betroffenen weisen eine fortgeschrittene Erkrankung auf (BRESSLER et al. 1989; HYMAN et al. 1983; KLEIN et al. 1992; LEIBOWITZ et al. 1980). Von diesen wiederum zeigen 80–90 % die neovaskuläre, exsudative Variante (HYMAN et al. 1983; LEIBOWITZ et al. 1980).

Risikofaktoren: Eine Reihe von potentiellen Risikofaktoren für die AMD wurden in epidemiologischen, klinischen und experimentellen Studien untersucht. Die Ergebnisse sind allerdings oftmals widersprüchlich. Neben der gesicherten Altersabhängigkeit gelten weibliches Geschlecht, Nikotinabusus und eine familiäre Disposition als wahrscheinliche Einflußgrößen (HYMAN et al. 1983; KLEIN et al. 1992; The Eye Disease Case Control Study Group 1992). Obwohl einige Familien auf einen dominanten Erbgang hinweisen, stellt die AMD wahrscheinlich eher eine komplexe genetische Störung dar, bei der verschiedene Gene die Empfänglichkeit gegenüber exogenen Noxen modulieren (PAUL et al. 1992). Eine solche exogene Noxe stellt z. B. das Licht dar, das aus pathophysiologischer Sicht und gestützt auf experimentelle Studien eine Rolle als Kofaktor spielen könnte. Epidemiologische Studien haben solche Vermutungen jedoch bislang nicht erhärten können (CRUICKSHANKS et al. 1993; GOTTSCH et al. 1993; The Eye Disease Case Control Study Group 1992). Auch ein Mangel an antioxydativ wirkenden Vitaminen wie A, E und C könnte aus pathophysiologischer Sicht einen Einfluß auf die AMD haben. Epidemiologische Studien scheinen diese Überlegungen eher zu stützen (HYMAN et al. 1992; The Eye Disease Case Control Study Group 1993). Andere angeschuldigte Faktoren wie Irisfarbe, Refraktion sowie kardiovaskuläre Erkrankungen sind allenfalls schwach mit dem Auftreten einer AMD assoziiert (SARKS u. SARKS 1994).

b) Altersphysiologische Involution der Makula

Die Makula älterer Menschen hat einen verstrichenen Wall- und aufgehobenen Foveolarreflex im ophthalmoskopischen Bild als Folge eines normalen altersabhängigen Verlustes aller drei retinalen Neurone (LAATIKAINEN u. KARINKARI 1977). Das retinale Pigmentepithel weist eine feine Granulation auf. Die durchschimmernde Aderhaut zeigt eine Tigerung, die im Gegensatz zu der jüngerer pigmentierter Individuen auch den hinteren Pol erfaßt (Fundus tabulatus). Eine geringe Zahl von kleinen harten Drusen finden sich bei praktisch allen Individuen jenseits des 45. Lebensjahres. Sie haben ebenso wie vereinzelte größere parazentrale Drusen keinen Krankheitswert (KLEIN et al. 1992). Der Visus ist oftmals aber nur geringfügig auf Werte zwischen 0,7 – 1,0 eingeschränkt.

Histologisch ist der Verlust der retinalen Neurone gut dokumentiert. Das Verhältnis von Photorezeptoren und Ganglienzellen bleibt unverändert (GAO u. HOLLYFIELD 1992). Das retinale Pigmentepithel, das lebenslang tagsüber Zapfen- und nachts Stäbchenaußensegmente phagozytieren muß, lagert altersabhängig zunehmend unverdaute Außensegmente in Form von Lipofuszin („Alterspigment") ab (FEENEY-BURNS et al. 1980, 1984; YOUNG 1987). Freie Radikale, die durch oxydative oder lichttoxische Prozesse entstehen, schädigen die Photorezeptormembranen und beschleunigen wahrscheinlich diesen normalen Alterungsprozeß. Parallel zu der Akkumulation von Lipofuszin innerhalb von Pigmentepitelzellen entledigen sich diese unverdaulichen Materials, indem sie es an die Bruch-Membran weitergeben. Die Bruch-Membran wird durch den abgelagerten Debris (der elektronenoptisch aus Typ-I-Kollagen, Membranfragmenten, Vesikeln und granulärem Material besteht) diffus verdickt und enthält histochemisch Phospholipide und Neutralfette (BIRD 1992; KILLINGSWORTH 1987; PAULEIKOFF et al. 1990; van der Schaft et al. 1991). Auch die sich von der Bruch-Membran in die Choriokapillaris erstreckenden bindegewebigen Septen nehmen mehr Platz ein und verdrängen zunehmend die Kapillaren (allerdings lange Zeit ohne hämodynamische Folgen) (SARKS u. SARKS 1994). Der gleichzeitige Verlust mittelgroßer Aderhautgefäße macht die tiefergelegenen großen Aderhautgefäße besser sichtbar und ist verantwortlich für die oben erwähnte Tigerfellzeichnung (SARKS u. SARKS 1994). Lange Zeit bleiben alle diese erwähnten Prozesse ohne Konsequenzen für den Visus, können aber durch die zunehmende metabolische Insuffizienz der Pigmentepithelzellen (aufgrund der Verdrängung des Zytoplasmas durch Akkumulation von Lipofuszin), durch den Untergang einzelner Pigmentepithelzellen (Apoptose), der für die benachbarten Zellen eine zusätzliche metabolische Bürde darstellt, sowie durch die zunehmende Diffusionsbarriere in Höhe der Bruch-Membran (aufgrund der Ansammlung von lipidhaltigem Debris) in eine akzelerierte Form, die sog. altersabhängige Makuladegeneration übergehen. Ob überhaupt jemals, bzw. in welchem Alter, dieses Stadium erreicht wird, hängt möglicherweise von den oben angeführten genetischen, diätetischen und sonstigen Faktoren ab.

c) Frühformen der AMD

α) Basallaminare Ablagerungen und membranöser Debris

Pigmentverschiebungen im Makulabereich älterer Menschen, die als granuläres oder mikroretikuläres Muster mit feinen Linien besonders gut fluoreszenzangiographisch sichtbar werden, gehen histopathologisch mit Ablagerungen zwischen der basalen Plasmamembran der Pigmentepithelzellen und ihrer Basalmembran einher. Diese im Angelsächsischen als „basal laminar deposits" und „membranous debris" bezeichneten eigentlichen histopathologischen Merkmale der AMD korrelieren besser mit einer Visusbeeinträchtigung als die bloße Anwesenheit von Drusen. Im Gegensatz zu letzteren sind sie jedoch klinisch nicht direkt nachweisbar, sondern manifestieren sich in den bereits erwähnten zentralen Pigmentverwerfungen. Die Ursache dieser Ablagerungen liegt wahrscheinlich in der zunehmenden Undurchlässigkeit der Bruch-Membran, die dicker und hydrophober wird, so daß das ansonsten in diese Schicht sezernierte Material im subpigmentepithelialen Raum akkumuliert. Bei den „basal laminar deposits" unterscheidet man eine frühe Form, bei der es sich um Basalmembranmaterial handelt (ein unspezifischer Prozeß, der bei allen „alternden" und damit dicker werdenden Basalmembranen – wie z.B. bei der Descemet-Membran – beobachtet wird) von der späten Form, bei der sich vorwiegend amorphes Material warzenförmig („basal laminar drusen“ nach Gass) oder diffus („diffuse drusen“ nach GREEN) anhäuft (GASS et al. 1985b; GREEN et al. 1985; LÖFFLER u. LEE 1986; VAN DER SCHAFT et al. 1991). Unter „membranous debris“ versteht man unverdaute Membranfragmente der Photorezeptoraußensegmente, die wahrscheinlich über die basale Plasmamembran der Pigmentepithelzellen ausgeschieden werden. Mit dem Auftreten dieses „membranous debris“ geht eine deutlich zunehmende Degeneration dieser Zellschicht einher, immer häufiger finden sich abgerundete isolierte und absterbende Pigmentepithelzellen (Apoptose). Dieser Debris kann auch die Basalmembran penetrieren und sich dann in Form von weichen Drusen vor der Bruch-Membran sammeln. Hier scheint der membranöse Debris die normale Adhäsion von Pigmentepithel und Bruch-Membran zu stören und einen Spaltraum für das Einwachsen von Gefäßen oder für eine Pigmentepithelabhebung vorzubereiten (PAULEIKHOFF et al. 1990; SARKS u. SARKS 1994; Abb. 11.50 u. Abb. 11.51).

β) Drusen

Kleine bis größere, gelblich-weiße, scharf oder unscharf begrenzte subretinale Ablagerungen, die sich histologisch meist zwischen der Basalmembran des retinalen Pigmentepithels und der inneren kollagenen Schicht der Bruch-Membran befinden, werden als Drusen bezeichnet. Es handelt sich hierbei um verschiedene Ausscheidungsprodukte des retinalen Pigmentepithels, die am häufigsten im Rahmen von Altersveränderungen (insbesondere bei der AMD), seltener hereditär oder sekundär bei intraokulären Prozessen wie Entzündungen, Trauma, Tumoren oder bei chronischen Netzhautablösungen vorkommen.

Kleine harte (noduläre) Drusen: Ophthalmoskopisch handelt es sich bei kleinen harten

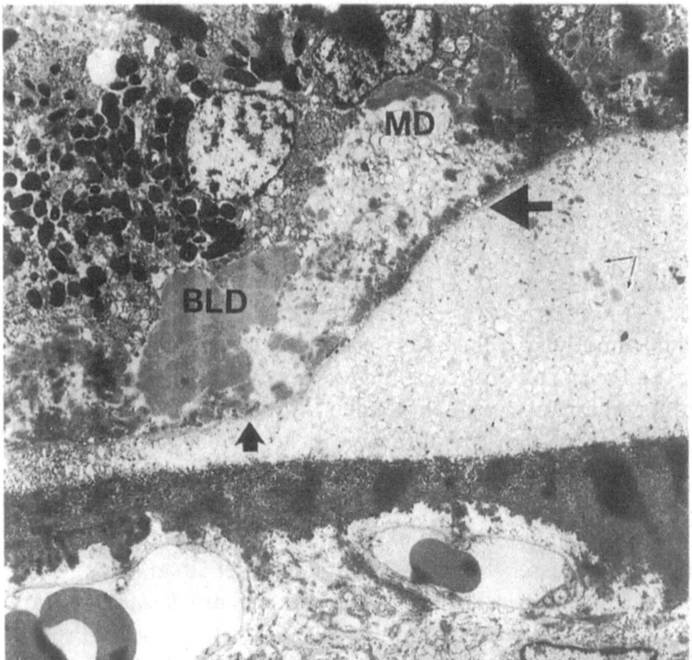

Abb. 11.50. EM-Bild der AMD-spezifischen Veränderungen subpigmentepithelial sowie im Bereich der Bruch-Membran: *BLD* basallaminare Ablagerungen, *MD* membranöser Debris, *große Pfeile* weisen auf Basalmembran des RPE, *kleine Pfeile* weisen auf weiche Druse durch Ansammlung von membranösen Debris unter der Basalmembran des RPE hin. (Mit freundlicher Genehmigung von SARKS S. H. u. SARKS J. P.)

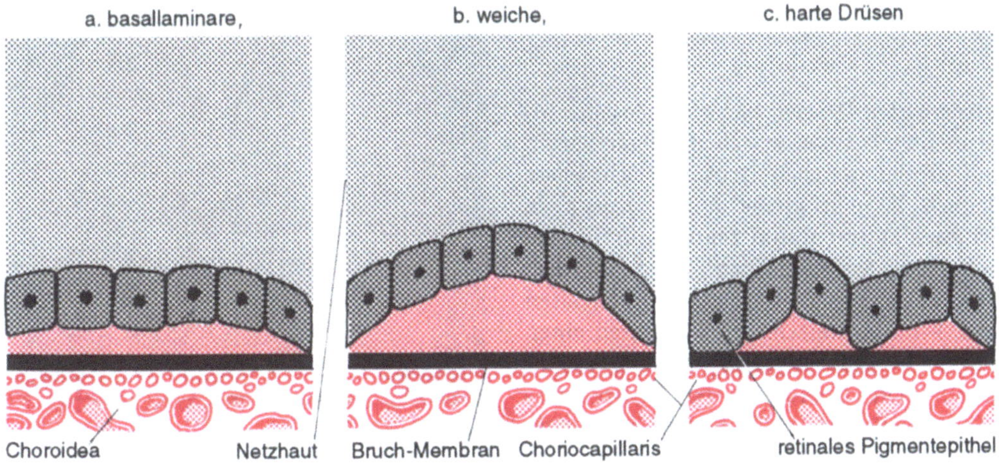

Abb. 11.51. Das Schema zeigt die topographischen Beziehungen von basallaminaren Ablagerungen (**a**), harten (**c**) und weichen (**b**) Drusen zu Pigmentepithel und Bruch-Membran

Drusen um gelblich-weiße, scharf begrenzte, noduläre Erhebungen, deren Durchmesser nach der Definition in einigen Studien etwa der Hälfte eines normalen Venendurchmessers an der Papille (ca. 125 µm) entspricht (Bressler et al. 1989; Klein et al. 1991; Macula Photocoagulation Study Group 1990; Abb. 11.52). Lichtmikroskopisch zeigen sich dichte, runde, hyalinoide Ablagerungen zwischen dem Pigmentepithel und der Bruch-Membran, die PAS-positiv sind und histochemisch eine stärkere Anfärbbarkeit für Phospholipide als für Neutralfette aufweisen. Elektronenmikroskopisch bestehen sie in frühen Stadien aus fokal akzentuierten Ablagerungen, die ansonsten der altersphysiologischen Verdickung der Bruch-Membran entsprechen (Membranfragmente, Vesikel und granuläres Material). Später kommt amorphes Material hinzu, so daß die Drusen zu hemisphärischen bis kugeligen Gebilden heranwachsen (Sarks u. Sarks 1994). Das darüber gelegene Pigmentepithel ist in der Regel intakt aber verdünnt. Fluoreszenzangiographisch leuchten kleine harte Drusen bereits in der Transitphase auf und blassen zusammen mit der choroidalen Hintergrundsfluoreszenz wieder ab.

Kleine harte Drusen werden als lokale Dysfunktion des Pigmentepithels und nicht als eine Manifestation der AMD betrachtet, da sie nahezu obligatorisch im Makulabereich von über 45jährigen Individuen vorgefunden werden, keine strikte Altersabhängigkeit aufweisen, im Vergleich mit großen, weichen Drusen nicht mit einem erhöhten Risiko für eine subretinale Neovaskularisation einhergehen (Bressler et al. 1990) und in klinisch-pathologischen Korrelationen auch bei praktisch normaler Bruch-Membran vorgefunden werden

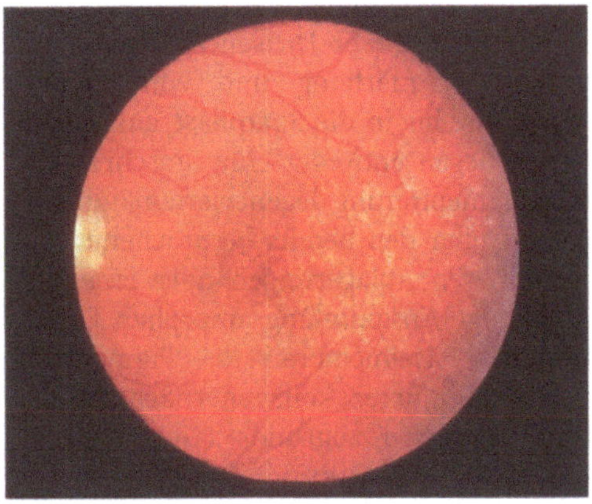

Abb. 11.52. Kleine harte Drusen: scharf begrenzte Aufhellung in Höhe des RPE, die definitionsgemäß bis maximal eine halbe Venenbreite (an der Papille) messen sollten

(Coffey u. Brownstein 1986; Sarks 1980).

Intermediäre Drusen: Sarks (1980) hat intermediäre Formen zwischen kleinen harten und großen weichen Drusen beschrieben. Danach können kleine harte Drusen in Gruppen auftreten und zentral konfluieren, wobei im rotfreien Licht aber dennoch einzelne kleine Drusen zu differenzieren sind. Klinisch weisen sie nicht selten einen typischen rötlichen Halo auf. Die angiographischen Charakteristika entsprechen weitgehend denen typischer kleiner harter Drusen. Prognostisch sind diese Befunde eher günstig.

Neben diesen typischen konfluierenden harten Drusen gibt es jedoch fließende Übergänge zu gelblichen weichen Drusen, die zwar ebenfalls aus konfluierenden harten Drusen hervorgehen können, aber dennoch die klinischen und angiographischen Charakteristika von weichen Drusen aufweisen (s. dort). Diese „granulären Softdrusen" tendieren in der Spätform der AMD zur geographischen Atrophie.

Große weiche Drusen: Unter dem klinischen Begriff der weichen Druse versteht man eine unscharf begrenzte, gelblich-weiße subretinale Läsion, deren Durchmesser definitionsgemäß über dem einer halben Venenbreite liegt (Abb. 11.53). Fluoreszenzangiographisch zeichnet sich dieser Drusentyp durch eine verzögerte Anfärbung und eine Hyperfluoreszenz bis in die Spätphase aus. Histologisch liegen entweder eine umschriebene Hypopigmentierung degenerierten Pigmentepithels über den bereits besprochenen basallaminären Ablagerungen oder eine diskusförmige Ansammlung amorphen Debris zwischen Basalmembran des Pigmentepithels und innerer kollagener Schicht der Bruch-Membran zugrunde (Green et al. 1985; Sarks u. Sarks 1994). „Membranöse Drusen" können jede Größe annehmen. Sie zeigen eine Tendenz zur Verschmelzung und lassen sich weder klinisch noch histologisch von kleinen RPE-Abhebungen differenzieren. Harte Drusen können in diese membranöse Drusen inkorporiert werden.

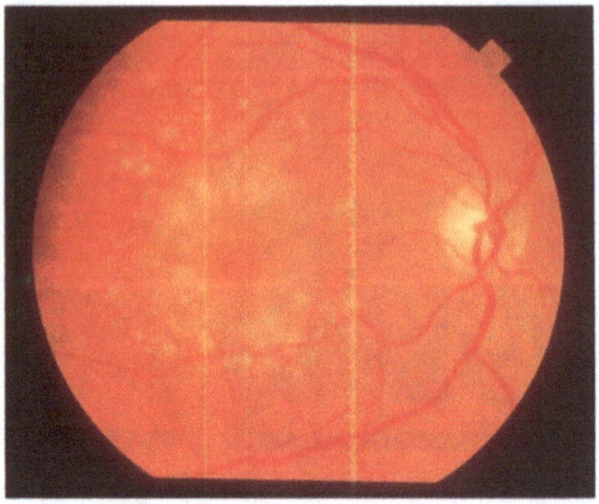

Abb. 11.53. Große weiche Drusen: unscharf begrenzte, in diesem Fall zentral konfluierende, gelblich weiße Aufhellungen in Höhe des RPE, die definitionsgemäß mehr als eine halbe Venenbreite (an der Papille) messen sollten

Klinisch werden die weichen Drusen als Frühzeichen einer AMD angesehen. Sie treten altersabhängig auf (Bressler et al. 1989), sind im Gegensatz zu harten Drusen mit einem erhöhten Risiko für die Entwicklung einer subretinalen Neovaskularisation assoziiert (Bressler et al. 1990) und sind in klinisch-pathologischen Korrelationen mit den AMD-spezifischen basallaminären Ablagerungen und membranösem Debris assoziiert (Green u. Key 1977; Green et al. 1985). Auch aus histologischer Sicht ist insbesondere dieser Drusentyp mit subretinaler Neovaskularisation vergesellschaftet.

Regressive Drusen: Im fortgeschrittenen Stadium der Pigmentepitheldegeneration und der parallel dazu ablaufenden Atrophie der Photorezeptoren nimmt die Produktion der basallaminaren Ablagerungen wieder ab. Residuelle Depots sowohl inner- als auch außerhalb der pigmentepithelialen Basalmembran werden von Glia- und Bindegewebszellen abgeräumt oder unterliegen u.U. einer Verkalkung, die klinisch als feine glitzernde Ablagerungen noch Jahre später nachweisbar bleiben (Sarks u. Sarks 1994).

d) Spätformen der AMD

Spätformen der AMD, die geographische Atrophie sowie die choroidale Neovaskularisation, führen zu einer zentralen chorioretinalen Atrophie und einem Zentralskotom. Der Prozeß ist jedoch praktisch immer selbstlimitierend und führt (bis auf wenige Ausnahmen mit exzessiver Exsudation oder Blutung) nicht zur vollständigen Erblindung. Dennoch sind die oft intellektuell noch sehr aktiven Patienten in den Endstadien dieser Erkrankung, der wir therapeutisch praktisch ohnmächtig gegenüberstehen, erheblich beeinträchtigt.

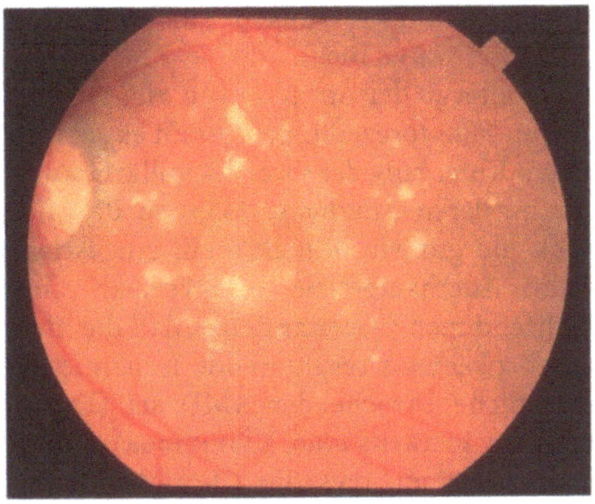

Abb. 11.54. Geographische Atrophie: scharf begrenztes Areal mit RPE-Atrophie bei trockener „Degeneration"

α) Geographische Atrophie

Die geographische oder areoläre Atrophie bilden das nichtexsudative Endstadium der AMD. Die Differenzierung zwischen einer geographischen Atrophie, welche durch Konfluenz aus multifokalen kleinen Atrophiezonen entsteht und einer areolären Atrophie mit einer eher runden Form, ist nicht sinnvoll. Klinisch ist die geographische Atrophie durch eine scharf begrenzte Zone von Pigmentepithelatrophie mit durchscheinenden großen Aderhautgefäßen und verdünnter Netzhaut charakterisiert (Abb. 11.54). Mehrere, parallel zueinander ablaufende und sich gegenseitig bedingende pathologische Prozesse führen über eine nichtgeographische oder „inzipiente" Atrophie zu dem typischen trockenen Endstadium der AMD:

Mit zunehmender Degeneration des Pigmentepithels kommt es zum Untergang einzelner, massiv mit Lipofuszin überladener Zellen, deren Inhalt sich in den subretinalen Raum ergießt und klinisch zu Pigmentverklumpungen und zu dem bereits erwähnten mikroretikulären Muster führt. Die benachbarten Pigmentepithelzellen dehnen sich aus, um die Funktion der Blut-Retina-Schranke zu erhalten. Solche Areale verdünnnten Pigmentepithels erscheinen klinisch rosiger als der übrige Fundus. Gleichzeitig kommt es auch zu einem Verlust von Photorezeptoren, da die Interaktion mit einem funktionierenden Pigmentepithel fehlt. Dadurch reduziert sich allerdings auch wieder der anfallende (und zu typischen Soft-Drusen führende) Debris unzureichend metabolisierter Photorezeptoraußensegmente (membranöser Debris), so daß der Prozeß von alleine „austrocknet". Die zuvor eher gelblichen weichen Drusen erscheinen dann weißer und härter. Es entstehen somit multiple kleine Atrophiezonen, die zunächst hufeisenförmig um die Fovea gruppiert sind und sich später in die Fovea ausdehnen (Maguire u. Vine 1986; Sarks et al. 1988). Während die geographische Atrophie meist langsam und appositionell aus solchen regressiven Drusen entsteht, kann sich eine solche aber auch relativ rasch aus einer Pigmentepithelabhebung, die aus konfluierten weichen Drusen entstanden ist, entwickeln. Die von der Choriokapillaris separierten Pigmentepithelzellen atrophieren nicht individuell sondern eher synchron. Sekundär gehen die Photorezeptoren zugrunde, es fällt wiederum weniger Membrandebris an, der Prozeß trocknet aus und hinterläßt eine ausgedehntere Atrophiezone. Wegen der Atrophie von Photorezeptor-Innen- und Außensegmenten sowie von Pigmentepithelzellen liegt die äußere Körnerschicht nun direkt auf der durch die basallaminaren Ablagerungen verdickten Bruch-Membran (Green et al. 1985). Nicht selten finden sich dabei histologisch diskrete neovaskuläre

Membranen, die klinisch „inaktiv“ sind (SARKS u. SARKS 1994).

Parallel zu der Atrophie von Pigmentepithel und Photorezeptoren kommt es auch zu einem Untergang der Choriokapillaris sowie der mittleren Aderhautgefäße, so daß nur noch die großen, oftmals weiß eingescheideten Aderhautgefäße nachweisbar sind. Während man früher annahm, daß die hierdurch zweifellos resultierende Ischämie die eigentliche Ursache der AMD sei (DUKE-ELDER u. PERKINS 1966; KLIEN 1964), nimmt man heute an, daß die Choriokapillarisatrophie sekundäre Folge der Pigmentepitheldegeneration ist. Letzteres moduliert wahrscheinlich über bislang nicht näher bekannte Mediatoren die inneren Schichten der Aderhaut (GLASER 1988; HENKIND u. GARTNER 1983).

β) Choroidale Neovaskularisation

Eine choroidale oder subretinale Neovaskularisation im Makulabereich ist verantwortlich für das exsudative Endstadium der AMD. Wegen des unterschiedlichen Spontanverlaufs und in Hinblick auf die Therapierbarkeit werden klinisch „klassische“ von „okkulten“ subretinalen neovaskulären Membranen unterschieden. Nach einem anfänglich exsudativen Stadium, das in ausgeprägten Stadien zur Junius-Kuhntschen Makulopathie oder zu dem Bild eines „Pseudotumor maculae“ führen kann, unterliegen die Membranen einer Spontaninvolution mit Ausbildung einer bindegewebigen subretinalen Narbe („disziforme Narbe“) (Abb. 11.55–11.58). Die pathologischen Prozesse sind bislang nur wenig erforscht und letztlich hypothetisch:

Sobald choroidale Neovaskularisationen auftreten, finden sich histologisch oft Makrophagen, Riesenzellen, Fibroblasten und Lymphozyten, alles Bestandteile des klassischen Granulationsgewebes, im Bereich der Bruch-Membran und entlang ihrer choroidalen Oberfläche (GREEN et al. 1992; KILLINGSWORTH et al. 1990; LÖFFLER u. LEE 1986; PENFOLD et al. 1985). Dieser leichte chronische Entzündungsprozeß ist wahrscheinlich eine Reaktion auf untergehende

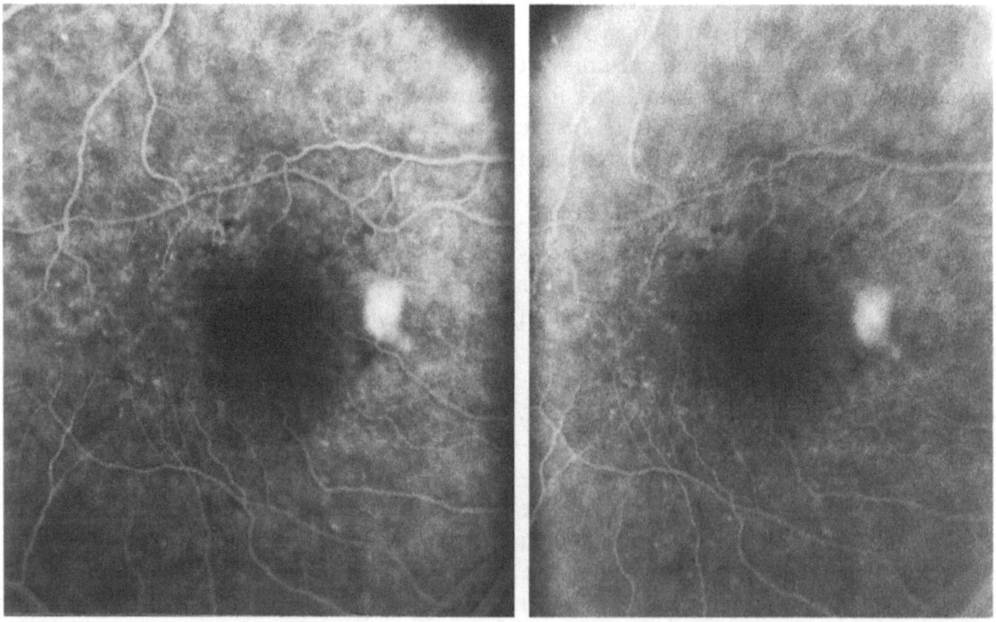

Abb. 11.55. Klassische subretinale Neovaskularisations-Membran: Das Stereoangiogramm zeigt eine scharf umschiebene sich früh anfärbende Hyperfluoreszenz nasal der Fovea

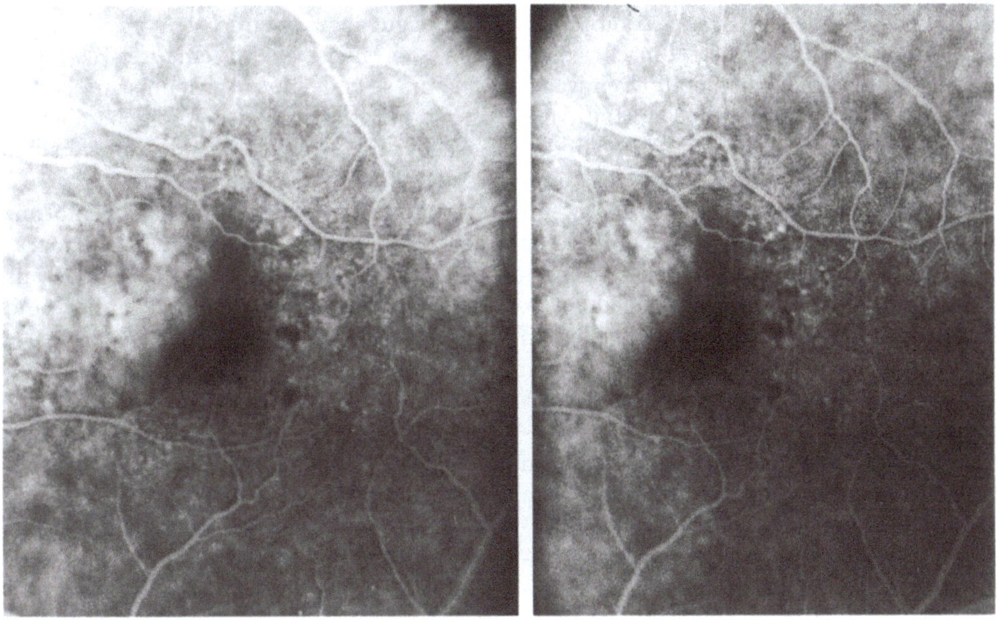

Abb. 11.56. Okkulte Membran: Das Stereoangiogramm zeigt eine prominente Zone nicht abgrenzbarer Hyperfluoreszenz nasal der Fovea mit spätvenösem Leakage

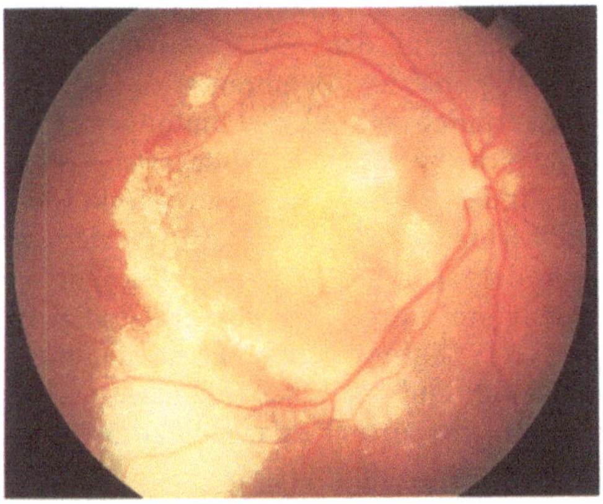

Abb. 11.57. Junius-Kuhnt-Pseudotumor maculae mit massiven disziformen exsudativen Veränderungen

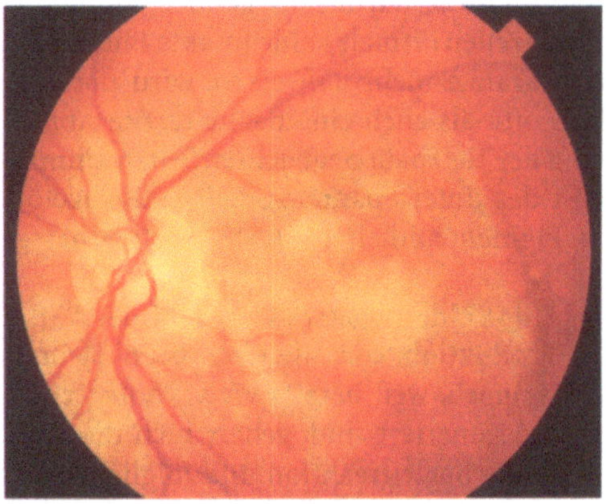

Abb. 11.58. Disziforme Narbe: narbiges Endstadium einer AMD mit subretinaler Fibrose und weitgehender Rückbildung der exsudativen Veränderungen

Pigmentepithelzellen und exzessive Ablagerungen von membranösem Debris (SARKS et al. 1985). Der Debris stammt ja, wie bereits besprochen, aus den unzureichend metabolisierten Photorezeptoraußensegmenten und sammelt sich unter dem retinalen Pigmentepithel oder in Form von weichen Drusen zwischen der pigmentepithelialen Basalmembran und der Bruch-Membran. Bei dem Abbau von Membranproteinen der Photorezeptoraußensegmente wird Arachidonsäure freigesetzt, die ihrerseits eine Entzündungskaskade auslösen und unterhalten kann (JUNG u. REMÉ 1994). Die Makrophagen sowie die Kapillaren des aktivierten Granulationsgewebes lysieren wahrscheinlich punktuell die Bruch-Membran, so daß Endothelsprossen durch umschriebene Lücken unter das Pigmentepithel einwachsen können (Glaser et al. 1985a; Heriot et al. 1984; Kalebic et al. 1983). Daneben finden sich jedoch auch vorbestehende degenerative Lücken oder Brüche in der Bruch-Membran, die nicht immer mit choroidalen Gefäßeinsprossungen verbunden sein müssen (Green et al. 1985; Penfold et al. 1984). Den neugebildeten Kapillaren mangelt es an Perizyten und interzellulären Verbindungen („tight junctions"), weswegen sie zu Plasmatranssudation und Erythrozytenextravasation neigen. Eine neovaskuläre Membran mit Flüssigkeitsansammlung finden sich in dem von den weichen Drusen bereits präformierten Spaltraum zwischen pigmentepithelialer Basalmembran und Bruch-Membran und können so zu dem klinischen Bild einer fibrovaskulären Pigmentepithelabhebung führen (El Baba et al. 1986; Green et al. 1985; Sarks et al. 1985; Young 1987). Da aber auch die darüber liegenden Pigmentepithelzellen oftmals keine intakte Blut-Retina-Schranke mehr aufweisen, wird parallel dazu oftmals auch eine flache seröse Abhebung der Netzhaut beobachtet. Selten einmal reißt das unter Spannung stehende abgelöste Pigmentepithel ein („Pigmentepithel – Rip").

Läßt in einem späteren Stadium der AMD die Produktion von membranösen Debris wieder nach, weil bereits viele Photorezeptoren degeneriert sind, gehen auch die entzündliche Begleitreaktion und folglich auch der neovaskuläre Reiz wieder zurück. Dies scheint der Grund, warum im Bereich regressiver Drusen oder bei geographischer Atrophie keine oder klinisch nur wenig „aktive" choroidale Neovaskularisationen beobachtet werden (Sarks u. Sarks 1994).

Klinik und Lasertherapie der choroidalen Neovaskularisation: Fluoreszenzangiographisch unterscheidet man gut abgrenzbare („klassische") von nicht abgrenzbaren („okkulten") subretinalen neovaskulären Membranen (Macula Photocoagulation Study Group 1991c).

Die gut abgrenzbaren Membranen zeichnen sich meist durch eine relativ kurze Anamnese und ein zunächst umschriebenes, meist nur seröses oder wenig hämorrhagisches subretinales Exsudat über einer grau-grünlichen (selten roten, da meist subpigmentepithelialen) scheibchenförmigen Struktur aus. Fluoreszenzangiographisch stellen sich diese Membranen bereits in der frühen arteriellen Phase dar und sind gut abgrenzbar. Während der späten Phase des Angiogramms findet sich ein ausgeprägter Fluoreszeinaustritt sowie eine subretinale Farbstoffspeicherung, die die zuvor scharfen Grenzen verwischt. Die Lage und Ausdehnung dieser Membranen wird zur Mitte der fovealen avaskulären Zone (FAZ) in Bezug gesetzt und als subfoveal (bis unter die Mitte der FAZ), juxtafoveal (bis innerhalb eines Radius von 200 µ von der Mitte der FAZ) und extrafoveal (außerhalb der FAZ) klassifiziert (Macula Photocoagulation Study Group 1991a).

Die meisten Patienten mit der exsudativen Spätform der AMD weisen jedoch nicht-abgrenzbare Membranen auf, deren Ränder durch subretinale Blutungen, Pigmentepithelhyperplasie, Bindegewebe oder eine Pigmentepithelabhebung verdeckt werden. Nichtabgrenzbare Membranen werden nach der amerikanischen Macula Photocoagulation Study (MPS) unterklassifiziert in Typ I (fibrovaskuläre Pigmentepithelabhebung) und Typ II („late leakage of undetermined source") (Macula Photocoagulation Study Group 1991b, c).

Choroidale Neovaskularisationen im Rahmen einer AMD unterlaufen zwar nach einer längeren exsudativen Phase eine narbige Spontanregression, hinterlassen aber in der Regel ausgedehnte Zentralskotome. Zunächst außerhalb der Fovea gelegene choroidale Neovaskularisationen dehnen sich zudem praktisch immer in die Fovea aus. Mit einer rechtzeitigen Lasertherapie können in den wenigen dafür geeigneten Fällen die choroidalen Neovaskularisationen verödet werden. Dabei wird aber das ohnehin über der Membran liegende relative

Skotom zu einem absoluten Ausfall vertieft und vor allen Dingen vergößert. Dennoch kann damit der ansonsten durch den Spontanverlauf eintretende Schaden begrenzt werden. Dies gilt insbesondere für die Lasertherapie extrafovealer Membranen. Hier konnte gegenüber dem Spontanverlauf und, über einen Beobachtungszeitraum von 5 Jahren, ein Visusverlust von 6 Linien in etwa einem Drittel der Fälle verhindert werden (Macula Photocoagulation Study Group 1991a). Bei den anderen $^2/_3$ der Patienten war die Therapie primär nicht erfolgreich, oder es kam es zu einem Rezidiv. Die Rezidivwahrscheinlichkeit liegt somit bei der AMD wahrscheinlich auf Grund der diffusen Pathologie des Pigmentepithels viel höher als bei choroidalen Neovaskularisationen anderer Genese mit umschriebener Pathologie (wie z.B. dem sog. Pseudo-Histoplasmose-Syndrom). Auch die Laserbehandlung juxta- und subfovealer Membranen bei AMD hat sich nach der MPS als sinnvoll erwiesen, wenn die strengen Selektionskriterien dieser Studie berücksicht werden und die Patienten die Problematik des abrupten Visusverlustes zugunsten eines langfristig kleineren Zentralskotoms verstehen und akzeptieren (Macula Photocoagulation Study Group 1994).

3. *Erkrankungen mit choroidaler Neovaskularisation (außer AMD)*

a) Allgemeines

Der Begriff der choroidalen oder (Synonym) subretinalen Neovaskularisation bezeichnet einen vasoproliferativen Prozeß, bei dem Gefäße aus der Aderhaut durch Lücken in der Bruch-Membran unter die Netzhaut proliferieren. Meist liegen sie zwischen RPE und Bruch-Membran, selten vor dem Pigmentepithel im subretinalen Raum. Diese Neovaskularisationen initiieren einen selbstlimitierenden disziformen, zunächst exsudativen und später narbigen Prozeß, der zu einem lokalisierten Untergang der chorioretinalen Architektur und damit zu einem Zentralskotom führt. Prinzipiell jeder degenerative, entzündliche oder traumatische Prozeß, der die Netzhautmitte befällt, kann zu einer subretinalen Neovaskularisationsmembran führen. Die tabellarisch aufgeführten Krankheitsbilder in Tabelle 11.24 repräsentieren lediglich die häufigsten Ursachen.

In experimentellen Studien wurden die Stadien von meist laserinduzierten (mechanische Disruption der Bruch-Membran) subretinalen Neovaskularisationen untersucht (Miller et al. 1990). Die wesentlichen Daten decken sich dabei mit histopathologischen Befunden aus Leichenaugen und chirurgisch exzidierten subretinalen neovaskulären Membranen (Gehrs et al. 1992; Lopez et al. 1991; Miller et al. 1986). Danach weisen die neugebildeten Gefäße Fenestrationen auf, so wie letztere auch in der Choriokapillaris unter physiologischen Bedingungen zu finden sind. Dies scheint die Ursache für die klinisch und angiographisch zu beobachtende Exsudation zu sein. Die Involution dieser Neovaskularisationen wird durch eine Pigmentepithelproliferation eingeleitet, die zu einer Umwachsung (oder Einscheidung) der neugebildeten Gefäße führt. Sie werden auf diese Weise abgedichtet, obwohl die Gefäße mit ihren Fenestrationen erhalten bleiben. Im weiteren Verlauf unterliegen die Pigmentepithelzellen sowie andere an diesem Prozeß beteiligte Zellen (wie z.B. Makrophagen) einer bindegewebigen Metaplasie und führen somit zu dem Stadium der disziformen Narbe. Die klinischen und experimentellen Beobachtungen lassen somit vermuten, daß der proliferative Pro-

Tabelle 11.24. Ursachen choroidaler Neovaskularisation (unvollständig)

- Altersabhängige Makuladegeneration
- „Angioid streaks"
- Aderhautnaevus
- Aderhautruptur
- Myopie
- „Pseudohistoplasmose-Syndrome" u.ä.: (multifokale Choroiditis, „Punctate inner Choroidopathy")
- Idiopathisch

zeß durch entzündliche oder reparative Vorgänge mit der Beteiligung von Makrophagen ausgelöst wird (RYAN et al. 1994). Zu den häufigsten Ursachen subretinaler Neovaskularisationen gehören die bereits abgehandelte AMD sowie die „angioid streaks", auf die im folgenden näher eingegangen wird.

b) „Angioid streaks"

Als „Angioid streaks" wird ein Netzwerk von unregelmäßig breiten, gräulich bis dunkelroten Streifen im Bereiche des hinteren Pols bezeichnet, die von der Papille ausgehend radiär in die Peripherie ausstrahlen. Dieses pathognomonische Bild beruht auf der sichtbaren Rißbildung einer abnorm verkalkten Bruch-Membran. Die Lokalisation entspricht möglicherweise mechanisch belasteten Zonen, nämlich „Kräftelinien" der extrinsischen und intrinsischen Augenmuskulatur (ADELUNG 1951). Charakteristisch für dieses Krankheitsbild ist zudem eine diffuse Pigmentepitheliopathie, die aufgrund ihrer orangefarbenen Granulierung als „peau d'orange" bezeichnet wird. Angioid streaks können isoliert oder im Rahmen systemischer Erkrankungen auftreten (Tabelle 11.25). Das Vererbungsmuster ist von der Grunderkrankung abhängig. Das Pseudoxanthoma elasticum ist ein autosomal rezessives Leiden, wohingegen Sichelzellanämie, Paget-Erkrankung und Ehlers-Danlos-Syndrom autosomal dominant vererbt werden (McKUSICK 1971).

Die Verkalkung der Bruch-Membran bildet bei den mit Angioid streaks einhergehenden Systemerkrankungen eine gemeinsame pathogenetische Endstrecke, der jedoch verschiedene primäre Veränderungen zu Grunde liegen. Bei der am häufigsten mit Angioid streaks vergesellschafteten Allgemeinerkrankung, dem Pseudoxanthoma elasticum Groenblad-Strandberg, bei dem etwa 85% der Patienten zum Teil schon im frühen Erwachsenenalter diese Läsionen aufweisen (NERAD u. WHITAKER 1990), liegt der primäre Pathomechanismus wahrscheinlich in einer *abnormen Elastogenese*, die sekundär zu Verkalkungen prädisponiert (HUANG et al. 1967).

Tabelle 11.25. Ursachen „angoid streaks"

- Idiopathisch isoliert
- Bei Allgemeinerkrankungen
  - Pseudoxanthoma elasticum (Grönblad-Strandberg)
  - Ehlers-Danlos-Erkrankung (Fibrodysplasia hyperelastica)
  - Morbus Paget (Osteodystrophia deformans)
  - Sichelzellanämie
  - Akromegalie
  - Hypertonie

Beim Morbus Paget (Osteodystrophia deformans) kommt möglicherweise dem *gestörten Kalziummetabolismus* eine ursächliche Bedeutung zu. In 15% der in der Regel über 40jährigen Patienten mit dieser Knochenumbaustörung lassen sich Angioid streaks nachweisen (CLARKSON u. ALTMAN 1982). *Eisensalzablagerungen*, die bei der embryologischen Knochenverkalkung vermutlich eine Rolle spielen, lassen sich gelegentlich im Bereiche von Angioid streaks nachweisen (PATON 1972). Häufige Bluttransfusionen führen bei der Sichelzellanämie und anderen hämatologischen Störungen zu einer Eisenüberlastung im Gewebe. Ob diese Eisensalzdepots jedoch für das Auftreten der Angioid streaks verantwortlich gemacht werden können, ist letztlich nicht gesichert, da sie nicht bei allen Patienten histologisch nachgewiesen werden können (JAMPOL et al. 1987).

Histologisch zeigt sich in frühen Stadien eine Diskontinuität der elastischen Schicht der verdickten und fokal verkalkten Bruch-Membran, die oft mit einer Verbreiterung der pigmentepithelialen Basalmembran einhergeht. Später bildet sich ein durchgehender Defekt mit Dehiszenz aus, der auch zu einer Unterbrechung der Choriokapillaris und einer Atrophie des Pigmentepithels und der davon abhängigen Photorezeptoren führt (DREYER u. GREEN 1978). Der durch Pigmentepitheldegeneration verursachte Fensterdefekt zeigt sich angiographisch in einer frühen, bis in die postvenöse

Phase persistierenden Hyperfluoreszenz der Streifen.

Nicht selten proliferieren Kapillaren aus der Aderhaut durch die Lücken der Bruch-Membran und induzieren damit einen Prozeß, der zu hämorrhagischen oder serösen RPE-Abhebungen führt und in der Regel in einer disziformen Narbe endet. Bei günstiger Lokalisation können diese neovaskulären Membranen mit einer Laserkoagulation behandelt werden (DEUTMAN u. KOVACS 1979; GELISKEN et al. 1988).

VI. Sonstiges

1. Makulahypo- und Aplasien (s. Abschn. A)

2. Makulablutung

Blutungen im Bereich der Makula gehen oft mit einer abrupten Visusverschlechterung einher. Prä-, intra- oder subretinale Prozesse können solche Blutungen auslösen und bestimmen auch weitgehend die Visusprognose. Sie kann bei präretinalen Blutungen ausgezeichnet sein, während subretinale Blutungen auch nach evtl. therapeutischer Intervention immer schwerwiegende Schäden verursachen. Es wird im folgenden nur auf die meist sehr eindrücklichen und relativ häufigen prä- und subretinalen Blutungen eingegangen.

a) Prämakuläre Blutung

Prämakuläre Blutungen unter die Lamina limitans interna oder zwischen Glaskörperkortex und Lamina limitans interna (subhyaloidale Blutung) können im Rahmen retinaler Gefäßerkrankungen, wie retinale Makroaneurysmata oder proliferative diabetische Retinopathie, spontan oder nach einem *Valsalva*-Manöver entstehen.

Blutungen unter die Limitans interna sind meist kreisrund und flach erhaben, die Oberfläche hat einen glasigen Reflex. Ursächlich stehen Valsalva-Manöver oder Makroaneurysmen im Vordergrund (MESSMER et al. 1984b; O'HANLEY u. CANNY 1985; PERRY et al. 1977; PITTA et al. 1980; PRUETT et al. 1981). Typische Valsalva-Blutungen sind klein, weisen oft eine Spur zur Blutungsquelle auf und werden meist innerhalb weniger Wochen vollständig resorbiert, ohne den Visus dauerhaft zu beeinträchtigen (Abb. 11.59a). Daneben kommen jedoch auch größere Blutungen vor, die längere Zeit bis zur Resorption beanspruchen. Sie entstehen aus nicht bekannten Gründen durch den erhöhten venösen Druck während eines Valsalva-Manövers (z. B. Husten). Ähnliche Blutungen treten aber auch spontan auf, oder ein Valsalva-Manöver ist nicht erinnerlich. Valsalva-Blutungen und solche, die spontan auftreten, sollten immer Anlaß sein, eine hämatologische Systemerkrankung auszuschließen, da eine Gerinnungsstörung oder eine Hypoxie prädisponierend sein können. Die Blutungen bei Makroaneurysmen sind prognostisch ungünstig, da sie oft nicht nur oberflächlich, sondern auch intraretinal liegen und somit zu strukturellen Veränderungen führen.

Histologisch wurden bislang keine Fälle von „Valsalva-Makulopathie" untersucht. In Analogie zu Blutungen anderer Lokalisation liegen die Blutungen meist zwischen Lamina limitans interna und Nervenfaserschicht, so daß die retinale Architektur nicht verändert wird. Die Visusprognose nach solchen Blutungen ist daher gut, so daß nur im Ausnahmefall ein therapeutischer Eingriff indiziert ist (GABEL et al. 1989; RAYMOND 1995).

Subhyaloidale Blutungen weisen die Oberflächenreflexe der Sublimitansblutungen nicht auf, und sie haben eine Tendenz, in das Glaskörpergerüst einzubrechen. Ursächlich liegen meist retinale Gefäßerkrankungen vor, selten treten diese Blutungen spontan auf. Handelt es sich um flächige Blutungen, die zwischen dem flach abgehobenen Glaskörperkortex und der Netzhaut „gefangen" sind, sprechen wir auch von „Sandwich-Blutungen", die meist im Rahmen einer proliferativen diabetischen Retinopathie auftreten (Abb. 11.59b). Sie zeigen eine beginnende Glaskörperretrak-

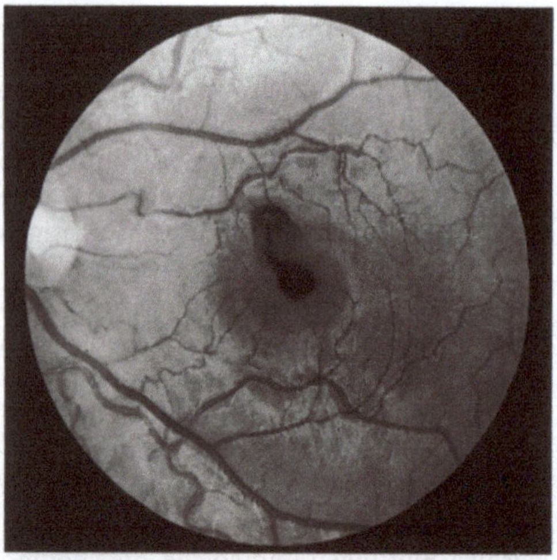

a

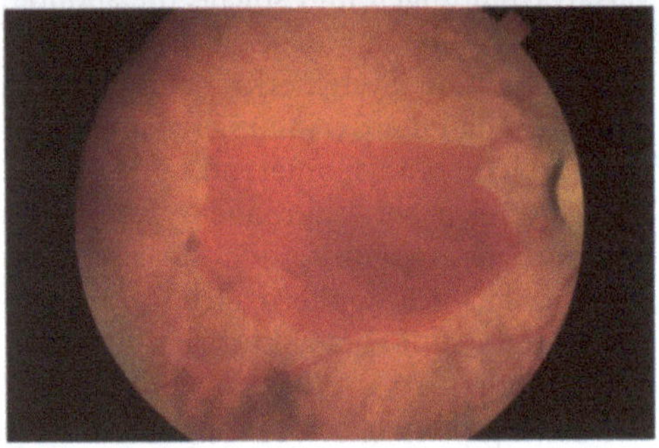

b

Abb. 11.59 a, b. a Valsalva-Blutung, die typischerweise von einem extrafovealen Gefäß ausgehend sich in die Fovea erstreckt. **b** Sandwich-Blutung bei Diabetes mellitus, die von präretinalen Neovaskularisationen ausgehend zwischen Netzhaut und dem flach abgelösten Glaskörper gefangen ist

tion an, die nicht selten mit einer zentralen Traktionsamotio endet. Solche Befunde bedürfen daher engmaschiger Kontrollen, gegebenenfalls einer frühzeitigen Vitrektomie.

b) Submakuläre Blutung

Submakuläre Blutungen treten meist infolge subretinaler Neovaskularisationen (meist AMD), seltener bei traumatischen Aderhautrupturen, chirurgischen Eingriffen (z.B. Punktion der subretinalen Flüssigkeit) oder bei Makroaneurysmata auf. Die Visusprognose wird zunächst einmal von der Grundkrankheit bestimmt und ist z.B. bei zentraler subretinaler Neovaskularisation grundsätzlich schlecht (Bennett et al. 1990; El Baba 1986). Aber auch die Blutung selbst verursacht bis zu ihrer Resorption (auch, falls diese vollständig sein sollte und nicht etwa organisierte Reste zurückläßt) schwerwiegende strukturelle Schäden. Experimentelle und klinisch-pathologische Studien machen hierfür die Scherkräfte des klebrigen und sich retrahierenden Blutgerinnsels verantwortlich (Toth et al. 1991). Diese führen zu einer weitgehenden Disruption der Photorezeptoren.

3. Makulaektopie

Unter einer Makulaektopie verstehen wir eine Dislokation der Makula, die meist durch Traktionsphänomene (makulanah, z.B. bei proliferativer diabetischer Retinopathie und epiretinaler Fibroplasie, oder makulafern, z.B. bei Frühgeborenenretinopathie oder proliferativer Vitreoretinopathie) hervorgerufen wird. Abgesehen von einer unphysiologischen Papillen-Fovea-Achse und einem veränderten Papillen-Fovea-Abstand (mit evtl. konsekutiver Schielstellung) finden sich meist indirekte Zeichen, wie erheblich alterierte Gefäßverläufe am hinteren Pol (s. auch Kap. 10 sowie Abschn. B).

F. Tumoren der Retina

Tumoren der Netzhaut gehen überwiegend von der inneren Augenbecherschicht, also der sensorischen Netzhaut aus: am häufigsten ist das Retinoblastom. Von der äußeren Augenbecherschicht stammende Tumoren wie Adenokarzinome oder Karzinome des retinalen Pigmentepithels sind ebenso selten wie die des Ziliarepithels und werden im Kap. 8 abgehandelt.

I. Retinoblastom

1. Terminologie und Historisches

Das Retinoblastom gehört zu der Gruppe primitiver neuroektodermaler Tumoren, wie

z. B. das Neuroblastom oder der Wilms-Tumor. In Anbetracht seiner besonderen histopathologischen und klinischen Charakteristika muß jedoch auch dieser Tumor als ein separates Krankheitsbild verstanden werden (Becker u. Hinton 1983). Der Begriff „Retinoblastom" geht auf Verhoeff (1926) zurück und bezieht sich auf die primitiven unreifen embryonalen retinalen Zellen, die der Ursprung dieses Tumors sind (Dunphy 1964). Das Retinom oder Retinozytom sind als Varianten des Retinoblastoms zu betrachten, die klinisch kaum Wachstumspotential aufweisen und keine eigenständigen Krankheitsbilder darstellen. Der Begriff des „Glioma retinae" stammt von Rudolf Virchow, sollte aber wegen des unrichtigen histogenetischen Konzepts und der Verwechslungsmöglichkeit mit den astrozytären Tumoren der Netzhaut weder für das Retinoblastom noch im Zusammenhang mit seiner Differentialdiagnose (Pseudogliom) verwendet werden.

2. Allgemeine Klinik

a) Epidemiologie

Das Retinoblastom ist der häufigste Augentumor im Kindesalter und nach den malignen Melanomen sowie den Karzinommetastasen der Uvea die dritthäufigste intraokulare Neoplasie. Die Inzidenz dieses Tumors liegt bei 1 zu 15 - bis 18 000 Lebendgeburten (Kock u. Naewer 1979; Pendergrass u. Davis 1980). In Deutschland muß mit jährlich etwa 50-70 neuen Retinoblastomfällen gerechnet werden (Höpping et al. 1985a). Dennoch ist das Retinoblastom ein sehr seltener Tumor und steht an 8. Stelle unter den 10 häufigsten malignen Tumoren bei Kindern. Es ist etwa 12mal seltener als alle Leukämien zusammengenommen und etwa halb so häufig wie das Neuroblastom (Young u. Miller 1975). Eine eindeutige Rassen- oder Geschlechtsprädilektion wurde bislang nicht nachgewiesen.

Die Inzidenz des Retinoblastoms ist altersabhängig, wie es von einem embryonalen Tumor zu erwarten ist. Etwa 90% werden vor dem 5. Lebensjahr diagnostiziert (Höpping et al. 1985b; Pendergrass u. Davis 1980). Bilaterale Tumoren werden in der Regel bis zu einem Alter von 12 Monaten symptomatisch, während unilaterale Tumoren durchschnittlich erst mit 24 Monaten manifest werden (Höpping et al. 1985; Shields u. Augsburger 1981). Selten finden sich extreme Varianten des Manifestationsalters wie Retinoblastome bei Neugeborenen (Hittner et al. 1979) oder bei Erwachsenen (Takahashi et al. 1983).

b) Heredität und Genetik

Es müssen die Begriffe *„unilateral vs. bilateral"* (d. h. einseitig oder doppelseitig betroffen), *„hereditär vs. nicht-hereditär"* (hereditär sind die Fälle, in denen der Patient Genträger ist und die Erkrankung weitervererben kann) sowie *„familiär vs. sporadisch"* unterschieden werden. (Familiär sind die Fälle mit einer positiven Familiengeschichte, sie sind fast immer bilateral; sporadische Fälle weisen eine negative Familiengeschichte auf und können sowohl einseitig als auch doppelseitig - im Sinne einer Neumutation - auftreten)

Etwa $^1/_3$ der Retinoblastom-Patienten sind bilateral betroffen. Alle diese Retinoblastome sowie generell solche bei einer positiven Familiengeschichte (etwa 5-10% aller Retinoblastome) sind hereditär. Das Risiko, mit der die das Retinoblastomgen tragenden Patienten die Erkrankung weitervererben, liegt in Anbetracht der sehr hohen Penetranz (von 80-90% bei etwa 45% (d. h. etwa jedes 2. Kind ist betroffen, wie bei allen klassischen autosomalen Erkrankungen). Etwa zwei Drittel aller Retinoblastom-Patienten sind nur unilateral betroffen. Die meisten dieser Retinoblastome sind nichthereditär, so daß das Vererbungsrisiko nur bei etwa 5% liegt (erklärbar durch die gelegentlich unvollständige Expressivität auch hereditärer Fälle mit nur unilateralem Befall). Da nur, wie oben erwähnt, 5-10% aller Retinoblastom-Patienten eine positive Familiengeschichte aufweisen, treten somit > 90 % aller Fälle sporadisch auf (Höpping et al. 1985a; Vogel 1979).

Cavenee et al. haben 1983 gezeigt, daß die Entwicklung eines Retinoblastoms mit einem mutanten Allel auf dem Band 14 des *Chromosoms D13* assoziiert war. Sie haben diesen Genlokus als das *Retinoblastomgen* bezeichnet. Dies bestätigte frühere Erkenntnisse aus den 70er Jahren, nach denen Patienten mit einem D-13-Deletionssyndrom (mit Befall von Band 14) fast immer ein Retinoblastom aufwiesen (Yunis u. Ramsey 1978). Dryja et al. (1983) haben später die Basensequenz des Retinoblastomgens aufgedeckt. Das *Retinoblastomgen* zählt zu einer Klasse von Tumorsuppressorgenen, die das unkontrollierte Wachstum embryonaler Zellen verhindern (Murphree u. Munier 1994). Das Genprodukt ist ein nukleares Phosphorprotein, das normalerweise in allen Zellen vorhanden ist. Eine normale Kopie des Gens reicht, die Tumorentwicklung zu verhindern. *Der Verlust beider Kopien führt jedoch zu einer Tumorentstehung*, so daß von einem *rezessiven Onkogen* gesprochen wird (Abb. 11.60). Die Inaktivierung des Retinoblastomgens führt jedoch nicht nur zu einem Retinoblastom, sondern kann in einem höheren Lebensalter auch zur Bildung anderer Tumoren wie *Osteogene Sarkome* und bestimmter Weichteiltumoren führen. Hieraus erklärt sich die hohe Inzidenz nicht-okulärer Zweittumoren von Patienten mit einem hereditären Retinoblastom (s. dort). Mit Hilfe der modernen molekulargenetischen Techniken ist es heute möglich, Genträger in Retinoblastom-Familien zu identifizieren (Horsthemke et al. 1987). Dies hat für die klinisch nicht betroffenen Mitglieder von Retinoblastom-Familien große Bedeutung, zunächst bezüglich der Frequenz ophthalmologischer Untersuchungen und später für die Familienplanung.

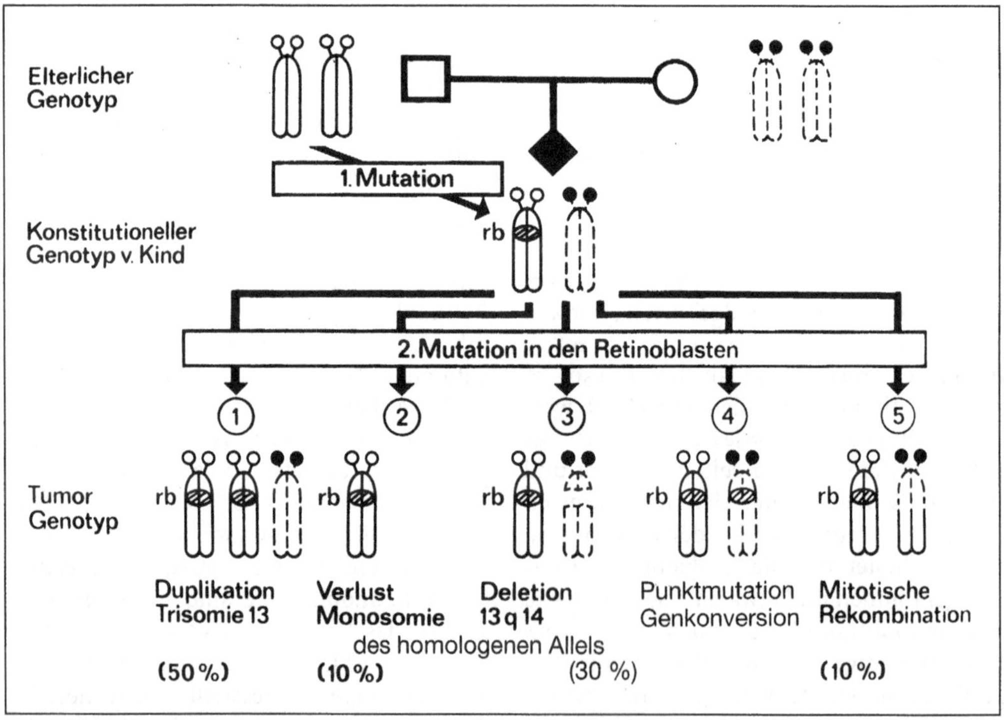

Abb. 11.60. Schematische Darstellung der 1. und 2. Mutation bei der Entstehung eines erblichen Retinoblastoms. Es zeigt die Mechanismen, durch welche ein rezessives Retinoblastomgen homozygot werden kann. (Nach Cavenee et al. 1983; aus Lommatzsch 1989)

Ferner besteht somit auch die Möglichkeit einer pränatalen Diagnostik (GREGER et al. 1988; HORSTHEMKE et al. 1987).

c) Symptome und Klinik

Als klinische Symptome stehen der weiße Pupillarreflex (Leukokorie) und ein Strabismus im Vordergrund (ELLSWORTH u. BOXRUD 1991; HÖPPING et al. 1985b). Andere Initialsymptome sind das auffällige Verhalten des Kindes, das nicht gut sieht oder Schmerzen hat, sowie, in fortgeschrittenen Fällen, proptotische Augen (Tabelle 11.26). Eine Proptose wird heute in industrialisierten Ländern praktisch nicht mehr beobachtet, ist jedoch in unterentwickelten Ländern leider nach wie vor ein häufig erst zur Diagnose führendes Symptom (ELLSWORTH 1974). Das vordere Segment zeigt selten eine grobe Pathologie im Sinne einer klinisch relevanten Katarakt oder eines Winkelblockglaukoms. Der klinische Befund zeigt sich im Ophthalmoskop und ist in der Regel sehr charakteristisch. Kleine Tumoren stellen sich als runde oder ovale transluzide oder weiße bis rosafarbene Raumforderungen im Netzhautniveau dar, die oft eine auch klinisch gut erkennbare Gefäßversorgung aufweisen (Abb. 11.61). Größere Tumoren entwickeln im Laufe der Zeit Nekrosen, Verkalkungen und zystische Veränderungen. Mit zunehmender Nekrotisierung wird die Tu-

Tabelle 11.26. Symptome bei Retinoblastom. (Nach ELLSWORTH u. BOXRUD 1991)

Leukokorie (weißer Pupillarreflex)	56%
Strabismus	20%
Rotes schmerzhaftes Auge, Glaukom	07%
Schlechter Visus	05%
Keine Symptome (Routineuntersuchung)	03%
Orbitale Zellulitis	03%
Unilaterale Mydriase	02%
Heterochromie	01%
Hyphäma	01%

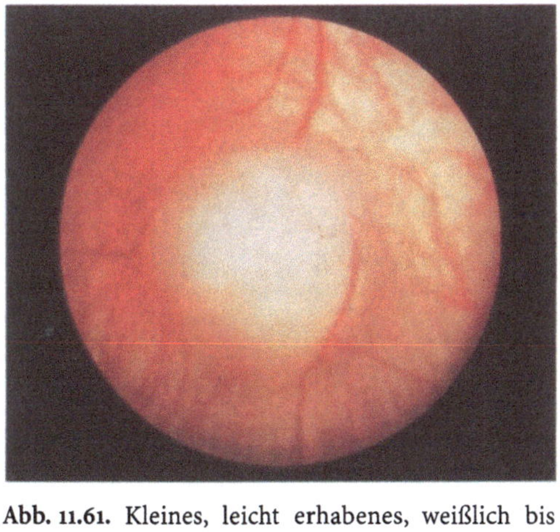

Abb. 11.61. Kleines, leicht erhabenes, weißlich bis rosafarbenes Retinoblastom

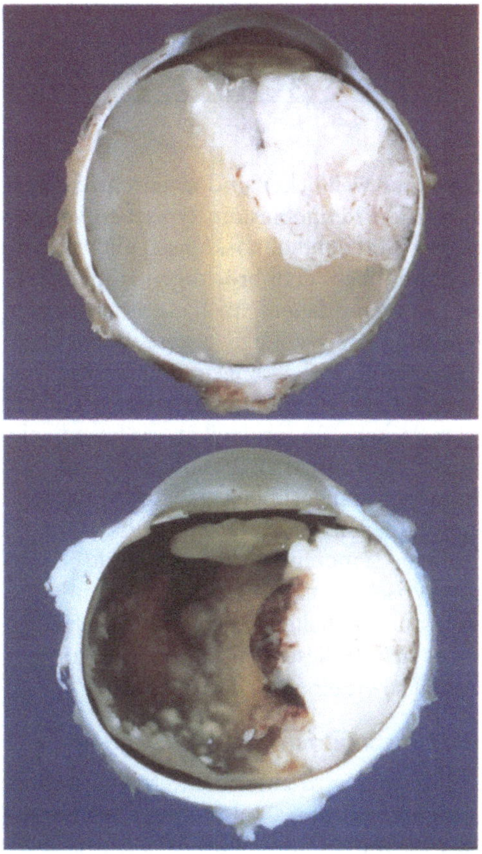

a

b

Abb. 11.62. a Exophytisch wachsendes Retinoblastom mit vollständiger Ablatio. Im subretinalen Exsudat zahlreiche Tumorabsiedlungen entlang des retinalen Pigmentepithels. **b** Endophytisch wachsendes Retinoblastom mit ausgedehnter Tumorzellaussaat in den Glaskörper sowie mit Tochterabsiedlungen auf der Netzhaut

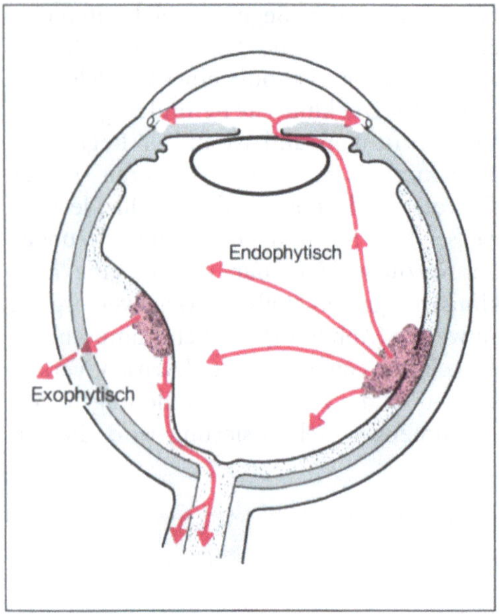

c

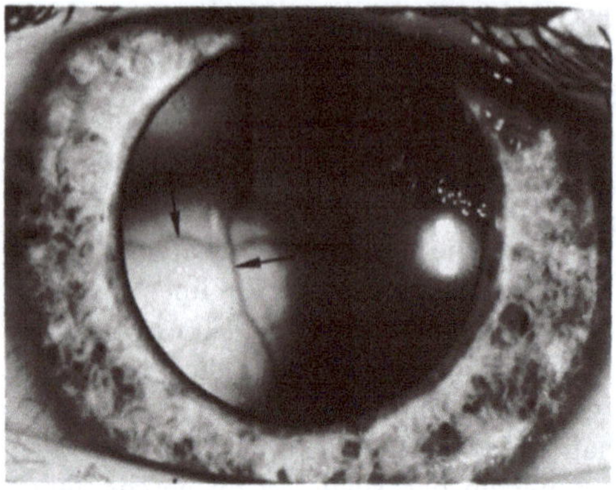

d

Abb. 11.62. c Intraokulare Ausbreitung des Retinoblastoms. d Exophytisches Retinoblastom. Der subretinal wachsende Tumor drückt die Retina mit ihren Gefäßen (*Pfeile*) an die Linsenrückfläche: Leukokorie bzw. amaurotisches Katzenauge

mormasse weißlicher und undurchsichtiger. Die für das Retinoblastom typischen Verkalkungen sind ophthalmoskopisch gut erkennbar und ähneln dem bröckligen Hüttenkäse. Sie werden daher im angelsächsischen Sprachraum als cottage cheese bezeichnet. Ausgedehnte Verkalkungen finden sich insbesondere in den undifferenzierten, weißlich nekrotischen Tumoranteilen, während die transluziden fischfleischähnlichen und zystischen Veränderungen in differenzierten Tumoranteilen zu erwarten sind (s. F.I.3). Größere Tumoren zeigen ein endo- oder exophytisches, meist jedoch kombiniertes Wachstumsverhalten (Abb. 11.62 a–d). Häufig findet sich in diesen Fällen eine Glaskörperaussaat sowie eine exsudative Amotio.

α) Diffus infiltrierendes Retinoblastom

Nicht selten wird eine solche Manifestation als entzündlicher Reizzustand verkannt. Diese Form des Retinoblastoms wurde erstmals 1960 von Schofield beschrieben und bezieht sich auf Tumoren, die keine umschriebene endo- oder exophytische Tumormasse aufweisen. Die Kinder sind in der Regel älter und im Schnitt etwa 6 Jahre alt. Praktisch alle Patienten weisen ein einseitiges Retinoblastom auf. Die typischen klinischen Befunde sind milchige Glaskörpertrübungen sowie ein Pseudohypopyon (Abb. 11.63 a–d). Die Diagnose ist mitunter schwierig, insbesondere da auch echographisch oder röntgenologisch nachweisbare Verkalkungen typischerweise fehlen. Die Grenzen zwischen einem klinisch typischen und einem diffus infiltrierenden Retinoblastom sind fließend. Der diffus infiltrierende Typ geht wahrscheinlich aus einem

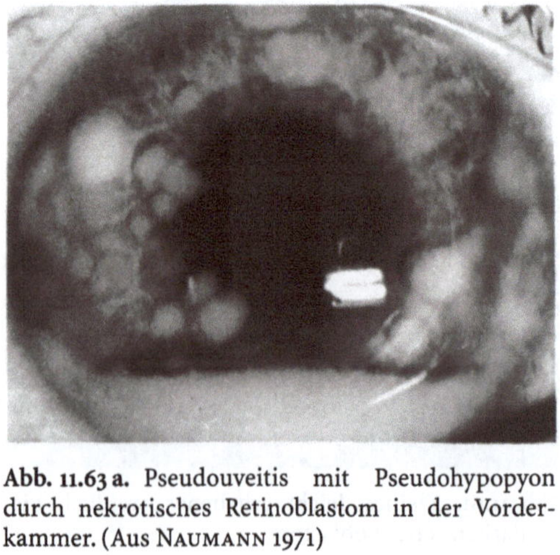

a

Abb. 11.63 a. Pseudouveitis mit Pseudohypopyon durch nekrotisches Retinoblastom in der Vorderkammer. (Aus Naumann 1971) zerfallenden lokalisierten Tumor mit diffuser Tumorzellaussaat hervor.

β) „Spontanheilung" des Retinoblastoms – Retinom – Retinozytom

Ähnlich wie gelegentlich beim Neuroblastom wird auch beim Retinoblastom in etwa 2% ein spontanes Sistieren des Tumorwachstums beobachtet. Dieses wurde als „Spontanregression des Retinoblastoms", als Retinozytom sowie als Retinom beschrieben (Boniuk u. Zimmerman 1962; Gallie et al. 1982a; Margo et al. 1983).

Das klinische Bild einer *„Spontanregression des Retinoblastoms"* ähnelt sehr dem sog. *Typ-I-Regressionsmuster nach Strah-*

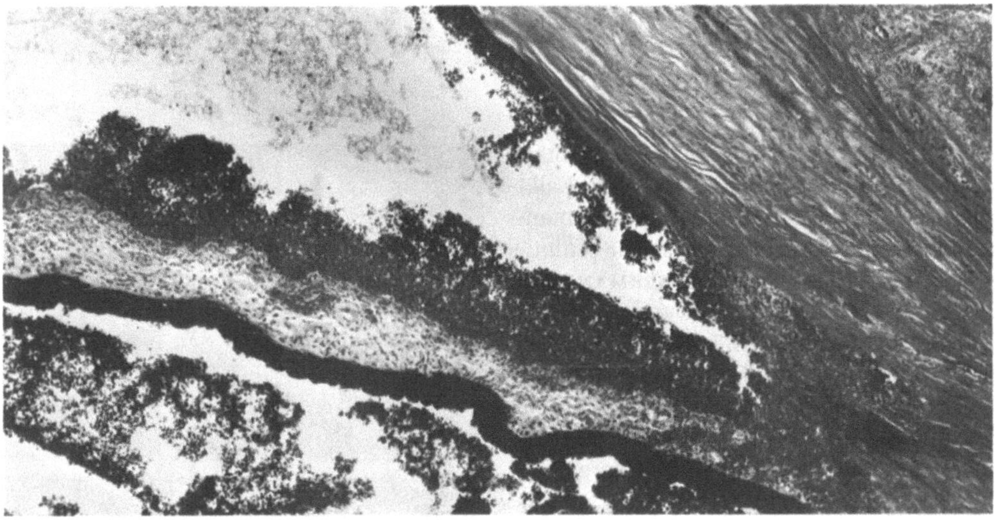

b

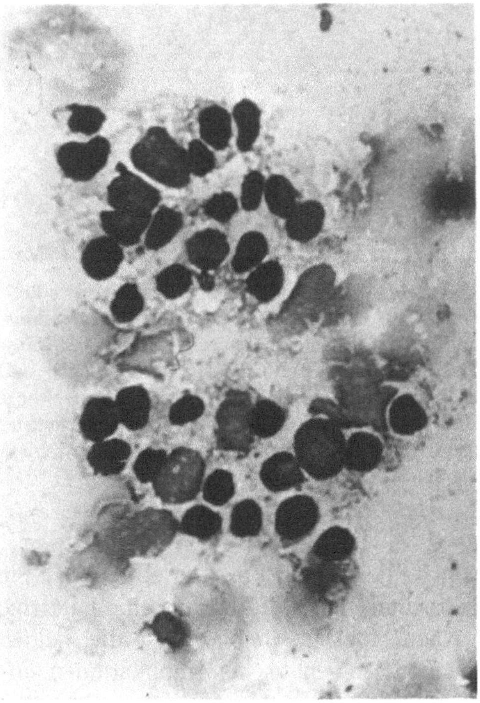

c

Abb. 11.63. **b** Vorderkammer mit nekrotischem diffusen Retinoblastom angefüllt. **c** Zytologie des Vorderkammer-Aspirates: Hyperchromatische Kerne mit schmalem Zytoplasmasaum (Aus Naumann 1968)

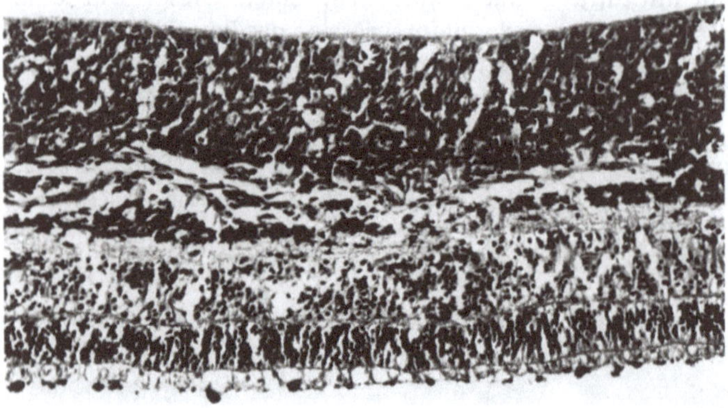

d

Abb. 11.63 d. Diffus infiltrierendes Retinoblastom mit flacher tumoröser Infiltration der inneren Netzhautschichten

lentherapie: typischerweise finden sich scharf demarkierte chorioretinale Narben mit Kalkablagerungen. In der Regel ist die Spontanregression einseitig und findet sich in phthitischen Augen (Boniuk u. Zimmerman 1962; Khodadoust et al. 1977). Daneben wurde jedoch auch eine vollständige Spontanregression in noch funktionsfähigen Augen beschrieben. Pathogenetisch stehen wohl eine ischämische Tumornekrose als auch immunologische Mechanismen im Vordergrund. Von einer vollständigen Nekrose des Tumors und damit von einer wirklichen „Spontanheilung" auszugehen, ist jedoch gefährlich. Mindestens 50 % der Augen, die nach ausgedehnter Tumornekrose eine Phthisis bulbi entwickelt haben, weisen histologisch noch vitale Tumorzellen auf (Gallie et al. 1982b). Bei Kindern müssen daher phthitische Augen, bei denen ein Retinoblastom nicht sicher ausgeschlossen werden kann, enukleiert werden. Bei älteren Patienten mit dem klinischen Bild einer „Spontanregression des Retinoblastoms" reichen hingegen klinische Kontrollen.

Das klinische Bild eines *Retinoms* entspricht weitgehend dem *Typ-II- und Typ-III-Regressionsmuster* nach Strahlentherapie (Abb. 11.64a, b). Die vitalen Gewebsanteile dieser Tumoren erscheinen homogen, transluzide, grau und gefäßarm. Daneben finden sich vereinzelt Verkalkungsareale sowie eine angrenzende Atrophie und Hyperplasie des retinalen Pigmentepithels (Gallie et al. 1982a, b). Der Begriff des *Retinoms* wurde

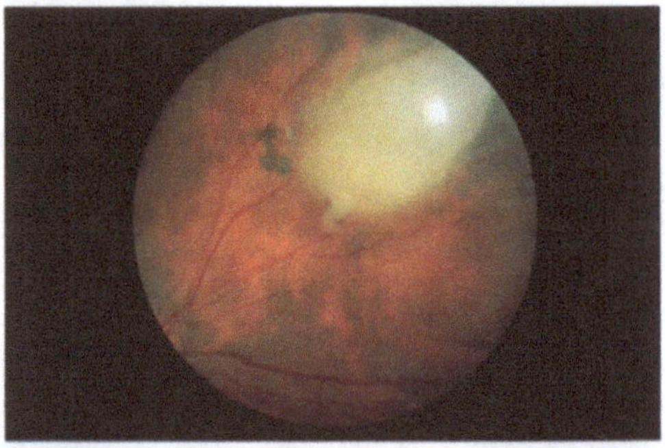

a

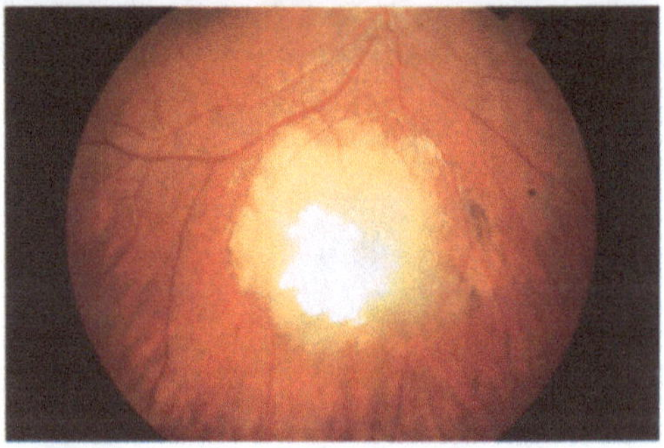

b

Abb. 11.64 a, b. Retinom. **a** Fischfleischfarbenes Retinom. Diese Läsion ähnelt dem Typ-II-Regressionsmuster nach Strahlentherapie. **b** Retinom mit transparenten vitalen Tumormassen, Verkalkungen und angrenzender Atrophie des retinalen Pigmentepithels. Diese Läsion ähnelt dem Typ-III-Regressionsmuster (gemischtes Regressionsmuster) nach Strahlentherapie

von Gallie geprägt (Gallie et al. 1982). Sie betrachten diesen Tumor als eine gutartige Variante des Retinoblastoms, die jedoch die gleichen genetischen Implikationen aufweist. Nach der pathogenetischen Hypothese von GALLIE et al. handelt es sich um die *späte Inaktivierung des Retinoblastomgens* bei einem fast ausgereiften Retinoblasten, der nur noch ein geringes Wachstumspotential aufweist. Das histopathologische Pendant des von GALLIE et al. klinisch beschriebenen Retinoms ist das von MARGO u. ZIMMERMAN beschriebene *Retinozytom* (MARGO et al. 1983). Die Terminologie ist angelehnt an die der pinealen Tumoren, bei denen ebenfalls zwischen einem Pineoblastom und einem Pineozytom differenziert wird. Die pathogenetische Hypothese von MARGO u. ZIMMERMAN ist die einer *zytologischen Ausreifung* eines Retinoblastoms. Patienten mit einem Retinom bedürfen unbedingt regelmäßiger augenärztlicher Kontrollen, da späte maligne Verlaufsformen beschrieben wurden (EAGLE et al. 1989).

3. Pathologie

Das Risiko von Metastasen bei einem fortgeschrittenen Retinoblastom korreliert mit dem histopathologischen Befund, so daß die adäquate histopathologische Aufarbeitung der enukleierten Augen von großer Wichtigkeit ist. Die Präparation des enukleierten Bulbus erfolgt in üblicher Weise (MENOCAL et al. 1980). Zusätzlich zu der anzustrebenden repräsentativen Schnittebene durch Pupille, Optikus und maximaler Tumorprominenz sind jedoch die Kalotten mit jeweils einer repräsentativen Schnittebene sowie der *Optikus* aufzuarbeiten. Der Optikus sollte *vor der Eröffnung des Bulbus gekürzt* werden, damit von diesem Segment transversale Schnitte, beginnend mit den ZNS-wärtigen Rand, angelegt werden können und eine Verschmierung von lockeren intraokularen Tumormassen zum Optikus vermieden wird.

Für molekulargenetische Untersuchungen muß heute in den meisten Fällen frisches und vitales Tumorgewebe unter sterilen Bedingungen entnommen werden. Dabei treten Artefakte auf (insbesondere die artifizielle Versprengung von Tumorgewebe sowie artifizielle Ablösungen von Aderhaut und Netzhaut), die die Beurteilung der Invasivität des Retinoblastoms erschweren. In fortgeschrittenen Stadien, bei denen bereits aus klinischer Sicht mit einem invasiv wachsenden Retinoblastom gerechnet werden muß, sollte daher eher auf die frische Tumorzellentnahme verzichtet und das Gewicht mehr auf eine *zuverlässige histopathologische Evaluation* gelegt werden, da hiervon schwerwiegende Entscheidungen wie die Notwendigkeit einer systemischen Chemotherapie abgeleitet werden müssen.

Bei der makroskopischen Befundung zeigt sich eindrücklich, wie größere Tumoren die horizontalen retinalen Leitstrukturen durchbrechen und dann ein endo- oder exophytisches, meist jedoch kombiniertes Wachstumsverhalten aufweisen (Abb. 11.62a, b). Wegen der geringen Adhäsion der Tumorzellen neigen endophytische Tumoren zu einer Glaskörperaussaat, während exophytische Tumoren zu einer subretinalen Tumoraussaat sowie einer exsudativen Amotio aufgrund der zusammengebrochenen Blut-Retina-Schranke führen können. Sowohl prä- als auch subretinal abbrechende Tumorzellverbände können sich auf der inneren Netzhautoberfläche oder entlang des retinalen Pigmentepithels absiedeln, um dort erneut zu größeren Tumoren heranzuwachsen (Abb. 11.65a). Die Frage, ob es sich um einen unioder multifokalen Tumor handelt, ist daher bei größeren Tumoren auch bei der pathologischen Aufarbeitung des Bulbus in aller Regel nicht mehr zu beantworten (Abb. 11.65b). Oftmals sind größere Tumoren verkalkt, so daß eine möglicherweise *mehrtägige Entkalkung* vor der histologischen Aufarbeitung des Bulbus vorgenommen werden muß.

Die im Folgenden angegebenen Zahlen bezüglich der Häufigkei histopathologischer Veränderungen beim Retinoblastom geht auf die Aufarbeitung von 270 konsekutiven Fällen aus dem histopathologischen Labor der Augenklinik, Universität Essen, zurück.

a) Zytologie

Die meisten Retinoblastome weisen ein zytologisches Spektrum mit mehr oder

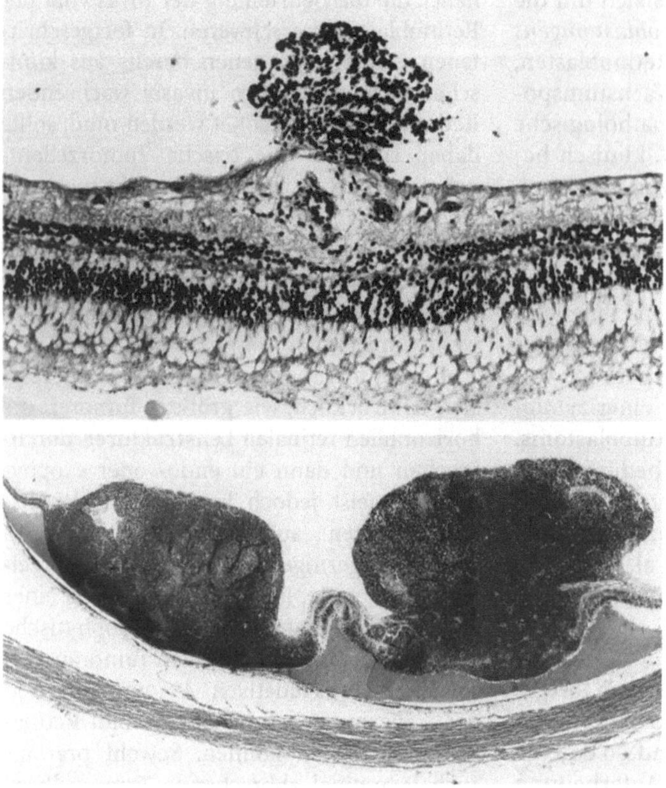

a

b

Abb. 11.65. **a** Tumorzellabsiedlung nach Glaskörperaussaat auf der Netzhautoberfläche in unmittelbarer Nachbarschaft eines Netzhautgefäßes. **b** Zwei scheinbar voneinander unabhängige Tumorknoten. In Anbetracht der Netzhautablösung bei einem einseitigen Retinoblastom handelt es sich wahrscheinlich um Absiedlungen des wesentlich größeren Primärtumors im gleichen Auge (hier nicht abgebildet)

weniger differenzierten Tumorzellen auf (SANG u. ALBERT 1982). Lichtmikroskopisch ähneln undifferenzierte Retinoblastomzellen anderen embryonalen Tumoren wie zum Beispiel dem Neuroblastom oder dem Wilms-Tumor. Der vorherrschende Zelltyp weist meist uniforme, rund-ovale hyperchromatische Kerne mit kaum sichtbarem Zytoplasmasaum auf (Abb. 11.66a). Sehr häufig finden sich Mitosen sowie Zeichen von Zelluntergang wie Kernpyknosen, Einzelzellnekrosen und große konfluierende Nekroseareale.

Ein für das Retinoblastom typisches Differenzierungsprodukt stellen die Flexner-Wintersteiner-Rosetten dar, bei denen es sich um ringförmig angeordnete Tumorzellen handelt (Abb. 11.66b). Die Zellkerne sind in der Peripherie dieser Ringe angeordnet, der zentrale Anteil weist eosinophile Zytoplasmaausläufer auf, die mit einer feinen Pseudomembran vom zentralen Lumen abgegrenzt sind (TSO et al. 1970a, b). In der Hälfte unserer eigenen Fälle ließen sich Flexner-Wintersteiner-Rosetten nachweisen. Gelegentlich ragen eosinophile Zytoplasmaprojektionen in das Lumen dieser Ringe hinein, das in diesen Fällen eine Alcian-Blau-positive, mukoide Substanz enthält, die nicht mit Hyaluronidase abgebaut wird (ZIMMERMAN 1958). Sehr häufig finden sich auch weniger gut organisierte Flexner-Wintersteiner-Rosetten mit spiral- oder bandförmig angeordneten polarisierten Tumorzellverbänden. Ein ähnliches, aber weiter fortgeschrittenes Differenzierungsprodukt stellen

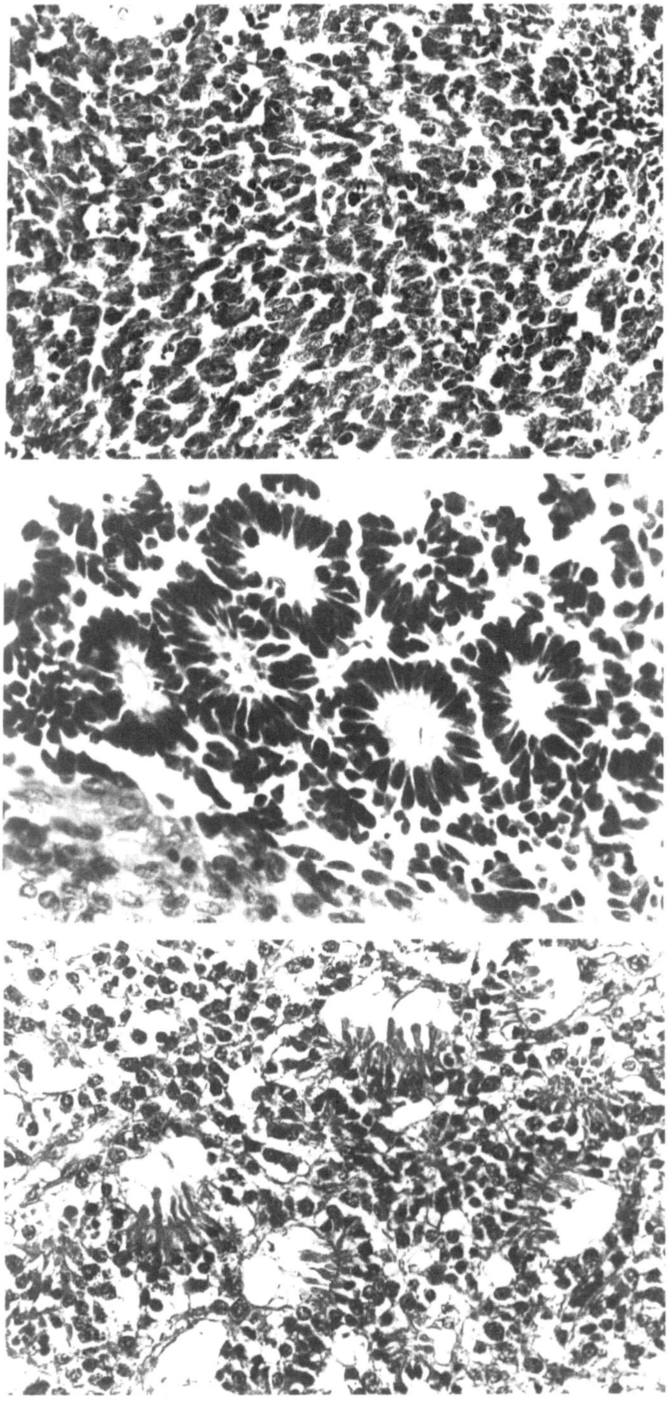

a

b

c

Abb. 11.66. **a** Undifferenziertes Retinoblastom mit dichtgepackten hyperchromatischen Kernen, ohne wesentlichen Zytoplasmasaum und mit zahlreichen Kernpyknosen. **b** Retinoblastom-typische Differenzierung in Form von Flexner-Wintersteiner Rosetten. **c** Fortgeschrittene Photorezeptordifferenzierung (Fleurettes). Die kolbenförmigen Tumorzellausläufer entsprechen Photorezeptor-Innen- und Außensegmenten.

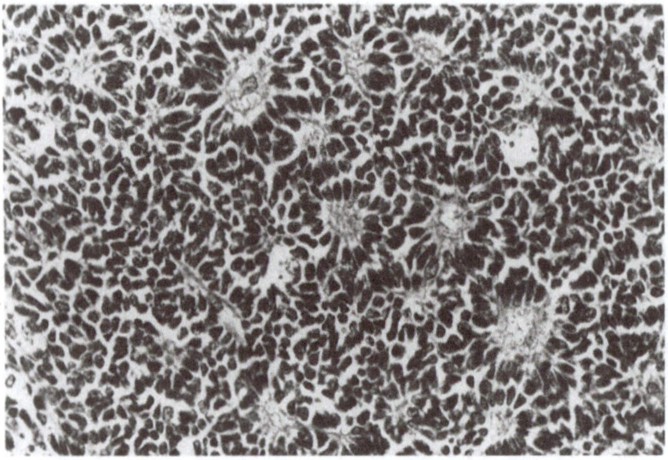

d

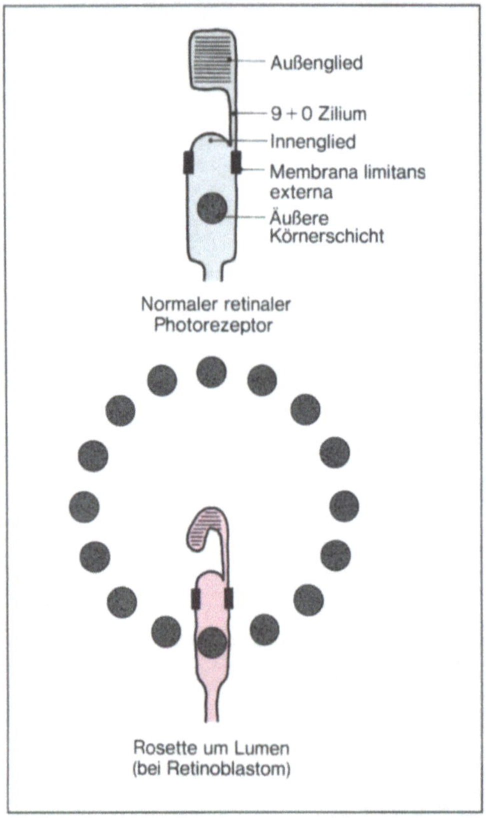

e

Abb. 11.66. d Für das Retinoblastom nicht spezifische Differenzierung in Form von Homer-Wright-Rosetten. **e** Flexner-Wintersteiner-Rosetten (Schema). Die deformierten Rezeptorenden ragen in ein mit Sialomuzinen gefülltes Lumen

die zu „*Fleurettes*" angeordneten Tumorzellen dar (Abb. 11.66c). Es handelt sich ebenfalls um polarisierte Tumorzellen. Sie sind jedoch nicht ringförmig angeordnet, sondern durch Fragmente einer abortiven Lamina limitans externa wie zu einem Blumenbouquet zusammengebunden (Tso et al. 1970a, b).

Elektronenmikroskopisch weisen die soeben beschriebenen Tumorzellformationen eine enge Verwandschaft mit den Photorezeptoren auf. Sie sind charakterisiert durch eine polarisierte Organisation ihrer zytoplasmatischen Organellen. Am luminalen Ende finden sich longitudinal ausgerichtete Mitochondrien, Mikrofilamente, Mikrotubuli sowie Zilien mit Basalkörperchen (Popoff u. Ellsworth 1969; Tso et al. 1969). Die Zellen sind seitlich durch Zonulae adhaerentes miteinander verbunden. Diese Zelladhäsionen liegen typischerweise in einer Ebene und entsprechen der sog. Lamina limitans externa der Netzhaut. Synaptische Lamellen und Bläschen können in der Nachbarschaft dieser differenzierten Tumorzellen beobachtet werden (Radnot 1975).

Homer-Wright-Rosetten stellen eine ringförmige Anordnung von Tumorzellen ohne ein zentrales Lumen dar (Abb. 11.66 d). Die Tumorzellen weisen jedoch nicht die bei den Flexner-Wintersteiner-Rosetten oder „Fleurettes" zu beobachtenden kolbenförmigen Zytoplasmaextensionen auf, sondern lediglich filiforme Ausläufer, die ebenfalls zum Zentrum der ringförmigen Struktur hin orientiert sind. Dieser Rosettentyp kann auch bei anderen primitiven neuroektodermalen Tumoren beobachtet werden (Roessmann et al. 1983). Homer-Wright-Rosetten waren in 1,6% unserer Retinoblastome nachweisbar. Abbildung 11.66 e zeigt die Differenzierung beim Retinoblastom nochmals schematisch dargestellt.

Gliazellen in Form von protoplasmatischen, fibrillären und pilozytären Astrozyten werden sowohl in netzhautnahen als auch in netzhautfernen Tumoranteilen beobachetet. Gliazellen zeigen nur selten atypische Nuclei oder Mitosen und werden vorwiegend im Zusammenhang mit gleichzeitiger neuronaler Differenzierung beobachtet (Abb. 11.67 a; Messmer et al. 1985).

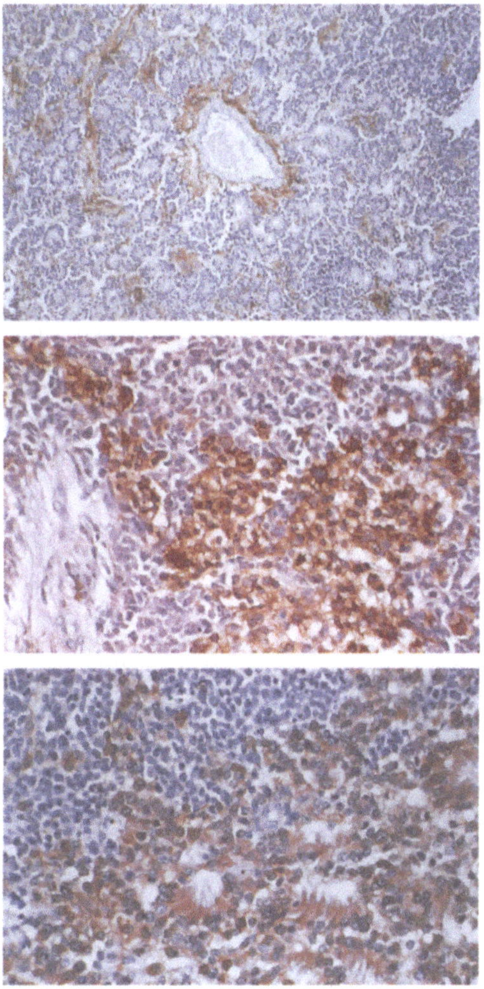

a b c

Abb. 11.67. a Immunhistochemischer Nachweis von Gliazellen im Tumor. Diese sind vorwiegend perivaskulär orientiert (GFAP). **b** Immunhistochemische Darstellung von nicht-polarisierten Tumorzellen. **c** Immunhistochemische Darstellung von NSE-positiven Tumorzellen mit Photorezeptordifferenzierung (Fleurettes)

b) Immunhistochemie

Mit immunhistochemischen Methoden lassen sich neuronale und gliale Zellpopulationen im Retinoblastom unterscheiden (Craft et al. 1985; Kyritsis et al. 1984; Messmer et al. 1985; Abb. 11.67 a–c). Neuere histogenetische Untersuchungen scheinen das alte Postulat zu stützen, daß sich das Retinoblastom aus primitiven Photorezeptoren entwickelt (Nork et al. 1995; Tso et al. 1970 a, b). Die zelluläre Differenzierung eines Retinoblastoms und ihr immunhistochemischer Nachweis hat diagnostische Bedeutung bei atypischen oder undifferenzierten Tumoren.

c) Tumornekrose

Ausgedehnte Tumornekrosen finden sich in mehr als der Hälfte aller Retinoblastome (SANG u. ALBERT 1982). Zahlreiche morphologische Befunde sprechen dafür, daß insbesondere die Hypoxie als Ursache für eine Spontannekrose anzusehen ist. Darauf deutet z. B. die Struktur der inmitten von Nekroseanealen häufig zu beobachtenden „Pseudorosetten" hin. Diese weisen einen Ring vitaler Tumorzellen um ein zentrales nutritives Gefäß herum auf (Abb. 11.68a). Der hohe Stoffwechselbedarf dieser Tumorzellen scheint in der Regel lediglich bis zu einem Abstand von etwa 100 μ vom Gefäß gedeckt zu sein (ALBERT et al. 1978).

Nekrosen sind nicht willkürlich über den Tumor verteilt, sondern werden vorwiegend in undifferenzierten Tumorarealen beobachtet. Die Konturen nekrotischer Tumorzellen lassen nur selten Strukturen von Photorezeptordifferenzierung erkennen. Differenzierte Tumorareale weisen sowohl klinisch als auch histologisch oft zystische Hohlräume auf (Abb. 11.68b). Diese zeigen gelegentlich Hinweise auf eine stattgehabte Nekrose wie Detritus undifferenzierter Tumorzellen. Das Lumen der Zysten weist keine organisierte Zellbegrenzung auf (TSO et al. 1970b).

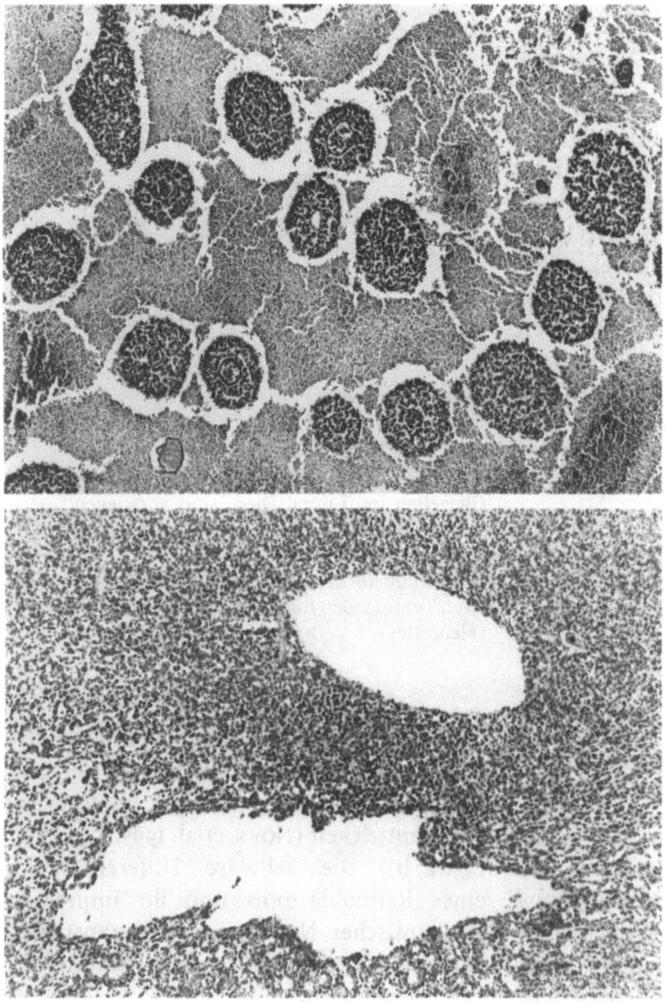

a

b

Abb. 11.68. **a** Ausgedehnte Nekrosen in einem Retinoblastom mit zahlreichen Pseudorosetten. Das Verteilungsmuster vitaler und nekrotischer Tumorzellen spricht für eine ischämische Tumornekrose. **b** Zystischer Hohlraum in differenziertem Retinoblastom. Das optisch leere Zystenlumen wird von Tumorzellen begrenzt

Es ist wahrscheinlich, daß diese Strukturen durch Resorption nekrotischer, undifferenzierter Tumorteile entstehen, da sich ansonsten keine Hinweise auf ein Gefäßleck wie ein interstitielles Ödem oder Lipidablagerungen finden.

d) Tumorverkalkung

Charakteristische Kalkablagerungen in Form granulärer basophiler Plaques (Abb. 11.69a) inmitten von vitalen Tumormassen oder Nekrosearealen lassen sich bei den meisten Retinoblastomen nachweisen (BULLOCK et al. 1977; SANG u. ALBERT 1982). Diese Plaques färben sich positiv mit der van Kossa- und Alizarin-Rot-Methode an. Sie weisen sowohl histopathologisch als auch klinisch auf ein Retinoblastom hin.

Kristalline Kalziumablagerungen enstehen in den Mitochondrien degenerierender Tumorzellen. Nach Zerreißen der Plasmamembran geraten die verkalkten Mitochondrien in den extrazellulären Raum. Dort wachsen die kalzium- und phosphorhaltigen Mikrosphären durch appositionelles Wachstum (LIN u. TSO 1983). Histopathologisch können die Kalkablagerungen in Retinoblastomen von Verkalkungen reaktiver Gliose oder metaplastischen Pigmentepithels unterschieden werden, so daß ihnen eine wesentliche differentialdiagnostische Bedeutung zukommt (Abb. 11.69a–c).

e) Vaskuläre Basophilie (Azzopardi-Zeichen)

Auch die Feulgen-positiven und van Kossa-negativen basophilen Ablagerungen im Bereich von Basalmembranen sind bei primären intraokularen Tumoren hochcharakteristisch für das Retinoblastom, so wie sie bei extraokularen Tumoren typisch für das kleinzellige Bronchialkarzinom sind (STOWE et al. 1979). Die Inzidenz wurde mit 18% angegeben (BUNT u. TSO 1981). Dieses Material wird vorwiegend entlang kollagener Membranen, speziell Basalmembranen, wie z.B. die der Blutgefäße, der Linsenkapsel, der Netzhautinnenfläche und des nicht pigmentierten Ziliarepithels beobachtet (Abb. 11.70). Histochemisch besteht das Material aus einem Protein-DNA-Komplex (MULLANEY 1969).

f) Irisneovaskularisation

Histopathologisch wird eine Irisneovaskularisation beim Retinoblastom zwischen 30 und 80% angegeben (MOAZED et al. 1980; SANG u. ALBERT 1982). Bei unseren eigenen Fällen war ein solcher Befund in 27% nachzuweisen. Bei lediglich der Hälfte war es dadurch zu peripheren Goniosynechien gekommen. Dies entspricht der klinischen Erfahrung, daß ein neovaskulärer Winkelblock beim Retinoblastom lediglich bei sehr ausgedehnten Tumoren in weit fortgeschrittenen Stadien klinisch relevant wird. Eine Irisneovaskularisation ist jedoch nicht die einzige Veränderung am vorderen Augensegment, die zu einem Sekundärglaukom am tumortragenden Auge führen kann (YOSHIZUMI et al. 1978). In 15% unserer Patienten fand sich eine vollständige Aufhebung der Vorderkammer durch Vorverlagerung des Iris-Linsendiaphragmas bei hochblasiger exsudativer Ablatio.

g) Invasivität

Von großer klinischer Bedeutung ist die Invasion des Retinoblastoms in die Aderhaut, den Optikus oder die Orbita. Schnittrichtungen durch das zu untersuchende Gewebe müssen so gewählt sein, daß eine größtmögliche diagnostische Sicherheit erzielt wird. Dies ist beim Optikus wegen der routinemäßigen Longitudinal- und Transversalschnitte gewährleistet. Differenziert werden sollte dabei eine Optikusinvasion bis zur Ebene der Lamina cribrosa *(prälaminäre Optikusinvasion)*, eine Optikusinvasion bis *hinter die Ebene der Lamina cribrosa bei tumorfreier chirurgischer Schnittebene*, sowie eine Optikusinvasion bis hinter die Ebene der lamina cribrosa mit einer *tumorösen Infiltration der chirurgischen Schnittebene* (Abb. 11.71a).

Bei der *Aderhautinvasion* hingegen liegt die diagnostische Trefferquote niedriger.

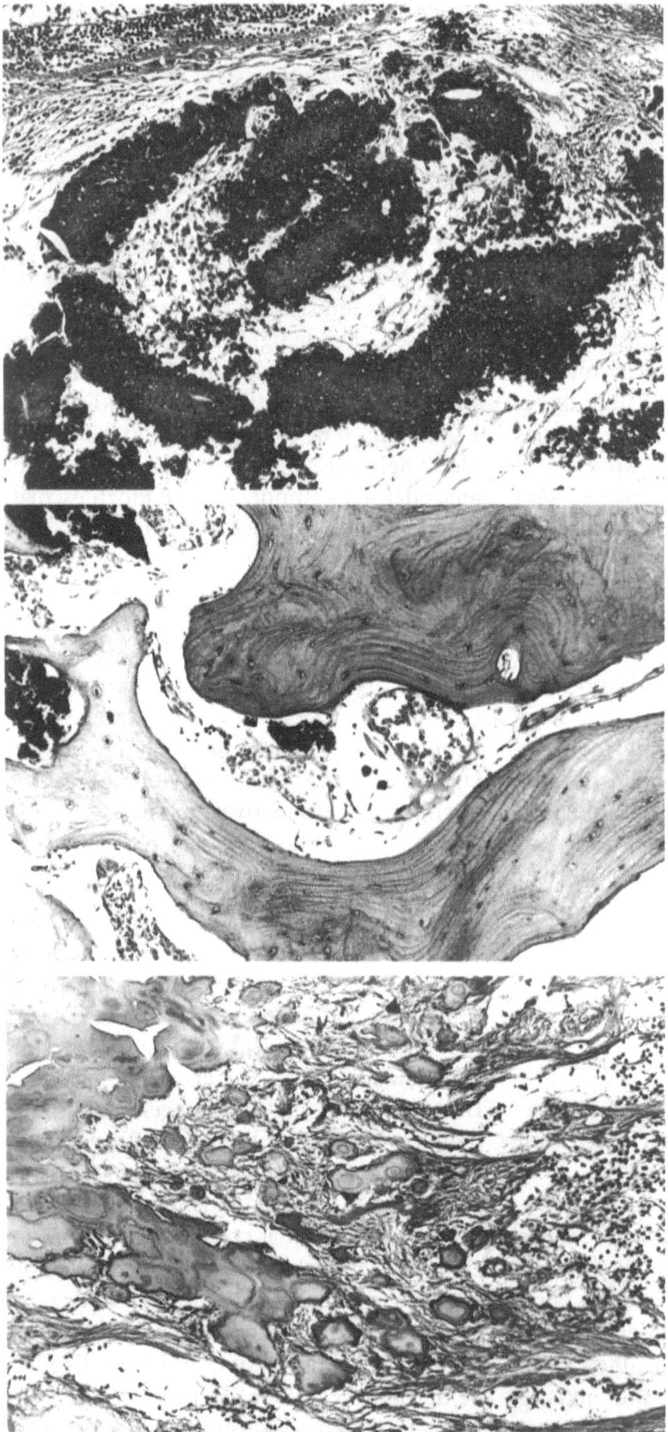

a

b

c

Abb. 11.69 a–c. Verkalkungen in Retinoblastomen. **a** Granuläre Kalkablagerung, wie sie für das Retinoblastom pathognomonisch ist. **b** Lamellenförmige Verknöcherung, entstanden durch Pseudometaplasie des retinalen Pigmentepithels. **c** Zwiebelschalenförmige Verkalkungen, wie sie bei degenerativen Prozessen intraokularer Gliose beobachtet werden können

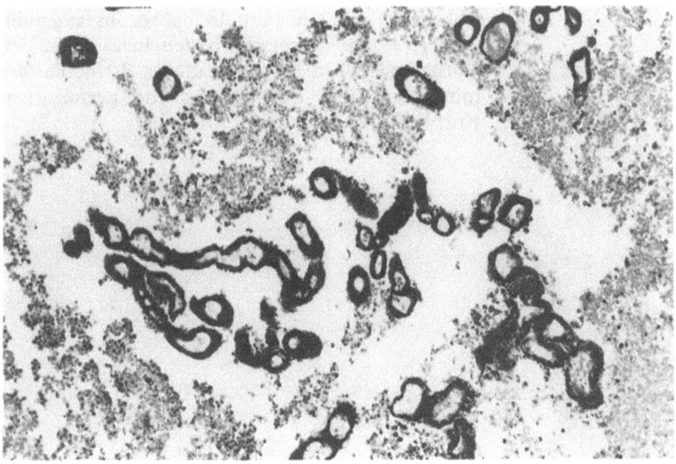

Abb. 11.70. Intensive Basophilie der vaskulären Basalmembranen bei einem weitgehend nekrotischen Retinoblastom

Repräsentative Schnitte sollten aus dem mittleren Segment sowie aus allen vier Bulbusquadranten gewonnen werden. Es sollte nur dann von einer Aderhautinvasion gesprochen werden, wenn Tumorzellen eindeutig unter der Bruch-Membran liegen (Abb. 11.71b, c). Das Ausmaß der Aderhautinvasion sollte grob quantifiziert werden wie z. B. eine Invasion ohne oder mit Verdickung der Aderhaut. Für den Nachweis eines Orbitaeinbruches gelten die gleichen Regeln wie bei einem Aderhauteinbruch. Dennoch ist die diagnostische Trefferquote hier sicherlich relativ groß, da eine Orbitainvasion nur via continuitatem über einen massiven Aderhaut- und Skleraeinbruch möglich

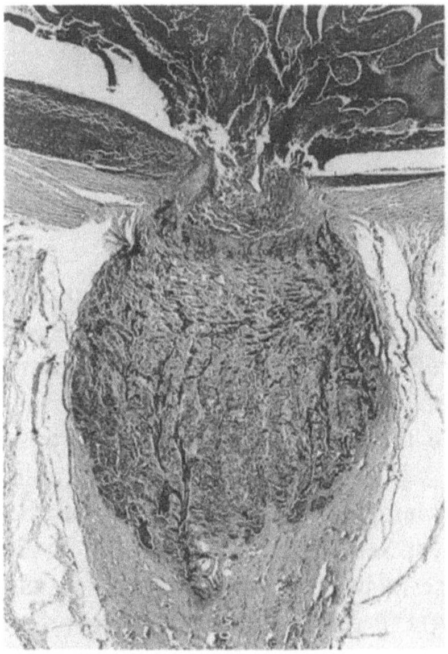

a

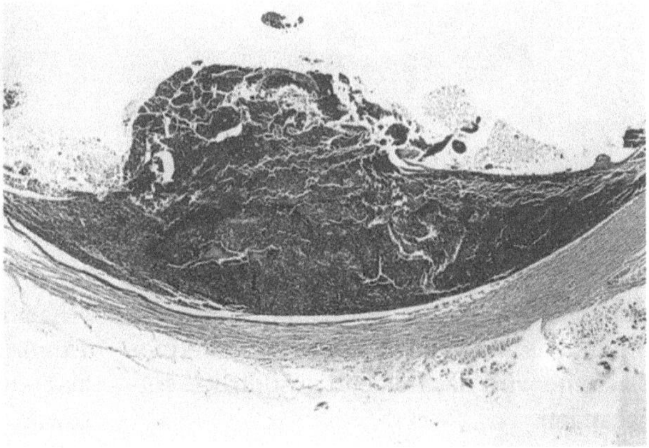

b

Abb. 11.71 a, b. Invasives Retinoblastom. **a** Tiefe Infiltration des Optikus. Der posteriore Anteil des Optikus ist tumorfrei. Tumorzellen können über Piasepten Anschluß an den Liquorraum des Optikus, der frei mit den Liquorräumen des übrigen ZNS kommuniziert, gewinnen. **b** Ausgedehnte tumoröse Aderhautinfiltration bei großem Defekt in der Bruch-Membran (im Zentrum des Bildes). Die Aderhaut ist durch den Tumoreinbruch deutlich verdickt

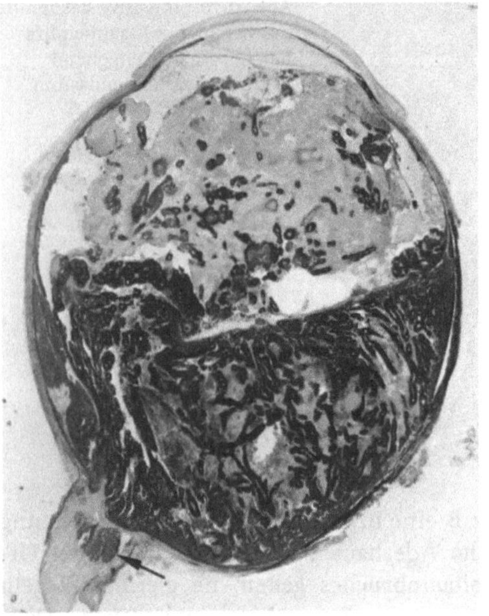
c

Abb. 11.71. **c** Bulbus mit Retinoblastom angefüllt: vordere Hälfte nekrotisch, hinten Invasion in den Optikus (*Pfeil*). **d** Fortgeschrittenes Retinoblastom mit sekundärem Buphthalmus und perforiertem Hornhautulkus

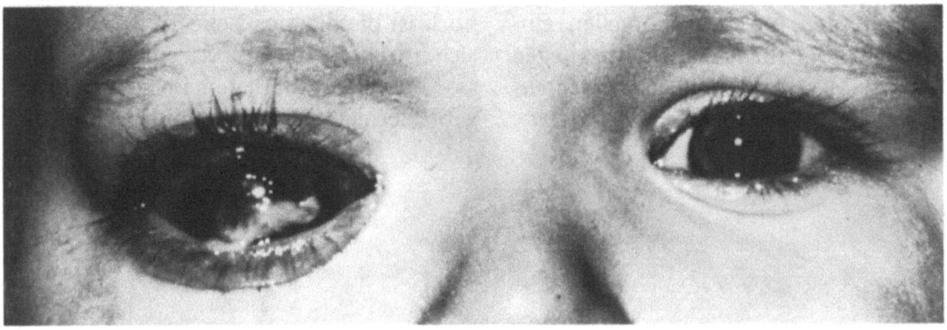
d

ist (Abb. 11.71d–f). Die Inzidenz der verschiedenen Invasionsformen bei unseren eigenen 270 histopathologischen Fällen ist der Tabelle 11.27 zu entnehmen. Auf die prognostische Relevanz invasiver Retinoblastome wird nachfolgend ausführlich eingegangen.

4. Prognose

Da es sich beim Retinoblastom um einen Tumor handelt, der sowohl die Integrität des Auges bedroht, als auch eine vitale Bedrohung für den Patienten darstellt, muß eine Prognose quoad visum von einer Prognose quoad vitam unterschieden werden.

a) Prognose quoad visum

Für die Visusprognose im Falle einer bulbuserhaltenden Therapie sind Parameter wie Tumorgröße und -lokalisation, die Anwesenheit einer Ablatio oder Glaskörperaussaat sowie die therapeutische Morbidität maßgebend. All diese Befunde werden international weitgehend einheitlich erfaßt und klassifiziert. Seit langer Zeit verbreitet ist die alte Reese-Ellsworth-Klassifikation (Reese u. Ellsworth 1963), die sich vorwiegend an anatomischen Gesichtspunkten orientiert. Höpping hat 1983 eine mehr funktionsorientierte und auf eine computergestützte Analyse eines großen Datenmaterials gestützte neue Klassifikation vorgeschlagen, die bes-

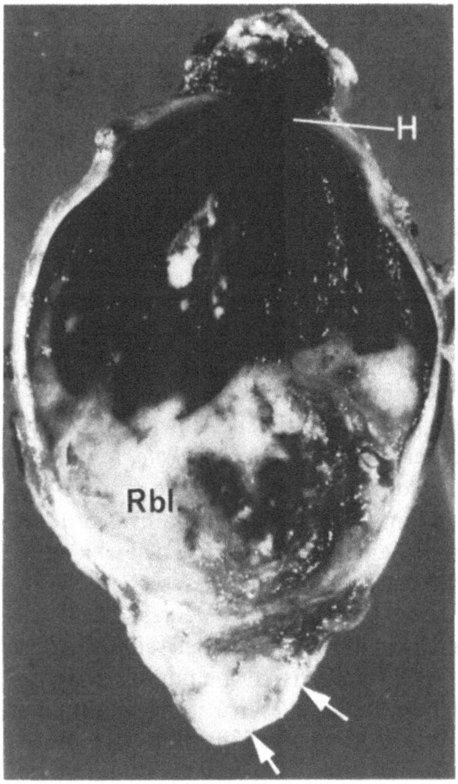

e

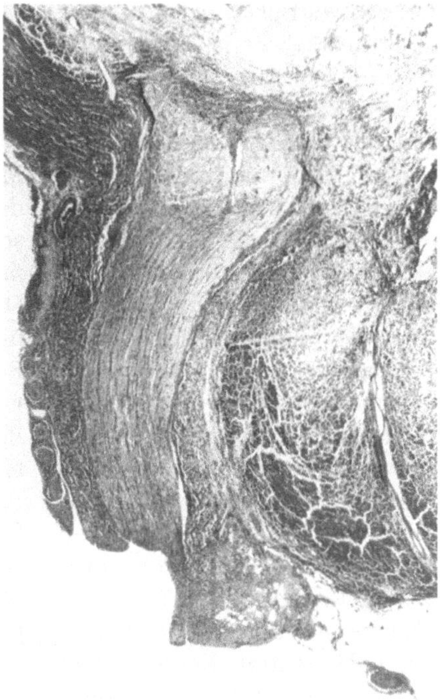

f

Abb. 11.71. **e** Bulbus mit nekrotischemTumor angefüllt (*Rbl*). Hornhautperforation (*H*), Invasion von Optikus und Orbita (*Pfeile*). (Aus NAUMANN 1968). **f** Orbitainvasion eines Retinoblastoms bei Skleradurchbruch mit seitlicher Verdrängung des Optikus (*links* im Bild bogenförmig von oben nach unten verlaufend)

Tabelle 11.27. Invasionsverhalten beim Retinoblastom

Aderhaut	12%
Optikus	
• Prälaminär	15%
• Postlamiär	0,5%
Orbita	0,1%
Iris	15%
Subretinale Aussaat	60%
Glaskörperaussaat	32%

ser mit dem zu erwartenden Sehvermögen nach bulbuserhaltender Therapie korreliert (DE SUTTER et al. 1987a, b; HÖPPING 1983).

b) Prognose quoad vitam

Die Prognose quoad vitam für Patienten mit einem Retinoblastom wird in der ersten Lebensdekade vorwiegend vom Metastasierungsrisiko und in einem kleinen Prozentsatz der Fälle auch von dem sog. „trilateralen Retinoblastom" (s. unten) bestimmt. Nach der 1. oder 2. Lebensdekade sind Patienten mit einem hereditären Retinoblastom zusätzlich von nichtokulären Zweittumoren bedroht. In Anbetracht einer Inzidenz von 10–40% stellen diese hochmalignen *Zweittumoren den wichtigsten Faktor für die langfristige Überlebensrate bilateral betroffener Retinoblastompatienten* dar.

α) Metastasen

Obwohl es sich beim Retinoblastom um einen hochmalignen Tumor handelt, sind Metastasen lediglich bei sehr weit fortgeschrittenen, invasiv wachsenden oder extraokulär verschleppten Tumoren zu befürchten, so daß heute <10% aller betroffenen Patienten Metastasen entwickeln (KOPELMAN et al. 1987; MCLEAN et al. 1991; MESSMER et al. 1991; MOHNEY u. ROBERTSON 1994; SANDERS et al. 1988). Dies ist vorwiegend der frühzeitigen Erkennung dieses Tumors durch verbesserte primär-ärztliche Versorgung zu verdanken. Anfangs diesen Jahrhunderts lag das Mestastasierungsrisiko auch in den industrialisierten Ländern noch bei über 50%, was in den sog. Ländern der „dritten Welt“ leider immer noch aktuell ist (KODILINYE 1967; ZIMMERMAN 1969). Eine Metastasierung des Retinoblastoms wird lediglich innerhalb der ersten 5 Jahre nach Diagnosestellung beobachtet, wobei die meisten dieser Metastasen innerhalb der ersten ein bis zwei Jahre auftreten (MESSMER et al. 1991b). *Die Disseminationsroute von Retinoblastomzellen und die Lokalisation von Metastasen hängt weitgehend vom Invasionsverhalten des Retinoblastoms innerhalb des Auges ab.* Eine Ausbreitung von Retinoblastomzellen in das zentrale Nervensystem kann entweder entlang der Nervenfaserbündel bis zum Chiasma oder (häufiger) durch Einbruch in den subarachnoidalen Liquorraum des Optikus erfolgen. Die hämatogene Tumorzellaussaat ist in der Regel assoziiert mit einem Einbruch des Tumors in Aderhaut, Sklera oder Orbita. Orbitarezidive sind lediglich bei ausgedehnten Tumoren zu erwarten, die via Aderhaut und Sklera in die Orbita eingebrochen sind oder entstehen nach unvollständiger Resektion eines tief tumorös infiltrierten Optikus.

Die Metastasierungswahrscheinlichkeit korreliert recht genau mit der Invasivität des Tumors, die klinisch zwar vermutet werden kann aber letztlich nur histopathologisch erfaßbar ist. Zumindest in fortgeschrittenen Stadien kommt daher der gründlichen histopathologischen Aufarbeitung des enukleierten Bulbus eine große Bedeutung für die weitere kinderonkologische Therapieplanung zu. In multivariaten Analysen histopathologischen Materials konnte nachgewiesen werden, daß die Invasion des Tumors in die Aderhaut, Sklera, Orbita und den retrolaminaren Optikus *voneinander unabhängige Risikofaktoren* darstellen (KOPELMAN et al. 1987; MCLEAN et al. 1991; MESSMER et al. 1991b). Ferner konnte auch die verzögerte Enukleation (durch Fehldiagnosen oder frustrane Therapieversuche) als unabhängiger Risikofaktor herausgearbeitet werden (KOPELMAN et al. 1987; MESSMER et al. 1991). Das Risikopotential der erwähnten Faktoren ist jedoch unterschiedlich, so daß zwischen *Niedrigrisikofaktoren* (Aderhautinvasion, retrolaminare Optikusinvasion ohne Beteiligung der chirurgischen Schnittfläche sowie verzögerte Enukleation) und *Hochrisikofaktoren* (Invasion des Optikus bis an die chirurgische Resektionslinie sowie Orbitainvasion) unterschieden werden muß (MESSMER et al. 1991). Patienten, die keine solchen Risikofaktoren oder lediglich einen Niedrigrisikofaktor aufweisen, haben ein niedriges Metastasierungsrisiko von nur 4%. Nach der gleichen Studie wiesen Patienten mit einer Kombination von mindestens zwei Niedrigrisikofaktoren ein Fünfjahresmetastasierungsrisiko von 43% auf, Patienten mit Hochrisikofaktoren ein solches von 68% (MESSMER et al. 1991). Diese Zahlen sind insofern von großer praktischer Bedeutung, als in den industrialisierten Ländern heute über 90% der Kinder in die Niedrigrisikogruppe fallen, so daß diese Patienten weder einer systemischen Behandlung noch invasiver kinderonkologischer Diagnostik bzw. regelmäßiger Nachuntersuchungen zum Ausschluß von Metastasen bedürfen (MESSMER et al. 1991b; MOHNEY u. ROBERTSON 1994; PRATT et al. 1989, 1990).

β) Das „trilaterale“ Retinoblastom

Die Assoziation von primären intrakraniellen neuroblastischen Mittellinientumoren (im Bereich der Sella turcica oder des Corpus pineale) mit einem hereditären Retinoblastom (bilaterale oder familiäre Fälle) wurde als „trilaterales Retinoblastom“ beschrieben (LUEDER et al. 1991; NELSON et al. 1992; PESIN u. SHIELDS 1989; ZIMMERMAN et al. 1982). Die Inzidenz dieser ektoptischen

Tumoren ist gering und dürfte bei 1–2% liegen. Wegen der hohen Mortalität dominiert der intrakranielle Mittellinientumor die Überlebensprognose der hiervon betroffenen Kinder. Im Fall eines hereditären Retinoblastoms ist zum Ausschluß solcher Tumoren sowie auch im Rahmen eines Tumorstagings ein CT oder MRI des Schädels inklusive Orbita erforderlich.

γ) Nichtokuläre Zweittumoren

Patienten mit einem hereditären Retinoblastom haben wegen des vorliegenden Gendefekts (s. F.I.2.b) ein erhöhtes Risiko von Zweittumoren (GALLIE u. PHILLIPS 1982; STRONG 1987). Sofern die Patienten einer Strahlentherapie ausgesetzt waren, finden sich 2/3 dieser Zweittumoren innerhalb des Strahlenfeldes (ABRAMSON et al. 1984). Auch Patienten ohne Radio- oder Chemotherapie können Zweittumoren entwickeln (ABRAMSON et al. 1979). In den meisten bislang beschriebenen Fällen handelte es sich (wegen der noch limitierten Nachbeobachtungszeit) um Patienten im 2.–3. Lebensjahrzent mit osteogenen sowie undifferenzierten Sarkomen (DER KINDEREN et al. 1988; DRAPER et al. 1986; KINGSTON et al. 1987; LUEDER et al. 1986). In Zukunft werden wir aber wahrscheinlich gehäuft auch andere Tumoren, die für die jeweilige Altersgruppe der Patienten charaktistisch sind, beobachten müssen (LEONARD et al. 1988; MESSMER et al. 1987; TRABOULSI et al. 1988). Die Inzidenz dieser nichtokulären Zweittumoren wird von den meisten Autoren mit 10–40% (in einer Publikation sogar bis 90%) angegeben (ABRAMSON et al. 1984; HAWKINS et al. 1987; MEADOWS 1988; ROARTY et al. 1988; WINTHER et al. 1988). Dabei spielen neben der Nachbeobachtungszeit eine Reihe von Variablen, wie die Art der evtl. bulbuserhaltenden Therapie, die Art einer evtl. systemischen Chemotherapie sowie das Alter des Kindes zum Therapiezeitpunkt eine Rolle. Es ist wahrscheinlich, daß sowohl die Strahlen- als auch die Chemotherapie die Inzidenz dieser nichtokulären Zweittumoren erhöhen (ABRAMSON et al. 1984; DE SUTTER et al. 1986; MEADOWS 1988; SAGERMAN et al. 1969; TUCKER 1987).

5. Therapie

Zur Behandlung des Retinoblastoms stehen eine Reihe von Verfahren zur Verfügung, deren Einsatz jeweils bestimmten Indikationen vorbehalten bleibt. Dabei ist nicht nur die Wahrscheinlichkeit einer Inaktivierung oder Zerstörung des Tumors, sondern auch die therapeutische okuläre und systemische Morbidität zu berücksichtigen.

a) Enukleation

Fortgeschrittene unilaterale Stadien stellen nach wie vor eine eindeutige Indikation zur Enukleation dar (ABRAMSON u. ELLSWORTH 1980). Bei der Behandlung bilateraler Tumoren wird in der Regel die Indikation zur Enukleation zurückhaltender gestellt wegen der Notwendigkeit der Erhaltung von Sehvermögen, unter bewußter Inkaufnahme der damit verbundenen Therapierisiken. Bei der Enukleation ist insbesondere darauf zu achten, daß ein mindestens 10 mm langes Optikussegment mit dem Bulbus reseziert wird (ABRAMSON u. ELLSWORTH 1980; MESSMER u. HÖPPING 1993). In den meisten Zentren wird nach der Enukleation ein Kunststoffimplantat in die Orbita eingesetzt, welches das ästhetische Ergebnis nach einseitiger Enukleation eindeutig verbessert (ABRAMSON u. ELLSWORTH 1980; KENNEDY 1973; MESSMER u. HÖPPING 1993). Die gelegentlich gegen die Verwendung von Orbitaimplantaten bei Tumorpatienten vorgebrachten Argumente, wie eine allfällig später durchzuführende Strahlentherapie oder die erschwerte Diagnostik eines eventuellen Orbitarezidivs sind ohne klinische Bedeutung. Obwohl eine einseitige Enukleation theoretisch zu einer Beeinträchtigung des ipsilateralen Orbitawachstums führt, ist auch dies nicht von praktischer kosmetischer Relevanz, wie Langzeituntersuchungen gezeigt haben (MESSMER et al. 1991a).

b) Kryokoagulation

Die Kryotherapie ist die Methode der Wahl für kleine Tumoren vor dem Äquator (Abramson et al. 1982; Höpping u. Bunke-Schmidt 1986; Messmer u. Höpping 1993; Shields et al. 1989). Eine vollständige Zerstörung des Tumors gelingt in etwa 90% geeigneter Fälle mit der sog. „tripple-freeze-thaw"-Technik und führt innerhalb von 1–2 Wochen zu einer chorioretinalen Narbe. Kontraindikationen für diese Therapie stellen Tumoren mit einem Basisdurchmesser von >5 mm und einer Prominenz von >2–3 mm sowie eine begleitende Glaskörperaussaat oder Netzhautablösung dar. Auch bei multiplen Tumoren ist wegen der Risiken extensiver Kryotherapie Zurückhaltung bei dieser Methode angezeigt. Neue und oder rezidivierende Tumoren nach lokaler Kryotherapie werden in ca. 40% der Fälle beochbachtet, so daß langfristige Kontrollen erforderlich sind (Messmer et al. 1990).

c) Photokoagulation

Die Lichtkoagulation wurde von Meyer-Schwickerath in die Behandlung des Retinoblastoms eingeführt (Höpping u. Meyer-Schwickerath 1964; Meyer-Schwickerath 1961). Es ist die ideale Methode zur Behandlung von kleinen, posterior des Äquators und außerhalb der Makula liegenden Tumoren mit einem maximalen Durchmesser von 5 mm und einer maximalen Prominenz von 2 mm (Margo et al. 1981; Messmer u. Höpping 1993). In der Regel sind mehrere Behandlungszyklen erforderlich, bis eine atrophisch chorioretinale Narbe erreicht ist. Auch nach Photokoagulation werden in ca. 40% der Fälle neue und oder rezidivierende Tumoren beochbachtet, so daß wiederum langfristige Kontrollen erforderlich sind (Hidayat et al. 1983; Messmer et al. 1990).

Etwas größere Tumoren sind einer Kombination von systemischer Chemotherapie mit der transpupillaren Applikation langwelligen Laserlichts mit extrem langen Expositionszeiten (Thermo-Chemotherapie) zugänglich (Murphree u. Munier 1994). Dieses Verfahren ist jedoch zunächst noch experimentell. Das gleiche gilt auch für die Kombination von langwelligem Laserlicht mit photosensibilisierenden Substanzen (photodynamische Therapie) (Murphree u. Munier 1994). Diese Therapie konnte sich wegen der Nebenwirkungen im Zusammenhang mit der langdauernden Photosensibilisierung der Haut bislang nicht durchsetzen. Die Entwicklung neuer Substanzen mit einer kürzeren Halbwertszeit könnte jedoch dieser Therapie wieder erneuten Auftrieb verleihen.

d) Strahlentherapie

α) Applikatortherapie:

Die nächste Therapiestufe für die Behandlung singulärer und einige Millimeter von der Fovea oder vom Optikus entfernter, mittelgroßer Tumoren stellt die lokale Therapie mit radioaktiven Applikatoren aus Kobalt, Jod oder Ruthenium dar. Wegen der vorteilhaften Isodosenkurven werden heute praktisch nur noch Jod- und Rutheniumapplikatoren benutzt (Lommatzsch 1977; Stannard 1987). Diese Methode erlaubt sowohl die Behandlung von mittelgroßen Tumoren, die nicht mehr für eine Laser- oder Kryotherapie geeignet sind, als auch von Tumoren mit einer tumornahen, lokalisierten Glaskörperaussaat. Die Applikatortherapie ist im Vergleich zur externen Strahlentherapie wenig belastend und führt bei richtiger Indikationsstellung in einem hohen Prozentsatz zu einer vollständigen Tumorregression mit einer sehr niedrigen Rezidivquote (Shields et al. 1993a, b).

β) Externe Strahlentherapie

Die externe Strahlentherapie ist auch heute noch in den meisten Zentren die Therapie der Wahl von Tumoren, die wegen ihrer Größe, Lokalisation oder begleitender Netzhautablösung und Glaskörperaussaat nicht mit den oben genannten Methoden behandelt werden können. Dabei werden das hintere Augensegment und ein proximaler Anteil des Optikus mit 40–50 Gy über ein laterales Feld mit einem 5,7 MeV-Linearbeschleuniger behandelt. Ein weitgehend etablierter Standard ist dabei die von SCHIPPER entwickelte Methode einer präzisen Einstellung des Strahlenfeldes nach vorheriger Biometrie des Auges und einer Fixation von Auge und Kopf unter der Bestrahlung in Allgemeinnarkose (HARNETT et al. 1987; McCORMICK et al. 1988; SCHIPPER et al. 1985). Dadurch wird die Verwendung eines kleinen D-förmigen Strahlenfeldes möglich, das die Belastung sowohl der Linse als auch der extraokularen Strukturen deutlich reduziert. Als Nachteil der Strahlentherapie gilt die hohe Inzidenz von nichtokulären Zweittumoren im Strahlenfeld (ABRAMSON et al. 1984). Die hierzu veröffentlichten Zahlen beziehen sich jedoch weitgehend auf ältere Patientengruppen, die noch mit der Orthovolt-Technik behandelt wurden, einer Technik, bei der die Knochenbelastung deutlich größer als bei der Megavolt-Technik ist. Auch die schweren Mittelgesichtshypoplasien, die nach Orthovolt-Technik beobachtet wurden, sind nach der Megavolt-Technik kaum noch zu befürchten (MESSMER et al. 1991a).

e) Tumorregression nach Strahlentherapie

Die Regression von Retinoblastomzellen nach Bestrahlung ist sehr unterschiedlich und sowohl von dem Grad der zellulären Differenzierung als auch der Oxigenation des Tumors abhängig (SCHIPPER 1983; TSUKAHARA 1960). Hochdifferenzierte und hypoxische Tumoranteile sind dabei weniger strahlenempfindlich. Nach Ellsworth unterscheidet man man 4 typische Regressionsmuster nach Strahlentherapie (BUYS et al. 1983; ELLSWORTH 1969). Während undifferenzierte Tumoren innerhalb weniger Wochen nach Beginn der Strahlentherapie nekrotisch werden und die typischen intra- und subretinalen, als „cottage cheese" beschriebenen Kalkablagerungen zurücklassen (Typ I), bilden sich differenzierte Tumoren nur im Laufe von Jahren unter Zurücklassung gräulicher, transluzider, als „fish flesh" beschriebener Tumormassen (Typ-II-Regressionsmuster) zurück. Die meisten Tumoren sind jedoch inhomogen aufgebaut und zeigen daher das sog. gemischte Rückbildungsmuster (Typ III). Die Beurteilung der Aktivität von Tumorresten nach Strahlentherapie erfordert klinische Erfahrung (HÖPPING et al. 1979). Strahlen-Retinopathie (s. S. 1030).

f) Tumorrezidive und neue Tumoren nach Therapie

Neue und rezidivierende Tumoren nach initialer Therapie sind häufig und werden in etwa 40% der Fälle beobachtet (MESSMER et al. 1990). In der gleichen Studie konnte jedoch die Inzidenz der neuen oder rezidivierenden Tumoren nach externer Strahlentherapie von etwa 40 auf 20% durch Verwendung von 50 Gy (anstatt 40) sowie nach Einführung der hochpräzisen Bestrahlungstechnik nach Schipper reduziert werden. Auch nach primär lokaler Therapie (Photokoagulation, Kryokoagulation oder Applikatortherapie) sind neue und rezidivierende Tumoren häufig zu beobachten. Etwa 95% der neuen oder rezidivierenden Tumoren werden innerhalb von 2–3 Jahren nach Therapiebeginn beobachtet. Da Rezidive jedoch auch nach einem längeren Intervall auftreten können, sind regelmäßige Kontrolluntersuchungen über mindestens fünf Jahre an dafür spezialisierten Zentren erforderlich (DAOUD et al. 1978; MESSMER et al. 1990).

6. *Differentialdiagnose des Retinoblastoms und der Leukokorie*

a) Klinische Differentialdiagnose

Der Begriff der Leukokorie wurde von REESE u. BLODI (1950) geprägt. Er bezog sich auf drei damals relativ häufige, durch eine weiß aufleuchtende Pupille charakterisierte Prozesse wie den primär hyperplastischen persistierenden Glaskörper (PHPV), retrolentale Fibroplasie (Frühgeborenenretinopathie) und die retinale Dysplasie. Heute muß bei einer Leukokorie differentialdiagnostisch in erster Linie an ein Retinoblastom, einen primär hyperplastischen persistierenden Glaskörper, die kongenitale Katarakt und einen Morbus Coats sowie in zweiter Linie an eine Reihe von anderen Erkrankungen, die nach dem klinischen Erscheinungsbild unten weiter klassifiziert werden, gedacht werden. Dabei ist es ratsam, sich auf Krankheitsbilder zu beschränken, die in der für Retinoblastompatienten typischen Altersklasse (Kleinkindesalter bis frühes Schulalter) auftreten können. Trotz der Vielzahl dieser Erkrankungen, die zu einer Leukokorie führen können, ist die klinische Diagnose in den meisten Fällen mit relativ einfachen Mitteln wie einer sorgfältigen Anamnese sowie biomikroskopischen, ophthalmoskopischen und echographischen Untersuchungen zu stellen. Dafür ist allerdings oftmals eine Narkose erforderlich. Eine radiographische oder gar invasive Diagnostik bleibt dem Einzelfall mit gezielter Fragestellung vorbehalten. Einen ungefähren Überblick über die Häufigkeit der einzelnen zur Leukokorie führenden Läsionen (wenn auch bereits vorselektiert durch die Zuweisung an ein onkologisches Zentrum) vermitteln die Arbeiten von HOWARD u. ELLSWORTH (1965a, b) sowie der Übersichtsartikel von SHIELDS et al. (1991). Aus klinischer Sicht ist es sinnvoll, sich die Differentialdiagnose der Leukokorie mit Hilfe des im Vordergrund stehenden biomikroskopischen oder ophthalmoskopischen Befundes zu erarbeiten. Dabei können die in Tabelle 11.28 aufgelisteten Untergruppen unterschieden werden. Relativ häufige Läsionen erscheinen dabei in Kursivschrift. Die anderen Diagnosen stellen z.T. ausgesprochene Raritäten dar.

α) Tumoröse Raumforderung

Vom Retinoblastom klinisch in der Regel gut abzugrenzen sind zwei weitere neuroektodermale Tumoren: das Astrozytom der Netzhaut und das Medulloepitehliom.

Tabelle 11.28. Klassifizierung der „Leukokorie" nach klinischem Erscheinungsbild (relativ häufige Prozesse in *Kursivschrift*)

- Tumoröse Raumforderung
  - *Astrozytom*
  - Medulloepitheliom
  - Toxocaragranulom
- Exsudative Amotio
  - *Morbus Coats*
  - Toxocariasis
  - Familiäre exsudative Vitreoretinopathie (Morbus Criswick)
  - Angiomatosis retinae (v. Hippel)
  - Diffuses Aderhauthämagiom (Sturge-Weber)
- Retrolentale fibrovaskuläre Membran
  - *Primär hyperplastischer, persistierender Glaskörper*
  - *(PHPV) Frühgeborenenretinopathie (ROP)*
  - Familiäre exsudative Vitreoretinopathie (Morbus Criswick)
  - Incontinentia pigmenti (Morbus Bloch Sulzberger)
  - Toxocariasis
  - Norrie-Syndrom
  - Juvenile Retinoschisis
  - Retinale Dysplasie
- Entzündliche oder pseudoentzündliche Veränderungen
  - Kongenitale Toxoplasmose
  - Toxocariasis
  - Kongenitale Zytomegalie
  - Herpes-simplex-Retinitis
  - *Intermediäre Uveiits („snow banks")*
  - Metastatische Endophthalmitis
  - Leukämie
- Sonstiges
  - *Katarakt*
  - *Mikrophthalmus*
  - *Funduskolobome (der Papille – „morning glory" – oder der Aderhaut)*
  - Falziforme „Netzhautablösung"
  - Myelinisierte Nervenfasern
  - Perforierendes Trauma

αα) Astrozytom der Retina

Astrozytome sind asymptomatische, nicht progressive, oft multipel auftretende, gelblich-graue Hamartome, die sowohl im Bereich der Papille als auch der Netzhaut auftreten (HERWIG u. LAQUA 1984; ZIMMER-GALLER u. ROBERTSON 1995). Meist liegen sie sehr oberflächlich in den inneren Netzhautschichten oder im Bereich der Papille und verdecken typischerweise die retinalen Gefäße. Astrozytome haben meist kein eigenes Kapillarsystem und weisen daher auch nicht die evtl. leicht dilatierten Gefäße auf wie ein Retinoblastom. Dystrophische Veränderungen innerhalb des Tumors führen im Laufe der Zeit zu ausgeprägten Verkalkungen mit dem für das Astrozytom charakteristischen maulbeerartigen Bild (Abb. 11.72a). Diese Verkalkungen sind meist gelblich-glitzernd, während sie beim Retinoblastom einen kalkweißen Aspekt haben. Histologisch bestehen diese gutartigen und nicht invasiv wachsenden Läsionen aus fibrösen Astrozyten (Abb. 11.72b).

Von differentialdiagnostischer Bedeutung ist die häufige Assoziation von (dann oft multipel auftretenden) Astrozytomen der Netzhaut oder der Papille mit der tuberösen Sklerose (s. Kap. 16; WILLIAMS u. TAYLOR 1985). Sie können jedoch auch isoliert auftreten (REESER et al. 1978). In einem solchen Fall kann es sehr schwierig sein, ein einzelnes Astrozytom von einem kleinen Retinoblastom (Retinom oder Retinozytom) zu unterscheiden. Das Astrozytom erscheint jedoch als in der Regel „inaktiver Tumor" (keine Glaskörperaussaat, keine Amotio, keine Blutungen, keine weißen Nekrosen) und findet sich bei eher älteren Kindern (im schulpflichtigen Alter).

Eine seltene Variante des Astrozytoms ist das sog. Riesenzellastrozytom, das wegen der maskierenden Symptome wie exsudative Netzhautablösung und Glaskörperblutung erhebliche differentialdiagnostiche Probleme aufwerfen kann (BORNFELD et al. 1987b; JAKOBIEC et al. 1983).

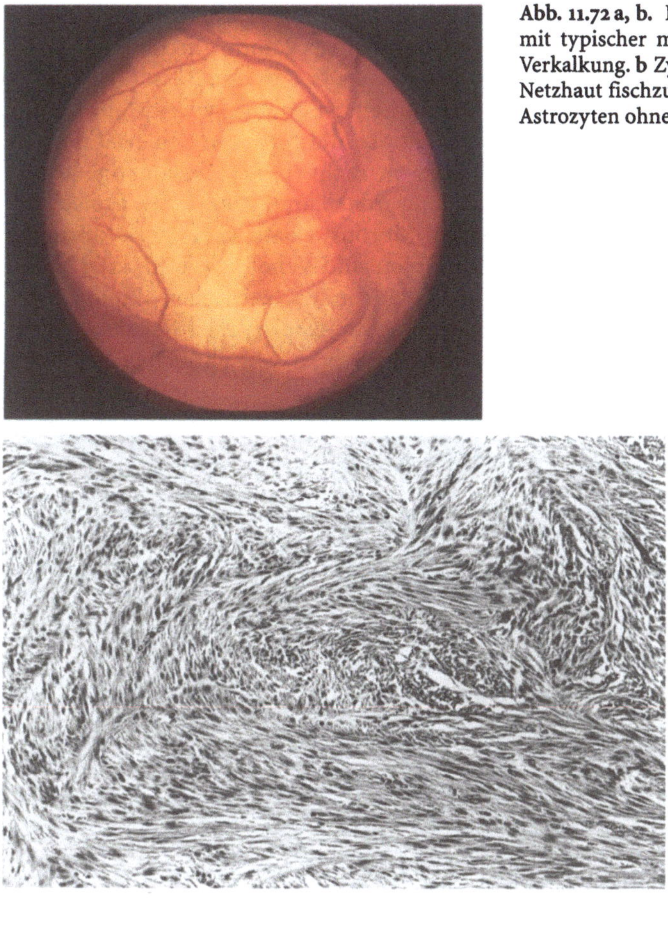

a

b

Abb. 11.72 a, b. Retinales Astrozytom. **a** Astrozytom mit typischer maulbeerartiger, gelblich glitzernder Verkalkung. **b** Zytologisch weist das Astrozytom der Netzhaut fischzugartig sich verzweigende pilozytäre Astrozyten ohne Atypien auf

ββ) Medulloepitheliom

Das Medulloepitheliom (s. Kap. 8) ist ein embryonaler Tumor des Ziliarkörpers, der u. U. mit einem peripheren Retinoblastom verwechselt werden kann. Oftmals weisen diese Tumoren jedoch eine für das Retinoblastom untypische gelatinöse oder auch pigmentierte Oberfläche auf. Gelegentlich können sich einzelne klare oder pigmentierte Zysten aus dem Tumorverband lösen und in den Glasköperraum oder die Vorderkammer streuen. Es fehlt jedoch die dichte Aussaat weißlicher nekrotischer Tumorzellen, die für ein endophytisches, im Bereich der anterioren Netzhaut gelegenes Retinoblastom vergleichbarer Größe typisch wäre. Das Durchschnittsalter dieser Kinder bei Diagnosestellung liegt bei 3–4 Jahren und ist somit mit dem von Retinoblastompatienten vergleichbar. Echographisch sind Medulloepitheliome wegen ihres zystischen Charakters hochreflektiv, Verkalkungen kommen in der Regel dagegen nicht vor (Orellana et al. 1983).

Histologisch liegt der Tumor im Bereich des nicht pigmentierten Ziliarepithels und erinnert an das primitive Medullarepithel des Augenbechers (Broughton u. Zimmerman 1978; Daicker et al. 1976; Kivelä u. Tarkkanen 1988). Charakteristisch sind leistenförmig und tubulär angeordnete, undifferenzierte, neuroepitheliale Zellen, teilweise zu Zysten und Rosetten angeordnet (Abb. 11.73). Die Zysten umschließen sezernierte saure Mukopolysaccharide. Daneben finden sich auch solide Zellverbände proliferierten Medullarepithels sowie Homer-Wright-Rosetten. Teratoide Medulloepitheliome können zusätzlich Knorpel, quergestreifte Muskulatur sowie an Hirngewebe erinnerndes neuronales Gewebe enthalten. In der Serie von Broughton u. Zimmerman waren 66% der Medulloepitheliome maligne, die Grenzen zwischen gut- und bösartig waren jedoch schwer zu ziehen. Bei vollständiger chirurgischer Exzision ist die Prognose dieser Kinder ausgezeichnet, solange der Tumor auf das Auge beschränkt bleibt und nicht in die Orbita eingewachsen ist (Broughton u. Zimmerman 1978; Canning et al. 1988).

β) Exsudative Amotio

Eine exsudative Amotio im Rahmen eines Morbus Coats (s. Abschn. B) ist die relevanteste und gleichzeitig schwierigste Differentialdiagnose, die auch von den erfahrensten Klinikern nicht immer eindeutig beantwortet werden kann (Abb. 11.74). Typisch für einen Morbus Coats sind stark dilatierte Arteriolen und Venolen 3. und 4. Ordnung mit begleitenden gelblichen Lipidablagerungen. Auch exophytische Retinoblastome können jedoch zu sehr ähnlichen Befunden

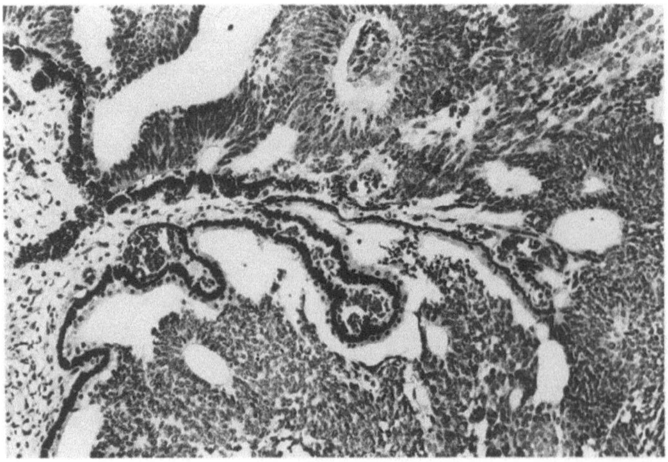

Abb. 11.73. Nichtteratoides malignes Medulloepitheliom, ausgehend vom unpigmentierten Epithel der Pars plicata des Ziliarkörpers. Die rosettenförmigen Strukturen weisen eine echte, das Lumen begrenzende Basalmembran auf, die der Lamina limitans interna der Netzhaut, bzw. des Ziliarkörpers entspricht

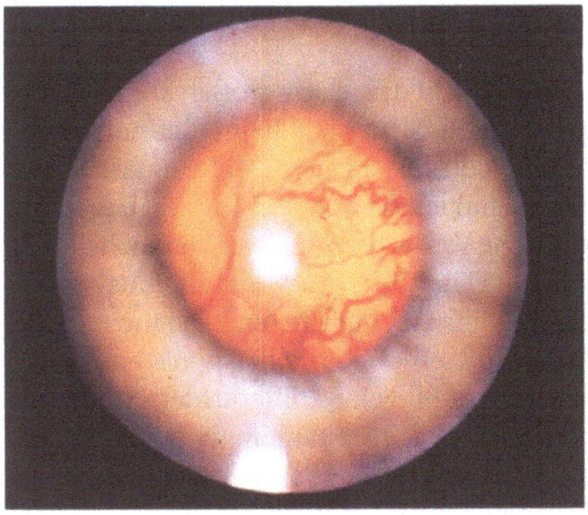

Abb. 11.74. Exsudative Amotio bei Morbus Coats. Typisch ist neben den telangiektatischen Gefäßen die gelbliche Tingierung der Netzhaut

mit vollständiger exsudativer Amotio und sekundär stark ausgeprägten Gefäßektasien führen. Allerdings fehlt in diesen Fällen die typisch gelbliche Tingierung der Netzhaut durch die Lipide. Diese Unterschiede können aber sehr vage sein und erlauben keine sichere Differenzierung. Der echographische Nachweis von Kalk in einer Tumormasse spricht für ein Retinoblastom. Auch beim Morbus Coats können jedoch Verkalkungen auftreten, die schalenförmig entlang dem retinalen Pigmentepithel und durch Metaplasie desselben hervorgerufen sind. Serologische Marker oder solche aus einem Vorderkammer- bzw. Glaskörperpunktat bieten ebenfalls keine ausreichende Sicherheit für eine exakte Diagnose (s. unten). In Zweifelsfällen sollte ein solches Auge, das sowohl im Falle eines Retinoblastoms als auch im Falle eines Morbus Coats als funktionell verloren betrachtet werden muß, enukleiert werden, da die diagnostische Unsicherheit erheblich ist.

γ) Retrolentale fibrovaskuläre Membran

Eine Reihe von Erkrankungen können sich (sofern das Krankeitsbild weit fortgeschritten ist) mit einer ein- oder beidseitigen fibrovaskulären retrolentalen Membran manifestieren. Nur ganz selten einmal wird ein solcher Befund beim Retinoblastom, und zwar nach langbestehender begleitender Netzhautablösung, Glaskörperblutung oder entzündlicher Glaskörperreaktion (durch Teilregression des Tumors) beobachtet. In der Regel spricht das Vorliegen einer solchen Membran gegen ein Retinoblastom, auch wenn intraokulare Verkalkungen (wiederum schalenförmig entlang dem retinalen Pigmentepithel und durch Metaplasie desselben hervorgerufen) aufzufinden sind. Die diagnostische Einordnung der in Frage kommenden Krankheitsbilder ist von praktischer Bedeutung, da es sich um eine häufige differentialdiagnostische Fragestellung handelt und in der Regel eine ausreichende diagnostische Sicherheit erreicht werden kann, um eine Enukleation des zwar meist funktionslosen doch für das Orbitawachstum noch wichtigen Bulbus zu vermeiden. Die Anamnese einer evtl. Frühgeburt, die Familiengeschichte, die Befunde am kontralateralen Auge sowie pädriatische (wie z.B. Hautveränderungen) und evtl. molekulargenetische Befunde ermöglichen fast immer in den in Tabelle 11.29 aufgelisteten und in den Kap. 10 und 11 abgehandelten Erkrankungen eine klinische Diagnose.

δ) Entzündliche oder pseudoentzündliche Veränderungen

Ein schwerer entzündlicher Reizzustand im Kindesalter ist immer auf ein Retinoblastom verdächtig, das sich in der oben bereits beschriebenen Form des diffus infiltrierenden Retinoblastoms manifestieren kann (Schofield 1960). Dabei kann das Bild einer

Tabelle 11.29 Differentialdiagnose der fibrovaskulären retrolentalen Membran (relativ häufige Läsionen in *Kursivschrift*)

- *Frühgeborenenretinopathie (ROP)*
- *Primär hyperplastischer, persistierender Glaskörper (PHPV)*
- Familiäre exsudative Vitreoretinopathie (Morbus Criswick)
- Incontinentia pigmenti (Morbus Bloch Sulzberger)
- Norrie-Syndrom
- Juvenile Retinoschisis
- Retinale Dysplasie

granulomatösen Uveitis anterior (Abb. 11.63 a) oder das einer Vitritis im Vordergrund stehen. Nur noch selten diagnostizieren wir eine septische Metastase, die im klinischen Kontext als solche erkannt werden kann.

Die Toxocariasis (s. Kap. 4) wird in der Regel erst nach Ablauf der durch den zerfallenden Wurm hervorgerufenen Uveitis manifest und kann sich über ein weites klinisches Spektrum manifestieren. Dieses umfaßt eine floride Endophthalmitis, eine alte Traktionsamotio als Folge einer abgelaufenen Endophthalmitis oder ein isoliertes Nematodengranulom (SHIELDS 1984). Der Befund ist immer einseitig. Der fibrotische Aspekt eines solchen pseudotumorösen Granuloms, das fortgeschrittene Alter der betroffenen Kinder sowie serologische Tests erlauben in der Regel eine Abgrenzung gegenüber dem Retinoblastom.

ε) Mikrophthalmus und Funduskolobome

Ein kongenitaler Mikrophthalmus, sei es isoliert oder im Rahmen von anderen assoziierten Mißbildungen, schließt ein Retinoblastom praktisch aus, obwohl eine solche extrem seltene Assoziation in der Literatur beschrieben ist (AXELSEN 1978; MORGAN u. MCLEAN 1981). Ein erworbener Mikrophthalmus jedoch (im Sinne einer Atrophia bulbi), der nicht eindeutig ätiologisch einzuordnen ist (wie z. B. nach einem adäquatem Trauma), muß als verdächtig auf ein spontan regredientes Retinoblastom betrachtet werden. Auch echografisch ist in diesen Fällen wegen der intraokularen Desorganisation sowie der häufig anzutreffenden intraokularen Verkalkungen keine Differenzierung möglich. Sofern die betroffenen Augen funktionslos sind, sollten sie enukleiert werden, um ein Retinoblastom auszuschließen.

Funduskolobome oder Papillenkolobome (s. Kap. 3) können zu einer Leukokorie führen, die sich jedoch durch eine einfache ophthalmoskopische Untersuchung abklären läßt.

Auch ausgedehnte markhaltige Nervenfasern können gelegentlich mit einer Leukokorie einhergehen.

b) Histopathologische Differentialdiagnose

In Anbetracht der relativ großen klinisch-diagnostischen Sicherheit beim Retinoblastom bestätigt die histopathologische Aufarbeitung eines enukleierten Auges in der Regel die klinische Verdachtsdiagnose. Dennoch gibt es seltene Fälle, bei denen der Bulbus wegen einer klinisch unsicheren Diagnose zum Ausschluß eines Retinoblastoms enukleiert wurde. Das Bild eines differenzierten Retinoblastoms wirft histopathologisch keine differentialdiagnostische Schwierigkeiten auf, da die oben erwähnten Differenzierungsprodukte wie Flexner-Wintersteiner-Rosetten oder Fleurettes pathognomonisch für ein Retinoblastom sind. Auch vollständig undifferenzierte Retinoblastome lassen sich dank der relativ typischen Befunde in Bezug auf Zytologie, Nekrosen und Verkalkungen als solche diagnostizieren, wenn der klinische Kontext stimmt, d.h. falls es sich um kleine Kinder mit einem primären intraokularen Tumor handelt. Schwierig wird die Diagnosestellung bei undifferenzierter Zytologie aus dem Formenkreis der kleinen Rundzelltumoren, wenn ein solcher Tumor in einer anderen Altersgruppe auftritt oder wenn andere Primärtumoren wie ein Glioblastom oder ein Neuroblastom vorliegen. Dies kommt jedoch im klinischen Alltag kaum vor. Häufiger ist hingegen das Problem eines phthitischen Auges mit ausgeprägter intraokularer Desorganisation und Verkalkung. Dennoch kann die histopathologische Diagnose mit einiger Wahrscheinlichkeit gestellt werden. Die *granulären Kalkablagerungen in einem Retinoblastom* unterscheiden sich von den zwiebelschalenförmigen Verkalkungen der reaktiven Gliose oder denlamellären ossifizierenden Verkalkungen des metaplastischen Pigmentepithels (Abb. 11.59 a–c).

Eine Feinnadelpunktion eines retinoblastomverdächtigen Auges ist grundsätzlich möglich. Meist finden sich jedoch nur undifferenzierte maligne Zellen, die eine Artdiagnose des Tumors nicht zulassen und ebenfalls wiederum nur im klinischen Kontext interpretiert werden können. Eine negative Biopsie schließt ein Retinoblastom nicht aus, wenn eine solche „blind“ entnommen werden mußte. Grundsätzlich ist eine Biopsie mit erheblichen Risiken für eine Tumordissemination (sofern ein Retinoblastom vorliegt) verbunden, so daß ein solches Vorgehen die *absolute Ausnahme* darstellen sollte (Karcioglu et al. 1985).

c) Bildgebende Verfahren

Computer- oder magnetresonanztomographische Untersuchungen können einen wesentlichen differentialdiagnostischen Beitrag leisten (Mafee et al. 1989). Hauptindikation für diese Untersuchungsmethoden ist jedoch in der Regel ein Staging im Rahmen der kinderonkologischen Untersuchung bei allen bilateralen oder weit fortgeschrittenen unilateralen Fällen (John-Mikolajewski et al. 1987)

II. Astrozytom der Netzhaut

(s. S. 1124 – 1125)

III. Massive reaktive Gliose

Insbesondere bei Neugeborenen und Kleinkindern vermag die retinale Astroglia auf exogene Schäden oder Entzündungen mit einer lebhaften Proliferation zu reagieren. Es entstehen tumorähnliche, grau-weiße Massen in der Retina, die den Verdacht auf ein Retinoblastom erwecken. Unter 38 Augen mit massiver Gliosis wechselte das Bild von offensichtlicher reaktiver Proliferation bis zu solchen, die an ein Neoplasma erinnerten. Ursächlich schuldigten die Autoren intrauterine und frühkindliche Blutungen oder Verletzungen an, aber auch Mißbildungen, chronische Entzündungen und Gefäßerkrankungen, z. B. Morbus Coats. Histologisch finden sich fischzugartig angeordnete retinale Astrozyten, durchsetzt mit telangiektatischen Gefäßen (Yanoff et al. 1971; s. Kap. 4).

IV. Vitreo-retinale Metastasen

Während Aderhautmetastasen zu den häufigsten malignen intraokularen Tumoren gehören, sind rein retinale Metastasen extrem selten. Grund für diese ungleiche Verteilung von Metastasen auf Netzhaut und Aderhaut ist wahrscheinlich die reiche Blutversorgung der Aderhaut. Von den in der Literatur beschriebenen Fällen rein retinaler Metastasen wiesen die meisten Patienten entweder kutane Melanome oder undifferenzierte bronchogene Karzinome als Primärtumor auf (Davey et al. 1985; Letson u. Davidorf 1982; Sangers u. Libert 1986). Die okulären Symptome sind abhängig von der Lokalisation der intraokularen Metastase. Das Spektrum reicht von einem Visusverfall bei zentraler Metastase bis zu unspezifischen Mouches volantes bei peripherer Lokalisation mit tumoröser Glaskörperaussaat. Ophthalmoskopisch finden sich meistens weiße intraretinale und perivaskuläre, z. T. hämorrhagisch durchsetzte Infiltrate mit oder ohne Beteiligung des Glaskörpers. Das klinische Bild kann, sofern es sich zunächst noch um flache intraretinale Läsionen handelt, sehr an opportunistische Infektionen mit Candida, Toxoplasmose, Zytomegalievirus und Herpesvirus bei immunsupprimierten Patienten erinnern. Da die serologische Diagnostik opportunistischer Infektionen bei dieser Patientengruppe sehr eingeschränkt ist, erscheint die zytologische Untersuchung aspirierten Glaskörpers in geeigneten Fällen als eine probate Methode der Diagnosesicherung (Piro et al. 1982; Striebel et al. 1992).

Histologisch findet sich bei vitreo-retinalen Metastasen meist eine diffuse Infiltration der Netzhaut mit malignen undifferenzierten Tumorzellen (Font et al. 1967; Leys et al. 1990; Striebel et al. 1992). Die retinalen Strukturen sind in diesen Arealen weitgehend zerstört (Abb. 11.75 a – c). Daneben finden sich intraretinale Nekrosen der meist weitgehend avaskulären Tumoren sowie oftmals eine begleitende exsudative Amotio. Neben der diffusen intraretinalen Ausbrei-

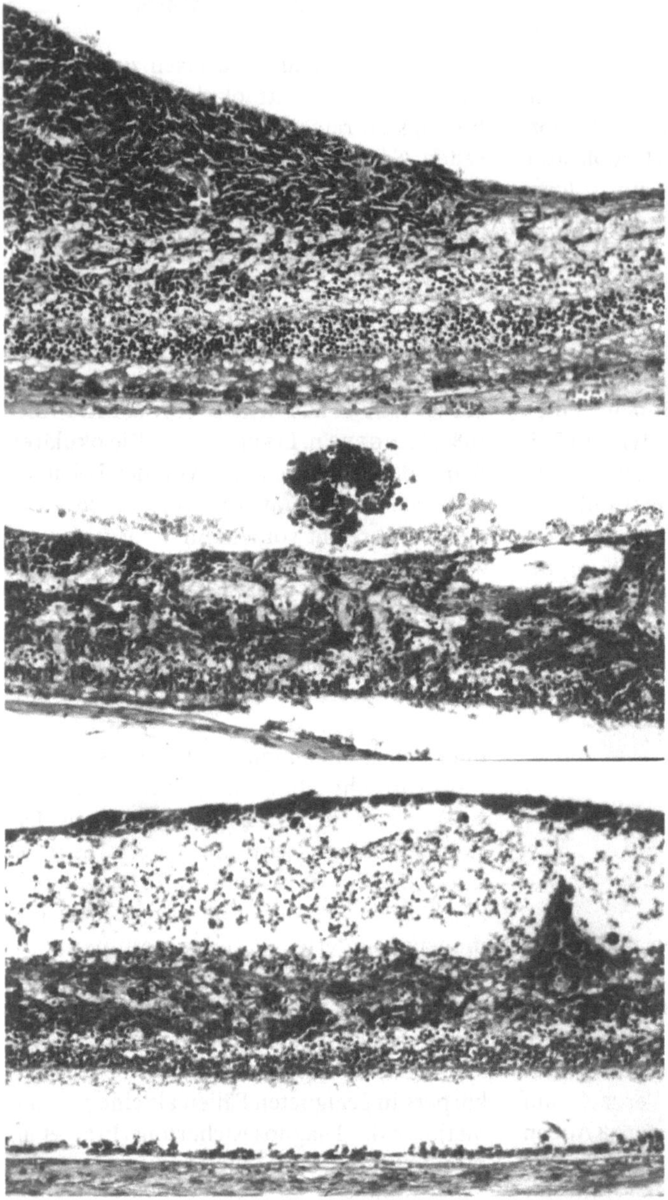

a

b

c

Abb. 11.75 a–c. Retinale Metastase eines kleinzelligen Bronchus-karzinoms. **a** Verdickung der Netzhaut durch Infiltration der inneren Schichten. **b** Diffuses Infiltrat durch Tumorzellen mit präretinaler Tumorzellkolonie bei Glaskörperaussaat. **c** Schisisartige Aufspaltung der Netzhaut durch Infiltration der Nervenfaserschicht mit weitgehender Nekrose der Tumorzellen

tung zeigen die Tumoren eine endophytische Wachstumsform mit Glaskörperaussaat ähnlich einem Retinoblastom.

Therapeutisch sind auch die retinalen Metastasen ähnlich wie Metastasen der Aderhaut im Rahmen einer palliativen Strahlentherapie gut beeinflußbar (Robertson et al. 1981). Die Überlebensrate der betroffenen Patienten ist in Anbetracht der oft disseminierten Metastasierung allerdings schlecht und beträgt im Schnitt < 12 Monate.

V. Intraokulares retino-zerebrales Non-Hodgkin-Lymphom (Retikulum-Zell-Sarkom), s. Kap. 4

Literatur

A. Monographien und Buchartikel

Ashton N. Pathogenesis and aetiology of Eales's disease. XIX International Congress in Ophthalmology. New Dehli, India: YKC. Pandit, Bombay 1962:828–840

Balazs EA. The molecular biology of the vitreous. In: McPherson A (ed) New and contoversial aspects of retinal detachment. New York: Harper & Row 1968:3–15

Bargmann W. Histologie und mikroskopische Anatomie des Menschen. Stuttgart: Thieme, 1967

Berman ER. Sphingolipidoses and neuronal ceroid lipofuscinosis. In: Garner A, Klintworth GK (eds) Pathobiology of ocular disease. A dynamic approach. New York: Marcel Dekker 1994:893–922

Bird AC, Barry J. Retinal photoreceptor disorders. In: Garner, A and Klintworth GK (ed) Pathobiology of ocular disease. A dynamic approach. 2nd edn, New York: Marcel Dekker 1994:1205–1254

Boughman JA, Caldwell RJ. Genetic and clinical characterization of a survey population with retinitis pigmentosa. In: Cotlier E, Maumenee ICH, Berman ER (eds) Clinical, structural, and biochemical advances in hereditary eye disorders. New York: Alan R. Liss 1982:147–166

Byer NE. The peripheral retina in profile. A stereoscopic atlas.Torrance, CA: Criterion Press 1982b

Chew EY. Parafoveal teleangiectasis. In: Ryan SJ (ed) Retina. St. Louis, Mosby-Year Book 1994

Cohen SB, Van Houten PA. Hemoglobinopathies. In: Ryan SJ (ed) Retina, 2nd edn, vol 2. St. Louis: Mosby Year-Book 1994:1465–1472

Coscas G, Soubrane G, Glacet A. Adult vitelliform macular degeneration. In: Zingirian M, Piccolino FC (eds) Retinal pigment epithelium. Proceedings of the international meeting. S. Margherita Ligure, Italy: Kugler & Ghedini Amsterdam: Berkeley, Milano 1988:63–66

Curtin BJ. The myopias. New York: Harper & Row 1985

Daicker B. Degenerationen der Netzhautperipherie. In: Lund OE, Waubke TN (Hrsg) Degenerative Erkrankungen des Auges. Stuttgart: Enke 1983: 84–97

Davis MD, Norton EW, Myers FL. The Airlie classification of diabetic retinopathy. In: Goldberg MF, Fine SL (eds) Treatment of diabetic retinopathy. Washington D.C.: U.S. Public Health Service (Publ. No. 1890) 1969:7–22

Duke-Elder S, Perkins SS. Disease of the uveal tract. In: Kimpton H (ed) System of ophthalmology. St. Louis: Mosby 1966:610

Eisner G. Biomicroscopy of the peripheral fundus: an atlas and textbook. New York: Springer 1973

Elliot AJ. Periphlebitis retinae. In: Duane TD (ed) Clinical ophthalmology. Philadelphia: Harper & Row 1983:1–6

Ellsworth RM, Boxrud CA. Retinoblastoma. In: Tasman W, Jaeger EA (eds) Duane's clinical ophthalmology. Philadelphia: Lippincott 1991

Farber DB, Flannery JG, Bird AC, Shuster T, Bok D. Histopathological and biochemical studies of donor eyes affected with retinitis pigmentosa. In: Hollyfield JG, Anderson RE, La Vail MM (eds) Degenerative retinal disrorders. Clinical and laboratory investigations. New York: Alan R. Liss 1987:53–67

Fine SL, Patz A, Orth DH. Retinal vascular disorders: Diagnosis and management. In: Sights and sounds on ophthalmology. St. Louis: Mosby-Year Book 1976

Foos RY. Vitreous base, retinal tufts, and retinal tears: Pathogenetic relationships. In: Pruett RC, Regan CDJ (eds) Retina congress. New York: Appleton-Century-Crofts, 1974:259

Franceschetti A. Über tapeto-retinale Degenerationen im Kindesalter. In: Entwicklung und Fortschritte in der Augenheilkunde. Stuttgart: Enke 1963

Garner A. Vascular disease. In: Garner A, Klintworth GK (eds) Pathobiology of ocular disease: a dynamic approach, 2nd edn. New York: Marcel Dekker 1994

Gass JDM. Heredodystrophic disorders affecting the pigment epithelium and retina. In: Gass JDM (ed) Stereoscopic atlas of macular diseases. St. Louis: Mosby Year-Book 1987a:235–332

Gass JDM. Stereoscopic atlas of macular disease: diagnosis and treatment. St. Louis: Mosby-Year Book 1996

Gieser SC, Murphy RP. Eales disease. In: Ryan SJ (ed) Retina. St. Louis: Mosby-Year Book 1994:1503–1507

Glaser BM, Kalebic T, Garbisa S. Degredation of basement membrane components by vascular endothelial cells: Role in neovascularization. In: Ryan SJ, Dawson AK, Little HL (eds) Retinal diseases. New York: Grune & Stratton 1985b:21–24

Goder G. Durchblutungsstörungen des Auges und Biopsie der A. temporalis. Leipzig: Thieme 1968

Goldby FS, Beilin LJ. The microcirculation in malignant hypertension. In: Rorive G, Van Cauwenberge H (eds) The arterial hypertensive disease; a symposium. New York: Masson 1976:51–62

Green WR. Retinal dysplasia. In: Spencer WH (ed) Ophthalmic pathology. An atlas and textbook. Philadelphia: Saunders 1985a:615–617

Green WR. Systemic diseases with retinal involment. In: Spencer WH (ed) Ophthalmic pathology. An atlas and textbook. Philadelphia: Saunders 1985b:1034–1210

Haller JA. Coats' disease. In: Ryan SJ (ed) Retina. St. Louis: Mosby Year-Book 1994:1453–1460

Hayreh SS. Central retinal vein occlusion. In: Mausolf FA (ed) The eye and systemic disease. St. Louis: Mosby 1980:223–275

Hayreh SS. Chronic ocular ischemic syndrome in internal carotid artery disease: Controversy on „venous stasis retinopathy". In: Bernstein EF (ed) Amaurosis fugax. New York: Springer 1988:135–157

Heckenlively JR, Krauss HR. Visual fields in retinitis pigmentosa. In: Heckenlively JR (ed) Retinitis pigmentosa. Philadelphia: Lippincott 1988: 25–36

Hilton GF, McLean EB, Norton EWD. Retinal detachment, 4th edn. Continuing education program. 1981:14 American Academy of Ophthalmology

Hiscott P, Grierson I. Retinal detachment. In: Garner A, Klintworth GK (ed) Pathobiology of ocular disease. A dynamic approach, 2nd edn. New York: Marcel Decker 1994

Höpping W. The new Essen prognosis classification for conservative sight saving treatment of retinoblastoma. In: Lommatzsch PK, Blodi FC (eds) Intraocular tumors. Berlin: Akademie Verlag 1983:497–505

Höpping W, Bunke-Schmidt A. Light coagulation and cryotherapy. In: Blodi FC (ed) Retinoblastoma. Contemporary issues in ophthalmology, vol. 2. New York: Churchill Livingston 1986

Höpping W, Alberti W, Havers W et al. Das Retinoblastom. In: Lund OE, Waubke TN (Hrsg) Die Augenerkrankungen im Kindesalter. Stuttgart: Enke 1985 a

Höpping W, Havers W et al. Klinische Gesichtspunkte des Retinoblastoms. In: Hammerstein W, Lisch W (Hrsg) Ophthalmologische Genetik. Stuttgart: Enke 1986:324–338

Höpping W, Meyer-Schwickerath G. Light coagulation treatment in retinoblastoma. In: Boniuk M (ed) Ocular and adnexal tumors. New and controversal aspects. St. Louis: Mosby 1964: 192–196

Irvine A. Retinal complications of cataract surgery. In: Freeman WR (ed) Practical atlas of retinal disease and therapy. New York: Raven Press 1993

Karlin DB, Curti, BJ. Axial length measurements and peripheral fundus changes in the myopic eye. In: Pruett RC, Regan CDJ (eds) Retina congress. New York: Appleton-Century-Crofts 1974

Kushner BJ. The sequelae of regressed retinopathy of prematurity. In: Silverman WA, Flynn JT (eds) Retinopathy of prematurity. Boston: Blackwell Scientific Publishers 1985:239–247

Lang GE, Maumenee IH. Retinal dystrophies associated with storage disease. In: Newsome DA (ed) Retinal dystrophies and degenerations. New York: Raven Press 1988:319–340

Lavery MA. Batten's disease. In: Gold DH, Weingeist TA (eds) The eye in systemic disease. Philadelphia: Lippincott 1990:350–352

Maguire AM, Schachat AP. Radiation retinopathy. In: Ryan SJ (ed) Retina, 2nd edn. St. Louis: Mosby Year-Book 1994:1509–1514

Mainster MA, Khan JA. Photic retinal injury. In: Ryan SJ (ed) Retina, 2nd edn. St. Louis: Mosby Year-Book 1994:1767–1781

Marmor MF. Subretinal fluid absorption and the pathogenesis of serous retinopathy. In: Zingirian M, Piccolino FC (eds) Retinal pigment epithelium. Proceedings of the international meeting, Amsterdam, Berkeley, Milano: S. Margherita Ligure, Italy: Kugler & Ghedini 1988:111–116

McKusick VA. Mendelian inheritance in man: catalogs of autosomal dominant, autosomal recessiv and X-linked phenotypes.Baltimore: Johns Hopkins Press 1971

McLean IW, Rosenberg SH, Messmer EP et al. Prognostic factors in cases of retinoblastoma: Analysis of 974 patients from Germany and the United States treated by enucleation Tumors of the eye. In: Bornfeld N, Gragoudas ES, Höpping W (eds) Tumors of the eye. Proceedings of the International Symposium in Geneva, Switzerland, November 23–27, 1987 and Essen, FRG, September 21–23, 1989. Amsterdam, New York: Kugler Publications 1991:69–72

Menocal NG, Ventura DB, Yanoff M. Eye technics. Routine processing of ophthalmic tissue for lightmicroscopy. In: Sheehan DC, Hrapchak BB (eds) Theory and practice of histotechnology. St Louis: Mosby 1980:285–291

Messmer E, Höpping W. Coagulation treatment and surgery in retinoblastoma. In: Alberti WE, Sagerman RH (eds) Radiotherapy of intraocular and orbital tumors. Berlin, Heidelberg, New York, Tokyo: Springer 1993:141–146

Meyer-Schwickerath G. Lichtkoagulation.Stuttgart: Enke 1959. Bücherei des Augenarztes

Michaelson IC, Stein R. A national study on the prevention of retinal detachment. In: Michaelson IC, Bermann ER (eds) Causes and prevention of blindness. New York/London: Academic Press 1972:401–403

Murphree AL, Munier FL. Retinoblastoma. In: Ryan SJ (ed) Retina. St. Louis: Mosby 1994:571–626

Naumann GOH. Tumoren der Augen und Augenhöhlen. In: Opitz H, Schmid F (Hrsg) Tumoren im Kindesalter. Berlin, Heidelberg, New York: Springer 1971

Nerad JA, Whitaker DC. Pseudoxanthoma elasticum. In: Gold DH, Weingeist TA (eds) The eye in systemic disease. Philadelphia: Lippincott 1990: 596–598

Nicholson DH. Capillary hemangioma of the retina and von Hippel-Lindau disease. In: Ryan SJ (ed) Retina, vol 2. St. Louis: Mosby-Year Book 1994

Niemeyer G. Electroretinography in retinitis pigmentosa. In: Cordella M, Baratta C, Macaluso C (eds) Retinite pigmentosa, movimenti oculari e ambliopia, glaucoma. Atti VI corso sulle tecniche elettrofisiologiche in oftalmologia. Fidenza: Casa Ed. Mattioli 1991

Nussenblatt RB, Palestine AG. Eales' disease. In: Nussenblatt RB, Palestine AG (eds) Uveitis: Fundamentals and clinical practice. Chicaco: Year Book Medical Publishers 1989

Pagon RA. Syndromic retinal dystrophy. In: Rinaldi E (ed) Retinitis pigmentosa: Present knowledge and outlook. Padova: Liviana Medicina 1993

Palmer EA, Patz A, Phelps DL, Spencer R. Retinopathy of prematurity. In: Ryan SJ (ed) Retina. St. Louis: Mosby-Year Book 1994: 1473-1498

Ryan SJ, Stout JT, Dugel PU. Subretinal neovascularization. In: Ryan SJ (ed) Retina. St. Louis: Mosby 1994: 1027-1047

Sarks SH, Penfold PL, Killingsworth MC. Patterns in macular degeneration. In: Ryan SJ, Dawson AK, Little HL (eds) Retinal diseases. New York: Grune & Stratton 1985: 87-93

Sarks SH, Sarks JP. Age-related macular degeneration: atrophic form. In: Ryan SJ (ed) Retina. St. Louis: Mosby 1994: 1071-1102

Schachat AP. Toxic and nutritional retinopathies. In: Newsome DA (ed) Retinal dystrophies and degenerations. New York: Raven Press 1988

Seitz R. Die Netzhautgefässe. Vergleichende ophthalmoskopische und histologische Studien an gesunden und kranken Augen. Stuttgart: Ferdinand Enke 1962: 1-176 Bücherei des Augenarztes

Siegelman J, Ozanics V. Retina. In: Jackobiec FA (ed) Ocular anatomy, embryology, and teratology. Philadelphia: Harper & Row 1982: 441-507

Spitznas M. Central serous retinopathy. In: Ryan SJ (ed) Retina. St. Louis: Mosby 1989: 217-227

Straatsma BR, Foos RY, Feman SS. Degenerative diseases of the peripheral retina. In: Duane TD (ed) Clinical ophthalmology. Philadelphia: Harper & Row 1986

Warburg M. Norrie's disease and falciform detachment of the retina. In: Goldberg MF (ed) Genetic and metabolic eye disease. Boston: Little Brown & Co 1974: 441-446

Weleber RG. Retinitis pigmentosa and allied disorders. In: Ryan SJ (ed) Retina. St. Louis: Mosby Year-Book 1994: 335-466

Weleber RG, Eisner A. Cone degeneration (bull's eye dystrophies) and color vision defects. In: Newsome DA (ed) Retinal dystrophies and degenerations. New York: Raven Press 1988: 233-256

Yannuzzi LA, Schaltz H, Gitter KA. Central serous chorioretinopathy. In: Yannuzzi LA, Gitter KA, Schaltz H (eds) The macula. A comprehensive text and atlas. Baltimore: Wiliams & Wilkins 1979: 145-165

Zimmerman LE, Naumann GOH. The pathology of retinoschisis. In: McPherson A (ed) New and controversial aspects of retinal detachment. New York: Hoeber Medical Division of Harper & Row 1968: 400-423

Zinn KM, Marmor NF. Toxicology of the human retinal pigment epithelium. In: Zinn KM, Marmor NF (eds) The retinal pigment epithelium. Cambridge: Harvard University Press 1979

B. Zeitschriftenartikel

Abramson DH, Ellsworth RM. The surgical management of retinoblastoma. Ophthalmic Surg 1980; 11: 596-598

Abramson DH, Ellsworth RM, Kitchin FD, Tung G. Second nonocular tumors in retinoblastoma survivors. Are they radiation-induced? Ophthalmology 1984; 91: 1351-1355

Abramson DH, Ellsworth RM, Rozakis, GW. Cryotherapy for retinoblastoma. Arch Ophthalmol 1982; 100: 1253-1256

Abramson DH, Ronner HJ, Ellsworth RM. Second tumors in nonirradiated bilateral retinoblastoma. Am J Ophthalmol 1979; 87: 624-627

Adelung JC. Zur Genese der angioid streaks. Klin Monatsbl Augenheilkd 1951; 119: 241

Akiba J, Arzabe CW, Trempe CL. Posterior vitreous detachment and neovascularization in diabetic retinopathy. Ophthalmology 1990; 97: 889-891

Albert DM, Lahav M, Colby ED, Shadduck RK, Sang DN. Retinal neoplasia and dysplasia: Induction by feline leukemia virus. Invest Ophthalmol Vis Sci 1977; 16: 325-338

Albert DM, Sang DN, Craft JL. Clinical and histopathologic observations regarding cell death and tumor necrosis in retinoblastoma. Jpn J Ophthalmol 1978; 22: 358-374

American Academy of Ophthalmology. Information statement. The repair of rhegmatogenous retinal detachments. Ophthalmology 1990; 97: 1562-1572

Amir N, Zlotogora J, Bach G. Mucolipidosis type IV: Clinical spectrum and natural history. Pediatrics 1987; 79: 953-959

Amman F, Klein D, Franceschetti A. Genetic and epidemiological investigation of pigmentary degeneration of the retina and allied disorders in Switzerland. J Neurol Sci 1965; 2: 183

Amoaku WM, Archer DB. Cephalic radiation and retinal vasculopathy. Eye 1990; 4: 195-203

Andreasson S, Blennow G, Ehinger B, Stromland K. Full-field electroretinograms in patients with the carbohydrate-deficient glycoprotein syndrome. Am J Ophthalmol 1991; 112: 83-86

Appen RE, Wray SH, Cogan DG. Central retinal artery occlusion. Am J Ophthalmol 1975; 79: 374-381

Appen RE, DeVenecia G, Ferwerdaa J. Optic disc vasculitits. Am J Ophthalmol 1980; 90: 352-359

Apple DJ, Fishman GA, Goldberg MF. Ocular histopathology of Norrie's disease. Am J Ophthalmol 1974; 78: 196-203

Archer DB. Responses of Retinal and Choroidal Vessels to Ionising Radiation (Doyne Lecture) Eye (1993) 7: 1-13

Asthon N. Oxygen and the growth and development of retinal vessels: In vivo and in vitro studies. Am J Ophthalmol 1966; 62: 412-435

Asthon N, Harry J. The pathology of cotton wool spots and cytoid bodies in hypertensive retinopathy and other diseases. Trans Ophthalmol R Soc UK 1963; 83:91–114

Ashton N, Ward B, Serpell G. Role of oxygen in the genesis of retrolental fibroplasia: a preliminary report. Br J Ophthalmol 1953; 37:513–520

Atlee WE, Jr. Talc and cornstarch emboli in eyes of drug abusers. JAMA 1972; 219:49–51

Augsburger JJ, Margaral LE. Visual prognosis following treatment of acute central retinal artery obstruction. Br J Ophthalmol 1980; 64:913–917

Avci R, Deutman AF. Die Behandlung der zentralen serösen Choroidopathie mit dem Betarezeptorenblocker Metoprolol (Vorläufige Ergebnisse). Klin Monatsbl Augenheilkd 1993; 202:199–205

Axelsen I. Retinoblastoma in a microphthalmic eye. Ophthalmologica (Basel) 1978; 176:24–26

Badii G, Messmer E. Spontanregression bei erworbenem arteriellen Makroaneurysma der Netzhaut. Klin Monatsbl Augenheilkd 1992; 200:537–538

Balazs E, Berta A, Rozsa L, Koloszsvari L, Rigo G. Hemodynamic changes after ruthenium irridation of Hippel's angiomatosis. Ophthalmologica 1990; 200:128–132

Bascom RA, Manara S, Collins L et al. Cloning of the cDNA for a novel photoreceptor membrane (rom-1) identifies a disk rim protein family implicated in human retinopathies. Neuron 1992; 8:1171–1184

Bastek JV, Foos RY, Heckenlively JR. Traumatic pigmentary retinopathy. Am J Ophthalmol 1981; 92:621–624

Bateman JB, Philippart M. Ocular features of the Hagberg-Santavuori syndrome. Am J Ophthalmol 1986; 102:262–271

Becker LE, Hinton D. Primitive neuroectodermal tumors of the central nervous system. Hum Pathol 1983; 14:538–550

Bennett G. Central serous retinopathy. Br J Ophthalmol 1955; 39:605–618

Bennett SR, Folk JC, Blodi CF, Klugman M. Factors prognostic of visual outcome in patients with subretinal hemorrhage. Am J Ophthalmol 1990; 109:33–37

Benson WE. Prophylactic treatment of retinal breaks. Surv Ophthalmol 1977; 22:41–47

Benson WE, Kilker AE, Enoch JM. Best's vitelliform macular dystrophy. Am J Ophthalmol 1975; 79:59

Berson EL, Gouras P, Gunkel RD. Progressive cone degeneration, dominantly inherited. Arch Ophthalmol 1968; 80:77–83

Berson EL, Howard J. Temporal aspects of the electroretinogram in sector retinitis pigmentosa. Arch Ophthalmol 1971; 48:653–665

Berson EL, Sandberg MA, Roser B, Birch DG, Hanson BS. Course of retinitis pigmentosa over a three-year interval. Am J Ophthalmol 1985; 99:240–251

Best EF. Über eine hereditäre Maculaaffektion: Beitrag zur Vererbungslehre. Z Augenheilkd 1905; 13:199–212

Bhattacharya SS, Wright F, Clayton JF et al. Close genetic linkage between X-linked retinitis pigmentosa and a restriction fragment lenght polymorphism identified by recombinant DNA probe L1.28. Nature 1984; 309:253–255

Bird AC. X-linked retinitis pigmentosa. Br J Ophthalmol 1975; 59:177–199

Bird AC. Bruch's membrane change with age. Br J Ophthalmol 1992; 76:166–168

Bird AC. Retinal photoreceptor dystrophies. LI. Edward Jackson Memorial Lecture. Am J Ophthalmol 1995; 119:543–562

Blankenship GW, Machemer R. Long-term diabetic vitrectomy results; Report of 10 year follow-up. Ophthalmology 1985; 92:503–506

Blodi FC. The pathology of central tapeto-retinal dystrophy (hereditary macular degenerations). Trans Am Acad Ophthalmol Otolaryngol 1966; 70:70

Böhringer HR. Statistisches zu Häufigkeit und Risiko der Netzhautablösung. Ophthalmologica 1950; 131:331–334

Bonamour G, Bonnet M, Grange JD. Topographische Studien über angiographisch beobachtete Läsionen bei Retinitis centralis serosa. Klin Monatsbl Augenheilkd 1977; 171:862–866

Boniuk M, Zimmerman LE. Spontaneous regression of retinoblastoma. Int Ophthalmol Clin 1962; 2:525–542

Bornfeld N, El-Hifnawi E-S, Laqua H. Ultrastructural characteristics of preretinal membranes from human eyes filled with silicone oil. Am J Ophthalmol 1987a; 103:770–775

Bornfeld N, Messmer EP, Theodossiadis G, Meyer-Schwickerath G, Wessing A. Giant cell astrocytoma of the retina. A clinicopathological report of a case not associated with Bourneville's disease and review of the literature. Retina 1987b; 7: 183–189

Bottoni F, Canevini MP, Canger R, Orzalesi N. Twin vessels in familial retinal cavernous hemangioma. Am J Ophthalmol 1990; 109:285–289

Boughman JA, Vernon M, Shaver KA. Usher syndrome: definition and estimate of prevalence from to high-risk populations. J Chronic Dis 1983; 36:595–603

Boulton ME, McLeod D, Garner A. Vasoproliferative retinopathies: clinical, morphogenic and modulatory aspects. Eye 1988; 2 (Suppl):124–139

Branch Vein Occlusion Study Group. Argon laser photocoagulation for macular edema in branch vein occlusion. Am J Ophthalmol 1984; 98: 271–282

Branch Vein Occlusion Study Group. Argon laser scatter photocoagulation for prevention of neovascularization and vitreous hemorrhages in branch vein occlusions. Arch Ophthalmol 1986; 104:34–41

Brecher R, Bird AC. Adult vitelliform macular dystrophy. Eye 1990; 4:210–215

Bresnick GH, Smith VC, Pokorny J. Autosomal dominantly inherited macular dystrophy with preferential short wavelength sensitive cone involvement. Am J Ophthalmol 1989; 108:265-276
Bressler NM, Bressler SB, West SK, Fine SL, Taylor HR. The grading and prevalence of macular degeneration in Chesapeake Bay watermen. Arch Ophthalmol 1989; 107:847-852
Bressler SB, Maguire MG, Bressler NM, Fine SL. Relationship of drusen and abnormalities of the retinal pigment epithelium to the prognosis of neovascular macular degeneration. The Macular Photocoagulation Study Group. Arch Ophthalmol 1990; 108:1442-1447
Brinkley JR, Dubois EL, Ryan SJ. Long-term course of chloroquine retinopathy after cessation of medication. Am J Ophthalmol 1979; 88:1-11
Broughton WL, Zimmerman LE. A clinicopathologic study of 56 cases of intraocular medulloepitheliomas. Am J Ophthalmol 1978; 85:407-418
Brown DM, Kimura AE, Weingeist TA, Stone EM. Erosive vitreoretinopathy. A new clinical entity. Ophthalmology 1994; 101:694-704
Brown GC. Retinal arterial obstructive disease. In: Ryan S (ed) Retina. St.Louis: Mosby, 1994: 1361-1377
Brown GC, Magargal LE. Central retinal artery obstruction and visual acuity. Ophthalmology 1982; 89:14-19
Brown GC, Magargal LE. The ocular ischemic syndrome: Clinical, fluorescein angiographic and carotid angiographic features. Int Ophthalmol 1988; 11:239-251
Brown GC, Shields JA. Cilioretinal arteries and retinal arterial occlusion. Arch Ophthalmol 1979; 97: 84-92
Brown GC, Shields JA, Sanborn G, Augsburger JJ, Savino, PJ, Schatz NJ. Radiation retinopathy. Ophthalmology 1982; 89:1494-1501
Browning DJ. Nadolol in the treatment of central serous retinopathy. Am J Ophthalmol 1993; 116: 770-771
Brubaker R Font RL, Sheperd EM. Granulomatous sclerouveits. Arch Ophthalmol 1971; 86:517-524
Bullock JD, Campbell RJ, Waller RR. Calcification in retinoblastoma. Invest Ophthalmol Vis Sci 1977; 16:252-255
Bunt AH, Tso MO. Feulgen-positive deposits in retinoblastoma. Incidence, composition and ultrastructure. Arch Ophthalmol 1981; 99:144-150
Burgess DB, Olk RJ, Uniat LM. Macular disease resembling adult foveomacular vitelliform dystrophy in older adults. Ophthalmology 1987; 94:362-366
Buys RJ, Abramson DH, Ellsworth RM, Haik B. Radiation regression patterns after cobalt plaque insertion for retinoblastoma. Arch Ophthalmol 1983; 101:1206-1208
Byer NE. Clinical study of retinal breaks. Trans Am Acad Ophthalmol Otolaryngol 1967; 71:461
Byer NE. Clinical study of senile retinoschisis. Arch Ophthalmol 1968; 79:36
Byer NE. Changes and prognosis of lattice degeneration of the retina. Trans Am Acad Ophthalmol Otolaryngol 1974a; 78:114
Byer NE. Prognosis of asymptomatic retinal breaks. Arch Ophthalmol 1974b; 92:208-210
Byer NE. Lattice degeneration; A review. Surv Ophthalmol 1979; 23:213-248
Byer NE. Cystic retinal tufts and their relationship to retinal detachment. Arch Ophthalmol 1981; 99: 1788-1790
Byer NE. The natural history of asymptomatic retinal breaks. Ophthalmology 1982a; 89:1033-1039
Byer NE. Long-term natural history study of senile retinoschisis with implications for mangement. Ophthalmology 1986; 93:1127-1137
Byer NE. Long-term natural history of lattice degeneration of the retina. Ophthalmology 1989; 96:1396-1402
Cameron ME, Lawrence JM, Olrich JG. Thioridazine (Mellaril) retinopathy. Br J Ophthalmol 1972; 56: 131-134
Campochiaro PA, Blaydes SH. Photocoagulation does not ablate angiogenic markers in rabbit retina. Arch Ophthalmol 1988; 106:676-679
Canning CR, McCartney AC, Hungerford J. Medulloepithelioma (diktyoma). Br J Ophthalmol 1988; 72:764-767
Carlson MR, Pilger IS, Rosenbaum AL. Central retinal artery occlusion after carotid angiography. Am J Ophthalmol 1976; 81:103-104
Carr RE. Abetalipoproteinemia and the eye. Birth defects 1976; 12:385-399
Carr RE, Siegel, IM. Unilatral retinitis pigmentosa. Arch Ophthalmol 1973; 90:21-26
Cavenee WK, Dryja TP, Phillips RA et al. Expression of recessive alleles by chromosomal mechanisms in retinoblastoma. Nature 1983; 305:779-784
Central Vein Occlusion Study Group. Baseline and early history report. Arch Ophthalmol 1993; 111: 1087-1095
Central Vein Occlusion Study Group. Evaluation of grid pattern photocoagulation for macular edema in central vein occlusion. Ophthalmology 1995a; 102:1425-1433
Central Vein Occlusion Study Group. A randomized clinical trial of early panretinal photocoagulation for ischemic central vein occlusion. The Central Vein Occlusion Study Group N Report. Ophthalmology 1995b; 102:1434-1444
Chacko DC. Considerations on the diagnosis of radiation injury. JAMA 1981; 245:1255-1258
Chan CC, Fishman M, Egbert PR. Multiple ocular anomalies associated with maternal LSD ingestion. Arch Ophthalmol 1978; 96:282-284
Chang M, McLean IW, Merrit JC. Coats' disease: a study of 62 histopathologically confirmed cases. J Pediatr Ophthalmol Strabismus 1984; 21:163

Chang S. Low viscosity liquid fluorochemicals in vitreous surgery. Am J Ophthalmol 1987; 103: 38–43
Charawanamuttu AM, Hughes-Nurse J, Hamlett JD. Retinal embolism after hysterosalpingography. Br J Ophthalmol 1973; 57:166–169
Cibis GN, Morey M, Harris DJ. Dominantly inherited macular dystrophy with flecks (Stargardt). Arch Ophthalmol 1980; 98:1785–1789
Clarkson JG, Altman RD. Angioid streaks. Surv Ophthalmol 1982; 26:235–246
Coffey AJH, Brownstein S. The prevalence of macular drusen in postmortem eyes. Am J Ophthalmol 1986; 102:164–171
Cogan DG, Kuwabara T. Ocular pathology of the 13–15 trisomy syndrome. Arch Ophthalmol 1964; 72:246–253
Cogan DG, Kuwabara T. Accessory cells in vessels of the paranatal human retina. Arch Ophthalmol 1986; 104:747–752
Cogan DG, Wray SH. Vascular occlusions in the eye from cardiac myxomas. Am J Ophthalmol 1975; 80:396–403
Cohen D, Gaudric A, Coscas G. Epitheliopathie retienne diffuse et chorioretinopathie sereuse centrale. J Fr Ophtalmol 1983; 6:339–349
Collis WJ, Cohen DN. Rubella retinopathy: a progressive disorder. Arch Ophthalmol 1970; 84:33–35
Colvard DM, Robertson DM, Trautmann JC. Cavernous hemangioma of the retina. Arch Ophthalmol 1978; 96:2042–2044
Committee for the Classification of Retinopathy of Prematurity. An international classification of retinopathy of prematurity. Arch Ophthalmol 1984; 102:1130–1134
Connor RC. Complicated migraine. A study of permanent neurological and visual defects caused by migraine. The Lancet 1962; 2:1072–1075
Cox MS, Schepens CL, MacKenzie, Freeman H. Retinal detachment due to ocular contusion. Arch Ophthalmol 1966; 76:678–685
Craft JL, Sang DN, Dryja TP, Brockhurst RJ, Robinson NL, Albert DM. Glial cell component in retinoblastoma. Exp Eye Res 1985; 40:647–659
Crockett RS, Lawwill T. Damage by light to cultured retinal epithelium is an oxygen dependent photodynamic action. Invest Ophthalmol Vis Sci 1983; 24 (Suppl.): 253
Cruickshanks KJ, Klein R, Klein BE. Sunlight and age-related macular degeneration: The Beaver Dam Eye Study. Arch Ophthalmol 1993; 111: 514–518
Cryotherapy for Retinopathy of Prematurity Cooperative Group. Manual of procedures. In: The National Technical Information Service, Springfield, Va., US Department of Commerce, 1988 a
Cryotherapy for Retinopathy of Prematurity Cooperative Group. Multicenter trial of cryotherapy for retinopathy of prematurity: preliminary results. Arch Ophthalmol 1988 b; 106:471–479
Cryotherapy for Retinopathy of Prematurity Cooperative Group. Multicenter trial of cryotherapy for retinopathy of prematurity: 3 $^1/_2$-year outcome – structure and function. Arch Ophthalmol 1993; 111:339–344
Cryotherapy for Retinopathy of Prematurity Cooperative Group. The natural ocular outcome of premature birth and retinopathy. Status at 1 year. Arch Ophthalmol 1994; 112:903–912
Custodis E. Bedeutet die Plombenaufnähung auf die Sklera einen Fortschritt in der operativen Behandlung der Netzhautablösung? Ber dtsch Ophthalmol Ges 1953; 58:102
Dahrling BE. The histopathology of early central artery occlusion. Arch Ophthalmol (Chic.) 1965; 73:506–510
Dahrling BE. The histopathology of early central retinal artery occlusion. Arch Ophthalmol 1965; 73:506–510
Daicker B. Zur Kenntnis von Substrat und Bedeutung der sogenannten Schneckenspuren der Retina. Ophthalmologica 1972; 165:360
Daicker B. Pathologische Anatomie der arteriellen und venösen Gefässverschlüsse der Netzhaut. Klin Monatsbl Augenheilkd 1977; 170:198–211
Daicker G, Keller HH. Riesenzellarteritis mit endovasculärer Ausbreitung und Hypotonia bulbi dolorosa. Klin Monatsbl Augenheilkd 1971; 158: 358–372
Daicker B, Gloor B, Werner H. Ein ungewöhnlich lokalisiertes und gebautes Ziliarepitheladenom. Klin Monatsbl Augenheilkd 1976; 168:157–163
Daicker B, Guggenheim R, Gywat L. Rasterelektronenmikroskopische Befunde an Netzhautinnenflächen. III. Epivaskuläre Gliabüschel. Albrecht v. Graefes Arch klin exp Ophthal 1977; 204:31–37
Daoud A, Raymond LA, Lampkin BC, Spauöding A, Poon J. Late ocular recurrence of retinoblastoma after external radiation. J Pediatr Ophthalmol Strabismus 1978; 15:282–285
Davey CC, de Bustros S, Augsburger JJ, Shields JA, Shakin EP, Pryor CC. Intraocular metastases from cutaneous malignant melanoma. Arch Ophthalmol 1985; 103:937–940
Davis MD. Vitreous contraction in proliferative diabetic retinopathy. Arch Ophthalmol 1965; 74: 741–751
Davis MD. Natural history of retinal breaks without detachment. Arch Ophthalmol 1974; 92:183–194
De Jong PT, Delleman JW. Pigment epithelial pattern dystrophy. Arch Ophthalmol 1982; 100:1416–1421
De Juan E, Lambert HM, Machemer R. Recurrent proliferations in macular pucker, diabetic retinopathy, and retrolental fibroplasia-like disease after vitrectomy. Graefes Arch Clin Exp Ophthalmol 1985; 223:174–183
De Sutter E, Messmer E, Höpping W. Retinoblastoma: importance of time interval in onset of second tumors. Bull Soc Belge Ophtalmol 1986; 213:27–40

De Sutter E, Havers W, Höpping W, Zeller G, Alberti W. The prognosis of retinoblastoma in terms of globe saving treatment - a computer assisted study. Part I. Ophthalmic Paediatr Genet 1987a; 8:77-84

De Sutter E, Havers W, Höpping W, Zeller G, Alberti W. The prognosis of retinoblastoma in terms of survival - a computer assisted study. Part II. Ophthalmic Paediatr Genet 1987b; 8:85-88

Den Ottolander G, Craandijk G. Treatment of thrombosis of the central retinal vein with streptokinase. Thromb Diath Haemorrh 1968; 20:415

Der Kinderen DJ, Koten JW, Nagelkerke NJ et al. Nonocular cancer in patients with hereditary retinoblastoma and their relatives. Int J Cancer 1988; 41:499-504

Deutman AF. Electro-oculography in families with vitelliform dystrophy of the fovea: Detection of the carrier state. Arch Ophthalmol 1969; 81:305

Deutman F, Jansen LM. Dominantly inherited drusen of Bruch's membrane. Br J Ophthalmol 1970; 54:373-382

Deutman F, Kovacs B. Argon laser treatment in complications of angioid streaks. Am J Ophthalmol 1979; 88:12-17

Deutman F, van Blommestein JD, Henkes HE, Waardenburg PJ, Solleveld-van Driest E. Butterfly-shaped pigment dystrophy of the fovea. Arch Ophthalmol 1970; 83:558-569

Dobbie G. Discussion of: Classification and terminology of peripheral retinal lesions. Mod Probl Ophthalmol 1975; 15:113

Donders PC. Eales' disease. Doc Ophthalmol 1958; 12:1-21

Donnai D, Farndon PA. Syndrome of the month: Walker-Warburg syndrome. J Med Genet 1986; 23:200-203

Douglas AJ, Hanneken AM, Schachat AP, Fine SL. Choroidopathy in systemic lupus erythematosus. Arch Ophthalmol 1988; 106:230-234

Doxanas MT, Kelley JS, Prout TE. Sarcoidosis with neovascularization of the optic nerve head. Am J Ophthalmol 1980; 90:347-351

Draper GJ, Sanders BM, Kingston JE. Second primary neoplasms in patients with retinoblastoma. Br J Cancer 1986; 53:661-671

Dreyer R, Green WR. The pathology of angioid streaks: A study of 21 cases. Trans Pa Acad Ophthalmol Otolaryngol 1978; 31:158-167

Dryden RM. Central retinal vein occlusion and chronic simple glaucoma. Arch Ophthalmol 1965; 73:659-663

Dryja TP, Bruns GAP, Orkin SH, Albert DM, Gerald PS. Isolation of DNA fragments from chromosome 13. Retina 1983; 3:121-125

Dryja TP, McGee TL, Reichel E et al. A point mutation of rhodopsin in one form of retinitis pigmentosa. Nature 1990; 343:364-366

Dugan JD, Green WR. Ophthalmic manifestations of carotid occlusive disease. Eye 1991; 5:226-237

Dunphy EB. The story of retinoblastoma. The XX. Edward Jackson memorial lecture. Trans Am Acad Ophthalmol Otolaryngol 1964; 68:249-264

Eagle RC, Lucier AC, Bernardino JR, Yanoff M. Retinal pigment epithelial abnormalities in fundus flavimaculatus: A light and electron microscopic study. Ophthalmology 1980; 87:1189-1200

Eagle RC, Shields JA, Donoso L, Milner RS. Malignant transformation of spontaneously regressed retinoblastoma, retinoma/retinocytoma variant. Ophthalmology 1989; 96:1389-1395

Eales H. Cases of retinal hemorrhages associated with epistaxis and constipation. Birmingham Med Rev 1880; 9:262

Eckardt C, Nicolai U, Czank M, Schmidt D. Okulare Gewebe nach intravitrealer Silikonölinjektion. Histologische und elektronenmikroskopische Untersuchungen. Ophthalmologe 1993; 90: 250-257

Egbert PR, Fajardoro LF, Donaldson SS, Moazed K. Posterior ocular abnormalities after irradiation for retinoblastoma: a histopathological study. Br J Ophthalmol 1980; 64:660-665

Egerer I, Tasman W, Tomer TL. Coats' disease. Arch Ophthalmol 1974; 92:109-112

El Baba EF. Massive hemorrhage complicating age-related macular degeneration. Clinicopathologic correlation and role of anticoagulants. Ophthalmology 1986; 93:1581-1592

El Baba F, Green WR, Fleischmann J, Finkelstein D, de la Cruz ZC. Clinicopathologic correlation of lipidization and detachment of the retinal pigment epithelium. Am J Ophthalmol 1986; 101:576-583

Elliot AJ. 30-year observation of patients with Eales' disease. Am J Ophthalmol 1975; 80:404-408

Ellis DS, Heckenlively JR. Retinitis punctata albescens: Fundus appearance and functional abnormalities. Retina 1983; 3:27

Ellsworth RM. The practical management of retinoblastoma. Trans Am Ophthalmol Soc 1969; 67: 462-534

Ellsworth RM. Orbital retinoblastoma. Trans Am Ophthalmol Soc 1974; 72:79-85

Federman JL, Boyer D, Lanning R, Breit P. An objective analysis of proliferative diabetic retinopathy before and after pars plana vitrectomy. Ophthalmology 1979; 86:276-282

Feeney-Burns L, Berman ER, Rothman H. Lipofuscin of human retinal pigment epithelium. Am J Ophthalmol 1980; 90:783-791

Feeney-Burns L, Hilderbrand ES, Eldridge S. Aging human RPE: Morphometric analysis of macular, equatorial and peripherial cells. Invest Ophthalmol Vis Sci 1984; 25:195-200

Fetkenhour CL, Choromokos E, Weinstein J. Cystoid macular edema in retinitis pigmentosa. Trans Am Acad Ophthalmol Otolaryngol 1977; 83:515

Ffytche TJ. A rationalization of treatment of central retina artery occlusion. Trans Ophthalmol Soc UK 1974; 94:468-479

Fine BS, Brucker AJ. Macular edema and cystoid macular edema. Am J Ophthalmol 1981; 92: 466–481

Finkelstein D, Clarkson JG, The Branch Vein Occlusion Study Group. Branch and central retinal vein occlusions. Focal points 1987: Clinical modules for ophthalmologists 5 (module 12), no. 3. Am Acad Ophthalmol

Fish G, Grey RHB, Sehmi KS, Bird AC. The dark choroid in posterior retinal dystrophies. Br J Ophthalmol 1981; 65:359–363

Fishman GA, Kumar A, Joseph ME, Torok N, Anderson RJ. Usher's syndrome: ophthalmic and neuro-otologic findings suggesting genetic heterogeneity. Arch Ophthalmol 1983; 101: 1367–1374

Flach AJ. Cyclo-oxigenase inhibitors in ophthalmology. Surv Ophthalmol 1992; 36:259–284

Fletcher MC, Brandon S. Myopia of prematurity. Am J Ophthalmol 1955; 40:474–481

Folk JC, Cutkomp J, Koontz FP. Bacterial scleral abscesses after retinal buckling operations. Pathogenesis, mangement, and laboratory investigations. Ophthalmology 1987; 94:1148–1154

Folksman J, Klagsburn M. Angiogenic factors. Science 1987; 235:442–447

Font RL, Naumann G, Zimmerman LE. Primary malignant melanoma of the skin metastatic to the eye and orbit. 1967; 63:738–754

Foos RY. Zonular traction tufts of the peripheral retina in cadaver eyes. Arch Ophthalmol 1969; 82:620

Foos RY. Postoral peripheral retinal tears. Ann Ophthalmol 1974a; 6:679

Foos RY. Retinal holes. Am J Ophthalmol 1978; 86: 354–358

Foos RY. Retinopathy of prematurity: Pathologic correlation of clinical stages. Retina 1987; 7: 260–276

Foos RY, Allen RA. Retinal tears and lesser lesions of the peripheral retina in autopsy eyes. Am J Ophthalmol 1967; 64:643–655

Foos RY, Feman SS. Reticular cystoid degeneration of the peripheral retina. Am J Ophthalmol 1970; 69:392–403

Foos RY, Kopelow SM. Development of retinal vasculature in paranatal infants. Surv Ophthalmol 1973; 18:117–127

Foos RY, Simons KB. Vitreous in lattice degeneration of retina. Ophthalmology 1984; 91:452–457

Foulds W. Factors influencing visual recovery in retinal detachment surgery. Trans Ophthalmol Soc UK 1980; 100:72–77

Foulds WS. Do we need a retinal pigment epithelium (or choroid) for the maintenance of retinal apposition? Br J Ophthalmol 1985; 69:237–239

Frangieh GT, Green WR, Barraquer-Sommers E, Finkelstein D. Histopathologic study of nine branch retinal vein occlusions. Arch Ophthalmol 1982; 100:1132–1140

Frank KE, Purnell EW. Subretinal neovascularisazion following rubella retinopathy. Am J Ophthalmol 1978; 86:462–466

Freeman HM. Fellow eyes of giant retinal breaks. Trans Am Ophthalmol Soc 1978; 76:343–382

Gabel VP, Birngruber R, Gunther-Koszka H, Puliafito CA. Nd: YAG laser photodisruption of hemorrhagic detachment of the internal limiting membrane. Am J Ophthalmol 1989; 107:33–37

Gallie BL, Ellsworth RM, Abramson DH, Phillips RA. Retinoma: spontaneous regression of retinoblastoma or benign manifestation of the mutation? Br J Cancer 1982a; 45:513–521

Gallie BL, Phillips RA. Multiple manifestations of the retinoblastoma gene. Birth defects 1982; 18: 689–671

Gallie BL, Phillips RA, Ellsworth RM, Abramson DH. Significance of retinoma and phthisis bulbi for retinoblastoma. Ophthalmology 1982b; 89: 1393–1399

Gao H, Hollyfield JG. Aging of the human retina. Differential loss of neurons and retinal pigment epithelial cells. Invest Ophthalmol Vis Sci 1992; 33:1–17

Garner A, Ashton N, Tripathi R et al. Pathogenesis of hypertensive retinopathy: An experimental study in the monkey. Br J Ophthalmol 1975; 59:3–44

Gärtner J. Fine structure of pars plana cysts. Am J Ophthalmol 1972; 73:971

Gärtner J. Extracellular fibril formation by neuroglial cells in cystoid degenerations of the peripheral retina of the human eye. Acta Neuropathol (Berlin) 1973; 26:45–57

Gärtner J. Über die Rolle des Traumas bei der Entstehung der Netzhautabhebung. Ophthalmologica 1974; 168:1–12

Gass JD. Cavernous hemangioma of the retina – a neuro-oculo-cutaneous syndrome. Am J Ophthalmol 1971; 71:799–814

Gass JD. Uveal effusion syndrome. A new hypothesis concerning pathogenesis and technique of surgical treatment. Retina 1983; 3:159–163

Gass JD, Braunstein R. Sessile and exophytic capillary angiomas of the juxtapapillary retina and optic nerve head. Arch Ophthalmol 1980; 98:1790–1797

Gass JD, Oyakava RT. Idiopathic juxtafoveolar retinal teleangiectasis. Arch Ophthalmol 1982; 100: 769–780

Gass JDM. Pathogenesis of disciform detachment of the neuroepithelium. II. Idiopathic central serous choroidopathy. Am J Ophthalmol 1967; 63:587–615

Gass JDM. Bullous retinal detachment: an unusual manifestation of idiopathic central serous choroidopathy. Am J Ophthalmol 1973; 75:810–821

Gass JDM. A clinicopathologic study of a peculiar foveomacular dystrophy. Trans Am Ophthalmol Soc 1974; 72:139–156

Gass JDM. Diseases of the optic nerve that may simulate macular disease. Trans Am Acad Ophthalmol Otolaryngol 1977; 83:763

Gass JDM, Norton E. Cystoid macular edema and papilledema following cataract extraction. Arch Ophthalmol 1966; 76:646

Gass JDM, Anderson DR, Davis EB. A clinical, fluorescein angiographic, and electron microscopic correlation of cystoid macular edema. Am J Ophthalmol 1985a; 100:82–86

Gass JDM, Jallow S, Davis B. Adult vitelliform macular detachment occuring in patients with basal laminar drusen. Am J Ophthalmol 1985b; 99: 445–459

Gaynon MW, Boldrey EE, Strahlman ER, Fine SL. Retinal neovascularization and ocular toxoplasmosis. Am J Ophthalmol 1984; 98:585–589

Gehrs KM, Heriot WJ, de Juan E, Jr. Transmission electron microscopic study of a subretinal choroidal neovascular membrane due to age-related macular degeneration. Arch Ophthalmol 1992; 110:833–837

Gelisken O, Hendrikse F, Deutman AF. A long-term follow-up study of laser coagulation of neovascular membranes in angioid streaks. Am J Ophthalmol 1988; 105:299–303

Gerstein DD, Dantzker DR. Retinal vascular changes in hereditary visual cell degeneration. Arch Ophthalmol 1969; 81:99–105

Gibson DL, Sheps SB, Hong US, Schechter MT, McCormick AQ. Retinopathy of prematurity-induced blindness: birth weigth-specific survival and the new epidemic. Pediatrics 1990; 86: 405–412

Gibson JM, Rosenthal AR, Lavery J. A study of the prevalence of eye disease in the elderly in an English community. Trans Ophthalmol Soc UK 1985; 104:196–203

Gilbert CM, Owens SL, Smith PD, Fine SL. Long-term follow-up of central serous chorioretinopathy. 1984; 68:815–820

Gislason I, Stenkula S, Alm A, Wold E, Walinder PE. Cavernous haemangioma of the retina. Acta Ophthalmol 1979; 57:709–717

Glaser BM. Extracellular modulating factors and the control of intraocular neovascularization. Arch Ophthalmol 1988; 106:603–607

Glaser BM, Campochiaro PA, Davis JL, Sato M. Retinal pigment epithelial cells release an inhibitor of neovascularization. Arch Ophthalmol 1985; 103:1870–1875

Godel V, Iaina A, Lazar M. Retinal manifestations in familial juvenile nephronophtisis. Clin Genet 1979; 16:277–281

Goebel HH, Zeman W, Damaske E. An ultrastructural study of the retina in the Jansky-Bielschowsky type of neuronal ceroid-lipofuscinosis. Am J Ophthalmol 1977; 83:70–79

Gold D. Retinal arterial occlusion. Trans Am Acad Ophthalmol Otolaryngol 1977; 83:392–408

Gold DH, Morris DA, Henkind P. Ocular findings in systemic lupus erythematosus. Br J Ophthalmol 1972; 56:800–804

Goldberg MF. Classification and pathogenesis of proliferative sickle retinopathy. Am J Ophthalmol 1971; 71:649–665

Goldberg MF, Cotlier E, Fichensher LG et al. Macular cherry-red spot, corneal clouding and Beta-galactosidase deficiency. Clinical, biochemical and electron microscopic study of a new autosomal recessive storage disease. Arch Intern Med 1971; 128:387–398

Goldberg RE, Pheasant TR, Shields JA. Cavernous haemangioma of the retina. A four-generation pedigree with neurocutaneous manifestations and an example of bilateral retinal involvement. Arch Ophthalmol 1979; 97:2321–2324

Goldby FS, Beilin LJ. How an acute rise in arterial pressure damages arterioles; electron microscopic changes during angiotensin infusion. Cardiovasc Res 1972; 6:569–584

Gonin J. Pathogenie et anatomie pathologique des decollements retiniens. Bull Mem Soc Fr Ophthalmol 1920; 33:1

Gonin J. Remarques et commentaires sur 240 cas de décollement rétinien traités pour la plupart opératoirement. Annales d'oculistique 1930; 167: 362–392

Gottsch JD, Bynoe LA, Harlan JB, Rencs EV, Green WR. Light-induced deposits in Bruch's membrane of protoporphyric mice. Arch Ophthalmol 1993; 111:126–133

Gouras P, Eggers HM, MacKay CJ. Cone dystrophy, Nyctalopia and supernormal rod responses. A new retinal degeneration. Arch Ophthalmol 1983; 101:718–724

Graham EM, Stanford MR, Shilling JS, Sanders MD. Neovascularization associated with posterior uveitis. Br J Ophthalmol 1987; 71:826–833

Green JS, Parfrey PS, Harnett JD et al. The cardinal manifestations of Bardet-Biedl syndrome, a form of Laurence-Moon-Biedl syndrome. N Engl J Med 1989; 321:1002–1009

Green WR, Key SN. Senile macular degeneration: A histopathologic study. Trans Am Ophthalmol Soc 1977; 75:180–254

Green WR, Bressler SB, Bressler NM, Silva JC, Alexander J. Clinicopathologic correlation of occult choroidal neovascularization in age-related macular degeneration. Arch Ophthalmol 1992; 110:827–832

Green WR, Chan CC, Hutchins GM, Terry JM. Central retinal vein occlusion: A prospective histopathologic study of 29 eyes in 28 cases. Trans Am Ophthalmol Soc 1981; 79:371–421

Green WR, McDonnell PJ, Yeo JH. Pathologic features of senile macular degeneration. Ophthalmology 1985; 92:615–627

Greger V, Kerst S, Messmer E, Höpping W, Passarge E, Horsthemke B. Application of linkage analysis to genetic counselling in families with hereditary retinoblastoma. J Med Genet 1988; 25: 217–221

Grey RH, Blach RK, Barnard WM. Bull's eye maculopathy with early cone degeneration. Br J Ophthalmol 1977; 61:702–718
Griess GA, Blankenstein MF. Additivity and repair of actinic retinal lesions. Invest Ophthalmol Vis Sci 1981; 20:803–807
Gutman FA, Zegarra H, Nothnagel A. Laser treatment of macular edema secundary to central retinal vein occlusion. Int Ophthalmol 1987; 10:100
Hadden OB, Gass JDM. Fundus flavimaculatus and Stargardt's disease. Am J Ophthalmol 1976; 82: 527–539
Hageman GS, Marmor MF, Yao XY, Johnson LV. The interphotoreceptor matrix mediates primate retinal adhesion. Arch Ophthalmol 1995; 113: 655–660
Haimann MH, Burton TC, Brown CK. Epidemiology of retinal detachment. Arch Ophthalmol 1982; 100:289–292
Ham WT, Jr. Action spectrum for retinal injury from near-ultraviolet radiation in the aphacic monkey. Am J Ophthalmol 1982; 93:299–306
Hamilton AM, Kohner EM, Rosen D. Experimental retinal branch vein occlusion in rhesus monkeys. I.: Clinical appearances. Br J Ophthalmol 1979; 63:377–387
Hamilton SR, Chatrian G-E, Mills RP, Kalina RE, Bird TD. Cone dysfunction in a subgroup of patients with autosomal dominant cerebellar ataxia. Arch Ophthalmol 1990; 108:551–556
Hanselmayer H, Werner W. Spasm of the retinal artery after oral overdose of dihydroergotamine (DHE). Klin Monatsbl Augenheilkd 1973; 162: 807–811
Hansen LL, Danisevskis P, Arntz HR, Hövener G, Wiederholt M. A randomised prospective study on treatment of central retinal vein occlusion by isovolaemic haemodilution and photocoagulation. Br J Ophthalmol 1985; 69:108–116
Hansen LL, Wiek J, Schade M, Müller-Stolzenburg N, Wiederholt M. Effect and compatibility of isovolemic haemodilution in the treatment of ischemic and non-ischemic central retinal vein occlusion. Ophthalmologica 1989; 199:90–99
Hardwig P, Robertson DM. Von Hippel-Lindau disease: a familial, often lethal, multi-system phakomatosis. Ophthalmology 1984; 91:263–270
Hargrave PA. Rhodopsin chemistry, structure and topography. Prog Retinal Res 1982; 1:1–51
Harnett AN, Hungerford J, Lambert G et al. Improved external beam radiotherapy for the treatment of retinoblastoma. Br J Radiol 1987; 60:753–760
Hawkins MM, Draper GJ, Kingston JE. Incidence of second primary tumours among childhood cancer survivors. Br J Cancer 1987; 56:339–347
Hayreh SS. Optic disc vasculitis. Br J Ophthalmol 1972; 56:652–670
Hayreh SS. So-called „central retinal vein occlusion". I. Pathogenesis, terminology, clinical features. Ophthalmologica 1976; 172:1
Hayreh SS. Classification of central retinal vein occlusion. Ophthalmology 1983; 90:458–474
Hayreh SS, Weingeist TA. Experimental occlusion of the central artery of the retina. IV: Retinal tolerance time to acute ischemia. Br J Ophthalmol 1980; 64:818–825
Hayreh SS, Klugman MR, Beri M, Kimura AE, Podhajsky P. Differentiation of ischemic from nonischemic central retinal vein occlusion during the early acute phase. Graefes Arch Clin Exp Ophthalmol 1990; 228:201–217
Hayreh SS, Rojas P, Podhajsky P, Montague P, Woolson RF. Ocular neovascularization with retinal vascular occlusion. III. Incidence of ocular neovascularizazion with retinal vein occlusion. Ophthalmology 1983; 90:488–506
Hayreh SS, Servais GE, Virdi PS. Fundus lesions in malignant hypertension. IV. Focal intraretinal periarteriolar transudates. Ophthalmology 1985; 92:60–73
Hayreh SS, Servais GE, Virdi PS. Retinal arteriolar changes in malignant arterial hypertension. Ophthalmologica 1989; 198:178–196
Heckenlively JR. Secondary retinitis pigmentosa (syphilis). Doc Ophthalmol Proc 1977; 13:245–255
Heckenlively JR. The frequency of posterior subcapsular cataract in the hereditary retinal degenerations. Am J Ophthalmol 1982; 93:733–738
Heckenlively JR, Weleber RG. X-linked recessive cone dystrophy with tapetal like sheen: A newly recognized entity with Mizou-Nakamura phenomenon. Arch Ophthalmol 1986; 104:1322–1328
Heckenlively JR, Rodriguez JA, Daiger SP. Autosomal dominant sectoral retinitis pigmentosa: Two families with transversion mutation in codon 23 of rhodopsin. Arch Ophthalmol 1991; 109:84–91
Heher KL, Traboulsi EI, Maumenee IH. The natural history of Leber's congenital amaurosis: Age-related findings in 35 patients. Ophthalmology 1992; 99:241–245
Heimann K, Hamzei D. Retinoschisis und Augeninnendrucksteigerung. Klin Monatsbl Augenheilkd 1973; 162:606–611
Henkind P, Gartner S. The relationship between retinal pigment epithelium and choriocapillaris. Trans Ophthalmol Soc UK 1983; 103:444–447
Heriot WJ, Henkind P, Bellhorn RW. Choroidal neovascularization can digest Bruch's membrane. Ophthalmology 1984; 91:1603–1608
Herwig M, Laqua H. Klinisches Bild und Verlaufsbeobachtungen beim astrozytären Hamartom der Netzhaut und der Papille. Klin Monatsbl Augenheilkd 1984; 184:115–120
Heyreh S. So called „central retinal vein occlusion". I. Pathogenesis, terminology, clinical features. Ophthalmologica (Basel) 1976; 172:1
Hidayat AA, Marshall CF, Renaldo DP. Cryotherapy and photocoagulation in the management of retinoblastoma. Treatment failure and unusual complication. Ophthalmic Surg 1983; 14:336–342

Hilton GF, Grizzard WS. Pneumatic retinopexy. A two-step outpatient operation without conjunctival incision. Ophthalmology 1986; 93:626-641

Hiscott P, Cooling RJ, Rosen P, Garner A. The pathology of abortive neovascular outgrowth from the retina. Graefes Arch Clin Exp Ophthalmol 1992; 230:531-536

Hittner HM, Riccardi VM, Kretzer FL, Levy CH, Moura RA. Two-step mutation theory for retinoblastoma: ultrastructural support. Doc Ophthalmol 1979; 48:345-362

Hittner HM, Ricccardi VM, Ferrell RE, Borda RR, Justice J. Variable expressivity in autosomal dominant aniridia by clinical, electrophysiologic and angiographic criteria. Am J Ophthalmol 1980; 89:531-539

Hittner HM, Zeller RS. Ceroid-lipofuscinosis (Batten diease): Fluorescein angiography, electrophysiology, histopathology, ultrastructure and a review of amaurotic familial idiocy. Arch Ophthalmol 1975; 93:178-183

Höfler W. Empfehlungen zur Malariavorbeugung. D Ärztebl 1988; 85:2536-2538

Hoppeler T, Hendrickson P, Dietrich C, Remé CE. Morphology and time course of defined photochemical lesions in the rabbit retina. Curr Eye Res 1988; 7:849-860

Höpping W, Schmitt G, Havers W, Meyer-Schwickerath G. Die Therapie des Retinoblastoms. Ber dtsch ophthal Ges 1979; 76:143-149

Horsthemke B, Barnert HJ, Greger V, Passarge E, Höpping W. Early diagnosis in hereditary retinoblastoma by detection of molecular deletions at gene locus. The Lancet 1987; 28:511-512

Horton WA, Wong V, Eldridge R. Von Hippel-Lindau disease: clinical and pathological manifestations in nine families with 50 affected members. Arch Intern Med 1976; 136:769-777

Howard CM, Ellsworth RM. Differential diagnosis of retinoblastoma. A statistical survey of 500 children. II. Factors relating to the diagnosis of retinoblastoma. 1965a; 60:618-621

Howard GM, Ellsworth RM. Differential diagnosis of retinoblastoma. I. Relative frequency of the lesions which simulate retinoblastoma. Am J Ophthalmol 1965b; 60:610-618

Hruby K. Vorschläge zur Staroperation. Klin Monatsbl Augenheilkd 1951; 119:121-135

Hu DN. Genetic aspects of retinitis pigmentosa in China. Am J Med Genet 1982; 12:51

Huang SN, Steele HD, Kumar G, Parker JO. Ultrastructural changes of elastic fibers in pseudoxanthoma elasticum: a study of histogenesis. Arch Pathol 1967; 83:108

Hunter WS, Zimmerman LE. Unilateral retinal dysplasia. Arch Ophthalmol 1965; 74:23-30

Hyman LG, Grimson R, Oden N, Schachat AP, Leske MC, The Age-related Macular Degeneration Risk Factors Study Group. Risk factors for age-related maculopathy. Invest Ophthalmol Vis Sci 1992; 33 (Suppl):801

Hyman LG, Lilienfeld AM, Ferris FL, Fine SL. Senile macular degeneration: A case-control study. Am J Epidemiol 1983; 118:213-227

Ikeda I, Komi T, Nakaji K. Chorioretinitis central serous. Acta Soc Ophthalmol Jpn 1956; 60: 1261-1266

Inkeles DM, Walsh JB. Retinal fat emboli as a sequela to acute pancreatitis. Am J Ophthalmol 1975; 80: 935-938

Irvine SR. A newly defined vitreous syndrome following cataract surgery, interpreted according to recent concepts of the structure of the vitreous. Am J Ophthalmol 1953; 36:599-619

Jacobson MS, Gagliano DA, Cohen SB et al. A randomized clinical trial of feeder vessel photocoagulation of sickle cell retinopathy. A long-term follow-up. Ophthalmology 1991; 98:581-585

Jakobiec FA, Brodie SE, Haik B, Iwamoto T. Giant cell astrocytoma of the retina. A tumor of possible Mueller cell origin. Ophthalmology 1983; 90: 1565-1576

Jakobson DM, Thompson HS, Bartley JA. X-linked progressive cone dystrophy: Clinical characteristics of affected males and female carriers. Ophthalmology 1989; 96:885-895

Jampol LM, Acheson R, Eagle RC, Jr, Serjeant G, O'Grady R. Calcification of Bruch's membrane in angioid streaks with homozygous sickle cell disease. Arch Ophthalmol 1987; 105:93-98

Jampol LM, Ebroon DA, Goldbaum MH. Peripheral proliferative retinopathies: An update on angiogenesis, etiologies and management. Surv Ophthalmol 1994; 38:519-540

Jay M. The Eye in Chromosome Duplication and Deficiencies. New York: Marcel Dekker, 1977: 1-249 Ophthalmic Series 2

Jebejian R, Kalfayan B. Le syndrome oculo-buccogenital. Ann. Ocul. 1946; 179:481-491

John-Mikolajewski V, Messmer E, Sauerwein W, Freundlieb O. Orbital computed tomography. Does it help in diagnosing the infiltration of choroid, sclera and/or optic nerve in retinoblastoma? Ophthalmic Paediatr Genet 1987; 8:101-104

Johnson MA, Finkelstein D. Neovascularization and retinal sensitivity loss in patients with retinal ischemia. Invest Ophthalmol Vis Sci 1986; 27 (Suppl):145

Johnston PB. Traumatic retinal detachment. Br J Ophthalmol 1991; 75:18-21

Joondeph BC, Joondeph HC, Blair NP. Retinal macroaneurysms treatet with the yellow dye laser. Retina 1989; 9:187-192

Judisch GF, Lowry RB, Hanson JW, McGillivray BC. Chorioretinopathy and pituitary dysfunction. Arch Ophthalmol 1981; 99:253-256

Jung H, Remé CE. Light-evoked arachidonic acid release in the retina: illuminance/duration dependence and the effects of quinacrine, mellitin and lithium. Graefes Arch Clin Exp Ophthalmol 1994; 232:167-175

Jurco S, Nadji M, Harvey DG et al. Hemangioblastomas: histogenesis of the stromal cell studied by immunocytochemistry. Hum Pathol 1982; 13:13-18

Kado M, Trempe CL. The role of the vitreous in branch retinal vein occlusion. Am J Ophthalmol 1988; 105:20-24

Kajiwara K, Hahn L, Mukai S et al. Mutations in the human retinal degeneration slow gene in autosomal dominant retinitis pigmentosa. Nature 1991; 354:480-483

Kajiwara K, Sandberg MA, Berson EL, Dryja TP. A null mutation in the human peripherin/RDS gene in a family with autosomal dominant retinitis punctata albescens. Nat Genet 1993; 3:208-212

Kalebic T, Garbisa S, Glaser B. Basement membrane collagen: degradation by migrating endothelial cells. Science 1983; 221:281-283

Kaplan J, Guasconi G, Bonneau D et al. Usher syndrome type I is not linked to DaS81 (pTHH 33): evidence for genetic heterogeneity. Ann Genet 1990; 33:105-108

Karcioglu ZA, Gordon RA, Karcioglu GL. Tumor seeding in ocular fine needle aspiration biopsy. Ophthalmology 1985; 92:1763-1767

Kearns TP, Hollenhorst RW. Venous stasis retinopathy of occlusive disease of the carotid artery. Mayo Clin Proc 1963; 38:304-312

Keith NM, Wagener HP, Barker NW. Some different types of essential hypertension: their course and prognosis. Am J Med Sci 1939; 197:332-343

Kennedy RE. Growth retardation and volume determinations of the anophthalmic orbit. Am J Ophthalmol 1973; 76:294-302

Khan JA, Ide CH, Strickland MP. Coats' type retinitis pigmentosa. Surv Ophthalmol 1988; 32:317-332

Khodadoust AA, Roozitalab HM, Smith RE, Green WR. Spontaneous regression of retinoblastoma. Surv Ophthalmol 1977; 21:467-478

Kiep WH. Ocular complications occuring in malaria. Trans Ophthalmol Soc UK 1922; 42:394-398

Killingsworth MC. Age-related components of Bruch's membran in the human eye. Graefes Arch Clin Exp Ophthalmol 1987; 225:406-412

Killingsworth MC, Sarks JP, Sarks SH. Macrophages related to Bruch's membrane in age-related macular degeneration. Eye 1990; 4:613-621

Kimberling WJ, Weston MD, Möller C et al. Localisazion of Usher syndrome type II to chromosome 1q. Genomics 1990; 7:245-249

Kingham JD, Lochen GP. Vitelliform macular degeneration. Am J Ophthalmol 1977; 84:526-531

Kingston JE, Hawkins MM, Draper GJ, Marsden HB, Kinnier, Wilson LM. Patterns of multiple primary tumours in patients treated for cancer during childhood. Br J Cancer 1987; 56:331-338

Kinnear PE, Jay B, Witkop CJ. Albinism. Surv Ophthalmol 1985; 30:75-101

Kinsey VE. Retrolental fibroplasia. Cooperative study of retrolental fibroplasia and the use of oxygen. Arch Ophthalmol 1956; 56:481-543

Kinyoun JL, Chittum ME, Wells CG. Photocoagulation treatment of radiation retinopathy. Am J Ophthalmol 1988; 105:470-478

Kinyoun JL, Knobloch WH. Idiopathic retinal dialysis. Retina 1984; 4:9-14

Kirchhof B, Tavakolian U, Paulmann H, Heimann K. Histopathological findings in eyes after silicone oil injection. Graefes Arch Clin Exp Ophthalmol 1986; 224:34-37

Kivelä T, Tarkkanen A. Recurrent medulloepithelioma of the ciliary body: Immunohistochemical characteristics. Ophthalmology 1988; 95: 1565-1575

Klein BE, Klein R. Cataracts and macular degeneration in older Americans. Arch Ophthalmol 1982; 100:571-573

Klein M, Goldberg MF, Cotleir E. Cavernous hemangioma of the retina: report of four cases. Ann Ophthalmol 1975; 7:1213-1221

Klein ML, Finkelstein D. Laser photocoagulation of macular edema in central retinal vein occlusion. Symposium on Central Retinal Vein Occlusion, 10th Annual Macula Society Meeting. Cannes, France: 1987:

Klein ML, van Buskirk EM, Friedman E. Experience with nontreatment of central serous choroidopathy. Arch Ophthalmol 1974; 91:247-250

Klein R, Davis MD, Magli YL, Segal P, Klein BE, Hubbard L. The Wisconsin age-related maculopathy grading system. Ophthalmology 1991; 98: 1128-1134

Klein R, Klein BE, Linton KL. Maculopathy of age-related maculopathy: The Beaver Dam Eye Study. Ophthalmology 1992; 99:933-943

Klien BA. Occlusion of the central retinal vein: Clinical importance of certain histopathologic observations. Am J Ophthalmol 1953; 36: 316-324

Klien BA. Some aspects of classification and differential diagnosis of senile macular degeneration. Am J Ophthalmol 1964; 58:927-939

Klien BA, Krill AE. Fundus flavimaculatus: Clinical, functional and histologic observations. Am J Ophthalmol 1967; 64:3-23

Klöti R. Amotio-Chirurgie ohne Skleraeindellung. Primäre Vitrektomie. Klin Monatsbl Augenheilkd 1983; 182:474-478

Koch F, Kreiger A, Spitznas M. A light and electron microscopic study of the healing of pars plana incisions in the rhesus monkey. Graefes Arch Clin Exp Ophthalmol 1994; 232:47-56

Kock E, Naewer P. Retinoblastoma in Sweden 1958-1971. Acta Ophthalmol 1979; 57:344-350

Kodilinye HC. Retinoblastoma in Nigeria: problems of treatment. Am J Ophthalmol 1967; 63: 469-481

Koerner F, Imobersteg A, Nager G. Gefässkalibermessungen bei diabetischer Retinopathie vor und nach Photokagulation. Klin Monatsbl Augenheilkd 1990; 196:354-356

Kogure S, Iijim H. Retinal arterial obstruction and systemic disorders. Nippon Ganka Gakkai Zasshi (Japan) 1991; 95:67-72
Kohner EM, Dollery CT, Shakib M et al. Experimental retinal branch vein occlusion. Am J Ophthalmol 1970; 69:778-825
Kolb H, Gouras P. Electron microscopic observations of human retinitis pigmentosa, dominantly inherited. Invest Ophthalmol Vis Sci 1974; 13: 489-498
Kopelman JE, McLean IW, Rosenberg SH. Multivariate analysis of risk factors for metastasis in retinoblastoma tested by enucleation. Ophthalmology 1987; 94:371-377
Kremers JJ, van Norren D. Two classes of photochemical damage of the retina. Laser Light Ophthalmol 1988; 2:41-52
Kretzer FL, Hittner HM, Johnson AT, Mehta RS, Godion LB. Vitamin E and retrolental fibroplasia: ultrastructural support of clinical efficacy. Ann N Y Acad Sci 1982; 393:145-166
Kretzer FL, McPherson AR, Hittner HM. An interpretation of retinopathy of prematurity in terms of spindle cells: relationship to vitamin E prophylaxis and cryotherapy. Graefes Arch Clin Exp Ophthalmol 1986; 224:205-214
Krill AE, Deutman AF. Dominant macular degenerations: The cone dystrophies. Am J Ophthalmol 1972; 73:352-369
Krill AE, Deutman F, Fishman M. The cone degenerations. Doc Ophthalmol 1973; 35:1-80
Kroll AJ. Experimental central retinal artery occlusion. Arch Ophthal (Chic.) 1968; 79:453-469
Kroll AJ, Machemer R. Experimental retinal detachment in the owl monkey. III. Electron microscopy of the retina and pigment epithelium. Am J Ophthalmol 1968; 66:410-427
Kühn H, Hargrave PA. Light-induced binding of guanosintriphosphate to bovine photoreceptor membranes: effects of limited proteolysis of the membranes. Biochemistry 1981; 20:2410-2417
Kushner, BJ. Strabismus and amblyopia associated with regressed retinopathy of prematurity. Arch Ophthalmol 1982; 100:256-261
Kyritsis AP, Tsokos M, Triche TJ, Chader GJ. Retinoblastoma - origin from a primitive neuroectodermal cell? 1984; 307:471-473
Laatikainen L, Karinkari J. Capillary free area of the fovea with advancing age. Invest Ophthalmol Vis Sci 1977; 161:1154-1157
Laatikainen L, Kohner EM, Khoury D, Blach RK. Panretinal photocoagulation in central retinal vein occlusion: a randomised controlled clinical study. Br J Ophthalmol 1977; 61:741-753
Lahav M, Albert DM, Wyand S. Clinical, histopathological classification of retinal dysplasia. Am J Ophthalmol 1973; 75:648-667
Landers MBI. Retinal oxygenation via the choroid circulation. Trans Am Ophthalmol Soc 1978; 76: 528-556
Lane CM, Turner G, Gregor ZJ, Bird AC. Laser treatment of retinal angiomatosis. Eye 1989; 3:33-38
Lang GK, Lang GE, Naumann GOH. Akzidentelle bilaterale asymmetrische Rubin-Laser Makulopathie. Klin Monatsbl Augenheilkd 1985; 186:366-370
Laqua H, Wessing A. Riesenrisse der Netzhaut. Fortschr Ophthalmol 1983; 80:322-323
Lawwill T. Three major pathologic processes caused by light in the primate retina: A search for mechanisms. Trans Am Ophthalmol Soc 1982; 80: 517-579
Leibowitz HM, Krueger DE, Maunder LR, Milton RC. The Framingham eye study monograph: VI. Macular degeneration. Surv Ophthalmol 1980; 24(Suppl.):428-457
Leishman R. The eye in general vascular disease: Hypertension and arteriosclerosis. Br J Ophthalmol 1957; 41:641-701
Leonard RC, MacKay T, Brown A, Gregor A, Crompton GK, Smyth JF. Small cell lung cancer after retinoblastoma. The Lancet 1988; 2:1503
Lerman S. Photosensitizing drugs and their possible role in enhancing ocular toxicity. Parker Heath Memorial Lecture. Ophthalmology 1984; 93: 1464-1474
Letson A, Davidorf EF. Bilateral retinal metastases from cutaneous malignant melanoma. Arch Ophthalmol 1982; 100:605-607
Lewis H, Abrams GW, Williams GA. Anterior hyaloidal fibrovascular proliferation after diabetic vitrectomy. Am J Ophthalmol 1987; 104:607-613
Lewis H, Abrams GW, Blumenkranz, MS, Campo RV. Vitrectomy for diabetic macular traction and edema associated with posterior hyaloid traction. Ophthalmology 1992; 99:753-759
Lewis RA, Norton EWD, Gass JDM. Acquired arterial macroaneurysms of the retina. Br J Ophthalmol 1976; 60:21-30
Leys AM, Van Eyck LM, Nuttin BJ, Pauwels PA, Delabie JM, Libert JA. Metastatic carcinoma to the retina - Clinicopathologic findings in two cases. Arch Ophthalmol 1990; 108:1448-1452
Lim JI, Enger C, Fine SL. Foveomacular dystrophy. Am J Ophthalmol 1994; 117:1-6
Lin CCL, Tso MOM. An electron microscopic study of calcification of retinoblastoma. Am J Ophthalmol 1983; 96:765-774
Lincoff H, Kreissig I, Farber M. Results of 100 aphakic detachments treated with a temporary balloon buckle. A case against routine circling operations. Br J Ophthalmol 1985; 69:798-804
Lincoff H, Kreissig I, Jakobiec F, Iwamoto T. Remodeling of the cryosurgical adhesion. Arch Ophthalmol 1981; 99:1845-1849
Lloyd IC. Collley A, Tullo AB, Bonshek R. Dominantly inherited unilateral retinal dysplasia. Br J Ophthalmol 1993; 77:378-380
Löffler KU, Lee WR. Basal linear deposits in the human macula. Graefes Arch Clin Exp Ophthalmol 1986; 224:493-501

Lommatzsch P. β-irradiation of retinoblastoma with 106 Ru/106 Rh applicators. Mod Probl Ophthalmol 1977; 18:128–136
Lopez PF, Grossniklaus HE, Lambert HM et al. Pathologic features of surgically excised subretinal neovascular membranes in age-related macular degeneration. Am J Ophthalmol 1991; 112:647–656
Lopez PF, Maumenee IH, de la Cruz Z, Green WR. Autosomal-dominant fundus flavimaculatus: Clinicopathologic correlation. Ophthalmology 1990; 97:798–809
Lowden JA, O'Brien JS. Sialidosis: A review of human neuraminidase deficiency. Am J Hum Genet 1979; 31:1–18
Lucey JF, Dangman B. A reexamination of the role of oxygen in retrolental fibroplasia. Pediatrics 1984; 73:82–96
Lücke A, Reme C. Lichtschäden in der Netzhaut – Zusammenfassung experimenteller und klinischer Ergebnisse. Klin Monatsbl Augenheilkd 1984; 184:77–83
Lueder GT, Judisch F, O'Gorman TW. Second nonocular tumors in survivors of heritable retinoblastoma. Arch Ophthalmol 1986; 104:372–373
Lueder GT, Judisch F, Wen BC. Heritable retinoblastoma and pinealoma. Arch Ophthalmol 1991; 109:1707–1709
Lyle TK, Wybar KD. Retinal vasculitis. Br J Ophthalmol 1961; 45:778–788
Machemer R. Experimental retinal detachment in the owl monkey. IV. The reattached retina. Am J Ophthalmol 1968a; 66:1075–1091
Machemer R. Experimetal retinal detachment in the owl monkey. II. Histology of the retina and pigment epithelium. Am J Ophthalmol 1968b;66:396
Machemer R. A new concept for vitreous surgery. 2. Surgical technique and complications. Am J Ophthalmol 1972; 74:1022–1033
Machemer R. Pathogenesis of proliferative neovascular retinopathies and the role of vitrectomy. A hypothesis. Int Ophthalmol 1978; 11:1–3
Machemer R. The importance of fluid absorption, traction, intraocular currents, and chorioretinal scars in the therapy of rhegmatogenous retinal detachment. Am J Ophthalmol 1984; 98:681–693
Machemer R, Williams JMS. Pathogenesis and therapy of traction detachment in various retinal vascular diseases. Am J Ophthalmol 1988; 105:170–181
MacRae DW, Howard RO, Albert DM, Hsia YE. Ocular manifestations of the Meckel Syndrome. Arch Ophthalmol 1972; 88:106–113
Macula Photocoagulation Study Group. Persistent and recurrent neovascularization after krypton laser photocoagulation for neovascular lesions of age-related macular degeneration. Arch Ophthalmol 1990; 108:825–831
Macula Photocoagulation Study Group. Argon laser photocoagulation for neovascular maculopathy: Five year results from randomized clinical trials. Arch Ophthalmol 1991a; 109:1109–1114
Macula Photocoagulation Study Group. Laser photocoagulation of subfoveal neovascular lesions in age-related macular degeneration: Results of a randomized clinical trial. Arch Ophthalmol 1991b; 109:1220–1231
Macula Photocoagulation Study Group. Subfoveal neovascular lesions in age-related macular degeneration: Guidelines for evaluation and treatment in the macular photocoagulation study. Arch Ophthalmol 1991c; 109:1242–1257
Macula Photocoagulation Study Group. Visual outcome after laser photocoagulation for subfoveal choroidal neovascularization secondary to age-related macular degeneration: the influence of initial lesion size and initial visual acuity. Arch Ophthalmol 1994; 112:480–488
Mafee MF, Goldberg MF, Cohen SB et al. Magnetic resonance imaging versus computed tomography of leukocoric eyes and use of in vitro proton magnetic resonance spectroscopy of retinoblastoma. Ophthalmology 1989; 96:965–976
Magargal LE, Brown GC, Augsburger JJ, Donoso LA. Efficacy of panretinal photocoagulation in preventing neovascular glaucoma following ischemic central retinal vein obstruction. Ophthalmology 1982a; 89:780–784
Magargal LE, Donoso LA, Sanborn GE. Retinal ischemia and risk of neovascularization following central retinal vein obstruction. Ophthalmology 1982b; 89:1241–1245
Maguire P, Vine AK. Geographic atrophy of the retinal pigment epithelium. Am J Ophthalmol 1986; 102:621–625
Manor RS, Sachs W. Visible retinal emboli in a case of subacute bacterial endocarditis. Ophthalmologica (Basel) 1973; 166:10
Margo C, Hidayat A, Kopelman J, Zimmerman LE. Retinocytoma: a benign variant of retinoblastoma. Arch Ophthalmol 1983; 101:1519–1531
Margo C, Shields JA, Augsburger JJ. Current approaches to the diagnosis and management of retinoblastoma. Surv Ophthalmol 1981; 25:347–372
Marmor MF, Yao XY. The metabolic dependency of retinal adhesion in rabbit and primate. Arch Ophthalmol 1995; 113:232–238
May DR, Klein ML, Peyman GA, Raichand M. Xenon panretinal photocoagulation for central retinal vein occlusion: a randomised prospective study. Br J Ophthalmol 1979; 63:725–734
McCormick B, Ellsworth R, Abramson D. Radiation therapy for retinoblastoma: comparison of results with lens-sparing versus lateral beam techniques. Int J Radiat Oncol Biol Phys 1988; 15:567–574
McFarland, CB. Heredodegeneration of macula lutea; study of clinical and pathological aspects. Arch Ophthalmol 1955; 53:224–228
McGrath MA, Wechsler F, Hunyor, ABL, Penny R. Systemic factors contributing to retinal vein occlusion. Arch Intern Med 1978; 138:216–220

McLaughlin ME, Sandberg MA, Berson EL, Dryja TP. Recessive mutations in the gene of encoding the beta-subunit of phosphodiesterase in patients with retinitis pigmentosa. Nat Genet 1993; 4: 130-134

McNaught EI, Foulds WS, Johnson NF. The effect of photocoagulation on the barrier function of the pigment epithelium. Trans Ophthalmol Soc UK 1977; 97:634

Meadows AT. Risk factors for second malignant neoplasms: report from the Late Effects Study Group. Bull Cancer (Paris) 1988; 75:125-130

Merin S, Abraham FA, Auerbach E. Usher's and Hallgren's syndromes. Acta Genet Med Gemellol (Roma) 1974; 23:49-55

Merriam GR, Jr, Szechter A, Focht EF. The effects of ionizing radiations on the eye. Front Radiat Ther Oncol 1972; 6:346-385

Messmer EP, Laqua H, Wessing A et al. Nine cases of cavernous hemangioma of the retina. Am J Ophthalmol 1983; 95:383-390

Messmer E, Font RL, Laqua H, Höpping W, Naumann GOH. Cavernous hemangioma of the retina. Immunohistochemical and ultrastructural observations. Arch Ophthalmol 1984a; 102:413-418

Messmer EP, Wessing A, Ruprecht K, Naumann GOH. Solitary intraretinal macular hemorrhage. Graefes Arch Clin Exp Ophthalmol 1984b; 222: 9-12

Messmer EP, Font RL, Kirkpatrick JB, Höpping W. Immunohistochemical demonstration of neuronal and astrocytic differentiation in retinoblastoma. Ophthalmology 1985; 92:167-173

Messmer EP, Richter H, Höpping W, Havers W, Alberti W. Nicht-okulärer maligner Zweittumor bei einem Patienten mit spontangeheiltem Retinoblastom („Retinom", „Retinozytom"). Klin Monatsbl Augenheilkd 1987; 191:299-303

Messmer E, Sauerwein W, Heinrich T et al. New and recurrent tumor foci following local treatment as well as external beam radiation in eyes of patients with hereditary retinoblastoma. Graefes Arch Clin Exp Ophthalmol 1990; 228:426-431

Messmer E, Fritze H, Heinrich T et al. Longterm treatment effects in patients with bilateral retinoblastoma. Ocular and midfacial findings. Graefes Arch Clin Exp Ophthalmol 1991a; 229:309-314

Messmer EP, Heinrich T, Höpping W et al. Risk factors for metastases in patients with retinoblastoma. Ophthalmology 1991b; 98:136-141

Meyer-Schwickerath G. Koagulation der Netzhaut mit Sonnenlicht. Ber Dtsch Ophthal Ges 1949; 55: 256-259

Meyer-Schwickerath G. The preservation of vision by treatment of intraocular tumors with light coagulation. Arch Ophthalmol 1961; 66:458-466

Michaelson IC. Mode of development of vascular system of retina, with some observations on its significance for certain retinal diseases. Trans Ophthalmol Soc UK 1949; 68:137-180

Michel-Villaz M, Saibil HR, Chabre M. Orientation of rhodopsin alpha-helices in retinal rod outer segment membranes studied by infrared linear dichroism. Proc Natl Acad Sci USA 1979; 76: 4405-4408

Mietz H, Green WR. Wolff SM, Abundo GP. Foveal hypoplasia in complete oculocutaneous albinism. A histopathologic study. Retina 1992; 12:254-260

Miki T, Sunada I, Higaki T. Studies on chorioretinitis induced in rabbits by stress (repeated administration of epinephrine). Acta Soc Ophthalmol Jpn 1972; 75:1037-1045

Millay RH, Klein ML, Handelman IL, Watzke RC. Abnormal glucose metabolism and parafoveal teleangiectasia. Am J Ophthalmol 1986a; 102: 363-370

Millay RH, Weleber RG, Heckenlively JR. Ophthalmologic and systemic manifestations of Alström's disease. Am J Ophthalmol 1986b; 102:482-490

Miller H, Miller B, Ryan SJ. Newly formed subretinal vessels: fine structure and fluorescein leakage. Invest Ophthalmol Vis Sci 1986; 27:204-213

Miller H, Miller B, Ishibashi T, Ryan SJ. Pathogenesis of laser-induced choroidal subretinal neovascularization. Invest Ophthalmol Vis Sci 1990; 31:899-908

Miller SA, Bresnick GH, Chandra SR. Choroidal neovascular membrane in Best's vitelliform macular dystrophy. Am J Ophthalmol 1976; 82: 252-255

Miyake K, Shirasawa E, Hikita M. Active transport system of prostaglandins: Clinical implications and considerations. Review article. J Cataract Refract Surg 1992; 18:100-105

Miyakubo H, Hashimoto K, Miyakubo S. Retinal vascular pattern in familial exsudative vitreoretinopathy. Ophthalmology 1984; 91:1524-1530

Moazed K, Albert D, Smith TR. Rubeosis iridis in „Pseudogliomas". Surv Ophthalmol 1980; 25: 85-90

Mohney BG, Robertson DM. Ancillary testing for metastasis in patients with newly diagnosed retinoblastoma. Am J Ophthalmol 1994; 118: 707-711

Moloney JB, Mooney DJ, O'Connor MA. Retinal function in Stargardt's disease and fundus flavimaculatus. Am J Ophthalmol 1983; 96:57-65

Morgan KS, McLean IW. Retinoblastoma and persistent hyperplastic vitreous occurring in the same patient. Ophthalmology 1981; 88:1087-1091

Mottow-Lippa L, Tso MO, Peyman GA, Chejfec G. Von Hippel angiomatosis. A light, electron microscopic and immunoperoxidase characterization. Ophthalmology 1983; 90:848-855

Mullaney J. Retinoblastomas with DNA precipitation. Arch Ophthalmol 1969; 82:454-456

Murakami-Nagasako F, Ohba N. Phakic retinal detachment associated with cystic retinal tufts. Graefes Arch Clin Exp Ophthalmol 1982; 219: 188-192

Musarella MA, Burghes A, Anson-Cartwright L et al. Localization of the gene for X-linked recessive type of retinitis pigmentosa (XLRP) to Xp21 by linkage analysis. Am J Hum Genet 1988; 43: 484–494

Naumann GOH. Retinale Pseudoforamen der Ora serrata. Klin Monatsbl Augenheilkd 1968; 153:150

Naumann GOH, Lerche W, Schroeder W. Foveola-Aplasie bei Tyrosinase-positivem oculocutanem Albinismus. Graefes Arch Clin Exp Ophthalmol 1976; 200:39–50

Naumann GOH, Seibel W. Surgical Revision of Vitreous and Iris-Incarceration in persisting cystoid maculopathy (Hruby-Irvine-Gass Syndrome) Dev. Ophthalmol (1985); 11:181–187

Nelson SC, Friedman HS, Oakes WJ et al. Successful therapy for trilateral retinoblastoma. Am J Ophthalmol 1992; 114:23–29

Newell FW, Matalon R, Meyer SA. A new mucolipidosis with psychomotor retardation, corneal clouding and retinal degeneration. Am J Ophthalmol 1975; 80:440–449

Nichols BE, Sheffield VC, Vandenburgh K, Drack AV, Kimura AE, Stone EM. Butterfly-shaped pigment dystrophy of the fovea caused by a point mutation in codon 167 of the RDS gene. Nat Genet 1993; 3:202–207

Nicholson DH, Green WR, Kenyon KR. Light and electron microscopic study of early lesions in angiomatosis retinae. Am J Ophthalmol 1976; 82:193–204

Noble KG, Carr RE. Leber's congenital amaurosis. A retrospective study of 33 cases and a histopathological study of one case. Arch Ophthalmol 1978; 96:818–821

Nork, TM, Schwartz, TL, Doshi HM, Millecchia, LL. Retinoblastoma. Cell of origin. Arch Ophthalmol 1995; 113:791–802

Norton EWD. Intraocular Gas in the Management of Selected Retinal Detachments. Trans Am Acad Ophthalmol Otolaryngol 1972; 77:85–98

O'Brien JS. The cherry red-spot myoclonus syndrome: A newly recognized inherited lysosomal storage disease due to acid neuraminidase deficiency. Clin Genet 1978; 14:55–60

O'Gorman S, Flaherty, WA, Fishman GA, Berson, EL. Histopathologic findings in Best's vitelliform macular dystrophy. Arch Ophthalmol 1988; 106: 1261–1268

O'Hanley GP, Canny CLB. Diabetic dense premacular hemorrhage – A possible indication for prompt vitrectomy. Ophthalmology 1985; 92:507–511

O'Malley P, Allen PA, Straatsma BR. Paving-stone degeneration of the retina. Arch Ophthalmol 1965; 73:169

O'Malley PF, Allen RA. Peripheral cystoid degeneration of the retina: incidence and distribution in 1000 autopsy eyes. Arch Ophthalmol 1967; 77:769

O'Steen WK, Karcioglu ZA. Phagocytosis in the light-damaged albino rat eye: light and electron microscope study. Am J Anat 1974; 139:503–518

Okun E. Gross and microscopic pathology in autopsy eyes. IV. Pars plana cysts. Am J Ophthalmol 1961; 51:1221–1228

Oliver MD, Dotan SA, Chemke J, Abrahahm FA. Isolated foveal hypoplasia. Br J Ophthalmol 1987; 71:926–930

Orellana J, Moura RA, Font RL, Boniuk M, Murphy D. Medulloepithelioma diagnosed by ultrasound and vitreous aspirate. Ophthalmology 1983; 90: 1531–1539

Pancurak J, Goldberg MF, Frenkel M, Crowell RM. Cavernous hemangioma of the retinae. Genetic and central nervous system involvement. Retina 1985; 5:215–220

Parelhoff ES, Wood WJ, Green WR. Radial perivascular lattice degeneration of the retina. Ann Ophthalmol 1980; 12:25

Parsons MA, Curtis D, Blank CE, Hughes HN, McCartney AC. The ocular pathology of Norrie's disease in a fetus of 11 weeks' gestational age. Graefes Arch Clin Exp Ophthalmol 1992; 230:248–251

Paton D. The relation of angioid streaks to systemic disease.Springfield, Ill: Charles C. Thomas, Publisher, 1972

Patrinely JR, Lewis RA, Font RL. Foveomacular vitelliform dystrophy, adult type: A clinicopathologic study including electron microscopic observations. Ophthalmology 1985; 92:1712–1718

Patz A. Current concepts of the effect of oxygen on the developing retina. Curr Eye Res 1984; 3:159–163

Patz A, Hoeck LE, de LaCruz E. Studies on the effect of high oxygen administration in retrolental fibroplasia. I. Nursery observations. Am J Ophthalmol 1952; 35:1248–1252

Paul TO, Gorin MB, Ngo J et al. The genetics of age-related maculopathy. 1992; 33 (Suppl.):801

Pauleikhoff D, Wessing A. Langzeitergebnisse der Therapie bei Morbus Coats. Fortschr Ophthalmol 1989; 86:451–455

Pauleikhoff D, Harper CA, Marshall J, Bird AC. Aging changes in Bruch's membrane: A histochemical and morphological study. Ophthalmology 1990; 97:171–178

Pavan, PR, Folk JC. Anterior neovascularization. Int Ophthalmol Clin 1984; 24:61–70

Pearce, WG. Ocular and genetic features of Cockayne's syndrome. Can J Ophthalmol 1972; 7:435–444

Pearlman JT, Owen GW, Brounley DW, Sheppard JJ. Cone dystrophy with dominant inheritance. Am J Ophthalmol 1974; 77:293–303

Pendergrass TW, Davis S. Incidence of retinoblastoma in the United States. Arch Ophthalmol 1980; 98:1204–1210

Penfold P, Killingsworth M, Sarks S. An ultrastructural study of the role of leucocytes and fibroblasts in the breakdown of Bruch's membrane. Aust J Ophthalmol 1984; 12:23–31

Penfold PL, Kollingsworth MC, Sarks SH. Senile macular degeneration: The involvment of immunocompetent cells. Graefes Arch Clin Exp Ophthalmol 1985; 223:69–76

Penner R, Font RL. Retinal embolism from calcified vegetations of aortic valve. A spontaneuos complication of rheumatic heart disease. Arch Ophthalmol 1969; 81:565

Perry HD, Zimmerman LE, Benson WE. Hemorrhage from isolated aneurysm of a retinal artery - report of two cases simulating malignant melanoma. Arch Ophthalmol 1977; 95:281-283

Pesin SR, Shields JA. Seven cases of trilateral retinoblastoma. Am J Ophthalmol 1989; 107:121-126

Peyman GA, Rednam KR, Mottow-Lippa L, Flood T. Treatment of large von Hippel tumors by eye wall resection. Ophthalmology 1983; 90:840-847

Peyman GA, Spitznas M, Straatsama BR. Chorioretinal diffusion of peroxydase before and after photocoagulation. Invest Ophthalmol Vis Sci 1971; 10:489-495

Piro P, Pappas HR, Erozan YS, Michels RG, Sherman SH, Green WR. Diagnostic vitrectomy in metastatic carcinoma in the vitreous. Retina 1982; 2:182-188

Pitta CG, Steinert RF, Gragoudas ES, Regan CD. Small unilateral foveal hemorrhages in young adults. Am J Ophthalmol 1980; 89:96-102

Polans AS, Buczylko J, Crabb J, Palczeweski K. A photoreceptor calcium binding protein is recognized by autoantibodies obtained from patients with cancer-associated retinopathy. J Cell Biol 1991; 112:981-989

Popoff N, Ellsworth RM. The fine structure of nuclear alterations in retinoblastoma and in the developing human retina: in vivo and in vitro observations. J Ultrastruct Res 1969; 29:535-549

Porsaa K. Experimental studies on the vasomotor innervation of the retinal arteries. Acta Ophthalmol 1941; Suppl. 18

Pournaras CJ, Tsacopoulos M, Strommer K, Gilodi N, Leuenberger, PM. Scatter photocoagulation restores tissue hypoxia in experimental vasoproliferative microangiopathy in miniature pigs. Ophthalmology 1990; 97:1329-1333

Pratt CB, Meyer D, Chenaille P, Crom DB. The use of bone marrow aspirations and lumbar puncture at the time of diagnosis of retinoblastoma. J Clin Oncol 1989; 7:140-143

Pratt CB, Crom DB, Magill L, Chenaille P, Meyer D. Skeletal scintigraphy in patients with bilateral retinoblastoma. Cancer 1990; 65:26-28

Prensky JG, Bresnick GH. Butterfly-shaped macular dystrophy in four generations. Arch Ophthalmol 1983; 101:1198-1203

Pruett RC. Retinitis pigmentosa: Clinical observations and correlations. Trans Am Ophthalmol Soc 1983; 81:693-735

Pruett RC, Carvalho AC, Trempe CL. Microhemorrhagic maculopathy. Arch Ophthalmol 1981; 99:425-432

Quinlan PM, Elman JM, Bhatt MK, Mardesich P, Enger MS. The natural course of central retinal vein occlusion. Am J Ophthalmol 1990; 110:118-123

Quinn GE, Dobson V, Barr CC et al. Visual acuity in infants after vitrectomy for severe retinopathy of prematurity. Ophthalmology 1991; 98:5-13

Quinn GE, Dobson V, Repka MX et al. Development of myopia in infants with birth weights less than 1251 grams. The Cryotherapy for Retinopathy of Prematurity Cooperative Group. Ophthalmology 1992; 99:329-340

Raab EL. Ocular lesions in incontinentia pigmentii. J Pediatr Ophthalmol Strabismus 1983; 20:42-48

Rabb MF, Gagliano DA, Teske MP. Retinal arterial macroaneurysms. A major review. Surv Ophthalmol 1988; 33:73-96

Radnot M. Synaptic lamellae in retinoblastoma. Am J Ophthalmol 1975; 79:393-404

Raymond LA. Neodymium: YAG laser treatment for hemorrhage under the internal limiting membrane and posterior hyaloid face in the macula. Ophthalmology 1995; 102:406-411

Rednam KRV, Jampol LM, Goldberg MF. Scatter retinal photocoagulation for proliferative sickle cell retinopathy. Am J Ophthalmol 1982; 93: 594-599

Reese AB. Blodi FC. Retinal dysplasia. Am J Ophthalmol 1950; 33:23-32

Reese AB. Ellsworth RM. The evaluation and current concept of retinoblastoma therapy. Trans Am Acad Ophthalmol Otolaryngol 1963; 67:164-172

Reeser FH, Aaberg TM, van Horn DL. Astrocytic hamartoma of the retina not associated with tuberous sclerosis. Am J Ophthalmol 1978; 86: 688-698

Refsum S. Heredopathia atactica polyneuritiformis, phytanic acid storage disease, Refsum's disease: a biochemically well defined disease with a specific dietary treatment. Arch Neurol 1981; 38: 605-606

Reichel E, Bruce AM, Sandberg MA, Berson EL. An electroretinographic and molecular genetic study of X-linked cone degeneration. Am J Ophthalmol 1989; 108:540-547

Remé CE, Braschler UF, Roberts JE, Dillon J. Light damage in the rat retina: Effect of radioprotective agent (WR 77913) on acute rod outer segment disk disruptions. Photochem Photobiol 1991; 54:137-142

Ridley ME, Shields JA, Brown GC, Tasman W. Coats' Disease - Evaluation of Management. Ophthalmology 1982; 89:1381-1387

Ring CP, Pearson TC, Sanders MD, Wetherly-Mein G. Viscosity and retinal vein thrombosis. Br J Ophthalmol 1976; 60:397-410

Roarty JD, McLean IW, Zimmerman LE. Incidence of second neoplasms in patients with bilateral retinoblastoma. 1988; 95:1583-1587

Robertson D, Wilkinson C, Murray JL, Gordy D. Metastatic tumor to the retina and vitreous cavity from primary melanoma of the skin: Treatment with systemic and subconjunctival chemotherapy. Ophthalmology 1981; 88:1296-1301

Robertson DM. Argon laser photocoagulation treatment in central serous chorioretinopathy. Ophthalmology 1986; 93:972–974

Roessmann U, Velasco ME, Gambetti P, Autilio-Gambetti L. Neuronal and astrocytic differentiation in human neuroepithelial neoplasms. An immunohistochemical study. J Neuropathol Exp Neurol 1983; 42:113–121

Rosenfeld PJ, Cowley GS, McGee TL, Sandberg MA, Berson EL, Dryja TP. Null mutations within the rhodopsin gene as a cause of rod photoreceptor dysfunction and autosomal recessive retinitis pigmentosa. Nat Genet 1992; 1: 209–213

Ross WH. Traumatic retinal dialyses. Arch Ophthalmol 1981; 99:1371–1374

Ruffolo JJ, Ham WT, Jr, Mueller HA, Millen JE. Photochemical lesions in the primate retina under conditions of elevated blood oxigen. Invest Ophthalmol Vis Sci 1984; 25:893–898

Rutnin U, Schepens CL. Fundus appearance in normal eyes. II. The standard peripheral fundus and developmental variations. Am J Ophthalmol 1967; 64:870

Sabates R, Pruett RC, Hirose T. Pseudovitelliform macular degeneration. Retina 1982; 2:197

Sachs B. A family form of idiocy, generally fatal, associated with early blindness. J Nerv Ment Dis 1896; 23:475–479

Sagerman RH, Cassady JR, Tretter P, Ellsworth RM. Radiation induced neoplasia following external beam therapy for children with retinoblastoma. Am J Roentgenol Rad Therapy Nuclear Med 1969; 105:529–535

Sanders BM, Draper GJ, Kingston JE. Retinoblastoma in Great Britain 1969–80: incidence, treatment, and survival. Br J Ophthalmol 1988; 72: 576–583

Sandhoff K, Andreae U, Jatzkewitz H. Deficient hexoaminidase activity in an exeptional case of Tay-Sachs disease with additional storage of kidney globoside in visceral organs. Life Sci 1968; 7: 283–288

Sang DN, Albert DM. Retinoblastoma: clinical and histopatholgic features. Hum Pathol 1982; 13: 133–147

Sangers D, Libert J. Metastase vitréenne d'un carcinome mammaire. Bull Soc Belge Ophtalmol 1986; 219:99–104

Santavouri P, Haltia M, Rapola J. Infantile type of so-called neuronal ceroid-lipofuscinosis. Dev Med Child Neurol 1974; 16:644–653

Sanyal S, Hawkins RK. Devlopment and degeneration of retina in rds mutant mice: altered disc shedding pattern in the albino heterozygotes and its relation to light exposure. Vision Research 1987; 28:1171–1178

Sarks JP, Sarks SH, Killingsworth M. Evolution of geographic atrophy of the retinal pigment epithelium. Eye 1988; 2:552–577

Sarks SH. Drusen and their relationship to senile macular degeneration. Aust J Ophthalmol 1980; 8:117–130

Sautter H. Manifestations of arteriosclerosis in the background of the eye. J Atheroscler Res 1964; 4:197

Savino PJ, Glaser JS, Cassady J. Retinal stroke: is the Patient at risk? Arch Ophthalmol 1977; 95: 1185–1189

Sawyer RA, Selhorst JB, Zimmerman LE, Hoyt WF. Blindness caused by photoreceptor degeneration as a remote effect of cancer. Am J Ophthalmol 1976; 81:606–613

Schachat AP, de la Cruz Z, Green WR. Macular hole and retinal detachment in Best's disease. Retina 1985; 5:22–25

Schachat AP, Miller NR. Atrophy of myelinated retinal nerve fibers after acute optic neuropathy. Am J Ophthalmol 1981; 92:854–856

Scheider A, Hintschich C, Dimitriou S. Chorioretinopathia centralis serosa. Untersuchungen zur Lage des Quellpunktes mit Indozyaningrün. Ophthalmologe 1994; 91:745–751

Scheie HG. Evaluation of ophthalmoscopic changes of hypertension and arteriolar sclerosis. Arch Ophthalmol 1953; 49:117

Schepens CL. A new ophthalmoscope demonstration. Trans Am Acad Ophthalmol Otolaryngol 1947; 51:298

Schepens CL. Subclinical retinal detachments. Arch Ophthalmol 1952; 47:593

Schepens CL. Scleral buckling element. Trans Am Acad Ophthalmol Otolaryngol 1964; 68:959

Scherbel AL, MacKenzie AH, Nousek JE, Adtjian M. Ocular lesions in rheumatoid arthritis and related disorders with particular reference to retinopathy. N Engl J Med 1965; 273:360–366

Schipper J. An accurate and simple method for megavoltage radiation therapy of retinoblastoma. Radiother Oncol 1983; 1:31–41

Schipper J, Tan KE, van Peperzeel HA. Treatment of retinoblastoma by precision megavoltage radiation therapy. Radiother Oncol 1985; 3:117–132

Schmidt D, Schuhmacher M, Wakhloo AK. Microcatheter urokinase infusion in central retinal artery occlusion. Am J Ophthalmol 1992; 113: 429–434

Schochet SS, Font RL, Morris HH. Ocular pathology of Jansky-Bielschowsky form of neuronal ceroid-lipofuscinosis (Batten-Vogt syndrome). Arch Ophthalmol 1980; 98:1083–1088

Schofield PB. Diffuse infiltrating retinoblastoma. Br J Ophthalmol 1960; 44:35–41

Schultz GS, Grant MB. Neovascular growth factors. Eye 1991; 5:170–180

Seiberth V, Lindenkamp O, Vardarli I, Knorz MC, Liesenhoff H. Diode laser photocoagulation for threshold retinopathy of prematurity in eyes with tunica vasculosa lentis. Am J Ophthalmol 1995; 119:748–751

Seitz R. Die Genese und Aetiologie des Kreuzungsphänomens und seine Bedeutung für die Diagnostik von Netzhautgefässerkrankungen. Klin Monatsbl Augenheilkd 1961; 139:491

Seizinger BR, Rouleau GA, Ozelius LJ et al. Von Hippel-Lindau disease maps to the region of chromosome 3 associated with renal cell carcinoma. Nature 1988; 332:268-269

Shah HG, Brown GC, Goldberg RE. Digital subtraction carotid angiography and retinal arterial obstruction. Ophthalmology 1985; 92:68-72

Shields CL, Shields JA, De Potter P et al. Plaque radiotherapy in the management of retinoblastoma: Use as a primary and secondary treatment. Ophthalmology 1993a; 100:216-224

Shields CL, Shields JA, Minelli S et al. Regression of retinoblastoma after plaque radiotherapy. Am J Ophthalmol 1993b; 115:181-187

Shields JA. Ocular toxocariasis. A review. Surv Ophthalmol 1984; 28:361-381

Shields JA, Augsburger JJ. Current approaches to the diagnosis and management of retinoblastoma. Surv Ophthalmol 1981; 25:347-372

Shields JA, Parsons H, Shields CL, Giblin ME. The role of cryotherapy in the management of retinoblastoma. Am J Ophthalmol 1989; 108:260-264

Shields JA, Shields CL, Parsons H. Differential diagnosis of retinoblastoma. Retina 1991; 11:232-243

Shimizu K, Tobari I. Central serous retinopathy dynamics of subretinal fluid. Mod Probl Ophthalmol 1971; 9:152-157

Siegelman J. Vitreous base classification of retinal tears: clinical application. Surv Ophthalmol 1980; 25:59-74

Sieving PA, Fishman GA. Refractive errors of retinitis pigmentosa patients. Br J Ophthalmol 1978; 62: 163-167

Silberberg DH, Laties AM. Occlusive migraine. Trans Pa Acad Ophthalmol Otolaryngol 1974; 27:34-38

Silverstein AM. Retinal dysplasia and rosettes induced by experimental intrauterine trauma. Am J Ophthalmol 1974; 77:51-58

Smith J, Shivitz I. Angle-closure glaukoma in adults with cicatrial retinopathia of prematurity. Arch Ophthalmol 1984; 102:371-372

Snyder DA, Miech RP, Tamura H, Geltzer AI. Effects of laser photocoagulation on adenine nucleotides in rabbit retinas. Arch Ophthalmol 1976; 94: 1004-1008

Spalton DJ, Taylor DSI, Sanders MD. Juvenile Batten's disease: An ophthalmological assessment of 26 patients. Br J Ophthalmol 1980; 64:726-732

Spencer LM, Foos RY, Straatsama BR. Meridional folds, meridional complexes and associated abnormalities of the peripheral retina. Am J Ophthalmol 1970; 70:697

Spitznas M, Huke J. Number, shape, and topography of leakage points in acute type I central serous retinopathy. Graefes Arch Clin Exp Ophthalmol 1987; 225:437-440

Spitznas M, Joussen F, Wessing A, Meyer-Schwickerath G. Coats' disease. An epidemiologic and fluorescein angiographic study. Graefes Arch Clin Exp Ophthalmol 1975a; 195:241-250

Spitznas M, Meyer-Schwickerath GT, Stephan B. Treatment of Eales' disease with photocoagulation. Graefes Arch Clin Exp Ophthalmol 1975b; 194:193-198

Spranger JW, Wiedemann HR. The genetic mucolipidoses: Diagnosis and differential diagnosis. Humangenetik 1970; 9:113-139

Stannard C. The use of iodine-125 plaques in the treatment of retinoblastoma. Ophthalmic Paediatr Genet 1987; 8:89-93

Stargardt K. Über familiäre, progressive Degeneration in der Makulagegend des Auges. Graefes Arch Klin Exp Ophthalmol 1909; 71:534-550

Staurenghi G, Lonati C, Aschero M, Orzalesi N. Arteriovenous crossing as a risk factor in branch retinal vein occlusion. Am J Ophthalmol 1994; 117:211-213

Stefansson E, Hatchell DL, Fisher BL, Sutherland FS, Machemer R. Panretinal photocoagulation and retinal oxygenation in normal and diabetic cats. Am J Ophthalmol 1986; 101:657-664

Stefansson E, Novack RL, Hatchell DL. Hyopxia in branch retinal vein occlusion is prevented by vitrectomy. Invest Ophthalmol Vis Sci 1988; 29(Suppl.):220

Stefansson E, Machemer R, de Juan E, McCuen BW, Peterson J. Retinal oxygenation and laser treatment in patients with diabetic retionpathy. Am J Ophthalmol 1992; 113:36-38

Steinmetz RL, Garner A, Maguire JI, Bird AC. Histopathology of incipient fundus flavimaculatus. Ophthalmology 1991; 98:953-956

Stone EM, Nichols BE, Streb LM, Kimura AE, Sheffield VC. Genetic linkage of vitelliform macular degeneration (Best's disease) to chromosome 11q13. Nat Genet 1992; 1:246-250

Stowe GC, Zakov ZN, Albert DM, Smith TR, Sang DN, Craft JL. Vascular basophilia in ocular and orbital tumors. Invest Ophthalmol Vis Sci 1979; 18: 1068-1075

Straatsama BR, Foos RY. Typical and reticular degenerative retinoschisis. XXVI Francis I. Proctor Memorial Lecture. Am J Ophthalmol 1973; 75:551

Straatsama BR, Foos RY, Heckenlively JR, Taylor GN. Myelinated retinal nerve fibers. Am J Ophthalmol 1981; 91:25-38

Straatsama BR, Zeegen PD, Foos RY, Feman SS, Shabo AL. Lattice degeneration of the retina. Am J Ophthalmol 1974; 77:619-648

Strandgaard S. Autoregulation of cerebral circulation in hypertension. Acta Neurol Scand 1978; 57(Suppl 66):1-82

Striebel SU, Messmer EP, Landolt U. Retinale und vitreale Metastase eines kleinzelligen Bronchuskarzinoms. Klin Monatsbl Augenheilkd 1992; 200:535-536

Strong LC. The genetic implications of long-term survival of childhood cancer. A conceptual framework. Am J Pediatr Hematol Oncol 1987; 9:99–103

Sung CH, Davenport CM, Hennessey JC et al. Rhodopsin mutations in autosomal dominant retinitis pigmentosa. Proc Natl Acad Sci USA 1991; 88:6481–6485

Szamier RB, Berson EL. Retinal ultrastructure in advanced retinitis pigmentosa. Invest Ophthalmol Vis Sci 1977; 16:947–962

Szamier RB, Berson EL, Klein R, Myers S. Sex-linked retinitis pigmentosa: Ultrastructure of photoreceptors and pigment epithelium. Invest Ophthalmol Vis Sci 1971; 18:145–160

Tagawa H, McMeel JW, Tremple CL. The role of the vitreous in diabetic retinopathy. II. Active and inactive vitreous changes. Ophthalmology 1986; 93:1188–1192

Takahashi T, Tamura S, Inoue M, Isayama Y, Sashikata T. Retinoblastoma in a 26-year-old adult. Ophthalmology (Rochester) 1983; 90:179–183

Tarkkanen A, Merenmies L, Mäkinen J. Embolism of the central retinal artery secondary to metastatic carcinoma. Acta Ophthalmol 1973; 51:25–33

Tasman W. Late complications of retrolental fibroplasia. Ophthalmology 1979; 86:1724–1740

Tay W. Symmetrical changes in the region of the yellow spot in each eye of an infant. Trans Ophthalmol Soc UK 1881; 1:155–157

Terry TL. Extreme prematuritiy and fibroblastic overgrowth of persistent vascular sheath behind each cristalline lens. Am J Ophthalmol 1942; 25: 203

The Eye Disease Case Control Study Group. Risk factors for neovascular age-related macular degeneration. Arch Ophthalmol 1992; 110: 1701–1708

The Eye Disease Case Control Study Group. Antioxidant status and neovascular age-related macular degeneration. Arch Ophthalmol 1993; 111:104–109

Thirkill CE, Roth AM, Keltner JL. Cancer-associated retinopathy. Arch Ophthalmol 1987; 105:372–375

Tillery WV, Lucier AC. Round atrophic holes in lattice degeneration – an important cause of phakic retinal detachment. Trans Am Acad Ophthalmol Otolaryngol 1976; 81:509

Tobin DR, Krohel GB, Rynes RI. Hydroxychloroquine. Seven Years experience. Arch Ophthalmol 1982; 100:81–83

Toth CA, Morse LS, Hjelmeland LM, Landers MB. Fibrin directs early retinal damage after experimental subretinal hemorrhage. Arch Ophthalmol 1991; 109:723–733

Traboulsi EI, Green WR, Luckenbach MW, de la Cruz ZC. Neuronal ceroid-lipofuscinosis: Ocular, histopathologic and electron microscopic studies in the late infantile, juvenile and adult forms. Graefes Arch Clin Exp Ophthalmol 1987; 225:391–402

Traboulsi EI, Zimmerman LE, Manz HJ. Cutaneous malignant melanoma in survivors of heritable retinoblastoma. Arch Ophthalmol 1988; 106: 1059–1061

Traube L. In: Hirschwald A (ed) Gesammelte Beiträge zur Pathologie und Physiologie. Berlin: 1871: 551–555

Tripathi R, Ashton N. Electron microscopical study of Coats' disease. Br J Ophthalmol 1971; 55:289–301

Tso MO, Jampol LM. Pathophysiology of hypertensive retinopathy. Ophthalmology 1982; 89:1132–1145

Tso MO, LaPiana FG. The human fovea after sungazing. Trans Am Acad Ophthalmol Otolaryngol 1975; 79:788–795

Tso MO, Fine BS, Zimmerman LE, Vogel, MH. Photoreceptor elements in retinoblastoma. Arch Ophthalmol 1969; 82:57–59

Tso MO, Fine BS, Zimmerman LE. The nature of retinoblastoma. II. Photoreceptor differentiation: an electron microscopic study. Am J Ophthalmol 1970a; 69:350–359

Tso MO, Zimmerman LE, Fine BS. The nature of retinoblastoma. I. Photoreceptor differentiation: a clinical and histopathologic study. Am J Ophthalmol 1970b; 69:339–349

Tsukahara I. A histopathological study on the prognosis and radiosensitivity of retinoblastoma. Arch Ophthalmol 1960; 63:1005–1008

Tucker MA. Bone sarcomas linked to radiotherapy and chemotherapy in children. N Engl J Med 1987; 317:588–593

Uliss AE, Gregor ZJ, Bird AC. Retinitis pigmentosa and retinal neovascularization. Ophthalmology 1986; 93:1599–1603

Uliss AE, Moore AT, Bird AC. The dark choroid in posterior retinal dystrophies. Ophthalmology 1987; 95:1423–1427

van der Schaft TL, de Bruijn WC, Mooy CM, Ketelaars DAM, Jong PT. Is basal laminar deposit unique for age-related macular degeneration? Arch Ophthalmol 1991; 109:420–425

van der Zypen E, Fankhauser EF. Die Bruch'sche Membran und ihre Bedeutung für die Retinopexie nach Laserbestrahlung. Klin Monatsbl Augenheilkd 1990; 196:338–341

Van Schooneveld MJ, Went LN, Oosterhuis JA. Dominant cone dystrophies starting with blue cone involvement. Br J Ophthalmol 1991; 75:332–336

Vernon M. Usher's syndrome: deafness and progressive blindness – clinical cases, prevention, theory, and literature review. J Chronic Dis 1969; 22:133–151

Vine AK, Maguire PT, Martonyi C, Kincaid MC. Recombinant tissue plasminogen activator to lyse experimentally induced retinal arterial thrombi. Am J Ophthalmol 1988; 105:266–270

Vogel EF. Genetics of retinoblastoma. Hum Genet 1979; 52:1–54

Vogt A. Über Berührungspunkte der senilen und der myopischen Bulbusdegeneration. Klin Monatsbl Augenheilkd 1924; 72:212

Wallow IH, Sponsel WE, Stevens TS. Clinicopathologic correlations of diode laser burns in monkeys. Arch Ophthalmol 1991; 109:648-653

Walters RF, Spalton DJ. Central retinal vein occlusion in people aged 40 years or less: A review of 17 patients. Br J Ophthalmol 1990; 74:30-35

Wanders RJ, Heymans HS, Schutgens RB et al. Peroxisomal disorders in neurology. J Neurol Sci 1988; 88:1-39

Watzke RC. The ophthalmoscopic sign „white with pressure". Arch Ophthalmol 1961; 66:812

Watzke RC. Cryotherapy for retinal angiomatosis: a clinicopathologic report. Doc Ophthalmol 1973; 34:405-411

Watzke RC, Burton TC, Leaverton PE. Ruby laser photocoagulation therapy of central serous retinopathy, Part I. A controlled clinical study, Part II. Factors affecting prognosis. Trans Am Acad Ophthalmol Otolaryngol 1974; 78:205-211

Weinberg D, Dodwell DG, Fern SA. Anatomy of arteriovenous crossings in branch retinal vein occlusion. Am J Ophthalmol 1990; 109:298-302

Weiss AH, Koussef BG, Ross EA, Longbottom J. Complex microphthalmos. Arch Ophthalmol 1989; 197:1619-1624

Weiter JJ, Zuckerman R. The influence of the photoreceptor-RPE complex on the inner retina. An explanation for the beneficial effects of photocoagulation. Ophthalmology 1980; 87:1133-1139

Weleber RG, Tongue AT, Kennaway NG, Budden SS, Buist NRM. Ophthalmic manifestations of infantile phytanic acid storage disease. Arch Ophthalmol 1984; 102:1317-1321

Wells J, Wroblewski J, Keen J, Inglehearn C, Jupp C, Eckstein A. Mutations in the human retinal degeneration slow (rds) gene can cause either retinitis pigmentosa or macular dystrophy. Nat Genet 1993; 3:213-217

Wessing A, Spitznas M. Morbus Coats und Lebersche Miliaraneurysmenretinitis. Ber dtsch ophthal Ges 1977; 74:199-204

Weve H. Ablatio falciformis congenita. Arch Augenheilkd 1936; 109:371

White TJ, Mainster MA, Wilson PW, Tips JH. Chorioretinal temperature increase from solar observation. Bull Math Biophys 1971; 33:1-17

Whitson JT, Welch RB, Green WR. Von Hippel-Lindau disease: Case report of a patient with spontaneous regression of a retinal angioma. Retina 1986; 6:253-259

Wiedemann P, Weller M, Heimann K. Proliferative Vitreoretinopathie: Neue Erkenntnisse in Pathophysiologie und Therapie. Klin Monatsbl Augenheilkd 1990; 197:355-361

Wiegand RD, Giusto NM, Rapp LM, Anderson RE. Evidence for rod outer segment lipid peroxidation following constant illumination of the rat retina. Invest Ophthalmol Vis Sci 1983; 24:1433-1435

Williams R, Taylor D. Tuberous sclerosis. Surv Ophthalmol 1985; 30:143-154

Wilson DJ, Green WR. Histopathologic study of the effect of retinal detachment surgery on 49 eyes obtained post mortem. Am J Ophthalmol 1987; 103:167-179

Wilson LA, Keeling PW, Malcolm AD, Russel RW, Webb-People MM. Visual complications of mitral leaflet prolapse. Br J Med 1977; 2:86-88

Winther J, Olsen JH, de Nully, Brown P. Risk of nonocular cancer among retinoblastoma patients and their parents. A population-based study in Denmark, 1943-84. Cancer 1988; 62:1458-1462

Witmer R. Postkontusionelle Retinanekrosen. Ber Dtsch Ophthal Ges 1975; 74:241

Wolbarsht ML, Landers MB. The rationale of photocoagulation therapy for proliferative diabetic retinopathy. A review and model. Ophthalmic Surg 1980; 11:235

Wolf S, Arend O, Bertram B et al. Hemodilution therapy in central retinal vein occlusion. One-year results of a prospective randomized study. Graefes Arch Clin Exp Ophthalmol 1994; 232:33-39

Wolter JR. The histopathology of cystoid macular edema. Graefes Arch Clin Exp Ophthalmol 1981; 216:85-101

Wong H, Sehmi KS, McLeod D. Abortive neovascular outgrowth discovered during vitrectomy for diabetic vitreous haemorrhage. Graefes Arch Clin Exp Ophthalmol 1989; 227:237-240

Wong VG. Ocular manifestations in cystinosis. Birth defects: Original Article Series 1976:181-186

Wrobleski JJ, Wells JA, Eckstein A et al. Ocular findings associated with a three-base pair deletion in the peripherin-RDS gene in autosomal dominant retinitis pigmentosa. Br J Ophthalmol 1994; 78:831-836

Yagasaki K, Jacobson SG. Phenotypic diversity by retinal function testing. Arch Ophthalmol 1989; 107:701-708

Yanoff M. Pseudogliomas: differential diagnosis of retinoblastoma. Ophthal. Dig. 1972; 34:9

Yanoff M, Zimmerman LE, Davis RL. Massive gliosis of the retina. Int Ophthalmol Clin 1971; 11:211

Yao XY, Hageman GS, Marmor MF. Retinal adhesiveness in the monkey. Invest Ophthalmol Vis Sci 1994; 35:744-747

Yoshida A, Hirokawa H, Ishiko S, Ogasawara H. Ocular circulatory changes following scleral buckling procedures. Br J Ophthalmol 1992; 76:529-531

Yoshizumi MD, Thomas JV, Smith TR. Glaucoma-inducing mechanisms in eyes with retinoblastoma. Arch Ophthalmol 1978; 96:105-110

Young JL, Miller RW. Incidence of malignant tumors in US children. J Pediatr 1975; 86:254–258
Young RW. Pathophysiology of age-related macular degeneration. Surv Ophthalmol 1987; 31:291–306
Yunis JJ, Ramsey N. Retinoblastoma and subband deletion of chromosome 13. Am J Dis Child 1978; 132:161–163
Zeman W, Dyken P. Neuronal ceroid-lipofuscinosis (Batten's disease): Relationship to amaurotic familial idiocy? Pediatrics 1969; 44:570–583
Zhao J, Sastry SM, Sperduto RD, Chew EY, Remaley NA. Arteriovenous crossing patterns in branch retinal vein occlusion. Ophthalmology 1993; 100:423–428
Zimmer-Galler IE, Robertson DM. Long-term observation of retinal lesions in tuberous sclerosis. Am J Ophthalmol 1995; 119:318–324
Zimmerman LE. Applications of histochemical methods for the demonstration of acid mucopolysaccharides to ophthalmic pathology. Trans Am Acad Ophthalmol Otolaryngol 1958; 62: 679–703
Zimmerman LE. Retinoblastoma. Med Ann District Columb 1969; 38:366–374
Zimmerman LE. Embolism of central retinal artery secondary to myocardial infarction with mural thrombosis. Arch Ophthalmol 1975; 73:822–826
Zimmerman LE, Burns RP, Wankum G, Tully R, Esterly JA. Trilateral retinoblastoma: ectopic intracranial retinoblastoma associated with bilateral retinoblastoma. J Pediatr Ophthalmol Strabismus 1982; 19:320–332
Zimmerman LE, Fine BS. Production of hyaluronic acid by cysts and tumors of the ciliary body. Arch Ophthalmol 1964; 72:365

C. *Weiterführende Literatur*

Albert DM, Jakobiec FA (ed) Principles and practice of ophthalmology: Clinical practice, vol 2. Philadelphia: Saunders 1994
Garner A, Klintworth GK (ed) Pathobiology of ocular disease. A dynamic approach, 2nd edn. New York: Marcel Dekker Inc 1994
Gass JDM (ed) Stereosopic Atlas of macular disease, 3rd edn. St. Louis: Mosby 1987
Heckenlively JR (ed) Retinitis pigmentosa. Philadelphia: Lippincott 1988
Jakobiec FA (ed) Ocular anatomy, embryology, and teratology. Philadelphia, Harper & Row 1982
Lommatzsch PK. Intraokulare Tumoren. Leitfaden für Diagnostik und Therapie. Stuttgart, Bücherei des Augenarztes, B 117. Enke 1989
Lund OE, Waubke TN (Hrsg) Die Augenerkrankungen im Kindesalter. Stuttgart, Bücherei des Augenarztes, B 106. Enke 1989
Michels RG, Wilkinson CP, Rice TA (ed) Retinal detachment. St. Louis: Mosby 1990
Newsome DA (ed) Retinal dystrophies and degenerations. New York: Raven Press 1988
Podos SM, Yanoff M (ed) Textbook of ophthalmology, vol 9: Retina and vitreous. London: Mosby-Year Book Europe 1991
Rinaldi E (ed) Retinitis pigmentosa. Present knowledge and outlook. Padova, Liviana medicina 1993
Ryan SJ (ed) Retina, 2nd edn. St. Louis: Mosby 1994
Shields JA. Diagnosis and management of intraocular tumors. St. Louis: Mosby 1983
Spencer WH (ed) Ophthalmic pathology. An atlas and textbook, vol 2, 3rd edn. Philadelphia: Saunders 1985
Tasman W, Jaeger EA (ed) Diseases of the retina. In: Duane's clinical ophthalmology, vol 3: revised edn. Philadelphia: Lippincott-Raven 1995

Allgemeine retinale Pathologie und Lokalisation: Morphologische Elemente im ophthalmoskopischen Bild

G.O.H. NAUMANN, H. LAQUA und W. LÜLLWITZ

Die Erkrankungen der Netzhaut sind durch eine besondere Vielfalt des klinischen Bildes gekennzeichnet und erschließen sich einer pathogenetischen oder ätiologischen Zuordnung scheinbar schwer. Tatsächlich aber sind mit den modernen ophthalmoskopischen Techniken (binokulare Ophthalmoskopie und stereoskopische Betrachtung mit handgehaltenen Linsen) retinale Einzelbefunde vergleichsweise leicht zu analysieren und bei Kenntnis der Reaktionsformen der Netzhaut auch gut einem Krankheitsprozeß zuzuordnen.

Es ist das Anliegen dieses Kapitels, die allgemeinen Reaktionsformen und die Leitstrukturen der Netzhaut soweit darzustellen und zu verdeutlichen, daß der klinisch Tätige seine biomikroskopisch erhobenen Einzelbefunde auch pathologisch-histologisch interpretieren kann und ihm dadurch der Weg zum besseren Verständnis des Krankheitsprozesses und zur spezifischen Diagnose gewiesen wird. Als weiterführende Literatur wird insbesondere der stereoskopische Atlas von GASS (1987) empfohlen. Wie kaum ein Autor unserer Zeit hat Gass, von der Histologie ausgehend, unser Wissen über retinologische Krankheitsbilder vermehrt.

A. Zuordnung zu Prozessen aus der allgemeinen Pathologie

Die Netzhaut wird von keiner Kategorie der Veränderungen verschont, die wir aus der Allgemeinen Pathologie kennen (s. Kap. 11). Die erste Zuordnung eines Krankheitsbildes kann oft schon nach den folgenden Gesichtspunkten erfolgen:

1. Kongenitale Anomalien und Mißbildungen

Während der Differenzierung der Netzhaut können zahlreiche, im Detail aber noch unbekannte Störungen zu vielfältigen Anomalien führen: Es handelt es sich um stationäre Befunde ohne Verschlechterungstendenz. Dabei kann es sich um ein Fehlen (*Aplasie*) bestimmter Zellen (z.B. Zapfen bei Achromatopsie) oder größerer Gewebeanteile (z.B. Pigmentepithel bei Kolobomen), aber auch – ganz im Gegenteil – um eine lokalisierte Vermehrung (*Hyperplasie*) ortsständiger Zellen (z.B. gliale Hamartome bei Phakomatosen) oder ganzer Gewebeanteile (z.B. PHPV) handeln. Weitere Möglichkeiten sind eine verminderte Entwicklung (*Hypoplasie*) von zytoplasmatischen Elementen (z.B. Melanin im Pigmentepithel bei Albinismus), oder eine abnorme Vergrößerung von Zellen (*Hypertrophie*), wie z.B. die sog. kongenitale Hypertrophie des Pigmentepithels.

2. Entzündungen

Eine erhöhte Gefäßpermeabilität, die zum Ablauf jeder Entzündung gehört, läßt sich in der Retina besonders leicht biomikroskopisch und angiographisch erkennen. Da die Netzhaut nirgends mehr als 0,5 mm dick ist, greifen ausgeprägtere Entzündungen leicht auf angrenzende Strukturen über – wie auch umgekehrt. Gefäßeinscheidungen, Zellen im Glaskörper und weißliche Netzhauttrübungen durch Tranzparenzverlust sind charakteristisch für frische Entzündungen.

Typische Folgezustände sind unregelmäßig pigmentierte Narben mit Netzhautverdünnung und Aderhautbeteiligung.

3. Trauma und toxische Schäden

Traumatische und toxische Schädigungen der Netzhaut sind vielfältig und erfassen oft zuerst das retinale Pigmentepithel und die äußere Netzhaut. Die inneren Netzhautschichten und die Aderhaut sind auch hier nur bei stärkeren Schäden mitbeteiligt. *Traumaschäden* sind meist einseitig, und oft kann man keine Bevorzugung bestimmter Netzhautregionen erkennen. Die Effekte der Licht-, Laser- und Kryokoagulation können als Modell für die Reaktionsweise von retinalem Pigmentepithel, der Aderhaut und sensorischen Netzhaut auf akute überschwellige Exposition dienen (Meyer-Schwickerath 1959; Lincoff et al. 1970; Wallow et al. 1973) Weitere Beispiele sind das Berlin-Ödem, die Retinopathia sclopetaria und Lichtschäden, die durch Blick in die Sonne (Retinopathia solaris) oder unter dem Operationsmikroskop auftreten können. *Toxische Schäden*, z. B. durch systemisch applizierte Medikamente, treten naturgemäß meist beidseitig auf. Sie sind entweder in der gesamten Netzhaut oder betont regional in der Makula zu finden wie die Chloroquine-Retinopathie.

4. Zirkulationsstörungen und primäre Gefäßerkrankungen

Retinale Zirkulationsstörungen erkennt man an den Veränderungen des betroffenen Gefäßes selbst (z. B. Emboli oder Tortuositas und Lumenerweiterung), aber auch an Veränderungen im Versorgungsgebiet (z. B. die ischämische Nekrose oder retinale Blutungen). Mikroaneurysmen, ischämische Bezirke und intraretinale mikrovaskuläre Anomalien (IRMA) sind oft nur angiographisch nachweisbar. Proliferationen des *retinalen Kapillarnetzes* sind nahezu ausschließlich zum Glaskörperraum gerichtet (Abb. 12.8 a). Bevorzugte Proliferationsmuster sind die Papillenproliferation, lokalisierte Proliferationen an den Gefäßbögen und zirkuläre Proliferationen in der Netzhautperipherie. Die relativ häufige Kapillareinsprossung unter das retinale Pigmentepithel im Makulabereich oder juxtapapillär geht von der *Choriokapillaris* aus (Abb. 12.8 b, 12.9 u. 12.10; Tabelle 12.1). Die avaskuläre *Foveola* kann nur indirekt an ischämischen oder hämorrhagischen Prozessen teilnehmen. Die Form der ischämischen Infarkte der Aderhaut erklären sich aus der segmentalen Versorgung der Choriokapillaris.

Tabelle 12.1. Choroidale Gefäßneubildungen. (Mod. nach Gass 1987)

I. Zentral
- Senile Drusen der Makula
- Fuchs-Fleck
- Idiopathische Membranen
- Histoplasmose-Syndrom
- Aderhautruptur
- „Angioid streaks“

II. Parapapillär
- Drusen der Papille
- Senile Junius-Kuhnt-Variante

III. Peripher
- Periphere Junius-Kuhnt-Variante

5. Dystrophien und Degenerationen

Bei vielen heredodegenerativen bzw. dystrophischen Netzhauterkrankungen ist in den Frühstadien noch nicht ein ophthalmoskopisches Substrat erkennbar. Die histopathologischen Veränderungen sind z. T. noch unbekannt. Eine grobe, aber klinisch brauchbare Klassifizierung richtete sich bisher vorwiegend nach der Lokalisation der Veränderung, die in den Spätstadien von Autopsieaugen gefunden wurde sowie nach typischen ophthalmoskopischen Befunden und typischen funktionellen Defekten (Deutman 1971). Neuere Verlaufsbeobachtungen und molekulargenetische Untersuchungen zeigen jedoch, daß heute eine solche Klassifizierung für eine detailierte Analyse nicht mehr genügt (Zrenner et al. 1992). Der wohl überwiegende Anteil der peripheren oder zentralen Netzhautdegenerationen ist auf Prozesse zurückzuführen, die im Rahmen des normalen oder krankhaft gesteigerten Alterungsprozesses auftreten. Die Histologie ist schon relativ gut bekannt, aber ihre eigentlich auslösende Ursache kann noch nicht verstanden werden: Zystoide Degenerationen der oranahen Retina (*Blessig-Iwanoff-Zysten*), sind praktisch schon im Neugeborenenalter vorhanden. Der Übergang in die senile Retinoschisis ist fließend. Chorioretinale Atrophien in großfleckiger Form, sog. „*Pflastersteine*", werden in etwa 1/3 aller Augen beobachtet. Histopathologisch handelt es sich um eine lokalisierte Atrophie der äußeren Netzhaut und der inneren Aderhaut.

Äquatoriale Degenerationen („*Palisaden-Lattice*") entwickeln sich in der Jugend und können mit späterer Rißbildung einhergehen. Histopathologisch handelt es sich um eine lokalisierte Atrophie der inneren Netzhaut mit verstärkter Glaskörperadhärenz. Die Hyalinisierung der äquatorialen Gefäße mit Ausbildung von multiplen retinalen Gruben und Rundlöchern folgt erst spät. Die *zentrale senile Netzhautdegeneration* ist in ihrer „trockenen" und „feuchten" Verlaufsform klinisch und histologisch gut untersucht. Vermutlich ausgehend von einem funktionellen Defizit in der Zusammenarbeit zwischen Photorezeptoren und Pigmentepithel kommt es zu histopathologisch nachweisbaren Veränderungen des Pigmentepithels und der Bruch-Membran. Als Spätfolge gilt die Einsprossung choroidaler Gefäße. (Abb. 12.14c).

6. Tumoren

Primäre Tumoren der Netzhaut und des Pigmentepithels sind selten und wurden in Kap. 11 ausgiebig dargestellt. Beteiligte Gewebselemente sind die Photorezeptoren (Retinoblastom), gliale Elemente (Astrozytom), retinale Gefäße (v. Hippel-Angiom) und retinales Pigmentepithel (Adeno-Karzinom). Noch seltener sind *Metastasen* in die Netzhaut. Wie bei den Aderhauttumoren ist auch hier eine Bevorzugung des hinteren Pols erkennbar.

B. Leitstrukturen und ihre Bedeutung

Pathologische Prozesse in der Netzhaut breiten sich bevorzugt entlang von Leitstrukturen bzw. in einem embryologisch präformierten Spaltraum aus. Es entstehen ganz charakteristische morphologische Befunde.

1. Horizontale Leitstrukturen

Im histologischen Schnitt der Netzhaut sind folgende horizontale Leitstrukturen zu beobachten: die innere (*IGM*), mittlere (*MGM*) und äußere Grenzmembran (*ÄGM*), die *Bruch*-Membran, das *Pigmentepithel* und die *Nervenfaserschicht* (Abb. 12.1 und 12.2). Bei der mittleren und äußeren Grenzmembran handelt es sich nicht um wirkliche Mem-

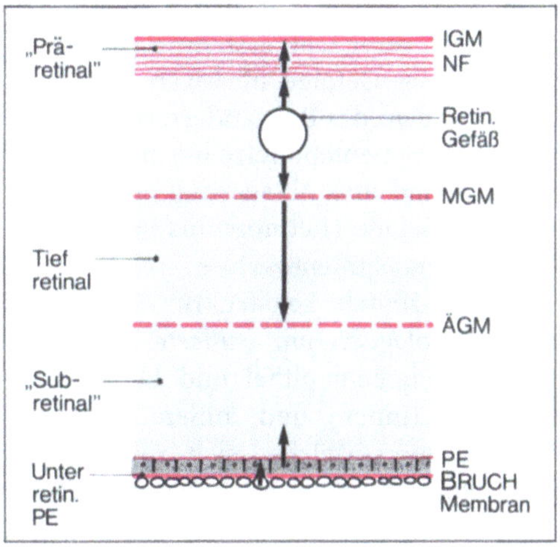

Abb. 12.1. Schematische Darstellung der *horizontalen* Leitstrukturen sowie der durch sie begrenzten *präformierten Räume*. Innere Grenzmembran (*IGM*). Nervenfaserschicht (*NF*). Mittlere Grenzmembran (*MGM*). Äußere Grenzmembran (*ÄGM*). Retinales Pigmentepithel (*PE*). Reichweite von Blutungen und Exsudaten (*Pfeile*)

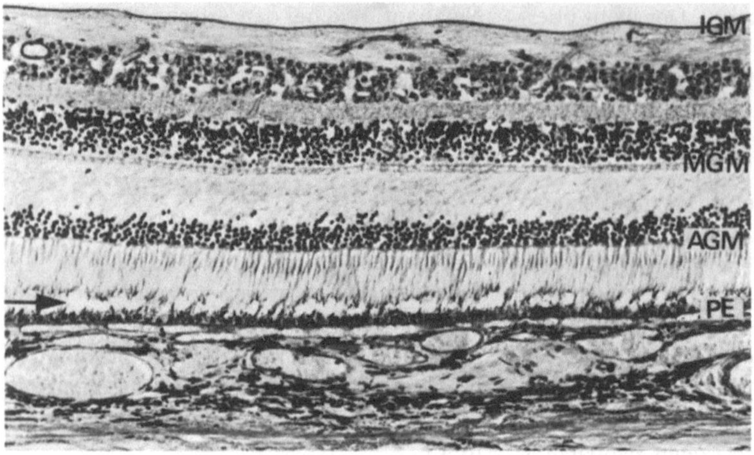

Abb. 12.2. Horizontale Leitstrukturen in normaler makulanaher Netzhaut. Angedeuteter subretinaler Spalt, hier artifiziell entstanden (*Pfeil*). PAS ×100. Abkürzungen wie in Abb. 12.1

branen. Diese Bezeichnung wird jedoch aus historischen Gründen aufrecht erhalten, weil sie sich durchaus ähnlich wie eine Membran verhalten und zumindest vorübergehend wirksame Barrieren gegen sich ausbreitende pathologische Prozessen darstellen können. Vom retinalen Gefäßsystem ausgehende Veränderungen (Blutungen, Exsudationen) spielen sich z. B. anfänglich im Raum zwischen IGM und ÄGM ab und gelangen in der Regel zunächst nicht in den subretinalen Raum oder in den Glaskörper hinein. Andererseits ermöglicht erst eine Auflösung der ÄGM im Gefolge massiven Netzhautaußenschadens das Einwandern von proliferierenden Pigmentepithelzellen in die innere Netzhaut und ihre Ablagerung entlang der retinalen Gefäße (Retinopathia sclopetaria, Retinopathia pigmentosa).

Als horizontale Leitstruktur wirkt auch der *embryologisch präformierte Spaltraum* zwischen Pigmentepithel und Photorezeptorschicht (innere und äußere Blatt des Augenbechers), welcher sich z.B. bei der rhegmatogenen Netzhautablösung und bei allen Formen der sekundären Ablatio wieder eröffnet.

Weitere Beispiele für die Bedeutung horizontaler Leitstrukturen für eines klinisches Bild sind:

- Abhebung des retinalen Pigmentepithels von der Bruch-Membran bei Drusen, serösen und hämorrhagischen Pigmentepithel-Abhebungen;
- intraretinale Blutungen mit streifenförmiger Ausbreitung entlang der Nervenfasern, z. B. beim Venenverschluß;
- sternförmige Lipidablagerungen (Circinata) im Makulabereich entsprechend der Henle-Faserschicht, z. B. bei der diabetischen Makulopathie (Abb. 12.6 b);
- X-chromosomale Retinoschisis mit Spaltung der inneren Netzhaut in Höhe der Nervenfasern (Abb. 12.20 Farbtafel);
- sog. subhyaloidale Blutung bei Valsalva-Retinopathie mit Abhebung der IGM (Abb. 12.6 a).

Bei massiver Schädigung der Netzhaut verlieren alle diese Leitstrukturen jedoch ihre demarkierende Wirkung. Eine Neovaskularisation, die sich anfänglich nur unter dem Pigmentepithel entwickelt wie bei der senilen Pigmentepithelabhebung wird später zur Junius-Kuhnt-Narbe mit chorioretinalen Anastomosen.

2. Vertikale Leistrukturen

Sie werden durch die senkrecht zur Oberfläche der Netzhaut angeordnete Kette der Rezeptorzellen und Neurone dargestellt sowie durch die Müller-Zellen, die sich zwischen innerer und äußeren Grenzmembran ausstrecken (Abb. 12.3). Da ein nennenswerter Interzellularraum in der sensorischen

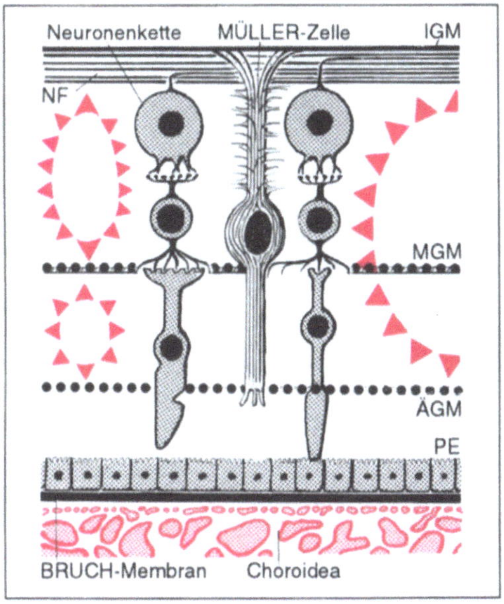

Abb. 12.3. *Vertikale* Leitstrukturen der Netzhaut im Schema. Die *Pfeile* in den skizzierten Hohlräumen sollen andeuten, daß expandierende Prozesse auf verschiedene „Barrieren" stoßen können

Netzhaut fehlt, der die Ausbreitung eines Prozesses begünstigen könnte, limitieren die vertikalen Leitstrukturen die seitliche Ausdehnung eines Prozesses. Blutungen oder zystoide Degenerationen in der mittleren oder äußeren Netzhaut erscheinen im histologischen Schnitt daher rundlich und gekammert. Rundliche retinale Blutungen sind einer tieferen Schicht zuzuordnen als streifenförmige Blutungen (Abb. 12.4).

Im *Foveolabereich* fehlt bekanntlich fast alles Gewebe glaskörperwärts der äußeren Grenzmembran. Durch die Verlagerung der Ganglien- und Bipolar-Zellen in den perifoveolaren Bereich sind hier die vertikalen Leitstrukturen eingeengt (Abb. 12.5). Es entsteht die schräg zur Oberfläche verlaufende *Henle-Faserschicht*, die Blutungen, Exsudate und auch degenerative Prozesse im Makulabereich in ihre so charakteristische sternförmige Form zwingt (Abb. 12.6b).

3. Doppelte Gefäßversorgung

Während die innere Netzhaut bis etwa zur Höhe der äußeren plexiformen Schicht retinale Gefäße enthält, ist die äußere Netzhaut gefäßfrei und wird von der Aderhaut versorgt. Diese doppelte Gefäßversorgung sichert den außerordentlich lebhaften retinalen Stoffwechsel und hält gleichzeitig die optisch-funktionell wichtige Schicht der Photorezeptoren frei von störenden Gefäßelementen.

Sowohl der retinale als auch der choroidale Kreislauf können Ursprung pathologischer Prozesse sein, sie bleiben aber wegen der horizontalen Leitstrukturen auffallend voneinander getrennt – wenn man von den seltenen erworbenen chorioretinalen Gefäßanastomosen absieht (Abb. 12.7). Letztere bilden sich im Narbenstadium submakulärer neovaskulärer Membranen aus.

Die *Foveola* ist normalerweise frei von retinalen Kapillaren (Abb. 12.5). Dieses ist auch fluoreszenzangiographisch gut erkennbar. Die besonders dichte Choriokapillaris soll diesen Mangel augenscheinlich kompensieren sowie auffällig häufige Ziliararterien, die in die Aderhaut hinter der Makula eintreten. Bemerkenswert ist der rapide Kaliberabfall der Arterien vom muskulären Typ innerhalb der Sklera, welche auf kürzester Strecke in die Choriokapillaris einmünden. Hämodynamisch garantiert dies eine hohe Durchblutung, aber bewirkt möglicherweise auch eine besondere Verletzlichkeit der Choriokapillaris am hinteren Pol. Ob diese anatomischen Verhältnisse für die Art der Reaktion der Makula auf pathologische Veränderungen verantwortlich sind und die Bevorzugung dieser Region für neovaskuläre Membranen erklären, ist zur Zeit noch ungeklärt.

C. Reaktionsformen einzelner Netzhautelemente

Die verschiedenen Gewebselemente der *Netzhaut und Aderhaut* verhalten sich auffallend unterschiedlich: Die sensorische Netzhaut und die Aderhaut besitzen keine nennenswerte Fähigkeit zur Regeneration. Ein Schaden führt

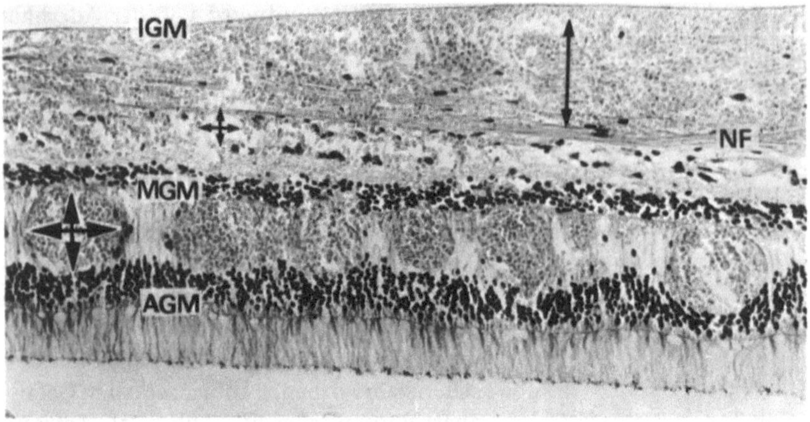

a

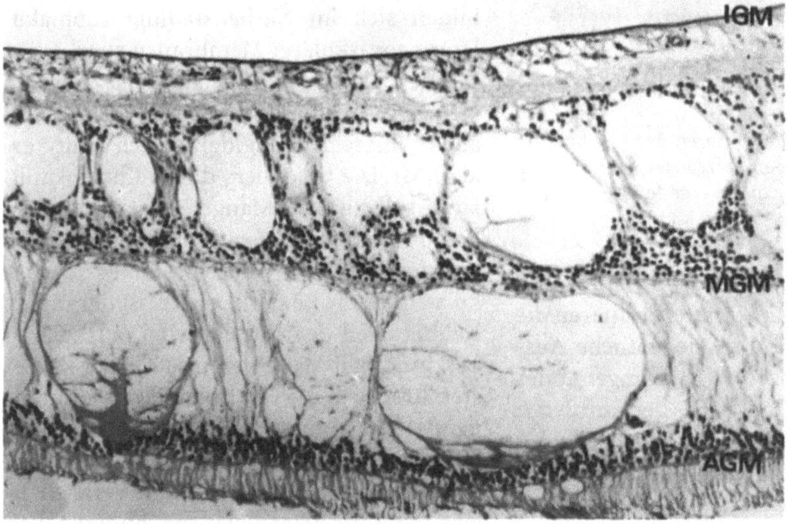

b

Abb. 12.4 a, b. *Vertikale* und *horizontale* Leitstukturen im histologischen Schnitt. **a** Blutungen in der äußeren und inneren plexiformen Schicht und der Nervenfaserschicht (*NF*). Auffallend besonders die Deformierung vertikaler Leitstrukturen. Gekammerte Blutungen (*Pfeilbündel*) (PAS × 50). **b** Zystoide Degeneration in innerer plexiformer Schicht und Bipolarenschicht: Leitstrukturen verzögern ein Konfluieren der zystoiden Räume (PAS × 40)

zum Untergang von Zellen mit einem entsprechenden Funktionsverlust, der endgültig ist. Die Rolle der *Apoptose* bei retinalem Zelluntergang ist noch kaum untersucht (Büchi 1992; s. auch Kap. 14). Es entstehen gliöse oder fibrovaskuläre Narben.

Eine gewisse Ausnahme stellen die äußeren *Photorezeptorsegmente* dar, welche bei einer Abhebung der sensorischen Netzhaut zwar degenerieren aber nach rechtzeitiger Wiederanlage auch regenerieren können. Das fortwährende Nachwachsen der äußeren Segmente ist nur so lange möglich, wie die Zellkerne der Photorezeptoren noch erhalten sind (Machemer 1968). Diese Besonderheit erklärt die klinische Tatsache, daß bei einer frischen Ablatio nach erfolgreicher Operation eine Visus- und Gesichtsfeldverbesserung möglich sind, die operative Wiederanlegung einer jahrelang bestehenden Ablatio aber zu keiner wesentlichen Funktionsverbesserung mehr führt.

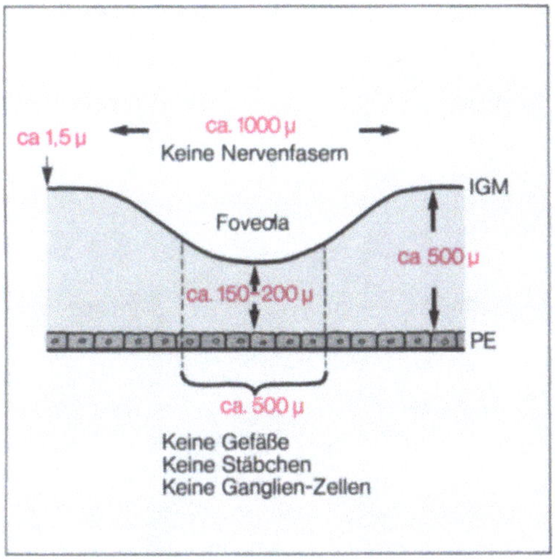

Abb. 12.5. Skizze der Strukturen und grob abgerundeten Abmessungen der Foveola. (s. auch Tabelle 1.16)

Demgegenüber zeichnet sich das *retinale Pigmentepithel* durch eine eindrucksvolle Reaktionsfähigkeit aus. Jede Schädigung des Pigmentepithels führt zu einer reaktiven Proliferation von sehr vielfältigen Zelltypen. Einzelne makrophagenähnliche Zellen und Verbände aus unterschiedlich pigmentierten fibroblastenähnlichen Zellen (Pseudometaplasie) kommen vor. Bei nur leichten Schädigungen bleibt die pigmentepitheliale Reaktion auf den Raum zwischen Bruch-Membran und sensorischer Netzhaut beschränkt.

Pigmentepithelzellen können *nur* in die sensorische Netzhaut eindringen, wenn die natürlichen horizontalen Barrieren (äußere und mittlere Grenzmembran) zerstört sind, z.B. durch spontanen Zerfall der Rezeptorzellen (tapetoretinale Degenerationen) oder gewaltsame Trennung der Zellverbindungen (Retinopathia sclopetaria). Die einwachsenden Pigmentepithelzellen verbinden sich dann mit den reaktiv proliferierenden Gliazellen der Netzhaut und bilden mit diesen eine feste Narbe. Einzelne Pigmentepithelzellen ordnen sich bevorzugt perivaskulär um retinale Kapillaren herum an und führen zum Bild der sog. „Knochenkörperchen" (eine unpassende, aber immer noch verbreitete Bezeichnung).

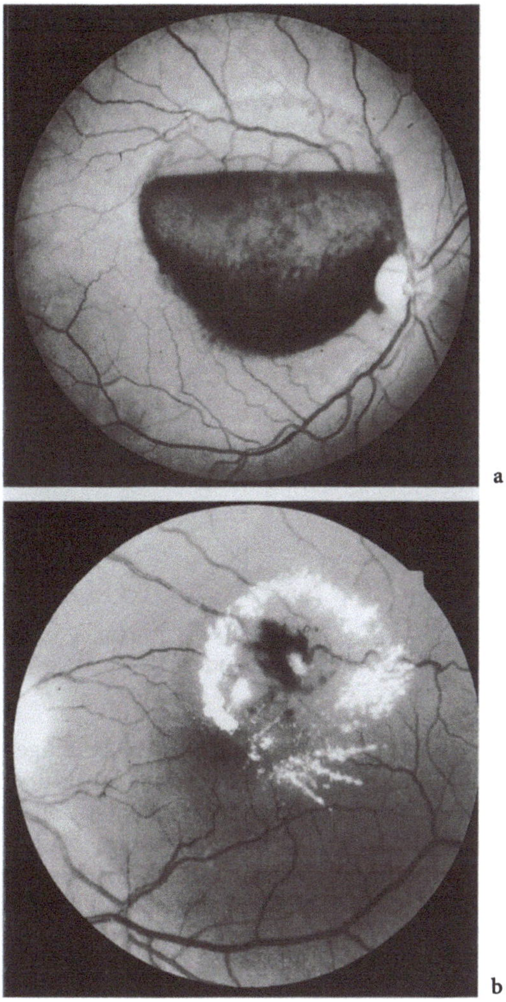

Abb. 12.6 a, b. Leitstrukturen im ophthalmoskopischen Bild. **a** Subhyaloidale Blutung mit Abhebung der inneren Grenzmembran. **b** Lipidablagerung um ein arterielles Makroaneurysma mit Markierung der Henle-Faserschicht

Sämtliche Schäden der inneren Netzhaut führen zu einer reaktiven Proliferation *retinaler Gliazellen*, welche meist intraretinal verbleiben. Es entsteht das Bild der intraretinalen Gliose. Gelegentlich wachsen retinale Gliazellen jedoch durch einen Defekt in der inneren Grenzmembran aus der Netzhaut heraus und bilden präretinale Membranen – z.B. beim sog. Makula-Pucker. Die in der inneren Netzhaut vorhandenen, meist peri-

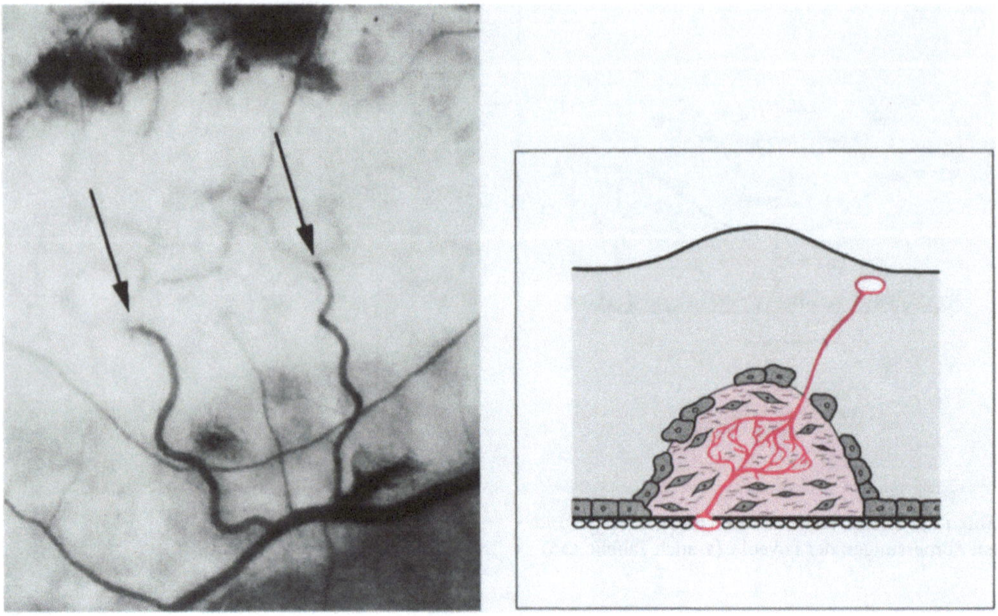

a b

Abb. 12.7 a, b. Chorioretinale Gefäßanastomosen (*Pfeile*) bei subretinaler fibröser disziformer Makuladegeneration. **a** Ophthalmoskopisch. **b** Schema

vaskulär gelegenen Astrozyten beteiligen sich an dem Umbau, ebenso die strukturell in der Netzhaut verankerten Müller-Zellen, welche als spezialisierte Astrozyten aufgefaßt werden. Während bei einem leichten Schaden die Müller-Zellen als vertikale Leitstruktur erkennbar bleiben und selbst nur mit Aktivierung (gliales Faserprotein-positiv) und Hypertrophie reagieren, führen stärkere Schädigungen zu einem Verlust der vertikalen Orientierung. Müller-Zellen sind als solche nicht mehr identifizierbar.

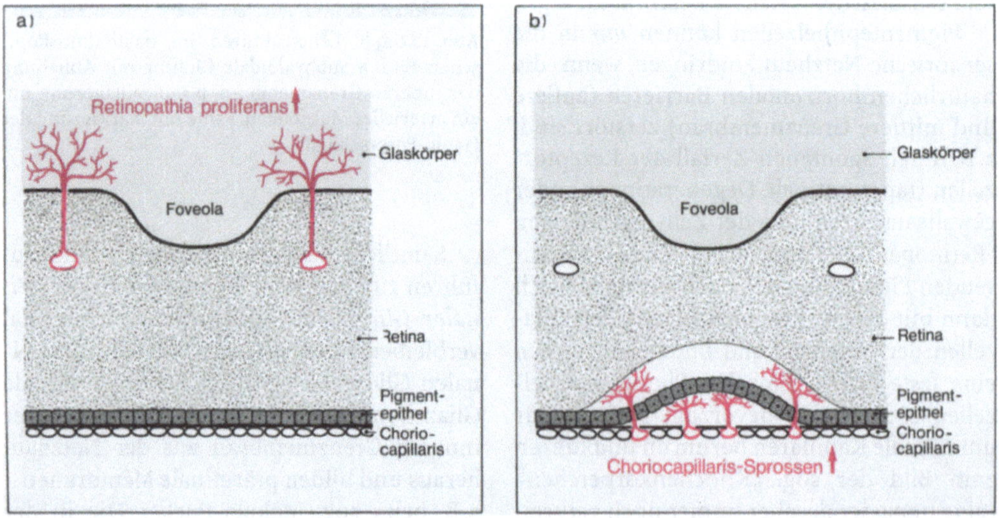

Abb. 12.8. Bevorzugte Proliferationsrichtung retinaler (**a**) und choroidaler (**b**) Kapillaren (s. Tabellen 4.8. u. 8.13)

Die klinisch wichtigste Reaktionsform der *retinalen Gefäße* ist am Beispiel der diabetischen Retinopathie zu erläutern. Primäre Gefäßwandschäden führen zu intraretinalen mikrovaskulären Anomalien mit Mikroaneurysmen, ischämischen Arealen und reaktiven Gefäßproliferationen. Diese bleiben anfangs auf die Netzhaut beschränkt, brechen dann aber in den Glaskörperraum ein und sind mit gleichzeitigen Gliaproliferationen verbunden. Bei allen vasoproliferativen Prozessen scheint der Ablauf dieser Proliferansreaktion, unabhängig von der auslösenden Ursache, ähnlich zu sein (Abb. 12.8) Typische klinische Proliferationsmuster sind die Papillenproliferationen, Proliferationen an den Gefäßbögen und periphere, äquatorparallele Proliferationen.

Die klinisch wichtigste Reaktionsform der *choroidalen Gefäße* ist Proliferation von Kapillaren durch die Bruch-Membran und unter das Pigmentepithel bzw. die sensorische Netzhaut (Abb. 12.8–12.10 u. Tabelle 12.1). Dieser Prozeß spielt sich bevorzugt am hinteren Pol ab, ist gelegentlich auch parapapillär oder in der peripheren Netzhaut

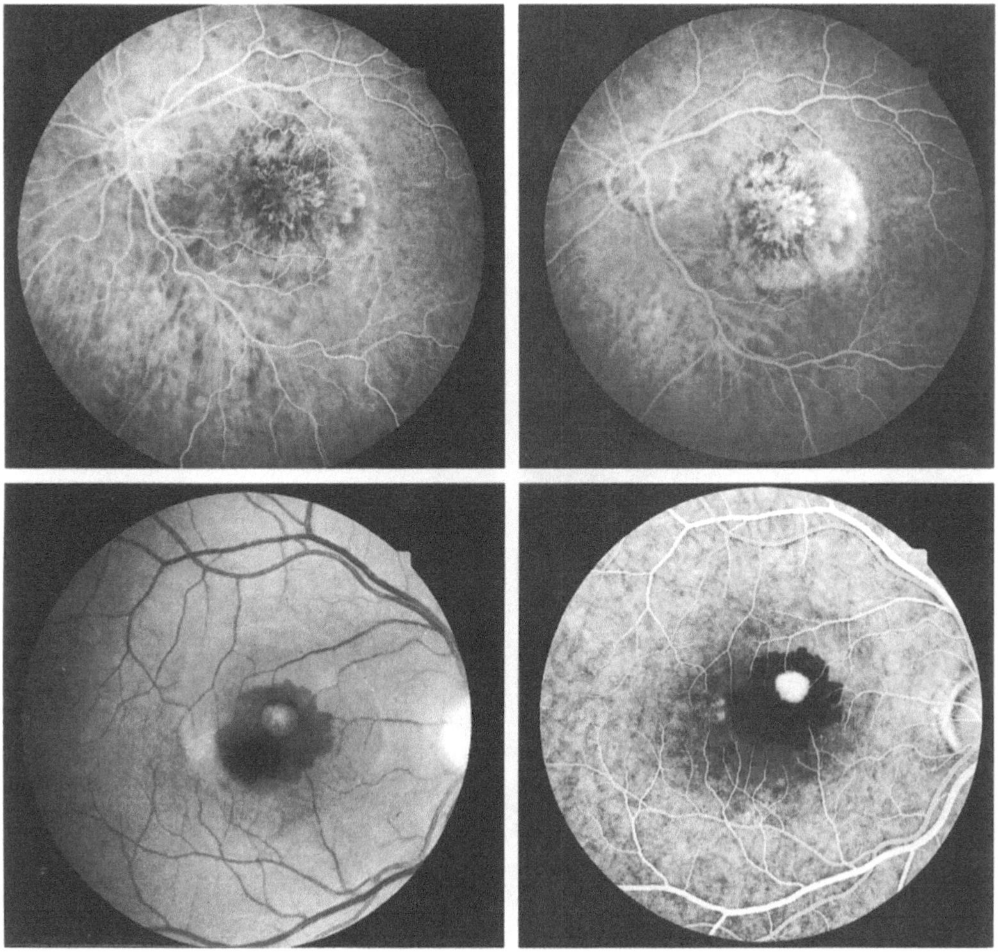

a b c d

Abb. 12.9 a–d. Subretinale neovaskuläre Membranen. **a, b** Angiographie einer mehrschichtigen neovaskulären Membran bei seniler Makulopathie, kaum Drusen. **c, d** Idiopathische neovaskuläre Membran. Die zentrale, angiographisch stark leckende Membran ist umgeben von einer subretinalen Blutung und einer flachen Abhebung der sensorischen Netzhaut nachweisbar. Er findet sich im Rahmen krankhaft gesteigerter Altersveränderungen und bei vielen anderen Krankheitsbildern, bei denen die Schicht Choriokapillaris-Bruch-Membran-Pigmentepithel pathologisch verändert ist.

D. Typische Einzelbefunde im histologischen Bild

Pathologische Prozesse in der Retina werden erst unter folgenden Voraussetzungen biomikroskopisch sichtbar (bei selbstverständlich klarem Einblick auf den Fundus):

1. Bei Verlagerung der Netzhaut, erkennbar an einer oft in Dioptrien meßbaren Defokussierung oder an verändertem Gefäßverlauf.
2. Bei abnormem Relief, d.h. Oberflächenveränderungen der inneren Grenzmembran oder Falten in der Aderhaut oder Netzhaut, die abnorme Reflexe verursachen (Tabelle 12.3).
3. Durch Transparenzverlust der sonst durchsichtigen sensorischen Netzhaut

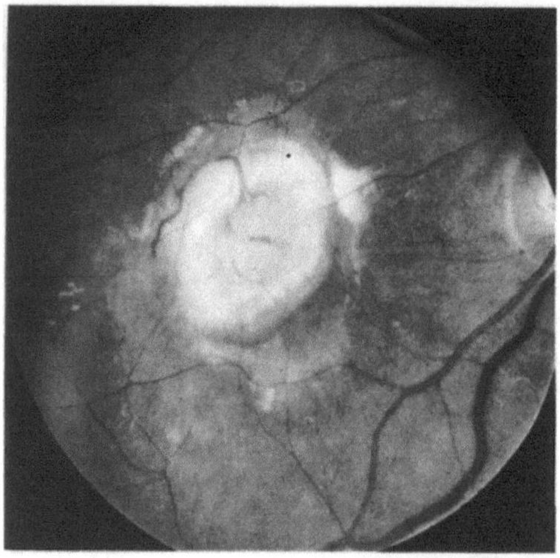

a

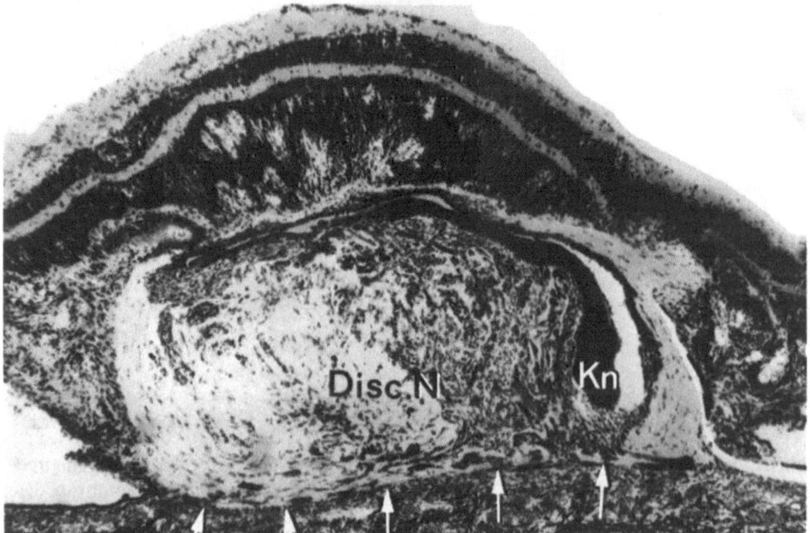

b

Abb. 12.10 a, b. Ophthalmoskopisches Element: „Aufhellung". **a** Disziforme, mäßig prominente subretinale Fibrose (seniler Pseudotumor). **b** Subretinale fibrotische disziforme Narbe (*DISCN*) mit metaplastischer Knochenbildung (*KN*) vor der Bruch-Membran (*Pfeile*)

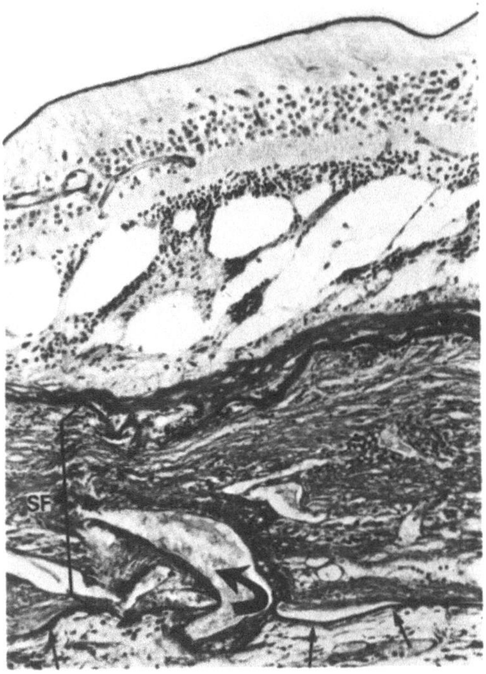

c

Abb. 12.10 c. Einwachsen eines großkalibrigen Gefäßes in die subretinale Fibrose (*SF*) (*gebogener Pfeil*)

(Tabelle 12.2 u. Farbtafel Abb. 12.21), der zu verminderter Durchsicht auf das Pigmentepithel führt.

1. Falten der Netzhaut

Falten im Bereich der Netzhaut (Tabelle 12.3) stellen sich ophthalmoskopisch und histologisch unterschiedlich dar.

Tabelle 12.2. Ursachen für Transparenzminderung der Netzhaut

I. Einlagerungen
  1. Intrazellulär: Speicherkrankheiten
  2. Interzellulär
     - Blut
     - Entzündliches Infiltrat
     - Amorphes Exsudat
     - Transparentes Material: mukoide Substanzen

II. Nekrosen
  1. Ischämisch: diffus, fokal
  2. Entzündlich
  3. Trauma: mechanisch: thermisch

Tabelle 12.3. Chorioretinale Falten. (Mod. nach Gass 1987)

I. Aderhautfalten
   - Idiopathisch
   - Hyperopie
   - Hypotonie-Syndrom
   - Retrobulbäre Läsion
   - Chorioretinale Narben
   - Papillenprozesse

II. Netzhautfalten bei anliegender Netzhaut
   - Makula-Pucker
   - Chorioretinale Narben
   - Assoziiert mit chorioretinalen Infiltraten
   - Papillenprozesse

III. Netzhautfalten bei Ablatio
   - Sanddünenphänomen
   - PVR-Falten

Die zarte Fältelung der Netzhaut ist am frühesten erkennbar an atypischen , silbrigglänzenden Reflexen der Oberfläche. Am häufigsten tritt sie als sog. *Zellophan-Makulopathie* auf und verursacht nicht notwendigerweise den Patienten störende Symptome. Die Zellophan-Makulopathie dürfte identisch sein mit der „surface-wrinkling-retinopathy". Roth u. Foos (1971) konnten sie bei fast 5 % aller Sektionsaugen nachweisen und haben sie als Verfaltung der Inneren Grenzmembran durch lokalisierte und oft nur einschichtige Gliaproliferation interpretiert.

Bei stärkerer Ausprägung solcher Membranen verfaltet sich die Netzhaut in ihrer gesamten Dicke, die Gefäße sind erkennbar verzogen. Angiographisch sieht man zusätzlich eine deutliche Leckage aus retinalen Gefäßen, evtl. mit Ausbildung eines zystoiden Ödems. Das histologische Bild wird komplexer, wenn Kollagen, Gefäßanteile, Strukturen ähnlich der inneren Grenzmembran und Zellen nicht-glialen Ursprungs dazukommen. Ein solcher *Makula-Pucker* verusacht deutliche Metamorphopsien mit Visusreduktion. Er ist chirurgisch erfolgreich zu behandeln (Abb. 12.11 a u. b).

Verfaltungen der Netzhaut bei der lochbedingten *Ablatio* werden durch präretinale, subretinale und transvitreale Membranen

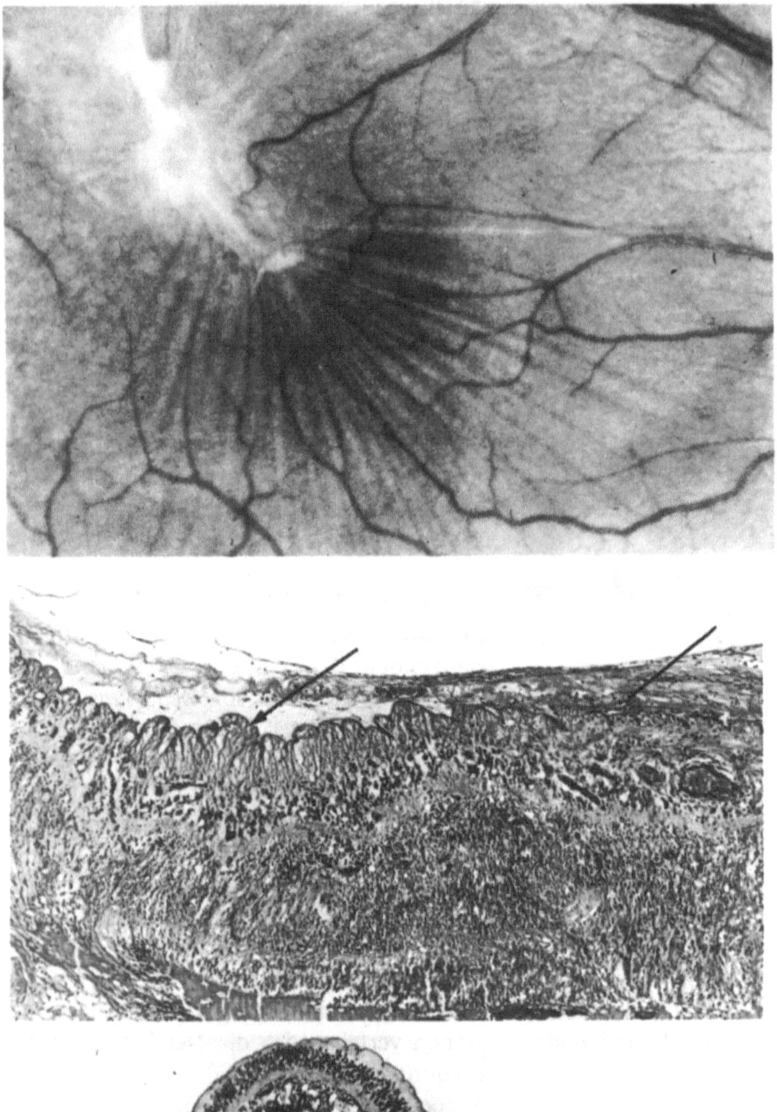

a

b

c

hervorgerufen. Diese verursachen vielfältige klinische Einzelbefunde (LAQUA u. MACHEMER 1975) und führen bei massiver Ausprägung zum Bild der *Proliferativen Vitreoretinopathie (PVR)*. Nach heutigem Verständnis führt jede Ablatio zu einem Zusammenbruch der Blut-Retina-Schranke, zur Aktivierung von Entzündungszellen und reaktiven Proliferation von Pigmentepithel-, Gliazellen und anderen Zellen. Man kann den Vorgang auch als den Versuch einer Wundheilung bezeichnen. Die reaktive Zellproliferation ist individuell sehr unterschiedlich und besonders groß bei Riesenrissen, Blutungen und nach perforierenden Verletzungen. Für klinische Studien wurde eine Stadieneinteilung der PVR entwickelt (MACHEMER et al. 1991), die das Ausmaß der Faltenbildung und die chirurgisch-technische Problematik berücksichtigt. Obwohl der Prozeß der PVR primär bei der rhegmatogenen Ablatio untersucht und ausschließlich für diese definiert wurde, spielt er sich doch in ähnlicher Weise bei anderen Ablatioformen ab.

Netzhaut-Aderhautfalten entstehen durch Deformierung der Bulbuswand. Dies geschieht entweder im Rahmen einer Hypotonie des Bulbus (z.B. eine postoperative Fistel), bei einer retrobulbären Raumforderung (z.B. Tumor oder endokrine Orbitopathie) oder einer Raumforderung innerhalb der Bulbuswand selbst (Aderhautmelanom, Skleritis). Ophthalmoskopisch sind sie leicht zu übersehen, stellen sich aber im angiographischen Bild umso deutlicher dar. Das klinisch-angiographische Bild ist erklärt durch die Stauchung mit konvexer und wellenförmiger Verformung der Bruch-Membran und des Pigmentepithels. Ein Teil der Patienten ist hyperop.

2. Blutungen

Die Ausbreitung *intraretinaler Blutungen* wird wesentlich durch die horizontalen und vertikalen Leitstrukturen bestimmt (Tabelle 12.4; Abb. 12.4 und 12.6) Streifenförmige Blutungen sind typisch für eine oberflächliche Lage und Ausbreitung entlang der Nervenfasern. Rundliche Blutungen entsprechen einer tiefer gelegenen Lokalisation. Die Ausbreitung entlang der Henle-Schicht ergibt eine sternförmige Kontur.

Subretinale Blutungen breiten sich entweder unter der sensorischen Netzhaut oder unter dem Pigmentepithel aus. Je nach Dicke sind frische Blutungen hellrot bis dunkelrot. Ältere z.T. schon organisierte subpigmentepitheliale Blutungen sind eher wechselnd dunkelrot über braun bis leicht grünlich. Sie können mit einem Malignen Melanom verwechselt werden.

Bemerkenswert ist die große Diskrepanz der Häufigkeit retinaler Blutungen bei arteriellem Hypertonus (primärer Endothelschaden) sowie Diabetes mellitus (primärer Perizytenschaden) und den vergleichsweise seltenen Blutungen choroidalen Ursprungs bei diesen Erkrankungen. Umgekehrt sehen

Tabelle 12.4. Ursprung von Netzhautblutungen

I. Retinale Gefäße
   1. Zunächst intakte Kapillaren: Trauma, „Bluterkrankungen", Verschlüsse
   2. Erhöhte Kapillar-Permeabilität
      - Endotheldefekt (Hypertonus)
      - Perizytenschaden (Diabetes)
   3. Proliferative Retinopathie

II. Choroidale Gefäße
   1. Trauma
   2. Choriokapillaris-Sprossen unter Pigmentepithel

Abb. 12.11 a–c. Ophthalmoskopisches Element: „Netzhautfalten". **a** Sternförmige Fältelung der inneren Grenzmembran infolge präretinaler Membran durch Proliferation von Gliazellen und Pigmentepithelzellen. **b** Fältelung der inneren Grenzmembran (*li. Pfeil*) durch präretinales gefäßführendes Bindegewebe (*re. Pfeil*) (MASSON). **c** Retinale Falte bei Hypotonie nach perforiertem Hornhautulkus: Man beachte die Verklebung der gegenüberliegenden Rezeptoren, harte Exsudate in der äußeren plexiformen Schicht sowie zystoide Auflockerungen vor der mittleren Grenzmembran (Ophth. Path. Nr. 2393, Univ.-Augenklinik, Hamburg; PAS-Färbung) wir dagegen bei arteriosklerotischen Prozessen vorwiegend Blutungen, die von der Choriokapillaris ausgehen. Eine Erklärung für diese Tatsache steht noch aus.

3. Gefäßveränderungen

Die sorgfältige biomikroskopische und fluoreszenzangiographische Analyse der retinalen Gefäße stellt oft die Basis für die klinische Diagnose dar. Die Aderhautgefäße sind dagegen nur bei fokalem oder diffusem Verlust des retinalen Pigmentepithels sichtbar. Selbst dann ist die Interpretation der Befunde schwierig. Neue Erkenntnisse scheint hier die Indocyanin-Angiographie zu bringen, mit deren Hilfe sich sog. okkulte neovaskuläre Membranen deutlicher darstellen lassen (Scheider et al. 1992).

Das weite Spektrum der retinalen Gefäßveränderungen kann im Rahmen dieser Darstellung nur schlagwortartig erläutert werden. Für eine detaillierte Analyse muß auf die weiterführende Literatur verwiesen werden (Wise et al. 1971; Seitz 1968; Gass 1987).

Ein *abnormer Gefäßverlauf* kann sich als eine lokalisierte Schlängelung der Gefäße darstellen (z.B. Makula-Pucker) oder als temporale Verziehung des gesamten Gefäßbaums, was auf einen peripheren Narben- oder Proliferationsprozeß hinweist (z.B. ROP, Familiäre exsudative Vitreoretinopathie).

Das *Gefäßkaliber* kann pathologisch erweitert sein (v. Hippel-Lindau, Wyburn-Mason, Venenverschluß) oder auch extrem verengt erscheinen (Hypertonus).

Veränderungen des *Gefäßinhalts* sind Ausdruck einer Stase und Polyglobulie („zu dunkel"), einer Lipämie („zu hell") oder von embolischen Ablagerungen. Aus Gestalt und Farbe des Embolus läßt sich dabei bis zu einem gewissen Grade ein Rückschluß auf dessen Ursprung ziehen.

Veränderungen der *Gefäßwand* sind erkennbar am veränderten Reflexverhalten, an weißlichen Wandeinscheidungen bei arteriosklerotischer oder entzündlicher Ursache und an perivaskulären, unscharf begrenzten entzündlichen Infiltrationen (Abb. 12.12).

Veränderungen des *Gefäßmusters* sind besonders gut mit der Fluoreszenzangiographie analysierbar. Mikroaneurysmen, ischämische Zonen, teleangiektatische Anomalien und Proliferationen sind gut darstellbar. In besonderen klinischen Situationen können auch einzelne Aderhautgefäße sichtbar werden, wenn der Pigmentepithelfilter fehlt (Abb. 12.13)

4. Aufhellungen

Im klinischen Alltag beschreiben wir ein Spektrum von Befunden als „Aufhellungen" (Tabelle 12.5). Die exakte biomikroskopische Lokalisation der Veränderungen erlaubt oft Rückschlüsse auf die Diagnose (Abb. 12.14 und Farbtafel Abb. 12.21 u. 12.22). Klinisch besonders häufig und gleichzeitig auch von praktischer Wichtigkeit sind die makulären Drusen und die „Circinata"-Lipidablagerungen, deren Abgrenzung dem Lernenden manchmal Schwierigkeiten bereitet.

Tabelle 12.5. „Aufhellung" des Fundus

I. *Epiretinale Membranen* (s. Kap. 10 u. 11)

II. *Intraretinale Veränderungen*
  1. Ischämische Infarkte: fokal – cotton-wool-Herd, diffus – Arterienverschluß
  2. Ganglienzellspeicherung (z.B. Sphingolipidosen)
  3. Circinata-Herde, harte Exsudate, Makula-„Stern"
  4. Nekrotis. Retinitis (z.B. Toxoplasmose, Zytomegalie)
  5. Tumoren: gliale Hamartome; Retinoblastom; Retikulumzellsarkom
  6. Exogene Koagulation: Licht-, Kryo, Diathermie

III. *Subretinale Prozesse*
  1. Disziforme subretinale Fibrosen
  2. Subretinale Cholesterinablagerungen
  3. Drusen, Fundus flavimaculatus

IV. *Pigmentepithel- und Aderhautdefekte*
  1. Vitelliforme Makulopathie
  2. Chorioretinale Narben
  3. Myopische Dehnungsherde
  4. Kolobome

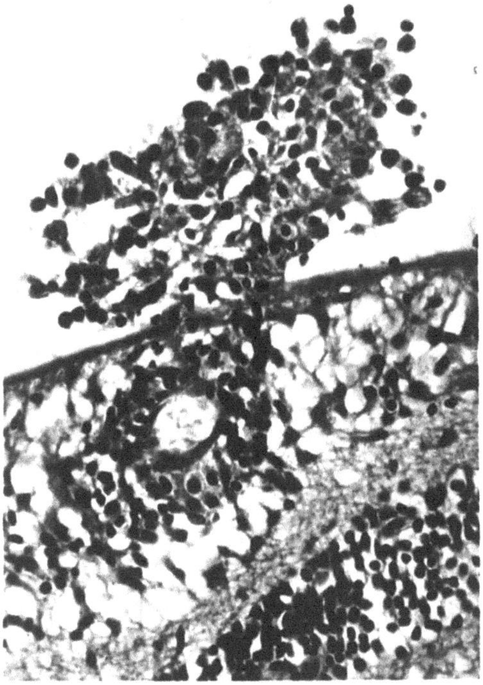

a

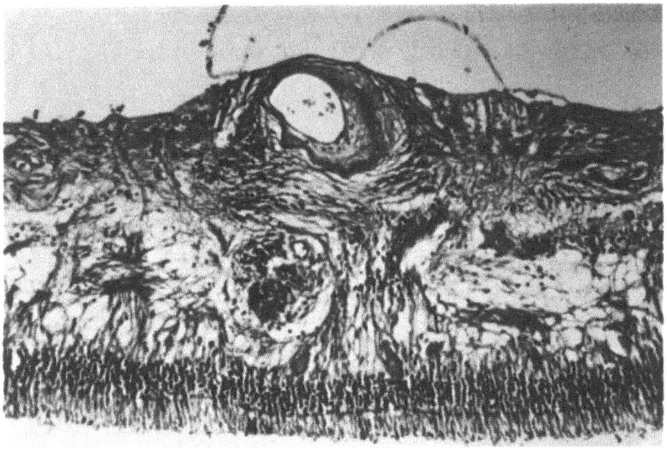

b

Abb. 12.12 a, b. Ophthalmoskopisches Element: *„Gefäßveränderungen"*. **a** Perivaskuläres entzündliches Infiltrat mit Ausbreitung durch die inneren Grenzmembran bei retinaler Vaskulitis im Rahmen eines Morbus Boeck (Ophth. Path. Nr. 3456, Univ.-Augenklinik Hamburg). **b** Fibröse Wandverdickung als Ursache für retinale „Gefäßeinscheidungen" (hier nach Zentralvenenverschluß (MASSON-Färbung)

Makuläre Drusen sind Vorläufer der visusmindernden senilen Makulopathie und reflektieren die metabolische Dysfunktion des retinalen Pigmentepithels. Sie entstehen aus Abbauprodukten des Stoffwechsels des Pigmentepithels, die in der Bruch-Membran abgelagert werden. Das klinische Bild ist oft auffallend symmetrisch, wobei jedoch eine große interindividuelle Variabilität besteht (Abb. 12.14b,c)

Histologisch und klinisch gibt es zwei Varianten. Große weiche und konfluierende Drusen bestehen vorwiegend aus hydrophoben Neutralfetten und führen häufig zu Pigmentepithelabhebungen. Kleine harte Drusen enthalten überwiegend hydrophile Neutralfette und neigen zu choroidalen Neovaskularisationen. Die unterschiedliche chemische Zusammensetzung der Drusen erklärt auch die Tatsache, daß sich einige Drusen sehr früh a 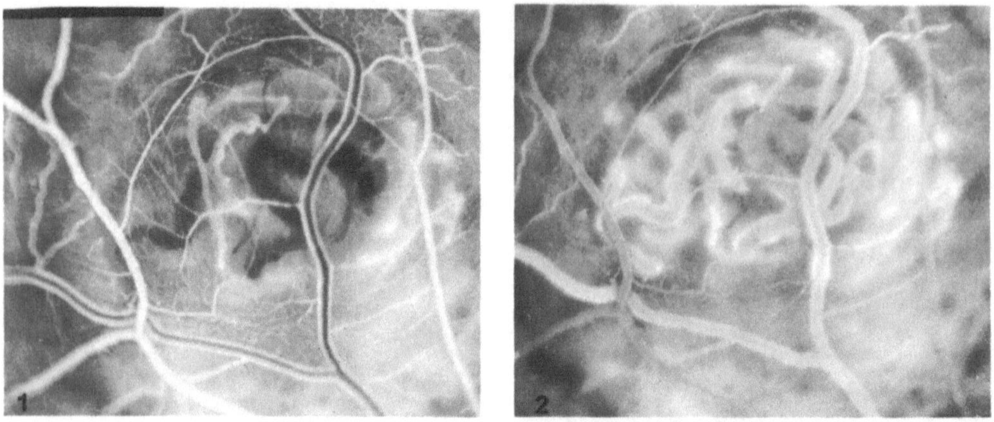 b

Abb. 12.13 a, b. Abnormer Einblick auf choroidale Gefäße eines Aderhauttumors bei Fehlen des retinalen Pigmentepithelfilters. Über dem Aderhautprozeß sind die retinalen Kapillaren infolge photographischer Defokusierung nicht erkennbar. Fluoreszenzangiogramm: früh (**a**), und spät (**b**)

a 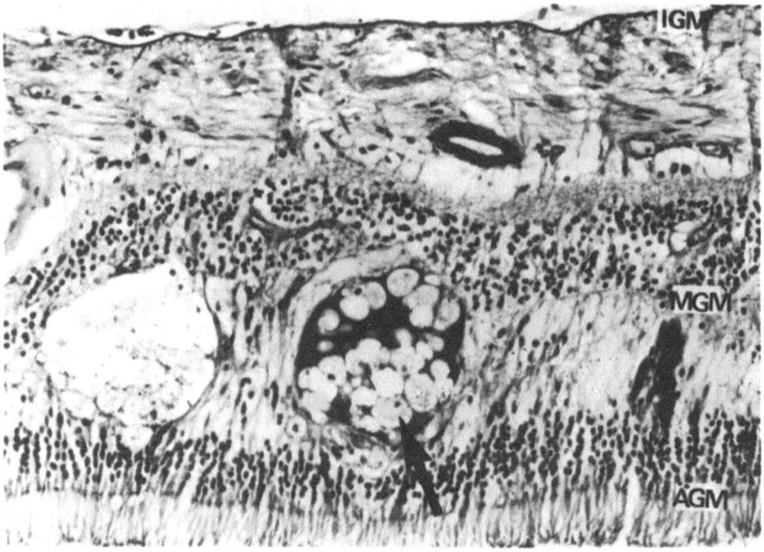

b 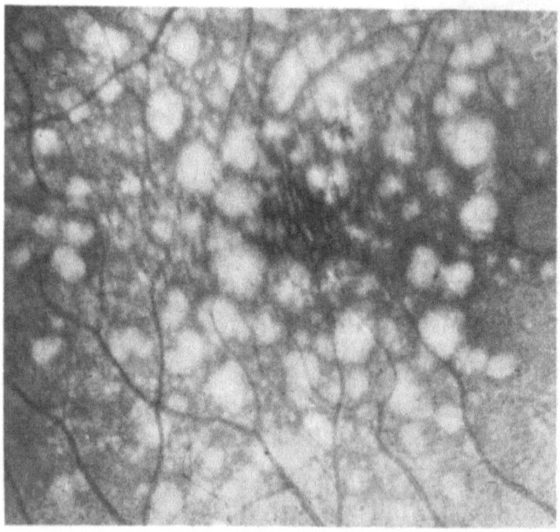

Abb. 12.14 a, b. Ophthalmoskopisches Element „Aufhellung": **a** Hartes Exsudat zwischen äußerer (*ÄGM*) und mittlerer (*MGM*) Grenzmembran mit Mikroglia (*Pfeil*). Innere Grenzmembran (*IGM*) (PAS-Hämatoxylin). **b** Multiple Drusenbildung der Bruch-Membran mit Atrophie und Depigmentierung des darüberliegenden retinalen Pigmentepithels (im Fluoreszeinangiogramm: „Fenstereffekt")

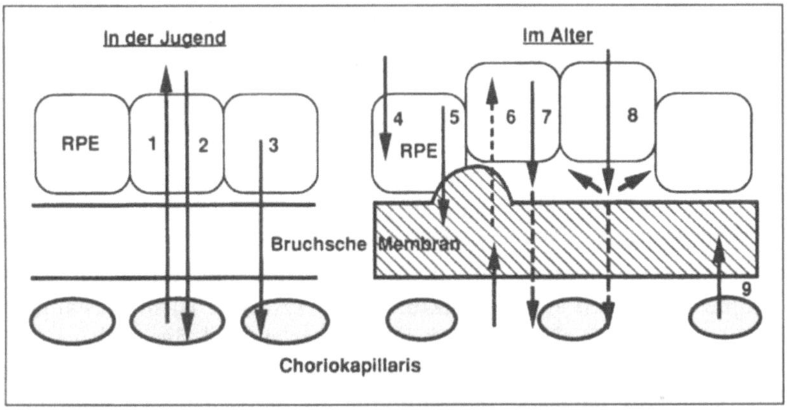

c

Abb. 12.14 c. Auswirkungen der Lipidakkumulation in der Bruch-Membran. *Jugend*: *1.* Transport metabolischer Substanzen von der Aderhaut zur Netzhaut; *2.* Transport von Ionen, Wasser und Mediatoren von der Netzhaut zur Aderhaut; *3.* Ausscheidung von Abbauprodukten des Pigmentepithels zur Aderhaut. *Alter*: *4.* Anhäufung von Abbauprodukten in den Pigmentepithelzellen; *5.* Ablagerung von lipidreichen Abbauprodukten in der Bruch-Membran, Entstehung von Drusen; *6.* durch Ablagerung von lipidreichem Material Verminderung der metabolischen Versorgung der Netzhaut; *7.* Verminderung des Stoffaustausches zwischen dem Pigmentepithel und der Choriokapillaris mit Untergang von Aderhautkapillaren; *8.* Ausbildung einer hydrophoben Barriere in der Bruch-Membran und Behinderung der Diffusion von Ionen und Wasser; Prädisposition zur Pigmentepithelabhebung; *9.* Zerstörung der Strukturen der Bruch-Membran und entzündungsähnliche Reaktion; Prädisposition zur choroidalen Neovaskularisation. (Nach PAULEICKHOFF 1992)

und intensiv mit Fluoreszein anfärben andere jedoch kaum (PAULEICKHOFF 1992). Mit einer fokalen Laserkoagulation können Drusen zur Rückbildung gebracht werden. Wegen der Gefahr der Stimulierung choroidaler Gefäßneubildung wird dieses Verfahren jedoch nicht empfohlen.

Sogenannte *harte Exsudate* sind intraretinale Lipidablagerungen, welche von Makrophagen aufgenommen werden und als indirekter Hinweis auf eine chronische intraretinale Leckage auf dem Hintergrund eines Gefäßschadens zu werten sind. Sie lagern sich entlang intraretinaler Leitstrukturen ab und bilden dann z. B. im Makulabereich eine Ringstruktur (Circinata), Sternfigur (entsprechend der Henle-Schicht) oder bei massiver Leckage auch konfluierende Plaques. Die Netzhaut ist durch ein Ödem verdickt und weniger transparent (Abb. 12.14 a u. 12.6).

5. Pigmentveränderungen der Netzhaut

Abnorme Pigmentierungen sind zurückzuführen auf retinales oder choroidales Melanin, Hämoglobinderivate, Lipofuszin oder das Makulagelb (Xanthophyll) in den Ganglienzellen (Tabelle 12.6 und Farbtafel Abb. 12.23, 12.24).

Bei der *kongenitalen Hypertrophie* des retinalen Pigmentepithels sind abnorm viele und große Melaningranula zu beobachten.

Tabelle 12.6. Pigmentveränderungen des Fundus

I. *Melanin*
   1. *Retinal: schwarz*
      - Kongenitale Hypertrophie: „Naevoide Netzhautpigmentierungen“: „Benignes Melanom des PE“
      - Reaktive Hyperplasie: Pigmentierte chorioretinale Narben; retinale Dystrophien, Retinopathia sclopetaria
      - Neoplasien
      - Läsionen der Bruch-Membran: „angioid streaks“
   2. *Uveal: grau-grün*
      - Pigmentierte Naevi
      - Maligne Melanome

II. *Hämoglobin-Derivate: rostfarben*

III. Lipofuszin: Orangefarbenes Pigment

IV. *„Makula-Gelb“ (Xanthophyll)*

Umgekehrt wird ein lokalisierter *Melaninmangel* als Ursache der albinotischen Flecken angesehen.

Bei *reaktiven Proliferationen* des retinalen Pigmentepithels wird Melanin als umschriebene schwarze Verfärbung sichtbar (Abb. 4.19 u. 4.20). Auch wenig pigmentierte Zonen sind dazwischengelagert. Dies ergibt das charakteristische Erscheinungsbild retinaler Narben. Eine vermutlich ausschließliche Pigmentepithelreaktion sieht man z.B. bei den Folgezuständen einer Retinitis centralis serosa und den leichten Formen des Berlin-Kontusioneffekts. Die narbige Mitbeteiligung der sensorischen Netzhaut findet man auch nach intensiver Laser- oder Kryobehandlung und bei schweren Kontusionsnarben (Retinopathia sclopetaria).

Lokalisierte Hyperpigmentierungen durch *uveales Melanin* erscheinen grau-grünlich und gehen meist auf choroidale Naevi zurück, die bei mehr als 10% in Hamburger Sektionen beobachtet wurden (NAUMANN 1970). Bei sorgfältiger klinischer Untersuchung kann man sie sogar noch häufiger sehen.

Ein Mangel an uvealer Pigmentierung mit durchscheinender weißer Sklera findet sich bei tiefen Narben. Diffuser Mangel an Pigmentierung entsteht bei choroidalen Dystrophien.

Die Unterscheidung von *Blutungen* unter dem Pigmentepithel (neovaskuläre Membran bei seniler Makuladegeneration) und melaninhaltigen subretinalen Tumoren (Melanom) bereitet anfangs Schwierigkeiten, ist aber mit zusätzlicher Echographie und Fluoreszenzangiographie leicht möglich.

Das eigentümliche *orangefarbene Pigment*, das vorwiegend, aber nicht ausschließlich, über malignen Melanomen der Aderhaut zu erkennen ist, geht auf Lipofuszin (Abb. 12.24) zurück. Es besitzt eine differentialdiagnostische Bedeutung in der Abgrenzung eines Naevus von einem malignen Melanom.

Während bisher eher allgemeine retinale Befunde dargestellt wurden, sollen im folgenden einzelne wohldefinierte Krankheitsbilder besprochen werden.

6. Zystoides Netzhautödem – Retinoschisis

Durch Flüssigkeitsaufnahme wird die Netzhaut dicker und zugleich weniger transparent. Dies geschieht zunächst diffus, später – unter Respektierung der vertikalen Leitstrukturen – in zystoider Form. Das angiographische Korrelat sind die Leckage aus retinalen Gefäßen und eine Flüssigkeitsansammlung in der Form des typischen „Gänseblümchens“ (Abb. 12.15). Klinisch ist diese besondere Reaktion der Netzhaut meist auf die unmittelbare Makula be-

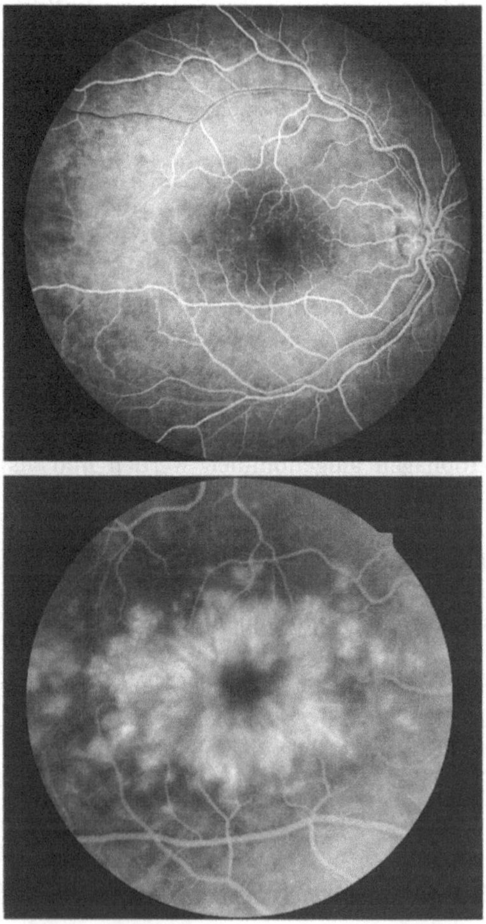

a

b

Abb. 12.15. a Zystoides Makulaödem. **b** Typisches zystoides Makulaödem bei Pseudophakie

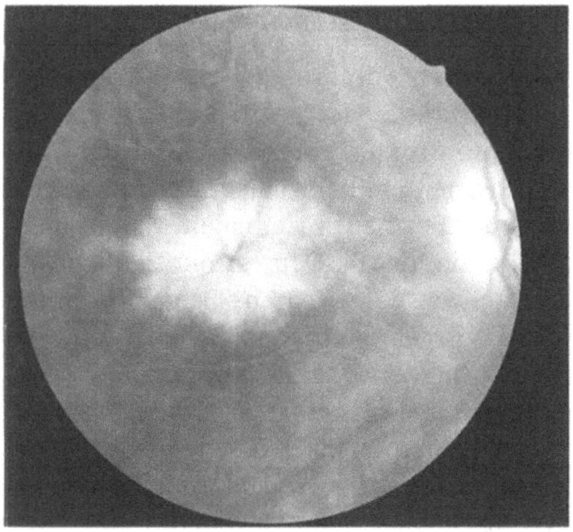
c

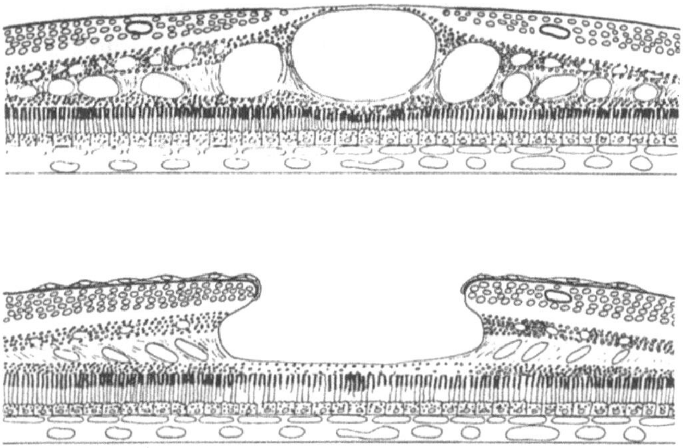
d

Abb. 12.15. **c** Typisches zystoides Makulaödem bei Pseudophakie. **d** Schematische Darstellung eines zystoiden Makulaödems mit Übergang in Schichtloch durch Ruptur der oberflächlichen Netzhautschichten

schränkt, histologisch findet man sie jedoch auch diffus und extramakulär. Das *zystoide Makulaödem* ist bei Uveitis, Pseudophakie, Diabetes mellitus und vielen anderen vitreoretinalen Erkrankungen die eigentliche Ursache einer zentralen Funktionsminderung (Abb. 12.15 u. Tabelle 12.7). Nach langbestehender Erkrankung und evtl. zusätzlicher vitreoretinaler Traktion können die Zysten rupturieren, und es entsteht ein zentrales Schichtforamen.

Selten können sich auch große Hohlräume ausbilden, welche wie eine Retinoschisis (Abb. 12.16) aussehen. Diese sekundäre zentrale Retinoschisis tritt wohl besonders häufig im Verlauf der proliferativen diabetischen Retinopathie am hinteren Pol auf und kann dann mit einer Traktionsablatio verwechselt werden.

Davon klar abzugrenzen ist der Makulabefund der *X-chromosomalen Retinoschisis* (Farbtafel Abb. 12.20), welcher ophthalmoskopisch zwar einem Makulaödem ähnlich sieht, aber angiographisch keine Leckage aufweist. Dieses Bild wird hervorgerufen durch eine Spaltung der Netzhaut im Niveau der Nervenfaser- und Ganglienschicht. Der Hohlraum enthält im Gegensatz zur degenerativen Schisis keine Mukopolysaccharide (Yanoff et al. 1968).

Hiervon wiederum ist abzugrenzen die *periphere senile Retinoschisis*, welche keine Makulabeteiligung aufweist und aus den präoralen Blessig-Iwanoff-Zysten hervorgeht. Diese zystoide Degeneration der Netzhautperipherie läßt sich häufig schon bei Neugeborenen feststellen, nimmt im Laufe des Lebens aber zu. Die konfluierende

Tabelle 12.7. Zystoides Makulaödem. (Mod. nach GASS 1987)

I. Postoperativ
- Kataraktextraktion mit und ohne IOL
- Perforierende Keratoplastik
- Ablatio-OP

II. Retinale Gefäßerkrankungen
- Diabetische Retinopathie
- Venenverschluß
- Bestrahlungsretinopathie
- Leber-Coats
- Retinitis pigmentosa

III. Choroidale Tumoren/Pseudotumoren
- Hämangiom
- Melanom
- Junius-Kuhnt

IV. Entzündungen
- Pars planitis
- Choroiditis serpiginosa
- Morbus Behçet

V. Toxisch-medikamentös
- D Epifrin
- Nikotinsäure

periphere Retinoschisis wird bei etwa 5% der älteren Menschen vorwiegend temporal unten beobachtet. Der Übergang in eine Ablatio ist selten und deswegen muß eine Retinoschisis meist nicht behandelt werden.

7. Foramen und Pseudoforamen

Allen echten Foramina ist gemeinsam, daß die Kontinuität der sensorischen Netzhaut vollständig unterbrochen ist und das retinale Pigmentepithel freiliegt. Pseudoforamina entstehen bei präretinalen Membranen, welche die foveale Depression überbrücken und teilweise aussparen. Schichtforamina sind das Ergebnis einer partiellen Ruptur bei altem zystoiden Ödem (Abb. 12.17).

Periphere Netzhautrisse sowie Löcher mit ausgerissenem Deckel bieten in der Beurteilung keine Schwierigkeiten. Dagegen läßt sich bei äquatorialen Degenerationen auch mit Skleraeindellung oft nicht sicher sagen, ob nur Erosionen oder schon durchgreifende Rundlöcher vorliegen. Periphere Netzhautlöcher bei Ablatio werden durch die Anwendung der sog. Lincoff-Regeln leichter gefunden (LINCOFF et al. 1972, KREISSIG 1973).

Im *Makulabereich* ist die Abgrenzung echter Foramina gegen Pseudoforamina und Schichtforamina wegen der therapeutischen Implikationen aber besonders wichtig (MARTINEZ et al. 1994). Selbst bei stereoskopischer Betrachtung ist es oft nicht möglich, zwischen einer nur von der inneren Grenzmembran bedeckten foveolaren Zyste,

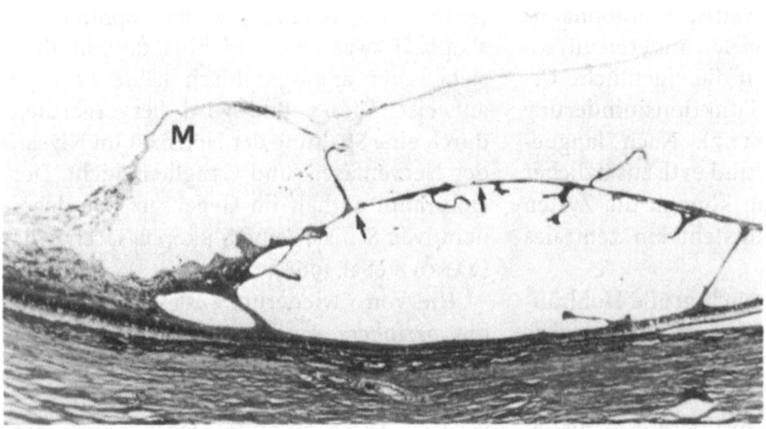

Abb. 12.16. Makuläre Retinoschisis infolge von Traktion durch präretinale gefäßführende Bindegewebsmembran (*M*). Auf der Höhe der Schisishöhle ist nur noch die innere retinale Grenzmembran (*Pfeile*) (Dicke 0,4–1,5 μm) erhalten (unsichtbar). Ophthalmoskopisch ist die Differentialdiagnose Loch-Schichtloch kaum möglich (s. Abb. 11.9)

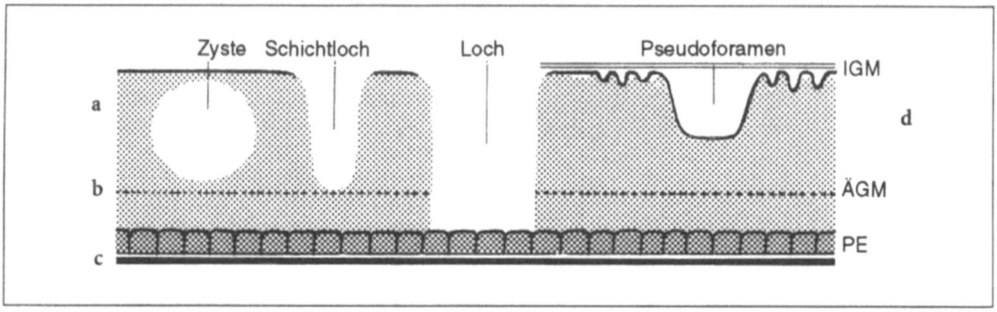

Abb. 12.17 a–d. Skizze zum ophthalmoskopischen Element: „Retinaler Defekt". **a** Intraretinale Zyste bzw. Retinoschisis. **b** Oberflächlicher Schichtdefekt bzw. „Schichtloch". **c** Alle Schichten durchsetzendes Loch. **d** Pseudoforamen

einem inkompletten Schichtforamen oder einem alle Schichten durchgreifenden Loch zu unterscheiden. Die sehr resistente innere Grenzmembran von 0,4–1,5 µm Dicke liegt jenseits des Auflösungsvermögens der Ophthalmoskops. Auch die Fluoreszenzangiographie hilft in der Differentialdiagnose im Zweifelsfall oft nicht weiter. Hilfreich ist hier der Watzke-Test (Watzke u. Allen 1969) oder der davon abgeleitete 50y Laser-Spot-Test. (Martinez et al. 1994). *Pseudoforamina* sind wegen des eindeutigeren Befundes und der besseren Funktion relativ leicht zu diagnostizieren.

Die rechtzeitige Diagnose und Stadieneinteilung von Makulaforamina (Abb. 12.18) ist von Bedeutung, weil man durch einen rechtzeitigen vitreoretinalen Eingriff das Fortschreiten der Foramenbildung verhindern kann. (Gass 1988) Selbst voll ausgebildete Makulalöcher können sich spontan verschließen. Der Verschluß erfolgt durch eine gliale Reaktion in Form eines Gliazapfens.

8. Pigmentepithelabhebung und Netzhautablösung

Abhebungen des retinalen Pigmentepithels oder der sensorischen Netzhaut sind unspezifische Reaktionsformen der Netzhaut. Sie kommen einzeln oder in Kombination miteinander vor und sind ophthalmokopisch und angiographisch voneinander abzugrenzen. Ihre Abgrenzung vom Makulaödem wird schematisch in Abb. 12.19 dargestellt und histologisch in Kap. 11 beschrieben.

Pigmentepithelabhebungen kommen bei der Retinitis centralis serosa, der senilen Makulopathie und gelegentlich über Tumoren vor. Klinisch wichtig ist die Unterscheidung zwischen rein serösen und hämorrhagischen Formen. Rein seröse Pigmentepithelabhebungen weisen einen orangefarbenen, scharf begrenzten Randsaum auf und sind angiographisch durch eine gleichmäßige Anfärbung in der Spätphase gekennzeichnet. Die eigentliche Flüssigkeitsbarriere, die Zonulae occludentes zwischen den Pigmentepithelzellen, erscheint intakt.

Seröse Abhebungen der sensorischen Netzhaut entstehen, wenn die eben erwähnte Flüssigkeitsbarriere aufbricht und die Netzhaut hochspült. Man findet sie bei Aderhauttumoren, im Rahmen der senilen Makulopathie und bei vielen anderen choroidalen Prozessen.

Die Unterscheidung zwischen seröser Abhebung, Makulaödem und Pigmentepithelabhebung (Abb. 12.19) ist nicht nur von akademischem Interesse, sondern wegen der therapeutischen Konsequenzen auch von großer praktischer Bedeutung.

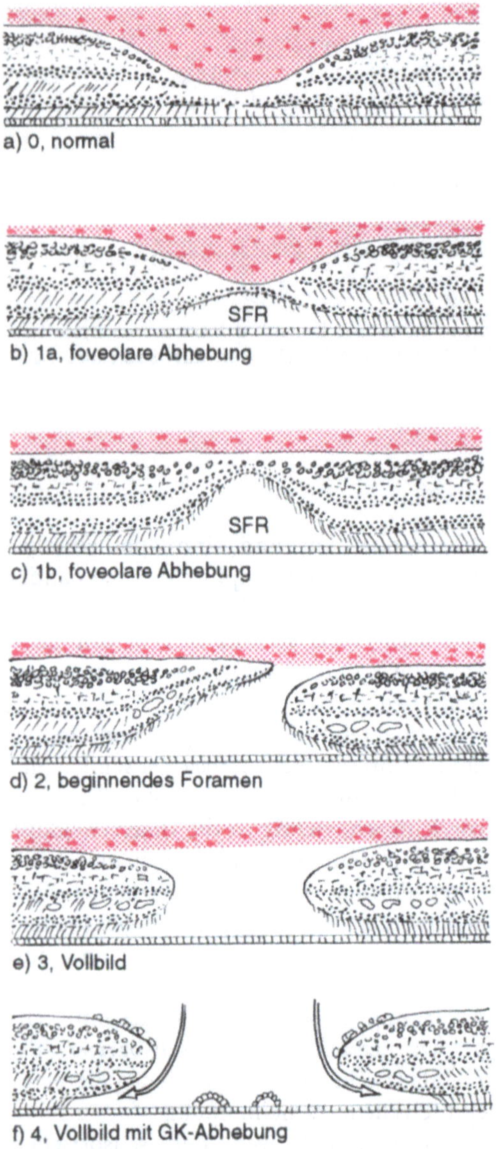

Abb. 12.18 a. Stadieneinteilung der Makulaforamina, modifiziert nach Gass (1988): **a** normale Makula. **b** Die foveale Depression ist ganz oder teilweise verstrichen, indem die Fovea vom Pigmentepithel teilweise abgehoben ist. Die hintere Glaskörpergrenzmembran (*rot*) liegt an. **c** Die foveale Depression ist völlig verstrichen, die Abhebung der Fovea vom Pigmentepithel komplett. Die hintere Glaskörpergrenzmembran (*rot*) liegt an. **d** Zusätzlich zu den Veränderungen des Stadiums 1b beginnt das Dach der „Makulazyste" einzureißen (Morgan u. Schatz 1985). Oft liegt das Foramen exzentrisch. Die foveoläre Retina wird zentrifugal retrahiert, geht nicht verloren. Die hintere Glaskörpergrenzmembran (*rot*) liegt an. **e** Das Foramen hat die maximale Ausdehnung erreicht (≧ 400 µm Durchmesser), hier ohne ein Operculum dargestellt. Die Ränder des Foramens sind vom Pigmentepithel leicht distant und infolge Degeneration der Photorezeptorzellen abgerundet. Die hintere Glaskörpergrenzmembran (*rot*) liegt an. **f** Zusätzlich zu den Veränderungen des Stadium 3 ist die hintere Glaskörpergrenzmembran abgehoben. Im Zentrum des Foramens liegen Zellklumpen auf dem Pigmentepithel

E. Makulareaktion bei intraokularen Erkrankungen

Die übertriebene Mitbeteiligung der Makula läßt sich bei uvealen, vitrealen sowie peripheren umschriebenen oder diffusen retinalen Prozessen beobachten (Wise et al. 1971).

Folgende Beispiele sind jedem Augenarzt geläufig:

- Die zum Teil massiven, sternförmig angeordneten harten Exsudate (*Makulastern*) bei peripher lokalisiertem Morbus Coats, retinalem Angiom sowie bei der diabetischen und hypertonischen Retinopathie.
- Die zentrale präretinale Gliose (*Makula-Pucker*) bei spontanen äquatorialen Netzhautdefekten bzw. nach Koagulationen (Licht-, Diathermie-, Kryokoagulation).
- Das *zystoide* Makulaödem bei Zentralvenenverschluß, Panuveitis, chronischer Zyklitis oder auch Hypotonie- und postoperativen Syndromen.
- Die akzentuierte Reaktion des retinalen Pigmentepithels am hinteren Pol bei Amotio retinae und Zentralvenenverschluß.

Die übertriebene Makulareaktion entsteht a) bei dicker sensorischer perifovealer Netzhaut b) wegen der nur hier vorhandenen eigentümlich-schrägen Anordnung der sehr langen zentralen Rezeptorzell-Fortsätze in der Henle-Faserschicht sowie c) bei Melaninreichtum und d) wegen der hohen Zell-

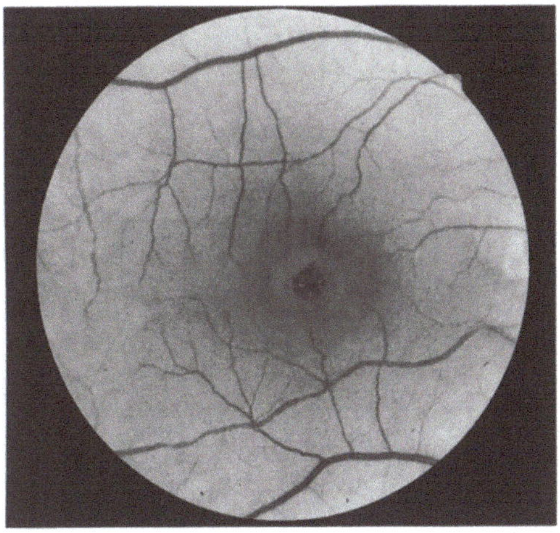

b

Abb. 12.18 b. Klinisches Bild eines klassischen Makulaforamens Stadium 4 mit eleviertem Randsaum und gelben, drusenähnlichen Partikeln im Foramengrund

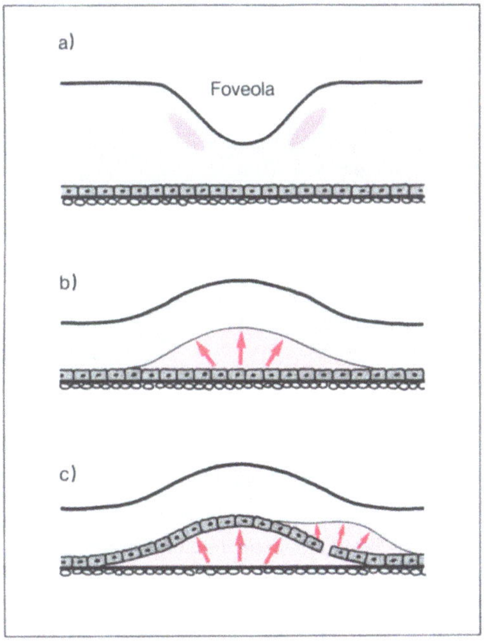

Abb. 12.19 a–c. Differentialdiagnose Ödem gegen Abhebung. **a** Intraretinales diffuses bzw. zystoides Ödem. **b** Seröse Abhebung der sensorischen Netzhaut. **c** Seröse Abhebung des retinalen Pigmentepithels („Pigmentepithel-Blase"), zusätzlich der sensorischen Netzhaut (s. Abb. 4.13, 4.16 u. 11.21)

dichte des retinalen Pigmentepithels am hinteren Pol. Generalisierte diffuse retinale Prozesse werden so allein schon wegen der Menge der veränderungsfähigen Strukturen und Elemente am hinteren Pol ophthalmoskopisch sichtbar.

F. Morphologie – Funktionsstörungen – Therapie

Die Grundlage für jedes therapeutisches Handeln in der Retinologie (und nicht nur dort) ist der Versuch, das morphologische Substrat so zu beeinflussen, daß sich die Funktion verbessert. Dazu ist es notwendig, zwischen reversiblen und irreversiblen Befunden zu unterscheiden (Tabelle 12.8). Eine solche Differenzierung hilft, die besserungsfähigen Veränderungen rechtzeitig zu behandeln.

Aus der Chirurgie der Ablatio wissen wir, dies haben auch experimentelle Untersuchungen gezeigt (Machemer 1968), daß Höhe und Dauer der retinalen Abhebung das Ausmaß der Rezeptordegeneration bestimmen. Nach Wiederanlegung der Netzhaut kann innerhalb von 8 Wochen eine weitgehende Erholung der Rezeptorfortsätze erfolgen. Nach Degeneration der Zellkerne der äußeren Körnerschicht ist bei sehr lang bestehender Amotio retinae dagegen eine Rezeptorregeneration nicht mehr möglich.

Intraretinale Blut- oder Exsudateinlagerungen resorbieren sich häufig erstaunlich weitgehend: Nach Laserkoagulation bei der diabetischen Retinopathie oder auch Nephrektomie wegen renalen Hochdrucks kann die Netzhaut ihre Transparenz oft überraschend wiedergewinnen, und zwar um so schneller, je kürzer sie vermindert gewesen war. Haben sich aber erst eine subretinale Fibrose oder eine zystoide Degeneration entwickelt, ist die Funktionsstörung irreparabel. Alle reversiblen Veränderungen müssen frühzeitig erkannt werden, solange man sie noch behandeln kann.

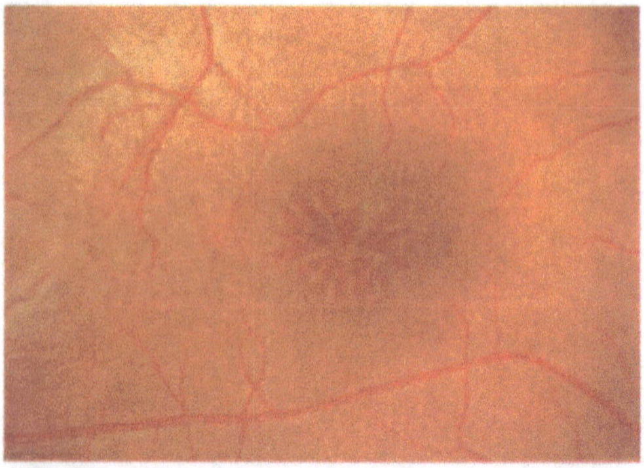

Abb. 12.20.

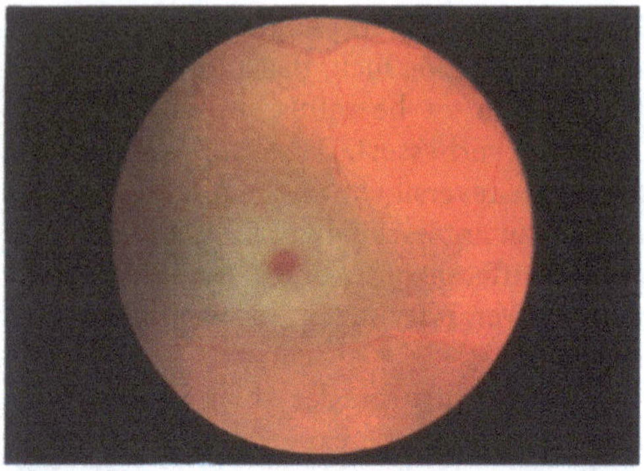

Abb. 12.21.

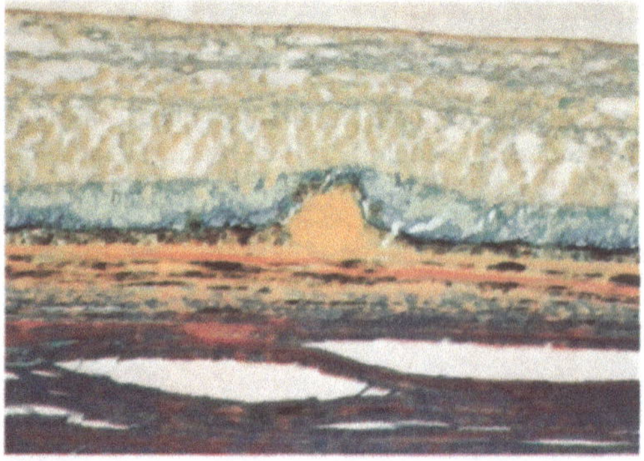

Abb. 12.22.

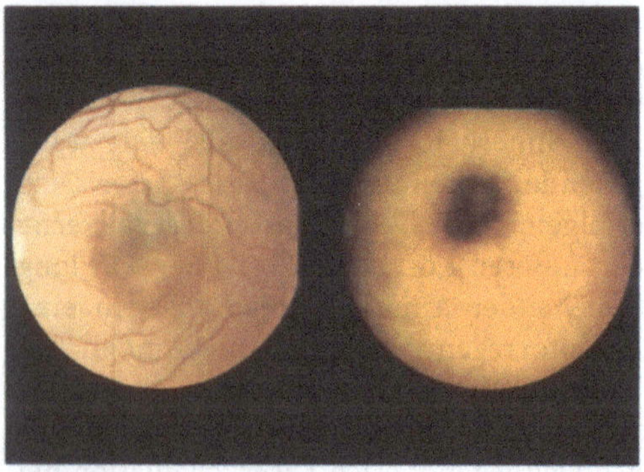

Abb. 12.23.

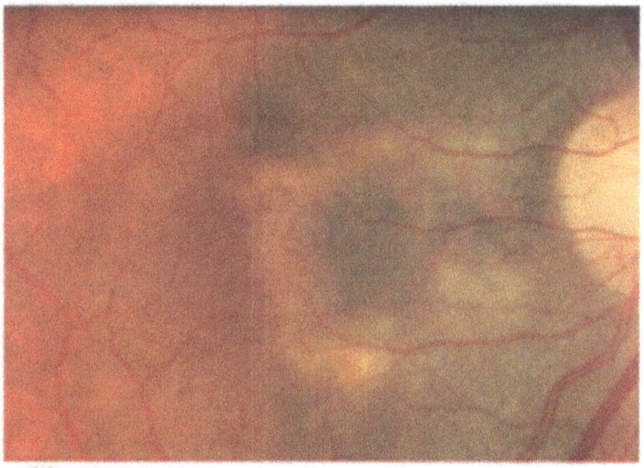

Abb. 12.24.

Abb. 12.20. Reste der Henle-Fasern zwischen zystoidem Zerfall bei juveniler *Retinoschisis*. Diese erhaltenen radiär verlaufenden Henleschen Fasern verschwinden mit Fortschreiten der Erkrankung. Sie werden hierbei oft fälschlich als „sternförmige Makulafältelungen" beschrieben

Abb. 12.21. Ophthalmoskopisches Element: „*Aufhellung*". Perifoveolare Aufhellung durch intraretinale Speicherung in den Ganglienzellen bei Tay-Sachs-Erkrankung mit kirschrotem Fleck

Abb. 21.22. Histologisches Bild einer Druse mit Atrophie der benachbarten Rezeptoren. Kolloidale Eisenfärbung auf saure Mukopolysaccharide

Abb. 21.23 a. Melaninhaltige Pigmentierung durch choroidalen Naevus mit kollateraler seröser Makulaabhebung. *links* Standardphotographie. *rechts* Infrarot-Photographie

Abb. 12.24. Orangefarbenes Pigment durch Lipofuszineinlagerung in subretinalen Makrophagen über melaninhaltigem Aderhauttumor. Diese Lipofuszinansammlung wird besonders deutlich bei malignen Aderhautmelanomen gesehen

Tabelle 12.8. Allgemeine Morphologie der Netzhaut und Prognose der Funktionsstörungen

I. *Reversible Veränderungen*
   1. Verlagerung, (Hyperopisierung bzw. Defokussierung)
   2. Axiale Rezeptorverkippung: Stiles-Crawford-Effekt
   3. Pigmentepithelabhebung mit Kontakt zur sensorischen Makula: „transluzide" Skotome?
   4. Sensorische Netzhaut vom Pigmentepithel getrennt: „positive" Skotome?
   5. Rezeptordegeneration
   6. Transparenzminderung durch interzelluläre Einlagerungen (Ödem, Infiltrate)
   7. Intraretinales „zystoides Makulaödem"

II. *Irreversible Veränderungen*
   1. Nekrosen: ischämisch, akut (Gefäßverschlüsse); chronisch (Glaukome); entzündlich; traumatisch
   2. Atrophie: toxisch; Glaukom; verbreiterte Blut-Gewebsschranke (Drusen, familiäre Amyloidose)
   3. Intrazellulare Ablagerungen (Speicherkrankheiten)
   4. Interzellulare Einlagerungen: Retinoschisis; zystoide Degeneration
   5. Proliferationen
      - Präretinal: Retinopathia proliferans
      - Intraretinal: reaktive Gliose
      - Subretinal: disziforme Läsionen bzw. fibröse Pseudometaplasie

Literatur

A. Monographien

Deutman AF. The hereditary dystrophies of the posterior pole of the eye. Assen: van Gorcum 1971

Gass JDM. Stereoscopic atlas of macular diseases. St. Louis: CV Mosby 1987

Meyer-Schwickerath G. Lichtkoagulation. Bücherei des Augenarztes. Stuttgart: Enke 1959

Seitz R. Klinik und Pathologie der Netzhautgefässe. Stuttgart: Enke 1968

Wise GN, Dollery CT, Henkind P. The retinal circulation. New York: Harper & Row 1971

B. Zeitschriftenartikel

Büchi ER. Degeneration der Netzhautzellen der Ratte bei druckbedingtem Ischämie-Reperfusions-Schaden: Eine elektronenmikroskopische Studie. Klin Monatsbl Augenheilkd 1992; 200: 494–497

Gass JDM. Idiopathic senile macular hole. Its early stages and pathogenesis. Arch Ophthalmol 1988; 106:629

Kerr JFR, Wyllie AH, Currie AR. Apoptosis: a basic biological phenomenon with wide-ranging implications in tissue kinetics. Br J Cancer 1972; 26:239–257

Kreissig I. Gezielte Ablatiodiagnostik nach Lincoff zum Auffinden des Netzhautlochs. Klin Monatsbl Augenheilkd 1973; 163:314–323

Laqua H, Machemer R. Clinical pathological correlation in massive periretinal proliferation. Am J Ophthalmol 1975; 80:913–929

Lincoff H, Gieser R. Finding the retinal hole. Mod Probl Ophthalmol 1972; 10:78

Lincoff H, O'Connor P, Kreissig I. Die Retinaadhäsion nach Kryopexie. Klin Monatsbl Augenheilkd 1970; 156:771

Machemer R. Experimental retinal detachment in the owl monkey: IV. The reattached retina. Am J Ophthalmol 1968; 66:1075

Machemer R. An Updated Classification of Retinal Detachment With Proliferative Vitreoretinopathy. Am J Ophthalmol 1991; 112:159–165

Martinez J, Smiddy WE, Kim J, Gass JDM. Differentiating macular holes from macular pseudoholes. Am J Ophthalmol 1994; 117:762–767

Naumann GOH. Pigmentierte Nävi der Aderhaut und des Ciliarkörpers. Fortschr Ophthalmol 1970; 23:187

Pauleickhoff D. Drusen in der Bruchschen Membran. Ophthalmologe 1992; 89:363–386

Roth AM, Foos RY. Surface wrinkling retinopathy in eyes enucleated at autopsy. Trans Am Acad Ophthalmol Otolaryngol 1971; 75:1047

Scheider A, Kaboth A, Neuhauser L. Detection of subretinal neovascular membranes with indocyanine green and an infrared scanning laser ophthalmoscope. Am J Ophthalmol 1992; 113: 45–51

Watzke RC, Allen L. Subjective split beam sign for macular diseases. Am J Ophthalmol 1969; 68: 449

Wallow IHL, Tso MOM, Fine BS. Retinal repair after experimental xenon arc photocoagulation. Am J Ophthalmol 1973; 75:32

Yanoff M, Rahn EK, Zimmerman LE. Histopathology of juvenile retinoschisis. Arch Ophthalmol 1968; 79:49

Zrenner E, Rüther K, Apfelstedt-Sylla E. Retinitis pigmentosa. Ophthalmologe 1992; 89:5–21

13. KAPITEL

Nervus opticus

G.O.H. NAUMANN, D.J. APPLE u. H. WENKEL

Der ausdifferenzierte Optikus besteht aus den Axonen der retinalen Ganglienzellen und ist retrolaminar umgeben von Oligodendrozyten, d.h. Myelin, prälaminar von Astrozyten sowie gefäßführendem Stützgewebe. Dieser Gewebsstrang gleicht dem weißen zerebralen Mark und unterscheidet sich grundsätzlich von peripheren Nerven. Der Terminus „Seh-*Nerv*" ist daher irreführend - ebenso wie der klinische Begriff der „Neuritis". Beide sind aus historischen Gründen aber nicht zu umgehen.

Normale Embryologie und Wachstum: Die erste Anlage zum N. opticus ist am 24. Tag erkennbar; in der 7.-8. Woche erreichen die ersten Axone der retinalen Ganglienzellen Papille, Chiasma und Hirn, es wird die Bergmeister-Papille gebildet. Im 3.-4. Monat erfolgt das Einsprossen von Gefäßen, die Optikushüllen werden angelegt ebenso wie eine „sklerale" Lamina cribrosa. Die Myelinisierung beginnt zerebral und ist bei der Geburt noch nicht abgeschlossen (Tabelle 13.1 aus JONAS u. NAUMANN 1993). Das Wachstum

Tabelle 13.1. Entwicklung des menschlichen N. opticus. (Aus JONAS u. NAUMANN 1993)

Alter	Scheitel-Rumpf-Länge (mm)	Stadium der Entwicklung
24. Tag	2-4	Augenstiel als hohler Schlauch verbindet primordialen Kortex mit Augenblase u. Augenbecher
26.-27. Tag	4,0-4,5	Einstülpung des Augenbechers und distaler Abschnitt des Augenstiels
5. Woche	8-13	Fusion des zentralen Teils des Augenbechers
5.-7. Woche	13-20	Verschluß oder Augenblaseneinstülpung und Ausbildung der primitiven Papille
6. Woche	16-17	Differenzierung der retinalen Ganglienzellen mit primitiver retinaler Nervenfaserschicht
7. Woche	19	Ganglienzellaxone erreichen die Papille
7.-8. Woche	18-25	Ganglienzellaxone erreichen Chiasma und Gehirn
7. Woche	20	Differenzierung von Glioblasten, die in den Optikus und seine Hüllen einwachsen
7. Woche	24	Primitive Optikushüllen
8. Woche	31-34	Bildung einer glialen Lamina
8. Woche	23-32	Bergmeister-Papille
12. Woche	65-73	Gefäße und Bindegewebe von den primitiven Optikushüllen wachsen in den Optikusstiel ein und bilden Septen
13.-14. Woche	80	Differenzierung von Pia mater, Arachnoidea und Dura mater
4. Monat	85-130	„Sklerifizierung" der glialen Lamina durch einwachsende Sklerazellen
7. Monat	ca. 220	Myelinisierung der Optikusfasern beginnt im Zerebrum und erreicht die Papille bei Geburt

der Papille ist zu 50% im 5. Monat, zu 75% bei der Geburt und 95% mit dem ersten Lebensjahr abgeschlossen (RIMMER et al. 1993; TAKAYAMA et al. 1991) und korreliert zu Körpergröße und Bulbusachse.

Normale Alterung: Zwischen der Geburt und dem 80. Lebensjahr verlieren wir ca. 1/3 aller Optikusaxone, d.h. ca. 5000 pro Jahr, d.h. etwa 16/Tag (JONAS et al. 1988a, b, 1990; 1992a), und zwar alle Axondurchmesser gleichmäßig. Die Rolle der Apoptose und deren Einflußfaktoren bedürfen noch einer genaueren Abklärung (s. Kap. 14). Wie dieser normale Altersverlust durch vorangehende oder simultane Axonzerstörung beeinflußt wird, ist unbekannt. Die besonders empfindlich gestörte Projektion von der Makula steht für den Verlust von Visus, eine normale Alterserscheinung (DEVANEY 1980). Ein Großteil der Optikusatrophie resultiert aus den zerstörten Axonen der Makula (LEVIN et al. 1983).

Anomalien des N. opticus sind durch die embryonale Entwicklung eng mit denjenigen der Retina und des primären Glaskörpers verknüpft. Erworbene Optikuserkrankungen manifestieren sich ophthalmoskopisch bzw. makroskopisch als Ödem oder Atrophie der Papille und/oder des Sehnerven. Das Symptom Papillenödem ist vieldeutig: Die indirekt und passiv entstandene „Stauungspapille" geht auf ein intra- und extrazelluläres Ödem der retinalen Axone zurück und ist ganz reversibel. Auch *entzündliche* Prozesse im Optikus selbst sind von Ödemen begleitet. Sie betreffen meist zunächst das sog. Myelin, d.h. die aufgewickelten Fortsätze der Oligodendrozyten und dann die Nervenfasern; sie hinterlassen eine wechselnd stark ausgeprägte Narbe und Atrophie. Das gleiche gilt für akute, toxisch-degenerative Prozesse. *Ischämische Infarkte* durch Verschluß der ziliaren Gefäße auf arteriosklerotischer Basis („Apoplexia papillae") oder bei der Riesenzellarteriitis führen zu diffuser Nekrose aller Zelltypen der Papille mit Begleitödem durch Einstrom von Hyaluronsäure - histochemisch analog zur kavernösen Atrophie (HINZPETER u. NAUMANN 1976; KUBOTA et al. 1993b). Alle schweren und persistierenden Optikus-Erkrankungen enden in *Atrophie*, d.h. dem *Verlust retinaler Axone* zusammen mit Oligodendrozyten. Die Astrozyten proliferieren je nach der Grundkrankheit. Pathologische Prozesse im prälaminären Papillenbereich werden auch modifiziert durch den hier „physiologischen Defekt" in der Blut-Hirn-Retina-Schranke.

A. Mißbildungen, Anomalien und hereditäre Erkrankungen

I. Aplasie und Hypoplasie

1. Aplasie

Das völlige Fehlen von Axonen der retinalen Ganglienzellen wird bei schweren kranialen Mißbildungen (Anenzephalie) und isoliert beobachtet, auch bei der partiellen Trisomie 10q24-ter. In der kleinen grau-weißen Papille finden sich anomale retinale Zentralarterien und -venen; der Sehnerv besteht hauptsächlich aus fibrösem und glialem Gewebe und Kapillaren. Meist handelt es sich um eine unilaterale Veränderung, wobei auch ein doppelseitiges Auftreten beschrieben wurde.

Literatur: HOTCHKISS u. GREEN 1979; MULLANEY 1973; PFEIFFER et al. 1995; SCHEIE u. ADLER 1941; WEITER et al. 1977.

2. Hypoplasie bzw. Mikropapille

Sie wird ebenfalls oft zusammen mit schweren kranialen Anomalien oder isoliert beobachtet. Hypophysäre Veränderungen im Rahmen des Septico-optico-pituitären Dysplasie-Syndroms (DE MORSIER-Syndrom) sollten gezielt ausgeschlossen werden (ACERS 1981; RUSH u. BAJANDAS 1978). Klinisch fällt eine Visusherabsetzung bei normal großem Auge auf - die sich initial als Strabismus mit Nystagmus manifestiert. Der farbarme Sehnervenkopf weist ein Drittel oder die Hälfte des normalen Durchmessers auf und ist oft von einem peripapillären Halo bzw. „Doppelring" durch retinales Pigmentepithel vor der Lamina cribrosa umgeben. Von einer Hypoplasie bzw. Mikropapille sprechen wir heute, wenn biomorphometrisch die Papillenfläche unter der zweifachen Standardabweichung des Normalen liegt (JONAS et al. 1988 d; JONAS u. NAUMANN 1993). Klinisch-pathologische Korrelationen der „quantitativen Ophthalmopathologie" erlauben somit eine genauere Einordnung als die qualitative (konventionelle) Zuordnung (Tabellen 13.2–13.6). Eine Hypoplasie kann auch segmental auftreten. Bei einseitiger Hypoplasie imponiert röntgenologisch oft ein engerer Canalis opticus als auf der gesunden Seite. Die bilaterale Hypoplasie kann verwechselt werden mit einer der hereditären kongenitalen Optikusatrophien (Tabelle 13.8). Der Papillendurchmesser bei Optikusatrophien liegt jedoch im Normalbereich. Die Seheinschränkung variiert von peripheren Gesichtsfelddefekten bis zu totaler Blindheit. Durch den Verlust oder die verminderte Zahl von Axonen im Nervus opticus ist das Kaliber des Nerven reduziert. Die Ursache für die Fehlentwicklung der retinalen Ganglienzellen ist ungeklärt. Eine Hypoplasie des Optikus tritt auch bei kongenitaler Aniridie auf. (Sie wird als Folge der inkompletten retinalen Entwicklung interpretiert, die sich auch in einer Foveola-Aplasie ausdrückt. Andererseits wurde bei zerebralen Anomalien wie der Anenzephalie ein deszendierender Prozeß angeschuldigt, denn die Fasern waren zunächst angelegt, verschwanden aber nachträglich wieder. KIM et al. (1989) postulierten, daß die Hypoplasie nur des oberen Papillensegmentes bei Kindern auf einen Diabetes mellitus der Mutter hinweisen kann.

Literatur: EDWARDS u. LAYDEN 1970; WALTON u. ROBB 1970; PETERSEN u. WALTON 1977.

3. *Papillendysplasie*

Anomalien des Sehnervenkopfes, die sich nicht in die vorangehenden bzw. folgenden diagnostischen Einheiten klassifizieren lassen, werden deskriptiv bezeichnet, bis wir deren Spektrum besser verstehen.

II. Papillenanomalien

Die Papille ist schon bei Geburt so individuell und unverwechselbar angelegt, daß damit eine Identifizierung wie durch Fingerabdrücke möglich wäre. Die Kombinationen der einzelnen Strukturmerkmale sind fast unendlich variabel.

1. *Gefäßanomalien*

Hierher zählen *Reste der A. hyaloidea* bzw. der *Bergmeister-Papille* und ihres Gliamantels (Abb. 13.1) sowie abnorme Aufzweigungen der Zentralgefäße, knäuelartige Gefäßschlingen und Anastomosen zwischen dem retinalen und choroidalen Gefäßsystem (s. Kap. 1).

Bei persistierender A. hyaloidea sieht man einen von der Papille in den Glaskörperraum vorspringenden, bei Augenbewegungen flottierenden Bindegewebsstrang. Dieser reicht nicht selten bis zum hinteren Linsenpol; die in ihm verlaufende Arterie ist meist obliteriert (FOOS u. ROTH 1973; ROTH u. FOOS 1972).

Zilioretinale Arterien sind von funktionellem Interesse. Sie stammen aus den ziliochoroidalen Gefäßen und ziehen über den temporalen Papillenrand winkelig hinweg in die papillo-makuläre sensorische Netzhaut. Zilioretinale Gefäße weisen auf eine überdurchschnittlich große Papillenfläche hin (JONAS et al. 1988 a). Bei Verschluß der A. centralis retinae kann eine A. ciliaris retinae die Makularegion erhalten.

2. *Membrana epipapillaris*

Eine angeborene Membrana epipapillaris besteht hauptsächlich aus Resten des hinteren primären Glaskörpers und ist funktionell bedeutungslos. Es ist eine schlierig zarte Bindegewebsbildung, die flach der Papil-

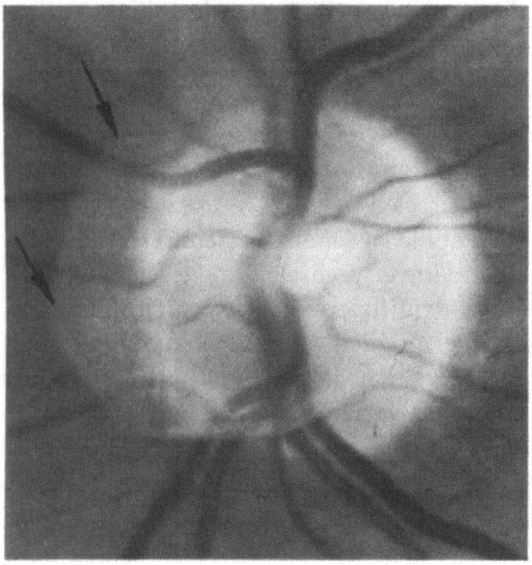

Abb. 13.1. Epipapilläre Membran (*Pfeile*)

lenoberfläche aufliegt und sie zum Teil verdecken kann (Abb. 13.1). Die Differentialdiagnose gegenüber markhaltigen Nervenfasern, persistierenden Glaskörperresten, exsudativen und entzündlichen Läsionen, der hyperopen Pseudopapillitis, Drusen des Sehnerven sowie Hamartomen und Tumoren des Sehnervenkopfes ist meist unproblematisch (s. Kap. 3 u. 10).

3. Markhaltige Nervenfasern

Normalerweise erhalten die retinalen Axone des Sehnerven erst jenseits der Lamina cribrosa ihre Markscheiden. Geschieht dies früher, werden die tiefer liegenden Strukturen der Papille und sensorischen Netzhaut verdeckt. Man gewinnt den Eindruck, die Papille sei vergrößert (Anderson 1969a; Baber et al. 1994; Straatsma et al. 1981).

4. Drusenpapille

Durch die Ablagerung von granulärem Material erscheint die Oberfläche der Papille oft leicht unregelmäßig und höckerig wie bei einer Maulbeere. Es resultieren eine Schwellung, Vergrößerung und Prominenz des Sehnervenkopfes wie bei einem echten Papillenödem (Abb. 13.2). Dies gilt besonders für *tiefe hyaline Drusen*, die ophthalmoskopisch unsichtbar bleiben. Drusen der Papille treten gewöhnlich beiderseits auf. Im Gegensatz zur rötlichen Verfärbung bei der Stauungspapille findet man hier eine gelbliche Farbe. Die Fluoreszenzangiographie

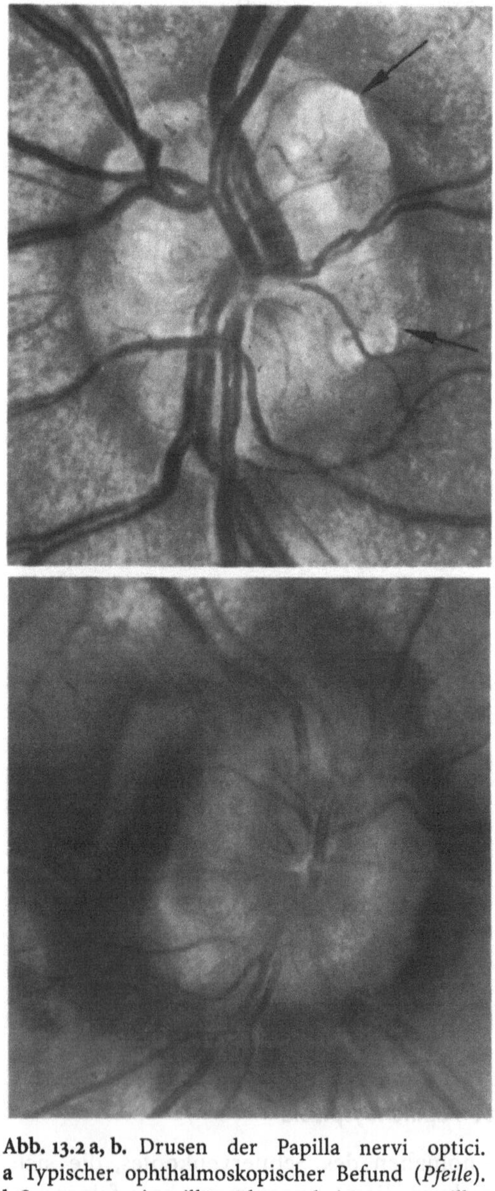

Abb. 13.2 a, b. Drusen der Papilla nervi optici. **a** Typischer ophthalmoskopischer Befund (*Pfeile*). **b** Spontane peripapilläre Blutung bei Drusenpapille

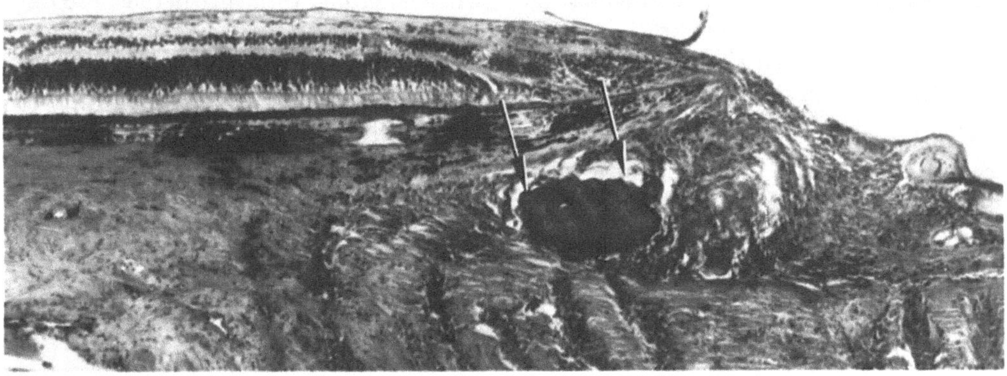

c

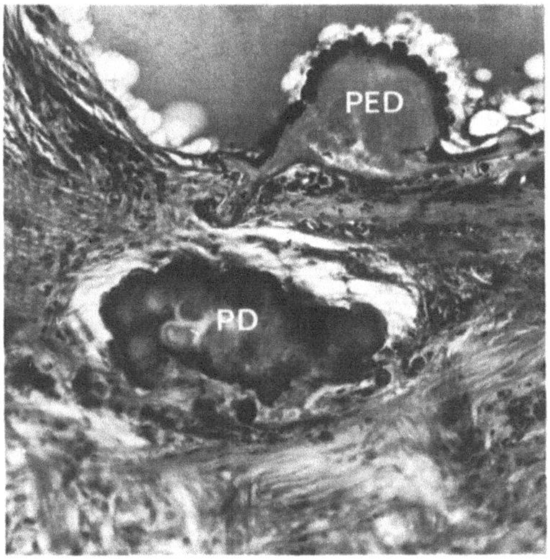

d

Abb. 13.2 c, d. **c** Tiefliegende Druse (*Pfeile*) unmittelbar vor der Lamina cribrosa. **d** Druse der Papille (PD) und Druse des juxtapapillären retinalen Pigmentepithels (*PED*) in unmittelbarer Nachbarschaft

identifiziert die Drusen oft deutlich, es treten weder venöse noch kapilläre Dilatationen auf; im Regelfall auch keine Exsudate oder Blutungen.

Vier Gruppen sind zu unterscheiden[1]:

- *Drusen, assoziiert mit erworbenen Erkrankungen* des Bulbus und des N. opticus, beispielsweise hypertensiver Retinopathie, Gefäßverschlüssen, Chorioretinitis, Papillitis, Optikusatrophie, fortgeschrittenen Glaukomen, Angioid streaks und alten Verletzungen.
- *Drusen, assoziiert mit heredo-degenerativen Affektionen,* wie z. B. der Retinopathia pigmentosa. Hierher gehören auch diejenigen bei Phakomatosen, z. B. bei tuberöser Sklerose und Neurofibromatose.
- *Idiopathische* Drusen bei sonst normalen Augen. Solche sind oft dominant vererbt.
- *Einfache Riesendrusen,* in sonst gesunden Augen, werden auf degenerative Prozesse zurückgeführt, wobei hyalines Material abgelagert wird. Diejenigen bei tuberöser Sklerose oder Neurofibromatose werden als hamartöse Proliferationen der Astroglia gedeutet. Beide Typen von Drusen können sekundär verkalken und sind

---

[1] *Drusen des benachbarten retinalen Pigmentepithels* reichen selten in den Rand des Optikuskopfes hinein. Obwohl Drusen des retinalen Pigmentepithels und des Optikus denselben Namen tragen, sind sie nach Herkunft und Struktur verschieden. Die Drusen des retinalen Pigmentepithels sind homogene Sekretionen des retinalen Pigmentepithels und bilden „Warzen“ auf der Bruch-Membran (s. Kap. 8, 11 u. 12)

bei langbestehenden Befunden schwer zu unterscheiden, selbst im mikroskopischen Schnitt. Nicht selten sind Drusen in Augenschnitten ein Zufallsbefund.

Die meisten Drusen sind wahrscheinlich schon bei der Geburt vorhanden, werden aber erst später im Leben sichtbar, wenn sie sich vergrößern und an die Oberfläche der Papille treten. Sie treten bevorzugt in signifikant kleinerem Papillenquerschnitt auf (JONAS et al. 1987b). Jahrelang verändern sie sich wenig und geben zu keinen Symptomen Anlaß. Liegen sie jedoch tief im sklerochoroidalen Kanal, können sie durch Druck-Atrophie der benachbarten Axone und Blutungen entsprechende *progressive* Veränderungen des Gesichtsfeldes verursachen. Bei Drusen findet man wie bei einer Reihe anderer okulärer Erkrankungen, vermehrt juxtapapilläre choroidale Neovaskularisationen (Tabelle 13.7; KIES u. BIRD 1988).

Histologisch bestehen Drusen des Optikus aus konzentrischen kristalloid geschichteten Massen ohne Zellen oder Kapsel, häufig mit Verkalkungen basophilen Charakters – oft mit gesplitterten Schnitt-Artefakten (Abb. 13.2). Degenerativ veränderte Axonreste von retinalen Ganglienzellen weisen auf ihre Herkunft hin (TSO 1981; SPENCER 1978). Insofern besteht eine Verwandtschaft zu den Corpora amylacea, die offenbar durch Axonverlust bei der normalen Alterung, vermehrt bei der progressiven glaukomatösen Atrophie (nicht aber bei absoluten Glaukomen ohne Axone) auftreten (KUBOTA et al. 1993a).

Literatur: ERKKILÄ 1975 1976; FRIEDMAN et al. 1975; KAMIN et al. 1973; SACKS et al. 1977; SANDERS et al. 1971; SEITZ u. KERSTING 1962; SPENCER 1978; ULSHAFER et al. 1987; WISE et al. 1974.

5. Pseudoneuritis, Pseudopapillenödem

Eine Pseudoneuritis oder das Pseudopapillenödem stellt insofern das Gegenteil einer kongenitalen Exkavation dar, als hier das Papillengewebe in dem eindeutig engeren Foramen opticum der Sklera nicht genügend Raum hat (JONAS et al. 1988c, j). Die Grenzen sind unscharf, die Vorderfläche kann nach vorn gewölbt sein und dadurch einer Stauungspapille oder einer Papillitis ähneln. Häufig ist eine *Hyperopie* assoziiert. Eine relative Persistenz glialer Elemente der Bergmeister-Papille wird ebenfalls in Betracht gezogen. Dieser stationäre Befund ist nur erwähnenswert, weil er in die ophthalmoskopische Differentialdiagnose des akuten Papillenödems mit oder ohne Axonverlust einbezogen werden muß.

Während die Pseudoneuritis bzw. das Pseudopapillenödem typisch in signifikant *kleineren* Papillen auftritt, werden die folgenden Anomalien bei erheblich vergrößerten

Tabelle 13.2. Biomorphometrische Daten (Mittel mit Standardabweichung) in Augen mit Papillenanomalien, die mit Papillenfläche und -größe korrelieren. (Aus JONAS 1989; nach JONAS et al. 1987a–c, 1988c–f, h, j, 1989; JONAS u. NAUMANN 1987)

	Drusen	Pseudo-stauungs-papille	Apoplexia papillae	Normale	Gruben	Handmann-Anomalie Morning-glory-Syndrom
Fläche (mm^2)	1,79 ± 0,5	1,95 ± 0,33	2,37 ± 0,29	2,69 ± 0,70	4,84 ± 1,42	7,47 ±2,63
Zahlen	26	35	33	571	15	17
Durchmesser (mm):						
Maximal	1,66 ± 0,26	1,68 ±0,16	1,81 ± 0,10	1,95 ± 0,27	2,60 ± 0,35	3,39 ± 0,70
Minimal	1,39 ± 0,19	1,49 ± 0,14	1,65 ± 0,11	1,74 ±0,23	2,34 ± 0,38	0,75 ±0,37

Tabelle 13.3. Biomorphometrische Daten (Mittel mit Standardabweichung) bei Augenerkrankungen in der Nähe des Sehnerven ohne Korrelation zur Papillengröße. (Aus Jonas 1989; nach Jonas et al. 1987c, 1988b, e–h, 1989c)

	RZAV	RZVV	RAAV	RVAV	Riesenzell-Arteriitis	Chronisches Glaukom	Normaldruck-Glaukom	Normale
Zahlen	27	37	14	56	7	706	106	571
Fläche (mm^2)	2,68 ± 0,34	2,65 ± 0,45	2,51 ± 0,61	2,75 ± 0,53	2,88 ± 0,34	2,65 ± 0,60	2,71 ± 0,47	2,69 ± 0,70
Durchmesser (mm)								
Horizontal	1,71 ± 0,16	1,71 ± 0,22	1,67 ± 0,23	1,77 ± 0,26	1,90 ± 0,21	1,76 ± 0,22	1,80 ± 0,16	1,78 ± 0,25
Vertikal	1,91 ± 0,18	1,86 ± 0,26	1,84 ± 0,24	1,89 ± 0,22	1,96 ± 0,06	1,90 ± 0,22	1,90 ± 0,19	1,90 ± 0,27
Minimal	1,71 ± 0,12	1,71 ± 0,20	1,66 ± 0,22	1,72 ± 0,21	1,80 ± 0,13	1,72 ± 0,20	1,76 ± 0,16	1,74 ± 0,23
Maximal	1,99 ± 0,11	1,99 ± 0,19	1,93 ± 0,21	2,01 ± 0,24	2,03 ± 0,10	1,95 ± 0,22	1,96 ± 0,18	1,95 ± 0,27

RZAV Retinaler Zentralarterienverschluß, *RZVV* Retinaler Zentralvenenverschluß, *RAAV* Retinaler Arterienastverschluß, *RVAV* Retinaler Venenastverschluß.

Papillenquerschnitten beobachtet (Jonas et al. 1987a, 1988d, e; Tabelle 13.2 u. 13.3).

6. Papillengruben

Sie treten im Rahmen der „symptomatischen kongenitalen Makropapillen" auf (Jonas u. Naumann 1987), und zwar auch mehrfach, bevorzugt temporal. Ihre Papillenfläche und -exkavation ist signifikant größer als bei Normalen; aber signifikant kleiner als bei der Handmann-Anomalie (Tabelle 13.2) – entsprechend häufig sieht man zilioretinale Gefäße (Jonas et al. 1988a; Eine Makulaabhebung der sensorischen Retina wird kompliziert durch eine makuläre Retinoschisis (Lincoff et al. 1988). Histololgisch ist ein Defekt der Lamina cribrosa nach hinten von Kollagen und dysplastischer Retina ausgekleidet (Ferry 1963; Irvine et al. 1986; Brodsky 1994; s. auch Kap. 3).

7. Handmann-Anomalie („morning glory syndrome")

Diese *extreme Makropapille* mit tunnelförmiger Exkavation und kongenitaler Anomalie tritt meist einseitig auf, peripapillär zeigt sich eine ausgeprägte Pigmentierung (Handmann 1929). Spontane Kontraktionen geschehen durch glatte Muskulatur. Wichtig ist die Assoziation mit transsphenoidalen Formen der basalen Enzephalozelen, fehlendem Chiasma und Hypophysenunterfunktion (s. Brodsky 1994; Traboulsi u. O'Neill 1988; Jonas et al. 1989a u. Kap. 3) Differentialdiagnostisch sind peripapilläre Staphylome bei exzessiver Myopie und Buphthalmus abzugrenzen.

III. Physiologische Varianten der Papille

1. Anomalien der Form

Die Gestalt der Papille ist einmalig und kennzeichnend für jedes Individium. Geringere kongenitale Variationen der Form, entweder oval, vertikal, horizontal verzogen oder schräg verlaufend, sind häufig und haben ohne zusätzliche Anomalien keine klinische Bedeutung.

2. Anomalien der Größe der Exkavation

Von der *Mikropapille* mit fehlender Exkavation bis zur extremen *Makropapille* bei Handmann-Anomalie gibt es alle Übergänge (s. Kap. 3; Tabellen 13.2 u. 13.4). Das Ausmaß der Exkavation hängt ab von Volumen, Durchmesser und Verlauf des Foramen opticum in der Sklera. Für die Beurteilung einer Papillenexkavation muß man also unbedingt eine genaue Vorstellung von dem „absoluten" Papillenkaliber durch die „Biomorphometrie der Papille" gewinnen (JONAS et al. 1987–95). Teilweise auch vom Grad der Rückbildung des Gewebes der Bergmeister-Papille (s. Kap. 10). Je mehr gliales Gewebe resorbiert wird, desto tiefer ist die „physiologische" Exkavation. Eine kleinere zentrale Papillendepression ist die Regel, bei größeren sind auch die „Poren" der Lamina cribrosa sichtbar.

Die Bestimmung der *wahren Größe der Papille* beim Ophthalmoskopieren haben LITTMANN (1982), JAEGER (1983) und PAPASTATHOPOULOS u. JONAS (1994) mit Hilfe eines Umrechnungsquotienten kalkuliert (VARMA et al. 1994).

Im klinischen Sprachgebrauch beschreibt man heute den horizontalen *Durchmesser der Exkavation als Dezimalbruch des Papillendurchmessers*[2]: Eine Exkavation von 0,2 macht also $^1/_5$ des horizontalen Durchmessers des Sehnervenkopfes aus. Die möglichst stereoskopische Betrachtung der Exkavation, ihre exakte Skizzierung und Fotodokumentation sind für die Verlaufskontrolle von Patienten mit chronischen Glaukomen entscheidend (s. Kap. 14). Der E/P-Quotient ist nur ein Schätzwert, der immer auf die Defacto-Papillenfläche bezogen werden muß: Kleine Papillen haben keine Exkavation und Makropapillen haben eine große Exkavation. Durch die Biomorphometrie der Papille haben wir nicht nur eine Quantifizierung der intra- und juxtapapillären Veränderungen, sondern auch eine genauere qualitative Einschätzung gewonnen (JONAS et al. 1987–1995). Juxtapapilläre choroidale Neovaskularisation: Tabelle 13.7 (s. KIES u. BIRD 1988).

a) Pseudoglaukomatöse asymptomatische Makropapille

Definitionsgemäß liegt die durchschnittliche Papillenfläche jenseits der zweifachen

[2] Die Klassifizierung der verschiedenen Exkavationen der Papille in 6 Gruppen nach Elschnig ist für klinische Belange demgegenüber weniger praktisch.

Tabelle 13.4. Mikro- und Makropapille. (Aus JONAS u. NAUMANN 1993)

	Asymptomatisch (persönliche Note)	Symptomatisch
Mikropapille Papillenfläche < 1,29 mm²	Pseudostauungspapille	**Angeboren** Drusen der Papille, „Apoplexia papillae" AION
Makropapille Papillenfläche < 4,09 mm²	Pseudoglaukomatöse Makroexkavation	**Angeboren** Papillengruben Handmann-Anomalie **Erworben** Makrophthalmus: Buphthalmus Myopia magna

Tabelle 13.5. Verteilung der Papillenflächen von 571 Normalaugen: Mittel 2,69 mm², Standard Abweichung 0,70 mm² (0,86 - 5,86 mm²). (Aus JONAS u. NAUMANN 1993)

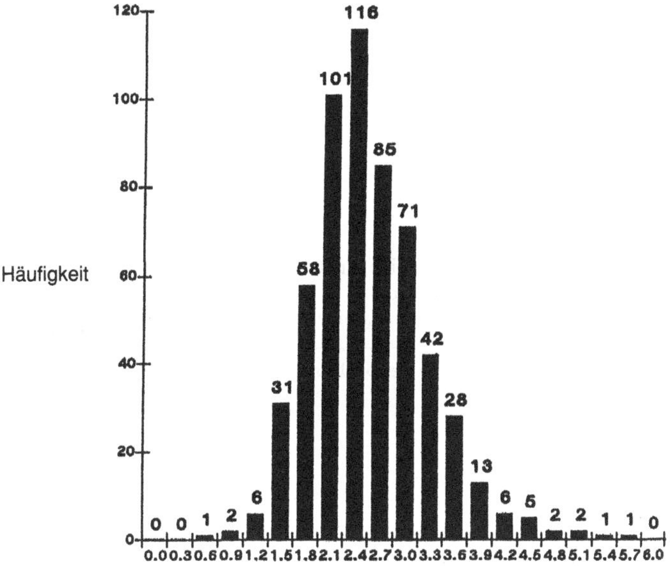

Tabelle 13.6. Das Scattergram zeigt die Korrelation zwischen Papillengesamt- und Exkavationsfläche bei 571 normalen Augen. Korrelationskoeffizient 0,75. Anstieg der Regressionslinie 0,65. Signifikant: $p < 0.000001$. Eine Papillenexkavation tritt in Papillenflächen unter 1,6 - 1,8 mm² nicht auf. (Aus JONAS et al. 1987 c)

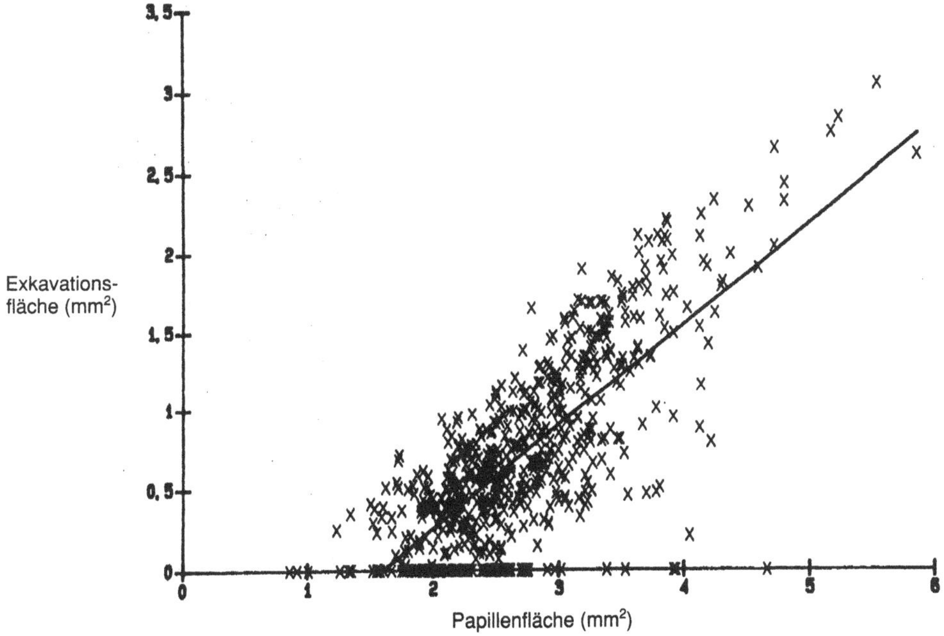

Tabelle 13.7. Ursachen für juxtapapilläre choroidale Neovaskularisation. (Mod. z.T. nach Kies u. Bird 1988)

1. Drusen der Papille
2. Gruben der Papille
3. Stauungspapille
4. Myopia magna
5. „Angioid streaks"
6. Aderhautruptur nach Kontusio
7. Narben nach Retinochoroiditis und Chorioretinitis
8. Infiltrative Optikusprozesse
9. Juxtapapilläre choroidale melanozytäre Naevi[a]

[a] Naumann: unpublizierte Beobachtungen.

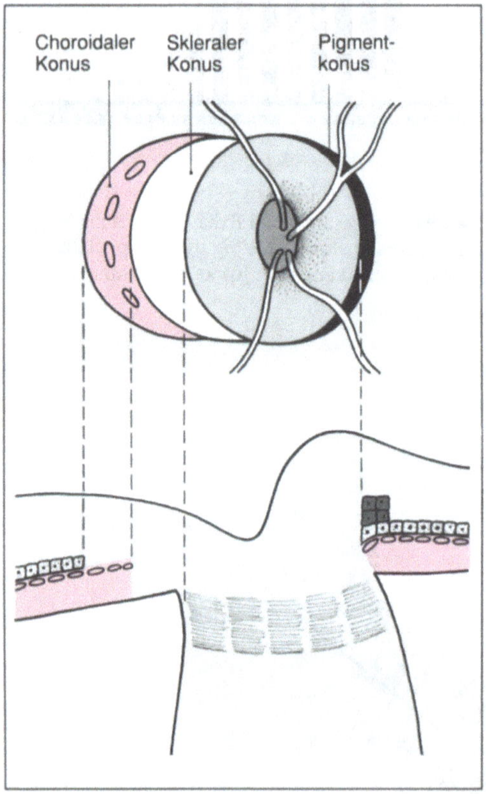

Abb. 13.3. Varianten des sichelförmigen Konus am Papillenrand

Standardabweichung der Normalen bei 4,6 mm (Tabellen 13.3, 13.5 u. 13.6). Diese voll funktionsfähigen, *sehr großen* Papillen lassen oft die Konfiguration des neuroretinalen Randsaums besonders gut erkennen. Früher wurden die Normvarianten nicht selten als „glaukomatöse" Papillenexkavation fehlgedeutet (und entsprechend übertherapiert) (Jonas et al. 1987a, c; Jonas 1989c, Jonas et al. 1992a). Die Zahl der Nervenfasern korreliert positiv mit der Papillengröße und kann als Indiz dafür gelten, daß große Papillen bei der progressiven Optikusatrophie eine größere Reservekapazität haben als kleine Papillen.

b) „Pseudonormale" Mikropapille

Bei diesen signifikant kleinen Papillen fehlt die Exkavation normalerweise. Bei Glaukomverdacht ist besondere Aufmerksamkeit geboten: eine kleine Papillenexkavation kann hier schon eine fortgeschrittene glaukomatöse Optikusschädigung signalisieren bzw. „maskieren".

3. *Kongenitale Konustypen*
(Abb. 13.3 u. 13.4)

Unter einem Papillenkonus versteht man sichel-, komma- bzw. partiell ringförmige, pigmentierte oder depigmentierte Veränderungen am Papillenrand: *Pigmentierte Koni* gehen auf Proliferationen des juxtapapillären retinalen Pigmentepithels zurück. Zart rosa-rötlichfarbene Koni sind Defekte des Pigmentepithels: *choroidaler Konus*; weiße entstehen durch Verlust auch der Choroidea: *skleraler Konus*. Ein *kongenitaler* Konus darf nicht mit einem *myopischen Konus* verwechselt werden. In hochmyopen Augen entwickelt sich die juxtapapilläre Atrophie durch Dehnung des Bulbus erst später. Sie ist progressiv, liegt gewöhnlich temporal oder ringförmig um den Optikus herum und ist assoziiert mit anderen charakteristischen retinalen degenerativen Veränderungen (s. unten). Bei exzentrisch sichelförmigem Konus ist die Papille oval, wobei die lange Achse parallel zum Konus liegt.

Typischer Papillenkonus: Dieser liegt meist temporal und ist von klinischer Bedeutung bei der glaukomatösen Optikusschädigung (Jonas et al. 1988b; s. Kap. 14).

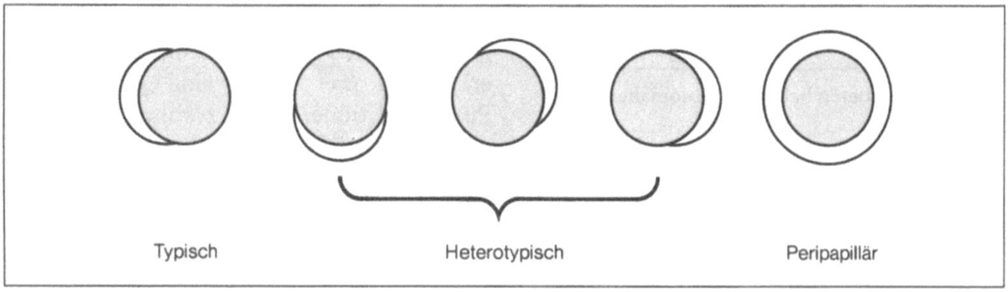

Abb. 13.4. Typische und heterotypische kongenitale Papillenkoni (im rechten Auge)

Heterotypischer Papillenkonus: Darunter versteht man alle *nicht* temporal gelegenen Koni. Am häufigsten werden sie unterhalb der Papille beobachtet. Sie gehen meist mit *hohem* Astigmatismus einher sowie oft mit einer benachbarten Fundusektasie.

Die *Fundusektasien* - ebenfalls meist unten - verursachen „myopische" Refraktions-Skotome und sind in der Differentialdiagnose bitemporaler Gesichtsfeldausfälle von Bedeutung. Stellt man Skotome von bitemporalem Charakter fest und bestehen gleichzeitig heterotypische Koni nach (nasal)-unten, muß zunächst an eine Fundusektasie gedacht werden - und *nicht* an einen Chiasma-Prozeß. Insofern sollte jeder Augenarzt mit diesem Syndrom des „schrägen Sehnerveneintritts" (bzw. „tilted disc") vertraut sein (Behrens-Baumann u. Lauritzen 1992).

Ätiologisch wird bei den typischen Koni ein Defekt während des Verschlusses der embryonalen Becherspalte diskutiert. Bei den heterotypischen Koni sind atypische, evtl. zusätzliche Spalten im embryonalen Augenbecher vorhanden gewesen, die sich lückenhaft schlossen (s. Kap. 3; Abb. 13.4).

Das histopathologische Bild eines kongenitalen und eines myopischen Konus ist trotz unterschiedlicher Pathogenese ähnlich oder identisch: Pigmentepithel - und/oder Choroidea - fehlen in der betroffenen Region. Der Pigmentdefekt legt die Choroidea oder die weiße Farbe der Sklera frei (Young et al. 1976).

Die chorioretinalen „Lacunae" bei Aicardi-Syndrom reichen nicht direkt an den Papillenrand (Brodsky 1994).

4. Papillen in hochmyopen Augen

Bei Myopien über - 8 dpt sind Papillenfläche und juxtapapilläre Atrophie signifikant größer als bei Normalen und mit der Refraktionsanomalie korreliert - nicht mit dem Alter (Jonas u. Naumann 1988).

5. Erworbene juxtapapilläre chorioretinale Atrophien bei Glaukomen)

(s. auch Kap. 14) (Jonas et al. 1987-88)

IV. Kongenitale und hereditäre Optikusatrophie

Die erblichen Optikusatrophien werden klassifiziert nach der Art der Vererbung, dem Alter des Beginns der Atrophie, der Schwere der Symptome und dem Vorhandensein oder Fehlen von weiteren hereditären und neurologischen Abnormitäten (Caldwell et al. 1971; Went 1991). Die Ätiologie dieser Formen ist unklar, und pathologische Untersuchungen von Frühstadien dieser Krankheiten sind bisher kaum bekannt. Die zugrundeliegende Läsion besteht in primärer Destruktion der Axone der reti-

Tabelle 13.8. Kongenitale oder hereditäre Optikusatrophien. (Mod. nach CALDWELL et al. 1971)

A. *Nicht* mit anderen bekannten Anomalien assoziiert
  I. Kongenitale oder infantile hereditäre Optikusatrophie
    • Rezessiv
    • Dominant
  II. *Juvenile* hereditäre Optikusatrophie
    • Rezessiv
    • *Dominant*
  III. *Libersche Optikusatrophie*: mitochondriale Vererbung
B. Assoziiert mit anderen neurologischen Anomalien
  I. Infantile rezessive Optikusatrophie Behr mit geistiger Retardierung
  II. Wolfram-Syndrom (DIDMOADS: s. S. 1191)
  III. Zusammen mit hereditärer zerebellarer Ataxie
    • Nonne-Marie-Ataxie (*häufig* mit Optikusatrophie)
    • Friedreich-Ataxie (selten mit Optikusatrophie)
  IV. Familiäre spastische Paraplegie
  V. Sphingolipidosen (zerebro-makuläre Degenerationen: s. Kap. 11)
  VI. Leukodystrophien (s. S. 1191)
C. Assoziiert mit hereditären Kraniostenosen
  I. Osteopetrosis
  II. Oxyzephalie

Eine Klassifizierung nach Erbgängen findet sich bei WENT (1991).

nalen Ganglienzellen (Tabelle 13.8). Kombinationen mit kongenitaler Taubheit kommen vor (KONIGSMARK et al. 1974). Eine detaillierte Übersicht über kongenitale und hereditäre Optikusatrophien geben BRODSKY et al. (1996) und LORENZ (1994).

Wegen ihrer Häufigkeit sind die beiden folgenden Erkrankungen von praktischer Bedeutung:

1. Leber-Optikusatrophie

Diese nicht selten akute Optikuserkrankung tritt meist im 2.-3. Lebensjahrzehnt vorwiegend bei Männern (80-90%) auf und führt zu hochgradiger und meist irreversibler Visusherabsetzung.

Der Erbgang verläuft über die mitochondriale DNS. Die Erkrankung wird also von der Mutter an die Nachkommen weitergegeben. Kinder von erkrankten Männern erkranken nie. Bisher sind verschiedene Punktmutationen in der mitochondrialen DNS beschrieben, wobei Klasse-I-Mutationen, die nur bei Patienten mit Leber-Optikusatrophie auftreten, von Klasse-II-Mutationen, die in einem gewissen Prozentsatz der Normalbevölkerung vorkommen, unterschieden werden. Die Identifizierung des zugrundeliegenden DNS-Defektes kann Hinweise auf die Prognose der Erkrankung geben. Zum Beispiel haben Patienten mit der am häufigsten vorkommenden Mutation am Ort 11778 eine schlechte Visusprognose, wogegen Patienten mit dem Mutationsort 14484 oft einen Visusanstieg mit einem Endvisus über 0,3 zeigen (LORENZ 1994; JOHNS 1993). Unklar ist derzeit noch die Ursache des starken Überwiegens erkrankter Männer. Ein X-chromosomaler Cofaktor, der für die Entstehung der Erkrankung verantwortlich ist, wird diskutiert. *Ophthalmoskopisch* fallen initial eine peripapilläre teleangiektatische Mikroangiopathie, eine Nervenfaserschwellung im Sinne eines Pseudopapillenödems, jedoch fluoreszenzangiographisch keine Gefäßlecks auf (SMITH et al. 1973). Die peripapillären Teleangiektasien sind u.U. Monate bis Jahre vor dem Visusverlust vorhanden. Später ist der ophthalmoskopische Befund der Optikusatrophie unspezifisch. *Histopathologisch* fehlen die retinalen Ganglien im Makulabereich bei massiver Optikusatrophie (KWITTKEN u. BAREST 1958; LORENZ 1994; NEWMAN u. WALLACE 1990; NIKOSKELAINEN 1991).

2. Dominante juvenile Optikusatrophie

Im 2. Lebensjahrzehnt entwickelt sich ein bitemporal ausladendes Zentralskotom, das u.U. an einen Chiasma-Prozeß denken läßt: Die Sehbehinderung ist meist wesentlich geringer als bei der Leber-Optikusatrophie. Schwere und mildere Verlaufsformen sind zu unterscheiden (KJER 1959; LANDWELL et al. 1971; LORENZ 1994), weiter solche mit Hörverlust und Ophthalmoplegie (s. LORENZ

1994). Histologisch wird eine Reduktion der makulären Ganglienzellen bei normalen Photorezeptoren beschrieben (KJER et al. 1983). Histologische Befunde fehlen (JAEGER 1954; HELLNER u. HAASE 1967).

3. Wolfram-Syndrom (DIDMOAD)

Es steht für Diabetes insipidus, Diabetes mellitus, Optikusatrophie und Deafness-Taubheit: Dieses rezessive und seltene Syndrom geht offenbar auch mit Mutationen der mitochondrialen DNS einher. *Histologisch* werden, neben der Optikusatrophie, eine Atrophie des Corpus geniculatum laterale sowie des Hirnstamms im Sinne einer generalisierten Erkrankung des zentralen Nervensystems beschrieben (s. LORENZ 1994; BUJARA et al. 1982).

V. Leukodystrophien

Die sehr seltenen hereditären Leukodystrophien betreffen auch den Optikus (ZIMMERMAN 1956). Die Differentialdiagnose wird von BRODSKY et al. (1996) ausführlich erörtert.

1. Morbus Schilder (sudanophile Leukodystrophie)

Die Originalbeschreibung umfaßt verschiedene Erkrankungen. In den letzten Jahren wurde die Erkrankung neu definiert als eine Adreno-Leuko-Dystrophie, die geschlechtsgebunden rezessiv vererbt wird. Sie beginnt in der Kindheit mit progressiver Ataxie, verwaschener Sprache und Verlust von Gehör und Visus. Niedriger Serumkortisolspiegel führt zu braun getönter Haut wie beim Morbus Addison.

Histologisch sieht man in der weißen Substanz des zentralen Nervensystems, Optikus und Sehbahn eingeschlossen, große symmetrische Zonen ohne Myelin und Oligodendrozyten sowie eine Degeneration von Nervenfasern und eine Gliose. Deshalb wurde die Erkrankung früher als diffuse periaxiale Enzephalitis bezeichnet. Schaumiges sudanophiles Material gibt der Schilder-Erkrankung den Namen *„sudanophile Leukodystrophie"* (NOVER 1955).

2. Krabbe-Erkrankung

Sie weist eine progressive, nicht entzündliche symmetrische Demyelinisation auf, die zu motorischen, sensorischen und intellektuellen Störungen führt. Sie wird autosomal rezessiv vererbt. Das Enzym Galakto-zerebrosid-β-Galaktosidase fehlt sowohl im Gewebe des zentralen Nervensystems als auch im Serum. Dieser Enzymdefekt geht einher mit einer Degeneration von Oligodendrozyten und massiver Akkumulation globoider Zellen in der weißen Substanz. Die globoiden Zellen sind wahrscheinlich durch Abbauprodukte von Myelin aufgeblähte Mikroglia. Der demyelinisierende Prozeß mit sekundärer Gliose tritt in beiden Nervi optici auf sowie in der Sehbahn und führt zur Blindheit. Eine Blässe der Papille folgt (EMERY et al. 1972; HARCOURT u. ASHTON 1973).

3. Metachromatische Leukodystrophie

Hierbei fehlt die Sulfatase der Lysosomen. Das Cerebrosidsulfat als Speichersubstanz färbt sich metachromatisch an und akkumuliert in den retinalen Ganglienzellen und in der Mikroglia des Sehnerven (QUIGLEY u. GREEN 1976).

4. Pelizaeus-Merzbacher-Syndrom

Es zeigt wie andere Leukodystrophien eine allgemeine Beeinträchtigung der motorischen und zerebralen Funktion. Es wird geschlechtsgebunden rezessiv vererbt. Der Visusverlust tritt infolge einer Demyelinisation des Optikus, der Sehbahn oder des Okzipitallappens auf. Dieses neuro-endokrinologische Syndrom wird wahrscheinlich durch einen noch unbekannten Stoffwechseldefekt verursacht (RAHN et al. 1968).

5. Nekrotisierende Enzephalomyelopathie Leigh

Diese rezessiv vererbte Stoffwechselerkrankung führt zu symmetrischer Demyelinisierung auch im Optikus (Borit 1971; Grover u. Green 1970; Howard u. Albert 1972).

Subakute sklerosierende Panenzephalitis (Dawson-van Bogaerts): s. Kap. 4.
Kolobome: s. Kap 3.
Grubenpapille: s. dort.
Sehnervenveränderungen bei Hyperopie und Myopie: s. Kap 3.
Hamartome des Sehnerven: s. dort.

B. „Stauungspapille": Papillenödem ohne primäre Axonschädigung

I. Allgemeine Morphologie

Das Ödem der Papille stellt einen häufigen und gänzlich *unspezifischen* Befund dar. Es tritt bei Zirkulationsstörungen (im weitesten Sinne des Wortes), Verletzungen, Degenerationen, Tumoren und Entzündungen auf. Zwei Grundtypen sind zu unterscheiden (Tabelle 13.9). Ein *„passives* Papillenödem", die *„Stauungspapille"*, beeinträchtigt zumindest initial die Funktion retinaler Axone nicht. Papillenödeme *ohne* primären Axonverlust sind fortgeleitet und Folge intraokularer und orbitaler Prozesse oder eines erhöhten Liquordruckes bzw. einer Abflußstörung im venösen System (Abb. 13.5). Eine sog. *„Papillitis"* oder „Neuritis" n. optici wird als eine entzündliche Schwellung mit Funktionsverlust (Axonschädigung) definiert.

Ophthalmoskopisch weisen beide Formen eine Schwellung der Papille mit unscharfen Rändern, vergrößertem Durchmesser und Prominenz auf, weiterhin punktförmige und streifige Blutungen und Exsudate. Im Gegensatz zum Papillenödem ist die sog. „Neuritis" selten bilateral. Die Termini „Pseudopapillenödem" und „Pseudoneuritis" stehen für physiologische Varianten des ophthalmoskopischen Bildes, besonders bei Hyperopien, die in der Differentialdiagnose des Papillenödems beachtet werden müssen.

Tabelle 13.9. Differentialdiagnose der Optikuserkrankungen

	Ohne primären Axonverlust	Mit Axonschädigung	
	„Stauungspapille"	a) „Neuritis" b) Infarkte	Atrophie
Papillenödem	+	+	–
Sehverlust	–	+	+
Verlauf	Akut	Akut	Chronisch
Prognose	Progressiv zur Atrophie oder reversibel	a) Progressiv bis zur Atrophie oder partiell reversibel b) irreversibel	Irreversibel
Ätiologie	Intrakraniale oder orbitale Raumforderung. Intraokulare Hypotonie	a) Entzündung b) Infarkt, akute Glaukome c) Toxisches	Unspezifischer Spätzustand
Pathogenese	Indirekt, passiv	Direkt	Indirekt und direkt
Histologie	Ödem in und zwischen Axonen (intra- und extrazellulär)	a) 1. Entzündliches Infiltrat 2. Oligodendrozytenverlust b) 1. Ischämische Nekrose 2. Diffuses Ödem	Verlust von Axonen und Oligodendrozyten (Myelin); Astrozyten-Proliferation (prälaminar, oft nicht)

Zahlreiche und sich manchmal widersprechende Theorien über die *Pathogenese* des Papillenödems verbieten eine klare Aussage über den Entstehungsmechanismus. Der häufigste Grund für ein Papillenödem ist ein erhöhter intrakranialer Druck, der den Rückfluß behindert. Die Unterbrechung des *axonalen Stroms*, der normalerweise von der Retina über das Chiasma zum Corpus geniculatum führt, ruft eine *axonale Anschwellung* hervor (Minckler et al. 1976). Sie setzt im Augenblick der Veränderung des normalen Gefälles zwischen prä- und retrolaminarem Druck ein.

Die Lamina cribrosa teilt den N. opticus in den intra- und retrookularen (orbitalen, cribrosalen und intrakranialen) Anteil. Diese anatomische Unterteilung hat physiologische Bedeutung. Unter normalen Umständen ist der *intraokulare Gewebsdruck etwa 5mal höher als jener des retrookularen Anteils.* Das entspricht der Differenz des intraokularen und zerebrospinalen Flüssigkeitsdrucks. Sowohl das Absinken des Gewebsdruckes in der prälaminaren Gegend als auch die Erhöhung im retrolaminaren Raum des Nervus opticus, bzw. intrakraniell, verändern die Gradienten des axoplasmatischen Flusses und führen zur Anschwellung der Papille (Anderson u. Hendrickson 1977; Minckler 1980).

II. Klinik des Papillenödems (Abb. 13.5)

Die klinischen Symptome eines Papillenödems sind oft gering, auch wenn die Schwellung schon lange und stark ausgeprägt – gelegentlich über Monate – besteht. Normale Sehfähigkeit ist die Regel. Sehminderungen bei massiver Stauungspapille werden durch eine diskrete, von juxtapapillar bis foveolar reichende, kollaterale seröse Amotio retinae verursacht (Abb. 13.5). Häufig treten *vorübergehende Attacken* von Verschwommen-Sehen oder „Amaurosis fugax“ sowie Photopsien auf. Im Gesichtsfeld vergrößert sich der „blinde Fleck“ infolge der Seitwärtsverschiebung der Retina. Das ophthalmoskopische Bild und die Symptome erklären sich aus der Vermehrung des Volumens von Nervus opticus und Papillengewebe auf begrenztem Raum. Das Verschwinden eines ursprünglich vorhandenen spontanen Venenpulses am Austrittsort der retinalen Zentralvene stellt ein Frühzeichen erhöhten Liquordruckes dar.

Ein Papillenödem bildet sich völlig zurück, wenn die zugrundeliegende Ursache früh genug beseitigt wird.

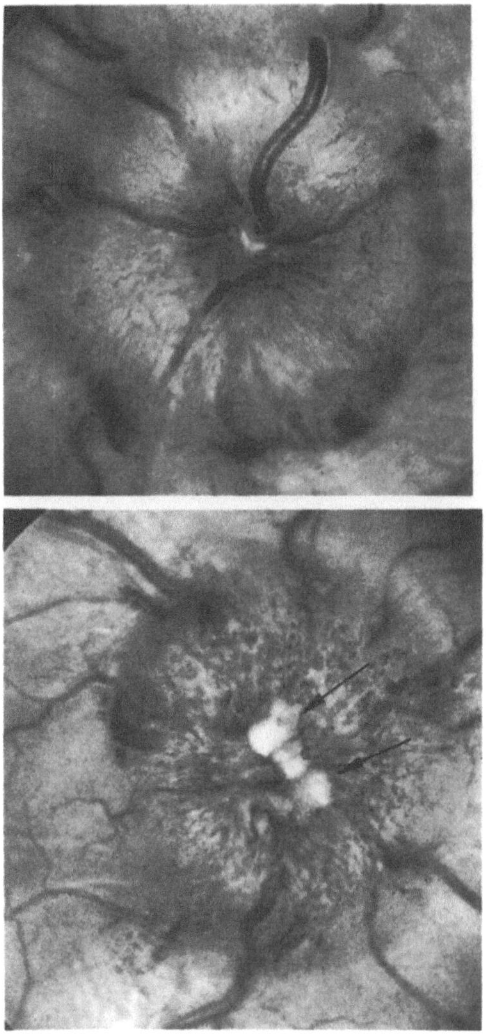

a

b

Abb. 13.5 a, b. „Stauungspapille“: Papillenödem ohne primäre Axonschädigung. **a** Frischer ophthalmoskopischer Befund. **b** Mit beginnenden Cotton-wool-Herden (*Pfeile*)

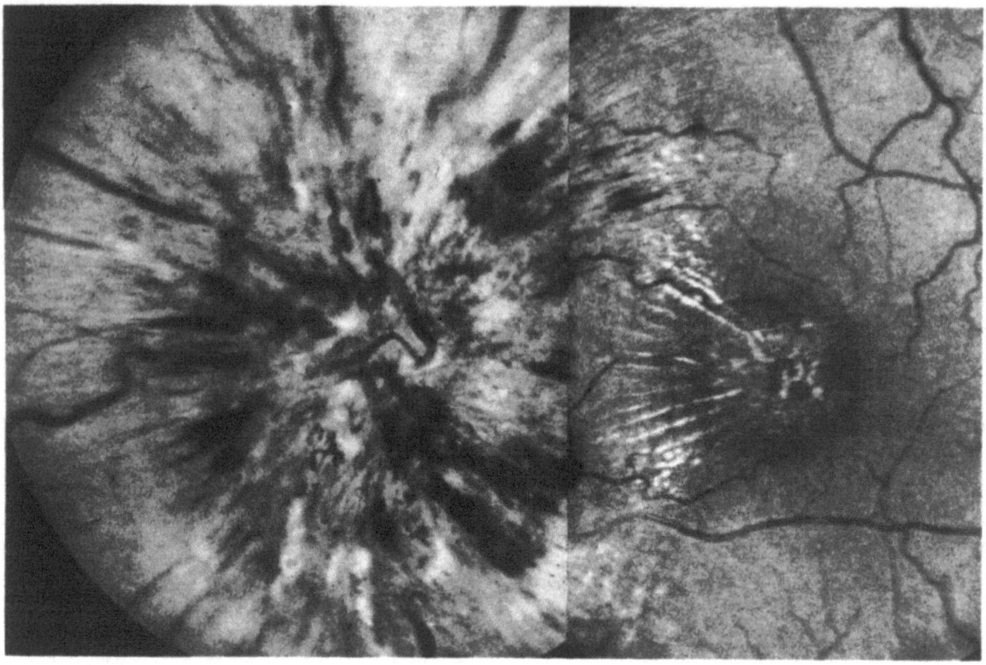

c

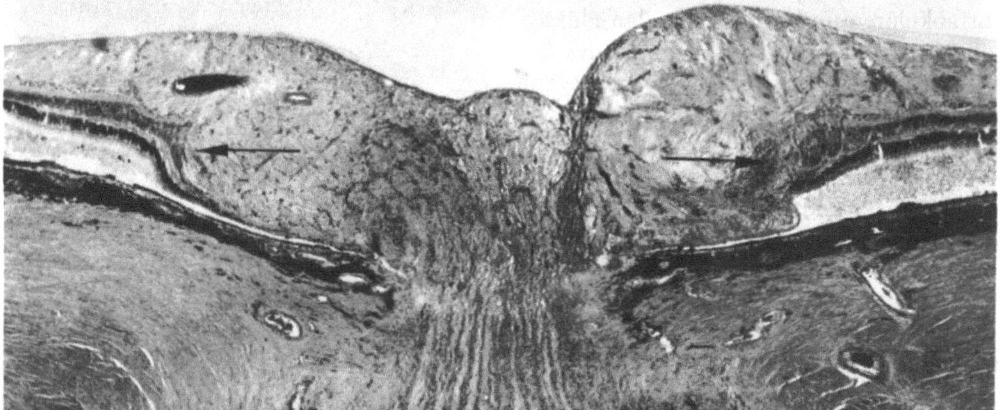

d

Abb. 13.5 c. Persistierende Stauungspapille mit sternförmig angeordnetem Exsudat in der Henle-Faserschicht. **d** Beginnende Stauungspapille im Sagittalschnitt: Das Papillenödem verdrängt die sensorische Netzhaut seitlich (*Pfeile*). Flache kollaterale Abhebung der sensorischen Netzhaut

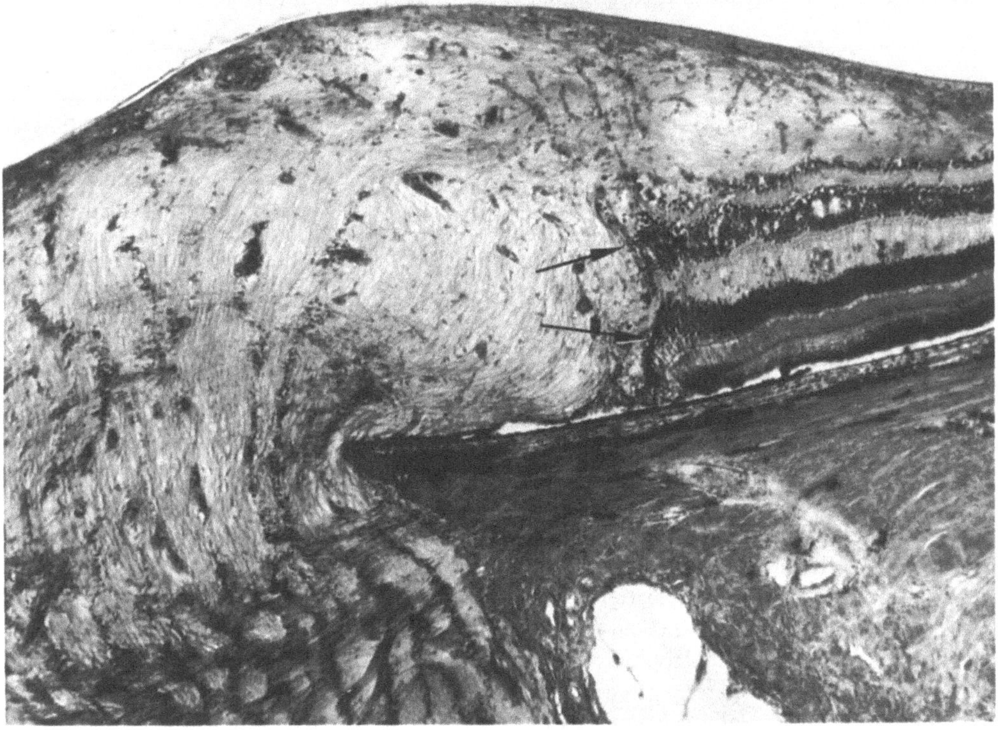

e

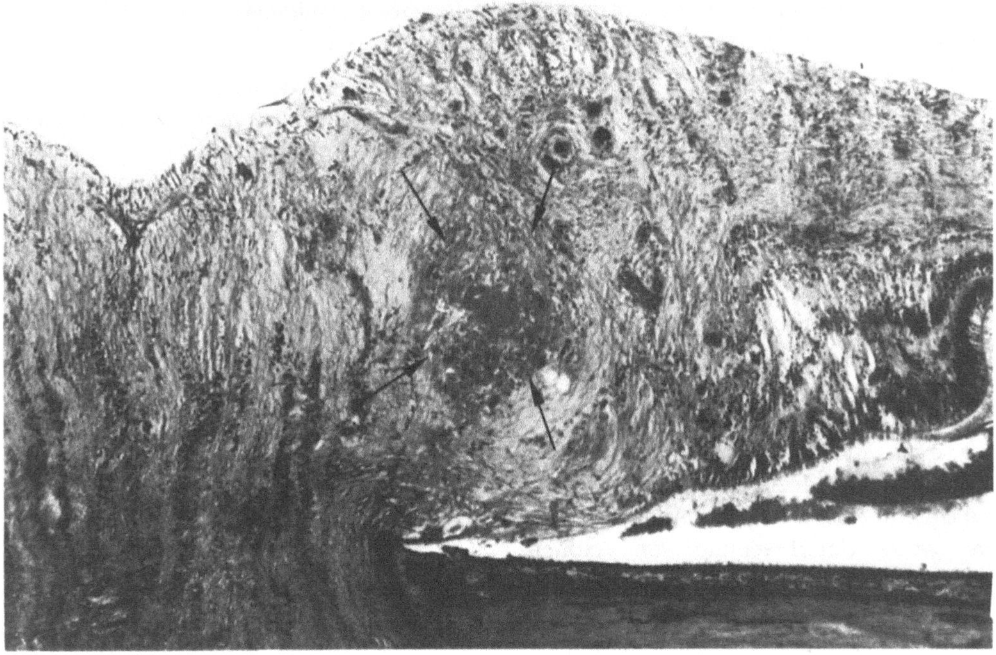

f

Abb. 13.5 e. Papillenödem deutlich gegenüber sensorischer Netzhaut abgesetzt (*Pfeile*). **f** Persistierendes Papillenödem: Beginnender Axonuntergang mit zytoiden Körperchen bzw. Cotton-wool-Herden (*Pfeile*), juxtapapilläre Faltenbildung und subretinales Exsudat

Tabelle 13.10. Klinisch-morphologische Klassifikation der Optikusatrophien (Chronische Optikusprozesse mit Axonverlust)

Typ	Charakteristika der Papille				
	Begrenzung	Oberfläche	Farbe	Astrozyten	Oligodendroglia
Einfach	Scharf	Leichte Exkavation	Weiß	Unverändert	Vermindert
Komplex („sekundäre")	Unscharf	Im Niveau (evtl. Spur prominent)	Grau	*Vermehrt*	Vermindert
Glaukomatös	Scharf	*Tiefe* Exkavation	Weiß	*Vermindert* (?)	Vermindert
Wachsgelb („Pigmentosa")	Scharf	Im Niveau	Wachsgelb	Vermehrt (?)	Vermindert

Schließlich führt jedes *persistierende* Papillenödem zu einer sekundären „komplexen" Optikusatrophie (Tabelle 13.10). Die Atrophie beginnt erst einige Monate nach dem Auftreten des Papillenödems. Der Übergang von einem persistierenden vollentwickelten Papillenödem zu einer kompletten („komplexen") Atrophie erfolgt innerhalb von 6–9 Monaten, gelegentlich sogar erst nach einem Jahr (Huber 1956). Die Atrophie geht mit einer konzentrischen Einengung des peripheren Gesichtsfeldes einher, gelegentlich mit peripheren Sektorausfällen, später einer abnehmenden zentralen Sehschärfe.

Die rötliche Schwellung der Papille blaßt nach und nach zu einem Grauweiß ab. Die Veränderungen in der Farbe gehen einher mit der Proliferation von (astro-)glialem Gewebe, eine typische Reaktion bei fast allen Formen der „komplexen" sekundären Optikusatrophie (s. dort). Gliale Proliferationen erkennt man daran, daß der Papillenrand weiterhin unscharf bleibt und peripapilläre Gefäße eingescheidet werden. Schreitet die Atrophie fort, reduzieren sich Prominenz und Durchmesser infolge des Axonverlustes. Eine akute Unterbrechung von Axonen innerhalb der Papille wird durch das Auftreten von „cotton-wool"-Läsionen angezeigt, d.h. durch „zytoide Körperchen" (s. Kap. 11 u. 12; Abb. 13.5).

Allgemeine Literatur zur Stauungspapille: Anderson 1973; Walsh u. Blair 1969; Landolt 1961; Liu u. Kahn 1993; Minckler u. Tso 1976; Rios-Montenegro et al. 1973; Nover 1961; Piovanetti u. Eckelhoff 1972; Tso u. Fine 1976; Wolter u. Butler 1957.

III. Ätiologische Klassifizierung der „Stauungspapille"

1. *Intraokulare Prozesse*

a) Hypotonie-Syndrome

Das Papillenödem infolge eines Hypotonie-Syndroms, gleich welcher Ursache (s. Kap. 14), unterscheidet sich morphologisch nicht von einem Ödem anderer Genese. Es wird seltener diagnostiziert als es seiner wirklichen Häufigkeit entspricht, wenn die Medien eingetrübt sind, z.B. nach Entzündungen und nach Trauma (Küchle u. Naumann 1995; Küchle et al. 1988; Naumann u. Völcker 1981). Die okulare Hypotonie senkt nicht nur den prälaminaren Druck, sondern verlangsamt auch den axoplasmatischen Strom (Minckler u. Tso 1976). Die Folge der Stagnation von Axoplasma zeigt sich am deutlichsten proximal im prälaminaren Areal, wo fokal geschwollene – aber intakte – Axone prominente *Ansammlungen von Mitochondrien* enthalten, die zur Vergrößerung des Volumens des Papillenkopfes führen.

b) Fortgeschrittener Fundus hypertonicus

Das Papillenödem bei Patienten mit maligner arterieller Hypertonie darf in der Differentialdiagnose der „Stauungspapille" nie vergessen werden, zumal es sich fast immer *bilateral* manifestiert.

HUBER (1956) hat eine Anzahl von allgemeinen Symptomen zusammengestellt, die bei Hirntumoren *und* maligner Hypertension gemeinsam auftreten können: Kopfschmerzen, Erbrechen, Schwindel, zerebrale Durchblutungsstörungen, Hemiplegie mit Aphasien und anderen neurologischen Komplikationen. Im Gegensatz zur Stauungspapille bei Hirntumoren weist das Papillenödem bei maligner Hypertension eine hellere, fast anämische Farbe auf ohne Erweiterung der Kapillaren sowie Teleangiektasien. Am Fundus fallen „cotton-wool"-Herde und arteriovenöse Kreuzungszeichen auf. Das Papillenödem entsteht wahrscheinlich sowohl durch Anschwellung der Axone als Folge der hypertensiven Enzephalopathie im Sinne eines „Pseudotumor cerebri" als auch durch transvaskuläre Exsudation im Rahmen der lokalen Retinopathie (s. Kap. 16).

c) Uveitis und Amotio

Pathogenetisch sind die oft bestehende *Hypotonie* und auch ein Übergreifen der juxtapapillären uvealen Exsudation und Infiltration in Betracht zu ziehen.

d) Juxtapapilläre Tumoren

Sowohl primäre Tumoren (Retinoblastome, maligne Melanome der Aderhaut, Melanozytome der Papille), reaktive Proliferationen des retinalen Pigmentepithels als auch Metastasen können zwar initial die axonalen Strukturen respektieren, aber den axoplasmatischen Fluß stören und ein Papillenödem erzeugen. Später kommt es natürlich auch zu einer Zerstörung der axonalen Elemente und zur Atrophie.

2. Papillenödem bei orbitalen Prozessen: „Orbitale Stauungspapille"

Die Erhöhung des Liquordruckes und die Raumforderung durch den Prozeß selbst behindern den axonalen Fluß auch der retrobulbären Anteile des N. opticus und den venösen Abfluß. Es resultiert eine echographisch und computertomographisch faßbare Verdickung des gesamten, vor dem Hindernis gelegenen Sehnerven. Das ophthalmoskopisch erkennbare, meistens einseitige Papillenödem ist unspezifisch – nur bei bilateraler, weit fortgeschrittener endokriner Orbitopathie doppelseitig (REESE 1971).

3. Venöse Abflußstörungen

Behinderungen des venösen Abflusses aus dem retinalen, ziliaren oder auch gesamten Ophthalmika- oder kranialen Kreislauf (BONIUK 1972) erhöhen den Kapillar- und Venendruck und zwar je nach Lokalisation prälaminär oder auch retrolaminär. Eine betonte Füllung der venösen Gefäße steht im Vordergrund mit relativ früh auftretenden, deutlichen Staseblutungen (s. Kap. 11). Dadurch unterscheidet es sich von anderen Formen des Papillenödems ohne Axonverlust. Allgemeine venöse Abflußstörungen werden durch Thrombosen, Herzinsuffizienz etc. verursacht (BONIUK 1972).

4. Papillenödeme infolge von erhöhtem Liquordruck: „Stauungspapille" im engeren Sinne

Alle raumfordernden spinalen oder intrakranialen Prozesse kommen dafür ätiologisch in Frage. *Hirntumoren sind die häufigste Ursache*, ca. 75–80% nach HUBER (1956). Ein Papillenödem, besonders ein bilaterales, weist daher so lange auf einen intrakranialen Prozeß hin, bis eine andere intraokulare bzw. orbitale Ätiologie oder sonstige venöse Abflußstörungen erwiesen sind!

Die moderne Diagnostik ist so weit entwickelt, daß die Ursachen für einen erhöhten intrakranialen Druck schon festgestellt werden, *ehe* sich ein Papillenödem manifestiert. Infolgedessen ist das Papillenödem heute seltener der erste Hinweis auf einen erhöhten intrakranialen Druck. Feste zeitliche Relationen zwischen Papillenödem und Höhe des intrazerebralen Druckes sind noch nicht bekannt (HEDGES 1975). Ein Papillenödem infolge von zerebellaren Tumoren entsteht am häufigsten bei Kindern. Die Tumoren wachsen schnell infratentorial und führen früh zu einer Liquorblockade. Das Papillenödem bei intrakraniellen Erkrankungen tritt in der Regel bilateral auf, aber nicht unbedingt simultan und symmetrisch.

Einseitige Papillenödeme bei erhöhtem Liquordruck sind selten und verursacht durch vorbestehende orbitale Erkrankungen (s. Kap. 15) oder okuläre Erkrankungen wie unilaterale *Optikusatrophie* oder *exzessive einseitige Myopie*, welche das Anschwellen der Papille auf der betroffenen Seite verhindern. Eine einseitig gering prominente Papille wurde im symptomarmen Stadium einer Lues II beobachtet als Ausdruck einer Meningitis nervi optici (BARTHELMESS-MÖSLER u. VÖLCKER 1987).

In einem *atrophischen* N. opticus kann sich kein Papillenödem entwickeln: *Hypophysentumoren* verursachen daher in der Regel eine Optikusatrophie durch direkten Druck auf den Nerven, ehe sich ein Papillenödem entwickeln kann. Das *Foster-Kennedy-Syndrom* bezeichnet die unilaterale Optikusatrophie auf der Seite des Tumors (durch direkten Druck auf den intrakranialen Teil des Optikus) – und ein Papillenödem auf der entgegengesetzten Seite. Die exzessive bilaterale oder unilaterale Myopie muß ebenfalls bei sehr hohem intrakranialen Druck ohne Papillenödem ausgeschlossen werden.

Neben faßbaren raumfordernden Prozessen (wie Tumoren, Blutungen, Abszessen) kann eine *bilaterale Stauungspapille* auch durch einen *idiopathischen Pseudotumor cerebri* bei adipösen Frauen, eine *benigne intrakraniale Hypertension* durch Verschluß des Sinus horizontalis, durch Blutungen beim Terson-Syndrom, oder einen sog. *„otitischen Hydrozephalus"* im Rahmen eines Gradenigo-Syndroms hervorgerufen werden (ANDERSON u. HENDRICKSON 1977; COHEN et al. 1993; ORCUTT et al. 1984; VENABLE 1975). Eine Dekompression wird eher durch ein 3 mal 5 mm großes „Fenster" als durch einen 5-mm-Schnitt in die Optikusmeningen erreicht (LIU u. KAHN 1993). ORCUTT et al. fordern eine sorgfältige Beobachtung des Visus auch bei der sog. benignen intrakraniellen Hypertension, die zum progressiven Visusverlust führen kann.

5. Pseudopapillenödem

Harmlose *kongenitale Anomalien* wie das Pseudopapillenödem oder die Pseudoneuritis bei engem Sklerakanal mit eindeutig verringerter Papillenfläche (JONAS et al. 1987–89; s. Tabelle 13.2) ahmen ein Papillenödem nach. HUBER (1956) unterscheidet zwei Formen mit und ohne vaskuläre Anomalien. Bei normalen Gefäßen zeigt das Pseudopapillenödem (oder Pseudoneuritis) im Gegensatz zur echten Stauungspapille keine Blutungen. Sowohl bei der beginnenden echten Stauungspapille als auch bei der Pseudo-Stauungspapille imponieren eine vermehrte Zeichnung der juxtapapillären retinalen Nervenfasern und eine venöse Stauung.

Vaskuläre Anomalien bestehen in deutlicher Tortuosität und anomal früher Verzweigung der Zentralgefäße (WALSH u. BLAIR 1969). Papillendrusen entwickeln sich in noch kleinerer Papillenfläche (JONAS et al. 1987b); sind sie durch Blutungen kompliziert und so ophthalmoskopisch maskiert, ermöglicht oft die Echographie eine Diagnose und Abgrenzung zur echten Stauungspapille.

Das POEMS-Syndrom (periphere Neuropathie, Organomegalie, Endokrinopathie, monoklonale Gammopathie und Hautveränderungen) zeigt sich oft initial mit einem Papillenödem (BOLLING u. BRAZIS 1990).

IV. Histopathologie der Stauungspapille (Papillenödem mit reversibler Axonschädigung) (Abb. 13.5)

Ein Transsudat befindet sich sowohl *innerhalb* der Axone des Optikuskopfes als auch *extrazellulär* in den *interstitiellen Räumen* zwischen den Axonen. Die nichtmyelinisierten Axone sind durch ödematöse Flüssigkeit weit auseinander gedrängt. Auf Grund der Veränderungen des „axoplasmatischen" Flusses sammeln sich *Mitochondrien* sowie Flüssigkeit in den geschwollenen Axonen *vor* der Lamina cribrosa an. Die Lamina cribrosa wölbt sich konvex nach vorne (normalerweise wölbt sich die Lamina cribrosa leicht nach hinten – in extremer Weise bei fortgeschrittener glaukomatöser Optikusatrophie). Die pilzartige Protrusion der geschwollenen Gewebe der Papille gleicht eine etwa vorhandene physiologische Exkavation aus. Flüssigkeitsansammlungen führen zu einer Verdrängung der sensorischen Retina weg vom äußeren Rand der Papille, wodurch sich die äußeren Schichten der Retina vorwölben und falten. Ophthalmoskopisch sieht man diese Falten als Linien, die konzentrisch[3] um die Papille herum laufen: Paton-Linien. Die peripapilläre Retina kann sich infolge einer exsudativen Amotio retinae leicht vom Pigmentepithel abheben und so weiter zur Vergrößerung des blinden Fleckes beitragen. Auch der subarachnoidale Raum des Optikus enthält bei orbitaler Stauungspapille ein Ödem. Venen und Kapillaren des Papillengewebes sind deutlich dilatiert. Blutungen auf der Papille oder am Rand treten in der Nervenfaserschicht auf.

Ödem und nachfolgende *Atrophie* betreffen im Querschnitt zunächst die Peripherie des Optikus und schreiten allmählich zum Zentrum fort. (Das klinische Äquivalent für diesen Prozeß stellt die progressive konzentrische Einengung des Gesichtsfeldes dar.) Infolge eines langbestehenden Papillenödems degenerieren Nervenfasern als „zytoide Körperchen". Diese leiten die „komplexen" (sekundären) Optikusatrophien mit fortschreitender aszendierender und deszendierender Degeneration ein. Das Bild der komplexen Optikusatrophie entwickelt sich durch gliale Proliferation. Degenerierte neurale Elemente werden durch mikrogliale Zellen phagozytiert und durch proliferierende Astrozyten ersetzt (die der Papille schließlich die grau-weiße Farbe geben) (Tabelle 13.10; Abb. 13.5).

Differentialdiagnose der Stauungspapille: In Frühstadien ist das ophthalmoskopische bzw. makroskopische Bild des Papillenödems oft unspezifisch. Von der passiv entstandenen „Stauungspapille" sind kongenitale Anomalien und akute Optikusprozesse abzugrenzen, die mit entzündlicher Infiltration („Neuritis") einhergehen, oder auch frische ischämische Infarkte (Tabelle 13.9, Abb. 13.14).

Literatur: s. unter B. II.

C. Akute Optikusprozesse mit primärer Axonschädigung

I. Einleitung

Mit den Termini „Papillitis" oder „Neuritis" bezeichnete man Optikuserkrankungen, die schon initial ausgeprägte Funktionsausfälle verursachen. Diese Begriffe implizierten früher nicht notwendigerweise eine Entzündung. Sie wurden pauschal für verschiedenste Prozesse mit initialer Axonschädigung verwendet (Tabelle 13.9). Die Histopathologie variiert je nachdem, ob ein *inflammatorischer* (mit Entzündungszell(en)infiltraten) oder ein *toxisch degenerativer* oder *ischämischer* Prozeß vorliegt. Die schweren Verlaufsformen führen zum Bild einer „komplexen" („sekundären") Optikusatrophie und einer reaktiven Proliferation von Astrozyten (Walsh u. Blair 1969; s. Zrenner et al. 1993).

---

[3] Dies darf nicht mit den konzentrischen peripapillären Weiss-Reflexen verwechselt werden. Dieser physiologische Befund – gut sichtbar bei Kindern – dürfte von der inneren retinalen Grenzmembran ausgehen.

II. Papillitis und „Neuritis" (Entzündungen)

1. Terminologie (Ophthalmoskopisch)

Ein entzündlicher Prozeß des Sehnerven, der auch den Sehnervenkopf miteinbezieht, wird als *„Papillitis"* bezeichnet. Mit dem Augenspiegel ist dies an den Zeichen eines Papillenödems abzulesen. Dieser Begriff sagt aber nichts darüber aus, wieweit die Entzündungen nach hinten jenseits der Lamina cribrosa reicht. Insofern kann die ophthalmoskopische Terminologie verwirren; es kann sich tatsächlich um einen entzündlichen Vorgang handeln, der den ganzen N. opticus betrifft. Umgekehrt besagt die Diagnose „Neuritis"[4] keineswegs, daß alle Partien beteiligt sind - zeichnet sich doch der sog. Sehnerv gerade durch eine oft *erstaunlich zirkumskripte* Beteiligung an Entzündungen aus.

Bei der *„retrobulbären Neuritis"* sieht man ophthalmoskopisch nichts. Der pathologische Prozeß kann sich aber später von retrobulbär nach vorne in die Papille ausdehnen. Man erkennt verschiedene Grade aktiver Papillitis, Begleitödem oder Atrophie.

2. Klinik

Der Visusverlust tritt gewöhnlich *plötzlich* auf, oft begleitet von Schmerzen, die sich bei Augenbewegungen verstärken. Im Gegensatz zur Stauungspapille sind die funktionellen Ausfälle der Papillitis (Neuritis) stets ausgeprägt. Diese funktionellen Befunde gehen erkennbaren Veränderungen der Papille voraus. Die Symptome bleiben etwa 1–4 Wochen bestehen und sind oft erstaunlich rückbildungsfähig. Jeder Entzündungsschub zerstört aber einige Axone - ablesbar an Atrophiezeichen.

[4] Der geradezu falsche Terminus „Neuritis" nervi optici wird hier bedauernd beibehalten. Der „Nervus" opticus ist natürlich kein peripherer Nerv, sondern eine besonders gebündelte Form von weißer Marksubstanz (s. oben)!

3. Anatomische Klassifizierung

Neben der ophthalmoskopischen Klassifizierung sind nach der Lokalisation der Läsion im Querschnitt sowie der Ätiologie zwei weitere Einteilungen hilfreich: Hogan u. Zimmerman (1962) klassifizierten die Optikusneuritis nach der *topographischen Lage* des pathologischen Prozesses im Querschnitt:

Perineuritis: Entzündung der Leptomeningen um den Nervus opticus herum - gewöhnlich infolge Übergreifens von den benachbarten orbitalen oder okularen Strukturen (Abb. 13.6). Dies gilt für alle Varianten der Orbitalphlegmone nach Trauma oder ausgehend von den Nasennebenhöhlen. Besonders dramatisch können die Optikus- bzw. Chiasmabeteiligung bei akuter puru-

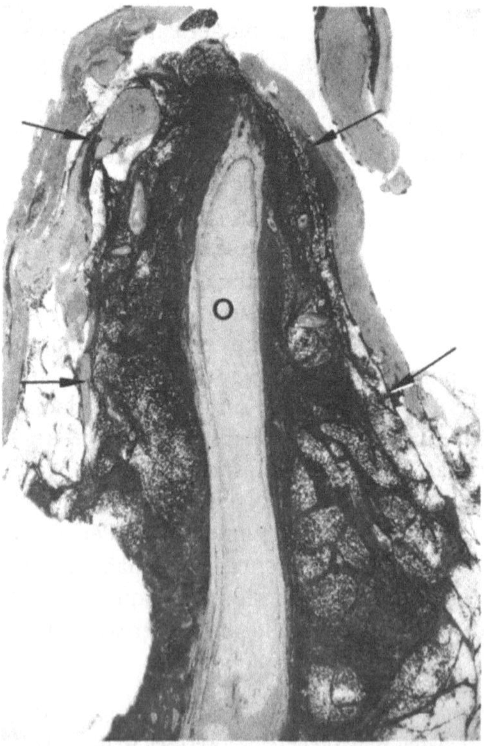

Abb. 13.6. Eitrige Perineuritis nervi optici: Optikus (*O*), äußere Begrenzung des entzündlich infiltrierten intraorbitalen Fettgewebes (*Pfeile*)

lenter Sinusitis sphenoidalis verlaufen (SLAVIN et al. 1987; MARDIN et al. 1995).

Periaxiale Neuritis: Betroffen sind die peripheren Anteile des Nerven, gewöhnlich fortgeleitet von den Leptomeningen. Bei konzentrischer Gesichtsfeldeinschränkung bleibt die Sehschärfe erhalten.

Axiale Neuritis: Betroffen sind die zentralen Anteile des Optikus.

Transverse Neuritis: charakterisiert durch eine komplette massive Destruktion des ganzen Querschnitts (Abb. 13.7).

Disseminierte multifokale Neuritis: verschiedene Herde sind im Optikusgewebe verstreut (Abb. 13.8).

4. Ätiologische Klassifizierung

Diese Klassifizierung ist klinisch zur schnellen Orientierung und Aufstellung eines Therapieplanes nützlich, wobei der „Ort" des pathologischen Prozesses zum Verständnis der Pathogenese von gleichrangigem Interesse bleibt.

a) Neuritis mit Erregern (Infektiöse Neuritis)

α) Intraokulare Prozesse

Intraokulare Entzündungen (Tabelle 4.1) setzen sich oft in das Papillengewebe fort. Diese Papillenveränderungen sind jedoch selten sichtbar aufgrund der oft trüben Medien (s. Kap. 4). Insbesondere wird eine fokale *toxoplasmotische* juxtapapilläre Retinochoroiditis bzw. juxtapapilläre Neuro-Retinitis häufig von einer inflammatorischen Papillitis begleitet. Auch die *Toxocara-* oder *Nematoden*-Endophthalmitis (s. Kap. 4) ruft eine Neuroretinitis hervor, ebenso wie die Behçet-Erkrankung und die Sarkoidose. Eine Infektion mit Borrelia burgdorferi mit bilateraler Neuritis nervi optici wurde von BIALASIEWICZ et al. (1989) dokumentiert.

Eine hyperämische ödematöse Papille entsteht bei vorderer oder hinterer Uveitis. Es kann recht schwierig sein, ein passives Papillenödem, das durch Hypotonie entstanden ist, von einer entzündlichen Infiltration der Papille zu unterscheiden. Liegt kein signifikantes Makulaödem vor, weist ein disproportional schwerer Visusverlust auf eine begleitende entzündliche *„Papillitis"* hin (GASS u. OLSON 1976; REESE u. CARROLL 1958).

β) Orbitale Prozesse

Entzündliche Prozesse aus der Nachbarschaft (Sinusitis!) und nach Trauma führen durch *pyogene Bakterien* (Abb. 13.6) oder Pilze zu einer *Orbitalphlegmone* und erzeugen zunächst eine Perineuritis, später eine periaxiale Neuritis. Eine *Meningitis* – über den Liquor abgesiedelt oder direkt fortgeleitet – greift auf die pialen Septen und auf das Optikusgewebe über. Unter den Pilzinfektionen sind insbesondere die *Mukormykose* bei azidotischen Patienten (s. Kap. 4), *Aspergillose* und *Cryptococcose* zu nennen. Eine bakterielle Sinusitis sphenoidalis kann durch Mitbeteiligung des Chiasma zu einer akuten irreversiblen Amaurose mit totaler Optikusatrophie führen (MARDIN et al. 1995).

γ) Bakterielle, virale und mykotische Erkrankungen des zentralen Nervensystems

Theoretisch kann jeder Erreger, der eine Enzephalitis hervorruft, auch fortgeleitet oder metastatisch eine Papillitis induzieren. Von besonderer Wichtigkeit sind *Viren*: Akute Virusinfektionen des zentralen Nervensystems sind oft verbunden mit einer „Neuritis" (Abb. 13.7). Elektronenmikroskopisch sieht man bei Herpes-Virus-Enzephalitis und -Papillitis Herpes-Viren-Partikel im Gehirn, im Nervus opticus und in der Retina. Bei subakuter sklerosierender Panenzephalitis (SSPE), einer chronischen, progressiven Erkrankung des zentralen Nervensystems mit typischen Nekrosen der Makula, konnte man im Elektronenmikroskop die intranuklearen, RNA enthaltenden

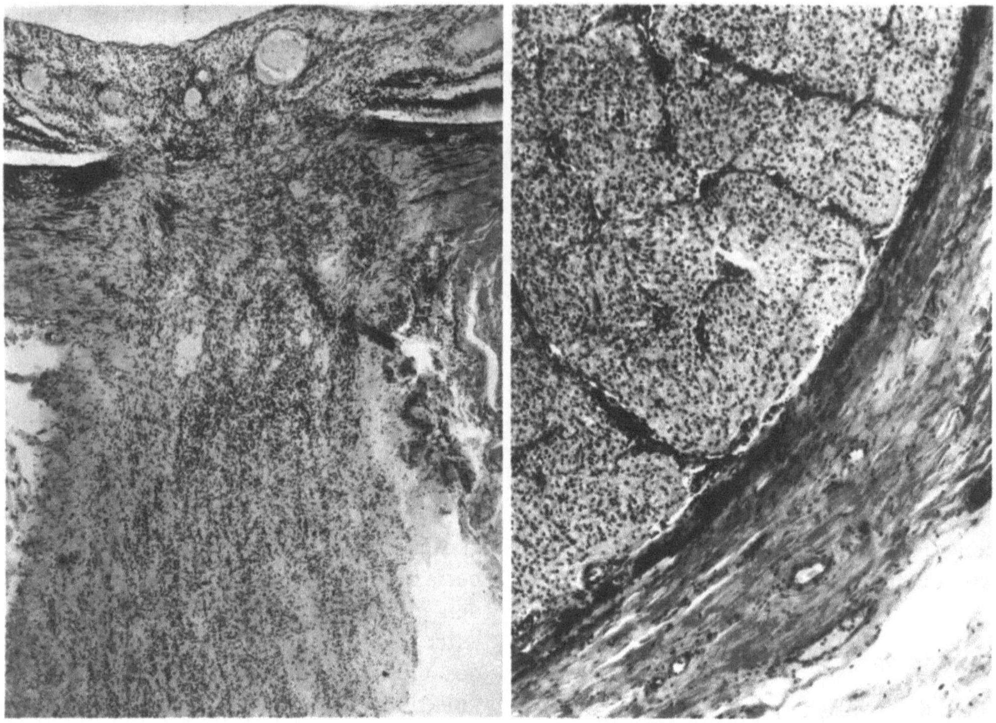

a b

Abb. 13.7 a, b. Diffuse Papillitis und Optikusneuritis mit lymphozytärer Infiltration, wahrscheinlich nach Virusinfekt (transverse Neuritis). **a** Sagittalschnitt. **b** Querschnitt

Myxoviren demonstrieren und deutete sie im Sinne einer „slow-virus infection" durch Masern (s. Kap. 4).

Aktive Infektionen wie Masern, Mumps, Variola und Zoster, sowie mit Herpes simplex und anderen Viren vermögen ebenfalls eine Papillitis hervorzurufen!

Literatur: Bird et al. 1970; Fanta 1948; Knox 1977; Miller u. Frenkel 1971; Okun u. Butler 1964; Papst 1966; Utermann 1961; Witmer 1972; Zimmerman u. Thoreson 1964.

b) Demyelinisierende Erkrankungen

Während entzündliche Prozesse mit Erregern eine Perineuritis und eine periaxiale Neuritis hervorrufen, betreffen die demyelinisierenden Erkrankungen vorzugsweise die *axialen Anteile* des N. opticus. Die Ursache für diese Verteilung ist unklar. Zur Erklärung hat man die Hypothese aufgestellt, daß die hoch spezialisierte zentrale Zone mit dem papillomakulären Bündel besonders empfindlich gegenüber demyelinisierenden toxischen und ernährungsbedingten Störungen sei. Die Sehverschlechterung mit absolutem Zentralskotom erfolgt, bevor man ophthalmoskopisch an der Papille irgend etwas sieht. Erst nach einiger Zeit zeigt die temporale Blässe der Papille eine Atrophie der Axone innerhalb des papillomakulären Bündels an (Gass 1977).

Eine Demyelinisation, d.h. der Verlust der Oligodendrozyten, tritt *sekundär* bei allen entzündlichen, degenerativen oder atrophischen Optikuserkrankungen auf, sobald die Axone verschwinden. Es gibt aber eine Gruppe von Erkrankungen, bei der die Myelindegeneration die *primäre* und entscheidende Abnormität darstellt (Tabelle 13.11; Ludwin 1995). Es werden also hier anfänglich nur die Oligodendrozyten geschädigt, während die Axone, Astrozyten

Tabelle 13.11. Ätiologische Klassifizierung der Myelin-Erkrankungen. (Mod. nach LUDWIN 1995)

I. Primäre Myelinerkrankungen
   1. Genetische dysmyelinisierende Erkrankungen
      Metabolische Myelinstörungen(Leukodystrophien) (z. B. Pelizaeus-Merzbacher-Syndrom)
   2. Demyelinisierende Erkrankungen
      - Immunologische Demyelinisierung (z. B. postinfektiöse Enzephalomyelitis, multiple Sklerose, experimentelle allergische Enzephalomyelitis)
      - Virale Demyelinisierung
        - Viral-induzierte Erkrankungen (z. B. progressive multifokale Leukenzephalopathie)
      - Erworbene toxische/metabolische Demyelinisierung
        - beim Menschen (z. B. zentrale pontine Myelinolyse)
        - bei Tieren (z. B. Kupfermangel bei Schafen, Lysolecithinintoxikation, Ethidiumbromidintoxikation)
      - Sekundäre Demyelinisierung nach physikalischen Einwirkungen (z. B. Trauma, Rückenmarkskompression, Bestrahlung)

II. Sekundäre Myelinerkrankungen nach axonalem Schaden (z. B. Waller Degeneration)

und die assoziierten Blutgefäße zunächst relativ gut erhalten bleiben. *Histologisch* zeichnen sich die akuten entzündlichen Läsionen durch perivaskuläre Infiltration mit Entzündungszellen aus. Eine massive Demyelinisierung folgt, wobei das abgebaute Myelin durch phagozytierende Mikroglia abgeräumt wird (Abb. 13.8a). Letzteres wird begleitet von einer Degeneration der Achsenzylinder, und später folgt eine reaktive proliferative Gliose ausgehend von den Astrozyten (ZIMMERMAN 1956).

α) Multiple Sklerose (MS)

Die multiple Sklerose ist die häufigste und wichtigste demyelinisierende Erkrankung. In Rochester Minnesota/USA beträgt die jährliche Morbidität 3,5 auf 100 000 Einwohner. Erhebliche Sehbehinderung bis Blindheit kann auftreten. Der myelinisierte retrobulbäre Anteil des Nerven ist, wie alle weiße Substanz im Zentralnervensystem, bei jedem demyelinisierenden Prozeß gefährdet. Dagegen wird der prälaminäre Optikus – normalerweise frei von Myelin bzw. *ohne* Oligodendrozyten – verschont. Dies erklärt die typische Manifestation als *Retrobulbär*-Neuritis. Etwa 20% aller Patienten mit multipler Sklerose erleiden als erstes Symptom eine „Neuritis" nervi optici; 27–37% später im Laufe ihrer Erkrankung. Stellt man eine isolierte idiopathische Neuritis fest, beträgt das Risiko einer späteren multiplen Sklerose nur etwa 17% (PERCY et al. 1972). RIZZO (1988) u. HELY u. LESSELL et al. (1986) fanden das Risiko, eine multiple Sklerose zu entwickeln, bei Frauen (74%) höher als bei Männern (34%).

Während spinale und aurikuläre Symptome vom Patienten eher ignoriert werden, führt die Minderung der zentralen Sehschärfe zur prompten ophthalmologischen Untersuchung. Die Visuseinschränkung ist in der Regel einseitig, oft erheblich und mit einem Zentralskotom sowie Farbsinnstörungen verbunden. Anfangs erscheint die Papille normal, da die Demyelinisation innerhalb der axialen Zone des retrobulbären Anteils des N. opticus stattfindet. Durch die Demyelinisierung wird die Konduktion ohne anatomische Unterbrechung der Axone des papillomakulären Bündels geschädigt. *Ophthalmoskopisch* kann man auch *Einscheidungen an retinalen Gefäßen* bei etwa 25% der Patienten beobachten, eine *disseminierte fokale Perivasculitis retinae* (RUCKER 1972). Es fallen weiterhin das Marcus-Gunn-Pupillenphänomen auf, leichte retrobulbäre Schmerzen bei Bewegung sowie Nystagmus und internukleare Ophthalmoplegie.

Die multiple Sklerose ist eine chronische Krankheit und durch Verläufe von 20–30 Jahren und durch *spontane Remissionen* charakterisiert. Obwohl sich die Funktion nach einem initialen Ausfall oft fast vollständig wiederherstellt, hinterlassen weitere Rezidive Defekte. Die Remissionen lassen

a

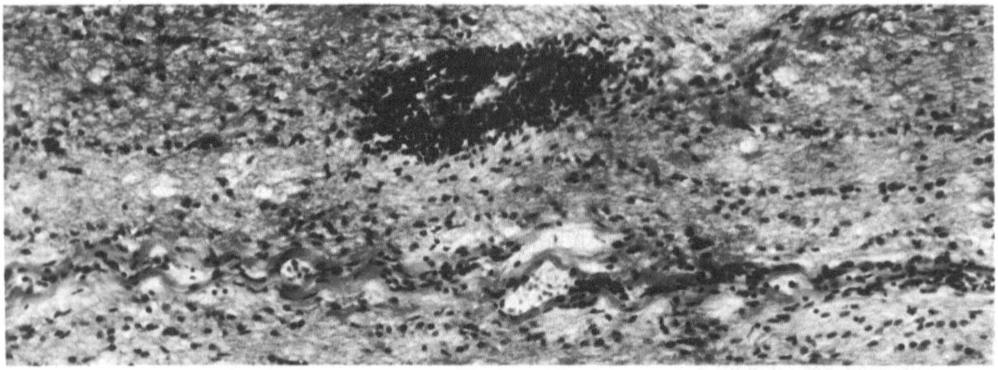

b

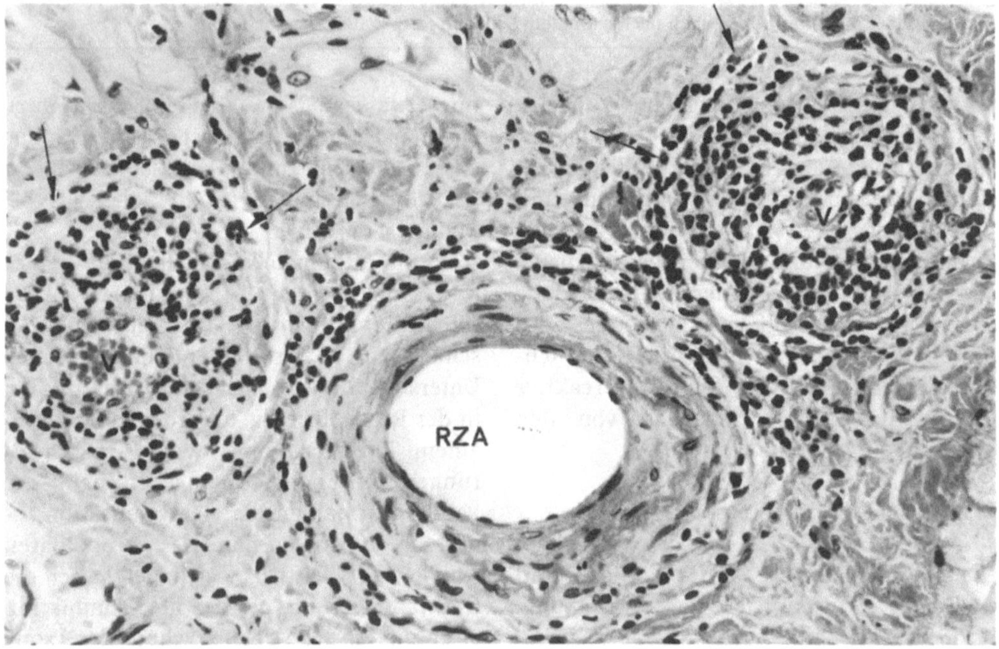

Abb. 13.8 a, b. Perivaskuläre Neuritis nervi optici. **a** Sagittalschnitt. **b** Phlebitis von zwei retinalen Zentralvenenästen. Retinale Zentralarterie (*RZA*)

sich nicht allein durch Remyelinisation erklären, obzwar Oligodendrozyten befähigt sind, Myelin zu regenerieren. Es ist wahrscheinlicher, daß schnelle Remissionen mit dem Abklingen eines kollateralen Ödems einsetzen. Diese Deutung paßt auch zur Besserung nach Steroidtherapie. Durch die hochdosierte Methylprednisolontherapie wird das abschließend erreichte Sehvermögen des Patienten allerdings kaum beeinflußt (Beck et al. 1992, 1993). Bei Patienten mit periventrikulären Herden in der Kernspintomographie kann durch die Therapie aber die Wahrscheinlichkeit des Auftretens einer manifesten multiplen Sklerose deutlich gesenkt werden (Trobe 1994; Kommerell 1994).

Die akute Sehverschlechterung und andere Symptome nach Hitze und Anstrengungen werden als *Uhthoff-Phänomen* bezeichnet. Dieses vorübergehende Phänomen läßt sich bei wenigstens einem Drittel aller Patienten mit multipler Sklerose beobachten. Es illustriert, daß das rasche Kommen und Gehen von Symptomen nicht allein durch De- und Remyelinisation erklärt werden kann, sondern evtl. durch vorübergehende Ödeme in einem Plaque. Es ist außerdem gezeigt worden, daß erhöhte Temperatur eine zusätzliche Herabsetzung der Konduktion in partiell demyelinisierten Nervenfasern hervorruft. Diese Feststellung paßt auch zu der Beobachtung, daß Exazerbationen bei multipler Sklerose oft mit fieberhaften Erkrankungen einhergehen.

Ätiologie: Die multiple Sklerose ist am häufigsten im gemäßigten Klima. Berichte über familiäre Häufungen lassen sich nicht durch den Erbgang erklären, sondern deuten eher auf einen Umweltfaktor hin. Der genaue Mechanismus der Myelinzerstörung bei der MS ist unklar. Heute geht man davon aus, daß die MS eine Immunerkrankung darstellt, am ehesten eine Autoimmunreaktion gegen Myelin (Lampert 1969). Ob es eine virale Beteiligung beim Entstehen der Erkrankung gibt, ist bisher nicht bewiesen. Die experimentell erzeugten viralen Demyelinisierungen, teilweise unter Beteiligung von Immunmechanismen, scheinen diese Möglichkeit zu unterstützen (Ludwin 1995). Eine Übersicht über mögliche Immunmechanismen in der Entstehung der MS geben Weiner u. Hofler (1988). Knox 1977; Zrenner et al. 1993.

Histopathologie: Die demyelinisierten „Plaques" sind fokal verteilt und haben einen umschriebenen Rand. Die festen glialen Narben, die alte „Plaques" charakterisieren, führten zu dem Namen „multiple Sklerose". Drei histologische Veränderungen folgen aufeinander: a) die *Demyelinisation*, b) die *mikrogliale Reaktion* und c) die *astrozytäre Proliferation*. Die frühen Veränderungen zeigen gleichzeitige Degeneration von Oligodendrozyten und Myelinscheiden. Die Axone bleiben zunächst weitgehend intakt. Es bestehen eine Gefäßstauung und geringe, oft perivaskuläre Infiltrate mit Lymphozyten und Plasmazellen. In der Folge erscheint Mikroglia, wodurch die frühen Läsionen sehr *zellreich* werden. Die Mikroglia, d.h. Makrophagen, phagozytiert zerfallenes Myelin und wandert dann in die Nachbarschaft von Gefäßen. Das dichte gliale Fasernetz der endgültigen Narbe ist das späte Ergebnis astrozytärer Aktivität. Das Alter der Läsion läßt sich abschätzen am Grad der frischen Entzündung und Schwellung, der Lokalisation und dem Anteil von lipidbeladenen mikroglialen Zellen sowie am Grad der Gliose bzw. der Dichte glialer fibrillärer Elemente (Zimmerman 1956).

β) Akute disseminierte Enzephalomyelitis

Diese tritt nach Virusinfektionen sowie nach Impfungen auf. Eine ähnliche Symptomatik entsteht spontan ohne vorausgehende Erkrankung und ohne bekannten Erreger. Junge Erwachsene sind am häufigsten betroffen; Kinder sterben oft bei akutem Verlauf. Man findet ausgedehnte, unregelmäßige Areale mit Demyelinisation im Optikus, meist bilateral, obgleich nicht unbedingt simultan. Neben den üblichen zentralen Skotomen treten häufig hemianopische Defekte auf. Man sieht oft eine Begleitpapillitis, gefolgt von komplexer Optikusatrophie.

Die Differentialdiagnose zwischen chronischer und rezidivierender multipler Sklerose und akuter disseminierter Enzephalomyelitis ist nicht selten schwierig. Bei akuter disseminierter Enzephalomyelitis fallen frühe Bewußtseinsstörungen auf. Remissionen fehlen bei der akuten Enzephalomyelitis; bei multipler Sklerose stehen die häufigen Rezidive im Vordergrund.

γ) Neuromyelitis optica (DEVIC)

Diese seltene, schwere, akute Sonderform der MS ist charakterisiert durch schnellen bilateralen Visusverlust, rasch gefolgt von Paraplegie infolge spinaler Demyelinisation. Gewöhnlich begleitet Fieber die neurologischen Symptome. *Histologisch* spiegeln Optikus, das Chiasma opticum, Tractus opticus sowie das Rückenmark einen intensiv destruktiven Prozeß wider. Weitgehende Demyelinisierung ist charakteristisch. Astrozyten und Axone gehen verloren und akut entzündliche Zellen wandern ein. Gewebsnekrosen konfluieren schließlich kavernös: eine *transverse* retrobulbäre Neuritis führt zu kompletter komplexer Optikusatrophie.

c) Andere Entzündungen ohne Erreger

Die Optikus-"Neuritis" tritt relativ selten bei entzündlichen Allgemeinerkrankungen ohne Erreger wie Kollagenosen, Morbus Behçet oder Sarkoidose auf (s. Kap. 4).

Sarkoidose (Morbus Boeck): Eine noduläre Papillitis als Manifestation der Neurosarkoidose zeigt gelblich-weiße, oft prominente Knoten und zwar einzeln oder multipel, nicht selten beidseits (BROWNSTEIN u. JANOTTA 1974; GASS u. OLSON 1976; LATIES u. SCHEIE 1972; UNSÖLD 1994).

Akute bilaterale Autoimmun-Neuritis: Diese postinfektiöse Neuritis nervi optici mit Papillenbeteiligung kann mit einer akuten bilateralen Amaurose beginnen, die sich innerhalb von einigen Wochen erstaunlich zurückbildet (JÜNEMANN u. NAUMANN 1993). Die Histologie ist unbekannt.

III. Ischämische Neuropathien des Optikus

Verschlüsse der nutritiven Gefäße des Nervus opticus – gleich welcher Ursache – führen zu meist irreversibler Schädigung der Axone (Tabelle 13.9). Ischämische Infarkte entstehen am häufigsten infolge a) der Arteriosklerose, b) entzündlicher Gefäßerkrankungen (z. B. Riesenzellarteriitis) und c) bei akuten Glaukomen (s. Kap. 14).

1. Arteriosklerotische ischämische Neuropathie: „Apoplexia papillae" („anterior ischemic optic neuropathy" = AION)

Die arteriosklerotisch-ischämische Neuropathie ist meist Ausdruck einer schweren generalisierten Arteriosklerose (PFAFFENBACH u. HOLLENHORST 1973), die sich bevorzugt in kleinen Papillen (JONAS u. NAUMANN 1988f) manifestiert. Relative Mikropapillen bei ischämischen Papilleninfarkten sprechen eher für eine arteriosklerotische als eine arteriitische Genese. Arteriosklerotische Gefäßverschlüsse, aber auch die Riesenzellarteriitis, treten bei älteren Patienten auf. Eine *Amaurosis fugax* ist häufig, und nicht selten findet man retinale Emboli (d.h. Cholesterin, Fibrin und Thrombozyten). Kontralaterale motorische und sensible Symptome können die einseitige Sehstörung begleiten. Je nach Lage des meist sektorenförmigen ischämischen Infarktes ist die Papille entweder normal oder blaß. Später tritt eine dem Infarktsektor entsprechende atrophische Blässe der Papille auf. *Histologische Studien* im frischen Stadium sind nur selten möglich. Wahrscheinlich ist der kavernöse Typ der Optikusatrophie hier ebenso anzunehmen, wie er bei der Riesenzellarteriitis beschrieben wurde (HINZPETER u. NAUMANN 1976). KUBOTA et al. (1993b) zeigten bilaterale „kavernöse Optikusatrophien" im Rahmen einer generalisierten Arteriosklerose. Das histologische Bild dieser „arteriosklerotischen" ischämischen Papilleninfarkte mit eingelagerter Hyaluronsäure ist von denjenigen bei akuten Glaukomen oder infolge einer Riesenzellarteriitis nicht zu unterscheiden. Uni- und bilaterale ischämische Papilleninfarkte können auch nach Kataraktextraktion auftreten (RUPRECHT u. NAUMANN 1985) oder bei extremer Knickbildung der A. carotis interna (SCHÖNHERR et al. 1990). Ob es wirklich eine eigenständige diabetische Papillopathie gibt, muß noch genauer untersucht werden (JABS et al. 1981; REGILLO et al. 1995).

Literatur: BURDE 1993; BROWNSTEIN et al. 1980; BULLOCK et al. 1972; ELLENBERGER et al. 1973; HAYREH 1974a, 1975; HENKIND et al. 1970; JONAS et al. 1988f; KNOX 1977; KNOX u. DUKE 1971; KREIBIG 1953; LICHTER u. HENDERSON 1978; QUIGLEY 1977; RIEDEL et al. 1983; ZION u. GOODSIDE 1974.

2. Riesenzellarteriitis (Arteriitis temporalis)

a) Klinik

Die Riesenzellarteriitis ist eine systemische granulomatöse Arteriitis mit Prädilektion der extrakraniellen mittelgroßen muskulären Arterien der Karotiszirkulation. Betroffen sind überwiegend ältere Patienten über 50 Jahre, wobei Frauen etwa doppelt so oft erkranken wie Männer. Die Inzidenz einer manifesten Erkrankung beträgt in Deutschland etwa 2/100000 pro Jahr (SCHMIDT 1995), in den skandinavischen Ländern bis 17/100000 (BENGTSSON u. MALMVALL 1981). Unbehandelt führt die Erkrankung nicht nur zur Erblindung (40%), sondern eventuell sogar zum Tode (12–20%). Meist geht der manifesten Erkrankung ein Prodromalstadium mit allgemeinem Krankheitsgefühl, Nachtschweiß, Gewichtsverlust oder Fieber voraus. Die charakteristischen Symptome sind starke Kopfschmerzen, schmerzhaft verhärtete, tastbare Temporalarterien sowie eine deutlich erhöhte Blutsenkungsgeschwindigkeit. Typisch für die Riesenzellarteriitis ist ein akuter vernichtender einseitiger oder beidseitiger Schläfenkopfschmerz, der oft nachts besonders ausgeprägt (HORTON 1949) und von einer vom Patienten bis dahin nicht gekannten Intensität ist. Nur etwa 15% der Patienten mit Riesenzellarteriits klagen nicht über Kopfschmerzen (WENKEL et al. 1993a, b). Sind faziale Gefäße befallen, mit zum Beispiel resultierender Ischämie der Kaumuskulatur, kann auch ein charakteristischer Kauschmerz auftreten (bei etwa 24% der Patienten) (WENKEL et al. 1993a, b). Eine erhöhte Blutsenkungsgeschwindigkeit wird bei etwa 95% der Patienten festgestellt (WENKEL et al. 1993a, b). Eine Riesenzellarteriitis bei normaler Blutsenkungsgeschwindigkeit wird aber häufig genug übersehen, da zu selten daran gedacht wird, und die Diagnose somit der Erfassung entgeht. Bei bis zu 60% der Patienten kommt es zu einer okulären Beteiligung (WENKEL et al. 1993). Oft finden sich auch hier Prodromi wie eine Amaurosis fugax, passageres Nebelsehen oder vorübergehende Doppelbilder. Eine Amaurosis fugax kann manchmal schon allein durch senkrechte Körperhaltung induziert werden (HOLLENHORST 1967). Andererseits kann der Sehverlust auch plötzlich und nahezu komplett auftreten („okkulte Arteriitis temporalis“) (SIMMONS u. COGAN 1962). Ohne Behandlung droht bei jedem Patienten die Erblindung auch des anderen Auges.

Die klassische okuläre Manifestation ist ein *ischämischer Infarkt von Papille* und vorderem Optikus (etwa 60%). Die Papille ist meist kalkweiß und zirkulär unscharf begrenzt, eventuell mit parapapillären Cotton-wool-Herden oder Blutungen (Abb. 13.9a). Im Gegensatz zum meist segmentalen ischämischen, nicht-arteriitischen Papilleninfarkt („Apoplexia papillae“), der eher kleine Sehnervenköpfe bedroht, unterscheidet sich das Papillenkaliber nicht vom Normalen. Dies kann bei der Differentialdiagnose hilfreich sein (JONAS et al. 1988f). Möglich – aber selten – ist ein rein retrobulbärer Infarkt des Sehnerven, so daß initial keine Veränderungen an der Papille zu sehen sind, bis es zur Ausbildung der deszendierenden Optikusatrophie kommt. Wenn sich der Patient erst in einem fortgeschrittenen Stadium vorstellt, findet sich oft bereits das Bild einer einfachen Optikusatrophie.

Die zweithäufigste okuläre Veränderung stellt mit 10% der *Zentralarterienverschluß* dar (WENKEL et al. 1993). Bei Patienten über 50 Jahren werden etwa 10% der Zentralarterienverschlüsse in Kombination mit einer Riesenzellarteriitis gesehen. Zahlreiche weitere okuläre Symptome und Veränderungen sind beschrieben wie eine Skleritis, eine ischämische Retinopathie oder choroidale Infarkte (Tabelle 13.12; WOLLENSAK 1981; STREMPEL u. FRITZSCHE 1987; CULLEN u. COLEIRO 1976).

Visuelle Symptome können aber auch durch eine Beteiligung intrakranieller Arterien mit einem ischämischen Infarkt des *okzipitalen Kortex* auftreten (FULTON et al. 1976). Manchmal stehen aber auch extra-

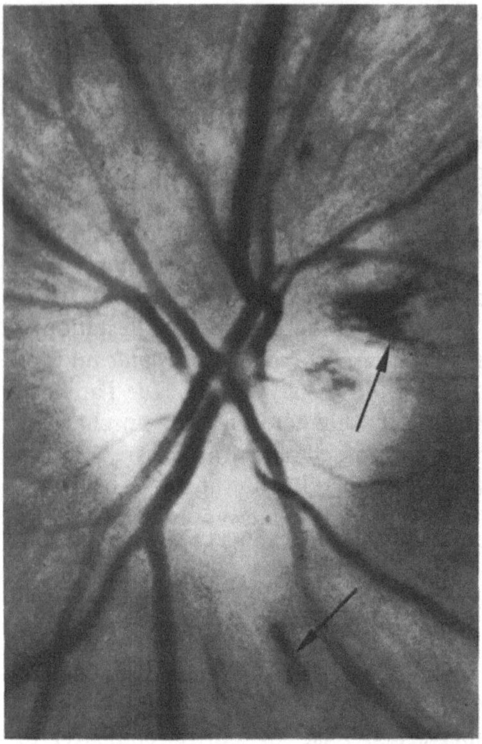

a

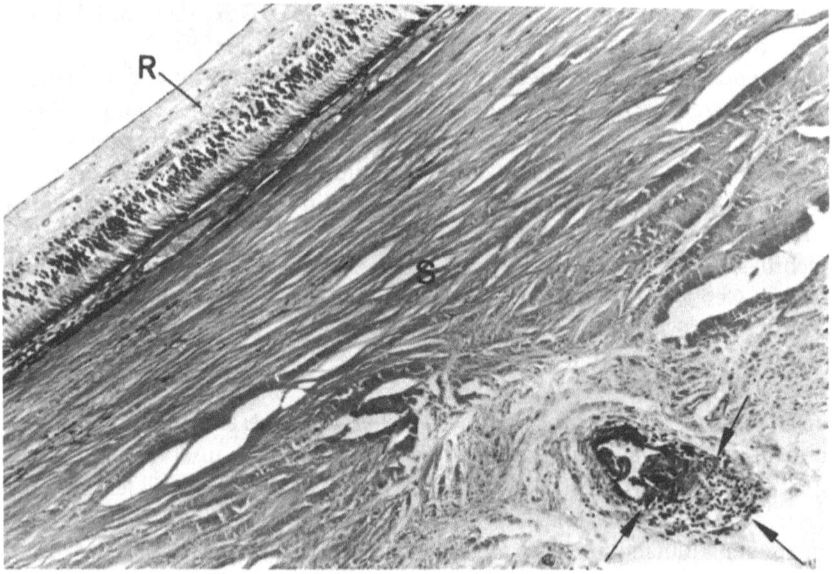

b

Abb. 13.9 a, b. Ischämischer Papilleninfarkt bei Arteriitis temporalis. **a** Ophthalmoskopisch: streifige Blutung (*Pfeil*) bei frischem Papilleninfarkt. **b** Riesenzellarteriitis der benachbarten Ziliararterie (*Pfeil*), Sklera (*S*); Retina (*R*)

okuläre zerebrale, kardiovaskuläre oder respiratorische Manifestationen im Vordergrund (Evans et al. 1988; Larson et al. 1984). Verschlüsse der Koronararterien, ein Aortenaneurysma (Evans et al. 1994) oder zerebrale ischämische Infarkte sind Ursachen für Todesfälle. Der genaue Zusammenhang zwischen der Polymyalgia rheumatica und der Riesenzellarteriitis ist immer noch unklar. Die Polymyalgia rheumatica tritt bei älteren

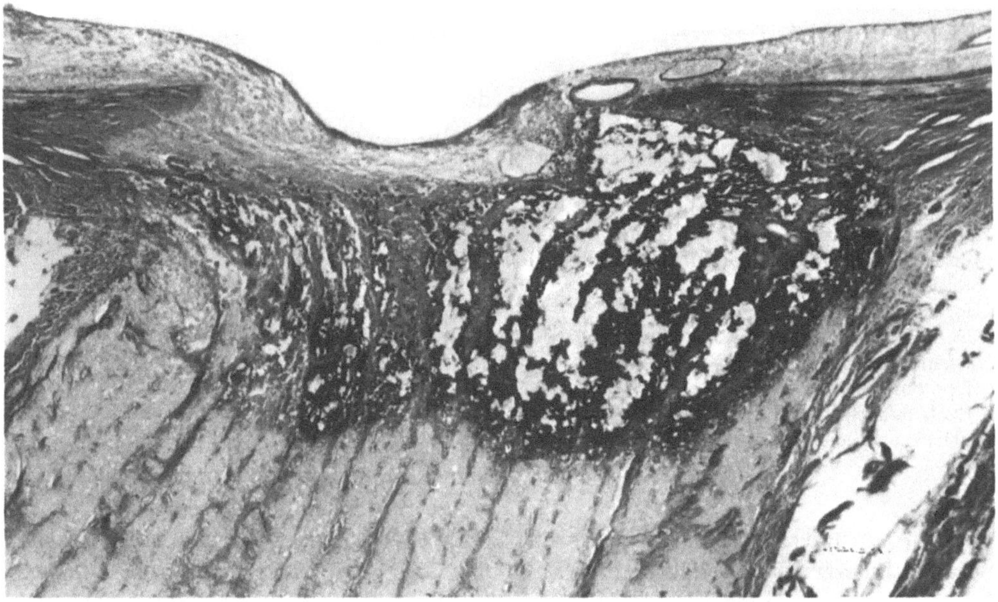

c

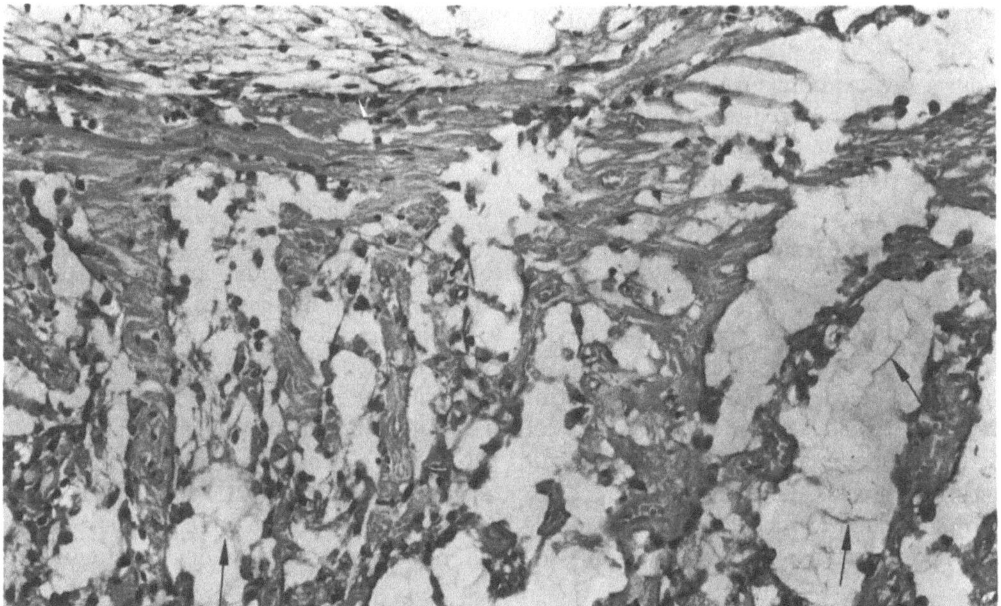

d

Abb. 13.9 c. Kolloidale Eisenfärbung auf Mukopolysaccharide: Hyaluronsäure aus dem Glaskörper (dunkel) im Nekrose-Areal. **d** Ausschnitt aus retrolaminarem Optikus in **c**. Zwischen den pialen Septen fehlen die Axone; an ihrer Stelle Makrophagen und Hyaluronsäure (*Pfeile*). (**b, c, d** aus HINZPETER u. NAUMANN 1976: 68j. Mann, 18 Tage nach akutem ischämischen Papilleninfarkt)

Tabelle 13.12. Manifestationen der Riesenzellarteriitis am Auge und visuellen System. (Mod. nach Jacobs u. Foster 1994)

1. Ischämische Infarkte des Optikus: papillär, retrobulbär
2. Verschlüsse von retinaler Zentralarterie oder ihren Ästen
3. Zerebrale ischämische Infarkte
4. Motilitätsstörungen: (intermittierende) Paresen von Nerven III, IV, VI, Nystagmus, internukleäre Störungen
5. Horner-Syndrom
6. Orbitaler Pseudotumor mit Exophthalmus
7. Ischämische Ophthalmopathie mit okulärer Hypotonie
8. Uveale Infarkte: choroidal, iridal
9. Skleritis und Episkleritis

Patienten auf und zeigt typischerweise bilaterale Schmerzen im Schulterbereich mit Morgensteifigkeit und einer beschleunigten Blutsenkungsgeschwindigkeit (Bird et al. 1979). Eine granulomatöse Arteriitis im Biopsat der temporalen Arterie findet sich bei 10–15% der Patienten mit Polymyalgia rheumatica ohne klinische Zeichen einer Arteriitis (Hazleman 1994).

b) Histologie der Temporalarterie
(Abb. 13.10)

Die pathologischen Veränderungen in der A. temporalis zeigen dasselbe Bild wie in den anderen kraniellen Arterien und den retrobulbären Ziliararterien. Die Biopsie der Arteriae temporales ist eine Methode mit geringem Risiko für den Patienten, kann den klinischen Verdacht einer Riesenzellarteriitis bestätigen und die vital notwendige Therapie auf einen festen Grund stellen (Goder 1968). Es ist eine genaue Kenntnis der anatomischen Lage und des Verlaufs der Äste der A. temporalis notwendig (Daumann et al. 1989). Der charakteristische Lokalbefund besteht in einer verdickten, schmerzhaften, pulslos tastbaren Temporalarterie, eventuell mit schmerzhafter Hautrötung im Schläfenbereich. Er findet sich bei etwa einem Drittel der Patienten (Wenkel et al. 1993a, b). Ein unauffälliger Tastbefund schließt aber eine granulomatöse Entzündung des Gefäßes nicht aus. Bei etwa 700, zumeist bilateral durchgeführten Biopsien der Temporalarterien, fand sich keine ernsthafte Komplikation (Wenkel et al. 1995). *Vor einer Arterienbiopsie sollte eine dopplersonographische Untersuchung der Karotiden und möglichst der Temporalarterien durchgeführt werden, um fortgeschrittene Stenosen oder eine Strömungsumkehr festzustellen.* Bei auffälligem Ergebnis genügt es, nur *eine* Seite zu biopsieren. Eine bilaterale Biopsie erscheint sonst aber grundsätzlich wünschenswert, da sich bei etwa 10% der durchgeführten bilateralen Arterienbiopsien nur ein unilateral auffälliger Befund nachweisen ließ (Tabelle 13.13; Ponge et al. 1988; Wenkel et al. 1997). Die exzidierten Arterienstücke sollten jeweils mindestens 2 cm lang sein und in verschiedenen Stufen aufgearbeitet werden. Dies ist notwendig, da in 7% der Biopsate nur ein segmentaler Befall der Arterie mit völlig unauffälligen, benachbarten Abschnitten beobachtet wurde (Albert et al. 1976; Wenkel et al. 1995). Trotz einer sorgfältigen Aufarbeitung schließt aber ein negativer Befund bei der histologischen

Tabelle 13.13. Histologische Klassifizierung der rechten und linken Temporalarterie in Biopsien von 125 Patienten mit Riesenzellarteriitis (Wenkel et al. 1997)

Rechts/links	Frühe Veränderungen	Klassische Vaskulitis	Späte Veränderungen	Unauffällig
Frühe Veränderungen	9	1	–	2
Klassische Vaskulitis	2	87	–	3
Späte Veränderungen	–	3	10	2
Unauffällig	–	3	3	–

Untersuchung der Arteriae temporales die Erkrankung nicht aus. In der Literatur werden zwischen 9% und 61% falsch-negative Resultate berichtet (ASHTON-KEY u. GALLAGHER 1992; ROTH et al. 1984).

Die Entnahme der Temporalarterien stellt keine Notfallsituation dar, da auch nach Tagen bis Wochen eine aktive Entzündung nachweisbar ist. Sie sollte aber innerhalb von etwa einer Woche durchgeführt werden. Keinesfalls darf bei klinischem Verdacht auf eine Riesenzellarteriitis die Einleitung einer Kortikosteroidmedikation dadurch verzögert werden. Es gibt auch Berichte über den Nachweis einer aktiven Entzündung nach mehrwöchiger Kortikosteroid-Therapie (TO et al. 1994).

Histologisch ist eine granulomatöse Entzündung der Arterie charakteristisch, die sich primär gegen die glatte Muskulatur richtet (Tabelle 13.14). Das Auftreten von mehrkernigen Riesenzellen ist typisch, aber nicht obligat, und fehlt in etwa 25% der untersuchten Arterien (WENKEL et al. 1995). Die Lamina elastica interna als Basalmembran der Muskelzellen ist fragmentiert und wird von Riesenzellen phagozytiert. Die Muskelzellen der Media sind degeneriert und teilweise durch fibröses Bindegewebe ersetzt. Die Intima ist entzündlich infiltriert, ödematös gequollen und fibrös. Oft kommt es zu einer fast vollständigen Verlegung des Gefäßlumens. Die Adventitia zeigt meist ebenfalls eine granulomatöse Infiltration (Abb. 13.10a, b). Abweichend von diesem klassischen histologischen Bild findet man im Frühstadium einer Riesenzellarteriitis oft nur eine deutliche entzündliche Infiltration der Adventitia mit einer beginnenden Infiltration der Muscularis media (Abb. 13.10c). Diese Befunde unterstützen die von JENNINGS (1953) geäußerte Vermutung, daß die Entzündung bei der Riesenzellarteriitis in der Adventitia und den Vasa vasorum beginnt und von dort die Muscularis media infiltriert.

Nach langdauernder Kortikosteroidmedikation oder nach längerer Verlaufsdauer der Erkrankung stellt sich histologisch teilweise keine granulomatöse Entzündung mehr dar (Abb. 13.10d). Es läßt sich eine starke Fragmentierung oder ein Verlust der Lamina elastica interna sowie eine Atrophie der Gefäßmuskulatur nachweisen (MCDONNELL

Tabelle 13.14. Kriterien für die histopathologische Beurteilung der exzidierten Aa. temporales (WENKEL et al. 1995)

Kriterium	Frühe arterielle Veränderungen	Klassische granulomatöse Arteriitis	Späte arterielle Narbenveränderungen
Lumen	Evtl. Einengung	Einengung, evtl. Thrombose	Evtl. Einengung
Intima	Evtl. Verdickung, Ödem oder fokales entzündliches Infiltrat	Verdickung, Ödem, entzündliches Infiltrat, Evtl. Nekrose	Verdickung, Fibrose, Nekrose, evtl. Vaskularisation
Lamina elastica int.	Fokale Fragmentierung	Fragmentation oder vollständiger Verlust	Fragmentation oder vollständiger Verlust
Muscularis media	Fokales peripheres entzündliches Infiltrat	Entzündliches Infiltrat mit Epitheloidzellen, evtl. mehrkernige Riesenzellen, Nekrose, Fibrose	Fokale Fibrose, partieller Verlust, Verdünnung
Adventitia	Entzündliches Infiltrat mit Lymphozyten, Makrophagen, evtl. Epitheloidzellen, keine Riesenzellen	Entzündliches Infiltrat, Verdickung, Fibrose	Fibrose, fokales lymphozytäres Infiltrat
Vasa vasorum	Perivaskuläres entzündliches Infiltrat	Perivaskuläres entzündliches Infiltrat	Perivaskuläres entzündliches Infiltrat

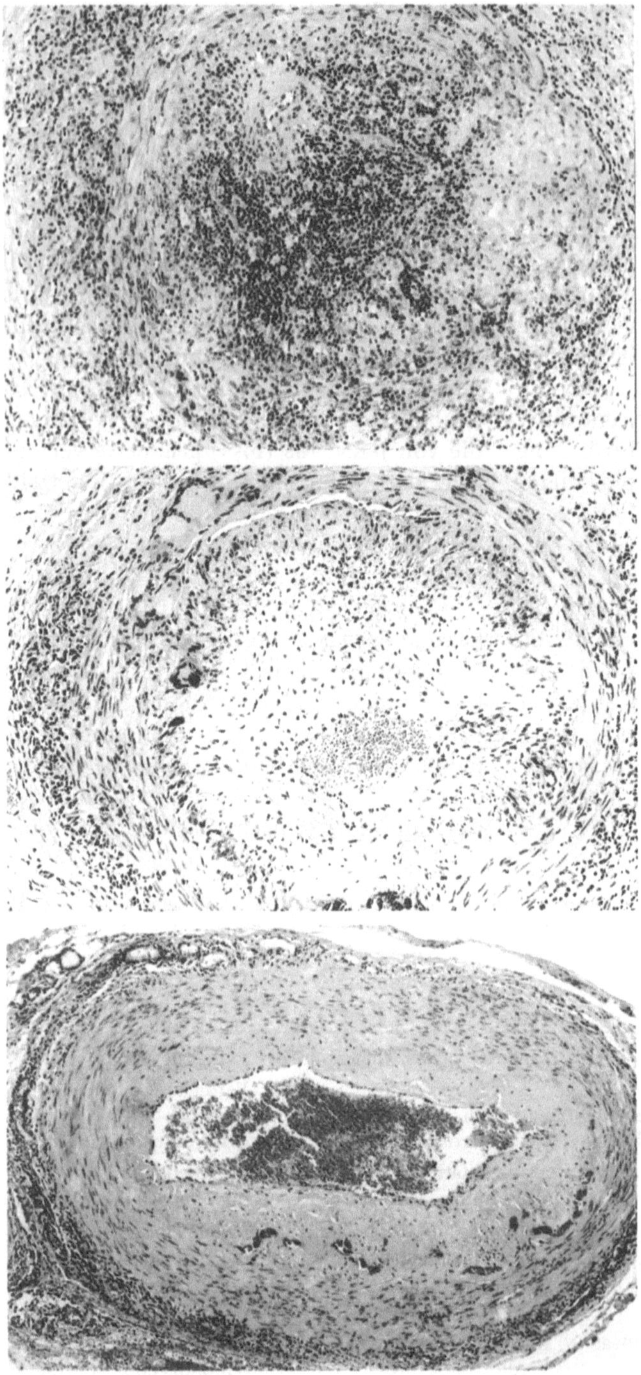

a

b

c

Abb. 13.10 a–c. Riesenzellarteriitis im Querschnitt der Arteria temporalis. **a, b** Klassische granulomatöse Entzündung mit fast vollständig verschlossenem Lumen, entzündlich infiltrierter Intima, fast vollständigem Verlust der Lamina elastica interna, granulomatöser Infiltration der Muscularis media mit Riesenzellen (**a** mit Nekrose der Muscularis media) und entzündlich infiltrierter fibrotischer Adventitia. **c** Frühe arterielle Veränderungen mit entzündlich infiltrierter Adventitia und Vasa vasorum und beginnender Infiltration der Muscularis media sowie fokaler Fragmentierung der Lamina elastica interna mit arteriosklerotischen Verkalkungen (Anmerkung: Die Ultraschall-Biomikroskopie der Arteria temporalis scheint den histolog. Befunden zu entsprechen (Wenkel und Michelson 1996)

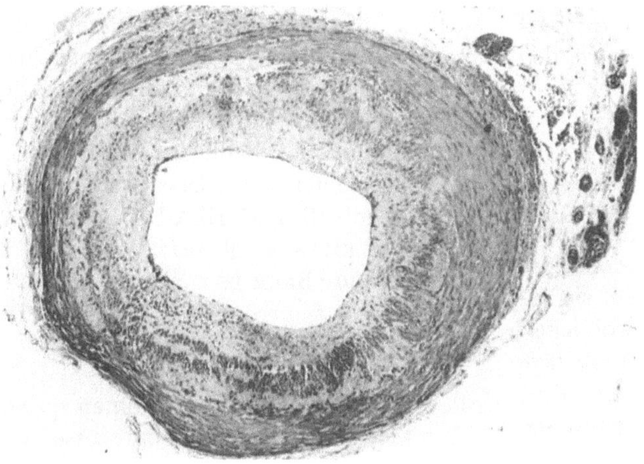

d

Abb. 13.10 d. Späte arterielle Narbenveränderungen mit fokaler Verdünnung der Muscularis media und Atrophie der Muskelfasern, Verlust langer Strecken der Lamina elastica interna und weit offenem Gefäßlumen (MASSON Färbung)

et al. 1986). Die Intima ist dann häufig fibrosiert. In Kombination mit einem klinischen Verdacht können diese Früh- und Spätveränderungen die Diagnose einer Riesenzellarteriitis erlauben.

Bei 262 Arterienbiopsien von Patienten mit Riesenzellarteriitis fanden sich in 9,2% frühe arterielle Veränderungen und in 12,6% chronische narbige Veränderungen (WENKEL et al. 1995). Elektronenmikroskopie oder immunhistochemische Untersuchungen erhöhen die Sicherheit der histologischen Diagnose nicht. Bei der Beurteilung von Temporalarterienbiopsaten sollte nicht nur auf eine schwere granulomatöse Entzündung, Medianekrose oder einen Verlust der Lamina elastica interna geachtet werden. Gerade eine perivaskuläre Entzündung mit beginnender Mediainfiltration und eine Infiltration der Vasa vasorum können die entscheidenden Hinweise auf eine Riesenzellarteriitis geben (DISDIER et al. 1994). Der histologische Befund korreliert nicht mit der Schwere oder Art der klinischen Manifestationen der Riesenzellarteriitis (SCHMIDT u. LÖFFLER 1994). Die einzig mögliche Korrelation besteht zwischen der histologischen Klassifizierung in akute, klassische und chronische arterielle Veränderungen (Tabelle 13.14) und der Dauer der bestehenden klinischen Symptome (WENKEL et al. 1996).

c) Histologie des Auges

Histologische Untersuchungen von Augen mit Manifestationen einer Riesenzellarteriitis sind selten. Es werden dieselben okklusiven Veränderungen wie in den Temporalarterien in der Arteria ophthalmica beobachtet sowie in den hinteren ziliaren Arterien (Abb. 13.9b) – selten auch in der Arteria centralis retinae oder der Choroidea (HINZPETER u. NAUMANN 1976; HUPP et al. 1990; BUTT et al. 1991; MANSCHOT 1965). In der ischämischen Nekrose meist der gesamten Papille findet man eine totale Destruktion aller neuralen und stützenden Elemente. Verstreute Mikroglia resorbiert zerfallendes Gewebe.

Der Befund ist weitgehend identisch mit der kavernösen Schnabel-Optikusatrophie bei akutem Glaukom, bzw. mit arteriosklerotischem segmentalen ischämischen Papilleninfarkt. Die Hohlräume enthalten Hyaluronsäure aus dem Glaskörper (Abb. 13.9c, d; HINZPETER u. NAUMANN 1976). Bei beiden Erkrankungen kommt es durch die Ischämie in der Papille zur Schwellung und Vakuolisierung der Axone. Nach Phagozytose der nekrotischen Axone kommt es zur Ausbildung kavernöser Hohlräume, in die Hyaluronsäure aus dem Glaskörper – dem Druckgefälle folgend – einströmen kann. Dieser Druckgradient zwischen intraokularem Druck und retrolaminarem Raum ist natürlich bei akuten Glaukomformen am höchsten, existiert aber auch im normalen Auge. Selten werden uveale Nekrosen mit Hypotonia bulbi beobachtet (Daicker u. Keller 1971).

d) Therapie

Eine langdauernde, evtl. lebenslange Kortikosteroid-Therapie soll die granulomatöse Arteriitis unterdrücken. Somit dient sie sowohl der Behandlung der vital bedrohlichen Grunderkrankung als auch der Prophylaxe weiterer okulärer Manifestationen. Eine rechtzeitig eingeleitete Therapie kann die Ausbildung ernster okulärer Komplikationen verhindern und gelegentlich zu einer Besserung bereits bestehender Funktionsausfälle führen (Wenkel et al. 1993a, b; Aiello et al. 1993). Die optimale Erhaltungsdosis sollte anhand der Blutsenkungsgeschwindigkeit oder des C-reaktiven Proteins ermittelt werden. Die Initialdosis hängt von der Ausprägung der klinischen Symptome ab. Unter Abwägung der möglichen unerwünschten Nebenwirkungen der Kortikosteroide kann nach etwa zwei Jahren ein Auslaßversuch erwogen werden. Viele Patienten benötigen aber eine Dauertherapie über viele Jahre (Wollensak 1981).

e) Pathogenese

Sie ist nach wie vor unklar. Als primärer Angriffspunkt der Entzündung wird das elastische Gewebe der Arterien postuliert. Unterstützt wird diese Theorie durch eine Korrelation zwischen der Menge des elastischen Gewebes in der Muskulatur und der Adventitia der Arterien mit der Häufigkeit des Befalls bei einer Riesenzellarteriitis (Wilinson u. Russel 1972). Eine andere Theorie sieht die glatte Gefäßmuskulatur als primäres Ziel der Entzündung (Shiiki et al. 1989), mit sekundärer granulomatöser Reaktion gegen die Lamina elastica interna und nachfolgender Fragmentation. Im Gefäß findet sowohl eine humorale als auch eine zelluläre Entzündungsreaktion statt. Somit werden sowohl erhöhte Spiegel an Immunkomplexen, Komplement und Immunglobulinen beschrieben, als auch zelluläre Elemente wie Riesenzellen, aktivierte Makrophagen und T-Lymphozyten gesehen. Eine genetische Prädisposition der Erkrankung wird durch die geographische Häufung und das häufigere Auftreten bei Weißen vermutet. Beschrieben werden Assoziationen mit HLA-B8, HLA-DrB1 und HLA-Dr4 (Hazleman et al. 1977; Weyland u. Goronzy 1995; Barrier et al. 1981).

3. *Akute Glaukome*

Alle Formen von akuten Glaukomen verlaufen mit ischämischen Papillenprozessen mit axonalem Untergang, d.h. „kavernöser Optikusatrophie" (Cohen 1973; Tso et al. 1975).

4. *„Pulseless disease" und Aortenbogensyndrom*

Eine Amaurosis fugax tritt als Zeichen papillärer oder retinaler Ischämie auf. Ursächlich kommt bei jungen japanischen Frauen die entzündliche Takayasu-Ohnishi-Erkrankung („pulseless disease") in Frage, sonst Kollagenkrankheiten, vaskuläre Lues und die Arteriosklerose. Bei allen Formen fallen verminderte arterielle Pulsationen in den oberen Extremitäten auf. Die chronische okuläre Ischämie geht einher mit blassem Papillenödem und juxtapapillärer Retinopathia proliferans, später mit progressiver Optikusatrophie (Font u. Naumann 1969). Andere Zeichen der okulären Ischämie sind Pseudouveitis mit Rubeosis iridis, „venöse Stase"-Retinopathie und eine rasch progrediente Katarakt. (Kimura et al. 1995; Kap. 16).

IV. Degenerative und toxische Optikusprozesse

1. *Exogene Faktoren*

Ein degenerativer Optikusprozeß kann durch verschiedene exogene Faktoren hervorgerufen werden.

Sog. *„Tabak-Alkohol-Amblyopie" bzw. nutritionale „Amblyopie"*: Allmählich entstehen bilaterale zentro-zökale Skotome bei symmetrischer Demyelinisation der axialen Anteile des retrobulbären N. opticus. Eine axonale Atrophie mit sekundärer Fibrose und Gliose im papillomakulären Bündel, sichtbar als temporale Papillenblässe, folgt. Die Pathogenese ist unklar: Es wird angenommen, daß die Zyanide im Nikotin nicht mehr in harmlose Thiozyanate umgewandelt und damit unschädlich gemacht werden. Eine Besserung der Tabak-Amblyopie nach proteinreicher Diät und Vitamin-B-Gabe wird durch ein hohes Schwefelangebot zur Entgiftung von Zyaniden erklärt (FOULDS et al. 1970). Andere sehen die Tabak-Amblyopie und Alkohol-Amblyopie als Folge der Unterernährung mit Proteinen und Vitaminen der B-Gruppe (CARROL 1944; POTTS 1973; SMIDDY u. GREEN 1987). Sie finden weitgehende Übereinstimmung mit Symptomen und Verlauf der „nutritionalen Amblyopie", wie sie in Internierungslagern sowie in Hunger-Regionen kombiniert mit Anämien vorkommt.

Methylalkohol: Die Stoffwechselprodukte des Methylalkohols wirken als schweres Nervengift. Neben Delirium, Stupor und Kreislaufkollaps tritt häufig auch komplette und irreversible Blindheit ein. Die initiale Schwellung der Papille geht einer schweren Atrophie voraus. Chronische Inhalation von Dämpfen des Methylalkohols verursacht u. U. einfache zentro-zökale Skotome mit retrobulbärer Degeneration des Nervus opticus (FANTA u. MAYER-OBIDITSCH 1953). Histologische Befunde vom menschlichen Sehnerven sind unbekannt.

Bleivergiftung: Die chronische Bleivergiftung ruft einen bilateralen degenerativen Optikusprozeß mit Zentralskotom hervor, der mit Penicillamin günstig zu beeinflussen sein soll. Histologische Befunde der Optikusschädigung liegen bisher nicht vor.

Medikamente: Degenerative symmetrische Optikusprozesse sind nach hohen Dosen weit verbreiteter Medikamente beobachtet worden (z. B. Chloramphenicol, Gentamyzin, Isoniazid, Penicillamin) und besonders durch das Tuberkulostatikum *Ethambutol*. Die *Ethambutol*-Schädigung entsteht nur, wenn mehr als 20 mg/kg täglich gegeben werden. Auf dem Gebiet der Zytostatika ist *Vincristin* bekannt für seine Neurotoxizität; das gleiche gilt für das potentiell toxische Disulfiram (Antabus). Histologische Studien fehlen.

Literatur: COGAN et al. 1973; FISHMAN et al. 1976; HARLEY et al. 1970; KNOX 1977; PAU u. WAHL 1972; s. Kap. 18.

2. Neoplastische Prozesse

Sowohl benigne als auch maligne primäre und metastatische Optikustumoren führen zu einer axonalen Schädigung durch Druckatrophie und Beeinträchtigung der Gefäßversorgung.

3. Endokrine Orbitopathie

Neben den Lagophthalmus-Komplikationen stellt die Optikusschädigung das andere Symptom einer malignen Verlaufsform einer endokrinen Orbitopathie dar (s. Kap. 16). Am Anfang steht eine progressive Visusminderung. Der Papillenbefund ist noch normal oder nur durch ein Ödem gekennzeichnet. Unter prompt einsetzender Therapie ist der Prozeß reversibel. Später ist eine Atrophie nicht mehr aufzuhalten. Histopathologische Befunde der primären Optikusveränderung liegen nicht vor (KNOX 1977; RILEY 1972).

D. Optikusatrophie: Chronische Optikusprozesse mit Axonverlust

I. Einleitung

Das Endstadium jeder progressiven Optikusschädigung bzw. Erkrankung der retinalen Ganglienzellen ist die „Atrophie" (Abb. 13.11–13.13), d. h. der irreversible Verlust der Axone. Dies ist erkennbar an der *Blässe* der Papille (QUIGLEY u. ANDERSON 1977). Bei der Optikusatrophie ist die frühe Papillenfluoreszenz herabgesetzt oder fehlt ganz, während sie normalerweise der retinalen Gefäßfüllung vorausgeht – erklärbar aus der hier „physiologisch" defekten Blut-Retina-Schranke (s. Kap. 14; COHEN 1973).

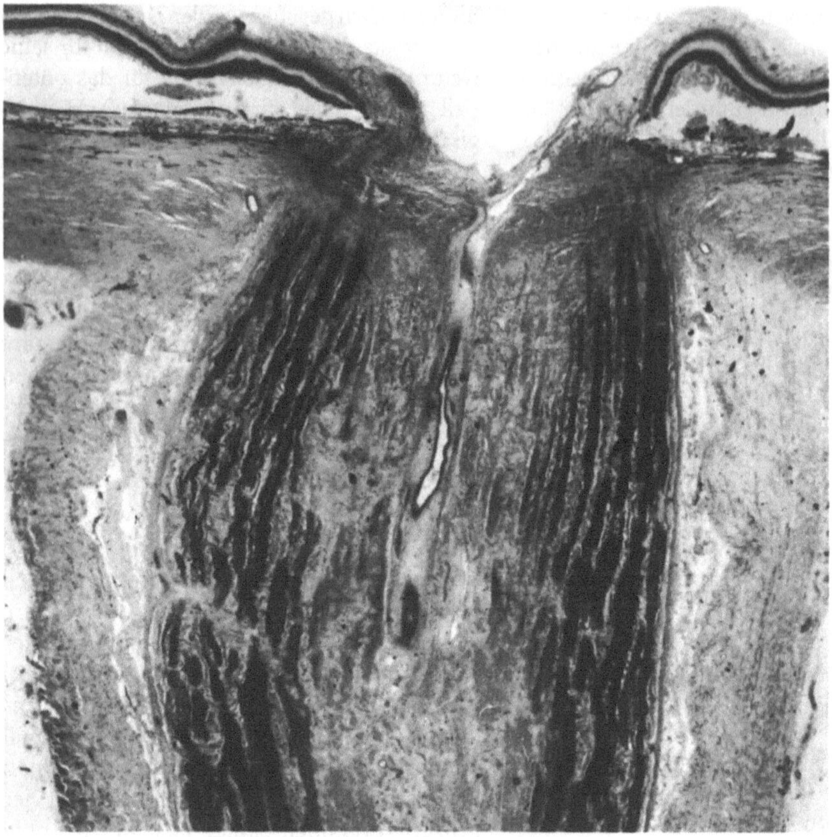

Abb. 13.11. Axiale Optikusatrophie: Verlust der Markscheiden in den zentralen Anteilen des Sehnerven, Myelinfärbung (Sammlung STOCK)

Die Einordnung einer Optikusatrophie geschieht nach klinischen, morphologischen sowie pathogenetischen Gesichtspunkten (Tabellen 13.8, 13.10 u. 13.15). Nach dem Verhalten des prälaminären Papillengewebes - und zwar besonders nach dem Verhalten der Astrozyten - unterscheidet man die *einfache*, die *komplexe* („sekundäre") und die *glaukomatöse* Optikusatrophie. Je nach Lokalisation der primären Schädigung lassen sich *deszendierende* oder *aszendierende* Atrophien unterscheiden, je nachdem ob sie prä- oder retrolaminär anzunehmen sind (Tabelle 13.15). Kongenitale und hereditäre Optikusatrophien wurden bereits erwähnt.

Bei generalisierten Erkrankungen des zentralen Nervensystems ist diese Frage aber ungeklärt:

1. *Morbus Alzheimer:* Die mit dem Alter zunehmende Demenz geht offenbar auch mit einem bevorzugten Verlust der großkalibrigen Axone der großen retinalen Ganglienzellen (M-Zellen) einher (HINTON et al. 1986). Genaue morphometrische Studien fehlen (SADUN u. BASSI 1990; HINTON et al. 1986).
2. *Morbus Creutzfeldt-Jakob:* Die Details der Optikusatrophie sind noch unbekannt (LESSER et al. 1979; ROTH et al. 1979). Die morphologischen Veränderungen sollen durch Tumornekrosefaktor alpha verursachten Schäden ähnlich sein (LIBERSKI et al. 1994). Dies gilt auch für den Übertragungsmodus der Erkrankung durch eine Hornhaut-Transplantation (s. Kap. 4).

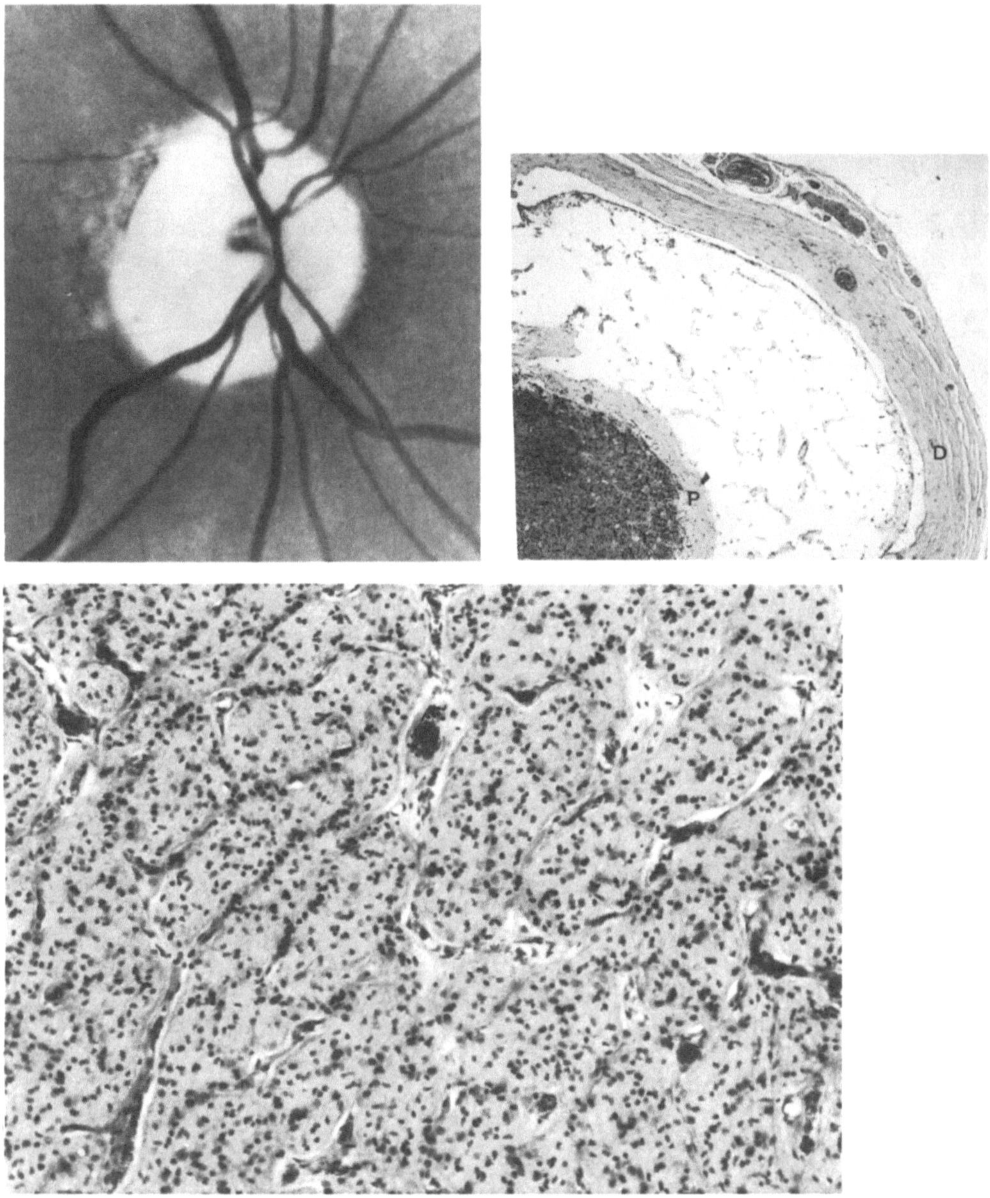

a b c

Abb. 13.12 a–c. Totale Optikusatrophie. **a** Ophthalmoskopischer Befund: Papille weiß und scharf begrenzt. **b** Querschnitt durch den Optikus: Der Verlust der Axone führt zu einer starken Erweiterung des Raums zwischen Pia (*P*) und Dura mater (*D*). **c** Diffuse Gliose bei fortgeschrittener Optikusatrophie im Querschnitt

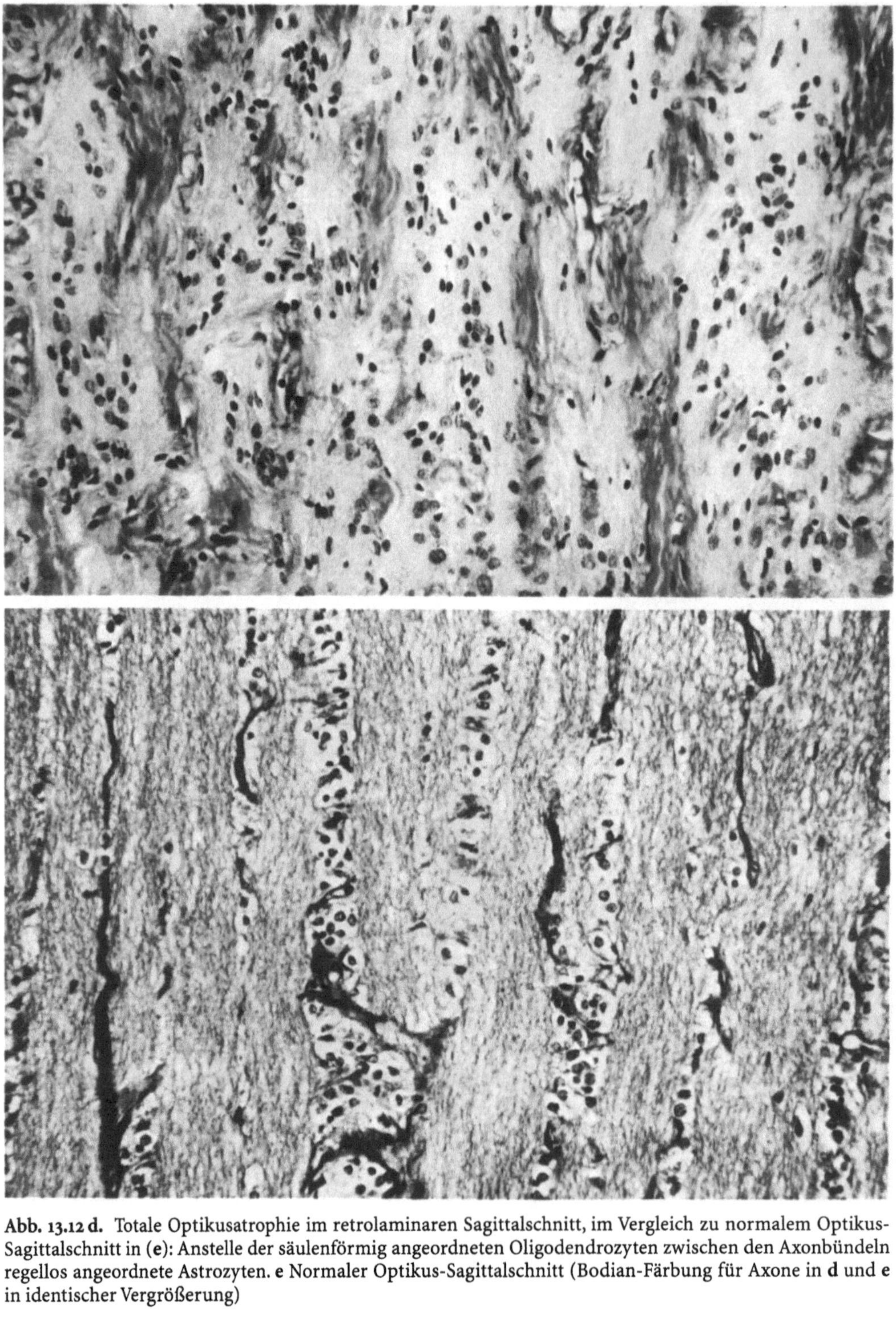

d

e

Abb. 13.12 d. Totale Optikusatrophie im retrolaminaren Sagittalschnitt, im Vergleich zu normalem Optikus-Sagittalschnitt in (**e**): Anstelle der säulenförmig angeordneten Oligodendrozyten zwischen den Axonbündeln regellos angeordnete Astrozyten. **e** Normaler Optikus-Sagittalschnitt (Bodian-Färbung für Axone in **d** und **e** in identischer Vergrößerung)

Tabelle 13.15. Pathogenetische Klassifikation der Optikusatrophien

I. *Deszendierende* Optikusatrophie (Primärläsion im *retro*laminären Optikus: intrakranial oder retrobulbär)
  1. Primäre Optikusprozesse
     - Demyelinisierende Erkrankungen
     - Retrobulbäre Neuritis axialis etc.
  2. Sekundäre Erkrankungen außerhalb des Sehnerven
     - Intrakranielle oder orbitale Tumoren, z. B. Hypophysentumoren
     - Nach retrobulbärer Perineuritis
     - Erhöhter intrakranialer Druck
     - Trauma

II. *Aszendierende* Optikusatrophie (Primärläsion im *prä*laminären Optikus oder Retina
  1. Nach Zentralarterienverschluß
  2. Bei zerebromakulären Dystrophien
  3. Sekundär nach Stauungspapillen
  4. Sekundär nach Papillitis infolge intraokularer Entzündung
  5. Glaukomatöse Optikusatrophie
  6. Nach ischämischen Papillenprozessen
     - Arteriosklerose („Apoplexia papillae")
     - Riesenzellarteriitis
  7. Im Spätstadium tapetoretinaler Degenerationen
  8. Bei allen diffusen Retina-Prozessen mit Verlust der Ganglienzellen

II. Histologie (Abb. 13.11–13.13)

1. Allgemeines

Folgende histopathologische Kriterien kennzeichnen eine Optikusatrophie in verschieden starker Ausprägung: *Verlust der Axone, Verlust der Oligodendrozyten*, d.h. des „Myelinmantels": Die parallele Anordnung der „glialen Säulen" im sagittalen Schnitt des retrolaminären Optikus geht verloren. Stattdessen ist eine profuse Proliferation von Astrozyten *hinter* der Lamina cribrosa, die *Gliose*, zu beobachten (Abb. 13.12d): außerdem die *Erweiterung* des Raumes zwischen dem N. opticus und den Meningen sowie die *Verdickung* der pialen „mesenchymalen" Septen im Optikus (Abb. 13.12b). Bei jeglicher Optikusatrophie erfolgt ein fortschreitender Verlust von Axonen und Myelinhüllen. Obwohl sich die pialen Septen verdicken und retrolaminar eine kompensierende astrozytäre Gliose auftritt, nimmt der Durchmesser des Nerven ab. Dadurch wird der subarachnoidale Raum erweitert. *Bei Demyelinisation* phagozytiert die Mikroglia degenerierte neurale Elemente und wandelt sich in lipidbeladene Makrophagen um. Die Demyelinisation erkennt man in Gewebsschnitten an der kompakten Natur des Nerven. In Routineschnitten hat ein normal myelinisierter intakter Nerv eine schaumige Struktur, weil in der Standardpräparation das Lipid herausgelöst wird. Ist das Myelin infolge von Krankheiten verloren gegangen, liegen die Axone im Optikus viel dichter, da das „schaumige" fettlösliche Myelin fehlt. Bei Spezialfärbungen mit einer Affinität zu Myelin erscheinen die demyelinisierten Gebiete nicht angefärbt. Solche Färbungen sind von besonderem Wert, wenn man den Grad der Demyelinisation zeigen möchte.

Die Gliose des Optikus ist histologisch leicht daran zu erkennen, daß die saubere parallele Reihung der Oligodendrozyten durch proliferierende Astrozyten ersetzt wurde, die sich wahllos und fein verstreut (wie „Pfeffer") im Gewebe des Optikus verteilen. Die Gliose ist eine unspezifische Reaktion auf Prozesse im neuralen Gewebe, wobei „Füllgewebe" an die Stelle des funk-

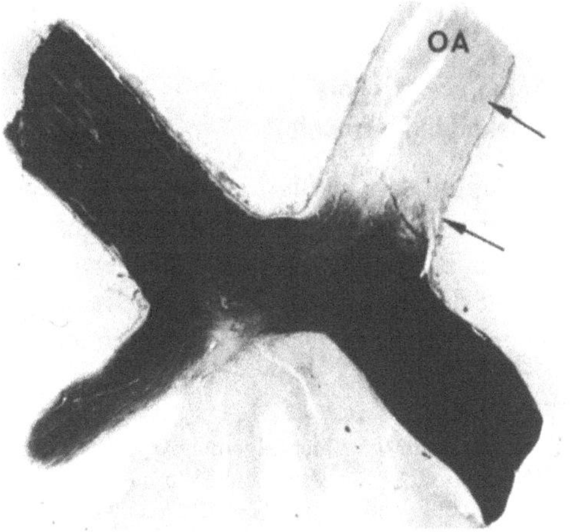

Abb. 13.13. Chiasma nervi optici bei einseitiger Optikusatrophie (*OA*). Myelinfärbung. (Sammlung Stock)

tionierenden Gewebes tritt, nachdem es durch Makrophagen abgeräumt wurde.

2. Sonderformen der Atrophie im Papillenbereich

Die Histopathologie der Atrophie im retrobulbären Anteil des Optikus ist - gleich welcher Ursache - praktisch identisch. Dagegen führt das *unterschiedliche Verhalten der Astrozyten im prälaminären Optikus*, d.h. im Papillenbereich - am besten sichtbar in den üblichen Längsschnitten des Auges - zu charakteristischen Unterformen (Abb. 13.14):

a) Einfache Atrophie

Die Astrozyten verhalten sich weitgehend *passiv* im Rahmen einer einfachen Atrophie. Nach dem relativ plötzlichen Untergang des Axons im gesamten Verlauf zusammen mit der retinalen Ganglienzelle (ANDERSON 1973) kollabiert das Gerüst der Septen und Astrozyten in den freigewordenen Raum *ohne* entzündliche oder makrophagozytäre Reaktion (Apoptose). Kapillaren gehen dabei - wider Erwarten - kaum verloren. Der Durchmesser der retinalen Kapillaren ist aber vermindert (JONAS et al. 1991). Es resultiert eine seichte Abflachung der Papillenoberfläche (QUIGLEY u. ANDERSON 1977; QUIGLEY et al. 1982).

b) Komplexe Atrophie (sog. sekundäre Atrophie)[5]

Nach Papillitis, ischämischem Infarkt der Papille oder einer chronischen Stauungspapille - d.h. bei jedem Prozeß *im* Papillengewebe - folgt auf den Verlust der Axone eine *reaktive Proliferation der Astrozyten* im Sehnervenkopf. Der Verlust an Gewebe wird so teilweise kompensiert. Die proliferierenden Astrozyten wachsen in die juxtapapilläre Retina ein, der Papillenrand wird unscharf.

c) Glaukomatöse Atrophie („Glaukomatöse Exkavation")

Die morphologisch charakteristische Folge *aller* chronischen Glaukome beruht auf dem Verlust *sowohl der Astrozyten als auch der Axone*. Der Schwund des gesamten Papillengewebes entblößt die Lamina cribrosa, die sich zusätzlich schüsselförmig vertieft (s. Kap. 14).

d) Kavernöse Schnabel-Atrophie

Diese sog. „Atrophie" ist Folge eines akuten ischämischen Papillen-Infarktes bei akuten Glaukomen. Der Terminus Atrophie hat allein historische Gründe. In Wirklichkeit liegt hier eine *akute* ischämische Papillennekrose mit Axonverlust vor, in die Hyaluronsäure aus dem Glaskörperraum eingepreßt wird (s. Kap. 14). Später entwickelt sich daraus das Bild der „komplexen" Optikusatrophie (Abb. 13.14; KUBOTA et al. 1993b; HINZPETER u. NAUMANN 1976).

III. Klassifizierung erworbener Optikusatrophien

Klinisch werden Optikusatrophien nach dem ophthalmoskopischen Papillenbefund und nach der vermuteten oder erwiesenen Lokalisation des Primärschadens gegliedert (Tabellen 13.10 u. 13.15).

1. Ophthalmoskopisch (Makroskopisch)

a) Einfache Optikusatrophie

Im Vergleich zum Normalen fehlen nur die Axone, reaktive Prozesse fehlen: Die Papille ist blaß, seicht abgeflacht und von der juxtapapillären Retina *scharf* abgesetzt. Es kommt zu keiner signifikanten Abnahme der papillären Kapillaren, aber zu einem verminderten Kapillardurchmesser, was zu

[5] In der Literatur wird hier allgemein von „sekundärer" Optikusatrophie gesprochen. Wir halten diesen Terminus für wenig sinnvoll, weil *alle* Optikusprozesse „sekundär" zur Atrophie führen. Wir schlagen den Begriff der „komplexen" Atrophie vor, weil hier vor der Lamina cribrosa nicht nur Zellen verschwinden, sonder vermehrt neu entstehen!

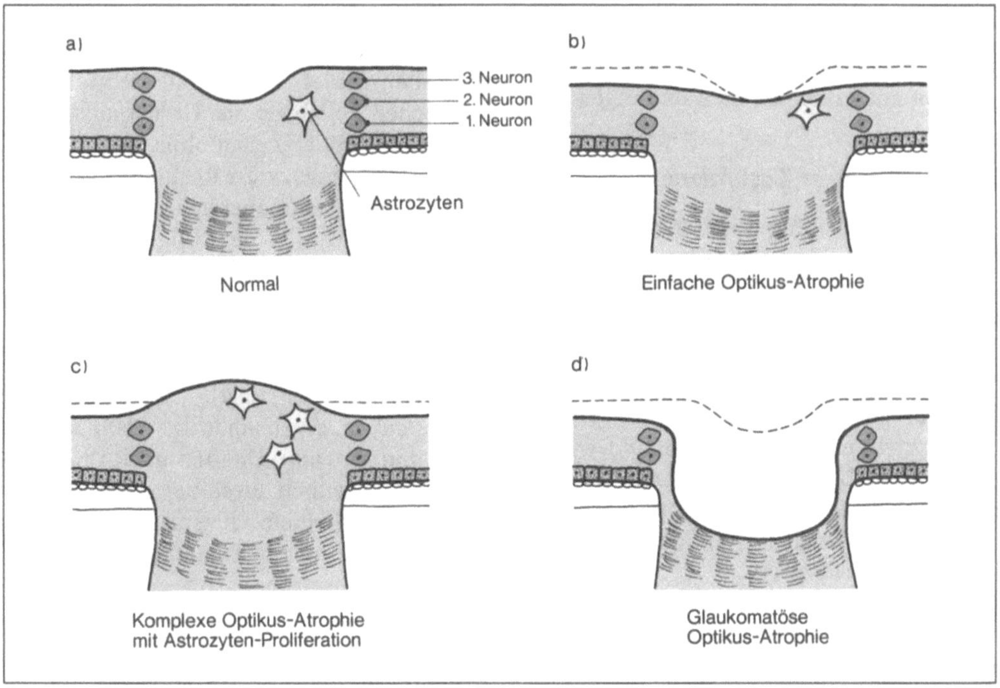

Abb. 13.14. Typen der *prälaminären* Optikusatrophie im *Papillenbereich*: Sternförmige Zellen im Papillenkopf stellen Astrozyten dar. Die retrolaminäre Optikusatrophie ist bei allen Typen gleich (Abb. 14.41)

einer etwa 27%igen Reduktion des von den Kapillaren ausgefüllten Gewebsraumes führt. Wenn diese Reduktion in normalen Sehnerven durch eine Absenkung des Hämatokrits im Tierversuch simuliert wird, entsteht keine Abblassung der Papille. Die blasse Farbe des atrophierten Sehnervenkopfes scheint also durch eine Verminderung des neuralen Gewebes und nicht durch eine Reduktion an Kapillaren hervorgerufen zu werden (QUIGLEY et al. 1982; VEITH u. SACKS 1973). LEVIN et al. (1983) fanden auch nach tumorbedingtem Axonverlust von 30% noch eine normale, nicht-abgeblaßte Papille. Dieser Prozentsatz entspricht etwa dem physiologischen altersbedingten Axonverlust eines 80jährigen (JONAS u. NAUMANN 1993).

b) Komplexe Optikusatrophie (sog. „sekundäre Atrophie")

Der klinisch übliche Begriff der sekundären Atrophie ist unglücklich gewählt, weil alle erworbenen Optikusatrophien Folge anderer Prozesse sind. Durch Vermehrung der Astrozyten ist die Papille weniger abgeflacht und *unscharf* begrenzt.

c) Glaukomatöse Exkavation (bzw. Atrophie)

Der Verlust des gesamten Papillengewebes legt die „siebförmige" weiße Sklerastruktur der Lamina cribrosa frei.

d) „Wachsgelbe" Optikusatrophie bei tapetoretinalen Dystrophien

Diese eigentümliche Atrophie der Papille zeigt an, daß die in den äußeren Retinaschichten beginnende Erkrankung bis in die inneren Netzhautschichten fortgeschritten ist. Die Engstellung der retinalen Arterien fällt hierbei besonders auf. Wie die „wachsgelbe" Farbe der Papille entsteht, ist *unklar*.

e) Kavernöse Optikusatrophie

Sie ist ophthalmoskopisch ein blasses *Papillenödem* mit strichförmigen Blutungen.

2. Pathogenetische Klassifizierung

Jede Optikusatrophie führt zum Untergang der retinalen Ganglienzellen und ihrer Axone, d.h. der „Nervenfasern" im gesamten Verlauf von Optikus, Chiasma und Traktus bis hin zum Corpus geniculatum. Je nachdem, ob die primäre Schädigung die Nervenfaser *vor* oder *hinter* der Lamina cribrosa trifft, spricht man von *aszendierender* Optikusatrophie (bei allen prälaminären Läsionen) und *deszendierender* Optikusatrophie (bei allen Läsionen retrobulbär und intrakraniell) (Tabelle 13.15).

Die zeitlichen Abläufe unterscheiden sich auch im Experiment deutlich (ANDERSON 1973): Der distal von einer Durchschneidung gelegene Teil des Axons – bezogen auf die Ganglienzelle – degeneriert in 2–4 Wochen, der proximale in 4–6 Wochen, d.h. etwa 2 Wochen später. Dieses Verhalten ist auch brauchbar zur Unterscheidung zentrifugaler und zentripetaler Fasern. ANDERSON analysierte die Optikusatrophie an 26 Affen, deren Optikus an der Orbitaspitze chirurgisch durchtrennt wurde (deszendierende Atrophie) sowie 16 weitere, die peripapillär massive Lichtkoagulationen erhielten, die die Nervenfaserschicht unterbrachen (aszendierende Atrophie).

Seine auch für die Klinik der einfachen Optikusatrophien wichtigen Beobachtungen lassen sich wie folgt zusammenfassen:

a) Deszendierende Atrophie

Erst 4–5 Wochen nach Optikusdurchtrennung verändern die retinalen Nervenfasern ihr Aussehen, und die Papille wird blaß. Nach 6 Wochen sind Nervenfasern ophthalmoskopisch nur noch an den großen Gefäßen sichtbar, nach 8 Wochen sind sie komplett verschwunden. Jedes Axon mit Ganglienzelle geht dabei nicht fortschreitend zugrunde, sondern plötzlich auf ganzer Länge simultan. Im erweiterten extrazellulären Raum zwischen Astrozyten und Müller-Zellen findet sich überall Debris. Nach 11 Wochen kollabiert das Gerüst aus Astrozyten und Müller-Zellen ohne entzündliche oder makrophagozytäre Reaktion – mit Ausnahme des Traumabereiches (ANDERSON 1973). Das Myelin der Oligodendrozyten zerfällt langsam; Reste sind noch nach 6 Monaten erhalten (KUPFER 1963). Auch das indirekte Optikustrauma bei Schädelverletzungen bedroht aus obigen Gründen den Visus (LESSELL 1989).

Histologie der temporalen Hemianopsie als „Bandatrophie": UNSÖLD u. HOYT (1980) hatten Gelegenheit diese bei einer 45jährigen Frau mit einem chiasmanahen Prozeß zu analysieren, der zu Amaurose durch komplette Optikusatrophie auf einer Seite, zu temporaler Hemianopsie auf der anderen geführt hatte: zwischen dem Bulbus und der Mitte des orbitalen Sehnervens bestand das Muster der Atrophie in Querschnitten aus einem breitbasigen nasalen und einem schmalbasigen temporalen Sektor, die ein horizontales Band formten. Zum knöchernen Optikuskanal hin nahmen die atrophischen Bündel nur die nasalen und zentralen Anteile des Optikus ein.

b) Aszendierende Atrophie

Im Optikus beobachtete ANDERSON (1973) die gleichen Veränderungen wie bei deszendierendem Verlauf, allerdings bereits 2 Wochen *früher*.

c) Transsynaptische Degeneration und Amblyopie

Im Experiment sieht man nach Frühokklusion eines Auges – dem Modell einer Amblyopie – sogar eine transsynaptische Veränderung im Corpus geniculatum laterale, jedoch *ohne* Optikusatrophie! (VON NOORDEN 1973; VON NOORDEN u. CRAWFORD 1992; VON NOORDEN u. MIDDLEDITCH 1975; WOLTER u. LUND 1968).

VON NOORDEN u. CRAWFORD (1992) beschrieben analoge Befunde beim Menschen in einer klinisch-pathologischen Korrelation. Ein 66jähriger Patient hatte als Kind am linken Auge eine *Amblyopia ex esotropia* entwickelt. Seit etwa dem zweiten Lebensjahr war die Esotropie bekannt. Die Entwicklung der Amblyopie war nur unzureichend therapierbar gewesen, da eine Okklusion nicht toleriert worden war. Der Visus am rechten Auge betrug 1,0 und am linken Auge 0,1. Mehrmalige Fundusuntersuchungen zeigten einen normalen Befund, eine Optikusatrophie wurde nicht berichtet. Nach dem Tod des Patienten wurden die Corpora geniculata laterales untersucht und die Zellgrößen in den einzelnen Schichten der Corpora bestimmt. Im ipsilateralen Corpus geniculatum laterale zeigte sich eine signifikante Zellschrumpfung in den Schichten 2, 3 und 5, die ungekreuzte Fasern von der temporalen Netzhauthälfte des amblyopen Auges erhielten. Diese Unterschiede waren im kontralateralen rechten Corpus geniculatum laterale weniger ausgeprägt.

Interessant, aber bisher wenig studiert, sind die Fragen einer deszendierenden Degeneration über die retinalen Synapsen hinweg. Van Buren (1963) beschreibt bei 2 Affen 20 Monate nach Durchschneidung des Chiasmas nicht nur einen Verlust der retinalen Ganglienzellen, sondern auch eine Reduktion der Bipolarenschicht! Bei einem weiteren Tier sah er 48 Monate sogar nach Entfernung des Okzipitallappens eine deutliche Verminderung der entsprechenden retinalen Ganglienzellen. Möglicherweise spielen hierfür zentrifugale Fasern (Wolter u. Lund 1968) eine Rolle. Umgekehrt tritt nach Optikusdurchtrennung eine deutliche Degeneration der Neurone im Corpus geniculatum auf und sogar eine Verdünnung der Gennari-Linie in der Calcarina-Region (s. Van Buren 1963).

Literatur: Seitz 1963 1974; Walsh 1966; Wolter 1957.

E. Tumoren des Nervus opticus

Aus klinischer Sicht unterscheidet man prälaminäre, d.h. ophthalmoskopisch sichtbare Papillentumoren und retrobulbäre Tumoren, die nur mit Hilfe der Echographie bzw. Röntgenuntersuchung erkennbar sind (Tabelle 13.16).

I. Prälaminäre Papillentumoren

Tumoren des Sehnervenkopfes können in pigmentierte und nichtpigmentierte gegliedert werden.

1. Pigmentierte Papillentumoren

Pigmentierte Tumoren des Sehnervenkopfes wurden bis vor wenigen Jahren überwiegend als maligne Melanome angesehen. Heute wissen wir, daß sie in der Mehrzahl gutartig sind. Alle pigmentierten Papillenprozesse leiten sich von uvealen Melanozyten oder vom retinalen Pigmentepithel ab.

a) Melanozytom der Papille (melanozytärer Naevus)

Während maligne Melanome bei Schwarzen verhältnismäßig selten vorkommen, werden die benignen Melanozytome vor allem bei

Tabelle 13.16. Tumoren des Nervus opticus

I. Prälaminäre Tumoren (intraokular): Papillentumoren
   1. *Pigmentiert*
      - Melanozytom
      - Malignes Melanom der Choroidea, auf die Papille übergreifend
      - Pigmentepitheliale Proliferation und Neoplasie
   2. *Nichtpigmentiert*
      - Drusen
      - Hamartome, gewöhnlich assoziiert mit Phakomatosen
      - Echte Gliome des Optikus
      - Retinoblastom, invasiv aus benachbarter Retina
      - Metastatischer Tumor im N. opticus

II. Tumoren, gewöhnlich vom *retro*bulbären Anteil des N. opticus ausgehend
   1. Optikusgliom
   2. Meningeom
   3. Zimmerman-Choristom

ihnen sowie bei dunkel pigmentierten Individuen beobachtet. Der Tumor tritt in Mitteleuropa noch seltener auf als in Nordamerika (NAUMANN 1966). Das meist schwarz pigmentierte, exzentrisch temporal unten in der Papille sitzende Melanozytom greift mit seinen Ausläufern auf die juxtapapilläre Retina über (Abb. 13.15). Es stellt eine Sonderform im Spektrum der uvealen Naevi dar und läßt sich von Hyperplasien und Neoplasien des retinalen Pigmentepithels abgrenzen (Tabelle 13.17; ZIMMERMAN 1961; ZIMMERMAN u. GARRON 1962; ZIMMERMAN 1965).

Das Hamartom wächst entweder gar nicht oder nur sehr langsam (HOWARD u. FORREST 1967; WALSH u. PACKER 1971). Bei voller Sehschärfe erklärt sich die geringfügige Vergrößerung des blinden Flecks aus einer Druckatrophie weniger Nervenfasern im Optikus sowie der Abschirmung juxtapapillärer retinaler Rezeptoren durch pigmentierte Tumorzellen (WIZNIA u. PRICE 1974). Nur ausnahmsweise sieht man Blutungen in den Tumor hinein (ZIMMERMAN 1965). Eine maligne Transformation wurde vereinzelt beobachtet (SHIELDS et al. 1990; ROTH 1978).

ZIMMERMAN (1965) hat die Papillenmelanozytome als atavistische Progonome gedeutet, da bei niederen Wirbeltieren die Papille viel stärker pigmentiert ist als beim Menschen. Die uvealen Melanozyten der Lamina cribrosa gehen allmählich in die benachbarte Aderhaut über. Melanozytome sind im Grunde nur eine Sonderform im Spektrum der uvealen Naevi in der Aderhaut und im Ziliarkörper (NAUMANN et al. 1966a, b; ZIMMERMAN 1965). Abgesehen vom Melanozytomtyp sind andere Naevi der Papille extrem selten (O'DONELL u. GREEN 1976).

Histologisch ist der Tumor fast ausschließlich aus den ausgesprochen großen plumpen, polygonalen Naevuszellen aufgebaut, deren Zytoplasma mit uvealen Pigmentgranula angefüllt ist, so daß der Zellkern nicht beurteilt werden kann. Die Schwierigkeiten bei der Ausbleichung des Pigments machen es verständlich, warum früher beschriebene pigmentierte Papillentumoren dieser Art als maligne Melanome mißgedeutet wurden. Sobald der harmlos aussehende, kleine, runde bis ovale Nukleus wirklich gut sichtbar wird, ist die histologische Diagnose eines Melanozytoms klar. Charakteristischerweise entstehen keine schwerwiegenden Veränderungen in der Netzhaut oder im Sehnerven. Fokale retrolaminäre Atrophien kommen aber vor (NAUMANN 1966). Die Gutartigkeit des Melanozytoms der Papille ist durch langfristige

Tabelle 13.17. Klinische Differentialdiagnose pigmentierter Papillentumoren. (Aus NAUMANN 1966)

Funktion des Auges	Farbe des Tumors	
	Schwarz oder schwarzbraun	Grau oder graubraun
Sehschärfe normal	*Melanozytom*	1. Benigne Hyperplasie des retinalen Pigmentepithels
Vergrößerung des blinden Flecks		2. Melanozytom tief im Gewebe des Sehnervenkopfes
Deutliche Sehherabsetzung	1. Malignes Melanom der juxtapapillären Aderhaut oder der Papille	1. Malignes Melanom der juxtapapillären Aderhaut oder der Papille
Ausgedehnte Gesichtsfeldausfälle	2. Gutartige Hyperplasie oder Neoplasie des retinalen Pigmentepithels 3. Melanozytom mit ungewöhnlicher zentraler Nekrose	2. Benigne Hyperplasie des retinalen Pigmentepithels 3. Malignes Neoplasma des retinalen Pigmentepithels

Nachuntersuchungen bewiesen. Zytologisch identische Tumoren lassen sich auch in der Aderhaut und besonders im Ziliarkörper beobachten (NAUMANN et al. 1966a; s. Kap. 8).

b) Malignes Melanom der Choroidea, auf den Papillenkopf übergreifend

Juxtapapilläre maligne Melanome der Choroidea können auf den Papillenkopf übergreifen und von hier weiter nach vorn auf den Glaskörper. Häufiger wachsen sie jedoch rückwärts durch die Lamina cribrosa, welche wie die Bruch-Membran als Flaschenhals wirkt, durch den sich das neoplastische Gewebe im Nervengewebe verteilt (HOGAN u. CORDES 1949; SPENCER 1975; Abb. 13.16).

c) Reaktive juxtapapilläre Pigmentepithel-Proliferation

Diese Proliferation des juxtapapillären retinalen Pigmentepithels zeigt typische fingerförmige Fortsätze entlang der retinalen Nervenfasern bzw. Axone (Abb. 13.17 u. Kap. 4 u. 8). Eine graue Schicht glialer Reaktion verdeckt oft die Pigmentierung (VOGEL et al. 1969). Diese benignen Pigmentläsionen können sich langsam vergrößern und zu Visusverlust führen.

Literatur: ALBERT et al. 1972; BLODI et al. 1965; KURZ u. ZIMMERMAN 1962; VOGEL u. WESSING 1973.

d) Klinische Differentialdiagnose pigmentierter Papillentumoren

Ein Melanozytom des Sehnervenkopfes bedingt ein scharf umrissenes klinisches Krankheitsbild, das sich von pigmentierten malignen Neoplasmen der Papille abgrenzen läßt (NAUMANN 1966). Zwei Tumorgruppen können voneinander getrennt werden:

Tumoren, die von den *uvealen Melanozyten* der Lamina cribriformis ausgehen und jene von der juxtapapillären Aderhaut. Eine scharfe Grenzziehung zwischen diesen beiden Lokalisationen ist meist nicht möglich.

Maligne Melanome, die im Sehnervenkopf entstanden, wurden nur vereinzelt zuverlässig dokumentiert (POTTER et al. 1996). Juxtapapilläre maligne Melanome der Aderhaut, die in die Papille einwuchern, sind dagegen nicht so selten (s. Kap. 8). Sie sind weniger stark und ungleichmäßiger pigmentiert und führen früh durch schnelle Invasion zu schwerwiegenden Funktionsausfällen. Außerdem verursachen sie auch schwerste degenerative Veränderungen der darüberliegenden Netzhaut (SAUTTER u. NAUMANN 1966).

Tumoren des juxtapapillären retinalen Pigmentepithels (s. Kap. 8 u. Abb. 13.17). Benigne reaktive Hyperplasien gehen vom juxtapapillären retinalen Pigmentepithel aus und erzeugen einen grauen oder dunkelbraun bis schwarzen Papillenprozeß, Papilla nigra. Die graubraune Farbe erklärt sich aus der reaktiven Gliose zwischen den reihenförmig angeordneten Pigmentepithelzellen (DAICKER u. KREUZER 1981; VOGEL et al. 1969). Die Skotome variieren sehr.

Maligne Neoplasmen des retinalen Pigmentepithels gehören zu den größten Seltenheiten der ophthalmologisch-pathologischen Literatur (TSO u. ALBERT 1972). SHIELDS et al. (1994) beobachtete ein Adenokarzinom des retinalen Pigmentepithels, das aus einer chorioretinalen Narbe hervorging.

Beim Vorliegen eines fraglichen pigmentierten Papillentumors ist – im Hinblick auf die Rarität von malignen Neubildungen – eine sofortige Enukleation niemals angezeigt.

Eine Übersicht, orientiert an der Farbe des Tumors und der Funktion des Auges, versucht, die klinische Differentialdiagnose pigmentierter Sehnerventumoren zu erleichtern (Tabelle 13.17).

2. Nichtpigmentierte Tumoren der Papille

Von größter prognostischer Bedeutung ist die Invasion der Papille und des Optikus beim Retinoblastom. Unter 814 Retino-

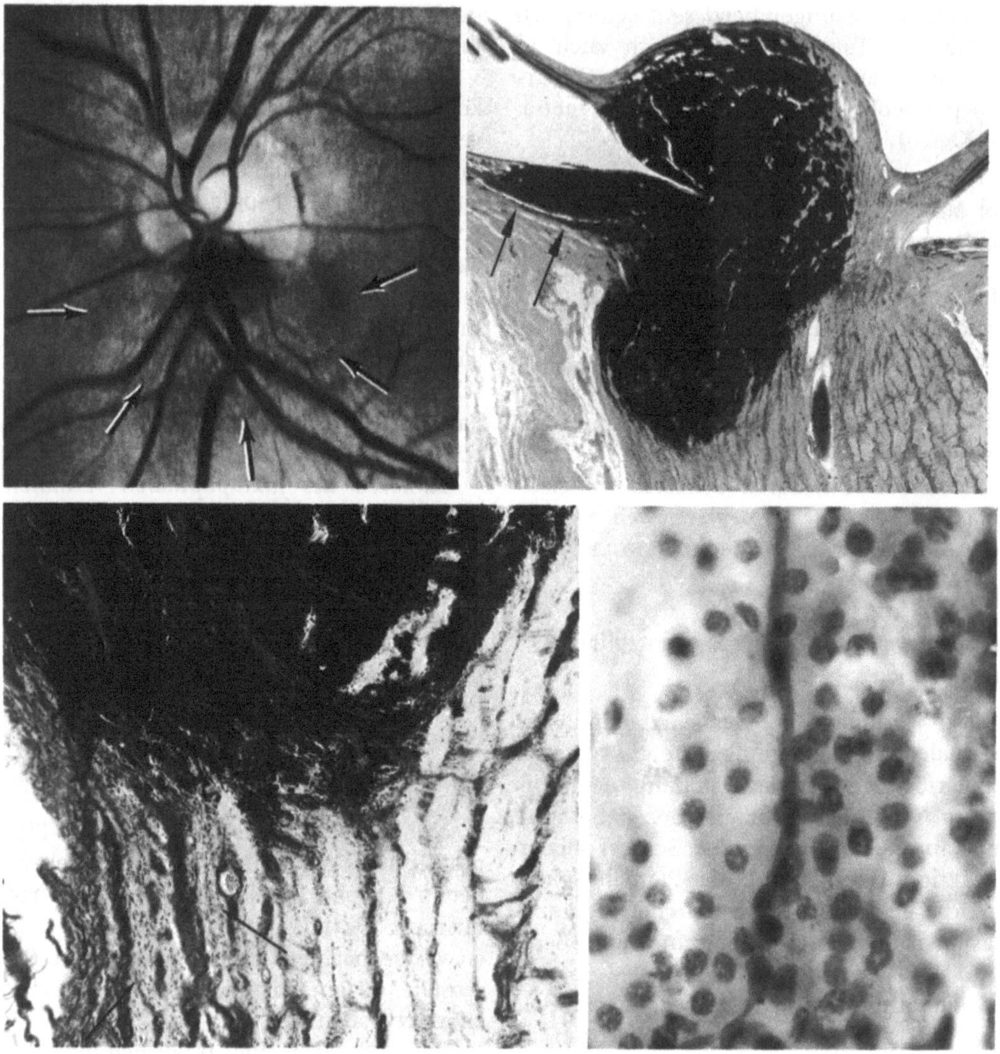

a b c d

Abb. 13.15 a–d. Melanozytom (magnozellulärer Naevus) der Papille. **a** Ophthalmoskopischer Befund eines Melanozytoms der Papille mit Ausläufern in die Choroidea (*Pfeile*). **b** Sagittalschnitt des massiv pigmentierten Tumors mit Ausläufern zur juxtapapillären Choroidea (*Pfeile*). **c** Ausschnitt aus **b**. Hinter dem benignen pigmentierten Tumor umschriebene Optikusatrophie (*Pfeile*). **d** Im depigmentierten Präparat erkennt man die kleinen kompakten runden Kerne in polygonalen Zellen mit reichlich Zytoplasma. (Aus NAUMANN 1966)

blastom-Patienten zeigten 240 eine Ausbreitung in den Optikus: die Mortalität betrug im Stadium I 10 %; II (29 %); III 42 %; IV 78 %. Das Lebensalter bei Diagnosestellung wirkte sich auf die Mortalität aus (MAGRAMM et al. 1989). Die benignen glialen Hamartome (Abb. 13.18) bei Phakomatosen sind differentialdiagnostisch abzugrenzen (MANSCHOT 1954; SPENCER u. BORIT 1967; s. Kap. 16). Papillentumoren treten auch beim v. Hippel-Lindau-Syndrom auf (VOGEL 1965). Medulloepitheliome der Papille sind beschrieben worden (GREEN et al. 1974)

Am häufigsten sind Papillen-*Pseudotumoren*, die als Stauungspapille Verwirrung stiften können. *Riesendrusen* in der Papillenoberfläche sind verkalkte astrozytäre

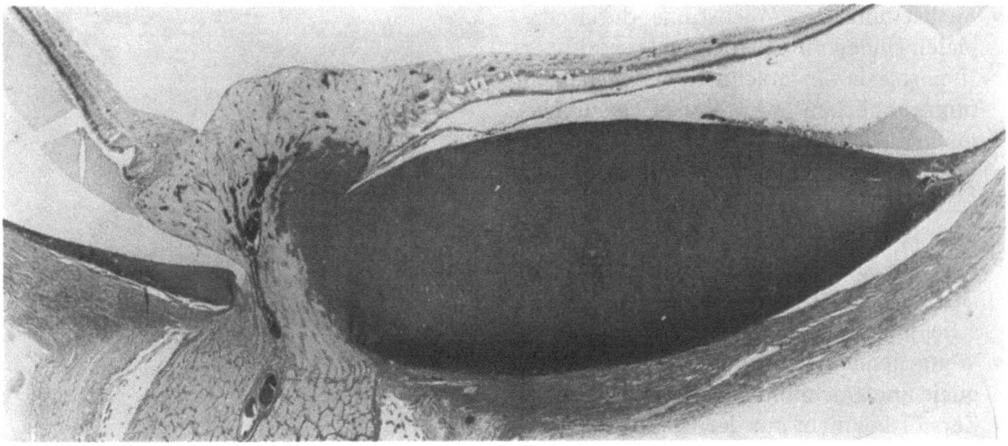

Abb. 13.16. Invasion eines juxtapapillären malignen Melanoms der Choroidea in den Optikus

Hamartome bei Phakomatosen. *Tiefe Drusen*[6] der Papille sind zellfreie, basophile, laminierte, kristalline Ablagerungen vor der Lamina cribrosa, die eine Stauungspapille vortäuschen können (Wolter u. Liss 1957).

II. Retrobulbäre Optikustumoren

1. *Gliome des Nervus opticus* (Abb. 13.19)

Die echten Gliome des Optikus entstehen in der Orbita; sie kommen aber auch weiter zentral in Chiasma und Tractus opticus vor und sonst im zentralen Nervensystem. Gliome des Nervus opticus treten gewöhnlich im ersten Lebensjahrzehnt bevorzugt bei Mädchen auf, etwa 10–30% bei der Neurofibromatose (Reese 1971). Unter 65 Kindern mit Neurofibromatose Typ I ohne okuläre Symptome ergab die Computertomographie bei 10 Kindern Optikusgliome: 3mal unilateral, 4mal bilateral und 4mal eine Chiasmabeteiligung (Listernick et al. 1989). Eine intraokuläre Aussaat wurde beobachtet (de Keizer et al. 1989). Seltener werden sie bei Erwachsenen beobachtet, oft mit relativ benignem Verlauf (Wulle et al. 1989). Unter 217 Patienten mit Neurofibromatose fanden sich bei 15% Gliome des vorderen visuellen Systems (Lewis et al. 1984).

Die klinischen Symptome lassen sich direkt auf den raumfordernden intraorbitalen Prozeß zurückführen: Ein einseitiger Exophthalmus, meist geradeaus nach vorne oder nach temporal, Strabismus und Visusverlust. Papillenödem und später Optikusatrophie sind stets vorhanden, nicht selten entwickelt sich ein retinaler Zentralvenenverschluß. Röntgenologisch fällt eine Vergrößerung des Foramen opticum auf. Sind Chiasma und intrakraniale Anteile des Tractus opticus betroffen, weisen klinische Symptome auf die zerebrale Beteiligung hin, z.B. Krämpfe, Ataxie, Persönlichkeitsveränderungen und Hydrozephalus, Pubertas praecox und Diabetes insipidus.

Histologie

Davis (1939, 1940) beschreibt fünf verschiedene Stadien:

- Generalisierte Hyperplasie der glialen Zellen innerhalb des Nerven.

[6] Beide unterscheiden sich somit voneinander durch Lokalisation, Größe und den Bezug zu Systemveränderungen. Drusen des retinalen Pigmentepithels sind Basalmembran-Verdickungen ganz anderer Art.

- Ausbreitung des Wachstums durch die pialen Hüllen mit nachfolgender reaktiver Hyperplasie der arachnoidalen Zellen in tumorähnlichen Formationen: *„meningotheliale Reaktion"*.
- Weitere Ausdehnung des Tumors in den arachnoidalen Raum hinein. Die glialen und arachnoidalen Gewebselemente vermischen sich so sehr, daß es schwierig ist, sie sauber voneinander zu unterscheiden.
- Weitgehende Zerstörung der Hüllen durch gliale und arachnoidale Zellen.
- Zerstörung nicht nur der Hüllen, sondern auch des Nervenstammes. Es bildet sich ein kugel- oder spindelförmiger Tumor mit glatter Oberfläche zwischen Bulbus und Canalis opticus. Gelegentlich wächst der Tumor asymmetrisch; der Sehnerv erscheint dann äußerlich fast normal und verläuft tangential auf der Tumoroberfläche.

Die reaktive Proliferation der arachnoidalen meningothelialen Zellen führt zur Vergrößerung des Canalis opticus, die also keineswegs einen Beweis für eine intrakraniale Ausbreitung darstellt. *Die reaktive meningotheliale Hyperplasie kann sich weit über die Grenzen des Tumors hinaus fortsetzen und so extrem ausgeprägt sein, daß es schwierig wird zu entscheiden, ob ein Gliom oder ein Meningeom vorliegt.* Dies gilt vor allem dann, wenn nur eine kleine Probeexzision vorgenommen wird, die von der Tumoroberfläche nur die meningeale Reaktion erfaßt.

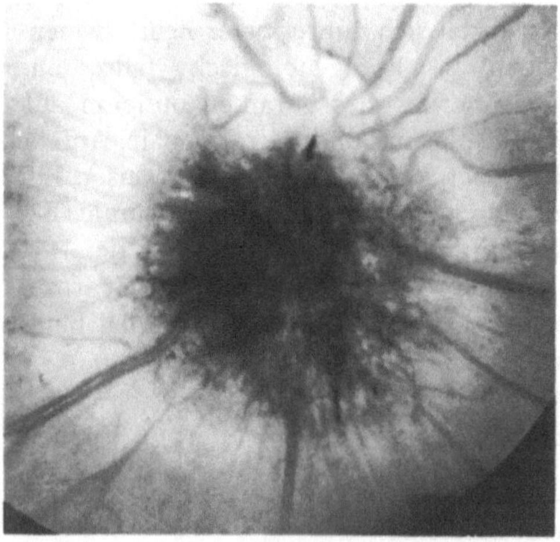

Abb. 13.17. Reaktive Proliferation des retinalen Pigmentepithels mit typischen fingerförmigen Fortsätzen entlang der retinalen Axone (Infrarotphotographie)

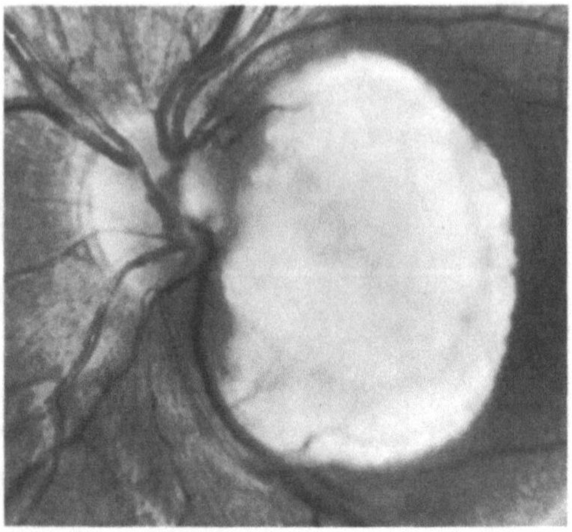

Abb. 13.18. Gliales Hamartom („Astrozytom") am Papillenrand bei tuberöser Sklerose

Nach der *Cushing-Baily-Klassifikation* glialer Tumoren des Gehirns ist das Gliom des Optikus ein *Astrozytom* ersten Grades (auch als juveniles pilozytisches Astrozytom bezeichnet). Diese Tumoren wachsen langsam und zeigen keine Neigung zur Metastasierung.

Histologisch ist der Tumor aus runden bis spindelförmigen Zellen zusammengesetzt, deren Kerne in gewisser Weise jenen der glialen Zellen des normalen Optikus ähneln und stellenweise an eine reaktive Gliose erinnern. Die glialen Zellen mit fibrillären Fortsätzen im Zytoplasma sind wesentlich vermehrt und wahllos angeordnet. Es besteht minimaler Pleomorphismus, und Mitosen sind selten. Häufig finden sich „Rosenthal-Fasern" als fusiforme, langgezogene oder zigarrenförmige, tief eosinophile Strukturen. Wie bei intrazerebralen Astrozytomen bilden sich mukopolysaccharid-enthaltende Mikrozysten innerhalb des Tumors, wohl als Folge von Nekrosen (DUTTON 1994; MARQUARDT u. ZIMMERMAN 1982).

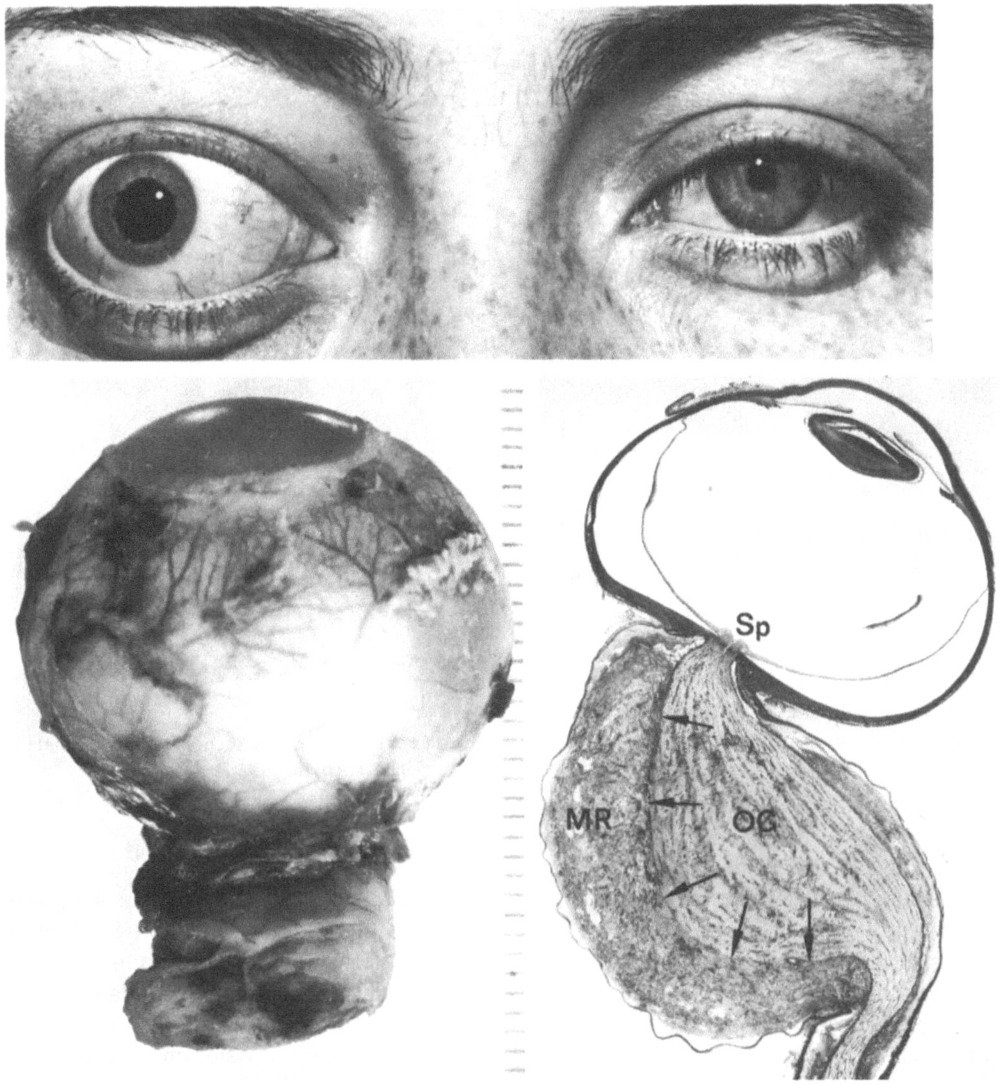

a

b

c

Abb. 13.19 a – c. Optikusgliom. **a** Klinisches Bild: Protrusio bulbi nach vorn mit innerer Okulomotoriusparese. **b** Enukleationspräparat: monströse Auftreibung des Optikus und der Meningen. **c** Sagittalschnitt: Das astrozytäre Optikusgliom (*OG*) erzeugt eine ballonförmige Auftreibung des Optikus bis zur Pia mater (*Pfeile*), sowie eine meningotheliale Reaktion (*MR*). Bei zu oberflächlicher Probeexzision bis einschließlich dieser meningothelialen Reaktion kann der Prozeß als Meningeom fehlgedeutet werden

Hoyt u. Baghdassarian (1969) deuten in ihrer Analyse von 36 Patienten Optikusgliome als Hamartome. Die Gliome expandieren gewöhnlich ohne Invasion in das umliegende Gewebe. Zweierlei ist nach ihrer Ansicht verantwortlich für ihr Wachstum: 1. Die *kollaterale* Hyperplasie der benachbarten Glia, des Bindegewebes und der Meningen und 2. die Produktion von intrazellulärer und extrazellulärer Mukosubstanz. Da keine Mitosen vorhanden sind, beweist dies, daß diese Tumoren sich nicht durch Zellteilung oder Invasion vergrößern. Die Autoren empfehlen daher eine möglichst konservative Therapie. Eine Nachuntersuchung dieser 36 Patienten 15 Jahre später ergab, daß von 28 Patienten mit einer Beteiligung des Chiasmas 5 an dem Gliom verstorben waren, und zwar sowohl

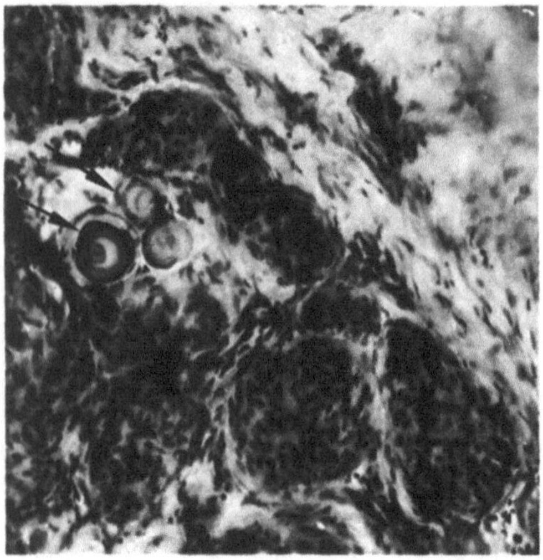

Abb. 13.20. Typisches Meningeom des Sehnerven mit Psammomkörperchen (*Pfeile*)

mit als auch ohne Neurofibromatose. Die vitale Prognose ist also nicht so gut wie ursprünglich angenommen (IMES u. HOYT 1986).

Maligne Optikusgliome stellen Ausnahmen dar (HAMILTON et al. 1973; MANOR et al. 1976). Eine Exzision ist erst dann angezeigt, wenn die Protrusio extreme Formen annimmt, der Versuch einer Erhaltung des Bulbus ist gerechtfertigt. Eine kombinierte Strahlen- und Chemotherapie wird empfohlen (ALBERS et al. 1988). Ein malignes Gliom des Chiasma trat bei einem 41jährigen Mann 8 Jahre nach Strahlentherapie eines Prolaktinoms auf (HUFNAGEL et al. 1988). Auch bei Chiasmagliomen warnen HOYT u. BAGHDASSARIAN (1969) vor einer Probeexzision, weil die Diagnose klinisch mit ausreichender Sicherheit gestellt werden kann und eine Biopsie die Morbidität und Mortalität erhöht.

Literatur: ALBERS et al. 1988; ANDERSON u. SPENCER 1970; BERGIN et al. 1988; BOLES et al. 1958; DUTTON 1994; EGGERS et al. 1976; FRISEN et al. 1973; GLASER et al. 1971; HOLLENHORST et al. 1978; MARTUZA et al. 1977; MILLER et al. 1974; MULLANEY et al. 1976; SARAN u. WINTER 1967.

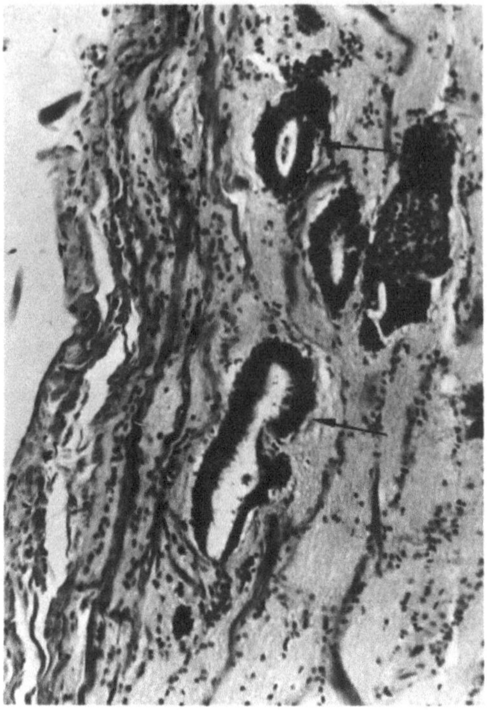

Abb. 13.21. Metastatisches Adenokarzinom (*Pfeile*) im Sehnervenparenchym

2. Meningeome des Nervus opticus

Das Meningeom des Optikus ist selten und gehört in die Differentialdiagnose orbitaler Tumoren (HENDERSON u. CAMPBELL 1977). KARP et al. (1974) haben betont, daß es zwei Arten von Meningeomen in der Orbita gibt: 1. Am häufigsten gehen sie vom Kranium aus und reichen erst sekundär in die Orbita. 2. Die von den Meningen des Optikus in der Orbita oder im Canalis opticus sind dagegen seltener.

Im Zentralnervensystem gibt es wesentlich mehr Gliome als Meningeome, in der Orbita sind Meningeome für etwa 3–10% des tumorbedingten einseitigen Exophthalmus verantwortlich (HENDERSON 1973). Unter 25 primären intraorbitalen Meningeomen überwogen Frauen im Verhältnis von 5:1, und das mittlere Alter betrug 38 Jahre. Immerhin waren 40% der Patienten unter 20 Jahre und 24% unter 10 Jahre alt (KARP et al. 1974). Dagegen werden intrakranielle Meningeome sehr selten bei Kindern gesehen. Klinisch fallen, in 5% doppelseitig, Visusverlust mit peripheren Skotomen, über Jahre progressiver Exophthalmus sowie Optikusatrophie mit *atypischen Shunt-Gefäßen* bzw. optikoziliaren Venen (FRISEN et al. 1973; HOLLENHORST et al. 1978; SLEZAK u. KENYERES 1968), Lidödeme, Muskellähmungen, Retinafalten und Hypertrophie oder Hyperostosis der knöchernen Wände der Orbita auf. Die Meningeome des Optikus treten bei der Neurofibromatose häufiger auf als bei der allgemeinen Bevölkerung – ebenso wie die Gliome. Eine intraokulare Ausbreitung wurde dokumentiert (CIBIS et al. 1985; DUTTON 1992).

Histologie (Abb. 13.20)

Ein Meningeom wächst als exzentrischer Knoten am Optikus nach vorn und nach hinten oder umfaßt und komprimiert ihn wie ein Kragen. Die histologischen *Wachstumsformen* gleichen denen intrakranialer Meningeome (MARQUARDT u. ZIMMERMAN 1982):

- *meningotheliomartig* oder synzytial (solide Zellschichten, z.T. wirbelförmig angeordnet);
- *psammomatös* (wirbelförmige Grundmuster von Zellen mit reichlich Psammom-Körperchen bzw. Corpora arenacea[7], die man auch in der normalen Arachnoidea findet;
- *fibroblastisch;*
- *angioblastisch;*
- *gemischt* oder Übergangsform, eine Kombination obiger Formen.

Tatsächlich sind die meisten intraorbitalen Meningeome entweder meningotheliomatös oder vom gemischten Typ. Fibroblastische und angioblastische Typen sieht man selten primär in der Orbita. Meningeome, die in der alten Literatur als „durale Endotheliome" bezeichnet wurden, entstehen aus den meningoendothelialen Zellen der Arachnoidea. Diese „Meningozyten" befinden sich in Nestern an der Spitze von Zotten der Arachnoidea.

Symptomatische Meningeome der Orbita erfordern eine Kombination von Chirurgie und Strahlentherapie, wie aus einer Serie von 38 Patienten hervorgeht (KENNERDELL et al. 1988). Die mikrochirurgische Entfernung von Meningeomen am vorderen visuellen System kann offenbar Sehfunktion erhalten (ROSENBERG u. MILLER 1984). Orbitale Meningeome in der Kindheit sind aggressiver als beim Erwachsenen.

Literatur: ANDERSON 1969a; BRANDT u. BEISNER 1970; DUTTON 1992; ELLENBERGER 1976; GODER et al. 1961; JENSEN 1966; RODRIGUES et al. 1976; WOLTER u. BENZ 1976; WRIGHT 1977.

3. *Zimmerman-Choristom des retrobulbären Optikus*

Fettgewebe und glatte Muskulatur können hierbei das normale Gewebe des Optikus ersetzen (ZIMMERMAN et al. 1983).

4. Metastatische Tumoren im Optikus

Bei generalisierter Metastasierung führen Absiedlungen im Optikus (Abb. 13.21) zu verwirrender klinischer Symptomatik (CRAWFORD u. REESE 1969; GALLIE et al. 1975; GARRITY et al. 1989; KATTAH et al. 1993; REIM et al. 1988; SUSAC et al. 1973).

5. Verschiedene

MANSCHOT (1969) beschreibt Neuroblastome, NOVER u. ZÜLCH (1960) Spongioblastome, MILLER u. GREEN (1975) arachnoidale Zysten (NERAD et al. 1988), juvenile Xanthogranulome, Hämangioblastome (WERTZ et al. 1982).

---

[7] Die PAS-positiven Corpora amylacea *im* Optikus und der retinalen Nervenfaser-Schicht sind Residuen degenerierter Axone retinaler Ganglienzellen und können als Indikatoren der Optikusatrophie angesehen werden (KUBOTA et al. 1993; s. Kap. 14).

Literatur

A. Monographien

Albert DM, Jacobiek FA. Principles and practice of ophthalmology. Philadelphia, London, Toronto, Montreal, Sidney, Tokyo: Saunders 1994

Apple DJ, Rabb MF. Ocular Pathology. St. Louis, Mosby 1978

Bonamour G, Bregeat P, Bonnet M, Juge P. La papille optique. Paris: Masson & Cie 1968

Brodsky MC, Baker RS, Hamed LM. Pediatric Neuro-Ophthalmology. New York: Springer 1996

Burde RM, Savino PJ, Trobe ID. Clinical decisions in neuro-ophthalmology, St Louis, Toronto, Princeton: Mosby 1985

Gloor B. Automatische Perimetrie. Bücherei des Augenarztes, Band 110, Stuttgart: Enke 1994

Goder G. Durchblutungsstörungen des Auges und Biopsie der Arteria temporalis. Leipzig: VEB-Thieme 1968

Hayreh SS. Anterior ischemic optic neuropathy. Berlin-Heidelberg-New York: Springer 1975

Henderson JM. Orbital tumors. London: Saunders 1973

Hogan MJ, Zimmerman LE (eds). Ophthalmic Pathology. An Atlas and Textbook, 2nd edn. Philadelphia: Saunders 1962

Huber A. Augensymptome bei Hirntumoren. Bern, Stuttgart: Hans Huber 1956

Jaeger W (Hrsg). Periphere Sehbahn. 72. Ber Dtsch Ophthal Ges, München: Bergmann 1974

Jonas JB. Biomorphometrie des Nervus opticus. Stuttgart: Enke 1989

Kyrieleis W. Augensymptome bei Nervenkrankheiten. Berlin: Walter de Gruyter 1954

Lindenberg R, Walsh FB, Sacks JG. Neuropathology of vision. An Atlas. Philadelphia: Lea & Febiger 1973

Miller, NR (Hrsg.) Walsh and Hoyt's: Clinical neuro-ophthalmology, 4. Auflage. Baltimore, London: Williams & Wilkins 1985

Robert Y. Die klinischen Untersuchungsmethoden der Papille. In: Bücherei des Augenarztes Bd 108, Stuttgart: Enke 1985

Sachsenweger R. Neuroophthalmologie. Stuttgart: Thieme 1975

Schmidt D. Arteriitis temporalis HORTON, Freiburg, Elephas 1995

Varma R, Spaeth GL. The optic nerve in glaucoma. Philadelphia: Lippincott 1993

Wollensak J. Arteriitis temporalis. Bücherei des Augenarztes. Heft 87. Stuttgart: Enke 1981

B. Zeitschriften- und Buchartikel

Acers TE. Optic nerve hypoplasia. Septo-optic-pituitary dysplasia syndrome. Trans Am Ophthalmol Soc 1981; 79:425

Aiello PD, Trautmann JC, McPhee TJ, Kunselman AR, Hunder GG. Visual prognosis in giant cell arteritis. Ophthalmology 1993; 100:550-555

Albers GW, Hoyt WF, Forno LS, Shratter LA. Treatment response in malignant optic glioma of adulthood. Neurology 1988; 38:1071

Albert DM, Gaasterland DE, Caldwell JBH, Howard RO, Zimmerman LE. Bilateral metastatic choroidal melanoma, nevi and cavernous degeneration. Arch Ophthalmol 1972; 87:39

Albert DM, Ruchman MC, Keltner JL. Skip areas in temporal arteritis. Arch Ophthalmol 1976; 94: 2072-2077

Ali BH, Logani S, Kozlov KL, Arnold AC, Bateman B. Progression of retinal nerve fiber myelination in childhood. Am J Ophthalmol 1994; 118:515-517

Anderson DR, Hendrickson A. Failure of increased intracranial pressure to affect rapid axonal transport at the optic nerve head. Invest Ophthalmol Vis Sci 1977; 16:423

Anderson DR. Ultrastructure of meningeal sheaths. Arch Ophthalmol 1969 a; 82:659

Anderson DR. Ultrastructure of human and monkey lamina cribrosa and optic nerve head. Arch Ophthalmol 1969 b; 82:800

Anderson DR, Spencer WH. Ultrastructural and histochemical observations of optic nerve gliomas. Arch Ophthalmol 1970; 83:324

Anderson DR. Ascending and descending optic atrophy produced experimentally in squirrel monkeys. Am J Ophthalmol 1973; 76:693

Angell M. Multiple sclerosis and the ingelfinger rule. N Engl J Med. 1983; 308:217-218

Ashford AR, Donev I, Tiwari RP, Garrett TJ, Reversible ocular toxicity related to tamoxifen therapy. Cancer 1988; 61:33-35

Ashton-Key MR, Gallagher PJ. False negative temporal artery biopsy. Am J Surg Pathol 1992; 16:634-635

Baker RS, Carter D, Hendrick B, Buncie JR. Visual loss in pseudotumor cerebri in childhood. A follow-up study. Arch Ophthalmol 1985; 103:1681-1686

Balazsi AG, Rootman J, Drance SM, Schulzer M, Douglas GR. The effect of age on the nerve fiber population of the human optic nerve. Am J Ophthalmol 1984; 97:760-766

Barrier J, Bignon J-D, Soulillou J-P et al., Increased prevalence of HLA-Dr4 in giant cell arteritis. N Engl J Med 1981; 305:104-105

Barthelmeß-Mösler S, Völcker HE. Iritis und Opticus-Meningitis - Erstsymptome einer Lues latens. Klin Monatsbl Augenheilkd 1987; 190:196-198

Beck RW, Cleary PA, Anderson MM Jr et al. A Randomized, Controlled Trial of Corticosteroids in the Treatment of Acute Optic Neuritis. N Engl J Med 1992; 326:581-588

Beck RW, Cleary PA, Trobe JD et al. The effect of corticosteroids of acute optic neuritis on the subsequent development of multiple sclerosis. N Engl J Med 1993; 329:1764-1769

Behrens-Baumann W, Lauritzen K. Fundus heterotopicus. Eine leicht zu übersehende Fehlbildung. Klin Monatsbl Augenheilkd 1992; 200:278-283

Bengtsson B-A, Malmvall B-E. The epidemiology of giant cell arteritis including temporal arteritis and polymyalgia rheumatica. Arthritis Rheum 1981; 24:899-904

Bergin DJ, Johnson TE, Spencer WH, McCord CD. Ganglioglioma of the optic nerve. Am J Ophthalmol 1988; 105:146-149

Beri M, Klugman MR, Kohler JA, Hayreh SS. Anterior ischemic optic neuropathy. VII. Incidence of bilaterality and various influencing factors. Ophthalmology 1987; 94:1020-1028

Beyer WB, Quencer RM, Osher RH. Morning glory syndrome. A functional analysis including fluorescein angiography, ultrasonography, and computerized tomography. Ophthalmology 1982; 89: 1362-1364

Bialasiewicz AA, Huk W, Druschky KF, Naumann GOH. Borrelia burgdorferi-Infektion mit beidseitiger Neuritis nervi optici und intrazerebralen Demyelinisierungsherden. Klin Monatsbl Augenheilkd 1989; 195:91-94

Bianchi-Marzoli S, Brancato R. Tumors of the optic nerve and chiasm. Current Opinion Ophthalmol 1994; 5:11-17

Bird A, Smith JLS, Curtin VT. Nematode optic neuritis. Am J Ophthalmol 1970; 69:72

Bird HA, Esselinckx W, Dixon AS, Mowat AG, Wood PH. An evaluation of criteria for polymyalgia rheumatica. Ann Rheum Dis 1979; 38: 434-439

Blodi F. Die Bedeutung der Temporalarterie in der Augenheilkunde. Klin Monatsbl Augenheilkd 1969; 155:318

Blodi FC, Reuling F, Sornson E. A pseudomelanocytoma at the optic nerve head. Arch Ophthalmol 1965; 73:353

Boles WM, Naugle TC, Samson CLM. Glioma of the optic nerve; report of a case arising from the optic disc. Arch Ophthalmol 1958; 59:229

Bolling JP, Brazis PW. Optic disc swelling with peripheral neuropathy, organomegaly, endocrinopathy, monoclonal gammopathy, and skin changes (POEMS Syndrome). Am J Ophthalmol 1990; 109:503-510

Boniuk M. The ocular manifestations of ophthalmic vein and aseptic cavernous sinus thrombosis. Trans Am Acad Ophthalmol Otolaryngol 1972; 76:1519

Borit A. Leigh's necrotizing encephalomyelopathy. Arch Ophthalmol 1971; 85:438

Brandt D, Beisner D. Meningioma of the optic nerve. Arch Ophthalmol 1970; 84:477

Brodsky MC, Cunniff C. Ocular anomalies in the alagille syndrome (arteriohepatic dysplasia). Ophthalmology 1993; 100:1767-1774

Brodsky MC. Congenital optic disk anomalies. Surv Ophthalmol 1994; 2:89-112

Brown GG, Shields JA, Sanborn G et al. Radiation optic neuropathy. Ophthalmology 1982; 89: 1489

Brownstein S, Jannotta F. Sarcoid granulomas of the retina and optic nerve. Can J Ophthalmol 1974; 9:372

Brownstein S, Font RL, Zimmerman LE, Murphy SB. Nonglaucomatous cavernous degeneration of the optic nerve. Report of two cases. Arch Ophthalmol 1980; 98:354-358

Bujara K, Burch U, Dreyer M, Koepp P, Herberhold C. Optikusatrophie, Typ-I-Diabetes mellitus und Schallempfindungsstörung. Ein familiäres Syndrom. Klin Monatsbl Augenheilkd 1982; 180:559-562

Bullock JD, Falter RT, Downing JE, Snyder HE. Ischemic ophthalmia secondary to an ophthalmic artery occlusion. Am J Ophthalmol 1972; 74:485

Burde RM. Optic disk risk factors for nonarteritic anterior ischemic optic neuropathy. Am J Ophthalmol 1993; 116:759-764

Buren JM van. Trans-synaptic retrograde degeneration in the visual system of primates. J Neurol Neurosurg. Psychiat 1963; 26:402

Busse H, Kroll P, Fielers W. Ätiologie und Therapie bei Neuritis nervi optici. Klin Monatsbl Augenheilkd 1979; 175:15-22

Butt Z, Cullen JF, Mutlukan E. Pattern of arterial involvement of the head, neck, and eyes in giant cell arteritis: three case reports. Br J Ophthalmol 1991; 75:368-371

Caldwell JBH, Howard RO, Riggs LA. Dominant juvenile optic atrophy. Arch Ophthalmol 1971; 85: 133

Carroll FD. The etiology and treatment of tobacco-alcohol amblyopia. Am J Ophthalmol 1944; 27:847

Chung SM, Gay CA, McCrary JA III. Nonarteritic ischemic optic neuropathy. The impact of tobacco use. Ophthalmology 1994; 101:779-782

Cibis GW, Whittaker CK, Wood WE. Intraocular extension of optic nerve meningiom in a case of neurofibromatosis. Arch Ophthalmol 1985; 103: 404-406

Cogan DG, Truman JT, Smith TR. Optic neuropathy, chloramphenicol and infantile genetic agranulocytosis. Invest Ophthalmol Vis Sci 1973; 12: 534

Cohen AI. Is there a potential defect in the blood-retinal barrier at the choroidal level of the optic nerve canal? Invest Ophthalmol Vis Sci 1973; 12:513

Cohen DB, Glasgow BJ. Bilateral optic nerve cryptococcosis in sudden blindness in patients with acquired immune deficiency syndrome. Ophthalmology 1993; 100:1689-1694

Cohen DN, Smith TR. Skip areas in temporal arteritis: myth versus fact. Trans Am Acad Ophthalmol Otolaryngol 1974; 78:772

Cohen MM, Lessell S, Wolf PA. A Prospective study of the risk of developing multiple sclerosis in uncomplicated optic neuritis. Neurology 1979; 29:208-213

Crawford JB, Reese GA. Rapid loss of vision – initial manifestation of bronchogenic carcinoma (A clinicopathologic case report). Trans Am Acad Ophthalmol Otolaryngol 1969; 73:963
Cullen JF, Coleiro JA. Ophthalmic complications of giant cell arteritis. Surv Ophthalmol 1976; 20: 247–260
Daicker B, Keller HH. Riesenzellarteriitis mit endookulärer Ausbreitung und Hypotonia bulbi dolorosa. Klin Monatsbl Augenheilkd 1971; 158:358–372
Daicker BC, Kreuzer G. Papilla nigra und Melanosis retinae acquisita nach Operation eines Orbitameningeoms: Klinische, histologische und ultrastrukturelle Befunde. Klin Monatsbl Augenheilkd 1981; 179:322
Dandona L, Quigley HA, Brown AE, Enger C. Quantitative regional structure of the normal human lamina cribrosa. Arch Ophthalmol 1990; 108: 393–398
Daumann C, Putz R, Schmidt D. Der Verlauf der Arteria temporalis superficialis. Klin Monatsbl Augenheilkd 1989; 194:37–41
Davis FA. Primary tumors of the optic nerve (a phenomenon of Recklinghausen's disease): A clinical and pathological study with a report of five cases and a review of the literature. Arch Ophthalmol 1940; 23:735
de Gottrau P, Büchi ER, Daicker B. Distended optic nerve sheaths in Leber's hereditary optic neuropathy. J Clin Neuro Ophthalmol 1992; 12:89–93
de Keizer RJW, de Wolff-Rouendaal D, Bots GTAM et al. Optic glioma with intraocular tumor and seeding in a child with neurofibromatosis. Am J Ophthalmol 1989; 108:717–725
de Laey JJ, Goes F, Box D. Double optic pit with wedge-shaped choroidal dystrophy. Int Ophthalmol 1979; 1:171–174
Devaney KO, Johnson HA. Neuron loss in the aging visual cortex of man. J Gerontology 1980; 35: 836–841
Disdier P, Pellissier JF, Harle JR et al. Significance of isolated vasculitis of the vasa vasorum on temporal artery biopsy. J Rheumatol 1994; 21:258–260
Dohlman CL, McGormick AQ, Drance SM. Aging of the optic nerve. Arch Ophthalmol 1980; 98:2053
Dutton JJ. Optic nerve sheath meningiomas. Surv Ophthalmol 1992; 37:167–183
Dutton JJ. Gliomas of the anterior visual pathway. Surv Ophthalmol 1994; 38:427–452
Ebers GC. Optic neuritis and multiple sclerosis. Arch Neurol 1985; 42:702
Edwards WC, Layden WE. Optic nerve hypoplasia. Am J Ophthalmol 1970, 70:950
Eggers H, Jakobiec F, Jones IS. Tumors of the optic nerve. Doc Ophthalmol 1976; 41:43
Ellenberger C Jr. Perioptic meningiomas. Arch Neurol 1976; 33:671
Ellenberger C, Keltner JL, Burde RM. Acute optic neuropathy in older patients. Arch Neurol (Chic) 1973; 28:182
Emery JM, Green WR, Huff DS. Krabbe's disease. Histopathology and ultrastructure of the eye. Am J Ophthalmol 1972; 74:400
Eretto P, Krohel GB, Shihab ZM, Wallach S, Hay P. Optic neuropathy in Paget's disease. Am J Ophthalmol 1984; 97:505–510
Erkkilä H. Clinical appearance of optic disc drusen in childhood. Albrecht v Graefe Arch Klin Exp Ophthalmol 1975; 193:1–18
Erkkilä H. The central vascular pattern of the eyeground in children with drusen of the optic disk. Graefes Arch Clin Exp Ophthalmol 1976; 199:1
Erzurum SA, Jampol LM, Berrito B, O'Grady R. Primary malignant melanoma of the optic nerve. Simulating a Melanocytoma. Arch Ophthalmol 1992; 110:684–686
Evans JM, Bowles CA, Bjornsson J, Mullany CJ, Hunder GG. Thoracic aortic aneurysm and rupture in giant cell arteritis. A descriptive study of 41 cases. Arthritis Rheum 1994; 37:1539–1547
Evans RJ, Hunder GG, Whisnant JP. Neurologic disease in biopsy proven giant cell (temporal) arteritis. Neurology 1988; 38:352–359
Fanta H. Ein Beitrag zur Arachnoiditis opto-chiasmatica. Klin Monatsbl Augenheilkd 1948; 113:246
Fanta H. Mayer-Obiditsch J. Ein Beitrag zur Pathologie im Sehnerven bei Methylalkoholvergiftung (Tierversuch). Klin Monatsbl Augenheilkd 1953; 122:386
Fantes FE, Anderson DR. Clinical histologic correlation of human peripapillary anatomy. Ophthalmology 1989; 96:20–25
Ferry AP. Macular detachment associated with congenital pit of the optic nerve head – pathology findings in two cases simulating malignant melanoma of the choroid. Arch Ophthalmol 1963; 70:346
Fields BN. Powerful Prions? N Engl J Med. 1987; 317:1597–1598
Fishman ML, Bean SC, Cogan DG. Optic atrophy following prophylactic chemotherapy and cranial radiation for acute lymphocytic leukemia. Am J Ophthalmol 1976; 82:571
Folkman J, Merler E, Abernathy C, Williams G. Isolation of a tumor factor responsible for angiogenesis. J exp Med 1971; 133:275
Font RL, Naumann G. Ocular histopathology in pulseless disease. Arch Ophthalmol 1969; 82: 784
Font RL, Rao NA, Issarescu S, McEntee WJ. Ocular Involvement in Whipple's disease. Arch Ophthalmol 1978; 96:1431–1436
Foos RY, Roth AM. Surface structures of the optic nerve head. 2. Vitreopapillary attachments and posterior vitreous detachment. Am J Ophthalmol 1973; 76:662
Foulds WS, Chisholm IA, Bronte-Stewart IM, Reid HCR. The investigation and therapy of toxic amblyopias. Trans Ophthalmol Soc UK 1970; 90:739

Friedman AH, Gartner S, Modi S. Drusen of the optic disk. A retrospective study in cadaver eyes. Br J Ophthalmol 1975; 59:413

Friedman J. Occult temporal arteritis. Am J Ophthalmol 1965; 60:333

Frisen L, Hoyt WF, Tengroth BM. Optociliary veins, disc pallor and visual loss. A trial of signs indicating spheno-orbital meningioma. Acta Ophthalmol (Copenh) 1973; 51:241

Fulton AB, Lee RV, Jampol LM, Keltner JL, Albert DM. Active giant cell arteritis with cerebral involvement. Findings following four years of corticosteroid therapy. Arch Ophthalmol 1976; 94: 2068-2071

Gallie BL, Graham JE, Hunter WS. Optic nerve head metastasis. Arch Ophthalmol 1975; 93:983

Garrity JA, Herman DC, Dinapoli RP, Waller RR, Campbell RJ. Isolated metastasis to optic nerve from medulloblastoma. Ophthalmology 1989; 96:207-210

Gass JDM, Olson CL. Sarcoidosis with optic nerve and retinal involvement. Arch Ophthalmol 1976; 94:945

Gass JDM. Disease of the optic nerve that simulate macular disease. Trans Am Acad Ophthalmol Otolaryngol 1977; 83:763-770

Glaser JS, Hoyt WF, Corbett J. Visual morbidity with chiasmal glioma. Longt term studies of visual fields in untreated and irradiated cases. Arch Ophthalmol 1971; 85:3

Godel V, Nemet P, Lazar M. Chloramphenicol optic neuropathy. Arch Ophthalmol 1980; 98:1417-1421

Goder G, Kittel V, Kittel S. Zur Klinik und Histologie der Optikusmeningiome. Klin Monatsbl Augenheilkd 1961; 138:664

Goldbaum MH, Jeng S, Logemann R, Weinreb RN. The extracellular matrix of the human optic nerve. Arch Ophthalmol 1989; 107:L 1225-1231

Graham EM, Ellis CJK, Sanders MD, McDonald WI. Optic neuropathy in sarcoidosis. J Neurol Neurosurg Psychiatry 1986; 49:756

Green WR, Iliff WJ, Trotter RR. Malignant teratoid medulloepithelioma of the optic nerve. Arch Ophthalmol 1974; 91:451

Grimson BS, Perry DD. Enlargement of the optic disc in childhood optic nerve tumors. Am J Ophthalmol 1984; 97:627-631

Grover WD, Green WR. Ocular findings in subacute necrotizing encephalomyelitis. Am J Ophthalmol 1970; 70:599

Gusek G, Jonas JB, Naumann GOH. Retinale Gefäßverschlüsse unabhängig von der Papillengröße. Klin Monatsbl Augenheilkd 1990; 197:14-17

Haik BG, Greenstein SH, Smith ME, Abramson DH, Ellsworth RM. Retinal Detachment in the morning glory anomaly. Ophthalmology 1984; 91:1638-1647

Hamed LM, Glaser JS, Schatz NJ, Perez TH. Pseudotumor cerebri induced by danazol. Am J Ophthalmol 1989; 107:105-110

Hamilton AM, Garner A, Tripathy RC, Sanders MD. Malignant optic nerve glioma. Report of a case with electron microscope study. Br J Ophthalmol 1973; 57:253

Handmann M. Erbliche, vermutlich angeborene zentrale gliöse Entartung des Sehnerven mit besonderer Beteiligung der Zentralgefäße. Klin Monatsbl Augenheilkd 1929; 83:145-152

Harcourt B, Ashton N. Ultrastructure of the optic nerve in Krabbe's leucodystrophy. Br J Ophthalmol 1973; 57:885

Harley RD, Huang NN, Macri CH, Green WR. Optic neuritis and optic atrophy following chloramphenicol in cystic fibrosis patients. Trans Am Acad Ophthalmol Otolaryngol 1970; 74:1011

Hauser WA, Ferguson RH, Holly KE, Kurland LT. Temporal arteritis in Rochester, Minnesota 1951 to 1967. Mayo Clin Proc 1971; 46:597

Hayreh SS, Servais GE, Virdi PS. Fundus lesions in malignant hypertension. V. Hypertensive optic neuropathy. Ophthalmology 1986; 93:74-87

Hayreh SS. Anatomy and physiology of the optic nerve head. Trans Am Acad Ophthalmol Otolaryngol 1974; 78:240

Hayreh SS. Anterior ischaemic optic neuropathy. I. Terminology and pathogenesis. II. Fundus on ophthalmoscopy and fluorescein angiography. III. Treatment, prophylaxis and differential diagnosis. Br J Ophthalmol 1974; 58:955

Hazleman BL, Goldstone A, Voak D. Association of polymyalgia rheumatica and giant-cell arteritis with HLA-B8. Br Med J 1977; 2:989-991

Hazleman BL. Polymyalgia rheumatica and giant cell arteritis. In: Klippel JH, Dieppe PA (eds) Rheumatology. St. Louis: Mosby 1994; pp 18.1-18.8

Hedges TR III. The Importance of Temporal artery biopsy in the diagnosis of giant cell arteritis. Arch Ophthalmol 1992; 110:1377

Hedges TR. Papilledema: its recognition and relation to increased intracranial pressure. Surv Ophthalmol 1975; 19:201

Heegaard S, Jensen OA, Prause JU. Structure of the vitreoretinal face of the monkey optic disc (Macacca mulatta) SEM on frozen resin-cracked optic nerveheads supplemented by TEM and immunohistochemistry. Graefe's Arch Clin Exp Ophthalmol 1988; 226:377-383

Hellner KA, Haase W. Über elektroretinographische Befunde bei der dominanten juvenilen Opticusatrophie. Graefes Arch Klin Exp Ophthalmol 1967; 172:152

Hely MA, McManis PG, Doran TJ, Walsh JC, McLeod JG. Acute optic neuritis: a prospective study of risk factors for multiple sclerosis. J Neurology, Neurosurg Psychiatry 1986; 49: 1125-1130

Henderson JW, Campbell RJ. Primary intraorbital meningioma with intraocular extension. Mayo Clin Proc 1977; 52:504

Henkind P, Charles NC, Pearson J. Histopathology of ischemic optic neuropathy. Am J Ophthalmol 1970, 69:78

Hernandez MR, Igoe F, Neufeld AH. Extracellular matrix of the human optic nerve head. Am J Ophthalmol 1986; 102:139–148

Hernandez MR, Luo XX, Andrzejewska W, Neufeld AH. Age-Related changes in the extracellular matrix of the human optic nerve head. Am J Ophthalmol 1989; 107:476–484

Hinton DR, Sadun AA, Blanks JC, Miller CA. Optic-nerve degeneration in Alzheimer's disease. N Engl J Med 1986; 315:485

Hinzpeter E, Naumann GOH. Ischemic papilledema in giant-cell arteritis, mucopolysaccharide deposition with normal intraocular pressure. Arch Ophthalmol 1976; 94:624–628

Hirst LW, Miller NR, Allen GS. Sphenoidal pneumosinus dilatans with bilateral optic nerve meningiomas. Case Report. J Neurosurg 1979; 51:402–407

Hogan MJ, Cordes FC. Primary malignant melanoma of the optic disc: Report of a case. Am J Ophthalmol 1949; 32:1037

Hollenhorst RW. Effect of posture on retinal ischemia from temporal arteritis. Arch Ophthalmol 1967; 78:569–577

Hollenhorst RW Jr. Hollenhorst RW Sr, MacCarty CS. Visual prognosis of optic nerve sheath meningiomas producing shunt vessels on the optic disk: The Hoyt-Spencer Syndrome. Tr Am Ophthalmol Soc 1977; 75:141–163

Hollenhorst RW Jr. Hollenhorst RW Sr, McCarty C. Visual prognosis of optic nerve sheath meningeomas producing shunt vessels on the optic disc. Mayo Clin Proc 1978; 53:84

Horton BT, Magath TB, Brown GE. An undescribed form of arteritis of the temporal vessels. Mayo Clinic Proc 1932; 7:700–701

Horton BT. Headache: clinical varieties and therapeutic suggestions. Med Clin North Am 1949; 1:973–1005

Hotchkiss ML, Green WR. Optic nerve aplasia and hypoplasia. J Ped Ophthalmol Strabismus 1979; 16:225–240

Howard G, Forrest A. Incidence and location of melanocytomas. Arch Ophthalmol 1967; 77:61

Howard RO, Albert DM. Ocular manifestation of subacute necrotizing encephalomyelopathy (Leigh's disease). Am J Ophthalmol 1972; 74:386

Hoyt CS. Autosomal dominant optic atrophy. A spectrum of disability. Ophthalmology 1980; 87:245–251

Hoyt WF, Badhdassarian SA. Optic glioma of childhood; natural history and rationale for conservative management. Br J Ophthalmol 1969; 53:793

Huber A, Isler W, Spiess H. Optikus- und Chiasmagliome. Klin Monatsbl Augenheilkd 1979; 174: 833–842

Huber A, Klöti R, Landolt E. Terson's syndrome. Neuro-ophthalmology 1988; 8:223–233

Hufnagel TJ, Kim JH, Lesser R et al. Malignant glioma of the optic chiasm eight yeras after radiotherapy for prolactinoma. Arch Ophthalmol 1988; 106: 1701–1705

Hupp SL, Nelson GA, Zimmerman LE. Generalized giant-cell arteritis with coronary artery involvement and myocardial infarction. Arch Ophthalmol 1990; 108:1385–1387

Imes RK, Hoyt WF. Childhood chiasmal gliomas. Update on the fate of patients in the 1969 San Francisco Study. Br J Ophthalmol 1986; 70:179

Imes RK, Schatz H, Hoyt WF, Monteiro MLR, Narahara M. Evolution of optociliary veins in optic nerve sheath meningioma. Arch Ophthalmol 1985; 103:59–60

Irvine AR, Crawford JB, Sullivan JH. The pathogenesis of retinal detachment with morning glory disc and optic pit. Retina 1986; 6:146

Jabs DA, Miller NR, Green WR. Ischaemic optic neuropathy with painful ophthalmoplegia in diabetes mellitus. Br J Ophthalmol 1981; 65:673–678

Jabs DA, Miller NR, Newman SA, Johnson MA, Stevens MB. Optic neuropathy in systemic lupus erythematosus. Arch Ophthalmol 1986; 104: 564–568

Jacobs DS, Foster CS. Temporal arteritis. In: Albert DM, Jakobiec FA (eds) Principles and practice of ophthalmolgy, vol. 5. Philadelphia: Saunders 1994; pp 2901–2908

Jaeger W. Dominant vererbte Opticusatrophie (unter besonderer Berücksichtigung der dabei vorhandenen Farbsinnstörung). Graefes Arch Ophthalmol 1954; 155:457

Jaeger W. Ermittlung der wahren Papillengröße an Patienten (Beitrag zur Diagnose der Mikropapille. Fortschr Ophthalmol 1983; 80:527–532

Jennings GH. Symptoms of temporal arteritis. Br Med J 1953; 2:1217

Jensen IK. Orbital meningioma. Acta Ophthalmol (Copenh) 1966; 44:684

Johns DR, Heher KL, Miller NR, Smith KH. Leber's hereditary optic neuropathy. Clinical manifestations of the 14484 mutation. Arch Ophthalmol 1993; 111:495–498

Johnston PB, Gaster RN, Smith VC, Tripathi RC. A clincopathologic study of autosomal dominant optic atrophy. Am J Ophthalmol 1979; 88:868–875

Jonas JB, Naumann GOH. Optic disc morphometry in high myopia (a clinical study of 51 eyes). Graefes Arch Clin Exp Ophthalmol 1988; 226:587–590

Jonas JB, Naumann GOH. Papillengruben in großen Papillae nervi optici. Papillometrische Charakteristika in 15 Augen. Klin Monatsbl Augenheilkd 1987; 191:287–291

Jonas JB, Naumann GOH. The optic nerve: Its embryology, histology, and morphology. In: Varma R, Spaeth GL (eds) The optic nerve in glaucoma. Philadelphia: Lippincott 1993; pp 3–26

Jonas JB, Xu L. Optic disc morphology in eyes after nonarteritic anterior ischemic optic neuropathy. Invest Ophthalmol Vis Sci 1993; 34:2260–2265

Jonas JB, Gusek G, Naumann GOH. Makropapillen mit physiologischer Makroexkavation (Pseudo-Glaukompapillen). Papillometrische Charakteristika in 17 Augen. Klin Monatsbl Augenheilkd 1987a; 191:452–457

Jonas JB, Gusek GC, Guggenmoos-Holzmann I, Naumann GOH. Optic nerve head drusen associated with abnormally small optic discs. Int Ophthalmol 1987b; 11:79–82

Jonas JB, Händel A, Naumann GOH. Tatsächliche Maße der vitalen Papilla nervi optici des Menschen. Fortschr Ophthalmol 1987c; 84:356–357

Jonas JB, Guggenmoos-Holzmann I, Naumann GOH. Cilioretinale arteries in large optic disks. Ophthalmic Res 1988a; 20:269–274

Jonas JB, Gusek GC, Guggenmoos-Holzmann I, Naumann GOH. Correlations of the normal neuroretinal rim area with ocular and general parameters. Ophthalmic Res 1988b; 20:298–303

Jonas JB, Gusek GC, Guggenmoos-Holzmann I, Naumann GOH. Pseudopapillenedema associated with abnormally small optic disks. Acta Ophthalmol 1988c; 66:190–193

Jonas JB, Gusek GC, Guggenmoos-Holzmann I, Naumann GOH. Size of the optic nerve scleral canal and comparison to intravital determination of optic disk dimensions. Graefes Arch Clin Exp Ophthalmol 1988d; 226:213–215

Jonas JB, Gusek GC, Guggenmoos-Holzmann I, Naumann GOH. Variability of the real dimensions of normal human optic disc. Graefes Arch Clin Exp Ophthalmol 1988e; 226:332–336

Jonas JB, Gusek GC, Naumann GOH. Anterior ischemic optic neuropathy: Nonarteritic form in small and giant cell arteritis in normal sized optic discs. Int Ophthalmol. 1988f; 12:119–125

Jonas JB, Gusek GC, Naumann GOH. Konfiguration, Breite und Fläche des neuroretinalen Randsaumes von normalen Papillen. Fortschr Ophthalmol 1988g; 85:50–51

Jonas JB, Gusek GC, Naumann GOH. Optic disc, cup and neuroretinal rim size, configuration and correlation in normal eyes. Invest Ophthalmol Vis Sci 1988h; 29:1151–1158

Jonas JB, Gusek GC, Naumann GOH. Parapapilläre retinale Gefäßdurchmesser. I. Abschätzung der Papillengröße (Eine papillometrische Studie über 264 Normalaugen). Klin Monatsbl Augenheilkd 1988i; 192:325–328

Jonas JB, Gusek GC, Naumann. Pseudopapillenödem in abnorm kleinen Papillae nervi optici. Klin Monatsbl Augenheilkd 1988j; 192:409–411

Jonas JB, Koniszewski G, Naumann GOH. „Morning-Glory-Syndrom“ bzw. „Handmannsche Anomalie“ in kongenitalen Makropapillen. Extremvariante „konfluierender Papillengruben“? Klin Monatsbl Augenheilkd 1989a; 195:371–374

Jonas JB, Nguyen NX, Naumann GOH. Optic disc morphometry in simple optic nerve atrophy. Acta Ophthalmol 1989b; 67:199–203

Jonas JB, Zäch FM, Gusek GC, Naumann GOH. Pseudoglaucomatous physiologic large cups. Am J Ophthalmol 1989c; 107:137–144

Jonas JB, Müller-Bergh JA, Schlötzer-Schrehardt UM, Naumann GOH. Histomorphometry of the human optic nerve. Invest Ophthalmol Vis Sci 1990; 31:736–744

Jonas JB, Mardin C, Schlötzer-Schrehardt U, Naumann GOH. Morphometry of the human lamina cribrosa surface. Invest Ophthalmol Vis Sci 1991a; 32:401–405

Jonas JB, Fernández MC, Naumann GOH. Parapapillary atrophy and retinal vessel diameter in nonglaucomatous optic nerve damage. Invest Ophthalmol Vis Sci 1991b; 32:2942–2947

Jonas JB, Fernández MC, Nhung XN, Naumann GOH. Neuroretinaler Randsaum in Augen mit einfacher Optikusatrophie. Fortschr Ophthalmol 1991c; 88: 502–504

Jonas JB, Schmidt AM, Müller-Bergh JA, Schlötzer-Schrehardt UM, Naumann GOH. Human optic nerve fiber count and optic disc size. Invest Ophthalmol Vis Sci 1992a; 33:2012–2018

Jonas JB, Schneider U, Naumann GOH. Count and density of human retinal photoreceptors. Graefes Arch Clin Exp Ophthalmol 1992b; 230:505–519

Jonas JB, Schiro D, Naumann GOH. Retinale Nervenfaserschicht in Normal- und Glaukomaugen. Ophthalmologe 1993; 90:603–612

Juarez CP, Tso MOM. An ultrastructural study of melanocytomas (mangnocellular nevi) of the optic disk and uvea. Am J Ophthalmol 1980; 90: 48

Jünemann A, Naumann GOH. Akute bilaterale Amaurose durch Autoimmun-Neuritis nervi optici. Klin Monatsbl Augenheilkd 1993; 202:538–543

Kamin DF, Hepler RS, Foos RY. Optic nerve drusen. Arch Ophthalmol 1973; 89:359

Karp LA, Zimmerman LE, Borit A, Spencer W. Primary intraorbital meningiomas. Arch Ophthalmol 1974; 91:24

Kattah JC, Chrousos GC, Roberts J et al. Metastatic Prostate Cancer to the Optic Canal. Ophthalmology 1993; 100:1711–1715

Katz B, Wiley CA, Lee VW. Optic nerve hypoplasia and the syndrome of nevus sebaceous of Jadassohn. A new association. Ophthalmology 1987; 94:1570–1576

Kearns TP, Hollenhorst RW. Venous stasis retinopathy of occlusive disease of the carotid artery. Mayo Clinic Proc 1963; 38:304

Kennerdell JS, Maroon JC, Malton M, Warren FA. The management of optic nerve sheath meningiomas. Am J Ophthalmol 1988; 106:450–457

Kies JC, Bird AC. Juxtapapillary choroidal neovascularization in older patients. Am J Ophthalmol 1988; 105:11–19

Kim RY, Hoyt WF, Lessell S, Narahara MH. Superior segmental optic hypoplasia. Arch Ophthalmol 1989; 107:1312–1315

Kimura H, Masai H, Kashii S. Anterior ischemic optic neuropathy associated with pulseless disease. Ophthalmologica 1995; 209:346–348

Kjer P. Infantile optic atrophy with dominant mode of inheritance. Acta Ophthalmol Suppl (Copenh) 1959; 54:1–146

Kjer P, Jensen OA, Klinken L. Histopathology of eye, optic nerve and braun in a case of dominant optic atrophy. Acta Ophthalmol 1983; 61:300–312

Klein RG, Campbell RJ. Skip lesions in temporal arteritis. Mayo Clin Proc 1976; 51:504

Kline KB, Garcia JH, Harsh GR III. Lymphomatous optic neuropathy. Arch Ophthalmol 1984; 102: 1655–1657

Knox DL, Duke JR. Slowly progressive ischemic optic neuropathy. A clinicopathologic case report. Trans Am Acad Ophthalmol Otolaryngol 1971; 75:1065–1068

Knox DL, Hanneken AM, Hollows FC et al. Uremic optic neuropathy. Arch Ophthalmol 1988; 106: 50–54

Knox DL. Optic nerve manifestations of systemic diseases. Trans Am Acad Ophthalmol Otolaryngol. 1977; 84:743

Koenig SB, Naidich TP, Lissner G. The morning glory syndrome associated with sphenoidal encephalocele. Ophthalmology 1982; 89:1368–1373

Kommerell G. Die Behandlung der Neuritis nervi optici mit Kortikosteroiden. Klin Monatsbl Augenheilkd 1994; 205:126–127

Konigsmark BW, Knox DL, Hussels IE, Moses H. Dominant congenital deafness and progressive optic nerve atrophy. Arch Ophthalmol 1974; 91: 99

Kraus-Brucker W, Gardner DW. Optic nerve hypoplasia associated with absent septum pellucidum and hypopituitarism. Am J Ophthalmol 1980; 89:113

Kreibig W. Optikomalazie, die Folge eines Gefäßverschlusses im retrobulbären Abschnitt des Sehnerven. Klin Monatsbl Augenheilkd 1953; 122:719

Krumsiek J, Krüger C, Patzold U. Tobacco-alcohol amblyopia neuro-ophthalmological findings and clinical course. Acta Neurol Scand 1985; 72:180

Kubota T, Holbach LM, Naumann GOH. Corpora amylacea in glaucomatous and non-glaucomatous optic nerve and retina. Graefes Arch Clin Exp Ophthalmol 1993; 231:7–11

Kubota T, von Below H, Holbach LM, Naumann GOH. Bilateral cavernous degeneration of the optic nerve associated with multiple arteriosclerotic ischemic infarction. Graefes Arch Clin Exp Ophthalmol 1993; 231:52–55

Küchle M, Naumann GOH, Völcker HE. Hypotonia bulbi und Gonadotropine bei myotonischer Dystrophie. Klin Monatsbl Augenheilkd 1988; 193: 388–392

Küchle M, Naumann GOH. Direct cyclopexy for traumatic cyclodialysis with persisting hypotony. Report in 29 consecutive patients. Ophthalmolgy 1995; 102:322–333

Kupfer C. Retinal ganglion cell degeneration following chiasmal lesions in man. Arch Ophthalmol 1963; 70:168

Kupfersmith MJ, Nelson JI, Seiple WH, Carr RE, Weiss PA. The 20/20 eye in multiple sclerosis. Neurology 1983; 33:1015–1020

Kurz GH, Zimmerman LE. Vagaries of the retinal pigment epithelium. Int Ophthalmol Clin 1962; 2:441

Kushner BJ. Optic nerve decompression. Presumed postoperative development of medullated nerve fibers. Arch Ophthalmol 1979; 97:1459–1461

Kuwabara T, Reinecke RD. Temporal arteritis. II. Electron microscopic study on consecutive biopsies. Arch Ophthalmol 1970; 83:692

Kwittken J, Barest HD. The neuropathology of hereditary optic atrophy (Leber's disease); the first complete anatomic study. Am J Pathol 1958; 34:185

Lampert PW. Mechanism of demyelination in experimental allergic neuritis. Electron microscopic studies. J Lab Invest 1969; 20:127

Landolt E. Zur pathologischen Anatomie der Stauungspapille. Ophthalmologica 1961; 141:301

Larson TS, Hall St, Hepper NGC, Hunder GG. Respiratory tract symptoms as a clue to giant cell arteritis. Ann Int Med 1984; 101:594–597

Laties AM, Scheie HG: Evolution of multiple small tumors in sarcoid granuloma of the optic disc. Am J Ophthalmol 1972; 74:60

Lee JS, Smith RE, Minckler DS. Scleral melanocytoma. Ophthalmology 1982; 89:178

Lessell S. Corticosteroid treatment of acute optic neuritis. N Engl J Med 1992; 326:634–635

Lessell S. Indirect optic nerve trauma. Arch Ophthalmol 1989; 107:382–386

Lesser RL, Albert DM, Bobowick AR, O'Brien FH. Creutzfeldt Jakob disease and opticatrophy. Am J Ophthalmol 1979; 87:317–321

Levin LA, Albert DM, Johnson D. Mast cells in human optic nerve. Invest Ophthalmol Vis Sci 1993; 34:3147–3153

Levin PS, Newman SA, Quigley HA, Miller NR. A clinicopathologic study of optic neuropathies associated with intracranial mass lesions with quantification of remaining axons. Am J Ophthalmol 1983; 95:295–306

Lewis RA, Gerson LP, Axelson KA, Riccardi VM, Whitford RP. von Recklinghausen Neurofibromatosis. II. Incidence of optic gliomata. Ophthalmology 1984; 91:929–935

Liberski PP, Yanagihara R, Nerurkar V, Gojdusek DC. Further ultrastructural studies of lesions produced in the optic nerve by tumor necrosis factor alpha (TNF-alpha): a comparison with experimental Creutzfeldt-Jakob disease. Acta Neurobiol Exp Warsz 1994; 54:209–218

Lichter PR, Henderson JW. Optic nerve infarction. Am J Ophthalmol 1978; 85:302
Lightman S, McDonald WI, Bird AC et al. Retinal venous sheathing in optic neuritis. Brain 1987; 110:405
Lincoff H, Lopez R, Kreissig I, Yannuzzi L, Cox M, Burton T. Retinoschisis associated with optic nerve pits. Arch Ophthalmol 1988; 106:61-67
Listernick R, Charrow J, Greenwald M, Esterly NB. Optic gliomas in children with neurofibromatosis type 1. J Pediatr 1989; 114:788
Littmann H. Zur Berechnung der wahren Größe eines Objektes auf dem Hintergrund des lebenden Auges. Klin Monatsbl Augenheilkd 1982; 180: 286-289
Liu D, Kahn M. Measurement and relationship of subarachnoid pressure of the optic nerve to intracranial pressures in fresh cadavers. Am J Ophthalmol 1993; 116:548-556
Lorenz B. Hereditäre Optikusatrophien. Ophthalmologe 1994; 91:831-850
Lott MT, Voljavec AS, Wallace DC. Variable Genotype of Leber's hereditary optic neuropathy patients. Am J Ophthalmol 1990; 109:625-631
Ludwin SK. Pathology of the myelin sheath. In: Waxman SG, Kocsis JD, Stys PK (eds) The axon. Structure, function and pathophysiology. Oxford-University Press, New York, Oxford. 1995:412-437
Magoon EH, Robb RM. Development of myelin in human optic nerve and tract; a light and electron microscopic study. Arch Ophthalmol 1981; 99:655
Magramm I, Abramson DH, Ellsworth RM. Optic nerve involvement in retinoblastoma. Ophthalmology 1989; 96:217-222
Manor RS, Israeli J, Sandbank U. Malignant optic glioma in a 70-year-old patient. Arch Ophthalmol 1976; 94:1142
Manschot WA. A fatal case of temporal arteritis with ocular symptoms. Ophthalmologica 1965; 149:121
Manschot WA. Primary tumours of the optic nerve in von Recklinghausen's disease. Br J Ophthalmol 1954; 38:285
Manschot WA. Transverse ischaemic optic nerve necrosis in neuroblastoma. Arch Ophthalmol 1969; 81:707
Mardin CY, Wolf S, Böswald M, Mayer U. Akute bilaterale Amaurose bei Sphenoidalempyem durch Streptococcus pneumoniae. Klin Monatsbl Augenheilkd 1995; 207:381-383
Margo C, Adams K. Bilateral papilledema and self-mutilation. Arch Neurol 1982; 39:604
Marquardt MD, Zimmerman LE. Histopathology of meningiomas and gliomas of the optic nerve. Hum Pathol 1982; 13:226-235
Martuza RL, Kornblith PL, Lisczak TM. Characteristics of human optic gliomas in tissue culture. J Neurosurg 1977; 46:78
McDonnell P, Miller NR. Chiasmatic and Hypothalamic extension of optic nerve glioma. Arch Ophthalmol 1983; 101:1412-1415
McDonnell PJ, Moore GW, Miller NR et al. Temporal arteritis. Ophthalmology 1986; 93:518-530
Melmed S. Acromegaly. N Engl J Med 1990; 322: 966-977
Messmer EP, Camara J, Boniuk M, Font RL. Amputation neuroma of the orbit. Report of two cases and review of the literature. Ophthalmology 1984; 91:1420-1423
Miller B, Frenkel M. Report of a case of tuberculous retrobulbar neuritis and osteomyelitis. Am J Ophthalmol 1971; 71:751
Miller NR, Green WR. Arachnoid cysts involving a portion of the intraorbital optic nerve. Arch Ophthalmol 1975; 93:1117
Miller NR, Iliff WJ, Green WR. Evaluation and management of gliomas of the anterior visual pathways. Brain 1974; 97:743
Minckler D, Tso MOM, Zimmerman LE. A light microscopic autoradiographic study of axoplasmic transport in the optic nerve head during ocular hypotony, increased intraocular pressure, and papilledema. Am J Ophthalmol 1976; 82:741
Minckler DS, Bunt AH, Johanson GW. Orthograde and retrograde axoplasmic transport during acute ocular hypertension in the monkey. Invest Ophthalmol Vis Sci 1977; 16:426
Minckler DS, Tso MOM. A light microscopic autoradiographic study of axoplasmic transport in the normal rhesus optic nerve head. Am J Ophthalmol 1976; 82:1
Minckler DS, Tso MOM. Experimental papilledema produced by cyclocryotherapy. Am J Ophthalmol 1976; 82:577
Minckler DS. The organization of nerve fiber bundles in the primate optic nerve head. Arch Ophthalmol 1980; 98:1630-1636
Morishima A, Aranoff GS. Syndrome of septo-optic-pituitary dysplasia. The clinical spectrum. Brain Dev 1986; 8:233
Morrison JC, Dorman-Pease ME, Dunkelberger GR, Quigley HA. Optic nerve head extracellular matrix in primary optic atrophy and experimental glaucoma. Arch Ophthalmol 1990; 108:1020-1024
Morrison JC, Jerdan JA, Dorman ME, Quigley HA. Structural proteins of the neonatal and adult lamina cribrosa. Arch Ophthalmol 1989; 107:1220-1224
Mosier MA, Lieberman MF, Green WR, Knox DL. Hypoplasia of the optic nerve. Arch Ophthalmol 1978; 96:1437-1442
Mullaney J, Walsh J, Lee WR, Adams JH. Recurrence of astrocytoma of optic nerve after 48 years. Br J Ophthalmol 1976; 60:539
Mullaney J. Ocular pathology of Edward's syndrome. Am J Ophthalmol 1973; 89:52
Naumann GOH, Jonas JB. Optic size in ischemic optic neuropathy. Am J Ophthalmol 1989; 107:683
Naumann GOH, Völcker HE. Direkte Zykloplegie zur Behandlung des persistierenden Hypotonie-Syndroms infolge traumatischer Zyklodialyse. Klin Monatsbl Augenheilkd 1981; 179:266-270

Naumann GOH, Yanoff M, Zimmerman LE. Histogenesis of malignant melanomas of the uvea. I. Histopathologic characteristics of nevi of the choroid and ciliary body. Arch Ophthalmol 1966; 76:784

Naumann GOH, Zimmerman LE, Yanoff M. Visual field defect associated with choroidal nevus. Am J Ophthalmol 1966; 62:914

Naumann GOH. Beitrag zum benignen Melanocytom der Papilla nervi optici. Doc Ophthalmol 1966; 20:468

Nerad JA, Kersten RC, Anderson RL. Hemangioblastoma of the optic nerve. Report of a case and review of literature. Ophthalmology 1988; 95: 398-402

Newman NJ, Wallace DC. Mitochondria and Leber's hereditary optic neuropathy. Am J Ophthalmol 1990; 109:726-730

Nikoskelainen E, Hoyt WF, Nummelin K, Schatz H. Fundus findings in Leber's hereditary optic neuroretinopathy. III. Fluorescein angiographic studies. Arch Ophthalmol 1984; 102:981-989

Nikoskelainen E, Sogg RL, Rosenthal AR, Friberg TR, Dorfman LJ. The early phase in Leber hereditary optic atrophy. Arch Ophthalmol 1977; 96:969

Nikoskelainen EK. Leber hereditary optic neuropathy. Curr Opin Ophthalmol 1991; 2:531-537

Noorden GK von, Crawford MLJ. The lateral geniculate nucleus in human strabismic amblyopia. Invest Ophthalmol Vis Sci 1992; 33:2729-2732

Noorden GK von, Middleditch PR. Histology of the monkey lateral geniculate nucleus after unilateral lid closure and experimental strabisms: further observations. Invest Ophthalmol Vis Sci 1975; 14:674

Noorden GK von. Histological studies of the visual system in monkeys with experimental amblyopia. Invest Ophthalmol Vis Sci 1973; 12:727

Novack RL, Foos RY. Drusen of the optic disk in retinitis pigmentosa. Am J Ophthalmol 1987; 103: 44-47

Nover A, Zielinski HW. Differentialdiagnose der Orbita- und Optikustumoren. Klin Monatsbl Augenheilkd 1957; 131:577

Nover A, Zülch KJ. Die Spongioblastome des Sehnerven. Albrecht v Graefes Arch Ophthalmol 1960; 161:405

Nover A. Über die Erholungsfähigkeit des Optikus. Ber Dtsch Ophthalmol Ges 1961; 64:271

Nover A. Über Netzhautveränderungen bei Schilderscher Encephalitis. Klin Monatsbl Augenheilkd 1955; 127:294

O'Donnell P Jr, Green WR. Naevus of the optic nerve. Ophthalmic Res 1976; 8:276

Okun E, Butler WT. Ophthalmologic complications of cryptococcal meningitis. Arch Ophthalmol 1964; 71:52

Oppenheimer S, Hoffbrand BI. Optic neuritis and myelopathy in systemic lupus erythematosus. Can J Neurol Sci 1986; 13:129

Orcutt JC, Page NGR, Sanders MD. Factors affecting visual loss in benign intracranial hypertension. Ophthalmology 1984; 91:1303-1312

Osher RH, Shields JA, Layman PR. Pupillary and visual field evaluation in patients with melanocytoma of the optic disc. Arch Ophthalmol 1979; 97:1096-1099

Papastathopoulos KI, Jonas JB. Measurment of the optic disc size by ophthalmoscopy. Ophthalmology (Suppl.) AAO Abstract 1994; 108

Papst W. Die okuläre Neuromyositis. Klin Monatsbl Augenheilkd 1966; 149:663

Pau H, Wahl M. Myambutol-Schädigung des Auges. Ber Dtsch Ophthalmol Ges 1972; 72:176

Pau H. Handmannsche Sehnervenanomalie und Morning Glory Syndrom („Windenblüten-Syndrom"). Klin Monatsbl Augenheilkd 1980; 176:745-751

Percy AK, Nobregan FT, Kurland LT. Optic neuritis and multiple sclerosis. An epidemiologic study. Arch Ophthalmol 1972; 87:135

Petersen RA, Walton DS. Optic nerve hypoplasia with good visual acuity and visual field defects. Arch Ophthalmol 1977; 95:254

Pfaffenbach DD, Hollenhorst RW. Morbidity and survivorship of patients with embolic cholesterol crystals in the ocular fundus. Am J Ophthalmol 1973; 75:66

Pfeiffer RA, Jünemann A, Lorenz B, Sieber E. Aplasia of the optic nerve in two cases of partial trisomy 10q24-ter. Clin Genet 1995; 48:183-187

Piovanetti E, Eckelhoff R. Microcirculatory changes during the evolution of papilledema. A five-stage fluorescein angiographic study of progressive swelling of optic disk in intractable intracranial hypertension. Am J Ophthalmol 1972; 74:510-516

Ponge T, Barrier JH, Grolleau J-Y et al. The efficacy of selective unilateral temporal artery biopsy versus bilateral biopsies for diagnosis of giant cell arteritis. J Rheumatol 1988; 15:997-1000

Potter PD, Shields CL, Eagle RC, Shields JA, Lipkowitz JL. Malignant melanoma of the optic nerve. Arch Ophthalmol 1996; 114:608-612

Potts AM. Tobacco amblyopia. Surv Ophthalmol 1973; 17:313

Proksch M. Über die Altersveränderungen der physiologischen Exkavation. Klin Monatsbl Augenheilkd 1953; 122:168

Prusiner SB. Prions and neurodegenerative diseases. N Engl J Med 1987; 317:1571-1580

Quigley H. Cupping of the optic disc in ischemic optic neuropathy. Symposium: Optic Nerve Trans Am Acad Ophthalmol Otolaryngol 1977; 83: 755

Quigley HA, Anderson DR. The histologic basis of optic disc pallor in experimental optic atrophy. Am J Ophthalmol 1977; 83:709

Quigley HA, Brown AE, Morrison JD, Drance SM. The size and shape of the optic disc in normal human eyes. Arch Ophthalmol 1990; 108:51-57

Quigley HA, Green WR. Clinical and ultrastructural ocular histopathologic studies of adult-onset metachromatic leukodystrophy. Am J Ophthalmol 1976; 82:472

Quigley HA, Hohman RM, Addicks EM. Quantitative study of optic nerve head capillaries in experimental optic disk pallor. Am J Ophthalmol 1982; 93:689-699

Quigley HA, Miller NR, Green WR. The pattern of optic nerve fiber loss in anterior ischemic optic neuropathy. Am J Ophthalmol 1985; 100:769-776

Radius RL. Regional specifictiy in anatomy at the lamina cribrosa. Arch Ophthalmol 1981; 99:478

Rahn EK, Yanoff M, Tucker S. Neuro-ocular considerations in the Pelizaeus-Merzbacher syndrome: a clinicopathologic study. Am J Ophthalmol 1968; 66:1143

Reese AB, Carroll FD. Optic neuritis following cataract extraction. Trans Am Acad Ophthalmol Otolaryngol 1958; 62:765

Reese AB. Expanding lesions of the orbit (The Bowman lecture). Trans Ophthalmol Soc UK 1971; 91:85

Regillo CD, Brown GC, Savino PJ et al. Diabetic papillopathy. Patient characteristics and fundus findings. Arch Ophthalmol 1995; 113:889-895

Reim M, Muther HC, Karstens JH. Juvenile neuroblastoma leading to early bilateral blindness. Klin Monatsbl Augenheilkd 1988; 192:33-36

Reinecke RD. The rheumatologists consider giant cell arteritis. Arch Ophthalmol 1970; 84:259

Repka MX, Miller NR, Miller M. Visual outcome after surgical removal of craniopharyngiomas. Ophthalmology 1989; 96:195-199

Repka MX, Miller NR. Optic atrophy in children. Arch Ophthalmol 1988; 106:9-13

Repka MX, Quigley HA. The effect of age on normal human optic nerve fiber number and diameter. Ophthalmology 1989; 96:26-32

Riedel K, Stefani FH, Kampik A. Histopathologische Veränderungen im proximalen Faszikulus optikus nach therapeutischer Bestrahlung. Fortschr Ophthalmol 1983; 80:48-52

Riley FC. Orbital pathology in Graves disease. May Clin Proc 1972; 47:975

Rimmer S, Keating C, Chou T et al. Growth of the optic disk and nerve during gestation, childhood, and early adulthood. Am J Ophthalmol 1993; 116: 748-753

Rios-Montenegro EN, Anderson DR, David NJ. Intracranial pressure and ocular hemodynamics. Arch Ophthalmol 1973; 89:52-58

Rizzo JF III, Lessell S. Risk of developing multiple sclerosis after uncomplicated optic neuritis: A long-term prospective study. Neurology 1988; 38:185-190

Rodrigues M, Savino P, Schatz N. Spheno-orbital meningioma with optociliary veins. Am J Ophthalmol 1976; 81:666

Rohrschneider K, Burk ROW, Kruse FE, Völcker HE. Reproducibility of the optic nerve head topography with a new laser tomographic scanning device. Ophthalmology 1994; 101:1044-1049

Rosenberg LF, Miller NR. Visual results after microsurgical removal of meningiomas involving the anterior visual system. Arch Ophthalmol 1984; 102:1019-1923

Roth AM, Foos RY. Surface structures of the optic nerve head. Am J Ophthalmol 1972; 74:977

Roth AM. Malignant change in melanocytoma of the uveal tract. Surv Ophtahlmol 1978; 22:404-412

Roth AM, Keltner JL, Ellis WG, Martins-Green M. Virus simulating structures in the optic nerve head in Creutzfeldt-Jakob disease. Am J Ophthalmol 1979; 87:827-833

Roth AM, Milsow L, Keltner JL The ultimate diagnosis of patients undergoing temporal artery biopsies. Arch Ophthalmol 1984; 102:901-903

Rucker C. The sheathing of the retinal veins in multiple sclerosis. Mayo Clin Proc 1972; 47:335

Ruprecht KW, Naumann GOH. Uni- und bilaterale ischämische Papilleninfarkte nach Katarakt-Extraktion. Fortschr Ophthalmol 1985; 82:349-352

Rush JA, Bajandas FJ. Septo-optic dysplasia (deMorsier syndrome). Am J Ophthalmol 1978; 86:202

Rush JA, Younge BR, Campbell RJ, MacCarty CS. Optic glioma; long-term follow-up of 85 histopathologically verified cases. Ophthalmology 1982; 89:1213

Rush JA. Pseudotumor cerebri: clinical profile and usual outcome in 63 patients. Mayo Clin Proc 1980; 55:541

Sacks JG, O'Grady RB, Choromoks E. Leestma J. The pathogenesis of optic nerve drusen. Arch Ophthalmol 1977; 95:425

Sadun AA, Bassi CJ. Optic nerve damage in Alzheimer's disease. Ophthalmology 1990; 97:9-17

Salvin ML, Glaser JS. Acute severe irreversible visual loss with sphenoethmoiditis-„posterior" orbital cellulitis. Arch Ophthalmol 1987; 105:345-348

Sanders TE, Gay AJ, Newman M. Hemorrhagic complications of drusen of the optic disc. Am J Ophthalmol 1971; 71:204

Sandock B. Temporal arteritis. J Am Med Ass 1972; 222:1405

Saran N, Winter FC. Bilateral gliomas of the optic discs associated with neurofibromatosis. Am J Ophthalmol 1967; 64:607-612

Sautter H, Naumann G. Histologische Studie über das Verhalten der Netzhaut beim Melanoblastom der Aderhaut. Ophthalmologica 1966; 151:693

Scheie HG, Adler FH. Aplasia of the optic nerve. Arch Ophthalmol 1941; 26:61

Schlernitzauer DA, Hodges FJ, Bagan MB. Tuberculoma of the left optic nerve and chiasm. Arch Ophthalmol 1971; 85:75

Schmidt D, Löffler KU Temporal arteritis. Comparison of histological and clinical findings. Acta Ophthalmologica 1994; 72:319-325

Schönherr U, Rupprecht H, Schweiger H, Bialasiewicz AA. Ischämische Optikus-Neuropathie (Apoplexia papillae) und ischämische Mikroinfarkte der retinalen Nervenfaserschicht bei extremer Knickbildung der Arteria carotis interna (Carotis interna-„Kinking"). Klin Monatsbl Augenheilkd 1990; 197:9-13

Seitz R, Kersting G. Die Drusen der Sehnervenpapille und des Pigmentepithels. Ein Beitrag zu ihrer formalen Genese. Klin Monatsbl Augenheilkd 1962; 140:75

Seitz R. Ätiologie und Genese der akuten Erblindung als Folge stumpfer Schädelverletzungen. Klin Monatsbl Augenheilkd 1963; 143:414

Seitz R. Canalis-opticus-Syndrome. Ophthalmologica 1969; 158:318

Seitz R. Traumatische Erkrankung des Sehnerven und Differentialdiagnose der Opticusatrophie. Ber Dtsch Ophthalmol Ges 1974; 72:112

Shields JA, Eagle RC, Barr CC, Shields CL, Jones DE. Adenocarcinoma of retinal pigment epithelium arising from a juxtapapillary histoplasmosis scar. Arch Ophthalmol 1994; 112:650-653

Shields JA, Shields CL, Eagle RC, Lieb WE, Stern S. Malignant melanoma associated with melanocytoma of the optic disc. Ophthalmology 1990; 97:225-230

Shields MB. Gray crescent in the optic nerve head. Am J Ophthalmol 1980; 89:238-244

Shiiki H, Shimokama T, Watanabe T. Temporal arteritis: cell composition and the possible pathogenetic role of cell-mediated immunity. Hum Pathol. 1989; 20:1057-1064

Sibony PA, Kennerdell JS, Slamovits TL, Lessell S, Krauss HR. Intrapapillary refractile bodies in optic nerve sheath meningioma. Arch Ophthalmol 1985; 103:383-385

Siegert P. Akute Ischämie der Papille bei Arteriitis cranialis (temporalis). Klin Monatsbl Augenheilkd 1952; 120:254

Simmons RJ, Cogan DG. Occult temporal arteritis. Arch Ophthalmol 1962; 68:38-48

Singh G, Lott MT, Wallace DC. A mitochondrial DNA mutation as a cause of Leber's hereditary optic neuropathy. N Engl J Med 1989; 320:1300

Skarf B, Hoyt CS. Optic nerve hypoplasia in children. Association with anomalies of the endocrine and CNS. Arch Ophthalmol 1984; 102: 62-67

Slavin ML, Barondes MJ. Visual loss caused by choroidal ischemia preceding anterior ischemic optic neuropathy in giant cell arteritis. Am J Ophthalmol 1994; 117:81-86

Slezak H, Kenveres P. Das Fluoreszensangiogramm einer optikochorioidealen Vene. Klin Monatsbl Augenheilkd 1968; 153:521-523

Smiddy WE, Green WR. Nutritional amblyopia. A histopathologic study with retrospective clinical correlation. Graefes Arch Clin Exp Ophthalmol 1987; 225:321-324

Smith J, Hoyt W, Susac J. Ocular fundus in acute Leber optic neuropathy. Arch Ophthalmol 1973; 90:349

Smith JL, Israel CW, Harner RE. Syphilitic temporal arteritis. Arch Ophthalmol 1967; 78:284

Smith KH, Johns DR, Heher KL, Miller NR. Heteroplasmy in Leber's hereditary Optic Neuropathy. Arch Ophthalmol 1993; 111:1486-1490

Spencer WH, Borit A. Diffuse hyperplasia of the optic nerve in von Recklinghausen's disease. Am J Ophthalmol 1967; 64:638

Spencer WH, Hoyt W. A fatal case of giant cell arteritis (temporal or cranial arteritis) with ocular involvement. Arch Ophthalmol 1960; 64:862

Spencer WH. Drusen of the optic disc and aberrant axoplasmic transport. The XXXIV Edward Jackson Memorial Lecture. Am J Ophthalmol 1978; 85:1

Spencer WH. Optic nerve extension of intraocular neoplasms. Am J Ophthalmol 1975; 80:465

Spitznas M, Gerke E, Bateman JB. Hereditary posterior microphthalmos with papillomcacular fold and high hyperopia. Arch Ophthalmol 1983; 101:413

Spoor TC, Kennerdell JS, Martinez AJ, Zorub D. Malignant gliomas of the optic nerve pathways. Am J Ophthalmol 1980; 89:284-292

Stern J, Jakobiec FA, Housepian EM. The architecture of optic nerve gliomas with and without neurofibromatosis. Arch Ophthalmol 1980; 98:505

Stowe GC III, Zakov ZN, Albert DM, Smith TR, Sang DN, Craft JL. Vascular basophilia in ocular and orbital tumors. Invest Ophthalmol Vis Sci 1979; 18:1068-1075

Straatsma BR, Foos RY, Heckenlively JR, Taylor GN. Myelinated retinal nerve fibers. Am J Ophthalmol 1981; 91:25-38

Strempel I, Fritzsche R. Arteriitis temporalis - eine retrospektive Studie. Fortschr Ophthalmol 1987; 84:364-366

Stur M. Congenital tilted disk syndrome associated with parafoveal subretinal neovascularization. Am J Ophthalmol 1988; 105:98-99

Susac JO, Smith JL, Powell JO. Carcinomatous optic neuropathy. Am J Ophthalmol 1973; 76:672

Takayama S, Yamamoto M, Hashimoto K, Itoh H. Immunohistochemical study on the developing optic nerves in human embryos and fetuses. Brain Dev 1991; 13:307-312

Tenhula WN, Xu S, Madigan MC et al. Morphometric comparisons of optic nerve axon loss in acquired immunodeficiency syndrome. Am J Ophthalmol 1992; 113:14-20

To KW, Enzer YR, Tsiaras WG. Temporal artery biopsy after one month of corticosteroid therapy. Am J Ophthalmol 1994; 117:265-267

Traboulsi EI, Maumenee IH. Ophthalmologic manifestations of X-linked childhood adrenoleukodystrophy. Ophthalmology 1987; 94:47-52

Traboulsi EI, O'Neil JF. The Spectrum in the Morphology of the so-called „morning glory disc anomaly". J Ped Ophthalmol Strabismus 1988; 25:93-98

Trobe JD. Optic nerve involvement in dysthyroidism. Ophthalmology 1981; 88:488–492
Trobe JD. High-dose corticosteroid regimen retards development of multiple sclerosis in optic neuritis treatment trial. Arch Ophthalmol (editorial) 1994; 112:35–36
Tso MOM, Albert D. Pathological condition of the retinal pigment epithelium. Neoplasms and nodular non-neoplastic lesions. Arch Ophthalmol 1972; 88:27
Tso MOM, Fine BS. Electron microscopic study of human papilledema. Am J Ophthalmol 1976; 82: 424
Tso MOM, Pathology and pathogenesis of drusen of the optic nervehead. Ophthalmology 1981; 88: 1066–1080
Tso MOM, Fishman GA. Drusen of the optic nerve associated with retinitis pigmentosa. Arch Ophthalmol 1985; 103:231–234
Tso MOM, Shih CY, McLean IW. Is there a blood-brain barrier at the optic nerve head? Arch Ophthalmol 1975; 93:815
Ulrich GG, Waecker NJ Jr, Meister SJ, Peterson TJ, Hooper DG. Cat scratch disease associated with neuroretinitis in a 6-year-old girl. Ophthalmology 1992; 99:246–249
Ulshafer RJ, Allen CB, Nicolaissen B Jr, Rubin M. Scanning electron microscopy of human drusen. Invest Ophthalmol Vis Sci 1987; 28: 683–689
Unsöld R, Hoyt WF. Band atrophy of the optic nerve. The histology of temporal hemianopsia. Arch Ophthalmol 1980; 98:1637–1638
Unsöld R, Ostertag Ch, Newton TH. Zur Differentialdiagnose endokriner Orbitopathien und entzündlicher Pseudotumoren der Orbita. Computertomographie-Befunde. Klin Monatsbl Augenheilkd 1980; 177:31–47
Unsöld R. Neuropathien des Sehnerven bei entzündlichen Systemerkrankungen und Vaskulitiden. Ophthalmologe 1994; 91:251–262
Utermann D. Beitrag zur Behandlung der Arachnoiditis opticochiasmatica. Klin Monatsbl Augenheilkd 1961; 139:640
Varma R, Tielsch JM, Quigley HA et al. Race-, age-, gender-, and refractive error-related differences in the normal optic disc. Arch Ophthalmol 1994; 112:1068–1076
Veith NW, Sacks JG. Enumeration of small vessels on the optic disks in normal eyes. Am J Ophthalmol 1973; 76:660
Venable HP. Pseudotumor cerebri benign intracranial hypertension and optic hydrocephalus – are they synonymous? Trans Am Acad Ophthalmol Otolaryngol 1975; 79:166
Vogel M, Wessing A. Die Proliferation des juxtapapillären retinalen Pigmentepithels. Klin Monatsbl Augenheilkd 1973; 162:736
Vogel M. Angiogliomatosis der Papille. Klin Monatsbl Augenheilkd 1965; 147:44
Vogel MH, Zimmerman LE, Gass DJM. Proliferation of the juxtapapillary retinal pigment epithelium simulating malignant melanoma. Doc Ophthalmol 1969; 26:461
Wallace DC, Singh G, Lott MT et al. Mitochondrial DNA mutation associated with Leber's hereditary optic neuropathy. Science 1988; 242:1427
Walsh FB. Pathological-clinical correlations. I. Indirect trauma to the optic nerve and chiasm. II. Certain cerebral involvements associated with defective blood supply. Invest Ophthalmol 1966; 5:433
Walsh FB, Blair CJ. Papilledema, optic neuritis, and pseudopapilledema. The use of fluorescein angiography in differential diagnosis. Trans Am Acad Ophthalmol Otolaryngol 1969; 73:914–928
Walsh TJ, Packer S. Bilateral melanocytoma of the optic nerve associated with intracranial meningeoma. Ann Ophthalmol 1971; 4:885
Walther E, Gloor B. Die Radiotherapie der Orbitatumoren. Klin Monatsbl Augenheilkd 1979; 174: 959–968
Walton DS, Robb RM. Optic nerve hypoplasia. Arch Ophthalmol 1970; 84:572
Weiner HL, Hofler DA. Immunotherapy of multiple sclerosis. Ann Neurol 1988; 23:211
Weiter JJ, McLean IW, Zimmerman LE. Aplasia of the optic nerve and disk. Am J Ophthalmol 1977; 83:569
Wenkel H, Michelson G. Korrelation der Ultraschallbiomikroskopie mit histologischen Befunden in der Diagnostik der Riesenzellarteriitis. Klin Monatsbl Augenheilkd 1996; 209 (in press)
Wenkel H, Meythaler FH, Naumann GOH. Giant cell arteritis: Does early histologic diagnosis and therapy before ocular involvement prevent visual loss? Invest Ophthalmol (Suppl) 1993; 34:842
Wenkel H, Meythaler FH, Naumann GOH. Giant cell arteritis: Visual outcome in patients with different clinical manifestations. Ger J Ophthalmol 1993; 2:274
Wenkel H, Rummelt V, Naumann GOH. Correlation of histopathological findings and clinical symptoms in patients with giant cell arteritis. Ophthalmology 1997; (in preparation)
Wenkel H, Rummelt V, Naumann GOH. Spectrum of histomorphological changes in temporal artery biopsies of patients with giant cell arteritis. Invest Ophthalmol (Suppl) 1995; 36:500
Went LN. Inherited disease of the optic nerve. In: Merin S (ed) Inherited eye disease. Diagnosis and clinical management. New York: Dekker, pp 323–344
Wertz FD, Zimmerman LE, McKeown CA et al. Juvenile xanthogranuloma of the optic nerve, disc, retina, and choroid. Am J Ophthalmol 1982; 89:1331–1335
Wessing A, Höpping W. Neuritis nervi optici beiderseits und Verschluß der Arteriola macularis superior bei einer 24-jährigen Frau. Klin Monatsbl Augenheilkd 1969; 154:847

Weyland CM, Goronzy JJ. Molecular approaches toward pathologic mechanisms in giant cell arteritis and Takayasu's arteritis. Curr Opin Rheumatol 1995; 7:30–36

Wilkinson IMS, Russel RWR. Arteries of the head and neck in giant cell arteritis. Arch Neurol 1972; 27:378–391

Wise GN, Henkind P, Alterhan M. Optic disc drusen and subretinal hemorrhage. Trans Am Acad Ophthalmol Otolaryngol 1974; 78:212

Witmer R. Neuritis optica. Klin Monatsbl Augenheilkd 1972; 160:29

Wiznia R, Price J. Recovery of vision in association with a melanocytoma of the optic disc. Am J Ophthalmol 1974; 78:236

Wolter F, Benz S. Ectopic meningioma of the superior orbital rim. Arch Ophthalmol 1975; 94:1920

Wolter J. Das Verhalten der Astroglia bei fortgeschrittener Degeneration der Netzhaut: eine histopathologische Studie an phthisischen Augen mit sekundärer Netzhautablösung. Klin Monatsbl Augenheilkd 1957; 130:498

Wolter J, Liss L. The evolution of hyaline corpuscles (cytoid bodies) in the human optic nerve. Am J Ophthalmol 1957; 43:885

Wolter JR, Butler RG. Zur Pathologie der Papillenödeme des menschlichen Auges. Klin Monatsbl Augenheilkd 1957; 130:154

Wolter JR, Lund OE. Reaction of centrifugal nerves in the human retina two weeks after photocoagulation. Am J Ophthalmol 1968; 66:221

Wolter JR. Ten years without orbital optic nerve: Late clinical results after removal of retrobulbar gliomas with preservation of blind eyes. J Pediatr Ophthalmol Strabismus 1988; 25:55–59

Wright JE. Primary optic nerve meningiomas: Clinical presentation and management. Trans Am Acad Ophthalmol Otolaryngol 1977; 83:617

Wulle AE, Bergin DJ, Barnes D et al. Orbital optic nerve glioma in adult life. Arch Ophthalmol 1989; 107:1013–1016

Yen M-Y, Yen T-C, Pang C-Y, Liu J-H, Wei Y-H. Mitochondrial DNA mutation in Leber's hereditary optic neuropathy. Invest Ophthalmol Vis Sci 1992; 33:2561–2566

Young SE, Walsh FB, Knox DL. The tilted disk syndrome. Am J Ophthalmol 1976; 81:16

Zimmerman LE, Arkfeld DL, Schenken JB, Arkfield DF, Maris PJG. A rare choristoma of the optic nerve and chiasm. Arch Ophthalmol 1983; 101:766–770

Zimmerman LE, Arkfield DL, Schenken JB, Arkfield DF, Maris PJG. A rare choristoma of the optic nerve and chiasm. Arch Ophthalmol 1983; 101:766–777

Zimmerman LE, Garron LK. Melanocytome of the optic disk. Int Ophthalmol Clin 1962; 2:431

Zimmerman LE, Thoreson HT. Sudden loss of vision in acute leukemia, a clinicopathologic report of two unusual cases. Surv Ophthalmol 1964; 9:467

Zimmerman LE. Acid mucopolysaccharides in ocular histology and pathology. Proc Inst Med 1961; 23:267

Zimmerman LE. Arachnoid hypoplasia in optic nerve glioma – correspondence. Br J Ophthalmol 1980; 64:638

Zimmerman LE. Melanocytes, melanocytic nevi and melanocytomas. Invest Ophthalmol Vis Sci 1965; 4:11

Zimmerman LE. Pathology of the demyelinating disease. Trans Am Acad Ophthalmol Otolaryngol 1956; 60:46

Zion VM, Goodside V. Anterior segment ischemia with ischemic optic neuropathy. Surv Ophthalmol 1974; 19:19

Zrenner E, Wilhelm H, Schiefer U. Differentialdiagnostische Strategien bei unklaren Sehstörungen. Ophthalmologe 1993; 90:104–119

14. KAPITEL

Glaukome und Hypotonie-Syndrome (Pathologie des abnormen intraokularen Drucks)

G. O. H. NAUMANN

A. Terminologie

Der normale intraokulare (Gewebs-)Druck von durchschnittlich 15 mm Hg beim Erwachsenen liegt erheblich über dem mittleren Gewebsdruck fast aller anderen menschlichen Organe – mit Ausnahme der Nieren. Diese hohe intraokulare Tension ist Voraussetzung für die regelrechte Funktion des Sehorgans. Sie gewährleistet u. a. die glatte Wölbung der Hornhautoberfläche – die die optische Abbildung entscheidend mitbestimmt – wie auch die gleichmäßige Ausrichtung der retinalen Rezeptoren und des Pigmentepithels auf der faltenlos gespannten Bruch-Membran über dem choroidalen Gefäßpolster. Kurze Abweichungen des Druckes von der Norm durch vorübergehende äußere Einwirkung hinterlassen keine Schäden: Offenbar verträgt das Auge für Sekundenbruchteile selbst extreme Steigerungen des intraokularen Druckes – z. B. auf 900 mm Hg für 0,3 msec (durch Explosionen bei experimenteller Iris-Licht-Koagulation) ohne nachweisbare Folgen (MCNAIRE et al. 1974). Auch kurze Senkungen des intraokularen Druckes, etwa durch Massage, sind ohne Belang. Längere Abweichungen von der mittleren Drucklage – nach oben oder unten – führen zu funktionellen und strukturellen Schäden (Tab. 14.1).

Eine *persistierende Hypotonie* – infolge externer Fistel oder eingeschränkter Sekretion von Kammerwasser – ist gefolgt von einer groben Faltenbildung der Hornhaut und der Netzhaut sowie von einer geänderten Gefäßpermeabilität: Es treten durch die geschädigte Blut-Kammerwasser-Schranke Proteine und Leukozyten in den intraokularen Raum über. Infolge der abnorm permeablen Blut-Retina-Schranke bilden sich Ödeme in und unter der Retina sowie im Papillengewebe. Schließlich stauen sich in der hinteren Uvea eiweißarme Plasmabestandteile und rufen das Bild einer *Amotio choroideae* hervor. Derartige Alterationen sind zunächst reversibel: Nach längerem Bestehen leiten sie zur *Atrophia bulbi* mit Schrumpfung über.

Häufiger tritt im Verlauf zahlreicher – durchaus verschiedener – Augenerkrankungen eine andauernde „pathologische" Erhöhung des intraokularen Gewebsdruckes auf. Diese Prozesse werden als „Glaukome" bezeichnet. Der Terminus „Glaukom" steht also keineswegs für ein einheitliches Krankheitsbild, sondern ist ein Sammelbegriff. Ist die Drucksteigerung das erste Zeichen einer intraokularen Erkrankung, sprechen wir von primären Glaukomen. Tritt die Drucksteigerung erst im Gefolge anderer Augenerkrankungen auf, sprechen wir von sekundären Glaukomen. Alle diese heterogenen Glaukome zeichnen sich in der Regel durch zwei gemeinsame Merkmale aus: 1. Eine Erhöhung des intraokularen Druckes über das physiologische Maß hinaus, 2. die daraus früher oder später resultierende Schädigung intraokularer Gewebe, besonders aber der sensorischen Anteile in Papille, Retina und Optikus, erkennbar an der glaukomatösen Papillenexkavation und der Optikusatrophie (s. Abb. 13.14, S. 1221 und unten).

Tritt die für chronische Glaukome charakteristische Papillenexkavation ohne faßbare Tensionserhöhung im Tag-Nacht-Profil auf, sprechen wir von *„Normaldruckglau-*

[1] Unter Mitarbeit von L. R. NAUMANN.

komen" bzw. „*Glaucoma sine tensione*" („low tension glaucoma"). Diese Variante umfaßt ca. 10 % der chronischen Glaukome. Man kann fälschlich einen häufigeren Anteil vermuten, wenn man nicht auch nachts mißt. Für die paradoxerweise „*Glaukom ohne Druck*" genannte Sehnervenerkrankungen wird eine pathologische Mikrozirkulation angeschuldigt, die jetzt auch mit neuen Verfahren meßbar wird (s. MICHELSON et al. 1994, 1995, 1996).

Abgesehen von der unterschiedlichen Pathogenese des intraokularen Druckanstiegs im Einzelfall, lassen sich zwei prinzipiell verschiedene klinische Verlaufsformen mit typischen Schäden beobachten:

1. *Akute Glaukome* mit einem plötzlichen und ausgeprägten Druckanstieg sind begleitet von einer dramatischen klinischen Symptomatik: Schmerzen, episklerale Hyperämie, korneales Ödem, Zusammenbruch der Blut-Kammerwasser-Schranke und Allgemeinsymptome. Unbehandelt führen die akuten Glaukome oft nach Stunden oder Tagen zu einer ischämischen Papillennekrose, in die Hyaluronsäure aus dem Glaskörper eingepreßt wird, die *sog. kavernöse Optikusatrophie Schabel*. Andere intraokulare Gewebe (Iris, Linse, Ziliarkörper) nekrotisieren ebenfalls – aber meist fokal.

2. *Chronische Glaukome* sind dagegen durch jahrelang mäßig erhöhten Druck gekennzeichnet. Klinisch verlaufen sie heimtückisch, weil sie initial *keine* Beschwerden verursachen. Erst allmählich gehen die Optikusnervenfasern und retinalen Ganglienzellen zugrunde. Morphologische Papillenveränderungen gehen (paradoxerweise) den funktionellen Defekten voraus: zunächst parazentrale, später periphere *Gesichtsfeldausfälle*; die zentrale Sehschärfe bleibt aber relativ lange erhalten.

Alle persistierenden Druckabweichungen lassen sich theoretisch entweder durch Änderungen der Sekretion und/oder des Abflußwiderstandes erklären. Tatsächlich aber werden – wie im einzelnen gleich zu erörtern – Glaukome fast ausschließlich durch erhöhten Abflußwiderstand verursacht. Hypotonie-Syndrome entstehen dagegen sowohl durch verminderte Sekretion als auch durch abnorm vermehrten Abfluß.

Um die Pathogenese der verschiedenen Glaukome und persistierenden Hypotonie-Syndrome besser zu verstehen, sind einige grundsätzliche Bemerkungen zur normalen Kammerwasserproduktion und -zirkulation unerläßlich.

Literatur: BECKER u. KONSTANT 1956; GREHN u. MACKENSEN 1993; KAUFMAN u. MITTAG 1994; KRIEGLSTEIN 1991; LEYDHECKER 1973.

B. Zur Physiologie der Kammerwasserzirkulation

I. Kammerwasserbildung und -zirkulation

Die Kenntnis der embryonalen Entwicklung erleichtert das Verständnis der Kammerwasserzirkulation (WULLE 1968, 1972; Abb. 14.1–14.3).

Das Kammerwasser wird in den 70–80 Ziliarkörperzotten unter Mitwirkung der Karboanhydrase in einer Größenordnung von etwa 2–6 µl/min in die Augenhinterkammer sezerniert, und zwar durch eine

Tabelle 14.1. Funktionen des Kammerwasser-Abfluß-Systems. (Mod. nach LEE 1995)

1. *Einweg-Klappe* durch passagere transzelluläre Kanäle des Riesen-Vakuolen-Systems (TRIPATHI und TRIPATHI 1989)
2. *Widerstand* erzeugt „normalen" intraokularen Druck
3. *Selektiver Filter*
   - Phagozytose von endogenen und exogenen Partikeln
   - Ausgang für zelluläre Infiltrate
   - Immunologisches Erkennungssystem (ACAID)[a]
4. Druck-Sensor (s. TAMM et al. 1995)

[a] „Anterior Chamber Aquired Immune Deviation" (s. STREILEIN, Kap 4).

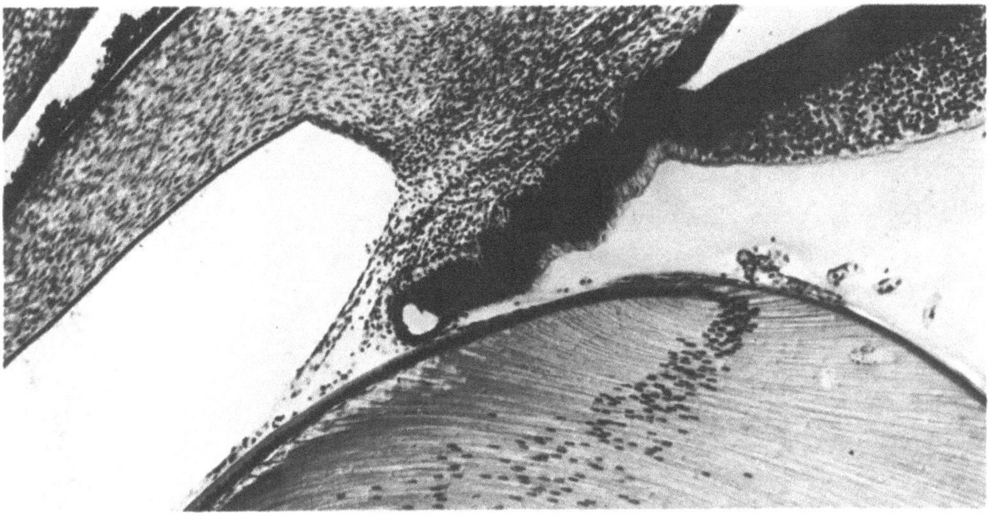

Abb. 14.1. Embryonaler Kammerwinkel etwa 6. Schwangerschaftsmonat (Sammlung STOCK, Universitäts-Augenklinik Tübingen)

Kombination von Ultrafiltration und aktiver energieverbrauchender Sekretion. Die Details der Kammerwasserbildung lassen sich auch mit morphologischen Methoden immer besser analysieren (BILL 1994 u. MÄEPEA; GRIERSON 1987; LEE 1995a, b; LÜTJEN-DRECOLL u. ROHEN 1968; SEARS 1994; Tabelle 14.1). Bei einem *Gesamtvolumen* der Vorder- und Hinterkammer von etwa 0,2 – 0,4 ml (190 – 400 µl) bedeutet dies, daß pro Minute etwa 1 – 2% des Kammerwassers ersetzt und der Kammerinhalt etwa alle 1 – 2 h erneuert wird (LEYDHECKER 1973; MOSES 1972). Das Kammerwasser unterscheidet sich in seiner Zusammensetzung deutlich vom Blutplasma und auch vom Liquor cerebrospinalis. Der *Proteingehalt* liegt mit 50 mg/100 ml um 1:50 niedriger als im Blut, Askorbinsäure ist 60mal konzentrierter. Das Kammerwasser kann daher nicht durch Filtration entstehen, sondern es wird vom nicht pigmentierten Ziliarepithel sezerniert. Dieses ist hierfür reich mit sekretorischen Zellorganellen ausgestattet. Mit Hilfe der Meerrettichperoxidase läßt sich belegen, daß hier die Blut-Kammerwasser-Schranke lokalisiert ist (SMITH u. RUDT 1973; s. Abb. 4.9; SEARS 1994).

Die vielfältigen Funktionen des Kammerwasser-Abfluß-Systems bestimmen Flußrichtung und Höhe des intraokularen Druckes, sie lassen sich aber auch als selektives Filter umschreiben (LEE 1995; Tabelle 14.1.). Das Kammerwasser gelangt durch die Pupille in die Vorderkammer. Aus dem Kammerwinkel fließt es zu etwa 85% durch das Trabeculum corneosclerale in den Schlemm-Kanal. Von hier gelangt es über etwa 20 – 30 radiäre Sammelkanäle direkt oder über den tiefen venösen Skleralplexus in die episkleralen Kammerwasservenen (ASCHER 1961). Zu etwa 15% gewinnt es über ein uveosklerales Gefäßsystem (FINE 1964; INOMATA et al. 1972a, b; ASHTON 1951; ROHEN u. RENTSCH 1968; GAASTERLAND et al. 1970; MOSES 1972) Anschluß an den allgemeinen venösen Kreislauf (Abb. 14.4 u. 14.5).

Die *autonom-neuronale Regulation* der uvealen Mikrozirkulation, des Abflußwiderstandes im Trabekelwerk und der Kammerwassersekretion sind bisher nur wenig untersucht. Es liegt nahe, hierfür den choroidalen Ganglienzellen eine Rolle zuzuschreiben, insbesondere seit BERGUA et al. (1993, 1994, 1996) (Abb. 14.10) und FLÜGEL et

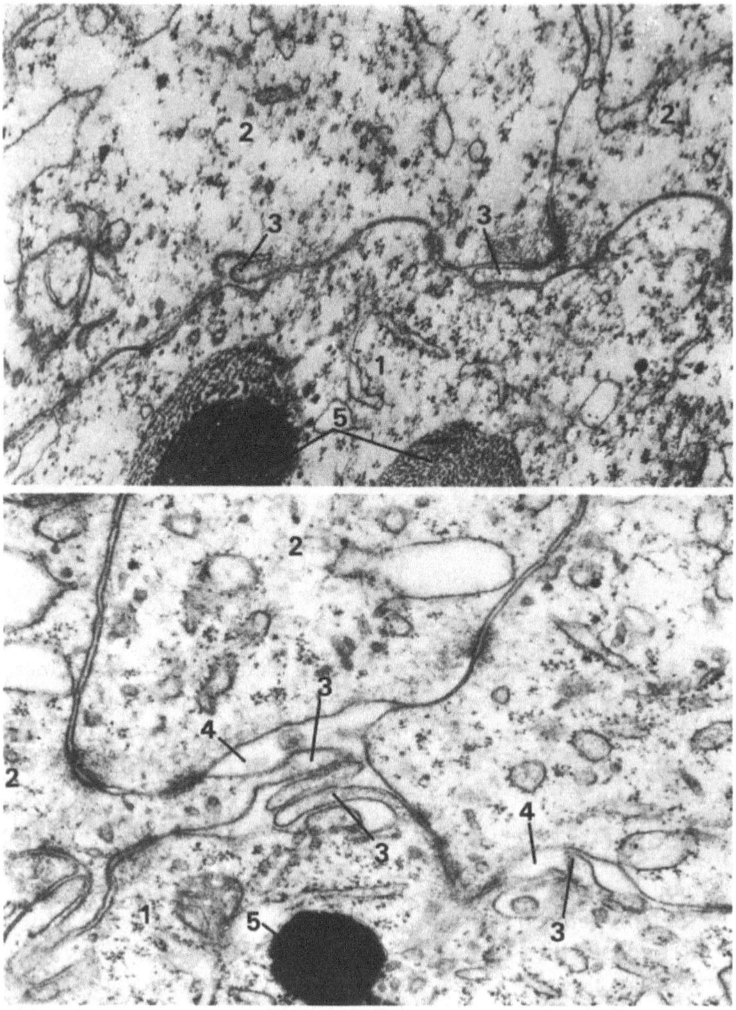

Abb. 14.2 a, b. Entwicklung der Ziliarkanälchen zwischen pigmentiertem und nicht pigmentiertem Ziliarepithel beim menschlichen Feten im 4. und 6. Monat (× 28000). **a** Mitte des 4. Monats: Fingerförmige Zellfortsätze (3) strecken sich zwischen die apikalen Zellgrenzen der Epithelschicht. Melanosomen (5). **b** Anfang des 6. Monats: Als Erweiterung des interzellulären Spaltes zwischen den beiden Epithelschichten entstehen Ziliarkanälchen (4), in die Mikrovilli (3) hineinragen. Diese Strukturen werden als Hinweise auf die zwischen dem 4. und 6. Monat beginnende Kammerwasserbildung angesehen. 1 Pigmentierte Zelle, 2 nichtpigmentierte Zelle, 5 Pigmentgranulum. (Aus WULLE 1972)

al. (1994) zeigten, daß diese im NO-System einzuordnen sind (Abb. 14.10). Dafür spricht auch der Nachweis von Nervenendigungen im Trabekelwerk (RUSKELL 1976) sowie von speziellen mechanischen Rezeptoren im Skleralsporn (TAMM et al. 1994).

Literatur: BERGUA et al. 1993, 1994, 1996; BILL u. MÄEPEA 1994; BILL u. SVEDBERG 1972; DIETRICH et al. 1971, 1971; LÜTJEN-DRECOLL et al. 1981, 1983; POLANSKY u. ALVARADO 1994; TRIPATHI 1974; WOLLENSAK u. MILDNER 1975.

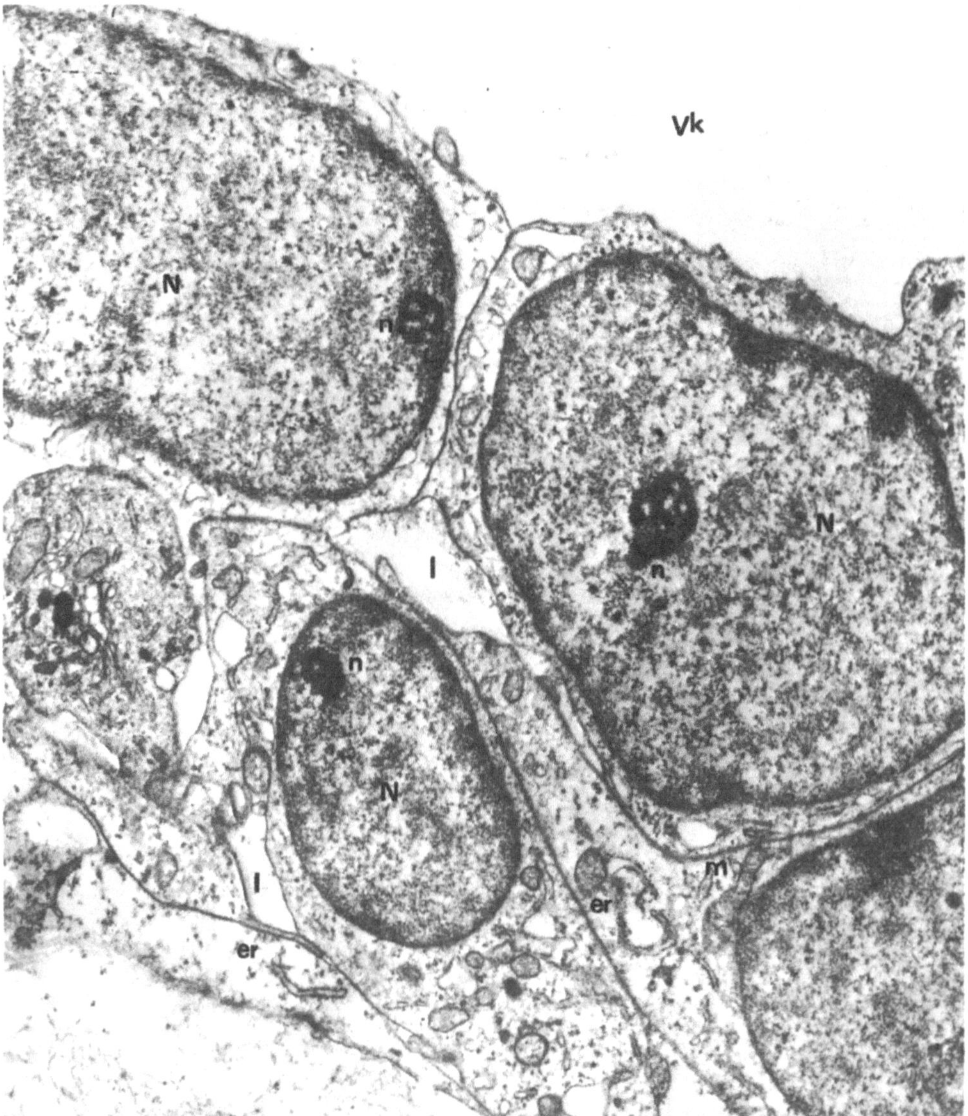

a

Abb. 14.3 a–c. Entwicklung des Trabekelwerks und des Schlemmschen Kanals beim menschlichen Feten zwischen dem 4. und 8. Monat. a Anlage des Trabekelwerks in Nachbarschaft zur Vorderkammer (*VK*) im 4. Monat. Vor Beginn des Kammerwasserabflusses dichte Lagen von Mesenchymzellen und kleine interzelluläre Räume (I). *N* Nukleus, *n* Nukleolus, *m* Mitochondrium, er Endoplastmatisches Retikulum. (× 10 000)

II. Physiologische Widerstände

Auf dem Weg von den Ziliarzotten zu den Kammerwasservenen sind zwei physiologische Widerstände des Kammerwasserabflusses zu überwinden. Das erste Hemmnis, der sog. physiologische Pupillarwiderstand, entsteht rein mechanisch durch den Kontakt der Iris mit der Linsenvorderfläche. Der Durchfluß des Kammerwassers geschieht deshalb nicht kontinuierlich, sondern stoßweise, pulsierend (Goldmann 1946a, b;

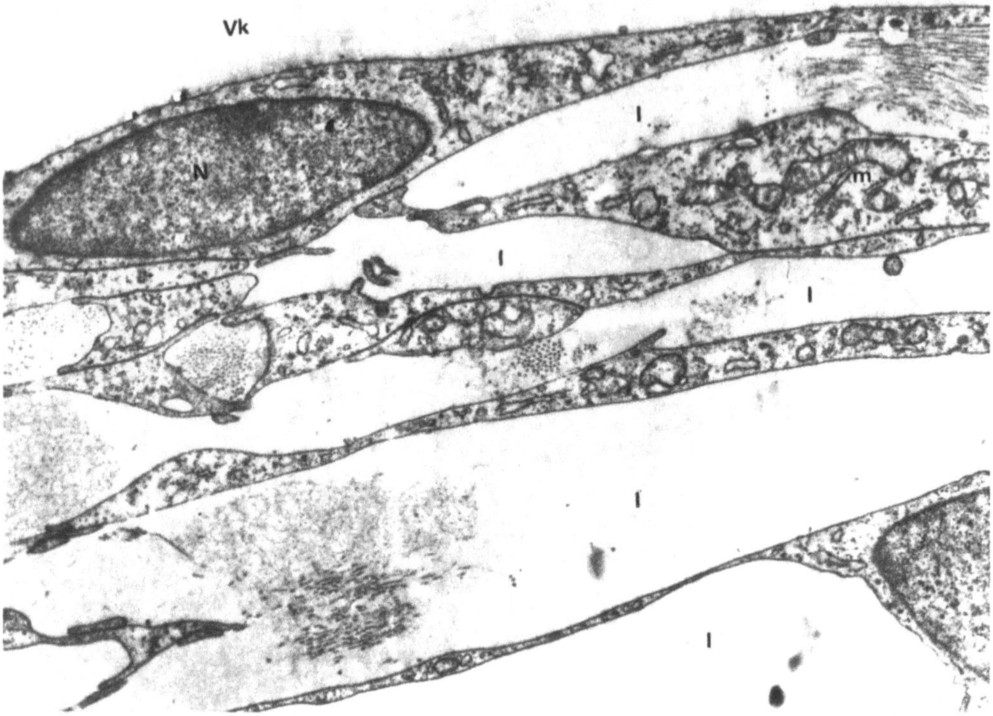

b

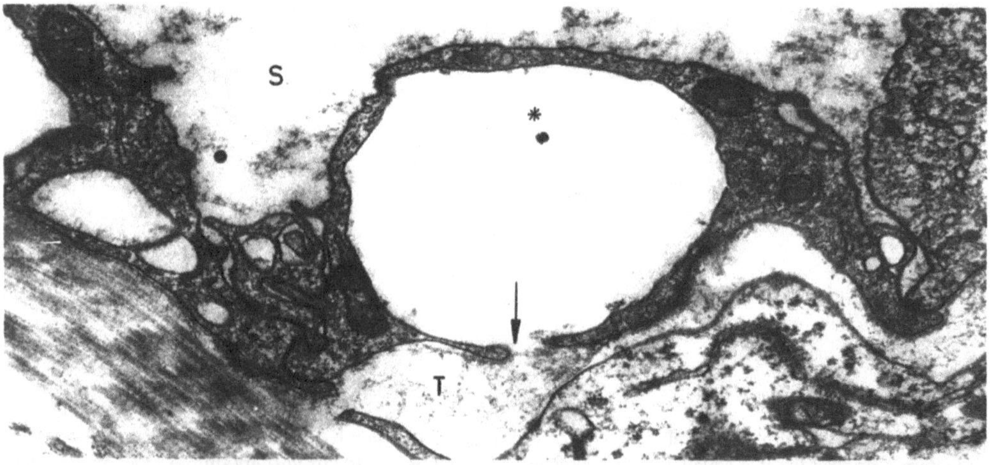

c

Abb. 14.3. b Uveales Trabekelwerk in Vorderkammernähe (*Vk*), 8. Monat. Mit Einsetzen der Kammerwasserströmung werden die Zellen schlanker und rücken auseinander, so daß es zu einer Erweiterung der Interzellularräume (*I*) kommt (× 8000). **c** Intraendotheliale Vakuole (*Stern*) mit teilweise breiter Öffnung trabekelwärts (*T*) und deutlicher Endothelverdünnung kanalwärts (*S*). Pore im Kanalendothel (*Pfeil*), 8. Monat (× 4300). (Aus WULLE 1972)

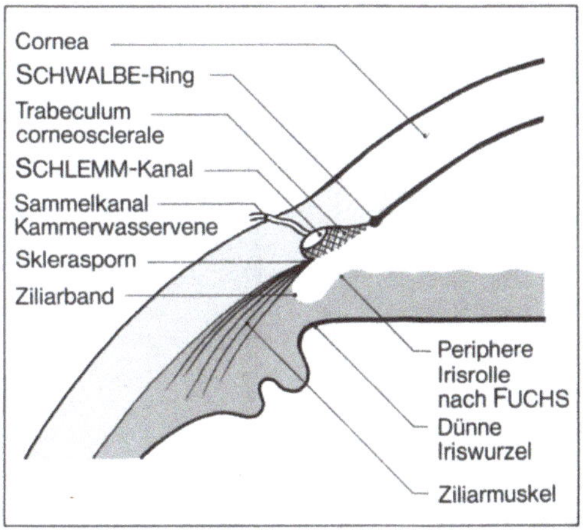

a

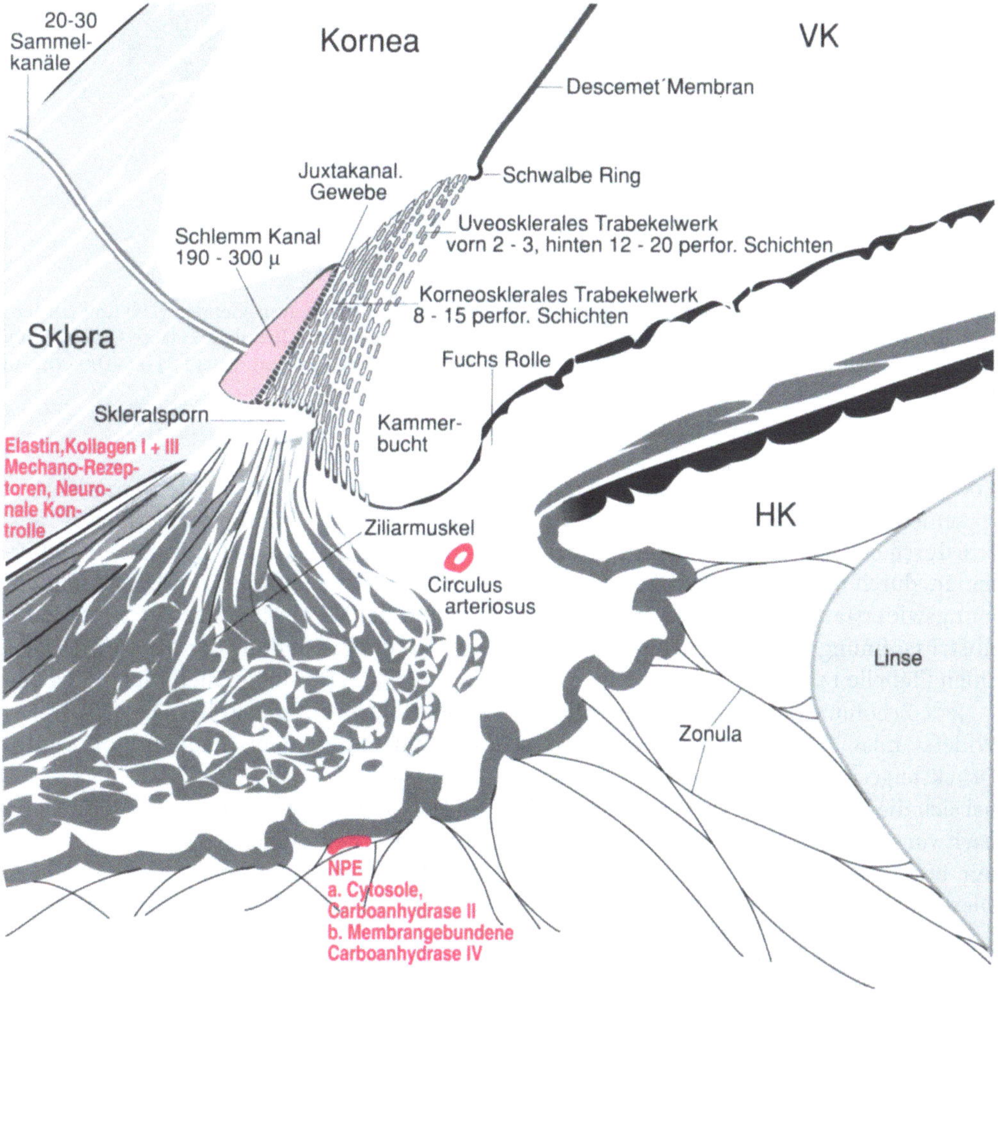

b

Abb. 14.4. Normaler Kammerwinkel. **a** Strukturen der normalen Kammerbucht. **b** Details nach Angaben der Literatur (Rohen; Lütjen-Drecoll; Lee; Grierson)

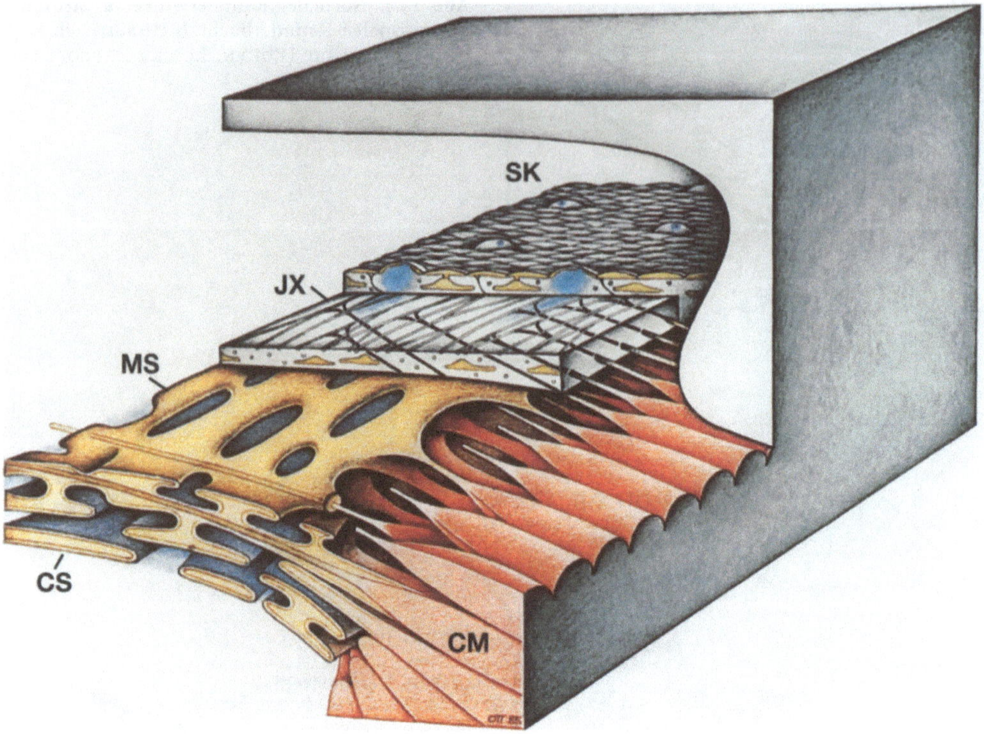

c

Abb. 14.4 c. Elastische Sehnen der Ziliarmuskelfasern (*CM*) strahlen in die uveoskleralen (*US*) und korneoskleralen (*CS*) Anteile des Trabekelwerks ein und bilden ein „Scherennetz". Juxtakanikuläres Gewebe (*JX*), Schlemm-Kanal (*SK*). (Hinterer Ansatz am Ziliarmuskel ist bewußt weggelassen). (Aus Lütjen-Drecoll u. Rohen 1985) s. auch Abb. 14.23 a, b, S. 1276

Linner 1952). Dieser Widerstand wird durch verschiedene Faktoren zusätzlich erhöht, z. B. durch ein sich vergrößerndes Linsenvolumen, durch Miose mit vergrößertem Strömungswiderstand bei einer verkleinerten Austrittsöffnung oder durch hintere Synechien (Tabelle 14.1).

Jede Erhöhung des Pupillen-„Durchfluß"-Widerstandes (PDW) führt zu einer gewissen Drucksteigerung in der Hinterkammer, wobei sich die Iris an ihrer Wurzel wie ein Segel nach vorn bläht, denn hier ist das Irisstroma nur etwa halb so dick wie weiter zentral. Diese anatomische Schwäche der Iriswurzel ist von entscheidender Bedeutung für die Pathogenese der primären und sekundären Winkelblockglaukome. Ein pathologisch erhöhter Pupillarwiderstand wird als *„Pupillarblock"* definiert (Abb. 14.6).

Dieser wirkt sich in der Regel in Richtung des normalen Kammerwasserflusses aus. Umgekehrt spielt ein *„inverser Pupillarblock"* mit einem paradoxen Druckgradienten von der Vorderkammer zur Hinterkammer bei der Entstehung der *Melanin-Dispersion* aus dem Iris-Pigmentepithel in myopen Augen eine zentrale Rolle. Die Dispersion geht einem „Pigment-Glaukom" oft voraus (s. unten).

Der zweite physiologische Widerstand muß zwischen Augen-Vorderkammer und den Kammerwasservenen bestehen. Sonst ließe sich nicht erklären, wie der intraokulare Druck beim Erwachsenen im Mittel um 15 mm Hg gehalten wird, während der episklerale Venendruck um 5 mm Hg (Goldmann 1970) bis zu 8 mm Hg liegt (Bill u. Mäepea 1994; Grant 1951; Moses 1972).

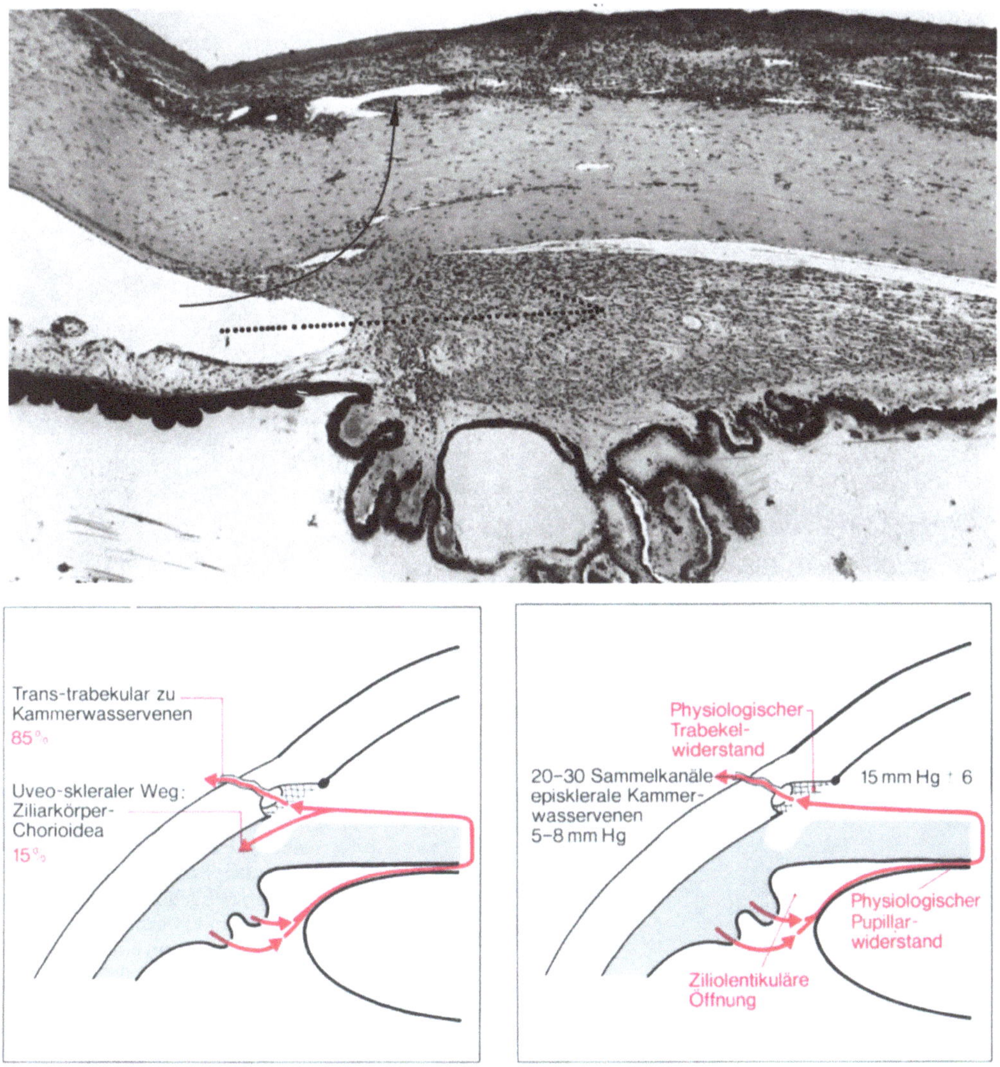

a

b

Dieser Widerstand kann theoretisch entweder im Trabeculum corneosclerale (GOLDMANN 1946a, b; GRANT 1951) oder im Bereich der 20–40 Sammelkanäle von 40–90 µm Durchmesser jenseits des Schlemm-Kanals liegen (NESTEROV u. BATMANOV 1974). Die meisten Befunde sprechen dafür, daß dieser physiologische *Abflußwiderstand im Trabeculum corneosclerale* lokalisiert ist. Das Trabeculum corneosclerale spannt sich als ein lockeres, blutgefäßfreies, schwammartiges Gewebe zwischen dem Skleralsporn (korneoskleraler Anteil) oder der vorderen Uvea (uvealer Anteil) und dem Schwalbe-Grenzring aus (Abb. 14.7). Die Öffnungen im Maschenwerk messen 1–20 µm. Die Trabekelbalken bestehen aus kollagenen Faserbündeln, die von Endothelzellen bedeckt sind. Die Periodizität dieser Kollagenbündel liegt zentral bei etwa 640 Å. Mit zunehmendem

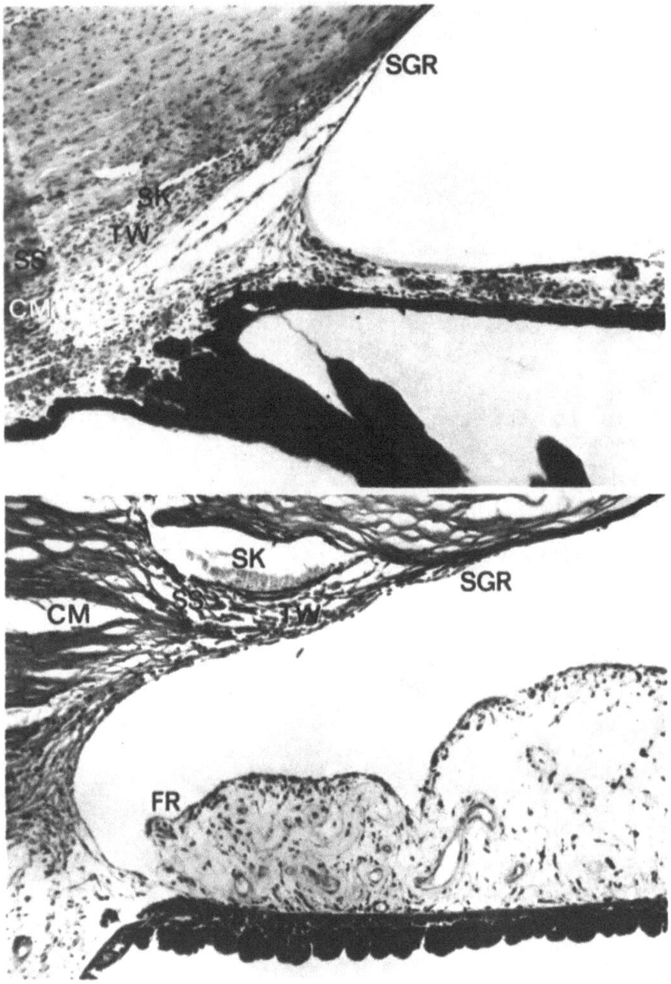

a

b

Abb. 14.7 a–e. Varianten der normalen Kammerbucht. **a** Beim Neugeborenen (**b–e** beim Erwachsenen). **b** Häufigste Form eines mittelweiten Kammerwinkels

Lebensalter wird Kollagen mit einer Periodizität von 1000 Å (sog. „curly collagen") deponiert (ROHEN u. STRAUB 1967; BILL u. SVEDBERG 1972).

Früher von SONDERMANN (1930) vermutete, echte kanalikuläre Verbindungen im Trabeculum corneosclerale zwischen Vorderkammer und Schlemmschem Kanal entpuppten sich bei neueren Untersuchungen als Sackgassen (FINE 1964; IWAMOTO 1967; ROHEN u. RENTSCH 1968; WORTHEN 1972; HOFFMANN u. DUMITRESCK 1971).

Nach COLE u. TRIPATHI (1971) wird Kammerwasser durch eine *Makro- und Mikropinozytose* mit transitorischer Ausbildung feinster transzellulärer Kanälchen durch die Endothelzellen hindurch aus den Verzweigungen der Vorderkammer im *juxta*kanalikulären Trabekelgewebe in den Schlemm-Kanal hineintransportiert. Dieser Vorgang wird nach Untersuchungen am Affen (GRIERSON u. LEE 1977a, b; GRIERSON et al. 1982) auch durch die Höhe des intraokularen Druckes variiert und reguliert. Steigt der Augendruck jedoch über 40 mm Hg, zerreißen einzelne Trabekelbalken an ihrem Ursprung, dem Skleralsporn bzw. Ziliarmuskel (Abb. 14.8 u. 14.9).

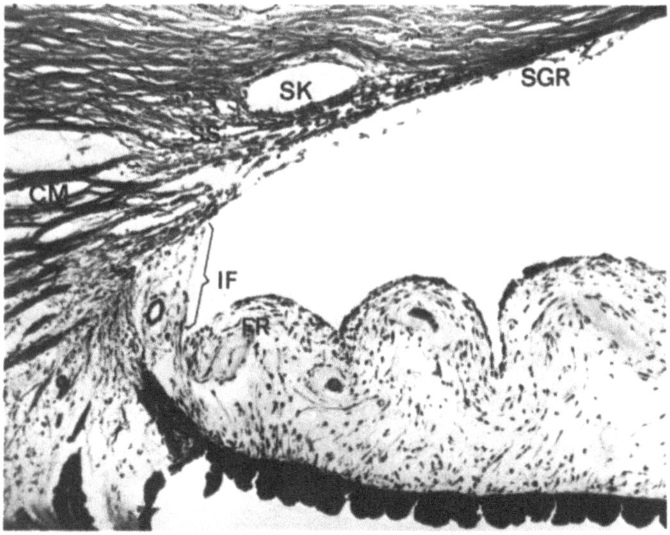

c

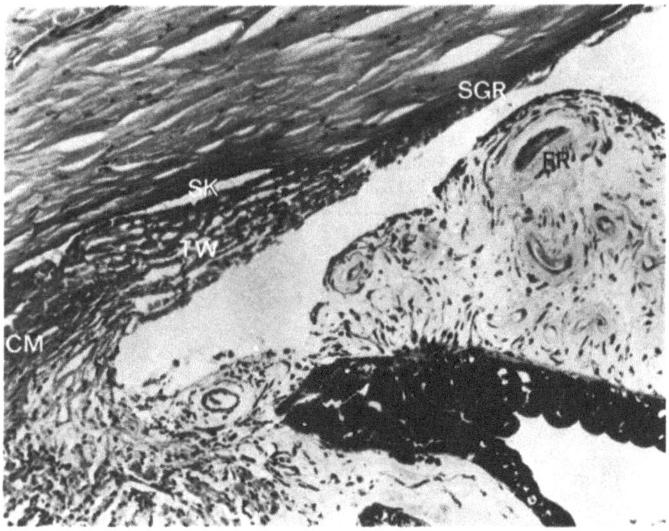

d

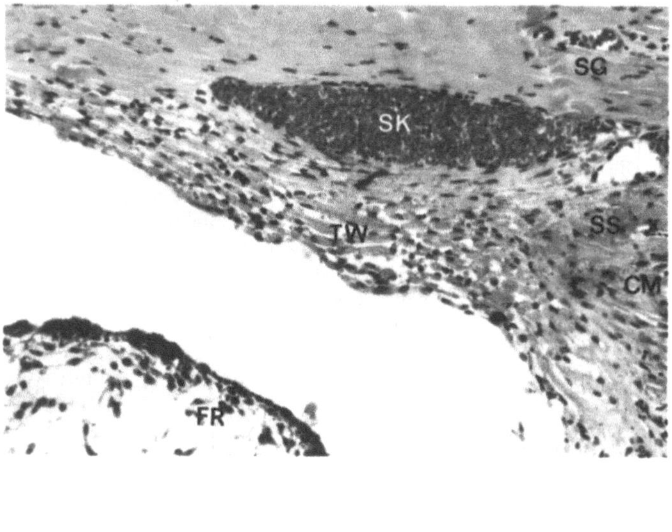

e

Abb. 14.7. **c** Irisfortsätze (*IF*) auf dem Ziliarmuskel („uveales Gewebe"). Zwischen Sklera und Ziliarmuskel artifizielle Spalten als Hinweis auf lockere Verbindung (in **b, c**) im supraziliaren Raum. **d** Extrem enge Kammerbucht bei offenem Zugang zum Trabekelwerk. **e** Retrograde Blutfüllung des Schlemm-Kanals. Schwalbe-Grenzring (*SGR*), Schlemm-Kanal (*SK*), Skleralspron (*SS*), Ziliarmuskel (*CM*), Trabekelwerk (*TW*), Fuchssche Rolle an der Iriswurzel (*FR*), Sammelkanäle (*SK*) (**b – d** PAS-Hämatoxylin-Färbung)

Weiterhin spielen für die Höhe des physiologischen Abflußwiderstandes folgende Faktoren eine Rolle - oder man *vermutet* einen Einfluß (Tabelle 14.2):

1. *Arrangement der Trabekelbalken:* JOHNSTONE (1974), JOHNSTONE u. GRANT (1973) zeigten ein druckabhängig modifiziertes Arrangement des Trabekelwerkes, das auch mit einer Lumenänderung des Schlemm-Kanals einhergeht. Bei niedrigem Druck bildet das Filter des Trabekels eine kompakte Formation - mit offensichtlich höherem Abflußwiderstand -, bei hohem Druck umgekehrt (Abb. 14.9). Durch Aufblähung des Trabekelwerkes wird der Schlemm-Kanal verengt (GRIERSON u. LEE 1977a, b; LEPPLE-WIENHUES et al. 1991; TAMM et al. 1992, 1995).

2. *Aktion des Ziliarmuskels:* Parasympathikomimetika („*Miotika*")[1] vermindern den

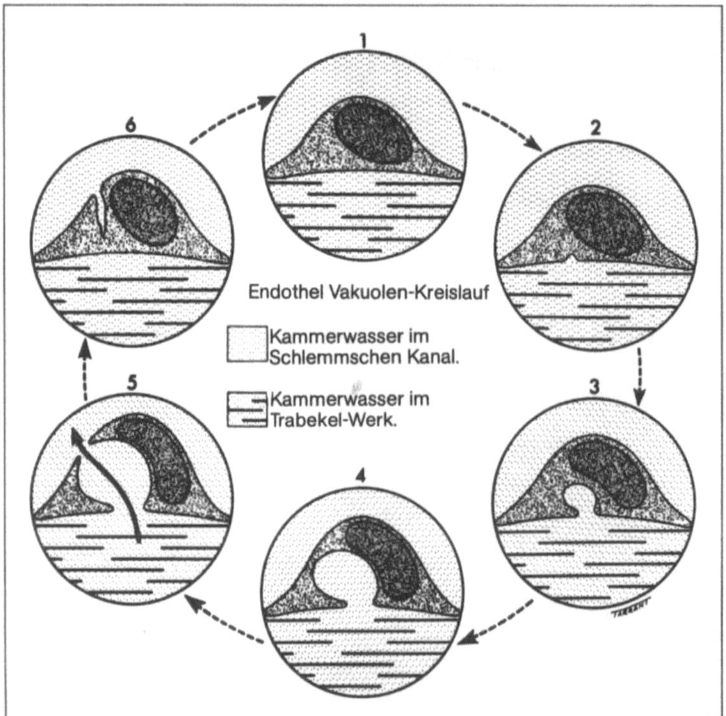

Abb. 14.8. Zyklus der intra- und transendothelialen Vakuolenbildung in der Endothelauskleidung des Schlemm-Kanals nach TRIPATHI (1977): Die transzellulären Kanäle stellen ein dynamisches System von Poren dar und erklären den Ausfluß des Kammerwassers durch die Endothelbarriere des Schlemm-Kanals. Initial bilden sich die Vakuolen wahrscheinlich als Folge einer Membraneindellung und Einfaltung an den Basalzellanteilen (Stadium 2). Eine fortschreitende Vergrößerung dieser Einfaltung führt zur Ausbildung von Makrovakuolen (Stadium 3 und 4), die sich schließlich zur Innenseite des Schlemmschen Kanals öffnen (Stadium 5). In dieser Phase bildet die Vakuole einen transzellulären Kanal (*Pfeil*). Der Abfluß des Kammerwassers folgt dem Druckgradienten (vom Trabekelwerk in das Lumen des Schlemm-Kanals). Die vakuolären transzellulären Kanäle wirken wie ein Einwegsventil. Nach einem gewissen Zeitintervall wird die basale Einfaltung verschlossen, und die Zelle nimmt wieder das nichtvakuolisierte Ruhestadium ein (Stadium 1). Auf Grund morphologischer und physiologischer Untersuchungen ähnelt dieser Mechanismus dem Abfluß des Liquor cerebrospinalis vom subarachnoidalen Raum in den Durasinus über die mesotheliale Barriere der arachnoidalen Zotten. (Aus TRIPATHI 1978)

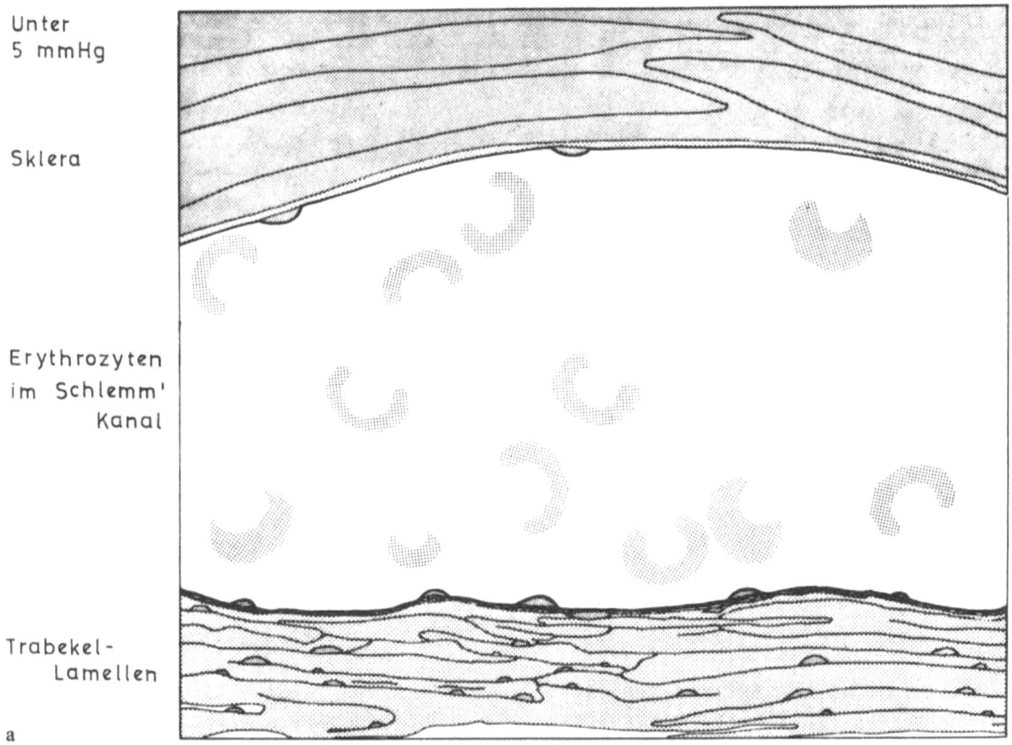

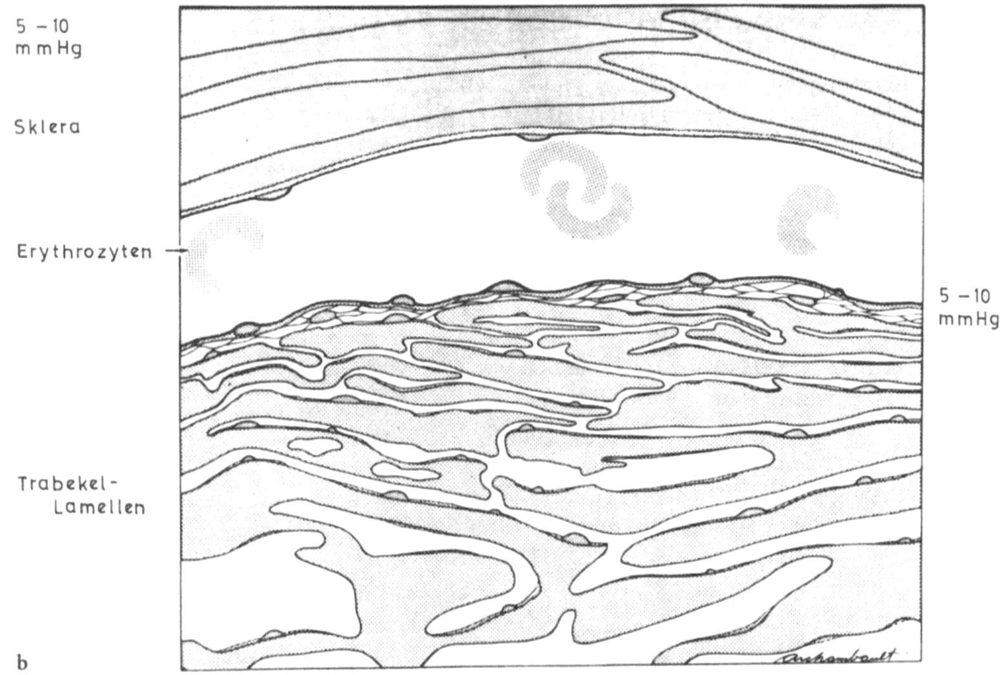

Abb. 14.9 a – c. Anordnung der Trabekelbalken und Endothelzellen bei verschiedenem intraokularen Druck. **a** Intraokularer Druck unter 5 mm Hg. Im Lumen des Schlemmschen Kanals finden sich zahlreiche Erythrozyten. Die Trabekelbalken bilden eine dichte Lamelle. **b** Intraokularer Druck zwischen 5 – 10 mm Hg. Lumen des Schlemm-Kanals deutlich eingeengt. Trabekelbalkenanordnung wesentlich lockerer

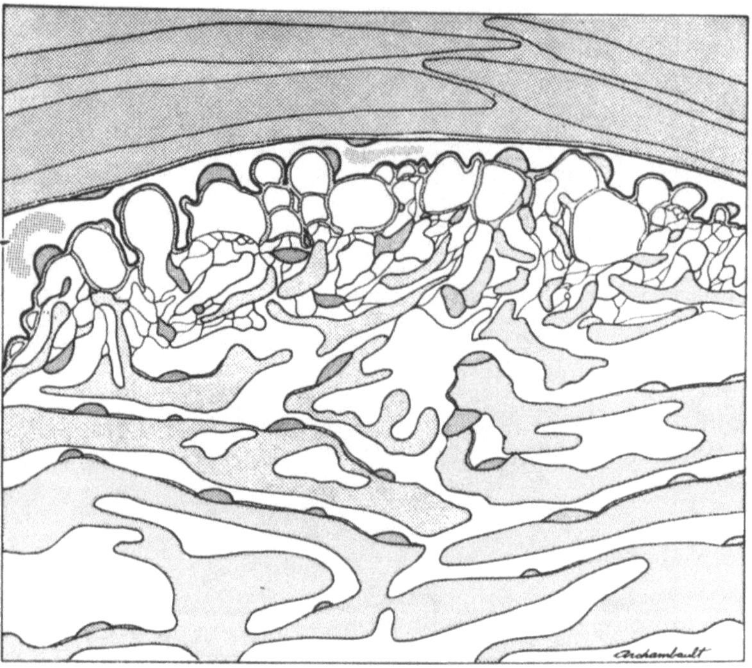

c

Abb. 14.9 c. Intraokularer Druck zwischen 30–40 mm Hg. Lumen des Schlemm-Kanals fast obliteriert. Trabekelbalken ganz locker angeordnet mit massenhaft endothelialen Vakuolen. (Aus JOHNSTONE u. GRANT 1973)

Abflußwiderstand am normalen und glaukomkranken Auge. Dieser Effekt unterbleibt, wenn man den Ziliarmuskelansatz am Skleralsporn zirkulär abtrennt (KAUFMAN u. LÜTJEN-DRECOLL 1975). Der Ziliarmuskel kontrolliert durch seine Kontraktion offenbar die strukturelle Orientierung der Balken des Trabeculum corneosclerale, möglicherweise auch die uveoskleralen Abflußwege (DE KATER et al. 1992; SCHEIE et al. 1943; TAMM et al. 1992, 1993; ZYPEN VAN DER 1980).

3. *Extrazelluläre Matrix: Sie* hat eine zentrale Bedeutung für das normale Kammerwasserabflußsystem. Folgende Komponenten spielen eine Rolle: die Kollagene I, III, IV, V, VI u. VIII als Monomer und Polymer, die Proteoglykane Decorin, Biglycan, Syndecan, Versican, Perlecan; die adhäsiven Glykopro-

Tabelle 14.2. Faktoren für erhöhten Pupillar-Durchfluß-Widerstand

I. Verstärkter Kontakt zwischen Pupillarrand und Linse
   1. Vergrößertes Linsenvolumen
      - Alter
      - Diabetes mellitus
   2. Miose
      - Alter
      - Miotika
      - Iritis
      - Diabetische Iridopathie
   3. Hintere Synechien
   4. Pseudoexfoliations-Syndrom (s. Kap. 15)

II. Viskosität des Kammerwassers
   1. Entzündungen und Defekte der Blut-Kammerwasser-Schranke
   2. Blutungen
   3. Pseudoexfoliations-Syndrom

[1] In der Therapie des Glaucoma chronicum simplex ist entsprechend nur die Stimulation des Ziliarmuskels erwünscht – die unvermeidliche Miose nur eine lästige Nebenwirkung. Anders liegen die Verhältnisse beim Pupillarblock-Winkelblock-Glaukom (s. dort).

teine Fibronectin, Laminin und Vitronektin sowie Elastin und Mikrofibrillen. Als Matrix-Rezeptoren sind Integrine identifiziert worden (s. Übersicht bei YUE 1996; FLOYD et al. 1985; WORTHEN u. CLEVELAND 1982).

Saure Mukopolysaccharide im Trabeculum corneosclerale: Die Injektion von Hyaluronidase in die Vorderkammer vermindert den Abflußwiderstand beim Kaninchen um etwa 50% (BARANY 1955). Dies erklärt sich durch Abbau der Hyaluronsäure im Trabekelwerk (ZIMMERMAN 1957, 1958; GRIERSON u. LEE 1975d). Ihre Herkunft ist nicht genau geklärt; vielleicht stammen sie aus dem Glaskörper (ARMALY u. WANG 1975; FRANÇOIS 1975).

4. *Kortikosteroide:* Etwa jeder dritte Mensch reagiert auf lokale oder systemische Gabe von Kortikosteroiden mit einer mehr oder weniger ausgeprägten Augendrucksteigerung (BECKER u. HAHN 1964; ARMALY 1963a, b), die auf genetische Faktoren zurückgeführt wird. Etwa 3% entwickeln die Symptomatik eines „Kortisonglaukoms" (s. unten). Die Pathogenese ist unklar. Je nach der klonalen Verteilung entsprechender Fibroblasten-Rezeptoren können Kortikosteroide den Polymerisationsgrad saurer Mukopolysaccharide intra- oder extrazellulär beeinflussen und so den trabekulären Durchfluß steuern (FRANÇOIS 1975; BRUBAKER 1975; DREYER 1993).

5. *γ-Globuline und Plasmazellen:* Sie lassen sich im Trabekelwerk nachweisen. Ihre Bedeutung ist ungeklärt (BECKER et al. 1963; FLÜGEL et al. 1992a, b; HERNANDEZ 1992; LYNCH et al. 1987).

6. *Neurogene Regulation:* Das Trabekelwerk ist beim Menschen reichhaltig mit Nerven versorgt (HOLLAND et al. 1956; RUSKELL 1976). Dabei überwiegen die adrenergischen die cholinergischen im Verhältnis 3:1 (NOMURA u. SMELSER 1974)[2]. VON SALLMANN (1956) glaubt, aufgrund von Mikroelektroden-Studien im Hypothalamus der Katze Hinweise auf eine neurovegetative Kontrolle des intraokularen Drucks gefunden zu haben (Abb. 14.10; BERGUA et al. 1993, 1994, 1996; FASCHINGER et al. 1988; FLÜGEL et al. 1994; JAMPEL et al. 1987; KAISER-KUPFER 1989; KIRCH et al. 1995; TAMM et al. 1992, 1994; MACRI u. CEVARIO 1975; WAX et al. 1989; WEINSTEIN u. LANGHAM 1969; WAITZMAN 1971; WENTWORTH u. BRUBAKER 1981).

7. *Zahl der intrazellulären Vakuolen in der Endothelauskleidung des Schlemm-Kanals:* LEE u. GRIERSON (1973, 1974, 1975) und LEE (1995) beobachteten zwischen 5 und etwa 40 mm Hg eine direkte Korrelation zwischen der Zahl der intrazellulären Endothel-„Riesen"-Vakuolen und der Höhe des intraokularen Druckes. Ihre Studie widerlegt auch die These von SHABO et al. (1973), daß es sich hierbei um Fixationsartefakte handele (TRIPATHI et al. 1987).

8. *Aktiver Transportmechanismus:* VAN BUSKIRK u. GRANT (1974) fanden zwischen 4 und 37 °C *keine* Abhängigkeit des Abflußwiderstandes von der Temperatur. Sie halten daher den aktiven Transport infolge energieliefernder Stoffwechselvorgänge für unwesentlich.

9. *Verhältnis des transtrabekulären zum uvealen Abflußvolumen:* INOMATA et al. (1972a, b) stellten fest, daß unter Atropin etwa 35% des gesamten Abflusses über uveosklerale Routen erfolgt; dagegen nur etwa 20% unter Pilocarpin (BILL u. PHILLIPS 1971; HAYREH 1966; DIETERICH et al. 1971).

10. *Abflußkapazität bzw. Abflußreserven:* Klinische Beobachtungen an Patienten mit teilweise verlegtem Kammerwinkel sprechen dafür, daß etwa die halbe Zirkumferenz bei intaktem Trabekelwerk einen normalen Kammerwasserabfluß gewährleisten kann.

---

[2] Vrabec wies darüber hinaus Vater-Pacini-Druckkörper im Trabekelwerk von Gänsen nach.

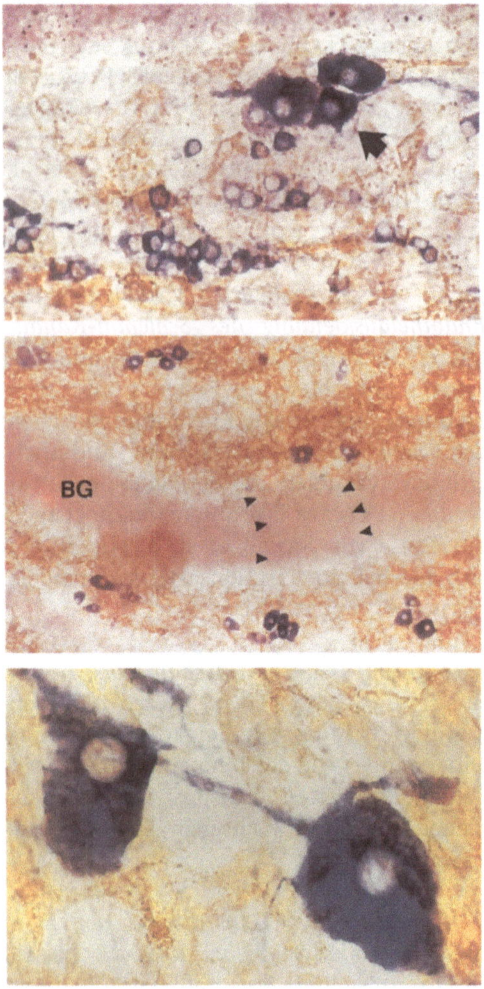

Abb. 14.10 a–c. Uveale Ganglienzellen in den äußeren skleranahen Schichten der menschlichen Choroidea, dargestellt mit der (NADPH)-Diaphorase-Reaktion: ein Hinweis auf die Rolle des Stickoxyds NO. **a** Gänsemarschformation der NADPH-Diaphorase-positiven Ganglienzellen in der zentralen menschlichen Choroidea. Zwei verschiedene Populationen mit großen und kleinen Zellsomata (× 600). **b** Perivaskuläre Anordnung der NADPH-Diaphorase-positiven Ganglienzellen im ansonst ungefärbten Choroideagewebe. Die Zellen sind untereinander durch NADPH-Diaphorase-positive Fortsätze verbunden. Blutgefäß (*BG*) (× 350). **c** Kräftige Blaufärbung von 2 großen polygonalen Ganglienzellen mit der NADPH-Diaphorase-Reaktion, die sich gut vom ungefärbten Hintergrund abheben. (× 100). (Aus Bergua et al. 1993)

11. *Alter:* Der Abflußwiderstand erhöht sich mit steigendem Lebensalter (s. unten; Abb. 14.11 a–d).

12. *Episkleraler Venendruck:* Valsalva-Manöver wie Husten kann nur transitorische intraokulare Tensionssteigerungen erzeugen. Dauernd überhöhter episkleraler Venendruck führt zu einer Sonderform der sekundären Offenwinkelglaukome (s. dort), (Guthoff u. Jorgensen 1986; Rohen u. Funk 1994).

Literatur zu B. II: Bill u. Mäepea 1994; Buller u. Johnson 1994; Epstein u. Rohen 1991; Erickson-Lamy et al. 1991; Flügel et al. 1991; Grierson 1987; Lee 1995 a, b; Lütjen-Drecoll et al. 1981, Lütjen-Drecoll u. Kaufman 1986; Mäepea u. Bill 1989; Polansky et al. 1984; Polansky u. Alvarado 1994; Raviola u. Raviola 1981; Rehnberg et al. 1987; Rohen u. Lütjen-Drecoll 1982; Rohen 1986; Rohen et al. 1982, 1984; Ruprecht und Naumann, 1984; Seiler u. Wollensak 1984; Tamm et al. 1992, 1993; Tripathi et al. 1987; Worthen u. Cleveland 1982; Yue 1996; Zypen van der 1980.

III. Altersveränderungen (Abb. 14.7)

Es ist erstaunlich und bemerkenswert, wie beim Normalen das Verhältnis von Kammerwassersekretion und -abfluß stets so wohl ausgeglichen ist, daß die Tagesschwankungen des Augendrucks gewöhnlich 4–6 mm Hg nicht überschreiten (Leydhecker 1973; Sears 1994). Mit zunehmendem Lebensalter wird die Kammerwassersekretion vermindert, aber auch der Abflußwiderstand steigt (Becker 1958), ebenso die Druckmittelwerte. Als Erklärung für den erhöhten Abflußwiderstand kommen in Betracht (Lütjen-Drecoll u. Rohen 1968; Polansky u. Alvarado 1994): 1. die altersabhängige Verdickung der Trabekelbalken (Rohen u. Straub 1967; Rohen u. Lütjen-Drecoll 1968; Abb. 14.11); 2. Eine Verengung der intertrabekulären Lumina etwa durch die „senile" Melanin-Ausstreuung aus dem

Iris-Pigmentepithel, oder 3. die Phagozytose dieser oder anderer Substanzen aus dem Kammerwasser in die Trabekelendothelzellen (GÄRTNER 1971; BECKER 1958) behindert den Durchfluß.

Gonioskopisch sieht man als morphologisches Substrat für diese Alterationen eine Pigmentierung des Trabekelbandes. Das Melanin stammt aus dem Iris-Pigmentepithel (– und hinterläßt eine pupillennahe „Iris-Pigmentblatt-Atrophie" charakteristischen Musters; Tabelle 8.1). Die spaltlampenmikroskopische Abgrenzung gegenüber der Pupillarsaumatrophie beim Pseudoexfoliations-Syndrom ist oft nicht einfach (s. Kap. 15).

Literatur: AINSWORTH u. LEE 1990; ALVARADO et al. 1981; DIESTELHORST u. KRIEGLSTEIN 1992, 1994; FLÜGEL et al. 1992a, b; GRIERSON et al. 1984; GRIERSON u. HOWES 1987; HORSTMANN et al. 1983; MARSHALL et al. 1990, 1991a, b; MCMENAMIN u. LEE 1980; MILLARD et al. 1987; PEDERSON u. TORIS 1987.

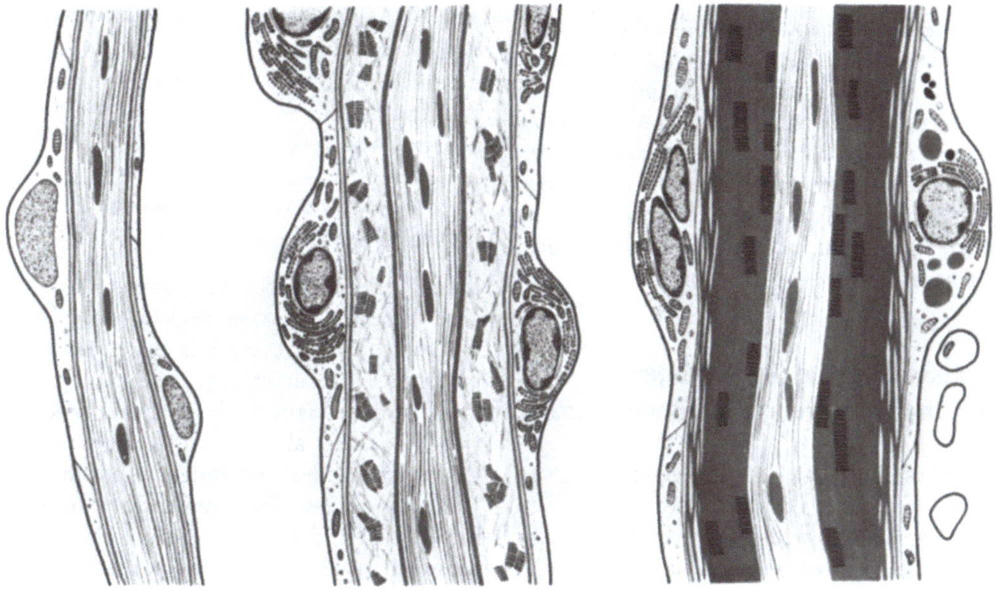

a b c

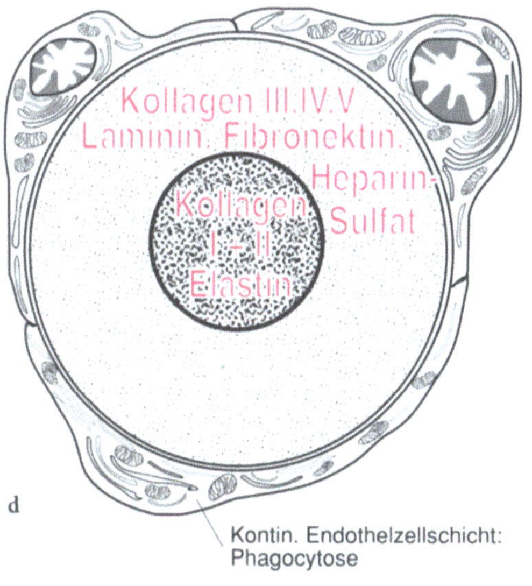

d

Abb. 14.11 a – d. Zunehmende Verdickung der Trabekelbalken mit steigendem Alter in Augen mit Sekundärglaukomen. **a** Jugend. **b** Mittleres Lebensalter. **c** Höheres Lebensalter: Neben der normalen kollagenen Achse abnorme Kollagen-Ablagerung. (Aus ROHEN u. STRAUB 1967). **d** Trabekelbalken im Querschnitt. (Nach LEE; GRIERSON; ROHEN; LÜTJEN-DRECOLL)

C. Glaukome

Die Besprechung der Glaukome muß sich mit zwei verschiedenen Aspekten befassen: Wie die Drucksteigerung entsteht (dies bestimmt die pathogenetische Klassifizierung) und zu welchen Gewebsveränderungen die okuläre Hypertension führt (Glaukomeffekte). Nur frühkindliche Augen reagieren mit einer Erweiterung der Bulbuswand (Buphthalmus). Beim Erwachsenen sind akute und chronische Verlaufsformen der Schädigung auseinanderzuhalten.

Literatur: Burian et al. 1955; Caprioli u. Miller 1988; Gelatt 1981; Grehn u. Mackensen 1993; Hippel von 1901; Krieglstein 1991; Lee et al. 1982; Leydhecker 1988; Lichter 1994; Lütjen-Drecoll u. Rohen 1968; Naumann 1995; Ritch et al. 1996; Rohen 1973, 1982a, b, 1983; Svedbergh et al. 1986; Tamm u. Lütjen-Drecoll, 1992; Tripathi u. Thripathi 1989.

I. Klassifizierung der Pathogenese der Drucksteigerung: Abflußbehinderung

Es hat sich gezeigt, daß das weite Spektrum der Glaukome praktisch immer durch einen erhöhten Abflußwiderstand und eine Abflußbehinderung geprägt ist. Als Beweis dafür sind Beobachtungen der Fluoreszeinausscheidung, Messungen der Perfusion sowie tonographische Befunde (Grant 1951; Goldmann 1946a, b, 1970; Leydhecker 1973; Becker u. Constant 1956) anzusehen. Eine Hypersekretion als Ursache von Glaukomen wurde bisher nur in Ausnahmefällen nachgewiesen (s. Bill u. Mäepea 1994; Leydhecker 1973; Sears 1994).

Für die Klassifizierung der Pathogenese sind morphologische Veränderungen im Kammerwinkel maßgebend. Es lassen sich klinisch und auch histologisch, und zwar sowohl bei primären als auch bei sekundären Glaukomen, zwei Grundformen unterscheiden. Für die Therapie ist eine grundsätzliche Einordnung in eine der beiden Hauptgruppen erforderlich:

Glaukome mit verlegtem Kammerwinkel: „Winkelblockglaukome“

Ihnen liegt eine grobe makroskopisch sichtbare Veränderung in der Beziehung zwischen Iriswurzel, Oberfläche des Trabekelwerks und peripherer Hornhaut zugrunde (Abb. 14.12): Die Iriswurzel verdeckt das Trabekelwerk und riegelt es dabei ab. Eine plötzliche zirkuläre Obstruktion der gesamten Abflußregion ruft einen akuten Glaukomanfall hervor. Wird nur ein Teil der Zirkumferenz des Kammerwinkels allmählich verlegt, resultiert ein

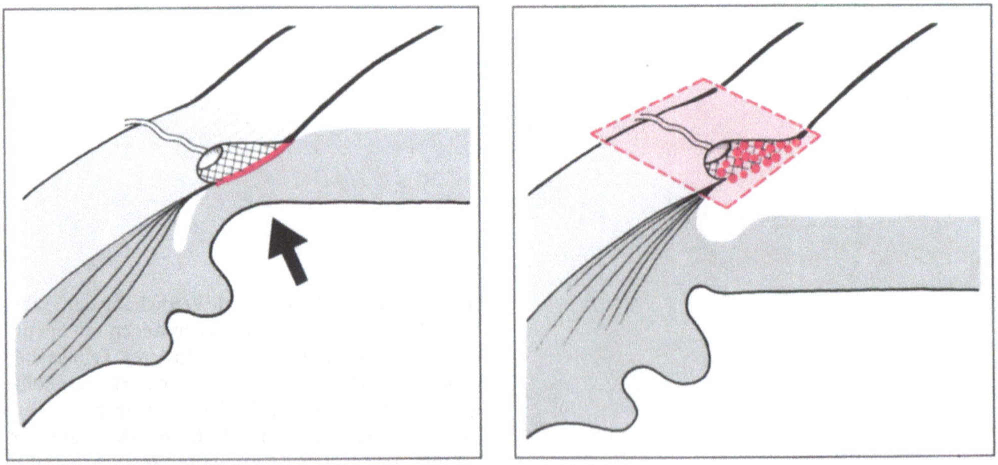
a b

Abb. 14.12. a Prinzip der Winkelblockglaukome; **b** der Offenwinkelglaukome chronisches Glaukom (s. S. 1273) – ohne dramatische Krankheitszeichen.

Glaukome mit offenem Kammerwinkel: „Offenwinkelglaukome"

Hier ist *makroskopisch* oder gonioskopisch keine grobe Veränderung der Relation zwischen der Iriswurzel, der eigentlichen Kammerbucht und der peripheren Hornhaut festzustellen (Abb. 14.12). Die Drucksteigerung kann ausgelöst werden durch Veränderungen a) im Trabeculum corneosclerale selbst, b) im Schlemm-Kanal, c) zumindest theoretisch in den Sammelkanälen auf dem Weg zu den episkleralen Kammerwasservenen (LEE 1995a, b und d) durch eine venöse Abflußstörung in der Orbita mit erhöhtem episkleralem Venendruck (RUPRECHT u. NAUMANN 1984a). Chronische Verläufe sind hier die Regel. Akute klinische Formen entstehen dann, wenn relativ große Partikel oder Zellen, z.B. Makrophagen, die intertrabekulären Räume – und so den Abfluß im Trabeculum corneosclerale – abrupt verstopfen („*Makrophagozytäre Glaukome*", s. unten Tabelle 14.2 u. 14.3).

Natürlich sind zwischen diesen beiden sauber zu trennenden Grundtypen Übergänge möglich. Beispielsweise kommt es bei partieller Verlegung der Kammerwinkelzirkumferenz oft zu einer sekundären Schädigung des noch frei zugängigen Trabekelwerks. Entzündliche Prozesse haben sekundäre Glaukome mit sowohl streckenweise offenem als auch verlegtem Kammerwinkel zur Folge. Solange ca. 180° des Kammerwinkels einen normalen Zugang zu einem normalen Trabekelwerk hat, kann der nötige Abfluß bewältigt werden – dies läßt sich gut bei dem progressiven Kammerwinkel-Verschluß der progressiven essentiellen Iris-Atrophie, bzw. ICE-Syndrom, beobachten.

Tabelle 14.3. Physiologische Einflüsse auf den trabekulären Durchfluß-Widerstand

1. Alter
   - Verdickung der Trabekelbalken
   - Melanin im Trabekellumen
   - Phagozytose im Trabekelendothel
2. Arrangement der Trabekelbalken
3. Aktion des Ziliarmuskels
4. Extrazelluläre Matrix im Trabekulum
5. Kortikosteroide
6. Neurogene Regulationen (uveale Ganglienzellen)
7. Intrazelluläre Vakuolen
8. Episkleraler Venendruck
9. Verhältnis des transtrabekulären zum uveoskleralen Abfluß
10. (? γ-Globuline)

II. Glaukome mit verlegtem Kammerwinkel: „Winkelblockglaukome"

Sie entstehen entweder als Konsequenz eines *pupillaren* – seltener eines *ziliaren Blocks* – oder durch unmittelbare Verklebung von der Iriswurzel mit der Trabekeloberfläche (Tabelle 14.2 und 4). Persistiert der pathologische Kontakt zwischen den Oberflächen des Iris-Stromas und des Trabekelwerks, entwickeln sich irreversibel feste Narben. Wächst korneales Endothel über diese periphere vordere Synechie auf die Iris – man spricht dann von „*Endothelialisierung*" der Vorderkammer – und wird auch eine Basalmembran neu gebildet, ist die Abflußregion total versiegelt (LOWE 1972).

1. Winkelblockglaukom infolge von Pupillarblock

Beim Durchfluß durch die Pupille ist ein relativer Widerstand zu überwinden, der bereits erwähnte physiologische *Pupillarwiderstand*. Verstärkt sich dieser durch vermehrten Kontakt zwischen Pupillarrand und Linse und/oder vermehrte Viskosität des Kammerwassers, so resultiert ein Pupillarblock mit einer Druckerhöhung in der Hinterkammer (Abb. 14.6, 14.12 u. 14.13). Diese Drucksteigerung wirkt sich an der anatomisch dünnsten und damit nachgiebigsten Stelle der Iris aus, d.h. an ihrer Wurzel, die hier nach vorn gebläht wird. Infolge der anatomischen Nachbarschaft kommt die Iris sofort in Kontakt mit der Trabekelwerkober-

Tabelle 14.4. Klassifizierung der primären und sekundären Winkelblockglaukome. Glaukome mit verlegtem Kammerwinkel

1. Infolge von *Pupillarblock*
   - Primär: „klassisches akutes Winkelblockglaukom"
   - Sekundär: Iris-bombata-Konfiguration
2. Infolge von *ziliarem Block*
   - Primär (selten)
   - Sekundär: zilio-lentikulärer Block: „maligne Glaukome"
     zilio-vitrealer Block: bei Aphakie und Pseudophakie
3. Ohne pupillaren oder ziliaren Block
   - Primär: Plateau-Iris (selten)
   - Sekundär durch periphere vordere Synechien *ohne* Rubeosis iridis (z.B. nach aufgehobener Vorderkammer, Uveitis, ICE-Syndrom)
   - Sekundär *mit* Rubeosis iridis: nach Retinopathia proliferans (Diabetes mellitus, retinale Zentralvenenverschlüsse etc.)

fläche. Damit wird die Kammerbucht aufgehoben, und es entsteht der Winkelblock. Der zunächst aufgetretene Pupillarblock ist damit die Voraussetzung des *Kammerwinkelblocks* (Tabelle 14.4). In der Regel führt dieser Prozeß zur akuten Steigerung des intraokularen Druckes. Dies gilt sowohl für die primären als auch für die sekundären Formen (Radius u. Pederson 1984).

a) Primäres Winkelblockglaukom infolge von Pupillarblock (klassisches akutes Winkelblockglaukom)

Voraussetzung für die Ausbildung eines primären Winkelblockglaukoms ist ein „eng" gebauter vorderer Augenabschnitt, d.h. eine „flache" Vorderkammer, genauer, eine geringe Distanz zwischen der Fuchs-Rolle, der Iriswurzel und der Trabekeloberfläche. Eine relativ flache Vorderkammer findet man meist bilateral bei etwa 5% aller Refraktionspatienten, in bedrohlicher Form bei nur 0,64% (Kolker u. Hetherington 1976). Der typische Anfall ist noch weniger häufig: in 50% erkrankt zunächst nur ein Auge, weitere 40% erleiden innerhalb von 10 Jahren auch am anderen Auge ein akutes Winkelblockglaukom. Das 2. Auge kann bis 25 Jahre später betroffen werden (Etienne 1972). Dabei spielen offenbar genetische Faktoren eine Rolle: Eskimos erleiden in 3,5% (Männer) bis 5% (Frauen) über 40 Jahren ein Winkelblockglaukom; in Wales sind es nur 0,7% der über 40jährigen, bei Weißen sind Frauen dreimal häufiger betroffen als Männer (Tomlinson u. Leighton 1973). Der erhöhte Kontakt zwischen Pupillarrand und Linse entsteht durch a) das altersbedingt sich vergrößernde Linsenvolumen – man spricht dann auch von einem *phakomorphen Glaukom* – sowie durch b) Irisstromaverdickung infolge Mydriasis oder c) durch stark wirksame Miotika (Kerman et al. 1973; Lowe 1972), d) das *Pseudoexfoliations-Syndrom* (s. Kap. 15, s. unten): der erhöhte Proteingehalt steigert die Viskosität des Kammerwassers; die Pupillomotorik ist durch Veränderungen des Sphinkter und Dilator pupillae vermindert – und die Produktion des Materials auf der vorderen Linsenkapsel und auf dem Iris-Pigmentepithel begünstigt einen definitiven Pupillarblock.

Klinik: Letzter auslösender Faktor für die kritische Entwicklung von noch physiologischem Pupillarwiderstand zum Pupillarblock ist oft schon eine *Mydriasis* durch Dunkelheit, bzw. emotionale Faktoren. Es entwickelt sich innerhalb von Minuten oder Stunden das dramatische Bild eines *„akuten Glaukoms"*. Im Gegensatz zu den sekundären Formen gehen dem Anfallsglaukom keine anderen Augenerkrankungen voraus. Es handelt sich meist um relativ klein dimensionierte Augen mit einem kornealen Durchmesser an der unteren Normgrenze – einen „relativen Mikrophthalmus anterior" (Naumann 1980). Eine Hyperopie besteht häufig, muß aber nicht vorhanden sein – insbesondere, wenn eine große myopisierende Linse eine „Achsen-Hyperopie" maskiert.

Der Terminus *„Engwinkel-Glaukom"* ist zu vieldeutig und daher als Diagnose nicht brauchbar. Unter einem *„relativen Mikrophthalmus anterior"* verstehen wir mit Völcker (1996) ein Mißverhältnis zwischen einem unterdurchschnittlich großen vorderen

Tabelle 14.5. Differentialdiagnose: „Enger Kammerwinkel" („relativer Mikrophthalmus anterior")[a]

Diagnose	Tension erhöht	Winkel verlegt infolge von Pupillarblock bei Mydriasis	Therapie
1. „Persönliche Note"	–	–	–
2. Drohendes rezidivierendes Winkelblockglaukom	–	+	Iridotomie
3. Primäres Offenwinkelglaukom	+	–	Filtrierende Operation
4. Primäres Offenwinkel- *und* drohendes rezidivierendes Winkelblockglaukom	+	+	1. Iridotomie 2. Filtrierende Operation 3. Cave maligne ziliolentikuläre Glaukome (evtl. kombinierte Phakektomie)

[a] Als Faustregel kann gelten: Kornealer Durchmesser unter 11 mm, Vorderkammertiefe bei 2 mm, Linsendicke axial bei 5 mm (s. a. VÖLCKER 1996).

Augensegment und einer relativ großen Linse bei einem Hornhautdurchmesser unter 11 mm: die Tiefe der Vorderkammer liegt meist unter 2 mm, die Linsendicke reicht über 5 mm hinaus. Die möglichst genaue Einordnung in 4 verschiedene Konstellationen ist Voraussetzung für eine rationale Therapie (Tabellen 14.5 u. 14.13).

Der resultierende *Winkelblock* ist nur im Frühstadium durch *Miotika* und durch operative „Shunt-Bildung" zwischen Hinter- und Vorderkammer zu beseitigen, solange die Anlagerung der Iriswurzel an die Trabekeloberfläche noch reversibel ist. Die früher allein verfügbare mechanisch-operative *periphere Iridektomie* mit Bulbuseröffnung ist heute weitgehend durch die nichtmechanische Nd:YAG-Laser-Iridotomie abgelöst – nun ohne Eröffnung des Auges (FANKHAUSER et al. 1985, 1986; FANKHAUSER u. KWASNIEWSKA 1993). Bei dicker brauner Iris ist u. U. eine Vorbehandlung mit thermischen Argonlasern erforderlich (MOTSCHMANN u. UTERMANN 1995). Wie die konventionelle Iridektomie bleibt die Nd:YAG-Iridotomie offen (TETSUMOTO et al. 1992). Eine Wundheilung der Iris erfolgt nur bei guter Adaptation des Irisgewebes durch mehrere Nähte (HINZPETER et al. 1974; s. Kap. 5).

Durch hohen Druck entstandene, *sektorförmige Irisnekrosen* provozieren schließlich proliferative Veränderungen zwischen den Oberflächen von Iris und Trabekelwerk, die weder konservativ noch operativ zu beseitigen sind. Im Labor sieht man nur Endstadien. Der Kammerwinkel ist durch vordere Irisanlagerungen breit verlegt, die zentralen Anteile der Iris sind nekrotisch. Es bestehen feste Verwachsungen zwischen Iris und Linse, oft eine Rubeosis iridis (Abb. 14.13 a, b; HOSKINS 1974).

Literatur: CHRISTENSEN u. IRVINE 1966; KERMAN et al. 1973; KONISZEWSKI et al. 1988; LOWE 1972; MILES u. BONIUK 1966; NAUMANN u. VON DER LIPPE 1995; SAUTTER 1971; SLEZAK 1974; TAWARA u. INOMATA 1987; WOLLENSAK u. EHRHORN 1975; VÖLCKER 1996.

b) Sekundäre Winkelblockglaukome infolge von Pupillarblock (Abb. 14.14 a–c)

Der Ablauf der Drucksteigerung geschieht analog zu den primären Formen. Die primäre Konfiguration der Vorderkammer ist aber *nicht* entscheidend. Anstoß zur pathologischen Erhöhung des Pupillarwiderstandes und zum Pupillarblock geben hier ein Irisödem sowie die Viskositätserhöhung des Kammerwassers (Tabelle 14.1 u. 14.6). Letztere wird hervorgerufen durch a) intraokulare Entzündungen (s. Kap. 4), b) *„Parazentese-Effekt"* nach Trauma und intraokularen Ope-

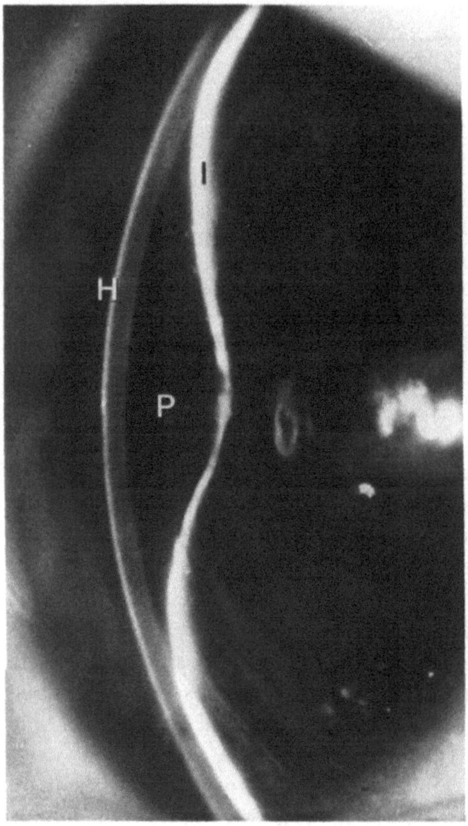

a

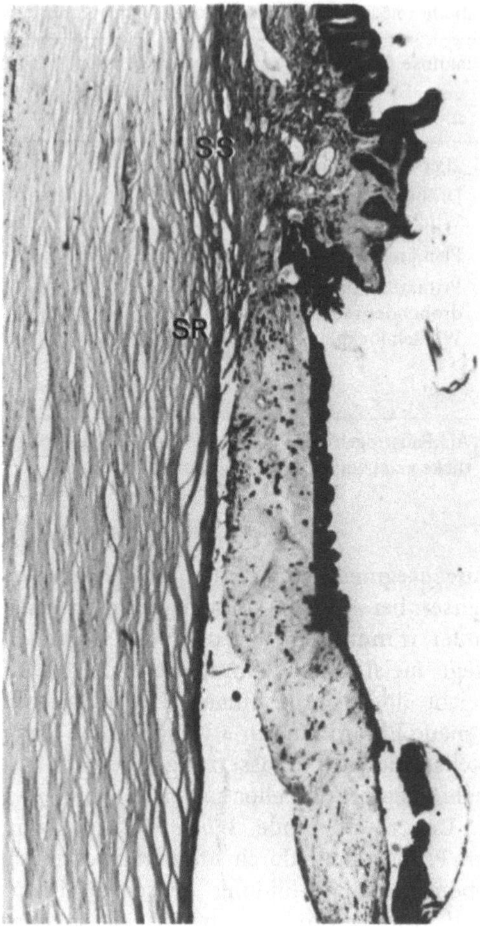

b

Abb. 14.13 a, b. Winkelblockglaukom infolge von Pupillarblock. **a** Spaltlampenfoto: Hornhaut (*H*), vorgewölbte Iris (*I*), Pupillarbereich (*P*). **b** Sagittalschnitt: Nekrotische Iriswurzel liegt der peripheren Hornhautrückfläche an. Trabekelwerk zwischen Skleralsporn (*SS*) und Schwalbe-Grenzring (*SR*) von der Vorderkammer abgeschnitten (PAS-Hämatoxylin)

rationen[3] und c) *Blutungen.* Mechanisch auslösend ist eine spontane oder traumatische Verlagerung der Linse nach vorn oder gar eine *Luxation* in die Vorderkammer. (Der Pupillarblock liegt bei der letzten Variante hinter der Linse) (Abb. 14.14 a–c). Beide Mechanismen spielen beim Pseudoexfoliations-Syndrom eine Rolle.

Der *Pupillarblock* von a) und b) läßt sich durch frühzeitige mydriatische Pupillen*bewegung* verhindern. Wenn dieses nicht gelingt, muß operativ ein Shunt (Iridektomie) zwischen Hinter- und Vorderkammer angelegt werden. Bei längerem Persistieren der Verklebung von Iriswurzel und Trabeculum corneosclerale resultiert wiederum ein irreversibles sekundäres Winkelblockglaukom. Später kann das irreversible sekundäre Winkelblockglaukom durch eine

[3] Das sog. URRETS-ZAVALIA Syndrom nach perforierender Keratoplastik wegen Keratokonus – ohne periphere Iridotomie – bietet alle Zeichen eines sekundären Pupillarblock-Winkelblockglaukoms (Naumann, 1996).

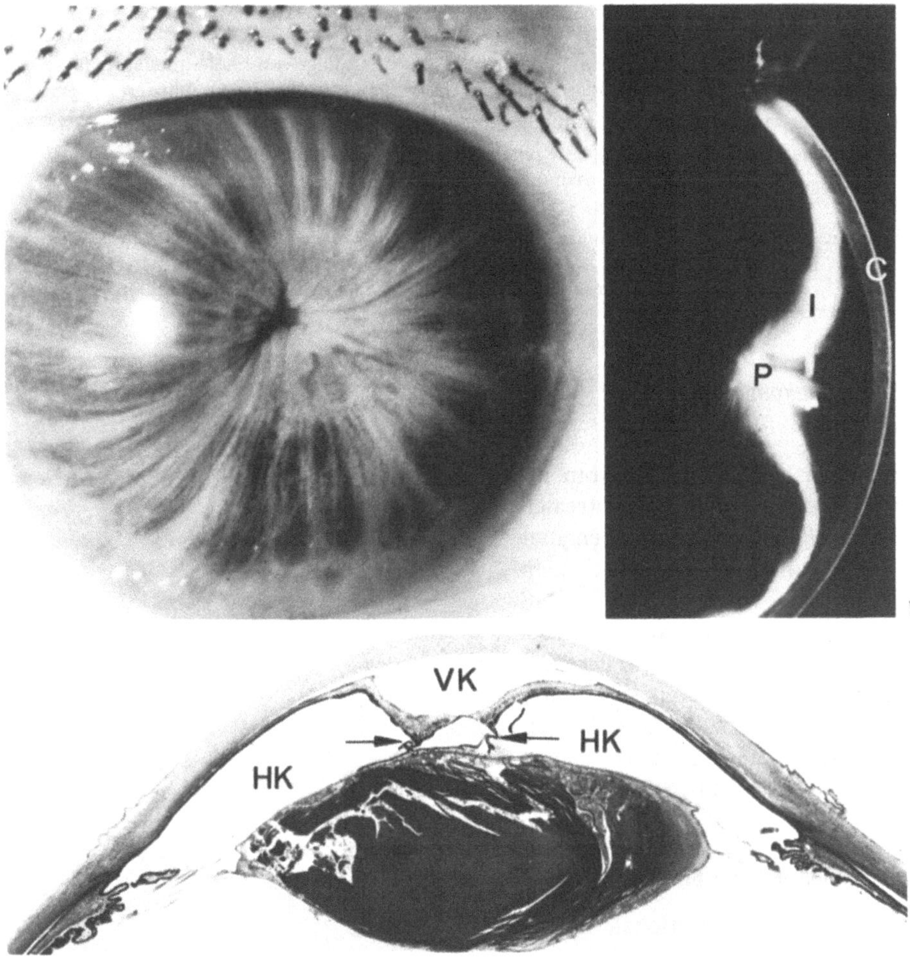

a b c

Abb. 14.14 a–c. Sekundäres Winkelblockglaukom infolge von Pupillarblock bei chronischer Iritis. **a** Klinisches Bild von vorn. **b** Im Spaltlampenfoto: Hornhaut (*H*), Iris (*I*), Pupille (*P*), (Kornea (*C*). **c** Sagittalschnitt: breite Anlagerung der Iris an die Hornhautrückfläche. Vor dem Pupillarbereich eingeengte Restvorderkammer (*VK*). Pupillarblock durch zirkuläre hintere Synechien (*Pfeile*), stark erweiterte Hinterkammer (*HK*). Spalten der Linse bei Cataracta complicata. (Aus NAUMANN 1974)

Rubeosis iridis noch zusätzlich kompliziert werden. *Histopathologisch* unterscheiden sich diese Augen kaum von denen nach einem primären Winkelblockglaukom – wenn man von den Residuen der Grundkrankheit absieht (Abb. 14.13–14.16). Allerdings sind die Dimensionen von Hornhaut und Linse ganz unauffällig!

Die Unterscheidung zwischen sekundären Winkelblockglaukomen *ohne* und *mit Rubeosis iridis* ist von entscheidender prognostischer Bedeutung: Sobald eine definitive Bindegewebsproliferation und Gefäßneubildung auf der Irisoberfläche vorliegt, ist ein irreversibel progressiver Prozeß eingeleitet mit meist infauster Prognose (s. Kap. 2). Intraokulare operative Eingriffe werden dann von einer Hämorrhagie bedroht.

Literatur: NAUMANN und v. DER LIPPE 1995; PEREZ u. PHELPS 1976; RIESER u. SCHWARTZ 1972; ROMANO et al. 1972; SHAFFER 1973; TRELSTAD et al. 1983; TROPE et al. 1994.

Tabelle 14.6. Differentialdiagnose: Winkelblockglaukome

	Infolge von pupillarem Block	Infolge von ziliolentikularem Block
Abstand Linse-Hornhaut	Unverändert (Linse am Ort)	Linse nach *vorn* subluxiert
Rückstau von Kammerwasser	Hinter der Pupille	Hinter der *Linse*
Konservative Therapie	Miotika (Cave relativer Mikrophthalmus anterior, s. Tabelle 14.5 und PEX)	Zykloplegie
Operative Therapie	Iridotomie: (Shunt von Hinter- nach Vorderkammer)	Linsenextraktion (evtl. hintere Sklerotomie via Pars plana und vordere Vitrektomie)

2. *Winkelblockglaukom infolge von ziliarem Block*

Alle Formen von Winkelblockglaukom infolge ziliolentikulären oder ziliovitrealen Blocks sind *relativ selten*. Sie verlangen aber Beachtung, weil sie oft verkannt und nicht adäquat behandelt werden. Naturgemäß umgeht eine einfache Iridektomie hierbei *nicht* die kausale Kammerwasserbarriere – denn das Kammerwasser staut sich *hinter* dem Ziliarmuskelring bzw. der Linse (Tabellen 14.3–14.5; Abb. 14.16 u. 14.17; Harris et al. 1984; von der Lippe et al. 1993; Zagorski et al. 1989).

a) Primärer ziliolentikulärer Block

In Augen mit überproportional großer Linse, insbesondere bei einem relativen *„Mikrophthalmus anterior"*, kann ein primäres Kammerwinkelblockglaukom auch infolge eines ziliolentikulären Blocks auftreten. Voraussetzung ist die Volumenzunahme der Linse mit dem Alter oder auch durch Wasseraufnahme, z. B. bei schlecht eingestelltem Diabetes mellitus. Ein ziliolentikulärer Block kann auch durch *Miotika* entstehen, die ja stets auch einen Ziliarmuskelspasmus auslösen. Dies kann begünstigt werden durch eine Phakodonnesis mit diskreter Subluxation der Linse nach vorn – wie im Rahmen der Zonulalockerung bei einem Pseudoexfoliations-Syndrom (von der Lippe et al. 1993; s. Kap. 15; Schlötzer-Schredhardt u. Naumann 1994). Der Ring des Ziliarmuskels umspannt dann den Linsenäquator und verhindert den Abfluß

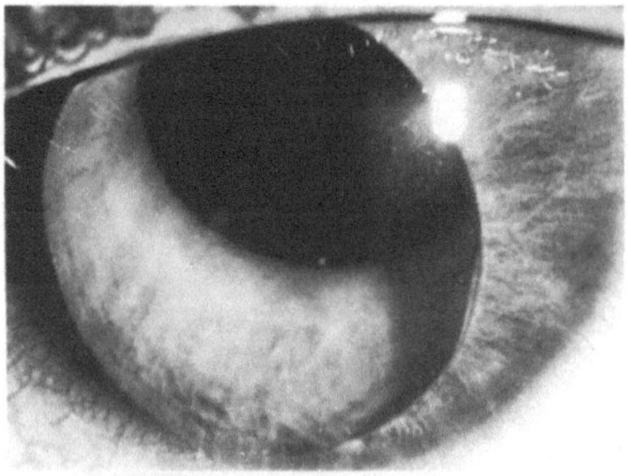

a

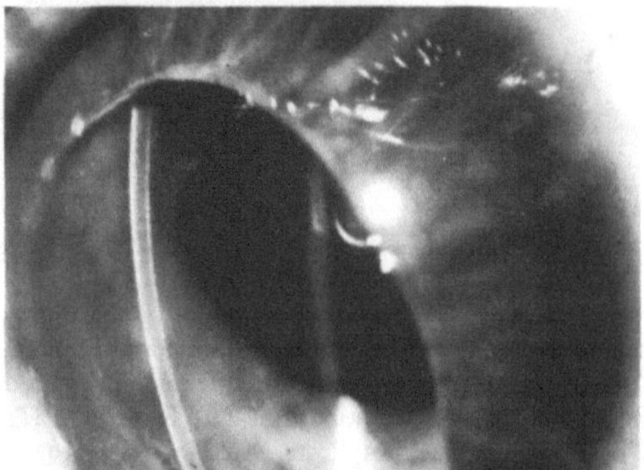

b

Abb. 14.15 a, b. Sekundäres Winkelblockglaukom infolge von Pupillarblock hinter der Linse bei in die Vorderkammer luxierter klarer Linse (Marfan-Syndrom). **a** Von vorn. **b** Spaltlampenfoto

c

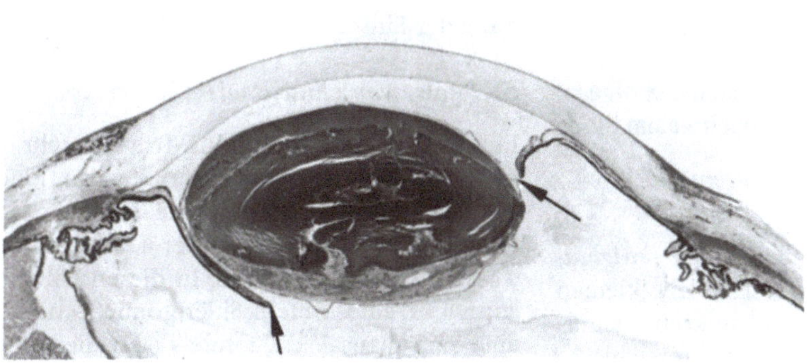

Abb. 14.15 c. Sagittalschnitt: Pupillarblock (*Pfeile*). (**a, b** aus NAUMANN u. HADLOK 1974)

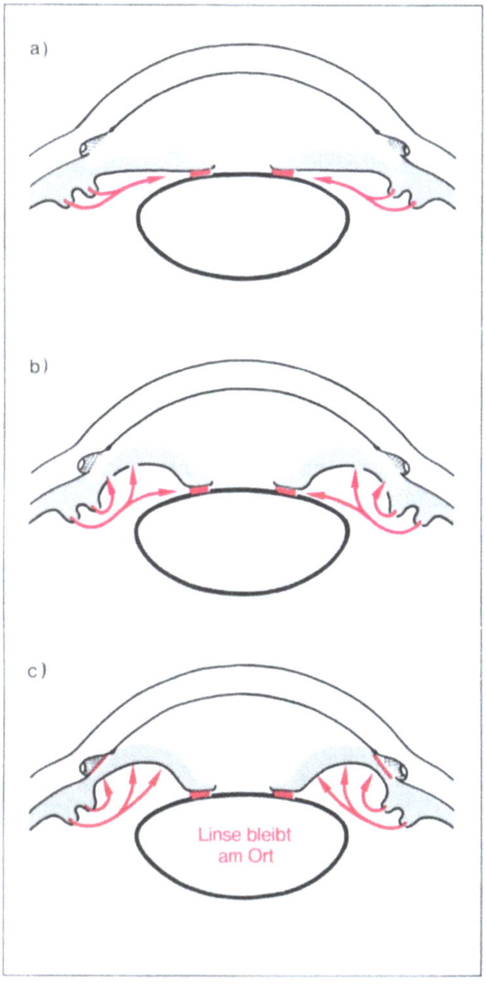

Abb. 14.16. Prinzip des Winkelblockglaukoms infolge von Pupillarblock

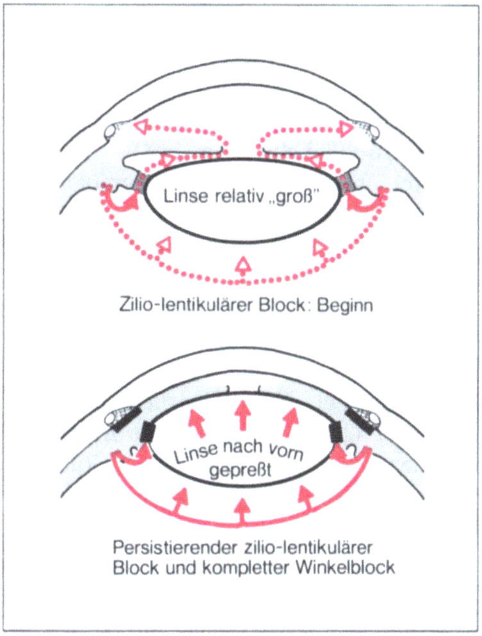

Abb. 14.17. Prinzip der Winkelblockglaukome infolge von ziliolentikulärem Block

des Kammerwassers von den hinteren Anteilen der Pars plicata nach vorn. Es kommt zu einer Druckerhöhung im Raum *hinter der Linse* und der Pars plicata: Im Gegensatz zum Pupillarblock mit Winkelblock wird hier *die Linse nach vorn gedrückt* und auf diese Weise der Kammerwinkel verlegt (Abb. 14.16 u. 14.17). Wenn eine maximale Zykloplegie den Durchfluß nicht freigibt, muß u. U. das „Zirkulationshindernis" Linse operativ entfernt werden, selbst wenn sie noch klar ist (SLEZAK 1974).

b) Sekundäre Winkelblockglaukome infolge von ziliolentikulärem oder ziliovitrealem Block

α) Infolge von ziliolentikulärem Block: „Maligne Glaukome":

Diese werden insbesondere nach *antiglaukomatösen Operationen* an relativ kleinen Augen (hyperopen oder mikrophthalmischen) beobachtet und wegen ihrer schlechten Prognose als *„malignes Glaukom"* bezeichnet. CHANDLER et al. (1968) finden sie bei 2–4% aller Operationen von Winkelblockglaukomen. Die Eröffnung der Augenvorderkammer bei relativ engem vorderen Augensegment induziert hier eine Verlagerung der Linse nach vorn, so daß sie wie der Korken einer Flasche in den Ziliarring eingepreßt wird (Tabellen 14.3–14.6).

Durch hohe Dosen von sympathikomimetischen und parasympathikolytischen *Zykloplegika* lassen sich diese malignen Glaukome im Frühstadium beseitigen. Eine einfache *periphere Iridektomie* umgeht den ziliaren Block *nicht*. Lediglich eine *hintere Sklerotomie*, evtl. mit Pars-plana-Vitrektomie, entlastet den Überdruck im Raum hinter der Linse und kann eine Abschwellung der Pars plicata sowie eine Rückbildung der Linsenintumeszenz ermöglichen. Als letzte kausale Therapie bleibt die Entfernung der Linse.

β) Infolge von ziliovitrealem Block:

Ein analoger Mechanismus tritt in seltenen Fällen nach einer Kataraktextraktion auf. Die intakte vordere vitreale Grenzfläche riegelt hierbei die Zotten der Pars plicata wasserdicht nach vorn ab. In diesen Fällen kann nur eine hintere Sklerotomie, – oder eine Pars-plana-Vitrektomie – oder die vordere Eröffnung des Glaskörperraums den Rückstau von Kammerwasser hinter der ziliovitrealen Ebene beseitigen.

Literatur (zu b): RIESER u. SCHWARTZ 1972; SCHWARTZ u. ANDERSON 1975; SHAFFER 1973; WEISS u. SHAFFER 1972.

3. *Winkelblockglaukome ohne pupillaren oder ziliaren Block*

Eine Verlegung der Trabekeloberfläche allein durch die Iriswurzel kann auch ohne einen pupillaren oder ziliaren Block auftreten. Meist persistiert die Verlegung des Kammerwinkels, nachdem die Vorderkammer postoperativ oder nach Trauma „aufgehoben" war. Seltener folgt sie der bindegewebigen Organisation von Blut oder Exsudat. Therapeutisch ist eine Iridektomie wirkungslos (Abb. 14.18–14.21).

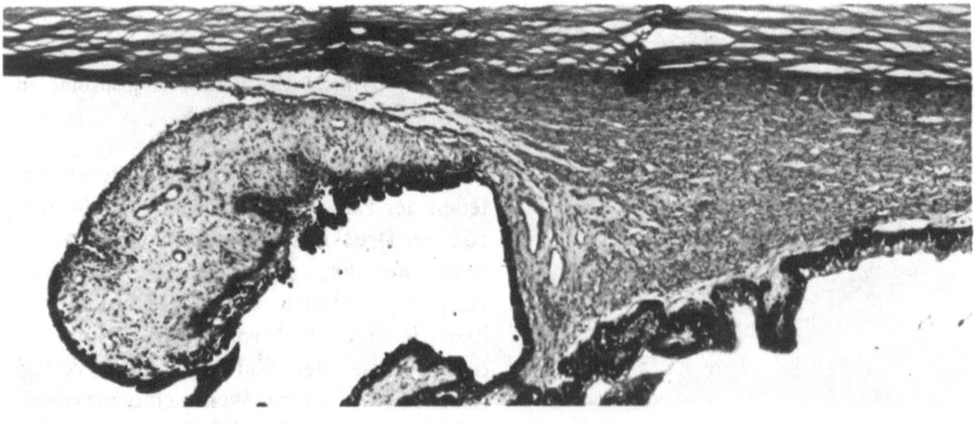

Abb. 14.18. Persistierendes sekundäres Winkelblockglaukom nach nicht basaler peripherer Iridektomie. Der Iriswurzelstumpf bleibt in Kontakt mit dem Trabekelwerk (PAS-Hämatoxylin)

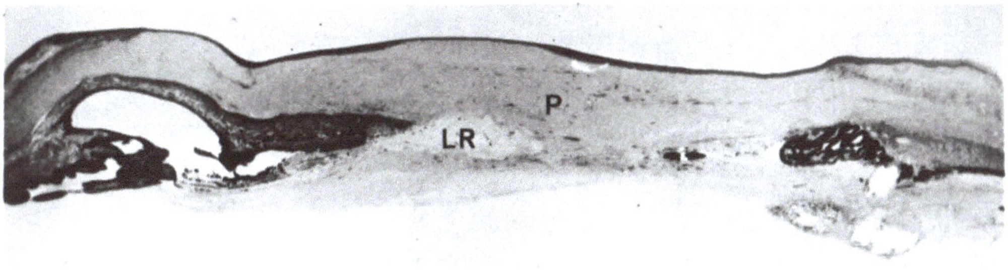

Abb. 14.19. Persistierende vordere Synechien infolge aufgehobener Vorderkammer nach perforierender Hornhautverletzung. Sagittalschnitt: Die Iris und Linsenreste (*LR*) liegen der Hornhautrückfläche an. Narbe nach perforierender Hornhautwunde (*P*)

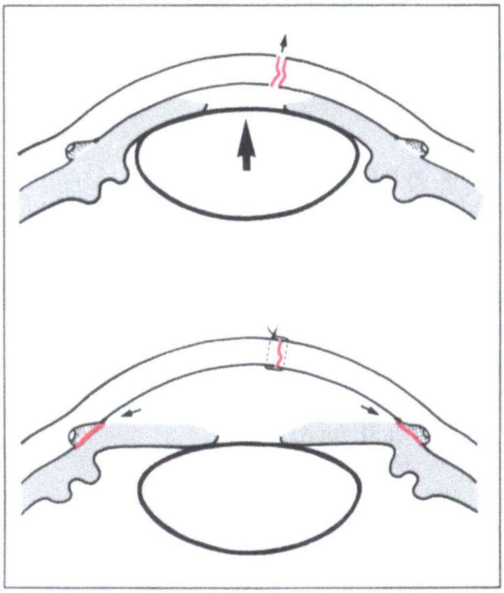

Abb. 14.20. Persistierende vordere Synechien nach aufgehobener Vorderkammer

a) *Primäres Plateau-Iris-Syndrom:* Eine anomale Verdickung der Iriswurzel verursacht schon durch schlichte Mydriasis eine Verlegung der Kammerwinkelbucht durch den „Ziehharmonika-Effekt“: Eine solche *Plateau-Iris* stellt eine außergewöhnliche Rarität dar (Wand et al. 1977). Guthoff (1996) hat mit der Ultraschall-Biomikroskopie gezeigt, daß hierbei der „Reserve-Raum“ für die Mydriasis fehlt, weil der „Sinus ciliaris“ zwischen hinterer Iriswurzel und Linsenäquator kaum vorhanden ist.

b) *Sekundär durch vordere Synechien:* Weil es für die Prognose entscheidend ist, werden diese in solche *ohne* und *mit* Neovaskularisation gegliedert:

α) *Ohne Rubeosis iridis:* Die direkte Verlegung des Kammerwinkels geschieht durch a) bindegewebige Organisation von Blut oder entzündlichem Exsudat in der Kammerwinkelbucht oder b) persistierenden Kontakt zwischen Iris und Trabekeloberfläche bei aufgehobener Vorderkammer (Athalamie) nach Trauma oder operativem Eingriff (Perez u. Phelps 1976). Dabei lassen sich alle Übergänge von einer eben beginnenden Bindegewebsproliferation im Grunde der Kammerwinkelbucht („Goniosynechien“) bis zu breiten vorderen Synechien weit zentral des Schwalbe-Grenzringes beobachten (Abb. 14.18–14.21). Entscheidend für die Abflußbehinderung ist die Verwachsung der Iriswurzel mit dem eigentlichen Trabeculum corneosclerale – besonders in seinen hinteren zwei Dritteln, d.h. im Vorfeld des Zuganges zum Schlemm-Kanal. Vordere Synechien, die nur zipfelig zentral des Schwalbe-Grenzringes ansetzen und die intakte Kammerwinkelbucht überbrücken, verursachen in der Regel keine Widerstandserhöhung – ebensowenig wie diskrete Goniosynechien zwischen Iriswurzel und Ziliarband bzw. Skleralsporn.

Der intraokulare *Zoster ophthalmicus* nimmt eine Sonderstellung ein (S. 203; Abb. 4.51; Naumann et al. 1968). Hierbei entstehen

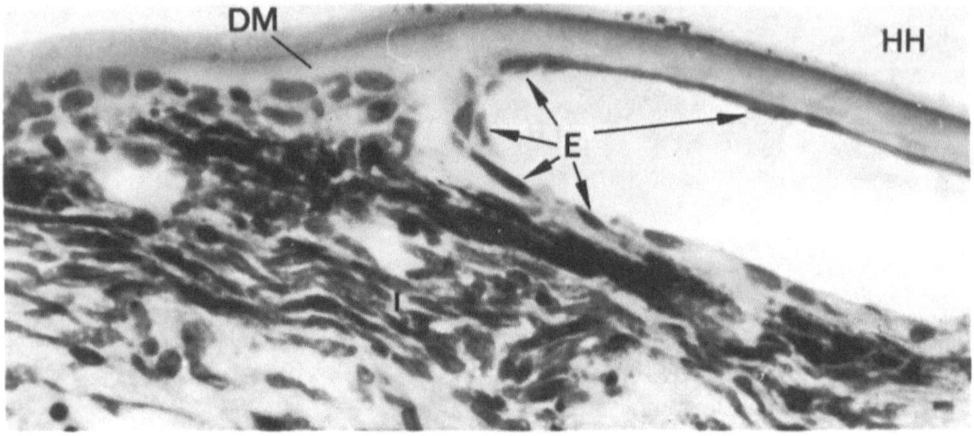

Abb. 14.21. Sekundäres Winkelblockglaukom mit Endothelialisierung (*E* und *Pfeile*) des falschen Kammerwinkels. Das auf der Irisoberfläche (*I*) liegende Endothel bildet eine Basalmembran, die in die Descemet-Membran (*DM*) übergeht. Hornhaut (*HH*)

durch ausgedehnte Nekroseareale im vorderen Ziliarkörper und der Iriswurzel breite Narbenstränge zwischen peripherer Hornhaut und Sklera und der vorderen Uvea.

Irido-Corneales Endothel-Proliferations-Syndrom (ICE-Syndrom nach Yanoff *1979).* Es ist das Verdienst von Yanoff et al., die verschiedenen klinischen Manifestationen der *essentiellen Iris-Atrophie*, des *Cogan-Reese-Pseudonaevus-Syndroms* und des *Chandler-Syndroms* auf einen pathogenetischen Mechanismus zurückgeführt zu haben: aus unklaren Gründen proliferiert das korneale Endothel über seine Begrenzung durch die Schwalbe-Grenzlinie nach hinten, überzieht die Oberfläche des Trabekelwerkes und greift auf die Kammerbucht und die Iris-Vorderfläche über. Die subendothelial produzierte Basalmembran und kontraktile Elemente erzeugen progressive vordere Synechien. Sobald 180 Grad der Kammerbucht so verlegt sind, resultiert ein sehr therapierefraktives sekundäres Winkelblockglaukom. Welche Rolle für die Endothelproliferation der Nachweis von Herpes-simplex-Antigen spielt, ist im einzelnen noch abzuwarten (Alvarado et al. 1986 a, b, 1994; Cogan u. Reese 1969; Daus et al. 1990; Eagle et al. 1980; Neubauer u. Lund 1986; Wilson and Shields 1989; Tabelle 14.11).

Bei verschiedenen Formen des *Axenfeld- und Rieger-Syndroms*, bei der *senilen Iridoschisis* und schließlich bei intraokularen Tumoren treten irreversible sekundäre Winkelblockglaukome auf (s. Kap. 7 u. 8, Tabelle 8.2; Albers u. Klien 1958; Chandler 1956; Cogan u. Reese 1969; Miron 1961; Romano et al. 1972; Scheie u. Yanoff 1975; Yanoff et al. 1976).

β) Mit Rubeosis iridis: Die Rubeosis iridis bewirkt einen erhöhten Abflußwiderstand, 1. zunächst durch das neugebildete gefäßführende Bindegewebe auf der Trabekeloberfläche, 2. durch die fortschreitenden vorderen Synechien zwischen Iriswurzel und der Schwalbe-Grenzlinie, die den Kammerwinkel wie ein Reißverschluß verschließen. Sobald eine Rubeosis iridis vorliegt, ist eine kurative medikamentöse oder operative Therapie in der Regel nicht mehr möglich. Sekundäre Winkelblockglaukome mit Rubeosis iridis stellen den mit Abstand häufigsten letzten klinischen Anlaß zur Enukleation von Augen mit den verschiedenen Grunderkrankungen dar (Naumann u. Portwich 1976). Jedes lange bestehende, irreversible sekundäre Winkelblockglaukom wird schließlich durch eine Rubeosis iridis bedroht – oft mit *Endothelialisierung des*

Pseudokammerwinkels (Tabelle 14.4; Abb. 14.22).

Leider ist die Pathogenese der Rubeosis iridis im einzelnen bis heute ungeklärt. Als auslösende Faktoren wird ein vasoproliferativer Faktor diskutiert, der aus einer nicht ausreichend durchbluteten, aber noch lebensfähigen Netzhaut stammt. Dafür spricht die häufige Assoziation dieser Art von Gefäß- und Bindegewebsproliferation auf der Irisoberfläche mit chronisch hypoxämischen Erkrankungen der Netzhaut mit Retinopathia proliferans (s. S. 168; Tabelle 4.9). Eine Rubeosis iridis tritt bei diesen retinalen Prozessen seltener auf, wenn gleichzeitig Gefäßproliferationen auf der Papillenoberfläche bestehen. Schließlich wird auch das Fehlen eines Faktors im Kammerwasser diskutiert, der die Gefäßproliferation der Iris und der Trabekeloberfläche normalerweise hemmt! Das Wechselspiel zwischen den Angiogenesefaktoren und den Angiostatika für die Neovaskularisation im Auge bedarf noch genauerer Analyse. Es ist auch für die Metastasierung von uvealen malignen Melanomen von Belang (FOLKMAN 1995; ZIMMERMAN 1996; s. Kap. 8).

Literatur: CAPPIN 1973; HAYREH u. BAINES 1973; HOSKINS 1974; MILES u. BONIUK 1966; PERRAUT u. ZIMMERMAN 1959; RUPRECHT u. NAUMANN 1979; WEISS et al. 1963.

III. Glaukome mit offenem Kammerwinkel: „Offenwinkelglaukome"

Die anatomische Beziehung von Iriswurzel, Ziliarkörper und Trabekelwerkoberfläche zueinander unterscheidet sich hier weder gonioskopisch noch histologisch vom Normalen. Die genaue Genese der pathologischen Erhöhung des Abflußwiderstandes ist bei den mit Abstand häufigsten *primären* Formen (Glaucoma chronicum simplex) trotz intensiver Forschung im Detail klärungsbedürftig, insbesondere ist über das morphologische Substrat erstaunlich wenig bekannt.

Bei den sekundären Offenwinkelglaukomen ist dagegen sowohl klinisch als auch lichtmikroskopisch die Abflußbehinderung deutlich auf der Oberfläche oder zwischen den Maschen des Trabeculum corneosclerale sichtbar. Sie wird hervorgerufen durch amorphes zelliges oder fibrilläres Material, später auch durch reaktive, proliferative Prozesse im Sinne einer bindegewebigen Vernarbung – aber unter Respektierung der regelrechten Topographie (Tabelle 14.8, S. 1292).

1. *Primäre Offenwinkelglaukome*
(Abb. 14.12)

a) Glaucoma chronicum simplex, primäres chronisches Offenwinkelglaukom (PCOWG) (Abb. 14.22)

Das Glaucoma chronicum simplex ist die mit weitem Abstand *häufigste* Glaukomform überhaupt. Die Grenzen zur okulären Hypertension (d. h. einer Augendrucksteigerung ohne davon abzuleitende funktionelle und morphologische Schäden) sind noch nicht klar definiert. Mehr als 5% der über 40jährigen sind von okulärer Hypertension betroffen (RUPRECHT et al. 1978), aber nur 1–3% von Glaucoma chronicum simplex.

Die Morphologie des Glaucoma chronicum simplex wird vorwiegend klinisch-gonioskopisch untersucht. Enukleationen werden nur im Endstadium nach schwersten Komplikationen erforderlich, daher wissen wir über die Histopathologie vieler Vorgänge im noch sehenden Auge wenig. Dagegen wurde operativ entferntes *Trabekelgewebe* von Patienten mit Offenwinkelglaukomen seit ROHEN intensiv und systematisch analysiert (Arbeitsgruppen: ALVARADO et al. 1981–1986; LÜTJEN-DRECOLL et al. 1981; GLOOR u. PIFFARETTI 1975; GRIERSON et al. 1987; LEE 1995a, b; ROHEN 1970, 1973, 1978; ROHEN u. WITMER 1972; TRIPATHI u. TRIPATHI 1989).

ROHEN und seine Arbeitsgruppe und viele andere belegten, daß menschliches *Trabekelendothel* einige reaktive Fähigkeiten besitzt, und zwar 1. zur Phagozytose und Transformation in freibewegliche Zellen, die Makrophagen ähneln, 2. Bildung atypischer

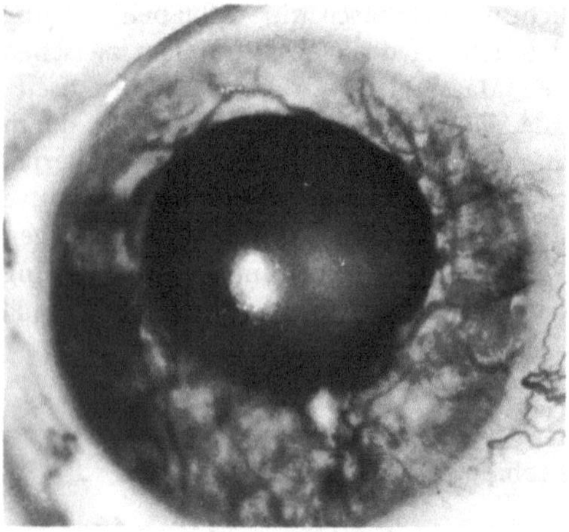

a

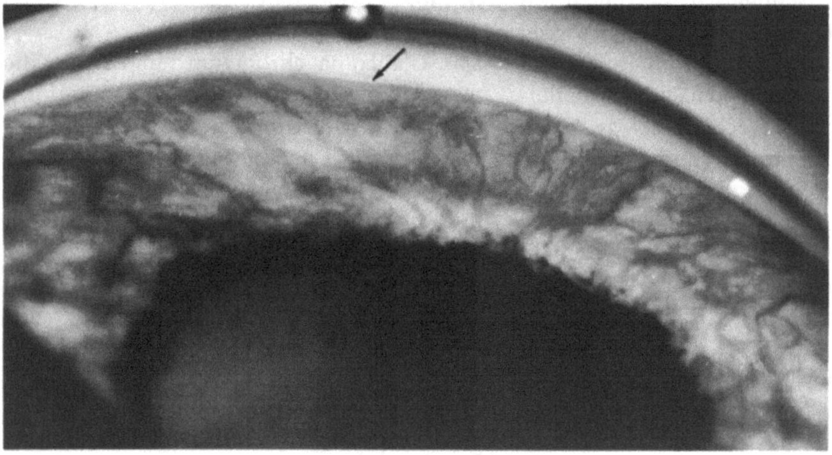

b

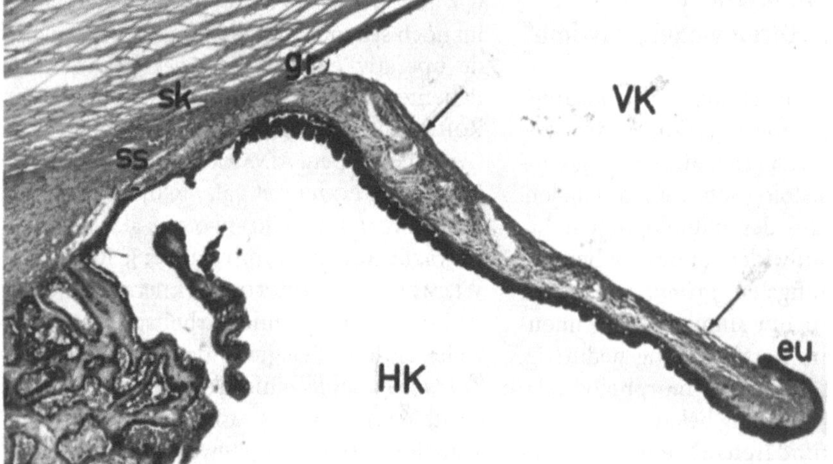

c

Abb. 14.22 a–c. Sekundäres Winkelblockglaukom bei Rubeosis iridis. **a** Grobe Gefäßneubildung auf der Irisoberfläche von vorn. **b** Gonioskopischer Befund: Pseudokammerwinkel (Pfeil). **c** Sagittalschnitt: Iriswurzel ist bis zum Schwalbe-Grenzring (*gr*) mit dem Trabekelwerk verwachsen. Auf der Irisvorderfläche dünne Lamelle gefäßführenden Bindegewebes (*Pfeile*) mit Ektropium uveae (*eu*), Vorderkammer (*VK*), Hinterkammer (*HK*), Skleralsporn (*ss*), Schlemm-Kanal (*Sk*)

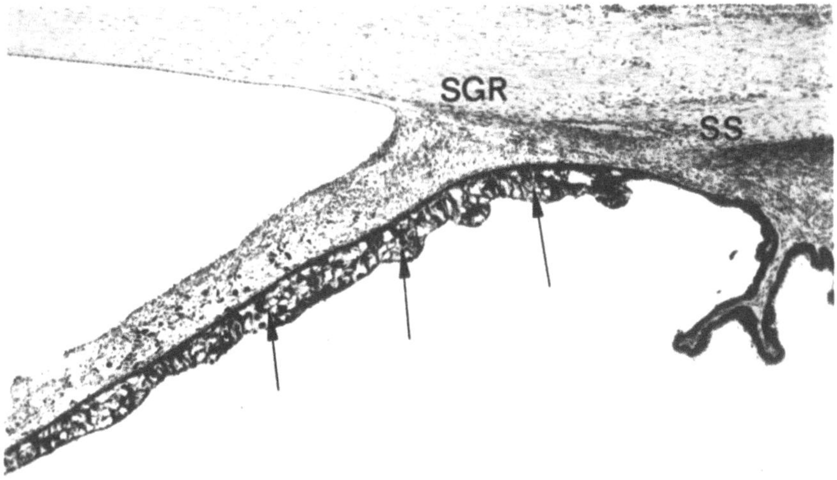

d

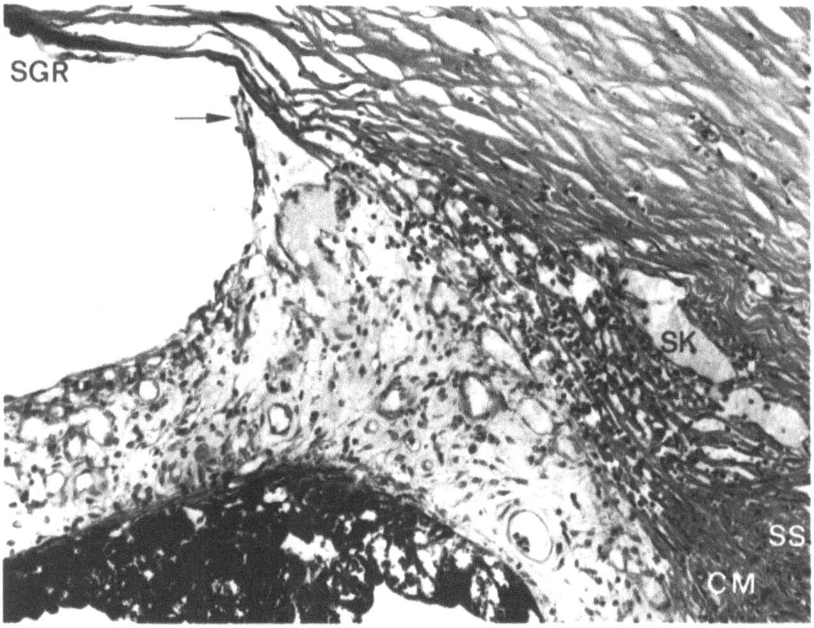

e

Abb. 14.22. d Typischer Befund bei hohem Blutzucker: massive Glykogeneinlagerung im Irispigmentepithel (*Pfeile*). Schwalbe-Grenzring (*SGR*), Skleralsporn (*SS*). **e** Das gefäßführende Bindegewebe der Rubeosis iridis (*Pfeil*) zieht die Iriswurzel an den Schwalbe-Grenzring (*SGR*) heran. Blut im Trabekelwerk. Skleralsporn (*SS*), Schlemm-Kanal (*SK*), Ziliarmuskel (*CM*)

kollagener Fasern und 3. Produktion von amorphem Material. Die beiden letzten Prozesse führen zu einer Verdickung und Hyalinisierung der Trabekelbalken (s. auch Abb. 14.11). In Augen mit Glaucoma chronicum simplex fanden ROHEN u. LÜTJEN-DRECOLL regelmäßig im subendothelialen Gewebe, besonders der Innenfläche des Schlemm-Kanals, homogene oder bandförmige „ROHEN Plaques" (Abb. 14.23). Die Abgrenzung gegenüber Altersveränderungen ist nicht einfach (GRIERSON 1987; LEE 1995a, b).

Trotz aller Anstrengungen ist auch heute noch nicht befriedigend geklärt, welche quantitative Rolle die einzelnen aus der Vielzahl

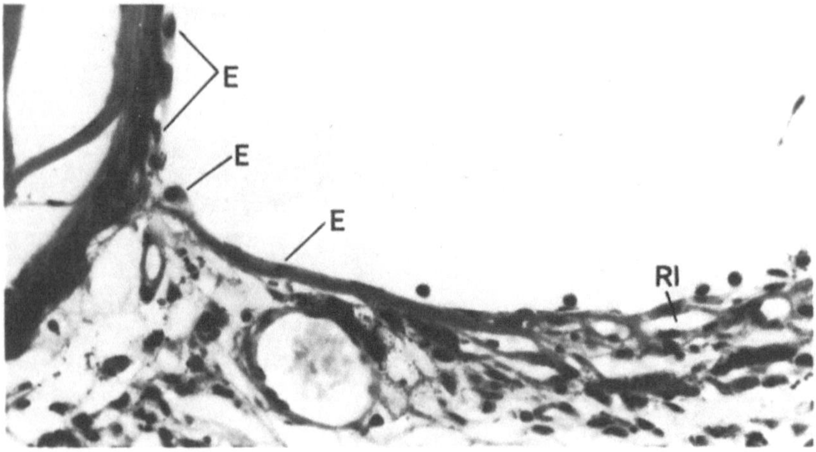

Abb. 14.22 f. Endothelialisierung des falschen Kammerwinkels (*E*) mit Basalmembran-Neubildung bei sekundärem Winkelblockglaukom mit Rubeosis iridis (*RI*). (**c, e, f** PAS-Hämatoxylin)

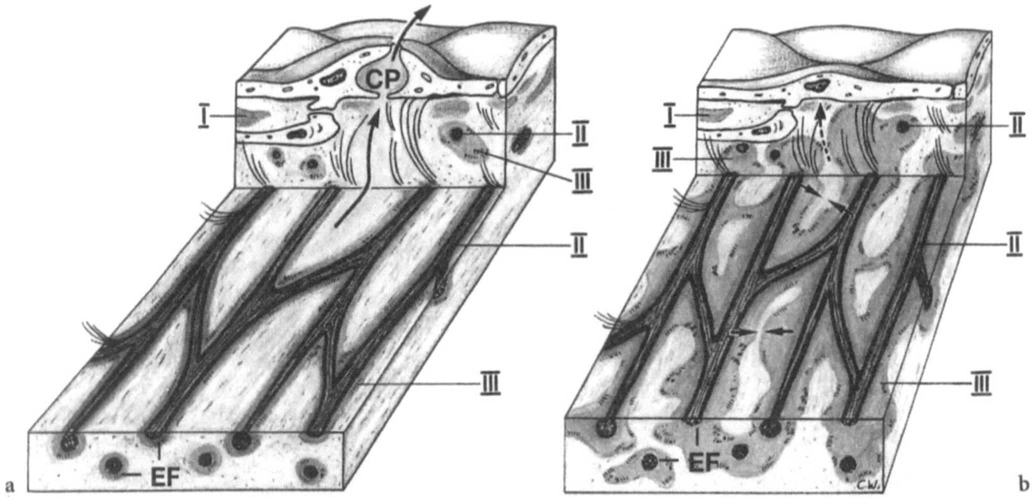

Abb. 14.23 a, b. Elektronenmikroskopische Befunde im normalen juxtapapillären Trabekelwerk und bei Glaucoma chronicum simplex. **a** Schema des Normalbefundes: Die Pfeile deuten die Strömungsstraßen an. Zellporen (*CP*). Das elastisches Fasern-Scherengitter (*EF*) entsteht aus Fortsätzen der Ziliarmuskelsehnen (s. Abb. 14.4 c). **b** Glaucoma chronicum simplex: Massive Ablagerungen von homogenen und feinfibrillären Plaques (I, II, III) unter der Innenwand des Schlemm-Kanals um die elastischen Fasern (*EF*) (Aus ROHEN 1983)

der Veränderungen spielen, die bei primär chronischen Glaukomen beobachtet werden (Tabellen 14.9 a–c, S. 1297). Hierzu wird nicht nur eine Verfeinerung der Labordiagnostik mit molekularbiologischen Methoden, sondern eine quantitative detaillierte klinisch-ophthalmopathologische Korrelation nötig.

Über die Pathologie des Trabekelwerkes und Schlemm-Kanals beim PCOWG informieren am besten die Übersichtsarbeiten von ROHEN u. LÜTJEN-DRECOLL sowie die FRANÇOIS-Gedächtnis-Vorlesung 1987 von GRIERSON und die DOYNE Lecture 1995 durch LEE. Neue Einsichten verspricht die molekulare Genetik der Glaukome (s. LICHTER, 1994; JOHNSON et al., 1996).

Literatur: *Allgemeines*: ALVARADO et al. 1984, 1986 a; FASCHINGER et al. 1988; FINE

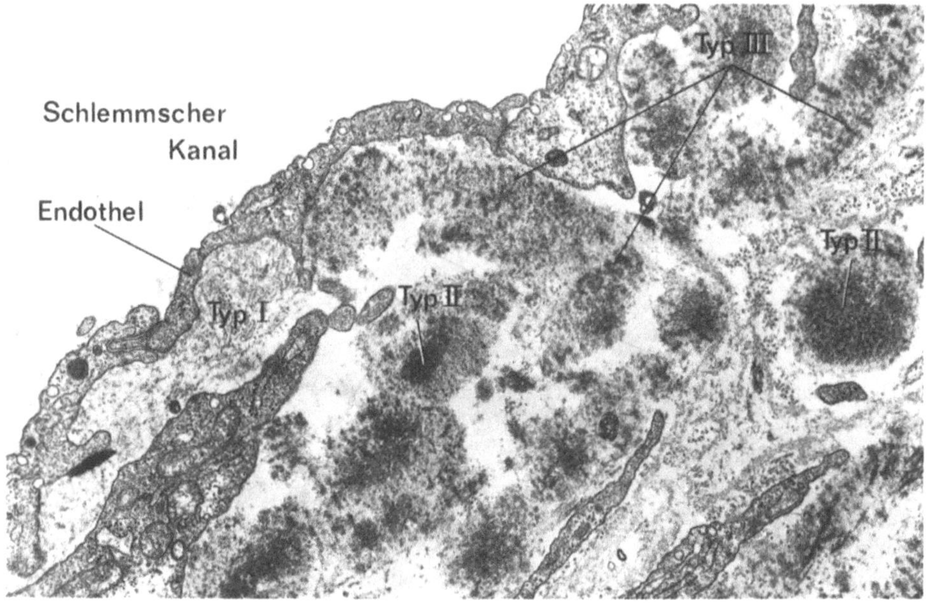

c

Abb. 14.23 c. Ablagerungen von drei Typen amorphen und fibrillären Materials („ROHEN Plaques") im juxtakanalikulären Gewebe subendothelial (× 24000). (Aus ROHEN 1973)

1964, 1981; GOLDMANN 1973a, 1975; KIMURA u. LEVENE 1975; KLEINERT 1953a, b; KOLKER u. BECKER 1977; LEE 1995a, b; LÜTJEN-DRECOLL et al. 1986a–c; MOSES et al. 1981; NESTEROV u. BATMANOV 1974; NESTEROV et al. 1974; QUIGLEY u. ADDICKS 1980a, b; ROHEN 1982a, b; ROHEN u. JIKIHARA 1988; ROHEN et al. 1981, 1985, 1993; SUSON u. SCHULTZ 1969; TAWARA u. INOMATA 1987a, b; WOLLENSAK u. MILDNER 1975; ZIMMERMAN 1966; WOLTER et al. 1963.

Epidemiologie: ARMALY 1962; BECKER 1971; CHANDLER u. GRANT 1977; GRAHAM 1978; KINI et al. 1978; PERKINS 1974; SHAFFER 1977; SHIN et al. 1977; STROMBERG 1962.

b) Sonderformen primärer und sekundärer Offenwinkelglaukome

Die klinischen und histopathologischen Befunde gewisser Sonderformen primärer Offenwinkelglaukome bzw. des Glaucoma chronicum simplex unterscheiden sich oft deutlich vom Normalbefund.

α) Glaucoma juvenile (Abb. 14.24)

Während das Glaucoma chronicum simplex im allgemeinen erst jenseits des 40. Lebensjahrs diagnostiziert wird, ist es wesentlich früher symptomatisch. Ein autosomal dominanter Erbgang ist bekannt. Der Nachweis von Defekten am Chromosom 1 regt die genetische Analyse der Glaukome an (s. LICHTER, 1994; JOHNSON et al., 1996).

Gonioskopisch fällt oft eine *prominente Schwalbe*-Leiste auf. Die Kammerwinkelbucht ist von einer mehr oder weniger dicken Schicht von Irisstromagewebe ausgekleidet. Dem entspricht histologisch eine mächtige Lamelle des uveokornealen Anteils des Trabekelwerks. Zweifellos gibt es hier fließende Übergänge zu einem ausgeprägten Embryotoxon posterius oder dem Vollbild eines Axenfeld-Syndroms (s. S. 509–514; Abb. 7.2–7.5).

Nicht selten treten derartige uveale Dystrophien des Trabekelwerks bei generalisierten Bindegewebs- und Skeletterkrankungen auf (Tabelle 14.12, S. 1305). So wurden beim Marfan-Syndrom innerhalb dieses

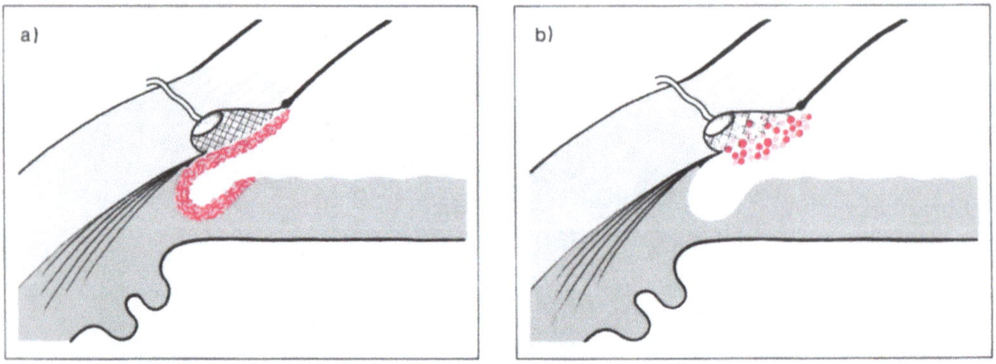

Abb. 14.24 a, b. Sonderformen des chronischen Offenwinkelglaukoms. **a** Juvenile Glaukome. **b** Pigmentglaukome

persistierenden uveokornealen Trabekelwerks sogar Fortsätze der Pars longitudinalis des Ziliarmuskels bis zum Schwalbe-Ring hin beobachtet. Es liegt nahe, alle diese Befunde als Folge einer inkompletten embryonalen Differenzierung der Kammerwinkelbucht zu deuten (REESE u. ELLSWORTH 1966; s. Kap. 3, 7).

Literatur: BURIAN 1960, 1961; DAVIDSON et al. 1983; GOLDWYN et al. 1970; RODRIGUES et al. 1976c; TAWARA u. INOMATA 1984.

β) Spät-juveniles Glaukom (SAUTTER)

Drucksteigerungen bei Patienten mit dieser Sonderform des Glaucoma chronicum simplex werden meist um das 40. Lebensjahr entdeckt. Gonioskopisch weisen sie aber den gleichen Befund wie ein Glaucoma juvenile auf (SAUTTER 1971; LICHTER u. SHAFFER 1970 a). Als morphologisches Substrat für die Abflußbehinderung bieten sich wiederum Auflagerungen uvealen Gewebes auf der Trabekeloberfläche an (Abb. 14.24 a).

Einschränkend muß aber gesagt werden, daß keineswegs jedes Auge mit einer ausgesprochen prominenten Ausbildung des uvealen Anteils des Trabekelwerkes bzw. von Irisfortsätzen auch einen erhöhten Druck aufweisen muß. Die Diagnose eines Glaucoma juvenile bzw. -spät-juvenile ist also leider *allein* auf Grund von gonioskopisch-morphologischen Kriterien ebenso wenig möglich wie die des Glaucoma chronicum simplex.

Literatur: s. Glaucoma juvenile

γ) Primär chronisches Offenwinkelglaukom bei Myopie

Hohe Myopie und Glaukome stellen zwei häufige Erblindungsursachen dar. Primär chronische Offenwinkelglaukome treten bei Myopie über −5,0 dpt häufiger als bei Emmetropie und Hyperopie auf; ein starker Druckanstieg auf lokal applizierte Kortikosteroide hin läßt sich sogar bei 35% beobachten (KOLKER u. HETHERINGTON 1976; Tabelle 14.10, S. 1300). Eine höhere Myopie erfordert daher stets eine gezielte Diagnostik zum Ausschluß eines primären Glaukoms. Der morphologische Befund im Kammerwinkel gleicht demjenigen beim gewöhnlichen Glaucoma chronicum simplex.

Wegen folgender Besonderheiten wird die Diagnose oft verkannt: Durch die verminderte Rigidität der dünnen Bulbuswand werden mit dem Schiötzschen Impressionstonometer fälschlich *zu niedrige* intraokulare Druckwerte gemessen. (Eine korrekte Tensionsanalyse gelingt nur mit dem Applanationstonometer).

Die Abgrenzung glaukomatöser Papillenexkavationen von der *myopen Papillenkonfiguration* ist schwierig. Ähnlich wie bei kongenitalen Glaukomen bzw. Buphthalmus nimmt die Papillenfläche bei Myopie über −8,0 dpt zu, bleibt also nicht konstant (JONAS u. NAUMANN 1988 a, b). Auch die erwiesene glaukomatöse Exkavation bleibt bemerkenswert flach. Selbst bei fortgeschrittener

Atrophie erscheint das Papillengewebe im Kontrast zum weißen skleralen Konus, bzw. Dehnungsherd, oft vitaler, als es wirklich ist.

Perimetrisch sind glaukomatöse Ausfälle von jenen der atrophischen *chorioretinalen Dehnungsherde* oft nicht zu unterscheiden.

δ) Pigmentdispersions- bzw. Melanin-Syndrom und chronisches Offenwinkelglaukom („Pigment-Glaukom")

Der Begriff der „Pigment-Dispersion" ist vieldeutig, gemeint ist eine auffällige *Melanin-Dispersion* durch Reiben der Zonulafasern am peripheren Iris-Pigmentepithel. Das Syndrom betrifft vorwiegend junge Männer mit einer Myopie von −2,0 bis −5,0 dpt bei folgenden morphologischen Kriterien: 1. Eine radiäre Depigmentierung des peripheren Irispigmentepithels (Abb. 14.24 u. 14.25; Tabelle 14.8, S. 1292), 2. eine diffuse Melaninausschwemmung in das Kammerwasser, gesteigert nach körperlicher Anstrengung, z. B. Jogging und nach medikamentöser Mydriasis – oft verbunden mit akutem Druckanstieg (evtl. mit endothelialer Dekompensation der Kornea), 3. staubförmige Melaninablagerung auf der gesamten Oberfläche des Kammerwasserraumes, besonders gut erkennbar an der Hornhautrückfläche (*Krukenberg-Spindel*: Melanin-Granula auf und im kornealen Endothel) sowie auf der Egger-Linie der Linsenrückfläche, und 4. Melanin liegt speziell im Trabeculum uveo- und corneosclerale, das dem Schlemm-Kanal unmittelbar vorgelagert ist (s. Tabelle 8.1). Diese Melaninausstreuung geht der Druckerhöhung oft um Jahre voraus. Gegen eine Zuordnung als sekundäres Glaukom spricht das Auftreten in Familien mit Glaucoma chronicum simplex und ein hoher Druckanstieg auf lokale Kortikosteroide bei etwa einem Drittel dieser Patienten (Tabelle 14.8). 5. Die Melanin-Dispersion entwickelt sich nicht bei Aphakie (z. B. traumatische Aphaxie). Die Melanin-

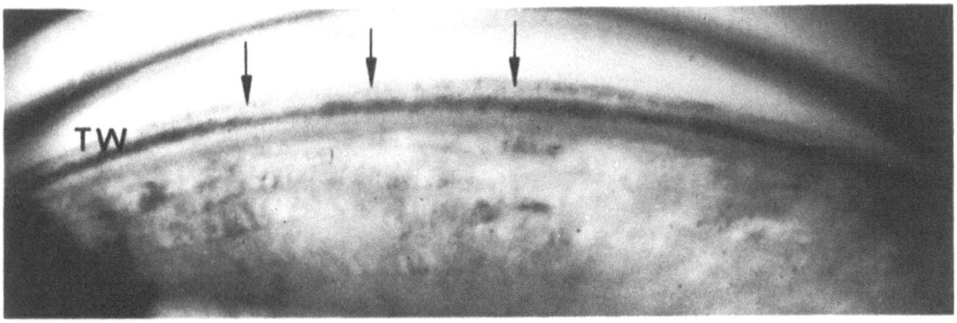

a

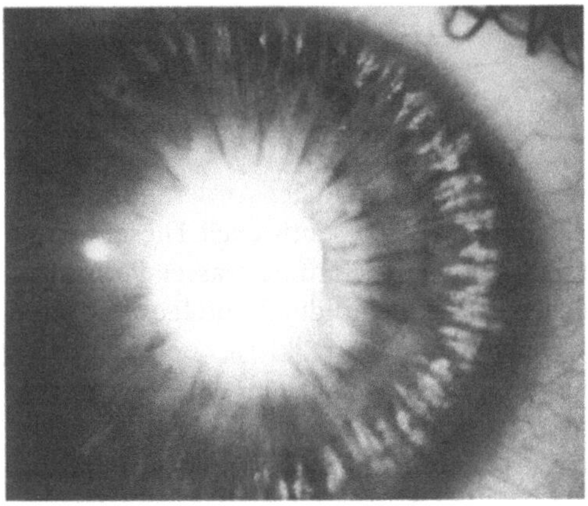

b

Abb. 14.25 a – d. Melanindispersions-Syndrom und Pigmentglaukom. **a** Gonioskopischer Befund: Melaninpigment im Trabekwerk. Schwalbe-Grenzring (*Pfeile*) Trabekelwerk (*TW*). **b** Typische radiäre depigmentierte Linien im Iris-Pigmentepithel (im regredienten Licht bei koaxialer Beleuchtung)

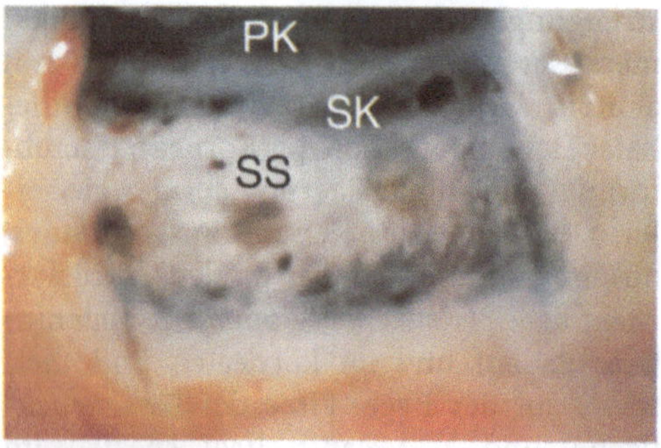

c

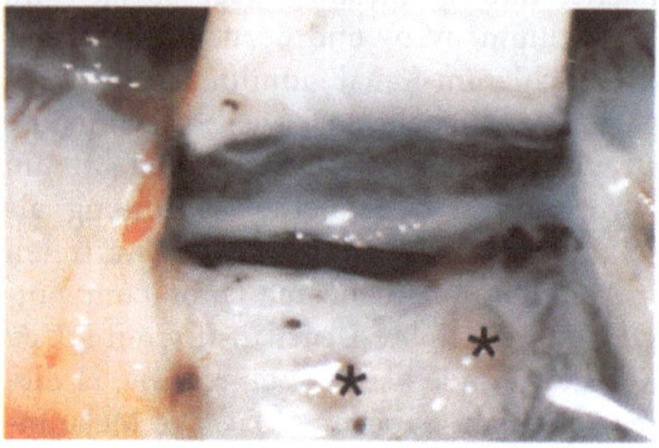

d

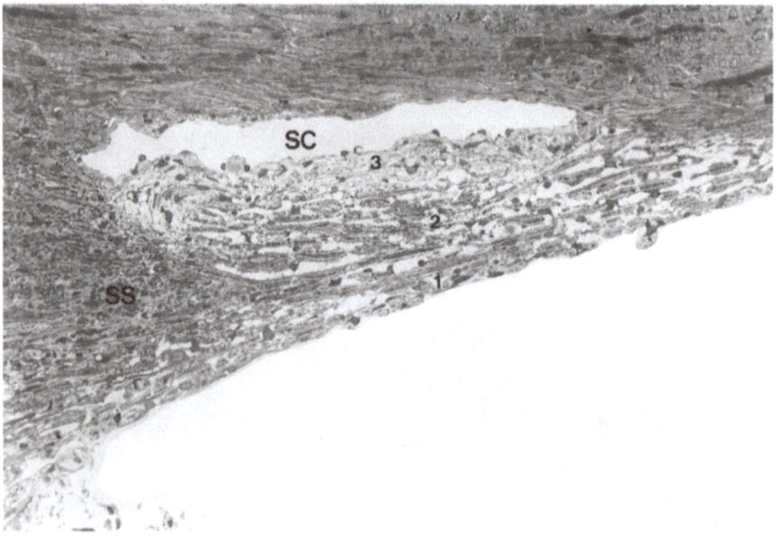

e

Abb. 14.25. c, d Operationsmikroskopischer Situs nach tief lamellär präpariertem Skleralappen. Dunkelmarkierter Schlemm-Kanal (*SK*) erleichtert die Identifizierung von Skleralsporn (*SS*) und peripherer Kornea (*PK*). **d** Nach Eröffnung des Schlemm-Kanals: schwarz pigmentierte Innenwand sichtbar. Kautereffekte von tiefen skleralen Gefäßen (*). **e** Sagittalschnitt durch das Trabekelwerk eines wegen malignen Melanoms der Aderhaut enukleierten Auges eines 65jährigen Patienten (*1* uveales Maschenwerk, *2* korneoskierales Maschenwerk, *3* juxtakanalikuläres Bindegewebe, *SC* Schlemm-Kanal, SS Skleralsporn; Semidünnschnitt, Toluidinblau, × 300)

Dispersion betrifft in solchen Ausnahmesituationen nur das phake Auge. 6. Die Vorderkammer ist sehr tief, der Kammerwinkel auffallend weit offen; die Iriswurzel zeigt oft eine zirkuläre Auswölbung nach hinten: sie reibt wie eine „Hängematte" auf dem Zonulaansatz.

Pathogenese: Ausgehend von der Beobachtung unter 6. haben CAMPBELL u.a. postuliert, daß sich in der Vorderkammer ein relativer Überdruck entwickelt. Dieser könne durch eine Art Kammerwasser-Peristaltik durch die Pupille hindurch infolge abnormer Nachgiebigkeit der Sklera, beispielsweise durch Lidschlag, entstehen. Zu dieser Hypothese paßt, daß sich die Iris-Konfiguration durch eine Nd:YAG-Iridotomie normalisieren läßt (Abb. 14.26). Ob dies längerfristig

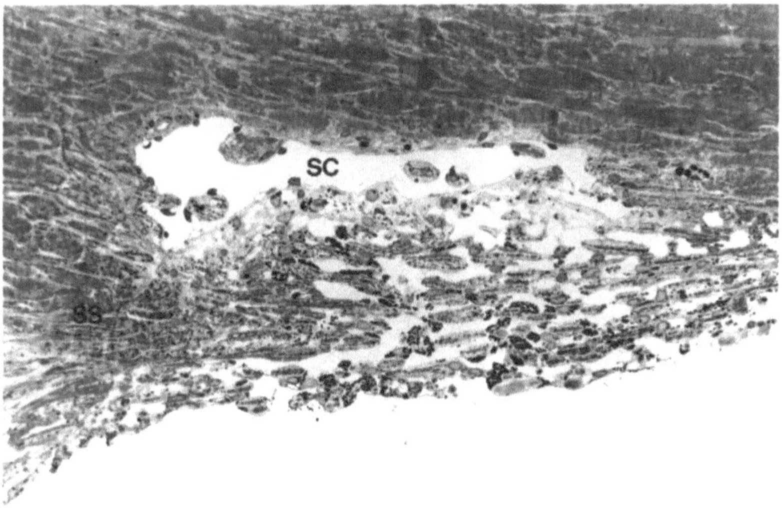

f

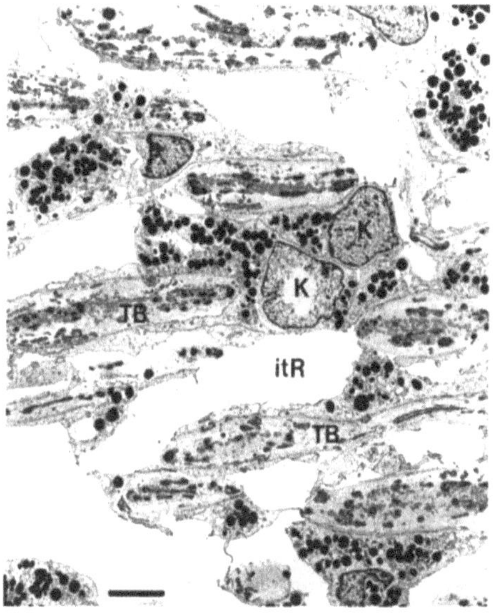

g

Abb. 14.25. **f** Sagittalschnitt durch das Trabekelwerk eines Spenderauges eines 51jährigen Patienten mit Melanin-Dispersionssyndrom: vorwiegend intrazelluläre Akkumulation von Melaningranula im uvealen, korneoskleralen und subendothelialen Maschenwerk (*SC* Schlemm-Kanal, *SS* Skleralsporn, Semidünnschnitt, Toluidinblau, × 300). **g** Ausschnitt aus dem korneoskleralen Trabekelwerk bei Melanindispersionsglaukom: Abgerundete, sich partiell von den Trabekelbalken (*TB*) ablösende Trabekelendothelzellen mit phagozytierten intrazellulären Melaningranula (*itR* intertrabekuläre Räume; *K* Zellkerne der Trabekelzellen; Transmissionselektronische Aufnahme; Balken = 5 μ; **e, f, g** von SCHLÖTZER-SCHREHARDT)

auch zu einer Minderung der Trabekelpigmentierung und sogar zu einer Prävention oder „Heilung" der okulären Hypertension bei dem Syndrom führt, bleibt abzuwarten.

Histopathologie und Differentialdiagnose: Die epithelialen schwarzen Melaningranula liegen zwischen und in den Endothelzellen des Trabeculum corneosclerale. Beim juvenilen Glaukom sind dagegen Iris-Stroma-Ausläufer oder eine abnorm mächtige Persistenz des uveoskleralen Trabekels vorhanden – ein Befund, der beim Pigmentglaukom nicht selten zusätzlich zu erkennen ist. Differentialdiagnose: Im *Alter* ist stets eine gewisse „senile Melaninausschwemmung" in das Trabeculum corneosclerale festzustellen und zwar im Kammerwinkel unten stärker als oben, aber insgesamt viel weniger als beim Pigmentglaukom. Dieser konstante senile Befund rechtfertigt nicht die Diagnose eines „Pigmentglaukoms". Ausgeprägte Pigmentierung im Trabekelwerk bei älteren

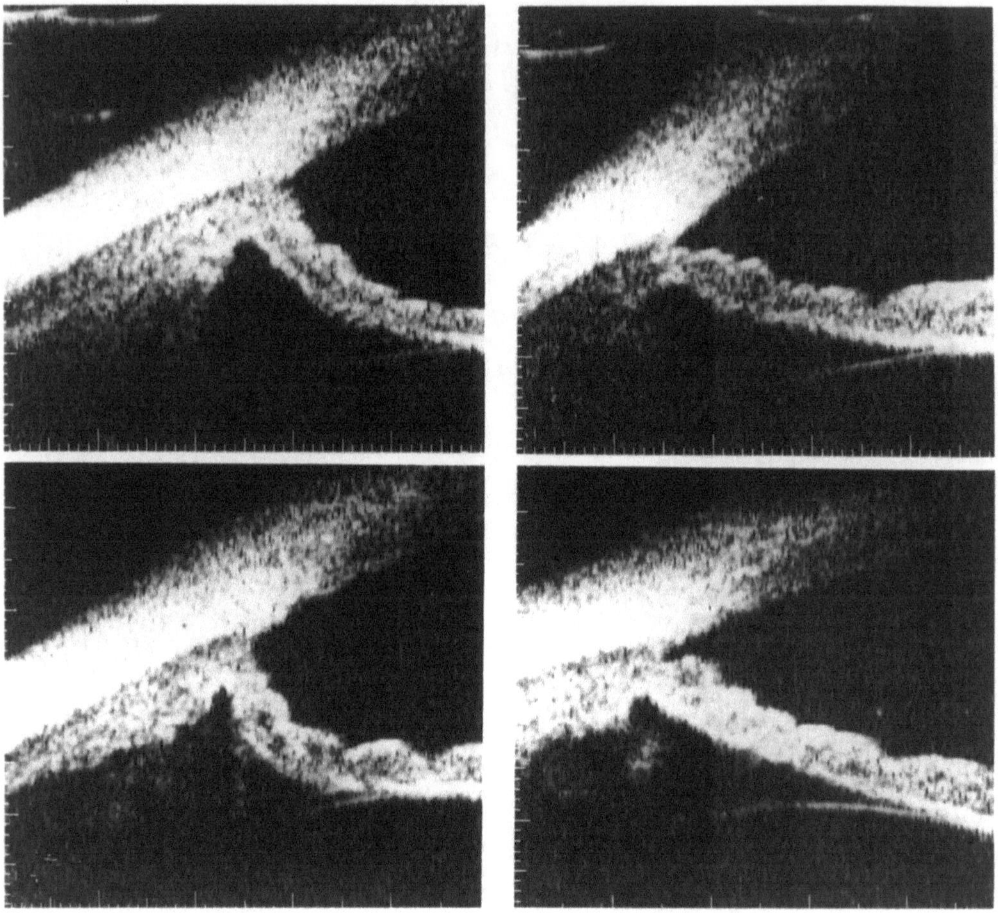

Abb. 14.26 a–d. Pigmentglaukom in der Ultraschall-Biomikroskopie in Ruhe, nach Anstrengung, jeweils vor und nach YAG-Iridotomie. **a** Ausgangssituation. **b** Iriskonkavität wird durch Anstrengung verstärkt. **c** Nach YAG-Iridotomie wird die Iris flach gestreckt. **d** Auch nach Anstrengung keine Konkavität (Iridotomie nicht in Untersuchungsebene. (Aus JENSEN et al. 1995)

Patienten muß auch immer an ein *Pseudoexfoliations-Syndrom* denken lassen. Die Iris-Pigmentepithelzellen werden durch das stets extrazelluläre Material bei der Irisbewegung eröffnet und setzen so Melaningranula frei. Die Depigmentierung des Irispigmentepithels betrifft hier betont konzentrisch die Pupillarregion, d.h. den Kontaktbereich Iris/Linse, im Gegensatz zur radiären peripheren Depigmentierung bei idiopathischer Melanindispersion. Dagegen ist bei diabetischen Iridopathien nicht selten eine diffuse punktförmige Depigmentierung des Irispigmentepithels erkennbar. Hierbei wird infolge diabetischer intrazellulärer Glykogenspeicherung im Pigmentepithel Melanin ins Trabekelwerk eingeschwemmt (s. Kap. 8 und Abb. 14.29).

Literatur: BECKER et al. 1977; BROWN u. BRUBAKER 1989; CAMPBELL u. SCHERTZER 1995; FARRAR u. SHIELDS 1993; FINE et al. 1974; HUBER 1984; JESS 1923; KUPFER et al. 1975; LEHTO 1991; LICHTER 1974; LICHTER u. SHAFFER 1970b; LOMMATZSCH 1964; MIGLIAZZO et al. 1986; RICHARDSON et al. 1977; RODRIGUES et al. 1976a–c; SHIMIZU et al. 1981; STEFANI 1975; SUGAR 1966; YANOFF et al. 1970.

ε) Glaucoma chronicum simplex bei Diabetes mellitus

Die komplexen Beziehungen zwischen diesen beiden häufigen Erkrankungen sind von besonderer klinischer Bedeutung. Becker hat in seiner Jackson-Memorial Lecture (1971) ausführlich auf diese statistisch signifikant erhöhte Kombination hingewiesen und betont folgende Gesichtspunkte:

Bei jedem Patienten mit einem Diabetes mellitus sollte ein *Glaucoma chronicum simplex* gezielt *ausgeschlossen* werden. Das Glaucoma chronicum simplex, eine okuläre Hypertension, hohe Druckanstiege auf lokal angewandte Kortikosteroide (in seiner Terminologie GG-Patienten) sowie glaukomverdächtige Papillen-Exkavationen treten bei Diabetikern signifikant häufiger auf als bei Nicht-Diabetikern. Umgekehrt rät er zum *Ausschluß eines Diabetes mellitus* bei jedem Patienten mit primärem Offenwinkelglaukom oder Kortikosteroid-induzierter okulärer Hypertension. Patienten mit einem Glaucoma chronicum simplex und positiven Glukosebelastungstest sind stärker von *Gesichtsfeldausfällen* bedroht als solche mit einem negativen Glukosetoleranztest. Infolgedessen muß sich der Verdacht auf einen Diabetes mellitus verstärken bei Patienten, die an einem Glaucoma chronicum simplex mit progressiven Gesichtsfeldausfällen trotz relativ niedrigen Drucks leiden. Gesichtsfelddefekte nehmen bei Glaukompatienten mit positivem Blut-Glukosetoleranztest rascher zu.

Die deletäre *Retinopathia proliferans* entwickelt sich weniger häufig bei Diabetikern *mit* Glaucoma chronicum simplex oder okulärer Hypertension! Er schlägt deshalb vor, bei beginnender Retinopathia proliferans eine Kortikosteroid-Hypertension zu induzieren. Umgekehrt kann eine akute Drucknormalisierung durch eine filtrierende Operation eine retinale Neovaskularisation begünstigen (Schönherr et al. 1988; Tabelle 14.7)

Soweit gonioskopisch beurteilbar, unterscheidet sich der Kammerwinkel eines Diabetikers mit Glaucoma chronicum simplex kaum von dem eines gewöhnlichen Glaucoma chronicum simplex, wenn man von der Trabekelpigmentierung bei dekompensiertem Diabetes absieht. Die allgemeine Verdickung der Basalmembranen – anschaulich besonders in den Ziliarzotten (s. Kap. 17; Yamashita u. Becker 1961) – könnte aber auch die Basalmembran des Trabekelendothels betreffen: Bisher liegen dazu allerdings keine systemischen Untersuchungen vor.

Literatur: Kini et al. 1978.

Tabelle 14.7. Klassifizierung primärer und sekundärer Offenwinkelglaukome: Glaukome mit *offenem* Kammerwinkel

I. *Primäre*
  1. Glaucoma chronicum simplex
  2. Sonderformen
     - Glaucoma juvenile
     - Glaucoma spätjuvenile Sautter
     - Glaukom bei hoher Myopie
     - „Pigment-Glaukom“ (Melanin-Dispersions-Syndrom)
     - Glaukome bei Diabetes mellitus
     - „Kortison-Glaukom“

II. *Sekundäre*
  1. Glaukome bei Pseudoexfoliations-Syndrom („Glaucoma capsulare“)
  2. Uveitis
     - Heterochromie-Iridozyklitis Fuchs
     - Kraupa-Posner-Schlossman-Syndrom
     - Kerato-Uveitis: Herpes simplex, Zoster ophthalmicus
  3. Kirsch-Effekt durch α-Chymotrypsin
  4. Durch Blut
     - Lockeres Hyphäma
     - Schwarzes Total-Hyphäma (Blut-Koagulum)
     - Hämolytisches Glaukom
     - „Erythrozyten-Schatten“ (Geisterzellen)
     - Hämosiderotisches Glaukom
  5. Mit Kontusions-Deformität des Kammerwinkels
  6. Makrophagen-Glaukome
     - Hämolytisch –
     - Phakolytisch –
     - *Melanophagen-Glaukom: maligne Melanome, Kontusionsfolge*
     - Silikonophage nach Silikonimplantation
  7. Bei i. o. Tumoren: JXG, Retinoblastom, Malignem Melanom
  8. Bei i. o. Epitheleinwachsung
  9. Bei orbitalen Prozessen (erhöhter episkleraler Venendruck): Endokrine Orbitopathie, Myositis, Arteriovenöse Fistel und Vorstufen

ζ) *Kortikosteroid-induzierte okuläre Hypertension und Kortison-Glaukom* (Abb. 14.27)

Kortikosteroide sind nach wie vor die wirksamsten Mittel in der Therapie epibulbärer und intraokularer Entzündungen. Sie induzieren bei etwa 35% aller Menschen eine mehr oder weniger ausgeprägte okuläre Hypertension, die sich nach Absetzen der Medikation zurückbildet (Tabelle 14.7). Wird diese Therapie über Jahre fortgesetzt, bleibt die Tensionserhöhung bestehen, und es resultieren typische „Glaukomschäden".

Dies war schon früh aufgefallen: Brubaker)1975); Dreyer (1993); François (1954); Goldmann (1954); Becker u. Mills (1963) sowie Armaly (1963a, b) dokumentierten erste Beobachtungen. In systematischen Studien fanden Becker u. Hahn (1964), daß 95% aller Nachkommen von Glaukompatienten auf lokales Betamethason mit einem erheblichen Anstieg des intraokularen Druckes reagieren (Schwartz et al. 1973). In der Allgemeinbevölkerung fanden sie bei systematischen Untersuchungen 3 Gruppen je nach den erreichten absoluten Druckwerten (Tabelle 14.10, S. 1300). Sie schlossen daraus auf einen autosomal rezessiven Erbgang in dem Sinne, daß 4% stark reagierende Versuchspersonen einer Genkonstellation GG/zweifach glaukomatös), 32% mit einem mäßigen Druckanstieg einer Genkonstellation von NG (normal und glaukomatös) und die kaum oder nicht reagierende Gruppe einer Genkonstellation von NN (nicht glaukomatös) entsprechen.

„*Kortikosteroid-Provokation*": Hierdurch ergeben sich neue Möglichkeiten zur Analyse des Glaucoma chronicum simplex: Es läßt sich sowohl ein homozygoter Glaukompatient früh diagnostizieren als auch ein heterozygoter Träger des Glaukomgens demaskieren. Da sekundäre Glaukome und die primären Winkelblockglaukome meist wie Augen der Normalbevölkerung reagieren, lassen diese sich nach neuen Kriterien abgrenzen. So verhält sich das Offenwinkelglaukom bei Pseudoexfoliations-Syndrom (s. unten) auf lokal applizierte Kortikosteroide wie ein Sekundärglaukom. Von Interesse ist, wie Kortikosteroide den Stoffwechsel der sauren Mukopolysaccharide beeinflussen (François 1975): immerhin wird die Hyaluronsäure im Trabekelwerk für 50% des Abflußwiderstandes verantwortlich gemacht (Rohen et al. 1973).

Armaly (1963a, b) berichtet über eine ähnliche Verteilung der Reaktion auf lokale Gaben von Kortikosteroiden in der Gesamtbevölkerung (Tabelle 14.10): Er unterscheidet einen *geringen* Druckanstieg (PLPL) unter 6 mm Hg; einen mittleren Druckanstieg von 6–15 mm Hg (PLPH) sowie einen hohen Druckanstieg von über 15 mm Hg (PHPH)! Im Gegensatz zu Becker glaubt er nicht an einen einfachen autosomal rezessiven Erbgang mit einem Glaukomgen, sondern an eine komplexe polygenetische, multifaktorielle Art der Vererbung (PH entspricht „polygenetic high"; PL entspricht „polygenetic low") (Kaufman u. Kolker 1975; s. Lichter, 1994; Johnson et al., 1996).

Endogener Hyperkortizismus: Endogene Erkrankungen mit einem erhöhten Plasmakortisonspiegel weisen zu etwa 35% pathologisch erhöhte intraokulare Druckwerte auf. Eine ähnliche Pathogenese wie durch exogen zugeführte Kortikosteroide wird angenommen (Sayegh u. Weigelin 1975).

Literatur: s. Kap. 17.

2. Sekundäre Glaukome mit offenem Kammerwinkel

Während über das morphologische Substrat der Abflußbehinderung bei den häufigen primären Offenwinkelglaukomen wenig bekannt ist, steht dieses bei den sekundären Formen bio-, licht- und elektronenmikroskopisch als Ursache meist deutlich sichtbar im Vordergrund. Definitionsgemäß sind hier – im Gegensatz zu den Winkelblockglaukomen – die anatomischen Beziehungen zwischen Iriswurzel, Trabekelwerk und peripherer Hornhaut zueinander nicht gestört. Auf der Oberfläche und zwischen den Maschen des Trabeculum corneosclerale

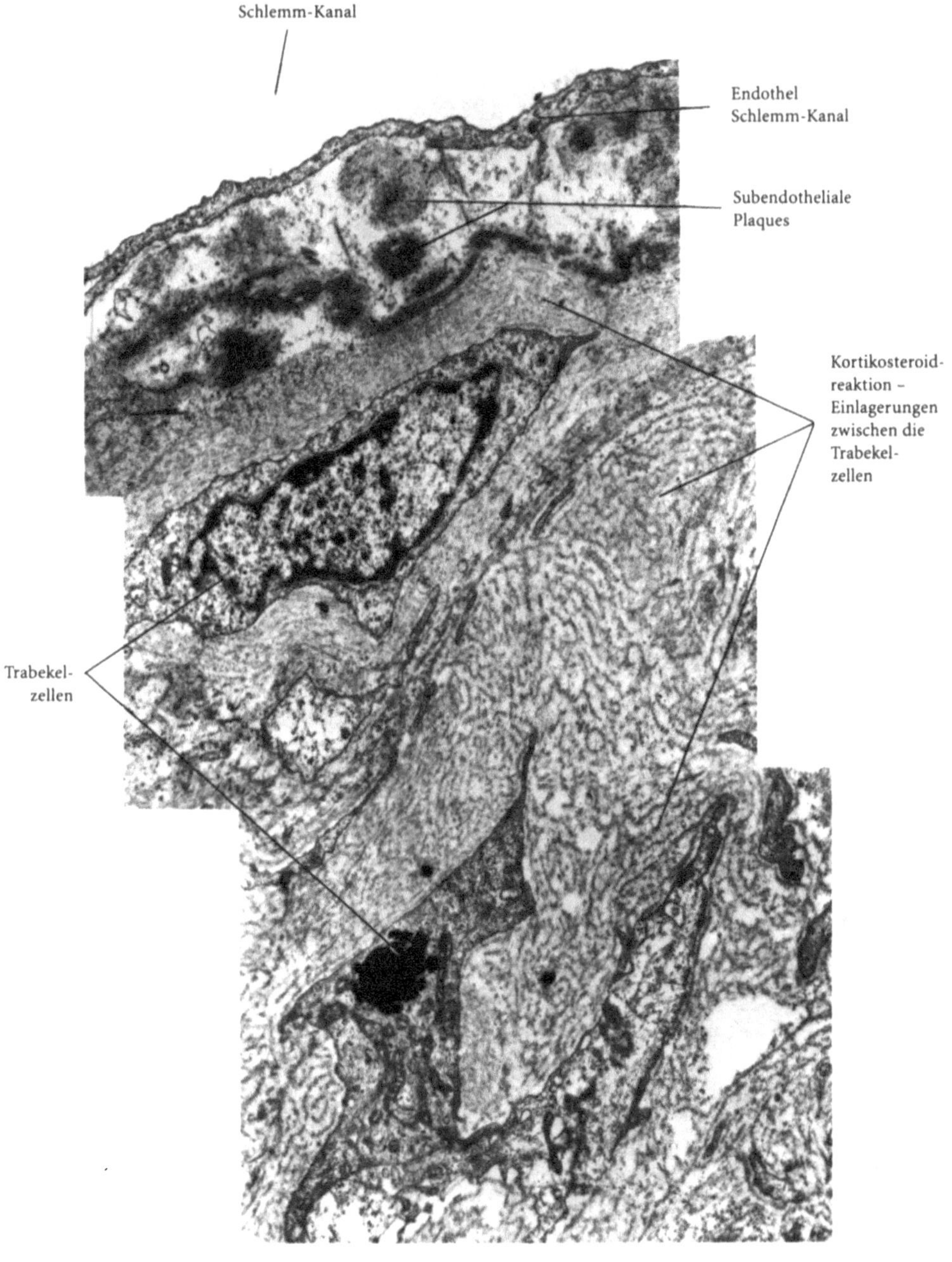

Abb. 14.27. Kortikosteroidglaukom: Fein fibrilläre und granuläre Massen im kribriformen Bereich des Trabekelwerks, die die Strömungswege verlegen. Elektronenmikroskopischer Befund (× 10 000). (Aus ROHEN 1973)

findet sich jedoch amorphes, zelliges oder fibrilläres Material und/oder eine bindegewebige Proliferation, die den Abfluß des Kammerwassers behindert (ZIMMERMAN 1963 a, b). Klinisch überwiegen die chronischen Verlaufsformen. Folgende Krankheitsbilder sind in dieser großen Gruppe der sekundären Offenwinkelglaukome zu erörtern (Tabelle 14.9 c, S. 1297 u. 14.7, S. 1283; NAUMANN 1974).

a) Sekundäre Offenwinkelglaukome bei Pseudoexfoliations-Syndrom (PEX) (Abb. 14.26 u. 14.28 a–f; Tabelle 14.7, S. 1283) („Glaucoma capsulare"); (Kap. 15)

Seit Vogt wurde das Offenwinkelglaukom bei Pseudoexfoliations-Syndrom als *„Glaucoma capsulare"* bezeichnet. Aus einer Reihe von Gründen halten wir eine Einordnung bei den sekundären Glaukomen (s. unten) für sachlich besser. *Elektronenmikroskopisch* differieren die Morphologie der Trabekelregion beim Offenwinkelglaukom bei PEX entschieden von den bisher bekannten Befunden des Glaucoma chronicum simplex (bzw. primär chronischen Offenwinkelglaukomen (PCOWG))(s. SCHLÖTZER-SCHREHARDT et al. 1995): a) Die Zellzahl des Trabekelendothels entspricht der *Altersnorm*, sie ist im Gegensatz zu den Befunden beim PCOWG *nicht* vermindert (vergleiche ALVARADO et al. 1981). b) Es *fehlt* die für das PCOWG beschriebene, mehr als altersentsprechende *Plaque*-Bildung juxtakanalikulär (s. LEE et al. 1995 a, b; LÜTJEN-DRECOLL et al. 1986 a, b). c) Das *Lumen* des Schlemm-Kanals und der Sammelkanäle ist vor allem in fortgeschrittenen Stadien durch subendotheliale *PEX-Aggregate* auffallend eingeengt. Dies wird bei PCOWG in dieser Form nicht beobachtet.

Natürlich muß man erwarten, daß sich die jenseits des 50. Lebensjahres häufigen Erkrankungen PEX (>5%) und PCOWG

a

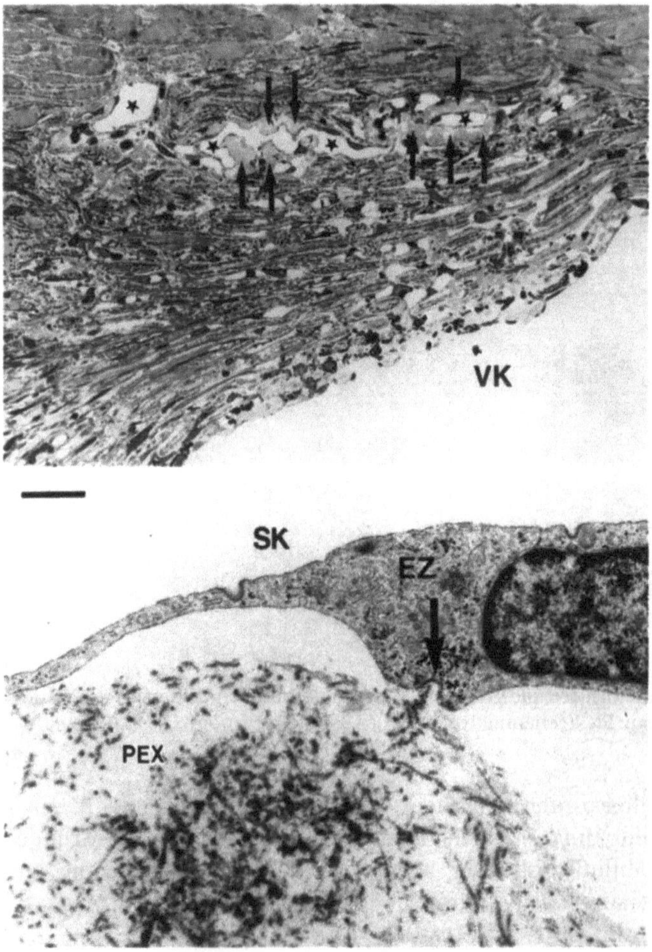

b

Abb. 14.28 a, b. Sekundäres Offenwinkelglaukom bei Pseudoexfoliations-Syndrom („Glaucoma capsulare"): Endo- und extratrabekuläres Pseudoexfoliationsmaterial konzentriert sich im Trabelwerk juxtakanikulär. **a** Trabekelwerk bei PEX-Glaukom: Akkumulation von PEX-Material (*Pfeile*) im juxtakanalikulären Bindegewebe und Fragmentation des Lumens des Schlemmschen Kanals in mehrere kleine Kanäle(*); Akkumulation von Melanin vor allem im uvealen Maschenwerk (*VK* Vorderkammer; Semidünnschnitt; Toluidinblau; × 350). **b** Ausschnitt aus dem juxtakanikulären Bindegewebe des Trabekelwerkes bei PEX-Glaukom: Lokale PEX-Produktion (*Pfeil*) durch eine Endothelzelle (*EZ*) des Schlemm-Kanals (*SK*); Verdrängung des normalen Basalmembran- und Plaque-Materials durch akkumulierende PEX-Fibrillen (PEX) (Transmissionselektronenmikroskopische Aufnahme; Balken = 0,5 mm)

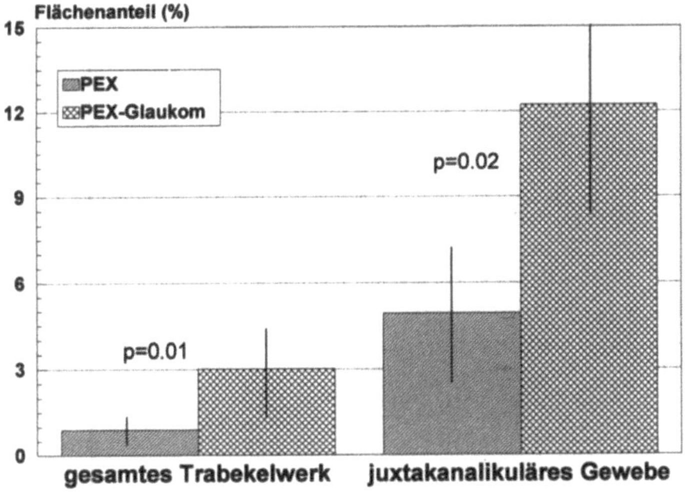

c

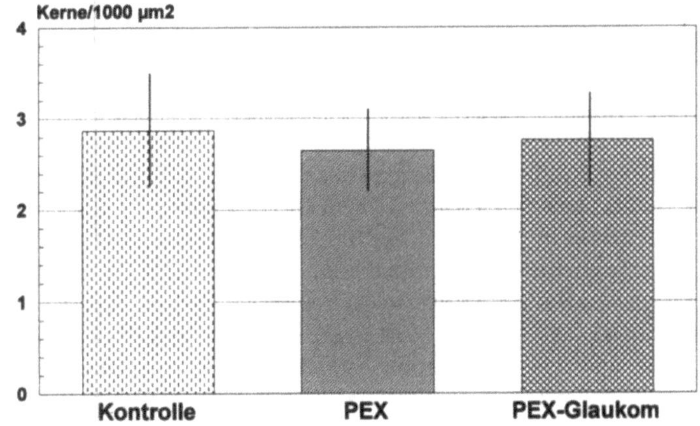

d

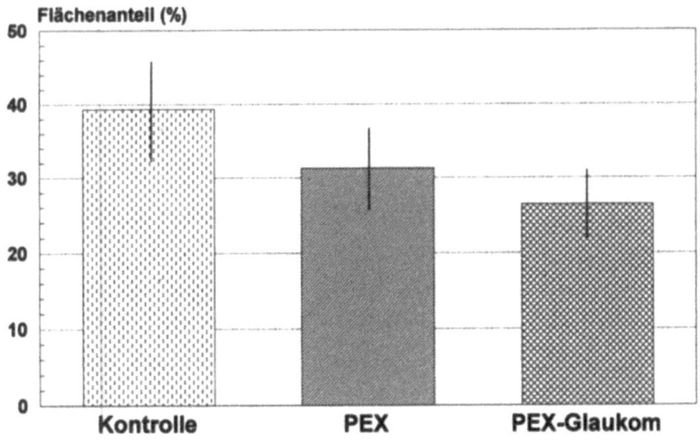

e

Abb. 14.28. **c** Morphometrie beweist Akkumulation juxtakanalikulär. **d, e** Im Gegensatz zum primären Offenwinkelglaukom sind die Zellen des Trabekelwerkes nicht vermindert (**d**) und das Plaque-Material nicht vermehrt (**e**)

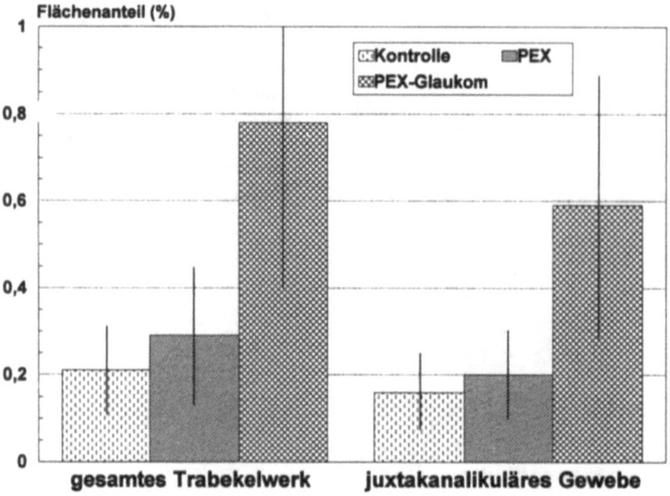

Abb. 14.28 f. Anders als beim echten Pigmentglaukom spielen Melanin-Granula offenbar hier keine bleibende Rolle für die chronische okuläre Hypertension. (c–f aus Schlötzer-Schrehardt et al. 1995). Die „Melanin-Granula Wolken" erklären aber die Druckspitzen nach medikamentöser Mydriasis

(> 5 % okuläre Hypertension) auch oft bei einem Patienten begegnen. Dies könnte besonders schwere Verlaufsformen erklären. (s. Kap. 15).

Dieses Syndrom geht mit der Ablagerung von zellfreiem extrazellulärem Matrixmaterial auf den Oberflächen des vorderen Augensegmentes[4] einher. Die ursprüngliche Deutung von Vogt, es handele sich um abgeschilfertes Material der Linsenkapsel, läßt sich ebensowenig aufrechterhalten wie die Ansicht von BUSACCA, das Material sei nur aufgelagert. Eine Schlüsselrolle der Linse bei diesem Krankheitsbild wird dadurch widerlegt, daß das besagte Material auch nach der Linsenextraktion weiter gebildet wird (Ringvold 1973; Benedikt et al. 1973; Hørven 1966 a, b). Das grau-blau-weißliche Material auf und in der vorderen Linsenkapsel in typischer Anordnung hat dieser Erkrankung den Namen gegeben. Das gleiche amorph-fibrilläre Material (Meretoja u. Tarkkanen 1975; Ringvold u. Husby 1973), findet sich auch auf den Oberflächen von Ziliarkörperepithel, Irisstroma und -epithel, auf der Zonula, im Trabeculum corneosclerale, auf dem kornealen Endothel im konjunktivalen Gewebe (Abb. 9.23 u. 14.29; Ringvold 1972). Wie Schlötzer-Schrehardt in unserer Arbeitsgruppe als erste zeigte, handelt es sich beim PEX um eine *generalisierte Störung der extrazellulären Matrix.* Die Pathogenese ist immer noch unbekannt, die klinische Bedeutung der extraokulären systemischen Manifestationen noch ungeklärt. Aufgrund der elektronenmikroskopischen Befunde sind aber die vielfältigen intraokulären Komplikationen besser zu verstehen (s. Kap. 15). Glaukome bilden nur einen, wenn auch wichtigen Teil dieses *Spektrums.* Entgegen früherer Auffassung ist PEX nicht nur für chronische *Offenwinkel-* sondern auch *Winkelblockglaukome* verantwortlich: (s. ausführlich in Kap. 15).

α) *Pupillarblock-Winkelblock-Glaukome bei PEX*

Sie treten häufiger in Augen mit PEX auf (Bartholomew 1970; Ritch et al. 1996). Dies ließe sich mit einer erhöhten Viskosität des Kammerwassers infolge vermehrtem Proteingehalt (Küchle et al. 1992) und erschwerter Pupillenmobilität infolge der rauhen Oberflächen von vorderer Linsenkapsel und Irispigmentepithel infolge der PEX-Auflagerungen erklären (Asano et al. 1995).

---

[4] Um Mißverständnisse zu vermeiden: eine echte Exfoliation der vorderen Linsenkapsel tritt nur beim Glasbläser-Star auf (s. Kap. 9).

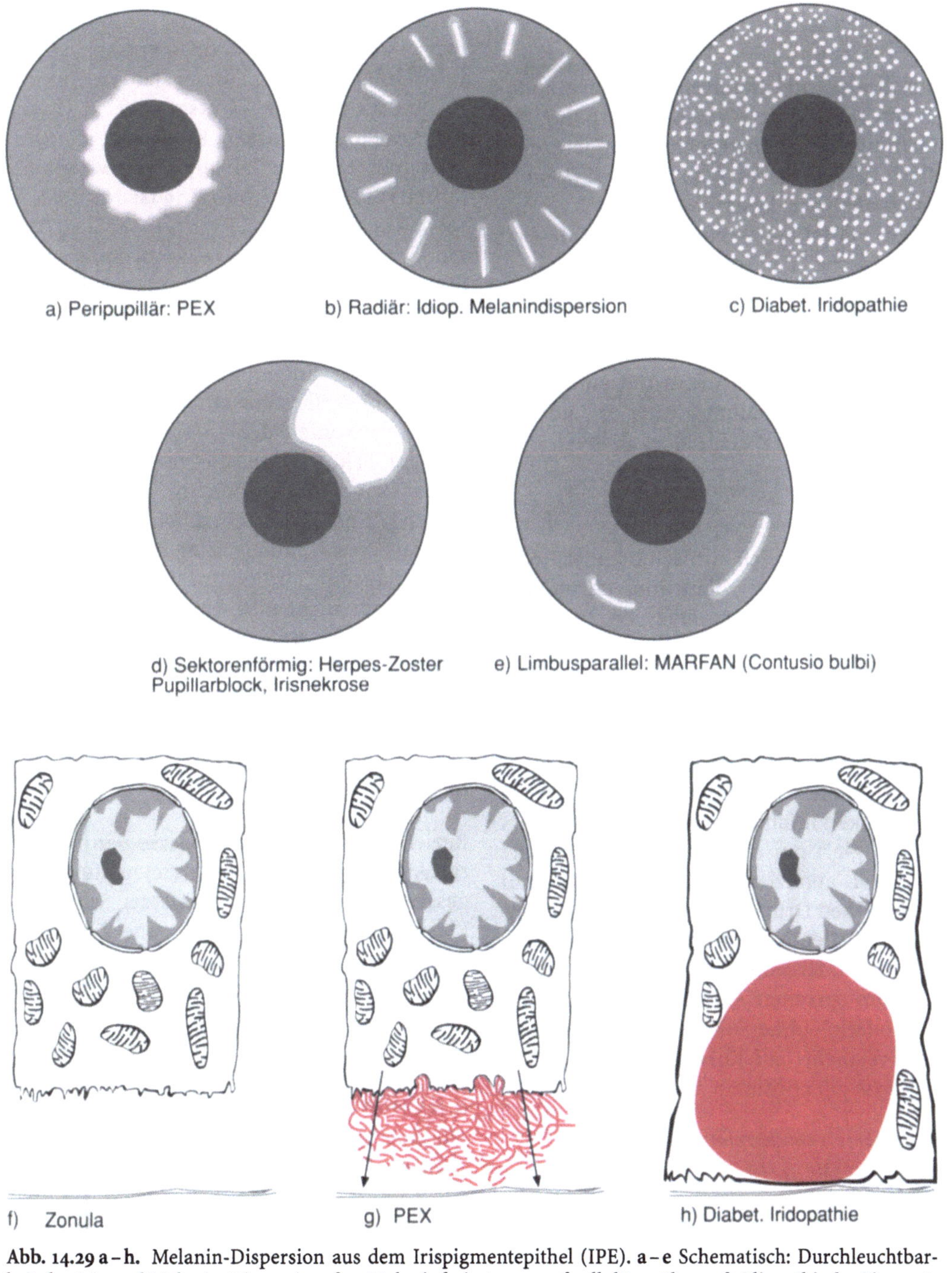

Abb. 14.29 a–h. Melanin-Dispersion aus dem Irispigmentepithel (IPE). **a–e** Schematisch: Durchleuchtbarkeit der Iris und Melanin-Dispersion. **f–g** Melaninfreisetzung auf zellulärer Ebene. **f** „Idiopathische Pigmentdispersion“: schlaffe Iriswurzel reibt auf Irispigmentepithel der Peripherie. **g** Extrazelluläres PEX-Material auf dem Irispigmentepithel im Pupillarbereich reißt die Zellmembran auf. **h** Diabetische Iridopathie: Intrazelluläres Glykogen (Blutzucker > 200 mg%) rupturiert Zellmembran überall

β) Ziliarblock-Winkelblock-Glaukome bei PEX

Infolge der oft massiven Zonulaveränderungen (Schlötzer-Schrehardt u. Naumann 1994) begünstigt insbesondere eine Miosis (*Zyklospasmus*) eine Subluxation der Linse nach vorn. Erkennbar an einer verringerten Vorderkammertiefe entwickelt sich das typische Bild ohne Bulbuseröffnung. Aus den gleichen Gründen ist das „maligne" ziliolentikuläre Glaukom nach filtrierenden Eingriffen zu erwarten: dies um so mehr, als PEX vermehrt in Augen mit einem „relativen Mikrophthalmus anterior" auftritt (Naumann 1996; v. d. Lippe et al. 1993).

γ) Chronisches Offenwinkel-Glaukom mit PEX

Es unterscheidet sich klinisch in einer Reihe von Aspekten vom Glaucoma chronicum simplex: 1. Das Partnerauge von Patienten mit einseitiger Pseudoexfoliatio und Glaukom leidet in nur 15% auch an einem Glaukom. Dies läßt sowohl an unerkannte Frühformen von PEX am Partnerauge als auch an Überlappungen mit dem Glaucoma chronicum simplex denken (s. Kap. 15). 2. Diese Einseitigkeit nimmt mit dem Lebensalter ab. 3. Es reagiert nur ein niedriger Prozentsatz auf lokal applizierte Kortikosteroide mit einem hohen Druckanstieg (GG). Im Gegensatz zu Patienten mit einer Myopie (über −5,0 dpt) oder einem Pigmentdispersions-Syndrom sprechen Augen mit reiner Pseudoexfoliatio ohne okuläre Hypertension nicht vermehrt auf Kortikosteroide an. Die Prognose gilt allgemein als schlechter.

δ) Isolierte Pseudoexfoliatio ohne Drucksteigerung

Schließlich ist bemerkenswert, daß das klinisch sichtbare PEX der Drucksteigerung um Jahre vorausgehen oder auch nachfolgen kann. Die isolierte Pseudoexfoliatio ohne Druckanstieg führt zu keiner erkennbaren Schädigung der Papilla n. optici.

Weitere Literatur zu a): Asano et al. 1995; Ashton et al. 1968; Bartholomew 1981; Bertelsen 1966; Davanger u. Pedersen 1975; Davanger 1975a, b; Freissler et al. 1995; Gilles 1973; Helbig et al. 1994; Henke u. Naumann 1987; Konstas et al. 1991; Konstas u. Allan 1989; Küchle et al. 1992; von der Lippe et al. 1993; Naumann u. Schlötzer-Schrehardt, 1994; Naumann 1995; Ringvold 1994; Ritch 1994; Schlötzer-Schrehardt u. Naumann 1994, 1995; Schlötzer-Schrehardt et al. 1992, 1993, 1995; Tomita et al. 1994; Vannas 1972; Wollensak et al. 1992; s. Kap. 15).

Die oben aufgeführten und beschriebenen *Sonderformen* von *primären* Offenwinkelglaukomen deuten sicher nur einen Teil der Faktoren an, die zur Entwicklung eines Glaucoma chronicum simplex beitragen können. Wahrscheinlich signalisieren sie, daß es ein einheitliches Krankheitsbild eines Glaucoma chronicum simplex in Wirklichkeit gar nicht gibt. Es ist anzunehmen, daß das bisher uniforme Krankheitsbild des „Glaucoma chronicum simplex" in Zukunft in eine Reihe verschiedener, wohl definierter Einheiten zu differenzieren ist.

b) Uveitis (Abb. 14.30)

Beziehen entzündliche Prozesse den vorderen Augenabschnitt mit ein, treten durch die geschädigte Blut-Kammerwasser-Schranke Plasmaproteine und hämatogene Zellen in das Kammerwasser und führen so zu einer erheblich gesteigerten *Viskosität*. Es wäre daher eigentlich stets eine Drucksteigerung zu erwarten. Tatsächlich tritt sie aber nur bei etwa 20% der Patienten ein (Leydhecker 1973). Die Behinderung des Abflusses infolge erhöhter Viskosität wird offenbar durch eine Mindersekretion im entzündlich infiltrierten Ziliarkörper kompensiert. Dies gilt für alle Entzündungen des vorderen Augenabschnittes, mit und ohne Erreger. Folgende Varianten verdienen besondere Aufmerksamkeit:

Heterochromie-Iridozyklitis (Fuchs): Wegen der schleichenden Symptomatik wird die bei 20% auftretende Tensionssteigerung oft

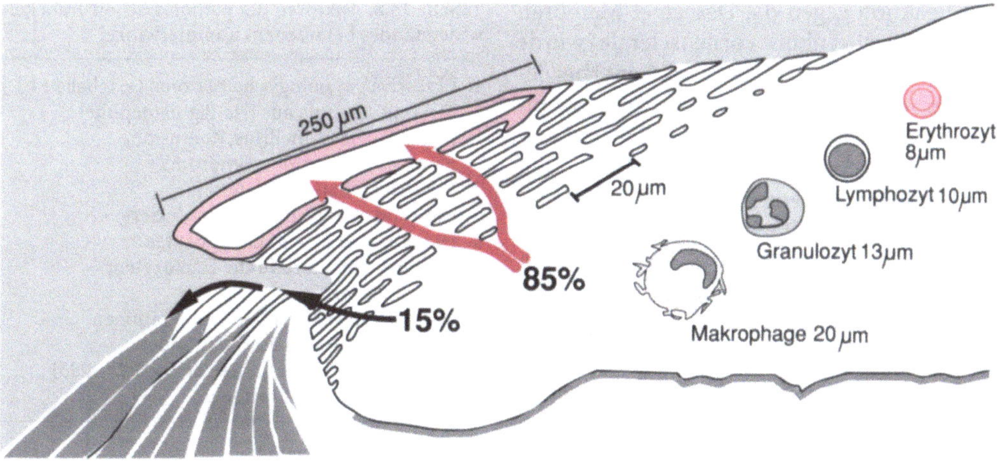

Abb. 14.30. Sekundäre Offenwinkelglaukome im Schema: bei Uveitis, nach Blutungen und bei Makrophagenglaukomen. Die Porengröße von 20 µm im Trabekelwerk dürfte bei diesen Prozessen enger werden. Transtrabekulärer und uveoskleraler Abfluß (*Pfeile*)

nicht erkannt. Die so charakteristischen feinen Kapillarbrücken in der Kammerbucht zwischen Iriswurzel und Trabeculum corneosclerale deuten auf eine *Sonderform der Rubeosis iridis* hin. Bei operativer Eröffnung des Auges fällt hier ein eigentümlich fadenförmiger Blutaustritt auf aus dem Bereich zwischen peripheren Irisgefäßen mit ungefensterter Endothelauskleidung und vorderen Ziliargefäßen mit gefensterter Endothelauskleidung, der als physiologischer Defekt der Blut-Kammerwasser-Schranke gedeutet werden kann (s. Kap. 4). Liegt eine *„inverse" Heterochromia complicata* mit sekundärem Offenwinkelglaukom vor, sind prognostisch und therapeutisch ganz andersartige Prozesse auszuschließen: *diffuses malignes Irismelanom* (s. Kap. 8), *ICE-Syndrom* (s. Kap. 7; Yanoff et al. 1976), eine *Metallose* (*Siderose*, *Chalkose*) oder eine *Hämosiderose* (s. Kap. 7; Tabelle 4.8). *Histologisch* fällt im Spätstadium der Erkrankung neben der sonderbaren *Rubeosis iridis* eine sonst nicht beobachtete Fibrosierung des gesamten Trabekelwerkes auf (Lee 1995; Regenbogen u. Naveh-Floman 1987; Wilhelmus et al. 1981; Yanoff et al. 1976; Jones 1993).

Kraupa-Posner-Schlossman-Syndrom: Diese einseitigen, sog. *glaukomatozyklitischen Krisen* beginnen zwischen dem 20. und 50. Lebensjahr. Sie rezidivieren in Intervallen von Monaten bis 2 Jahren und sollen im späteren Lebensalter spontan ausheilen. Trotz sehr hoher intraokularer Druckwerte fehlen wesentliche Beschwerden, und entzündliche Zeichen sind kaum erkennbar. Die Pupille erscheint im Gegensatz zu anderen Uveitis-Formen sehr weit, Synechien werden nicht beobachtet. Chandler et al. (1968) und Grant (1977) fanden keine Dauerschäden. Dagegen betonen Kass et al. (1973) die häufige Assoziation mit Glaucoma chronicum simplex, das sie bei 8 von 11 Patienten am Partnerauge nachwiesen. Fünf davon hatten glaukomatöse Gesichtsfeldausfälle. Trotz fehlender klinisch-ophthalmo-pathologischer Korrelationen postuliert man eine umschriebene „Trabekulitis" (Raitta u. Vannas 1977).

Literatur: Witmer 1977; Posner u. Schlossman 1948.

Keratouveitis: Eine exakte Tensionsmessung ist meist wegen der Hornhautveränderungen erschwert, aber von großer klinischer Bedeutung. Die Drucksteigerung mit endothelialer Dekompensation bei der *Herpetischen Keratouveitis* (s. Kap. 7) kompliziert den kornealen Prozeß. Ein Übergreifen der granulomatösen Reaktion gegen die Descemet-Membran auf das Trabeculum corneosclerale wurde noch nicht beobachtet. LEE et al. (1995) bewiesen in detaillierten elektronenmikroskopischen und histochemischen Studien, daß vor allem bei herpetischer Kerato-Uveitis mit subakut-chronischem Verlauf eine selektive, aber massive Proliferation von vaskulärem Endothel ausschließlich im Trabekelwerk erfolgt. Diese eigentümliche Neovaskularisation nur des Trabekelwerks (LEE Phaenomen) geschieht *ohne* klinisch oder histologisch erkennbare Rubeosis iridis. – Ob eine rechtzeitige lokale Kortikosteroid-Therapie unter virostatischem Schutz diese prognostisch ungünstige vaskuläre Endothelproliferation verhindern kann, bleibt abzuwarten. Ist sie einmal vorhanden, dürften alle medikamentösen Behandlungsversuche frustran bleiben. Die von LEE vorgelegten Beobachtungen sprechen bei therapierefraktären Drucksteigerungen für eine rechtzeitige Operation.

Zoster-Keratouveitis: Infolge der ausgedehnten Nekrosen der vorderen Uvea sind akute und persistierende Sekundärglaukome stets zu bedenken (NAUMANN et al. 1968; NAUMANN u. PROCHER 1984).

Verätzungen sind zu 8% durch ein sekundäres Offenwinkelglaukom kompliziert (GRANT 1975; HARBIN u. POLLACK 1975; LICHTER u. SHAFFER 1969).

Tabelle 14.8. Faktoren des pathologischen Trabekelwiderstandes bei offenem Kammerwinkel

1. Exzessive physiologische Faktoren (s. Tabelle 14.1.)
2. Melanin-Granula aus Iris-Pigmentepithel (Alter, Diabetes mellitus, Kontusion, Pigment-Dispersions-Syndrom)
3. Pseudoexfoliations-Material: exo- und endotrabekulär produziert
4. Hämatogene Zellen: Erythrozyten und ihre Abbauprodukte; Leukozyten; Makrophagen
5. Reaktive mesenchymale Proliferationen
6. Fokale Neovaskularisation nur des Trabekelwerkes bei Keratouveitis (LEE 1995)
7. Neoplastische Infiltrationen

c) Kirscheffekt durch α-Chymotrypsin

KIRSCH (1964) hat als erster auf die in jedem 20. Auge sehr ausgeprägte, aber kurz dauernde Steigerung des Augeninnendrucks nach intrakapsulärer Kataraktextraktion mit Zonulolyse durch α-Chymotrypsin hingewiesen. Elektronenmikroskopisch erscheint das Trabekelwerk mit Zonulafragmenten durchsetzt (WORTHEN 1972). Mit hohen Konzentrationen dieses Ferments läßt sich ein experimentell gut reproduzierbares, akutes Glaukom erzeugen (ZIMMERMAN et al. 1967; LAMPERT et al. 1968). Auch nach einer Kataraktextraktion ohne α-Chymotrypsin tritt nicht selten postoperativ eine passagere Tensionssteigerung auf. Diese ist wohl auf die erhöhte Viskosität des plasmoiden Kammerwassers infolge des Parazentese-Effektes zurückzuführen (RAUHUT u. ROHEN 1972).

d) Sekundäre Offenwinkelglaukome durch Blut in der Vorderkammer (Abb. 14.31)

Jede Blutung in die Vorderkammer (Tabellen 8.8, 14.7 u. 14.8), spontan (z.B. bei juvenilem Xanthogranulom, bei Rubeosis iridis etc.) oder durch ein Trauma, kann zu einem sekundären Offenwinkelglaukom führen. Man spricht dann oft zu pauschal von einem „hämorrhagischen Glaukom". Da das normale Trabekelwerk kein Thromboplastin enthält (HØRVEN 1964), koaguliert Blut hier nur, wenn gleichzeitig ein Gewebsschaden vorliegt. Blut wird resorbiert durch 1. direkte Ausschwemmung in den Schlemm-Kanal, 2. Hämolyse und 3. Phagozytose (GRIERSON u. LEE 1973; HOWARD et al. 1965; LEE 1971; LEE u. GRIERSON 1973; TARKKANEN et al. 1966; ZIMMERMAN 1965).

Nach klinischem Verlauf und morphologischem Befund sind 5 verschiedene Formen von sekundärem Offenwinkelglaukom durch Blut bzw. seine Abbauprodukte zu unterscheiden (Diese Gliederung hat praktische Bedeutung):

α) *Durch lockeres Hyphäma*

Jede, auch noch so geringe Blutung in die Vorderkammer erhöht die Viskosität des

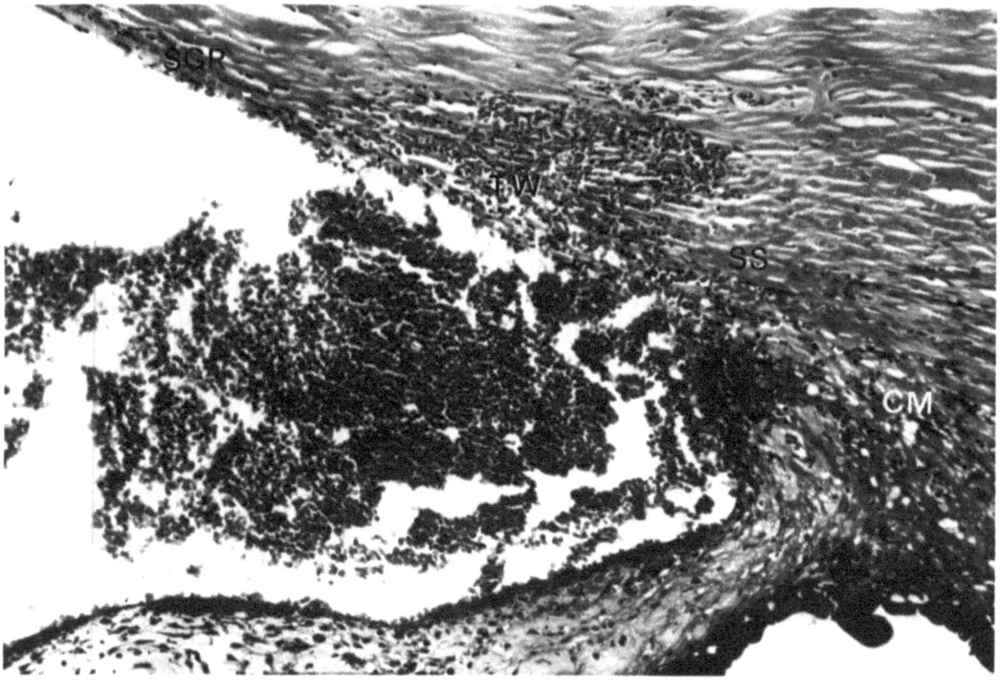

Abb. 14.31. Sekundäres Offenwinkelglaukom durch Blut: Schwalbe-Grenzring (*SGR*), Trabekelwerk (*TW*), Skleralsporn (*SS*), Ziliarmuskel (*CM*)

Kammerwassers und erschwert damit den Abfluß. In Ruhe sedimentiert das Blut mit Spiegelbildung. Eine zumindest passagere okuläre Hypertension kann auftreten. Sobald das Blut spontan resorbiert ist, bildet sich die auf diesem Mechanismus beruhende Drucksteigerung zurück. (Diese minimale Form eines sekundären Offenwinkelglaukoms durch Blut bedarf keiner operativen Therapie.)

β) Durch ein „schwarzes" Blutkoagulum

Nach einer massiven Einblutung mauert ein koaguliertes totales Hyphäma die gesamte Vorderkammer aus. Die Erythrozyten sind von der Sauerstoffversorgung abgeschnitten und werden schwarz. Die gesamte Augenvorderkammer erscheint wie eine schwarze Kugel („black-ball hyphaema"). Der komplette Stopp des Kammerwasserabflusses ergibt ein dramatisches akutes Glaukom mit schlechter – bis vor wenigen Jahren infauster – Prognose. Über das Zwischenstadium einer Rubeosis iridis entwickelt sich ein irreversibles, sekundäres Winkelblockglaukom mit Hämatokornea etc.

Osmotherapie und Karboanhydrasehemmer zielen darauf ab, das Auge über die ersten 4 Tage zu retten. Die einzig erfolgreiche Therapie besteht in der Entfernung des Koagulums *in toto* durch einen großen Korneoskleralschnitt, und zwar am 4./5. Tag – keineswegs früher oder später (Ruprecht et al. 1984; Sears 1970). Es kommt zu Nachblutungen, wenn man vor diesem Zeitpunkt das Koagulum entfernt. Bei längerem Abwarten wird das Koagel von den Iriskrypten aus organisiert und verbackt mit der Irisoberfläche und den Kammerwinkelstrukturen.

γ) Hämolytisches Glaukom

Bleibt ein lockeres Hyphäma längere Zeit bestehen, sei es durch langsame Resorption oder rezidivierende Nachblutungen, rufen zerfallende Erythrozyten eine profuse Einwanderung von Makrophagen hervor. Diese letzteren haben einen Durchmesser von etwa 20 μm und sind in der Lage, die oberflächlichen Poren und tieferen Maschen des Trabekelwerkes abrupt zu verstopfen. Es resultiert wiederum ein akut verlaufendes Offenwinkelglaukom, meist nach einem ca. dreiwöchigen Intervall mäßiger Drucksteigerung durch die kleineren intakten Erythrozyten. Die dann folgende Invasion der Makrophagen löst die Drucksteigerung aus. Die Erythrozyten zerfallen und werden phagozytiert (FENTON u. ZIMMERMAN 1963; HUNTER 1969; PHELPS u. WATZKE 1975; WOLLENSAK 1976a, b).

Hierbei ist die Entfernung des in der Vorderkammer vorliegenden Blutes dringend angezeigt, da sonst eine Dekompensation des Hornhautendothels zu befürchten ist. Blutabbauprodukte dringen dann leicht in das Hornhautstroma ein im Sinne einer Hämatokornea (ZIMMERMAN et al. 1964).

δ) Schattenerythrozyten

Nach Vitrektomie wegen alter Glaskörperblutungen tritt eine andere Spätvariante eines sekundären Offenwinkelglaukoms durch Blut auf: Nicht Makrophagen, sondern die Gerüste, „Schatten"-(„Geister"-)Zellen zerfallender Erythrozyten sind die Ursache. In der Vorderkammer fällt eine lehmfarbene Spiegelbildung auf. Der Spiegel frischen Blutes liegt darunter (CAMPBELL et al. 1976, 1977). Während frische Erythrozyten leicht durch das Trabekelwerk wandern, schaffen die „Geister-Erythrozyten" dies offenbar nicht; ihr Zellmembrangerüst ist starr (MANSOUR et al. 1986; QUIGLEY u. ADDICKS 1980a; RITCH 1994).

ε) Hämosiderotisches sekundäres Offenwinkelglaukom

Lange nach Resorption einer rezidivierenden Vorderkammerblutung können Sekundärveränderungen im Trabeculum corneosclerale entstehen durch Resorption von Hämosiderin in den Endothelzellen und sekundäre Imprägnierung der kollagenen Trabekelbalken. Dies erhöht den Abflußwiderstand und führt zu einem chronischen Glaukom. Letzteres weist gemeinsame Merkmale mit dem sekundären Offenwinkelglaukom mit Kontusionsdeformität auf.

e) Sekundäre Offenwinkelglaukome mit Kontusionsdeformität[5] des Kammerwinkels

Nach BLANTON (1964) weisen 75% aller Augen, die eine Contusio bulbi mit Hyphäma überstanden haben, die typische *postkontusionelle Deformität* des Kammerwinkels auf. Dieser Befund wurde schon früh beschrieben, aber erst von WOLFF u. ZIMMERMAN (1962) als ein Beweis für eine überstandene Kontusion herausgearbeitet. Auch heute bleibt die Veränderung oft unerkannt. Sie muß auch bei epidemiologischen Glaukomstudien beachtet werden (SALMON et al. 1993). Dies ist für den Augenarzt und Pathologen, gelegentlich auch in gutachterlichen Fragen, von Bedeutung. Pathognomonisch ist eine mehr oder weniger ausgedehnte Vertiefung des Kammerwinkels durch Einriß in den vorderen Ziliarkörper und Zurücklagerung der radiären und zirkulären Anteile des Ziliarmuskels zusammen mit dem Irisdiaphragma vom hinteren Skleralsporn (Abb. 14.32–14.33; Tabelle 14.8, S. 1292). Man muß bei diesem gonioskopisch und histologisch auffallenden Befund auch eine schwere Schädigung des Trabekelwerkes erwarten, die zu einer Narbenbildung geführt und den Abflußwiderstand erhöht hat.

Nicht selten erkennt man auch als Zeichen einer Proliferation des kornealen Endothels über das Trabekelwerk nach hinten eine wechselnd dicke PAS-positive Basalmembran. Offenbar wird durch das Trauma die physiologische „Kontakt-Inhibition" zwischen den unterschiedlichen Endothelproliferationen von Kornea und Trabelwerk aufgehoben: das korneale Endothel breitet

[5] Die Bezeichnung „postkontusionelle Glaukome" ist damit nicht identisch; sie reicht weiter, weil sie beispielsweise auch sekundäre Winkelblockglaukome infolge eines Pupillarblocks durch Linsensubluxation und sekundäre Offenwinkelglaukome durch Blut mit umfaßt.

sich jenseits seines Stammreviers innerhalb der Schwalbe-Grenzlinie nach hinten aus!

Die Kontusionsdeformität selbst ist also kaum die eigentliche Ursache der Drucksteigerung, sondern nur Indikator für die Schädigung der Trabekelregion. Nach den Untersuchungen von BLANTON (1964) kommt es aber nur in 7% der Augen mit einer Kontusionsdeformität des Kammerwinkels tatsächlich zum Auftreten eines sekundären Offenwinkelglaukoms, oft erst 10–15 Jahre später (ZIMMERMAN 1963a, b). HEYDENREICH (1966) sieht sekundäre Glaukome bei 35% der Kontusionen und 8% der perforierenden Verletzungen.

Lange Zeit hat man die *Linsenluxation* in den Glaskörper nach Kontusion als Ursache für ein Sekundär-Glaukom durch Ziliarkörperirritation mit Hypersekretion angesehen (s. LEYDHECKER 1973). Histologisch beobachtet man aber auch in diesen Fällen häufig eine Kontusionsdeformität des Kammerwinkels (RODMAN 1963) und/oder Zeichen eines phakolytischen Glaukoms (SMITH u. ZIMMERMAN 1965). Beide behindern den Abfluß im Trabekelwerk. Während Patienten mit sekundären Glaukomen auf Kortikosteroide ähnlich reagieren wie die Gesamtbevölkerung, scheinen solche mit Kontusionsdeformität im Kammerwinkel sich eher wie primär chronische Glaukome zu verhalten. Daraus schließt man, daß eine genetische Prädisposition für die Entstehung dieses Sekundärglaukoms außerdem eine Rolle spielen könnte. „Spontane" Linsen-(Sub)-Luxationen beim Pseudoexfoliations-Syndrom (FREISSLER et al. 1995) können für zusätzliche Verwirrung sorgen.

Literatur: HOWARD et al. 1965; JENSEN 1968; KAUFMAN u. TOLPIN 1974; LAYDEN 1974; TÖNJUM 1968.

f) Makrophagen-Glaukome

Durch zerfallende autologe Gewebe wird eine profuse Invasion von Makrophagen induziert. Diese etwa 20 µm großen Zellen sind offenbar leicht dazu in der Lage, die maximal 1–20 µm großen Poren des Trabekelwerkes abrupt zu verstopfen. Sie rufen damit ein *(hyper)akutes* sekundäres Offenwinkelglaukom hervor mit einer anschaulichen morphologischen Ursache der Druck-

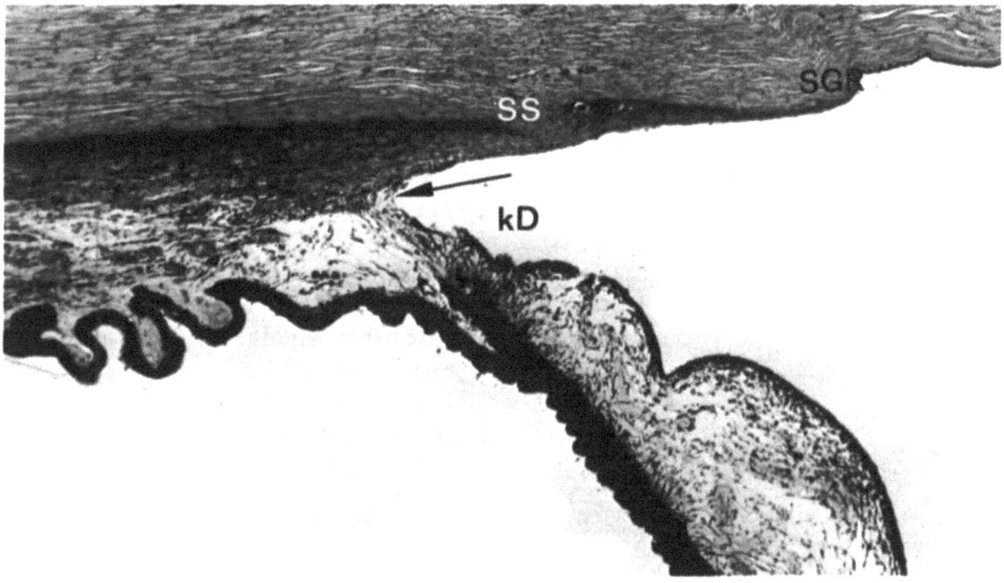

Abb. 14.32. Sekundäres Offenwinkelglaukom bei Kontusionsdeformität des Kammerwinkels (*kD*). Die Ebene des Irisdiaphragmas ist gegenüber dem Skleralsporn (*SS*) nach hinten versetzt. Schwalbe-Grenzring (*SGR*)

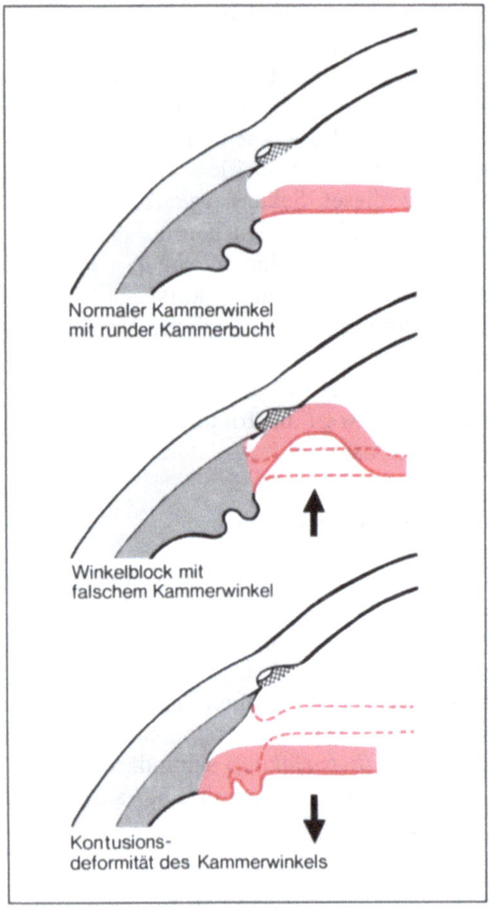

Abb. 14.33. Winkelblockglaukome mit nach zentral verlagertem Pseudokammerwinkel und sekundäre Offenwinkelglaukome mit Kontusionsdeformität mit nach hinten verlagertem Pseudokammerwinkel

steigerung. Wird das auslösende Gewebe entfernt, ist das akute Glaukom rasch beseitigt (Tabelle 14.8).

Je nach Art des phagozytierten autologen Materials lassen sich mindestens 4 Varianten unterscheiden:

α) Phakolytisches Glaukom

Dieser Versuch einer Spontanresorption einer hypermaturen Katarakt wurde im Detail durch FLOCKS et al. (1955) herausgearbeitet. Das aus der Linsenkapsel heraustretende flüssige Linsenmaterial – gleichgültig, ob die Linse am Ort oder in den Glaskörper luxiert ist – induziert eine massive Invasion von Makrophagen. Sie bedecken das Trabekelwerk wie oben beschrieben und führen zu einem dramatischen Krankheitsbild (Abb. 4.68, 9.22, 9.23 u. 14.34).

Da eine senile Katarakt meist rechtzeitig entfernt wird, ist das Krankheitsbild selten geworden. VÖLCKER u. NAUMANN (1975) zeigten aber an 16 Augen, daß es noch heute zu oft verkannt wird, insbesondere bei einseitiger Cataracta complicata oder traumatica. Die Diagnose muß unbedingt frühzeitig gestellt werden, damit die kurative Kataraktextraktion sofort durchgeführt werden kann.

Literatur: FENTON u. DE BUEN 1964; KURZ 1963; LANDOLT 1967; YANOFF u. SCHEIE 1968.

β) Hämolytisches Glaukom

Charakteristisch ist das Auftreten eines akuten Glaukoms im Gefolge einer Vorderkammerblutung erst nach einem Intervall mit Hypotonie oder einer normalen oder nur wenig erhöhten intraokularen Tension. Lockeres Blut allein induziert eine solche extreme Drucksteigerung nicht. Erst die Invasion von Makrophagen verursacht die akute Symptomatik (WOLLENSAK 1976a, b).

γ) Melanophagen-Glaukom

Ursache der Drucksteigerung sind hierbei mit Melanin ausgefüllte Makrophagen. YANOFF (1970) hat diese Form eines Makrophagen-Glaukoms erstmals beim nekrotisch zerfallenden, malignen uvealen Melanom beobachtet (Tabellen 14.8 und 14.9). Analoge Prozesse haben wir als Folge einer schweren Contusio bulbi beobachtet (Abb. 14.35; VAN BUSKIRK u. LEURE-DU PREE 1978; EL BABA et al. 1988; MCMENAMIN u. LEE 1986; UENO et al. 1979).

δ) Silikonophagen-Offenwinkel-Glaukom

Seit Einführung der Silikonöl-Implantation in der komplexen vitreoretinalen Chirurgie stellen diese die mit Abstand *häufigste*

Tabelle 14.9 a. Kritische Zellpopulationen und morphologische Elemente bei Offenwinkelglaukomen

1. Endothel: Trabekelwerk-Schlemm-Kanal; Kornea (Kapillaren)
2. Elemente im Kammerwasser
   - Zellen im Kammerwasser: Erythrozyten, Leukozyten, Lymphozyten, Makrophagen
   - Melanin-Granula nach Öffnung von Iris-Pigmentepithel und Iris-Melanozyten
   - Extrazelluläres Pseudoexfoliations-Material
3. Nichtpigmentiertes Ziliarepithel
4. Ganglienzellen
   - Retina
   - Uvea
5. Retinales Pigmentepitehl und retinale Rezeptoren

Tabelle 14.9 b. Kritische Zellpopulationen bei chronischen Offenwinkelglaukomen im Vergleich zur Alterung

	Trabekel-Endothel-Synzytium	Kornea-Endothel	Axone der retinalen Ganglienzellen
Mit 20 Jahren	750 000	$3000/mm^2$	$1,2 \times 10^3$
Mit 80 Jahren	400 000	$2100/mm^2$	800000
Normale Alterung/Jahr	6000 (= 16/Tag)	$15/mm^2$/Jahr	4000 (ca. 12/Tag)
Zellverlust/Jahr	ca. 0,5% (ALVARADO) ca. 0,8% (GRIERSON)	ca. 0,5%	ca. 0,4%
POWG	Hälfte der Altersnorm	ca. $1600/mm^2$	Variabel reduziert

(Nach Zahlen von ALVARADO, GRIERSON, JONAS et al. 1990, 1992; KNORR et al. 1991).

Tabelle 14.9 c. Glaucoma-chronicum-simplex-Faktoren für Behinderung des Kammerwasser-Abflußsystems. (Mod. nach GRIERSON 1987 u. LEE 1995a, b)

1. *Progressive Verengung der Lumina der Sammelkanäle* (LANGHAM u. PALEWICZ 1977; LEE 1995a, b)
2. *Verlegung* (NESTEROW 1970; NESTEROW u. BATMANOW 1974) *und Verengung* (LEE 1995a, b) *des Schlemm-Kanals*
3. *Verminderung der Riesenvakuolen* im *Endothel des Schlemm-Kanals* (TRIPATHI 1977)
4. Akkumulation von *extrazellulärem Material* einschließlich Glycoamino-Glykane im *juxtakanalikulären* Gewebe (ROHEN u. WITMER 1972; LEE u. GRIERSON 1974; SEWAGA 1975; RODRIGUES et al. 1976; ROHEN et al. 1981; LÜTJEN-DRECOLL et al. 1981).
5. Verdickung und Fusion der *Trabekelbalken*, besonders im uvealen Trabekelwerk (FINE et al. 1981)
6. Materialablagerung in den uvealen Maschen (CHAUDRY et al. 1979)
7. Trabekelzell-Hyperplasie (FINE et al. 1981)
8. *Exzessiver Trabekelzellverlust* (unter Altersnorm) und -Dekompensation (ALVARADO et al. 1984; GRIERSON 1987; LEE 1995a, b) (durch ? Genetik ? frühen Zellverlust ? ? größere Verlustrate)

Variante der Makrophagen-Glaukome dar. Durch Phagozytose des Silikonöls werden die Makrophagen oft auf über 100 µm aufgetrieben und sind als solche mobil und in Vorderkammer und Glaskörperraum bei Avitrie sichtbar. Gonioskopisch fällt ein weißer „Schaum“ im Kammerwinkel oben auf, im Extremfall als *„inverses Hypopyon“*. Jeder weiße „Mikroballon“ stellt einen aufgeblähten Makrophagen dar. Chronische und akute Glaukomvarianten sind zu beobachten. *Histologisch* liegen die Silikonmakrophagen nicht nur auf der Oberfläche sondern auch zwischen den Balken des Trabekelwerkes bis juxtakanalikulär. Sie werden aber im Lumen des Schlemm-Kanals nicht beobachtet. Offenbar phagozytieren auch die Endothelzellen des Trabekels Silikonöl-

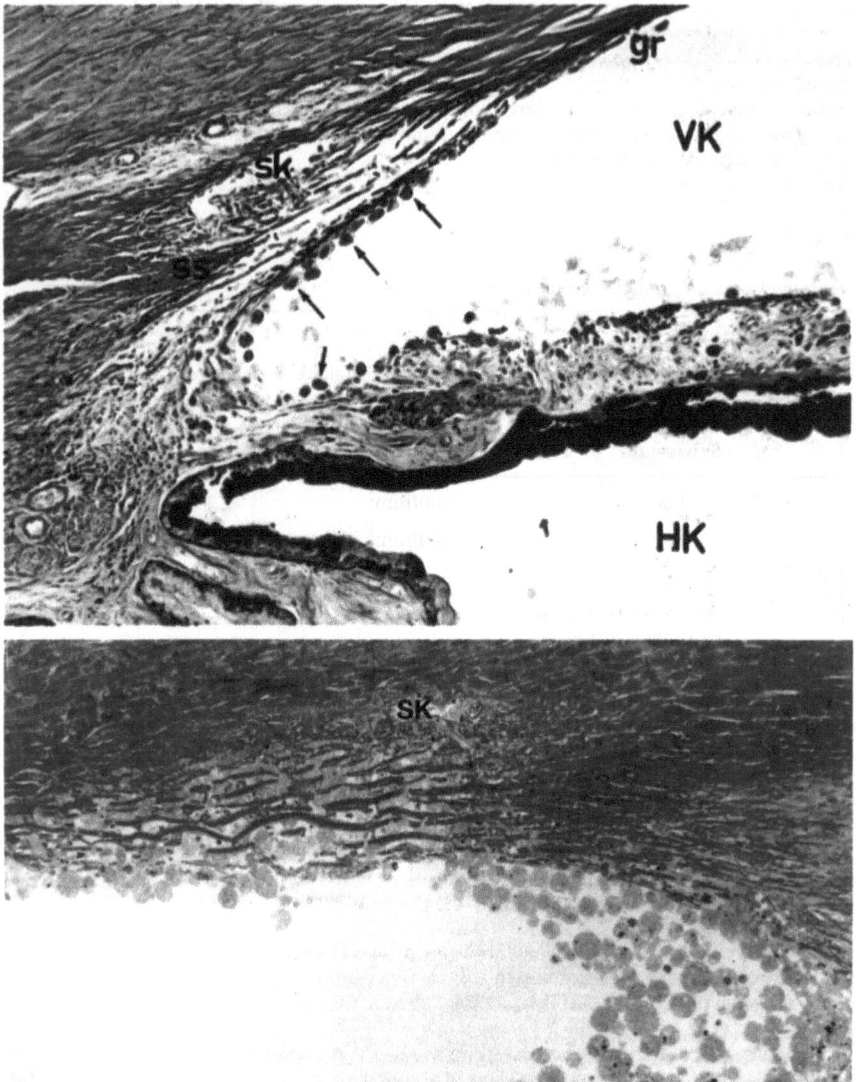

a

b

Abb. 14.34 a, b. Sekundäres Offenwinkelglaukom bei hypermaturer Katarakt: Phakolytisches Glaukom. **a** Übersicht: Die etwa 20 µm großen Makrophagen (*Pfeile*) verstopfen abrupt die Poren des Trabekelwerkes (In Oberfläche Durchmesser: 20 µm). Schwalbe-Grenzring (*gr*), Skleralsporn (*SS*), Schlemm-Kanal (*sk*). Vorderkammer (*VK*), Hinterkammer (*HK*). **b** Linsenproteinhaltige Makrophagen auf Trabekeloberfläche und in den intertrabekulären Räumen. Schlemm-Kanal (*SK*)

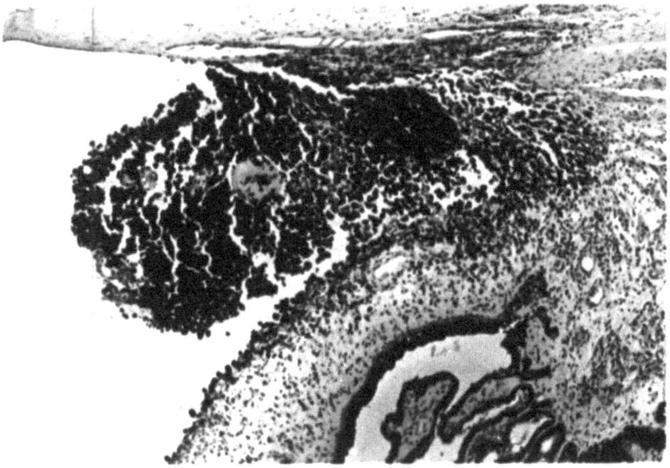

Abb. 14.35. Akutes sekundäres Offenwinkelglaukom durch Melanophagen: „Melanolytisches" Glaukom mit Melanophagen und freiem Melanin verlegen die Poren des Trabekelwerkes. (Nach Contusio bulbi)

Material, erkennbar als „Vakuolen-Augen". Sie müssen wegen eines schmerzhaften Sekundärglaukoms enukleiert werden und lassen weiterhin eine Phagozytose von Silikonöl im kornealen Endothel, im Irisstroma, in der sensorischen Retina und im retinalen Pigmentepithel erkennen (Knorr et al. 1996). Von besonderem Interesse ist das Eindringen von Silikonöl in den Optikus bei akuten Glaukomen: Analog zur kavernösen Schnabel-Atrophie (s. dort) nimmt hierbei das Silikonöl den Platz der (fehlenden) Hyaluronsäure bei Avitrie ein: Silikonöl-Vakuolen sahen wir bis 9 mm hinter dem Bulbus im *orbitalen Optikus* (Knorr et al. 1996; Wenkel u. Naumann 1996).

g) Sekundäres Offenwinkelglaukom durch Photorezeptorsegmente (Schwartz-Matsuo-Syndrom)

Eine Netzhautablösung geht bei Amotio retinae eher mit einer Hypotonia bulbi als mit einer Drucksteigerung einher. Sekundäre okuläre Hypertensionen der verschiedensten Pathogenese kommen aber vor (s. oben). Schwartz (1973) beschrieb ein u. U. auch akut verlaufendes Offenwinkelglaukom, hervorgerufen durch die äußeren Segmente von Photorezeptoren, die durch einen großen retinalen Defekt bei Amotio retinae in den Glaskörper und den Kammerwasserraum übertreten und das Trabekelwerk verstopfen (Lambrou et al. 1989; Matsuo et al. 1994; Netland et al. 1994; Schwartz 1973; Schwarz u. Anderson 1975).

h) Sekundäre Offenwinkelglaukome infolge intraokularer Tumoren

Diese gehen auf *direkte* Tumorinvasion oder unspezifische Komplikationen wie Blutung, Rubeosis iridis oder Pseudo-Uveitis zurück (s. Kap. 4, 8, 11; Abb. 14.36). Bei Kindern ist insbesondere eine Spontanblutung aus einem *juvenilen Xanthogranulom der Iris* zu fürchten, s. S. 258; (Zimmerman 1965). Letztere führt oft zu einem sekundären Buphthalmus (Abb. 14.41; s. Tabelle 4.17, S. 244). Bei jedem Buphthalmus unklarer Genese ist im Kindesalter gezielt ein Retinoblastom auszuschließen (Tabelle 14.10; Cogan u. Reese 1969; Grant u. Walton 1968). Bei Erwachsenen entwickeln sich sekundäre Offenwinkelglaukome bei intraokularem *malignen Melanom* durch direkte Invasion des Trabekelwerks (Draeger u. Naumann 1966; Yanoff 1970); durch Rubeosis iridis infolge spontaner oder strahleninduzierter Tumornekrose oder eine Makrophagenreaktion auf ein nekrotisches malignes uveales Melanom als *melanomalytisches Glaukom* (Yanoff u. Scheie 1970). Etwa 10 % aller symptomatischen blinden

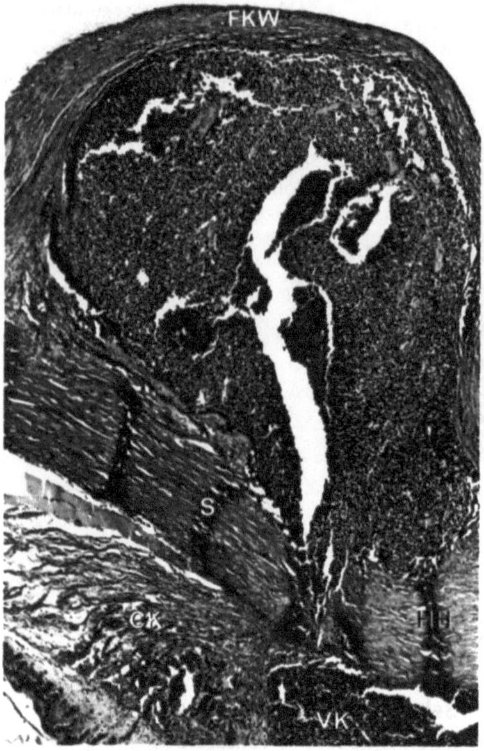

Abb. 14.36. Sekundäres Offenwinkelglaukom durch undifferenzierte Karzinommetastase in Vorderkammer (*VK*) und Filterkissen. Sklera (*S*), Filterkissenwand (*FKW*), Hornhaut (*HH*), Ziliarkörper (*CK*)

Augen mit trüben Medien weisen ein *klinisch unerwartetes, intraokulares malignes Melanom auf*. Letzteres ist meist durch ein sekundäres Glaukom mit Rubeosis iridis kompliziert (Völcker u. Naumann 1976). Ausnahmsweise präsentiert sich eine *Leukose* als akutes sekundäres Offenwinkelglaukom (Foulks u. Shields 1977; Glaser u. Smith 1966; Henke u. Naumann 1988).

Literatur: Epstein u. Grant 1977; Foulks u. Shields 1977; Scheie u. Yanoff 1975.

i) Epitheleinwachsung in die Vorderkammer

Wächst nach Operationen oder Trauma konjunktivales oder korneales Epithel in die Vorderkammer ein, werden auch das Trabeculum corneosclerale und die Abflußregion im Kammerwinkel meist von dem wasserundurchlässigen Epithel mit Basalmembran überzogen (Abb. 14.37 u. 14.38). Falls nicht gleichzeitig eine exogene Fistel besteht, kann sowohl bei zystischen als auch bei diffusen Formen ein Sekundärglaukom resultieren (Colosi u. Yanoff 1977; Naumann u. Rummelt 1993a; Naumann u. Völcker 1975). Analoges gilt für kongenitale Iriszysten, die auch nach Amniozentese auftreten können und einer operativen Therapie bedürfen (Küchle u. Naumann 1991; Naumann u. Rummelt 1990; Rummelt u. Naumann 1991, 1992, 1993a, b; Zagórski 1988, 1989, 1991; Zagórski u. Naumann 1987).

j) Sekundäre okuläre Hypertension und Offenwinkelglaukome bei orbitalen Prozessen

Bei allen raumfordernden Prozessen der Orbita, speziell bei der Myositis, entzündlichem Pseudotumor oder bei arteriovenösen Fisteln (Ruprecht u. Naumann 1984; Tabelle 14.11) erhöht sich der episklerale Venendruck und verhindert den Abfluß. Es staut sich Blut in den Kammerwasservenen und Sammelkanälen zurück in den Schlemm-Kanal und stellt ihn retrograd als rotes Band dar. In Ausnahmefällen sickern Erythrozyten sogar zurück aus dem Schlemm-Kanal durch das Trabeculum

Tabelle 14.10. Druckanstieg auf Glukokortikosteroide bei Glaucoma chronicum simplex. Glaukomnachkommen und Gesamtbevölkerung (Terminologie nach Becker u. Hahn 1964)

	GG	GN	NN
Glaucoma chronicum simplex	100%	–	–
Glaukom-Nachkommen	95%	95%	–
Gesamtbevölkerung	4%	32%	64%

G Glaukom-Erbfaktor, *N* Normal.

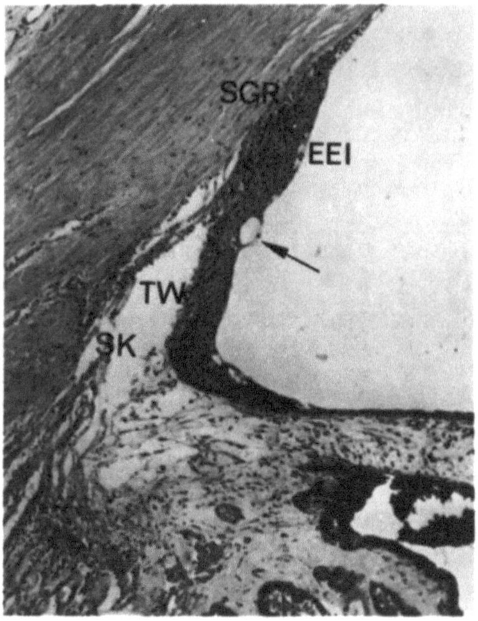

Abb. 14.37. Sekundäres Offenwinkelglaukom bei Epitheleinwachsung (*EEI*). Becherzelle (*Pfeil*), Schwalbe-Grenzring (*SGR*), Trabekelwerk (*TW*), Schlemm-Kanal (*SK*)

Tabelle 14.11. Pathogenese sekundärer Glaukome bei intraokularen Tumoren und Pseudotumoren

Winkelblockglaukome
1. Infolge pupillaren oder ziliolentikulären Blocks bei Pseudo-Uveitis durch nekrotisches Neoplasma
2. Infolge Rubeosis iridis bei nekrotischem Neoplasma
3. Durch solides Wachstum eines diffusen Iris-Melanoms
4. Endothelialisierung des Kammerwinkels bei ICE[a]-Syndrom

Offenwinkelglaukome
1. Aussaat neoplastischer Zellen in das Trabekelwerk
2. Durch Blut
3. Makrophagozytäre Glaukome (s. oben)

[a] Iridocorneales Endothel-Proliferationssyndrom (Yanoff 1979).

corneosclerale in die Vorderkammer (Suson u. Schultz 1969).

Sekundäre Pseudoglaukome mit offenem Kammerwinkel bei endokriner Ophthalmopathie: Pohjanpelto (1968) fand bei 9–11% aller Schilddrüsenkranken mit *endokriner Ophthalmopathie* Anzeichen für eine definitive oder Verdacht auf eine okuläre Hypertension bei offenem Kammerwinkel. Die Drucksteigerung kann auch mechanisch durch die Volumenzunahme der extraokularen Muskeln entstehen. Dies macht sich insbesondere beim Versuch der Augenhebung bemerkbar und kann somit von diagnostischem und prognostischem Wert sein (Draeger u. Schneider 1974). Gonioskopisch ist der Kammerwinkel unauffällig. Gelegentlich kann man einen *Blutreflux* in den Schlemm-Kanal hinein beobachten, was auf eine Erhöhung des episkleralen venösen Druckes hinweist. Die Frage, ob thyreoidale oder hypophysäre endokrine Faktoren den Stoffwechsel der sauren Mukopolysaccharide im Trabeculum corneosclerale direkt beeinflussen, lädt zu Spekulationen ein, ist aber gänzlich ungeklärt. Ophthalmopathologische Untersuchungen fehlen (s. Kap. 17; Ruprecht u. Naumann 1984; Talusan et al. 1983; Wentworth u. Brubaker 1981).

IV. Kongenitale und infantile Glaukome: Buphthalmus oder Hydrophthalmie

Kongenitale Glaukome treten einmal unter 12000–18000 Geburten auf (Shaffer 1965) und machen etwa 1–5% aller Glaukome aus. In den ersten Lebensmonaten führt jede pathologische Augeninnendruckerhöhung zu einer Dilatation der Bulbuswand, insbesondere der peripheren Hornhaut im Übergang zur Sklera. Es entsteht das charakteristische *„große Auge"* – der Buphthalmus – mit progressivem kornealen Hornhautdurchmesser. Unter dem Sammelbegriff der Hydrophthalmie sind 4 Gruppen zu unterscheiden (Tabelle 14.12a; Abb. 14.39 u. 14.40).

Literatur: Bäz et al. 1994; Barkan 1955; Barsoum-Homsy u. Chevrette 1986; Broughton et al. 1981; François 1972; Lalive d'Epinay u. Remé 1980; Lawin-Brüssel u. Busse 1988; Maumenee 1963; McMenamin, 1989; Merin u. Morin 1972;

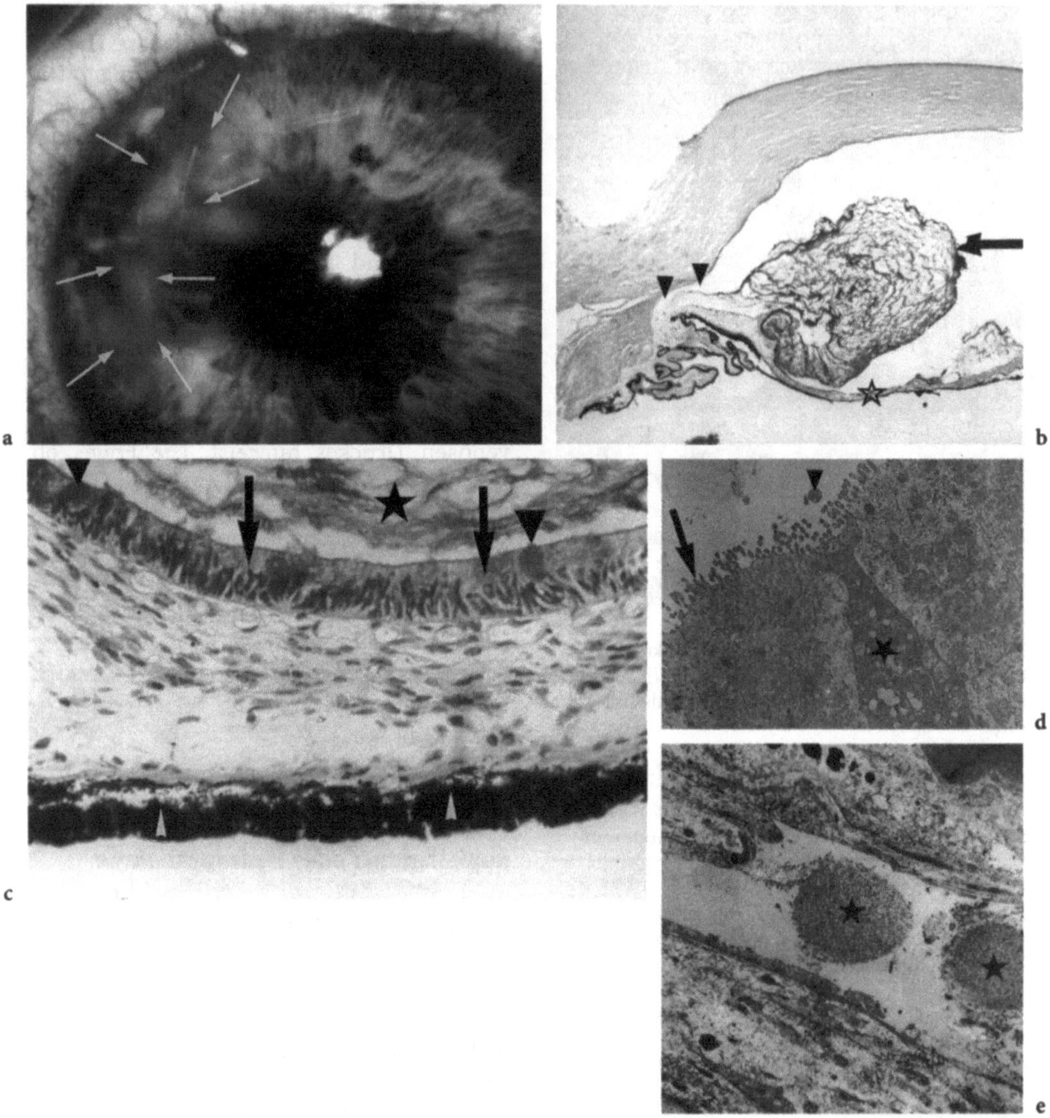

Abb. 14.38 a–e. Mukogenes akutes sekundäres Offenwinkelglaukom bei diffuser Epithelinvasion (durch Blockexzision geheilt). **a** Mukus in der Vorderkammer (*Pfeile*) verschleiert die Sicht auf die Irisoberfläche. Hornhautödem bei 45 mm Hg. **b** PAS-positiver Mukus (*Pfeil*) geht von Epithel mit Becherzellen (*E*) auf Irisoberfläche (*) aus. Kammerwinkel frei zugängig (*Pfeilspitzen*). **c** Ausschnitt aus **b**: Mehrschichtiges, nicht verhornendes Epithel (*Pfeil*) mit Becherzellen (*Pfeilspitzen*) auf Irisoberfläche produziert muzinöses Material (*) PAS-Hämatoxylin. **d** Epithel der Irisoberfläche mit Mikrovilli (*Pfeil*) sowie Becherzelle (*), die Muzintropfen produziert (*Pfeilspitze*) (× 3400). **e** Trabekelwerk mit intrazellulären Muzin-Tropfen (Aus KÜCHLE u. NAUMANN 1991)

MORIN u. BRYARS 1980; NAUMANN u. JÜNEMANN 1994; NAUMANN u. RUMMELT 1993; SAMPAOLESI u. CARUSO 1982; SVEDBERG et al. 1986; TRIPATHI u. TRIPATHI 1989; ANDERSON 1981.

Mit den Methoden der molekularen Genetik lassen sich viele hereditäre Erkrankungen so genau definieren, daß bei einer Kombination mit kongenitalen Glaukomen deren Ätiologie besser verständlich werden dürfte (Tabellen 14.12b, aus RITCH et al. 1996).

1. Isolierter Buphthalmus

Diese meist autosomal rezessiv vererbte, in etwa 70% bilaterale Erkrankung betrifft zu etwa 70% Knaben und wird in etwa 70% vor dem 6. Lebensmonat manifest. Außer Photophobie, Hornhautödem bei vergrößertem kornealem Durchmesser findet man initial keine krankhaften Befunde am Auge oder im Gesamtorganismus. Unkomplizierte Frühformen wurden histologisch kaum untersucht, so daß wir über die Morphologie der

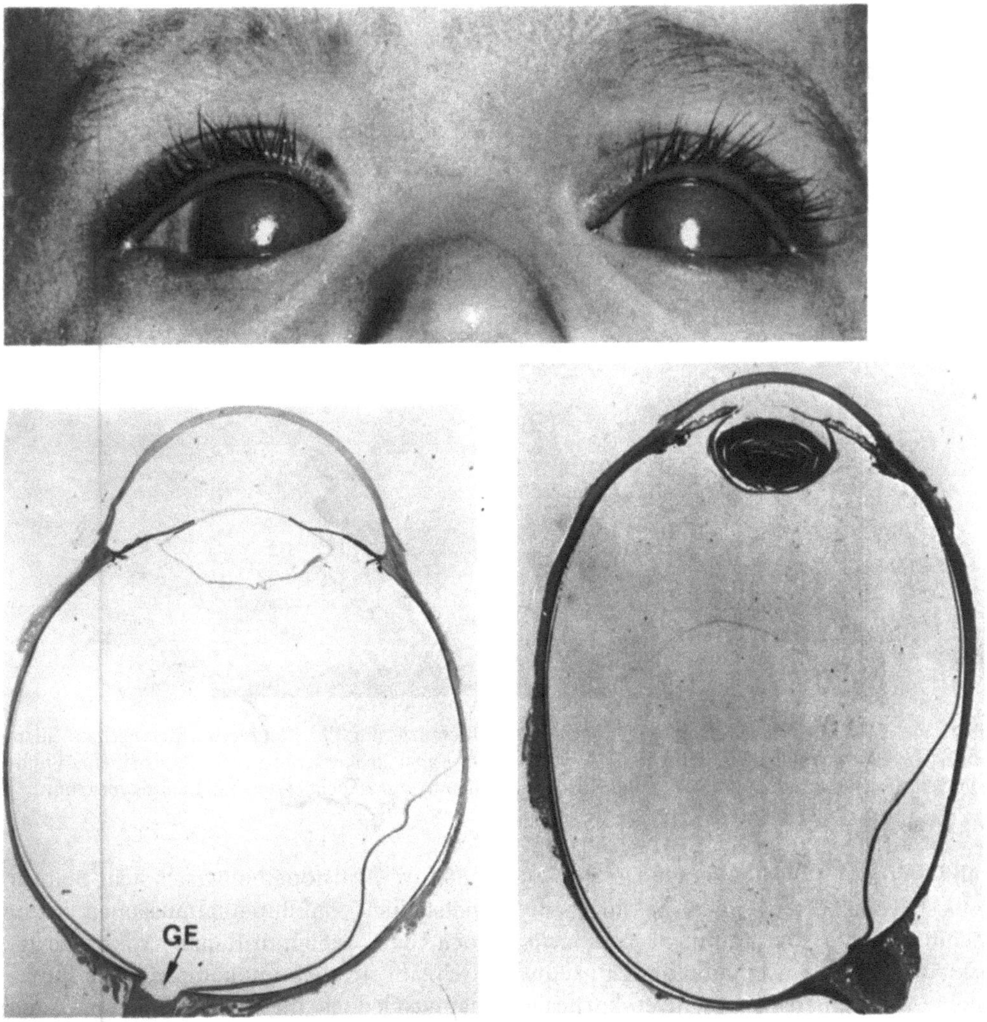

a b c

Abb. 14.39 a–e. Buphthalmus. **a** Doppelseitiger Befund. **b** Sagittalschnitt. Stark vergrößerter Hornhautdurchmesser und glaukomatöse Exkavation (*GE*). **c** Zum Vergleich Bulbus bei exzessiver Myopie: Hornhautdurchmesser normal. Achse wesentlich verlängert

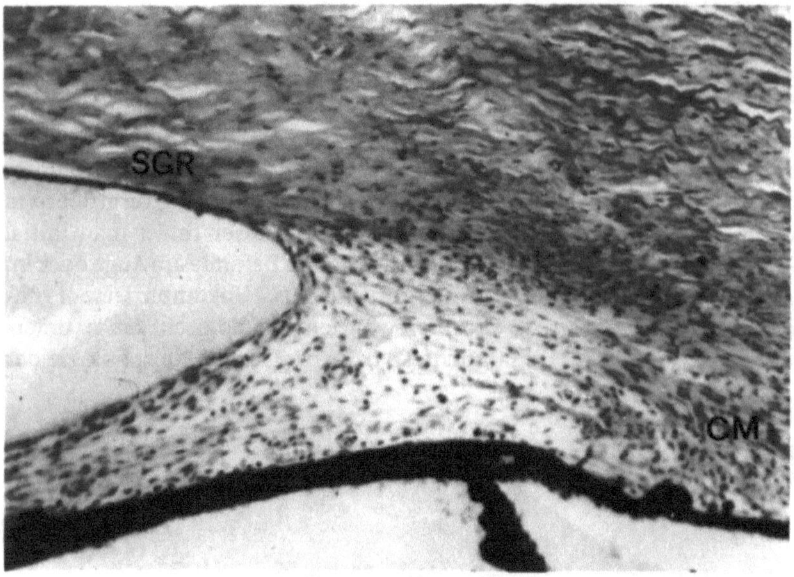

d

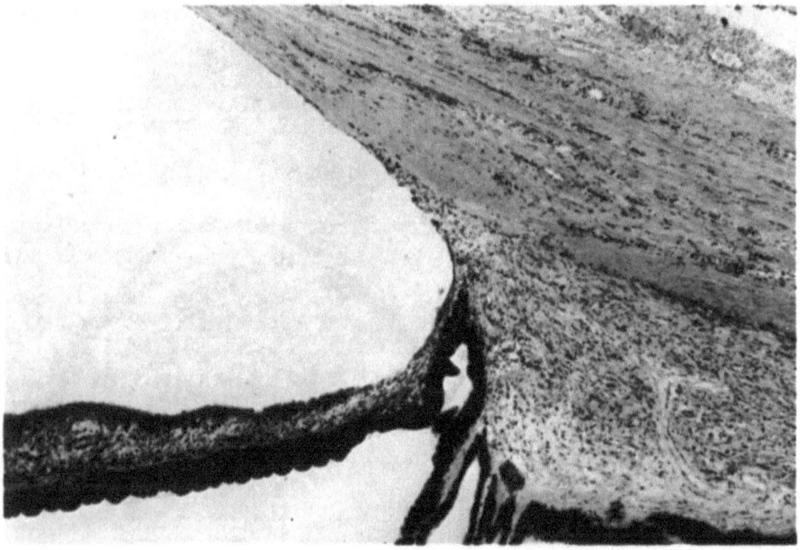

e

Abb. 14.39. d Kammerwinkelregion bei Buphthalmus. Differenzierung der Kammerbucht zwischen Ziliarmuskel (*CM*) und Schwalbe-Grenzring (*SGR*) fehlt. Schlemm-Kanal nicht erkennbar. **e** Fortgeschrittener Buphthalmus mit Vaskularisation von Sklera und Hornhaut: Schlemm-Kanal nicht erkennbar. Limbus verdünnt

Abflußregion nur wenig wissen. Die gonioskopisch von Barkan (1955) beschriebene „Membran", die die Kammerwinkelbucht auskleidet, stellt histopathologisch keine echte Membran dar. Der uveo-korneale Anteil des Trabekelwerkes persistiert offenbar in einer sehr dicken Lage, einem unreifen Stand der Differenzierung (Wulle 1968, 1972). Histopathologisch sieht man in Spätstadien von Buphthalmusaugen kaum noch den Schlemm-Kanal. Mikrochirurgisch läßt sich beim unkomplizierten Buphthalmus jedoch meist ein Schlemm-Kanal demonstrieren. Das Vorhandensein bzw. Fehlen des Schlemm-Kanals bei assoziierten Anomalien wie Aniridie, Peters-Fehlbildung,

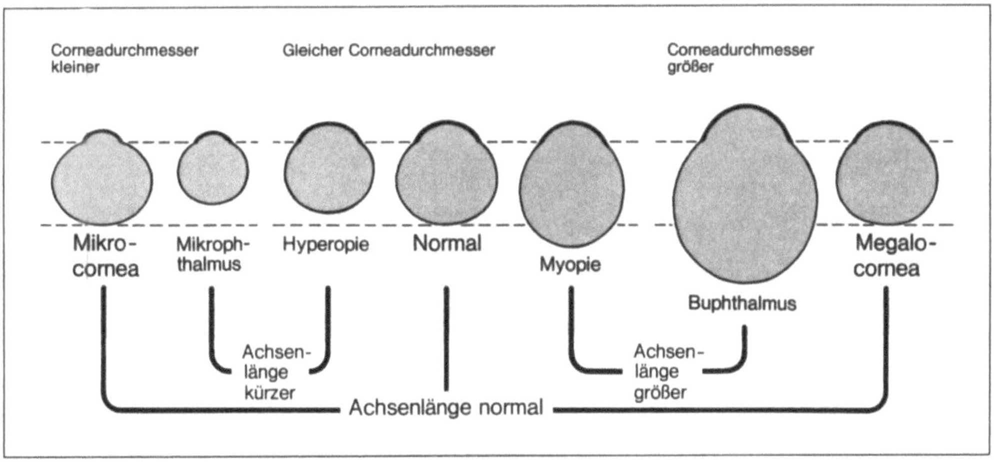

Abb. 14.40. Variationen des Hornhautdurchmessers und der Achsenlänge bei verschiedenen Augenerkrankungen

ist von wesentlicher prognostischer Bedeutung; die Aussichten von Trabekulotomie und Goniotomie hängen aus naheliegenden Gründen davon ab. Häufig bestehen beim Buphthalmus zusätzlich okuläre und generalisierte Mißbildungen. Diese müssen in jedem Einzelfall gezielt ausgeschlossen werden (Tabellen 14.12 a, b).

2. Hydrophthalmie und okuläre Mißbildung

Aus dem Zeitpunkt der Entstehung der okulären Mißbildung läßt sich die Ursache für die kongenitale Abflußbehinderung in der Regel leicht absehen (Tabelle 14.12 a, b).

Axenfeld- und Rieger-Syndrome: Das Spektrum dieser Erkrankungen geht auf eine anomale Differenzierung der Strukturen des Kammerwinkels zurück (WULLE 1968). Als wenig ausgeprägte Fehlbildung dieser Art ist ein *Embryotoxon posterius* anzusehen mit einer *zirkulär* prominenten Schwalbe-Leiste (s. Kap. 7, 8). Während man bei fast $^1/_3$ aller Menschen eine *segmental* etwas prominente Schwalbesche-Linie findet, geht die zirkuläre uveale Brückenbildung zwischen Iriswurzelstroma und dem Schwalbe-Ring (Axenfeld-Syndrom) meist mit einem infantilen oder juvenilen Glaukom einher. Dies ist autosomal dominant erblich (Abb. 7.2 – 7.5).

Bei der *Rieger-Dysgenesis mesodermalis corneae et iridis* ist der Prozentsatz an kongenitalen Glaukomen niedriger. Die Mißbildung betrifft das Irisstroma und die Hornhautrückfläche in der mittleren Peripherie. ALKEMADE (1969) hat in seiner um-

Tabelle 14.12 a. Kongenitale Glaukome bzw. Buphthalmus bei isolierten okulären und generalisierten Erkrankungen

I. *Okulär* (primär)
 1. Isoliert
 2. Axenfeld- und Rieger-Anomalie[a]
 3. Peters-Anomalie
 4. Aniridie
 5. Cornea plana (?)

II. *Generalisierte Erkrankungen*
 Phakomatosen: Neurofibromatose, Sturge-Webersche Erkrankung
 Pierre-Robin-Syndrom
 Rubinstein-Taibi-Syndrom
 Lowe-Syndrom
 13-Trisomie
 Röteln-Embryopathie

III. *Sekundärer Buphthalmus*
 Intraokulares Trauma
 Juveniles Xanthogranulom der Iris
 Retinoblastom und Pseudogliome
 Lymphangiom der Orbita

[a] Liegen neben der rein okulären Rieger-Anomalie noch zusätzliche Zahn- und Kieferanomalien sowie eine „leere Sella“ vor, sprechen wir von einem „Rieger-Syndrom“.

Tabelle 14.12b. Auswahl erblicher Erkrankungen, die mit „Glaukom" einhergehen können. (Mod. nach Johnson 1996)

Autosomal dominant	*Automsal rezessiv*
Aniridie	Ackerman-Syndrom
Axenfeld-Rieger-Syndrom	Bowen-Syndrom
	Chylus Ascites
Kongenitale Mikrokoria	Kongenitales Glaukom mit mentaler Retardierung
Ektopia lentis	Zystinose
Familiäre histiozystische Dermatoarthritis	Ektopia lentis
GLEMSS-Syndrom	Ektopia lentis et pupillae
Marfan-Syndrom	Ehlers-Danlos-Syndrom, Typ VI
	Friedreich-Ataxie und kongenitales Glaukom
Meyer-Schwickerath-Syndrom	GAPO-Syndrom
Mikrophthalmus und Retinopathia pigmentosa	Gillespie-Syndrom
	Hallermann-Streiff-Syndrom
Moore-Federman-Syndrom	Homozystinurie
Neurofibromatose I	Hurler-Scheie-Syndrom
Okulodentodigitale Dysplasie	Kraus-Kivlin-Syndrom
Hintere polymorphe Hornhaut-Dystrophie	Melnick-Needles-Syndrom
Prader-Willi-Syndrom	Mikrophthalmos mit Hypermetropie und retinaler Degeneration und dentale Anomalien
Primäre familiäre Amyloidose	Morquio-Syndrom
Retinopathia pigmentosa	Muskel-Auge-Hirn-Erkrankung
Rubinstein-Taybi-Syndrom	
Stickler-Syndrom	Osteoporose-Pseudogliom-Syndrom
Tetralogie von Fallot und Glaukom	Pierre-Robin-Syndrom
Tuberöse Sklerose	Pseudoprogeria-Syndrom
von Hippel-Lindau-Syndrom	
X-geschlechtsgebunden, rezessiv	
Hunter-Syndrom	Thrombozytopenie-absent Radius-Syndrom
Hypoplasie der Iris mit Glaukom	Walker-Warburg-Syndrom
Renale tubuläre Azidose II	Weill-Marchesani-Syndrom
Unbekanntes Vererbungsmuster:	
Weissenbach-Zweymuller-Syndrom,	
Zellweger-Syndrom	
Chronisches Offenwinkelglaukom	
Exfoliatives Glaukom	
Infantiles Glaukom	
Juveniles Glaukom	
Normaldruckglaukom	
Pigmentglaukom	

fangreichen Studie aber belegt, daß die kongenitalen Veränderungen auch im späteren Lebensalter fortschreiten. Histologische Untersuchungen sind nur in Spätstadien möglich: hierbei fallen teilweise sehr ausgeprägte Basalmembran-Formationen auf der vorderen Irisfläche auf. Dies läßt an Proliferationen des kornealen Endothels peripher zum Schwalbe-Ring denken – vielleicht begünstigt durch die Irisstromabrücke, die die normale Zellkontaktinhibition zwischen trabekulärem und kornealem Endothel ausschalten. Mikrochirurgisch imponieren diese Basalmembran-Formationen dadurch, daß die Iris-Pinzette im Stroma nicht greift, sondern quasi auf der Irisoberfläche „ausrutscht". Diese Arbeitshypothese würde auch erklären, daß die Prognose der operativen Therapie oft unbefriedigend bleibt.

Literatur: DRAEGER et al. 1984; GODER u. VELHAGEN 1972; GREHN u. MACKENSEN 1982; HOSKINS u. SHAFFER 1972; JÜNEMANN et al. 1996; REESE u. ELLSWORTH 1966; TRABOULSI et al. 1988.

Peters-Anomalie: Diese Defektbildungen der zentralen Descemet-Membran mit assoziierten Mißbildungen entstehen im Gegensatz zur Rieger-Anomalie viel früher in der embryonalen Entwicklung und ziehen auch eine schwere Fehldifferenzierung der Kammerbucht nach sich (Abb. 7.6). Gleichzeitiges Auftreten von Peters- und Rieger-Anomalie kommen vor (JÜNEMANN et al. 1996).

Aniridie: Sowohl bei der autosomal dominanten, rein okulären Aniridie als auch bei der *sporadischen* Form in Kombination mit Wilms-Tumor (Miller-Syndrom) werden eine Hydrophthalmie oder ein juveniles Glaukom häufig beobachtet. Anders als bei den übrigen Typen infantiler Glaukome *fehlt* bei mikroskopischer Präparation hier nicht selten der Schlemm-Kanal. Die Prognose ist dann meist schlecht. Eine Drucksteigerung kann in 50 % auch erst im jugendlichen oder Erwachsenenalter manifest werden (GRANT u. WALTON 1974).

Cornea plana: Kongenitale Glaukome wurden bisher nicht beschrieben. Die diagnostizierten juvenilen Glaukome könnten auch auf Meßfehler infolge der abnorm flachen Hornhautoberfläche mit erhöhter Rigidität zurückgehen. Wir hatten Gelegenheit, bei einem bereits mehrfach voroperierten juvenilen Glaukom mit Cornea plana den Schlemm-Kanal an normaler Stelle – etwa bei 7–8 mm vom Hornhautzentrum entfernt – freizulegen (RUPRECHT u. NAUMANN 1974). Histopathologische Untersuchungen der Kammerwinkelregion liegen bisher nicht vor.

3. Hydrophthalmie bei generalisierter Erkrankung

Neben Phakomatosen, Syndromen unklarer Ätiologie, Chromosomenanomalien, Stoffwechselstörungen sind auch Mißbildungen durch Virus in Betracht zu ziehen (CANTOR et al. 1989; PHELPS 1978; REYNOLDS et al. 1988; WEISS et al. 1966; Tabelle 14.12a u. b).

Literatur: s. Kap. 3, 4, 16.

4. Sekundärer Buphthalmus

Darunter verstehen wir einen Buphthalmus infolge definierter, *erworbener* Augenerkrankungen bis etwa zum 3.–5. Lebensjahr, die zu einer Ausweitung der Bulbuswand Anlaß gegeben haben. Streng genommen handelt es sich also hierbei nicht um kongenitale Glaukome; die Zuordnung zu den kongenitalen Glaukomen erfolgt wegen der Ähnlichkeiten im klinischen Verlauf. Am häufigsten sind sekundäre Winkelblockglaukome nach perforierender Augenverletzung, gefolgt von sekundären Offenwinkelglaukomen, postkontusionellen oder spontanen *Blutungen* in die Vorderkammer (Tabelle 8.8, S. 720). Jedes *Pseudogliom* kann durch einen sekundären Buphthalmus kompliziert werden. Von vitaler Bedeutung ist der Ausschluß eines *Retinoblastoms* bei jedem Buphthalmus unklarer Ätiologie (s. Kap. 11, Abb. 11.71 u. 14.41).

Differentialdiagnose: Von dem unbehandelt fortschreitend sich vergrößernden Hornhautdurchmesser einer Hydrophthalmie unterscheidet sich die harmlose Anomalie der *Megalocornea* durch folgende Kriterien: Der a priori zu große Hornhautdurchmesser bleibt konstant, nimmt nur unwesentlich im Rahmen des normalen Wachstums zu, es fehlen die Haab-Dehnungslinien der Descemet-Membran, der intraokulare Druck bleibt normal, und glaukomatöse Schädigungen an Hornhaut und Papille treten nicht auf. Die strikt symmetrische Vergrößerung betrifft nicht nur die Kornea, sondern das gesamte vordere Augensegment

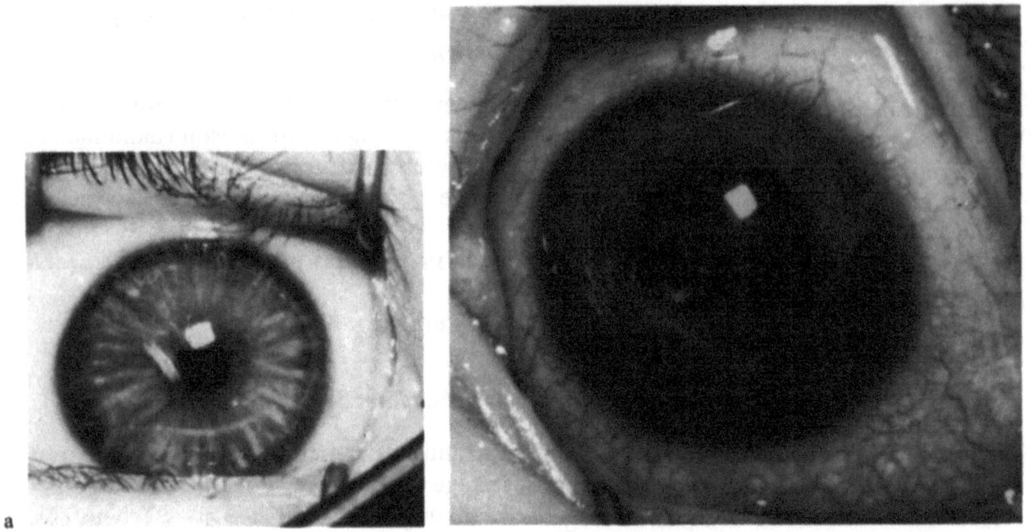

Abb. 14.41 a, b. Sekundärer Buphthalmus bei juvenilem Xanthogranulom. a Gesundes Auge. b Buphthalmus nach Spontanblutung aus dem juvenilen Xanthogranulom beim gleichen Patienten

(Megalophthalmus anterior) und tritt fast ausschließlich bei Knaben auf (OPPEL 1956). VOM HOFE (1938) beobachtete allerdings Varianten der Megalocornea, die er als spontan geheilten Buphthalmus deutete (s. Abb. 14.40).

V. Kritische Betrachtung pauschaler Gliederungen von Sekundärglaukomen

Wir haben eine Klassifizierung der primären und sekundären Glaukome beim Erwachsenen sowie der infantilen Glaukome vorgeschlagen, die sich nach strikt morphologischen Kriterien am vorderen Segment richtet. Die davon abgeleitete Pathogenese ermöglicht eine rationale Therapie. Andere Autoren gliedern sekundäre Glaukome nach klinischen Gesichtspunkten, die jeweils wiederum das ganze Spektrum von sekundären Glaukomen betreffen können. Diese pauschalen Überbegriffe halten wir für nicht sinnvoll, weil so der Eindruck entstehen könnte, es handelte sich um einheitliche Krankheitsbilder, die auch einer einheitlichen Behandlung bedürfen. Gerade dies ist aber trügerisch: Erst die detaillierte Analyse der Pathogenese öffnet den Weg zur gezielten Therapie. Als Beispiele von Überbegriffen, die *nicht* mit definierten Krankheitsbildern verwechselt werden sollten, seien genannt:

„Linseninduzierte Sekundärglaukome": Hinter diesem Begriff verbirgt sich ein *Spektrum* verschiedener Glaukomformen mit offenem und verlegtem Kammerwinkel: Sekundäre Winkelblockglaukome infolge Pupillarblock (durch intumeszente Katarakt oder durch eine Linsensubluxation bzw. Linsenluxation in die Vorderkammer). Sekundäre Offenwinkelglaukome oder ziliolentikulärer Block infolge einer phakogenen Uveitis gehören dazu wie auch das akute *phakolytische* Glaukom bei hypermaturer Katarakt.

„Posttraumatische" und „postoperative" Sekundärglaukome: Auch hier umfaßt die Pathogenese *alle* Formen sekundärer Glaukome mit offenem und verlegtem Kammerwinkel: *Akute* Verlaufsformen wären infolge eines schwarzen Total-Hyphämas oder als Makrophagen-Glaukome denkbar oder bei einem sekundären Winkelblockglaukom infolge eines Pupillarblocks. *Chronische* Verlaufsformen entstehen durch lockeres

Hyphäma, infolge der bindegewebigen Organisation von Exsudat oder Blut in der Kammerbucht als sekundäre Winkelblockglaukome *ohne* Pupillarblock sowie auch als sekundäre Offenwinkelglaukome mit Kontusionsdeformität. Eine Epitheleinwachsung gehört ebenfalls hierzu. Eine arteriovenöse Fistelbildung mit Erhöhung des episkleralen Venendrucks nach Kopftrauma muß ausgeschlossen werden. Der Sammelbegriff des „posttraumatischen Sekundärglaukoms“ ist somit eine rein anamnestische Beschreibungsweise – aber allerdings von forensischer Bedeutung!

„Entzündliche Sekundärglaukome“: Wiederum ein zur Diagnose untauglicher Übergriff für das weite Spektrum der sekundären Winkelblockglaukome *mit* und *ohne* pupillaren oder ziliaren Block bis hin zu allen sekundären Offenwinkelglaukomen infolge einer erhöhten Viskosität des Kammerwassers.

„Hämorrhagische Sekundärglaukome“: Die fünf voneinander abgrenzbaren Krankheitsbilder infolge von Blutansammlungen in der Vorderkammer wurden bereits dargestellt (s. S. 1292 ff).

„Sekundäre Glaukome bei Amotio retinae“: Hinter diesem pauschalen Begriff verbergen sich wiederum alle Varianten sekundärer Glaukome. Boniuk u. Zimmerman (1961, 1962) fanden unter 204 Augen, die wegen oder infolge einer Amotio retinae enukleiert wurden, immerhin 60, die anamnestisch oder histopathologisch Hinweise auf ein Glaukom boten: 25 davon enthielten einen intraokularen Tumor, 9mal bestand eine Aphakie, 4mal wurde ein Zentralvenenverschluß festgestellt, und 3mal fiel eine Kontusionsdeformität im Kammerwinkel auf. Alle übrigen zeigten ausgedehnte vordere periphere Synechien. Unter den *Winkelblockglaukomen* sind folgende zu erörtern: Jene, die durch eine diagnostische Mydriasis und einen Pupillarblock induziert worden sind sowie solche, die bei komplizierter Traktionsamotio mit Retinopathia proliferans und Rubeosis iridis zum irreversiblen sekundären Winkelblock geführt haben (Naumann u. Portwich 1976).

Postoperativ ist auch an eine plötzliche ödematöse Anschwellung der Pars plicata des Ziliarkörpers zu denken, die einen ziliolentikulären Block hervorruft. Unter den *sekundären Offenwinkelglaukomen* sind weiter in Betracht zu ziehen: Die Contusio bulbi als Ursache *sowohl* für ein Glaukom (s. Kap. 5) als auch einen oranahen Netzhautriß. Während eine schwere Begleituveitis bei Amotio retinae meist mit einer *Hypotonie* einhergeht, sind auch Drucksteigerungen möglich.

Über die sekundären Offenwinkelglaukome bei persistierender *Amotio retinae* mit großen Retinadefekten infolge *Photorezeptor-Ausschwemmung* (Schwartz-Matsuo-Syndrom, S. 1299).

Sekundäre Offenwinkelglaukome infolge von *Silikonmaterial* in der Vorderkammer sind heute wieder von großer Bedeutung: s. oben, Kap. 5, 11 (Naumann u. Kleinknecht 1978). Schließlich ist zu bedenken, daß durch Miotika bei primärem Offenwinkelglaukom evtl. eine Rißbildung in der peripheren Netzhaut ausgelöst wird.

Literatur: s. Kap. 11.

VI. Folgen okulärer Hypertension: „Glaukomschäden“

Unter *okulärer Hypertension* versteht man eine andauernde Druckerhöhung *ohne* nachweisbare Schädigung der intraokularen Gewebe. Von manifestem Glaukom spricht man erst, wenn morphologische Veränderungen zunächst der Papille – intra- und/oder juxtapapillär – und in anderen Geweben vorhanden sind (Tabelle 14.9).

Bemerkenswerterweise gehen die morphologischen Defekte den sinnes- bzw. elektrophysiologisch erkennbaren i. a. Regel ebenso voraus wie den mikrozirkulatorischen (s. Korth et al. 1989, 1993; Michelson et al. 1994). Diese nicht sofort plausible bzw. paradoxe Erfahrung ist nur erklärbar entweder durch a) eine Redundanz der Axone, b) adaptive Prozesse mit neuer „reparativer Synapsenneubildung“ nach Ganglienzellverlust, c) Verlust von Astrozyten *vor* Ganglienzellen – oder schließlich durch eine heute noch insuffiziente Methodik der Funktionsanalyse.

Das Studium der klinischen Morphologie sowie der makroskopischen und histologischen Befunde zeigt, daß alle okulären Gewebe von den Folgen eines persistierenden Druckanstieges betroffen werden. Ausmaß und Ablauf der Veränderungen sind allerdings für die verschiedenen Gewebe keinesfalls gleich. Es lassen sich drei verschiedene Muster der glaukomatösen Schädigung beobachten: 1. Akute und 2. chronische Gewebsschädigungen bei Erwachsenen und 3. Buphthalmus bei frühkindlichem Glaukom.

Die glaukomatöse Schädigung wird also beeinflußt: a) vom Grad und Verlauf der Drucksteigerung und b) vom Lebensalter, d.h. nur die Bulbuswand frühkindlicher Augen gibt nach. Alterationen durch primäre und sekundäre *chronische* Glaukome mit offenem und verlegtem Kammerwinkel sind *identisch*. Ebenso führen alle *akuten* Glaukomformen, seien sie primär oder sekundär, ob mit offenem oder verschlossenem Kammerwinkel, zum gleichen Bild.

1. Glaukomatöse Schädigung beim Erwachsenen

Schließlich müssen Komplikationen medikamentöser und operativer Therapie erörtert werden, die dem Ophthalmologen häufig begegnen. Jenseits etwa des 3.–5. Lebensjahres ist die Augenwand so fest, daß sie bei einer Drucksteigerung nicht mehr nachgibt. Im Gegensatz zu anderen Hohlräumen im Körper, die einem erhöhten intraluminalen Druck ausgesetzt sind (z.B. Gallenblase oder Ureter bei Abflußstenosen), bleibt beim Erwachsenen selbst bei hohen Tensionen das Gesamtvolumen des Auges konstant – wenn man von Staphylomen der Sklera in Spätstadien absieht (Anderson 1983).

Im folgenden sollen die Veränderungen an den okulären Geweben je nach Verlaufsform systematisch besprochen werden:

a) Veränderungen durch akute Glaukome

Bei allen akuten Glaukomen – gleichgültig ob bei primären oder sekundären Glaukomen mit offenem oder verlegtem Kammerwinkel – stehen klinisch das *Hornhautödem* und die schwere *Papillenschädigung* im Vordergrund (Anderson u. Davis 1975). Im einzelnen treten folgende Befunde auf (Tabelle 14.13):

Konjunktiva: Durch den extrem hohen intraokularen Druck wird der venöse Abfluß vermehrt durch transsklerale Emissarien bzw. Anastomosen zur Bulbusoberfläche abgeleitet. Es resultiert zunächst das Bild der *venösen Stase* infolge einer passiven Hyper-

Tabelle 14.13. Optikusschäden bei Glaukomen

- A. Buphthalmus: Papillenvergrößerung und Exkavation
- B. Erwachsene
  - I. *Akute*
    1. „Papillenödem“ durch kavernöse Optikusatrophie Schnabel
       - Axonverlust durch ischämischen Infarkt
       - Prä- und retrolaminar
       - Astrozyten zunächst erhalten, Verlust bei persistierendem Glaukom und Exkavation; evtl. Proliferation zu komplexer Optikusatrophie
    2. Sonderformen
       - Silikon-Neuropathie
       - Tumor-Neuropathie
  - II. *Chronische*
    1. Lokalisation
       - Intrapapillär: „*Exkavation*“ und Deformation der Lamina cribrosa
       - Juxtapapillär:
         - Oberflächlich: „Strichblutung“ – in RNF-Defekt lokale Defekte, diffuser Ausfall im RNF
         - Tief: Verlust von Choroidea, RPE, (und retin. Rezeptoren)
    2. Arbeitshypothesen zum Pathomechanismus
       - „Apoptose“ der retin. Ganglionzellen
       - Direkte Druckschädigung: Axone (Astrozyten?)
       - „Chronische Ischämie“ (hämorrhagische Mikroinfarkte): Hypoperfusion des persistierenden Kapillargerüstes

ämie. Bleibt das akute Glaukom länger bestehen, treten die Zeichen einer ischämischen Pseudo-Uveitis (s. Kap. 4) hinzu mit einer *ziliaren Injektion*.

Hornhaut: Das korneale Endothel ist bei mäßig erhöhtem intraokularen Druck durchaus noch in der Lage, das Hornhautstroma gegenüber dem Kammerwasser abzuschirmen. (Die Zonulae occludentes zwischen den Endothelzellen „dichten" das Parenchym gegenüber dem Kammerwasser ab, außerdem wird es durch die „Kationenpumpe" dehydriert: dieser Zustand der „endothelialen *Kompensation*" ist Voraussetzung für die Transparenz der Kornea (s. Kap. 7). Bei akuten Glaukomen verliert das Hornhautendothel die Fähigkeit, eine Barriere zu bilden. Das Hornhautstroma quillt, auch im Epithel entsteht ein zunächst interzelluläres, später intrazelluläres Ödem. Die unterste Epithelschicht löst sich von der Basalmembran ab, es entsteht eine *Keratopathia bullosa* (s. Abb. 7.61). Bei rascher Druckentlastung ist dieser Befund reversibel. Die Schwelle zur *endothelialen Dekompensation* bei gleichzeitiger Endothelerkrankung, beispielsweise bei Cornea guttata oder der kornealen Endotheliopathie bei Pseudoexfoliations-Syndrom (s. Kap. 15) ist im Alter und bei Uveitis anterior erniedrigt.

Persistieren hohe i. o. Druckwerte, entstehen irreversible Veränderungen des Endothels und des Epithels: Die zunächst wäßrige Flüssigkeit in den subepithelialen Blasen wird durch proteinreichere ersetzt. Dies leitet über zu einer erst fokalen, dann konfluierenden Bindegewebsneubildung zwischen Epithel und Bowman-Membran. Dieser *Pannus degenerativus* corneae enthält initial keine Gefäße. Die Herkunft der Fibrozyten ist nicht sicher geklärt. In Frage kommen hämatogene Makrophagen, die sich metaplastisch umwandeln, oder aber es sprossen Keratozyten durch natürliche Öffnungen in der sog. Bowman-Membran, z. B. an den Durchtrittsstellen der sensiblen Hornhautnerven. Die einfache Keratopathia bullosa geht durch rezidivierende Epitheldefekte mit Superinfektionen infolge oberflächlicher Vaskularisation in einen *postinflammatorischen Pannus corneae* über (s. Abb. 7.61).

Vorderkammer: Zunächst sektorenförmige, später diffuse ischämische Nekrosen der vorderen Uvea zerstören die Blut-Kammerwasser-Schranke. Es treten Eiweiß und hämatogene Zellen in die Vorderkammer über im Sinne einer *Pseudouveitis anterior*. Das eiweiß- und zellreiche Exsudat in der Augenvorderkammer begünstigt die Entwicklung irreversibler bindegewebiger, peripherer vorderer sowie hinterer Synechien.

Iris: Sektorförmige ischämische Iris-Nekrosen sind früh an einer Melanophagen-Einwanderung zu erkennen und hinterlassen nur das kollagene Gerüst der Iris (Henke u. Naumann 1988; Naumann 1995). Bei akuten Glaukomen infolge eines Pupillarblocks fällt die Ischämie des Musculus sphincter pupillae als „entrundete" Pupille auf. Plasmoides Kammerwasser bei defekter Blut-Kammerwasser-Schranke erleichtert das Auftreten von Synechien. Erfolgt keine rasche Druckentlastung, sprossen von den Rändern der ischämischen Irisnekrose kapillare Gefäße mit begleitendem Bindegewebe auf die Oberfläche im Sinne einer *Rubeosis iridis*. Sie bedeutet oft den Anfang einer deletären Entwicklung, die zur Enukleation eines Auges führt (Naumann u. Portwich 1976; Gottrau et al. 1994; Abb. 14.22 und 14.42).

Ziliarkörper: Intraokulare Druckwerte bis 80 mmHg belegen, daß die das Kammerwasser sezernierenden Ziliarepithelzellen selbst diesen extremen Tensionserhöhungen trotzen. Wie klinisch geläufig, gibt es aber gelegentlich auch ohne therapeutische Maßnahmen einen spontanen Druckabfall. Da die Abflußwege unverändert verlegt bleiben, ist eine gedrosselte Kammerwasserproduktion zu postulieren. Ihre Ursache dürfte in der *ischämischen Nekrose* der Ziliarzotten zu suchen sein.

Linse: Die *Cataracta subcapsularis disseminata acuta Vogt*, im angelsächsischen

Schrifttum als *„Glaukomflecken"* bekannt, stellt ein bleibendes Zeichen eines akuten Glaukomanfalls dar. Diese fleckige, manchmal konfluierende subkapsuläre Linsenepithelnekrose tritt sowohl bei akuten Glaukomen infolge von Pupillarblock auf als auch bei anderen Formen (Abb. 14.38). Die veränderte Zusammensetzung des Kammerwassers und eine direkte Druckschädigung werden ursächlich angeschuldigt. Brini u. Flament (1973) haben in diesen Arealen elektronenmikroskopisch eine Ablagerung von Glykogen nachgewiesen.

Bei Glaukomen infolge eines *ziliolentikulären Blockes* ist die Linse nach vorn subluxiert. Die Linsenoberfläche wird danach nicht mehr ausreichend von Kammerwasser umspült und ernährt. Es entwickelt sich eine rasche Intumeszenz der Linse und totale

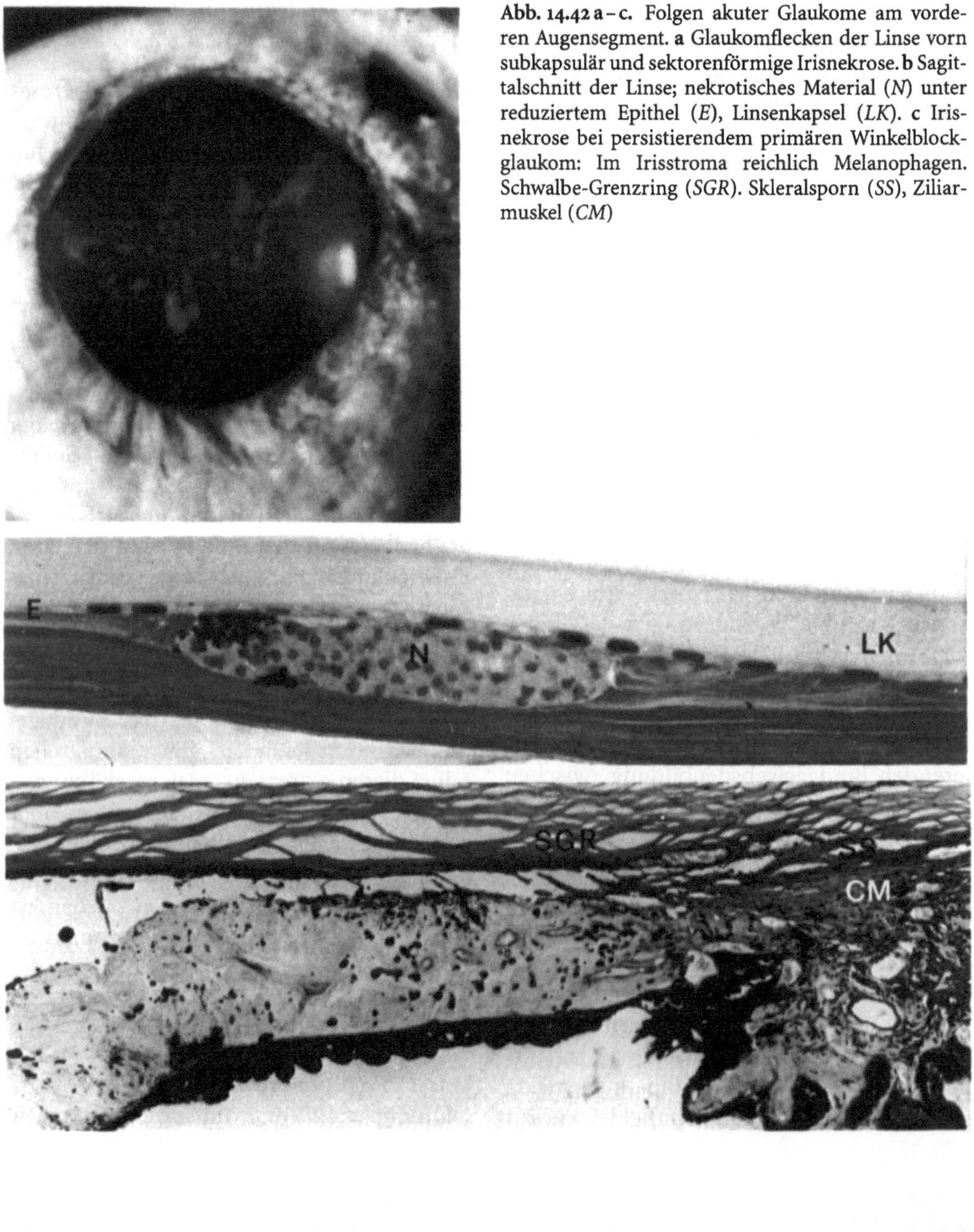

a

b

c

Abb. 14.42 a–c. Folgen akuter Glaukome am vorderen Augensegment. **a** Glaukomflecken der Linse vorn subkapsulär und sektorenförmige Irisnekrose. **b** Sagittalschnitt der Linse; nekrotisches Material (*N*) unter reduziertem Epithel (*E*), Linsenkapsel (*LK*). **c** Irisnekrose bei persistierendem primären Winkelblockglaukom: Im Irisstroma reichlich Melanophagen. Schwalbe-Grenzring (*SGR*). Skleralsporn (*SS*), Ziliarmuskel (*CM*)

Katarakt im Sinne eines Circulus vitiosus. In dieser Situation muß immer ein Pseudoexfoliations-Syndrom ausgeschlossen werden (VON DER LIPPE et al. 1993)

Glaskörper: Infolge der defekten Blut-Kammerwasser- und Blut-Retina-Schranke treten auch in den Glaskörper Plasmaproteine und hämatogene Zellen über, die eine Destruktion des Glaskörpergerüstes hervorrufen. Bei jungen Patienten entsteht eine vorzeitige *hintere Glaskörperabhebung*, besonders beim Rückstau von Kammerwasser infolge eines ziliolentikulären Blocks.

Papilla nervi optici: Kavernöse Optikusatrophie (SCHNABEL): Nach den experimentellen Untersuchungen von ZIMMERMAN et al. (1967, 1968) bei akuten Glaukomen des Eulenaffen, welches durch α-Chymotrypsininjektion in den Glaskörper erzeugt wurde, ergab sich folgender zeitlicher Ablauf einer Papillenschädigung: Ein Papillenödem durch *hydropische Degeneration* der Axone entwickelt sich innerhalb von 4 Tagen. Es folgt die *kavernöse Optikusatrophie* zwischen 4–7 Tagen. Bleibt eine Druckentlastung aus, läßt sich frühestens nach 1 Woche eine beginnende, nach 2–3 Wochen eine deutliche *glaukomatöse Papillenexkavation* erkennen.

Die schwersten und für das Sehvermögen folgenreichsten Veränderungen beim akuten Glaukom spielen sich im prälaminaren Papillengewebe ab. Das initial typische *Papillenödem* (ZIMMERMAN et al. 1967; LAMPERT et al. 1968) geht auf eine hydropische Schwellung und Zerstörung der Axone infolge einer ischämischen Nekrose zurück. Nach ANDERSON (1973) bleiben Astrozyten im Gegensatz zu den Axonen der retinalen Ganglienzellen relativ lange erhalten. Natürliche Lücken und Schwachstellen der Lamina limitans interna der Netzhaut am nasalen Papillenrand (ROTH u. FOOS 1972) begünstigen zusätzlich Einrisse der oberflächlichen Basalmembran des Sehnervenkopfes. Hyaluronsäure aus dem Glaskörperraum wird in das Areal der ischämischen, prälaminaren Papillennekrose eingepreßt. Dem entspricht das bekannte Bild der *kavernösen Optikusatrophie* (SCHNABEL 1905). Die histochemisch beweisbare Ansammlung saurer Mukopolysaccharide verschwindet nach Vorbehandlung mit Hyaluronidase (Abb. 14.43–14.46). Durch Markierung mit Thorotrast konnten LAMPERT et al. (1968) zeigen, daß die Hyaluronsäure tatsächlich aus dem Glaskörperraum stammt.

Ein analoger Ablauf wird auch bei einer nur geringen Differenz zwischen intra- und extraokulärem Gewebsdruck als Folge von ischämischen Papilleninfarkten im Rahmen der arteriosklerotischen „Apoplexia papillae“ (KUBOTA et al. 1993b) und der Riesenzellarteriitis angenommen (HINZPETER u. NAUMANN 1976; s. S. 1208; Abb. 13.9). Die u. U. auch hier nachfolgende Papillenexkavation fällt in die Gruppe der „nichtglaukomatösen Glaukompapille“ (GLOOR 1996; s. unten).

Im Gegensatz zu den chronischen Glaukomformen entsteht also initial *keine* Exkavation, sondern ein *Papillenödem*, und zwar 1. durch behinderten axoplasmatischen Transport (MINCKLER et al. 1977), 2. durch ischämische Nekrose der Axone und 3. später durch Aufblähung des nekrotischen Papillengewebes durch eingepreßte Hyaluronsäure. Bei diesem Prozeß treten auch Blutungen aus noch erhaltenen Kapillaren auf. Außerdem werden Verschlüsse der retinalen Gefäße begünstigt wie bei der Riesenzellarteriitis (HINZPETER u. NAUMANN 1976). Erst bei persistierend erhöhten i.o. Druckwerten entwickelt sich hier eine glaukomatöse Exkavation, aber stets erst auf Umweg über ein Papillenödem (s. S. 1211; Abb. 13.14).

Literatur: AMSLER u. RUMPF 1936; GOLDMANN 1973a, b; HAYREH 1974a, b, 1975; SHAFFER 1969).

Retina: Retinale Zentralgefäßverschlüsse werden nicht selten auch im Experiment durch akute Glaukome induziert (ZIMMERMAN et al. 1967). Die gleichen Untersucher konnten klar dokumentieren, daß die initiale Schädigung *nicht* die retinalen Ganglien-

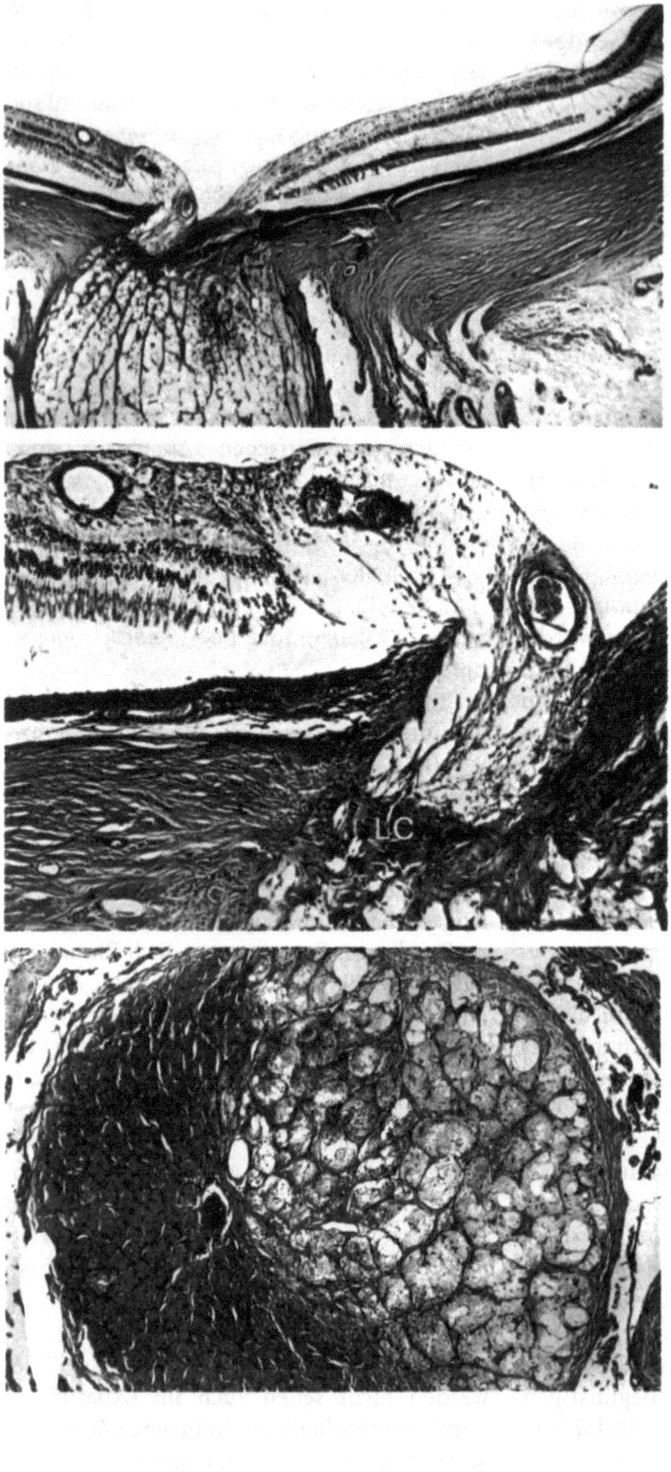

a

b

c

Abb. 14.43 a–c. Kavernöse Optikusatrophie bei akutem Glaukom. **a** Übersicht: Hyaluronsäure vor und hinter der Lamina cribrosa im Bereich der Papillen- und Optikusnekrose. Retinale Ganglienzellen und Astrozyten zunächst erhalten. **b** Ausschnitt aus **a**: Axone durch Hyaluronsäure aus dem Glaskörper ersetzt, Lamina cribrosa (*LC*). **c** Hyaluronsäure ersetzt die Axone, hellere Färbung

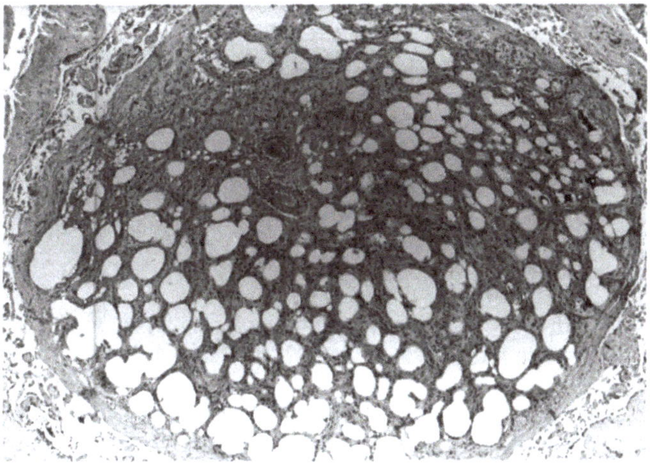

Abb. 14.44. Akute Silikonöl-Optikoneuropathie: Akutes sekundäres Winkelblockglaukom im orbitalen Querschnitt 41 Monate nach vitrealer Silikonölimplantation bei Avitrie. Zahlreiche Silikonöl-Vakuolen unterschiedlicher Größe bis 9 mm retrobulbär. Kein Nachweis von sauren Mukopolysacchariden. Silikonöl nimmt bei diesem „pseudokavernösen" Optikusprozeß den Platz von Hyaluronsäure ein. (Aus WENKEL u. NAUMANN 1996 zur Publikation eingereicht)

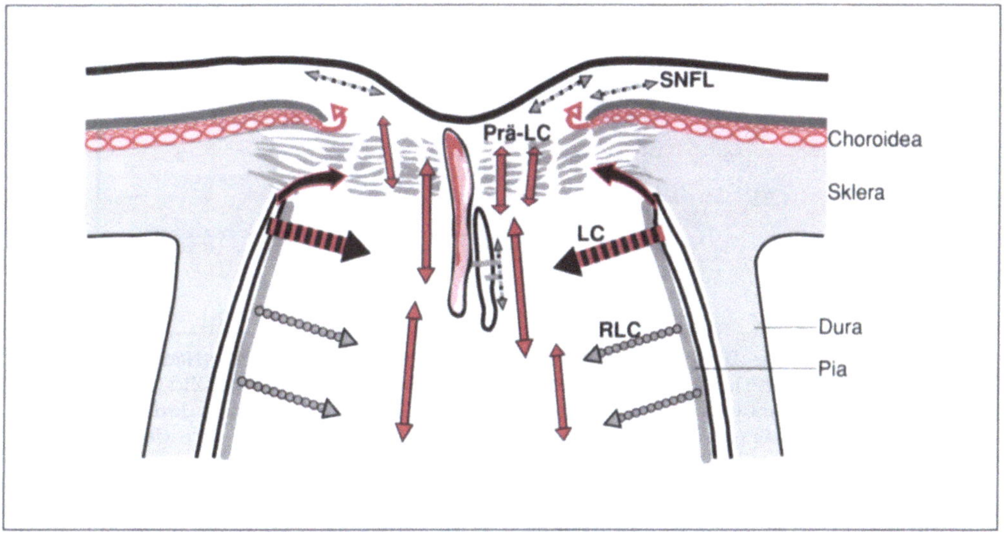

Abb. 14.45. Schema der arteriellen Zirkulation im vorderen N. opticus (LIEBERMAN et al. 1976): Reich anastomosierendes vaskuläres Netz in drei Systemen als „Absicherung" vor ischämischen Infarkten. 1. Lamina cribrosa (*LC*) aus kurzen Aa. ciliares posteriores brevis. 2. Prälaminares Gewebe (*Prä LC*) aus choroidalen Gefäßen. 3. Axiales Papillengewebe durch Äste der A. centralis retinae (s. Abb. 14.46)

zellen betrifft, sondern ausgehend von der Nekrose des Papillenkopfes werden diese erst im Rahmen der deszendierenden Optikusatrophie erfaßt! Das Risiko, einen retinalen Zentralvenenverschluß zu erleiden, ist erfahrungsgemäß bereits bei einem Druckniveau über 30 mm Hg erhöht.

Choroidea: Die Kapillaren des prälaminaren Sehnervenkopfes sind als Endäste des ziliaren Kreislaufes bzw. der juxtapapillären Choroidea aufzufassen. Dies erklärt die ischämischen Nekrosen des juxtapapillären choroidalen Gewebes, die als *peripapillärer glaukomatöser Halo* sichtbar bleiben. (UENO u. NAUMANN 1989; KUBOTA et al. 1993b).

Sklera: Im Gegensatz zum Kind hält beim Erwachsenen die Bulbuswand einer intraokularen Drucksteigerung stand. Spon-

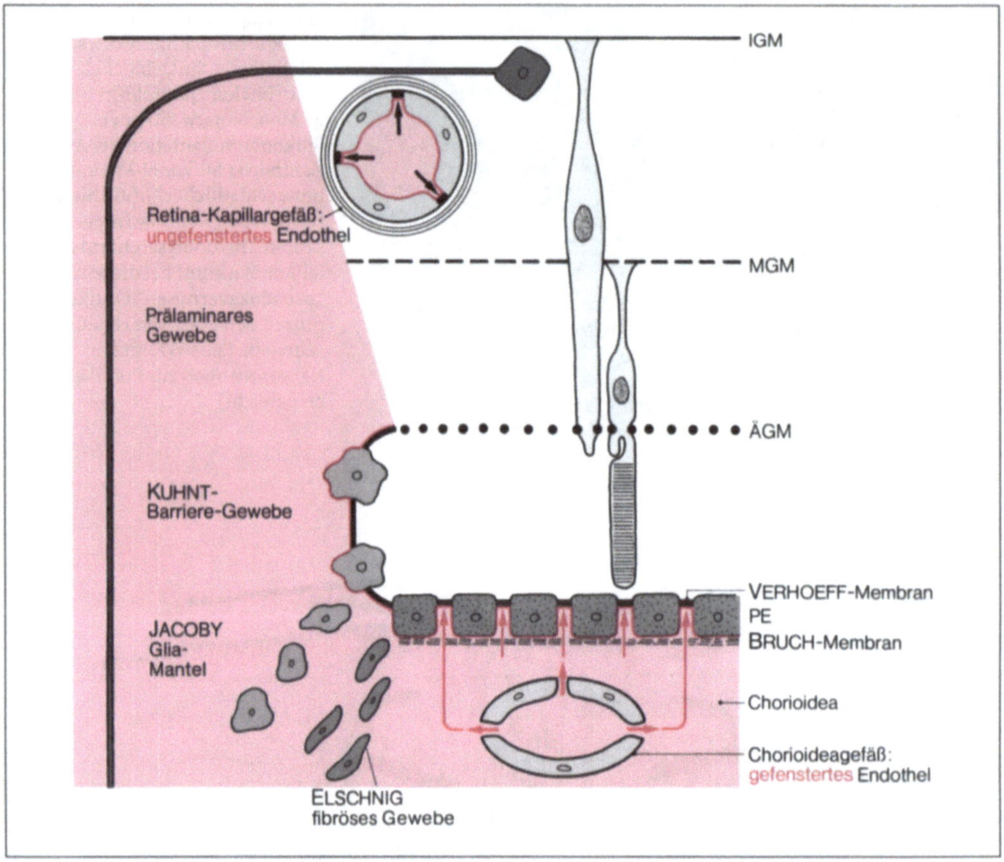

Abb. 14.46. Physiologischer „Defekt" in der Blut-Retina-Schranke im Papillenbereich. (Nach COHEN 1973 u. OKINAMI et al. 1977; s. Kap. 1). Mitversorgung des Papillengewebes ist aus choroidaler Zirkulation auch bei hohem intraokularen Druck gewährleistet: Relativer Schutz vor ischämischer Papillennekrose (rosa Areal). Blut-Retina-Schranke (*dicke schwarze Linie*). Innere (*IGM*), mittlere (*MGM*) und äußere (*ÄGM*) Grenzmembranen der sensorischen Retina. Pigmentepithel (*PE*)

tanperforationen treten auch bei akuten Glaukomen nur dann auf, wenn die Bulbuswand durch Ulkus oder Trauma alteriert ist.

Die beschriebenen Veränderungen sind für alle akut verlaufenden Glaukome, gleich welcher Pathogenese, charakteristisch. Durch spontane oder therapeutisch induzierte Senkungen der Druckwerte auf ein mittleres, immer noch pathologisches Niveau, werden die Folgen *chronischer* Glaukome aufgepfropft.

Literatur: ELSCHNIG; 1886, 1907; GREHN u. EYSEL 1987; GREHN u. PROST 1983; JONAS et al. 1988a–f, 1990a–g; KNORR et al. 1996; MINCKLER et al. 1976, 1977; QUIGLEY u. ANDERSON 1976; SHIELDS u. EAGLE 1989; STEFANI et al. 1990; TSO 1977.

b) Chronische Glaukomschäden bei Erwachsenen

Chronische Glaukome verlaufen initial praktisch symptomlos – abgesehen von der nur apparativ meßbaren Drucksteigerung. Eine fortschreitende Papillenschädigung ist zunächst so diskret, daß Funktionsausfälle nicht nachweisbar sind. Im Spätstadium sind aber alle Augengewebe deutlich alteriert:

Konjunktiva: Durch die Erhöhung des Abflußwiderstandes im juxtakanalikulären Trabekelgewebe sinkt der Druck im Schlemm-

Kanal (Wollensak u. Mildner 1975). Durch Kompression der Kammerwasservenen erfolgt eine Umkehr des Durchflusses hin zu den intraskleralen Sammelkanälen (Becker u. Shaffer 1970).

Hornhaut: Als Folge der chronischen Atrophie der uvealen Gewebe werden vermehrt Melaningranula in das Kammerwasser ausgestreut. Sie werden im Endothel der Kornea und auch des Trabekelwerkes phagozytiert und sichtbar – in massiver Form als Krukenbergspindel beim Pigmentglaukom (Kühl 1972; s. Abb. 14.25 und Tabelle 14.9).

Iris und Ziliarkörper: Die Atrophie des Stromas der Iris und des Ziliarkörpers geht wesentlich über die altersentsprechende hinaus, sobald das Glaukom fortgeschritten ist (Ueno u. Naumann 1989; Tabelle 14.13). Eine Rubeosis iridis entwickelt sich gewöhnlich erst als Komplikation eines retinalen Zentralgefäßverschlusses (s. Kap. 11). Die Ziliarkörperatrophie erklärt die eingeschränkte Kammerwassersekretion, die für die verzögerte Wiederherstellung der Vorderkammer nach filtrierenden Operationen anzuschuldigen sein dürfte.

Linse und Glaskörper bieten keine Veränderungen, die bisher eindeutig auf chronische Glaukome zurückzuführen wären (s. unter Therapieschäden).

Intra- und juxtapapilläre Papillenveränderungen bei chronischen Glaukomen

Die Papille, ophthalmoskopisch sichtbar und gut fotografierbar, Ausgangsort der retinalen „Sehnervenfasern", ist der anfällige Engpaß des visuellen Systems. Auf kleinstem Querschnitt werden die aszendierenden retinalen Axone zwischen Auge und Corpus geniculatus bzw. Kortex gebündelt; es sind 40% oder mehr aller afferenten Fasern des zentralen Nervensystems. An dieser kritischen Struktur manifestiert sich die glaukomatöse Sehnervenschädigung (Tab. 14.9).

- Kardinalzeichen chronischer Glaukome sind die intrapapilläre glaukomatöse Exkavation und die *juxtapapillären* Veränderungen, welche sich sowohl in den oberflächlichen als auch in den *tiefen* Netzhautschichten abspielen.[6] Die meisten Untersucher stimmen überein, daß diese morphologischen Veränderungen den sinnes- und elektrophysiologisch faßbaren Veränderungen in der Regel um Jahre vorausgehen. Dies verschafft den morphologisch erfaßbaren Papillenveränderungen noch zusätzliche Bedeutung für die Beratung von Patienten mit einer unkomplizierten okulären Hypertension, einer okulären Hypertension mit zusätzlichen funktionellen Defekten (z. B. Erlanger Flimmer-Test; Korth et al. 1993; „präperimetrische Glaukome") und schließlich den „kompletten" perimetrischen Glaukomen mit der Trias-Drucksteigerung, Papillenveränderung und definitiven Gesichtsfeldausfällen als „Beginn der Erblindung" (Gloor, 1995; Abb. 14.48; Tabelle 14.15).
- Da chronische Glaukomerkrankungen in der Anfangsphase völlig symptomlos verlaufen und funktionelle Befunde heute noch hinter den morphologischen Papillenveränderungen nachhinken, entscheidet die *richtige Einordnung der Papillenveränderungen* in der Beratung der Patienten. Es soll dem Patienten sowohl eine naheliegende „Überdiagnose" mit unnötiger „Überbehandlung", als auch eine „Unterdiagnose" mit gefahrenträchtiger „Unterbehandlung" erspart werden (Abb. 14.47 u. 14.48).

---

6 Die „nichtglaukomatöse Glaukompapille" (GLOOR 1995) kann im Spätstadium nach ischämischen Papilleninfarkten wie Riesenzellarteriitis, arteriosklerotische „Apoplexia papillae" aber auch bei anderen Optikusprozessen auftreten (LANDAU u. GLOOR 1996).

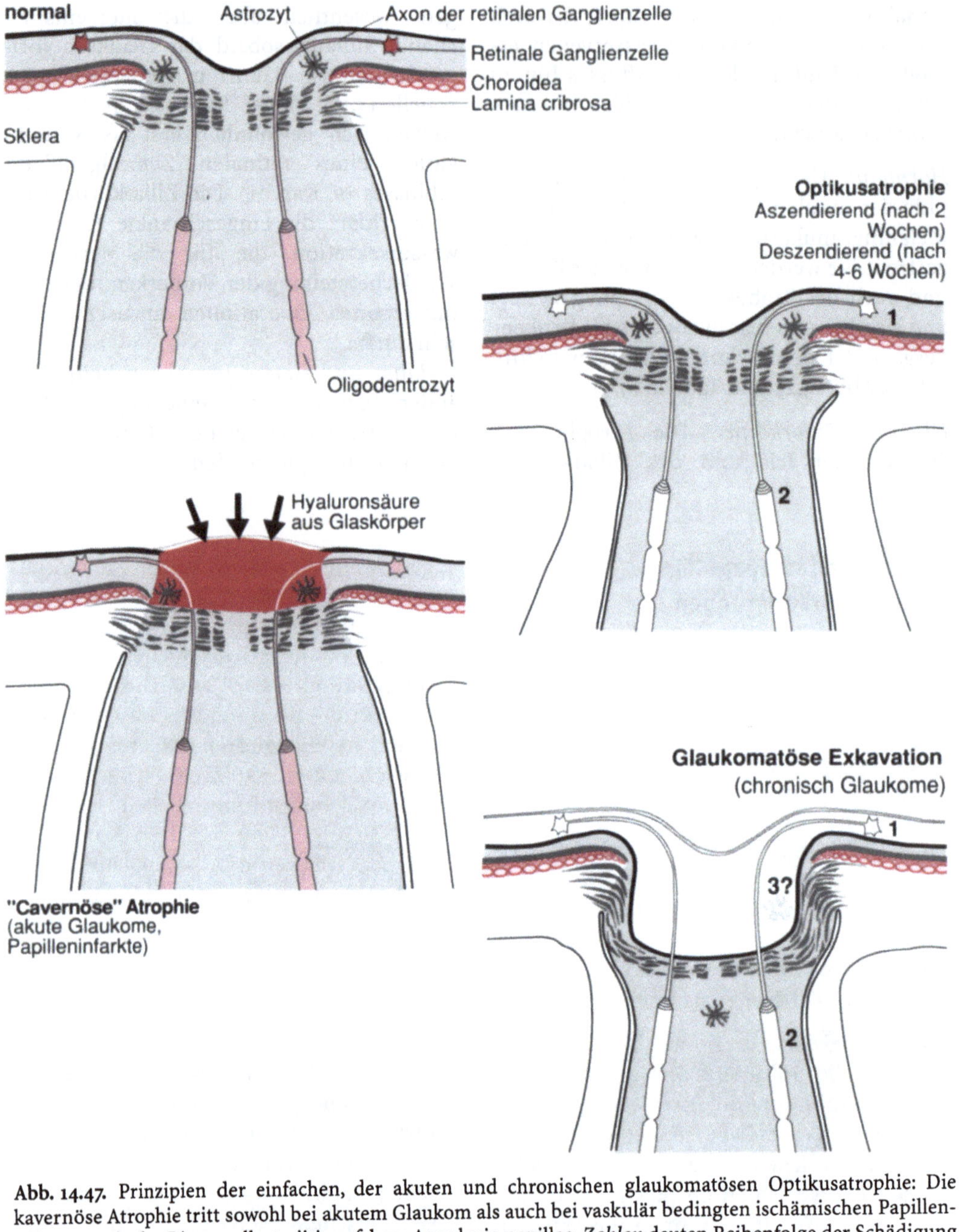

Abb. 14.47. Prinzipien der einfachen, der akuten und chronischen glaukomatösen Optikusatrophie: Die kavernöse Atrophie tritt sowohl bei akutem Glaukom als auch bei vaskulär bedingten ischämischen Papillennekrosen wie der Riesenzellarteriitis auf, bzw. Apoplexia papillae. *Zahlen* deuten Reihenfolge der Schädigung an (s.a. Abb. 13.14)

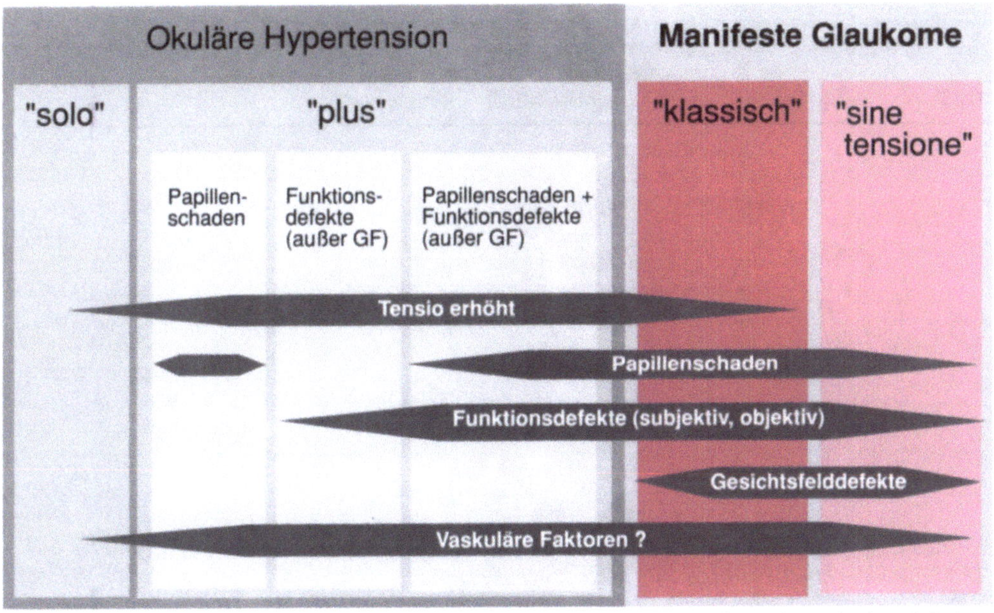

Abb. 14.48. Terminologie der okulären Hypertension und Glaukome. Zur klassischen Glaukomdefinition gehören Gesichtsfelddefekte. Eine okuläre Hypertension „plus" morphologischem und/oder funktionellem Ausfall (außer Skotomen) kann man auch als „präperimetrisches" Glaukom bezeichnen

- Akzeptiert man, daß bei einer frühen progressiven glaukomatösen Papillenexkavation tatsächlich heute noch keine funktionellen Ausfälle nachweisbar sind, so wäre diese Papillenexkavation entweder a) durch eine strukturelle „Redundanz" der retinalen Ganglienzellen und ihrer Axone, b) eine „Lernfähigkeit" der Synapsen nach Ausfall von Axonen oder c) durch einen Verlust *nicht* sensorischen Gewebes, d.h. von Astrozyten und ggf. Kapillaren zu erklären.
- Die morphologischen Veränderungen des Sehnervs sind von so zentraler Bedeutung, daß es erforderlich erscheint, folgende klinisch relevante Details zu rekapitulieren: 1) Normale Anatomie und Altern des Sehnerven im Papillenbereich. 2) Histopathologie der glaukomatösen Optikusschädigung, als Basis für eine klinisch-pathologische Korrelation und 3) Ergebnisse der Biomorphometrie des N. opticus beim Normalen und bei Glaukompatienten, die insbesondere durch die Arbeitsgruppen Airaksinen et al.; Jonas et al.; Quigley et al.; Spaeth et al. sowie Völcker et al. mit Burk, Rohrschneider und Kruse in den letzten Jahren vorgelegt wurden. Sie haben in der frühen Diagnostik und Verlaufsbeurteilung der glaukomatösen Sehnervenschädigung einen überragenden Rang.

1. Normale Anatomie und Altern der Papilla n. optici

Aus Untersuchungen von Autopsie- und Hornhaut-Spenderaugen sowie aus biomorphometrischen Analysen sind folgende Fakten von besonderer Bedeutung:

1.1 Papillenfläche

Der Querschnitt der Papillenfläche innerhalb des Elschnig-Skleralringes liegt im Durchschnitt bei ca. 2,7 mm², der der neuroretinalen Randzone (NRRZ) bei 1,96 ± 0,65 mm² (s. auch Kap. 13). Die Fläche der Papille läßt sich mit Hilfe der

Tabelle 14.14. Der Sehnervenkopf. Verhältnis von Axonen im Querschnitt zu „Hüllgewebe". (Nach JONAS et al. 1991b, 1992d und NAUMANN et al. 1993; s. Abb. 14.53)

Annahme: Papillenfläche = 2,5 mm², Nervenfaserdurchmesser 1,2 µm		
Prälaminar:	Papillenfläche 2,5 mm²	100%
	Axone 1,7 mm²	64%
	Kapillaren, Astrozyten 0,8 mm²	36%
Laminär:	Gesamtfläche 2,55 mm²	100%
	Axone 1,14 mm² (Porenfläche)	45%
	Kapillaren, Astrozyten und Fibröses 1,41 mm²	55%
Postlaminär:	Gesamtfläche 8,5 mm² (mit Meningen)	100%
	Gesamtfaserfläche 5,92 mm²	70%
	(Axonfläche: 1,7 mm²	20%
	Oligodendroglia 4,26 mm²)	50%
	Fibröses, Astrozyten und Kapillaren 2,58 mm²	30%

Tabelle 14.15. Verlauf der Nervenfaserbündel in der Lamina cribrosa des N. opticus beim Menschen (DICHTL et al. 1996)

(mm; Mittelwert Standardabweichung; p-Wert: Wilcoxon-Test)

	Papillenzentrum	Papillenrand	p-Wert
Dicke der Lamina cribrosa	0,35 ± 0,07 0,23 – 0,49	0,39 ± 0,7 0,24 – 0,56	< 0,0001
Länge der Nervenfaserbündel im Bereich der Lamina cribrosa	0,37 ± 0,07 0,23 – 0,50	0,42 ± 00,08 0,25 – 0,67	< 0,0001
Länge der Nervenfaserbündel zwischen den zwei Referenzebenen	0,75 ± 0,03 0,71 – 0,93	0,81 ± 0,07 0,72 – 1,00	< 0,0001
Verhältnis von Nervenfaserlänge und Dicke der Lamina cribrosa	1,05 ± 0,06 1,00 – 1,46	1,08 ± 0,07 1,00 – 1,33	0,0001

Littmann-Formel klinisch am Patienten quantifizieren; der parapapilläre retinale Gefäßdurchmesser dient als relative Größeneinheit als Bezug und schließlich kann man auch mit Hilfe eines auf die Papille projizierten Lichtspaltes die Fläche schätzen (Arbeitsgruppe JONAS et al. 1988a–g, 1989a–g; JONAS u. NAUMANN 1988a, b, 1989a, b; JONAS u. PAPASTHATOPOULOS 1995; Tabellen 14.14 u. 14.15).

Wir haben beim Normalen eine in dieser Höhe unerwartete Größenvariabilität der Fläche der Papilla n. optici von 1:7 gefunden. Die de-facto-Papillenfläche ist von erheblicher klinischer Relevanz, denn die Bewertung der Relation Exkavation/Papillendurchmesser (E/P-Quotient) muß die genau gemessene Papillenfläche berücksichtigen. Große Papillen haben auch eine größere und tiefere physiologische Exkavation (*pseudoglaukomatöse Makroexkavation* in Makropapillen) und trotzdem noch eine relativ große neuroretinale Randzone (NRRZ). Zilioretinale Gefäße treten häufiger in großen Papillen auf (Abb. 14.49). Größere Papillenquerschnitte enthalten

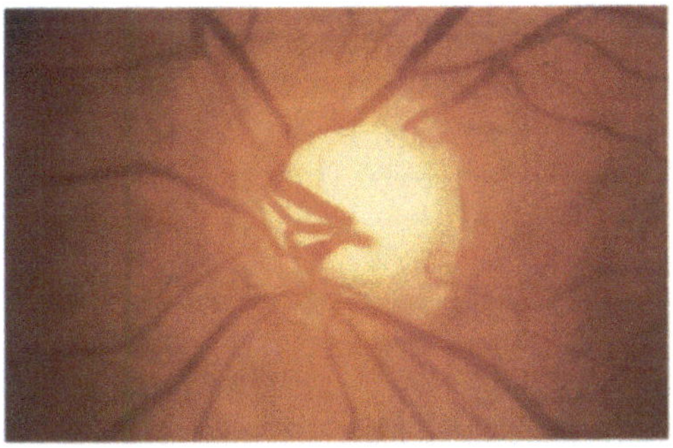

Abb. 14.49. Makropapille (Fläche 4,16 mm²) mit physiologischer Makroexkavation am linken Auge zeigt das normale Muster der Form der NRRZ: temporal unten am breitesten, dann temporal oben, dann nasal, temporal am schmalsten. Drei zilioretinale Gefäße

vermutlich mehr Axone, d.h. sie verfügen möglicherweise auch über eine größere strukturelle Reservekapazität. Kleinere Papillen weisen beim Normalen keine physiologische Exkavation auf (*pseudonormale Mikropapille* bei glaukomatösen Ausfällen). Die dicht gedrängten Axone sind juxtapapillär auch als Nervenfaserbündel besser sichtbar (Abb 14.50). Afroamerikaner weisen eine signifikant größere Papillenfläche und Exkavation auf, bei vergleichbaren Flächen der neuroretinalen Randzone (NRRZ) (Varma et al. 1994). Die Fläche der neuroretinalen Randzone ändert sich allerdings mit dem Alter nicht

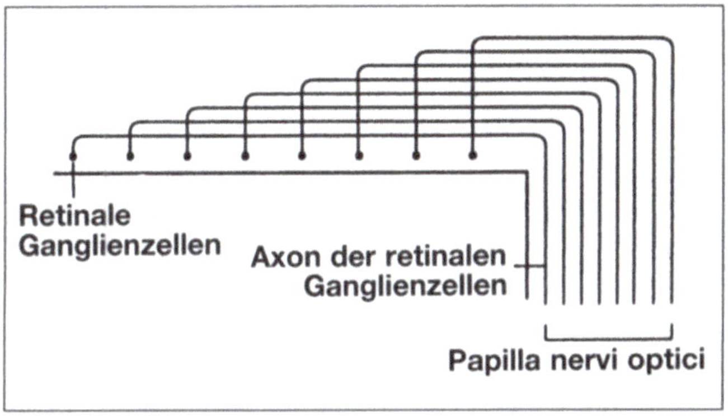

a

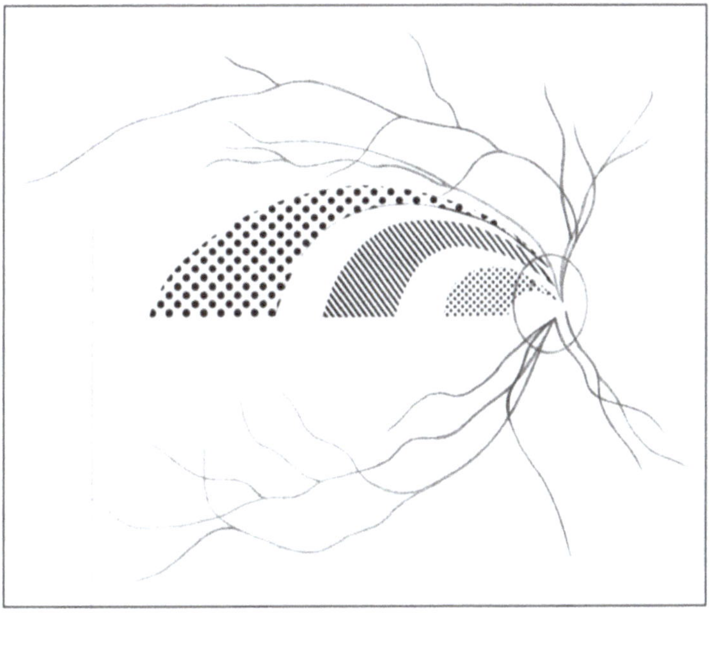

b

Abb. 14.50 a, b. Anordnung der Axone der retinalen Ganglienzellen. **a** Die peripher entspringenden Axone liegen tiefer (Aus Airaksinen u. Alanko 1983). **b** Entsprechend projizieren die näher an der Papille gelegenen Ganglienzellen ihre Axone mehr im Zentrum der Papille (Nach Minkler et al. 1980; s. auch Abb. 1.44 b, S. 58) (trotz des erheblichen Axonverlustes mit dem Alter: s. unten; Chi et al. 1989).

- *Ophthalmoskopie der normalen Papille*
  Die klinische Einschätzung der normalen Färbung („Vitalität") wird bestimmt durch a) die Kapillarfüllung (die Zahl der Kapillaren bleibt konstant), zum anderen durch b) Dicke und Lagerung des prälaminären Papillengewebes, das die weiße Sklera der Lamina cribrosa verdeckt, c) durch den Kontrast zum peripapillären Gewebe. (So wird die korrekte Einschätzung der *Papillenfarbe* beim myopen Konus erschwert, weil die Kapillarisierung der Papille oft überschätzt wird) (Blach u. Jay 1965). Bei der Myopia magna liegt die Papillenfläche bei ca. 7 mm^2 (Jonas et al. 1988a–g) d) Schließlich „färbt" eine bruneszente *Kernsklerose* der Linse auch die Papille dunkler (vitaler), als sie wirklich ist (Chihara u. Sawada 1990; Tuulonen et al. 1987; Abb. 14.46).

1.2 Form der physiologischen Exkavation

Innerhalb der meist hochovalen Gesamtpapille wird die Form der physiologischen Exkavation durch den neuroretinalen Randsaum bestimmt, der in seiner Breite regelmäßig folgendem Muster folgt: Am breitesten temporal unten, etwas weniger temporal oben, schmaler dann nasal, dann am schmalsten temporal (Jonas et al. 1988a–g, 1989a–g, 1990a–e, 1992a–c; Abb. 14.49). Die Foveola liegt 0,5 mm unterhalb einer Horizontalen durch das Papillenzentrum. Der vertikale E/P-Quotient ist kleiner als der horizontale. Dem entspricht die normale Sichtbarkeit der retinalen Nervenfasern und das Kaliber der juxtaretinalen Gefäße (Buskirk 1994; Jonas u. Dichtl 1996).

Weder die Xenon- noch Argon-Laser-Koagulation der Retina erzeugen eine signifikante Änderung der Papillenkonturen (Johns et al. 1989); können aber zu einer einfachen Optikusatrophie führen. Querovale Papillen bei schrägem Sehnerveneintritt zeigen meist einen atypischen Conus inferior mit anschließender retinaler Fundusektasie unten (Tabelle 14.17, S. 1333; Fantes u. Anderson 1989; Kolb, 1994; Mickelberg et al. 1995; Minkler 1980, 1986; Quigley et al. 1990; Rimmer et al. 1993; Varma et al. 1994).

1.3 Axonzahl und Alter

Bei erheblicher individueller Variabilität beträgt die Zahl der Axone im Schnitt 1,2 Mio. Ihr altersbedingter Jahresverlust beträgt ca. 5000 Axone pro Jahr; ein 80jähriger hat also ca. ein Drittel der Sehnervenfasern verloren. Dieser Altersverlust betrifft vor allem die kleineren Axonkaliber, bzw. P-retinalen Ganglienzellen; diese liegen vor allem temporal horizontal. (s. Kap. 13; Abb. 14.50–14.52; Tabelle 14.9b).

Devaney u. Johnson (1980) fanden in der Makulaprojektion des visuellen Kortex des Menschen eine Verminderung der Neuronenpopulationen von 46 Mio. pro Gramm mit 20 Jahren auf 24 Mio. mit 87 Jahren (Balazi et al. 1984; Hernandez et al. 1989).

1.4 Struktur der Lamina cribrosa

Die Poren der Lamina cribrosa sind am oberen und unteren Pol der Papille am größten. Bei großen Papillen ist die Gesamtfläche der Porenquerschnitte relativ kleiner, d.h. die Fläche des Zwischengewebes ist auch größer; in kleinen Papillenquerschnitten findet sich weniger Zwischengewebe. Wie sich der Gradient des Gewebsdruckes intraokular-retrobulbär auswirkt, ist noch ungeklärt (Abb. 14.54 u. 14.55; Tabelle 14.15).

Die Länge der Axonverläufe in den gewundenen „Kanälen" durch die Lamellen der Lamina cribrosa hindurch ist in den Randzonen der Papille größer als im Zentrum. Dies könnte eine unterschiedliche Empfindlichkeit auf mechanische Einwirkungen innerhalb der Lamina cribrosa

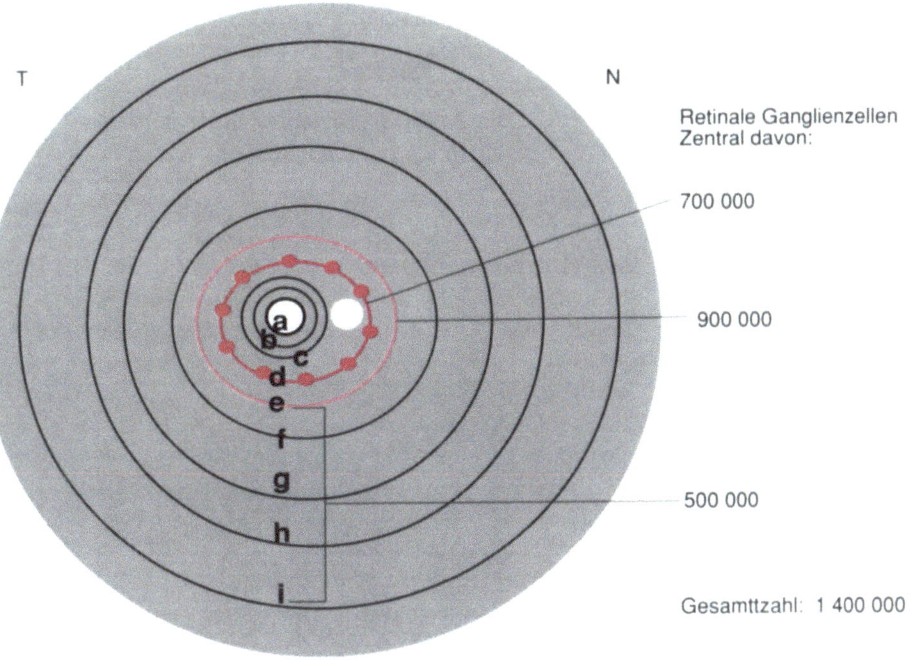

Abb. 14.51. Retinale Ganglienzell-Isodensitätskarte im Flachpräparat der Netzhaut für den Cebus-Affen: Von insgesamt etwa 1400000 retinalen Ganglienzellen sind 700000 zentral der Linie *d*, bzw. 900000 zentral der Linie *e*. Peripher davon sind lediglich noch 500000 auf mehrfach größerer Fläche. Entsprechend bedeuten die Ganglienzell-Isodensitätslinien: *a* 40000/mm², *b* 30000/mm², *c* 20000/μ mm², *d* 10000/mm², *e* 5000/mm², *f* 2500 /mm², *g* 1000/mm², *h* 500/mm², *i* 250/mm². (Aus Silvera et al. 1989, mod. nach Gloor, 1995)

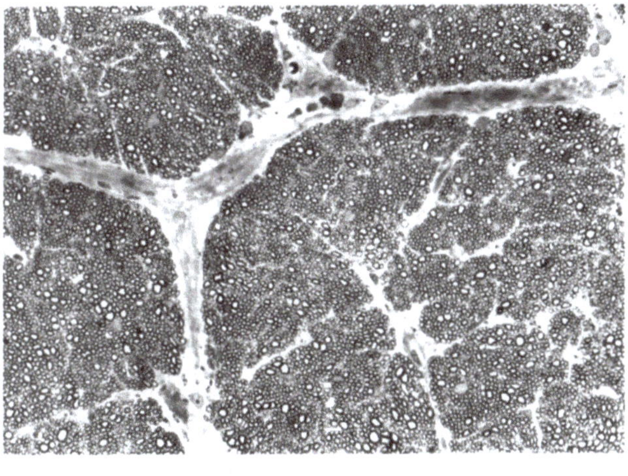

Abb. 14.52. Querschnitt durch normalen retrolaminären Optikus mit Myelinscheiden, die unterschiedliche Axonkaliber umhüllen

bewirken, aber auch wie sich der Gradient des intraokularen zum extraokularen Gewebsdruck auswirkt (Dichtl et al. 1996; Jonas et al. 1991b; Miller u. Quigley 1988; Abb. 14.52 u. 14.53).

In der *extrazellulären Matrix der Lamina cribrosa* ändert sich das Verhältnis von Kollagen I, III, IV, Laminin und Elastin zueinander mit dem Alter und kann evtl. die mechanischen Eigenschaften beeinflussen (HERNANDEZ et al. 1988, 1989, 1990).

1.5 Juxtapapilläre Coni der Papille

Sie gehen auf Verlagerungen und Verwerfungen der sensorischen Retina, Pigmentepithel, Choroidea und Sklera am Papillenrand sowie einen unterschiedlichen Melaningehalt zurück (AIRAKSINEN et al. 1984; AIRAKSINEN u. DANCE 1985; DRANCE u. BALAZI 1984; FANTES u. ANDERSON 1989; FUNK 1991; KUBOTA et al. 1993c, d). Die juxtapapilläre tiefe glaukomatöse Atrophie im Sinne der Zonen α und β schließt sich daran an, sie ist wesentlich ausgedehnter (Abb. 14.62, S. 1334; JONAS et al. 1989–1995; JONAS u. NAUMANN 1989; ROCKWOOD u. ANDERSON 1988).

2. Histopathologie der glaukomatösen Optikusschädigung (Abb. 14.56–14.58)

Inzwischen gibt es eine Reihe von Untersuchungen über Vergleiche zwischen dem normalen Sehnervenkopf und dem bei absoluten sekundären Glaukomen. Leider fehlen klinisch-pathologische Korrelationen in den Zwischenstadien fast vollständig (FANTES u. ANDERSON 1989; QUIGLEY u. GREEN 1979; KUBOTA et al. 1993c, d; Arbeitsgruppe JONAS et al. 1988, 1995; LANDAU u. GLOOR 1996; MAUMENEE 1983).

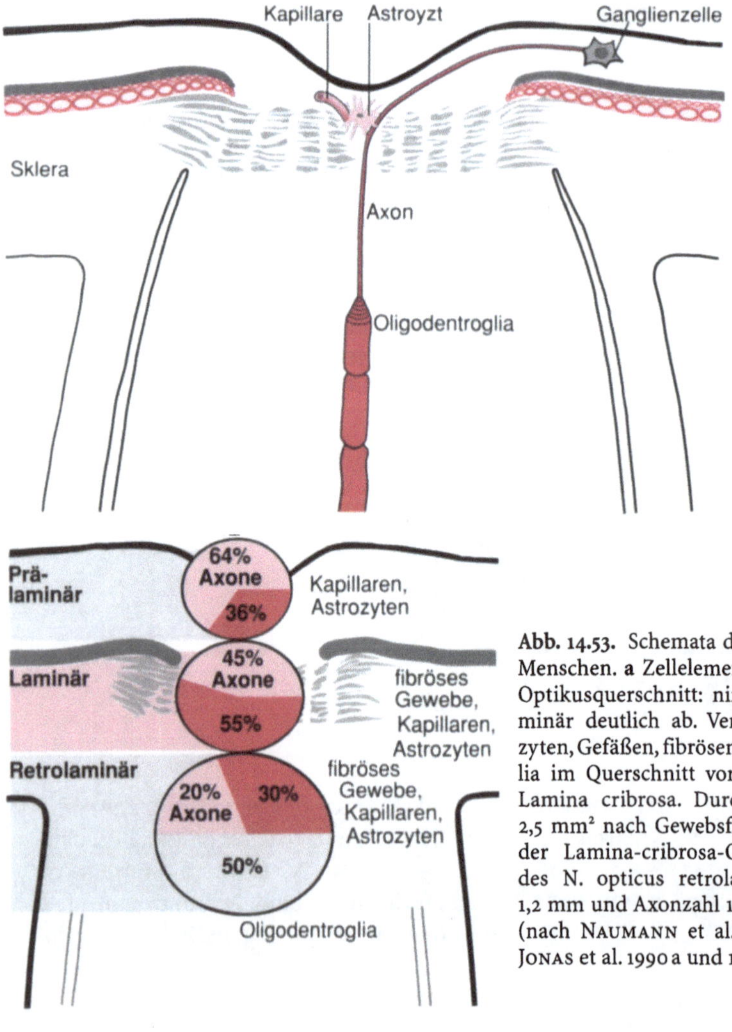

Abb. 14.53. Schemata des vorderen Sehnerven beim Menschen. **a** Zellelemente. **b** Anteile der Axone am Optikusquerschnitt: nimmt von prä- nach retrolaminär deutlich ab. Verhältnis von Axonen, Astrozyten, Gefäßen, fibrösem Gewebe und Oligodendroglia im Querschnitt vor, im Niveau und hinter der Lamina cribrosa. Durchschnittliche Papillenfläche 2,5 mm^2 nach Gewebsfixierung, Gesamtporenfläche der Lamina-cribrosa-Oberfläche 1,14 mm^2, Fläche des N. opticus retrolaminär 8,5 mm^2, Axondicke 1,2 mm und Axonzahl 1,2 Millionen (s. Tabelle 14.14) (nach NAUMANN et al. 1993; nach Messungen von JONAS et al. 1990a und 1991b)

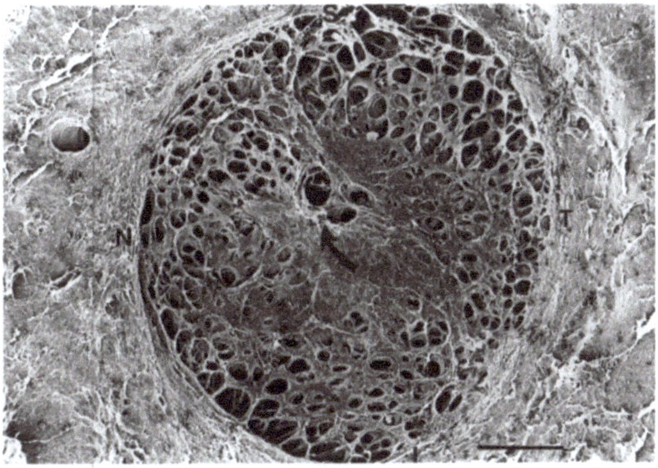

a

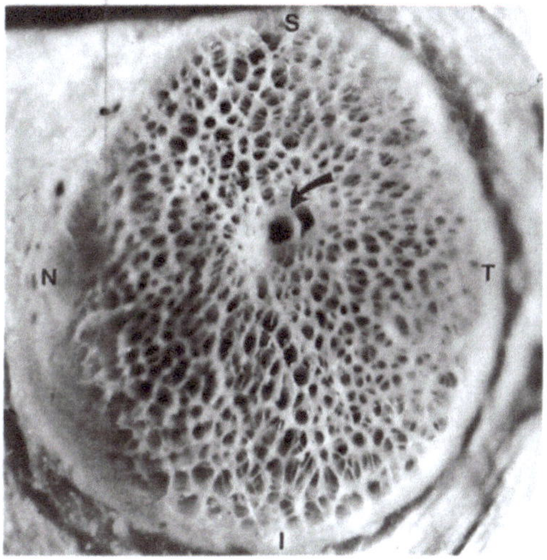

b

Abb. 14.54 a, b. Übersicht der Lamina cribrosa mit den Öffnungen für die zentralen Netzhautgefäße (*Pfeil*) und den Poren für den Durchtritt der Nervenfaserbündel; die größten Porendurchmesser treten in den oberen und unteren Quadranten auf (*I* inferior, *N* nasal, *S* superior, *T* temporal). **a** Rasterelektronenmikroskopie von vitreal nach inkompletter Entfernung von Geweberesten auf dem Laminagerüst (Balken 300 μm). **b** Makroskopische Übersicht von der Bulbusaußenseite. Beide Präparate nach Trypsinverdauung und Säuberung durch Ultraschallexposition (aus Jonas et al. 1991b)

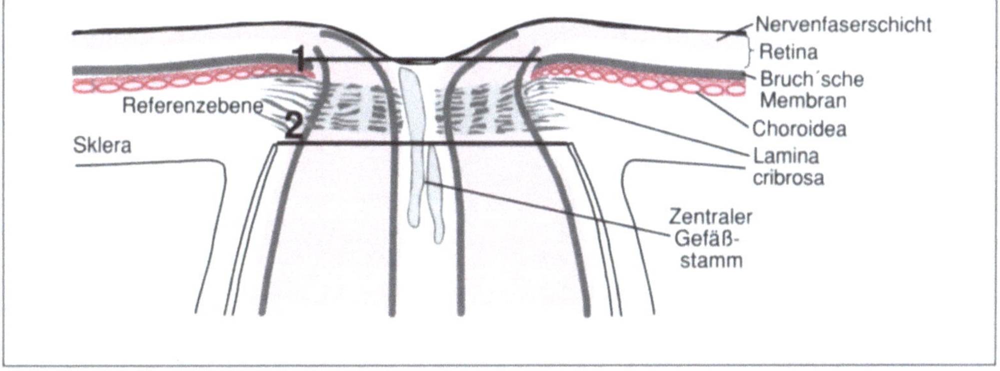

Abb. 14.55. Axonverläufe innerhalb der Lamina cribrosa peripher stärker gewunden und länger, zentral gestreckter und kürzer (s. Tabelle 14.15) Referenzebenen im vorderen Sehnerven (nach Dichtl et al. 1996)

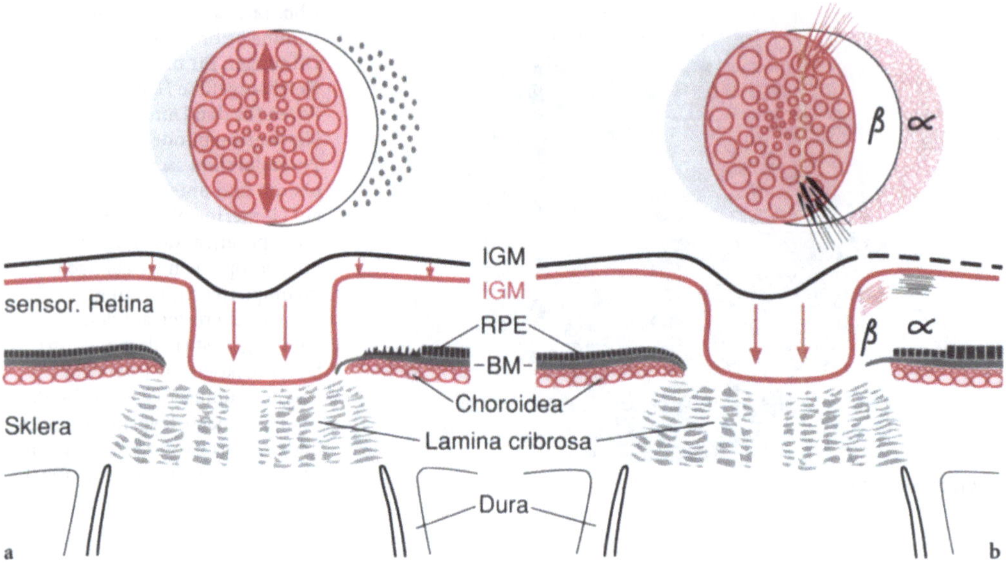

Abb. 14.56 a, b. Vereinfachtes Muster der intra- und juxtapapillären Optikusschäden bei chronischen Glaukomen. **a** intrapapillär, **b** juxtapapillär

2.1 Apoptose

Im experimentellen chronischen Glaukom beim Affen finden sich als Zeichen der Apoptose in den untergehenden retinalen Ganglienzellen folgende Veränderungen: Chromatinverdichtungen, apoptotische Korpuskel, internukleosomale Fragmentierung (Quigley et al. 1979, 1981, 1982, 1983, 1988, 1989, 1995).

- Die Apoptose wird als ein genetisch programmierter Zellsuizid aufgefaßt. Möglicherweise führt ein gestörter ortho- und/oder retrograder axoplasmatischer Fluß in den Axonen der retinalen Ganglienzellen zu einer verminderten Kommunikation zwischen retinalen Ganglienzellen und den Zielneuronen im Corpus geniculatum und verhindert so die „neurotrophen" Signale, die die retinalen Ganglienzellen vor der Apoptose bewahren. Die Abgrenzung der Apoptose im Rahmen der normalen Alterung (s. oben) gegenüber derjenigen bei chronischen Glaukomen, ist bisher noch nicht geklärt. *Corpora amylacea* von 10–50 µ Durchmesser lassen sich sowohl bei der glaukomatösen als auch bei anderen Formen der Optikusatrophie besonders gut in der PAS-Färbung erkennen, vor allem in der retinalen Nervenfaserschicht. Sie fehlen in absoluten Glaukomen, dürften also am ehesten auf degenerierte retinale Axone zurückgehen (Kubota et al. 1993a).
- Der Mechanismus des Zelltodes erklärt nicht die Pathogenese. Hierfür werden eine chronische Ischämie oder/und hämorrhagische Mikroinfarkte im Sinne der juxtapapillären Streifenblutung in der retinalen Nervenfaserschicht diskutiert, die den lokalisierten Defekten der retinalen Nervenfasern vorausgehen. Wie dies im einzelnen in dem reich vaskularisierten Sehnervenkopf, der durch zahlreiche Anastomosen ausgezeichnet ist, abläuft, ist völlig ungeklärt (Lieberman et al. 1976). Heute ist die Mikrozirkulation auch intravital quantitativ meßbar (Michelson et al. 1995; Abb. 14.63 a, b). Jedoch ist die direkte Be-

stimmung der Sauerstoffsättigung im Gewebe intravital nur schwer möglich. Ob es tatsächlich eine direkte Druckschädigung der Axone im Bereich der gewundenen Kanäle der Lamina cribrosa gibt, ist bisher umstritten. Es ist auch nach wie vor unbekannt, ob die erkennbaren Veränderungen der Lamina cribrosa Folge oder Ursache der glaukomatösen Sehnervenschädigung sind (Jonas et al. 1991a; Dichtl et al. 1996). Eigentümliche Gefäßdilatationen wurden im retrolaminären Optikus von kindlichen Augen mit Buphthalmus oder anderen Glaukomen beobachtet (Stefani u. Alexandrides 1979).

2.2 Verminderung der retinalen Nervenfaserschicht bei absoluten Glaukomen (Juxtapapilläre oberflächliche Veränderungen)

Im Vergleich zu normalen Spenderaugen, bzw. Augen ohne Optikusatrophie, die wegen eines malignen Melanoms der hinteren Uvea enukleiert werden mußten, lassen sich die Veränderungen der oberflächlichen retinalen Strukturen genau messen (Dichtl et al. 1996; Tabellen 14.13–14.18; Abb. 14.59). Es zeigt sich, daß alle Referenzebenen, d.h. a) die innere Grenzmembran der Netzhaut, b) die retinalen Gefäße, c) der Elschnig-Skleralsporn, und d) auch das retinale Pigmentepithel sowie die Choriokapillaris, im Rahmen der fortschreitenden glaukomatösen Optikusatrophie nicht an ihrem ursprünglichen Ort bleiben und insofern *nicht* als verläßliche „feste" Bezugsstrukturen angesehen werden können. Dies ist für die Versuche zu einer intravitalen dreidimensionalen Quantifizierung der Papillenveränderungen bei chronischen Glaukomen von kritischer Bedeutung (Rohrschneider et al. 1994; Burk et al. 1991, 1993; Kruse et al. 1989). Beim Affen treten *Bjerrum-Skotom-Nervenfasern* regelmäßig in den zentralen 30° des oberen und unteren Quadranten der Papille ein (Minckler 1980; Weinreb et al. 1990).

Die glaukomatöse Papillenexkavation ist gekennzeichnet (Abb. 14.41–14.43): a) durch eine *Impression* der Papillenoberfläche infolge von Gewebsverlust, b) durch *Atrophie*, d.h. durch eine neue Lagerung der verbliebenen Kapillaren, Astrozyten und retinalen Axonen. Dies geht einher mit einer *deszendierenden Atrophie* und Untergang der retinalen Ganglienzellen sowie auch *aszendierender Atrophie*, d.h. auch dem Verschwinden der Oligodendrozyten aus dem Myelinmantel. In späteren Stadien folgt auf den Verlust prälaminaren Gewebes eine ballonartige *Deformation der Lamina cribrosa* nach hinten (Tabelle 14.13; Abb. 13.14, S. 1221; 14.56–14.58; Emery et al. 1974). Das Ausmaß der Optikusatrophie läßt sich auch am Querschnitt des retrolaminaren Optikus ablesen (Abb. 14.60; Tabelle 14.17 u. 14.18).

2.3 Die juxtapapillären tiefen Veränderungen der Zonen α und β

(Jonas et al. 1989, 1990, 1991, 1993)

Sie entsprechen einer Atrophie des retinalen Pigmentepithels und der Choriokapillaris (Kubota et al. 1993a).

3. *Biomorphometrie der Papille*

Anstelle der bisher allein üblichen qualitativen Analyse, verfolgen wir heute das Ziel, zwei- und dreidimensionale Bilder der vitalen Papillae nervi optici zu quantifizieren (Littmann 1982, 1988; Tabellen 14.14–14.19).

- Es handelt sich um a) die stereoskopische und morphometrische Papillenanalyse mit dem Ophthalmoskop, oder besser anhand von schwarz/weißen und farbigen Fundusphotographien mit Hilfe der Littmann-(1989)Formel (Jonas et al. 1988–1996; Jonas u. Naumann 1988a, b) sowie um andere *tomographische Methoden:* Topcon Image Net mit digitalen Bildern; Humphrey Retina Analysator im rotfreien Licht, Rodenstock Optic Nerve Head Analyser. 14 Streifen werden auf die

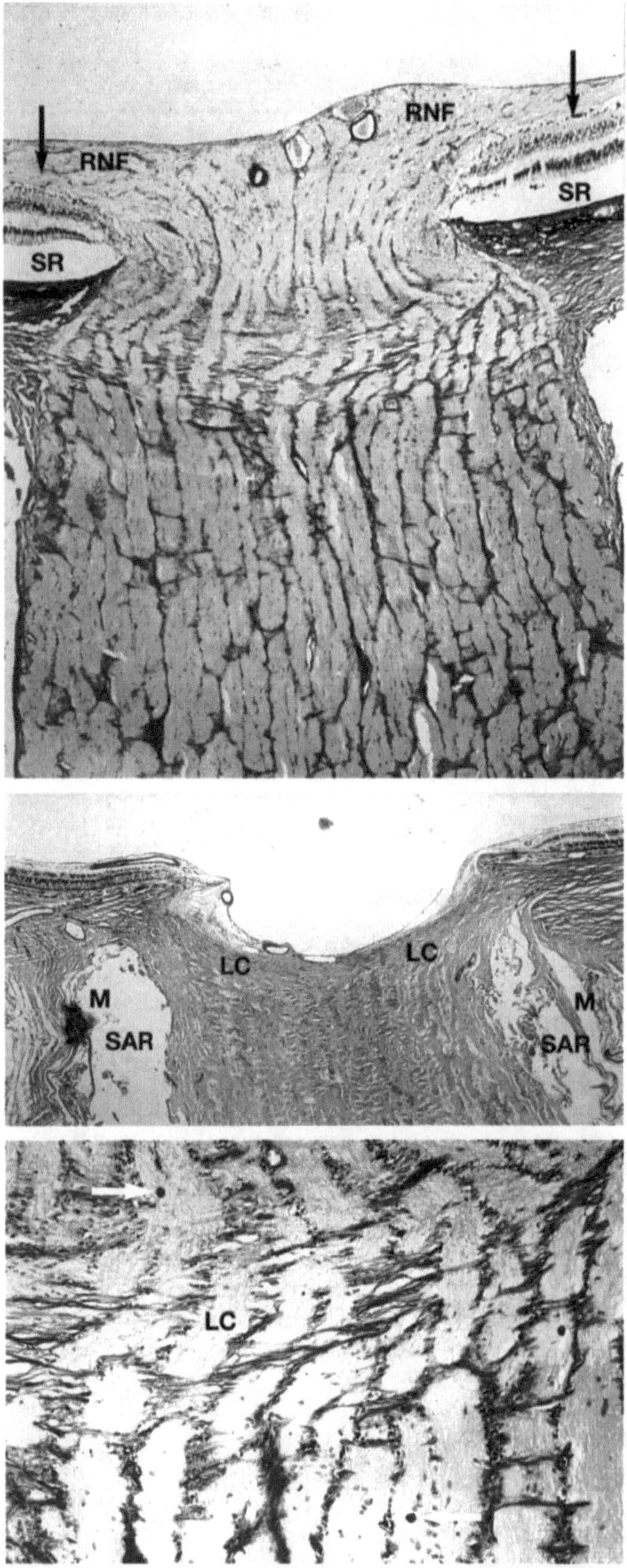

Abb. 14.57 a – c. Histopathologie der intra- und juxtapapillären Optikusschäden bei chronischen Glaukomen. **a** Normale Papille: retinale Nervenfasern (*RNF*), Ganglienzellen (*Pfeile*), artifizieller subretinaler Raum (*SR*). **b** „Absolute" glaukomatöse Exkavation: Verlust der RNF und Ganglienzellen, Lamina cribrosa (*LC*) nach hinten gewölbt. Sensorische Retina auf die Hälfte verdünnt. Subarachnoidalraum (*SAR*) durch Optikusatrophie erweitert. Meningen (*M*). **c** Erhöhte Zahl von Corpora amylacea (*weiße Pfeile*) bei beginnender glaukomatöser Atrophie (Sekundärglaukom bei diffusem malignem Melanom der Iris), Lamina cribros (*LC*)

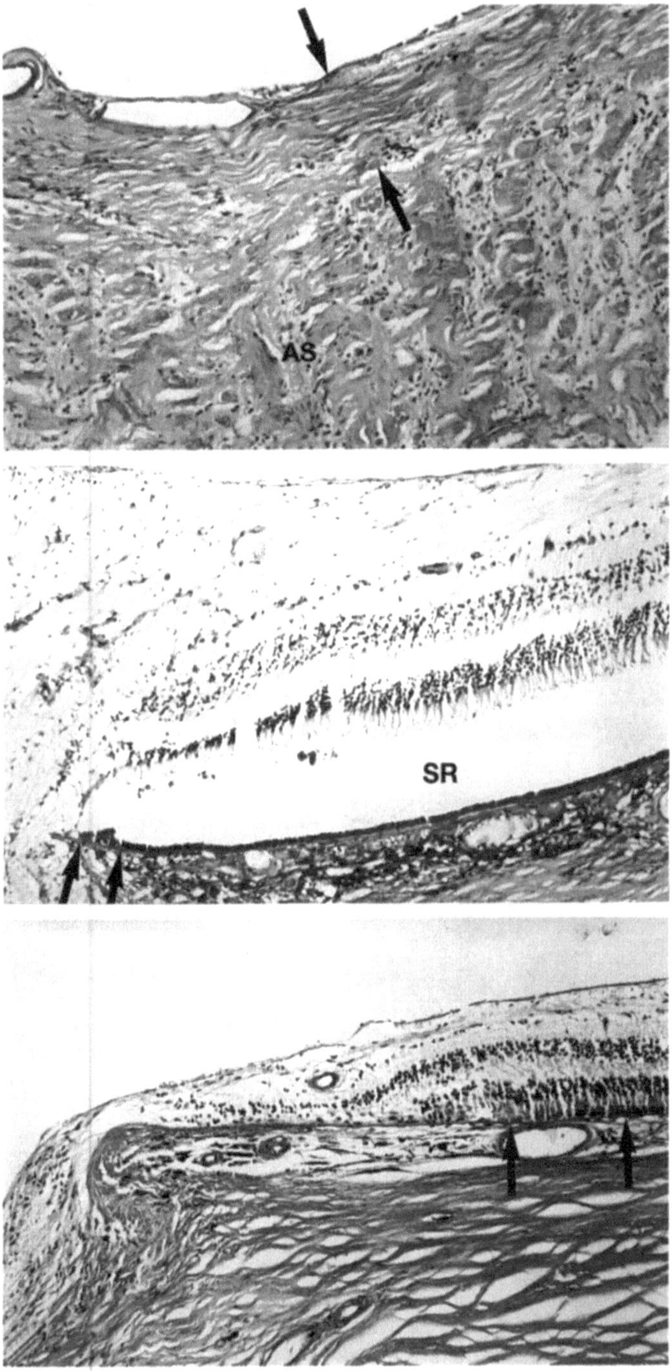

d

e

f

Abb. 14.57 d–f. **d** Absolute „gliale" Optikusatrophie: Astrozyten (AS)-Proliferationen ersetzen die Axone zwischen den verdickten Lamina-cribrosa-Septen. Verdichtetes fibröses Gewebe zwischen Exkavationsgrund und Lamina cribrosa (*zwischen den Pfeilen*). **e** Normale juxtapapilläre Retina: fokale Hypertrophie des retinalen Pigmentepithels (RPE, *Pfeile*) Artifizieller subretinaler Spalt (*SR*). **f** Juxtapapilläre oberflächliche und tiefe Atrophie von Retina, RPE und Choroidea. RNF und Ganglienzellen fehlen. Tiefe Atrophiezone β nach Jonas: äußere Retinaschichten, RPE und Choriokapillaris fehlen fast ganz. Tiefe Atrophiezone α nach Jonas: Irreguläres RPE bei intakter Choriokapillaris (*zwischen den Pfeilen*), (Jonas et al. 1994b)

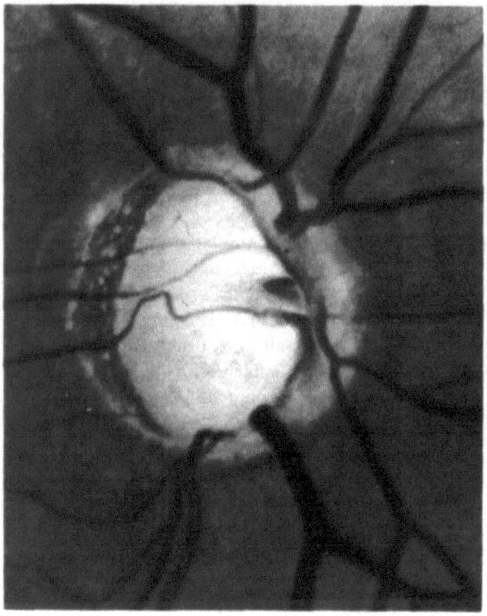

a

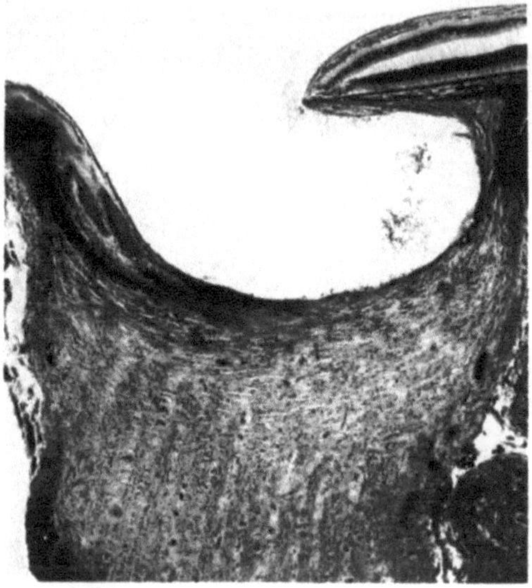

b

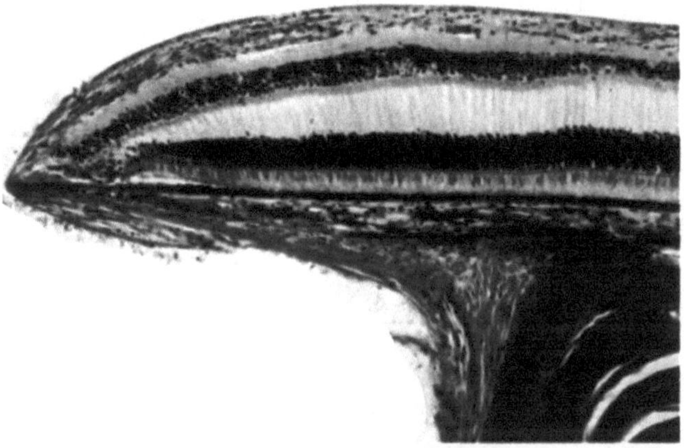

c

Abb. 14.58 a–d. Ballonförmige glaukomatöse Papillenexkavation: Verlust von Astrozyten und Axonen. **a** Ophthalmoskopischer Befund: Glaukompapille: Lamina cribrosa freigelegt, Abknicken der Gefäße. **b** Sagittalschnitt: Verlust der Axone und Ganglienzellen. Aussackung der Lamina nach hinten. **c** Ausschnitt aus **b**: Die juxtapapilläre Retina ragt mit dem Elschnig-Skleraring weit in die Exkavation vor: Retinale Ganglienzellen fehlen vollständig

Retina projiziert, von denen 10 auf den Optikus fallen. Das Glaucomascop projiziert 25 Parallellinien, differentiert aber nicht verläßlich zwischen normalen und glaukomatösen Sehnerven (Variabilität beim Normalen 57 µ; bei Glaukom-Papillen 53 µ). b) Die „Konfokale Laserscanning-Ophthalmoskopie" geschieht mit dem „Heidelberg Retinalen Lasertomographischen Scanner" (HRT) sowie dem konfokalen Scanning-Laser-Ophthalmoskop Zeiss. Die Variabilität bei Messungen mit dem HRT in einer einfachen Folge beträgt 25–40 µm (Burk et al. 1991, 1993; Kruse et al. 1989; Rohrschneider et al. 1994). c) Die Retinale Nervenfaser(RNF)-Messung erfolgt im rotfreien Licht mit Hilfe der Computeranalyse sowie mit speziellen Verfahren der Analyse von polarisiertem Licht mit dem „Scanning Laser Ophthalmoscope" und dem „Optical Coherence Tomographen" (letztere soll eine Standardabweichung von 15 µm aufweisen) (Airaksinen et al. 1992; Betz

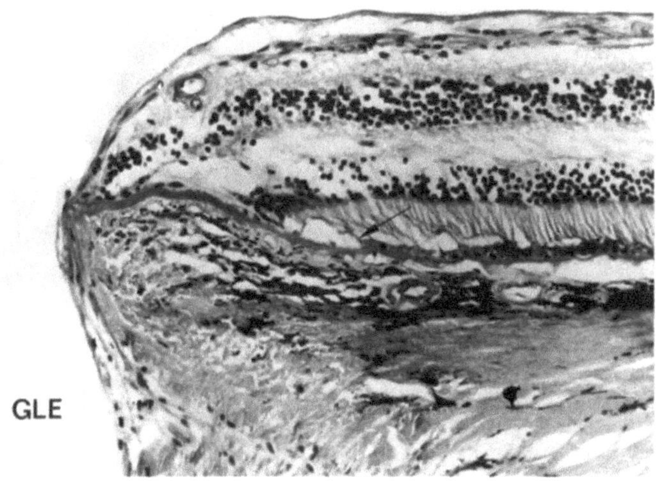

d

Abb. 14.58 d. Relativ schmaler Halo glaucomatosus: Am Rand der glaukomatösen Exkavation (*GLE*) fehlt das retinale Pigmentepithel die Choriokapillaris, die retinalen Rezeptoren und ihre Zellkerne in der äußeren Körnerschicht (*Pfeil*). Verlust der retinalen Ganglienzellen. Geringe Gliose im Niveau der früheren Nervenfaserschicht in **c** und **d**

Tabelle 14.16. Prälaminäre Papilla nervi optici: Gewebsdicke zwischen Innerer Grenzmembran (IGM) und Elschnig Skleralring. (Aus Dichtl et al. 1996)

Nervenfaserdicke am Papillenrand gemessen an histologischen Schnitten Augen ohne Optikusschädigung (n = 20)		
Gesamt:	226 ± 69 µm	Bereich 117 - 366 µm
Temporal	187 ± 57 µm	Bereich 117 - 300 µm
Unten	274 ± 67 µm	Bereich 179 - 366 µm
Nasal	246 ± 74 µm	Bereich 148 - 325 µm
Oben	247 ± 58 µm	Bereich 176 - 349 µm
Dicke des „neuralen Gewebes" über dem Elschnig Skleralring am Papillenrand gemessen an histologischen Schnitten von Augen mit absolutem Winkelblockglaukom (n = 21)		
Gesamt	40 ± 18 µm	Bereich 13 - 89 µm
Horizontal	36 ± 13 µm	Bereich 15 - 62 µm
Vertikal	45 ± 20 µm	Bereich 13 - 89 µm

et al. 1981; Funk 1991; Hoskins et al. 1994; Lichter 1976; Montgomery 1993; Quigley et al. 1992; Shields 1989; Wolf et al. 1993).

Für die klinische Frühdiagnose und Verlaufskontrolle kommen Jonas et al. zu folgenden, auch in der Praxis nutzbaren Ergebnissen:

3.1 Bedeutung der Papillenfläche für bestimmte Papillenanomalien und nicht glaukomatöse Erkrankungen

Papillendrusen sog. „Pseudopapillenödeme" und „ischämische Papilleninfarkte" nicht arteriitischer Genese treten gehäuft in Augen mit kleinen Papillen auf. Da kleine Papillen keine „physiologische Exkavation" aufweisen, kann eine glaukomatöse Papillenschädigung initial durch fehlende Exkavation maskiert sein: *„Pseudonormale Mikropapille"*. Dagegen finden sich in großen Sehnervenköpfen „Gruben", die Handmann-Anomalie („morning glory syndrome") (s. Kap. 13). Die Papillengröße ist kein signifikanter Faktor für die Glaukomempfindlichkeit des Patienten (Gusek et al. 1988; Jonas et al. 1988a–f; 1990a–d; Jonas u. Naumann 1988a, b, 1989; Samples et al. 1985).

3.2 Juxtapapilläre retinale Nervenfaser(RNF)-Ausfälle

(Jonas u. Dichtl 1996)

Lokale Defekte folgen juxtapapillären Strichblutungen in den retinalen Nervenfasern nach 6 Wochen. Sie lassen sich bei 20 % aller Glaukom-Augen feststellen. Defekte der retinalen Nervenfaserschicht korrelieren mit Kerben im neuroretinalen Randsaum und parapapillär mit einer größeren parapapillären chorioretinalen Atrophie sowie einer Verdünnung der retinalen Gefäße.

Diffuse Ausfälle der RNF sind schwierig zu erkennen und zu quantifizieren (Arbeitsgruppe AIRAKSINEN et al. 1981 bis 1992; QUIGLEY et al. 1976 bis 1995; SOMMER et al. 1977). *Kerben* der neuroretinalen Randzone (NRRZ) treten am häufigsten unten 15° temporal der vertikalen Papillenachse auf. Bei fortschreitender glaukomatöser und nicht glaukomatöser Optikusatrophie verkleinert sich das Kaliber der retinalen Gefäße. *Juxtapapilläre Streifenblutungen* in der retinalen Nervenfaserschicht werden in 3–6% aller Glaukom-

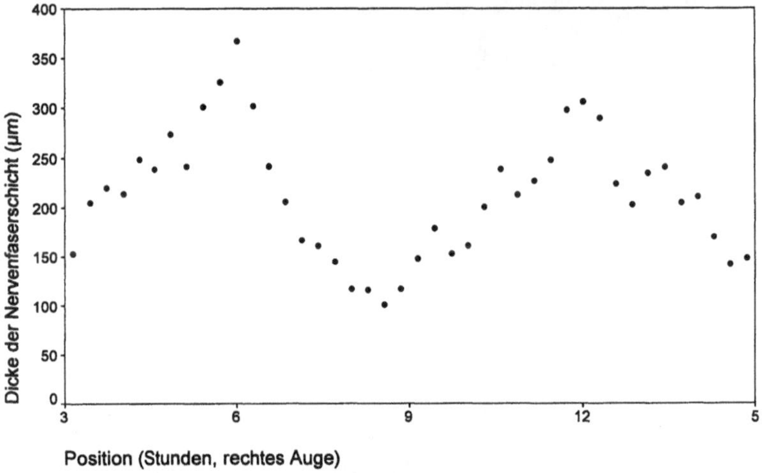

Abb. 14.59. Dickenprofil der Nervenfaserschicht von Augen ohne Optikusschädigung. Position am Papillenrand (rechtes Auge) in Uhrenziffern. (Aus DICHTL et al. 1996, s. a. Tabelle 14.16)

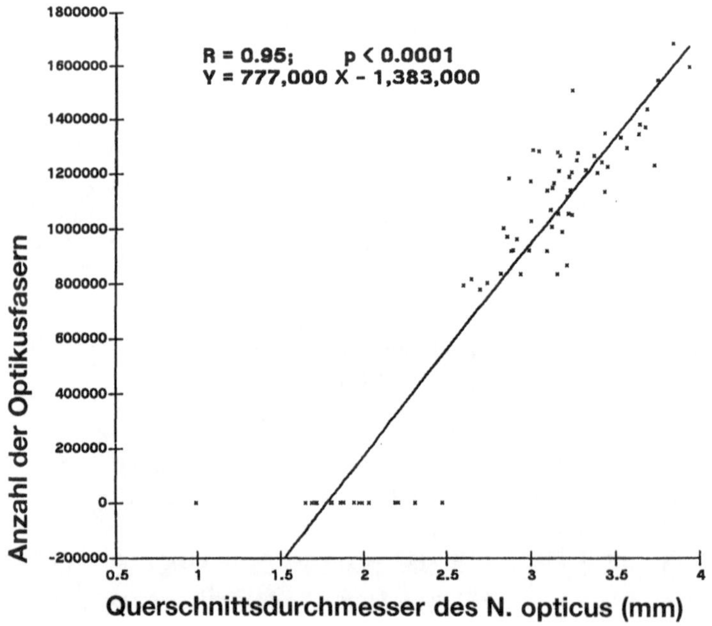

Abb. 14.60. Die Ausprägung der glaukomatösen (oder) einfachen Optikusatrophie läßt sich an der Querschnittsfläche des retrolaminären Optikus ablesen. (Aus JONAS et al. 1994)

Tabelle 14.17. Modifizierende Faktoren der Papillenexkavation

I. *Kongenital bzw. hereditär*
  1. Papillenfläche (Durchmesser des Sklerakanals): unabhängig von Refraktion
  2. Schräger Verlauf des Sklerakanals
  3. Glatte Muskulatur juxtapapillär bei Handmannscher Anomalie
  4. Ausmaß der Rückbildung des primären Glaskörpers (Bergmeister-Papille)

II. *Erworben*
  1. Verlust der Axone der retinalen Ganglienzellen („Nervenfasern")
  2. Auswölbung der Lamina cribrosa nach orbital
  3. Dilatation des Sklerakanals: Buphthalmus, Myopia magna
  4. Verlust von Astrozyten (z. T. reversibel durch reaktive astrozytäre Proliferation bei Buphthalmus)

Tabelle 14.18. „Kritische Details" der chronischen intrapapillären Glaukomschäden (nach Arbeitsgruppen: Airaksinen et al. 1983, Jonas et al. 1989 bis 1995; Quigley et al. 1979 bis 1995; Spaeth et al. 1971; Burk, Kruse, Rohrschneider u. Völcker 1989 bis 1994)

I. „*Exkavation*": Exkavation-Papillen-Quotient (E/P)
  1. Cave Papillengröße
     - „Pseudonormale Mikropapille"
     - „Pseudoglaukomatöse Makropapille"
     - Asymmetrie: Bezug auf de-facto-Fläche
  2. „Vertikale" Konfiguration: anders als normal

II. *Neuro-Retinale Randzone (NRRZ)*
  1. Lokal isoliert temporal unten, bzw. oben schmaler (Kerbe)
  2. Diffus schmaler
  3. „Blässe"

III. Lamina cribrosa
  1. Poren deutlicher sichtbar
  2. Auswölbung nach hinten
  3. Schlitzförmige Öffnungen

IV. *Gefäße*
  1. Nasale Verschiebung
  2. Verengung des Kalibers
  3. „Bajonett"-Verlauf
  4. Freiliegender Verlauf

Tabelle 14.19. Juxtapapilläre Veränderungen der Retina bei chronischen Glaukomen. (Nach Airaksinen et al. 1983; Jonas et al. 1989 a–f; Quigley et al. 1979)

A. **„Retinale Nervenfasern (RNF):** ***Oberflächlich*****:**
I. Normale Anatomie
  1. *Axone* (≈ 1,0 μ) (0,2–1,6):
     Magno-(M)-Ganglienzellen:
     Soma 10–30 μ
     Großer Dendritenbaum, Peripherie (Bewegung)
     Parvo-(P)-Ganglienzellen:
     Soma 10 μ, Kleine Dendritenbäume, Zentral (Farbe)
  2. *RNF-Bündel*: 20 μ
  3. Biomikroskopie der RNF-Bündel (mit ca. 490 nm):
     - Sichtbarkeit in den Sektoren: Temporal unten > temporal oben > nasal oben > nasal unten
     - Korrelationen mit:
       - Dicke der juxtapapillären Nervenfaserschicht
       - Kaliber der retinalen Arteriolen
       - Breite des neuroretinalen Raundsaums
       - Foveola liegt 0,5 mm unter Horizontale durch Papillenzentrum
       - Größe der Einzelporen in Lamina cribrosa

II. **Okuläre Hypertension:** RNF-Defekt bei 25% (Airaksinen et al.1992) bis 60% (Quigley et al. 1990) vor Skotomen (bis 6 Jahre später)

III. **Glaukome**
  1. Lokalisierte Defekte (sichtbar ab 50% Verlust der regionalen Schichtdicke)
  2. Korrelation mit
     - 6–8 Wochen früher Papillenrand-Blutung
     - Kerbe in NRRZ
     - Juxtapapillärer tiefer chorioretinaler Atrophie im gleichen Sektor
  3. Diffuse Ausfälle

B. **Chorioretinale Atrophie:**
„Tief" (ausgeprägter als bei Normalen)
  1. Elschnig-Skleral-Ring besser sichtbar
  2. Zone α (Jonas) RPE atrophisch
  3. Zone β (Jonas): RPE-Verlust, choroid. Atrophie auch nasal
  4. Korreliert mit NRRZ- und RNF-Defekten: beginnt meist unten-temporal
  5. Häufiger bei flacher Exkavation Fundus tabulatus, diffusem RNF-Verlust und Glaucoma „sine tensione"

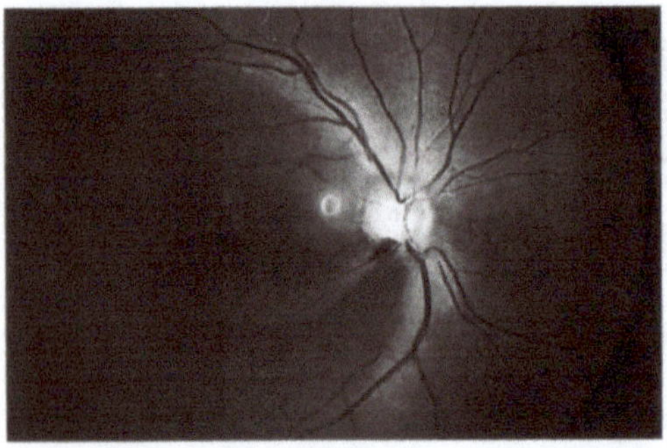

a

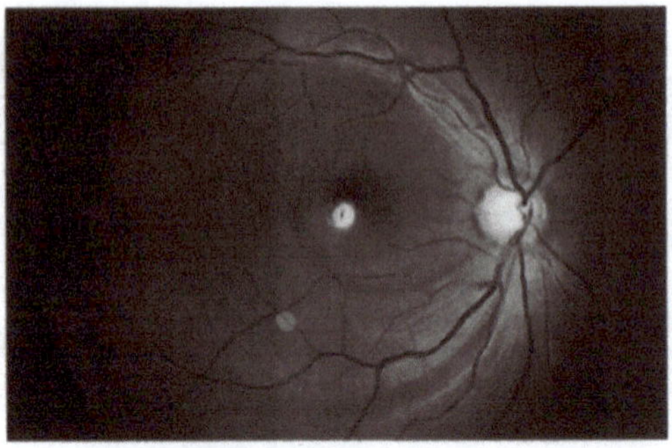

b

Abb. 14.61. Fokale retinale Nervenfaserbündelausfälle bei chronischen Glaukomen. **a** vom Papillenrand bei 12 h und 2 h ausgehend (linkes Auge). **b** Juxtapapilläre Strichblutung bei 7 h neben breitem RNF-Defekt von 6–7 h

Augen gefunden, jedoch nur in Sektoren mit NRRZ und nicht mehr in Augen mit absolutem Glaukom, d.h. nach Verlust aller Axone (Abb. 14.61–14.63; Airaksinen u. Tuulonen, 1984; Airaksinen et al. 1981, 1982; Drance 1989; Jonas u. Xu 1994; Sonnsjö 1986).

3.3 Typen der glaukomatösen Exkavation (Abb. 14.56–14.58)

Die Exkavation der Papille wird bei fortschreitenden chronischen Glaukomen *größer* und *tiefer*. Grob vereinfacht lassen sich zwei Grundmuster der Schädigung unterscheiden und – als Arbeitshypothese – bestimmten Mikrozirkulationstypen zuordnen. 1) Glaukome mit *hohem* intraokularen Druck zeigen eine *„kantige" tiefe Exkavation* bei fehlender oder minimaler juxtapapillärer Atrophie. Dies ließe sich evtl. weitgehend der retinalen Mikrozirkulation anlasten – obwohl sie sich durch eine Auoregulation auszeichnet. 2) Glaukome mit nur *wenig* erhöhtem oder „normalem Druck" bieten eher eine *flache* Exkavation, d.h. es besteht eine Diskrepanz zwischen einem kleinen Blässe-Areal in der Exkavation und einem größeren exkavierten Bereich mit ausgedehnter juxtapapilläre Atrophie und auffallendem Fundus tabulatus. Hier ist zusätzlich eine Alteration der zilio-choroidalen Mikrozirkulation zu postulieren (Abb. 14.62; Fernández et al. 1990; Michelson et al. 1994, 1996).

3.4 Juxtapapilläre Veränderungen des retinalen Pigmentepithels und der Choriokapillaris

Sie treten nicht nur im Endstadium eines Glaukoms als „Halo glaucomatosus" auf. Bereits im frühen Stadium einer glaukomatösen Sehnervenschädigung lassen sich segmental die Zonen α und β nach Jonas et al. unterscheiden. Sie können insbesondere bei kleinen Papillen (ohne physiologische Exkavation) von frühdiagnostischer Bedeutung sein, wenn die parapapillären Veränderungen und die perimetrischen Aus-

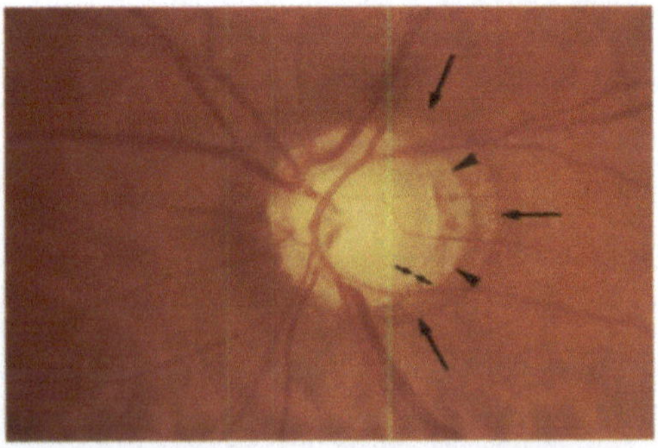

Abb. 14.62. Fortgeschrittene intrapapilläre Glaukomexkavation mit relativ breiter juxtapapillärer Atrophiezone β (*Pfeilspitzen*), α (*Pfeile*), Elschnig-Skleralring (*kleine Pfeile*). Ausgedehnter Fundus tabulatus

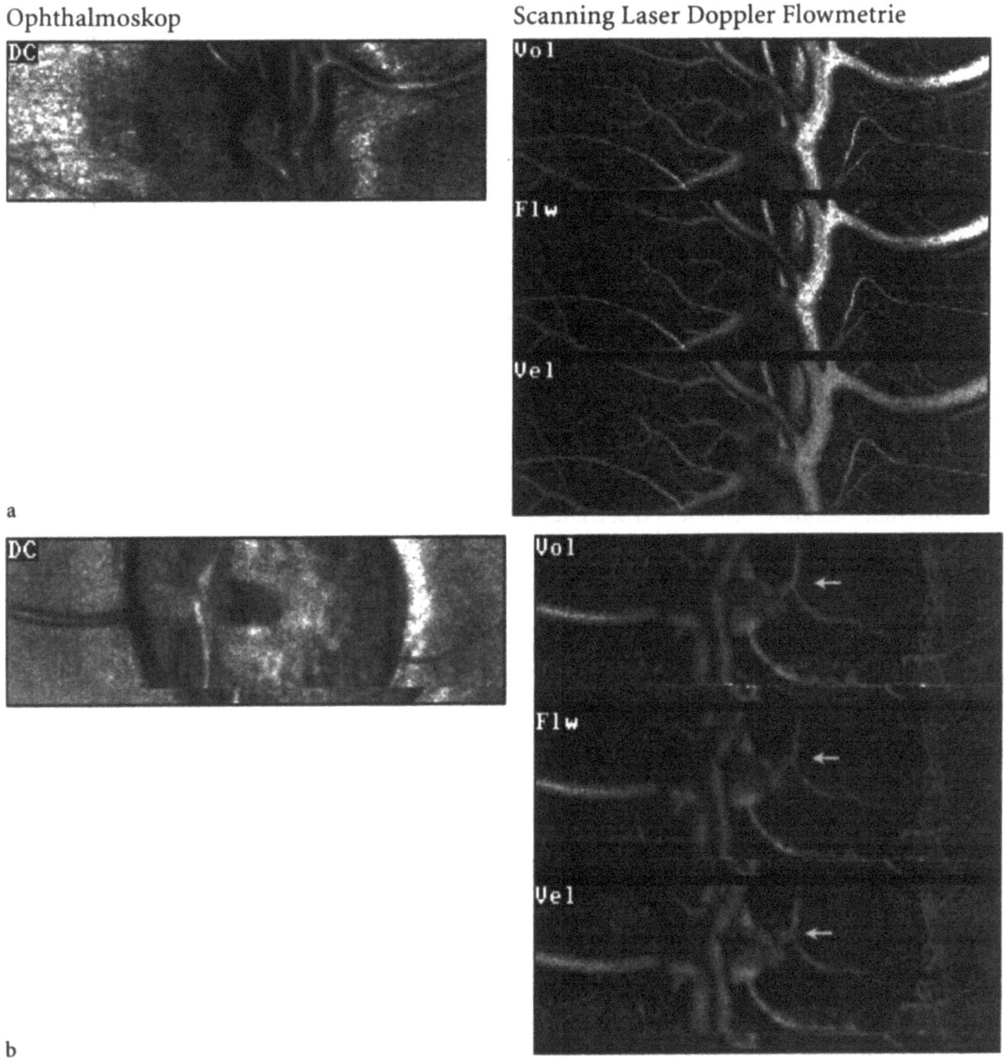

Abb. 14.63 a, b. Scanning-Laser-Doppler-Flowmetrie (SLDF). Ortsaufgelöste (10 µm × 10 µm) Messung der Durchblutung der Netzhaut und der Papilla n. optici. Das konfokale Abbildungssystem erkennt ausschließlich Licht aus einer Gewebs-Schichtdicke von 300 µm. Innerhalb von 2 s werden 16384 Netzhautpunkte untersucht. Nach Messung der Dopplerverschiebung wird der Blutfluß jedes einzelnen Meßpunktes berechnet. Nach analoger Darstellung der 16 384 Meßwerte erhält man eine zweidimensionale Kartierung der kapillären Perfusion des untersuchten Gewebes. Die Helligkeit der Pixel wird kodiert vom jeweiligen Blutflußwert. Durch die analoge Darstellung der Perfusionswerte werden feinste Kapillaren und Gefäße der inneren Netzhautschichten sichtbar. *Die funktionelle Abbildung der retinalen Perfusion entspricht der morphologischen Anordnung der Gefäße!* **a** normales Auge. **b** Papille mit fortgeschrittener glaukomatöser Optikusatrophie. Reflektionsbild und Perfusionsbild der Gefäßversorgung der Lamina cribrosa eines Auges mit fortgeschrittenem primär chronischem Offenwinkelglaukom. Durch die konfokale Abbildung werden ausschließlich Gefäße und Kapillaren der Lamina cribrosa dargestellt. Die weit fortgeschrittene glaukomatöse Optikusatrophie geht einher mit weitgehendem Verlust von Kapillaren in der laminaren Schicht, lediglich größere Gefäße sind noch vorhanden. Die Scanning-Laser-Doppler-Flowmetrie bildet einen Brückenschlag zwischen funktionellen Änderungen und der Rekonstruktion der Morphologie der Gefäße. (Aus Michelson et al. 1995 u. 1996)

fälle den intrapapillären vorausgehen (pseudonormale Mikropapille, Abb. 14.62).

3.5 Papillenmorphologie bei okulärer Hypertension („präperimetrische Glaukome")

Die Biomorphometrie der Papille in Augen mit erhöhtem Augendruck aber ohne faßbare Gesichtsfeldausfälle ergibt: a) statistisch signifikant eine *kleinere* und pathologisch verformte Neuroretinale Randzone (NRRZ). b) Die juxtapapilläre chorioretinale Atrophiezone ist größer. c) Die retinale Nervenfaserschicht ist schlechter sichtbar, sie bietet häufiger lokalisierte Defekte. d) Papillenrandblutungen lassen sich ebenfalls öfter beobachten (JONAS und DICHTL, 1996).

Zur Pathogenese der Glaukompapille: Vor wenigen Jahren waren sich die meisten Autoren darüber einig, daß die Ursache für die glaukomatöse Papillenexkavation in einer „chronischen Ischämie" zu suchen sei. Diese Ischämie würde sich entweder an den prälaminären Kapillaren (HAYREH 1975) oder im „radiären peripapillären Kapillarsystem" (RPC nach DAICKER 1976; HENKIND 1967) auswirken. Beide sind Endäste der ziliaren oder retinalen Gefäßversorgung (Tabelle 14.20). Bei einer Literaturdurchsicht und seinen eigenen experimentellen Untersuchungen stellte ANDERSON (1975) fest, daß die Papillenveränderungen bei *akuten* Glaukomen tatsächlich einer ischämischen Schädigung entsprechen. Dagegen paßt seiner Auffassung nach die These einer ischämischen Papillenschädigung durch *chronische* Glaukome nicht zu den klinischen und seinen eigenen experimentellen Befunden. Tatsächlich beobachtete ANDERSON (1973) im Affenexperiment bei einer schrittweisen akuten Ischämie durch Anhebung des i.o. Druckes, daß als erstes selektiv die axonalen Elemente der Papille untergehen, und daß die Astrozyten am längsten einer akuten Ischämie widerstehen. In Analogie ließe sich die initiale Papillenveränderung beim chronischen Glaukom eher *nicht* als Ischämiefolge deuten (s. Abb. 13.14 u. 14.47).

Der Mechanismus der chronischen glaukomatösen Exkavation ist zwar noch nicht im Detail bekannt. In einer bemerkenswerten Übersicht weisen SCHUMER u. PODOS (1994), auf neue Aspekte der Molekularen Neurobiologie/Neuropharmakologie hin, die bei der chronischen glaukomatösen Papillenschädigung eine Rolle spielen könnten: Excitotoxine durch Neurotransmitter, N-Methyl-Aspartat-Rezeptor-Antagonisten, Kalzium-induzierte Schäden, intrazelluläres Stickoxyd, freie Radikale, die Rolle von Wachstumsfaktoren bei der Axon-Regeneration. Die gegenwärtige Betonung der Augeninnendrucksenkung in der Therapie chronischer Glaukome könnte durch Berücksichtigung dieser Faktoren im Sinne einer „pharmakologischen Protektion" erweitert werden (Tabelle 14.20).

Literatur: ERNEST 1975; GOLDMANN 1973a, b; HOSKINS u. GELBERT 1975; RADIUS u. MAUMENEE 1978; SHAFFER 1969; UNGER et al. 1974; VRABEC 1976.

Choroidea: Die juxtapapillären Aderhautkapillaren wie auch die des prälaminaren Papillengewebes sind als Endäste der ziliaren Zirkulation aufzufassen. Im Endstadium der glaukomatösen Papillenschädigung obliterieren die Gefäße in der papillennahen Aderhaut, und das retinale Pigmentepithel verschwindet: *Halo glaucomatosus.* Ob die diffusen Veränderungen des retinalen Pigmentepithels auch in der Peripherie eine frühe Rezeptorschädigung anzeigen, bedarf noch funktioneller und morphologischer Studien. (UENO u. NAUMANN 1989; KUBOTA et al. 1993a).

Retina: Histopathologisch fehlen im Endstadium eines chronischen Glaukoms alle retinalen Ganglienzellen und Nervenfasern. Bis heute ist nicht geklärt, ob der Untergang der Zellen *„im Axon" in der Papille* (wie für akute Glaukome bewiesen, s. oben) oder

Tabelle 14.20. Arbeitshypothesen über „vaskuläre Faktoren" bei Glaukomschäden

I. Akute Glaukome	Ischämischer Infarkt und Hyaluronsäure-Einstrom = kavernöse Atrophie Schnabel im prälaminären Papillengewebe
II. Chronische Glaukome	
Retinales Gefäßsystem	• Tiefe randständige Exkavation • Papillenrandblutung • Nervenfaser-Bündeldefekt • RPE nicht erkennbar alteriert
Ziliochoroidales Gefäßsystem	• Flache Exkavation und juxtapapilläre Atrophie • Hinweis auf diffuse RPE-Atrophie (und Retin.-Rezeptorschäden?) Fundus tabulatus

aber in der *Stammzelle* in der Retina beginnt und von hier aus aszendiert. Die Netzhaut ist stets durch Verlust ihrer inneren Schichten wesentlich verdünnt. Da eine nennenswerte reaktive Gliose nicht erfolgt, bleibt die Retina transparent. Die Frage einer transsynaptischen aszendierenden oder deszendierenden Atrophie wurde m. W. bisher noch nicht genau studiert (VRABEC 1966). *Ophthalmoskopisch* beobachtet man wie bei einer einfachen Optikusatrophie nur ein verändertes Reflexverhalten der inneren Grenzmembran bei Verlust der retinalen Ganglienzellen und Nervenfasern - obgleich fast die Hälfte der inneren Retina fehlt (s. Kap. 12; KLEIN et al. 1995; KORTH et al. 1989, 1993; KORTH u. KOCA, 1993; PODGOR et al. 1983).

Die Rolle des radiären *peripapillären Kapillarnetzes* (RPC) für die Entstehung glaukomatöser Ausfälle ist noch umstritten. Fluoreszenzangiographische Untersuchungen haben eine selektive Behinderung des Durchflusses im RPC bei artefiziell gesteigertem i. o. Druck noch nicht eindeutig belegt (BLUMENTHAL et al. 1970). KORNZWEIG et al. (1968) haben in Trypsin-verdauten retinalen Flachpräparaten von klinisch bekannten Glaukomaugen eine *selektive* Atrophie dieses oberflächlich gelegenen, peripapillären radiären Kapillarsystems gefunden. Es bleibt aber die Frage offen, ob es sich hierbei um Ursache oder Folge der glaukomatösen Papillenatrophie handelt (UNGER et al. 1974).

Wenig Aufmerksamkeit fanden bisher die ausgeprägten Veränderungen der äußeren Schichten der sensorischen Retina in Augen mit absoluten sekundären Glaukomen; und zwar nicht nur juxtapapillär sondern überall. Es fällt eine Atrophie und Verminderung der Photorezeptoren und ihrer Zellkerne in der äußeren Körnerschicht auf. Entsprechend sind auch die retinalen Pigmentepithelzellen kleiner und vermindert (UENO u. NAUMANN 1989).

Wegen ihrer Häufigkeit sind die Beziehungen zwischen primär chronischem Glaukom und retinalem *Zentralvenenverschluß* von großer Wichtigkeit. TARKKANEN u. RAITTA (1967) zeigen, daß bei 42% aller Patienten, die einen retinalen Zentralvenenverschluß erleiden, ein chronisches Glaukom auch am anderen Auge vorliegt. Eine Behinderung der intraokularen retinalen Zirkulation durch eine auch nur mäßige Drucksteigerung erscheint plausibel. Praktisch bedeutet dies, daß bei jedem retinalen Zentralgefäßverschluß gezielt ein primär und sekundär chronisches Glaukom ausgeschlossen werden muß. Dies ist wichtig, da das betroffene Auge oft an den Komplikationen des Gefäßverschlusses erblindet. Frühestens 6 Wochen nach dem retinalen Zentralvenenverschluß, aber nicht immer, kann sich eine Rubeosis iridis mit den irreversiblen Folgen eines akuten oder chronischen sekundären Winkelblockglaukoms entwickeln. Die Gefäßneubildung der vorderen Uvea unterbleibt, wenn sich kollaterale Anastomosen vom retinalen zum ziliaren Gefäßsystem am Papillenrand ausbilden (GARNER u. ASHTON 1972) oder eine ausreichende Laserkoagulation erfolgt.

Sklera: Extreme und persistierende Drucksteigerungen vermögen zu *umschriebenen* Ausweitungen der skleralen Bulbuswand zu führen, und zwar an ihren schwächsten Stellen: Zwischen Skleralsporn und Schwalbe-Grenzring entwickeln sich sog. *interkalare Staphylome.* Sie sind innen eventuell von der atrophischen, nach vorn synechierten Iriswurzel ausgekleidet. Besonders in myopen Augen gibt die Sklera an ihren dünnsten Bereichen unter dem Ansatz der geraden Augenmuskeln nach, es entstehen *äquatoriale Staphylome* oder peripapilläre Staphylome.

Weitere Literatur über chronische Glaukomschäden: AULHORN u. HARMS 1960; EMERY et al. 1974; FUNK et al. 1988; GAFNER u. GOLDMANN 1955; GILBERT 1915; GOLDMANN 1973a, b; VON GRAEFE, 1862; HAYREH 1974a, b; JERNDAL 1976; KATZ et al. 1989; KUHNT, 1879; MANSCHOT 1945; SOSSI u. ANDERSON 1983; TUULONEN 1989; TUULONEN u. AIRAKSIN 1991; WOLFF u. ZIMMERMAN 1962.

c) „Normaldruckglaukom", Niedrigdruckglaukom, Glaukom ohne Druck („Glaucoma sine tensione", low-tension glaucoma)

Wir verstehen darunter eine progressive Augenerkrankung mit typischer glaukomatöser Papillenexkavation und entsprechenden Gesichtsfeldausfällen. Definitionsgemäß muß der i. o. Druck im Tag- und Nachtprofil *stets* im statistischen Normbereich, d. h. unter 21 mm Hg, liegen. Legt man diese strikten Kriterien zugrunde, tritt das *Glaucoma sine tensione* in ca. 10% aller chronischen Glaukome auf.

Der Prozeß wird aber relativ häufig vorgetäuscht, wenn man 1. tatsächliche Druckspitzen, etwa nachts, nicht erfaßt, 2. die erhöhte Tension durch falsche Meßmethoden (Impressionstonometer) zu niedrig einschätzt, 3. einen fortschreitenden Gesichtsfeldverfall auf ein Glaukom ohne Druck bezieht und übersieht, daß die Pupille enger als bei der Voruntersuchung war oder andere i. o. Prozesse (wie Medientrübung, retinale Gefäßverschlüsse) anzuschuldigen sind. 4. einen Visusverfall bei kompensiertem Glaukom unter Adrenalin-Dauertherapie nicht auf die medikamentenbedingte zystoide Makulopathie bezieht (Tabelle 11.18; Abb. 12.15; s. Kap. 17) und 5., bei sehr weit fortgeschrittenen Glaukomen nach therapeutischer Druckkompensation, den altersbedingten Axonverlust – eine „Pseudoprogression" – unberücksichtigt läßt.

Solange wir die Pathogenese dieser eigentümlichen Erkrankung noch nicht kennen, kann man eine abnorme individuelle Konstitution der Astrozyten postulieren und/oder eine generalisierte vaskuläre Insuffizienz, die sich speziell in der Papille auswirkt. Für letzteres spräche das Auftreten dieser Sonderform chronischer Glaukome bei Patienten mit einer *essentiellen arteriellen Hypertonie,* bei *Diabetes mellitus* oder im Gefolge eines vaskulären Schocks durch *Blutverlust* etc. Häufig klagen diese Patienten über „kalte Hände und Füße", ein Hinweis auf systemische vasospastische Prozesse, die dann die Papille („kalter Sehnerv") mitbetreffen. Welche Rolle hier gefäßaktive Faktoren wie die Endotheline spielen, wird zur Zeit intensiv analysiert (FLAMMER et al. 1990).

In der Differentialdiagnose des *„Glaukoms ohne Druck"* im engeren Sinne sind nach SPAETH (1971) *Papillenanomalien,* andere okuläre Erkrankungen, neuroophthalmologische Prozesse sowie generalisierte Gefäßerkrankungen einzubeziehen (Tabelle 14.21). Besonders tückisch ist oft die richtige Einordnung der „nichtglaukomatösen Glaukompapille" (LANDAU u. GLOOR 1996).

Literatur: CHUMBLEY u. BRUBAKER 1976; DRANCE 1972; FLAMMER 1990; HEILMANN 1972; JAVITT et al. 1990; MILLER u. QUIGLEY 1987; NASEMANN et al. 1994.

Tabelle 14.21. Differentialdiagnose: „Glaukom ohne Druck"

I.	*Okulär*
	1. Papillenanomalien
	2. Myopia magna
	3. Heterotypischer Konus und Fundusektasie
	4. Folgen intrapapillärer ischämischer Infarkte nach Riesenzell-Arteriitis oder Apoplexia papillae
II.	*Neuro-Ophthalmologisch*: „Die nichtglaukomatöse Glaukompapille (GLOOR, 1996)
	1. Intrazerebral raumfordernde Prozesse
	2. Meningitis bzw. Arachnitis optico-chiasmatica
III.	*Generalisierte Gefäßerkrankung*
	1. Kranio-vaskuläre Insuffizienz (z. B. Aortenbogen-Syndrome)
	2. Labiler Hypertonus (Paroxysmale Hypoperfusion, z. B. nachts)
	3. Mikroangiopathie: Diabetes mellitus, Lues
	4. Hyperviskositäts-Syndrome (Dysproteinämie etc.)
	5. Hämatologische Erkrankungen

2. Buphthalmus (Glaukomfolgen beim Kleinkind)

Etwa bis zum 5. Lebensjahr führt jede pathologische Augeninnendruckerhöhung zu einer Dilatation der Bulbuswand, d. h. einem Buphthalmus bzw. Hydrophthalmus (SHAFFER 1965; STEFANI u. ALEXANDRIDES 1979).

Hornhaut: Insbesondere die peripheren Hornhautanteile werden gedehnt, so daß sich der korneale Durchmesser stark vergrößert auf Werte bis 15 mm, ausnahmsweise bis 18 mm. Dies ist das Kardinalsymptom der Hydrophthalmie und geht mit vertiefter Vorderkammer einher. Die *Verlaufskontrolle des Hornhautdurchmessers* und der echografisch bestimmten Bulbusachse gibt neben Tension und Papillenbefund Aufschluß über den Stand der Erkrankung. Einrisse in der Descemet-Membran werden durch überschießende Ablagerungen von Basalmembranmaterial repariert: Es entstehen Leisten in der Descemet-Membran, die *Haab-Linien*. Die korneale Endothelzahl ist stärker als bei primär chronischen und sekundären Glaukomen reduziert (KNORR et al. 1991). Eine bleibende endotheliale Dekompensation ist nach einer Keratopathia bullosa von einen Pannus corneae mit tiefer Vaskularisation gefolgt (s. Kap. 7; Abb. 7.34 u. 7.35), oft mit sekundärer kornealer Amyloidose (HINZPETER u. NAUMANN 1974; WENZEL et al. 1989).

Die Druckschwelle für ein glaukomatöses Hornhautödem (funktionell: Photophobie) ist unterschiedlich. Beim *ICE-Syndrom* liegt sie auffallend niedrig (YANOFF 1979).

Linse: Die Vergrößerung des Bulbusdurchmessers führt zu einer Überdehnung der Zonulafasern evtl. mit Subluxation der Linse. Bei der *Röteln-Hydrophthalmie* besteht oft gleichzeitig eine Katarakt; beim *Lowe-Syndrom* bleibt die Linse auffallend klein (ZIMMERMAN u. FONT 1966).

Papille: Entgegen weit verbreiteter Ansicht läßt sich an der Papille auch beim infantilen Glaukom die glaukomatöse Schädigung gut ablesen. Ähnlich wie bei der Myopia magna entwickeln sich eine Vergrößerung der Papillenfläche und ausgedehnte juxtapapilläre Atrophien (JONAS et al. 1988)

Bemerkenswert ist die bei kindlichen Glaukomen zu beobachtende Verkleinerung der Exkavation nach Druckregulation. Dies wird auf 1. den *Rückgang* der Dilatation des skleralen Sehnervenkanals und 2. eine postulierte, offenbar beim Kind mögliche, Regeneration von Astrozyten zurückgeführt (QUIGLEY 1977; RICHARDSON 1968; RICHARDSON u. SHAFFER 1966; SHAFFER u. HETHERINGTON 1969; Tabelle 14.17 und 14.18).

3. Komplikationen antiglaukomatöser Therapie (Tabelle 14.22)

Epidemiologische Studien zeigen, daß eine okuläre Hypertension bei mehr als 5% aller Menschen jenseits des 40. Lebensjahres auftritt (RUPRECHT et al. 1978). Die Prävalenz definitiver, primär chronischer Glaukome – d. h. mit der kompletten Symptomen-Trias: erhöhte Tension, Papillenexkavation und Sko-

Tabelle 14.22. Funktionelle und morphologische Schäden bei Glaukomen. (Mod. nach SPAETH 1971)

A. Vaskuläre Insuffizienz
- Bezogen auf intraokulare Tension (akute Glaukome, ischämischer Infarkt))
- Unabhängig von intraokularer Tension: Glaukome „ohne Druck“

B. Folgen von Druck und/oder Ischämie

C. Iatrogen

I. Korrekte Therapie
- „Miotika“: Miose, Myopisierung, Katarakt, Amotio retinae
- Adrenalin: Makulopathie; Keratopathie
- Operativ

II. Über-Therapie
- Fehldiagnose „Pseudoglaukomatöse Makropapille“
- Überschätzter Gesichtsfeld-Ausfall
- Filter-Operation anstelle von Iridektomie

III. Unter-Therapie
- Fehldiagnose „Pseudonormale Mikropapille“
- Unerkannte, niedrige Sklera-Rigidität (Myopie)
- Unerkannter Winkelblock

tom – beträgt ca. 1% im 60. Lebensjahr und über 7% im 80. Lebensjahr. Da es heute noch nicht verläßlich möglich ist, die von einem Glaukom wirklich bedrohten Patienten von solchen mit einer schlichten okulären Hypertension zu unterscheiden, wird etwa jeder 20. Patient jenseits des 40. Lebensjahres wegen eines organischen Glaukoms bzw. -verdachtes betreut oder sogar behandelt.

Jede Therapie geht jedoch auch mit funktionellen und morphologisch faßbaren Störungen (Tabelle 14.22) einher (PHELPS 1977).

a) Folgen konservativer Glaukomtherapie

Bindehaut: Auch ohne immunologische Reaktion löst eine langjährige Applikation von Konservierungsmitteln in Tropfen oder Salben eine unspezifische *chronische Konjunktivitis* mit Pseudozysten und Papillen sowie eine Blepharitis aus. Werden Adrenalin-Derivate in der Dauertherapie eingesetzt, sammelt sich ihr Oxydationsprodukt – *Adrenochrom* – in den Pseudozysten der chronischen Konjunktivitis und zeigt sich als kleine schwarze Kugeln (s. S. 446; Abb. 6.29).

Hornhaut: Jede lokale Dauertherapie verändert den Tränenfilm und kann eine Keratitis punctata superficialis hervorrufen. Analog zur Bindehaut vermögen sich Adrenalinderivate in subepithelialen Blasen anzusammeln und zu einer Keratopathia bullosa zu führen sowie zum Bild einer *„schwarzen Hornhaut“* (FERRY u. ZIMMERMAN 1964).

Iris und Ziliarkörper: Starke Miotika verändern das Irispigmentepithel und führen zu *Miotikazysten.* Außerdem werden vermehrt Melaningranula ins Kammerwasser ausgeschwemmt und von den Endothelzellen der Hornhaut und des Trabeculum corneosclerale phagozytiert. Eine Dauertherapie mit Miotika beschleunigt außerdem die *fibröse Sklerosierung des Sphincter pupillae* – eine Mydriasis ist dann nicht mehr möglich – und des Ziliarmuskels: Folgen sind eine *Myopisierung* und eine eingeschränkte *Akkommodation* schon bei Jugendlichen. Starke *Miotika* vermögen bei relativ großer Linse sogar einen *pupillaren* oder *ziliolentikulären Block* zu induzieren mit nachfolgendem akuten Winkelblockglaukom.

Hintere Synechien entwickeln sich vor allem beim Pseudoexfoliations-Syndrom, einmal durch die reduzierte Pupillenmobilität, zum anderen durch die höhere Viskosität des Kammerwassers durch den höheren Proteingehalt im Sinne einer „Pseudo-Uveitis“ (s. Kap. 15).

Linse: Längere Therapie mit Cholinesterase-Hemmern führt zu oberflächlichen, dann rasch progressiven Linsentrübungen als Ausdruck einer Epithelschädigung (AXELSSON u. HOLMBERG 1966; HOCKWIN et al. 1966).

Retina: Insbesondere am aphaken Auge wird durch Adrenalinderivate nicht selten eine *irreversible zystoide Makulopathie* induziert (KOLKER u. BECKER 1968). Stark wirksame „Miotika“ lösen unter Umständen Risse in der peripheren Netzhaut aus (HEIMANN u. KYRIELEIS 1970), wahrscheinlich infolge des Ziliarmuskelspasmus, der die Ora serrata und selbst die Makula (ENOCH 1976) meßbar nach vorn zieht.

Literatur: GRIERSON et al. 1981, 1982; JAY u. MURRAY 1988; JOHNS et al. 1989; KAUFMAN 1992; LÜTJEN-DRECOLL u. EICHHORN 1988; MCMENAMIN et al. 1983; PHELPS u. BURTON 1977; ROHEN et al. 1967; SEARS 1986; SHIN et al. 1989).

b) Folgen operativer Glaukomtherapie

Komplikationen sind bei jeder Überlegung zur Indikation einer Operation in Betracht zu ziehen (s. Kap. 5).

Bindehaut: Am kornealen Rand subkonjunktivaler Filterkissen entsteht oft eine *intraepitheliale Eisenlinie* (FERRY 1968). Wird die Wand des Filterkissens sehr dünn, kann unter Umständen noch nach Jahren eine *externe Fistulation* drohen. Die Gefahr einer bakteriellen Invasion mit purulenter Endophthalmitis ist damit gegeben (s. Kap. 4). Dies gilt insbesondere nach Applikation von Mitosehemmern wie Mitomycin B im Rahmen einer gedeckten filtrierenden Operation.

Hornhaut: Die Descemet-Membran kann bei der Zyklodialyse, der Goniotomie sowie der Trabekulotomie ab externo verletzt werden. Gelegentlich lagert sich zwischen abgeschilferter Descemet-Membran und Hornhautstroma Blut ab.

Vorderkammer: Eine passagere Aufhebung der Augenvorderkammer kann nach jedem i.o. Eingriff auftreten; es drohen *persistierende Goniosynechien.* Bei „relativem Mikrophthalmus anterior" kann sich postoperativ infolge eines ziliolentikulären Blockes ein „malignes Glaukom" entwickeln (s. S. 1270; Abb. 14.16).

Iris: Bei allen antiglaukomatösen operativen Eingriffen – Ausnahmen bestätigen die Regel – wird zur Prophylaxe eines postoperativ möglichen *Pupillarblocks* eine Iridektomie als Shunt zwischen Hinter- und Vorderkammer angelegt.

Linse: Die intraoperative Verletzung der Linsenkapsel führt zu einer traumatischen Katarakt. Auch ohne „Lens laesa" nimmt nach einem antiglaukomatösen Eingriff eine bereits bestehende Linsentrübung oft rasch zu – wohl als Folge der veränderten Zusammensetzung des die Linse ernährenden Kammerwassers.

Zu beachten ist auch – am besten schon vor der geplanten filtrierenden Operation – das Risiko einer Kernkatarakt bei Pseudoexfoliations-Syndrom, welche sich auch ohne glaukomatösen Eingriff entwickelt (s. Kap. 15).

Persistierende Hypotonie-Syndrome Sie entstehen durch eine externe Fistel, als Folge überschießender subkonjunktivaler Filtration, einer zu starken Drosselung der Kammerwassersekretion oder exzessiver interner Filtration. Faltenbildungen der Hornhaut und Netzhaut, erhöhte Permeabilität der Blut-Kammerwasser- und Blut-Retina-Schranke: plasmoides Kammerwasser, Intumeszenz der Linse, Papillenödem und ausgedehnte exsudative Amotio choroideae et retinae sind die Folgen (SAUTTER et al. 1972).

Literatur (zu b): ACOTT et al. 1989; BRUBAKER u. LIESEGANG 1983; BÜCHNER et al. 1986; ELTZ u. GLOOR, 1980; FANKHAUSER et al. 1985; FANKHAUSER u. KWASNIEWSKA 1993; FANKHAUSER u. ROL 1985; FANKHAUSER et al. 1986; FANTA 1949, 1966; FERRY 1977; FIORE et al. 1990; GLOOR et al. 1985; GREHN u. SCHILDWÄCHTER 1987; HARMS u. DANNHEIM 1970; HINZPETER et al. 1974; KONISZEWSKI et al. 1988; LEYDHECKER et al. 1969; LÜTJEN-DRECOLL 1972, 1973a, b; PORTNEY 1977; RADIUS u. PEDERSON 1984; SCHEIE 1962; SCHÖNHERR et al. 1988; TAWARA u. INOMATA 1987a; TENNER u. JAEGER 1977; TETSUMOTO et al. 1992; VOGEL u. SCHILDBERG 1973; WISE 1981; VAN DER ZYPEN u. FANKHAUSER, 1984; VAN DER ZYPEN et al. 1987 (s. auch Kap. „Trauma").

D. Okuläre Hypotonie-Syndrome

Analysiert man den letzten Anlaß zur Enukleation eines Auges, so ergibt sich, daß neben intraokularen Tumoren und Sekundärglaukomen die meisten der verbliebenen Bulbi wegen Folgen einer persistierenden Hypotonie bzw. Atrophia bulbi entfernt werden müssen (NAUMANN u. PORTWICH 1976; DE GOTTRAU et al. 1994; s. Kap. 2). Im Hinblick auf diese Tatsache, die auch der klinischen Erfahrung entspricht, erscheint es bemerkenswert, wie wenig Interesse diese Problematik bisher in der ophthalmologischen Literatur gefunden hat. Hypotonie-Syndrome entstehen sowohl durch eine *ausgeprägte Mindersekretion* als auch durch *exzessiven Abfluß* von Kammerwasser.

I. Pathogenese der okulären Hypotonie

1. Hyposekretion

Die üblichen Verfahren zur Messung der Kammerwassersekretion und des Abflußwiderstandes (Tonographie, Fluoreszein-Ausscheidung) lassen sich an sehr weichen Bulbi, d.h. bei ausgeprägter Hypotonie nicht anwenden. Experimentelle Perfusionsstudien an menschlichen Sektionsaugen (JOHNSTONE u. GRANT 1973; JOHNSTONE 1974) sowie an Affenaugen (GRIERSON u. LEE 1975a–d, 1977a, b) sprechen dafür, daß infolge der Hypotonie das Trabekelwerk fester gefügt wird (Abb. 14.9, S.1258). Dies wäre als kompensatorische Erhöhung des Abflußwiderstandes zu deuten. In Spätstadien ist nicht mehr zu entscheiden, ob die Hypotonie ein primäres oder ein sekundäres Phänomen gewesen ist. (NAUMANN und VÖLCKER 1975, 1981; KÜCHLE et al. 1988; KÜCHLE u. NAUMANN 1995).

Primäre Hyposekretion (ohne Bulbuseröffnung): Es ist unklar, ob dies bei sonst Gesunden überhaupt vorkommt. Interssant ist die Beziehung zwischen okulärer Hypotonie und erhöhten FSH- und LH-Blutspiegeln bei der myotonischen Dystrophie (KÜCHLE et al. 1988) Durch die konsekutive Auflockerung der Blut-Kammerwasser- bzw. Blut-Retina-Schranke entstünde ein Bild, das von einer Uveitis kaum zu unterscheiden ist, insbesondere aber einer uvealen Effusion (s. Kap. 4). ASHTON (persönl. Mitteilung 1972) sah histopathologisch neben einem kolossalen Ödem der vorderen Uvea eine gewisse Auflockerung auch der übrigen intraokularen Gewebe. Eine eindrucksvolle Auffächerung der Choroidea und des Ziliarkörpers erfolgte durch ein praktisch *zellfreies* und *einweißarmes* Exsudat; in der Augenvorderkammer und im Glaskörperraum fehlte eine Exsudation.

Sekundäre Hyposekretion (ohne Bulbuseröffnung): Extreme *Veränderungen des kolloidosmotischen Druckes* im Gesamtorganismus können zu einer Hypotonie des Auges führen, z.B. bei ausgeprägten *Eiweißmangelzuständen* (Marasmus) und beim *Coma diabeticum* mit stark erhöhter Blutzuckerkonzentration. Diese Beobachtungen führten zur Entwicklung der präoperativen „*Osmotherapie*" beim Glaukom mit hyperosmolaren Lösungen (Harnstoff, Mannit, Sorbit, Vitamin C).

Das Phänomen der ausgeprägten Hypotonie infolge von schweren intraokularen Erkrankungen wird in der Literatur kaum beleuchtet. Jedem Kliniker aber ist geläufig, daß eine persistierende okuläre Hypotonie z.B. bei endogener *Uveitis* und *Endophthalmitis* eine schlechte *prognostische Bedeutung* hat. Die traumatische *Zyklodialyse* nach schwerer Contusio bulbi bedingt ebenso wie die operative Zyklodialyse häufig ein persistierendes Hypotoniesyndrom (NAUMANN und VÖLCKER, 1981). *Maligne Ziliarkörpermelanome* führen zu einer relativen Hypotonie im Vergleich zum anderen Auge (DRAEGER u. NAUMANN 1966).

Die Rolle der Hypotonie bei der *Entstehung* einer *Amotio retinae*, d.h. für den Schritt vom retinalen Defekt zur definitiven Netzhautablösung, ist im Detail auch noch nicht untersucht. Mitomycin C episkleral appliziert, induziert nicht selten persistierende okuläre Hypotonie-Syndrome.

2. Hypotonie-Syndrome durch exzessiven Abfluß von Kammerwasser

Ähnlich wie bei reiner Hyposekretion, führt jede sekundäre Hypotonie zu einem ausgeprägten Ödem der Uvea, gefolgt wiederum von einer Hyposekretion im Sinne eines Circulus vitiosus (HIRSCH et al. 1977).

Infolge „intern" vermehrtem Abfluß (Zyklodialyse): Solange wir den Mechanismus der Hypotonie nach antiglaukomatöser und posttraumatischer Zyklodialyse nicht kennen, bleibt offen, ob sie allein durch eine *Hyposekretion*, durch einen erhöhten uveoskleralen Abfluß oder durch eine Kombination beider erfolgt. Soviel ist nach eigener operativer Erfahrung sicher: sobald der abgerissene Ziliarmuskel wieder sauber am Skleralsporn vernäht wird, verschwindet die Hypotonie relativ rasch (NAUMANN u. VÖLCKER 1981; NAUMANN u. KÜCHLE 1993a, b, 1995; KÜCHLE u. NAUMANN 1995; VÖLCKER u. ENKE 1983).

Hypotonie durch Bulbuswand-Defekt: Bei exzessivem Abfluß von Kammerwasser nach außen in den Bindehautsack sprechen wir von einer *externen Fistel.* Fließt Augenkammerwasser in das chemotisch aufgelockerte subkonjunktivale Gewebe ab, bezeichnet man dies als *subkonjunktivale Filtration.* Eine externe Fistulation tritt *spontan* auf bei perforierten Hornhautulzera, nach *Bulbusruptur* oder perforierender Verletzung. Jede persistierende Hypotonie nach primärer Wundversorgung vorn läßt stets an eine *Doppelperforation* der Bulbuswand hinten denken.

Die *postoperative persistierende Hypotonie* ist eine gefürchtete Komplikation nach filtrierenden antiglaukomatösen Eingriffen, durch transkonjunktivale Fistulation oder überschießende episklerale Filtration. Oft nicht erkannt wird eine *Fistel* durch Epitheleinwachsung nach Trauma oder operativen Eingriffen (FANTA 1949; BONIUK u. BONIUK 1972; MACKENSEN u. CROYDON 1974; NAUMANN u. KÜCHLE 1993a, b, 1995; NAUMANN u. VÖLCKER 1975; SAUTTER et al. 1972).

II. Folgen okulärer Hypotonie

Jede drastische Drucksenkung bedeutet eine zunächst reversible, später irreversible Schädigung von Funktion und Morphologie. Dies erklärt sich aus der *fehlenden Ausspannung der Bulbuswand* sowie einer *erhöhten Gefäßpermeabilität.* Die Blut-Kammerwasser- und Blut-Retina-Schranke (Abb. 4.9 u. 4.11, S. 155/157) halten Plasma und korpuskuläre Bestandteile nicht mehr zurück (KRAUSE et al. 1971; KÜCHLE u. NAUMANN 1995; NAUMANN u. KÜCHLE 1993a, b; MINCKLER et al. 1976; TSO u. SHIH 1976; LEE u. GRIERSON 1980).

1. Folgen einer akuten okulären Hypotonie (Parazentese-Effekt)

Bei jeder operativen oder traumatischen Eröffnung des vorderen Augensegmentes fließt Kammerwasser ab. Sie ist daher von zumindest vorübergehender Hypotonie begleitet. Bei diesem *Parazentese-Effekt* wird sofort das abgeflossene durch ein *eiweißreicheres*, sog. plasmoides Kammerwasser ersetzt. Wird die Bulbuswandöffnung innerhalb von 8–24 h verschlossen und ist sie relativ klein, entstehen *keine* irreversiblen Schäden an den okulären Geweben. Allerdings treten zumindest passager ebensolche Veränderungen auf, wie sie unten bei den persistierenden Hypotonie-Syndromen besprochen werden sollen.

2. Folgen einer chronisch-persistierenden okulären Hypotonie

Analog zur chronischen Abweichung des intraokularen Gewebsdruckes nach oben sind auch die Folgen einer persistierenden Abweichung des intraokularen Gewebsdruckes nach unten – unabhängig von der Pathogenese – gleichartig. Alle Gewebe der Bulbuswand und auch die intraokularen werden betroffen, wenn auch in unterschiedlicher Ausprägung (VÖLCKER u. NAUMANN 1978).

Konjunktiva: Hyperämie und Chemosis sind Folge von Stase, denn der reguläre Kammerwasserabfluß ist wesentlich reduziert.

Kornea: Kurz nach allen bulbuseröffnenden Ereignissen sind Falten der Descemet-Membran erkennbar. Histopathologisch sind *starre Falten der Bowman*-Lamelle, die durch unregelmäßige Epithelproliferationen ausgeglichen werden, beweisend für eine bestehende oder gerade abgelaufene Hypotonie. Das oft zu beobachtende Hornhautödem darf man auf eine endotheliale Dekompensation infolge der veränderten Kammerwasserzusammensetzung zurückführen.

Vorderkammer: Das normale Kammerwasser wird durch *plasmoides*, eiweißreiches Exsudat mit hämatogenen Zellen – als Indikator für die gestörte Blut-Kammerwasser-Schranke – ersetzt. Dies begünstigt bei flacher Vorderkammer die Entstehung peripherer Synechien durch bindegewebige Brücken von der Iris zur Hornhautrückfläche mit Beeinträchtigung des Endothels sowie hintere Synechien. Besonders ausgeprägt ist dieser Effekt bei ohnehin defekter Blut-Augenschranke, beispielsweise bei Uveitis (s. Kap. 4), Pseudoexfoliations-Syndrom (s. Kap. 15) und bei der diabetischen Ophthalmopathie (s. Kap. 4, 8, 11 und 17).

Iris: In späten Stadien der persistierenden Hypotonie wird oft eine *Rubeosis iridis* beobachtet (Tabelle 4.21). Oft läßt sich nicht entscheiden, ob dies eine direkte Folge der Hypotonie darstellt oder Folge ischämischer Prozesse der Netzhaut mit proliferativer Retinopathie ist.

Ziliarkörper: Selbst eine kurzzeitige Hypotonie induziert ein ausgeprägtes Ödem der Aderhaut und des Ziliarkörpers. Während die Schwellung der peripheren Aderhaut ophthalmoskopisch leicht sichtbar ist, deutet sich die Verbreiterung des supraziliaren Raumes indirekt durch ein diskretes *Linsenschlottern* an. Der Ansatz der Zonulafasern ist verlagert, und diese sind nicht mehr gespannt. Das Ziliarkörperödem enthält ein auffallend eiweißarmes Exsudat im supraziliaren Raum (Abb. 14.67). Der Ziliarmuskel wird praktisch als intakter Block nach innen abgedrängt, so daß die Iriswurzel nach vorn verlagert wird. Es resultiert eine *Abflachung der Augenvorderkammer*, die wiederum periphere vordere und hintere Synechien begünstigt.

Linse: Ebenso wie andere intraokulare Erkrankungen führt auch die persistierende okuläre Hypotonie infolge gestörter Kammerwasserzusammensetzung zu einer atypischen Proliferation des Linsenepithels über den Äquator hinaus nach hinten im Sinne einer *Cataracta complicata* (Abb. 9.7). Die *Subluxation* der Linse erklärt sich aus der ödematösen Verdickung der Pars plana und der Verlagerung des Zonulaursprungs nach innen.

Glaskörper: Plasmoides Kammerwasser findet sich nicht nur in der Vorderkammer, sondern auch im Glaskörper. Seine altersbedingte Destruktion wird dadurch beschleunigt.

Retina: Ophthalmoskopisch verliert die Retina an Transparenz und zeigt eine Faltenbildung, vor allem der Makula. Es liegt ein intra- und interzelluläres *Ödem* vor sowie eine mehr oder weniger stark ausgeprägte *exsudative Amotio retinae*. Im Spätstadium entwickelt sich aus dem interzellulären Ödem durch Untergang sensorischer Elemente eine zystoide Degeneration, die (Abb. 14.64 u. 14.65) u.U. zum Befund der *sekundären Retinoschisis* konfluiert, und zwar sowohl makulär als auch peripher (Zimmerman u. Naumann 1968).

Während die Retinafalten zunächst reversibel sind, verkleben sie im Spätstadium irreversibel (Abb. 12.11, S. 1165 u. 14.65). Gelegentlich beobachtet man über und unter den starren Netzhautfalten eine *Proliferation* pigmentepithelialer und mesenchymaler Zellen (s. Kap. 11, 12), ein Prozeß, der als „epiretinale Fibroplasie" (Gloor u. Werner 1967), „epiretinale Gliose" bzw. „massive periretinale Proliferation" (MPP) oder Retinopathia proliferans großes Interesse beansprucht (s. S. 170; Abb. 4.24; Tabelle 4.11).

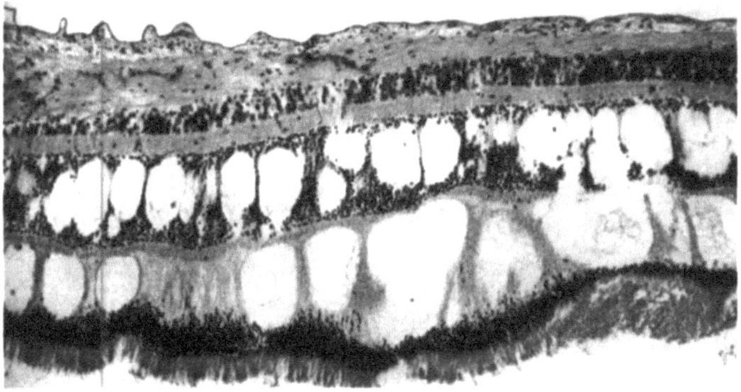

Abb. 14.64. Ausgeprägtes retinales Ödem innerhalb der vertikalen und horizontalen Leitstrukturen mit gefältelter innerer retinaler Grenzmembran bei Hypotonie-Syndrom (10 Wochen persistierendes Hypotonie-Syndrom)

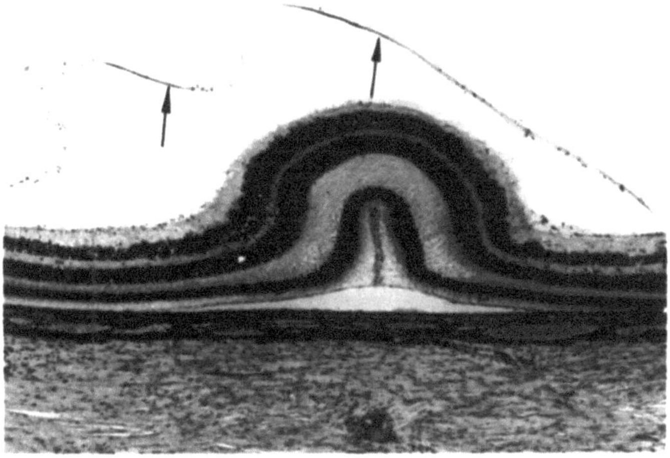

Abb. 14.65. Retinale Falte bei Hypotonie-Syndrom mit umschriebener Abhebung der hinteren Glakörpergrenzfläche (*Pfeile*): Rezeptorfläche teilweise verklebt

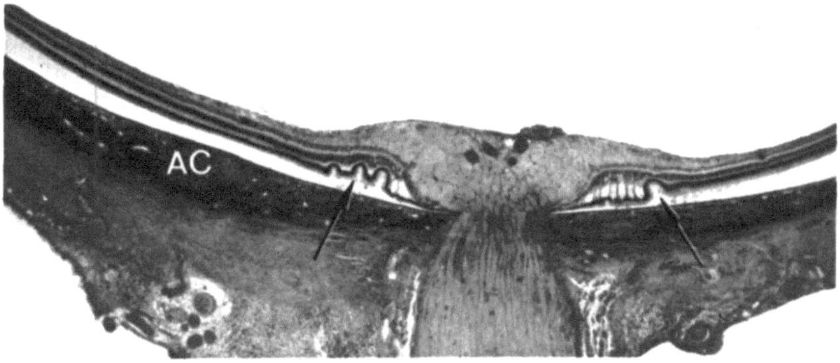

Abb. 14.66. Papillenödem (Stauungspapille e vacuo) bei Hypotonie-Syndrom: Juxtapapilläre Netzhautfalten (*Pfeil*) flache Amotio choroideae (AC)

Papille: Jede auch nur einige Tage anhaltende Hypotonie führt zu einem diskreten Papillenödem, einer *„Stauungspapille e vacuo"* (Abb. 14.66). Dies geht auf ein intrazelluläres Ödem der Axone infolge von gestörtem axoplasmatischen Fluß zurück (Minckler et al. 1976). Später kann sich eine komplexe sekundäre Optikusatrophie bei erhaltenen und proliferierenden Astrozyten entwickeln (s. S. 1221, Abb. 13.14).

a
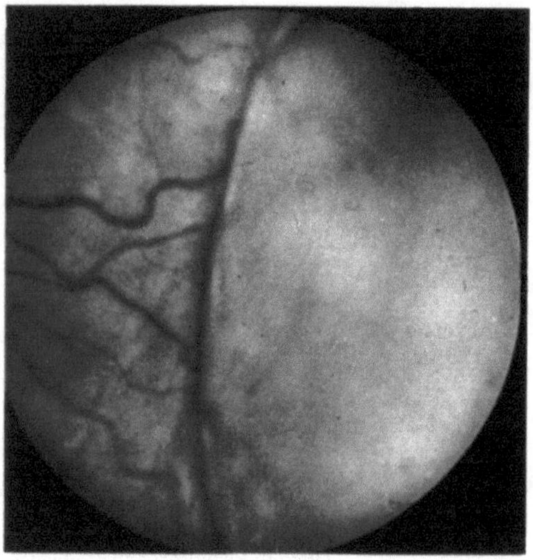

b
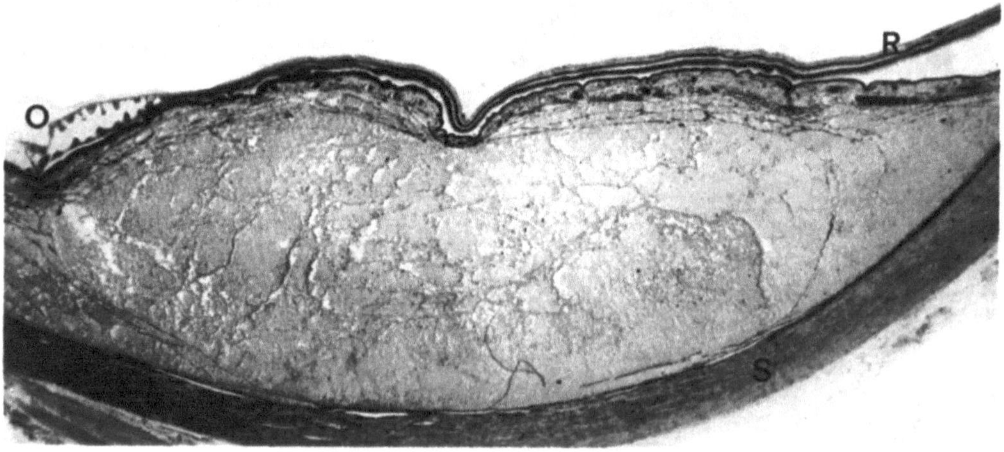

Abb. 14.67 a, b. Amotio choroideae bei Hypotonie-Syndrom. **a** Ophthalmoskopie: Bullöse Form. **b** Im Sagittalschnitt: Relativ eiweißarmes amorphes Exsudat in der peripheren Aderhaut, Retina (*R*), Ora serrata (*O*), Sklera (*S*)

Choroidea: Abgesehen von der flachen bis *ballonförmigen* peripheren *Amotio choroideae* wird die gesamte Aderhaut *diffus* ödematös verdickt. Dies geht einher mit Falten der *Bruch-Membran* (Abb. 14.47). Eine zellige Infiltration mit Lymphozyten, gelegentlich in fokaler Konzentration, die an Follikel erinnert, erfolgt erst nach sehr lang anhaltender Hypotonie (Kroll u. Norton 1970; Newell 1973; Preisler 1964).

Sklera: Persistierende Hypotonie verdickt die Sklera durch eigentümlich wellenartige Anordnung der zusammengeschnurrten kollagenen Faserbündel. Verwerfungen an der skleralen Bulbuswand können u. U. die vaskuläre Versorgung behindern und so die persistierende Hypotonie weiter verschlimmern.

3. *Irreversible persistierende okuläre Hypotonie-Syndrome und Atrophia bulbi mit Schrumpfung bzw. „Phthisis bulbi“* (Abb. 14.68)

Der Untergang von sensorischen Elementen (insbesondere retinale Rezeptoren) und die Proliferation von Pigment- und Linsenepithel sowie intraokuläre Neovaskularisationen bedeuten eine irreversible Schädigungen (Tabellen 4.5–4.8 u. 8.9; Abb. 4.21, S. 167).

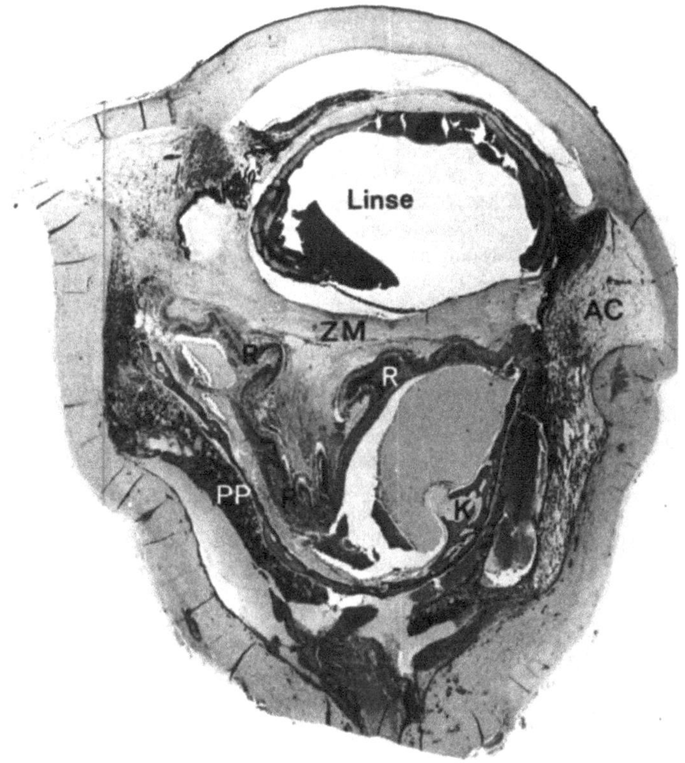

Abb. 14.68. Atrophia bulbi mit Schrumpfung: Bulbusdurchmesser verkleinert: Linse artifiziell fragmentiert. Amotio choroideae (*AC*), zyklitische Membran (*ZM*). Totale Amotio retinae (*R*) über subretinalem Exsudat mit proliferiertem retinalen Pigmentepithel (*PP*) und Knochenbildung (*K*), Sklera verdickt (Falten z. T. artifiziell)

Immer wieder erstaunlich bleibt, daß selbst bei extremer Schrumpfung des Bulbus mit erheblicher intraokularer Disorganisation retinale Ganglienzellen persistieren, sodaß im Querschnitt des N. opticus überraschend viele Axone erhalten bleiben (Cursiefen und Naumann, 1996). Dies gilt natürlich nicht für Augen nach akuten oder chronischen Glaukomen. Ob sich dieses Verhalten für intraokular oder perineural implantierte „smart neurochips" nutzen läßt, muß die Zeit zeigen.

Der Bulbusdurchmesser verkleinert sich durch den fortschreitenden intraokularen Narbenzug. Von außen imponiert das Bild eines *„Bulbus quadratus"* infolge von zusätzlicher Kompression durch die geraden Augenmuskeln. Im histologischen Schnitt sind die intraokularen Gewebe trotz der erheblichen Sekundärveränderungen noch gut erkennbar: *Atrophia bulbi mit Schrumpfung.*

Weitere progressive Prozesse wie profuse Proliferation des retinalen Pigmentepithels mit überschießender Basalmembranbildung sowie Verkalkung und Verknöcherung (einschließlich blutbildendes Knochenmark und Fettmark) und ausgeprägte Neovaskularisation (Tabelle 4.21) sowie massive reaktive Gliose der Retina füllen schließlich das gesamte Augeninnere aus (s. Kap. 4). Die ursprünglichen okulären Gewebe sind nun kaum noch zu identifizieren: Erst jetzt spricht der Ophthalmo-Pathologe von einer *„Phthisis bulbi"*.

Therapeutische Maßnahmen, die zu einer morphologischen und funktionellen Restitutio ad integrum führen sollen, müssen natürlich einsetzen, ehe diese irreversiblen Veränderungen aufgetreten sind. Bisher kennen wir den kritischen Zeitpunkt des Übergangs vom reversiblen Befund zum irreparablen noch nicht, d. h. wann aus einem persistierenden Hypotonie-Syndrom eine Atrophia bulbi mit Schrumpfung, bzw. Phthisis bulbi wird.

Es ist denkbar, daß wir aus Unkenntnis bei persistierenden Hypotonie-Syndromen nach perforierenden Verletzungen und bei intraokularen Entzündungen zu früh resignieren. Sobald wir den Ablauf und die Komplikationen persistierender okulärer Hypotonie-Syndrome besser verstehen, sind auch neue Möglichkeiten für die Behandlung zu erhoffen (WOLLENSAK 1976a, b; DAICKER u. KELLER 1971; BONIUK u. BONIUK 1972; NAUMANN u. VÖLCKER 1981; KÜCHLE u. NAUMANN 1995; VÖLCKER u. NAUMANN 1978).

Literatur

A. Monographien

Albert D, Jakobiec FA (Hrsg) Principles and practice of ophthalmology. Philadelphia, London: Saunders 1994

Alkemade PPH. Dysgenesis mesodermalis of the iris and the cornea. Assen/NL: Van Gorcum 1969

Ascher KW. The aqueous veins. Springfield III: Charles C Thomas 1961

Becker B, Shaffer R. Diagnosis and therapy of the glaucomas. 3rd edn. St. Louis: Mosby 1970

Cairns JE (eds) Glaucoma, vol II. London: Grune & Stratton 1986:661–677

Gloor B (Hrsg) Perimetrie mit besonderer Berücksichtigung der Automatischen Perimetrie. Büch Augenarzt Stuttgart: Enke 1995:110

Gloor B (Hrsg) Glaukomchirurgie im Detail. Büch Augenarzt. Stuttgart: Enke 1994:132

Grehn F, Mackensen G. Die Glaukome. Stuttgart: Kohlhammer 1993

Guthoff R. Ultraschall in der ophthalmologischen Diagnostik. Büch Augenarzt Stuttgart: Enke 1988: 116

Hayreh SS. Anterior ischemic optic neuropathy. Berlin, Heidelberg, New York: Springer 1975

Heilmann K. Richardson KT (eds) Glaucoma, conceptions of a disease. Stuttgart: Thieme 1978

Hoskins HD, Kass M. Becker-Schaffer's diagnosis and therapy of the glaucomas. 6th edn. St. Louis: Mosby 1989

Kaufman LP, Mittag TW. Glaucoma. In: Podos S, Yanoff M (eds) Textbook of ophthalmology, vol 7. London: Mosby 1994

Kolker AE, Hetherington J. Becker-Shaffer's diagnosis and therapy of the glaucomas. St. Louis: Mosby 1976

Krieglstein GK. Glaucoma updata IV. Berlin, Heidelberg, New York, Tokyo: Springer 1991

Krieglstein GK. Glaucoma. Current opinion ophthalmology. Hefte 1992–1995

Kwitko ML. Glaucoma in infants and children. New York: Appleton-Century-Crofts 1973

Leydhecker W. Glaukom. Ein Handbuch, 2 Aufl. Berlin, Heidelberg, New York: Springer 1973

Moses RA. Adlers textbook of physology. St. Louis: Mosby 1975

Naumann GOH (Hrsg) Pathologie des Auges. In: Doerr/Seifert/Uehlinger, Spezielle pathologische Anatomie, Bd 12. Berlin, Heidelberg, New York: Springer 1980

Ritch R, Shields MB, Krupin T (eds) The glaucomas. 2nd edn., 3 vols. St. Louis, London, Wiesbaden: Mosby 1996

Robert Y. Die klinischen Untersuchungsmethoden der Papille. Büch Augenarzt. Stuttgart: Enke 1985: 108

Rohen JW. Das Auge und seine Hilfsorgane. In: Möllendorff W, Bargmann W (Hrsg) Haut und Sinnesorgane: Handbuch der mikroskopischen Anatomie des Menschen, B III/4, Berlin: Springer 1964

Rohen JW. The anatomy of the aqueous outflow channels. In: Cairns JE (ed) Glaucom. London: Grune & Stratton 1986

Sampaolesi R. „Glaucoma". Editorial Medical Panamericana: Buenos Aires 1991

Sears M, Tarkkanen A. Ocular pharmacology. Heidelberg: Springer, 1984

Shaffer RN, Weiss DI. Congenital and pediatric glaucomas. St. Louis: Mosby 1970

Shields MB: Textbook on glaucoma. Baltimore: Williams & Wilkins 1987

Varma R, Spaeth G. The optic nerve in glaucoma. Philadelphia: Lippincott 1993

Waxman SG, Kocsis JD, Stys PK. The axon (The structure, function and pathophysiology). Oxford: University Press 1995

Wollensak J (ed) Laser in der Ophthalmochirurgie. Büch Augenarzt. Stuttgart: Enke 1988:113

Wollensak J (Hrsg) Ophthalmologische Komplikationen. Stuttgart: Enke 1993

Worst JGF. The pathogenesis of congenital glaucoma. Assen/Netherlands: Royal Van Gorcum 1966

B. Zeitschriften- und Buchartikel

Acers TE. Optic nerve hypoplasia. Septo-optic pituitary dysplasia syndrome. Trans Am Ophthalmol Soc. 1981; 79:425

Acott TS, Samples JR, Bradley JMB et al. Trabecular Repopulation by Anterior Trabecular Meshwork Cells After Laser Trabeculoplasty. Am J Ophthalmol 1989; 107:1–6

Ainsworth JR, Lee WR. Effects of age and rapid high-pressure fixation on the morphology of Schlemm's canal. Invest Ophthalmol Vis Sci 1990; 31:745–750

Airaksinen PJ, Alanko HI. Effect of retinal nerve fibre loss on the optic nerve head configuration in early glaucoma. Graefes Arch Clin Exp Ophthalmology 1983; 220:193-196
Airaksinen PJ, Drance SM. Neuroretinal rim area and retinal nerve fiber layer in glaucoma. Arch Ophthalmol 1985; 103:203-204
Airaksinen PJ, Tuulonen A. Early glaucoma changes in patients with and without an optic disc haemorrhage. Acta Ophthalmol 1984; 62:197-202
Airaksinen PJ, Mustonen E, Alanko HI. Optic disc haemorrhages precede retinal nerve fibre layer defects in ocular hypertension. Acta Ophthalmol 1981; 59:627-641
Airaksinen PJ, Mustonen E, Alanko HI. Bedeutung von Papillenblutungen bei Frühglaukom. Fortschr Ophthalmol 1982; 79:138-139
Airaksinen PJ, Drance SM, Douglas GR, Mawson DK, Nieminen H. Diffuse and localized nerve fiber loss in glaucoma. Am J Ophthalmol 1984; 98: 566-571
Airaksinen PJ, Tuulonen A, Alanko HI. Rate and pattern of neuroretinal rim area decrease in ocular hypertension and glaucoma. Arch Ophthalmol 1992; 110:206-210
Albers EC, Klien BA. Iridoschisis. A clinical and histopathologic study. Am J Ophthalmol 1958; 46:794
Alkemade PPH. Dysgenesis mesodermalis of the iris and the cornea. Assen/Niederlande: Van Gorcum 1969
Alvarado J et al. Age-related changes in trabecular meshwork cellularity. Invest Ophthalmol Vis Sci 1981; 21:714
Alvarado J, Murphy C, Juster R. Trabecular meshwork cellularity in primary open-angle glaucoma and nonglaucomatous normals. Ophthalmology 1984; 91:564
Alvarado JA, Jun AJ, Murphy CG. Juxtacanalicular tissue in primary open angle glaucoma and in nonglaucomatous normals. Arch Ophthalmol 1986a; 104:1517-1528
Alvarado JA, Murphy CG, Maglio M, Hetherington J. Pathogenesis of Chandler's syndrome, Essential iris atrophy and the Cogan-Reese syndrome. Invest Ophthalmol Vis Sci 1986b; 27:853-872
Alvarado JA, Underwood JL, Green WR et al. Detection of herpes simplex viral DNA in the iridocorneal endothelial syndrome. Arch Ophthalmol 1994; 112(12):1601-1609
Amsler M, Rumpf J. Schwankungen der glaukomatösen Exkavation. Klin Monatsbl Augenheilkd 1936; 97:688
Anderson DR. Scanning electron microscopy of zonulolysis by alpha chymotrypsin. Am J Ophthalmol 1971; 71:619
Anderson DR. Ascending and descending optic atrophy produced experimentally in squirrel monkeys. Am J Ophthalmol 1973; 76:693
Anderson DR. The development of the trabecular meshwork and its abnormality in primary infantile glaucoma. Trans Am Ophthalmol Soc 1981; 79: 458
Anderson DR. What happens to the optic disc and retina in glaucoma? Ophthalmology 1983; 90:766-770
Anderson DR, Davis EB. Sensitivities of ocular tissues to acute pressure-induced ischemia. Arch Ophthalmol 1975; 93:267
Armaly MF. The Des Moines population study of glaucoma. Invest Ophthalmol Vis Sci 1962; 1:618
Armaly MF. Effect of corticosteroids on intraocular pressure and fluid dynamics. I. The effect of dexamethasone in the normal eyes. Arch Ophthalmol 1963a; 70:482
Armaly MF. Effect of corticosteroids on intraocular pressure and fluid dynamics. II. The effect of dexamethasone on the glaucomatous eye. Arch Ophthalmol 1963b; 70:492
Armaly MF, Wang Y. Demonstration of acid mucopolysaccharides in the trabecular meshwork of the rhesus monkey. Invest Ophthalmol Vis Sci 1975; 14:507
Asano N, Schlötzer-Schrehardt U, Naumann GOH. A histopathologic study of iris changes in pseudoexfoliation syndrome. Ophthalmology 1995; 102: 1279-1290
Ashton N. Anatomical study of Schlemm's canal and aqueous veins by means of neoprene casts. I. Aqueous veins. Br J Ophthalmol 1951; 35:291
Ashton N. The role of the trabecular structure in the genesis of simple glaucoma particularly with regard to the significance of mucopolysaccharides. In: Newell FW (ed) Trans Fourth Conference on Glaucoma. New York: Josiah Macy, Jr Foundation 1959; 89
Ashton N, Sakib M, Collyer R, Blach R. Electron microscopic study of pseudoexfoliation of the lens capsule. I. Lens capsule and zonular fibers. Invest Ophthalmol Vis Sci 1968; 4:141
Aulhorn E, Harms H. Papillenveränderung und Gesichtsfeldstörung beim Glaukom. Ophthalmologica 1960; 139:279
Axelsson U, Holmberg A. The frequency of cataract after miotic therapy. Acta Ophthalmol (Copenh) 1966; 44:421
Bäz KA, Ulbig MW, Rice NSC. Diagnostik und Therapie der frühkindlichen Glaukome. Ophthalmology 1994; 91:408-418
Bahr CF, Falls HF, Varley GA et al. Classification of corneal endothelial disorders based on neural crest origin. Ophthalmology 1984; 91:558
Balazsi AG, Rootman J, Drance SM, Schulzer M, Douglas GR. Effect of age on the nerve fiber population of the human optic nerve. Am J Ophthalmol 1984; 97:760
Barany EH. Physiologic and pharmacologic factors influencing the resistance to aqueous outflow. In: Newell FW (ed) Glaucoma I. New York: Masy Foundation 1955; 123

Barkan O. Pathogenesis of congenital glaucoma: gonioscopic and anatomic observations of the anterior chamber in the normal eyes and in congenital glaucoma. Am J Ophthalmol 1955; 40:1
Barsoum-Homsy M, Chevrette L. Incidence and prognosis of childhood glaucoma. Ophthalmology 1986; 93:1323–1327
Bartholomew RS. Lens displacement associated with pseudocapsular exfoliation. A report on 18 cases in the Southern Bant. Br J Ophthalmol 1970; 54(11):744–750
Bartholomew RS. Incidence of pseudoexfoliation in South Africans Negros and Scots. Trans Ophthalmol Soc UK 1979; 99(2):299–301
Bartholomew RS. Pseudoexfoliation and angle-closure glaucoma. Glaucoma 1981; 3:213
Becker B. The decline in aqueous secretion and outflow with age. Am J Ophthalmol 1958; 46:731
Becker B. Diabetes mellitus and primary open-angle glaucoma. XXVIIth Edward Jackson Memorial Lecture. Am J Ophthalmol 1971; 71:1
Becker B. The genetic problem of chronic simple glaucoma. Ann Ophthalmol 1971; 351
Becker B. The decline in aqueous secretion and outflow facility with age. Am J Ophthalmol 1979; 97: 1667
Becker B, Constant MA. The facility of aqueous outflow. A comparison of tonography and perfusion measurements in vivo and in vitro. Arch Ophthalmol 1956; 55:305
Becker B, Hahn KA. Topical corticosteroids and heredity in primary open-angle glaucoma. Am J Ophthalmol 1964; 57:543
Becker B, Kesky GR, Christensen RE. Hypersecretion glaucoma. Arch Ophthalmol 1956; 56:180
Becker B, Mills DW. Corticosteroids and intraocular pressure. Arch Ophthalmol 1963; 70:500
Becker B. Unger HH, Coleman S, Keates EU. Plasma cells and gamma-globulin in trabecular meshwork of eyes with primary open-angle glaucoma. Arch Ophthalmol 1963; 70:38
Becker B, Shin DH, Cooper DG, Kass MA. The pigment dispersion syndrome. Am J Ophthalmol 1977; 83:161
Beggs IS, Drance M, Sweeney VP. Ischaemic optic neuropathy in chronic simple glaucoma. Br J Ophthalmol 1971; 55:73
Benedikt O, Auböck L, Göttinger W, Waltinger H. Vergleichende rasterelektronenmikroskopische und transmissionseleketronenmikroskopische Untersuchungen an Linsen bei sogenanntem Exfoliations-Syndrom. Graefes Arch Clin Exp Ophthalmol 1973; 187:249
Bennett SR, Alward WLM, Folberg R. An autosomal dominant form of low-tension glaucoma. Am J Ophthalmol 1989; 108:238–244
Bergua A, Jünemann A, Naumann GOH. NADPH-D-reaktive choroidale Ganglienzellen beim Menschen. Klin Monatsbl Augenheilkd 1993; 203:77–82
Bergua A, Neuhuber WL, Naumann GOH. Visualization of human choroidal ganglion cells with the supravital fluorescent dye 4-(4-Diethylaminostyryl)-N-methylpyridium Iodide. Ophthalmic Res 1994; 26:290–295
Bergua A, Mayer B, Neuhuber WL. Nitrergic and VIPergic neurons in the choroid and ciliary ganglion of the duck Anis carina. Anat Embryol 1996; 193:239–248
Bertelsen TJ. Fibrillopathia epithelio-capsularis. Acta Ophthalmol (Copenh) 1966; 44:737
Betz PH, Camps F, Collignon-Brach C, Weekers R. Photographic stéréoscopique et photogrammétrie de l'excavation physiologique de la papille. J Fr Ophtalmol 1981; 4:193–203
Bhatt K, Gong H, Freddo TF. Freeze-fracture studies of interendothelial junctions in the angle of the human eye. Invest Ophthalmol Vis Sci 1995; 36: 1379–1389
Bigar F, Witmer R. Corneal endothelial changes in primary acute angle-closure glaucoma. Ophthalmology 1982; 89:596
Bill A, Philips C. Uveoscleral drainage of aqueous humor in human eyes. Exp Eye Res. 1971; 12: 275
Bill A, Svedbergh B. Scanning electron microscopic studies of the trabecular meshwork and the canal of Schlemm: an attempt to localize the main resistance to outflow of aqueous humor in man. Acta Ophthalmol (Copenh) 1972; 50:295
Bill A, Mäepea O. Mechanisms and routes of aqueous humor drainage. In: Albert D, Jakobiec FA (eds). Principles and practice in ophthalmology. Philadelphia, London: Saunders 1994; 206
Blach RK, Jay B. The glaucomatous disc in degenerative Myopia. Trans Ophthalmol Soc 1965; 85: 161
Blanton FM. Anterior chamber angle recession and secondary glaukoma. Arch Ophthalmol 1964; 72: 39
Blumenthal M, Gitter KA, Best M, Galin MA. Fluorescein angiography during induced ocular hypertension in man. Am J Ophthalmol 1970; 69:39
Blumenthal M, Best M, Galin MA, Toyofuku H. Peripapillary choroidal circulation in glaucoma. Arch Ophthalmol 1971; 86:31
Boniuk V, Boniuk M. The incidence of phthisis bulbi as a complication of cataract surgery in the congenital rubella syndrome. Int Ophthalmol Clin 1972; 12:77
Boniuk M, Zimmerman LE. Necrosis of the uvea, sclera and retina following operations for retinal detachment. Arch Ophthalmol 1961; 66:318
Boniuk M, Zimmerman LE. Occurrence and behavior of choroidal melanomas of the eyes subject to operation for retinal detachment. Trans Am Acad Ophthalmol Otolaryngol. 1962; 66:642
Brini A, Flament J. Cataracta glaucomatosa acuta. Exp Eye Res 1973; 16:19

Broughton WL, Fine BS, Zimmerman LE. Congenital glaucoma associated with a chromosomal defect. A histologic study. Arch Ophthalmol 1981; 99: 481-486

Brown JD, Brubaker RF. A Study of the relation between intraocular pressure and aqueous humor flow in the pigment dispersion syndrome. Ophthalmology 1989; 96:1468-1470

Brubaker RF. Open-angle glaucoma associated with topical administration of fluorandrenolide to the eye. Mayo Clinic Proc. 1975; 50:320

Brubaker RF, Liesegang TJ. Effect of trabecular photocoagulation on the aqueous humor dynamics of the human eye. Am J Ophthalmol 1983; 96: 139-147

Büchner M, Gloor B, Robert Y. Längerfristige Ergebnisse der Nd-YAG Laseriridotomie und daraus resultierende Indikationsstellung. Klin Monatsbl Augenheilkd 1986; 188:565-567

Buller C, Johnson D. Segmental variability of the trabecular meshwork in normal and glaucomatous Eyes. Invest Ophthalmol Vis Sci 1994; 35:3841-3851

Burian HM. A case of Marfan's syndrome with bilateral glaucoma: with description of a new type of operation for developmental glaucoma (trabeculotomy ab externo). Am J Ophthalmol 1960; 50:1187

Burian HM, Allen L. Histologic study of the chamber angle of patients with Marfan's syndrome. Arch Ophthalmol 1961; 65:323

Burian HM, Braley AB, Allen L. Visibility of the ring of Schwalbe and the trabecular zone. Arch Ophthalmol 1955; 53:767

Burk ROW, Rohrschneider K, Noack H, Völcker HE. Volumetrische Papillenanalyse mit Hilfe der Laser-Scanning-Tomographie. Parameterdefinition und Vergleich von Glaukom- und Kontrollpapillen. Klin Monatsbl Augenheilkd 1991; 198: 522-529

Burk ROW, Rohrschneider K, Takenori Takamoto, Völcker HE, Schwartz B. Laser scanning tomography and stereophotogrammetry in three-dimensional optic disk analysis. Graefes Arch Clin Exp Ophthalmol 1993; 231:193-198

Buskirk EM van. Glaucomatous optic neuropathy. J Glaucoma 1994 (Suppl. 1) 3:2-4

Buskirk EM van, Grant WM. Influence of temperature on the question of involvement of cellular metabolism in aqueous outflow. Am J Ophthalmol 1974; 77:565

Buskirk EM van, Leure-DuPree AE. Pathophysiology and electron microscopy of melanomalytic glaucoma. Am J Ophthalmol 1978; 85:160

Campbell DG, Schertzer RM. Pathophysiology of pigment dispersion syndrome and pigmentary glaucoma. Curr Opin Ophthalmol 1995; 6:96-101

Campbell DG, Simmons RJ, Grant WM. Ghost cells as a cause of glaucoma. Am J Ophthalmol 1976; 81: 441

Campbell DG, Simmons RJ, Tolentino FI, McMeel JW. Glaucoma occurring after closed vitrectomy. Am J Ophthalmol 1977; 83:63

Cantor LB, Disseler JA, Wilson FM II. Glaucoma in the Maroteaux-Lamy Syndrome. Am J Ophthalmol 1989; 108:426-430

Cappin JM. Malignant melanoma and rubeosis iridis. Histopathological and statistical study. Br J Ophthalmol 1973; 57:815

Caprioli J, Miller JM. Correlation of Structure and Function in Glaucoma. Ophthalmology 1988; 95: 723-727

Castro-Correia J. Studies on the innervation of the uveal tract. Ophthalmologica 1967; 154:497-520

Chandler PA. Atrophy of the stroma of the iris: endothelial dystrophy, corneal edema and glaucoma. Am J Ophthalmol 1956; 41:607

Chandler PA, Grant WM. Ocular hypertension or early glaucoma? Ocular hypertgension vs open-angle glaucoma. Arch Ophthalmol 1977; 95:585

Chandler PA, Simmons RJ, Grant WM. Malignant glaucoma. Medical and surgical treatment. Am J Ophthalmol 1968; 66:495-507

Chaudry HA et al. Scanning electron microscopy of trabeculectomy specimens in open-angle glaucoma. Am J Ophthalmol 1979; 88:78

Chi T, Ritch R, Stickler D et al. Racial differences in optic nerve head parameters. Arch Ophthalmol 1989; 107:836-839

Chihara E, Sawada A. Atypical nerve fiber layer defects in high myopes with high-tension glaucoma. Arch Ophthalmol 1990; 108:228-232

Christensen L, Irvine AR. Pathogenesis of primary shallow chamber angle closure glaucoma. Arch Ophthalmol 1966; 75:490

Chumbley LC, Brubaker RF. Low-tension glaucoma. Am J Ophthalmol 1976; 81:761

Cibis GW, Tripathi RC, Tripathi BJ. Glaucoma in Sturge-Weber syndrome. Ophthalmology 1984; 91:1061-1071

Cogan DG, Reese B. A syndrome of iris nodules, ectopic Descemet's membrane, and unilateral glaucoma. Doc Ophthalmol 1969; 26:423

Cohen AI. Is there a potential defect in the blood-retinal barrier at the choroidal level of the optic nerve canal? Invest Ophthalmol 1973; 12:513

Cole DF, Tripathi RC. Theoretical considerations on the mechanisms of the aqueous outflow. Exp Eye Res 1971; 12:25

Colosi NI, Yanoff M. Reactive corneal endothelialization. Am J Ophthalmol 1977; 83:220

Daicker B. Selektive Atrophie der radialen peripapillären Netzhautkapillaren und glaukomatöse Gesichtsfelder. Ophthalmologica 1976; 172:138

Daicker B, Keller H. Riesenzellarteriitis mit endookulärer Ausbreitung und Hypotonia bulbi dolorosa. Klin Monatsbl Augenheilkd 1971; 158:358

Daicker B, Sturrock G, Guggenheim R. Clinicopathological correlation in Cogan-Reese syndrome. Klin Monatsbl Augenheilkd 1982; 180:531

Daus W, Völcker HE, Steinbrück M, Rentsch F. Zur Klinik und Histopathologie des Cogan-Reese-Syndroms. Klin Monatsbl Augenheilkd 1990; 197: 150–155

Davanger M. The pseudoexfoliation syndrome. A scanning electron microscopic study. I. The anterior lens surface. Acta Ophthalmol (Copenh) 1975 a; 53:809

Davanger M. The pseudoexfoliation syndrome: a scanning electron microscopic study. II. The posterior chamber region. Acta Ophthalmol (Copenh) 1975 b; 53:821

Davanger M, Pedersen Ø. Pseudo-exfoliation material on the anterior lens surface. Demonstration and examination of an interfibrillar ground substance. Acta Ophthalmol (Copenh) 1975; 53:3

Davidson JA, Brubaker RF, Ilstrup DM. Dimensions of the anterior chamber in pigment dispersion syndrome. Arch Ophthalmol 1983; 101:81–83

De Kater AW, Shahsafaei A, Epstein DL. Localization of smooth muscle and nonmuscle actin isoformis in the human aqueous outflow pathway. Invest Ophthalmol Vis Sci 1992; 33:424

Devany KO, Johnson HA. Neuron loss in the aging visual cortex of man. J Gernontology 1980; 35: 836–841

Dichtl A, Jonas JB, Naumann GOH. Course of the nerve fiber bundles through the lamina cribrosa. Graefes Clin Exp Arch, 1996:581–585

Dichtl A, Jonas JB, Holbach L, Naumann GOH. Normal retinal nerve fiber layer thickness in human eyes. Invest Ophthalmol Vis Sci 1995; 36(4):627 (2882)

Dieterich CE, Witmer R, Franz HE. Iris und Kammerwasser-Zirkulation. Morphologische Analysen der Oberflächenstrukturen der menschlichen Iris. Graefes Arch Klin Exp Ophthalmol 1971; 182: 321

Diestelhorst M, Krieglstein GK. Does aqueous humor secretion decrease with age? Int Ophthalmology 1992; 16:305–309

Diestelhorst M, Krieglstein GK. Physiologische Alterung des Kammerwasser-Minuten-Volumens des menschlichen Auges. Ophthalmologe 1994; 91: 575–577

Dollery CT, Henkind P, Kohner EM, Paterson JW. Effect of raised intraocular pressure of the retinal and choroidal circulation. Invest Ophthalmol Vis Sci 1968; 7:191

Draeger J. Die altersabhängige Änderung des normalen Augeninnendruckes. Ber Dtsch Ophthalmol Ges. 1969; 62:169

Draeger J, Naumann GOH. Das Verhalten des intraocularen Drucks beim Melanoblastom der Uvea. Ophthalmologica Add. ad 1966; 151:670

Draeger J, Schneider C. Relation between intraocular pressure and direction of gaze in various types of endocrine exophthalmus. Mod Probl Ophthalmol 1974; 14:439

Draeger J, Wirt H, Ahrens V. Langzeitergebnisse nach Goniotomie beim kongenitalen Glaukom. Klin Monatsbl Augenheilkd 1984; 185:481–489

Drance SM. Some factors in the production of low tension glaucoma. Br J Ophthalmol 1972; 56:229

Drance SM. Disc Hemorrhages in the Glaucomas. Surv Ophthalmology 1989; 33:331–337

Drance SM, Balazsi G. Die neuroretinale Randzone beim frühen Glaukom. Klin Monatsbl Augenheilkd 1984; 184:271–273

Drance SM, Morgan RW, Sweeney VP. Schockinduced optic neuropathy. A cause of nonprogressive glaucoma. New Engl J Med 1973; 288:392

Drance SM, Fairclough M, Butler DM, Kottler MS. The importance of disc hemorrhage in the prognosis of chronic open angle glaucoma. Arch Ophthalmol 1977; 95:226

Duane TD, Jaeger EA. Glaucoma and ocular circulation: Theories of field loss. Surv Ophthalmol 1971; 15:364

Dvorak-Theobald G. Schlemm's canal: its anastomosis and anatomic relations. Trans Am Ophthalmol Soc 1934; 32:574

Dreyer EB. Inhaled steroid use and glaucoma. New Engl J Med 1993; 1822

Eagle RC, Font RL. Yanoff M, Fine BS. The iris naevus (Cogan-Reese) syndrome: Light and electron microscopic observations. Br J Ophthalmol 1980; 64:446–452

El Baba F, Hagler WS, de la Cruz A, Green WR. Choroidal melanoma with pigment dispersion in vitreous and melanomalytic glaucoma. Ophthalmology 1988; 95:370–377

Elschnig A. Anatomische Untersuchung zweier Fälle von akutem Glaukom. Arch Augenheilkd (Ergänzungsband) 1886; 33:187

Elschnig A. Über physiologische, atrophische und glaukomatöse Exkavation. Ber Ophthalmol Ges. 1907; 34:2

Eltz H, Gloor B. Trabekulektomie beim Winkelblockglaukom – Erfolge und Mißerfolge. Klin Monatsbl Augenheild 1980; 177:556–561

Emery JM, Landis D, Paton D, Boniuk M, Craig JM. The lamina cribrosa in normal and glaucomatous human eyes. Trans Am Acad Ophthalmol Otolaryngol 1974; 78:290

Enoch IM. Retinal stretch and accommodation. In: Kaufmann H, Zimmerman TJ (eds): Current concepts in ophthalmology. St. Louis; Mosby 1976; 5:59

Epstein DL, Grant WM. Secondary open-angle glaucoma in histiocystosis X. Am J Ophthalmol 1977; 84:332

Epstein DL, Rohen JW. Morphology of the trabecular meshwork and inner wall endothelium after cationized ferritin perfusion in the monkey eye. Invest Ophthalmol Vis Sci 1991; 32:160

Erickson-Lamy K, Rohen JW, Grant WM. Outflow facility studies in the perfused human ocular anterior segment. Exp Eye Res 1991; 52:723

Ernest JT. Pathogenesis of glaucomatous optic nerve disease. Trans Am Ophthalmol Soc 1975; 73:366
Etienne R. Unilateral glaucoma. Br J Ophthalmol 1972; 56:254
Fankhauser F, Kwasniewska S, Van der Zypen E. Vitreolysis with the Q-switched laser. Arch Ophthalmol 1985;103:1166-1171
Fankhauser F, Kwasniewska S. The role of the laser cyclocoagulation in cyclodestructive glaucoma surgery. Curr Opin Ophthalmol 1993; 4:79
Fankhauser F, Rol P. Microsurgery with the Nd:YAG Laser. An overwiew. Int Ophthalmol Clinics 1985; 25/3:55-86
Fankhauser F, van der Zypen E et al. Transscleral cyclophotocoagulation using a Neodymium:YAG Laser. Ophthalmic Surg 1986; 17:94-100
Fanta H. Hypotonie durch Einlagerung von Glaskörper in den Kammerwinkel nach Cyclodialyse bedingt. Ophthalmologica 1949; 118:205
Fanta H. Verhalten der Restgesichtsfelder nach fistelbildenden Operationen. Klin Monatsbl Augenheilkd 1966; 148:834
Fantes FE, Anderson DR. Clinical histologic correlation of human peripapillary anatomy. Ophthalmology 1989; 96:20-25
Farrar SM, Shields MB. Current concepts in pigmentary glaucoma. Surv Ophthalmol 1993; 37:233-256
Faschinger C, Hanselmayer H, Kleinert R. Pathologische Befunde des Ganglion ciliare bei verschiedenen Glaukomformen. Fortschr Ophthalmol 1988; 85(1):54-56
Fenton RH, Buen S de. Phacolytic glaucoma aggravated by hyphema that followed iridectomy. Arch Ophthalmol 1964; 72:227
Fenton RH, Zimmerman LE. Hemolytic glaucoma. An unusual cause of acute open-angle secondary glaucoma. Arch Ophthalmol 1963; 70:236
Fernández MC, Jonas JB, Naumann GOH. Parapapilläre choriortinale Atrophie in Augen mit flacher glaukomatöser Papillenexkavation. Fortschr Ophthalmol 1990; 7:457-460
Ferry AP. A „new" iron line of the superficial cornea: occurrence in patients with filtering blebs. Arch Ophthalmol 1968; 79:142
Ferry AP. Histopathologic observations of human eyes following cyclocryotherapy for glaucoma. Trans Am Acad Ophthalmol Otolaryngol 1977; 83:80
Ferry AP, Zimmerman LE. Black cornea: a complication of topical use of epinephrine. Am J Ophthalmol 1964; 58:205
Fine BS. Observations on the drainage angle in man and rhesus monkey: a concept of the pathogenesis of chronic simple glaucoma. Invest Ophthalmol Vis Sci 1964; 3:609
Fink A, Felix MD, Fletcher RC. The electron microscopy of Schlemm's canal and adjacent structures in patients with glaucoma. Trans Am Ophthalmol Soc 1972; 70:82
Fine BS, Yanoff M, Scheie HG. Pigmentary „glaucoma": a histological study. Trans Am Acad Ophthalmol Otolaryngol 1974; 78:314
Fine BS, Yanoff M, Stone RA. A clinicopathologic study of four cases of primary open-angle glaucoma compared to normal eyes. Am J Ophthalmol 1981; 91:88-105
Fiore PM, Latina MA, Shingleton BJ, Rizzo JF, Ebert E, Bellows R. The Dural Shunt Syndrome. I. Management of Glaucoma. Ophthalmology 1990; 97:56-62
Fishman RS. Optic Disc Asymmetry. A sign of ocular hypertension. Arch Ophthalmol 1970; 84:590
Flammer J. Normaldruckglaukom. Fortschr Ophthalmol 1990; 87:187-189
Flocks M, Littwin CS, Zimmerman LE. Phacolytic Glaucoma: A clinicopathologic study of 138 cases of glaucoma associated with hypermature Cataract. Arch Ophthalmol 1955; 54:37
Floyd BB, Cleveland PH, Worthen DM. Fibronectin in human trabecular drainage channels. Invest Ophthalmol Vis Sci 1985; 26:797
Flügel C, Tamm E, Lütjen-Drecoll E. Different cell populations in bovine trabecular meshwork: an ultrastructural and immunohistochemical study. Exp Eye Res 1991; 52:681
Flügel C et al. Distinctive distribution of HLA class II-presenting and bone marrow-derived cells in the anterior segment of human eyes. Curr Eye Res 1992a; 11:1173
Flügel C et al. Age-related loss of a-smooth muscle actin in normal and glaucomatous human trabecular meshwork of different age groups. J Glaucoma 1992b; 1:165-173
Flügel C, Tamm ER, Mayer B, Lütjen-Drecoll E. Species differences in choroidal vasodilative innervation: evidence for specific intrinsic nitrergic and VIP-positive neurons in the human eye. Invest Ophthalmol Vis Sci 1994; 35: 592-599
Folkman J. Clinical applications of research on angiogenesis. New Engl J Med 1995; 333:1757-1763
Foulks GN, Shields MB. Glaucoma in oculodermal melanocytosis. Ann Ophthalmol 1977; 9:1299
François J. Cortisone et tension oculaire. Ann Ocul (Paris) 1954; 187:805
François J. Heredity of congenital glaucoma. J Pediat Ophthalmol 1972; 9:144
François J. The importance of the mucopolysaccharides in intraocular pressure regulation. Invest Ophthalmol Vis Sci 1975; 14:173
Freißler K, Küchle M, Naumann GOH. Spontaneous Dislocation of the Lens in Pseudoexfoliationsyndrom. Arch Ophthalmol 1995; 113:1095-1096
Funk J. Early detection of glaucoma by longitudinal monitoring of the optic disk structure. Graefes Arch Klin Exp Ophthalmol 1991; 229:57
Funk J, Bornscheuer C, Grehn F. Zusammenhang zwischen neuroretinalem Randsaum der Papille und Gesichtsfeld beim Glaukom. Fortschr Ophthalmol 1988; 85:452-455

Gaasterland DE, Jocson VL, Sears ML. Channels of aqueous outflow and related blood vessels. Arch Ophthalmol 1970; 84:770

Gärtner J. Aging changes of the ciliary epithelium border layers and their significance for intraocular pressure. Am J Ophthalmol 1971; 72:1079

Gafner F, Goldman H. Experimentelle Untersuchungen über den Zusammenhang von Augendrucksteigerung und Gesichtsfeldschädigung. Ophthalmologica 1955; 130:359

Garner A, Ashton N. Ophthalmic artery stenosis and diabetic retinopathy. Trans Ophthalmol Soc UK 1972; 92:101

Gelatt KN, Gum GG. Inheritance of primary glaucoma in the beagle. Am J Vet Res 1981; 42:1691–1693

Gilbert W. Beiträge zur Lehre vom Glaukom. II. Pathologische Anatomie. Graefes Arch Clin Exp Ophthalmol 1915; 90:76

Gilles WE. Effect of lens extraction in pseudoexfoliation of the lens capsule. Br J Ophthalmol 1973; 57:46

Glaser B, Smith JL. Leukaemic glaucoma. Br J Ophthalmol 1966; 50:92

Gloor B. Die nicht glaukomatöse Glaukompapille. Zur Publikation eingereicht 1996

Gloor BP, Pifaretti JM. Ausgewählte pathologische Befunde bei Trabekulotomie. Ophthalmologica 1975; 170:108

Gloor B, Werner H. Postkoagulative und spontan auftretende internoretinale Fibroplasie mit Makuladegeneration. Klin Monatsbl Augenheilkd 1967; 151:822

Gloor B, Haeflinger E, Robert Y. Nd:YAG Laserchirurgie der Vorderabschnitte des Auges. Fortschr Ophthalmol 1985; 82:75

Goder G, Velhagen KH. Histologische und ätiologische Aspekte bei Dysgenesis mesodermalis corneae mit sekundärer Dysgenesis mesodermalis iridis. Ophthalmologica 1972; 164:182

Goldmann H. The drainage of the aqueous in man. Ophthalmologica 1946a; 3:146

Goldmann H. Abfluß des Kammerwassers beim Menschen. Ophthalmologica 1946b; 112:146 und 112:344

Goldmann H. Cortisone glaucoma. Arch Ophthalmol 1962; 68:621

Goldmann H. Factors influencing intraocular pressure. Advanc Ophthalmol 1970; 22:97

Goldmann H. Über Pathophysiologie des Glaukoms. Klin Monatsbl Augenheilkd 1973a; 162:427

Goldmann H. Transfer of fluorescein from blood vessels to disc tissue: The theory. Invest Ophthalmol Vis Sci 1973b; 12:475

Goldmann H. An analysis of some concepts concerning chronic simple glaucoma. Am J Ophthalmol 1975; 80:409

Goldmann H, Lotmar W. Rapid detection of changes in the optic disc: Stereochronoscopy. III. Retinal venous pulse as an interfering factor. Graefes Arch Clin Exp Ophthalmol 1979; 211:243–249

Goldwyn R, Waltman SR, Becker B. Primary open-angle glaucoma in adolescents and young adults. Arch Ophthalmol 1970; 84:579

Gottrau de Ph, Holbach LM, Naumann GOH. Clinicopathological review of 1146 enucleations (1980–90). Br J Ophthalmol 1994; 78:260–265

Graefe A von. Über die glaukomatöse Natur der „Amaurosen mit Sehnervenexkvation" und über das Wesen und die Klassifikation des Glaukoms. Graefes Arch Clin Exp Ophthalmol 1862; 8:271

Graham P. Epidemiology of chronic glaucoma. In: Heilmann K, Richardson KT (eds) Glaucoma, conceptions of a disease. Stuttgart: Thieme 1978

Grant WM. Clinical measurements of aqueous outflow. Arch Ophthalmol 1951; 46:113

Grant WM. Late glaucoma after interstitial keratitis. Am J Ophthalmol 1975; 79:87

Grant WM, Walton DS. Distinctive gonioscopic findings in glaucoma due to neurofibromatosis. Arch Ophthalmol 1968; 79:127

Grant WM, Walton DS. Progressive changes in the angle in congenital aniridia with development of glaucoma. Am J Ophthalmol 1974; 78:842

Grehn E, Eysel UT. Patterns of retinal ganglion cell loss after acute elevation of intraocular pressure in the cat. Chibret Int J Ophthalmol 1987; 5:17–26

Grehn F, Mackensen G. Riegersche Anomalie mit Hydrophthalmiezeichen und spontaner Druckregulierung. Klin Monatsbl Augenheilkd 1982; 181:197–201

Grehn F, Prost M. Function of retinal nerve fibers depends on perfusion pressure: Neurophysiologic investigations during acute intraocular pressure elevation. Invest Ophthalmol Vis Sci 1983; 24:347–353

Grehn F, Schildwächter A. Laser-Trabekuloplastik oder Goniotrepanation. Eine prospektive vergleichende Studie. Klin Monatsbl Augenheilkd 1987; 190:92–98

Grierson I. The outflow system in health and disease. The Francois LectureBull Soc belge Ophtalmol 1987; 225/II:1–43

Grierson I, Howes RC. Age-related depletion of the cell population in the human trabecular meshwork. Eye 1987; 1:204–210

Grierson I, Lee WR. Erythrocyte phagocytosis in the human trabecular meshwork. Br J Ophthalmol 1973; 57:400

Grierson I, Lee WR. Changes in the monkey outflow apparatus at graded levels of intraocular pressure. Exp Eye Res 1974; 19:21

Grierson I, Lee WR. The fine structure of the trabecular meshwork at graded levels of intraocular pressure. I. Pressure effects within the near physiological range (8–30 mm Hg). Exp Eye Res 1975a; 20:505

Grierson I, Lee WR. The fine structure of the trabecular meshwork at graded levels of intraocular pressure. II. Pressure outside the physiological range (0 and 50 mm Hg). Exp Eye Res 1975b; 20:523

Grierson I, Lee WR. Pressure-induced changes in the ultrastructure of the endothelium lining of Schlemm's canal. Am J Ophthalmol 1975c; 80: 863
Grierson I, Lee WR. Acid mucopolysaccharides in the outflow apparatus. Exp Exe Res 1975d; 21:417
Grierson I, Lee WR. Light microscopic quantitation of the endothelial vacuoles in Schlemm's canal. Am J Ophthalmol 1977a; 84:234
Grierson I, Lee WR. Pressure effects on the distribution of extracellular materials in the rhesus monkey outflow apparatus. Graefes Arch Klin Exp Ophthalmol 1977b; 203:155
Grierson I, Lee WR. Further observations on the process of haemophagocytosis in the human outflow system. Graefes Arch Klin Exp Ophthalmol 1978a; 208:49-64
Grierson I, Lee WR. Pressure effects on flow channels in the lining endothelium of Schlemm's canal. Acta Ophthalmol (Copenh) 1978b; 56:935
Grierson I, Lee WR, Abraham S. The effect of pilocarpine on the morphology of the human outflow apparatus. Br J Ophthalmol 1978; 62:302
Grierson I, Lee WR, Abraham S. A light microscopic study of the effects of testicular hyaluronidase on the outflow system of the baboon (Papio cynocephalus). Invest Ophthalmol Vis Sci 1979a; 18:356
Grierson I et al. The trabecular wall of Schlemm's canal: a study of the effects of pilocarpine by scanning electron microscopy. Br J Ophthalmol 1979b; 63:9
Grierson I, Lee WR, McMenamin P. The morphological basis of drug action on the outflow system of the eye. Res Clin Forums 1981; 3:1
Grierson I et al. The effects of age and antiglaucoma drugs on the meshwork cell population. Res Clin Forums 1982; 4:69
·Grierson I, Howes RC, Wang Q. Age-related changes in the canal of Schlemm. Exp Eye Res 1984; 39: 505
Gusek GC, Jonas JB, Naumann GOH. Unterscheidet sich die Papillengröße in normalen und in Glaukomaugen? Fortschr Ophthalmol 1988; 85: 52-53
Guthoff R. Ultraschalluntersuchungen bei Mikrophthalmus. Zur Publikation eingereicht in: Baseler Glaucom Symposium, Karger 1996
Guthoff S, Jorgensen J. Zur Differentialdiagnose der erweiterten episkleralen Gefäße. Fortschr Ophthalmol 1986; 83:641-643
Harbin TS, Pollack IP. Glaucoma in episcleritis. Arch Ophthalmol 1975; 93:948
Harms H, Dannheim R. Trabeculotomy - Results and problems. Advanc Ophthalmol 1970; 22:121
Harris M, Tso AY, Kaba FW, Green WR, de la Cruz ZC. Corneal endothelial overgrowth of angle and iris. Evidence of myoblastic differentiation in three cases. Ophthalmology 1984; 91:1154-1160
Hayreh SS. Posterior drainage of the intraocular fluid from the vitreous. Exp Eye Res 1966; 5:123
Hayreh SS. Pathogenesis of cupping of the optic disc. Br J Ophthalmol 1974a; 58:863
Hayreh SS. Optic nerve head circulation and autoregulation. Invest Ophthalmol Vis Sci 1974b; 13: 889
Hayreh SS, Baines JAB. Occlusion of the Vortex veins - an experimental study. Br J Ophthalmol 1973; 4: 217
Hayreh SS, March W, Phelps CD. Ocular hypotony following retinal vein occlusion. Arch Ophthalmol 1978; 96:827-833
Heilmann K. Augendruck, Blutdruck und Glaukomschaden. Büch Augenarzt, Heft 61. Stuttgart: Enke 1972
Heimann K, Kyrieleis E. Netzhautablösung bei miotischer Therapie. Klin Monatsbl Augenheilkd 1970; 156:98
Helbig H, Schlötzer-Schrehardt U, Noske W, Kellner U, Foerster MH, Naumann GOH. Anterior-chamber hypoxia and iris vasculopathy in pseudoexfoliation syndrome. Ger J Ophthalmol 1994; 3:148-153
Hendrychx KH, Enden van den A, Rasker MT, Hoyng PFJ. Cumulative incidence of patients with disc hemorrhages in glaucoma and the effect of therapy. Ophthalmology 1994; 101:1165-1172
Henkind P. Radial peripapillary capillaries of the retina. I. Anatomy: Human and comparative. Br J Ophthalmol 1967; 51:115
Henkind P. Microcirculation of the peripapillary retina. Trans Am Acad Ophthalmol Otolaryngol 1969; 73:890
Henke V, Naumann GOH. Zur Häufigkeit des Pseudo-Exfoliations-Syndroms in enukleierten Augen. Klin Monatsbl Augenheilkd 1987; 190:173-175
Henke V, Naumann GOH. Zur Biozytologie diffuser maligner Melanome der vorderen Uvea. Klin Monatsbl Augenheilkd 1988;192:289-295
Hernandez MR. Ultrastructural immunocytochemical analysis of elastin in the human lamina cribrosa. Invest Ophthalmol Vis Sci 1992; 33: 2891-2903
Hernandez MR, Andrzejewska WM, Neufeld AH. Changes in the extracellular matrix of the human optic nerve head in primary open-angle glaucoma. Am J Ophthalmol 1990; 109:180-188
Hernandez MR, Igoe F, Neufeld AH. Cell culture of the human lamina cribrosa. Invest Ophthalmol Vis Sci 1988; 29:78-89
Hernandez MR, Luo XX, Andrzejewska W, Neufeld AH. Age related changes in the extracellular matrix of the human optic nerve head. Am J Ophthalmol 1989; 107:476-484
Heydenreich A. Das Sekundärglaukom bei Verätzungen. Klin Monatsbl Augenheilkd 1965; 146:382
Heydenreich A. Das traumatische Sekundärglaukom. Klin Monatsbl Augenheilkd 1966; 148:161
Hinzpeter EN, Naumann G. Zur sekundären Amyloidose der Hornhaut. Albrecht von Graefes Arch Ophthalmol 1974; 192:19-25

Hinzpeter EN, Naumann G. Ischemic papilledema in giant-cell arteritis. Arch Ophthalmol 1976; 94: 624

Hinzpeter EN, Demeler U, Naumann G. Iriswundheilung nach zweifacher Naht einer experimentelle Iridotomie. Albrecht v Graefes Arch Ophthalmol 1974; 191:215–229

Hippel von E: Zur Pathologie des Glaukoms. Arch Ophthalmol 1901; 52:498

Hirsch M, Montcourrier P, Renard G. Ultrastructure of the blood-aqueous barrier in normal condition and after paracentesis. A freeze-fracture study in the rabbit. Graefes Arch Klin Exp Ophthalmol 1977; 203:169

Hockwin O, Okamotó T, Licht W, Noll E. Effect of pilocarpine on lens metabolism. Ophthalmologica 1966; 152:46

Hofe K vom. Über die Beziehung zwischen Makrocornea und Buphthalmus. Ber Dtsch Ophthalmol Ges 1938; 52:63

Hoffmann F, Dumitresc L. Schlemm's canal under the scanning electron microscope. Ophthal Res 1971; 2:37

Hoog P, Calthorpe M, Ward S, Grierson I. Migration of cultured bovine trabecular meshwork cells to aqueous humor and constituents. Invest Ophthalmol Vis Sci 1995; 36:2449–2460

Holland MG, Sallmann L von, Collins EM. A study of innervation of the chamber angle, I and II. Am J Ophthalmol 1956; 42:148; 1957; 44: 206

Hollwich F. Zur Differentialdiagnose der Heterochromiezyklitis. Klin Monatsbl Augenheilkd 1963; 142:129

Hørven I. A radioautographic study of erythrocyte resorption from the anterior chamber of the human eye. Acta Ophthalmol (Copenh) 1964; 42:600

Hørven I. Exfoliation syndrome. Arch Ophthalmol 1966a; 76:505

Hørven I. Exfoliation syndrome. A histological and histochemical study. Acta Ophthalmol (Copenh) 1966b; 44:790

Horstmann HJ, Rohen JW, Sames K. Age-related changes in the composition of proteins in the trabecular meshwork of the human eye. Mech Ageing Dev 1983; 21:121

Hoskins H. Neovascular Glaucoma: Current concepts. Trans Am Acad Ophthalmol Otolarygnol 1974; 78:330

Hoskins HD, Gelbert EC. Optic disk topography and visual field defects in patients with increased intraocular pressure. Am J Ophthalmol 1975; 80:284

Hoskins HD, Shaffer RN. Rieger's syndrome: A form of iridocorneal mesodermal dysgenesis. J Pediat Ophthalmol 1972; 9:26

Hoskins HD et al. Repeatability of the glaucomascope measurements of optic nerve head topography. Glaucoma 1994; 3:177–185

Howard GM, Hutchinson BT, Frederick AR. Hyphema resulting from blunt trauma – gonioscopic, tonographic and ophthalmoscopic observations following resolution of the hemorrhage. Trans Am Acad Ophthalmol Otolaryngol 1965; 69: 294

Hoyt WF, Frisén L, Newman NM. Fundoscopy of nerve fiber layer defects in glaucoma. Invest Ophthalmol Vis Sci 1973; 12:814

Huber C. The Gray Iris Syndrome. An Iatrogenic form of pigmentary glaucoma. Arch Ophthalmol 1984; 102:397–398

Hunter WS. Hemolytic glaucoma. Trans Am Acad Ophthalmol Otolaryngol 1969; 73:95

Inomata H, Bill A. Exit sites of uveoscleral flow of aqueous humor in cynomolgus monkey eyes. Exp Eye Res 1977; 25:113–118

Inomata H, Bill A, Smelser GK. Aqueous humor pathways through the trabecular meshwork and into Schlemm's canal in the cynomolgus monkey (Macaca irus): an electron microscopic study. Am J Ophthalmol 1972a; 73:760

Inomata H, Bill A, Smelser GK. Unconventional routes of aqueous humor outflow in cynomolgus monkey (macaca irus). Am J Ophthalmol 1972b; 73:893

Iwamoto T. Light and electron microscopy of Sondermann's channels in the human trabecular meshwork. Graefes Arch Klin Exp Ophthalmol 1967; 172:197

Jampel HD, Lynch MG, Brown RH, Kuhar MJ, de Souza EB. β-Adrenergic receptors in human trabecular meshwork. Invest Ophthalmol Vis Sci 1987; 28:772–779

Javitt JC, Spaeth GL, Katz LJ, Poryzees E, Addiego R. Acquired pits of the optic nerve. Increased prevalence in patients with low-tension glaucoma. Ophthalmology 1990; 97:1038–1044

Jay JL, Murray SB. Early trabeculectomy versus conventional management in primary open angle glaucoma. Br J Ophthalmol 1988; 72:881

Jensen OA. Contusive angle recession. A histopathological study of a Danish material. Acta Ophthalmol 1968; 46:1207

Jerndal T. The epipapillary membrane and the glaucomatous optic disc. Acta Ophthalmol (Copenh) 1976; 54:185

Jendal T, Svedbergh B. Goniodysgenesis in exfoliation glaucoma. Advanc Opthalmol 1978; 35:45

Jensen M. Excercise and temporal pupillary block in pigmentary glaucoma. Am J Ophthalmol 1995; 120:110–112

Jess A. Zur Frage des Pigmentglaukoms. Klin Monatsbl Augenheilkd 1923; 71:175

Johns KJ, Leonard M, Feman SS. The effect of panretinal photocoagulation on optic nerve cupping. Ophthalmology 1989; 96:211–216

Johnson DH. Does pigmentation affect the trabecular meshwork? Arch Ophthalmol 1989; 107:250–254

Johnson AT, Alward WLM, Sheffield VC, Stone EM. Genetics and glaucoma. In: Ritch R, Shields MB, Krupin T (eds) The glaucomas. St. Louis, London, Wiesbaden: Mosby 1996; 44

Johnstone MA. Pressure-dependent changes in the configuration of the endothelial tubules of Schlemm's canal. Am J Ophthalmol 1974; 78: 630

Johnstone MA, Grant WM. Pressure-dependent changes in structure of the aqueous outflow system of human and monkey eye. Am J Ophthalmol 1973; 75:365

Jonas JB, Dichtl A. Evaluation of the retinal nerve fiber layer. Surv Ophthalmol 1996; 40:369-378

Jonas JB, Königsreuther KA. Optic disk appearance in ocular hypertensive eyes. Am J Ophthalmol 1994; 117:732-740

Jonas JB, Naumann GOH. Die parapapilläre Region in Normal- und Glaukomaugen. II. Korrelation der planimetrischen Befunde zu intrapapillären, perimetrischen und allgemeinen Daten. Klin Monatsbl Augenheilkd 1988a; 193:182-188

Jonas JB, Naumann GOH. Optic disc morphometry in high myopia. Graefes Arch Clin Exp Ophthalmol 1988b; 226:587-590

Jonas JB, Naumann GOH. Parapapillary chorioretinal atrophy in normal and glaucoma eyes. II. Correlations. Invest Ophthalmol Vis Sci 1989a; 30: 919-926

Jonas JB, Naumann GOH. Parapapillary retinal vessel diameter in normal and glaucoma eyes. II. Correlations. Invest Ophthalmol Vis Sci 1989b; 30: 1604-1611

Jonas JB, Papastathopoulos KI. Ophthalmoscopic measurement of the optic disc. Ophthalmology 1995; 102:1102-1106

Jonas JB, Xu L. Parapapillary chorioretinal atrophy in normal-pressure glaucoma. Am J Ophthalmol 1993; 115:501-505

Jonas JB, Xu L. Optic disk hemorrhages in glaucoma. Am J Ophthalmol 1994; 118:1-8

Jonas JB, Gusek GC, Naumann GOH. Optic disc, cup and neuroretinal rim size, configuration and correlations in normal eyes. Invest Ophthalmol Vis Sci 1988a; 29:1151-1158

Jonas JB, Gusek GC, Naumann GOH. Parapapillärer retinaler Gefäßdurchmesser. II. Kaliberverminderung in Glaukomaugen. (Eine papillometrische Studie von 309 Augen mit Glaucoma chronicum simplex gegenüber 264 Normalaugen). Klin Monatsbl Augenheilkd 1988b; 192:637-643

Jonas JB, Gusek GC, Naumann GOH. Qualitative morphologische Charakteristika von Normal- und Glaukompapillen. Klin Monatsbl Augenheilkd 1988c; 193:481-488

Jonas JB, Gusek GC, Naumann GOH. Optic disc morphometry in chronic primary open-angle glaucoma. I. Morphometric intrapapillary characteristics. Graefes Arch Clin Exp Ophthalmol 1988d; 226:522-530

Jonas JB, Gusek GC, Naumann GOH. Optic disc morphometry in chronic primary open-angle glaucoma. II. Correlation of the intrapapillary morphometric data to visual field indices. Graefes Arch Clin Exp Ophthalmol 1988e; 226:531-538

Jonas JB, Gusek GC, Guggenmoos-Holzmann I, Naumann GOH. Correlations of the normal neuroretinal rim area with ocular and general parameters. Ophthalmic Res 1988f; 20:298-303

Jonas JB, Gusek GC, Guggenmoos-Holzmann I, Naumann GOH. Size of the optic nerve scleral canal and comparison with intravital determination of optic disc dimensions. Graefes Arch Klin Exp Ophthalmol 1988g; 226:213-215

Jonas JB, Gusek GC, Naumann GOH. Korrelationen zwischen den intra- und parapapillären glaukomatösen Veränderungen - Eine planimetrische Studie über 200 Normal- und 450 Glaukomaugen. Fortschr Ophthalmol 1989a; 86:95-98

Jonas JB, Gusek GC, Nguyen NX, Naumann GOH. Planimetrie der glaukomatösen, parapapillären, chorio-pigmentepithelio-retinalen Atrophie. Fortschr Ophthalmol 1989b; 86:92-94

Jonas JB, Nguyen NX, Gusek G, Naumann GOH. Parapapillary chorioretinal atrophy in normal and glaucoma eyes. I. Morphometric Data. Invest Ophthalm Vis Sci 1989c; 30:908-918

Jonas JB, Nguyen NX, Naumann GOH. Parapapillary retinal vessel diameter in normal and glaucoma eyes. I. Morphometric data. Invest Ophthalmol Vis Sci 1989d; 30:1599-1603

Jonas JB, Nguyen NX, Naumann GOH. Nonquantitative morphologic criteria in normal and glaucomatous optic discs. Acta Ophthalmol 1989e; 67:361-366

Jonas JB, Nguyen NX. Naumann GOH. Die retinale Nervenfaserschicht im Normal- und Glaukomaugen. II. Korrelationen. Klin Monatsbl Augenheilkd 1989f; 195:308-314

Jonas JB, Zäch FM, Gusek GC, Naumann GOH. Pseudoglaucomatous physiologic large cups. Am J Ophthalmol 1989g; 107:137-144

Jonas JB, Müller-Bergh JA, Schlötzer-Schrehardt UM, Naumann GOH. Histomorphometry of the human optic nerve. Invest Ophthalmol Vis Sci 1990a; 31:736-744

Jonas JB, Fernández MC, Naumann GOH. Glaucomatous Optic Nerve Atrophy in Small Discs with Low Cup-to-disc Ratios. Ophthalmology 1990b; 97:1211-1215

Jonas JB, Fernández MC, Naumann GOH. Papillenmorphometrie in Glaukomaugen mit und ohne Pseudoexfoliationssyndrom. Fortschr Ophthalmol 1990c; 87:150-152

Jonas JB, Fernández MC, Naumann GOH. Glaucomatous optic nerve damage in small discs with low cup/disk ratios. Ophthalmology 1990d; 97: 1211-1215

Jonas JB, Gareis O, Naumann GOH. Optic disc topography and short-term increase in intraocular pressure. Graefes Arch Clin Exp Ophthalmol 1990e; 28:524–527

Jonas JB; Fernández MC, Naumann GOH. Correlation of the optic disc size to glaucoma susceptibility. Ophthalmology 1991a; 98:675–680

Jonas JB, Mardin CY, Schlötzer-Schrehardt UM, Naumann GOH: Morphometry of the lamina cribrosa surface. Invest Ophthalmol Vis Sci 1991b; 32:401–405

Jonas JB, Fernández MC, Naumann GOH. Glaucomatous parapapillary atrophy. Occurrence and correlations. Arch Ophthalmol 1992a; 110:214–222

Jonas JB, Königsreuther KA, Naumann GOH. Optic disc histomorphometry in normal eyes and eyes with secondary angle-closure glaucoma. I. Intrapapillary region. Graefes Archiv Clin Exp Ophthalmol 1992b; 230:129–133

Jonas JB, Königsreuther KA, Naumann GOH. Optic disc histomorphometry in normal eyes and eyes with secondary angle-closure glaucoma. II. Parapapillary region. Graefes Arch Clin Exp Ophthalmol 1992c; 230:134–139

Jonas JB, Schmidt AM, Müller-Bergh JA, Schlötzer-Schrehardt UM, Naumann GOH: Human optic nerve fiber count and optic disc size. Invest Ophthalmol Vis Sci 1992d; 33:2012–2018

Jonas JB, Schiro D, Naumann GOH. Retinale Nervenfaserschicht in Normal- und Glaukomaugen. Ophthalmologe 1993; 90:603–612

Jonas JB, Schmidt A, Müller-Bergh JA, Naumann GOH. Optic nerve fiber count and diameter of the retrobulbar optic nerve in normal and glaucomatous eyes. Graefes Arch Klin Exp Ophthalmol 1995; 233:421–424

Jones NP. Fuchs' Heterochromic Uveitis: An Update. Surv Ophthalmol 1993; 37:253–272

Jünemann A, Gusek GC, Naumann GOH. Optische Sektoriridektomie: eine Alternative zur perforierenden Keratoplastik bei Petersscher Anomalie. Klin Monatsbl Augenheilkd 1996:117–224

Kaiser-Kupfer MI. Neural crest origin of trabecular meshwork cells and other structures of the anterior chamber. Am J Ophthalmol 1989; 107:671

Kass MA, Becker B, Kolker AE. Glaucomatocyclitic crisis and primary open angle glaucoma. Am J Ophthalmol 1973; 75:668

Katz LJ, Spaeth GL, Cantor LB, Poryzees EM, Steinmann WC. Reversible optic disk cupping and visual field improvement in adults with glaucoma. Am J Ophthalmol 1989; 107:485–492

Kaufman PL. Pharmacologic trabeculocanalotomy. Arch Ophthalmol 1992; 110:34–35

Kaufman PL, Kolker AE. Ocular findings and corticosteroid responsiveness in parents of children with primary infantile glaucoma. Invest Ophthalmol Vis Sci 1975; 14:45

Kaufman PL, Lütjen-Drecoll E. Total iridectomy in the primate in vivo: surgical technique and postoperative anatomy. Invest Ophthalmol 1975; 14:766

Kaufman JH, Tolpin DW. Glaucoma after traumatic angle recessions. Am J Ophthalmol 1974; 78:648

Kayes J, Becker B. The human trabecular meshwork in corticosteroid-induced glaucoma. Trans Am Ophthalmol Soc 1969; 67:9

Kearns TP. Differential diagnosis of central retinal vein obstruction. Ophthalmology 1983; 90:475–480

Kerman BM, Christensen RE, Foos RY. Angle-closure glaucoma. A clinicopathologic correlation. Am J Ophthalmol 1973; 76:887

Kimura R, Levene RZ. Gonioscopic differences between primary open-angle glaucoma and normal subjects over 40 years of age. Am J Ophthalmol 1975; 80:56

Kini MM, Leibowitz HM, Colton T et al. Prevalence of senile cataract. Diabetic retinopathy, senile macular degeneration, and open-angle glaucoma in the Framingham eye study. Am J Ophthalmol 1978; 85:28

Kirch W, Neuhuber W, Tamm ER. Immunohistochemical localization of neuropeptides in the human ciliary ganglion. Brain Res 1995; 681:229–234

Kirsch RE. Glaucoma following cataract extraction associated with use of alpha-chymotrypsin. Arch Ophthalmol 1964; 72:612

Klein BEK, Klein R, Sponsel WE et al. Prevalence of Glaucoma. The beaver dam eye study. Ophthalmology 1992; 99:1499–1504

Klein BEK, Klein R, Meuer SM, Goetz LA. Migraine headache and its association with open-angle glaucoma: The beaver dam eye study. Invest Ophthalmol Vis Sci 1993; 34:3024–3027

Klein R, Wang Q, Klein BEK, Moss SE, Meuer SM. The Relationship of Age-Related Maculopathy, Cataract, and Glaucoma to Visual Acuity. Invest Ophthalmol Vis Sci 1995; 36:182–191

Kleinert H. Die Vitalfärbung des Kammerwassers und seiner epibulbären Abflußwege nach Fluoreszeininjektion in die Vorderkammer. Klin Monatsbl Augenheilkd 1953a; 122:665

Kleinert H. Der sichtbare Kammerwasserabfluß glaukomkranker Augen nach Fluoreszeinfüllung der Vorderkammer. Ein Beitrag zur Pathologie des intraokularen Flüssigkeitswechsels. Klin Monatsbl Augenheilkd 1953b; 123:653

Knorr HLJ, Händel A, Naumann GOH. Morphometrische und qualitative Veränderungen des Hornhautendothels bei primär chronischen Offenwinkelglaukomen. Fortschr Ophthalmol 1991a; 88:118–120

Knorr HLJ, Jünemann A, Händel A, Strahwald H, Naumann GOH. Morphometrische und qualitative Veränderungen des Hornhautendothels beim Pseudoexfoliationssyndrom. Fortschr Ophthalmol 1991b; 88:786–789

Knorr HLJ, Seltsam A, Holbach L, Naumann GOH. Intraokulare Silikonöltamponade: Eine klinisch-pathologische Studie an 36 enukleierten Augen. Ophthalmologe, zur Publikation eingereicht, 1996

Kolb H. The architecture of functional neural circuits in the vertebrate retina. Invest Ophthalmol Vis 1994; 35:2385-2404

Kolker AE, Becker B. Epinephrine maculopathy. Arch Ophthalmol 1968; 79:552

Kolker AE, Becker B. Ocular hypertension vs. open-angle glaucoma. A different view. Arch Ophthalmol 1977; 95:586

Koniszewski G, Lang GK, Naumann GOH, Knorr HLJ. Prophylaktische YAG-Iridotomie zur Vermeidung des sekundären Winkelblock-Glaukoms nach Pars-Plana-Vitrektomie und Silikon in phaken Augen. Fortschr Ophthalmol 1988; 85:462-463

Konstas AG, Allan D. Pseudoexfoliation glaucoma in greece. Eye 1989; 3:747-753

Konstas AGP, Marshall GE, Lee WR. Iris vasculopathy in exfoliation syndrome. An immunocytochemical study. Acta Ophthalmol 1991; 69:472-483

Kornzweig AL, Eliasoph I, Feldstein M. Selective atrophy of the radial peripapillary capillaries in chronic glaucoma. Arch Ophthalmol 1968; 80: 696

Korth M, Koca M. Clinical electrophysiology relevant for early glaucoma diagnosis. Curr Opinion Ophthalmol 1993; 4/II:22-28

Korth M, Horn F, Storck B, Jonas J. The pattern-evoked electroretinogram (PERG): Age-related alterations and changes in glaucoma. Graefes Arch Klin Exp Ophthalmol 1989; 227:123-130

Korth M, Horn F, Martus P. Einfacher zeitlicher Kontrastempfindlichkeits-Test in der Glaukom-Diagnostik. Klin Monatsblätter Augenheilkd 1993; 203:99-103

Krause U, Niemi A, Raunio V. Effect of paracentesis on protein content of aqueous humour. Ophthalmologica 1971; 163:136

Kroll AJ, Norton EWD. Regression of choroidal folds. Trans Am Acad Ophthalmol Otolaryngol 1970; 74:515

Kronfeld PC. Functional characteristics of surgically produced outflow channels. XXV Edward Jackson memorial lecture. Trans Am Acad Ophthalmol Otolaryngol 1969; 73:177-193

Kruse FE, Burk RO, Völcker HE et al. Reproducibility of topographic measurements of the optic nerve head with laser tomographic scanning. Ophthalmology 1989; 96:1320

Kubota T, Naumann GOH. Reduction in number of corpora amylacea with advancing histological changes of glaucoma. Graefes Arch Clin Exp Ophthalmol 1993; 231:249-253

Kubota T, Holbach LM, Naumann GOH. Corpora amylacea in glaucomatous and non-glaucomatous optic nerve and retina. Graefes Arch Clin Exp Ophthalmol 1993a; 231:7-11

Kubota T, Below von H, Holbach LM, Naumann GOH. Bilateral cavernous degeneration of the optic nerve associated with multiple arteriosclerotic ischemic infarction. Graefes Arch Clin Exp Ophthalmol 1993b; 231:52-55

Kubota T, Jonas JB, Naumann GOH. Direct clinicohistological correlation of parapapillary chorioretinal atrophy. Br J Ophthalmol 1993c; 77: 103-106

Kubota T, Jonas JB, Naumann GOH. Decreased choroidal thickness in eyes with secondary angle closure glaucoma. An aetiological factor for deep retinal changes in glaucoma? Br J Ophthalmol 1993d; 77:430-432

Küchle M, Naumann GOH. Mucogenic secondary open-angle glaucoma in diffuse epithelial ingrowth treated by block-excision. Am J Ophthalmol 1991; 111:230-234

Küchle M, Naumann GOH. Direct cyclopexy for traumatic cyclodialysis with persisting hypotony. Report on 29 consecutive patients. Ophthalmology 1995; 102:322-333

Küchle M, Naumann GOH, Völcker HE, Sears ML. Hypotonia bulbi und Gonadotropine bei myotonischer Dystrophie. Klin Monatsbl Augenheilkd 1988; 193:388-392

Küchle M, Schlötzer-Schrehardt U, Naumann GOH. Occurrence of pseudoexfoliative material in parabulbar structures in pseudoexfoliation syndrome. Acta Ophthalmol (Copenh) 1991; 69:124

Küchle M, Nguyen NX, Horn H, Naumann GOH: Quantitative assessment of aqueous flare and „cells" in pseudoexfoliative syndrome. Acta Ophthalmol 1992; 70:201-208

Kühl W. Hornhautveränderungen beim chronischen Glaukom. Ophthalmologica 1972; 165:438

Kuhnt H. Zur Kenntnis des Sehnerven und der Netzhaut. Graefes Arch Klin Exp Ophthalmol 1879; 25:179

Kupfer C, Kuwabara T, Kaiser-Kupfer M. The histopathology of pigmentary dispersion syndrome with glaucoma. Am J Ophthalmol 1975; 80:857

Kurz GH. Phacolytic glaucoma. Arch Ophthalmol 1963; 69:327

Lalive d'Epinay S, Remé Ch. Histopathologische Aspekte der chirurgischen Behandlung des kongenitalen Glaukoms. Klin Monatsbl Augenheilkd 1980; 176:566-568

Lambrou FH, Vela MA, Woods W. Obstruction of the trabecular meshwork by retinal rod outer segments. Arch Ophthalmol 1989; 107:742-745

Lampert PW, Vogel MH, Zimmerman LE. Pathology of the optic nerve in experimental acute glaucoma. Invest Ophthalmol Vis Sci 1968; 7: 199

Landau K, Gloor B. Differentialdiagnose der glaukomatösen Optikusatrophie. In: Prünte Ch (Hrsg) Das Glaukom in der Praxis. Karger 1996

Landolt E. Atypisches phakolytisches Glaukom. Ophthalmologica 1967; 154:334
Langham ME, Palewicz K. The aqueous outflow system and its response to autonomic receptor agonists. Exp Eye Res 1977; 25 (Suppl) 311–322
Lawin-Brüssel Ch, Busse H. Beobachtungen bei Iridokorneotrabekulodysgenesien im Krankengut der Universitäts-Augenklinik Münster. Fortschr Ophthalmol 1988; 85:101–104
Layden WE. Traumatic glaucoma. Trans Am Acad Ophthalmol Otolaryngol 1974; 78:346
Layden WE, Shaffer RN. Exfoliation syndrome. Am J Ophthalmol 1974; 78:835
Lee WR. The study of the passage of particles through the endothelium of the outflow apparatus of the monkey eye by scanning and transmission electron microscopy. Trans Ophthalmol Soc UK, 1971; 91:687
Lee WR. The pathology of the outflow system in primary and secondary glaucoma. (Doyne Lecture) Eye 1995 a; 9:1–23
Lee WR, The pathology of the outflow system in „trabeculitis". Xth Congress European Society of Ophthalmology. Europ J Ophthalmol (Suppl) 1995 b
Lee WR, Grierson I. Erythrocyte phagocytosis in the human trabecular meshwork. Br J Ophthalmol 1973; 57:400
Lee WR, Grierson I. Relationship between intraocular pressure and the morphology of the outflow apparatus. Trans Ophthalmol Soc UK 1974; 94: 430
Lee WR, Grierson I. Pressure effects on the endothelium of the trabecular wall of Schlemm's canal: A study by scanning electron microscopy. Graefes Arch Klin Exp Ophthalmol 1975; 196:255
Lee WR, Grierson I. The effects of hypotonia and blood overload on the outflow system. In: Naumann GOH, Gloor B (Hrsg) Wundheilung des Auges und ihre Komplikationen. München: Bergmann 1980:89–96
Lee WR, Grierson I, McMenamin PG. The morphological response of the primate outflow system to changes in pressure and flow. In: Lütjen-Drecoll E (ed) Basic aspects of glaucoma research. Stuttgart: Schattauer 1982
Lehto J. Long term prognosis of pigmentary glaucoma. Acta Ophthalmologica 1991; 69:437–443
Lepple-Wienhues A, Stahl F, Wiederholt M. Differential smooth muscle-like contractile properties of trabecular meshwork and ciliary muscle. Exp Eye Res 1991; 53:33–38
Leydhecker W. Epidemiologie und Risikofaktoren bei Glaukom. Fortschr Ophthalmol 1988; 85: 38–41
Leydhecker W, Dardenne U, Willome J. Goniotomie bei 200 Hydrophthalmie-Augen: Angulozision, eine neue Operationstechnik. Klin Monatsbl Augenheilkd 1969; 154:12
Lichter PR. Pigmentary glaucoma-current concepts. Trans Am Acad Ophthalmol Otolaryngol 1974; 78:309
Lichter PR. Variability of expert observers in evaluating the optic disc. Trans Am Acad Ophthalmol Otolaryngol 1976; 68:241
Lichter PR. Genetic clues to glaucoma's secrets. The L. Edward Jackson Memorial Lecture. Part 2. Am J Ophthalmol 1994; 117/6:706–727
Lichter PR, Shaffer RN. Interstitial keratitis and glaucoma. Am J Ophthalmol 1969; 68:241
Lichter PR, Shaffer RN. Irisprocesses and glaucoma. Am J Ophthalmol 1970 a; 70:905
Lichter PR, Shaffer RN. Diagnostic and progrnostic signs in pigmentary glaucoma. Trans Am Acad Ophthalmol Otolaryngol 1970 b; 74:984
Lieberman NF, Maumenee AE, Green WR. Histologic studies of the vasculature of the anterior optic nerve. Am J Ophthalmol 1976; 82:405
Linner E. Ascorbic acid as a test substance for measuring relative changes in the rate of plasma flow through the ciliary processes. Acta physiol scand 1952; 26:130
Lippe von der I,Küchle M, Naumann GOH. Pseudoexfoliation syndrome as a risk factor for acute closure glaucoma. Acta Ophthalmol 1993; 71:277–279
Lippe von der I, Wuermeling MJ, Naumann GOH. Akute druckabhängige Veränderungen des neuroretinalen Randsaums in einer juvenilen Glaukompapille – Messungen mittels Laser Scanning Tomographie und planimetrischer Papillometrie. Klin Monatsbl Augenheilkd 1994; 204:126–130
Littmann H. Zur Bestimmung der wahren Größe eines Objektes auf dem Hintergrund des lebenden Auges. Klin Monatsbl Augenheilkd 1982; 180:286–289
Littmann H. Zur Bestimmung der wahren Größe eines Objektes auf dem Hintergrund des lebenden Auges. Klin Monatsbl Augenheilkd 1988; 192:66–67
Lommatzsch P. Beziehungen zwischen Axenfeld-Krukenbergscher Pigmentspindel und Pigmentglaukom. Klin Monatsbl Augenheilkd 1964; 144: 678
Lowe RF. Primary angle-closure glaucoma. Inheritance and environment. Br J Ophthalmol 1972; 56:13
Lütjen-Drecoll E. Electron microscopic studies on reactive changes of the trabecular meshwork in human eyes after microsurgery. Graefes Arch Clin Exp Ophthalmol 1972; 183:267
Lütjen-Drecoll E. Neuere Ergebnisse über die funktionelle Struktur der Kammerwinkelregion und deren Veränderungen nach Glaukomoperationen. Klin Monatsbl Augenheilkd 1973 a; 163:410
Lütjen-Drecoll E. Langzeituntersuchungen über die ultrastrukturellen Veränderungen im Trabeculum corneosclerale bei Cynomolgus-Affen nach Trabekulektomie. Graefes Arch Klin Exp Ophthalmol 1973 b; 188:151

Lütjen-Drecoll E, Eichhorn M. Morphologische Grundlagen des Kammerwassersekretionssystems und seine Veränderungen durch antiglaukomatöse Pharmaka. Fortschr Ophthalmol 1988; 85:25-32

Lütjen-Drecoll E, Kaufman PL. Biomechanics of echothiophate-induced anatomic changes in monkey aqueous outflow system. Graefes Arch Clin Exp Ophthalmol 1986; 224:564-575

Lütjen-Drecoll E, Lönnerholm G. Carbonic anhydrase distribution in the rabbit eye by light and electron microscopy. Invest Ophthalmol Vis Sci 1981; 21:782-797

Lütjen-Drecoll E, Rohen JW. Histometrische Untersuchungen über die Kammerwinkelregion des menschlichen Auges bei verschiedenen Altersstufen und Glaukomformen. Graefes Arch Clin Exp Ophthalmol 1968; 176:1

Lütjen-Drecoll E, Rohen JW. Über die endotheliale Auskleidung des Schlemm'schen Kanals in Silberimprägnationsbild. Graefes Arch Clin Exp Ophthalmol 1970; 180:249

Lütjen-Drecoll E, Futa R, Rohen JW. Ultrahistochemical studies on tangential sections of the trabecular meshwork in normal and glaucomatous eyes. Invest Ophthalmol Vis Sci 1981; 21:563-573

Lütjen-Drecoll E, Lönnerholm G, Eichhorn M. Carbonic anhydrase distribution in the human and monkey eye by light and electron microscopy. Graefes Arch Clin Exp Ophthalmol 1983; 220: 285

Lütjen-Drecoll E, Shimizu T, Rohrbach M, Rohen JW. Quantitative analysis of „plaque material" in the inner- and outer wall of Schlemm's canal in normal- and glaucomatous eyes. Exp Eye Res 1986a; 42:443-455

Lütjen-Drecoll E et al. Quantitative analysis of „plaque material" between ciliary muscle tips in normal and glaucomatous eyes. Exp Eye Res 1986b; 42:457

Lütjen-Drecoll E et al. Quantitative analysis of „plaque material" in the inner and outer wall of Schlemm's canal in normal and glaucomatous eyes. Exp Eye Res 1986c; 42:443

Luntz MH. Prevalence of pseudo-exfoliation syndrome in an Urban South African Miner Population. Am J Ophthalmol 1972; 74:581

Lynch MG, Peeler JS, Brown RH, Niederkorn JY. Expression of HLA class I and II antigens on cells of the human trabecular meshwork. Ophthalmology 1987; 94:851-857

Mackensen G, Croydon L. Verbesserter Eingriff gegen das Hypotoniesyndrom mit Kammerwinkelspalt nach drucksenkender Opleration. Klin Monatsbl Augenheilkd 1974; 165:697

Macri FJ, Cevario SJ. Ciliary ganglion stimulation. I. Effects on aqueous humor inflow and outflow. Invest Ophthalmol Vis Sci 1975; 14:28

Mäepea O, Bill A. The pressures in the episcleral veins, Schlemm's canal, and the trabecular meshwork in monkeys: effects of changes in intraocular pressure. Exp Eye Res, 1989; 49: 645

Manschot W. Glaucoma - vascular necrosis - expulsive hemorrhage. Acta Ophthalmol (Copenh) 1945; 23:309 (D.E.IX)

Mansour AM, Chess J, Starita R. Nontraumatic Ghost Cell Glaucoma - A Case Report. Ophthalmic Surg 1986; 17:34-36

Marshall GE, Konstas AG, Lee WR. Immunogold localization of type IV collagen and laminin in the aging human outflow system. Exp Eye Res 1990; 51:691-699

Marshall GE, Konstas AGP, Lee WR. Immunogold ultrastructural localization of collagens in the aged human outflow system. Ophthalmology 1991a; 98:692-700

Marshall GE, Konstas AG, Lee WR. Immunogold fine structural localization of extracellular matrix components in aged human cornea. II. Collagen types V and VI. Graefes Arch Clin Exp Ophthalmol 1991b; 229:164-171

Matsuo T. Photoreceptor outer segments in aqueous humor: key to understanding a new syndrome. Surv Ophthalmol 1994; 39(3):11-33

Maumenee AE. Further observations on the pathogenesis of congenital glaucoma. Am J Ophthalmol 1963; 55:1163

Maumenee AE. Causes of optic nerve damage in glaucoma. Robert N. Shaffer Lecture. Ophthalmology 1983; 90:741-752

McMenamin PG. Human fetal iridocorneal angle: a light and scanning electron microscopic study. Br J Ophthalmol 1989; 73:871

McMenamin PG, Lee WR. Age related changes in extracellular materials in the inner wall of Schlemm's canal. Graefes Arch Clin Exp Ophthalmol 1980; 212:159-172

McMenamin PG, Lee WR. Ultrastructural pathology of melanomalytic glaucoma. Br J Ophthalmol 1986; 70:895-906

McMenamin PG, Lee WR, Grierson I, Grindle FCJ. Giant vacuoles in the lining endothelium of the human Schlemm's canal after topical timolol maleate. Invest Ophthalmol Vis Sci 1983; 24: 339-342

McNair J, Fraunfelder FT, Wilson RS. Viernstein LJ, Babcock C. Acute pressure changes and possible secondary tissue changes due to laser or xenon photocoagulation. Am J Ophthalmol 1974; 77:13

McRae D, Sears ML. Peroxidase passage through the outflow channels of human and rhesus eyes. Exp Eye Res 1970; 10:15

Meretoja J, Tarkkanen A. Pseudoexfoliation syndrome in familial systemic amyloidosis with lattice corneal dystrophy. Ophthalmic Res 1975; 7:194

Merin S, Morin D. Heredity of congenital glaucoma. Br J Ophthalmol 1972; 56:414

Michelson G, Groh MJM. Methods for the investigation of circulatory changes in glaucoma. Current Opinion Ophthalmol 1994a; 5/II:46–57
Michelson G, Groh MJM. Dipivefrin reduces blood flow in the ciliary body in humans. Ophthalmology 1994b; 101:659–664
Michelson G, Schmauß B. Two-dimensional mapping of the juxtapapillary perfusion by scanning laser doppler flowmetry. Br J Ophthalmol 1995, 79: 1126–1132
Michelson G, Gründler A, Steinmeier R, Sigwanz U. Simultaneous measurement of ocular micro- and macrocirculation, intraocular pressure, and systemic functions. Ger J Ophthalmol 1994; 3:48–53
Michelson G, Langhans M, Groh MJM, Schmauß B. Zweidimensionale Kartierung der retinalen und papillären Mikrozirkulation mittels Scanning Laser Doppler Flowmetrie. Klin Monatsbl Augenheilkd 1995; 207:180–190
Michelson, G, Langhans M. Groh MJM. Perfusion of the juxtapapillary retina and the neuroretinal rim area in primary open angle glaucoma. J Glaucoma 1996, 5:106–110
Migliazzo CV, Shaffer RN, Nykin R, Magee S. Long-term analysis of pigmentary dispersion syndrome and pigmentary glaucoma. Ophthalmology 1986; 93:1528–1536
Mikelberg FS, Yidegiligne HM, Schulzer M. Optici nerve axon count and axon diameter in patients with ocular hypertension and normal visual fields. Ophthalmology 1995; 102:342–348
Miles DR, Boniuk M. Pathogenesis of unilateral glaucoma. A review of 100 cases. Am J Ophthalmol 1966; 62:493
Millard CB, Tripathi BJ, Tripathie RC. Age-related changes in protein profiles of the normal human trabecular meshwork. Exp Eye Res 1987; 45:623–631
Miller KM, Quigley HA. Comparison of optic disc features in low-tension and typical open-angle glaucoma. Ophthalmic Surg 1987; 18:882
Miller KM, Quigley HA. The clinical appearance of the lamina cribrosa as a function of the extent of glaucomatous optic nerve damage. Ophthalmology 1988; 95:135–138
Minckler DS. The organization of nerve fiber bundles in the primate optic nerve head. Arch Ophthalmol 1980; 98:1630–1636
Minckler DS. Correlations between anatomic features and axonal transport in primate optic nerve head. Trans Am Ophthalmal Soc 1986; 84:429–451
Minckler DS, Tso MOM, Zimmerman LE. A light microscopic autoradiographic study of axoplasmic transport in the optic nerve head during ocular hypotony, increased intraocular pressure, and papilledema. Am J Ophthalmol 1976; 83: 741
Minckler DS, Bunt AH, Johanson GW. Orthograde and retrograde axoplasmic transport during acute ocular hypertension in the monkey. Invest Ophthalmol Vis Sci 1977; 16:426
Miron MS. Le glaucome par atrophie essentielle progressive de l'iris. Ophthalmologica 1961; 142:301
Montgomery DMI. Clinical disc biometry in early glaucoma. Ophthalmology 1993; 100:52–56
Morin JD, Bryars JH. Causes of Loss of Vision in Congenital Glaucoma. Arch Ophthalmol 1980; 98: 1575–1576
Moses RA. A graphic analysis of aqueous humor dynamics. Am J Ophthalmol 1972; 73:665
Moses RA. Circumferential flow in the canal of Schlemm: theoretical considerations. Am J Ophthalmol 1979; 88:585
Moses RA Pickard WF. Blood reflux in Schlemm's canal. Arch Ophthalmol 1979; 97:1307
Moses RA et al. Schlemm's canal: the effect of intraocular pressure. Invest Ophthalmol Vis Sci 1981; 20:61
Motschmann M, Utermann D. Thermisch-photodisruptive Laser-Iridotomie. Klin Monatsbl Augenheilkd 1995; 207:22–28
Müller H. Über glatte Muskelfasern und Nervengeflechte der Choroidea im menschlichen Auge. Verh Physik Med Ges Würzburg 1859; 10:107–179
Nasemann JE et al. Perfusionszeit der A. centralis retinae bei Normaldruckglaukom. Ophthalmology 1994; 91:995–601
Nastri G, Pascotto F, Bifani M, Savastano S, Sbordone G. The role of ocular hypertension in the genesis of glaucoma. Glaucoma 1987; 9:109–117
Naumann GOH. Die Sekundärglaukome bei entzündlichen Augenveränderungen. Klin Monatsbl Augenheilkd 1974; 64:75
Naumann GOH. The Bowman Lecture Nr. 56: Part II: Corneal Transplantation in Anterior Segment Diseases. Eye 1995; 9:398–421
Naumann GOH, Hadlock I. Extraktion einer in die Vorderkammer luxierten Linse bei akutem sekundären Winkelblockglaukom (Film). Ber Dtsch Ophthalmol Ges 1974; 72:484–485
Naumann GOH, Jünemann A. Peters' Anomaly (Letter to the Editor). Ophthalmic Surg 1994; 25:202
Naumann GOH, Kleinknecht K. Silikon-Ausräumung aus der Vorderkammer (Film). Ber Dtsch Ophthalmol Ges 1978; 75:625
Naumann GOH, Küchle M. Inadvertent cyclodialysis cleft (Letter to the Editor). Ophthalmic Surg 1993a; 24:711
Naumann GOH, Küchle M. Unilateral Arcus lipoides (Letter to the Editor). Lancet 1993b; 342:1185
Naumann GOH, Küchle M. Cyclodialysis following cataract surgery (Letter). Ophthalmic Surgery 1995; 26:168
Naumann GOH, Lippe von der I. Increased prevalence of occludable angles and angle-closure glaucoma in patients with pseudoexfoliation (Letter). Am J Ophthalmol 1995; 119:526

Naumann GOH, Portwich E. Aetiologie und akuter klinischer Anlaß zu 1000 Enukleationen (Eine klinisch-ophthalmo-pathologische Studie). Klin Monatsbl Augenheilkd 1976; 168-622

Naumann GOH, Procher G. Benign intracranial tumors and zoster ophthalmicus. Arch Ophthalmol 1984; 102:195

Naumann GOH, Rummelt V. Congenital nonpigmented epithelial cyst removed by blockexcision. Graefes Arch Clin Exp Ophthalmol 1990; 228: 392-397

Naumann GOH, Rummelt V. Blockexcision of cystic and diffuse epithelial ingrowth of the anterior chamber. Report on 32 consecutive patients. Arch Ophthalmol 1992; 110:225-237

Naumann GOH, Rummelt V. Spontaneous congenital epithelial iris cysts (Letter to the Editor). Br J Ophthalmol 1993a; 77:63

Naumann GOH, Rummelt V. Aufklaren der transplantatnahen Wirtshornhaut nach der perforierenden Keratoplastik beim Maroteaux-Lamy-Syndrom. Klin Monatsbl Augenheilkd 1993b; 203:351-360

Naumann GOH, Schlötzer-Schrehardt UM. Corneal endothelial involvment in pseudoexfoliation syndrome. Arch Ophthalmol 1994; 112:297-298 (Brief)

Naumann GOH, Völcker HE. Blockexcision intraokularer Prozesse. II. Epitheleinwachsung in das vordere Segment. Klin Monatsbl Augenheilkd 1975; 166:448

Naumann GOH, Völcker HE. Direkte Zyklopexie zur Behandlung des persistierenden Hypotonie-Syndroms infolge traumatischer Zyklodialyse. Klin Monatsbl Augenheilkd 1981;179:266-270

Naumann GOH, Gass JDM, Font RL. Histopathology of herpes zoster ophthalmicus. A report of 21 cases and review of the literature. Am J Ophthalmol 1968; 65:533

Naumann GOH, Mardin C, Bergua A: Bedeutung und Perspektive der Glaukom-Mikrozirkulationsforschung. Klin Monatsbl Augenheilkd 1993; 203:286

Naumann GOH. Urrets-Zavalia Syndrome (Letter to the Editor) Cornea 1996

Nesterov AP. Role of blockade of Schlemm's canal in pathogenesis of primary open-angle glaucoma. Am J Ophthalmol 1970; 70:691

Nesterov AP, Batmanov YE. Study on morphology and function of the drainage area of the eye of man. Acta Ophthalmol (Copenh) 1972; 50:337

Nesterov A, Batmanov Y. Trabecular wall of Schlemm's canal in the early stage of primary open-angle glaucoma. Am J Ophthalmol 1974; 78:639

Nesterov AP, Hasanova NH, Batmanov YE. Schlemm's canal and scleral spur in normal and glaucomatous eyes. Acta Ophthalmol (Copenh) 1974; 52:634

Netland PA, Mukai S, Covington HI. Elevated intraocular pressure secondary to rhegmatogenous retinal detachment. Surv Ophthalmol 1994; 39: 234-240

Neubauer L, Lund OE. Zur Pathogenese des iridocornealen endothelialen (ICE)-Syndroms. Fortschr Ophthalmol 1986; 83:328-331

Newell FW. Choroidal folds. Am J Ophthalmol 1973; 75:930

Nomura T, Smelser GK. The identification of adrenergic and cholinergic nerve endings in the trabecular meshwork. Invest Ophthalmol Vis Sci 1974; 13:525

Okamura R, Lütjen-Drecoll E. Elektronenmikroskopische Untersuchungen über die strukturellen Veränderungen der menschlichen Iris beim Glaukom. Graefes Arch Clin Exp Ophthalmol 1973; 186:271

Okinami S, Ohkuma M, Tsukahara L. Kuhnt intermediary tissue as a barrier between the optic nerve and retina. Albrecht v Graefes Arch Klin Exp Ophthalmol 1977; 201:57

Oppel O. Zur Klinik der großen Hornhaut. Klin Monatsbl Augenheilkd 1956; 129:737

O'Reilly MS et al. Angiostatin: A novel angiogenesis inhibitor that mediates the suppression of metastases by a Lewis lung carcinoma. Cell 1994; 79:315

Patel A, Kenyon KR, Hirst LW et al. Clinicopathologic features of chandler's syndrome. Surv Ophthalmol 1983; 27:327

Pederson JE, Anderson DR. The mode of progressive disc cupping in ocular hypertension and glaucoma. Arch Ophthalmol 1980; 98:490-495

Pederson JE, Gaasterland DE. Laser-induced primate glaucoma. I. Progression of cupping. Arch Ophthalmol 1984; 102:1689-1692

Pederson JE, Toris CB. Uveoscleral outflow: Diffusion or flow? Invest Ophthalmol Vis Sci 1987; 28: 1022-1024

Perez RN, Phelps CD. Angle-closure glaucoma following scleral buckling operations. Trans Am Acad Ophthalmol Otolaryngol 1976; 81:247

Perkins ES. Family studies in glaucoma. Br J Ophthalmol 1974; 58:529

Perkins ES, Phelps CD. Open angle glaucoma, ocular hypertension, low-tension glaucoma, and refraction. Arch Ophthalmol 1982; 100:1464-1467

Perraut LE, Zimmerman LE. The occurence of glaucoma following occlusion of the central retinal artery. Arch Ophthalmol 1959; 61:845

Phelps CD. Ocular hypertension: to treat or not to treat?. Arch Ophthalmol 1977; 95:588

Phelps CD. The pathogenesis of glaucoma in Sturge-Weber syndrome. Ophthalmology 1978; 85: 276-286

Phelps CD, Burton TC. Glaucoma and retinal detachment. Arch Ophthalmol 1977; 95:418

Phelps CD, Watzke RC. Hemolytic glaucoma. Am J Ophthalmol 1975; 80:690

Podgor MJ, Leske C, Ederer F. Incidence estimates for lens changes, macular changes open-angle glaucoma and diabetic retinopathy. Am J Epidemiology 1983; 118:206-212

Pohjanpelto P. The thyroid gland and intraocular pressure. Acta Ophthalmol (Copenh) (Suppl) 1968; 97:1

Polack FM. Graft Rejection and Glaucoma. Am J Ophthalmol 1986; 101:294–297

Polansky JR, Alvarado JA. Cellular mechanism influencing the aqueous humor outflow pathway. In: Albert D, Jakobiec FA (eds) Principles and practice of ophthalmology. Philadelphia-London: Saunders 1994; 226 loc cit.

Polansky JR, Weinreb R, Alvarado JA. Studies on human trabecular cells propagated in vitro. Vision Res 1981; 21:155

Polansky JR et al. Trabecular meshwork cell culture in glaucoma research: evaluation of biological activity and structural properties of human trabecular cells in vitro. Ophthalmology 1984; 91:580

Portney GL. Trabeculectomy and postoperative ocular hypertension in secondary angle-closure glaucoma. Am J Ophthalmol 1977; 84:145

Posner A, Schlossman A. Syndrome of unilateral recurrent attacks of glaucoma with cyclitic symptoms. Arch Ophthalmol 1948; 39:517

Preisler E. Spontaneous choroidal detachment. Acta Ophthalmol (Copenh) 1964; 42:657

Quigley HA. The Pathogenesis of reversible cupping in congenital glaucoma. Am J Ophthalmol 1977; 84:358

Quigley HA, Addicks EM. Chronic experimental glaucoma in primates. I. Production of elevated intraocular pressure by anterior chamber injection of autologous ghost red blood cells. Invest Ophthalmol Vis Sci 1980 a; 19:126

Quigley HE, Addicks EM. Scanning electron microscopy of trabeculectomy specimens from eyes with openh-angle glaucoma. Am J Ophthalmol 1980 b; 90:854

Quigley HA, Anderson DR. The dynamics and location of axonal transport blockade by acute intraocular pressure elevation in primate optic nerve. Invest Ophthalmol Vis Sci 1976; 125:606

Quigley HA, Forster RF. Histopathology of cornea and iris in chandler's syndrome. Arch Ophthalmol 1978; 96:1878–1882

Quigley HA, Goldberg MF. Scheie syndrome and macular corneal dystrophy. Arch Ophthalmol 1971; 85:553

Quigley HA, Green WR. The histology of human glaucoma cupping and optic nerve damage: Clinicopathologic correlation in 21 eyes. Trans Am Acad Ophthalmol 1979; 86:1803

Quigley HA, Addicks EM, Green WR, Maumanee AE. Optic nerve damage in human glaucoma. II. The site of injury and susceptibility to damage. Arch Ophthalmol 1981; 99:635–649

Quigley HA, Addicks EM, Green WR. Optic nerve damage in human glaucoma. III. Quantitative correlation of nerve fiber loss and visual field defect in glaucoma, ischemic neuropathy, papilledema, and toxic neuropathy. Arch Ophthalmol 1982; 100:135–146

Quigley HA, Hohman RM, Addicks EM et al. Morphologic changes in the lamina cribrosa correlated with neural loss in open-angle glaucoma. Am J Ophthalmol 1983 a; 95:673

Quigley HA, Sossi N, Anderson DR. Experimental glaucoma damage mechanisms. Arch Ophthalmol 1983 b; 101:1301

Quigley HA, Sanchez RM, Dunkelberger GR, L'Hernault NL, Baginski TA. Chronic glaucoma selectively damages large optic nerve fibers. Invest Ophthalmol Vis Sci 1987; 28:913–920

Quigley HA, Dunkelberger GR, Green WR. Chronic human glaucoma causing selectively greater loss of large optic nerve fibers. Ophthalmology 1988; 95:357–363

Quigley HA, Dunkelberger GR, Green WR. Retinal ganglion cell atrophy correlated with automated perimetry in human eyes with glaucoma. Am J Ophthalmol 1989; 107:453–464

Quigley HA, Brown AE, Morrison JD, Drance SM. The size and shape of the optic disc in normal human eyes. Arch Ophthalmol 1990; 108:51–57

Quigley HA, Katz J, Derick RJ, Gilbert D, Sommer A. An evaluation of optic disc and nerve fiber layer examinations in monitoring progression of early glaucoma damage. Ophthalmology 1992; 99: 19–28

Quigley HA et al. Retinal ganglion cell death in experimental glaucoma and after axotomy occurs by apoptosis. Invest Ophthalmol Vis Sci 1995; 36:774–786

Radius RL, Anderson DR. The course of axons through the retina and optic nerve head. Arch Ophthalmol 1979; 97:1154–1158

Radius RL, Maumanee E. Optic atrophy and glaucomatous cupping. Am J Ophthalmol 1978; 85:145

Radius RL, Pederson JE. Laser-induced primate glaucoma. II. Histopathology. Arch Ophthalmol 1984; 102:1693–1698

Raitta C, Vannas A. Glaucomatocyclitic crisis. Arch Ophthalmol 1977; 95:608

Rauhut D, Rohen JW. Electron microscopic study of the trabecular meshwork in alphachymotrypsin glaucoma. Graefes Arch Klin Exp Ophthalmol 1972; 184:29

Raviola G. Schwalbe's line cells: a new cell type in the trabecular meshwork of Maca ca mulatta. Invest Ophthalmol Vis Sci 1982; 22:45

Raviola G, Raviola E. Paracellular route of aqueous outflow in the trabecular meshwork and canal of Schlemm: a freeze-fracture study on the endothelial junctions in the sclerocorneal angle of the macaque monkey eye. Invest Ophthalmol Vis Sci 1981; 21:52

Reese AB, Ellsworth RM. The anterior chamber cleavage syndrome. Arch Ophthalmol 1966; 75:307

Regenbogen LS, Naveh-Floman N. Glaucoma in Fuchs' heterochromic cyclitis associated with congenital Horner's syndrome. Br J Ophthalmol 1987; 71:844–849

Rehnberg M, Ammitzböll T, Tengroth B. Collagen distribution in the lamina cribrosa and the trabecular meshwork of the human eye. Br J Ophthalmol 1987; 71:886–892

Reynolds JD, Johnson BL, Gloster S, Biglan AW. Glaucoma and Klippel-Trenaunay-Weber syndrome. Am J Ophthalmol 1988; 106:494–496

Rich WS, Radtke ND, Cohen BE. Early ocular hypertension after cataractextraction. Br J Ophthalmol 1974; 58:725

Richardson KT. Optic cup symmetry in newborn infants. Invest Ophthalmol Vis Sci 1968; 7:137

Richardson KT, Shaffer RN. Optic-nerve cupping in congenital glaucoma. Am J Ophthalmol 1966; 62:507

Richardson TM. Corneal decompensation in Chandler's syndrome. A Scanning and Transmission Electron Microscopic Study. Arch Ophthalmol 1979; 97:2112–2119

Richardson TM, Hutchinson BT, Grant WM. The outflow tract in pigmentary glaucoma. A light and electron microscopic study. Arch Ophthalmol 1977; 95:1015

Rieser JC, Schwartz B. Miotic induced malignant glaucoma. Arch Ophthalmol 1972; 87:706

Rimmer S, Keating C, Chou T, Farb MD, Christenson PD, Foos RY, Bateman JB. Growth of the human optic disk and nerve during gestation, childhood and early adulthood. Am J Ophthalmol 1993; 116:748–753

Ringvold A. On the occurrence of pseudo-exfoliation material in extrabulbar tissue from patients with pseudo-exfoliation syndrome of the eye. Acta Ophthalmol (Copenh) 1972; 51:411

Ringvold A. Light and electron microscopy of the anterior iris surface in eyes with and without pseudo-exfoliation syndrome. Graefes Arch Klin Exp Ophthalmol 1973; 188:131

Ringvold A. Corneal endothelial involvement in pseudoexfoliation syndrome. Arch Ophthalmol 1994; 112:297 (Brief)

Ringvold A, Husby G. Pseudo-exfoliation material – an amyloid-like substance. Exp Eye Res 1973; 17:289

Ringvold A, Vegge T. Electron microscopy of the trabecular meshwork in eyes with exfoliation syndrome (pseudoexfoliation of the lens capsule). Virchows Arch A Pathol Anat Histopathol 1971; 353:110

Ritsch R. Exfoliation syndrome. The most common identifiable cause of open angle glaucoma. J Glaucoma 1994; 3:176–178

Ritch R. Ghost cell glaucoma. J Glaucoma 1994; 3: 333–338

Rockwood EJ, Anderson DR. Acquired peripapillary changes and progression in glaucoma. Graefes Arch Clin Exp Ophthalmol 1988; 226:510–515

Rodman HI. Chronic open-angle glaucoma associated with traumatic dislocation of the lens. A new pathogenetic concept. Arch Ophthalmol 1963; 69:445

Rodrigues MMJ, Spaeth GL. Sivalingam E. Histopathology of 150 trabeculectomy specimens in glaucoma. Trans Ophthalmol Soc UK 1976a; 96: 245

Rodrigues MM, Spaeth GL, Weinreb, S. Sivalingam E. Spectrum of trabecular pigmentation in open-angle glaucoma: A clinicopathologic study. Trans Am Acad Ophthalmol Otolaryngol 1976b; 81: 258

Rodrigues MM, Spaeth GL, Weinreb S. Juvenile glaucoma associated with goniodysgenesis. Am J Ophthalmol 1976c; 81:786

Rohen JW. Über die reaktiven Veränderungen des Trabeculum corneosclerale im Primatenauge nach Einwirkung von Hyaluronidase. Z Zellforsch 1965; 65:627

Rohen JW. Anatomie des Auges. In: Velhagen K (Hrsg) Der Augenarzt. Leipzig: Thieme 1969

Rohen JW. The morphologic organisation of the chamber angle in normal and glaucomatous eyes. Advanc Ophthalmol 1970; 22:80

Rohen JW. Feinstrukturelle Veränderungen im Trabekelwerk des menschlichen Auges bei verschiedenen Glaukomformen. Klin Monatsbl Augenheilkd 1973; 163:401

Rohen JW. Morphologie des Trabeculum corneosclerale im normalen und glaukomatösen Auge. Büch Augenarzt 1978; 72:104

Rohen JW. The evolution of the primate eye in relation to the problem of glaucoma. In: Lütjen-Drecoll E (eds) Basic aspects of glaucoma research, Stuttgart: Schattauer 1982a

Rohen JW. Prescence of matrix vesicles in the trabecular meshwork of glaucomatous eyes. Graefes Arch Clin Exp Ophthalmol 1982b; 218:171–176

Rohen JW. Why is intraocular pressure elevated in chronic simple glaucoma? Anatomical considerations. Ophthalmology 1983; 90:758–765

Rohen JW. Anatomy of the aqueous outflow channels. In: Cairns JE (ed) Glaucoma, vol 1, London: Grune & Stratton 1986

Rohen JW, Funk RHW. Functional morphology of the episcleral vasculature in rabbits and dogs: presence of arteriovenous anastomoses. J Glaucoma 1994; 3:51

Rohen JW, Jikihara S. Morphologie des Kammerwasserabflußsystems bei verschiedenen Glaukomformen. Fortschr Ophthalmol 1988; 85:15–24

Rohen JW, Lütjen-Drecoll E. Über die Altersveränderungen des Trabekelwerkes im menschlichen Auge. Graefes Arch Clin Exp Ophthalmol 1968; 175:285

Rohen JW, Lütjen-Drecoll. Ageing and non-ageing processes within the connective tissues of the anterior segment of the eye. In: Müller WEG, Rohen JW (eds) Biochemical and morphological aspects of ageing. Wiesbaden: Steiner 1981

Rohen JW, Lütjen-Drecoll. Biology of the trabecular meshwork. In: Lütjen-Drecoll E (ed) Basic aspects of glaucoma research. Stuttgart: Schattauer 1982

Rohen JW, Rentsch FJ. Über den Bau des Schlemm'schen Kanals und seiner Abflußwege beim Menschen. Graefes Arch Klin Exp Ophthalmol 1968; 176:309

Rohen JW, Rentsch FJ. Elektronenmikroskopische Untersuchungen über den Bau der Außenwand des Schlemm'schen Kanals unter besonderer Berücksichtigung der Abflußkanäle und Altersveränderungen. Graefes Arch Clin Exp Ophthalmol 1969; 177:1

Rohen JW, Schachtschabel DO. Morphologic and biochemical studies of the human trabecular meshwork in tissue culture. Invest Ophthalmol Vis Sci (Suppl) 1978; 19:207

Rohen JW, Straub W. Electronenmikroskopische Untersuchungen über die Hyalinisierung des Trabeculum corneosclerale beim Sekundärglaukom. Graefes Arch Klin Exp Ophthalmol 1967; 173:21

Rohen JW, Unger HH. Zur Morphologie und Pathologie der Kammerbucht des Auges. Abhandlung der Akademie der Wissenschaften und der Literatur Mainz, Nr. 3 Wiesbaden: Steiner 1959

Rohen JW, van der Zypen E. The phagocytic activity of the trabecular meshwork endothelium: an electron microscopic study of the vervet (Cercopithecus aethiops), Graefes Arch Clin Exp Ophthalmol 1968; 175:143

Rohen JW, Voth D. Zur Irisstruktur der Primaten. Ophthalmologica 1960; 140:27

Rohen JW, Witmer R. Electron microscopic studies on the trabecular meshwork in glaucoma simplex. Graefes Arch Clin Exp Ophthalmol 1972; 183:251

Rohen JW, Lütjen E, Bárány E. The relation between the ciliary muscle and the trabecular meshwork and its importance for the effect of miotics on aqueous outflow resistance. A study in two contrasting monkey species (Macacar irus and Cercopithecus aethiops). Graefes Arch Klin Exp Ophthalmol 1967; 172:23

Rohen JW, Linnér E, Witmer R. Electron microscopic studies on the trabecular meshwork in two cases of cortisone glaucoma. Exp Eye Res. 1973; 17:19

Rohen JW, Futa R, Lütjen-Drecoll E. The fine structure of the cribriform meshwork in normal and glaucomatous eyes as seen in tangential sections. Invest Ophthalmol Vis Sci 1981; 21:574–585

Rohen JW, Schachtschabel DO, Wehrmann R. Structural changes in human and monkey trabecular meshwork following in vitro cultivation. Graefes Arch Clin Exp Ophthalmol 1982; 218:225–232

Rohen JW, Schachtschabel DO, Berghoff K. Histoautoradiographic and biochemical studies on human and monkey trabecular meshwork and ciliary body in short-term explant culture. Graefes Arch Clin Exp Ophthalmol 1984; 221:199–206

Rohen JW, Lütjen-Drecoll E, Ogilvie A. Histoautoradiographic and electron microscopic studies on short-term explant cultures of the glaucomatous trabecular meshwork. Graefes Arch Clin Exp Ophthalmol 1985; 223:1

Rohen JW et al. Ultrastructure of the trabecular meshwork in untreated cases of primary open-angle glaucoma (POAG) Exp Eye Res 1993; 56:683

Rohrschneider K, Burk ROW, Kruse FE, Völcker HE. Reproducibility of optic nerve head topography with a new laser tomographic scanning device. Ophthalmology 1994; 101:1044–1049

Romano A, Treister G, Barishak R, Stein R. Iridoschisis and angle-closure glaucoma. Ophthalmologica 1972; 164:199

Roth AM, Foos RY. Surface structures of the optic nerve head. Am J Ophthalmol 1972; 74:977

Rummelt V, Naumann GOH. Zur Histopathologie der cystischen und diffusen Epithelinvasion in 30 Blockexzisaten. Klin Monatsbl Augenheilkd 1991; 199:384

Rummelt V, Naumann GOH. Blockexcision of congenital and infantile nonpigmented cysts. Report on 8 infants. Ger J Ophthalmol 1992; 1:361–366

Rummelt V, Rummelt C, Naumann GOH. Congenital nonpigmented iris cyst after amniocentesis. Ophthalmology 1993a; 100:776–781

Rummelt V, Rummelt C, Naumann GOH. Ocular injury from amniocentesis (Letter to the Editor). Ophthalmology 1993b; 100:1601–1602

Ruprecht KW, Naumann GOH. Perforierende Keratoplastik und Histopathologie der Cornea plana. Klin Monatsbl Augenheilkd 1974; 165:585

Ruprecht KW, Naumann GOH. Zur Histopathologie der Rubeosis iridis. Ber Dtsch Ophthalmol Ges 1979; 76:129–136

Ruprecht KW, Naumann GOH. Ischämische Ophthalmopathie, ein Leitsymptom stenosierender Karotisprozesse. Ber Ophthalmol Ges 1980; 77:891–894

Ruprecht KW, Naumann GOH. Einseitiges sekundäres Offenwinkelglaukom bei idiopathisch dilatierten episkleralen Gefäßen. Klin Monatsbl Augenheilkd 1984; 184:23–27

Ruprecht KW, Völcker HE, Naumann GOH. Zur Chirurgie des totalen schwarzen Hyphämas. Fortschr Ophthalmol 1984; 81:238

Ruprecht KW, Wulle KG, Christl HL. Applanationstonometrie im Rahmen medizinisch-diagnostischer Untersuchungsprogramme. Klin Monatsbl Augenheilkd 1978; 172:332

Ruskell GL. The source of nerve fibres of the trabeculae and adjacent structures in monkey eyes. Exp Eye Res 1976; 23:449

Sachsenweger R. Der Einfluß des Bluthochdrucks auf die Prognose des Glaukoms. Klin Monatsbl Augenheilkd 1963; 142:625

Sallmann LJK von. Central control of intraocular pressure. In: Newell FW (ed) Glaucoma I Macy Foundation 1956; 81

Salmon JF. Presenting features of primary angle-closure glaucoma in patients of mixed ethnic background. S Afr Med J 1993; 83(8):594–597

Sames K, Rohen JW. Histochemical studies of the glycosaminoglycans in the normal and glaucomatous iris of human eyes. Graefes Arch Clin Exp Ophthalmol 1978; 207:157

Sampaolesi R. Neue Untersuchungen über das Pseudo-Kapselhäutchen-Glaukom (Glaucoma capsulare). Ber Dtsch Ophthalmol Ges 1959; 62:177

Sampaolesi R, Caruso R. Ocular Echometry in the diagnosis of congenital glaucoma. Arch Ophthalmol 1982; 100:574-577

Samples JR, van Buskirk M, Shults WT, van Dyk JL. Optic nerve head drusen and glaucoma. Arch Ophthalmol 1985; 103:1678-1680

Sautter H. Zur klinischen Morphologie des Kammerwinkels, Glaukom-Probleme. Bücherei des Augenarztes. Klin Monatsbl Augenheilkd 1971; 56:55

Sautter H, Demeler U, Naumann GOH. Tektonische „Minikeratoplastik" zur Behandlung des persistierenden Hypotonie-Syndroms nach Elliot-Trepanation. Klin Monatsbl Augenheilkd 1972; 161:629

Sayegh F, Weigelin E. Intraocular pressure in Cushing's syndrome. Ophthalmic Res 1975; 7:390

Scheie HG. Filtering operation for glaucoma. A comparative study. Am J Ophthalmol 1962; 53:571

Scheie HG, Moore F, Adler FH. Physiology of aqueous in completely iridektomized eyes. Arch Ophthalmol 1943; 30:70

Scheie HG, Yanoff M. Iris nevus (Cogan-Reese) syndrome: a cause of unilateral glaucoma. Arch Ophthalmol 1975; 93:963

Schachtschabel DO, Bigalke B, Rohen JW. Production of glycosaminoglycans by cell cultures of the trabecular meshwork of the primate eye. Exp Eye Res 1977; 24:71

Schlötzer-Schrehardt U, Naumann GOH. A histopathologic study of zonular instability in pseudoexfoliation syndrome. Am J Ophthalmol 1994; 118:730-743

Schlötzer-Schrehardt U, Naumann GOH. Trabecular meshwork in pseudoexfoliation syndrome with and without open-angle glaucoma. A morphometric, ultrastructural study. Invest Ophthalmol Vis Sci 1995; 36:1750-1764

Schlötzer-Schrehardt UM, Dörfler S, Naumann GOH. Corneal endothelial involvment in pseudoexfoliation syndrome. Arch Ophthalmol 1993; 111:666-674

Schlötzer-Schrehardt UM, Küchle M, Naumann GOH. Electron microscopic identification of pseudoexfoliation material in extrabulbar tissue. Arch Ophthalmol 1991; 109:565

Schlötzer-Schrehardt UM, Koca MR, Naumann GOH, Volkholz H. Pseudoexfoliation syndrome. Ocular manifestation of a systemic disorder? Arch Ophthalmol 1992; 110:1752-1756

Schlötzer-Schrehardt U, Küchle M, Dörfler S, Naumann GOH. Pseudoexfoliative material in eyelid skin of pseudoexfoliation suspect patients: a clinico-histopathological correlation. Ger J Ophthalmol 1993; 2:51-60

Schnabel J. Die Entwicklungsgeschichte der glaukomatösen Exkavation. Z Augenheilkd 1905; 14:1

Schnaudigel OE. Chirurgische Anatomie der gedeckten Goniotrepanation. Fortschr Ophthalmol 1988; 85:467-469

Schönherr U, Ruprecht KW, Lang GK. Einseitig progressive Retinopathia diabetica nach filtrierender Glaukomoperation. Klin Monatsbl Augenheilkd 1988; 192:44-46

Schumer RA, Podos SM. The nerve of glaucoma. Arch Ophthalmol 1994; 112(1):37-44

Schwartz A. Chronic open-angle glaucoma secondary to rhegmatogenous retinal detachment. Am J Ophthalmol 1973; 75:205

Schwartz AL, Anderson DR. „Malignant glaucoma" in an eye with no antecedent operation or miotics. Arch Ophthalmol 1975; 93:379

Schwartz JT, Reuling FH, Feinleib M, Garrison RJ, Collie DJ. Twin hereitability study of the corticosteroid response. Trans Am Acad Ophthalmol Otolaryngol 1973; 77:126

Sears ML. Surgical management of black-ball hyphema. Trans Am Acad Ophthalmol Otolaryngol 1970; 74:820

Sears ML. Clinical and scientific basis for the management of open angle glaucoma. Arch Ophthalmol 1986; 104:191-195

Sears ML. Formation of Aqueous Humor. In: Albert D, Jakobiec FA (eds). Principles and practice of opththalmology. Philadelphia, London: Saunders 1994; 182

Segawa K. Ultrastructural changes of the trabecular tissue in primary open-angle glaucoma. Jpn J Ophthalmol 1975; 19:317

Seiler T, Wollensak J. Über den Abflußwiderstand im Trabekelwerk. Fortschr Ophthalmol 1984; 81: 329-330

Shabo AL, Reese FS, Gaasterland D. Postmortem formation of giant endothelial vacuoles in Schlemm's canal of the monkey. Am J Ophthalmol 1973; 76:896

Shaffer RN. Genetics and the congenital glaucomas. Trans Am Acad Ophthalmol Otolaryngol 1965; March-April:253

Shaffer RN. The role of the astroglial cells in glaucomatous disc cupping. Doc Ophthalmol 1969;26:516

Shaffer RN. A suggested anatomic classification to define the pupillary block glaucomas. Invest Ophthalmol Vis Sci 1973; 12:540

Shaffer RN. Glaucoma suspect or ocular hypertension? Arch Ophthalmol 1977; 95:588

Shaffer RN, Hetherington J Jr. The glaucomatous disc in infants. A suggested hypothesis of disc cupping. Trans Am Acad Ophthalmol Otolaryngol 1969; 73:921

Shields CL, Eagle RC. Pseudo-Schnabel's cavernous degeneration of the optic nerve secondary to intraocular silicone oil. Arch Ophthalmol 1989; 107:714-717

Shields MB. The Future of computerized image analysis in the management of glaucoma. Am J Ophthalmol 1989; 108:319–323

Shimizu T, Hara K, Futa R. Fine structure of trabecular meshwork and iris in pigmentary glaucoma. Graefes Arch Clin Exp Ophthalmol 1981; 215:171

Shin DH, Becker B, Kolker AE. Family history in primary open-angle glaucoma. Arch Ophthalmol 1977; 95:598

Shin DH, Bielik M, Hong YJ, Briggs KS, Shi DX. Reversal of glaucomatous optic disc cupping in adult patients. Arch Ophthalmol 1989; 107:1599–1603

Silveira LCL, Picanco-Diniz CW, Sampaio LFS, Oswaldo-Cruz E. Retinal ganglion cell distribution in the cebus monkey: A comparison with the cortical magnification factors. Vision Res 1989; 29:1471–1483

Slezak H. Zur Konfiguration der Hinterkammer glaukomanfälliger Augen. Klin Monatsbl Augenheilkd 1974; 164:313

Smith, ME, Zimmerman LE. Contusive angle recession in phacolytic glaucoma. Arch Ophthalmol 1965; 74:799

Smith RS, Rudt LA. Ultrastructural studies of the blood-aqueous barrier. Am J Ophthalmol 1973; 76:937

Sommer A, Millelr NR, Pollak I, Maumanee AE, George t. The nerve fiber layer in the diagnosis of glaucoma. Arch Ophthalmol 1977; 95:2149

Sommer A, Pollack I, Maumanee AE. Optic disc parameters and onset of glaucomatous field loss. I. Methods and progressive changes in disc morphology. Arch Ophthalmol 1979; 97:1444–1448

Sondermann R. Beitrag zur Entwicklung und Morphologie des Schlemm'schen Kanals. Graefes Arch Klin Exp Ophthalmol 1930; 124:521

Sonnsjö B. Glaucomatous disc haemorrhages photographed at short intervals. Acta Ophthalmol 1986; 64:263–266

Sossi N, Anderson DR. Blockage of axonal transport in optic nerve induced by elevation of intraocular pressure. Effect of Arterial Hypertension Induced by Angiotensin I. Arch Ophthalmol 1983; 101: 94–97

Spaeth GL. Pathogenesis of visual loss in patients with glaucoma. Pathologic and sociologic considerations. Trans Am Acad Ophthalmol Otolaryngol 1971; 75:296

Stefani FH. Pigmentdispersion in einer Familie mit Albinismus. Klin Monatsbl Augenheilkd 1975; 167:904

Stefani FH, Alexandrides AK. Gefäßveränderungen im proximalen Fasciculus opticus beim kindlichen Glaukom. Ophthalmologica 1979; 179:158–167

Stefani FH, Asiyo MN, Mehraein P, Eder M. Histopathologie von Netzhaut, Fasciculus opticus und Corpus geniculatum laterale bei länger bestehender, symmetrisch bilateraler ischämischer Schnabelscher kavernöser Optikusatrophie. Klin Monatsbl Augenheilkd 1990; 197:162–165

Stone RA et al. Neuron-specific enolase-containing cells in the rhesus monkey trabecular meshwork. Invest Ophthalmol Vis Sci 1984; 25:1332

Streeten BW et al. Pseudoexfoliative fibrillopathy in visceral organs of a patient with pseudoexfoliation syndrome. Arch Ophthalmol 1992; 110:1757

Stromberg U. Ocular hypertension: frequency, course and relation to other disorders occurring in glaucoma. Acta Ophrthalmol (Copenh) (Suppl.) 1962; 69

Sugar HS. Pigmentary glaucoma. A 25 year review. Am J Ophthalmol 1966; 62:499

Suson EB, Schultz RO. Blood in Schlemm's canal in glaucoma suspects. A study of the relationship between blood-filling pattern and outflow facility in ocular hypertension. Arch Ophthalmol 1969; 81:808

Svedbergh B, Alm A, Amér B, Jerndal T, Thorburn W. Goniodysgenesis in elderly glaucoma and non-glaucoma patients. A masked slit-lamp and gonioscopy study. Acta Ophthalmol 1986; 64: 45–51

Talusan ED, Fishbein SL, Schwartz B. Increased pressure of dilated episcleral veins with open-angle glaucoma without exophthalmos. Ophthalmology 1983; 90:257–265

Tamm E, Lütjen-Drecoll E. Advances in morphologic glaucoma research. Curr Opin Ophthalmol 1992; 3:141

Tamm E, Flügel C, Stefani F, Rohen JW. Contractile cells in the human scleral spur. Exp Eye Res 1992; 54:531–543

Tamm E et al. Immunzytochemische und ultrastrukturelle Untersuchungen am menschlichen Skleralsporn. Ophthalmologe 1993; 90:66

Tamm ER, Flügel C, Stefani FH, Lütjen-Drecoll E. Nerve endings with structural characteristics of mechanoreceptors in the human scleral spur. Invest Ophthalmol Vis Sci 1994; 35:1157–1166

Tamm ER, Koch TA, Mayer B, Stefani FH, Lütjen-Drecoll E. Innervation of myofibroblast-like scleral spur cells in human and monkey eyes. Invest Ophthalmol Vis Sci 1995; 36:1633–1644

Tarkkanen A. Pseudoexfoliation of the lens capsule. Acta Ophthalmol (Copenh) (Suppl) 1962; 40:71

Tarkkanen A, Raitta E. Corticosteroide und hämorrhagisches Glaukom nach Zentralvenenverschluß. Graefes Arch Klin Exp Ophthalmol 1967; 171:307

Tarkkanen A, Vannas S, Raitta C. Hämosiderose und hämorrhagisches Glaukom. Proc Xxth Int Congress Ophthalmology, München, August 1966

Tawara A, Inomata H. Congenital abnormalities of the trabecular meshwork in primary glaucoma with open angle. Glaucoma 1987a; 9:28–34

Tawara A, Inomata H. Developmental immaturity of the trabecular meshwork in juvenile glaucoma. Am J Ophthalmol 1984; 98:82–97

Tawara A, Inomata H. Histological study of transient ocular hypertension after laser iridotomy in rabbits Graefes Arch Clin Exp Ophthalmol 1987b; 225:114–122
Tenner A, Jaeger W. Darstellung des Kammerwasserabflusses nach verschiedenen Glaukomoperationen durch Fluorescein-Injektion in die Vorderkammer. Ber Dtsch Ophthalmol Ges. 1977; 74:853
Tetsumoto K, Küchle M, Naumann GOH. Late histopathological findings in Neodymium:YAG-iridotomies in man. Arch Ophthalmol 1992; 110:1119–1123
Thiel HJ, Aden G, Pülhorn G. Kammerwinkelveränderungen und Augeninnendruck nach Bulbuskontusionen. Klin Monatsbl Augenheilkd 1980; 177:165–173
Tönjum AM. Intraocular pressure and facility of outflow late after ocular contusion. Acta Ophthalmol (Copenh) 1968; 46:886
Tomita G, Puska P, Raitta C. Interocular differences in optic disc configuration in the unilateral exfoliation syndrome. Acta Ophthalmol 1994; 72:162–167
Tomlinson A, Leighton DA. Ocular dimensions in the heredity of angle-closure glaucoma. Br J Ophthalmol 1973; 57:475
Traboulsi EI, Levine E, Mets MB et al. Infantile Glaucoma in Down's Syndrome (Trisomy 21). Am J Ophthalmol 1988; 105:389–394
Trelstad RL, Silbermann NN, Brockhurst RJ. Nanophthalmic cclera. Ultrastructural, histochemical, and biochemical observations. Arch Ophthalmol 1983; 100:1935–1938
Tripathi BJ, Tripathi RC. Neural crest origin of human trabecular meshwork and its implications for the pathogenesis of glaucoma. Am J Ophthalmol 1989; 107:583–590
Tripathi RC. Mechanism of the aqueous outflow across the trabecular wall of Schlemm's canal. Exp. Eye Res 1971; 11:116
Tripathi RC. Comparative physiology and anatomy of the aqueous outflow pathway. In: Davson H, Graham LT (eds) The eye. New York: Academic Press, 1974; 163–356
Tripathi RC. Uveoscleral drainage of aqueous humour. Exp Eye Res (Suppl) 1977; 25:305
Tripathi RC, Tripathi BJ, Spaeth GL. Localization of sialic acid moieties in the endothelial lining of Schlemm's canal in normal and glaucomatous eyes. Exp Eye Res 1987; 44:293–306
Tripathi RC. The functional morphology of the outflow systems of ocular and cerospinale fluids. Exp Eye Res (Suppl) 1978
Trope GE, Pavlin CJ, Bau A, Baumal CR, Foster FS. Malignant Glaucoma. Clinical and ultrasound biomicroscopic features. Ophthalmology 1994; 101:1030–1035
Tschernjawsky GJ, Pletschkowa EK. Morphologische Veränderungen im Ganglion ciliare bei Gesunden und Glaukomkranken. Graefes Arch Clin Exp Ophthalmol 1979; 211:235–241
Tso MOM. Axoplasmic transport in papilledema and glaucoma. Symposium: Optic nerve. Trans Am Acad Ophthalmol Otolaryngol 1977; 83:771
Tso MOM, Shih CY. Disruption of blood-retinal barrier in ocular hypotony: preliminary report. Exp Eye Res 1976; 23:209
Tsukahara S, Nagataki S, Sugaya M, Yoshi Yoshida S, Komuro Y. Visual field defects, cup-disc ratio and fluorescein angiography in glaucomatous opticus atrophy. Advanc Ophthalmol 1978; 35:73
Tuulonen A. Asymptomatic miniocclusions of the optic disc veins in glaucoma. Arch Ophthalmol 1989; 107:1475–1480
Tuulonen A, Airaksinen PJ. Initial glaucomatous optic disk and retinal nerve fiber layer abnormalities and their progression. Am J Ophthalmol 1991; 111:485–490
Tuulonen A, Airaksinen PJ. Optic disc size in exfoliative, primary open angle, and low-tension glaucoma. Arch Ophthalmol 1992; 110:211–213
Tuulonen A, Takamoto T, Wu D-C, Schwartz B. Optic disk cupping and pallor measurements of patients with a disk hemorrhage. Am J Ophthalmol 1987; 103:505–511
Ueno H, Green WR, Kenyon KR, Hoover RE. Trabecular and retrocorneal proliferation of melanocytes and secondary glaucoma. Am J Ophthalmol 1979; 88:592–597
Ueno M, Naumann GOH. Uveal damage in secondary glaucoma. A morphometric study. Graefes Arch Clin Exp Ophthalmol 1989; 227:380–383
Unger HH, Witschel H, Jankovsky F. Retinale Kapillareneurysmen beim Glaukom. Klin Monatsbl Augenheilkd 1974; 164:463
Vannas A. Vascular changes in pseudoexfoliation of the lens capsule and capsular glaucoma. A fluorescein angiographic and electron microscopic study. Graefes Arch Klin Exp. Ophthalmol 1972; 184:248
Varma R, Tielsch JW, Quigley HA et al. Race, age, gender and refractive error related differences in the normal optic disc. Arch Opthalmol 1994; 112:1068–1076
Vegge T. The fine structure of the trabeculum cribriforme and the inner wall of Schlemm's canal in the normal human eye. Z Zellforsch 1967; 77:267
Völcker HE. Schwierigkeiten und Komplikationen der Catarcatchirurgie bei Mikrophthalmus. Klin Monatsbl Augenheilkd 1996; 208 (Suppl1):1–39
Völcker HE, Enke P. Diffuse Endothelialisation eines operativen Zyklodialyse-Spaltes. Licht- und elektronenmikroskopische Studie. Klin Monatsbl Augenheilkd 1983; 183:195–200
Völcker HE, Naumann GOH. Zur Klinik des phakolytischen Glaukoms. Klin Monatsbl Augenheilkd 1975; 166:613
Völcker HE, Naumann GOH. Klinisch unerwartete maligne Melanome der hinteren Uvea. Klin Monatsbl Augenheilkd 1976; 168:311

Völcker HE, Naumann GOH. Histopathologie persistierender okulärer Hypotonie-Syndrome. Ber Dtsch Ophthalmol Ges. 1978; 75:591–595

Vogel M. Schildberg P. Histologische Frühergebnisse nach experimenteller Lasertrabekulopunktur. Klin Monatsbl Augenheilkd 1973; 163:353

Von der Lippe I. Küchle M, Naumann GOH. Pseudoexfoliation syndrome as a risk factor for acute ciliary block angle closure glaucoma. Acta Ophthalmologica 1993; 71:277–279

Vrabec F. The temporal raphé of the human retina. Am J Ophthalmol 1966; 62:926

Vrabec F. Glaucomatous cupping of the human optic disk. A neuro-histologic study. Graefes Arch Klin Exp Ophthalmol 1976; 198:223

Waitzman MB. Hypothalamus and ocular pressure. Surv Ophthalmol 1971; 16:1

Waltman SR, Yarian D. Antinuclear antibodies in open-angle glaucoma. Invest Ophthalmol Vis Sci 1974; 13:695

Wand M, Grant WM, Simmons RJ, Hutchinson BT. Plateau iris syndrome. Trans Am Acad Ophthalmol Otolaryngol 1977; 83:122

Wax MB, Molinoff PB, Alvarado J, Polansky J. Characterization of β-adrenergic receptors in cultured human trabecular cells and in human trabecular meshwork. Invest Ophthalmol Vis Sci 1989; 30: 51–57

Weinreb RN, Dreher AW, Coleman A, Quigley HA, Shaw B, Reiter K. Histopathologic validation of fourier-ellipsometry measurements of retinal nerve fiber layer thickness. Arch Ophthalmol 1990; 108:557–560

Weinstein GW, Langham ME. Horner syndrome and glaucoma. Arch Ophthalmol 1969; 82:483

Weiss D, Cooper L, Green WR. Infantile glaucoma, a manifestation of congenital rubella. J Am Med Ass 1966; 195:725

Weiss DJ, Shaffer RN, Nehrenberg TR. Neovascular glaucoma complicating carotid-cavernous fistula. Arch Ophthalmol 1963; 69:304

Weiss DI, Shaffer RN. Ciliary block (malignant) glaucoma. Trans Am Acad Ophthalmol Otolaryngol 1972; 76:450

Wenkel H, Naumann GOH. Silicon-neuropathy in orbital optic nerve. Brit J Ophth 1996

Wentworth WO, Brubaker RF. Aqueous humor dynamics in a series of patients with third neuron Horner's syndrome. Am J Ophthalmol 1981; 92: 407–415

Wenzel M, Krippendorff U, Hunold W, Reim M. Schäden des Hornhautendothels bei kongenitalen und juvenilen Glaukomen. Klin Monatsbl Augenheilkd 1989; 195:344–348

Wilhelmus KR, Grierson I, Watson PG. Histopathologic and clinical associations of scleritis and glaucoma. Am J Ophthalmol 1981; 91:697

Wilson MC, Shields MB. A comparison of the clinical variations of the iridocorneal endothelial syndrome. Arch Ophthalmol 1989; 107:1465–1468

Wise JB. Long-term control of adult open angle glaucoma by argon laser treatment. Ophthalmology 1981; 88:197–202

Witmer R. Sekundärglaukom und Uveitis, hypertensive Uveitis. Klin Monatsbl Augenheilkd 1977; 170:837

Wolf S, Arend O, Sponsel WE et al. Retinal hemodynamics using scanning laser ophthalmoscopy and hemorheology in chronic open-angle glaucoma. Ophthalmology 1993; 100:1561–1566

Wolff SM, Zimmerman LE. Chronic secondary glaucoma associated with retrodisplacement of iris root and deepening of the anterior chamber angle secondary to contusion. Am J Ophthalmol 1962; 54:547

Wollensak J. Phakolytisches und hämolytisches Glaukom. Klin Monatsbl Augenheilkd 1976a; 168:447

Wollensak J. Das Hypotoniesyndrom und seine Behandlung. Klin Monatsbl Augenheilkd 1976b; 168:746

Wollensak J, Becker H-U, Seiler T. Pseudoexfoliation syndrome and glaucoma. Does glaucoma capsulare exist? German J. Ophthal. 1992; 1:32–34

Wollensak J, Ehrhorn J. Winkelblockglaukom und prophylaktische Iridektomie am symptomfreien Auge. Klin Monatsbl Augenheilkd 1975; 167:791

Wollensak J, Mildner I. Pressure in Schlemm's canal and the anterior chamber of the normal as well as the glaucomatous eye of man. Trans Am Acad Ophthalmol Otolaryngol 1975; 79:340

Wollensak J, Seiler Th. Der Berliner Farbstofflaser. Klin Monatsbl Augenheilkd 1984; 185:547–550

Wolter JR. Nerves of the normal human choroid. Arch Ophthalmol 1960; 64:150–154

Wolter JR, Pfister RR, Fechner PV. Pathology of trabecular nerves in open-angle glaucoma. Br J Ophthalmol 1963; 47:1

Worthen D. Scanning electronmicroscopy after alpha chymotrypsin perfusion in man. Am J Ophthalmol 1972; 73:637

Worthen DM. Scanning electronmicroscopic study of the interior of Schlemm's canal. Am J Ophthalmol 1972; 74:35

Worthen DM, Cleveland PH. Fibronectin production in cultured human trabecular meshwork cells. Invest Ophthalmol Vis Sci 1982; 23:265

Wulle KG. Electron microscopic observations of the development of Schlemm's canal in the human eye. Trans Am Acad Ophthalmol Otolaryngol 1968; 72:765

Wulle KG. The development of the productive and draining system of the aqueous humor in the human eye. Adv Ophthalmol 1972; 26:269

Yamashita T, Becker B. The basement membrane in human diabetic eyes. Diabetes 1961; 10:167

Yanoff M, Glaucoma mechanisms in ocular malignant melanomas. Am J Ophthalmol 1970; 70: 898

Yanoff M. Iridocorneal endothelial syndrome: Unification of a disease spectrum. Surv Ophthalmol 1979; 24:1–2

Yanoff M, Scheie H. Cytology of human lens aspirate: its relationship to phacolytic glaucoma and phakoanaphylactic endophthalmitis. Arch Ophthalmol 1968; 80:166

Yanoff M, Fine BS, Berkow JW. Diabetic lacy vacuolation of iris pigment epithelium. A histopathologic report. Am J Ophthalmol 1970; 69:201

Yanoff M, Scheie HG. Melanomalytic glaucoma. Report of a case. Arch Ophthalmol 1970; 84:471

Yanoff M, Scheie HG, Allman MI. Endothelialization of a filtering bleb in iris nevus syndrome. Arch Ophthalmol 1976; 94:1933

Yue, BYJT. The extracellular matrix and its modulation in the trabecular meshwork. Surv Ophthalmol 1996; 40:379–390

Zagórski Z, Naumann GOH. Factors of corneal endothelial proliferation. Bull Soc belge Ophtalmol 1987; 224:15–21

Zagórski Z, Lang G, Naumann GOH. Pathogenesis of secondary glaucoma in epithelial invasion. Klinika Oczna 1991; 93:54–56

Zagórski Z, Shrestha HG, Lang GK, Naumann GOH. Sekundärglaukome durch intraokulare Epithelinvasion. Klin Monatsbl Augenheilkd 1988; 193: 16–20

Zagórski Z, Gossler B, Naumann GOH. The effect of low oxygen tension on the growth of bovine corneal endothelial cells in vitro. Ophthalmic Res 1989; 21:440–442

Zilis JD, Chandler D, Machemer R. Clinical and histological effects of extreme intraocular hypothermia. Am J Ophthalmol 1990; 109:469–473

Zimmerman LE. An update on the pathogenesis of metastatic disease from intraocular malignant melanoma. Vortrag vor der Jung-Stiftung, Hamburg 1996

Zimmerman LE. Demonstration of hyaluronidase-sensitive acid mucopolysaccharide in trabecula and iris in routine-paraffin sections of adult human eyes. Am J Ophthalmol 1957; 44:1

Zimmerman LE. Application of histochemical methods for the demonstration of acid mucopolysaccharides to ophthalmic pathology. Trans Am Acad Ophthalmol Otolaryngol 1958; 62: 697

Zimmerman LE. Acute secondary open-angle glaucoma 10 years after contusion. A clinicopathologic study. Surv Ophthalmol 1963a; 8:26

Zimmerman LE. Secondary open-angle glaucoma. Arch Ophthalmol 1963b; 69:421

Zimmerman LE. Ocular lesions of juvenile xanthogranuloma. Trans Am Acad Ophthalmol Otolaryngol 1965; 69:412

Zimmerman LE. The outflow problem in normal and pathologic eyes. Trans Am Acad Ophthalmol Otolaryngol 1966; 70:767

Zimmerman LE, Font RL. Congenital malformations of the eye. J Am Med Ass 1966; 196:684

Zimmerman LE, Naumann GOH. Pathology of retinoschisis. In: McPherson A (ed) New and controversial aspects of retinal detachment. New York: Harper & Row 1968; 400–423

Zimmerman LE, Fenton RH, Johnson FB. The combined use of microincineration and the Prussian blue reaction for a more sensitive histochemical demonstration of iron. J Histochem Cytochem 1964; 12:153

Zimmerman LE, de Venecia G, Hamasak DI. Pathology of the optic nerve in experimental acute glaucoma. Invest Ophthalmol Vis Sci 1967; 6:109

Zimmerman LE, Lampert PW, Vogel M. Pathology of the optic nerve in experimental acute glaucoma: Electron microscopic studies. Invest Ophthalmol Vis Sci 1968; 7:199

Zypen van der E. Licht- und elektronenmikroskopische Untersuchungen über den Bau und die Innervation des Ziliarmuskels bei Mensch und Affe (Cercopithecus aethiops). Graefes Arch Clin Exp Ophthalmol 1967; 174:143

Zypen van der E. Die Bedeutung des M. ciliaris für die Steuerung des Kammerwasserabflusses in der Kammerwinkelregion des menschlichen Auges. Klin Monatsbl Augenheilkd 1980; 176:509–513

Zypen van der E, Fankhauser F. Ultrastructural changes of the trabecular meshwork of the monkey (Macaca speciosa) following irradiation with argon laser light. Graefes Arch Clin Exp Ophthalmol 1984; 221:249–261

Zypen van der E, Fankhauser F, England C, Kwasniewska S. Morphology of the Trabecular Meshwork within Monkey (Macaca Speciosa) Eyes after Irradiation with the Free-running Nd:YAG Laser. Ophthalmology 1987; 94:171–179

Pseudoexfoliations-Syndrom: Morphologie und Komplikationen

U. Schlötzer-Schrehardt und G.O.H. Naumann

Üblicherweise wird das Pseudoexfoliations (PEX)-Syndrom in Lehrbüchern der Augenheilkunde und der Ophthalmopathologie in den Kapiteln „Linse" und „Glaukome" abgehandelt. Seit der Erstbeobachtung des Syndroms interessierten vorwiegend die biomikroskopisch auffallenden Beschläge auf der vorderen Linsenkapsel und die Auswirkungen auf bestimmte Glaukomformen. Die Veränderungen galten auch außerhalb Skandinaviens als relativ selten. Abgesehen von seiner Rolle bei der Glaukomentwicklung wurde der Befund als merkwürdige Anomalie obskurer Ätiologie angesehen. Heute wissen wir, daß das PEX-Syndrom auch in Deutschland häufig vorkommt, mit steigendem Lebensalter weiter an Bedeutung gewinnt, und eine Erkrankung des vorderen Augensegments mit potentiell katastrophalen Komplikationen darstellt. Schließlich konnte unsere Arbeitsgruppe zeigen, daß es sich beim PEX-Syndrom nicht nur um einen rein okulären Prozeß handelt, sondern daß auch systemische Veränderungen nachweisbar sind, deren klinische Bedeutung allerdings bislang noch unbekannt ist. Die vorliegenden okulären und systemischen Befunde sind jedoch heute schon so vielfältig und die okulären Komplikationen so wichtig, daß wir es für richtig halten, diesen ganzen Komplex in einem separaten Kapitel abzuhandeln.

A. Definition

Das Pseudoexfoliations(PEX)-Syndrom ist eine altersbezogene, degenerative Fibrillopathie ungeklärter Ätiologie, die sich durch Produktion und Ablagerung eines abnormalen grauweißen, fibrillären Materials auf verschiedenen Strukturen des vorderen Augensegments auszeichnet. Es ist jedoch nicht Teil des normalen Alterungsvorgangs.

Die ersten Beobachtungen, die mit einem PEX-Syndrom vereinbar sind, gehen vermutlich auf Axenfeld (1911) zurück, aber die erste detaillierte Beschreibung publizierte der finnische Ophthalmologe Lindberg (1917). Vogt (1925, 1926) definierte das Krankheitsbild als „senile Exfoliation" der Linsenkapsel und stellte den Bezug zu einem Offenwinkelglaukom („Glaucoma capsulare") her. Fast 50 Jahre lang nach der Erstbeschreibung wurde das PEX-Syndrom für ein lokales Phänomen der Linsenkapsel gehalten. Der Exfoliationstheorie einer degenerierten, abgeschilferten Linsenkapsel oder Zonulalamelle (Gifford 1957; Vogt 1925) stand die Ablagerungstheorie aus dem Kammerwasser gegenüber (Busacca 1927; Dvorak-Theobald 1954; Hørven 1937; Sunde 1956).

Terminologie. Zur Abgrenzung gegenüber einer echten Exfoliation der Linsenkapsel, wie sie in seltenen Fällen bei Glasbläsern und Stahlgießern mit Exposition gegenüber hohen Temperaturen vorkommt (sog. „Feuerlamelle" des Infrarotstars), prägte Dvorak-Theobald (1954) den bis heute am weitesten verbreiteten Begriff „Pseudoexfoliation" der Linsenkapsel. Daneben wurden auch die Termini „Fibrillopathia epitheliocapsularis" (Bertelsen et al. 1964), „Basalmembran-Exfoliationssyndrom" (Eagle et al. 1979) und „Exfoliationssyndrom" (Layden u. Shaffer 1974; Sugar et al. 1976; Sunde 1956), v.a. in der skandinavischen Literatur, beibehalten, so daß die Nomenklatur bis heute uneinheitlich bleibt. Bis zur endgültigen Klärung der Pathogenese sollte der Begriff „Pseudoexfoliations-Syndrom" beibehalten werden, da sich das Krankheitsbild primär durch die Neuproduktion eines aberranten Materials, nicht jedoch durch eine Exfoliation etablierter Strukturen auszeichnet.

Nach heutiger Ansicht handelt es sich nicht um eine Abschilferung der oberflächlichen Kapselschichten, sondern vielmehr um die Kombination einer *lokalen Produktion* mit Niederschlägen aus dem Kammerwasser, die aus den umgebenden Geweben stammen. Ähnliche fibrilläre Auflagerungen findet man nicht nur auf der Linsenkapsel, sondern auch auf Ziliarfortsätzen, Zonulafasern, Irisoberflächen und Trabekelwerk, gelegentlich auf der Hornhautrückfläche und auf der vorderen Glaskörperoberfläche bei aphaken Augen. Im hinteren Augenabschnitt scheint das Material jedoch zu fehlen. Mit dem Einsatz elektronenmikroskopischer Methodik gelang der Nachweis, daß die meisten Gewebe des vorderen Augenabschnitts in die Produktion des PEX-Materials aktiv involviert sind, so daß ein *multifokaler Prozeß* vorliegt (MORRISON u. GREEN 1988). Obgleich TARKKANEN bereits 1962 annahm, daß der Ziliarkörper bei der PEX-Produktion eine entscheidende Rolle spielt, wurde zunächst nur das Linsenepithel als Quelle des aberranten Materials angesehen (ASHTON et al. 1965; BERTELSEN et al. 1964; SELAND 1978, 1979). Zahlreiche Folgestudien zeigten dann jedoch die Beteiligung von Iris- und Ziliarepithelien auf (DICKSON u. RAMSAY 1975; EAGLE et al. 1979; GHOSH u. SPEAKMAN 1973, 1974; SHAKIB et al. 1965; SUGAR et al. 1976; SUGAR 1976a, b). Die Schlüsselrolle der Linse in der Pathogenese des PEX-Syndroms wurde spätestens mit Beobachtungen widerlegt, daß sich PEX-Material lange nach intrakapsulärer Kataraktextraktion in aphaken Augen entwickeln kann (CACCAMISE 1981; GHOSH u. SPEAKMAN 1983; KRAUSE 1989; RADIAN u. RADIAN 1975; SUGAR 1980) und auch auf Kunstlinsen abgelagert wird (CHEN u. BLUMENTHAL 1992; RINGVOLD u. BORE 1990).

Das PEX-Syndrom gewann in den letzten Jahren zunehmend an Bedeutung, was in der Hauptsache in 3 Aspekten begründet ist:

1. Neben dem lange bekannten Risiko eines oft rasch progredienten, chronischen, sekundären Offenwinkelglaukoms ist das PEX-Syndrom mit zahlreichen weiteren *ernsthaften klinischen Komplikationen* assoziiert: Melanindispersion und Kammerwasser-Schrankendefekt mit der Symptomatik einer Pseudo-Uveitis; PEX-Keratopathie mit drohender Endotheldekompensation; Phakodonesis und spontane Linsensubluxation nach vorn mit drohendem Winkelblockglaukom oder als Luxatio lentis nach hinten in den Glaskörper mit potentieller Entwicklung einer hypermaturen Katarakt. Darüberhinaus treten *intraoperative Komplikationen* in PEX-Augen signifikant häufiger auf. Die extrakapsuläre Kataraktchirurgie ist bei Augen mit PEX-Syndrom mit einer Reihe von Risikofaktoren und intra- und postoperativen Komplikationsmöglichkeiten belastet, wie z.B. Gefahr von Zonuladialysen und Glaskörperverlust aufgrund eines fragilen Zonulaapparates, schlechte Dilatierbarkeit der Pupille, Bildung hinterer Synechien sowie verstärkte postoperative Entzündungsreaktionen und Fibrinbildung (DARK 1979; GUZEK et al. 1987; NAUMANN et al. 1988, 1989; RAITTA u. SETÄLÄ 1986; SKUTA et al. 1987).

All diese Komplikationen stehen mit der Produktion des abnormalen PEX-Materials in kausalem Zusammenhang, und lassen das PEX-Syndrom als klar abgegrenzte klinische Entität erscheinen. Durch sie werden PEX-Patienten aber auch zu einer Gruppe von *Risikopatienten*, die einer lebenslangen augenärztlichen Kontrolle bedürfen.

2. Neuere epidemiologische Studien, die aufgrund biomikroskopischer Details einer klinisch exakteren Diagnosestellung auch Frühstadien der Erkrankung einbeziehen, belegen eine weitaus *größere Verbreitung* des

PEX-Syndroms in der älteren Bevölkerung (10–20% ab 60 Jahren) als bisher angenommen wurde (Konstas et al. 1995a; Mardin et al. 1995). Damit repräsentiert das PEX-Syndrom gegenwärtig – und wegen der steigenden Lebenserwartung noch mehr in Zukunft – eine der häufigsten Ursachen für Bedrohung der Sehkraft im Alter.

3. Der kürzlich erbrachte elektronenmikroskopische Nachweis von PEX-Ablagerungen in orbitalen Geweben (Küchle et al. 1991; Schlötzer-Schrehardt et al. 1991), Haut (Schlötzer-Schrehardt et al. 1993a; Streeten et al. 1990) und viszeralen Organen (Schlötzer-Schrehardt et al. 1992b; Streeten et al. 1992) etabliert das PEX-Syndrom als *systemischen Prozeß der extrazellulären Matrix* mit klinisch bisher noch nicht definierten extraokularen Manifestationen.

B. Klinische Diagnose und Stadieneinteilung

Die klinische Routinediagnose des PEX-Syndroms beruht i.a. auf der spaltlampenmikroskopischen Beobachtung der grauweißen Auflagerungen auf vorderer Linsenkapsel und am Pupillarrand der Iris bei erweiterter Pupille, gelegentlich auch auf der Hornhautrückfläche und auf der vorderen Glaskörperoberfläche in aphaken Augen. Bei Routineuntersuchungen des vorderen Augenabschnitts ohne Pupillenerweiterung ist

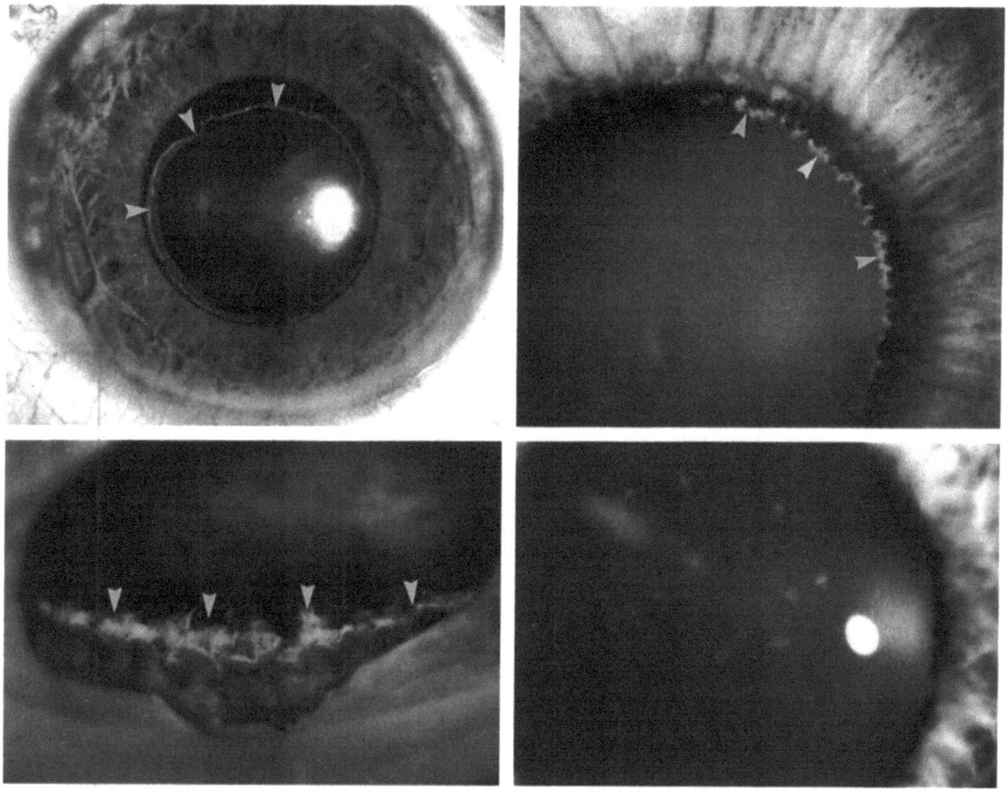

Abb. 15.1 a–d. Klinische Diagnose des PEX-Syndroms. **a** PEX-Material (*Pfeile*) auf vorderer Linsenkapsel nach Pupillenerweiterung. **b** PEX-Material (*Pfeile*) am Pupillarsaum der Iris. **c** PEX-Ablagerungen (*Pfeile*) auf Ziliarfortsätzen und Zonulafasern, durch einen Irisdefekt sichtbar. **d** Retrokorneale PEX-Ablagerungen

das PEX-Syndrom leicht zu übersehen. Bei Anwendung besonderer Untersuchungstechniken (Gonioskopie, Zykloskopie) können PEX-Ablagerungen weiterhin auf Ziliarfortsätzen, Zonulafasern und im Kammerwinkel beobachtet werden (Abb. 15.1).

Freisetzung von Melanin aus dem mitbeteiligten Irispigmentepithel, verstärkt durch die rauhen Auflagerungen der vorderen Linsenkapsel, schafft zusätzliche diagnostische Kriterien: fokaler Melaninverlust des peripupillaren Pigmentepithels mit Pupillarsaumatrophie und Transilluminationsdefekten, Melanindispersion bei Mydriasis, Ablagerung von Melaningranula auf den Strukturen der Vorderkammer (Abb. 15.2; AASVED 1973; JERNDAL 1985, 1986; KRAUSE et al. 1973; KRISTENSEN 1965; MADDEN u. CROWLEY 1982; MAPSTONE 1981; PRINCE u. RITCH 1986; REMKY 1980; TARKKANEN 1962). Besonders charakteristische gonioskopische Merkmale sind eine verstärkte, unregelmäßige Pigmentierung des Kammerwinkels, vorwiegend in der unteren Hälfte (KONSTAS u. DUTTON 1991; LAYDEN u. SHAFFER 1974; MORENO MONTANÉS et al. 1990; RITCH 1994; ROTH u. EPSTEIN 1980; ROUHIAINEN u. TERÄSVIRTA 1990; TARKKANEN 1962; WISHART et al. 1985), sowie eine oder mehrere wellenförmige pigmentierte Linien auf oder zentral der Schwalbe-Linie (SAMPAOLESI 1959; SAMPOLESI et al. 1988). Auch in Abwesenheit klinisch erkennbaren PEX-Materials auf Linse oder Iris korrelieren diese Pigment-assoziierten Kriterien mit dem extraokularen Vorkommen von PEX-Ablagerungen in Biopsien von Konjunktiva (PRINCE et al. 1987) und Lidhaut (SCHLÖTZER-SCHREHARDT et al. 1993a) sowie mit einer präkapsulären Schicht aus Mikrofibrillen als Vorstufe typischen PEX-Materials auf der vorderen Linsenkapsel (TETSUMOTO et al. 1992). Demnach können diese Kriterien als diagnostische Hinweise auf Frühphasen der Erkrankung vor dem Auftreten klassischen PEX-Materials auf Linse und Iris dienen.

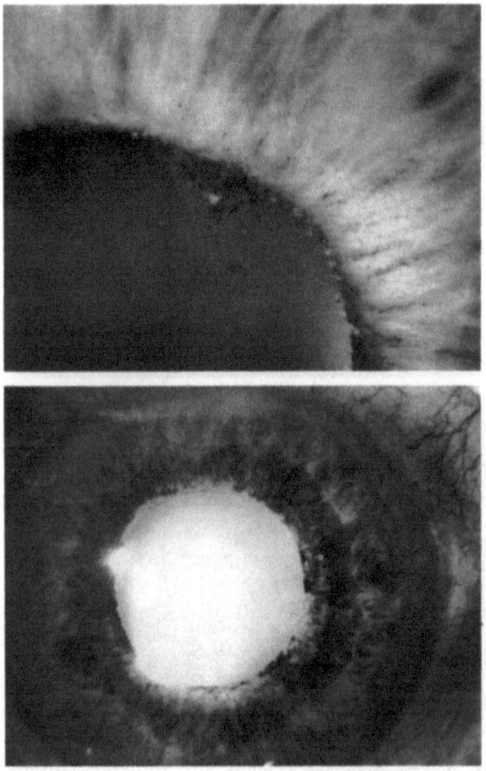

Abb. 15.2 a, b. Diagnostische Zusatzkriterien des PEX-Syndroms. **a** Melaningranula-Dispersion. **b** Pupillarsaumatrophie

Die charakteristischen Merkmale des Vollbildes, dem Endstadium der Erkrankung, wurden häufig beschrieben; dagegen fehlt eine exakte Definition der Frühstadien, da die anfänglich unauffälligen Symptome eines beginnenden PEX-Syndroms klinisch schwer zu diagnostizieren sind und große Erfahrung seitens des Untersuchers voraussetzen. Da das PEX-Syndrom aber einen erheblichen Risikofaktor für intraoperative Komplikationen darstellt und ein rasch progredientes chronisches Offenwinkelglaukom bedingen kann, ist die exakte und frühzeitige Diagnose von hoher klinischer Relevanz. PEX kann heute bereits mit hoher Wahrscheinlichkeit diagnostiziert werden, bevor die typischen PEX-Auflagerungen auf der Linsenoberfläche klinisch sichtbar werden. Unter Berücksichtigung o.a. Kriterien für eine akkurate Diagnosestellung läßt sich im Verlauf der Entwicklung eines manifesten PEX-Syndroms eine charakteristische Se-

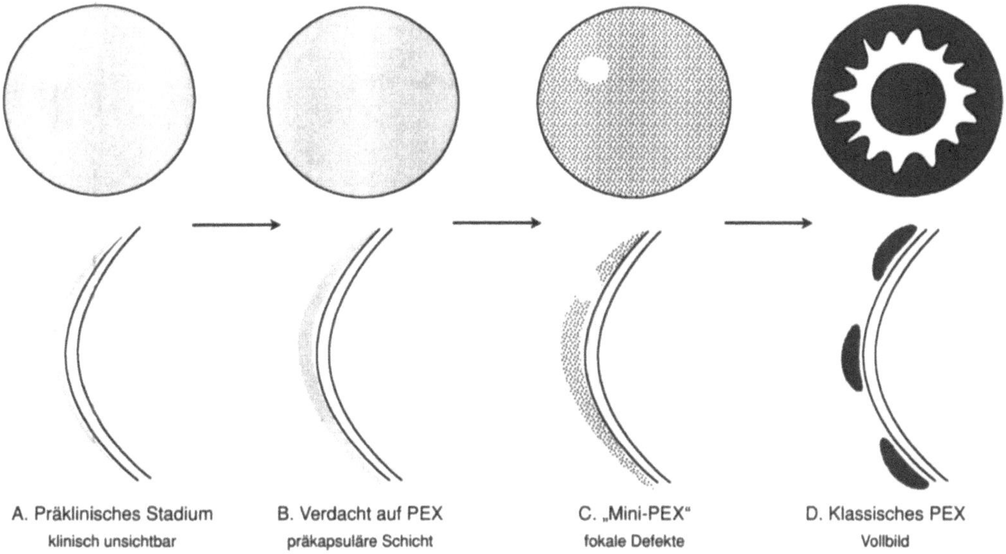

Abb. 15.3. Klinische Stadieneinteilung des PEX-Syndroms, basierend auf morphologischen Veränderungen der vorderen Linsenkapsel. (Mod. nach Tetsumoto et al. 1992)

quenz morphologischer Veränderungen der vorderen Linsenkapsel beobachten, die durch klinisch-elektronenmikroskopische Korrelation zu folgender klinischer Stadieneinteilung führt (Abb. 15.3):

a) Präklinisches Stadium

Eine dünne präkapsuläre Auflagerungsschicht aus Mikrofilamenten läßt sich elektronenmikroskopisch bereits auf der vorderen Linsenkapsel nachweisen (Abb. 15.4b), bleibt aber klinisch noch unsichtbar. Diese Schicht – vermutlich Niederschläge aus dem Kammerwasser als Resultat eines abnormalen Matrixmetabolismus – wird als Vorstufe typischen PEX-Materials auf der Linse interpretiert. Die Struktur der Iris erscheint biomikroskopisch in diesem Stadium noch unauffällig.

b) Verdacht auf PEX

Die erste biomikroskopisch sichtbare Veränderung der Linsenoberfläche stellt sich für den geschulten Beobachter als diffus-matter, „tauartiger" Oberflächenbelag dar, welcher wiederum elektronenmikroskopisch als präkapsuläre Schicht aus Mikrofilamenten nachweisbar ist (Abb. 15.4b). Die zusätzlichen diagnostischen Kriterien umfassen: eine mehr oder weniger deutliche Irisstroma-Atrophie und unvollständige Mydriasis nach lokaler Gabe von Mydriatika; Melaninverlust des peripupillaren Pigmentepithels mit Pupillarsaumatrophie und Transilluminationsdefekten; Melanindispersion in der Vorderkammer bei Mydriasis; und Ablagerung von Melaningranula auf verschiedenen Strukturen des vorderen Augensegments, vor allem im Kammerwinkel.

c) „Mini-PEX"

Fokale Defekte innerhalb des verdickten präkapsulären Belags sowie eine allmählich einsetzende Granulierung in der Peripherie lassen den Oberflächenfilm auf der Linse deutlicher hervortreten. Die Defekte entstehen vermutlich infolge mechanischer Abrasion durch das Irispigmentepithel, initial bevorzugt im nasal-oberen Quadranten, wo der Iris-Linsen-Kontakt am intensivsten ist. Die erwähnten diagnostischen Zusatzkriterien imponieren in diesem Stadium noch deutlicher.

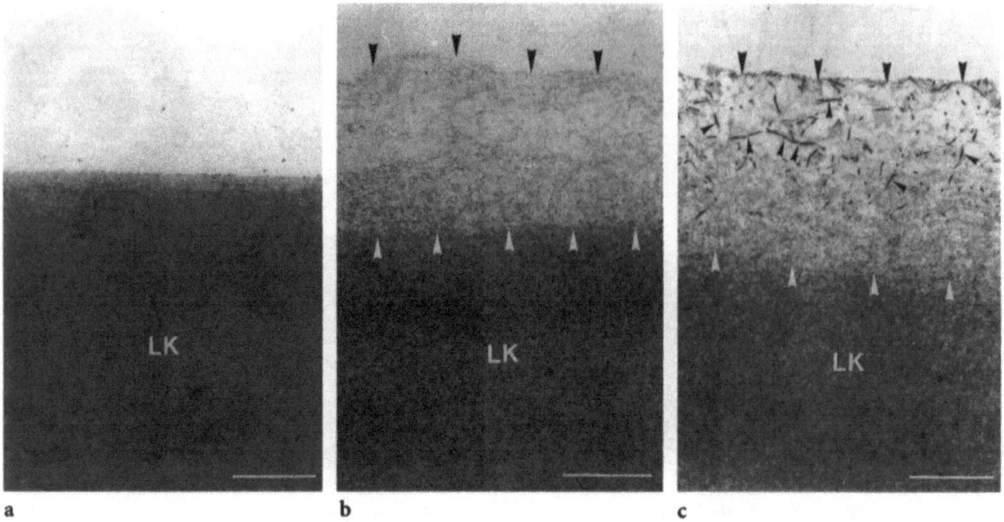

Abb. 15.4 a–c. Ultrastrukturelle Veränderungen der vorderen Linsenkapsel (*LK*). **a** Kontrolle mit glatter Kapseloberfläche (TEM; 1 µm). **b** „Verdacht auf PEX" mit präkapsulärer Schicht aus Mikrofilamenten (*Pfeile*) (TEM; 2 µm). **c** „Voll-PEX" mit typischen reifen PEX-Fibrillen (*kleine Pfeile*) in der präkapsulären Schicht (*große Pfeile*) (TEM; 3 µm)

d) Klassisches PEX

Durch ringförmige Vergrößerung und Fusion der Defekte in der präkapsulären Schicht von nasal nach temporal aufgrund der abradierenden Pupillenbewegung entsteht das klassische Vollbild des PEX-Syndroms: Das im Pupillarbereich verbleibende PEX-Material bildet die *homogene zentrale Scheibe*, die durch eine klare Zwischenzone von der *granulären peripheren Zone* getrennt wird (Abb. 15.5). Zentrale Scheibe und periphere Zone können durch Brücken aus PEX-Material lange verbunden bleiben. Elektronenmikroskopisch lassen sich nun zusätzlich zu den Mikrofilamenten der präkapsulären Schicht die typischen PEX-Fibrillen auf der Linsenkapsel identifizieren (Abb. 15.4c). Ergänzend können in manifesten PEX-Augen Phakodonesis, PEX-Endotheliopathie der Kornea (Spekularmikroskopie) und erhöhte Proteinkonzentrationen in der Vorderkammer aufgrund einer defekten Blut-Kammerwasser-Schranke (Tyndallometrie) diagnostiziert werden.

Differentialdiagnose. Differentialdiagnostisch müssen die seltene echte Exfoliation der Linsenkapsel (s. Kap. 9), Fibrinablagerungen auf der vorderen Linsenkapsel, Amyloidablagerungen bei primärer Amyloidose (Schwartz et al. 1982) und Erkrankungen, die mit einer Melaningranula-Dispersion im vorderen Augensegment einhergehen (z.B. Pigmentdispersionssyndrom, Fuchs-Heterochromiezyklitis, Diabetes mellitus, Uveitis anterior), berücksichtigt werden (s. Kap. 8 u. 14).

C. Epidemiologie

I. Verbreitung

Während früher angenommen wurde, daß das PEX-Syndrom in skandinavischen Ländern eine starke Häufung zeigt, belegen neuere epidemiologische Studien ein weltweites Vorkommen in allen geographischen und ethnischen Populationen. Die Prävalenz des PEX-Syndroms in der älteren Bevölkerung reicht von 0% bei Eskimos in Grönland (Forsius 1988) bis 38% bei Navajo-Indianern in den USA (Faulkner 1971), liegt in

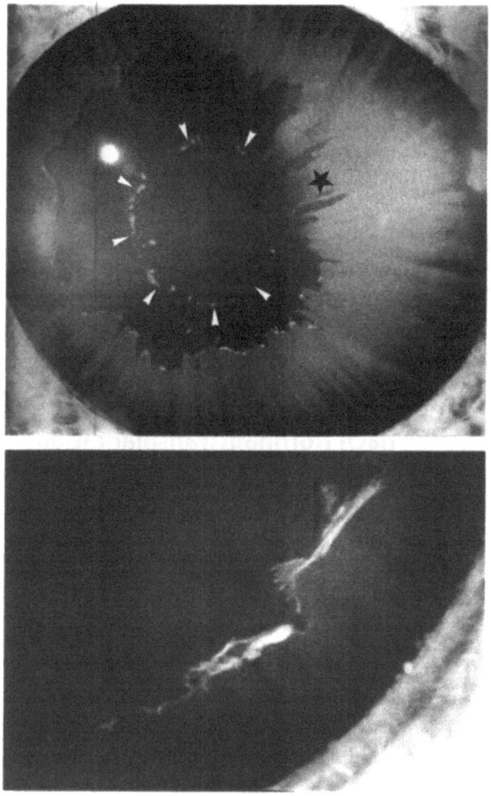
a
b

Abb. 15.5 a, b. Pseudoexfoliation der Linsenkapsel. **a** Vollbild mit zentraler Scheibe (*Pfeile*) und peripherer granulärer Zone nach Pupillenerweiterung; zwischen zentraler Scheibe und peripherer Zone besteht temporal noch eine Brücke aus PEX-Material (*). **b** Partielle Abschilferung der peripheren granulären Zone

der Mehrzahl der Studien jedoch zwischen 3 und 8% (DELL 1985; FORSIUS 1988). Hohe Prävalenzen sind aus nördlichen Ländern, wie Schweden, Island, Norwegen, Finnland bekannt und betragen 10–43% der Bevölkerung über 60 Jahre (AASVED 1971b; EKSTRÖM 1987; FORSIUS 1988; KRAUSE et al. 1988; RINGVOLD et al. 1988). In den meisten westeuropäischen Ländern, in den USA und in Japan wird eine Prävalenzrate von 2–18% der Bevölkerung über 60 Jahre angegeben (BALL et al. 1989; CASHWELL u. SHIELDS 1988; COLIN et al. 1988; ESMAIL 1991; FORSIUS 1988; HILLER et al. 1982; IIZUKA et al. 1991; MORENO MONTANÉS et al. 1989; OKAMURA et al. 1988). Ob die angegebenen, z.T. erheblich variierenden regionalen Unterschiede in der Prävalenz tatsächliche populationsspezifische Variationen repräsentieren, ist nicht bekannt. Teilweise sind die Unterschiede sicher auch auf unterschiedliche Patientenselektion, Untersuchungsmethoden, Diagnosekriterien sowie Erfahrung und Gründlichkeit seitens des Untersuchers zurückzuführen. AASVED (1969) fand, bei Anwendung standardisierter Methodik, keine signifikanten Unterschiede in verschiedenen geographischen Populationen in England (4%), Deutschland (4,7%) und Norwegen (6,3%). Allerdings wurden in nahe beieinander gelegenen Regionen Norwegens variierende Häufigkeiten zwischen 10,2 und 21,0% der normalen Bevölkerung über 64 Jahre festgestellt (RINGVOLD et al. 1988).

Von allen Studien wird jedoch eine deutliche Zunahme der Prävalenz mit steigendem Alter bestätigt. In der „Framingham Eye Study“ betrug die Prävalenz von PEX bei 52- bis 64jährigen nur 0,6%, bei 75- bis 85jährigen jedoch 5% (HILLER et al. 1982). Die Prävalenz von PEX in einer finnischen Population betrug 14,2% in der Altersgruppe von 60–69, jedoch 34,7% ab dem 80. Lebensjahr (KRAUSE et al. 1988). FORSIUS (1988) gibt an, daß sich die Inzidenz in jeder Dekade nach dem 50. Lebensjahr verdoppelt. Ein Überwiegen von PEX ohne Glaukom im weiblichen Geschlecht wurde gleichfalls von den meisten Untersuchungen bestätigt (TARKKANEN 1962), z.B. im Verhältnis 2,3:1 (HILLER et al. 1982) oder sogar 3:1 (KOZART u. YANOFF 1982), wogegen männliche Patienten mit PEX-Syndrom häufiger ein Glaukom zu entwickeln scheinen (GILLIES u. BROOKS 1988).

Ein frühzeitig einsetzender Beginn des PEX-Syndroms wurde bei bestimmten Populationen beschrieben (TARKKANEN 1962), z.B. bei 6,4% der 30- bis 39jährigen Bantu in Südafrika (BARTHOLOMEW 1973). In Ausnahmefällen wurde PEX auch bei jüngeren Patienten gefunden. Die jüngsten, aus der Literatur bekannten Fälle, sind ein 22jähriger Patient mit penetrierender Hornhautverletzung und Pupillenverlagerung in der

Kindheit (SUGAR 1976a) und eine 17jährige Patientin mit kongenitalem Glaukom und früher Trabekulektomie (KONSTAS et al. 1995b). Die bei beiden Patienten durchgeführten Iridektomien lassen an einen kausalen Zusammenhang der frühzeitigen PEX-Entwicklung mit traumatischen vaskulären Irisläsionen denken.

Entsprechend der bislang kaum definierten Frühstadien geht man heute davon aus, daß das PEX-Syndrom in der Vergangenheit meist *unterdiagnostiziert* und von den meisten Studien eine zu niedrige Verbreitungsrate angenommen wurde (FORSIUS 1988; JERNDAL 1986), v.a. in den USA (RITCH 1994).

Neuere epidemiologische Studien zeigen, unter Berücksichtigung der Frühstadien, Häufigkeiten von 25–41% bei – allerdings selektierten – Kataraktpatienten (HIETANEN et al. 1992; KONSTAS et al. 1995a; LUMME u. LAATIKAINEN 1993; MARDIN et al. 1995; STEFANIOTOU et al. 1995). Die klinische Diagnose wurde in einer Studie durch elektronenmikroskopische Untersuchung der vorderen Linsenkapsel verifiziert (MARDIN et al. 1995).

II. Ein- und Doppelseitigkeit

PEX liegt zum Zeitpunkt der Diagnose bei 48–76% der Patienten in unilateraler Ausprägung vor (AASVED 1971b; FUTA et al. 1992; KOZART u. YANOFF 1982; TARKKANEN 1962). Patienten mit einseitiger Ausprägung sind im Durchschnitt 2–6 Jahre jünger als Patienten mit zweiseitigem PEX (AASVED 1971b). Die Rate der Konversion des einseitigen in ein beidseitiges PEX-Syndrom beträgt 6,8–16,8% zwischen 5 und 10 Jahren (HENRY et al. 1987) bzw. 30–43% nach 5–7 Jahren in skandinavischen Studien (AASVED 1971b; HANSEN u. SELLEVOLD 1969; KLEMETTI 1988; SLAGSVOLD 1986). Allerdings ist der Ausdruck „unilaterales" PEX-Syndrom irreführend, da die Mehrheit der klinisch scheinbar nichtinvolvierten Partneraugen zykloskopisch erfaßbare PEX-Auflagerungen auf Ziliarkörper und Zonulafasern (MIZUNO u. MUROI 1979), pigmentassoziierte Kriterien sowie PEX-Material in intraokularen (KIVELÄ et al. 1995) und extraokularen Geweben (PRINCE et al. 1987; SCHLÖTZER-SCHREHARDT et al. 1991, 1993a) aufweisen. Auch wenn klinisch sichtbare PEX-Ablagerungen nur in einem Auge festgestellt werden können, so dürften wohl grundsätzlich beide Augen trotz „asymmetrischer klinischer Ausprägung" in den PEX-Prozeß involviert sein.

III. PEX nach Hornhauttransplantation

Zunehmend wird von jungen Patienten mit Keratokonus im Alter von 30–40 Jahren berichtet, die einige Jahre nach Transplantation älterer Spenderhornhäute (über 75 Jahre) ein PEX-Syndrom entwickelten (HØRVEN u. HUTCHINSON 1967; KONSTAS u. WILLIAMSON 1993; KÜCHLE u. NAUMANN 1992; SAMPAOLESI et al. 1995). Derartige Fälle werfen die Frage nach einer potentiellen traumatischen Genese oder sogar einer Übertragbarkeit der Erkrankung auf. Allerdings fehlten in allen Studien genaue Angaben über das Vorhandensein von PEX im jeweiligen Spenderauge.

IV. Heredität und Umwelt

Die Rolle von genetischen und umweltbedingten Faktoren in der Pathogenese des PEX-Syndroms ist nach wie vor unklar. Heredität, evtl. als autosomal dominanter Erbgang, ist nicht auszuschließen, da ein familiäres Auftreten des PEX-Syndroms (AASVED 1975; KNAPE u. RAITTA 1970; POHJANPELTO u. HURSKAINEN 1972; TARKKANEN et al. 1965), sogar bei Zwillingspaaren (TEIKARI et al. 1990), mehrfach nachgewiesen werden konnte. Eine genetische Basis scheint sich auch aufgrund von Unterschieden in den HLA-Antigenen abzuzeichnen (EUSTACE et al. 1995; INOMATA et al. 1995; OLIVIUS u. POLLAND 1980). Jedoch sind auch umweltbedingte Faktoren, wie z.B. Exposition gegenüber UV-Strahlung (Taylor 1979) oder eine virale Genese (Ringvold 1988), nicht auszuschließen. So liegt z. B. das Vorkommen von PEX bei beiden Partnern verheirateter Paare mit 3,2 % über der erwarteten Häufigkeit und scheint für Umwelteinflüsse zu sprechen (Ringvold et al. 1988).

D. Histopathologie: Histologische und elektronenmikroskopische Kriterien

I. Lichtmikroskopie

Das abnormal produzierte PEX-Material erscheint lichtmikroskopisch in Form PAS-positiver, eosinophiler, bäumchenförmiger Auflagerungen auf den Oberflächen des vorderen Augensegments, wie vordere Linsenkapsel, Irisoberflächen, Ziliarfortsätzen, Zonulafasern, im Kammerwinkel und gelegentlich auf dem Hornhautendothel und vorderer Glaskörperoberfläche (Abb. 15.6a). Dabei können die einzelnen okulären Strukturen und Gewebe individuell unterschiedlich stark involviert sein. Die PEX-Aggregate lassen sich gut mit Gomoris-Chromhämatoxylin, Masson- oder PAS-Färbungen darstellen.

II. Elektronenmikroskopie

Im *rasterelektronenmikroskopischen* Bild bestehen diese nodulären oder bäumchenförmigen PEX-Aggregate aus einem Netzwerk unregelmäßig verflochtener Fibrillen (Abb. 15.6b). *Transmissionselektronenmikroskopisch* zeigen sich unregelmäßig angeordnete, elektronendichte Fibrillen, die gerade, gebogen oder abgeknickt verlaufen und gelegentlich Verzweigungen aufweisen (Abb. 15.6c, d). Zwei Grundtypen von PEX-Fibrillen können unterschieden werden: Typ-A-Fibrillen besitzen einen Durchmesser von 15–20 nm, eine Länge bis zu 1 µm, und eine Bänderungsperiodizität von etwa 50 nm, weniger häufig von 25 nm (Abb. 15.6e). Typ-B-Fibrillen sind kürzer (0,3–0,5 µm), dicker (30–45 nm), elektronendichter und zeigen ein weniger deutliches Bänderungsmuster. Die PEX-Fibrillen sind mit Mikrofibrillen, die einen tubulären Querschnitt, einen Durchmesser von 8–10 nm oder 3–6 nm und eine Mikroperiodizität von 10–12 nm aufweisen, sowie mit einer amorphen Grundmatrix assoziiert (Abb. 15.6d, e; Davanger 1978, 1980; Roh et al. 1987; Streeten 1993; Streeten u. Dark 1994). Die charakteristischen PEX-Fibrillen stellen vermutlich einen Komplex aus mikrofibrillären Untereinheiten dar (Abb. 15.6e), und sind in dieser Form mit keiner bekannten extrazellulären Matrixstruktur vergleichbar (Abb. 15.7).

Ursprung des PEX-Materials. Mit Hilfe transmissionselektronenmikroskopischer Methodik konnte typisches PEX-Material intraokular in enger Assoziation mit dem unpigmentierten Ziliarepithel (Dickson u. Ramsay 1975; Ghosh u. Speakman 1973), dem Irispigmentepithel (Ghosh u. Speakman 1974; Shimizu u. Futa 1985), prääquatorialem Linsenepithel (Abb. 15.6f; Bergmanson et al. 1984; Seland 1978, 1979), Hornhautendothel (Schlötzer-Schrehardt et al. 1993b), Trabekelwerkendothel (Schlötzer-Schrehardt u. Naumann 1994), mit fast allen Zelltypen im Irisstroma (Asano et al. 1995), desweiteren mit Bindegewebszellen, Muskelzellen sowie vaskulären Endothelzellen und Perizyten in extraokulären Lokalisationen nachgewiesen werden. Ultrastrukturelle Kriterien, die für eine multifokale Produktion des PEX-Materials durch die unterschiedlichsten epithelialen und mesenchymalen Zelltypen sprechen, sind: (a) Die involvierten Zellen erscheinen sekretorisch aktiviert und weisen hypertrophierte Zellorganellen, z. B. prominentes endoplasmatisches Retikulum, vermehrt Mitochondrien, etc. auf (Abb. 15.13e, f). (b) Die produzierten PEX-Fibrillen entspringen deutlich aus Oberflächeneinsenkungen der Zellmembranen, lassen häufig einen „Reifungsprozeß" von feineren Mikrofibrillen hin zu typischen PEX-Fibrillen er-

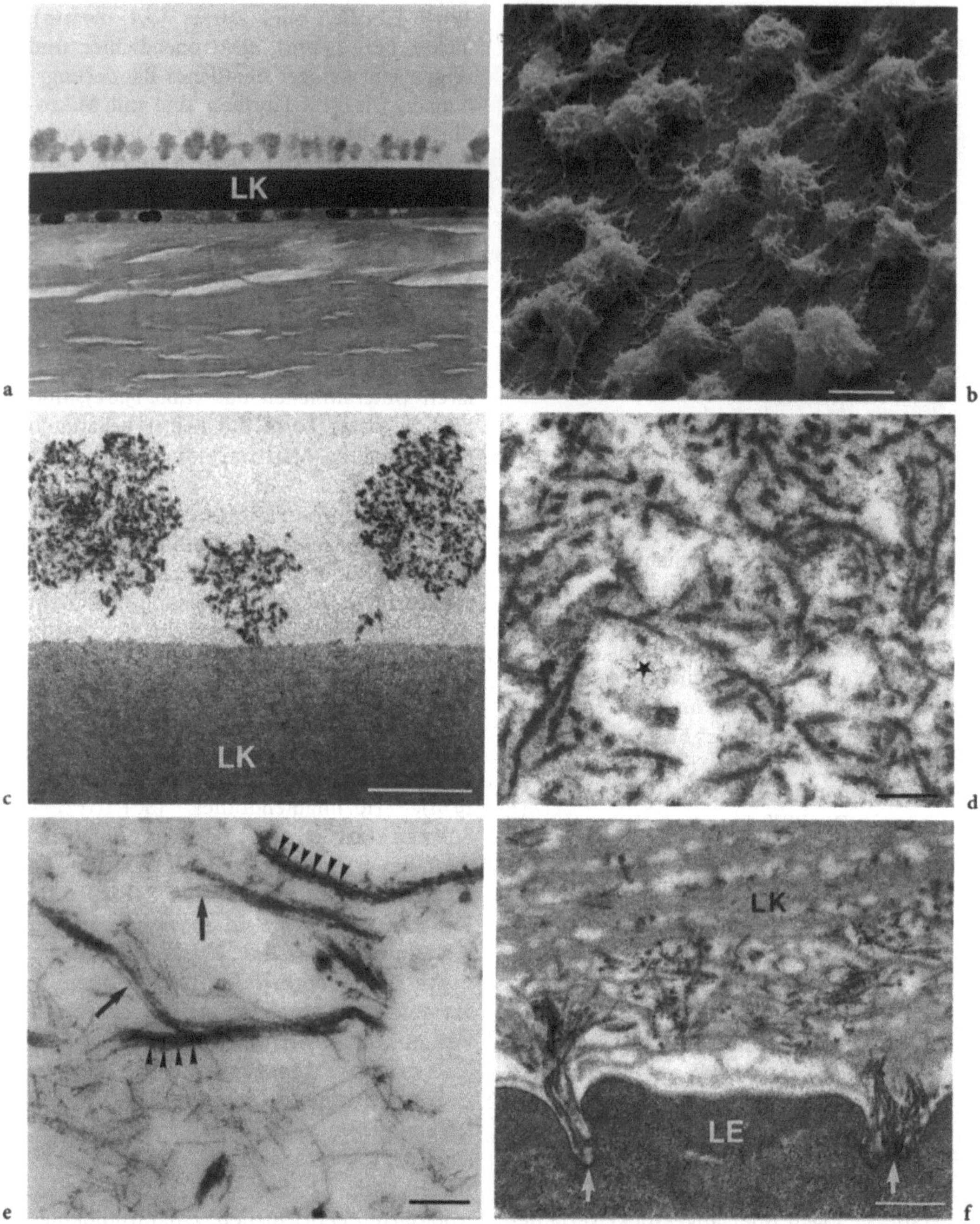

Abb. 15.6 a–f. Histopathologie des PEX-Materials auf der vorderen Linsenkapsel (*LK*). **a** Bäumchenförmige PEX-Auflagerungen der granulären Zone im lichtmikroskopischen Bild (PAS; × 500). **b** PEX-Aggregate der granulären Zone im REM-Bild (3 µm). **c** PEX-Aggregate der granulären Zone im TEM-Bild (2 µm). **d** PEX-Fibrillen, assoziiert mit amorpher Grundmatrix (*), im Detail (TEM; 0,2 µm). **e** Aggregation von Mikrofibrillen (*Pfeile*) zu typischen reifen PEX-Fibrillen mit charakteristischer Bänderungsperiodizität (*Pfeilspitzen*) in der zentralen Scheibe (TEM; 0,2 µm). **f** Produktion von PEX-Fibrillen (*Pfeile*) durch das prääquatoriale Linsenepithel (*LE*); auffallend ist die lamelläre Struktur der Linsenkapsel (*LK*) in diesem Bereich (TEM; 0,5 µm)

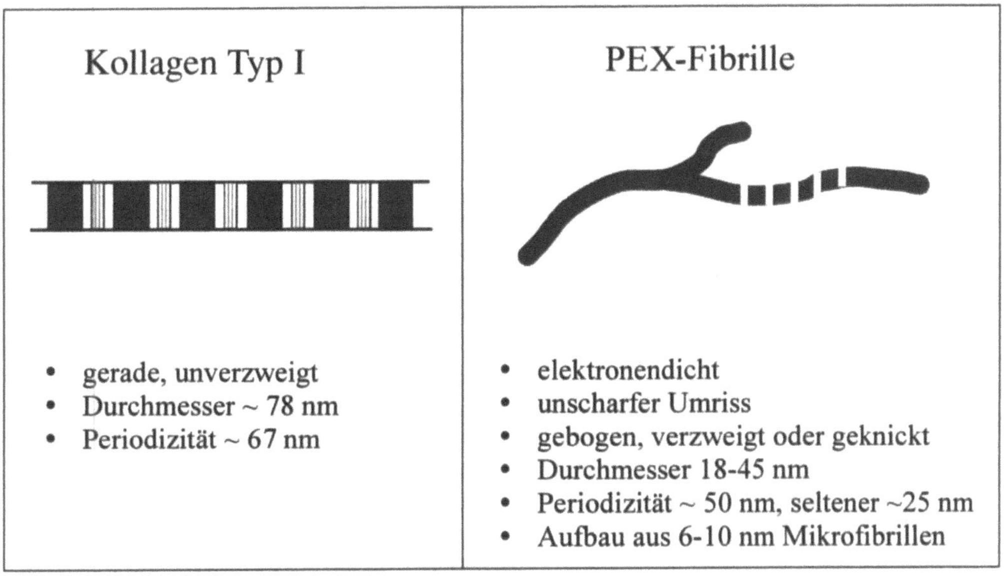

Abb. 15.7. Ultrastrukturelle Kriterien der PEX-Fibrillen im Vergleich zu Kollagenfibrillen Typ I

kennen, und vermischen sich mit weiterem, abnormal produziertem Matrixmaterial, z. B. multilamellärem Basalmembran-Material (Abb. 15.6f). PEX-Fibrillen wurden jedoch niemals intrazellulär beobachtet, sondern scheinen an der Zelloberfläche zu entstehen.

Nach heutiger Auffassung wird das PEX-Material demnach im Auge multifokal produziert; nachfolgend findet auch eine Verbreitung durch das Kammerwasser statt, die für sekundäre PEX-Ablagerungen auf zentraler Linsenkapsel, Zonulafasern und vorderer Glaskörperoberfläche, ggf. auch Kunstlinsen, verantwortlich ist (Morrison u. Green 1988).

E. Zusammensetzung des PEX-Materials: Theorien zur Pathogenese

Trotz intensiver Forschungstätigkeit blieb die chemische Zusammensetzung des PEX-Materials bis heute ungeklärt. Biochemische Analysen werden durch nicht ausreichende Materialmengen, Unlöslichkeit des PEX-Materials und fehlende experimentelle Modelle erschwert. Histochemische und immunhistochemische Versuchsansätze deuten auf eine komplexe, enzymatisch resistente Glykoprotein/Proteoglykan-Verbindung aus einem Proteinkern, umgeben von Polysaccharidketten, hin (Davanger 1977, 1978; Streeten u. Dark 1994).

Schon die lichtmikroskopischen Färbeeigenschaften des PEX-Materials (anfärbbar mit Alcianblau, PAS, Rutheniumrot) lassen auf einen Reichtum an Polysacchariden schließen. Lektin-histochemische Studien zeigten, daß das PEX-Material eine Mischung aus *Glykokonjugaten* mit α-Mannosyl-, β-Galactosyl-, N-Acetyl-D-Galactosaminyl-, N-Acetyl-D-Glucosaminyl- und N-Acetyl-Neuraminsäure-Resten enthält (Hietanen u. Tarkkanen 1989; Hietanen et al. 1994, 1995a; Streeten et al. 1986a). Auch das HNK-1 Epitop, eine für adhäsive Glykoproteine typische Kohlenhydratgruppe, konnte im PEX-Material nachgewiesen werden (Uusitalo et al. 1993). Dabei scheint sich die Kohlenhydrat-Zusammensetzung intra- und extraokulären PEX-Materials zu unterscheiden (HIETANEN et al. 1995b). Weiterhin scheint das PEX-Material Heparansulfat-, Chondroitinsulfat-, und Dermatansulfat-Proteoglykan (BABA 1983; HARNISCH et al. 1981; SCHLÖTZER-SCHREHARDT et al. 1992a; TAWARA et al. 1995) und Hyaluronsäure (WALLIN et al. 1995) zu enthalten.

Der *Proteinanteil* des PEX-Materials enthält zum einen Epitope der wichtigsten Basalmembran-Komponenten, wie z.B. Laminin, Nidogen/Entactin, Fibronektin (KONSTAS et al. 1990, 1991; SCHLÖTZER-SCHREHARDT et al. 1992a), zum anderen aber auch Epitope des elastischen Fasersystems, wie z.B. Fibrillin, MAGP (microfibrillar associated glycoprotein), gp 115 (elastin associated glycoprotein), α-Elastin, Vitronektin und Amyloid P (LI et al. 1988, 1989; SCHLÖTZER-SCHREHARDT et al. 1992a, 1993a; STREETEN 1993; STREETEN et al. 1986b, 1995; VOGIATZIS et al. 1994), wogegen die Kollagene Typ I, II, III, IV, VI und VIII offensichtlich fehlen (Tabelle 15.1; HARNISCH et al. 1981; SCHLÖTZER-SCHREHARDT et al. 1992a; STREETEN 1993).

Das Aminosäureprofil des PEX-Materials ist vereinbar mit Amyloid, elastischen Mikrofibrillen und nichtkollagenen Basalmembran-Komponenten, nicht aber mit Kollagen (RINGVOLD 1973a).

Die bisherigen (immun-)histochemischen Untersuchungen lassen sich in drei Gruppen mit jeweils eigener Theorie zur Pathogenese des PEX-Syndroms einteilen:

a) Amyloid-Theorie

Die anfänglich positive Markierung von PEX-Material mit einem Antikörper gegen Amyloid A legte den Grundgedanken nahe, daß das PEX-Material eine Form von Amyloid darstellt (RINGVOLD u. HUSBY 1973). PEX-Aggregate lassen sich auch mit Thioflavin T und S anfärben (DARK et al. 1977; MERETOJA u. TARKKANEN 1977; RINGVOLD u. HUSBY 1973), aber der oft versuchte Nachweis einer Polarisation mit Kongorot ergab zumeist negative Resultate, gleichermaßen neuere immunhistochemische Versuchsansätze mit monoklonalen Antikörpern gegen Amyloid A, β-Amyloid und Präalbumin. Obwohl einige Fälle von PEX und primärer familiärer Amyloidose beschrieben wurden (MERETOJA u. TARKKANEN 1975; TSUKAHARA u. MATSUO 1977), konnte sich ein klarer Zusammenhang nicht herauskristallisieren und die Amyloid-Theorie bis heute nicht bestätigt werden.

b) Basalmembran-Theorie

In Anbetracht der selektiven strukturellen Assoziation von PEX-Material mit defekten oder abnormalen Basalmembranen (z.B. Linsenkapsel, unpigmentiertes Ziliarepithel, Irispigmentepithel) lag es nahe, die Erkrankung als das Resultat einer generalisierten Störung der Basalmembran-Synthese zu erklären (EAGLE et al. 1979; RINGVOLD 1969). Der immunhistochemische Nachweis eini-

Tabelle 15.1. Immunhistochemischer Nachweis von extrazellulären Matrixkomponenten im PEX-Material im Vergleich mit Basalmembranen und elastischen Fasern. (Mod. nach STREETEN 1993)

Komponente	Basalmembranen	Elastische Fasern	PEX-Material
Kollagen IV	+	0	0
Laminin	+	0	±
Heparansulfat	+	0	+
Nidogen/Entactin	+	0	+
Fibronektin	+	+	+
Chondroitinsulfat	+	+	+
Amyloid P	+	+	+
α-Elastin	0	+	+
Fibrillin	0	+	+
Vitronektin	0	+	+
MAGP	0	+	+

ger Basalmembran-Komponenten (z. B. Laminin, Entactin/Nidogen, Heparansulfat-Proteoglycan) im PEX-Material (HARNISCH et al. 1981; KONSTAS et al. 1990; SCHLÖTZER-SCHREHARDT et al. 1992a) unterstützt diese Theorie.

c) Elastische Mikrofibrillen-Theorie

Aufgrund histochemischer und immunologischer Übereinstimmungen zwischen PEX-Fibrillen und Zonulafasern postulierten manche Autoren eine Verwandschaft des PEX-Materials zu elastischen Mikrofibrillen (Oxytalan) und interpretierten das PEX-Syndrom als eine besondere Form einer Elastose, die vor allem die elastischen Mikrofibrillen betrifft (GARNER u. ALEXANDER 1984; GIFFORD 1957; STREETEN 1993; STREETEN et al. 1984, 1986b, 1987). Unterstützt wurde auch diese Hypothese durch die häufige strukturelle Assoziation von extraokulären PEX-Fibrillen mit Komponenten des elastischen Fasersystems in Konjunktiva, Haut und im Bindegewebe viszeraler Organe sowie durch den immunhistochemischen Nachweis verschiedener elastischer Epitope (z. B. Elastin, Fibrillin, Vitronektin) im PEX-Material (LI et al. 1988; ROH et al. 1987; STREETEN et al. 1986b, 1987).

Zusammenfassend läßt sich das PEX-Material bisher als das komplexe Produkt einer aberranten extrazellulären Matrixsynthese im Rahmen einer generalisierten degenerativen Fibrillopathie charakterisieren, das Epitope nichtkollagener Basalmembran-Komponenten und elastischer Mikrofibrillen enthält. Das akkumulierende PEX-Material ersetzt und zerstört sukzessive die normale extrazelluläre Matrix (z. B. Basalmembranen) und führt letztendlich zur Atrophie und Degeneration der involvierten Zellen. Ultrastrukturelle und immunhistochemische Übereinstimmungen zwischen intra- und extraokulärem PEX-Material sprechen für einen gemeinsamen zugrundeliegenden Pathomechanismus (SCHLÖTZER-SCHREHARDT et al. 1993a).

F. Morphologie: Klinisch-pathologische Korrelationen

I. Intraokular

1. Linse (Phakopathie)

Die diagnostisch wichtigen PEX-Ablagerungen auf der vorderen Linsenkapsel lassen bei dilatierter Pupille das klassische Muster des Vollbildes erkennen: eine *zentrale Scheibe* mit homogen-amorphen Auflagerungen, die in etwa dem physiologischen Pupillendurchmesser entspricht, wird durch eine klare Zwischenzone von einer *peripheren granulären Zone* getrennt (Abb. 15.5a). Die zentrale Scheibe erscheint klinisch als grau-weiße homogene Schicht, deren äußerer Rand zentralwärts aufgerollt sein kann. Die 1–2 mm breite, ablagerungsfreie Zwischenzone entsteht durch die abradierenden Bewegungen der Iris gegen die Linsenoberfläche beim Pupillenspiel. Die periphere vegetative Zone, die erst nach Pupillenerweiterung sichtbar wird, erscheint meist granulär, gelegentlich radiär gestreift; ihre zentralen Ränder sind oft zur Peripherie hin aufgerollt (Abb. 15.5b). Dieses Erscheinungsbild trug zu VOGT's (1925) ursprünglichem Konzept einer Abschilferung (Exfoliation) der Linsenkapsel bei. Variationen im klinischen Bild ergeben sich aus der Menge des aufgelagerten PEX-Materials, dem topographischen Verhältnis zwischen Linse und Iris sowie aus unterschiedlichen Entwicklungsstadien der Erkrankung.

Das klassische Vollbild repräsentiert jedoch das Endstadium und das Ergebnis eines langjährigen Prozesses. Die kaum beschriebenen und lange Zeit vernachlässigten Frühstadien der Erkrankung manifestieren sich klinisch durch einen diffusen, homogenen Oberflächenbelag auf der vorderen Linsenkapsel („Verdacht auf PEX“: DARK u. STREETEN 1990; FELLNER u. BENEDIKT 1973; TETSUMOTO et al. 1992), der peripher eine schwache radiale Strukturierung aufweisen kann („pregranular stage“: BARTHOLOMEW

1971) und nach dem Auftreten kleiner Defekte in der parapupillären Region nasal oben („Mini-PEX“: TETSUMOTO et al. 1992) deutlicher hervortritt (Abb. 15.3). Die durch die Irisbewegung entstehenden Defekte im Oberflächenbelag vergrößern sich und koaleszieren zur klaren Zwischenzone („Klassisches PEX“). Die Entwicklung der Zwischenzone kann sich über mehrere Jahre erstrecken, wobei gelegentlich Brücken aus PEX-Material zwischen zentraler Scheibe und granulärer Zone bestehen bleiben.

Histopathologie. In Korrelation zu den klinischen Befunden können die 4 Zonen der lentikulären PEX-Auflagerungen (zentrale Scheibe, intermediäre Zone, periphere granuläre Zone, prääquatoriale Zone) besonders gut mit rasterelektronenmikroskopischer Technik dargestellt werden (Abb. 15.8; BENEDIKT et al. 1973; DARK et al. 1977; DAVANGER 1975).

a) Präkapsuläre Schicht

Bei klinisch diagnostizierten *Frühstadien* findet sich in ca. 70 % der Fälle elektronenmikroskopisch eine dünne durchgehende Schicht (0,1–3,5 µm breit) aus Mikrofibrillen (Durchmesser 3–6 nm und 8–10 nm) der vorderen Linsenkapsel lose aufgelagert (Abb. 15.4b; DARK u. STREETEN 1990; TETSUMOTO et al. 1992). Diese *präkapsuläre Schicht,* die noch keine typischen PEX-Fibrillen enthält, wird aufgrund ultrastruktureller und immunhistochemischer Kriterien (positiv für Fibrillin, Laminin, Entactin/Nidogen) als Vorstufe typischen PEX-Materials interpretiert. Ihr Auftreten ist signifikant mit Pigmentanomalien der Iris korreliert (TETSUMOTO et al. 1992). Es wird vermutet, daß in einer ersten Phase ein aberranter Matrix-Metabolismus der Gewebe im vorderen Augensegment zur Sedimentation einer mikrofibrillären Schicht aus dem Kammerwasser führt (SCHLÖTZER-SCHREHARDT u. NAUMANN 1995b).

b) Zentrale Scheibe

Beim klassischen Vollbild erscheinen Linsenkapsel und Epithel im Bereich der *zentralen Scheibe* normal. Die Kapseloberfläche wird im Pupillarbereich von einer scharf

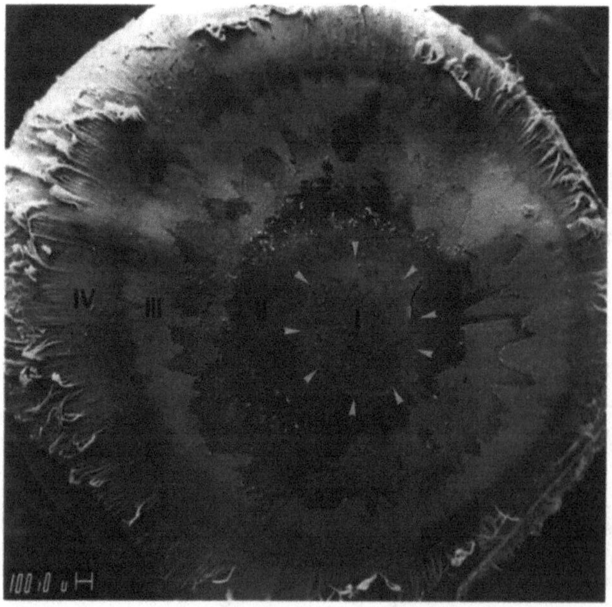

Abb. 15.8. PEX-Vollbild im REM mit Zonierung in zentrale Scheibe (*I; Pfeilköpfe*), intermediäre Zone (*II*), periphere granuläre Zone (*III*) und prääquatoriale Zone (*IV*). Die Abschilferung der präkapsulären Schicht beginnt stets nasal oben, die intermediäre Zone schreitet von dort oben und unten bogenförmig temporal fort

begrenzten, fibrillären Lamelle (1,5–3,5 µm breit) lose bedeckt, die leicht von der Kapseloberfläche gelöst werden kann (Abb. 15.9; DAVANGER 1975; SELAND 1979). Die zentrale Scheibe, die der präkapsulären Schicht der Frühstadien ähnelt, besteht elektronenmikroskopisch aus Mikrofibrillen und einzeln eingestreuten typischen PEX-Fibrillen, die durch Aggregation der Mikrofibrillen zu entstehen scheinen (Abb. 15.4c; 15.6e u. 15.9b; DAVANGER 1980). Es wird daher vermutet, daß die zentrale Scheibe aus dem zentralen Bereich der präkapsulären Schicht der Fühstadien hervorgeht (Abb. 15.12; SCHLÖTZER-SCHREHARDT u. NAUMANN 1995b).

a

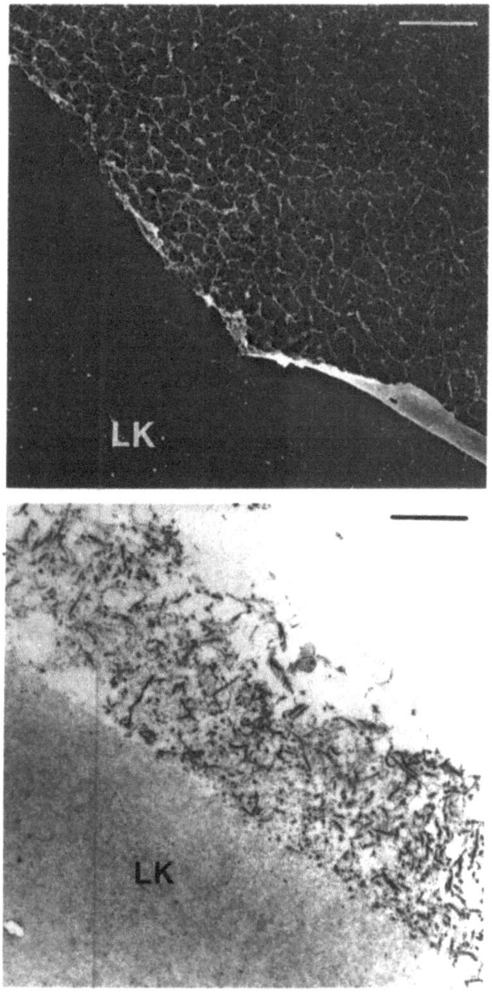

b

Abb. 15.9 a, b. PEX-Phakopathie: zentrale Scheibe auf vorderer Linsenkapsel (*LK*). **a** Fibrilläre PEX-Auflagerungen im REM-Bild (20 µm). **b** Aufgelagerte Schicht aus Mikrofibrillen und PEX-Fibrillen im TEM-Bild (1 µm)

Im Bereich der *klaren Zwischenzone* wurde die präkapsuläre Schicht abradiert; die glatte Kapseloberfläche wird lediglich von vereinzelten kleinen PEX-Aggregaten bedeckt.

c) Periphere granuläre Zone

Die *periphere granuläre* oder *vegetative Zone* bildet zentral meist typische zungenförmige Ausläufer (Abb. 15.8 u. 15.10c). Sie besteht im licht- und elektronenmikroskopischen Bild aus zahlreichen bäumchenförmigen PEX-Aggregaten, die einer durchgehenden mikrofibrillären Oberflächenschicht – ähnlich der zentralen Scheibe – aufgelagert sind, die sich gelegentlich als geschlossene Lamelle von der Kapseloberfläche abheben kann (Abb. 15.10; DAVANGER 1975). Linsenepithel und Kapsel weisen in diesem Bereich keine Alterationen auf. Die topographische Beziehung zwischen Iris und Linse läßt eine passive Ablagerung der vom Irispigmentepithel produzierten PEX-Aggregate auf den peripheren Bereich der präkapsulären Schicht der Frühstadien vermuten (Abb. 15.12; SCHLÖTZER-SCHREHARDT u. NAUMANN 1995b). Damit werden Morphologie und Breite der granulären Zone durch die topographische Lagebeziehung zwischen Linse und Iris bestimmt. An die ursprüngliche granuläre Zone grenzt zentral häufig eine zweite granuläre Zone mit kleineren und weniger dicht gepackten PEX-Auflagerungen an (Abb. 15.8 u. 15.10c). Diese sekundäre granuläre Zone resultiert vermutlich aus einer späteren PEX-Deposition durch die Iris, deren Dilatierbarkeit im Verlauf der Erkrankung nachläßt (s. Abschn. F.I.3).

Zwischen granulärer Zone und einstrahlenden Zonulafasern liegt die optisch unauffällige, periphere agranuläre Zone.

d) Prääquatoriale Zone

Die *prääquatoriale Zone* im Bereich der vorderen Zonulaverankerung repräsentiert die

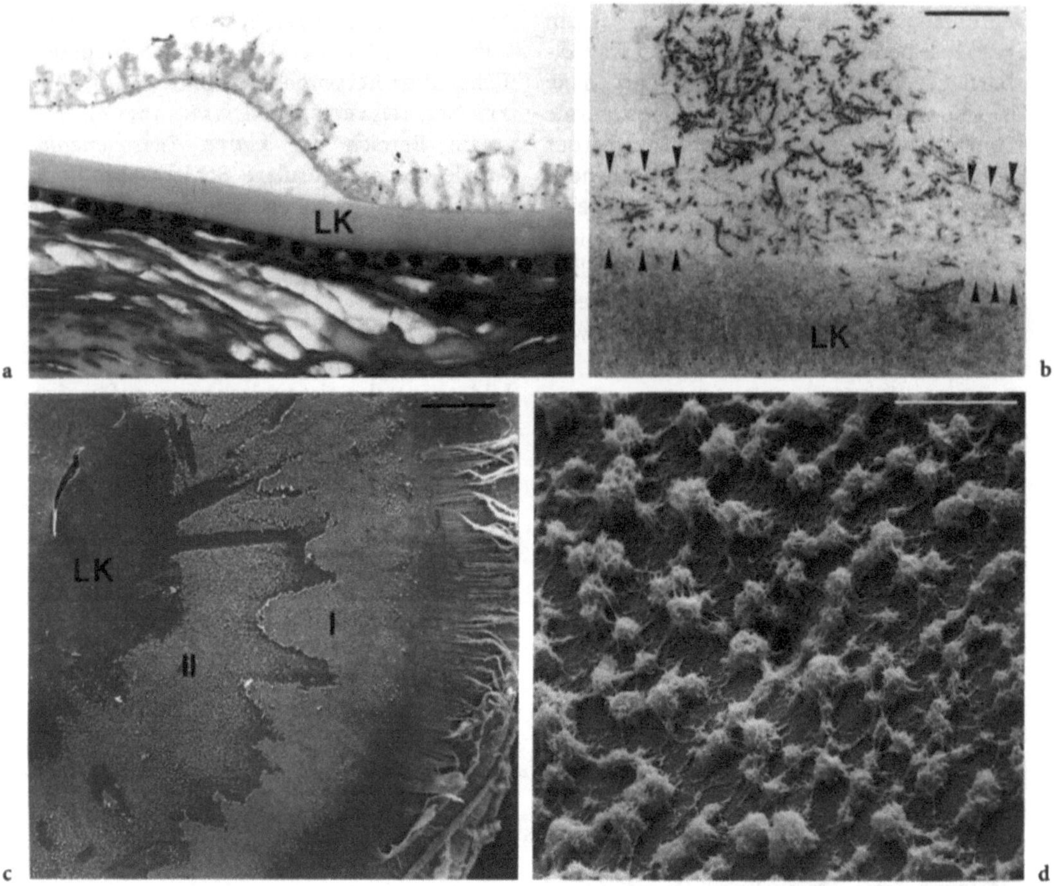

Abb. 15.10 a–d. PEX-Phakopathie: periphere granuläre Zone auf vorderer Linsenkapsel (*LK*). **a** Lamelläre Ablösung der granulären Zone im lichtmikroskopischen Bild (HE). **b** Noduläres PEX-Aggregat, auf der präkapsulären Schicht (*Pfeile*) aufgelagert (TEM; 1 µm). **c** Ausbildung von zwei granulären Zonen (*I, II*) (REM; 300 µm). **d** Noduläre PEX-Aggregate der granulären Zone I im Detail (REM; 10 µm)

einzige Zone der Linse, die pathologische Veränderungen der Linsenkapsel selbst und des Linsenepithels erkennen läßt. *Intrakapsuläre PEX-Fibrillen* bilden in diesem Bereich eine tiefe fibrogranuläre Schicht, die zwei Drittel der Kapseldicke einnehmen kann (Abb. 15.11b, c; Ashton et al. 1965; Bertelsen et al. 1964) und tatsächlich in Form inselförmiger Areale von 10–150 µm Durchmesser vorliegt (Seland 1978, 1979). Die Fibrillen dieser Schicht entspringen als vertikal orientierte Mikrofibrillen (10–13 nm Durchmesser, 50 nm Bänderungsperiodizität) aus Oberflächeneinsenkungen der prääquatorialen Linsenepithelzellen und aggregieren in der Kapsel zu typischen PEX-Fibrillen von 18–25 nm Durchmesser (Abb. 15.11c, d). Diese Produktion von PEX-Fibrillen durch verbleibende Linsenepithelzellen geht auch nach extrakapsulärer Kataraktextraktion weiter (Sveinsson 1992). Die Linsenkapsel selbst zeigt in diesem Bereich einen eher lockeren und lamellenförmigen Aufbau (Abb. 15.6f). Die aktiv und lokal produzierten PEX-Fibrillen infiltrieren die gesamte Linsenkapsel der proliferativen Zone und scheinen die Kapseloberfläche zu durchbrechen, wodurch die Zonulalamelle von der Kapseloberfläche abgedrängt wird (Abb. 15.11a, b).

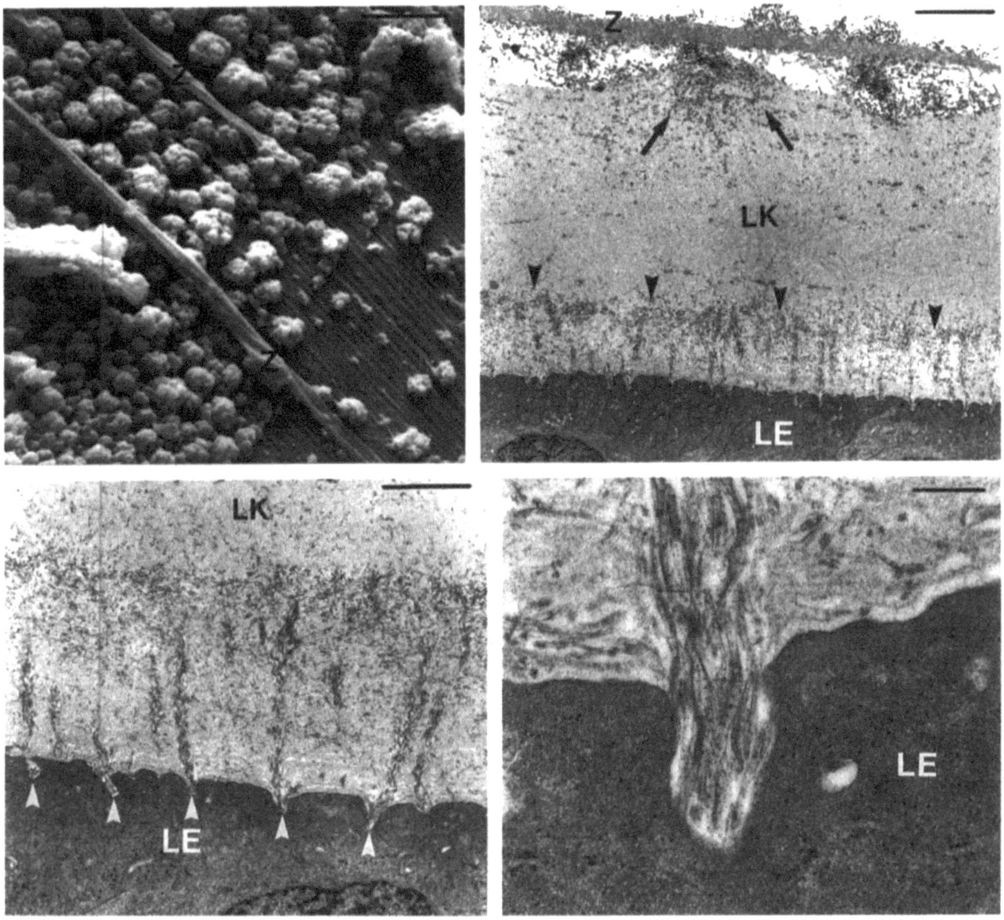

Abb. 15.11 a–d. PEX-Phakopathie: prääquatoriale Zone auf vorderer Linsenkapsel (*LK*). **a** Abhebung der Zonulalamelle (*Z*) durch PEX-Aggregate, die die Linsenoberfläche durchbrechen (REM; 50 µm). **b** Intrakapsuläre fibrogranuläre Zone (*Pfeilspitzen*) und Abhebung der Zonulalamelle (*Z*) von der Kapseloberfläche durch PEX-Material, das die Linsenkapsel durchbricht (*Pfeile*) (TEM; 5 µm). **c** Ursprung der PEX-Fibrillen der intrakapsulären fibrogranulären Zone aus Membraneinsenkungen (*Pfeile*) des Linsenepithels (*LE*) (TEM; 3 µm). **d** Ursprung der PEX-Fibrillen im Detail (TEM; 0,3 µm)

Theorien über den Ursprung des lentikulären PEX-Materials

Nachdem sich historisch zwei Theorien gegenüberstanden, die die Herkunft des PEX-Materials auf der Linse entweder durch sekundäre Ablagerung (Busacca 1927; Dvorak-Theobald 1954; Hørven 1937; Sunde 1956) oder durch lokale Produktion (Ashton et al. 1965; Bertelsen et al. 1964) erklärten, setzte sich schließlich die Auffassung von gleichzeitig stattfindenden Ablagerungs- und Produktionsprozessen durch (Morrison u. Green 1988; Schlötzer-Schrehardt u. Naumann 1995b). Das charakteristische Verteilungsmuster des PEX-Materials auf der vorderen Linsenkapsel entsteht damit vermutlich durch regional unterschiedliche Mechanismen von *aktiver* PEX-Produktion durch das prääquatoriale Linsenepithel der germinativen Zone und *passiver* Ablagerung durch Kammerwasser (zentrale Scheibe) und Iris (granuläre Zone; Abb. 15.12).

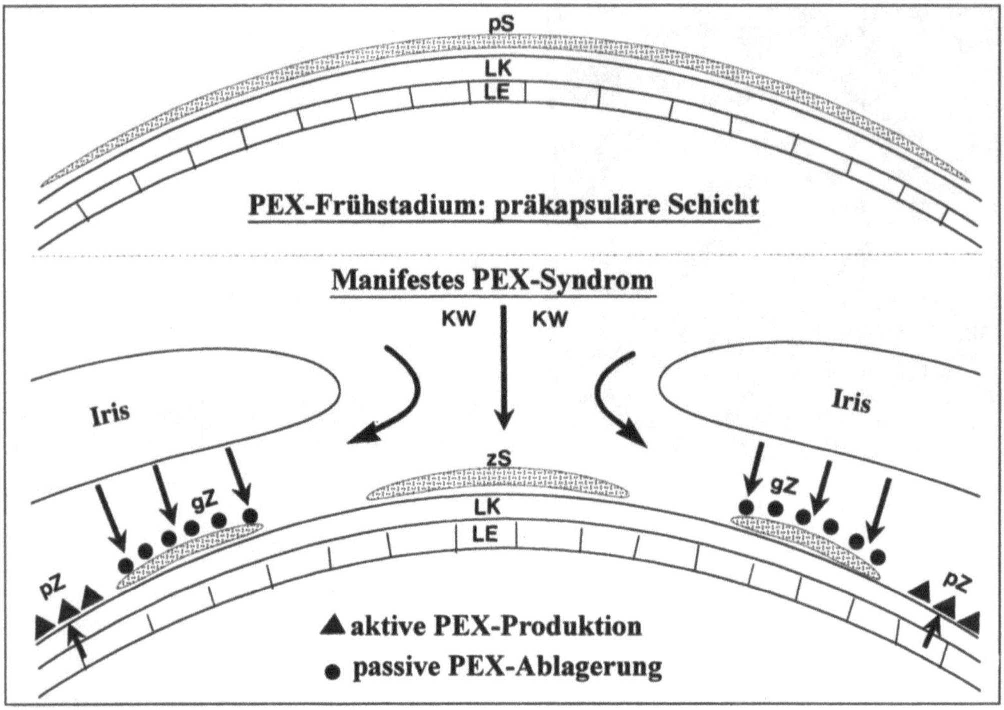

Abb. 15.12. Entstehung des charakteristischen Verteilungsmusters des PEX-Materials auf der vorderen Linsenkapsel (*gZ* granuläre Zone, *KW* Kammerwasser, *LE* Linsenepithel, *LK* Linsenkapsel, *pS* präkapsuläre Schicht, *pZ* prääquatoriale Zone, *zS* zentrale Scheibe)

2. Ziliarkörper und Zonulaapparat (Zyklopathie und Zonulopathie)

Frühzeitig findet man rauhreifartige Veränderungen der dadurch deutlicher hervortretenden Zonulafasern und eine Beteiligung der Pars plicata des Ziliarkörpers am PEX-Prozeß (Abb. 15.1c u. 15.13a). Gonioskopisch konnten PEX-Ablagerungen auf Ziliarfortsätzen und auf Zonulafasern in einer Studie bei 82% (Ziliarfortsätze) bzw. 52% (Zonulafasern) der Patienten mit PEX-Syndrom nachgewiesen werden (Konstas u. Dutton 1991). Mizuno u. Muroi (1979) konnten darüberhinaus mittels Gonioskopie (Zykloskopie) zeigen, daß nicht nur alle untersuchten PEX-Augen, sondern auch die Mehrheit (77%) der klinisch scheinbar nichtinvolvierten Partneraugen bei „unilateraler" Ausprägung von PEX tatsächlich PEX-Ablagerungen auf Ziliarfortsätzen und Zonulafasern aufwiesen.

Die stark mit PEX-Material inkrustierten Zonulafasern (Abb. 15.13c, d) sind brüchig und instabil, was eine ganze Reihe klinischer Komplikationen, wie Phakodonesis, Linsendislokationen, intraoperative Zonuladialysen etc. verursachen kann (s. Abschn. G. II.).

Histopathologie: Lichtmikroskopisch bedecken bürstenartige PEX-Auflagerungen vor allem die Gipfel der Ziliarfortsätze (Abb. 15.13b), während die Pars plana im Normalfall frei von PEX-Ablagerungen bleibt. Anzeichen lokaler Produktion von PEX-Material durch das unpigmentierte Ziliarepithel der Pars plicata zeigen sich elektronenmikroskopisch durch sekretorisch aktivierte Epithelzellen, aus deren unregelmäßigen Oberflächeneinsenkungen PEX-Fibrillen direkt zu entspringen scheinen (Abb. 15.13e, f). Mit Entfernung von der Epitheloberfläche nehmen die PEX-Fibrillen an Durchmesser und Elektronendichte zu und vermischen

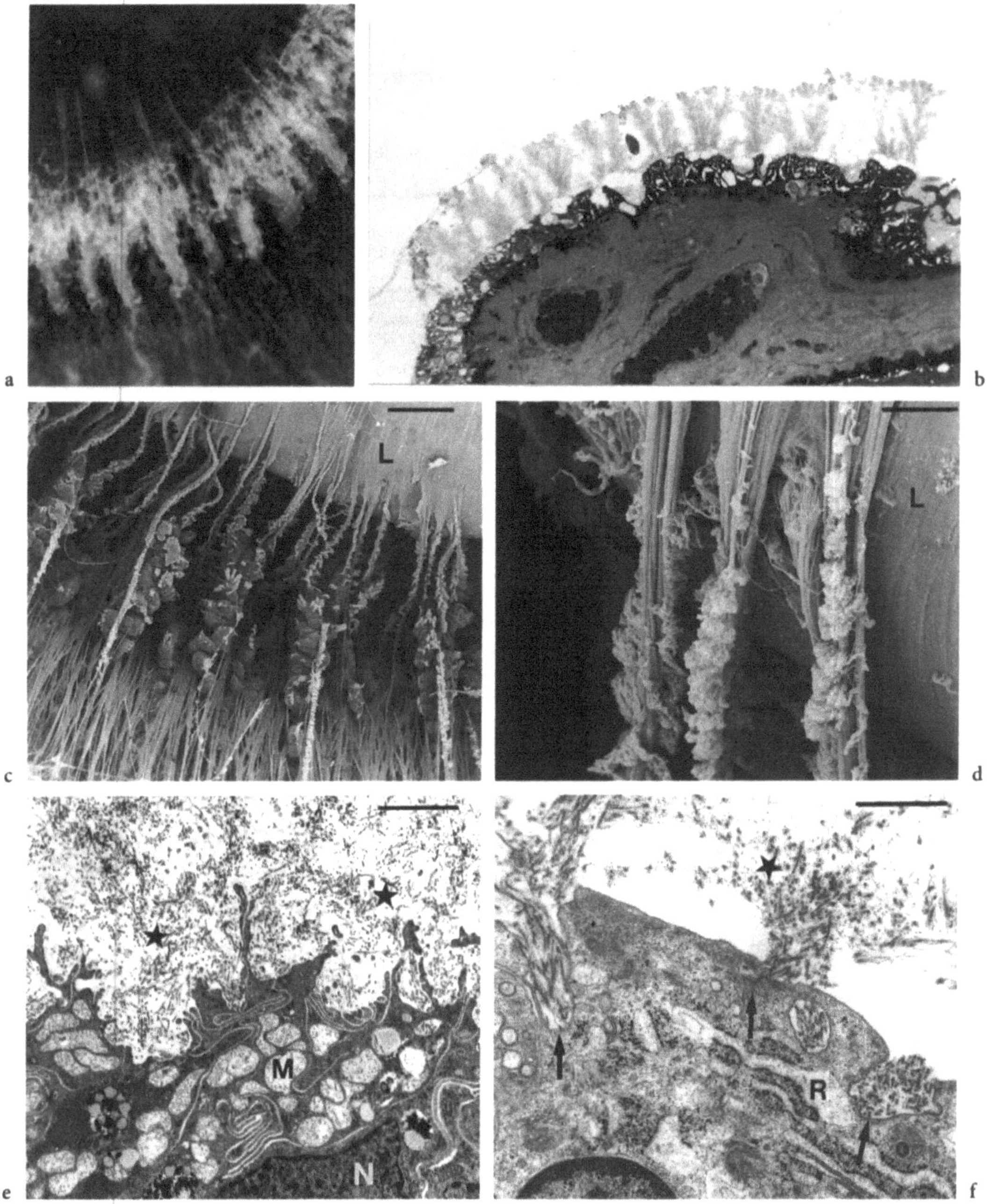

Abb. 15.13 a–f. PEX-Zyklopathie. **a** PEX-Material auf Ziliarfortsätzen und Zonulafasern im makroskopischen Bild (Linse entfernt). **b** „Bürstenartige" PEX-Auflagerungen auf den Ziliarfortsätzen der Pars plicata (Semidünnschnitt; Toluidinblau; × 350). **c** PEX-Material auf Ziliarfortsätzen und Zonulafasern im Bereich der Pars plicata (*L* Linse; REM; 300 µm). **d** Stark mit PEX-Material inkrustierte Zonulafasern (*L* Linse; REM; 50 µm). **e** Akkumulation von PEX-Material (*) auf der Oberfläche des unpigmentierten Ziliarepithels (TEM; *M* Mitochondrien, *N* Nukleus; 2 µm). **f** Ursprung der PEX-Fibrillen (*) aus Oberflächeneinsenkungen (*Pfeile*) der unpigmentierten Ziliarepithelzellen (*R* rauhes endoplasmatisches Retikulum; TEM; 1 µm)

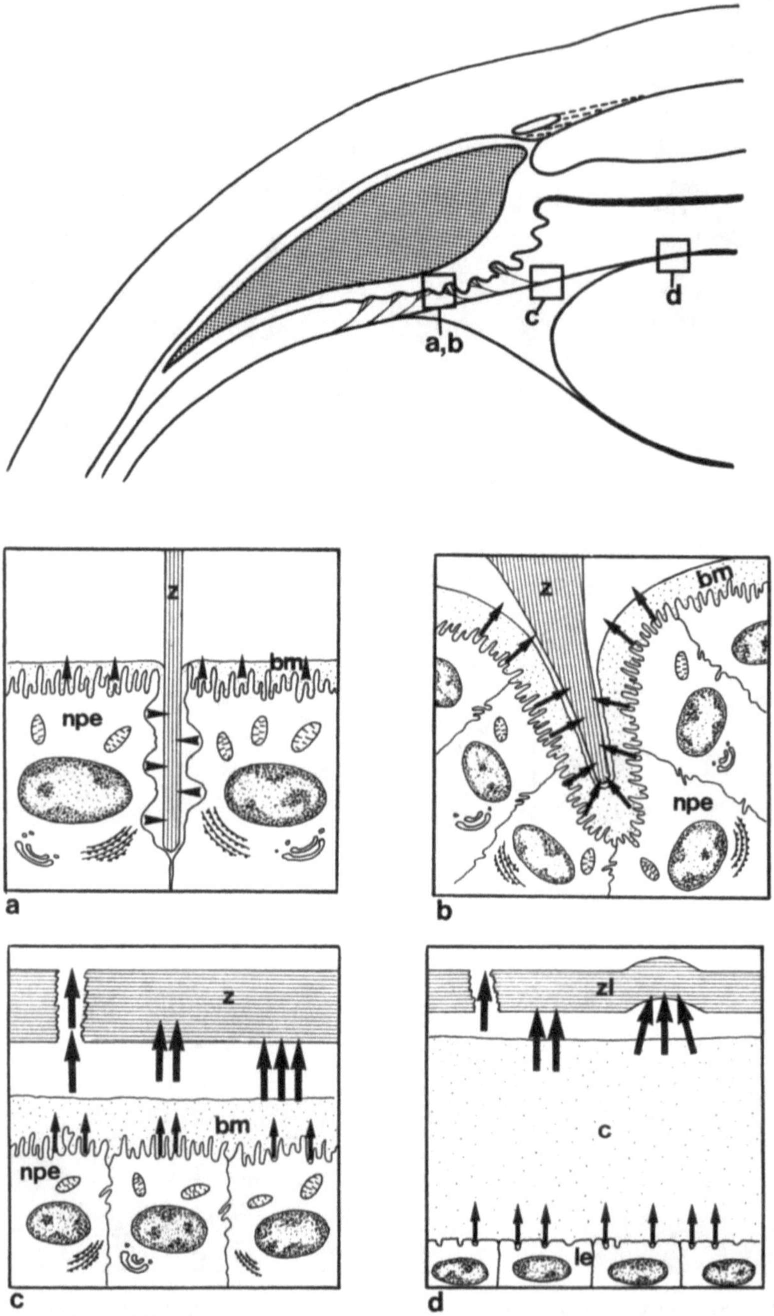

Abb. 15.14 a–d. Schematische Zusammenfassung der durch PEX-Material (*Pfeile*) verursachten Zonulaalterationen bei PEX-Syndrom. **a, b** Ursprung und Verankerung der Zonulafasern im unpigmentierten Ziliarepithel. **c** Zonulafaserbündel im exponierten Verlauf. **d** Zonulaansatz an der vorderen Linsenkapsel (*bm* Basalmembran, *c* Linsenkapsel, *le* Linsenepithel, *npe* unpigmentiertes Ziliarepithel, *z* Zonulafasern, *zl* Zonulalamelle). (Aus Schlötzer-Schrehardt u. Naumann 1994)

sich mit Basalmembran-Fragmenten. Einzelne Epithelzellen degenerieren unter den akkumulierenden PEX-Massen. Diese pathologischen Veränderungen unterscheiden sich eindeutig von „normalen" Altersveränderungen des Ziliarkörpers (SCHLÖTZER-SCHREHARDT et al. 1990).

Die Produktion von PEX-Material durch das unpigmentierte Ziliarepithel und das prääquatoriale Linsenepithel führt zur Destabilisierung des gesamten Zonulaapparats auf drei Ebenen (Abb. 15.14; SCHLÖTZER-SCHREHARDT u. NAUMANN 1994):

- *Zonulafaserursprung und -verankerung im Ziliarepithel (Abb. 15.14a, b)*: Während Kontrollaugen eine regelmäßige und innige Verankerung der Zonulafasern in der inneren Basalmembran des Ziliarepithels erkennen lassen, verursacht die massive Akkumulation von PEX-Fibrillen in PEX-Augen eine Zerstörung der Basalmembranstruktur und damit eine Lockerung der Zonulaverankerung durch interkalierende PEX-Fibrillen (Abb. 15.15a, b).
- *Zonulafaserbündel im exponierten Verlauf (Abb. 15.14c)*: Die die Hinterkammer durchziehenden Zonulafaserbündel werden von PEX-Material meist nur oberflächlich inkrustiert, fokal aber auch infiltriert, was in einer partiellen Disintegration und Fragmentierung der Faserbündel resultiert (Abb. 15.15c, d). Der immunhistochemische Nachweis lysosomaler Enzyme, vor allem Cathepsin B, in PEX-Aggregaten spricht für eine Rolle proteolytischer Mechanismen beim Infiltrationsprozeß.
- *Zonulaansatz an der vorderen prääquatorialen Linsenkapsel (Abb. 15.14d)*: Während der Zonulaansatz im Bereich der postäquatorialen Linsenkapsel normal erscheint, führt die PEX-Produktion durch das prääquatoriale Linsenepithel zur Infiltration der Kapsel mit PEX-Material. PEX-Aggregate, die die Linsenkapsel durchbrechen, verursachen eine fokale Abdrängung der Zonulalamelle von der Kapseloberfläche mit nachfolgenden Zonularupturen (Abb. 15.15e, f; s. Abschn. F.I.1.).

Zusammenfassend läßt sich feststellen, daß die Instabilität des Zonulaapparates in PEX-Augen zum einen auf der fokalen Infiltration der Faserbündel durch PEX-Material beruht, zum anderen durch eine gelockerte Verankerung in den defekten Basalmembranen von Ziliarkörper und Linse verursacht wird (Abb. 15.14). Eine Degeneration der Zonulafasern selbst ist nicht nachzuweisen.

3. Iris (Iridopathie)

Irisveränderungen gehören regelmäßig, aber in unterschiedlicher Ausprägung zum klinischen Bild des PEX-Syndroms. Als grobes diagnostisches Kriterium dienen leicht erkennbare PEX-Ablagerungen am Pupillarrand (Abb. 15.1b).

Die Freisetzung von Melaningranula aus dem alterierten Irispigmentepithel, verstärkt durch die rauhen Linsenauflagerungen bei Irisbewegungen, wie z.B. einer diagnostischen Mydriasis, erzeugt ein *Melanin-Dispersions-Syndrom*, das oft schon auf Frühstadien der Erkrankung hinweist und eine exaktere Diagnosestellung ermöglicht (Abb. 15.2a; AASVED 1973; JERNDAL 1986; KRAUSE et al. 1973; PRINCE u. RITCH 1986; REPO et al. 1990). Wenn keine anderen Veränderungen, wie Iridopathia diabetica, Irisnekrosen nach Trauma (s. Kap. 5) oder Herpes-Virus-Infektionen (s. Kap. 4) eine Melanindispersion erklären, sollte hier stets gezielt ein PEX-Syndrom gesucht bzw. ausgeschlossen werden. Zusätzliche Diagnosekriterien umfassen vor allem einen Melaninverlust des peripupillaren Pigmentepithels mit *Pupillarsaumatrophie* und entsprechenden Transilluminationsdefekten (Abb. 15.2b) sowie *Ablagerung von Melaningranula* auf der Iris und anderen Strukturen des vorderen Augensegments, die gelegentlich bei unilateralem Befund eine Heterochromia iridum erzeugen. Charakteristische Merkmale sind weiterhin eine *Atrophie des Irisstromas* sowie eine *unvollständige Mydriasis* nach lokaler Gabe von Mydriatika (CARPEL 1988; LUNDVALL u. ZETTERSTRÖM 1993; SUZUKI u. KURIMOTO 1992; TARKKANEN 1986).

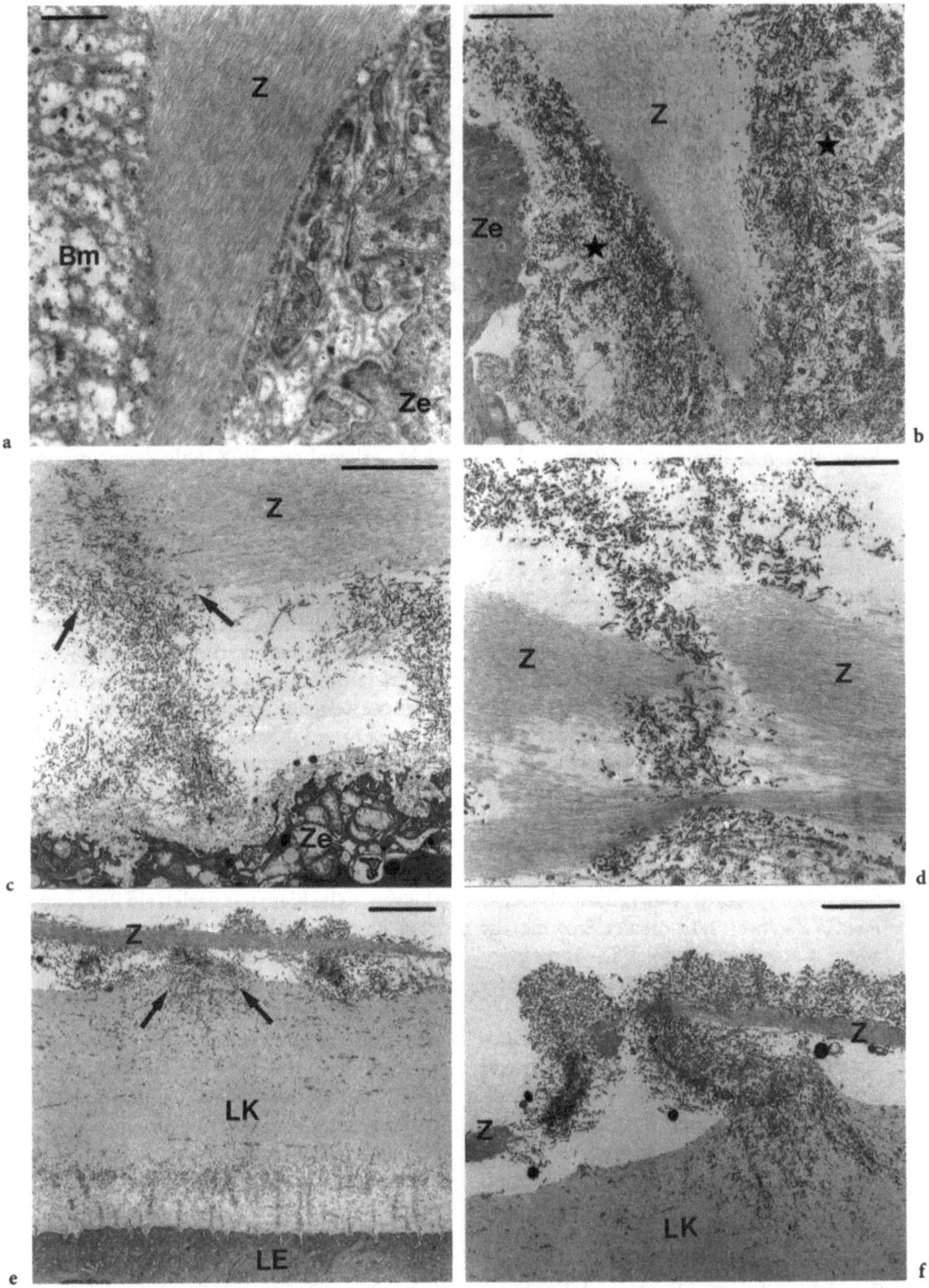
a
b
c
d
e
f
Z
Bm
Ze
LK
LE

Aufgrund der adhäsiven PEX-Auflagerungen besteht eine Prädisposition zur Bildung *hinterer Synechien* zwischen Irispigmentepithel und vorderer Linsenkapsel auch ohne Miotika-Therapie (Dark 1979; Ueno et al. 1986).

Fluoreszenzangiographische Untersuchungen demonstrierten eine vom Augendruck unabhängige Rarefizierung der radiären Irisgefäße, einhergehend mit Hypoperfusion, Mikroneovaskularisationen und Fluorescein-Austritt, besonders im Pupillarbereich (Brooks u. Gillies 1983, 1987; Vannas 1969).

Histopathologie: Lichtmikroskopisch läßt sich eine charakteristische Sägezahnstruktur des Irispigmentepithels, dem bäumchenförmige PEX-Aggregate aufgelagert sind, beobachten (Abb. 15.16a).

Die feinstrukturellen Veränderungen der Iris bei PEX-Syndrom sind Gegenstand zahlreicher elektronenmikroskopischer Studien (Literaturübersicht bei Asano et al. 1995). PEX-Aggregate finden sich in allen Bereichen der Iris, auf dem Irispigmentepithel (Abb. 15.16b), in der vorderen Grenzschicht (Abb. 15.16c), im Stroma und in der Gefäßperipherie (Abb. 15.16e) sowie im Gewebe des M. sphincter und M. dilatator pupillae (Abb. 15.16d). Demnach sind fast alle Zelltypen der Iris wie Epithelzellen, Fibrozyten, Melanozyten, vaskuläre Endothelzellen, Perizyten und Muskelzellen an der PEX-Produktion beteiligt (Abb. 15.17). In allen Fällen sind die produzierten PEX-Fibrillen mit oberflächlichen Membraneinsenkungen der Zellen und mit Basalmembran-Defekten assoziiert (Asano et al. 1995).

Degenerative Veränderungen des Irispigmentepithels, verbunden mit Membranrupturen und Freisetzung von Melaningranula bei Irisbewegungen, manifestieren sich klinisch als Pigmentepithel-Atrophie und Melaningranula-Dispersion (Abb. 15.16b).

Degenerative Veränderungen und PEX-Produktion der Muskelzellen von M. sphincter und M. dilatator kommen als kausale Mechanismen für eine ungenügende Mydriasis bei PEX-Patienten in Betracht (Abb. 15.16d). Auch eine erhöhte Rigidität des Irisgewebes durch stromale Infiltration mit PEX-Material kann die Pupillomotorik erschweren (Abb. 15.16c).

Akkumulation von PEX-Material in den Wänden einiger stromaler Gefäße führt zur Degeneration der zellulären Elemente, die von der Adventitia (Perizyten, glatte Muskelzellen) zu den Endothelzellen fortschreitet (Abb. 15.16e). Demzufolge finden sich in weiten Bereichen des Irisstromas degenerierte, obliterierte Gefäße oder sog. „ghost vessels", deren ursprüngliche Kontur noch von einem Ring aus PEX-Fibrillen markiert wird (Abb. 15.16f; Helbig et al. 1994; Konstas et al. 1993c; Ringvold 1969; Ringvold u. Davanger 1981; Shimizu 1985; Spinelli et al. 1985). Funktionell-klinische Auswirkungen einer solchen Vaskulopathie mit partieller Okklusion der Kapillaren sind ein signifikant um etwa die Hälfte reduzierter Sauerstoffpartialdruck in der Vorderkammer von PEX-Augen (Helbig et al. 1994), eine Störung der Blut-Kammerwasser-Schranke (Brooks u. Gillies 1983, 1987; Küchle et al. 1992, 1994a, 1995; Schlötzer-Schrehardt et al. 1992c; Vannas 1969, 1972), ein signifikant reduzierter Blutfluß in den Iriskapil-

Abb. 15.15 a–f. PEX-Zyklopathie: Veränderungen des Zonulaapparates. **a** Normale Verankerung der Zonulafasern (*Z*) in der Basalmembran (*Bm*) des unpigmentierten Ziliarepithels (*Ze*) (TEM; 1 µm). **b** Durch PEX-Material (*) gelockerte Verankerung der Zonulafasern (*Z*) in der zerstörten Basalmembran des Ziliarepithels (*Ze*) (TEM; 5 µm). **c** Infiltration der Zonulafaserbündel (*Z*) durch vom Ziliarepithel (*Ze*) produziertes PEX-Material (*Pfeile*) (TEM; 5 µm). **d** Fragmentierung der Zonulafaserbündel (*Z*) durch infiltrierendes PEX-Material (TEM; 3 µm). **e** Abdrängung der Zonulalamelle (*Z*) von der Kapseloberfläche durch vom Linsenepithel (*LE*) produziertes PEX-Material, das die Linsenkapsel (*LK*) durchbricht (*Pfeile*) (TEM; 5 µm). **f** Fragmentierung der Zonulalamelle (*Z*) durch ein die Linsenkapsel (*LK*) durchbrechendes PEX-Aggregat (TEM; 5 µm). (Aus Schlötzer-Schrehardt u. Naumann 1994)

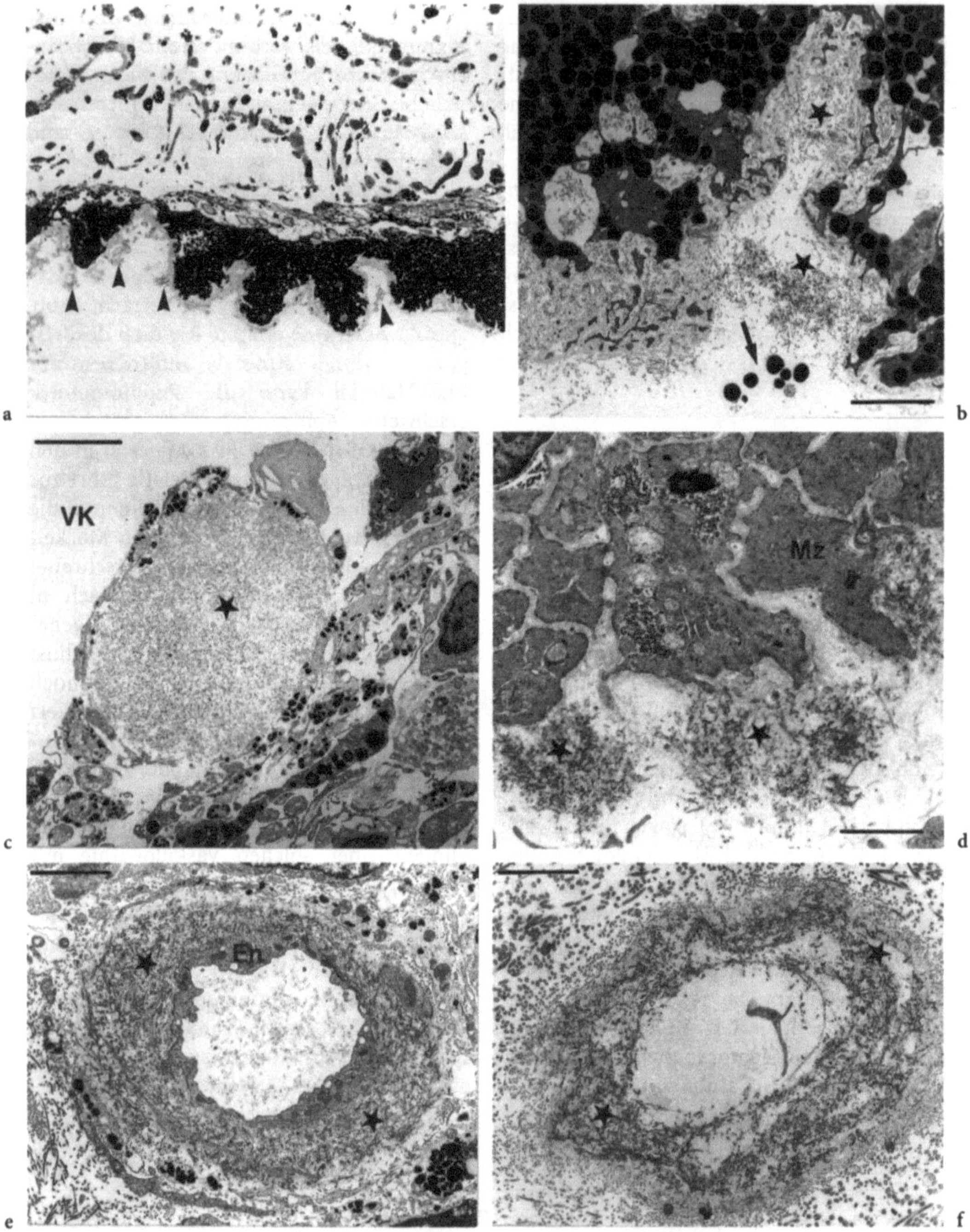

Abb. 15.16 a–f. PEX-Iridopathie. **a** PEX-Auflagerungen (*Pfeile*) und charakteristische Sägezahnstruktur des Irispigmentepithels (Semidünnschnitt; Toluidinblau; × 250). **b** PEX-Auflagerungen (*) und Freisetzung von Melaningranula (*Pfeil*) aus dem Irispigmentepithel (TEM; 3 µm). **c** PEX-Aggregat (*) in der vorderen Grenzschicht (TEM; *VK* Vorderkammer; 5 µm). **d** PEX-Aggregate (*) in Assoziation mit den Muskelzellen (*Mz*) des M. sphincter (TEM; 2 µm). **e** PEX-Material (*) in der Peripherie eines stromalen Gefäßes mit intaktem Endothel (*En*) (TEM; 3 µm). **f** „Ghost vessel" mit degeneriertem Endothel und Ring aus PEX-Material (*) (TEM; 3 µm)

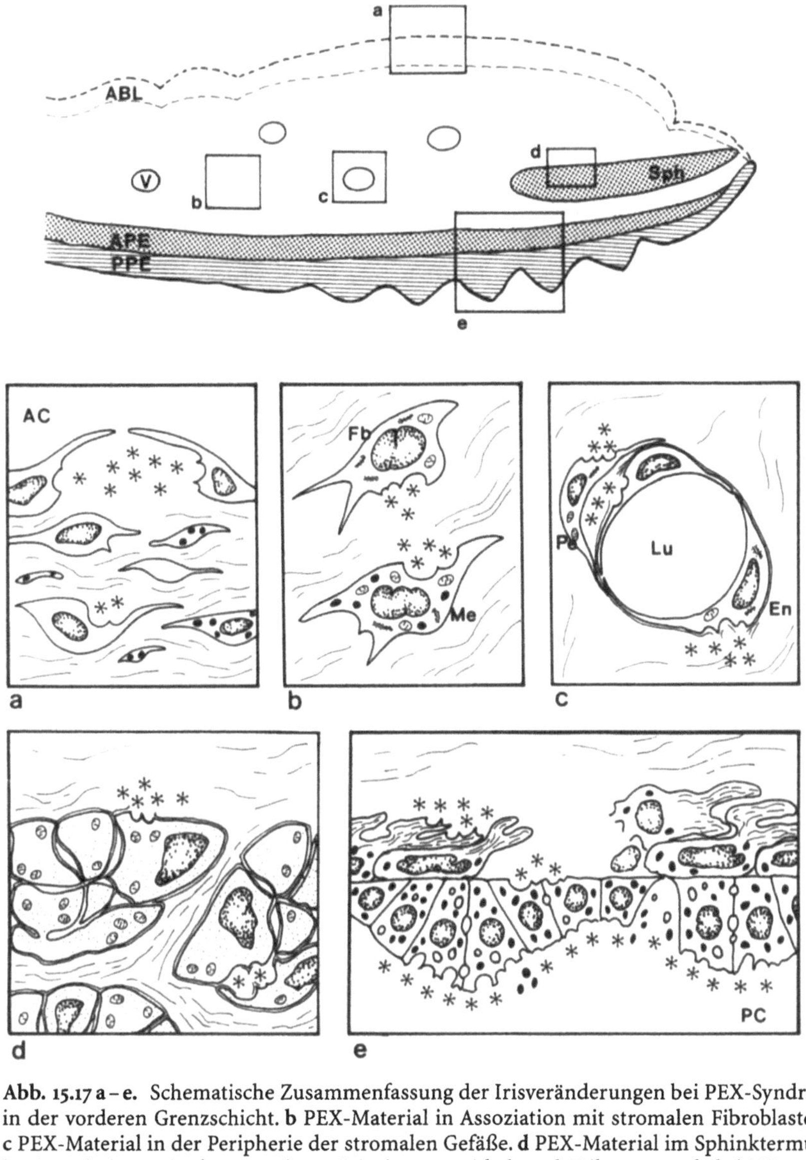

Abb. 15.17 a–e. Schematische Zusammenfassung der Irisveränderungen bei PEX-Syndrom. **a** PEX-Aggregate in der vorderen Grenzschicht. **b** PEX-Material in Assoziation mit stromalen Fibroblasten und Melanozyten. **c** PEX-Material in der Peripherie der stromalen Gefäße. **d** PEX-Material im Sphinktermuskel. **e** PEX-Material in Assoziation mit degenerativem Irispigmentepithel und Dilatatormuskel (*ABL* vordere Grenzschicht, *AC* Vorderkammer, *APE* vorderes Pigmentepithel, *En* Endothel, *Fb* Fibroblast, *Lu* Gefäßlumen, *Me* Melanozyte, *PC* Hinterkammer, *Pe* Perizyte, *PPE* hinteres Pigmentepithel, *Sph* Sphinktermuskel). (Aus ASANO et al. 1995)

laren (GROH et al. 1995) sowie spontan bei Mydriasis auftretende Mikroblutungen. Die daraus resultierende *Hypoxie* des Irisgewebes steht möglicherweise mit den atrophischen Veränderungen des stromalen Gewebes, insbesondere des Sphinkter- und Dilatatormuskels, in kausalem Zusammenhang. Möglicherweise vermag diese auch Proliferationen des kornealen Endothels zu induzieren (ZAGÓRSKI et al. 1989).

4. Hornhaut (Korneale Endotheliopathie)

In manchen PEX-Augen lassen sich flockige PEX-Ablagerungen bereits klinisch auf der Hornhautrückfläche beobachten

(Abb. 15.18a), die bislang als Niederschläge aus dem Kammerwasser gedeutet wurden (Dvorak-Theobald 1954; Sugar et al. 1976; Tarkkanen 1962; Vogt 1925). Durch Verwechslung mit entzündlichen Präzipitaten können derartige PEX-Ablagerungen auch eine Uveitis vortäuschen (Chern et al. 1994). Meist findet sich eine diffuse, unspezifische Pigmentierung des zentralen Hornhautendothels, selten in Form einer Krukenberg-Spindel, aber häufiger sind eine oder mehrere wellenförmige Pigmentlinien in der peripheren Kornea direkt vor dem Schwalbe-Grenzring (Sampaolesi 1959, 1988).

Mit Hilfe der Spekularmikroskopie konnte eine signifikante *Reduktion der Endothelzelldichte* in PEX-Augen mit und ohne Glaukom mehrfach demonstriert werden, die auch mit Variationen in Zellgröße und -form einhergeht (Brooks et al. 1987; Knorr et al. 1991; Miyake et al. 1989; Seitz et al. 1995; Stefaniotou et al. 1992; Vannas et al. 1977). Vergleichbare Veränderungen in den nichtinvolvierten Partneraugen bei „unilateralem" PEX-Syndrom deuten auf frühe Veränderungen der kornealen Endothelzellen hin (Miyake et al. 1989; Stefaniotou et al. 1992).

Histopathologie: Lichtmikroskopisch finden sich bei einigen, aber nicht allen Hornhäuten von PEX-Patienten fokale retrokorneale PEX-Aggregate, die dem Endothel anhaften oder in die Descemet-Membran integriert sind (Abb. 15.18b, c). Allgemeine ultrastrukturelle Veränderungen des Hornhautendothels umfassen eine Rarefizierung und Verdünnung der Endothelzellen, *Phagozytose von Melaningranula*, abnormale extrazelluläre Matrixproduktion, Vakuolisierung der Zellen sowie fokale Zelldegeneration neben fokaler Zellproliferation. In einigen Fällen läßt sich die lokale Produktion von PEX-Material durch fokal degenerierende, sich aus dem Endothelverband ablösende Endothelzellen beobachten (Abb. 15.18d). Indizien für eine In-situ-Produktion sind wiederum die verstärkte Ausprägung sekretorischer Zellorganelle, wie endoplasmatisches Retikulum und Golgi-Apparat, der Ursprung von PEX-Fibrillen aus Membraneinsenkungen der Zellen sowie die Vermischung von PEX-Fibrillen mit abnormal produziertem Basalmembran-Material (Abb. 15.18d). Im Gegensatz zu Melaningranula wird das PEX-Material von den Endothelzellen nicht phagozytiert (Abb. 15.19). Die nachfolgende Reendothelialisierung der zellfreien Areale durch benachbarte, fibroblastisch transformierte Endothelzellen führt zur Inkorporation von PEX-Material, multilamellärer Basalmembran, Melaningranula und Zelldebris in die alterierte Descemet-Membran mit warzenförmigen Verdickungen (Abb. 15.18c), die sich aber von der konventionellen Cornea guttata deutlich unterscheidet (Schlötzer-Schrehardt et al. 1993b; Naumann u. Schlötzer-Schrehardt 1994).

5. Trabekelwerk (Trabekulopathie)

Ein charakteristisches, frühdiagnostisches Merkmal und wichtiger prognostischer Faktor des PEX-Syndroms ist eine verstärkte Pigmentierung des Trabekelwerks, vorwiegend in der unteren Hälfte, durch aus dem Irispigmentepithel freigesetzte Melaningranula (Konstas u. Dutton 1991; Krause et al. 1973; Layden u. Shaffer 1974; Madden u. Crowley 1982; Roth u. Epstein 1980; Rouhiainen u. Teräsvirta 1990; Tarkkanen 1962; Wishart et al. 1985). Eine Trabekelwerkpigmentierung läßt sich bei 64 % der PEX-Patienten, dagegen nur bei 9 % der Patienten mit primärem Offenwinkelglaukom beobachten (Layden u. Shaffer 1974). Im Gegensatz zum Pigmentdispersionsyndrom ist das Pigmentmuster in PEX-Augen meist ungleichmäßig und fleckenhaft. In einigen Untersuchungen korreliert das Ausmaß der Pigmentierung mit dem Glaukomstadium (Ritch 1994; Roth u. Epstein 1980), in anderen jedoch nicht (Layden u. Shaffer 1974). Gonioskopisch können gelegentlich auch PEX-Flocken im Kammerwinkel beobachtet werden. Membranbildungen über dem Kammerwinkel durch proliferierende, migrierende Hornhautendothelzellen (Jerndal u. Svedbergh

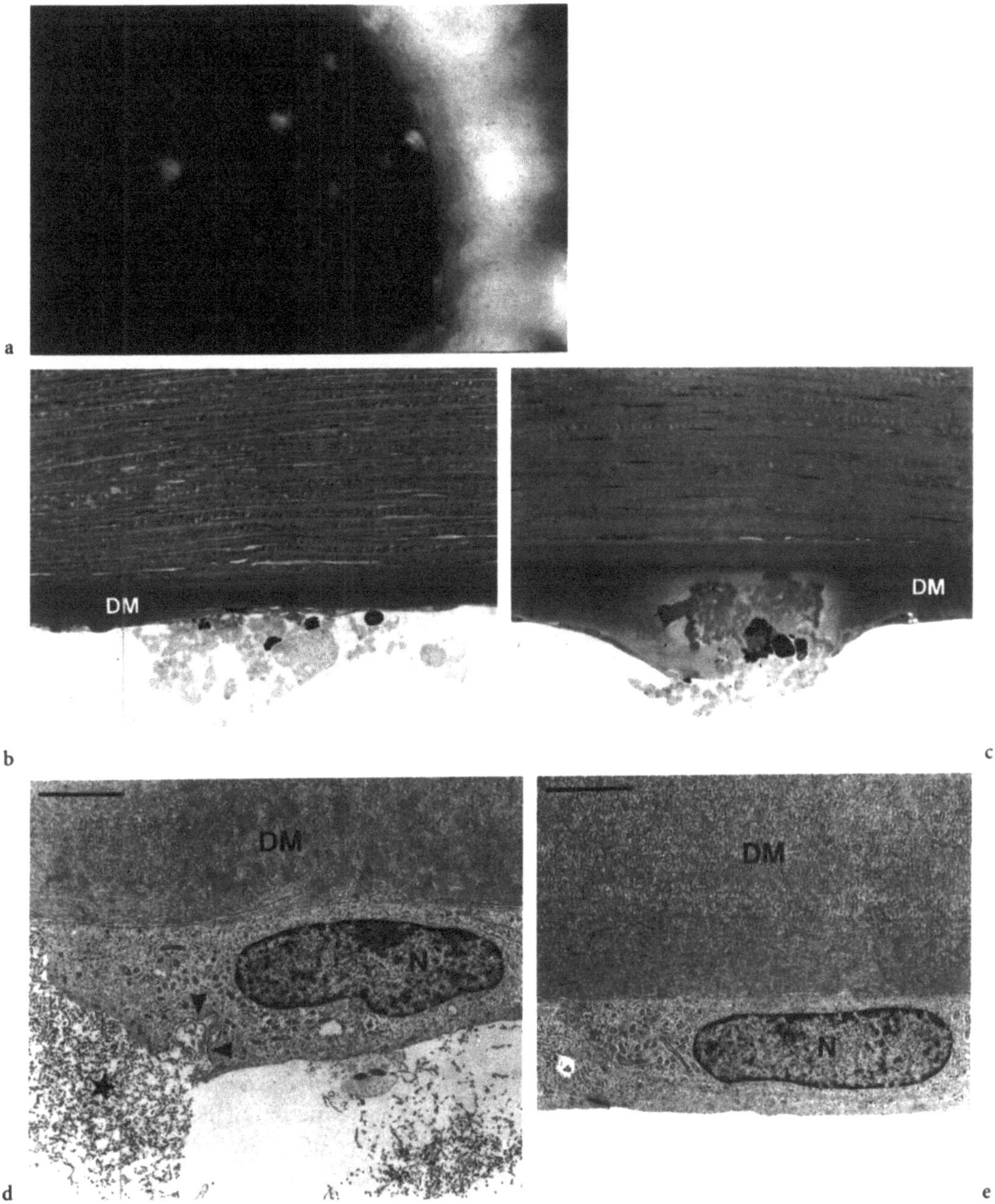

Abb. 15.18 a–e. PEX-Keratopathie. **a** Retrokorneale PEX-Ablagerungen im klinischen Bild. **b** Retrokorneale PEX-Flocke vermengt mit abgelösten, stark pigmentierten Endothelzellen (*DM* Descemet-Membran; Semidünnschnitt; Toluidinblau; × 300). **c** Warzenförmige Verdickung der Descemet-Membran (*DM*) durch Inkorporation von PEX-Material und melaninhaltigen Endothelzellen (Semidünnschnitt; Toluidinblau; × 320). **d** Fokale Produktion (*Pfeile*) von PEX-Material (*) durch eine Hornhautendothelzelle (TEM; *DM* Descemet-Membran, *N* Nukleus; 3 µm). **e** Benachbarte normale, nicht an der PEX-Produktion beteiligte Endothelzelle (TEM; 3 µm)

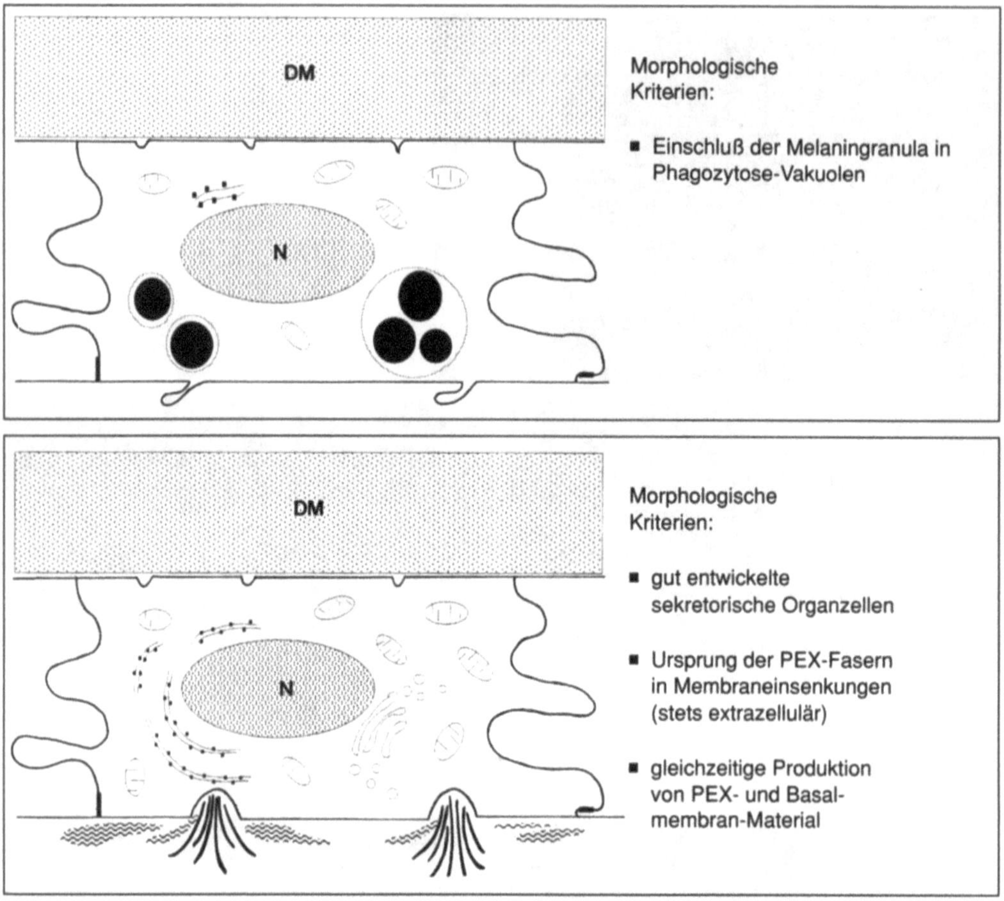

Abb. 15.19 a, b. PEX-Keratopathie: schematische Darstellung. **a** Phagozytose von Melaningranula durch das Hornhautendothel. **b** Extrazelluläre Produktion von PEX- und abnormalem Basalmembran-Material durch das Hornhautendothel (*DM* Descemet-Membran, *N* Nukleus). (Aus Schlötzer-Schrehardt u. Naumann 1995 a)

1978) scheinen eher die Ausnahme zu sein.

Histopathologie: Lichtmikroskopisch kann PEX-Material vor allem an der inneren Oberfläche des Trabekelwerks beobachtet werden, auf Semidünnschnitten jedoch zusätzlich in der Peripherie des Schlemm-Kanals (Abb. 15.20 a, b). PEX-Material kann elektronenmikroskopisch vor allem im juxtakanalikulären Bindegewebe entlang der inneren und äußeren Wand des Schlemm-Kanals und im uvealen Anteil des Trabekelwerks lokalisiert werden; das korneosklerale Maschenwerk weist nur wenig PEX-Ablagerungen auf (Benedikt u. Roll 1979; Richardson u. Epstein 1981; Ringvold u. Vegge 1971; Rohen u. Jikihara 1988; Schlötzer-Schrehardt u. Naumann 1995 a).

Im *juxtakanalikulären Gewebe* sind die PEX-Aggregate meist mit den Endothelzellen der inneren und äußeren Wand des Schlemm-Kanals assoziiert (Abb. 15.20 c). Ultrastrukturelle Indizien sprechen für eine lokale Produktion der PEX-Fibrillen durch die Endothelzellen des Schlemm-Kanals. PEX-Fibrillen akkumulieren hier in Einbuchtungen der endothelialen Zelloberfläche, sog. „Pseudovakuolen", die das Lumen des Schlemm-Kanals einengen, jedoch keine offene Verbindung zum Kanallumen eingehen (Abb. 15.20 d). Dementsprechend wurde

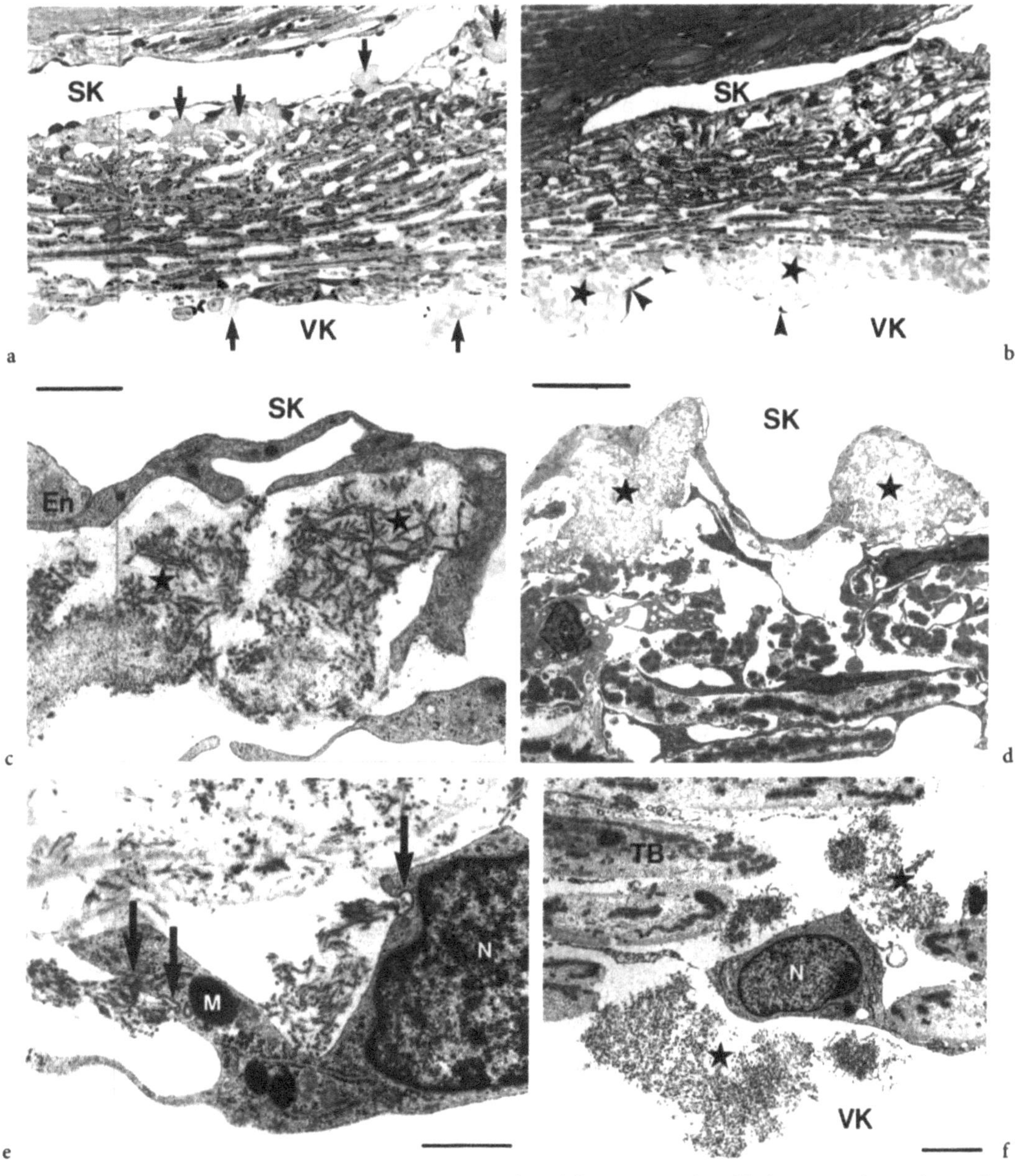

Abb. 15.20 a–f. PEX-Trabekulopathie. **a** PEX-Material (*Pfeile*) im juxtakanalikulären Bindegewebe und auf der inneren Oberfläche des Trabekelwerks (*SK* Schlemm-Kanal, *VK* Vorderkammer; Semidünnschnitt; Toluidinblau; × 400). **b** Prätrabekuläre Membran aus PEX-Material (*) und proliferierten Hornhautendothelzellen (*Pfeile*) (Semidünnschnitt; Toluidinblau; × 350). **c** PEX-Fibrillen (*) im juxtakanalikulären Bindegewebe in Assoziation mit Endothelzellen (*En*) des Schlemm-Kanals (*SK*) (TEM; 1 µm). **d** Akkumulation des PEX-Materials (*) im juxtakanalikulären Bindegewebe in „Pseudovakuolen" des Endothels des Schlemm-Kanals (*SK*) (TEM; 5 µm). **e** PEX-Produktion (*Pfeile*) durch eine Trabekelendothelzelle im uvealen Maschenwerk (*M* phagozytierte Melaningranula, N Nukleus; TEM; 1 µm). **f** Offensichtlich passiv ins uveale Maschenwerk eingeschwemmtes PEX-Material (*) (*N* Kern einer Trabekelendothelzelle, *TB* Trabekelbalken, *VK* Vorderkammer; TEM; 3 µm). (Aus SCHLÖTZER-SCHREHARDT u. NAUMANN 1995 a)

in keinem Fall PEX-Material im intakten Kanallumen gefunden. PEX-Material kann offenbar weder durch Phagozytose noch durch Transport in das Kanallumen entfernt werden und reichert sich daher sukzessive im juxtakanalikulären cribriformen Maschenwerk an (Abb. 15.21). Auf die Rolle der juxtakanalikulären PEX-Akkumulation für die potentielle Entwicklung eines Offenwinkelglaukoms wird in Abschn. G.I.1. eingegangen.

Im *uvealen Trabekelwerk* sind die PEX-Aggregate einerseits in den intertrabekulären Räumen, andererseits aber auch in den Trabekellamellen, zusammen mit abnormaler multilamellärer Basalmembran, lokalisiert. Das im uvealen Maschenwerk akkumulierende PEX-Material scheint teilweise ebenfalls aus lokaler Produktion durch Trabekelendothelzellen (Abb. 15.20 e), teilweise aber auch aus passiver Einschwemmung mit dem Kammerwasser zu stammen (Abb. 15.20 f).

Melaningranula akkumulieren vor allem in den oberflächlichen Schichten des Trabekelwerks, im Gegensatz zum Pigmentdispersionssyndrom, wo sie tiefer lokalisiert sind (Sampaolesi et al. 1988). Allerdings

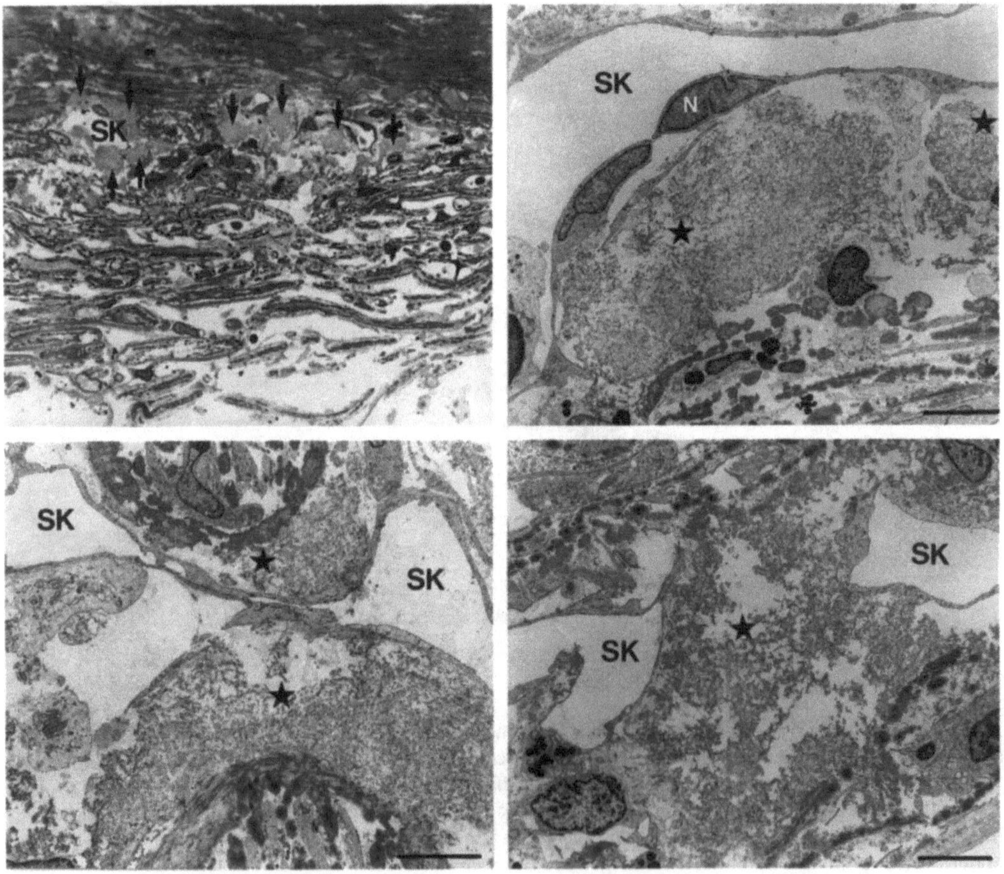

Abb. 15.21 a–d. PEX-Trabekulopathie (bei sekundärem Offenwinkelglaukom). **a** Fragmentierung und Obliteration des Schlemm-Kanals (*SK*) durch Akkumulation von PEX-Material (*Pfeile*) im juxtakanalikulären Bindegewebe (Semidünnschnitt; Toluidinblau; × 400). **b** Einengung des Kanallumens (*SK*) durch akkumulierendes PEX-Material (*) (*N* Kern einer Endothelzelle; TEM; 5 µm). **c** Fokaler Kollaps der Kanalwände durch PEX-Material (*) (TEM; 5 µm). **d** Fragmentation des Kanallumens in mehrere kleinere Kanäle (*SK*); Zwischenräume mit PEX-Material (*) ausgefüllt (TEM; 5 µm). (Aus Schlötzer-Schrehardt u. Naumann 1995 a)

werden Melaningranula i.d.R. von den Trabekelendothelzellen phagozytiert und sind daher fast ausschließlich intrazellulär lokalisiert (Abb. 15.20e; SCHLÖTZER-SCHREHARDT u. NAUMANN 1995a).

In Ausnahmefällen wird das Trabekelwerk von einer Membran aus abnormaler extrazellulärer Matrix und PEX-Material überzogen, die von proliferierenden, migrierenden Hornhautendothelzellen produziert wird (Abb. 15.20b; MORRISON u. GREEN 1988; SCHLÖTZER-SCHREHARDT u. NAUMANN 1995a). Die durch die Vaskulopathie der Irisgefäße bedingte Hypoxie der Vorderkammer könnte die korneale Endothelproliferation bzw. -migration begünstigen (ZAGÓRSKI et al. 1989).

Zusammenfassend stammt das im Trabekelwerk akkumulierende PEX-Material nach unserer Ansicht teilweise aus lokaler Produktion, v.a. durch Endothelzellen des Schlemm-Kanals und uveale Trabekelendothelzellen, und teilweise aus passiver Einschwemmung mit dem Kammerwasser im uvealen Bereich (Abb. 15.22). Für einen überwiegend lokalen Prozeß spricht auch die Akkumulation von PEX-Material in der äußeren Wand des Schlemm-Kanals sowie in der Peripherie der Kammerwasser-Sammelkanäle und Kammerwasservenen in der Sklera (SCHLÖTZER-SCHREHARDT u. NAUMANN 1995a).

II. Systemisch

Erste Hinweise auf einen extraokularen Prozeß erbrachten Befunde typischer PEX-Fibrillen in der Konjunktiva von manifesten PEX-Augen (RINGVOLD 1972, 1973b; ROH et al. 1987; STREETEN et al. 1987) und von klinisch nichtinvolvierten Partneraugen (PRINCE et al. 1987; SPEAKMAN u. GHOSH 1976). PEX-Ablagerungen können in Biopsien von Konjunktiva und Lidhaut von Verdachtspatienten bereits vor der klinischen Diagnose eines manifesten PEX-Syndroms elektronenmikroskopisch nachgewiesen werden (PRINCE et al. 1987; SCHLÖTZER-SCHREHARDT et al. 1993a). Seitdem konnten elektronenmikroskopische Studien das extraokulare Vorkommen von PEX-Material in peribulbären und orbitalen Geweben (äußere Augenmuskeln, Wände der Vortexvenen und hinteren Ziliararterien, Optikusmeningen, orbitale Bindegewebssepten, Lidhaut; EAGLE et al. 1979; KÜCHLE et al. 1991; SCHLÖTZER-SCHREHARDT et al. 1991) und in der Körperhaut (STREETEN et al. 1990) bestätigen. Kürzlich konnte unsere Arbeitsgruppe typische PEX-Ablagerungen im interstitiellen Bindegewebe verschiedener vis-

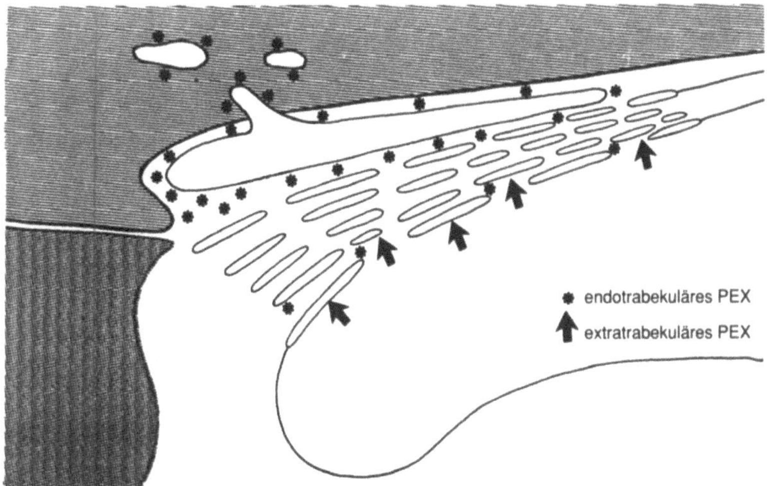

Abb. 15.22. Schematische Darstellung der Lokalisation und Herkunft intratrabekulären PEX-Materials durch lokale Produktion (*), v.a. im juxtakanalikulären Bindegewebe, und passive Einschwemmung im uvealen Maschenwerk (*Pfeile*). (Aus SCHLÖTZER-SCHREHARDT u. NAUMANN 1995a)

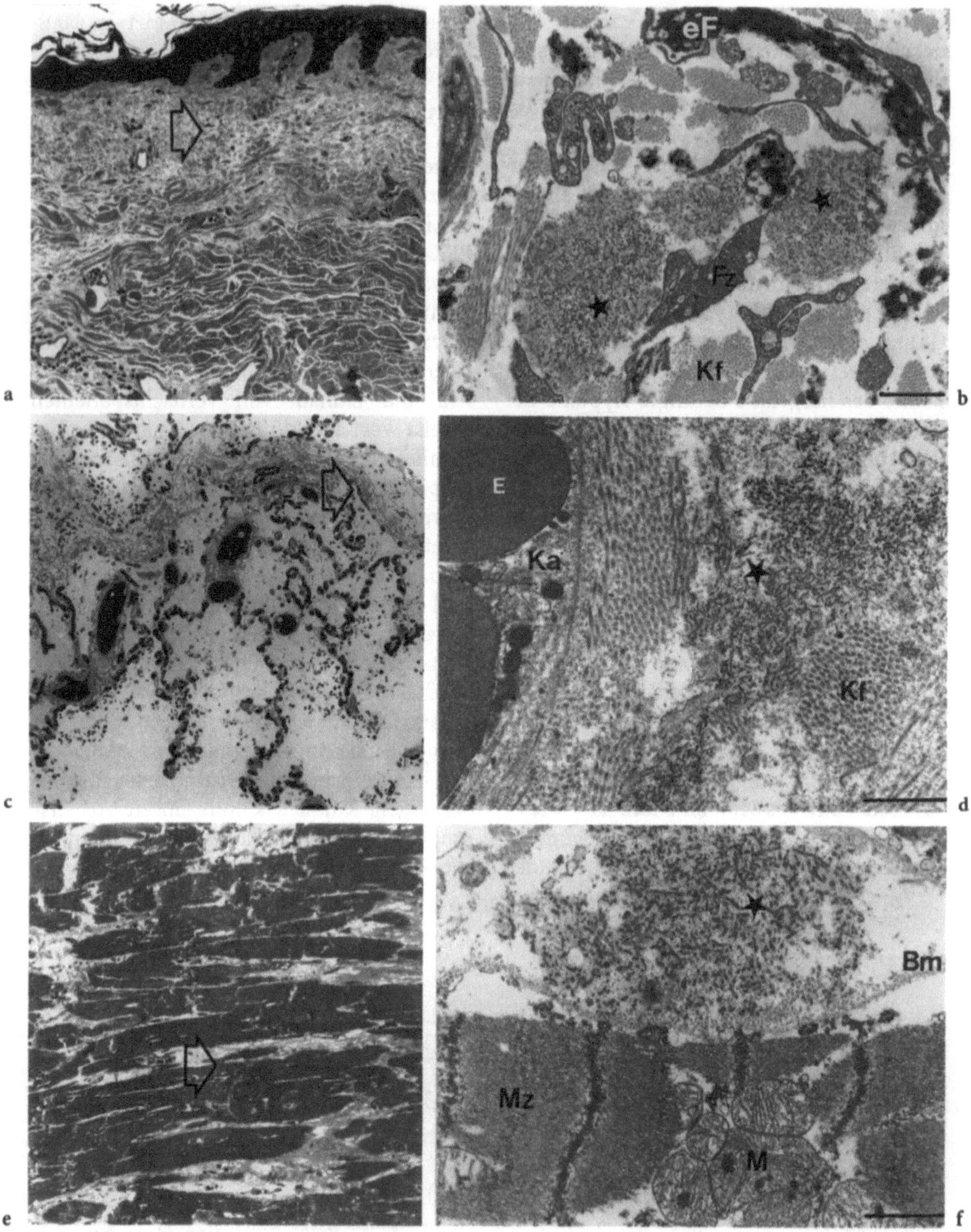

Abb. 15.23 a–k. Systemisches Vorkommen von PEX-Material [*Pfeile* auf den lichtmikroskopischen Abbildungen (Semidünnschnitte; Toluidinblau) *links* zeigen jeweils die Lokalisation der elektronenmikroskopischen Befunde rechts]. **a** Querschnitt durch die Körperhaut (× 140). **b** PEX-Aggregat (*) zusammen mit Kollagenfasern (*Kf*), elastotischen Fasern (*eF*) und Fibrozyten (*Fz*) im Bindegewebe der Haut (TEM; 2 µm). **c** Querschnitt durch Lungengewebe (× 100). **d** PEX-Aggregat (*) zusammen mit Kollagenfasern (*Kf*) in der Peripherie einer Lungenkapillare (*Ka*) (*E* Erythrozyt; TEM; 1 µm). **e** Längsschnitt durch Myokardgewebe (× 110). **f** PEX-Material (*) in Assoziation mit einer Herzmuskelzelle (*Mz*) (*Bm* Basalmembran, *M* Mitochondrien; TEM; 1 µm)

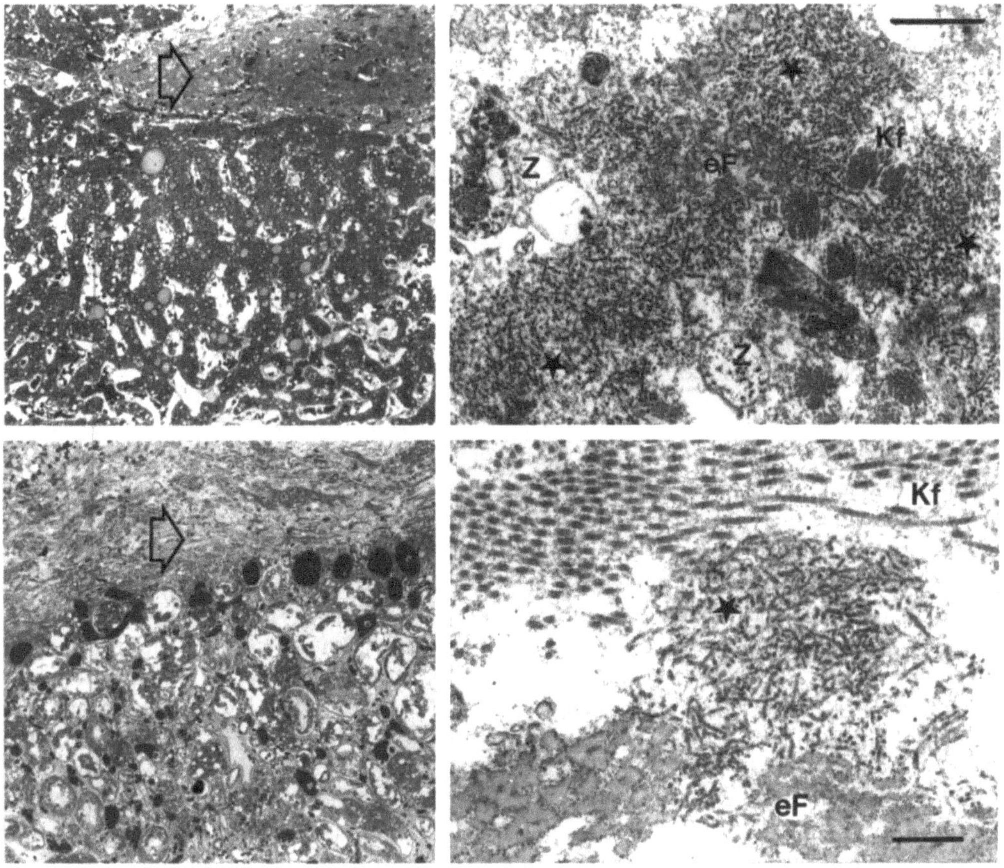

Abb. 15.23 g. Schnitt durch Lebergewebe (× 140). **h** PEX-Material (*) im intrahepatischen Bindegewebe, assoziiert mit Kollagenfasern (*Kf*), elastischen Fasern (*eF*) und degenerierten Zellelementen (*Z*) (TEM; 1 µm). **i** Schnitt durch Nierengewebe (× 140). **k** PEX-Aggregat (*), Kollagenfasern (*Kf*) und elastische Fasern (*eF*) in der bindegewebigen Nierenkapsel (TEM; 0,5 µm). (Aus Schlötzer-Schrehardt et al. 1992b)

zeraler Organe (Lunge, Herz, Leber, Niere, zerebrale Meningen) bei Patienten mit okulärem PEX-Syndrom elektronenmikroskopisch identifizieren (Abb. 15.23; Schlötzer-Schrehardt et al. 1992b). Die kurz darauf erfolgte Bestätigung durch Streeten et al. (1992) läßt die systemische Natur des PEX-Syndroms heute gesichert erscheinen. In beiden Studien war die Lunge jeweils am stärksten involviert, gefolgt von Herz und Leber. In allen Organsystemen war das PEX-Material vorwiegend fokal in Bindegewebssepten lokalisiert und mit Bindegewebskomponenten, wie elastischen Fasern, Oxytalan-Fibrillen, Kollagenfasern, Fibroblasten, eng assoziiert. Darüberhinaus ließ sich auch eine Prädisposition des PEX-Materials zur Akkumulation in der Peripherie kleinerer Blutgefäße feststellen (Abb. 15.23c, d). Im Myokard bestand eine direkte Assoziation zwischen PEX-Aggregaten und Herzmuskelzellen mit defekten Basalmembranen (Abb. 15.23e, f). Die extraokulär produzierten PEX-Fibrillen entsprechen in ihrer Ultrastruktur weitgehend den intraokulären Fibrillen, lassen jedoch ein weniger deutliches Bänderungsmuster und vermehrt interfibrilläre Grundmatrix erkennen.

G. Klinische Bedeutung und Komplikationen der intraokularen Veränderungen

I. Glaukome

1. Offenwinkelglaukome

a) Sekundäres chronisches Offenwinkelglaukom bei PEX

Glaukom bei Patienten mit PEX-Syndrom. Die häufige Assoziation eines PEX-Syndroms mit einem chronischen Offenwinkelglaukom („Glaucoma capsulare") ist seit VOGT (1926) bekannt und betrifft etwa 40–60% der Patienten (BROOKS u. GILLIES 1988; DELL 1985; SUGAR 1984; TARKKANEN 1962, 1965), auch wenn die berichteten Häufigkeiten zwischen 0 und 80% variieren. So reicht die Prävalenz eines Offenwinkelglaukoms bei Patienten mit PEX-Syndrom von 0–7% in den USA (HENRY et al. 1987; HILLER et al. 1982; KOZART u. YANOFF 1982; YANOFF 1988) über 16–60% in Europa (HAYDON 1986; KONSTAS et al. 1993b; MORENO MONTANÉS et al. 1989; RINGVOLD et al. 1991; STEFANIOTOU et al. 1990; WOLLENSAK et al. 1992; YALAZ et al. 1992) bis zu 63–80% in Japan (OKAMURA et al. 1988; SHIMIZU et al. 1988). Auch hier ist die Variationsbreite teilweise sicher erklärbar durch unterschiedliche Patientenselektion, Untersuchungstechnik, Glaukomdefinition, etc.

Anders ausgedrückt: Die Wahrscheinlichkeit, daß Augen mit PEX-Syndrom ein Glaukom entwickeln, liegt zwischen 5 und 24% innerhalb von 5–10 Jahren (HANSEN u. SELLEVOLD 1969; HENRY et al. 1987; YANOFF 1988). In skandinavischen Studien entwickelten sogar 34,5–38% der PEX-Patienten innerhalb von 1,5–5 Jahren ein Glaukom (KLEMETTI 1988; SLAGSVOLD 1986).

Die Progression von unilateralem zu bilateralem Glaukom erfolgt bei ca. 25% der Patienten mit beidseitigem PEX innerhalb von 5–6 Jahren (BROOKS u. GILLIES 1988; HANSEN u. SELLEVOLD 1969). Seltener existiert ein bilaterales Glaukom bei „unilateralem" PEX-Syndrom (LAYDEN u. SHAFFER 1974; ROTH u. EPSTEIN 1980). Wenn PEX und Glaukom unilateral vorliegen, dann immer ipsilateral (AASVED 1971a; ROTH u. EPSTEIN 1980).

Normalerweise liegt ein chronisches Offenwinkelglaukom vor; akutes Offenwinkelglaukom und Winkelblockglaukom sind weniger häufig (BROOKS u. GILLIES 1988; KONSTAS et al. 1993a). Extrem selten ist die Assoziation zwischen PEX und einem Niedrigdruckglaukom (SUGAR et al. 1976).

PEX-Syndrom bei Glaukompatienten. In vielen Ländern wird das PEX-Syndrom als die häufigste Ursache für ein sekundäres Offenwinkelglaukom respektiert und unter den Glaukompatienten beträgt die Häufigkeit eines PEX-Glaukoms 10–85% (FORSIUS 1988; RITCH 1994). In vielen Fällen, die zunächst als primär chronisches Glaukom diagnostiziert und behandelt werden, findet man später PEX-Material. So hatten beispielweise 60% der Glaukompatienten in der „Middle-Norway-Eye-Screening Study" ein PEX-Syndrom (RINGVOLD et al. 1991) und 87,8% der Glaukompatienten mit Trabekulektomie in Nordgriechenland (KONSTAS u. ALLAN 1989).

Häufigkeitsangaben zum PEX-Syndrom in enukleierten Augen mit Sekundärglaukom variieren von 3,4% (HENKE u. NAUMANN 1987) bis 22% (KARJALAINEN et al. 1987). Diese Zahlen liefern Anhaltspunkte, daß das PEX-Syndrom überproportional häufig deletäre Sekundärveränderungen (absolutes Glaukom mit hohem Augendruck und Amaurosis) nach sich zieht, die zur Enukleation des Auges führen. Weiterhin wird ein Zusammenhang zwischen PEX und retinalen Venenverschlüssen vermutet (POHJANPELTO 1985). In einer retrospektiven Untersuchung hatten 33% aller enukleierten Glaukomaugen mit Zentralvenenverschluß und Rubeosis iridis ein PEX-Syndrom (KARJALAINEN et al. 1987).

Mechanismen der Glaukomentwicklung

Die Pathogenese des chronischen Druckanstiegs wird seit langem kontrovers diskutiert. Während einige Autoren ein PEX-Syndrom als zufälligen *Begleitbefund* oder als erschwerende Komponente eines Glaucoma chronicum simplex einschätzen (SMITH 1979; TARRKANEN 1962, 1986; WOLLENSAK et al. 1992), hält die Mehrheit der Autoren den PEX-Prozeß für die *Ursache* der Entwicklung eines sekundären Offenwinkelglaukoms (AASVED 1971a, 1979; BROOKS u. GILLIES 1988; EKSTRÖM 1993; HAYDON 1986; JERNDAL 1986; ROTH u. EPSTEIN 1980; VOGT 1926).

Übereinstimmung besteht, daß es sich beim PEX-Glaukom um ein hypertones Glaukom handelt, das mit einer Erhöhung des Abflußwiderstandes einhergeht. Fluorophotometrische Analysen der Kammerwasserdynamik ergaben einen generell höheren Abflußwiderstand in PEX-Augen mit und ohne Glaukom (GHARAGOZLOO et al. 1992; JOHNSON u. BRUBAKER 1982; LAYDEN u. SHAFFER 1974). Dementsprechend liegen die mittleren Druckwerte von PEX-Augen im allgemeinen höher als bei altersmäßig vergleichbaren Kontroll- oder nichtinvolvierten Partneraugen (AASVED 1971a, 1979; DAVANGER et al. 1991; HILLER et al. 1982; KLEMETTI 1988; KRAUSE et al. 1973; LAYDEN u. SHAFFER 1974). Als Mechanismus der Widerstandserhöhung wird von den meisten Untersuchern eine Blockade der Abflußwege durch PEX-Material und/oder Melaningranula angenommen (HAYDON 1986; JERNDAL 1986; KONSTAS et al. 1993a; KRAUSE et al. 1973; MADDEN u. CROWLEY 1982; VOGT 1926). Unterstützt wird diese Hypothese durch elektronenmikroskopische Befunde von PEX-Material und Melaningranula im Trabekelwerk (Literaturübersicht bei SCHLÖTZER-SCHREHARDT u. NAUMANN 1995a).

Eine neuere elektronenmikroskopisch-morphometrische Untersuchung des Trabekelwerks von PEX-Augen mit und ohne Glaukom konnte eine signifikante Korrelation zwischen der Menge des PEX-Materials im Trabekelwerk und Glaukomstatus demonstrieren, wobei ca. 50% der Gesamtmenge im juxtakanalikulären Bindegewebe lokalisiert waren (SCHLÖTZER-SCHREHARDT u. NAUMANN 1995a). Obwohl einige Autoren eine signifikante Korrelation zwischen dem Pigmentierungsgrad des Trabekelwerks und dem Druckniveau feststellten (MORENO MONTANÉS et al. 1990; WISHART et al. 1985), lieferte die Melaninablagerung im Kammerwinkel in anderen Studien keinen Hinweis auf die Entwicklung oder den Schweregrad eines Glaukoms (KONSTAS et al. 1993a, b). Auch die histomorphometrische Analyse konnte einen direkten quantitativen Zusammenhang zwischen Menge an Melanin und Glaukomstatus nicht bestätigen (SCHLÖTZER-SCHREHARDT u. NAUMANN 1995a). Demzufolge scheinen die fast ausschließlich intrazellulär lokalisierten Melaningranula aus morphologischer Sicht keinen signifikanten Beitrag zur chronischen Widerstandserhöhung zu leisten.

Auch ein simpler mechanischer Blockademechanismus durch PEX-Material bietet keine ausreichende Erklärung zur Glaukomentwicklung. Die primäre Lokalisation pathogenetischer Veränderungen ist das *juxtakanalikuläre Bindegewebe* in der Peripherie des Schlemm-Kanals (Abb. 15.21). Das hier lokal, insbesondere durch die Endothelzellen der Kanalwand produzierte PEX-Material akkumuliert stetig, da es im Gegensatz zu Melaningranula oder anderen partikulären Substanzen nicht durch Phagozytose entfernt werden kann. Die Akkumulation in Einbuchtungen der endothelialen Zelloberfläche („Pseudovakuolen") engt das Lumen des Schlemm-Kanals sukzessive ein (Abb. 15.21b). Fokale Endothelzelldegeneration begünstigt einen fokalen Kollaps der angenäherten Kanalwände (Abb. 15.21c) und eine Fragmentation des Kanallumens in mehrere kleinere Kanäle, deren Zwischenräume von PEX-Massen ausgefüllt werden (Abb. 15.21a, d). Auch partielle Obliteration des Kanallumens durch PEX-Material und abgelöste, degenerierende Endothelzellen kann beobachtet werden.

Zusammenfassend kommen folgende kausale Mechanismen für ein sekundäres Offenwinkelglaukom beim PEX-Syndrom in Betracht: 1. Akkumulation von *lokal* (endotrabekulär) produziertem PEX-Material und nachfolgende degenerative Veränderungen im Bereich des juxtakanalikulären Bindegewebes und Schlemm-Kanals. 2. Weniger tragen das extratrabekulär entstandene PEX-Material nach Einstrom in das uveosklerale Trabekelwerk bei. 3. Diese chronischen Prozesse können durch zusätzliche Phänomene überlagert werden, die zu Druckspitzen führen können, wie z. B. eine plötzliche Dispersion von PEX-Flocken oder Melaningranula bei diagnostischer Mydriasis (HAYDON 1986). 4. Die gelegentliche Bildung einer prätrabekulären bindegewebigen Membran durch proliferierende, migrierende Hornhautendothelzellen könnte durch die Hypoxie im Kammerwasser begünstigt werden (EAGLE et al. 1979; HELBIG et al. 1994; JERNDAL u. SVEDBERGH 1978; SCHLÖTZER-SCHREHARDT u. NAUMANN 1995a; ZAGÓRSKI et al. 1989). 5. Schließlich dürfte die beim PEX-Syndrom stets erhöhte Konzentration von Serumproteinen die Viskosität des Kammerwassers erhöhen und so zur Erhöhung des Abflußwiderstands beitragen (KÜCHLE et al. 1992, 1995).

Andere Veränderungen, wie z. B. Sklerosis der Trabekellamellen oder Kompression der intertrabekulären Räume, werden als unspezifische Reaktionen auf erhöhten Augeninnendruck oder langjährige Medikation angesehen.

Differentialdiagnose: primäres Offenwinkelglaukom

Das PEX-assoziierte Glaukom gilt im allgemeinen als besonders ernste Form eines chronischen Offenwinkelglaukoms, das sich klinisch vom primären Offenwinkelglaukom durch häufiger vorkommende Asymmetrie, stärkere Kammerwinkel-Pigmentierung, ein höheres Druckniveau, akute Drucksteigerungen, rapidere Papillenschädigungen und Gesichtsfeldausfälle sowie eine größere Therapieresistenz unterscheidet und damit generell eine schlechtere Prognose hat (AASVED 1971c, 1979; BRINCHMANN-HANSEN et al. 1993; BROOKS u. GILLIES 1988; CHANDLER u. GRANT 1979; DAVANGER et al. 1991; EKSTRÖM 1993; EUSTACE et al. 1981; FUTA et al. 1992; KONSTAS et al. 1993a; OLIVIUS u. THORBURN 1978; POHJANPELTO 1985; TARKKANEN 1965, 1986; TEZEL u. TEZEL 1993; THORBURN 1988). Dementsprechend werden chirurgische Maßnahmen in der Therapie des PEX-Glaukoms früher erforderlich (BERGEA et al. 1994; KONSTAS et al. 1993a, b). Häufig wird berichtet, daß eine Lasertrabekuloplastik im ersten postoperativen Jahr beim PEX-Glaukom effektiver ist als beim primären Offenwinkelglaukom (PSILAS et al. 1989). Eine ausgeprägte Elastosis des Bindegewebes der Lamina cribrosa in Augen mit PEX-Glaukom mag zur rapiden Papillenschädigung beitragen (NETLAND et al. 1995). Abweichungen in der Häufigkeitsverteilung der Papillengröße beim PEX-Glaukom, bei dem eher die kleinen Papillen überwiegen, wurden beschrieben (TUULONEN u. AIRAKSINEN 1992).

Die Reaktion auf lokal applizierte Steroide entspricht bei Patienten mit PEX-Glaukom in etwa derjenigen der normalen Bevölkerung (POHJOLA u. HORSMANHEIMO 1971; TARKKANEN u. HORSMANHEIMO 1966). Auch Unterschiede in den Blutgruppen sowie Unterschiede in den HLA-Antigenen zwischen Patienten mit PEX-Glaukom und mit primärem Offenwinkelglaukom sprechen für separate klinische Entitäten (BLIKA et al. 1984; OLIVIUS u. POLLAND 1980; RINGVOLD et al. 1992).

Die klinischen Abweichungen beider Glaukomformen werden durch histomorphometrische Unterschiede ergänzt: Während das primäre Offenwinkelglaukom durch eine Zunahme des Plaquematerials im juxtakanalikulären Bindegewebe (ROHEN 1983) und eine reduzierte Zellularität (ALVARADO et al. 1984) charakterisiert ist, zeigen Plaquematerial und Zellularität beim PEX-Glaukom keine Unterschiede zu altersentsprechenden Kontrollaugen (LÜTJEN-

DRECOLL et al. 1986; SCHLÖTZER-SCHREHARDT u. NAUMANN 1995a).

Unter Berücksichtigung all dieser Faktoren, sind primäres Offenwinkelglaukom und PEX-Glaukom als *separate* klinische *Entitäten* mit unterschiedlichen pathogenetischen Mechanismen definierbar, deren Koinzidenz selbstverständlich nicht ausgeschlossen ist.

b) Akutes Offenwinkelglaukom bei PEX

Neben dem chronischen Offenwinkelglaukom bieten bis zu 25% der Patienten mit PEX-Glaukom spontan oder nach medikamentöser Mydriasis akut Druckanstiege – häufig bis 50 mm Hg (GILLIES u. BROOKS 1988). Die Pupille ist dabei nicht entrundet, die Vorderkammer bleibt tief, aber ein Hornhautödem unterschiedlichen Grades liegt vor. Ein akutes Offenwinkelglaukom kann aufgrund folgender Ursachen entstehen:

Eine medikamentöse Mydriasis induziert nicht selten über eine Dispersion von Melaningranula und PEX-Flocken eine akute Obliteration des Trabekelwerks mit transienter Augendruckerhöhung und damit das Bild eines akuten Offenwinkelglaukoms (HAYDON 1986; KRAUSE et al. 1973; KRISTENSEN 1965; MADDEN u. CROWLEY 1982; MAPSTONE 1981).

Eine Spontanluxation der Linse in den Glaskörper kann die Entwicklung einer hypermaturen Katarakt und eines phakolytischen Glaukoms begünstigen.

Schließlich kann das klinische Bild eines „akuten Glaukoms" bei noch moderater Drucksteigerung (um 30 mm Hg) dadurch vorgetäuscht werden, daß infolge einer PEX-Keratopathie eine sehr frühe korneale Endotheldekompensation mit Hornhautödem auftritt.

2. *Winkelblockglaukome bei PEX*

a) Sekundäres Winkelblockglaukom infolge von Pupillarblock

Die Häufigkeit eines Winkelblockglaukoms infolge eines Pupillarblocks beträgt bei PEX-Patienten bis zu 10% (BARTHOLOMEW 1981; LAYDEN u. SHAFFER 1974; ROTH u. EPSTEIN 1980; TARKKANEN 1962). In einer klinischen Serie hatten 25% der Patienten mit Pupillarblockglaukom ein PEX-Syndrom (RITCH 1994). PEX-Augen zeigen, auch ohne Miotika-Therapie, in einem hohen Prozentsatz (10–32%) eingeengte Kammerwinkel (GROSS et al. 1994; LAYDEN u. SHAFFER 1974; NAUMANN u. VON DER LIPPE 1995; TARKKANEN 1962; WISHART et al. 1985) sowie signifikant kleinere Vorderkammervolumina (GHARAGOZLOO et al. 1992). Es ist noch unklar, ob dies auf einen relativen Mikrophthalmus anterior bei vergrößertem Linsenvolumen oder auf eine verkürzte Bulbusachse zurückzuführen ist. Schon eine minimale Subluxation der Linse nach vorn stellt damit einen prädisponierenden Faktor für die Entwicklung eines Pupillar-Winkelblockglaukoms dar (AWAN 1984; FRANKS et al. 1990; HERBST 1976). Die Entstehung eines Pupillarblocks wird auch durch eine eingeschränkte Pupillenmotilität infolge der PEX-Iridopathie und die Bildung iridokapsulärer Synechien begünstigt (BARTHOLOMEW 1981; DARK 1979; HERBST 1976; RITCH 1994; WISHART et al. 1985). Hintere Synechien entwickeln sich in PEX-Augen leicht dadurch, daß Irispigmentepithel und Linsenkapsel aufgrund „klebriger" PEX-Auflagerungen zu Ädhäsionen neigen, besonders unter Miotika-Therapie. Schließlich ist die Viskosität des Kammerwassers durch erhöhte Proteinkonzentration verstärkt: der „relative" wird leichter zu einem „absoluten" Pupillarblock.

b) Sekundäres Winkelblockglaukom infolge von Ziliarblock

Aufgrund der Instabilität des Zonulaapparates kann die Subluxation der Linse nach vorn so stark ausgeprägt werden, daß der Linsenäquator vor der Ebene der Pars plicata liegt und so eine Kontraktion des Ziliarmuskels eine wasserdichte Barriere zwischen den Räumen hinter und vor der Linse bewirkt. Durch anhaltende Kammerwassersekretion wird die Linse weiter nach vorn gedrückt. Der Ziliarblock induziert wiederum ein akutes Winkelblockglaukom. Die Linse liegt aber hier näher zur Hornhaut als beim Pupillarblock. Diese Situation kann sich spontan entwickeln, wird aber durch Gabe von Miotika begünstigt (VON DER LIPPE et al. 1993; s. Kap. 14). Falls drastische Zykloplegie den Ziliarblock nicht löst, ist eine kurative Kataraktextraktion indiziert.

II. Linsenkomplikationen bei PEX

1. *Phakodonesis und Linsenluxation*

In Augen mit PEX-Syndrom besteht infolge der Zonulaschwäche eine ausgeprägte Tendenz zu Phakodonesis und Linsensubluxationen nach vorn oder als Luxatio lentis nach hinten in den Glaskörper (BARTHOLOMEW 1970a, b; MEYER et al. 1984; TARKKANEN 1962). Phakodonesis wurde bei 8–10% der Patienten mit PEX-Syndrom beschrieben (FUTA u. FURUYOSHI 1989; FUTA et al. 1992; MORENO et al. 1993; OKAMURA et al. 1988); totale Linsendislokationen können spontan oder nach Bagatelltraumata auftreten und kommen bei etwa 4–5% der Patienten mit PEX-Syndrom vor (Abb. 15.24; BARTHOLOMEW 1970b; FREISSLER et al. 1995; GIFFORD 1957). Die spontane Luxation der Linse in den Glaskörper begünstigt die Entwicklung einer hypermaturen Katarakt und damit potentiell ein phakolytisches Glaukom. Dagegen kann die diskrete Subluxation der Linse nach vorn zu einem Pupillarblockglaukom (RITCH 1994) oder bei stärkerer Ausprägung zu einem akuten ziliolentikulären Winkelblockglaukom prädisponieren (VON DER LIPPE et al. 1993).

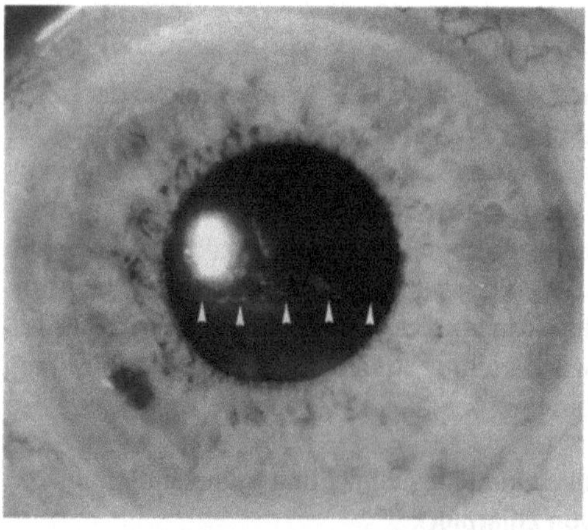

Abb. 15.24. Subluxatio lentis (*Pfeile*) bei PEX-Syndrom; am oberen Linsenrand sind Zonulafaserfragmente und PEX-Flocken zu erkennen

2. *Extrakapsuläre Kataraktextraktion: Zonuladialyse und Glaskörperverlust*

Seitdem die extrakapsuläre Kataraktextraktion das intrakapsuläre Vorgehen ersetzt hat, ist evident, daß das PEX-Syndrom einen wichtigen Risikofaktor für Zonuladialysen und Glaskörperverlust, der bis auf das 5- bis 7fache erhöht sein kann, darstellt (FREYLER u. RADAX 1994; GUZEK et al. 1987; KIRKPATRICK u. HARRAD 1992; KÜCHLE et al. 1989; LUMME u. LAATIKAINEN 1993; MORENO et al. 1993; NAUMANN et al. 1988 u. 1989; POULIQUEN et al. 1992; RAITTA u. SETÄLÄ 1986; SKUTA et al. 1987; TARKKANEN 1986; SCHÖNHERR et al. 1990; ZETTERSTRÖM et al. 1992). Präoperative Phakodonesis und die Gefahr intraoperativer Zonularupturen betrifft vor allem Patienten mit fortgeschrittenem PEX-Syndrom, das mit Glaukom, hypermaturer Katarakt und starker Pigmentierung des Kammerwinkels einhergeht (MORENO et al. 1993). Infolge der erhöhten Glaskörperverlustrate kann das PEX-Syndrom möglicherweise auch die Entstehung einer Aphakie-Amotio retinae begünstigen.

Als Hauptursache der spontan eintretenden und intraoperativen Komplikationen wird das Auftreten von Zonuladialysen eines instabilen und fragilen Zonulaapparates angesehen (NAUMANN et al. 1988, 1989), deren histopathologische Ursachen kürzlich geklärt werden konnten (SCHLÖTZER-SCHREHARDT u. NAUMANN 1994; s. Abschn. F.I.2.). Zusätzliche Risikofaktoren, die zunächst überbewertet wurden, wie die Bildung hinterer Synechien, eine eingeschränkte Mydriasis und eine erhöhte Rigidität des Irisgewebes tragen zur Komplikationsrate sicherlich bei (DARK 1979; GUZEK et al. 1987; TARKKANEN 1986; UENO et al. 1986).

Neben Zonuladialysen und Glaskörperverlust gelten als weitere Risikofaktoren bei intraokularen Eingriffen eine Melanindispersion, schlechte Dilatierbarkeit der Pupille, Bildung hinterer Synechien, korneale Endotheliopathie sowie verstärkte postoperative Entzündungsreaktionen und Fibrinbildung (PEX-Pseudouveitis).

3. *Cataracta secundaria*

Die Häufigkeit einer Cataracta secundaria als postoperative Komplikation einer extrakapsulären Kataraktextraktion ist in Augen mit PEX-Syndrom (46,5%) gegenüber Augen ohne PEX (29,6%) ein Jahr nach dem Eingriff signifikant erhöht (KÜCHLE et al. 1996b). Als mögliche Ursache wird ein postoperativ verstärkt auftretender Zusammenbruch der Blut-Kammerwasser-Schranke angegeben. Möglicherweise kann die dadurch erhöhte Konzentration von Proteinen und Serumfaktoren, z.B. Wachstumsfaktoren, im Kammerwasser die Proliferationstendenz der verbleibenden Linsenepithelzellen begünstigen. Auch die in PEX-Augen vorliegende Hypoxie der Vorderkammer (HELBIG et al. 1994) könnte als stimulierender Faktor für eine Linsenepithelproliferation wirken (ZAGÓRSKI et al. 1989).

Ebenso wie die erhöhte Glaskörperverlustrate dürfte eine Cataracta secundaria, die eine Kapsulotomie erforderlich macht, als Risikofaktor für das Entstehen einer Aphakie- bzw. Pseudophakie-Amotio retinae aufzufassen sein.

4. *Späte Dezentrierung der Hinterkammerlinse*

Die Insuffizienz des gesamten Aufhängeapparates der Linse resultiert auch in einer signifikant häufigeren postoperativen, späten Dezentrierung der endokapsulär plazierten Hinterkammerlinse aufgrund einer Dezentrierung des gesamten Kapselsacks und Kapselsackrupturen (AUFFARTH et al. 1994).

Exzentrische fibröse Pseudometaplasien des Linsenepithels mit Transformation in Myofibroblasten mögen zusätzlich dazu beitragen.

5. *Kernkatarakt*

Koexistierende Linsentrübungen kommen in Augen mit PEX-Syndrom (bis zu 54%) signifikant häufiger vor als in altersentsprechenden Augen ohne PEX (AINE 1988; FAMA et al. 1993; HIETANEN et al. 1992; KRAUSE u. TARKKANEN 1978; LAYDEN u. SHAFFER 1974; LUMME u. LAATIKAINEN 1993; RAITTA u. SETÄLÄ 1986; ROTH u. EPSTEIN 1980; ROUHIAINEN u. TERÄSVIRTA 1992; TARKKANEN 1962; YALAZ et al. 1992). Fast regelmäßig entwickelt sich in PEX-Augen eine *Kernkatarakt* (HIETANEN et al. 1992; MARDIN et al. 1995; SELAND u. CHYLACK 1982; TARKKANEN 1962, 1986), obwohl unspezifische Rindentrübungen zusätzlich möglich, aber seltener sind. Als mögliche Ursachen werden metabolisch aktive, in den PEX-Prozeß involvierte Linsenepithelzellen, die Rindentrübungen hinauszögern, angegeben (SELAND u. CHYLACK 1982).

III. Pseudo-Uveitis

Die klinische Untersuchung von Augen mit PEX-Syndrom läßt häufig ein diskretes Tyndall-Phänomen im Sinne einer Pseudo-Uveitis erkennen. Entsprechend konnten Störungen der Blut-Kammerwasser-Schranke mit unterschiedlichen Methoden, wie z.B. Iris-Fluoreszenzangiographie (BROOKS u. GILLIES 1983, 1987; VANNAS 1969 u. 1972),

Fluorophotometrie (BROOKS u. GILLIES 1983; JOHNSON u. BRUBAKER 1982; TADA et al. 1988) und Tyndallometrie mit dem Laser-flare-cell-Meter (KÜCHLE et al. 1992, 1994a, 1995) nachgewiesen werden. Bei Augen mit PEX-Syndrom finden sich sowohl tyndallometrisch als auch biochemisch signifikant auf etwa den 3fachen Wert erhöhte Proteinkonzentrationen in der Vorderkammer, unabhängig von der Entwicklung eines Glaukoms (KÜCHLE et al. 1992, 1994b, 1995). Nach intraokularen Eingriffen ist der Zusammenbruch der Schrankenfunktion in Augen mit PEX-Syndrom signifikant größer und länger anhaltend als in Augen ohne PEX (KÜCHLE et al. 1995). *Histopathologische* Ursache dieser Schrankendefekte sind ultrastrukturelle Veränderungen der stromalen Irisgefäße und ihrer Endothelien (s. Abschn. F.I.3.). Tracer-Studien zeigten einen verstärkten Durchtritt von Serumproteinen durch die veränderten Irisgefäße in das Irisstroma und damit in das Kammerwasser (KÜCHLE et al. 1996a; SCHLÖTZER-SCHREHARDT et al. 1992c).

Als Folge einer beeinträchtigten Blut-Kammerwasser-Schranke und Pseudo-Uveitis bei PEX-Augen treten postoperativ nach Kataraktextraktion und filtrierender Operation gehäuft entzündliche Reizzustände und Fibrinbildung auf (BALTATZIS et al. 1993; DROLSUM et al. 1993, 1994; OLIVIUS et al. 1989; WÅLINDER et al. 1989; ZETTERSTRÖM et al. 1992). Defekte in der Funktion der Blut-Kammerwasser-Schranke resultieren demnach in einer veränderten Zusammensetzung des Kammerwassers bei PEX-Patienten. BABA (1982) fand erhöhte Konzentrationen von α_1-Lipoprotein und Coeruloplasmin im Kammerwasser von PEX-Augen, COTLIER (1995) erhöhte Werte von Apoprotein J und Cystatin. Die elektrophoretische Analyse der Kammerwasserproteine bei PEX- und Normalpatienten ergab eine prominente Bande (MW 12,5 kD) in Kammerwasser und Serum bei 56% der PEX-Augen (KÜCHLE et al. 1994b), die sich nach Sequenzierung als β-Kette von Hämoglobin herausstellte. Eine weitere elektrophoretische Analyse identifizierte zwei PEX-spezifische Polypeptide (MW 14,4 und 16,3 kD) in extrahierten Linsenkapseln von PEX-Patienten, wobei eine schwache 16,3 kD-Bande auch im Kammerwasser der PEX-Patienten nachgewiesen werden konnte (RINGVOLD et al. 1989).

Die hinsichtlich Sauerstoff- und Proteingehalt veränderte Zusammensetzung des Kammerwassers in PEX-Augen könnte einen entscheidenden Einfluß auf die Pathogenese im vorderen Augenabschnitt (z.B. bei Keratopathie, Phakopathie, Trabekulopathie) ausüben.

IV. Keratopathie

Klinische und elektronenmikroskopische Befunde ergänzen sich zur Definition einer *PEX-Keratopathie*, die auf einer kornealen Endotheldekompensation bei nicht oder nur wenig erhöhtem intraokularen Druck basiert (NAUMANN u. SCHLÖTZER-SCHREHARDT 1994; NAUMANN 1995). Spekularmikroskopische und elektronenmikroskopische Studien konnten zeigen, daß das Hornhautendothel auch in PEX-Augen ohne glaukomatöse Druckerhöhung quantitativ und qualitativ geschädigt ist. Während die fokale Produktion von PEX-Material durch korneale Endothelzellen ein spätes, sporadisches Phänomen zu sein scheint, handelt es sich bei reduzierter Zelldichte und ultrastrukturell faßbaren Zellalterationen um früh auftretende Veränderungen (s. Abschn. F.I.4.).

Infolge dieser Endothelschädigung bei verminderter Zellzahl kann bereits in frühem Stadium bei nur geringem Druckanstieg um 30 mm Hg, z.B. bei medikamentöser Mydriasis mit Melanindispersion oder nach intraokularen Eingriffen eine endotheliale Dekompensation eintreten. Diese Beobachtungen sind auch für die Hornhaut-Transplantation von Interesse (NAUMANN u. KÜCHLE 1996; KÜCHLE u. NAUMANN 1992).

Dabei kann die *diffuse* Dekompensation in PEX-Augen klinisch deutlich vom Hornhautödem bei Cornea guttata und Fuchs-Dystrophie, das zentral beginnt und sich zur

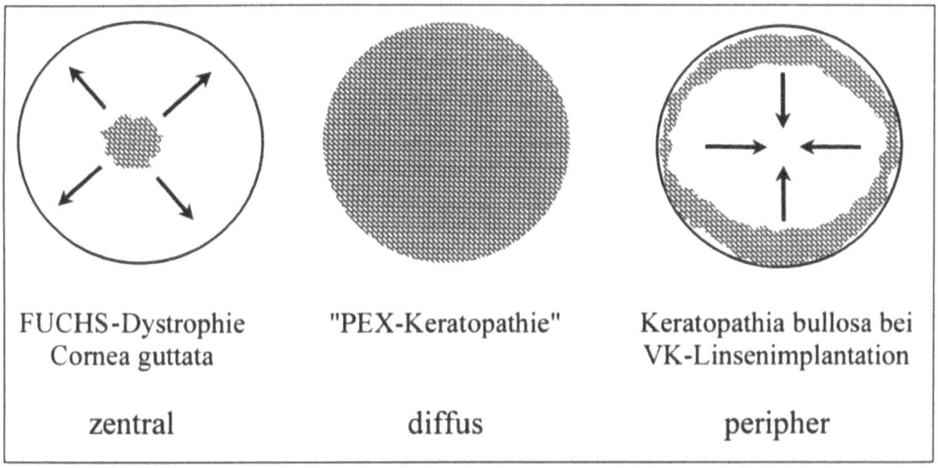

Abb. 15.25. Differentialdiagnose der kornealen Endotheldekompensation (aus NAUMANN 1992)

Peripherie hin ausbreitet, unterschieden werden. Umgekehrt breitet sich die ödematöse Trübung bei Keratopathia bullosa, z.B. nach Vorderkammerlinsen-Implantation, von der Peripherie zum Zentrum hin aus (Abb. 15.25).

H. Klinische Bedeutung der systemischen Veränderungen

Die klinischen Manifestationen der systemischen Komponente des PEX-Syndroms können bislang in keiner Weise eingeschätzt werden.

Eine klare Assoziation zwischen PEX und anderen Systemerkrankungen konnte bislang nicht demonstriert werden. In TARKKANENS (1962) umfassender Studie wiesen 22% der PEX-Patienten typische altersassoziierte Erkrankungen in normaler Häufigkeit auf. Einzelne Untersuchungen zeigten eine höhere Prävalenz von PEX bei Patienten mit zerebrovaskulärer Erkrankung („transient ischemic attacks": REPO et al. 1993) und eine niedrigere Prävalenz von PEX bei Diabetikern (CAMBIAGGI et al. 1995; PSILAS et al. 1991). Eine Assoziation zwischen PEX-Syndrom und primärer familiärer Amyloidose konnte in einigen Fällen gezeigt werden (MERETOJA u. TARKKANEN 1975; TSUKAHARA u. Matsuo 1977). Neueste Befunde könnten auf eine verminderte Schrankenfunktion der Darmwand hindeuten (RINGVOLD u. OVERGAARD 1995).

Literatur

A. Monographien

Chandler PA, Grant WM. Glaucoma, pp 116–118. Philadelphia: Lea und Febiger 1979

Jerndal T. Open angle glaucoma and the pseudoexfoliaton syndrome. In: Cairns JE (ed) Glaucoma, vol II, pp 661–677, London: Grune & Stratton 1986

Ritch R, Liebmann J. VII. Exfoliation syndrome. In: Kaufmann PL, Mittag TW (eds) Glaucoma, pp 8.48–8.55. London, St Louis: Mosby 1994

Streeten BW, Dark AJ. 19. Pseudoexfoliation syndrome. In: Garner A, Klintworth GK (eds) Pathobiology of ocular disease, part A, pp 591–629, New York: Marcel Dekker 1994

B. Zeitschriftenartikel

Aasved H. The geographical distribution of fibrillopathia epitheliocapsularis. Acta Ophthalmol 1969; 47:792–810

Aasved H. Intraocular pressure in eyes with and without fibrillopathia epitheliocapsularis. Acta Ophthalmol 1971a; 49:601–610

Aasved H. Mass screening for fibrillopathia epitheliocapsularis, so-called senile exfoliation or pseudoexfoliation of the anterior lens capsule. Acta Ophthalmol 1971b; 49:334–343

Aasved H. The frequency of optic nerve damage and surgical treatment in chronic simple glaucoma and capsular glaucoma. Acta Ophthalmol 1971c; 41:589–600

Aasved H. Incidence of defects in the pigmented pupillary ruff in eyes with and without fibrillopathia epitheliocapsularis. Acta Ophthalmol 1973; 51:710–715

Aasved H. Study of relatives of persons with fibrillopathia epitheliocapsularis (pseudoexfoliation of the lens capsule). Acta Ophthalmol 1975; 53: 879–886

Aasved H. Prevalence of fibrillopathia epitheliocapsularis (pseudoexfoliation) and capsular glaucoma. Trans Ophthalmol Soc UK 1979; 99: 293–295

Aine E. Exfoliations-Syndrom in einer nicht selektierten finnischen Bevölkerungsgruppe. Fortschr Ophthalmol 1988; 85:59–60

Alvarado J, Murphy C, Juster R. Trabecular meshwork cellularity in primary open-angle glaucoma and non-glaucomatous normals. Ophthalmology 1984; 91:564–579

Asano N, Schlötzer-Schrehardt U, Naumann GOH. A histopathologic study of iris changes in pseudoexfoliation syndrome. Ophthalmology 1995; 102: 1279–1290

Ashton N, Shakib M, Collyer R, Blach R. Electron microscopic study of pseudo-exfoliation of the lens capsule. I. Lens capsule and zonular fibers. Invest Ophthalmol 1965; 4:141–153

Auffarth GU, Tsao K, Wesendahl TA, Apple DJ. Zentrierung von Hinterkammerlinsen bei Patienten mit Pseudoexfoliationssyndrom: Befunde in explantierten Autopsieaugen. Klin Monatsbl Augenheilkd 1994:530–537

Awan KJ. Acute angle closure glaucoma in pseudoexfoliation syndrome. Glaucoma 1984; 6:226

Axenfeld KT. Über besondere Formen von Irisatrophie, besonders die hyaline Degeneration des Pupillarsaums und die pupilläre Pigmentatrophie des Irishinterblattes. Ber Ophthalmol Ges 1911; 274–275

Baba H. Investigation of the pathogenesis of glaucoma capsulare with special discussion of α_1Lp and Cp in aqueous humor. Graefes Arch Clin Exp Ophthalmol 1982; 218:283–286

Baba H. Histochemical and polarization optical investigation for glycosaminoglycans in exfoliation syndrome. Graefes Arch Clin Exp Ophthalmol 1983; 221:106–109

Ball SF, Graham S, Thompson H. The racial prevalence and biomicroscopic signs of exfoliative syndrome in the glaucoma population of southern Louisiana. Glaucoma 1989; 11:169–175

Baltatzis S, Georgopoulos G, Theodossiadis P. Fibrin reaction after extracapsular cataract extraction: a statistical evaluation. Eur J Ophthalmol 1993; 3: 95–97

Bartholomew RS. Phakodonesis. A sign of incipient lens displacement. Br J Ophthalmol 1970a; 54: 663–666

Bartholomew RS. Lens displacement associated with pseudocapsular exfoliation. A report on 19 cases in the Southern Bantu. Br J Ophthalmol 1970b; 54:744–750

Bartholomew RS. Pseudocapsular exfoliation in the Bantu of South Africa. I. Early or pregranular stage. Br J Ophthalmol 1971; 55:693–699

Bartholomew RS. Pseudocapsular exfoliation in the Bantu of South Africa. II. Occurrence and prevalence. Br J Ophthalmol 1973; 57:41–45

Bartholomew RS. Pseudoexfoliation and angle-closure glaucoma. Glaucoma 1981; 3:213

Benedikt O, Roll P. The trabecular meshwork of a non-glaucomatous eye with the exfoliation syndrome. Electronmicroscopic study. Virchows Arch A Path Anat 1979; 384:347–355

Benedikt O, Auböck L, Göttinger W, Waltinger H. Vergleichende rasterelektronenmikroskopische und transmissionselektronenmikroskopische Untersuchungen an Linsen bei sogenanntem Exfoliationssyndrom. Graefes Arch Klin Exp Ophthalmol 1973; 187:249–264

Bergea B, Bodin L, Svedbergh B. Primary argon laser trabeculoplasty vs pilocarpine. II. Long-term effects on intraocular pressure and facility of outflow. Study design and additional therapy. Acta Ophthalmol 1994; 72:145–154

Bergmanson JPG, Jones WL, Chu LW-F. Ultrastructural observations on (pseudo-)exfoliation of the lens capsule: a re-examination of the involvement of the lens epithelium. Br J Ophthalmol 1984; 68:118–123

Bertelsen TI, Drablös PA, Flood PR. The socalled senile exfoliation (pseudoexfoliation) of the anterior lens capsule, a product of the lens epithelium. Fibrillopathia epitheliocapsularis. Acta Ophthalmol 1964; 42:1096–1113

Blika S, Ringvold A. The occurrence of simple and capsular glaucoma in Middle-Norway. Acta Ophthalmol 1987; 182 Suppl:11–16

Blika S, Ringvold A, Braathen LN, Juel E. ABO-blood groups and D-antigen in simple and capsular glaucoma. Acta Ophthalmol 1984; 62:1009–1013

Brinchmann-Hansen O, Albrektsen T, Anmarkrud N. Pilocarpine drops do not reduce intraocular pressure sufficiently in pseudoexfoliation glaucoma. Eye 1993; 7:511–516

Brooks AMV, Gillies WE. Fluorescein angiography and fluorophotometry of the iris in pseudoexfoliation of the lens capsule. Br J Ophthalmol 1983; 67:249–254

Brooks AMV, Gillies WE. The development of microneovascular changes in the iris in pseudoexfoliation of the lens capsule. Ophthalmology 1987; 94:1090–1097

Brooks AMV, Gillies WE. The presentation and prognosis of glaucoma in pseudoexfoliation of the lens capsule. Ophthalmology 1988; 95:271–276

Brooks AMV, Grant G, Robertson IF, Gillies WE. Progressive corneal endothelial cell changes in anterior segment disease. Aust N Z J Ophthalmol 1987; 15:71–78

Busacca A. Struktur und Bedeutung der Häutchenniederschläge in der vorderen und hinteren Augenkammer. Graefes Arch Clin Exp Ophthalmol 1927; 119:135–175

Caccamise WC. The exfoliation syndrome in the aphakic eye. Am J Ophthalmol 1981; 91:111–112

Cambiaggi A, Marras A, Romano R. Relationship between pseudoexfoliation syndrome and diabetes. Klin Monatsbl Augenheilkd 1995; 206 Suppl 2:1

Carpel EF. Pupillary dilation in eyes with pseudoexfoliation syndrome. Am J Ophthalmol 1988; 105:692–694

Cashwell LF, Shields MB. Exfoliation syndrome. Prevalence in a southeastern United States population. Arch Ophthalmol 1988; 106:335–336

Chen V, Blumenthal M. Exfoliation syndrome after cataract extraction. Ophthalmology 1992; 99: 445–447

Chern KC, Meisler DM, Rockwood EJ, Lowder CY. Pseudoexfoliation syndrome masquerading as uveitis. Am J Ophthalmol 1994; 118:392–393

Colin J, Le Gall G, Le Jeune B, Cambrai MD. The prevalence of exfoliation syndrome in different areas of France. Acta Ophthalmol 1988; 66 Suppl 184: 86–89

Cotlier E. Possible role of aqueous humor apoproteins and cystatins in the formation of exfoliative deposits. Klin Monatsbl Augenheilkd 1995; 206 Suppl 2:2

Dark AJ. Cataract extraction complicated by capsular glaucoma. Br J Ophthalmol 1979; 63:465–468

Dark AJ, Streeten BW. Precapsular film on the aging human lens: Precursor of pseudoexfoliation? Br J Ophthalmol 1990; 74:717–722

Dark AJ, Streeten BW, Cornwall CC. Pseudoexfoliative disease of the lens: a study in electron microscopy and histochemistry. Br J Ophthalmol 1977; 61:462–472

Davanger M. The pseudo-exfolation syndrome. A scanning electron microscopic study. I. The anterior lens surface. Acta Ophthalmol 1975; 53:809–820

Davanger M. On the molecular composition and physico-chemical properties of the pseudo-exfoliation material. Acta Ophthalmol 1977; 55: 621–633

Davanger M. Studies on the pseudo-exfoliation material: A review. Graefes Arch Clin Exp Ophthalmol 1978; 208:65–68

Davanger M. On the ultrastructure and the formation of pseudo-exfoliation material. Acta Opthalmol 1980; 58:520–527

Davanger M, Ringvold A, Blika S. Pseudo-exfoliation, IOP and glaucoma. Acta Ophthalmol 1991; 69: 569–573

Dell WM. The epidemiology of the pseudo-exfoliation syndrome. J Am Optom Assoc 1985; 56: 113–119

Dickson DH, Ramsay MS. Fibrillopathia epitheliocapsularis (Pseudoexfoliation): a clinical and electron microscope study. Can J Ophthalmol 1975; 10:148–161

Drolsum L, Haaskjold E, Davanger M. Results and complications after extracapsular cataract extraction in eyes with pseudoexfoliation syndrome. Acta Ophthalmol 1993; 71:771–776

Drolsum L, Davanger M, Haaskjold E. Risk factors for an inflammatory response after extracapsular cataract extraction and posterior chamber IOL: Acta Ophthalmol 1994; 72:21–26

Dvorak-Theobald G. Pseudo-exfoliation of the lens capsule: Relation to „true" exfoliation of the lens capsule as reported in the literature and role in its production of glaucoma capsulo-cuticulare. Am J Ophthalmol 1954; 37:1–12

Eagle RC, Font RL, Fine BS. The basement membrane exfoliation syndrome. Arch Ophthalmol 1979; 97:510–515

Ekström C. Prevalence of pseudoexfoliations in a population 65–74 years of age. Acta Ophthalmol 1987; 65 Suppl 182:9–10

Ekström C. Elevated intraocular pressure and pseudoexfoliation of the lens capsule as risk factors for chronic open-angle glaucoma. Acta Ophthalmol 1993; 71:189–195

Esmail F. Pseudoexfoliationssyndrom. Klin Monatsbl Augenheilkd 1991; 198:335–339

Eustace P, McAuliffe-Curtin D, Dwyer P. Timolol response in the pseudoexfoliation syndrome. Res Clin Forums 1981; 3:55

Eustace P, Fitzsimon JS, Mulvihill A, Kennedy S, Finch A. The association of HLA type with pseudoexfoliation of the lens capsule. Klin Monatsbl Augenheilkd 1995; 206 Suppl 2:2

Fama F, Castagna I, Salmeri G. Influence of pseudoexfoliation syndrome on human lens transparency. Ann Ophthalmol 1993; 25:440–441

Faulkner HW. Pseudo-exfoliation of the lens among Navajo Indians. Am J Ophthalmol 1971; 72:206–207

Fellner R, Benedikt O. Zur Klinik des sogenannten Exfoliationssyndroms. Klin Monatsbl Augenheilkd 1973; 162:477–485

Forsius H. Exfoliation syndrome in various ethnic populations. Acta Ophthalmol 1988; 66 Suppl 184:71–85

Franks WA, Miller MH, Hitchings RA, Jeffrey MN. Secondary angle closure in association with pseudoexfoliation of the lens capsule. Acta Ophthalmol 1990; 68:350–352

Freissler K, Küchle M, Naumann GOH. Spontaneous dislocation of the lens in pseudoexfoliation syndrome. Arch Ophthalmol 1995; 113:1095–1096

Freyler H, Radax U. Pseudoexfoliationssyndrom – ein Risikofaktor der modernen Kataraktchirugie? Klin Monatsbl Augenheilkd 1994; 205:275–279

Futa R, Furuyoshi N. Phakodonesis in capsular glaucoma: a clinical and electron microscopic study. Jpn J Ophthalmol 1989; 33:311–317

Futa R, Shimizu T, Furuyoshi N. Clinical features of capsular glaucoma in comparison with primary open-angle glaucoma in Japan. Acta Ophthalmol 1992; 70:214–219

Garner A, Alexander RA. Pseudoexfoliative disease: histochemical evidence of an affinity with zonular fibres. Br J Ophthalmol 1984; 68:574–580

Gharagozloo NZ, Baker RH, Brubaker RF. Aqueous dynamics in exfoliation syndrome. Am J Ophthalmol 1992; 114:473–478

Ghosh M, Speakman JS. The ciliary body in senile exfoliation of the lens. Can J Ophthalmol 1973; 8:394–403

Ghosh M, Speakman JS. The iris in senile exfoliation of the lens. Can J Ophthalmol 1974; 9:289–297

Ghosh M, Speakman JS. The origin of senile lens exfoliation. Can J Ophthalmol 1983; 18:340–343

Gifford DHA. A clinical and pathological study of exfoliation of the lens capsule. Trans Am Ophthalmol Soc 1957; 55:189–216

Gillies WE, Brooks AMV. The presentation of acute glaucoma in pseudoexfoliation of the lens capsule. Austr N Z J Ophthalmol 1988; 16:101–106

Groh MEM, Groh MJM, Michelson G, Harazny J, Gründler AEP. Carotid artery, ophthalmic artery and capillary iris blood flow in patients with pseudoexfoliation syndrome (PEX). Klin Monatsbl Augenheilkd 1995; 206 Suppl 2:3

Gross FJ, Tingey D, Epstein DL. Increased prevalence of occludable angles and angle-closure glaucoma in patients with pseudoexfoliation. Am J Ophthalmol 1994; 117:333–336

Guzek JP, Holm M, Cotter JB et al. Risk factors for intraoperative complications in 1000 extracapsular cataract cases. Ophthalmology 1987; 94:461–466

Hansen E, Sellevold OJ. Pseudoexfoliation of the lens capsule. II. Development of the exfoliation syndrome. Acta Ophthalmol 1969; 47:161–173

Harnisch JP, Barrach HJ, Hassell JR, Sinha PK. Identification of a basement membrane proteoglycan in exfoliation material. Graefes Arch Clin Exp Ophthalmol 1981; 215:273–278

Haydon PRA. Das Pseudoexfoliationssyndrom als Ursache chronischen Glaukoms. Klin Monatsbl Augenheilkd 1986; 189:293–301

Helbig H, Schlötzer-Schrehardt U, Noske W, Kellner U, Foerster MH, Naumann GOH. Anterior-chamber hypoxia and iris vasculopathy in pseudoexfoliation syndrome. Ger J Ophthalmol 1994; 3:148–153

Henke V, Naumann GOH. Zur Häufigkeit des Pseudo-Exfoliations-Syndroms in enukleierten Augen. Klin Monatsbl Augenheilkd 1987; 190:173–175

Henry JC, Krupin T, Schmitt M et al. Long-term follow-up of pseudoexfoliation and the development of elevated intraocular pressure. Ophthalmology 1987; 94:545–552

Herbst RW. Angle closure glaucoma in a patient with pseudoexfoliation of the lens capsule. Ann Ophthalmol 1976; 8:853–856

Hietanen J, Tarkkanen A. Glycoconjugates in exfoliation syndrome: A lectin histochemical study of the ciliary body and lens. Acta Ophthalmol 1989; 67:288–294

Hietanen J, Kivelä T, Vesti E, Tarkkanen A. Exfoliation syndrome in patients scheduled for cataract surgery. Acta Ophthalmol 1992; 70:440–446

Hietanen J, Tarkkanen A, Kivelä T. Galactose-containing glycoconjugates of the ciliary body and lens in capsular glaucoma: a lectin histochemical study. Graefes Arch Clin Exp Ophthalmol 1994; 232:575–583

Hietanen J, Tarkkanen A, Kivelä T. Galactose-containing glycoconjugates of the iris, the aqueous outflow passages and the cornea in capsular glaucoma. A lectin histochemical study. Graefes Arch Clin Exp Ophthalmol 1995a; 233:192–199

Hietanen J, Uusitalo M, Tarkkanen A, Kivelä T. Lectin and immunohistochemical comparison of glycoconjugates in the conjunctiva of patients with and without exfoliation syndrome. Br J Ophthalmol 1995b; 79:467–472

Hiller R, Sperduto RD, Kruegger DE. Pseudoexfoliation, intraocular pressure, and senile lens changes in a population based survey. Arch Ophthalmol 1982; 100:1080–1082

Hørven E. Exfoliation of the superficial layer of the lens capsule (Vogt) and its relation to glaucoma simplex. Br J Ophthalmol 1937; 21:625–637

Hørven I, Hutchinson BT. Exfoliation syndrome. Case reports of 31 and 35 year old patients. Acta Ophthalmol 1967; 45:294–298

Iizuka S, Nakae R, Motokura M. Incidence of pseudoexfoliation syndrome. Folia Ophthalmol Jpn 1991; 42:926–931

Inomata H, Kawaharada T, Kubota T et al. HLA-DNA typing of patients with exfoliation syndrome in Japan. Klin Monatsbl Augenheilkd 1995; 206 Suppl 2:4

Jerndal T. The initial stage of the exfoliation syndrome. Acta Ophthalmol 1985; 63 Suppl 173:65–66

Jerndal T, Svedbergh B. Goniodysgenesis in exfoliation glaucoma. Adv Ophthalmol 1978; 35:45–64

Johnson DH, Brubaker RF. Dynamics of aqueous humor in the syndrome of exfoliation with glaucoma. Am J Ophthalmol 1982; 93:629–634

Karjalainen K, Tarkkanen A, Merenmies L. Exfoliation syndrome in enucleated haemorrhagic and absolute glaucoma. Acta Ophthalmol 1987; 65:320–322

Kirkpatrick JNP, Harrad RA. Complicated extracapsular cataract surgery in pseudoexfoliation syndrome: a case report. Br J Ophthalmol 1992; 76:692–693

Kivelä T, Hietanen J, Uusitalo M. Exfoliation syndrome in one eye only – is it truly unilateral? Klin Monatsbl Augenheilkd 1995; 206 Suppl 2:5

Klemetti A. Intraocular pressure in exfoliation syndrome. Acta Ophthalmol 1988; 66 Suppl 184:54–58

Knape B, Raitta C. Familiäres Vorkommen von Pseudoexfoliation und Glaukom. Acta Ophthalmol 1970; 48:434–437

Knorr HLJ, Jünemann A, Händel A, Naumann GOH. Morphometrische und qualitative Veränderungen des Hornhautendothels bei Pseudoexfoliationssyndrom. Fortschr Ophthalmol 1991; 88: 786–789

Konstas AGP, Allan D. Pseudoexfoliation glaucoma in Greece. Eye 1989; 3:747–753

Konstas AGP, Dutton GN. Gonioscopic findings in Greek patients with exfoliation glaucoma. Acta Ophthalmol 1991; 69:281–287

Konstas AGP, Williamson TH. Co-existence of exfoliation syndrome, previous iris surgery, and heterochromia. Acta Ophthalmol 1993; 71: 850–852

Konstas AG, Marshall GE, Lee WR. Immunogold localisation of laminin in normal and exfoliative iris. Br J Ophthalmol 1990; 74:450–457

Konstas AGP, Marshall GE, Lee WR. Iris vasculopathy in exfoliation syndrome. An immunocytochemical study. Acta Ophthalmol 1991; 69:281–287

Konstas AGP, Dimitracoulias N, Konstas PA. Exfoliationssyndrom und Offenwinkelglaukom. Klin Monatsbl Augenheilkd 1993 a; 202:259–268

Konstas AGP, Jay JL, Marshall GE, Lee WR. Prevalence, diagnostic features, and response to trabeculectomy in exfoliation glaucoma. Ophthalmology 1993 b; 100:619–627

Konstas AGP, Marshall GE, Cameron SA, Lee WR. Morphology of iris vasculopathy in exfoliation glaucoma. Acta Ophthalmol 1993 c; 71:751–759

Konstas AGP, Dimitrakoulias N, Bufidis T, Benos A. Clinical features of exfoliation syndrome in Greek cataract patients. Klin Monatsbl Augenheilkd 1995 a; 206 Suppl 2:5

Konstas AGP, Bufidis T, Mantziris D, Ritch R. Possible exfoliation syndrome in a 17-year-old patient. Klin Monatsbl Augenheilkd 1995 b; 206 Suppl 2:6

Kozart DM, Yanoff M. Intraocular pressure status in 100 consecutive patients with exfoliation syndrome. Ophthalmology 1982; 89:214–218

Krause U. Intraocular lens with pseudo-exfoliation material on its surface. Eur J Impl Refr Surg 1989; 1:211

Krause U, Tarkkanen A. Cataract and pseudoexfoliation. A clinicopathological study. Acta Ophthalmol 1978; 56:329–334

Krause U, Helve J, Forsius H. Pseudoexfoliation of the lens capsule and liberation of iris pigment. Acta Ophthalmol 1973; 51:39–46

Krause U, Alanko HI, Kärnä J et al. Prevalence of exfoliation syndrome in Finland. Acta Ophthalmol 1988; 66 Suppl 184:120–122

Kristensen P. Mydriasis-induced pigment liberation in the anterior chamber associated with acute rise in intraocular pressure in open-angle glaucoma. Acta Ophthalmol 1965; 43:714–724

Küchle M, Naumann GOH. Occurrence of pseudoexfoliation following penetrating keratoplasty for keratoconus. Br J Ophthalmol 1992; 76:98–100

Küchle M, Schönherr U, Dieckmann U, „Erlanger Augenblätter-Gruppe". Risikofaktoren für Kapselruptur und Glaskörperverlust bei extrakapsulärer Kataraktextraktion. Fortschr Ophthalmol 1989; 86:417–421

Küchle M, Schlötzer-Schrehardt U, Naumann GOH. Occurrence of pseudoexfoliative material in parabulbar structures in pseudoexfoliation syndrome. Acta Ophthalmol 1991; 69:124–130

Küchle M, Nguyen NX, Horn F, Naumann GOH. Quantitative assessment of aqueous flare and aqueous „cells" in pseudoexfoliation syndrome. Acta Ophthalmol 1992; 70:201–208

Küchle M, Nguyen NX, Hannappel E, Beck W, Ho ST, Naumann GOH. Tyndallometrie mit dem Laser-flare-cell-Meter und biochemische Proteinbestimmung im Kammerwasser bei Augen mit Pseudoexfoliationssyndrom. Ophthalmologe 1994 a; 91:578–584

Küchle M, Ho TS, Nguyen NX, Hannappel E, Naumann GOH. Protein quantification and electrophoresis in aqueous humor of pseudoexfoliation eyes. Invest Ophthalmol Vis Sci 1994 b; 35: 748–752

Küchle M, Nguyen N, Hannappel E, Naumann GOH. The blood-aqueous barrier in eyes with pseudoexfoliation syndrome. Ophthalmic Res 1995; 27 Suppl 1:136–142

Küchle M, Vinores SA, Mahlow J, Green WR. Blood-Aqueous barrier in pseudoexfoliation syndrome: evaluation by immunohistochemical staining of endogenous albumin. Graefes Arch Clin Exp Ophthalmol 1996 a; 234:12–18

Küchle M, Amberg A, Martus P, Naumann GOH. Incidence of secondary cataract in pseudoexfoliation syndrome. Ophthalmology 1996 b (im Druck)

Layden WE, Shaffer RN. Exfoliation syndrome. Am J Ophthalmol 1974; 78:835–841

Li Z-Y, Streeten BW, Wallace RN. Association of elastin with pseudoexfoliative material. An immunoelectron microscopic study. Curr Eye Res 1988; 7:1163–1172

Li Z-Y, Streeten BW, Yohai N. Amyloid P protein in pseudoexfoliative fibrillopathy. Curr Eye Res 1989; 8:217–227

Lindberg JG. Kliniska undersökningar över depigmentering av pupillarranden odr genomlysbarhet av iris vid fall av alderstarr samt i normala ögon hos gamla personer. Inaug Diss Helsingfors, 1917

von der Lippe I, Küchle M, Naumann GOH. Pseudoexfoliation syndrome as a risk factor for acute ciliary block angle closure glaucoma. Acta Ophthalmol 1993; 71:277–279

Lütjen-Drecoll E, Shimizu T, Rohrbach M, Rohen JW. Quantitative analysis of „plaque material" in the inner and outer wall of Schlemm's canal in normal and glaucomatous eyes. Exp Eye Res 1986; 42:443–455

Lumme P, Laatikainen L. Exfoliation syndrome and cataract extraction. Am J Ophthalmol 1993; 116: 51–55

Lundvall A, Zetterström C. Exfoliation syndrome and the effect of phenylephrine and pilocarpine on pupil size. Acta Ophthalmol 1993; 71:177–180

Madden JG, Crowley MJ. Factors in the exfoliation syndrome. Br J Ophthalmol 1982; 66:432–437

Mapstone R. Pigment release. Br J Ophthalmol 1981; 65:258–263

Mardin C, Schlötzer-Schrehardt U, Naumann GOH. Clinical-electron microscopic correlation of anterior lens capsules in pseudoexfoliation syndrome. Invest Ophthalmol Vis Sci 1995; 36 Suppl:805

Meretoja J, Tarkkanen A. Pseudoexfoliation syndrome in familial systemic amyloidosis with lattice corneal dystrophy. Ophthalmic Res 1975; 7:194–203

Meretoja J, Tarkkanen A. Occurrence of amyloid in eyes with pseudo-exfoliation. Ophthalmic Res 1977; 9:80–91

Meyer E, Haim T, Zonis S et al. Pseudoexfoliation: Epidemiology, clinical and scanning electron microscopic study. Ophthalmologica 1984; 188: 141–147

Miyake K, Matsuda M, Inaba M. Corneal endothelial changes in pseudoexfoliation syndrome. Am J Ophthalmol 1989; 108:49–52

Mizuno K, Muroi S. Cycloscopy of pseudoexfoliation. Am J Ophthalmol 1979; 87:513–518

Moreno J, Duch S, Lajara J. Pseudoexfoliation syndrome: Clinical factors related to capsular rupture in cataract surgery. Acta Ophthalmol 1993; 71:181–184

Moreno Montanés J, Alcolea Paredes A, Campos Garcia S. Prevalence of pseudoexfoliaton syndrome in the northwest of Spain. Acta Ophthalmol 1989; 67:383–385

Moreno Montanés J, Quinteiro Alonso A, Alvarez Serna A et al. Exfoliation syndrome: Clinical study of the irido-corneal angle. J Fr Ophtalmol 1990; 13:183–188

Morrison JC, Green WR. Light microscopy of the exfoliation syndrome. Acta Ophthalmol 1988; 66 Suppl 184:5–27

Naumann GOH. Corneal Transplantation in Anterior Segment Diseases. The Bowman Lecture 1994. Eye 1995; 9:395–421

Naumann GOH, „Erlanger Augenblätter-Group". Exfoliation syndrome as a risk factor for vitreous loss in extracapsular cataract surgery (preliminary report). Acta Ophthalmol 1988; 66 Suppl 184:129–131

Naumann GOH, Schlötzer-Schrehardt U. Corneal endothelial involvement in pseudoexfoliation syndrome (Letter). Arch Ophthalmol 1994; 112: 297–298

Naumann GOH, von der Lippe I. Increased prevalence of occludable angles and angle-closure glaucoma in patients with pseudoexfoliation syndrome (Letter). Am J Ophthalmol 1995; 119:526

Naumann GOH, Küchle M, Schönherr U, „Erlanger Augenblätter-Gruppe". Pseudoexfoliationssyndrom als Risikofaktor für Glaskörperverlust bei der extrakapsulären Kataraktextraktion. Fortschr Ophthalmol 1989; 86:543–545

Naumann GOH, Schlötzer-Schrehardt U. PEX-Keratopathy (Letter to the Editor). Arch Ophthalmol 1994; 112:297–298

Naumann GOH, Küchle M. Primary Corneal Graft Failure (Letters to the Editor). Arch Ophthalmol 1996; 114:1031

Naumann GOH. Corneal Transplantation in anterior segment diseases (The Bowmans Lecture). 1995; 9:398–421

Netland PA, Ye H, Streeten BW, Hernandez MR. Elastosis of the lamina cribrosa in pseudoexfoliation syndrome with glaucoma. Ophthalmology 1995; 102:878–886

Okamura R, Futa R, Shimizu T. Klinische und morphologische Untersuchungen über das Kapselhäutchenglaukom in Japan. Fortschr Ophthalmol 1988; 85:607–610

Olivius E, Thorburn W. Prognosis of glaucoma simplex and glaucoma capsulare. Acta Ophthalmol 1978; 56:921–934

Olivius E, Polland W. Histocompatibility (HLA) antigens in capsular glaucoma and simplex glaucoma. Acta Ophthalmol 1980; 58:406–410

Olivius E, Nordell SI, Walinder PE. Fibrinoid reaction after extracapsular cataract extraction and its relationship to exfoliation syndrome. A prospective study. Eur J Implant Ref Surg 1989; 1: 5–8

Pohjanpelto P. Long term prognosis of visual field in glaucoma simplex and glaucoma capsulare. Acta Ophthalmol 1985; 63:418–423

Pohjanpelto P, Hurskainen L. Studies in relatives of patients with glaucoma simplex and patients with pseudoexfoliation of the lens capsule. Acta Ophthalmol 1972; 50:255–261

Pohjola S, Horsmanheimo A. Topically applied corticosteroids in glaucoma capsulare. Arch Ophthalmol 1971; 85:150–153

Pouliquen P, Robinet A, Colin J et al. Syndrome exfoliatif et chirurgie de la cataracte. J Fr Ophtalmol 1992; 15:171–176

Prince AM, Ritch R. Clinical signs of the pseudoexfoliation syndrome. Ophthalmology 1986; 93: 803–807

Prince AM, Streeten BW, Ritch R, Dark AJ, Sperling M. Preclinical diagnosis of pseudoexfoliation syndrome. Arch Ophthalmol 1987; 105:1076–1082

Psilas K, Prevezas D, Petroutsos G, Kitsos G, Katsougiannopoulos V. Comparative study of argon laser trabeculoplasty in primary open-angle and pseudoexfoliation glaucoma. Ophthalmologica 1989; 198:57–63

Psilas KG, Stefaniotou MJ, Aspiotis MB. Pseudoexfoliation syndrome and diabetes mellitus. Acta Ophthalmol 1991; 69:664–666

Radian AB, Radian AL. Senile pseudoexfoliation in aphakic eyes. Br J Ophthalmol 1975; 59:577–579

Raitta C, Setälä K. Intraocular lens implantation in exfoliation syndrome and capsular glaucoma. Acta Ophthalmol 1986; 64:130–133

Remky H. Pigmentdispersion und Pseudoexfoliation. Folgerungen aus biomikroskopischen Befunden. Klin Monatsbl Augenheilkd 1980; 176:32–37

Repo LP, Teräsvirta ME, Tuovinen EJ. Generalized peripheral iris transluminance in the pseudoexfoliation syndrome. Ophthalmology 1990; 97:1027–1029

Repo LP, Teräsvirta ME, Koivisto KJ. Generalized transluminance of the iris and the frequency of the pseudoexfoliation syndrome in the eyes of transient ischemic attack patients. Ophthalmology 1993; 100:352–355

Richardson TM, Epstein DL. Exfoliation glaucoma. A quantitative perfusion and ultrastructural study. Ophthalmology 1981; 88:968–980

Ringvold A. Electron microscopy of the wall of iris vessels in eyes with and without exfoliation syndrome (pseudoexfoliation of the lens capsule). Virchows Arch A Path Anat 1969; 348: 328–341

Ringvold A. Electron microscopy of the limbal conjunctiva in eyes with pseudo-exfoliation syndrome (PE Syndrome). Virchows Arch Abt A Path Anat 1972; 355:275–283

Ringvold A. A preliminary report on the amino acid composition of the pseudoexfoliation material (PE material). Exp Eye Res 1973a; 15:37–42

Ringvold A. On the occurrence of pseudo-exfoliation material in extrabulbar tissue from patients with pseudo-exfoliation syndrome of the eye. Acta Ophthalmol 1973b; 51:411–418

Ringvold A. Exfoliation syndrome: Immunological aspects. Acta Ophthalmol 1988; 66 Suppl 184: 35–43

Ringvold A, Bore J. Pseudo-exfoliation pattern on posterior IOL. Acta Ophthalmol 1990; 68: 353–355

Ringvold A, Davanger M. Iris neovascularisation in eyes with pseudoexfoliation syndrome. Br J Ophthalmol 1981; 65:138–141

Ringvold A, Husby G. Pseudoexfoliation material: An amyloid-like substance. Exp Eye Res 1973; 17:289–299

Ringvold A, Overgaard RG. Increased IgA antibodies to gluten and gliadin in serum of persons with ocular pseudoexfoliation. Acta Ophthalmol 1995; 73:171–172

Ringvold A, Vegge T. Electron microscopy of the trabecular meshwork in eyes with exfoliation syndrome (pseudoexfoliation of the lens capsule). Virchows Arch A Path Anat 1971; 353: 110–127

Ringvold A, Blika S, Elsas T et al. The Middle-Norway eye-screening study. I. Epidemiology of the pseudoexfoliation syndrome. Acta Ophthalmol 1988; 66:652–658

Ringvold A, Husby G, Pettersen S. Electrophoretic study of proteins associated with pseudo-exfoliation syndrome. Acta Ophthalmol 1989; 67: 724–726

Ringvold A, Blika S, Elsas T, Guldahl J, Brevik T, Hesstvedt P et al. The Middle-Norway eye-screening study. II. Prevalence of simple and capsular glaucoma. Acta Ophthalmol 1991; 69:273–280

Ringvold A, Blika S, Elsås T et al. The Middle-Norway eye-screening study. III. The prevalence of capsular glaucoma is influenced by blood-group antigens. Acta Ophthalmol 1992; 70: 207–213

Ritch R. Exfoliation syndrome and occludable angles. Trans Am Ophthalmol Soc XCII 1994: 845–944

Roh YB, Ishibashi T, Ito N, Inomata H. Alteration of microfibrils in the conjunctiva of patients with exfoliation syndrome. Arch Ophthalmol 1987; 105:978–982

Rohen JW. Why is intraocular pressure elevated in chronic simple glaucoma? Anatomical considerations. Ophthalmology 1983; 90:758–765

Rohen JW, Jikihara S. Morphologie des Kammerwasserabflußsystems bei verschiedenen Glaukomformen. Fortschr Ophthalmol 1988; 85:15–24

Roth M, Epstein DL. Exfoliation syndrome. Am J Ophthalmol 1980; 89:477–481

Rouhiainen H, Teräsvirta M. Pigmentation of the anterior chamber angle in normal and pseudoexfoliative eyes. Acta Ophthalmol 1990; 68: 700–702

Rouhiainen H, Teräsvirta M. Presence of pseudoexfoliation on clear and opacified crystalline lenses in an aged population. Ophthalmologica 1992; 204:67–70

Sampaolesi R. Deux nouveaux signes qui précisent le syndrome dit de l'exfoliation capsulaire du cristallin. Ann Oculist 1959; 192:839–848

Sampaolesi R, Zarate J, Croxato O. The chamber angle in exfoliation syndrome: Clinical and pathological findings. Acta Ophthalmol 1988; 66 Suppl 184:48–53

Sampaolesi R, Casiraghi JF, Geria R. The occurrence of exfoliation syndrome after penetrating keratoplasty: a report of three cases. Klin Monatsbl Augenheilkd 1995; 206 Suppl 2:8

Schlötzer-Schrehardt U, Naumann GOH. A histopathologic study of zonular instability in pseudoexfoliation syndrome. Am J Ophthalmol 1994; 118:730–743

Schlötzer-Schrehardt U, Naumann GOH. Trabecular meshwork in pseudoexfoliation syndrome with and without open-angle glaucoma. A morphometric, ultrastructural study. Invest Ophthalmol Vis Sci 1995 a; 36:1750-1764

Schlötzer-Schrehardt U, Naumann GOH. Pseudoexfoliations (PEX)-Phakopathie. Ophthalmologe 1995 b; 92 (Suppl 1): S 92

Schlötzer-Schrehardt U, Wirtz PM, Müller H-G, Lang GK, Naumann GOH. Morphometrische Analyse altersabhängiger Veränderungen des menschlichen Ziliarkörpers. Fortschr Ophthalmol 1990; 87:59-68

Schlötzer-Schrehardt U, Küchle M, Naumann GOH. Electron-microscopic identification of pseudoexfoliation material im extrabulbar tissue. Arch Ophthalmol 1991; 109:565-570

Schlötzer-Schrehardt U, Dörfler S, Naumann GOH. Immunohistochemical localization of basement membrane components in pseudoexfoliation material of the lens capsule. Curr Eye Res 1992 a; 11:343-355

Schlötzer-Schrehardt U, Koca MR, Naumann GOH, Volkholz H. Pseudoexfoliation syndrome. Ocular manifestation of a systemic disorder? Arch Ophthalmol 1992 b; 110:1752-1756

Schlötzer-Schrehardt U, Dörfler S, Naumann GOH. Immunohistochemical localization of blood-aqueous barrier dysfunction in eyes with pseudoexfoliation syndrome. Invest Ophthalmol Vis Sci 1992 c; 33:731

Schlötzer-Schrehardt U, Küchle M, Dörfler S, Naumann GOH. Pseudoexfoliative material in the eyelid skin of pseudoexfoliation-suspect patients: a clinico-histopathological correlation. Ger J Ophthalmol 1993 a; 2:51-60

Schlötzer-Schrehardt U, Dörfler S, Naumann GOH. Corneal endothelial involvement in pseudoexfoliation syndrome. Arch Ophthalmol 1993 b; 111:666-674

Schönherr U, Küchle M, Händel A, Lang GK, Naumann GOH. Pseudoexfoliationssyndrom mit und ohne Glaukom als ernstzunehmender Risikofaktor bei der extrakapsulären Kataraktextraktion. Fortschr Ophthalmol 1990; 87:588-590

Schwartz MF, Green WR, Michels RG, Kincaid MC, Fogel J. An unusual case of ocular involvement in primary systemic non-familial amyloidosis. Ophthalmology 1982; 89:394-401

Seland JH. The ultrastructure of the deep layer of the lens capsule in fibrillopathia epitheliocapsularis (FEC), so-called senile exfoliation or pseudoexfoliation. Acta Ophthalmol 1978; 56:335-348

Seland JH. Histopathology of the lens capsule in fibrillopathia epitheliocapsularis (FEC) or so-called senile exfoliation or pseudoexfoliation. Acta Ophthalmol 1979; 57:477-499

Seland JH, Chylack LT Jr. Cataracts in the exfoliation syndrome (fibrillopathia epitheliocapsularis). Trans Ophthalmol Soc UK 1982; 102:375-379

Seitz B, Müller EE, Langenbucher A, Kus MM, Naumann GOH. Endotheliale Keratopathie bei Pseudoexfoliationssyndrom: quantitative und qualitative Morphometrie mittels automatisierter Videobildanalyse. Klin Monatsbl Augenheilkd 1995; 207:167-175

Shakib M, Ashton N, Blach R. Electron microscopic study of pseudoexfoliation of the lens capsule: II. Iris and ciliary body. Invest Ophthalmol 1965; 4:154-161

Shimizu K, Kimura Y, Aoki K. Prevalence of exfoliation syndrome in the Japanese. Acta Ophthalmol 1988; 66 Suppl 184:112-115

Shimizu T. Changes of iris vessels in capsular glaucoma: three-dimensional and electron microscopic studies. Jpn J Ophthalmol 1985; 29:434-452

Shimizu T, Futa R. The fine structure of pigment epithelium of the iris in capsular glaucoma. Graefes Arch Clin Exp Ophthalmol 1985; 223: 77-82

Skuta GL, Parrish RK, Hodapp E, Forster RK, Rockwood EJ. Zonular dialysis during extracapsular cataract extraction in pseudoexfoliation syndrome. Arch Ophthalmol 1987; 105:632-634

Slagsvold JE. The follow-up in patients with pseudoexfoliation of the lens capsule with and without glaucoma. 2. The development of glaucoma in persons with pseudoexfoliation. Acta Ophthalmol 1986; 64:241-245

Smith RJ. Nature of glaucoma in the pseudoexfoliation syndrome. Trans Ophthalmol Soc UK 1979; 99:308-309

Speakman JS, Ghosh M. The conjunctiva in senile lens exfoliation. Arch Ophthalmol 1976; 94: 1757-1759

Spinelli D, de Felice GP, Vigasio F, Coggi G. The iris vessels in the exfoliation syndrome: ultrastructural changes. Exp Eye Res 1985; 41:449-455

Stefaniotou M, Petroutsos G, Psilas K. The frequency of pseudoexfoliation in a region of Greece (Epirus). Acta Ophthalmol 1990; 68:307-309

Stefaniotou M, Kalogeropoulos C, Razis N, Psilas K. The cornea in exfoliation syndrome. Doc Ophthalmol 1992; 80:329-333

Stefaniotou M, Kitsos G, Zoumpouli E, Psilas K. Cataract surgery in patients with exfoliation syndrome. Klin Monatsbl Augenheilkd 1995; 206 Suppl 2:10

Streeten BW. Aberrant synthesis and aggregation of elastic tissue components in pseudoexfoliative fibrillopathy: a unifying concept. New Trends Ophthalmology 1993; 8:187-196

Streeten BW, Dark AJ, Barnes CW. Pseudoexfoliative material and oxytalan fibers. Exp Eye Res 1984; 38:523-531

Streeten BW, Gibson SA, Li Z-Y. Lectin binding to pseudoexfoliative material and the ocular zonules. Invest Ophthalmol Vis Sci 1986a; 27:1516-1521

Streeten BW, Gibson SA, Dark AJ. Pseudoexfoliative material contains an elastic microfibrillar-associated glycoprotein. Trans Am Ophthalmol Soc 1986b; 84:304-320

Streeten BW, Bookman L, Ritch R, Prince AM, Dark AJ. Pseudoexfoliative fibrillopathy in the conjunctiva: A relation to elastic fibers and elastosis. Ophthalmology 1987; 94:1439-1449

Streeten BW, Dark AJ, Wallace RN, Li Z-Y, Hoepner JA. Pseudoexfoliative fibrillopathy in the skin of patients with ocular pseudoexfoliation. Am J Ophthalmol 1990; 110:490-499

Streeten BW, Li Z-Y, Wallace RN, Eagle RC, Keshgegian AA. Pseudoexfoliative fibrillopathy in visceral organs of a patient with pseudoexfoliation syndrome. Arch Ophthalmol 1992; 110:1757-1762

Streeten BW, Qi Y, Wallace RN, Hoepner JA. The aggregation of pseudoexfoliation (PSX) fibers. Klin Monatsbl Augenheilkd 1995; 206 Suppl 2:10

Sugar HS. Das Exfoliationssyndrom: Ursache fibrillären Materials auf der Linsenkapsel. Klin Monatsbl Augenheilkd 1976a; 169:1-6

Sugar HS. The exfoliation syndrome: Source of fibrillar material on the capsule. Surv Ophthalmol 1976b; 21:59-64

Sugar HS. Onset of exfoliation syndrome after intracapsular lens extraction. Am J Ophthalmol 1980; 89:601-602

Sugar HS. Pigmentary glaucoma and the glaucoma associated with the exfoliation-pseudoexfoliation syndrome: update. Ophthalmology 1984; 91:307-310

Sugar HS, Harding C, Barsky D. The exfoliation syndrome. Ann Ophthalmol 1976; 8:1165-1181

Sunde OA. On the so called senile exfoliation of the anterior lens capsule. Acta Ophthalmol 1956; 45 Suppl:1-85

Suzuki R, Kurimoto S. Intraocular muscle function in pseudoexfoliation syndrome. Ophthalmologica 1992; 204:192-198

Sveinsson Ö. Fibrillopathy in a pseudophakic eye. Production of fibrils by remnants of the lens capsule. Acta Ophthalmol 1992; 70:806-813

Tada H, Takahashi N, Kimura Y, Numaga T, Yoneya S. Anterior segment fluorophotometry in pseudoexfoliation syndrome. Jpn J Clin Ophthalmol 1988; 42:698

Tarkkanen A. Pseudoexfoliation of the lens capsule: A clinical study of 418 patients with special reference to glaucoma, cataract, and changes of the vitreous. Acta Ophthalmol 1962; 71 Suppl:1-98

Tarkkanen A. Treatment of chronic open-angle glaucoma associated with pseudoexfoliation. Acta Ophthalmol 1965; 43:514

Tarkkanen AHA. Exfoliation syndrome. Trans Ophthalmol Soc UK 1986; 105:233-236

Tarkkanen A, Horsmanheimo A. Topical corticosteroids and nonglaucomatous pseudoexfoliation. Acta Ophthalmol 1966; 44:332-334

Tarkkanen A, Voipio H, Koivusalo P. Family study of pseudoexfoliation and glaucoma. Acta Ophthalmol 1965; 43:679-683

Tawara A, Fujisawa K, Kiyosawa R, Inomata H. Distribution and characterization of proteoglycans associated with exfoliation materials. Klin Monatsbl Augenheilkd 1995; 206 Suppl 2:11

Taylor H. Pseudoexfoliation, an environmental disease? Trans Ophthalmol Soc UK 1979; 99:302-307

Teikari JM, Kaprio J, Koskenvuo M. Pseudoexfoliation of the lens capsule in six twin pairs. Glaucoma 1990; 12:183-189

Tetsumoto K, Schlötzer-Schrehardt U, Küchle M, Dörfler S, Naumann GOH. Precapsular layer of the anterior lens capsule in early pseudoexfoliation syndrome. Graefes Arch Clin Exp Ophthalmol 1992; 230:252-257

Tezel G, Tezel TH. The comparative analysis of optic disc damage in exfoliative glaucoma. Acta Ophthalmol 1993; 71:744-750

Thorburn W. The outcome of visual function in capsular glaucoma. Acta Ophthalmol 1988; 66 Suppl 184:132-137

Tsukahara S, Matsuo T. Secondary glaucoma accompanied with primary familial amyloidosis. Ophthalmologica 1977; 175:250-262

Tuulonen A, Airaksinen P. Optic disc size in exfoliative, primary open angle, and low-tension glaucoma. Arch Ophthalmol 1992; 110:211-213

Ueno H, Noda K, Tamai A, Kishi S. Irido-lental adhesion in exfoliation syndrome and complications at cataract surgery. J Clin Electron Microscopy 1986; 19:165-176

Uusitalo M, Kivelä T, Tarkkanen A. Immunoreactivity of exfoliation material for the cell adhesion-related HNK-1 carbohydrate epitope. Arch Ophthalmol 1993; 111:1419-1423

Vannas A. Fluorescein angiography of the vessels of the iris in pseudoexfoliation of the lens capsule, capsular glaucoma and some other forms of glaucoma. Acta Ophthalmol 1969; 105 Suppl: 9-75

Vannas A. Vascular changes in pseudoexfoliation of the lens capsule and capsular glaucoma. Graefes Arch Klin Exp Ophthalmol 1972; 184:248-253

Vannas A, Setälä K, Ruusuvaara P. Endothelial cells in capsular glaucoma. Acta Ophthalmol 1977; 55: 951-958

Vogiatzis A, Marshall GE, Konstas AG, Lee WR. Immunogold study of non-collagenous matrix components in normal and exfoliative iris. Br J Ophthalmol 1994; 78:850-858

Vogt A. Ein neues Spaltlampenbild des Pupillengebiets: Hellblauer Pupillensaumfilz mit Häutchenbildung auf der Linsenvorderkapsel. Klin Monatsbl Augenheilkd 1925; 75:1-12

Vogt A. Ein neues Spaltlampenbild: Abschilferung der Linsenvorderkapsel als wahrscheinliche Ursache von senilem chronischem Glaukom. Schweiz Med Wschr 1926; 56:413

Wålinder P-EK, Olivius EOP, Nordell SI, Thorburn WE. Fibrinoid reaction after extracapsular cataract extraction and relationship to exfoliation syndrome. J Cataract Refract Surg 1989; 15: 526-530

Wallin Ö, Fitzsimmons T, Fagerholm P. Hyaluronic acid - one constituent of pseudoexfoliations. Klin Monatsbl Augenheilkd 1995; 206 Suppl 2:11

Wishart PK, Spaeth GL, Poryzees EM. Anterior chamber angle in the exfoliation syndrome. Br J Ophthalmol 1985; 69:103-107

Wollensak J, Becker H-U, Seiler T. Pseudoexfoliation syndrome and glaucoma. Does glaucoma capsulare exist? Ger J Ophthalmol 1992; 1:32-34

Yalaz M, Othman I, Nas K et al. The frequency of pseudoexfoliation syndrome in the Eastern Mediterranean area of Turkey. Acta Ophthalmol 1992; 70:209-213

Yanoff M. Intraocular pressure in exfoliation syndrome. Acta Ophthalmol 1988; 66 Suppl 184: 59-61

Zagórski Z, Gossler B, Naumann GOH. Effect of low oxygen tension on the growth of bovine corneal endothelial cells in vitro. Ophthalmic Res 1989; 21:440-442

Zetterström C, Olivestedt G, Lundvall A. Exfoliation syndrome and extracapsular cataract extraction with implantation of posterior chamber lens. Acta Ophthalmol 1992; 70:85-90

16. KAPITEL

Okuläre Adnexe: Lider, Tränenapparat und Orbita

L. M. HOLBACH, D. J. APPLE und G. O. H. NAUMANN

A. Augenlider

Die Lider bieten sowohl im Bereich der Conjunctiva tarsi als auch im Bereich der Epidermis mit ihren Anhangsgebilden ein breites Spektrum von Erkrankungen (HOLBACH 1995). Bindehauterkrankungen werden in Kap. 6 ausführlich dargestellt. Die Erkrankungen der Haut umfassen die gesamte Dermatopathologie. Eine genau Diskussion würde den Rahmen dieses Buches sprengen. Wir konzentrieren uns daher auf einige wenige Erkrankungen, die nur hier, bzw. besonders gehäuft vorkommen.

Zusätzlich zu den generell chirurgisch zu behandelnden Erkrankungen, die vom histopathologischen Standpunkt aus uninteressant sind (z. B. Blepharochalasis, orbitale Fetthernien, Ptosis), treten an den Augenlidern auch *sämtliche dermatologischen Prozesse* wie anderswo an der Haut auf. Häufig beobachtete entzündliche Veränderungen, die nicht weiter erwähnt zu werden brauchen, sind die zahlreichen unspezifischen Dermatitiden, die *seborrhoische Blepharitis,* die *Staphylokokkenblepharitis* und die Dysfunktion der Meibom-Drüsen.

Mißbildungen der Lider sind für den Ophthalmo-Pathologen nicht ergiebig. Kolobome werden histologisch nicht untersucht.

Das bei der chirurgischen Korrektur einer kongenitalen oder erworbenen Ptosis anfallende Gewebe weist oft Quetschartefakte auf, die eine histopathologische Beurteilung erschweren. Man sollte aber auf die Möglichkeiten einer differentialdiagnostischen Einordnung der *mitochondrialen Zytopathien*, z. B. chronisch progressive externe Ophthalmoplegie, Kearns-Sayre Syndrom und MELAS („mitochondrial encephalomyopathy, lactic acidosis, stroke-like epidsodes") anhand einer gezielten Untersuchung quergestreifter Muskulatur zum Nachweis von „ragged-red fibers" nicht verzichten (RUMMELT et al. 1993; KÜCHLE et al. 1990).

Dabei ist der glatte Müller-Muskel meist gut entwickelt. Die Ophthalmopathologie der extraokulären Muskeln liegt nur in bescheidenem Umfang vor, so zum bilateralen Retraktions-Syndrom nach DUANE (s. HOTCHKISS et al. 1980) und zur progressiven extraokulären Muskel-Dystrophie (TARKKANEN u. TOMMILA 1965).

Die *Häufigkeit* von *Tumoren* und Pseudotumoren des Lides ergibt sich aus einer groben Übersicht von 1403 Lidprozessen, die histopathologisch im Charity Hospital in New Orleans untersucht wurden (Tabelle 16.1). Diese Serie setzt sich ausschließlich aus den pathologisch untersuchten Läsionen zusammen. Es ist erwähnenswert, daß leider nicht alle Augenlidprozesse vom Operateur zum Pathologen geschickt werden. Daher ist die prozentuale Verteilung klinisch nicht repräsentativ, sondern *eher eine Sammlung von unklaren Fällen.* Etwa ein Drittel der klinischen Diagnose wurden histologisch nicht bestätigt! Entsprechend groß ist der Anteil maligner Tumoren: mehr als ein Drittel (Tabelle 16.2). Die aufgeführten „Chalazien" stellen fast alle Rezidive dar, die erst histologisch als Meibomsche Karzinome erkannt wurden.

Die Bedeutung des *Basalioms* als wichtigstem *invasiven* Tumor ergibt sich schon aus der Häufigkeit. Entgegen früheren Auffassungen sind *Plattenepithelkarzinome* in

Tabelle 16.1. Häufigkeit von zur pathologischen Untersuchung eingesandten Augenlidveränderungen[a]

Läsion	%
Basaliom	27
Gutartige (und wenig maligne) Plattenepitheltumoren	16
Papillome (Verrucae, Polypen)	11
Epithelzysten	11
Naevi	9
Seborrhoische Keratose	6
Talgdrüsentumoren (Chalazion und Meibom-Karzinom)	5
Xanthelasmen	2
Hämangiome	1
Verschiedenes	12

[a] Unpublizierte Ergebnisse von D.J. Apple u. L. Stewart. Wiedergegeben mit der Erlaubnis der Tumor Registry, Charity Hospital of New Orleans, und Dr. Jack P. Strong, Chairman, Department of Pathology, Louisiana State University, New Orleans, Louisiana, 1979.

Tabelle 16.2. Relative Häufigkeit maligner Tumoren der Augenlider[a]

Tumor	%
Basaliom	79
Carcinoma in situ und mikroinvasives Karzinom	18
Invasives Plattenepithelkarzinom	2
Malignes Melanom	1
Talgdrüsen-Karzinom (Meibom-Karzinom)	1

[a] Unpublizierte Ergebnisse von D.J. Apple u. L. Stewart. Wiedergegeben mit der Erlaubnis der Tumor Registry, Charity Hospital of New Orleans, und Dr. Jack P. Strong, Chairman, Department of Pathology, Louisiana State University, New Orleans, Louisiana, 1979.

unseren Breiten sehr *selten. Der häufigste metastasierende Lidtumor in unseren Breiten ist das Talgdrüsenkarzinom!*

Im folgenden sollen nur einige praktisch wichtige Lidtumoren kurz skizziert werden!

I. Entzündliche Prozesse und Pseudotumoren

1. Chalazion

Das Hagelkorn ist der *häufigste Lidtumor* überhaupt und geht auf eine granulomatöse Entzündung der Meibom-Talgdrüsen zurück. Es wird vom Allgemeinpathologen leicht mit potentiell ernsteren granulomatösen Entzündungen verwechselt. Freies *extrazelluläres Fett* der Meibom-Drüse ruft eine epitheloide Reaktion mit Riesenzellen hervor. Nicht anfärbbare Fett-Tröpfchen innerhalb des Gewebes, umgeben von entzündlichen Zellen, sind *pathognomonisch*. Neben frischer entzündlicher Infiltration sind bei chronischen Läsionen extensive fibröse Vernarbungen zu beobachten (Tabelle 16.1. u. Abb. 16.15).

Wichtig für die klinische und histologische Diagnostik von Lidtumoren: *Alle* Prozesse des Lidrandes vermögen die Ausführungsgänge der Meibom-Drüsen zu verlegen und so *sekundär ein Chalazion zu induzieren*. Dies gilt sowohl für benigne als auch für maligne Tumoren und natürlich für jede Form der Blepharitis. Ebenso kann es dabei zu einem fokalen Wimpernausfall (Madarose) kommen (de Gottrau et al. 1993).

Differentialdiagnostisch sind andere granulomatöse Prozesse wie die Sarkoidose, Pilzerkrankungen, Lepra, Tuberkulose oder Syphilis so extrem selten, daß diese nur nach Erregernachweis oder Korrelation mit dem gesamten Befund in Betracht gezogen werden dürfen. Mit anderen Worten: ein histologisch eindeutig granulomatöser Lidprozeß muß solange als *Chalazion* angesehen werden, bis das Gegenteil wirklich bewiesen ist. Bei Nichtbeachtung dieser Regel resultieren Fehlinterpretationen mit unnötiger und eingreifender Diagnostik und Therapie. Nicht so selten sind pseudorheumatoide Knötchen oder das Granuloma anulare (Büchi et al. 1995; Asano u. Holbach 1996; Abb. 16.2.).

Das *Melkerson-Rosenthal-Syndrom* läßt sich dagegen schon klinisch aufgrund des meist symmetrisch bilateralen Befundes und folgender Befundkonstellation diagnostizieren: 1. zunächst rezidivierendes und später chronisches Ödem der Lider, Lippen und des Gesichts; 2. rezidiverende Fazialislähmung; 3. Lingua plicata (Heinrich et al.

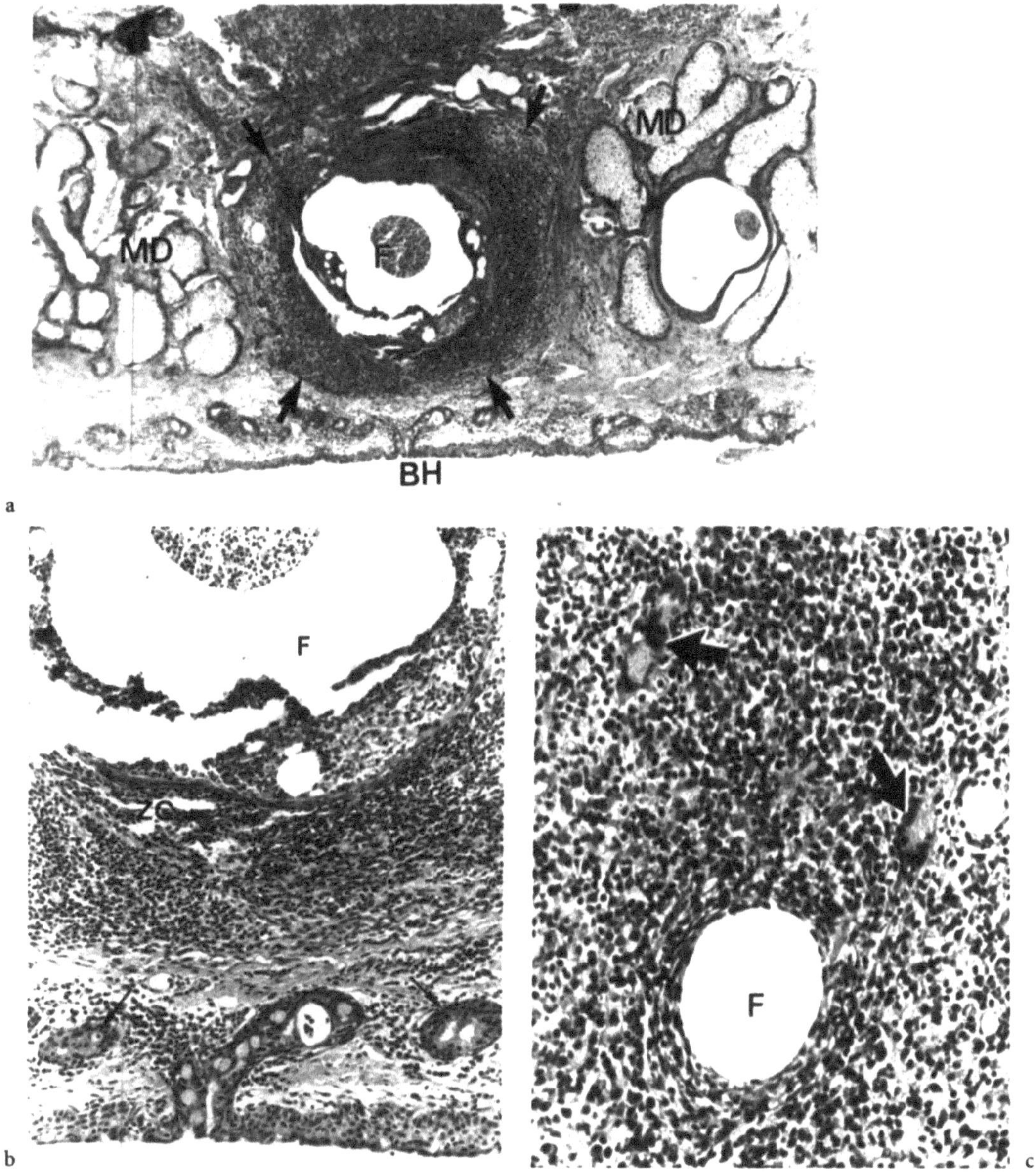

Abb. 16.1 a–c. Chalazion. **a** Übersicht: Großes zonales Granulom (*Pfeile*) um fettiges Material (*F*) aus einem Aggregat der Meibom-Drüse (*MD*) im Tarsus. Ausbruch in Richtung Epidermis. Conjunctiva tarsi (*BH*). **b** Ausschnitt aus **a:** Zonales Granulom (*ZG*) um fettiges Material (*F*), pseudoadenomatöse Hyperplasie der Conjunctiva tarsi (*Pfeile*). **c** Riesenzellen (*Pfeile*) im zonularen Granulom um optisch leere Fettvakuole (*F*) herum

1975). Beim „*Floopy-Eyelid-Syndrom*", das in der Regel adipöse Männer betrifft, fällt neben einer unspezifisch papillären Konjunktivitis und ggf. oberflächlichen Keratitis ein Defizit an elastischen Fasern im Tarsus auf (Netland et al. 1994).

Andererseits muß der Augenarzt *bei jedem Lidprozeß, der klinisch wie ein Chalazion aussieht, auch an ein Karzinom der Meibom-Drüsen oder Zeis-Drüsen denken.* Dieses gilt besonders bei: a) Rezidiven, b) hohem Alter des Patienten, c) gleichzeiti-

a

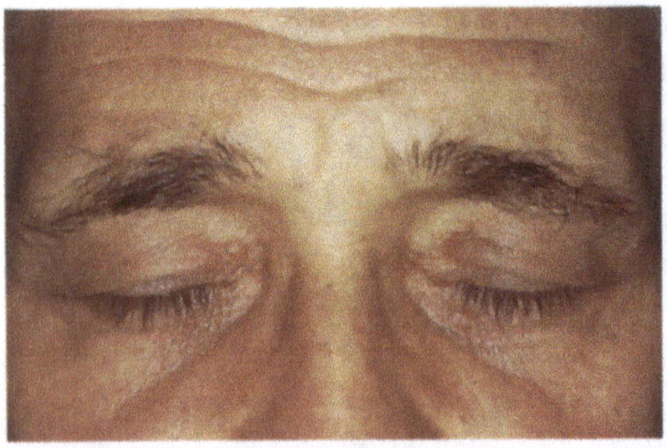

b

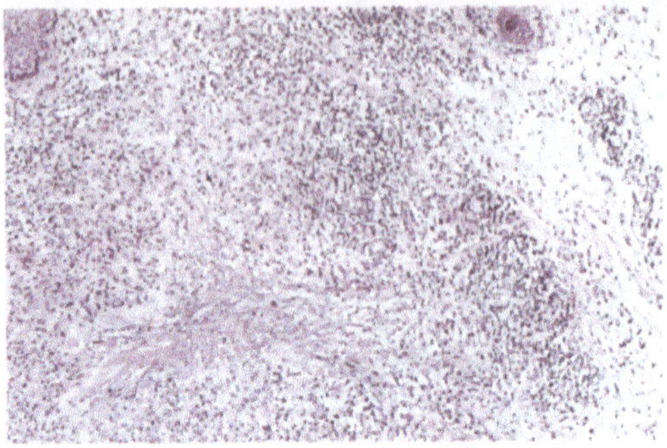

Abb. 16.2 a, b. Pseudorheumatoide Knötchen der Lidhaut. **a** Die kleinknotigen subepidermalen Granulome bieten in der Regel klinisch keine entzündlichen Veränderungen. **b** Typisches rheumatoides Granulom mit Kollagennekrosen, Epitheloidzellen und Riesenzellen. (Aus ASANO u. HOLBACH, 1996)

ger therapieresistenter Blepharokonjunktivitis und d) Beteiligung der präaurikulären oder submandibulären Lymphknoten (v. DOMARUS et al. 1976). Bei einem Chalazion tritt niemals eine Reaktion in den regionalen Lymphknoten auf.

Literatur: HOLLWICH et al. 1976; SHIELDS u. FONT 1974; THYGESON 1969.

2. *Molluscum contagiosum*

Die „Dell-Warze" wird durch das Molluskum-Virus aus der Gruppe der Pockenviren hervorgerufen. Histologisch findet sich um den zentralen typischen Keratinpfropf akanthotisch verdicktes Epithel, das in die Dermis vordringt. Die Infektion beginnt in den tieferen Schichten der Epidermis, erkennbar an zunächst eosinophilen zytoplasmatischen Einschlüssen (Molluskumkörper), die sich zunehmend basophil anfärben und das ganze Zytoplasma ersetzen. Der Zellkern wird komprimiert und an den Rand verdrängt. Die Molluskumkörper werden schließlich sogar größer als die Wirtszelle. Jeder Molluskumkörper besteht aus Virusnestern mit DNS, die durch zunehmende Einlagerung von Nukleinsäuren basophil anfärbbar werden. Besteht ein Molluscum contagiosum am Lidrand, streut es Viren und induziert eine follikuläre Konjunktivitis (Tabelle 16.3; LUTZNER 1963).

Literatur (zu II. insgesamt): APPLE u. STEWART 1974; AURORA u. BLODI 1970; BONIUK 1962; DOXANAS et al. 1976; LEYDHECKER u. LUND 1962; NOVER u. HEINRICH 1971; STRAATSMA et al. 1962.

II. Benigne Lidtumoren

1. *Xanthelasma*

Die meist symmetrisch im nasalen Lidbereich angeordneten gelblichen, wenig prominenten Tumoren weisen bei einem Drittel der Patienten auf einen erhöhten Cholesterinspiegel im Blut hin. Eine Analyse der Serumlipide ist daher stets angezeigt, ebenso wie der Ausschluß eines Diabetes mellitus.

Histopathologisch sieht man charakteristische „Schaumzellen", d.h. Histiozyten mit Fett, das in Paraffinschnitten herausgelöst wird und sich daher in Hämatoxylin-Eosin-Schnitten nicht anfärbt. Das Fett ist jedoch in Gefrierschnitten leicht nachzuweisen mit speziellen Fettfärbungen. Die histiozytären Infiltrate liegen in der oberflächlichen Dermis. Diese Hautregion ist normalerweise aus fibrovaskulärem Gewebe mit Hautanhangsgebilden aufgebaut. Das Unterhautfettgewebe liegt tief in der Dermis. (Insofern ähnelt das Xanthelasma histopathologisch einer lepromatösen Lepra der Lider.)

Pathognomonische konfluierende multiple Lidrand-Tumoren (Abb. 16.3) sieht man bei der Lipoid-Proteinose URBACH-WIETHE (MARQUARDT 1962).

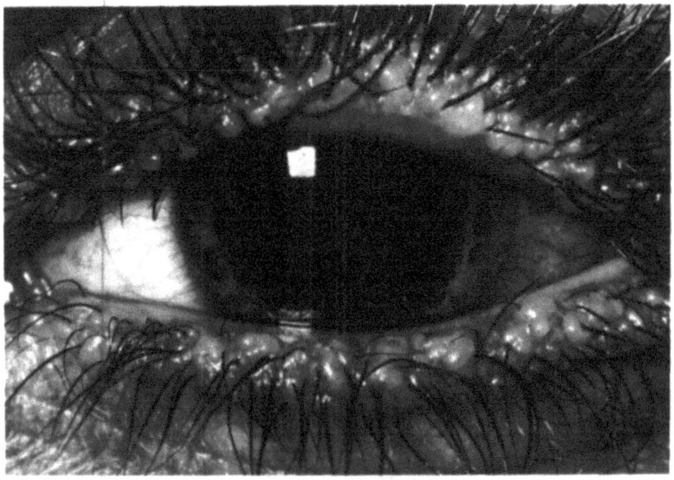
a

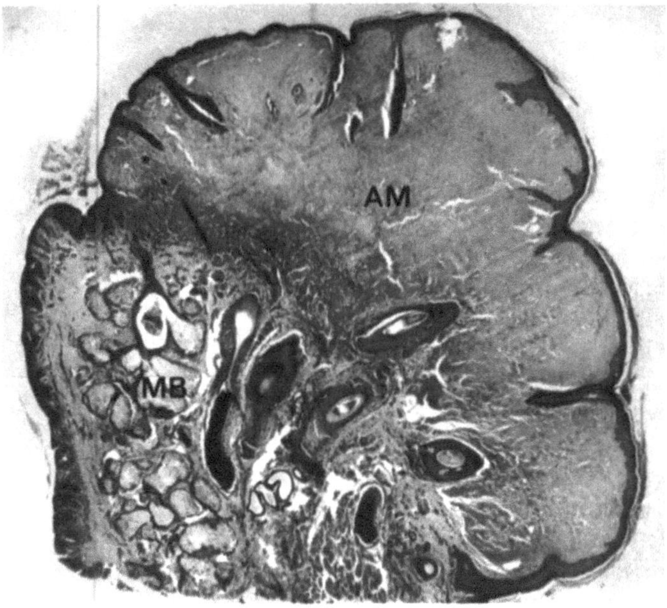

b

Abb. 16.3 a, b. Lipoproteinose (Urbach-Wiethe). **a** Pathognomonischer klinischer Befund an der äußeren Lidkante. **b** Amorphes Material unter den epidermalen Anteilen der Lidkante (*AM*). Meibom-Drüsen (*MD*)

2. *Nekrobiotische Xanthogranulome*

Ihre diagnostische Einordnung ist von besonderer Bedeutung, da sie häufig mit lymphoproliferativen Erkrankungen assoziiert sein können.

Literatur: Braun et al. 1994; Codere et al. 1983; Robertson u. Winkelmann 1984.

3. *Plattenepithelpapillom*

Die Bezeichnung des „Plattenepithelpapilloms“ wird für einige Veränderungen verwandt, die klinisch unterschiedlich aussehen, aber alle auf eine benigne Hyperplasie des Plattenepithels der Epidermis zurückgehen. Die *Akanthosis* (epitheliale Verdickung), die oberflächliche Verhornung *(Hyperkeratose)* und die *Parakeratose* (Retention von Kernen innerhalb der keratinisierten Schichten) sind ihre Kennzeichen. Diese epithelialen Wachstumszonen gehen von einem fibrovaskulären Stiel der darunterliegenden Dermis aus.

Derartige Prozesse werden weiter untergliedert nach ihrer *Gestalt*. Abgesehen von pilzähnlichen, treten flache oder sessile Formen auf, auch polypoid oder mit zerklüfteter Oberfläche wie bei einer gemeinen Warze. Die extreme Hyperkeratose führt zum „Cornu cutaneum". Für die Diagnose einer echten „Verruca vulgaris" ist die Identifikation von Einschlußkörperchen erforderlich. Ohne diese spricht man vom verrukoiden Plattenepithelpapillom. Plattenepithelpapillome sind klinisch und histologisch leicht zu diagnostizieren. Jedes wachsende Papillom bedarf der exzisionalen Biopsie, um maligne oder potentiell maligne Prozesse auszuschließen.

4. Seborrhoische Keratose

Auch diese häufige Läsion des Augenlides wird in das histologische Labor oft mit falscher klinischer Diagnose eingesandt. Das klinische Bild überlappt sich weitgehend mit dem der Plattenepithelpapillome. Jedoch ist die Unterscheidung nur von akademischem Interesse, da beide Läsionen völlig benigne sind. Die klassische Variante ist histologisch leicht zu diagnostizieren. Die im Lidbereich häufigen Sonderformen wie die *invertierte follikuläre Keratose* (Helwig) wurde jedoch früher nicht selten mit Plattenepithelkarzinomen verwechselt (Boniuk 1962). Dies führte zu der Meinung, daß Plattenepithelkarzinome des Lides häufig seien. Tatsächlich sieht man in Mitteleuropa auch in großen Augenkliniken nur vereinzelt echte Plattenepithelkarzinome im Jahr.

5. Invertierte follikuläre Keratose

Sie kommt häufig im Lidbereich vor (Boniuk u. Zimmerman 1967). Sie wird auch als Variante der seborrhoischen Keratose aufgefaßt (Boniuk 1962; Doxanas et al. 1976).

6. Pseudoepitheliomatöse Hyperplasien

Die epitheliale Hyperplasie ahmt ein Karzinom (Epitheliom) nach. Entzündliche Prozesse in der darunterliegenden Dermis stimulieren die hyperplastische epitheliale Proliferation. Diese Läsionen bilden sich spontan zurück. Kliniker und Pathologen müssen die Prozesse kennen, um die „Überdiagnose" eines Plattenepithelkarzinoms zu vermeiden.

7. Keratoakanthom

Das Keratoakanthom stellt einen rasch wachsenden Tumor dar, der deutlich durch einen großen zentralen, keratotischen Pfropf oder Krater gekennzeichnet ist. Eine spontane Involution erfolgt innerhalb von Wochen oder einigen Monaten (Boniuk u. Zimmerman 1967).

8. Lidzysten

Augenlidzysten fallen klinisch schnell auf. Auch Basalzellkarzinome können gelegentlich ein trügerisches, zystenähnliches Aussehen bieten, wenn sie mit Flüssigkeit gefüllt sind und so ihre wahre Natur verschleiern. Daraus folgt, daß solche exzidierten Zysten auch bei klinisch völlig harmlosem Aussehen stets histologisch zu untersuchen sind. Hautzysten werden nach Abkunft und Typ des Epithels benannt, das das Lumen auskleidet.

Zystische Dermoide (Dermoidzysten) stellen häufig Choristome am Orbitarand dar und werden meist kurz nach der Geburt bemerkt. Sie sind oft temporal oder nasal oben lokalisiert. Durch Sekretion der epidermalen Schweiß- und Talgdrüsen und Haarwachstum nehmen diese Zysten an Größe zu, breiten sich in die Orbita aus und produzieren eine Bulbusverlagerung, u. U. eine Ptosis. Schon leichte Traumen vermögen die ausgedehnte Wand zu rupturieren: Der Zysteninhalt induziert u. U. ein Fremdkörpergranulom (Abb. 16.4). Die Entfernung ist daher *früh* indiziert (Tabelle 16.3; Braun u. Holbach 1996).

Moll-Zysten: Diese am äußeren Lidrand lokalisierten, wasserklaren, gut durchleucht-

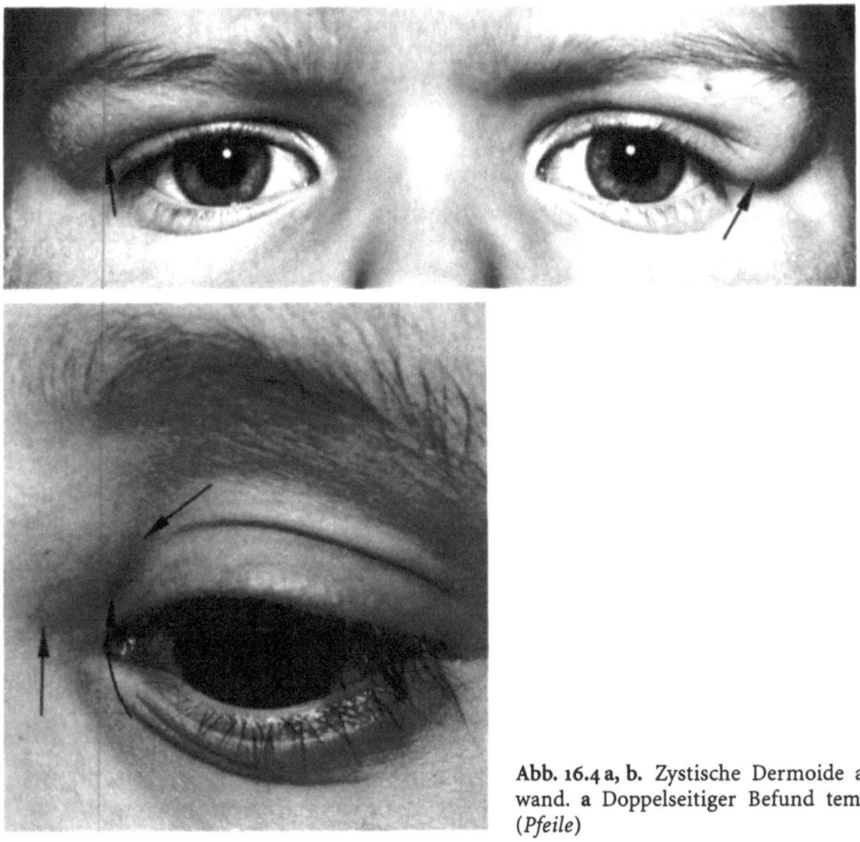

a

b

Abb. 16.4 a, b. Zystische Dermoide an der Orbitawand. **a** Doppelseitiger Befund temporal. **b** Nasal (*Pfeile*)

baren, dünnwandigen Zysten sind mit apokrinem Epithel ausgekleidet. Nicht selten wächst Granulationsgewebe im Zystenlumen vor und verursacht eine Einblutung. Die Zyste sieht dann schwarz aus und wird klinisch leicht mit einem malignen Melanom der Lidkante verwechselt (Abb. 16.5).

Pilomatrixome: Sie imponieren ebenfalls als zystische Tumoren (Seitz et al. 1993 a, b; Abb. 16.6).

9. Andere benigne Lidtumoren

Hämangiome und Lymphangiome. Hämangiome sind häufig kongenital als weiche, blaß-blaue Knoten in den Augenlidern zu finden. Viele dieser Läsionen bilden sich *spontan* zurück. Die chirurgische Exzision ist nur bei Verengung der Lidspalte und Amblyopie-Gefahr angezeigt (Abb. 16.7). Beim Kasabach-Merritt-Syndrom ist ein kavernöses Hämangiom mit einer thrombozytopenischen Purpura vergesellschaftet, die als Folge einer Verbrauchkoagulopathie gedeutet wird. Es kommt auch bei Lidhämangiomen vor (Mayer, pers. Mitteilung). Kutane Hämangiome im Trigeminusbereich signalisieren das Sturge-Weber-Syndrom. Lymphangiome in Lid- und Orbitaregion zeichnen sich durch eine diffuse Ausbreitung aus, die die radikale Exzision oft unmöglich macht (Haik et al. 1979; Stigmar et al. 1978; Iliff u. Green 1979; Rootman et al. 1986).

Naevi. Auch bei klinisch unterschiedlichem Aussehen verursachen die Naevi selten größere diagnostische Probleme.

Tabelle 16.3. Tumoren und Pseudotumoren von Lidern und Orbita im Kindesalter. (Aus NAUMANN 1971)

I. Benigne
  1. Hamartome
     - *Hämangiome* (evtl. Sturge-Weber-Syndrom)
     - Lymphangiome
     - *Naevus pigmentosus*
     - Neurofibrom
     - Echtes Optikusgliom
  2. Choristome
     - *Dermoide* (zystische)
     - Naevus von Ota
     - Ektopisches Tränendrüsengewebe
     - Phakomatöses Choristom (Zimmerman)
     - Meningo-Enzepahlozele
  3. Pseudotumoren
     - Entzündliche *Orbitaphlegmone* bei Sinusitis
       - Morbus Chagas
       - Hordeolum, *Chalazion*, pyogenes Granulom
       - Trichinose
       - *Reaktive lymphoide Hyperplasie*
     - *Traumatische Blutung*
     - *Endokrine Ophthalmopathie*
     - *Histiozytose* X (Hand-Schüller-Christian-Syndrom)
     - Retentionszyşten: Dakryops
     - Orbitazyste bei Mikrophthalmus
     - Xanthelasma
     - Juveniles Xanthogranulom
     - Lipoidproteinose Urbach-Wiethe

II. Maligne
  1. Primär
     - *Rhabdomyosarkom*
     - Strahlensarkome
     - Xeroderma pigmentosum
  2. Sekundär
     - Metastasen: Neuroblastom, Ewing-Sarkom etc.
     - Leukosen und maligne Lymphome
     - Burkitt-Tumor

Der sog. „*kissing nevus*" ist nur vom embryologischen Standpunkt her interessant und stiftet nicht selten klinisch Verwirrung. Naevi bestehen hier an den gegenüberliegenden Rändern des Ober- und Unterlids, so daß sie sich bei geschlossenen Lidern berühren. Offensichtlich war die Anlage eines späteren Naevus schon um die Mitte der Schwangerschaft vorhanden, als die Augenlider sich vorübergehend vereinigten. Wenn sich die Augenlider jedoch vor der Geburt wieder trennen, werden die Naevuszellen auf beide Lider verteilt. Dies darf nicht als transpalpebrale Migration bzw. Invasion von Melanozyten fehlgedeutet werden und schon gar nicht als Hinweis auf eine maligne Entartung. Die Hautnaevi werden ähnlich wie konjunktivale Naevi klassifiziert. In der *Differentialdiagnose* sind die okulodermale und dermale Melanozytose (LAMBERT et al. 1987; RODRIGUEZ-SAINS et al. 1981; s. Tabelle 6.13 u. 6.14) mit in Betracht zu ziehen und natürlich die malignen Melanome.

Literatur: BONIUK 1962; BLODI u. WIDNER 1968; BÖCK u. FEYRTER 1969; NAIDORF et al. 1976; WOLLENSAK u. MEYTHALER 1967; DOXANAS et al. 1976.

Solide Adenome der Talgdrüsen und verwandte Prozesse können auf viszerale maligne Neoplasien hindeuten (Muir-Torre-Syndrom; JAKOBIEC et al. 1988).

Phakomatöses Choristom des Lides (Zimmerman-Tumor): ZIMMERMAN (1971) beschreibt diesen eigentümlichen Tumor im Unterlid nasal bei 3 Kindern mit morphologisch

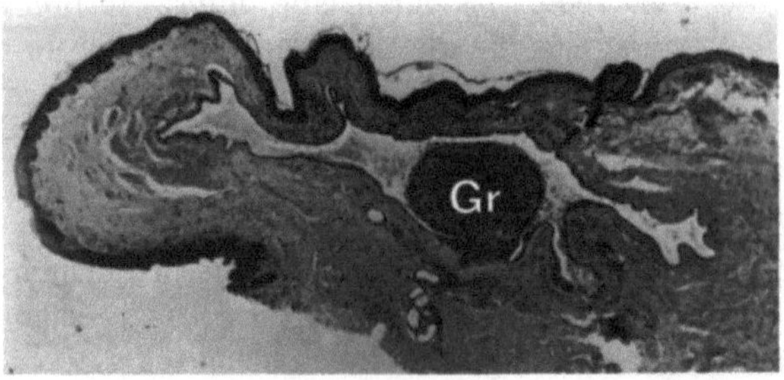

Abb. 16.5. Moll-Zyste mit Granulomationsgewebe im Lumen (*Gr*), das zu Blutungen in die Zyste führen kann

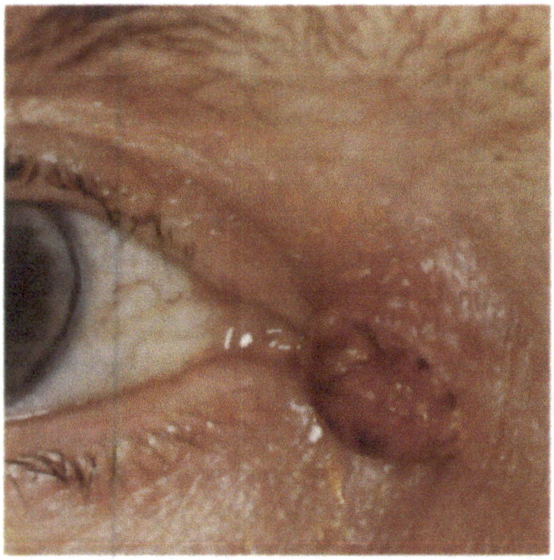

a

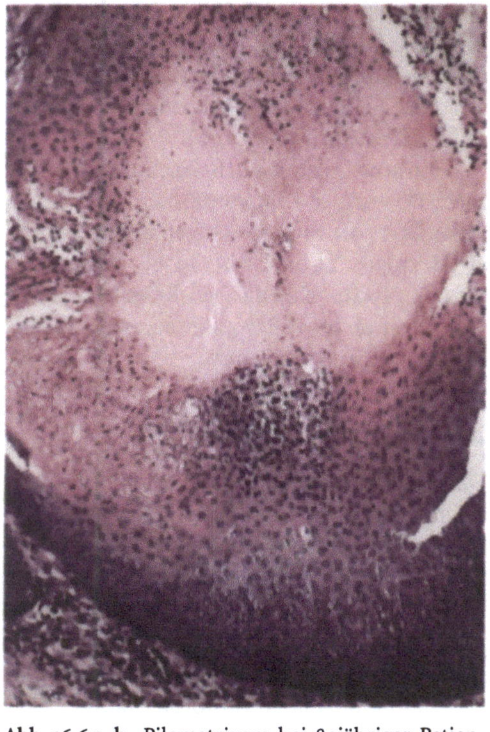

b

Abb. 16.6 a, b. Pilomatrixom bei 80jähriger Patientin. **a** Geröteter exulzerierter Tumor mit Blutkrusten besetzt, auf der Unterlage verschieblich, Tränenwege frei spülbar. **b** Basophile Zellverbände gehen unter Kernverlust nach zentral über in eosinophile sog. Schattenzellen. (×400). (Aus SEITZ u. HOLBACH 1993)

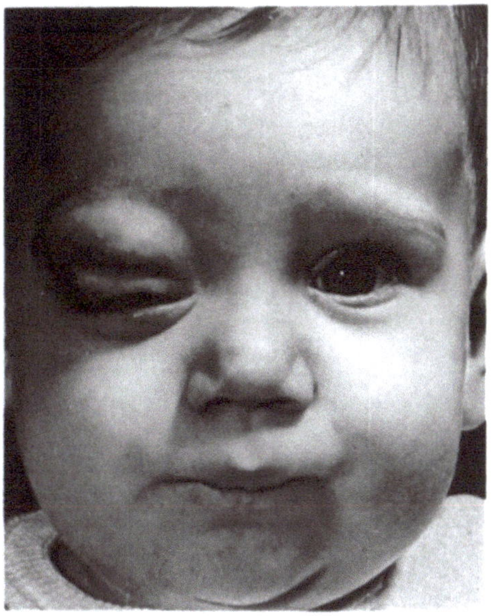

Abb. 16.7. Kavernöses Hämangiom des Oberlides

unauffälligen Augen. Der Tumor bestand aus epithelialen Zellnestern, die er auf eine ektopische Linsen-Anlage zurückführte. MCMAHON et al. (1976) fanden elektronenmikroskopisch tatsächlich die Kriterien für Linsenepithel (Abb. 16.8 a–c).

Neurogliales Choristom des Lides: In die Differentialdiagnose kongenitaler Lidtumoren gehört ebenso heterotopes neurogliales Gewebe. Es kann als solider Tumor des nasalen Unterlides imponieren und mit anderen Entwicklungsstörungen des Zentralnervensystems assoziiert sein, wie z. B. porenzephalen Zysten (HOLBACH et al. 1989). Die weitere klinische Differentialdiagnose umfaßt Hämangiome, Lymphangiome, das phakomatöse Choristom und Enzephalozelen.

III. Maligne Lidtumoren

1. *Basaliome*

Der klinische Verlauf eines Basalzellkarzinoms (Basalzellepithelioms) hängt von rechtzeitiger Diagnose und Therapie ab (MEYTHALER 1973). Der Tumor kann im all-

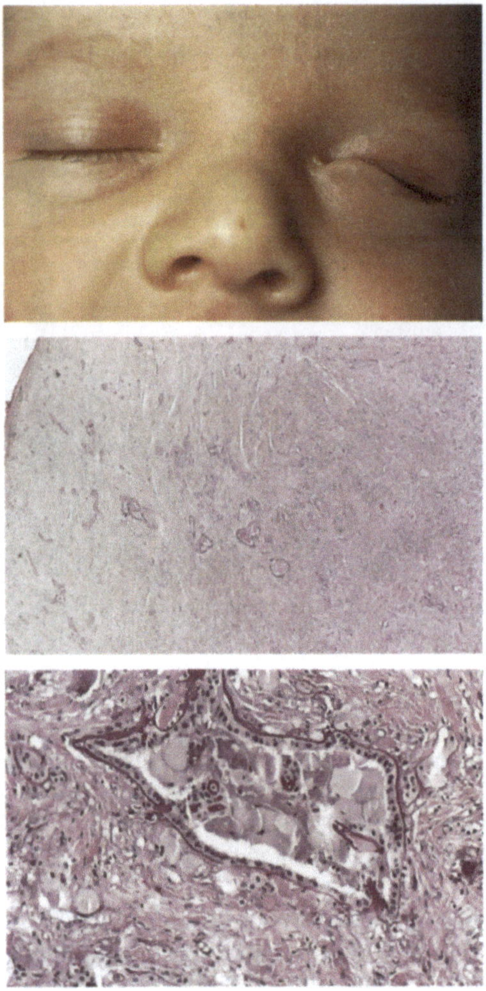

a
b
c

Abb. 16.8 a–c. a Phakomatöses Choristom des Unterlides (Zimmerman-Tumor). **b** Das Choristom besteht aus Bindegewebe und Epithelzellen, die von einer deutlichen Basalmembran umgeben sind. **c** In Nestern kuboidales subkapsuläres Epithel und Wedl' Blasenzellen. Das Epithel ist Vimtentin-positiv. (Mit freundlicher Genehmigung von W. Lieb, Würzburg)

gemeinen zufriedenstellend behandelt werden mit mikroskopisch kontrollierter Exzision im Gesunden und plastischer Defektrekonstruktion. Gefrierschnitt-Methoden erlauben in der Regel eine zuverlässige histologische Kontrolle der Schnittränder schon intraoperativ (Doxanas et al. 1981; McCord u. Cavanagh 1980; Anderson u. Ceilley 1978; Mohs 1972). Basaliome sind die häufigsten malignen Tumoren der Lider. Die Sonnenbestrahlung scheint ein wesentlicher prädisponierender Faktor nicht nur in der Genese des Basalzellkarzinoms, sondern auch der meisten anderen epithelialen Tumoren der Haut zu sein, insbesondere bei hellhäutigen Individuen. Das Basaliom wird nur gelegentlich bei Schwarzen gesehen: Nur zwei von 381 Patienten mit Basaliomen waren Neger (Apple u. Stewart 1974). 45% aller Basaliome der Augenlider treten am Unterlid auf und 24% am medialen Kanthus. Das Oberlid ist am seltensten betroffen. Die Diagnose des Basalioms bereitet histologisch meist keine Schwierigkeiten. Die Abgrenzung gegenüber dem benignen Trichoepitheliom, Pilomatrixom und Tricholemmom – die im Lidbereich nicht selten auftreten – muß aber beachtet werden. Sekundäre Chalazien sind nicht selten (Abb. 16.9 und 16.10).

Literatur: Aurora u. Blodi 1970; Boniuk 1962; Boniuk u. Zimmerman 1963; Collin 1976; Dutton 1993; Glatt et al. 1992; Hatt et al. 1979; Lederman 1976; Margo u. Waltz 1993; Nover u. Korting 1970; Nover et al. 1971; Payne et al. 1969; Steinkogler u. Scholda 1993.

2. *Plattenepithelkarzinome*

Das Spektrum der epidermalen Tumoren reicht von ganz benignen Läsionen über potentiell maligne (präkanzeröse) zu definitiven Karzinomen: Ähnlich wie für das nichtverhornende Plattenepithel der Konjunktiva bewährt sich die modifizierte Klassifikation proliferativer und neoplastischer epidermaler Tumoren (Tabelle 16.4) der Lider. Das *invasive* Plattenepithelkarzinom ist selten. In der Vergangenheit wurden viele Plattenepithelläsionen als Spinaliome angesehen und unnötig radikal behandelt (Boniuk u. Zimmerman 1967).

Ebenso wurden eine Reihe proliferativer Prozesse des Plattenepithels häufig mit Spinaliomen verwechselt: Diese für die Differentialdiagnose bedeutsamen Prozesse bezeichnet man als pseudoepitheliomatöse Hyperplasie.

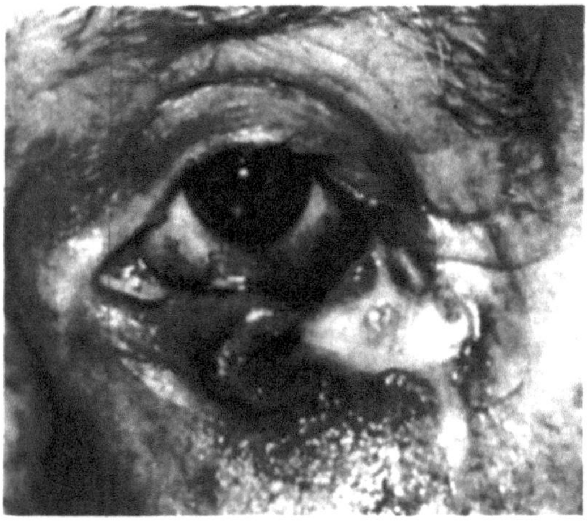

Abb. 16.9. Fortgeschrittenes ulzerierendes Basaliom der Lidkante

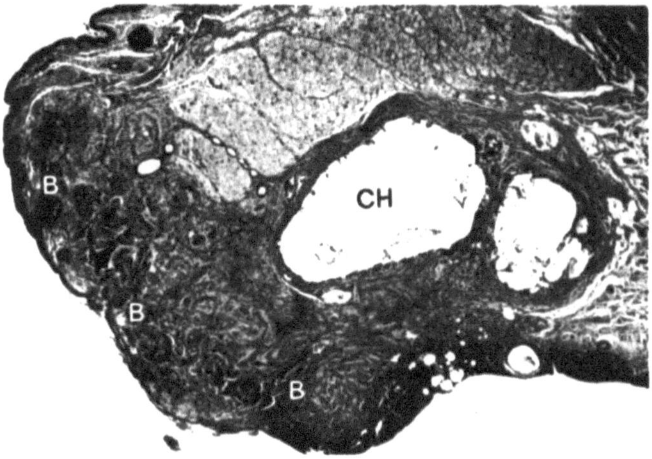

Abb. 16.10. Basaliom der Lidkante (*B*) mit sekundärem Chalazion (*CH*)

Tabelle 16.4. Klassifizierung epidermaler proliferativer und neoplastischer Lidtumoren. (Nach ZIMMERMAN et al. 1980)

I. *Benigne*
  1. Plattenepithelpapillome
  2. Seborrhoische Keratose
  3. Invertierte follikuläre Keratose
  4. Keratoakanthom
  5. Pseudokarzinomatöse Hyperplasie (reaktiv bei entzündlichen Prozessen)
  6. Molluscum contagiosum

II. *Präkanzerös*
  1. Aktinische („senile") Keratose
  2. Morbus Bowen
  3. Xeroderma pigmentosum
  4. Strahlendermatose

III. *Maligne*
  1. Basaliom (Basalzellenkarzinom)
  2. Plattenepithelkarzinom

Literatur: BONIUK 1962; DHERMY et al. 1974; KWITKO et al. 1963; BONIUK u. ZIMMERMAN 1967.

3. Talgdrüsenkarzinome der Meibom-Drüsen

Talgdrüsentumoren treten in Verbindung mit Haarbälgen andernorts selten auf; häufiger von den reichlichen Talgdrüsenelementen der Augenlider (Meibom-, Zeis-Drüsen) und den Talgdrüsen der Karunkel: Das Augenlid ist der mit Abstand häufigste Sitz eines Talgdrüsenkarzinoms im Körper. Es betrifft vorwiegend Patienten jenseits des 45. Lebensjahres. In Mitteleuropa stellt es den *am häufigsten metastasierenden Lidtumor dar* (Tabelle 16.2 u. 16.3; Abb. 16.11 u.

16.12). Es geht meist von den Meibom-Drüsen aus und ist am Oberlid doppelt so häufig wie am Unterlid, analog der Anzahl von Meibom-Drüsen. Tumoren der Meibom-Drüse liegen in der Tarsalplatte, jene der Zeis-Drüsen am Lidrand. Sie zeigen eine wechselnd gelbe Verfärbung durch den Fettgehalt und unterscheiden sich dadurch vom Plattenepithelkarzinom oder Basaliom. Während Hyperplasien und Adenome der Lid-Talgdrüsen meist gut umschriebene Knoten mit Kapsel bilden, ulzeriert das Karzinom früh bei infiltrativem Wachstum – und frühem Verlust der Zilien. Die klinischen Zeichen lassen daher an a) ein Basaliom, b) ein Chalazion oder c) an eine therapieresistente chronische Blepharo-Konjunktivitis denken (Boniuk u. Zimmerman 1968, 1972).

Für die *Differentialdiagnose* wichtig ist die Eigenart des *pagetoiden Wachstums* der Talgdrüsenkarzinome im Konjunktivalepithel, die von der Lidkante über den Fornix bis zum Limbus corneae reichen kann. Dies wird histologisch mit junktionaler Aktivität von Melanosen und Naevi verwechselt. Es

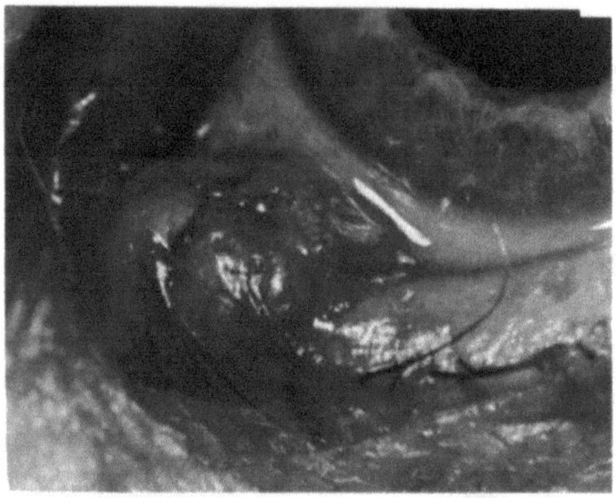

a

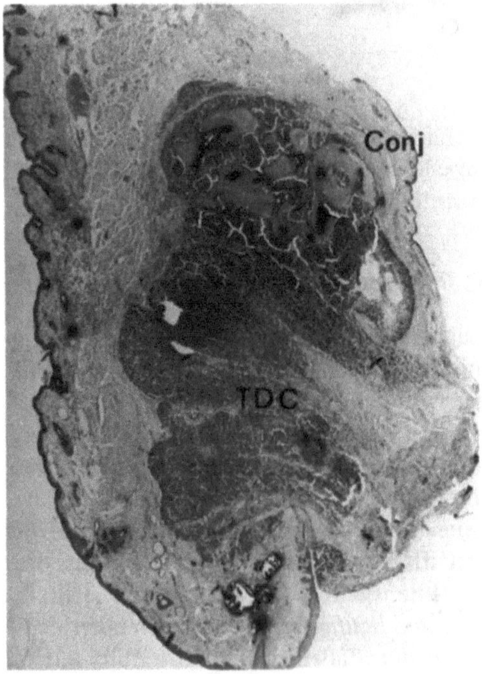

b

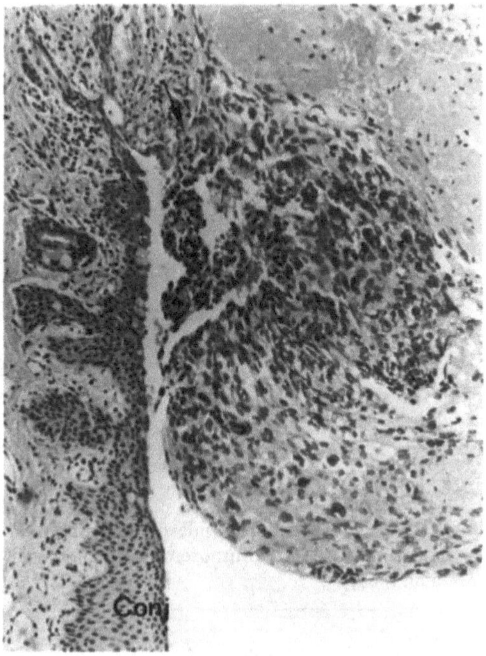

c

Abb. 16.11 a–c. Talgdrüsenkarzinom der Meibom-Drüsen: häufigster metastasierender Lidtumor in Mitteleuropa **a** Klinisches Bild. **b** Schnitt senkrecht zur Lidkante: Talgdrüsenkarzinom (*TDC*) durchbricht die Conjunctiva tarsi (*Conj*) nach hinten. **c** Ausschnitt aus **b**: Talgdrüsenkarzinom, das die Conjunctiva tarsi (*Conj*) nach hinten durchbricht (*Pfeil*)

d

e

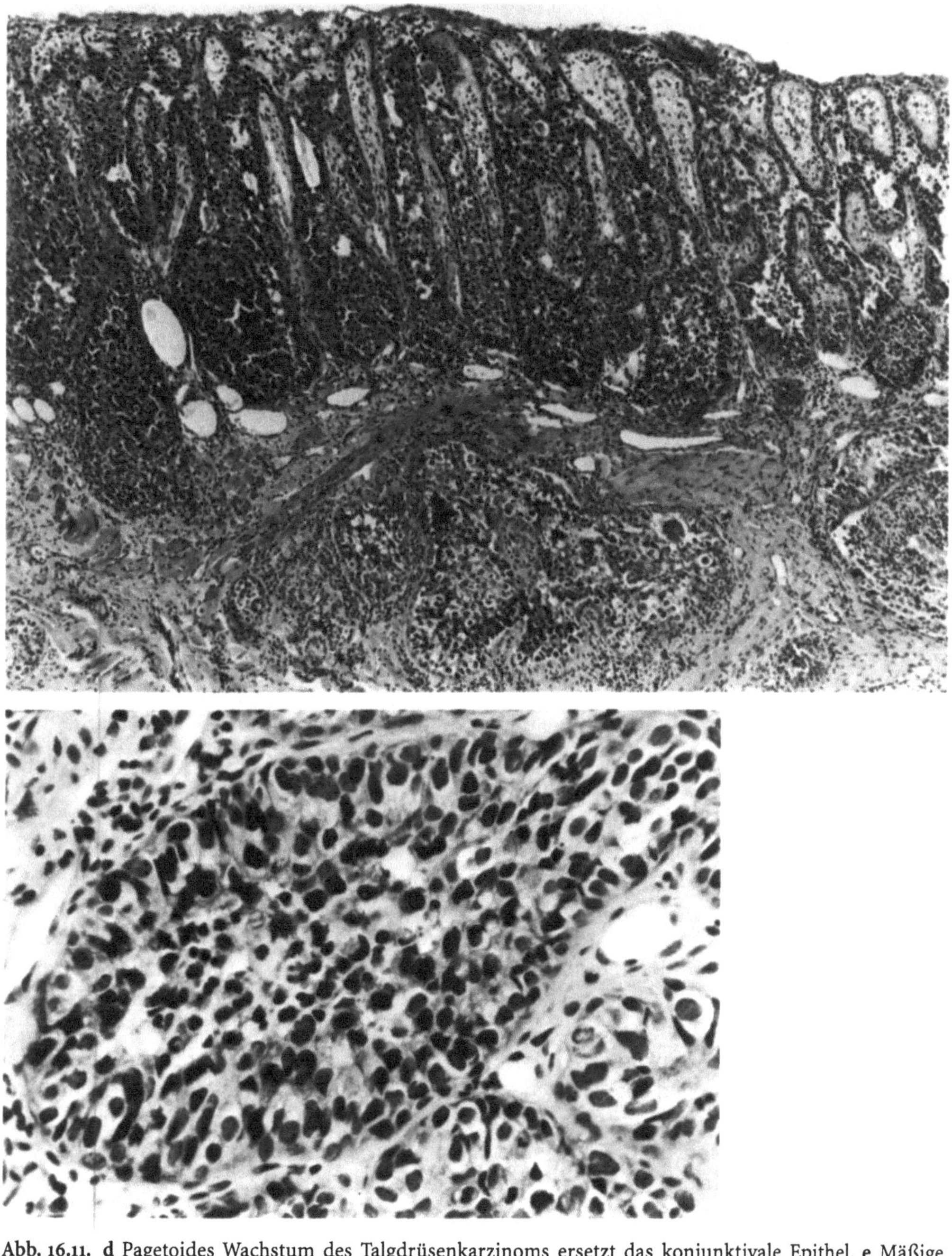

Abb. 16.11. d Pagetoides Wachstum des Talgdrüsenkarzinoms ersetzt das konjunktivale Epithel. **e** Mäßige Pleomorphie der Kerne bei schaumigem Zytoplasma

a

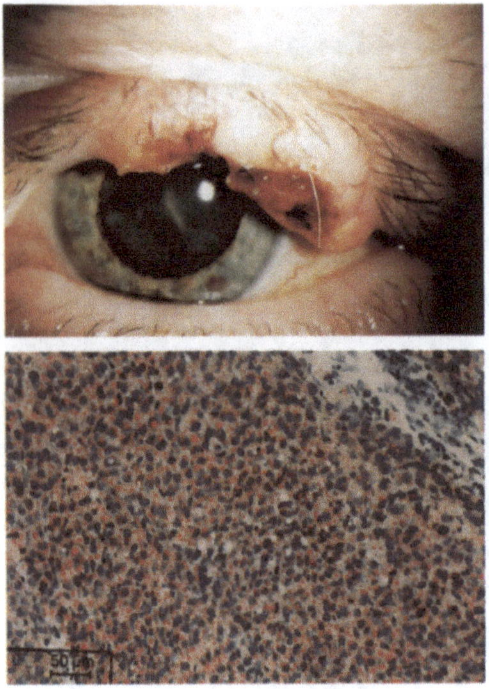

b

Abb. 16.12. a Ulzeriertes Talgdrüsenkarzinom am Oberlid. **b** Die Sudanrot-Fettfärbung im Gefrierschnitt zeigt multiple intrazelluläre Fetteinschlüsse. (Aus HOLBACH et al., i. Druck)

erklärt die klinische Symptomatik der *chronischen Blepharo-Konjunktivitis.*

Histologie: Das Talgdrüsenkarzinom kann gut umschrieben, sogar von einer Kapsel umgeben oder auch diffus ulzerierend oder infiltrierend wachsen. Es fällt eine Kernhyperchromasie mit reichlich normalen und abnormen Mitosen auf. Der Grad der Entdifferenzierung der einzelnen neoplastischen Fälle variiert beträchtlich. Bei erhaltener Talgdrüsendifferenzierung ist die Diagnose nicht schwierig. In Gefrierschnitten ist das intrazytoplasmatische Lipid nachzuweisen. Bei weitgehend entdifferenzierten Tumoren unterläuft die Fehldiagnose „Plattenepithelkarzinom“ oder „Basaliom“. Jedoch ist in allen Fällen mit speziellen Lipidfärbungen die richtige Diagnose zu stellen. Orbitale Invasion in 17% beobachteten BONIUK u. ZIMMERMAN an 88 Fällen. In 28,4% waren präaurikulare und submandibulare Lymphknoten befallen, 13,5% verstarben mit nachgewiesenen Metastasen.

Literatur: BONIUK u. ZIMMERMAN 1968, 1972; DOXANAS u. GREEN 1984; KASS u. HORNBLASS 1989; SCHEIE et al. 1964; SCHLERNITZAUER u. FONT 1976; v. DOMARUS et al. 1976; SHIELDS u. FONT 1974; YEATTS u. WALLER 1985.

3. *Merkel[1]-Zellkarzinom*

Diese rasch wachsenden soliden rosigen Tumoren sind wahrscheinlich bei uns häufiger als Plattenepithelkarzinome und betreffen bei alten Patienten am häufigsten das Oberlid. KIVELA u. TARKKANEN (1990) haben das charakteristische klinische Bild und die typische Histologie übersichtlich dargestellt. Wegen der Häufigkeit von Rezidiven und der Metastasierungsgefahr empfiehlt sich eine Exzision weit im Gesunden (NOVAK et al. 1995; Abb. 16.13). Der Tumor darf nicht mit einem Basaliom verwechselt werden.

Literatur: JÜNEMANN et al. 1995; LIEB et al. 1987.

5. *Metastatische Lidtumoren*

Nicht selten siedeln sich metastasierende Karzinome im Lidbereich an, und im Ausnahmefall sind diese Lidtumoren das erste Symptom eines bis dahin unbekannten viszeralen Neoplasmas. Grundsätzlich kommen als Ausgangspunkt alle metastasierenden Karzinome in Betracht. Auch aus diesem Grund muß gefordert werden, daß jeder Lidtumor – einschließlich diejenigen, die wie ein Chalazion aussehen – unbedingt einer histologischen Untersuchung zugeführt wird.

Literatur: v. DOMARUS et al. 1976; FONT u. FERRY 1976; FORREST 1962; HOOD et al. 1973; KÜCHLE et al. 1992; RILEY 1970; RODRIGUES et al. 1974.

---

[1] Augenärzte mag interessieren, daß der Anatom Dr. Merkel sowohl seine Promotion (1969 in Erlangen: „Über die Macula lutea des Menschen und die Ora serrata“) als auch seine Habilitation (1870 in Göttingen: „die Zonula ciliaris“) dem Auge widmete.

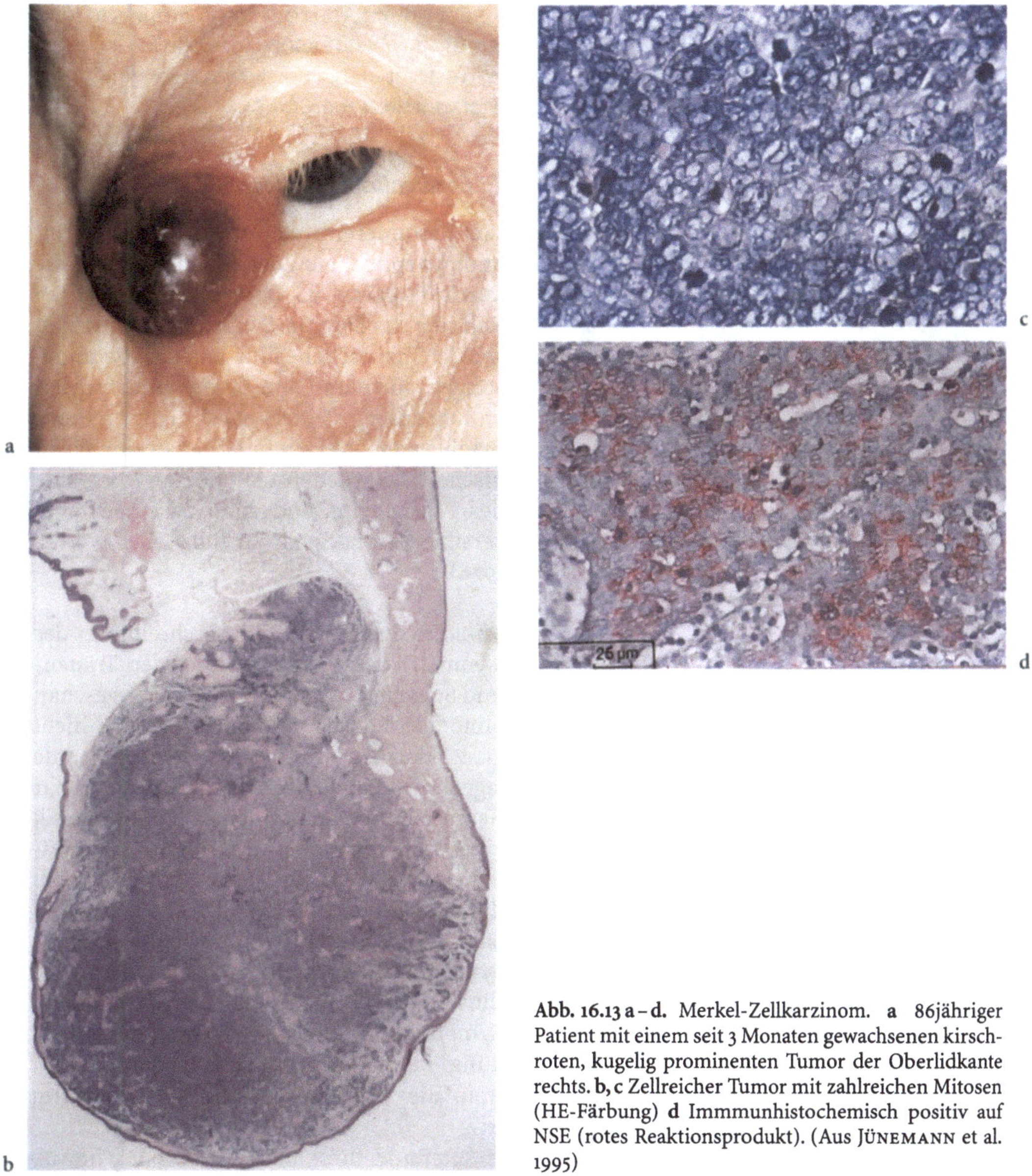

Abb. 16.13 a–d. Merkel-Zellkarzinom. **a** 86jähriger Patient mit einem seit 3 Monaten gewachsenen kirschroten, kugelig prominenten Tumor der Oberlidkante rechts. **b, c** Zellreicher Tumor mit zahlreichen Mitosen (HE-Färbung) **d** Immmunhistochemisch positiv auf NSE (rotes Reaktionsprodukt). (Aus Jünemann et al. 1995)

B. Tränensystem

I. Tumoren der Tränendrüse

Die Tumoren und Pseudotumoren der Tränendrüse unterscheiden sich nicht von denjenigen der Speicheldrüsen, die von Seifert in Band 1 dieser Serie ausführlich abgehandelt wurden. Wir beschränken uns daher auf wenige Stichworte. Nach Reese (1976) sind die Tränendrüsentumoren zur Hälfte mesenchymaler oder epithelialer Abkunft, und zwar jeweils wiederum zu gleichen Anteilen benigne und maligne (s. Klassifizierung der WHO 1972).

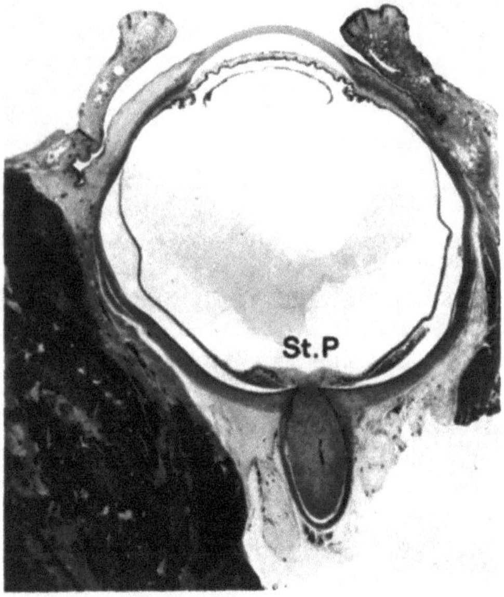

Abb. 16.14. Pleomorphes Adenom der Tränendrüse bedrängt den Bulbus, bricht aber nicht in ihn ein. Orbitale Stauungspapille (*St.P*)

1. Epitheliale Tränendrüsentumoren

a) Pleomorphes Adenom

Das pleomorphe Adenom ist der häufigste epitheliale Tränendrüsentumor. Es tritt bevorzugt in der 4. bis 5. Lebensdekade auf und ist ein derber, scharf begrenzter Tumor, der zu einer Verlagerung des Bulbus nach medial und unten führen kann. Es ist charakterisiert durch langsames, expansives Wachstum. Die komplette Exzsion ist unbedingt erforderlich, da nach inzisionaler Biopsie häufig Rezidive auftreten. Maligne Entartungen bei unvollständiger Entfernung sind beschrieben. In 10% ist oft nach vielen Jahren eine maligne Transformation möglich (Abb. 16.14).

b) Adenoidzystisches Karzinom

Klinisch werden hierbei oft schwerste Schmerzen angegeben, die sich aus der bevorzugt perineuralen Invasion dieses Neoplasmas erklären. Es handelt sich um einen hochmalignen, rasch wachsenden Tumor.

Literatur: Ashton 1975; Forrest 1971; Riley u. Henderson 1970; Shields 1989, Wright et al. 1979; Zimmerman et al. 1962, Zimmerman 1964.

2. Entzündliche Pseudotumoren

Von besonderem Interesse ist hier die lymphomyoepitheliale Läsion von Godwin, die durch Donath u. Seifert (1972) in den Rahmen des Sjögren-Syndroms eingeordnet wurde. Inzwischen sind analoge Veränderungen auch im Bereich der Tränendrüse dokumentiert (Font et al. 1967). Einige Betablocker induzieren offenbar eine chronische Dakryoadenitis, die zur Atrophie des Parenchyms und dann zu einem irreversiblen Sicca-Syndrom führt (Rahi et al. 1976).

Mikulicz-Syndrom: Die Beschreibung der symmetrischen Anschwellung der Tränen- und Speicheldrüsen durch Mikulizc geschah ohne histologische Abbildung, so daß nicht ganz klar ist, welche Prozesse zugrunde lagen. Als „Syndrom" eignet es sich zur Beschreibung der *klinischen* Symptomatik einer symmetrischen Vergrößerung der Tränen- und Speicheldrüsen und zwar sowohl durch *entzündliche* Veränderungen etwa bei Sarkoidose, Mumps oder beim Sjögren-Syndrom als auch durch *neoplastische* Infiltration bei einer Leukose oder malignen Lymphomen. Von einer Mikulicz-„Erkrankung" kann man heute nicht mehr sprechen, weil die Erstbeschreibung zu vieldeutig ist.

Literatur: Böck u. Feyrter 1966; Chavis et al. 1978; Fleischer 1904; Font et al. 1967; Goder 1962; Jakobiec et al. 1977; Kennerdell u. Dresner 1984; Krey 1972; Leone u. Lloyd 1985; Little 1967; Meyer et al. 1971; Mottow u. Jakobiec 1978; Nover 1954; Rao u. Font 1975; Shields 1974; Shields 1989; Witschel 1974; Wolter u. Roosenberg 1977; Yanoff et al. 1970.

II. Pathologie der ableitenden Tränenwege und des Tränensackes

Die pathologischen Prozesse im Bereich der ableitenden Tränenwege entsprechen denen der Konjunktiva und des Nasenschleimhautepithels. Sie sind insgesamt selten. Für den Ophthalmopathologen sind die folgenden Prozesse von Interesse:

Dakryops: siehe Konjunktiva (Kap. 6)

Aktinomyzes-Kanalikulitis: Diese chronische symptomarme Entzündung *im Lumen* der Canaliculi lacrimales geht auf Aktinomyzes-Absiedlungen zurück, die gelbliches quarkähnliches Material bilden, das nicht selten zur histologischen Untersuchung eingeschickt wird. Man erkennt dann die typischen Aktinomyzes-"Drusen". Dieses Material wird durch einfache Exprimation aus dem Tränenkanälchen gewonnen oder durch Schlitzung hinter dem Sphinkter des Tränenpünktchens (Musculus Riolani; HOFFMANN 1962).

Kanalikulus-Stenosen: Erworbene Ursachen für Kanalikulus-Stenosen umfassen Trauma, medikamentös-toxische Effekte (z.B. 5-Fluouracil), virale Infektionen (z.B. Herpes simplex) oder Autoimmunerkrankungen (okuläres Pemphigoid, Fuchs-Stevens-Johnson-Syndrom; (HARRIS et al. 1981).

Tumoren des Tränensackes: Wegen ihrer Seltenheit werden sie oft erst im Spätstadium erkannt, vor allem weil sie initial die Tränenpassage vom Konjunktivalsack in die Nase noch nicht blockieren. In der Literatur sind weniger als 300 Patienten beschrieben. In einer Serie von 115 Tränensacktumoren (ausschließlich von entzündlichen Pseudotumoren) waren die Hälfte maligne, und zwar am häufigsten Plattenepithelkarzinome mit 25% Rezidiven. Als benigne Tumoren wurden vor allem nichtverhornende Plattenepitheltumoren und transitionelle Papillome beobachtet (STEFANYSZYN et al. 1994). Die humanen Papillom-Viren sind offenbar bei der Entstehung beider beteiligt: wie im Genitaltrakt HPV Typ-11 bei den benignen; HPV Typ-18 bei den malignen (MADREPERLA et al. 1993).

Literatur: COLEMAN et al. 1972; FAULBORN u. WITSCHEL 1972; FLANAGAN u. STOKES 1978; HORNBLASS et al. 1980; JAY u. LEE 1976; RADNOT u. GALI 1966; RYAN u. FONT 1973.

C. Orbita

In der Orbita drängen sich auf engstem Raum alle Gewebselemente des Organismus. Entsprechend reichhaltig ist die Pathologie mit besonderer Beziehung zur Neuropathologie und der Pathologie der „Weichteilgewebe" (s. Übersichten, speziell GARNER u. KLINTWORTH 1994; JAKOBIEC u. FONT 1986; KODSI et. al. 1994; ROOTMAN 1988; SHIELDS 1989). Von praktischer Bedeutung ist die unterschiedliche Häufigkeit orbitaler Krankheitsbilder im Kindes- und Erwachsenenalter.

I. Enzephalozelen und Meningozelen

Sie werden im Rahmen der Neuropathologie erörtert (BÖKE u. MOHR 1976; GODER et al. 1973); für den Augenarzt interessant ist die Assoziation mit der Handmann-Anomalie (s. Kap. 13 „morning glory syndrome").

II. Endokrine Orbitopathie

Als Hauptursache für einen raumfordernden Prozeß in der Orbita *sowohl bei einseitiger als auch bei symmetrischer Ausprägung* muß sie bei allen Patienten mit einem Exophthalmus in Betracht gezogen werden. Histologische Untersuchungen von Gewebe sind höchstens im Spätstadium möglich, wenn bei schwerstem Verlauf eine Entlastungsoperation durchgeführt werden muß. Die klinische Stadieneinteilung und die wenigen bekannten histopathologischen

Studien (Horst u. Ullerich 1962) werden im Zusammenhang im Kapitel Augenmanifestationen von Allgemeinerkrankungen erörtert (s. Kap. 17; Werner 1969, 1977; Grove 1975; Riley 1972; Sergott u. Glaser 1981; Nunery 1991).

III. Tumoren und Pseudotumoren der Orbita

Eine Erörterung der Tumoren der Orbita ist in diesem Zusammenhang nicht sinnvoll, da sie eine Erörterung der Neuropathologie und der Pathologie des Mesenchyms, des Knochensystems, des lymphatischen Systems, der Muskelpathologie und derjenigen der Speicheldrüse einschließt. Die „Ophthalmopathologie der Orbita" ist damit allumfassend und kann ohne Mitwirkung von Subspezialisten nicht bewältigt werden. Dies gilt sowohl für die isolierten orbitalen Prozesse als auch solche im Rahmen von systemischen Erkrankungen, wie beispielsweise Morbus Erdheim-Chester; Morbus Kimura, Morbus Kawasaki, Wegenersche Granulomatose, Morbus Ollier, die Non-Hodgkin-Lymphome, die Histiozytosen X etc. Klinische und histopathologische Gesichtspunkte wurden in einigen Monographien erörtert (Henderson 1973; Reese 1976). Im folgenden soll lediglich eine tabellarische Zusammenstellung der Häufigkeit orbitaler Tumoren aus der Literatur aufgeführt werden. Die Verteilung der Tumoren im Kindesalter (Tabelle 16.5) und im Erwachsenenalter (Tabelle 16.6) ist unterschiedlich.

Literatur: Blodi 1976; Grove 1975; Howard 1971; Fanta 1964; Lieb 1994; Rootman 1988; Shields 1989; Siegert 1960; Smigel u. McCarthy 1975; Spencer 1986; Vogel 1976.

Tabelle 16.5. Häufigkeit von 358 orbitalen Tumoren im Kindesalter. (Aus Garner u. Klintworth 1994)

	%
Dermoidzysten	37
Hämangiome	12
Rhabdomyosarkome	9
Optikusgliome	6
Neurofibrome	4
Neuroblastome, metastas.	3
Lymphangiome	3
Entzündlicher Pseudotumor	3
Leukosen und Lymphome	3
Lipome	2
Meningeome (Orbita und Keilbeinflügel)	2
Schwannome	2
Mikrophthalmus mit Zyste	1
Teratom	1
Prominenter palpebraler Tränendrüsenlappen	1
Retinoblastom	1
Undifferenziertes Sarkom	1
Andere	9

Tabelle 16.6. Häufigkeit von 1599 raumfordernden Prozessen der Orbita (Institute of Ophthalmology, London, 1966–1990. (Aus Garner u. Klintworth 1994)

1.	Lymphoide Tumoren (lymphoide Hyperplasie, Non-Hodgkin Lymphome und andere)	24%
2.	Vaskuläre Tumoren (Kapilläre und kavernöse Hämangiome, Fehlbildungen, Hämangioperizytome, Angiosarkom)	16%
3.	Entzündliche Prozesse (unspezifischer Pseudotumor, Sarkoidose, Fasziitis)	12%
4.	Tränendrüsentumoren (pleomorphes Adenom, Adenokarzinom, adenoidzystisches Karzinom, mukoepidermoides Karzinom)	9%
5.	Sekundäre Tumoren (Metastasen, infolge lokaler Ausbreitung)	8%
6.	Optikustumoren (Meningeome, juveniles Astrozytom, malignes Astrozytom)	7%
7.	Dermoidzysten und andere	7%
8.	Periphere Nerventumoren (Schwannom, Neurofibrom und andere)	6%
9.	Myogene Tumoren (Rhabdomyosarkom)	5%
10.	Andere (Mukozelen, Cholesteringranulome u.a.)	3%
11.	Fibröse Histiozytome (benigne, maligne, Fibrosarkome)	1%
12.	Fettgewebstumoren (Lipome, Liposarkome)	1%
13.	Histiozytäre Tumoren (Xanthogranulome, Histiozytosis X)	0,5%
14.	Knochen- und Knorpeltumoren (Chondrome, Chondrosarkome, Osteome u.a.)	0,5%

1. Differentialdiagnose primärer Orbitatumoren

a) Orbitale Tumoren bei Kindern

Orbitale Rhabdomyosarkome stellen die häufigsten primären malignen Tumoren im Kindesalter dar (Abb. 16.10). Besonders die undifferenzierten Formen können bei der histologischen Diagnose Schwierigkeiten bereiten, wenn man nicht daran denkt. Im Rahmen der histopathologischen Diagnostik ist die Immunhistochemie von praktischer Bedeutung (ASHTON u. MORGAN 1965; FIORILLO et al. 1991; HOLBACH et al. 1989; JONES et al. 1965; NOVER et al. 1975; PORTERFIELD u. ZIMMERMAN 1962; HANSSENS et al. 1969; KROLL 1967; KROLL et al. 1963).

Unter den malignen Neoplasien nehmen auch metastatische Tumoren einen breiten Raum ein (GOLDBERG u. ROOTMAN 1990). Im übrigen ist das gesamte Spektrum benigner und maligner Tumoren vertreten (KODSI et al. 1994).

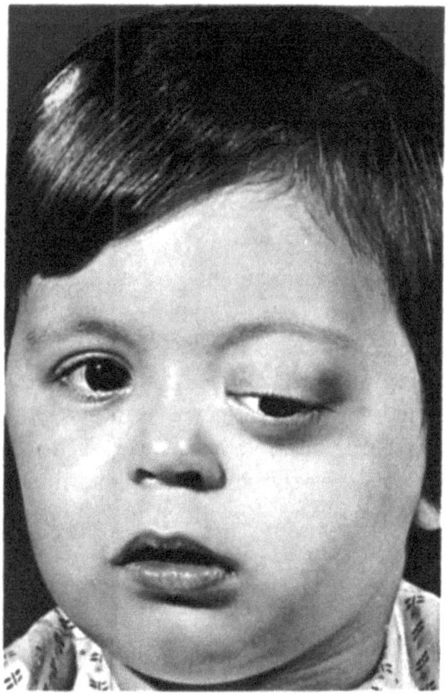

Abb. 16.15. Rhabdomyosarkom der Orbita: Häufigster maligner Primärtumor der Orbita im Kindesalter

Optikusgliome, Optikusmeningiome und isolierte Nervenscheidentumoren werden im entsprechenden Kapitel erörtert (HANNESSON 1971; s. Kap. 13; ROSE u. WRIGHT 1991; WOLTER u. BENZ 1976; WRIGHT et al. 1989a, b).

Literatur: BURKITT u. O'CONNOR 1961; CASANOVAS 1967; ELDRUP-JORGENSEN u. FLEDELIUS 1975; KARP et al. 1977b; O'CONNOR 1961; ENRIQUES et al. 1967; PORTERFIELD 1962; SOULE et al. 1968.

b) Orbitale Tumoren bei Erwachsenen

Die Häufigkeit der verschiedenen Tumoren wird unterschiedlich angegeben, je nachdem, ob die statistischen Daten aus ophthalmologischen, neurochirurgischen, gesichtschirurgischen oder rhinologischen Zentren stammen. So nehmen im Krankengut des Neurochirurgen beispielsweise naturgemäß Meningeome einen breiteren Raum ein, während der Rhinologe häufiger Mukozelen unter den orbitalen Tumoren aufführt.

Literatur über Pseudotumoren der Orbita: BLODI u. GASS 1967; CHAVIS et al. 1978; ENRIQUEZ et al. 1967; FOUCAR et al. 1979; GARNER 1973; GREEN et al. 1969; JENSEN 1976; KENNERDELL u. DRESNER 1984; LEONE u. LLOYD 1985; MOTTOW u. JAKOBIEC 1978; NOVER u. GOEBEL 1954; NOVER u. OHMER 1977; RAO u. FONT 1975; ROSSBERG 1966; SAUTTER 1938; SERGOTT et al. 1981; STRAATSMA et al. 1962; TARKKANEN u. CASTREN 1964; TARKKANEN u. TOMMILA 1965; YANOFF u. FINE 1994; ZIMMERMAN 1967; ZIMMERMAN u. ROGERS 1957.

Literatur über benigne Tumoren der Orbita: BÖCK u. FEYRTER 1961, 1964; BÖKE u. MOHR 1967; CASANOVAS 1967; JENSEN 1969; FERRY 1965; GREEN u. ZIMMERMAN 1967; HAIK et al. 1994; HANNESSON 1971; MCNAB u. WRIGHT 1989; KARP et al. 1974; MERTENS u. ULLERICH 1954; MESSMER et al. 1984, ORCUTT et al. 1991; VOGEL 1969; WOLTER u. BENZ 1976; WOLTER u. ROOSENBERG 1977; ZAUBERMANN u. FEINSOD 1970.

Literatur über maligne Tumoren der Orbita: ASHTON u. MORGAN 1965; FORREST 1962; HANSSENS et al. 1969; HOLBACH et al.

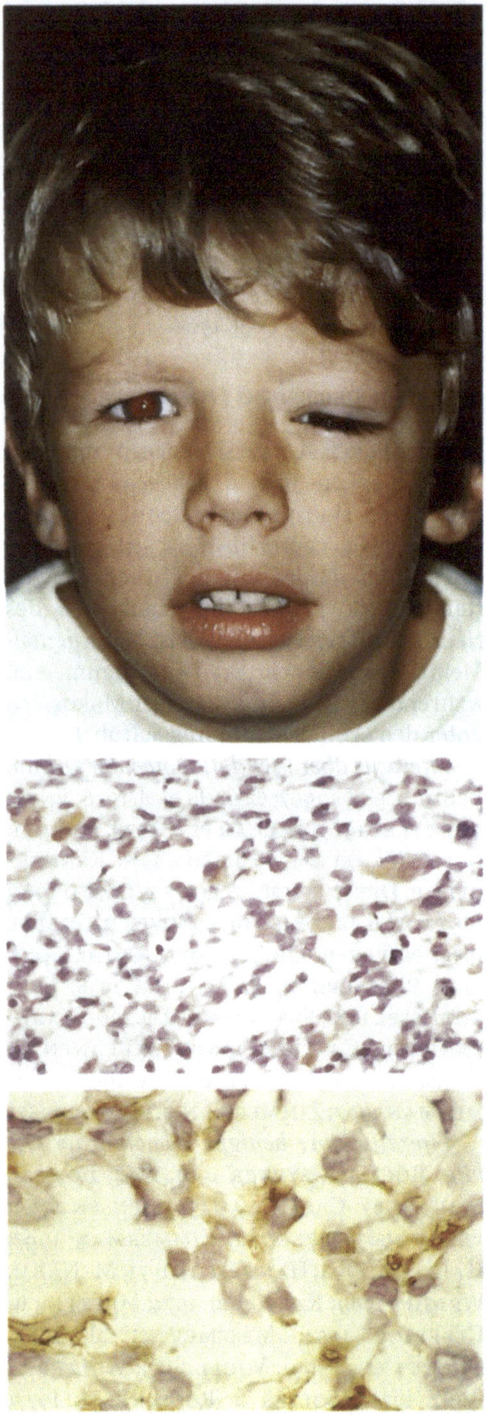

a

b

c

Abb. 16.16 a–c. Rhabdomyosarkom. **a** Neunjähriger Junge mit einer seit vier Wochen bemerkten Oberlidschwellung und Hypotropie des linken Auges. **b** Übersicht: Zellreiches Infiltrat undifferenzierter embryonaler Zellen: mit Antikörpern gegen Desmin-Markierung der Zytoplasmafortsätze **c** Ausschnitt aus **b**. (Aus Holbach et al. 1989)

1989; Jakobiec 1978, 1986; Jakobiec et al. 1996; Jones et al. 1965; Knowles et al. 1990; Kroll 1967; Kroll et al. 1963; Nikaido et al. 1991; O'Connor 1961; Schroeder et al. 1976; Shields 1989; Tarkkanen u. Raivio 1965; Vogel 1976 1969; Yanoff u. Fine 1995; Yanoff u. Scheie 1967; Zimmerman 1963; Zimmerman u. Ingalls 1957; s. Albert u. Jakobiec 1994; Podos u. Yanoff 1994.

2. Differentialdiagnose metastatischer Orbitatumoren

Selbstverständlich wird die Orbita bei metastatischen Tumoren nicht verschont. Besonders häufig ist die Ausbildung makroskopischer Metastasen im Rahmen von Leukosen und bei Neuroblastomen (Reese 1976; Goldberg u. Rootman 1990).

Pseudomyositis durch metastasierende Mamma-Karzinome: Metastasen von undifferenzierten schleimbildenden Mammakarzinomen zwischen den Fasern der quergestreiften Muskulatur der Lider und der Orbita können sowohl klinisch, elektromyographisch als auch, bei oberflächlicher Betrachtung, histologisch an eine Myositis erinnern (Abb. 16.17). Mit der PAS-Färbung und der Darstellung saurer Mukopolysaccharide gelingt es jedoch leicht, die vermeintlich entzündliche Infiltration zwischen den noch intakten quergestreiften Muskelfasern als neoplastische, oft mukusbildende Zellen zu identifizieren. Insofern verdient auch die histologische Analyse von Biopsiematerial mit der klinischen Diagnose „Myositis" stets das spezielle Interesse des Pathologen (Font u. Ferry 1976).

Literatur: „Radiogene" Tumoren und Strahlentherapie. Abramson et al. 1976;

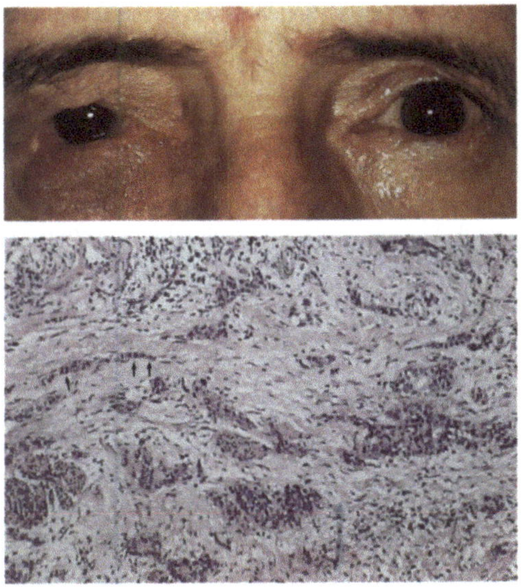

a b

Abb. 16.17 a, b. Pseudomyostis der Lidmuskulatur durch metastasierendes Magenkarzinom **a** Oberlidtumor **b** Gänsemarschformation schleimbildender Karzinomzellen. (Aus Küchle et al. 1992)

Ashton u. Morgan 1974; Font u. Ferry 1976; Forrest 1962; Lederman 1976; Pierce et al. 1990; Rodman u. Font 1972; Starr u. Zimmerman 1962; Tarkkanen u. Raivio 1965; Zimmerman u. Ingalls 1957.

Literatur

A. Monographien und Handbuchartikel

Apple DJ, Stewart L. The incidence of eyelid and epibulbar tumors. In. Apple-Raab, Clinicopathologic correlation of ocular disease. St. Louis: Mosby 1974

DePotter P, Shields CL, Shields JA. MRI of the eye and orbit. Philadelphia: Lippincott-Raven 1995

Doxanas MT, Anderson RL. Clinical orbital anatomy. Baltimore, MD: Williams & Wilkins 1984

Fischer F. Die Entwicklung der ableitenden Tränenwege beim Menschen. Basel-New York: Karger 1936

Font RL. Eyelids and lacrimal drainage system. In: Spencer WH. Ophthalmic pathology, vol. 4. Philadelphia, London, Tokyo: Saunders 1996

Garner A, Klintworth GK (ed) Pathobiology of ocular disease, 2nd edn (Part A und B), Basel: Marcel Dekker 1994

Henderson JW. Orbital tumors, 3rd edn Philadelphia: Lippincott-Raven 1994

Heydenreich A. Krankheiten der Augenlider. In: Velhagen K (Hrsg) Der Augenarzt, Bd III: 9-66. Stuttgart: Thieme 1960

Horst W, Ullerich K. Die endokrine Ophthalmopathie. In: Oberdisse und Klein. Fortschritte der Schilddrüsenforschung, S 131. Stuttgart: Thieme 1962

Hurwitz JJ. The lacrimal system. Philadelphia: Lippincott-Raven 1996

Jakobiec FA, Bilyk JR, Font RL. Orbit. In: Spencer WH (ed) Ophthalmic pathology, vol 4. Philadelphia, London, Tokyo: Saunders 1996

Korting GW. Fehlbildungen der Haut und Hautveränderungen bei Fehlbildungssyndromen. In: Jadassohn J (Hrsg) Handbuch der Haut- und Geschlechtskrankheiten, Bd. III: 375-493. Berlin-Göttingen-Heidelberg: Springer 1963

Kreibig W. Das Auge und sein Hilfsapparat. In: Staemmler M (Hrsg) Lehrbuch der speziellen pathologischen Anatomie. Bd III/2. Berlin: W de Gruyter 1961

Krohel GB, Stewart WB, Chavis RM. Orbital disease: A practical approach. New York, Grune & Stratton 1981

Mathe G, Rappaport H. Histological and cytological typing of neoplastic diseases of haematopoetic and lymphoid tissue. Intern. Histological Classification of tumors. No 14. World Health Organization, Genf, 1976

Naumann GOH. Tumoren der Augen und Augenhöhle. in Opitz H, Schmid F (Hrsg) Handbuch der Kinderheilkunde. Tumoren im Kindesalter, Bd. VIII/2, S 350-377. Berlin-Heidelberg-New York: Springer 1971

Nover A. „Tränenorgane". In: Axenfeld-Pau (Hrsg) Lehrbuch und Atlas der Augenheilkunde, S 199-212. Stuttgart: G. Fischer 1973

Rootman J. Diseases of the orbit: A multidisciplinary approach. Philadelphia: Lippincoat Co 1988

Schreck E. Veränderungen des Sehorgans bei Haut- und Geschlechtskrankheiten. In: Gottron HA, Schönfeld W (Hrsg) Dermatologie und Neurologie, Bd 4 Stuttgart: Thieme 1960

Shields JA. Diagnosis and management of orbital tumors. Philadelphia, London, Tokyo: Saunders 1989

Siegert P. Erkrankungen der Orbita. In: Velhagen K (Hrsg) Der Augenarzt, Bd 3: 653-816. Leipzig: Georg Thieme 1960

Spoor TC. Atlas of optic nerve disorders. Philadelphia: Lippincott-Raven 1992

Stock W. Pathologie der Tränenorgane. In v. Graefe-Saemisch. Handbuch für Augenheilkunde. Berlin: Springer, 1925

Thackray AC, Sobin LH. Histological typing of salivary gland tumours. In: Intern. Histological Classification of Tumours, Nr 7. W.H.O., Genf, 1972

Zimmerman LE. New concepts regarding certain orbital and lacrimal gland tumors. In Boniuk M (ed) Ocular and adnexal tumors, new and controversial aspects. Kap. 16: 395-428. St. Louis: Mosby 1964

B. Zeitschriftenartikel

Abramson DH, Ellsworth RM, Zimmerman LE. Non-ocular cancer in retinoblastoma survivors. Trans Amer Acad Ophthalmol Otolaryngol 1976: 81:454

Anderson RL, Ceilley RI. A multispecialty approach to the excision and reconstruction of eyelid tumors. Ophthalmology 1978; 85:1150-1163

Asano N, Holbach LM. Pseudorheumatoide Knötchen der Lider (Granuloma anulare vom nodulären Typ). Klin Monatsbl Augenheilk 1996; 209:259-260

Ashton N. Epithelial tumours of the lacrimal gland. 2nd int Symp on Orbital Disorders, Amsterdam. Mod Probl Ophthalmol 1975; 14:306

Ashton N, Morgan G. Embryonal sarcoma and embryonal rhabdomyosarcoma of the orbit. J Clin Pathol 1965; 18:699

Ashton N, Morgan G. Discrete carcinomatous metastases in the extraocular muscles. Br J Ophthalmol 1974; 58:112

Aurora AL, Blodi FC. Lesions of the eyelids: a clinicopathological study. Surv Ophthalmol 1970; 15:94

Beard C. Management of malignancy of the eyelids. Am J Ophthalmol 1981; 92:1-6

Berkow MJW, Gills J, Wise JB. Depigmentation of eyelids after topically administered theiotepa. Arch Ophthalmol 1969; 82:415

Blodi FC. Pathologic changes of the orbital bones. Trans Am Acad Ophthalmol Otolaryngol 1976; 81:25

Blodi FC, Bersons JU. Calcinose des Augenlids. Klin Monatsbl Augenheilkd 1983; 182:68

Blodi FC, Gass JDM. Inflammatory pseudotumor of the orbit. Trans Am Acad Ophthalmol Otolaryngol 1967; 71:303

Blodi FC, Widner RR. The melanoma freckle (Hutchinson) of the lids. Surv Ophthalmol 1968; 13:23

Böck J, Feyrter F. Über die benignen epithelialen Geschwülste der menschlichen Orbita. I. Mitteilung. Das Cylindrom. Albrecht v Graefes Arch Ophthalmol 1961 a; 163:25

Böck J, Feyrter F. Über die benignen epithelialen Geschwülste der menschlichen Orbita. II. Der benigne vulgäre sog. Mischtumor. Albrecht v Graefes Arch Ophthalmol 1961 b; 163:63

Böck J, Feyrter F. Über die benignen epithelialen Geschwülste der menschlichen Orbita. III. Zur Frage des orbitalen Mukoepidermoidtumors. Doc Ophthalmol 1961 c; 15:351

Böck J, Feyrter F. Über die benignen (insidiösen) epithelialen Geschwulsttypen der menschlichen Orbita. 4. Mitteilung. Albrecht v Graefes Arch Ophthalmol 1964; 167:493

Böck J, Feyrter F. Die Tumoren der Tränendrüse. Ophthalmologica 1966; 151:331

Böck J, Feyrter F. Über die Beziehungen zwischen dem Naevus der Haut, dem Naevus der Augenbindehaut und dem Melanom der Aderhaut. I. Der Naevus der Haut, insbesondere der Lidhaut. Graefes Arch Clin Exp Ophthalmol 1969; 178:51

Böke W, Mohr HJ. Zur Kenntnis der angeborenen Orbitazysten. Klin Monatsbl Augenheilkd 1967; 151:225

Boniuk M. Tumors of the eyelids. Tumors of the eye and adnexa. Int Ophthalmol Clin 1962; 2:239

Boniuk M, Zimmerman LE. Pilomatrixoma (benign calcifying epithelioma) of the eyelids and eyebrow. Arch Ophthalmol 1963; 70:399

Boniuk M, Zimmerman LE. Eyelid tumors with reference to lesions confused with squamous cell carcinoma. III. Keratoacanthoma. Arch Ophthalmol 1967; 77:29

Boniuk M, Zimmerman LE. Sebaceous carcinoma of the eyelid, eyebrow, caruncle and orbit. Trans Am Acad Ophthalmol Otolaryngol 1968; 72:619

Boniuk M, Zimmerman LE. Sebeceous carcinoma of the eyelid, eyebrow, caruncle, and orbit. Int Ophthalmol Clin 1972; 12:225

Boniuk M, Messmer EM, Font RL. Hemangiopericytoma of the meninges of the optic nerve. Ophthalmology 1985; 92:1780-1787

Braun M, Jünemann A, Holbach LM. Necrobiotic xanthogranulomas of the eyelids. Ger J Ophthalmol 1994; 3:345 (Abstract)

Braun M, Holbach LM. Dermoid cysts of eyelids and orbit-Clinical differential diagnosis and follow-up in 34 patients. Klin Monatsbl Augenheilkd 1996 (in Vorbereitung)

Büchi ER, Daicker B, Huber P, Büchner SA. Granuloma anulare des Augenlids. Klin Monatsbl Augenheilkd 1995; 206:91-94

Burkitt D, O'Connor GT. Malignant lymphoma in African children. I. A clinical syndrome. Cancer 1961; 14:258

Casanovas R. Congenital teratoma of the orbit. Arch Ophthalmol 1967; 77:795

Castrén JA, Tarkkanen A. Malformation of the superior oblique muscle simulating orbital tumour. Acta Ophthalmol (Copenh) 1964; 42:975

Chavis RM, Garner A, Wright JE. Inflammatory orbital pseudotumor. A clinicopathologic study. Arch Ophthalmol 1978; 96:1817-1822

Codère F, Anderson RL, Lee RD. Necrobiotic xanthogranuloma of the eyelid. Arch Ophthalmol 1983; 101:60-63

Coleman SL, Brull S, Green WR. Sarcoid of the lacrimal sac and surrounding area. Arch Ophthalmol 1972; 88:645

Collin JRO. Basal cell carcinoma in the eyelid region. Br J Ophthalmol 1976; 60:806-809

Cornblath WT, Dotan SA, Trobe JD, Headington JT. Varied clinical spectrum of necrobiotic xanthogranuloma. Ophthalmology 1992; 99:103-107

De Laey JJ, de Schryver A, Kluyskens P, Kunen M. Orbital involvement in Ollier's disease (multiple enchondromatosis). Int Ophthalmol 1982; 5:149

De Gottrau P, Holbach LM, Naumann GOH. Nodule palpébral avec madarose focale: néoplasie ou chalazion? J Fr Ophtalmol 1993; 16:122-124

Dhermy P, Saraux H, Offet H. Maladie de Bowen de la paupière et épithélioma spino-cellulaire. Arch Ophtal (Paris) 1974; 34:832
Domarus D v, Hinzpeter EN, Naumann GOH. Klinische Fehldiagnose „Chalazion". Klin Monatsbl Augenheilkd 1976; 163:175
Donath K, Seifert G. Ultrastruktur und Pathogenese der myoepithelialen Sialadenitis. Über das Vorkommen von Myoepithelzellen bei der benignen lymphoepithelialen Läsion. Virchows Arch Abt. A 1972; 356:315
Doxanas MT, Green WR, Arentsen JJ, Elsas FJ. Lid lesions of childhood: a histopathologic study at the Wilmer Institute (1923–1974). J Pediat Ophthalmol 1976; 13:7
Doxanas MT, Green WR, Iliff CE. Factors in the successful surgical management of basal cell carcinoma of the eyelids. Am J Ophthalmol 1981; 91:726–736
Doxanas MT, Green WR. Sebaceous carcinoma. Review of 40 cases. Arch Ophthalmol 1984; 102: 245–249
Dutton JJ. Management of periocular basal cell carcinoma. Editorial. Surv Ophthalmol 1993; 38: 210–212
Eldrup-Jørgensen P, Fledelius H. Orbital tumours in infancy. An analysis of Danish cases from 1943–1962. Acta Ophthalmol (Copenh) 1975; 53:887
Enriquez P, Dahlin DC, Hayles AB, Henderson ED. Histiocytosis X: a clinical study. Mayo Clin Proc 1967; 42:88
Fanta H. Ursachen und Differentialdiagnose des Exophthalmus. Wien Klin Wschr 1964; 76:485
Faulborn J, Witschel H. Malignes Melanom des Tränensackes. Klin Monatsbl Augenheilkd 1972; 161:662
Ferry AP. Teratoma of the orbit: a report of two cases. Surv Ophthalmol 1965; 10:434
Ferry AP, Font RL. Carcinoma metastatic to the eye and orbit. I. A clinicopathologic study of 227 cases. Arch Ophthalmol 1974; 92:276–286
Ferry AP, Abedi S. Prognosis and management of rhino-orbitocerebral mucormycosis (phycomycosis): Report of 16 personally observed cases. Ophthalmology 1983; 90:1096
Fiorillo A, Migliorati R, Grimaldi M et al. Multidisciplinary treatment of primary orbital rhabdomyosarcoma – a single institution experience. Cancer 1991; 67:560–563
Fleischer B. Histologie der Tränendrüse. Habilitationsschrift Tübingen. Wiesbaden: Bergmann, 1904
Font RL, Ferry AP. Carcinoma metastatic to the eye and orbit. Cancer 1976; 38:1326
Font RL, Hidayat AA. Fibrous histiocytoma of the orbita: A clinicopathologic study of 150 cases. Human Pathol 1982; 13:199
Font RL, Yanoff M, Zimmerman LE. Benign lymphoepithelial lesions of the lacrimal gland and its relationship to Sjögren's syndrome. Am J Clin Pathol 1967; 48:365
Font RL, Neafie RC, Perry HD. Subcutaneous dirofiliariasis of the eyelid and ocular adnexa. Arch Ophthalmol 1980; 90:1079
Font RL, Jurco S III, Brechner RJ. Postradiation leiomyosarcoma of the orbit complicating bilateral retinoblastoma. Arch Ophthalmol 1983a; 101: 1557
Font RL, Wheeler TM, Boniuk M. Intravascular papillary endothelial hyperplasia of the orbit and ocular adnexa. Arch Ophthalmol 1983b; 101:1731
Forrest AW. Tumors following radiation about the eye. Tumors of the Eye and Adnexa. Int Ophthalmol Clin 1962; 2:543
Forrest AW. Pathologic criteria for effective management of epithelial lacrimal gland tumors. Am J Ophthalmol 1971; 71:178
Foucar E, Rosai RF, Dorfman RF. The ophthalmologic manifestations of sinus histiocytosis with massive lymphadenopathy. Am J Ophthalmol 1979; 87:354
Friendly DS, Font RL, Rao NA. Orbital involvement in „sinus" histiocytosis: A report of four cases. Arch Ophthalmol 1977; 95:2006
Garner A. Pathology of „pseudotumours" of the orbit: A review. J Clin Pathol 1973; 26:639
Glatt HJ, Olson JJ, Putterman AM. Conventional frozen sections in periocular basal cell carcinoma. Ophthalmic Surg 1992; 23:6–8
Goder G. Über sogenannte Mischgeschwülste der Tränendrüsengegend und ihr histochemisches Verhalten. Klin Monatsbl Augenheilkd 1962; 141: 510
Goder G, Hager G, Velhagen KH. Beitrag zur Klinik, Histologie und Teratologie von angeborenen Meningoenzephalozelen der Orbita. Klin Monatsbl Augenheilkd 1973; 163:139
Goldberg R, Rootman J. Tumors metastatic to the orbit, a changing picture. Surv Ophthalmol 1990; 35:1–24
Green WR, Font RL, Zimmerman LE. Orbital aspergillosis. Report of 10 cases and review of the literature. Arch Ophthalmol 1969; 82:302
Green WR, Zimmerman LE. Ectopic lacrimal gland tissue: report of eight cases with orbital involvement. Arch Ophthalmol 1967; 78:318
Grove AS. Evaluation of exophthalmos. N Engl J Med 1975; 292:1005
Haik BG, Jakobiec FA, Ellsworth RM et al. Capillary hemangioma of the lids and orbit: An analysis of the clinical features and therapeutic results in 101 cases. Ophthalmology 1979; 86:760–792
Hannesson OB. Primary meningioma of the orbit invading the choroid. Acta Ophthalmol (Copenh) 1971; 49:627
Hanssens M, François J, Coppieters R. Rhabdomyosarcome de l'orbite. Ophthalmologica 1969; 159: 307
Harris GJ, Hyndiuk RA, Fox MJ et al. Herpetic canalicular obstruction. Arch Ophthalmol 1981; 99: 282–283

Harris GJ, Sakol PJ, Bonovolonta G, De Conciliis C. An analysis of thirty cases of orbital lymphangioma. Ophthalmology 1990; 97:1583–1592
Hatt M, Anderson RL, Ceilley RI. Mikroskopisch kontrollierte Exzision maligner Lidtumoren und anschließende Lidrekonstruktion. Klin Monatsbl Augenheilkd 1979; 175:467–474
Heinrich I, Nover A, Schriever D. Lidschwellung beim Melkersson-Rosenthal-Syndrom. Klin Monatsbl Augenheilkd 1975; 166:826
Hidayat AA, Font RL. Trichilemmoma of eyelid and eyebrow. A clinicopathologic study of 31 cases. Arch Ophthalmol 1980; 98:844
Hoffmann DH. Ein Beitrag zur Aktinomykose der Tränenröhrchen. Klin Monatsbl Augenheilkd 1962; 140:834
Holbach LM. Diseases of the eyelid-conjunctival complex and corneal complications of lid disease. Current Opinion Ophthalmol 1995; 6: 39–43
Holbach LM, Beck JD, Ruprecht KW, Meythaler F-H. Zur immunozytochemischen Diagnose embryonaler Rhabdomyosarkome der Orbita. Klin Monatsbl Augenheilkd 1989a; 195:190–195
Holbach LM, Naumann GOH, Font RL. Neuroglial choristoma presenting as congenital lid tumor. Graefes Arch Clin Exp Ophthalmol 1989b; 227: 584–588
Hollwich F, Schiffer HP, Busse H. Fehldiagnose des Chalazions. Klin Monatsbl Augenheilkd 1976; 168: 591
Hood CI, Font RL, Zimmerman LE. Metastic mammary carcinoma to eyelid with histiocytoid appearance. Cancer 1973; 31:793
Hook SR, Font RL, McCrary JA, Harper RL. Intraosseous capillary hemangioma of the frontal bone. Am J Ophthalmol 1987; 103:824–827
Hornblass A, Jakobiec FA, Bosniak SL et al. The diagnosis and management of epithelial tumors of the lacrimal sac. Ophthalmology 1980; 87: 476–490
Hotchkiss MG, Miller NR, Clark AW, Green WR. Bilateral Duane's retraction syndrome: a clinicopathologic case report. Arch Ophthalmol 1980; 98:870
Howard GM. Application of frozen sections to diagnosis of orbital tumors. Am J Ophthalmol 1971; 71:221
Iliff WJ, Green WR. Orbital lymphangiomas. Ophthalmology 1979; 86:914–929
Jakobiec FA. Sebaceous adenoma of the eyelid and visceral malignancy. Am J Ophthalmol 1974; 78: 952
Jakobiec FA, Gess L, Zimmerman LE. Granulomatous dacryoadenitis caused by schistosoma haematoebium. Arch Ophthalmol 1977; 95:278
Jakobiec FA, Trokel SL, Aron-Rosa D et al. Localized eosinophilic granuloma (Langerhans' cell histiocytosis of the orbital frontal bone). Arch Ophthalmol 1980; 98:1814
Jakobiec FA, Iwamoto T, Knowles DM II. Ocular adnexal lymphoid tumors: Correlative ultrastructural and immunological marker studies. Arch Ophthalmol 1982; 100:84–98
Jakobiec FA, Austin P, Iwamoto T et al. Primary infiltrating signet ring carcinoma of the eyelids. Ophthalmology 1983; 90:291
Jakobiec FA, Zimmerman LE, LaPiana F et al. Unusual eyelid tumors with sebaceous differentiation in the Muir-Torre syndrome. Rapid clinical regrowth and frank squamous transformation after biopsy. Ophthalmology 1988; 95:1543–1548
Jay JL, Lee WR. Dacryolith formation around an eyelash retained in the lacrimal sac. Br J Ophthalmol 1976; 60:722
Jensen OA. Teratoma of the orbit. Acta Ophthalmol (Copenh) 1969; 47:317
Jensen OA. Bilateral amyloidosis of the orbit. A case report with pathogenetical considerations. Ophthalmologica 1976; 173:70
Jensen AD, Khodadoust AA, Emery JM. Lipoidproteinosis. Arch Ophthalmol 1972; 88:273
Jones IS, Reese AB, Krout J. Orbital rhabdomyosarcoma: an analysis of sixty-two cases. Trans Am Ophthalmol Soc 1965; 63:223
Jünemann A, Holbach LM, Naumann GOH. Periocular Merkel cell carcinoma: Management and histopathology. Ger J Ophthalmol 1995; 4:481 (Abstract)
Karp A, Zimmerman LE, Borit A, Spencer W. Primary intraorbital meningiomas. Arch Ophthalmol 1974; 91:24
Kass LG, Hornblass A. Sebaceous carcinoma of the ocular adnexa. Surv Ophthalmol 1989; 33: 477–490
Kennerdell JS, Dresner SC. The nonspecific orbital inflammatory syndromes. Surv Ophthalmol 1984; 29:93–103
Kivelä T, Tarkkanen A. The Merkel cell and associated neoplasms in the eyelids and periocular region. Surv Ophthalmol 1990; 35:171–187
Kodsi SR, Shetlar DJ, Campbell RJ, Garrity JA, Bartley GB. A Review of 340 Orbital Tumors in Children During a 60-Year Period. Am J Ophthalmol 1994; 117:177–182
Knowles DM II, Jakobiec FA, McNally L, Burke J. Lymphoid hyperplasia and malignant lymphoma occurring in the ocular adnexa (oribt, conjunctiva and eyelids). A prospective multiparametric analysis of 108 cases during 1977 to 1987. Hum Pathol 1990; 21:959–973
Krey H. Ein großfollikuläres Lymphoblastom Brill-Symmers der Tränendrüse. Klin Monatsbl Augenheilkd 1972; 161:461
Krohel GB, Wright JE. Orbital hemorrhage. Am J Ophthalmol 1979; 88:254–258
Kroll AJ, Kuwabara T, Howard GM. Electron microscopy of rhabdomyosarcoma of the orbit. Invest Ophthalmol Vis Sci 1963; 2:523

Küchle M, Holbach LM, Schlötzer-Schrehardt U. Gastric adenocarcinoma presenting as an eyelid and conjunctival mass. Europ J Ophthalmol 1992; 2:3-9
Küchle M, Brenner PM, Engelhardt A, Naumann GOH. Augenveränderungen bei MELAS-Syndrom. Klin Monatsbl Augenheilkd 1990; 197: 258-264
Kwitko ML, Boniuk M, Zimmerman LE. Eyelid tumors with reference to lesions confused with squamous cell carcinoma. I. Incidence and errors in diagnosis. Arch Ophthalmol 1963; 69:693
Lahav M, Albert DM, Bahr R, Craft J. Eyelid tumors of sweat gland origin. Graefes Archiv Clin Exp Ophthalmol 1981; 216:301
Lambert HM, Sipperley JO, Shore JW et al. Linear nevus sebaceous syndrome. Ophthalmology 1987; 94:278-282
Lederman M. Radiation treatment of cancer of the eyelids. Br J Ophthalmol 1976; 60:794
Leone CR, Lloyd WC. Treatment protocol for orbital and inflammatory disease. Ophthalmology 1985; 92:1325-1331
Leydhecker W, Lund OE. Augenbeteiligung bei Pyostomatitis vegetans. Klin Monatsbl Augenheilkd 1962; 141:595
Lieb WE. Moll R, Rumpelt HJ. Merkelzellkarzinom des Oberlides. Klin Monatsbl Augenheilkd 1987; 190:511-513
Lieb WE. Tumoren der Orbita. Ophthalmologe 1994; 91:701-716
Little JM. Waldenström's macroglobulinemia in the lacrimal gland. Trans Am Acad Ophthalmol Otolaryngol 1967; 71:875
Lutzner MA. Molluscum contagiosum, verruca and zoster viruses: electron microscopic studies in skin. Arch Derm 1963; 87:436
Madreperla SA, Green WR, Daniel R, Shah KV. Human papillomavirus in primary epithelial tumors of the lacrimal sac. Ophthalmology 1993; 100:569-573
Margo CE, Waltz K. Basal cell carcinoma of the eyelid and periocular skin. Surv Ophthalmol 1993; 38:169-192
Marquardt R. Manifestation der Hyalinosis cutis et mucosae (Lipoidproteinosis Urbach-Wiethe) am Auge. Klin Monatsbl Augenheilkd 1962; 140:684
McCord CD Jr, Cavanagh HD. Microscopic features and biologic behavior of eyelid tumors. Ophthalmic Surg 1980; 11:671-681
McMahon RT, Font RL, McLean IW. Phakomatous choristoma of eyelid: electron microscopical confirmation of lenticular derivation. Arch Ophthalmol 1976; 94:1778
McNab A, Wright J. Cavernous hemangioma of the orbit. Aust NZ J Ophthalmol 1989; 17:337-345
Mertens H, Ullerich K. Die neurologische und ophthalmologische Klinik des eosinophilen Knochengranuloms. Nervenarzt 1954; 25:96
Messmer EP, Font RL, McCrary JA III, Murphy D. Epithelioid angiosarcoma of the orbit presenting as Tolosa-Hunt syndrome. A clinicopathologic case report with review of the literature. Ophthalmology 1983; 90:1414
Messmer EP, Camara J, Boniuk M, Font RL. Amputation Neuroma of the Orbit. Ophthalmology 1984; 91:1420
Meyer D, Yanoff M, Hanno H. Differential diagnosis in Mikulicz's syndrome. Mikulicz's disease and similar disease entities. Am J Ophthalmol 1971; 71:516
Meythaler FH. Zum Differenzierungsverhalten der Basaliome der Lider und ihrer Umgebung. Graefe's Arch Clin Exp Ophthalmol 1973; 187:111-130
Meythaler FH, Naumann GOH. Congenitales, totales Ektropium der Conjunctiva. Fortschr Ophthalmol 1983; 79:407
Mohs FE. Chemosurgery for facial neoplasms. Arch Otolaryngol 1972; 95:62-67
Mottow LS, Jakobiec FA. Idiopathic inflammatory orbital pseudotumor in childhood.I. Clinical characteristics. Arch Ophthalmol 1978; 96:1410-1417
Naidhoff MA, Bernardino VB, Clark WH. Melanocytic lesions of the eyelid skin. Am J Ophthalmol 1976; 92:371
Netland PA, Sugrue SP, Albert DM, Shore JW. Histopathologic features of the floppy eyelid syndrome: involvement of tarsal elastin. Ophthalmology 1994; 101:174-181
Ni C, Wagoner MD, Wang WJ et al. Mucoepidermoid carcinomas of the lacrimal sac. Arch Ophthalmol 1983; 101:1572
Nikaido H, Mishima H, Kiuchi Y, Nanba K. Primary orbital malignant lymphoma-a clinicopathologic study of 17 cases. Graefe's Arch Clin Exp Ophthalmol 1991; 229:206-209
Novak Ph, Kuchar A, Steinkogler FJ, Neuhold N. Merkelzell Karzinom des Augenlides. Spektrum Augenheilkd 1995; 9/4:159-162
Nover A. Experimentelle Untersuchungen über das Verhalten der Tränendrüse nach Teilexstirpation. Z Allg Pathol Pathol Anat 1954; 92:339
Nover A, Goebel A. Doppelseitiger Exophthalmus als Hinweis auf seltenere Systemerkrankungen. Klin Monatsbl Augenheilkd 1954; 124:29
Nover A, Heinrich I. Kobaltallergie als Ursache von Lidödem, Exophthalmus und Augenmuskelparesen. Klin Monatsbl Augenheilkd 1971; 158:546
Nover A, Korting GW. Zur Kenntnis des familiären Basalzellnaevus. Klin Monatsbl Augenheilkd 1970; 156:621
Nover A, Ohmer B. Eosinophiles Granulom der Orbita. Klin Monatsbl Augenheilkd 1977; 171:283
Nover A, Heinrich I, Rockert H. Epithelioma Malherbe. Klin Monatsbl Augenheilkd 1971; 159:501
Nover A, Gutjahr P, Leder LD, Müller-Hermelink HK. Klinik und Morphologie des kindlichen orbitalen Rhabdomyosarkoms. Graefes Arch Klin Exp Ophthalmol 1975; 196:113

Nunery WR. Ophthalmic Graves' disease: A dual theory of pathogenesis, in Nunery WR (ed): Ophthalmology Clinics of North America, vol 4, No. 1, March 1991

O'Connor GT. Malignant lymphoma in African children: II. A pathological entity. Cancer 1961: 14:270

Orcutt J, Wulc A, Mills R, Smith C. Asymptomatic orbital cavernous hemangiomas. Ophthalmology 1991; 98:1257-1260

Payne JW, Duke JR, Butner R, Eifrig DE. Basal cell carcinoma of the eyelids. A long term follow-up study. Arch Ophthalmol 1969; 81:553

Porterfield JF. Orbital tumors in children: A report on 214 cases. Int Ophthalmol Clin 1962; 2:319

Porterfield JF, Zimmerman LE. Rhabdomyosarcoma of the orbit. A clinicopathologic study of 55 cases. Virchows Arch path Anat 1962; 335:329

Radnot M, Gali J. Tumoren des Tränensackes. Ophthalmologica 1966; 151:1

Rao NA, Font RL. Pseudorheumatoid nodules of the ocular adnexa. Am J Ophthalmol 1975; 79:471

Rao NA, Hidayat AA, McLean IW, Zimmerman LE. Sebaceous carcinomas of the ocular adnexa; a clinicopathologic study of 104 cases, with five-year follow-up data. Hum Pathol 1982; 13:113

Riley FC. Metastatic tumors of the eyelids. Am J Ophthalmol 1970; 69:260

Riley FC. Orbital pathology in Grave's disease. Mayo Clin Proc 1972; 47:975

Riley FC, Henderson JW. Report of a case of malignant transformation in benign mixed tumor of the lacrimal gland. Am J Ophthalmol 1970; 70:767

Robertson DM, Winkelmann RK. Ophthalmic features of necrobiotic xanthogranuloma with paraproteinemia. Am J Ophthalmol 1984; 97:173-183

Rodman HI, Font RL. Orbital involvement in multiple myeloma. Review of the literature and report of three cases. Arch Ophthalmol 1972; 87:30

Rodrigues MM, Font RL, Shannon GM. Metastatic mucussecreting mammary carcinoma in the eyelid. Report of two cases. Br J Ophthalmol 1974; 58:877

Rodriguez-Sains RS, Jakobiec FA Iwamoto T. Lentigo maligna of the lateral canthal skin. Ophthalmology 1981; 88:1186-1192

Rootman J, Hay E, Graeb D et al. Orbital-adnexal lymphangiomas. A spectrum of hemodynamically isolated vascular hamartomas. Ophthalmology 1986; 93:1558-1570

Rose G, Wright J. Isolated peripheral nerve sheath tumors of the orbit. Eye 1991; 5:668-673

Rose G, Wright J. Exenteratron for benign orbital disease. Br J Ophthalmol 1994; 78:14-18

Rossberg G. Orbitale Komplikationen bei Erkrankungen der Nase und ihrer Nebenhöhlen. Klin Monatsbl Augenheilkd 1966; 149:761

Rummelt V, Folberg R, Ionasescu V, Yi H, Moore KC. Ocular pathology of MELAS syndrome with mitochondrial DNA nucleotide 3243 point mutation. Ophthalmology 1993; 100:1757-1766

Ryan S, Font RL. Primary epithelial tumors of the lacrimal sac. Am J Ophthalmol 1973; 76: 73

Sautter H. Beitrag zum Kapitel der entzündlichen Pseudotumoren der Orbita an Hand zweier Fälle von einseitigem Exophthalmus. Klin Monatsbl Augenheilkd 1938; 100:29

Scheie HG, Yanoff M, Frayer WC. Carcinoma of sebaceous glands of the eyelid. Arch Ophthalmol 1964; 72:800

Schlernitzauer DA, Font RL. Sebaceous gland carcinoma of the eyelid following radiation therapy for cavernous hemangioma of the face. Arch Ophthalmol 1976; 94:1523

Schroeder W, Kastendick H, Domarus D v. Primäres myxoides Liposarkom der Orbita. Ophthalmologica 1976; 172:337

Seitz B, Holbach LM. Lidwinkel-Pilomatrixom bei einer 80jährigen Patientin. Klin Monatsbl Augenheilkd 1993; 203:444-445

Seitz B, Holbach LM, Naumann GOH. Pilomatrixoma of the eyelid: clinical differential diagnosis and follow-up. Report on 17 patients. Ger J Ophthalmol 1993; 90:746-749

Sergott RC, Glaser JS. Graves' ophthalmopathy. A clinical and immunologic review. Surv Ophthalmol 1981; 26:1-21

Sergott RC, Glaser JS, Charyulu K. Radiotherapy for idiopathic inflammatory oribtal pseudotumor. Indications and results. Arch Ophthalmol 1981; 99:853-856

Sherman R, Rootman J, Lapointe J. Orbital dermoids: Clinical presentation and management. Br J Ophthalmol 1984; 68:642-652

Shetlar DJ, Font RL, Ordonez N, El-Naggar A, Boniuk M. A clinicopathologic study of three carcinoid tumors metastatic to the orbit. Ophthalmology 1990; 97:257-264

Shields JA, Font RL. Meibomian gland carcinoma presenting as a lacrimal gland tumor. Arch Ophthalmol 1974; 92:304

Smigiel MR, MacCarty CS. Exophthalmos. The more commonly encountered neurosurgical lesion. Mayo Clin Proc 1975; 50:345

Soule EH, Mahour GH, Mills SD, Lynn HB. Soft-tissue sarcomas of infants and children, a clinicopathologic study of infants and children, a clinicopathollgic study of 135 cases. Mayo Clin Proc 1968; 43:313

Starr HJ, Zimmerman LE. Extrascleral extension and orbital recurrence of malignant melanoma of choroid and ciliary body. Int Ophthalmol Clin 1962; 2:369

Stefanyszyn MA, Hidayat AA, Pe'er JJ, Flanagan JC. Lacrimal sac tumors. Ophthal Plast Reconstr Surg 1994; 10:169-184

Steinkogler FJ, Scholda CD. The necessity of long-term follow-up after surgery for basal cell carcinomas of the eyelid. Ophthalmic Surgery 1993; 24:755-758

Straatsma BR, Zimmerman LE, Gass DM. Phycomycosis. A clinicopathologic study of fifty-one cases. J Lab Invest 1962; 11:963
Tarkkanen A, Raivio I. Sarcoma following radiation for retinoblastoma. Acta Ophthalmol (Copenh) 1965; 43:428
Tarkkanen A, Tommila V. Progressive muscular dystrophy involving the extraocular muscles. Br J Ophthalmol 1965; 49:102
Thygeson P. Complications of staphylococcic blepharitis. Am J Ophthalmol 1969; 68:446
Ullerich K. Die gezielte Diagnostik raumfordernder Prozesse der Orbita. Enke Verlag 1976; 70
Vogel M, Fibröses Xanthom (Xanthofibrom) der Orbita. Klin Monatsbl Augenheilkd 1969; 155:552
Vogel M. Histologische Diagnostik bei raumfordernden Prozessen der Orbita. Bücherei des Augenarztes 1976; 70:100
Weber B. Ein Fall von syphilitischem Primäraffekt am Lid. Klin Monatsbl Augenheilkd 1982; 180:565
Werner SC. Classification of the eye changes of Grave's disease. Letter to the editor. J Clin Endocr 1969; 29:982
Werner SC. Modification of the classification of the eye changes of Grave's disease. Am J Ophthalmol 1977; 83:725
Witschel H. Tränendrüsenmischtumor und adenoidzystisches Karzinom. Klin Monatsbl Augenheilkd 1974; 164:206
Witschel H, Zimmerman LE. Malignant mixed tumor of the lacrimal gland: A clinicopathologic report of two unusual cases. Graefes Arch Clin Exp Ophthalmol 1981; 216:327
Wollensak J, Meythaler H. Histologie der Lidtumoren mit besonderer Berücksichtigung von juvenilem Melanom (Spitz) und Hidradenoma papilliferum. Klin Monatsbl Augenheilkd 1967; 150:388
Wolter JR, Benz S. Ectopic meningioma of the superior orbital rim. Arch Ophthalmol 1976; 94:1920
Wolter JR, Roosenberg RJ. Ectopic lymph node of the orbit simulating a lacrimal gland tumor. Am J Ophthalmol 1977; 83:908
Wright JE, Stewart WB, Krohel GB. Clinical presentation and management of lacrimal gland tumors. Br J Ophthalmol 1979; 63:600-606
Wright JE, McNab AA, McDonald WI. Optic nerve glioma and the management of optic nerve tumors in the young. Br J Ophthalmol 1989; 73:967-974
Wright JE, McNab AA, McDonald WI. Primary optic nerve sheath meningioma. Br J Ophthalmol 1989; 73:960-966
Yanoff M, Scheie HG. Malignant lymphoma of the orbit - difficulties in diagnosis. Surv Ophthalmol 1967; 12:134
Yanoff M, Nix R, Arvan D. Bilateral lacrimal gland enlargement associated with a diffuse gamma globulin elevation: a case report. Ophthalmic Res 1970; 1:245
Yeatts RP, Waller RR. Sebaceous carcinoma of the eyelids: Pitfalls in diagnosis. Ophthalmic Plast Reconstr Surg 1985; 1:35-42
Zaubermann H, Feinsod M. Orbital hemangioma growth during pregnancy. Acta Ophthalmol (Copenh) 1970; 48:929
Zimmerman LE. The African malignant lymphomas. Arch Ophthalmol 1963; 69:838
Zimmerman LE. Discussion of inflammatory pseudotumors of the orbit. Trans Am Acad Ophthalmol Otolaryngol 1967; 71:322
Zimmerman LE. Phakomatous choristoma of the eyelid, a tumor of lenticular anlage. Am J Ophthalmol 1971; 71:169
Zimmerman LE, Ingalls R. Clinicopathologic conference: A case of osteogenic sarcoma of the orbit following radiation therapy of retinoblastoma. Am J Ophthalmol 1957; 43:417
Zimmerman LE, Rogers JB. Idiopathic thrombophlebitis of orbital veins simulating primary tumor of orbit. Trans Am Acad Ophthalmol Otolarygnol 1957; 61:609
Zimmerman LE, Sobin LH. Histological classification of tumors of the eye and ocular adnexa. WHO, Geneva, 1980
Zimmerman LE, Sanders TE, Ackerman LV. Epithelial tumors of the lacrimal gland: Prognostic and therapeutic significance of histologic types. Tumors of the eye and adnexa. Int Ophthalmol Clin 1962; 2:337
Zimmerman LE, Arkfeld DL, Schenken JB, Arkfeld DF, Maris PJG. A rare choristoma of the optic nerve and chiasm. Arch Ophthalmol 1983a; 101:766-770
Zimmerman LE, Stangl R, Riddle PJ. Primary carcinoid tumor of the orbit: A clinicopathologic study with histochemical and electron microscopic observations. Arch Ophthalmol 1983b; 101:1395

17. KAPITEL

Auge und Allgemeinkrankheiten[1]

K.W. Ruprecht und G.O.H. Naumann

A. Faktoren für die differenzierte Lokalisation von Augenveränderungen bei Allgemeinerkrankungen

Auge und Gesamtorganismus sind eng miteinander verbunden. Diese banale Feststellung ist angezeigt, weil die wechselseitigen Beziehungen in der klinischen Praxis sowohl vom Ophthalmologen als auch vom allgemein interessierten Internisten, Pädiater und Pathologen oft nicht genügend beachtet werden.

Primäre Augenerkrankungen können durchaus den Gesamtorganismus in Mitleidenschaft ziehen. Erinnert sei an die Generalisation okulärer Infektionen, beispielsweise der bakteriellen Blenorrhoe Frühgeborener, die Panophthalmitis mit Sinus cavernosus-Thrombose und natürlich die Metastasierung des malignen uvealen Melanoms oder Retinoblastoms. Der okulokardiale Reflex kann zu einem Herzstillstand führen. In der Häufigkeit spielen diese primär okulogenen generalisierten Erkrankungen allerdings keine entscheidende Rolle.

Eine Mitbeteiligung des Auges an Allgemeinerkrankungen ist sehr oft erkennbar, wenn man danach sucht. Dies kann von differentialdiagnostischer Relevanz sein, denn okuläre Manifestationen von Systemerkrankungen erfolgen nicht zufällig oder diffus, sondern beteiligen – zumindest initial – selektiv das eine oder andere bestimmte Gewebe. Die nicht selten pathognomonischen Veränderungen mit charakteristischer Lokalisation lassen sich auf 5 grundsätzliche Aspekte zurückführen:

I. Blut-Augen-Barrieren

Der intraokulare Raum ist gegen größere Moleküle und Erreger aus dem Blut abgeschirmt. Die Blut-Retina-Schranke (vergleichbar der Blut-Hirn-Schranke) wird anschaulich im Fluoreszenzangiogramm des Augenhintergrundes illustriert. Diese als funktionelle Einheit wirkende Schranke garantiert die vom Blutserum entschieden abweichende Zusammensetzung des Kammerwassers. Beide Anteile der Barriere dürften auch das Augeninnere gegen generalisierte Erkrankungen in gewisser Weise abschirmen.

Dazu lassen sich folgende Beispiele anführen: eine ikterische Durchtränkung erfolgt in Aderhaut, Bindehaut, Hornhaut und Sklera, verschont Retina, Glaskörper und Kammerwasser. Metastasen von generalisierten neoplastischen Erkrankungen siedeln sich in Choroidea und Ziliarkörper ab; Iris und Retina sind nur im Ausnahmefall betroffen. Zystin-Ablagerungen werden nur in Kornea, Sklera und Aderhaut sowie unter dem retinalen Pigmentepithel beobachtet. Oxalat-Ablagerungen bei der generalisierten Oxalose ebenfalls nur unter dem retinalen Pigmentepithel. Die Einschwemmung isoklonaler pathologischer Proteine bei multiplem Myelom geschieht nur in Pars-plana-Zysten. Bei allen diesen Erkrankungen stellt die Blut-Augen-Schranke ein zumindest vorübergehendes Hindernis für die diffuse intraokulare Ausbreitung eines generalisierten Prozesses dar.

1 Unter Mitarbeit von Th. Heinrich.

II. Okuläre Gefäßversorgung

Außer dem N. opticus stellen Blutgefäße die Verbindung zum Gesamtorganismus her. Dagegen fehlen intraokulare Lymphgefäße vollständig. Generalisierte Erkrankungen erreichen die Augen gewöhnlich über den Blutstrom – leichter jenseits als diesseits der Blut-Augen-Schranke. Veränderungen 1. im Lumen (Emboli), 2. in der Gefäßwand sowie 3. die speziellen Folgen einer Ischämie erlauben Rückschlüsse auf die Art einer generalisierten Zirkulationsstörung. Eine genaue biomikroskopische Beobachtung kann insbesondere an den retinalen Gefäßen ergiebig sein.

Die Einordnung retinaler Emboli gibt wichtige Hinweise: beispielsweise können Cholesterinemboli im Rahmen eines „Amaurosis-fugax"-Syndroms als solche erkannt und von arteriosklerotischen Plaques der kranialen Gefäße abgeleitet werden. Kalk-, Fibrin- und Thrombozytenembolien treten bei oder nach Endokarditis auf. Tumorembolien sieht man beim Myxom der Herzkammer. Auch die Zeichen einer generalisierten Angiitis lassen sich nicht selten an der Retina ablesen: z. B. eine retinale Vaskulitis der mittleren Gefäße bei Sarkoidose oder Morbus Gilbert-Behçet. Eigentümliche ischämische Mikroinfarkte, die „Cotton-wool"-Herde, deuten auf Kapillarverschlüsse bei verschiedenen Kollagenosen hin (Erythematodes visceralis, Good-Pasture-Syndrom, Dermatomyositis etc.). Diskrete perivaskuläre entzündliche Infiltrate unter dem Bild der „disseminierten fokalen Perivaskulitis" sind bei 5–20% der Patienten mit multipler Sklerose festzustellen – bemerkenswerterweise vor allem in der Netzhautperipherie, d. h. weit entfernt von demyelinisierten retinalen Axonen. Die morphologisch charakteristische und histologisch pathognomische Mikroaneurysma-Bildung der retinalen Kapillaren beim Diabetes mellitus entsteht durch Verlust von Perizyten. Erst später wird auch die Funktion der Blut-Retina-Schranke gestört, und es treten Blutbestandteile in die sensorische Netzhaut über.

Das totale Fehlen intraokularer Lymphgefäße ist zudem wahrscheinlich eine Ursache für das lange Persistieren retinaler Blutungen sowie von Protein- und Lipoiddepots. Während lokalisierte ischämische Mikroinfarkte uns klinisch als „Cotton-wool"-Herde geläufig sind und Verschlüsse der retinalen Zentralarterie kaum übersehen werden, bleibt eine chronische diffuse „ischämische Ophthalmopathie" als Folge von Stenosen oder Verschlüssen der kranialen Arterien oft zu lange unerkannt.

III. Gewebselemente im Auge

Das oberflächliche und das neurale Ektoderm sowie das Mesenchym tragen zur Entwicklung des Auges bei und sind auf engstem Raum im ausgereiften Organ vertreten. An Systemerkrankungen des Ektoderms, des Neuroektoderms oder des Mesenchyms nimmt das Auge selektiv teil (Abb. 17.1).

Ektoderm: Konjunktiva und Kornea sind an den verschiedenen Erythrodermien, beim Schleimhautpemphigoid, Fuchs-Stevens-Johnson-Syndrom und beim Xeroderma pigmentosum beteiligt. Proliferative

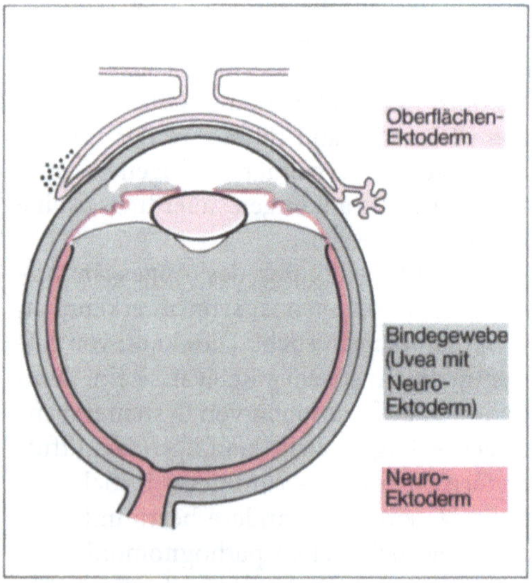

Abb. 17.1. Embryonale Ableitung der Gewebe des Auges vom Oberflächen- und Neuroektoderm sowie Mesenchym

Katarakte treten bei chronischen und diffusen Hauterkrankungen häufig auf (Neurodermitis etc.): Cataracta „syndermatotica".

Neuroektoderm: von den generalisierten Erkrankungen mit Augenbeteiligung sei erwähnt: die heterogene Gruppe von Erkrankungen mit defekter Pigmentbildung in den Melanozyten (Albinismus), der zumindest initial isolierte Befall der Netzhaut durch neutrope Viren (Zytomegalie, Herpes simplex, Masern-Makulopathie bei der subakuten sklerosierenden Panenzephalitis (SSPE) und der charakteristische Befall der Ziliarnerven beim Zoster ophthalmicus. Der eigentümliche intraokulare Primärbefall der sensorischen Retina bei der Toxoplasmose erfolgt analog zur zerebralen Infektion. Die Retina ist bei den Speicherkrankheiten in der Regel mitbetroffen. Dabei kann der Augenarzt eine große Gruppierung in die Sphingolipidosen auf der einen und die Zeroid-Lipofuszinosen auf der anderen Seite durch einen Blick durch das Ophthalmoskop vornehmen: Bei primärer Speicherung in den retinalen Ganglienzellen ist die Makula als „kirschroter Fleck" erkennbar; dieser ist pathognomonisch für eine Sphingolipidose oder Mukolipidose. Die Zeroidlipofuszinosen weisen eine Speicherung auch in den äußeren Schichten der Retina auf und rufen Pigmentepithelunregelmäßigkeiten im Makulabereich sowie Optikusatrophie hervor. Die Ursache für die selektive Speicherung ist bisher nicht geklärt. Der typische augenärztliche Befund erleichtert dem Pädiater den Einstieg in die diagnostische Abklärung.

Mesenchym: Als Beispiele für die Miterkrankung mesenchymaler Elemente bei entsprechender Systemerkrankung seien hier z.B. die Mukopolysaccharidosen genannt. Sie führen zur Veränderung von Kornea, Sklera und den äußeren Netzhautschichten im Sinne einer Retinopathia pigmentosa (s. dort). Dieser eigentümliche Befall ist nur aus der normalen Verteilung der Mukopolysaccharide im Auge erklärlich (Abb. 17.2). (Bemerkenswert und unerklärt ist allerdings die Aussparung des Glaskörpers bei allen bekannten Mukopolysaccharidosen: dies muß als Beweis für einen intakten Hyaluronsäurestoffwechsel angesehen werden).

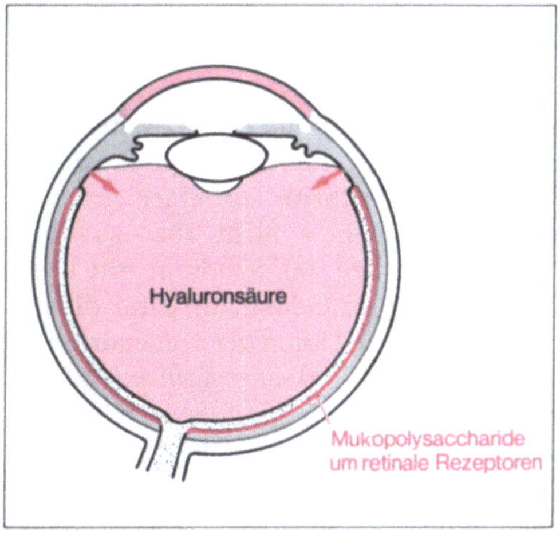

Abb. 17.2. Verteilung der Mukopolysaccharide im Auge

Die primäre familiäre Amyloidose führt zu typischen perikollagenösen Ablagerungen im Glaskörpergerüst, was dem Augenarzt die Anhiebsdiagnose an der Spaltlampe erlaubt. Erkrankungen der elastischen Fasern (z.B. Grönblad-Strandberg-Syndrom) beteiligen die elastischen Elemente der Bruch-Membran: „Angioid streaks". Generalisierte maligne Lymphome manifestieren sich am ehesten im subkonjunktivalen Gewebe: hier sind Lymphozyten auch beim Normalen vorhanden.

Unter den generalisierten Prozessen des Mesenchyms nehmen die vielfältig aufgegliederten rheumatischen Erkrankungen im weitesten Sinne einen wichtigen und breiten Raum ein. Für alle werden bei im Detail meist unklarer Ätiologie immunologische Faktoren angeschuldigt. Interessant erscheint, daß die einzelnen Erkrankungen am Auge durchaus nicht alle, sondern nur jeweils ausgewählte Anteile seines Bindegewebes beteiligen. Eine Erklärung für diesen differenzierten Befall des okulären Mesenchyms steht noch aus. Seine Beachtung könnte für Rheumatologen oder Immunologen von Interesse sein.

Rheumatische Erkrankungen mit Gelenkbeteiligung: Während die juvenile Polyarthritis, der Morbus Bechterew und die Reiter-Erkrankung mit einer Uveitis anterior einhergehen, führt die typische adulte rheumatoide Arthritis zu einer granulomatösen Skleritis - nicht aber zu einer Uveitis. Beim Sjörgren-Syndrom tritt keine intraokulare Entzündung auf, dafür die pathognomonische Läsion der Tränendrüse.

Rheumatische Erkrankungen mit Bindegewebsbeteiligung: Beim viszeralen generalisierten Erythematodes, der Sarkoidose, Morbus Gilbert-Behçet und bei Polyarteriitis nodosa dominieren präkapillare Verschlüsse mit ischämischen Mikroinfarkten: „Cotton-wool"-Herde. Die Wegener Granulomatose imponiert wiederum mit einer granulomatösen Skleritis. FLORINE et al. (1993) zeigten bei diesen Patienten positive antineutrophile zytoplasmatische Antikörper (ANCA). Die Riesenzellarteriitis befällt ausschließlich die größeren Ziliargefäße und nur gelegentlich die retinale Zentralarterie. Dies erklärt sich aus der Tatsache, daß die primäre Läsion die Muskularis der Arterien betrifft, Gefäße ohne Muskelfasern aber verschont bleiben (s. KLIPPEL und DIEPPE, 1994).

IV. Intraokulare „Leitstrukturen"

Bemerkenswert ist der „Respekt", den pathologische Veränderungen gegebenen Leitstrukturen des Auges erweisen. Sie stellen nicht unbedingt auch physiologische Barrieren dar, erweisen sich aber als morphologische Barrieren gegenüber zellulären Bestandteilen, Erregerinvasion sowie Exsudationen. Als solche Leitstrukturen sind anzusprechen: 1. echte Basalmembranen und 2. spezielle differenzierte Zellverbindungen.

Basalmembranen sind Descemet-Membran, Linsenkapsel, Bruch-Membran, innere Grenzmembran der Netzhaut sowie die Basalmembran der Gefäßendothelien. Spezielle interzelluläre Verbindungen sind Verzahnungen der nicht gefensterten Endothelauskleidung der Iris- und Retinagefäße und Zonulae occludentes zwischen nicht pigmentierten Ziliarepithelzellen sowie auch den retinalen Pigmentepithelzellen (Verhoeff-Membran). Horizontale und vertikale Leitstrukturen untergliedern die Retina in Fächer nach Art eines durchsichtigen Schrankes. Hierdurch erklärt sich die charakteristische Morphologie des uns geläufigen ophthalmoskopischen Bildes bei verschiedenen Erkrankungen (s. Kap. 12).

V. Exposition

Schließlich spielt die Exposition von Konjunktiva, Kornea und Sklera im Lidspaltenbereich eine Rolle für die Lokalisation der Augenveränderungen. Die Bitot-Flecken bei Vitamin-A-Mangel, das Bindehautkarzinom bei Xeroderma pigmentosum oder die braune Homogentisinsäure-Färbung bei Ochronose entstehen nur im Lidspaltenbereich. Alle Formen der Abwehrinsuffizienz – seien sie humoraler oder zellständiger Natur – führen zu einer chronischen therapieresistenten Blepharokonjunktivitis. Der Augenarzt tut gut daran, an diese generalisierten Abwehrschwächen zu denken und nicht nur an einen Diabetes mellitus.

Die Analyse der Lokalisation von Augenmanifestationen von Allgemeinerkrankungen ist Voraussetzung für ihre richtige diagnostische Einordnung. Darüber hinaus vermag sie für die Forschung Anstöße zur Klärung der Pathogenese von Allgemeinerkrankungen scheinbar gleicher Ätiologie zu geben, wenn am Auge selektiv verschiedene Gewebe beteiligt werden. Schließlich sei betont, daß wir bei ungeklärten Systemerkrankungen unsere ärztlichen Kollegen besser auf das differentialdiagnostische Potential einer ophthalmopathologischen Untersuchung hinweisen müssen. Die erwähnten 5 Gesichtspunkte erlauben keineswegs eine erschöpfende Erklärung der Augenbefunde bei Allgemeinerkrankungen. Sie sollen nur als Anregung dazu dienen, die im folgenden kurz skizzierten, zahllosen okulären Veränderungen bei Systemerkrankungen verstehen zu lernen und unklare Zusammenhänge aufzuhellen.

B. Diabetes mellitus

Der Diabetes mellitus führt im Vergleich zu allen Systemerkrankungen am häufigsten zur Erblindung. Die diabetische Stoffwechsellage bewirkt auf 3 Wegen, nämlich über die ständige Hyperglukosämie, die sekundäre (symptomatische) Hyperlipoproteinämie und die Folgen der Mikroangiopathie charakteristische Augenveränderungen. Diejenigen an Retina, Linse und Iris stehen im Vordergrund (Abb. 17.3).

Beim insulinabhängigen Diabetes mellitus (IDDM) kommt es aufgrund des ausgeprägten Verlustes an Beta-Zellen im Pankreas zu einem fast vollständigen Fehlen von Insulin. Die Erkrankung ist dadurch gekennzeichnet, daß sie sich plötzlich bei jungen Patienten im Alter von 20–30 Jahren manifestiert. Der nichtinsulinpflichtige Typ-II-Diabetiker (NIDDM) zeigt sich gewöhnlich erst nach dem 45. Lebensjahr und wird durch eine Insulinresistenz oder eine Insulinsekretionsstörung verursacht. Eine Sonderform des Typ-I-Diabetes sind Patienten mit jugendlichem nichtinsulinabhängigen Diabetes mellitus (MODY). Die Ursache liegt in einem Defekt der Glukokinase, dieser Defekt wird autosomal dominant vererbt und manifestiert sich bei dem Patienten vor dem 25. Lebensjahr.

I. Extraokulare Manifestationen

Lider

Blepharitis: Bei jeder rezidivierenden Hordeolosis im Rahmen einer chronischen Blepharitis ist ein Diabetes mellitus auszuschließen. Offenbar finden hier die ubiquitär an der Lidkante anzutreffenden Hautkeime besonders günstige Bedingungen zusätzlich zu der zugrunde liegenden Resistenzschwäche.

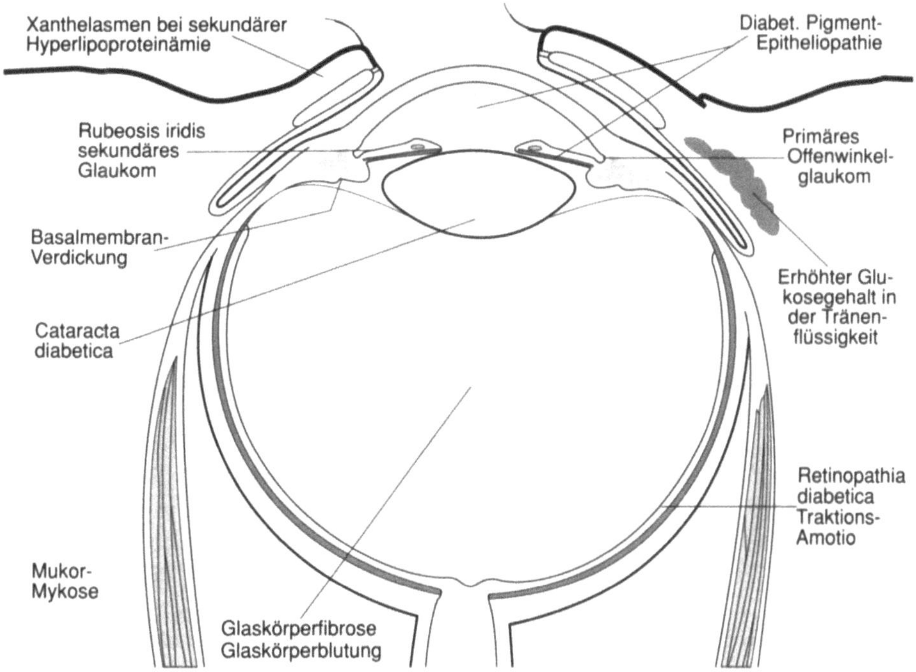

Abb. 17.3. Manifestationen und Komplikationen des Diabetes mellitus am Auge

Xanthelasmen: Diese gelblichen, gering erhabenen, subepithelialen Plaques im nasalen Drittel des Oberlides haben diagnostische Bedeutung, weil sie bei Diabetikern häufiger auftreten als bei Stoffwechselgesunden. Histologisch handelt es sich um eine Anhäufung von Histiozyten, die in ihrem Zytoplasma Lipide gespeichert haben. Lipide werden bei den üblichen histologischen Fixierungsmethoden herausgelöst, wodurch die Zellen ein schaumiges Aussehen erhalten.

Äußere Augenmuskeln: Die äußeren Augenmuskeln sind beim Diabetes mellitus indirekt betroffen durch eine Neuropathie des 3. und 6. Hirnnerven. Der M. rectus lateralis (N. abducens) ist häufiger beteiligt als die vom N. oculomotorius versorgten Muskeln. Bei längerer Zeit bestehendem Diabetes mellitus tritt die Okulomotoriusparese als eindrucksvolles Zeichen von einer auch anderen Orts nachweisbaren Polyneuropathie hinzu. Insgesamt stellt der Diabetes mellitus neben Traumafolgen und basalen arteriellen Aneurysmen die drittwichtigste Ursache von Okulomotoriusparesen dar. Die Paresen der extraokulären Muskeln sind durch eine diabetische Angiopathie in den entsprechenden Kerngebieten bzw. auch peripher davon hervorgerufen. Histologisch wurden sowohl eine lokale Entzündung des Nervenstamms als auch eine Beteiligung der intraneuralen Gefäße des Okulomotorius nachgewiesen.

Orbita: In etwa 50% der Fälle mit orbitaler Mukormykose liegt ein dekompensierter Diabetes mellitus vor. Der Augenarzt muß daher bei jedem akut entzündlichen Exophthalmus mit Visusverlust sowohl an Diabetes mellitus als auch an die Pilzinfektion denken. Die Erkrankung geht vom Nasen-Rachen-Raum aus und gelangt entweder direkt, hämatogen oder über den Ductus nasolacrimalis in die Orbita. Die Diagnose wird durch Kulturen eines Nasen-Nasennebenhöhlen-Abstriches gestellt, bzw. durch Biopsie aus dem Tumor orbitae.

Tränendrüse: Durch eine einfache semiquantitative Bestimmung der Glukose in der Tränenflüssigkeit läßt sich eine starke Hyperglykämie rasch erfassen. Welche Konsequenzen die Ausschüttung von Glukose in die Tränenflüssigkeit hat, ist bis jetzt nicht bekannt. Bei 10–15% der Diabetiker findet sich eine reduzierte Hornhautsensibilität und eine reduzierte Produktion von Tränenflüssigkeit. Bei Patienten mit einer Keratoconjunctivitis sicca zeigen etwa 20% diabetische Stoffwechselveränderungen.

Konjunktiva: Tageszeitlich (vom Blut-Glukose-Spiegel unabhängige) unterschiedliche Gefäßdilatationen des venösen Schenkels der Bindehautkapillaren fallen kaum auf. Mikroaneurysmatische Gefäßveränderungen der Konjunktiva sollen bei der Mehrzahl der diabetischen Kranken vorkommen. Histologisch weisen die konjunktivale Mikroaneurysmen den gleichen Aufbau wie die retinalen Gefäßveränderungen auf. Isenberg et al. (1986) beschreiben einen Zusammenhang zwischen dem Sauerstoffdruck (pO_2) der Konjunktiva und dem Vorhandensein einer diabetischen Retinopathie. Patienten ohne diabetische Retinopathie haben eine dem Alter entsprechenden pO_2 während bei solchen mit Rubeosis iridis oder ausgeprägter proliferativer diabetischer Retinopathie der pO_2 signifikant niedriger ist.

II. Intraokulare Manifestationen

1. Kornea

Feine, meist vertikale oder schräge – niemals horizontale – Fältchenbildungen der zentralen Anteile der Descemet-Membran werden bei Diabetikern häufig beobachtet. Bei Personen unter 60 Jahren mit diesem Befund sollte ein Diabetes mellitus ausgeschlossen werden. Bei älteren Nichtdiabetikern sieht man gelegentlich weniger markante Fältchen. Häufig werden auch nach intraokularen Eingriffen ausgeprägte korneale Komplikationen bis hin zur Bildung von Ulzerationen beobachtet. Azar et al. (1989)

zeigten eine deutlich verringerte Penetration von Verankerungsfibrillen im Stroma der Kornea. Dies führt zu einer Verdickung der Descemet-Membran. Aufgrund der mangelhaften Durchdringung der Verankerungsfibrillen kommt es zu einer Lockerung der Adhäsion zwischen Basalmembran und Epithel, welche verantwortlich sein kann für das Auftreten der kornealen Komplikationen bei Diabetikern, insbesondere auch bei Kontaktlinsenträgern.

2. *Vorderkammer und Kammerwasser*

Sekundäre Veränderungen des Pigmentepithels der Iris führen zu Melanindispersion mit nachfolgender Ablagerung auf der Hornhautrück- und Irisvorderfläche sowie der vorderen Linsenkapsel. Patienten mit diabetischer Rubeosis iridis zeigen eine signifikant erhöhte Laktatkonzentration und einen vermehrten Proteingehalt im Vorderkammerpunktat.

3. *Primär chronisches Offenwinkelglaukom*

Die Koinzidenz von primär chronischem Offenwinkelglaukom und Diabetes mellitus ist umstritten. Einige Autoren (Wilson et al. 1988) beschreiben ein vermehrtes Auftreten von primär chronischem Offenwinkelglaukom bei Diabetikern. Tielsch et al. (1995), Armaly et al. (1980), Leske u. Podgor (1983) und Kahn u. Milton (1980) fanden in ihren Untersuchungen keinen Zusammenhang zwischen diesen beiden Erkrankungen. Im Rahmen der Wisconsin Diabetic Retinopathy Study wurde jedoch ein erhöhter intraokularer Druck bei Diabetikern festgestellt, ohne daß alle Kriterien eines primär chronischen Offenwinkelglaukoms erfüllt waren (Klein et al. 1984a).

4. *Iris*

Der Diabetes mellitus führt zu Glykogenablagerungen in das Irispigmentepithel, Veränderungen an den ortsständigen Irisgefäßen und Neovaskularisationen auf der Irisoberfläche.

a) Pigmentepitheliopathia diabetica

Die Zellen des Irispigmentepithels enthalten auch normalerweise mäßig Glykogen. Im Rahmen der pathologischen diabetischen Stoffwechsellage kommt es zu einer vermehrten Speicherung von Glykogen in beide Pigmentepithelschichten der Iris, so daß diese vakuolig degenerieren (Abb. 14.29; 17.4). Dem Pigmentdispersions-Syndrom entsprechen multiple punktförmige Aufhellungen im regredienten Licht. Die Auftreibung der Pigmentepithelzellen erklärt auch die Melaninausschwemmung bei intraokularen Eingriffen. Eine Glykogenspeicherung wird nur beobachtet, wenn die Blutzuckerspiegel über 200 mg% liegen. Permeabilitätsstörungen der Irisgefäße und Pigmentdispersion aus den aufgeblähten Irispigmentepithelzellen können klinisch das Bild einer Iritis vortäuschen. Eine für den Diabetes mellitus spezifische Iritis ist jedoch nicht gesichert. Es zeigt sich auch keine Erhöhung der Iritisfrequenz von Diabetikern gegenüber Normalpersonen.

b) Rubeosis iridis

Diese Spätkomplikation des Diabetes mellitus tritt bei etwa 1% auf (die Angaben in der Literatur schwanken zwischen 0,12 und 0,25–10%). Sowohl vom Pupillarsaum als auch vom Kammerwinkel aus breiten sich netzartig angeordnete Gefäßproliferationen schließlich über die gesamte Irisvorderfläche bis in den Kammerwinkelgrund hinein aus. Die schrumpfende Rubeosis zieht die zentralen Pigmentepithelanteile über den Pupillarsaum nach vorn, es entsteht ein Ektropium uveae. Die bindegewebige Schrumpfung zieht den Kammerwinkel wie einen Reißverschluß spitzwinkelig zu und provoziert dadurch die Verlegung des Trabekelwerks, schließlich ein sekundäres Winkelblockglaukom. Auch rezidivierende Hyphämata führen über hintere Synechien, Seclusio pupillae und Kammerwinkelverlegung zum Sekundärglaukom. Die Patho-

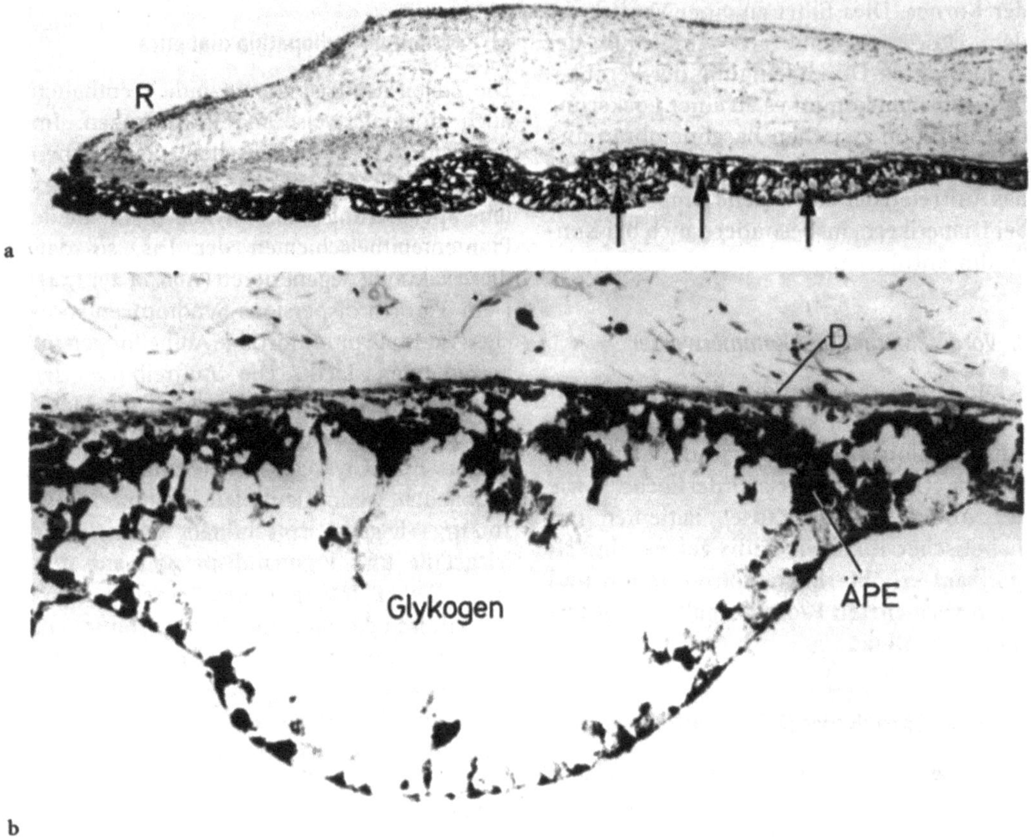

Abb. 17.4 a, b. Iris-Pigmentepitheliopathie bei Diabetes mellitus. **a** Übersicht: Vakuolen im Iris-Pigmentepithel (*Pfeile*) zeigen den Ort der Glykogenablagerung an. Das Glykogen wird bei der Präparation weitgehend ausgewaschen. Rubeosis iridis (*R*). **b** Detail: Das herausgelöste Glykogen hinterläßt eine „Blase" im Iris-Pigmentepithel. Dilatator pupillae (*D*), äußeres Pigmentepithel (*ÄPE*)

genese des Proliferationsverhaltens fibrovaskulären Gewebes auf der Iris verhält sich ebenso wie bei der Proliferation an der Netzhaut. Die Hypoxie des Gewebes und der gestörte Ziliarkreislauf spielen hierbei die entscheidende Rolle. In der Regel entsteht die Rubeosis iridis erst bei einer proliferativen diabetischen Retinopathie. Sie ist jedoch keineswegs spezifisch für den Diabetes mellitus.

Elektronenmikroskopisch zeigen die neugebildeten Gefäße eine Verdickung der Basalmembran und sind fenestriert, d.h. sie weisen nur eine inkonstante Ausbildung von Zonulae occludentes zwischen den Endothelzellen auf. Hierdurch ist auch der erhebliche Farbstoffaustritt in der Fluoreszenzangiographie der Iris bei Rubeosis iridis erklärt (Abb. 17.5).

c) Neuropathia diabetica

Drei Viertel der Patienten mit einem weniger als 2 Jahre manifesten Diabetes mellitus zeigten eine abnorme Antwort auf die Gabe von 2%igem Metacholin i.m., während bei länger bestehendem Diabetes mellitus der überwiegende Teil (etwa 85%) funktionell bereits die Zeichen einer parasympathischen Denervationshypersensivität der Iris

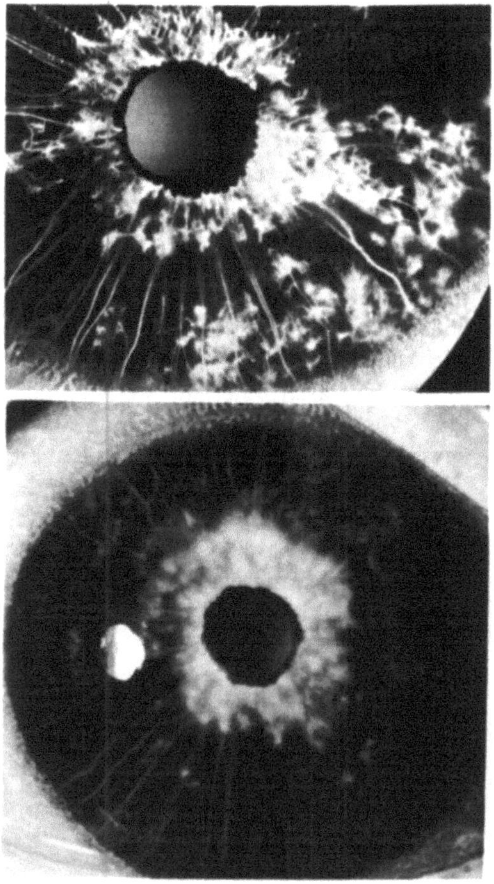

a

b

Abb. 17.5 a, b. Rubeosis iridis in der Fluoreszenzangiographie. **a** Multiple Neovaskularisationsknospen. **b** Fluoresceinaustritt peripupillar ins Irisstroma

boten. Diese Befunde lassen sich als Frühzeichen auch einer peripheren autonomen Neuropathie werten.

5. Ziliarkörper

Eingeschränkte Akkommodationsbreite. Funktionell konnte anhand einer größeren Patientengruppe eine erhebliche Einschränkung der Akkommodationsbreite ermittelt werden - vielleicht durch verstärkte fibröse Atrophie des Ziliarmuskels. Es liegt bereits bei Beginn der Erkrankung eine Akkommodationseinschränkung vor. Die diabetische Lentopathie scheint keinen Einfluß auf die Akkommodationsbreite zu haben.

Verdickung der Basalmembran der Pars plicata: Eine klinische Korrelation der Veränderungen der Pars plicata corporis ciliaris zum Diabetes mellitus ist bisher im Detail noch nicht hergestellt worden - vor allem deshalb, weil die Pars plicata der Beobachtung selten zugänglich ist. Durch operative Iriskolobome sieht man eine Atrophie des pigmentierten Ziliarepithels; die Ziliarzotten erscheinen weiß und plump (Abb. 17.6).

Histologisch geht die Verdickung der Basalmembran des pigmentierten Ziliarepithels der Pars plicata weit über das altersübliche Maß hinaus. Elektronenmikroskopisch unterscheidet sich diese diffuse Verdickung,

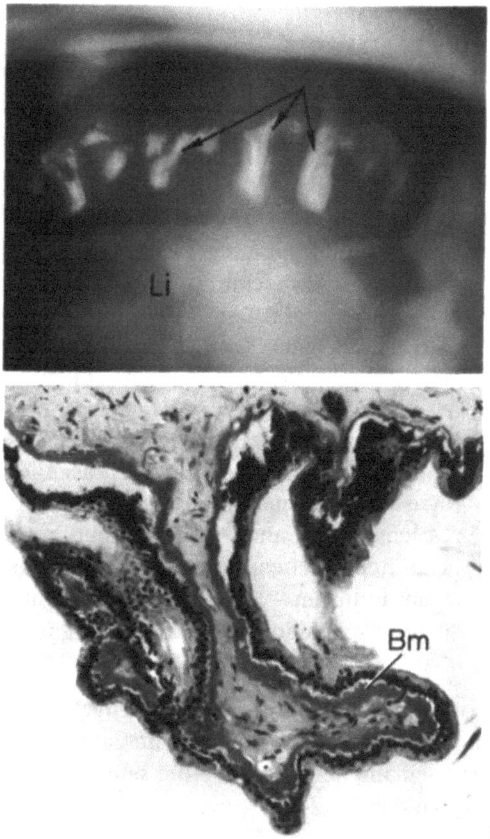

a

b

Abb. 17.6. **a** Atrophie der Ziliarzotten der Pars plicata bei fortgeschrittenem Diabetes mellitus. **b** Gonioskopie: Pigmentepithelverlust führt zu weißlichem Aussehen der Zotten (*Pfeile*), Linse (*Li*). Starke Verdickung der Basalmembran (*Bm*) der Ziliarzotten (PAS-Färbung). Ziliarepithel artifiziell abgehoben die durch Apposition basalmembranartigen Materials entsteht, von den fleckförmigen Verdickungen, die man stets bei älteren nichtdiabetischen Patienten sieht. Die Basalmembran des nichtpigmentierten Ziliarkörperepithels bleibt frei von Verdickungen. Innerhalb des Stromas der Ziliarkörperzotten kommt es zu einer vermehrten Fibrosierung mit Obliteration der Kapillaren. Die Basalmembran der Kapillaren in dieser Zone erscheint lichtmikroskopisch ebenfalls nicht verdickt. Eine Erklärung für diese selektive – fast pathognomische, in PAS-Schnitten auffallende Basalmembranverdickung nur des pigmentierten Ziliarepithels, steht aus.

6. Linse

Die Kombination von Diabetes mellitus und Katarakt fiel bereits Anfang bis Mitte des 19. Jahrhunderts auf. Drei Formen von diabetischen Linsenveränderungen sind zu unterscheiden:

- *Antizipation einer senilen Katarakt:* Der Diabetes mellitus führt in der Regel zur vorzeitigen Entwicklung eines gewöhnlichen Altersstars. Der Anteil der Diabetiker ist unter den Kataraktpatienten auffallend hoch: die Angaben schwanken in der Literatur zwischen 13 % und 20 %. Eine Unterscheidung zwischen echter diabetischer Katarakt und seniler bzw. präseniler Katarakt wird jenseits des 40. Lebensjahres schwierig. Ganz selten kommen auch im höheren Lebensalter die für Diabetes eigentümlichen – von der senilen Katarakt zu unterscheidenden – Linsentrübungen vor.

Histologisch lassen sich die Linsenveränderungen des erwachsenen Diabetikers nicht von den anderen Formen einer senilen Katarakt unterscheiden.

- *Cataracta diabetica:* Die morphologisch spezifische diabetische Katarakt ist vorwiegend eine Erkrankung des Kindes- und Jugendalters. Dieser echte, stets bilaterale Zuckerstar ist relativ selten und kommt bei ca. 0,3–1 % der Diabetiker vor. Zu Beginn sieht man spaltlampenmikroskopisch subkapsuläre Vakuolen sowie grauweiße Trübungsflecken in den vordersten Rindenschichten, zwischen denen auch punkt- und staubförmige Herdchen liegen können. Die Flecken sind dicht unter der vorderen und hinteren Kapsel verstreut und reichen nur vereinzelt bis in die mittleren Rindenbezirke hinein. Der oberflächliche Naht- und Faserverlauf wird als feinstreifige Zeichnung sichtbar. Die Katarakt kann sich außerordentlich rasch innerhalb weniger Tage und Wochen entwickeln. Wenn die Vakulen und Wasserspalten sich ausdehnen, entsteht eine prall gespannte, vollständig durchgetrübte Cataracta diabetica intumescens. Diese als Schneeflockenkatarakt (Abb. 17.7) imponierende diabetische Lentopathie ist histologisch nicht klar definiert.

Zur Erklärung der diabetischen Lentopathie werden herangezogen: 1. eine erhöhte Glukosekonzentration im Kammerwasser ohne die Anreicherung sonstiger toxischer Stoffwechselsubstanzen, 2. Erschwerung des Stoffaustausches wegen Veränderungen des Ziliarkörperepithels, 3. photochemische Aktivität veränderter Eiweißkörper in der Linse, 4. endokrine Fehlsteuerungen, 5. eine veränderte Permeabilität der Linsenkapsel, 6. Hydratation der Linse durch gestörte

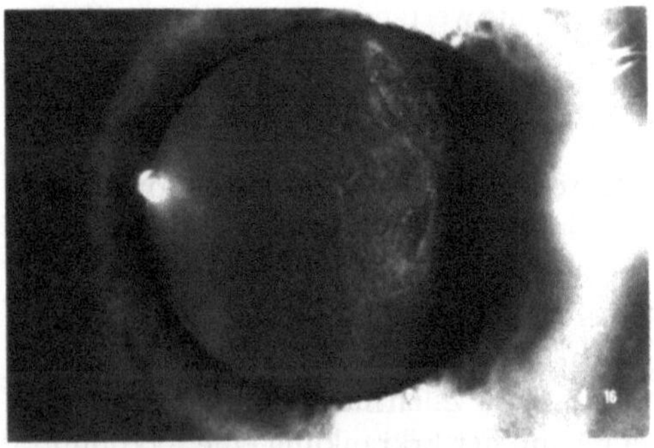

Abb. 17.7. Cataracta diabetica, Spaltlampenaufnahme: grau-weiße Trübungsflecken (Schneeflockengestöber) in den vordersten Rindenschichten. Insulinpflichtiger Diabetes mellitus seit Kindheit

Osmolarität, 7. Azidose und pH-Verschiebung, 8. verstärkter Polyolstoffwechsel.

- *Transitorische Myopie.* Ein Drittel aller Diabetiker leidet an myopen Refraktionsänderungen als initialem Symptom der Erkrankung. Geringe Refraktionsänderungen, die subjektiv nicht bemerkt werden, dürften noch weit häufiger sein. Obwohl die eigentliche Ursache dieser refraktiven Linsenänderungen nicht bekannt ist, wird sie auf Schwankungen des Blut-Glukose-Spiegels zurückgeführt.

BENSON et al. (1993a) zeigten, daß sich die Visusprognose und Komplikationsrate von Patienten mit diabetischer Retinopathie durch Kataraktoperationen nicht wesentlich von der von gesunden Normalpatienten unterscheidet.

7. Glaskörper

Die Glaskörperabhebung findet sich bei Diabetikern häufiger und früher als bei Nichtdiabetikern. Dieser Zusammenhang ist unabhängig vom Vorhandensein einer diabetischen Retinopathie (FOSS et al. 1980). PEREJDA u. UITTO (1982) konnten nachweisen, daß eine erhöhte Glykolysierung des Glaskörperkollagens im diabetischen Glaskörper stattfindet. Glykolysiertes Kollagen ist Kollagenasen weniger ausgesetzt, und seine Anhäufung führt zu einer Reihe von pathologischen Veränderungen. Glaskörperaspirate von Patienten mit proliferativer diabetischer Retinopathie zeigten im Vergleich von Patienten ohne Neovaskularisationen angiogene Fähigkeiten auf. Es wird dabei angenommen, daß Wachstumsfaktoren eine Rolle bei der Regulierung zufällt, da diese Migration, Mitose und Teilung von endothelialen Zellen fördern und so die Neovaskularisation auslösen. Unter diesen Faktoren befinden sich neben den von BAIRD u. LING (1977) sowie SIVALINGAM et al. (1990) beschriebenen Fibroblastenwachstumsfaktoren auch insulinähnliche Wachstumshormone. RAYMOND u. JACOBSON (1982) zeigten jedoch, daß wahrscheinlich von den Glaskörperhyalozyten ein inhibitorisches Protein produziert wird, welches die Bildung von Neovaskularisationen verhindert. Patienten mit proliferativer diabetischer Retinopathie und inkompletter hinterer Glaskörperabhebung zeigen einen prognostisch besonders ungünstigen Verlauf (TAKHASHI et al. 1981). Der partiell abgelöste und kontrahierte Glaskörper soll neue Gefäße nach vorne ziehen, die sich dann unter den abgelösten Glaskörper schieben und als Bindegewebsgerüst dienen, welches dann eine Neovaskularisation an dieser Stelle hervorruft. Die abgehobenen neuen Gefäße stellen ebenfalls ein hohes Risiko für eine Glaskörperblutung dar. FAULBORN u. BOWALD (1987) haben gezeigt, daß mikroproliferative Gefäße auch im Glaskörper selbst wachsen können. Diese Mikroproliferationen werden in die Glaskörperlamellen eingebaut und wachsen ohne vorherige Glaskörperabhebung. Es bilden sich dann ausgeprägte Verwachsungen zwischen den Mikroproliferationen des Glaskörpers und der Netzhautoberfläche, welche bei einer Glaskörperabhebung zu einer Glaskörperblutung führen. Welche Bedeutung der Glaskörper bei der Pathogenese des diabetischen Makulaödems spielt, ist zur Zeit noch unklar. Unbestritten ist jedoch, daß die Ischämie eine gemeinsame Ursache für das Makulaödem und die hintere Glaskörperabhebung darstellt.

8. Retinopathia diabetica

a) Epidemiologie

Die diabetische Makro- und Mikroangiopathie in Form der diabetischen Nephrosklerose (Kimmelstiel-Wilson) stellt quoad vitam die schwerste Spätkomplikation des Diabetes mellitus dar. Entsprechendes gilt quoad visum für die diabetische Retinopathie. Ein Diabetiker hat ein 10- bis 20mal höheres Erblindungsrisiko als ein Nicht-Diabetiker. Der Diabetes mellitus ist die häufigste Erblindungsursache in der Altersgruppe zwischen 30 und 60 Jahren. Die zunehmende Inzidenz diabetischer Erblindung im fortgeschrittenen Lebensalter basiert auf der erhöhten Lebenserwartung der Diabetiker und der häufigeren Vererbung der Erkrankung.

Klein et al. (1984b) haben vor allem im Rahmen der Wisconsin-Studien, ebenso die Ergebnisse der Beaver-Dam-Eye-Study den größten Teil der Einflußfaktoren für den Verlauf der diabetischen Retinopathie und ihrer Bedeutung aufgezeigt. Zwischen der Dauer der Diabetes mellitus und dem Auftreten der diabetischen Retinopathie bestehen bei aller intraindividuellen Variabilität relativ feste Beziehungen. So zeigen

nach 5 Jahren	15–30%,
nach 10 Jahren	35–50%
nach 15 Jahren	55–65%
nach 20 Jahren	65–85%,
nach 30 Jahren	75–90%

der Patienten eine diabetische Retinopathie.

Die Prognose einer auftretenden Retinopathie ist in Abhängigkeit vom Diabetestyp zu sehen. Beim jugendlichen Typ-I-Diabetiker handelt es sich in aller Regel um eine voranschreitende proliferative Erkrankungsform, die schnell zur Erblindung führen kann durch die proliferative diabetische Retinopathie. Dem gegenüber kommt es beim Typ-II-Diabetiker frühzeitig zur Ausbildung einer diabetischen Makulopathie. Die proliferative diabetische Retinopathie selbst verläuft beim Typ-II-Diabetiker weniger aggressiv. Klein et al. (1990b) konnte zeigen, daß bei diabetischen Kindern innerhalb der ersten 10 Jahre der Erkrankung, bzw. vor dem Eintritt der Pubertät kaum mit einer Retinopathie zu rechnen ist. Weitere wesentliche prognostische Faktoren sind das Geschlecht des Patienten; so neigen männliche Typ-I-Diabetiker sehr viel eher zur Entwicklung einer proliferativen diabetischen Retinopathie. Während der Schwangerschaft kommt es häufig zu einer sich foudroyant entwickelnden diabetischen Retinopathie (Laatikainen et al. 1987; Klein et al. 1990a). Wesentliche Faktoren für die Verschlechterung der Retinopathie während der Schwangerschaft sind die wegen der Blutzuckerentgleisung häufiger auftretenden Hyperglykämien sowie der häufige arterielle Hypertonus in der Schwangerschaft.

Brinchmann-Hansen et al. (1992) zeigten im Rahmen der Oslo-Studie (Tabelle 17.1), daß eine optimale Blutzuckerregulierung mit $HbA1_C$-Werten unter 6,5% (entspricht einem HbA1-Wert von 9% oder einem durchschnittlichen Blutzucker unter 7 mmol) langfristig eine Verlangsamung der Progression und eine Verzögerung bei der Entstehung der diabetischen Retinopathie zeigt. Berger (1993) erstellte Übersichten zur Überwachung der Stoffwechsellage mit und ohne Insulin (Tabellen 17.2 u. 17.3).

Es ist jedoch wesentlich, daß die Glukose-Spiegeloptimierung vorgenommen wird, bevor der Patient eine ausgeprägte diabetische Retinopathie entwickelt hat. Es konnte gezeigt werden, daß Patienten nach erfolgreicher Pankreastransplantation mit kompletter Normoglykämie nur einen geringen Rückgang der Proliferationstendenz zeigen. Kann durch medikamentöse oder operative Maßnahmen, wie Nierentransplantation der arterielle Hypertonus günstig beeinflußt werden, so kommt es auch häufig zu einer deutlichen Besserung des diabetischen Makulaödems.

b) Pathogenese der diabetischen Retinopathie

Die morphologischen und funktionellen Veränderungen der nichtproliferativen diabetischen Retinopathie werden vor allem durch biochemische Veränderungen hervorgerufen, die Folge einer lang andauernden

Tabelle 17.1. Verlauf der diabetischen Retinopathie[a] (sog. Oslo-Studie)

HbA_1	Bis 9%	9,1–10%	>10%
Zahl der Mikroaneurysmen und retinalen Blutungen			
Bei Beginn	11,8	24,7	17,6
Nach 7 Jahren	25,5	41,1	80,5
Veränderung	+13,7	+16,4	+62,9

[a] Brinchmann-Hansen et al. (1992).

Hypoglykämie sind. Das Ungleichgewicht von proliferationsfördernden und -hemmenden Faktoren führt zur Gefäßneubildung der ischämischen Netzhaut. Die Hyperglykämie führt zu einer Glykolysierung von Makromolekülen, welche zu einer Aktivitätssteigerung der Aldosereduktase führt und akut auftritt und insulinreversibel ist. Die Proteinglykolysierung hat drei wesentliche Konsequenzen: 1. eine verstärkte Quervernetzung von Proteinen, 2. zur Stimulation der Zytogeninsekretion aus Endothelzellmonozyten und Makrophagen, 3. eine Modifizierung der DNA. Ist die Quervernetzung der Proteine und die Modifikation der DNA eingetreten, so handelt es sich um einen irreversiblen Vorgang, den auch eine Blutzuckernormalisierung nicht rückgängig macht. Die wesentlichen Konsequenzen der Proteinglykolisierung sind die Veränderung der Glaskörperstruktur, die Verdickung der Basalmembran der Kapillaren, die Herabsetzung der Erythrozytenverformbarkeit sowie die Erhöhung der Blutviskosität (Abb. 17.8).

Hohe Blutzuckerkonzentrationen führen zur Aktivierung alternativer Stoffwechselwege. So zeigen Diabetiker eine gesteigerte Aktivität der Aldosereduktase, dies führt zur Entstehung von Sorbitol, welches die Zellmembran penetriert und eine osmotische Dekompensation der Zellen auslöst. Schließlich führt dies zur Abnahme von Myoinositol, welches bei der Zellmembranbransynthese wichtig ist. Der histologische Befund zeigt einen ausgeprägten Schwund von Perizyten, der jedoch nur charakteristisch für die Retina ist, während der Sehnerv und das Gehirn nicht betroffen sind. Aufgrund der Tatsache, daß der Aldosereduktaseweg, insbesondere in den Perizyten, aktiv ist, kommt es dort durch die Anhäufung von Sorbitol zum Absterben der Zellen. Eine weitere Ursache kann die Veränderung der Nukleinsäuren sein. Perizyten kontrollieren normalerweise die Funktion der Venen und Kapillaren und beeinflussen somit wesentlich die Permeabilität und den Transport von Makromolekülen. Außerdem haben die kontraktiven Perizyten Sphinkterfunktion im Kapillarbett und kontrollieren den lokalen mikrovaskulären Blutfluß (Agaki et al. 1983; Cuevas et al. 1984). Infolge dessen kommt es zu Veränderungen der Hämodynamik, da der kontraktile Einfluß der Perizyten wegfällt. Als Folge kommt es zur Zunahme des Blutflusses, durch welchen die Gefäße instabil und vermehrt permeabel werden, so daß es zu einer ausgeprägten Exsudation in der Retina kommt (Kohner 1989). Eine weitere normale Aufgabe der Perizyten ist die Kontrolle der Endothelproliferation. Perizyten produzieren einen Faktor (TGF-β), welcher durch Kontakt oder in der Nähe von

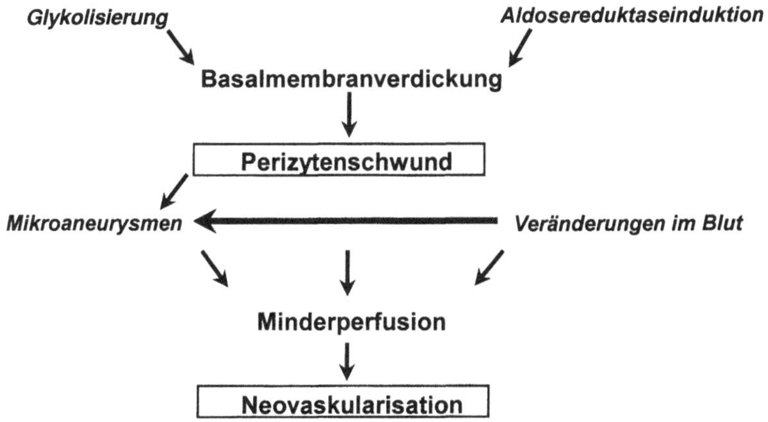

Abb. 17.8. Biochemische Genese der diabetischen Mikroangiopathie

Endothelzellen aktiviert wird und die Proliferation von Endothelzellen und damit das Gefäßwachstum hemmen. Da dies beim Diabetiker gestört ist, kommt es zur vermehrten Bildung von Mikroaneurysmen (Abb. 17.9), welche von vitalen Kapillaren ausgehen und in Nachbarschaft zu verschlossenen Kapillargebieten am hinteren Pol liegen. Mikroaneurysmen sind Aussackungen der Kapillaren, bei denen es zu einer begrenzten Endothelproliferation und zur Bildung einer neuen Basalmembran gekommen ist. Der Perizytenverlust führt somit zuerst zur Anhäufung der Endothelzellen und schließlich zu ihrem Verschwinden. Es bilden sich azelluläre Kapillaren, die zuerst in kleinen und später in größeren Gruppen vorhanden sind, so daß eine funktionelle Reparatur auch bei Normoglykämie nicht mehr möglich ist. Ein weiterer Faktor ist die Verdickung der Basalmembran, welche primär durch die vermehrte Wasserbindung von Sorbitol und darauffolgender Einlagerung glykolysierter Proteine verursacht wird. Die Basalmem-

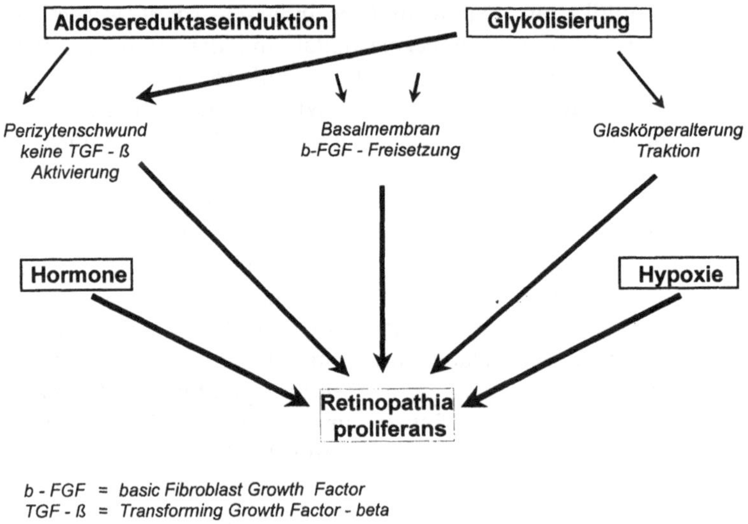

Abb. 17.9. Zellbiologische Genese der diabetischen Retinopathie

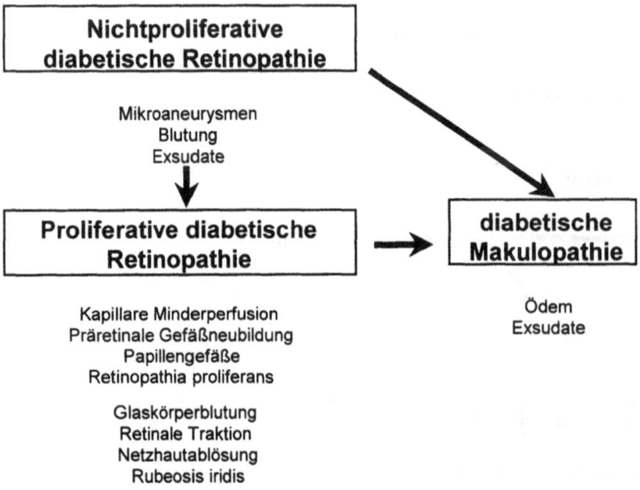

Abb. 17.10. Verlauf der diabetischen Retinopathie

branverdickung stört die Diffusion zwischen den verbliebenen Perizyten und den Endothelzellen. Es nimmt die Wachstumskontrolle der Perizyten auf das Endothel ab, und die vasoproliferativen Faktoren nehmen zu, so daß es zu einer Endothelproliferation kommt. Als Folge bilden sich ein Netzhautödem und harte Exsudate (Abb. 17.10).

Diese Faktoren wirken bei der nichtproliferativen diabetischen Retinopathie, welche durch die langjährige Hyperglykämie verursacht wird, gemeinsam dahingehend, daß sich arteriovenöse Shunts ausbilden, eine Blutflußreduktion mit resultierender Minderperfusion entsteht sowie zunehmend retinale Gefäßverschlüsse (Abb. 17.11) auftreten. Die Ursache der proliferativen diabetische Retinopathie liegt in der chronischen retinalen Gewebshypoxie. Der progrediente Perizytenverlust bei gleichzeitig vermehrter Freisetzung von endothelzellproduzierenden Wachstumsfaktoren löst die Gefäßproliferation aus. Es handelt sich um den Versuch, die Verbesserung der Sauerstoffversorgung zu erreichen. Die Proliferationen entstehen am Rand kapillarer Minderperfusion, Prädilektionsort ist die Papille. Inwieweit der Glaskörper dabei einen wesentlichen Einfluß hat, ist nicht endgültig geklärt. Daß ein Zusammenhang zwischen Glaskörper und Proliferationsverhalten besteht, läßt sich auch daraus ableiten, daß die Proliferation an bestimmten Prädilektionsstellen, beispielsweise dem temporal oberen und unteren Gefäßbogen, entstehen.

c) Stadieneinteilung der diabetischen Retinopathie

Die Stadieneinteilung der diabetischen Retinopathie erfolgt nach der modifizierten Airlie-House-Klassifikation, wie sie auch von der „early treatment diabetic retinopathystudy" (ETDRS) verwendet wird. Man

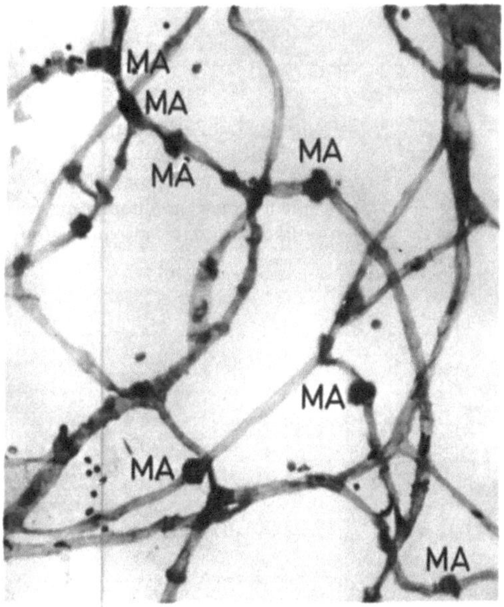

a

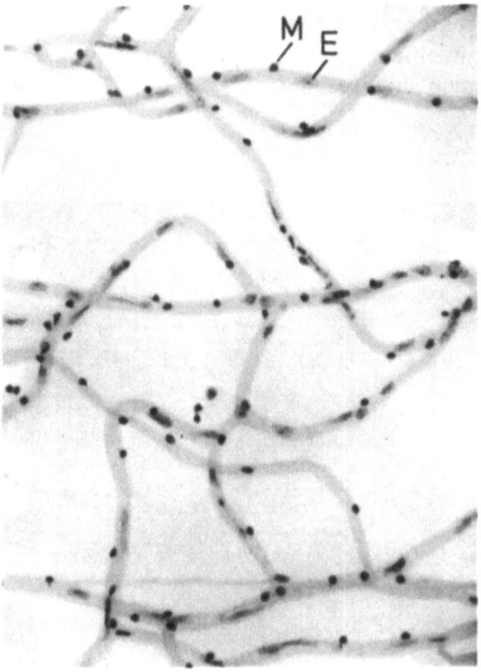

b

Abb. 17.11 a, b. Diabetische Retinopathie im trypsinverdauten Flachpräparat der sensorischen Netzhaut. **a** Multiple Mikroaneurysmen (*MA*) mit komplettem Verlust der intramuralen Perizyten. Endothelzellen vorhanden. **b** Zum Vergleich normale Retina bei gleicher Vergrößerung: Verhältnis Endothelzellen (*E*) zu intramuralen Perizyten (*M*) 1:1 (PAS-Hämatoxylin; **a, b** gleich stark vergrößert) unterscheidet die nichtproliferative diabetische Retinopathie mit Veränderungen, welche auf die Retina beschränkt sind, von der proliferativen Form, bei welcher es Gefäßneubildungen gibt, welche aus dem Niveau der Retina in den Glaskörper hervorwachsen, unabhängig vom Vorhandensein eines diabetischen Makulaödems (Tabelle 17.2).

Die *geringe oder milde, nicht proliferative diabetische Retinopathie* setzt das Vorhandensein von mindestens einem Mikroaneurysma voraus und wurde früher Hintergrund- oder „back ground"-Retinopathie genannt (Abb. 17.12).

Die *mäßige, nichtproliferative diabetische Retinopathie* umfaßt intraretinale Blutungen oder Mikroaneurysmen, vereinzelt venöse Kaliberschwankungen. Dazu ist das Vorhandensein von Cotton-wool-Herden und vereinzelten intraretinalen mikrovaskulären Anomalien (IRMA) zu beobachten. Bei den IRMAs handelt es sich um dilatierte teleangiektatische Kapillaren. Die mäßige, nichtproliferative diabetische Retinopathie kann mit einem klinisch signifikanten Makulaödem einhergehen.

Tabelle 17.2. Retinopathia diabetica

I. Nichtproliferative diabetische Retinopathie (Retinopathia diabetica simplex)
   1. Mikroangiopathie
      - Verdickung der Basalmembran
      - Verlust der intramuralen Perizyten
      - Mikroaneurysmen
      - Kapillarobliterationen
      - intraretinale mikrovaskuläre Anomalien (IRMA)
   2. Anomalien der Venen
      - Erweiterung (Verdopplung und „Rosenkranz"-Bildung)
      - Zentralvenen- und -Astverschlüsse
   3. Intraretinale Blutungen
   4. Harte Exsudate
   5. Weiche Exsudate („Cotton-wool-Herde")
   6. Makulopathie
      - Zystoide Makulopathie
      - Ischämische Makulopathie
      - Epi- und vitreoretinale proliferative Makulopathie

II. Proliferative diabetische Retinopathie (Epi- und vitreoretinale Neovaskularisation)
   1. Fibrovaskuläre Neovaskularisation)
      - Intraretinal
      - Epiretinal
      - Vitreoretinal

III. Glaskörperfibrosierung

IV. Traktionsablatio retinae

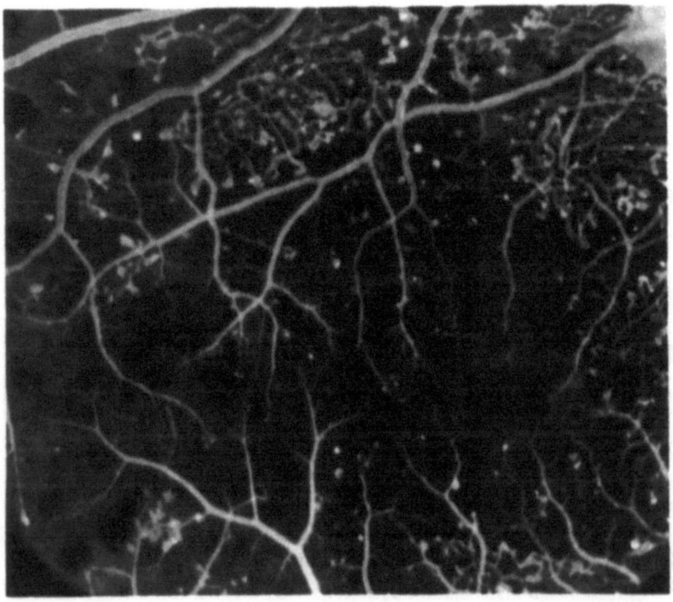

Abb. 17.12. Retinopathia diabetica simplex: Multiple intraretinale Mikroaneurysmen im Fluoreszenzangiogramm der Makularegion

Die *schwere oder ausgeprägte, nichtproliferative diabetische Retinopathie* ist das fortgeschrittene Stadium der nichtproliferativen diabetischen Retinopathie und wurde früher als präproliferative Retinopathie bezeichnet. Es zeigen sich Blutungen in allen Quadranten, venöse Kaliberschwankungen und Cotton-wool-Herde in mehr als zwei Netzhautquadranten. Die venösen Kaliberschwankungen sind als Ischämiezeichen zu werten. Des weiteren finden sich IRMAs in zwei Quadranten.

Ein *klinisch signifikantes Makulaödem* ist definiert als erkennbare Verdickung der Netzhaut im Zentrum der Makula oder bis zu 500 µm von der Foveola entfernt oder zeigt harte Exsudate in diesem Bezirk. Wenn die umgebende Netzhaut verdickt ist oder Zonen verdickter Netzhaut bis zu 1 Papillendurchmesser an das Zentrum der Makula heranreichen.

Als prognostische Kriterien für das Fortschreiten der Retinopathie werden insbesondere die Zunahme der intraretinalen Blutungen sowie die Anzahl der Mikroaneurysmen genannt. Harte Exsudate haben keine prognostische Aussagequalität bezüglich des Fortschreitens der diabetischen Retinopathie, sind jedoch ein wichtiges Kriterium zum Erkennen des Makulaödems. Bei der proliferativen diabetischen Retinopathie zeigen sich Gefäßneubildungen innerhalb 1 Papillendurchmessers von der Papille mit oder ohne Glaskörper- bzw. epiretinaler Blutung. Ein zweites Kriterium kann das Vorhandensein einer Glaskörper- oder epiretinalen Blutung, kombiniert mit Gefäßneubildungen an der Papille oder an anderen Orten sein. Die Gefäßneubildungen können somit zu Glaskörperblutungen oder subhyaloidalen oder epiretinalen Blutungen führen, welche sich später bindegeweblich organisieren und aufgrund ihrer Schrumpfung zur Traktionsamotio führen können.

Bei Typ-II-Diabetikern ist das Auftreten der Visusminderung vor allen Dingen durch die Entwicklung einer *diabetischen Makulopathie* verursacht. Diese wird in drei Erscheinungsformen unterteilt:

- fokales Makulaödem,
- diffuses Makulaödem,
- ischämisches Makulaödem.

Das *fokale diabetische Makulaödem* ist durch eine oder mehrere zirzinataförmige Herde im klinischen Bild gekennzeichnet. Hervorgerufen wird die Leckage durch sichtbare oder nicht sichtbare Mikroaneurysmen im Innenhof der Zirzinatafigur. Reicht die Veränderung bis zu einem Papillendurchmesser an die Foveola heran, so spricht man vom klinisch signifikanten Makulaödem.

Beim *diffusen Makulaödem* sind große Areale der zentralen Netzhaut verdickt, ohne daß einzeln sichtbare Zirzinataherde oder Mikroaneurysmen als Ursache für die Leckage zu beobachten sind. Vielmehr besteht häufig eine diffuse Leckage des gesamten Kapillarbildes der Makula.

Bei der *ischämischen Form der diabetischen Makulopathie* ist das kapillare Randschlingennetz beschädigt, eine klinische Differenzierung ist häufig nicht möglich und ein Fluoreszenz-Angiogramm ist erforderlich (Arend et al. 1995). Hierbei kann gezeigt werden, daß Störungen der makularen Mikrozirkulation direkt die Sehschärfe der Patienten beeinflussen.

Besteht eine Verdickung der fovealen Netzhaut über längere Zeit, so bildet sich ein zystoides diabetisches Makulaödem aus, welches therapeutisch nicht weiter beeinflußt werden kann.

d) Proliferative diabetische Retinopathie

Die proliferative diabetische Retinopathie (Abb. 17.13) wird in zwei klinisch wichtige Gruppen unterteilt.

- *Frühe proliferative diabetische Retinopathie* mit Gefäßneubildungen irgendwo auf der Netzhaut mit nur geringer Ausprägung.
- *Proliferative diabetische Retinopathie*, diese zeigt Gefäßneubildungen auf der Papille

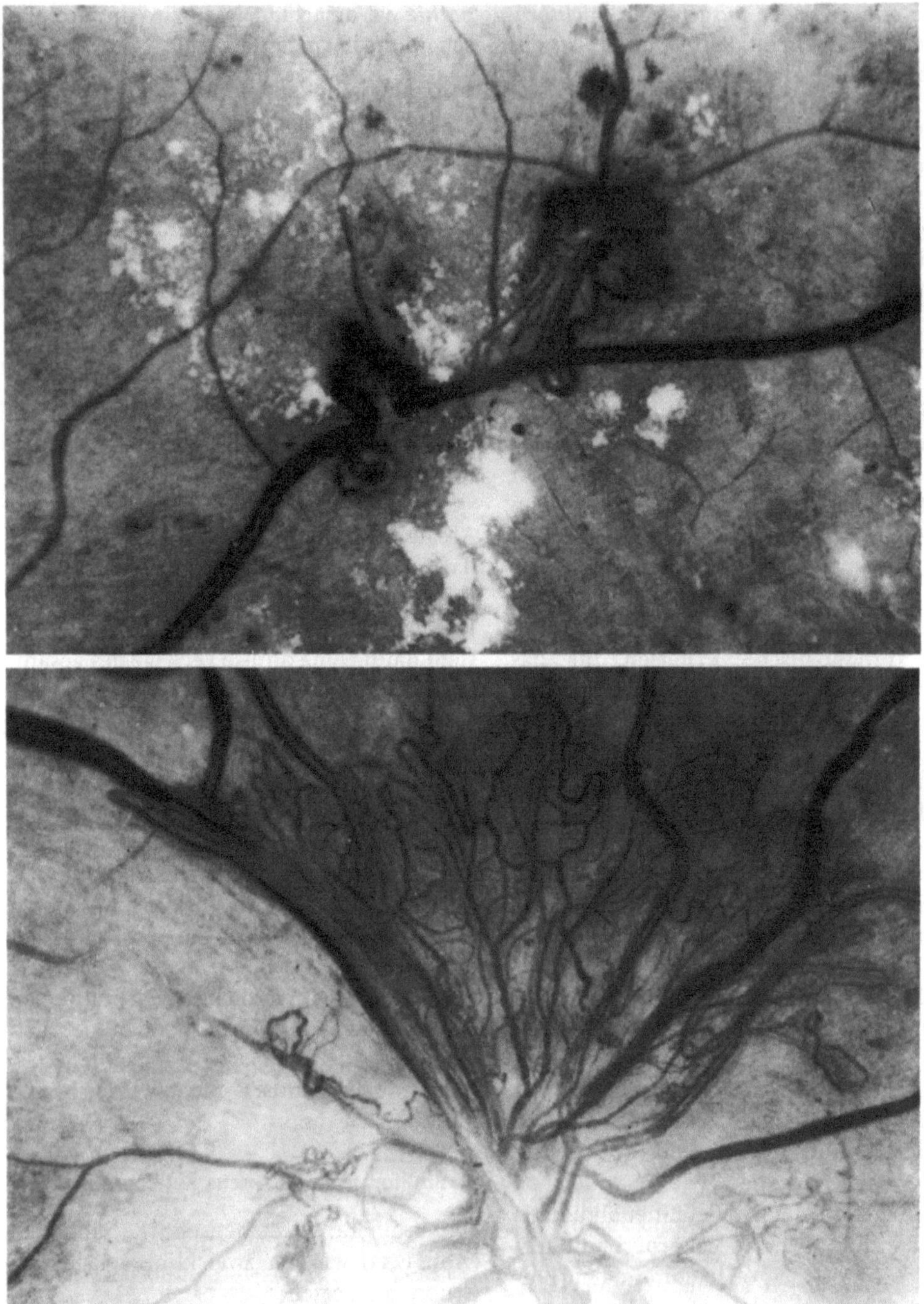

a

b

Abb. 17.13 a, b. Retinopathia diabetica proliferans. **a** Stark dilatierte Vene (mit sog. Omega-Zeichen), harte Exsudate und multiple Blutungen bei beginnender praeretinaler Neovaskularisation. **b** Breiter Fächer von Retinopathia proliferans, ausgehend von der Papille an der abgehobenen Glaskörperrückfläche oder innerhalb eines Papillendurchmessers mit und ohne Glaskörperblutung, epiretinaler Blutung oder eine Glaskörper- oder epiretinale Blutung, kombiniert mit Gefäßneubildungen an der Papille oder sonstwo („elsewhere").

9. Nervus opticus

Die Papille ist eine Prädilektionsstelle für proliferative Gefäßveränderungen. Aber auch am intraskleralen bzw. retrobulbären Abschnitt spielen sich mikroangiopathische diabetische Veränderungen ab, die sich als ischämischer Optikusprozeß bemerkbar machen können. Eine totale Atrophia nervi optici wird selten beobachtet, sie kann bei juvenilen Diabetikern auch Teil einer rezessiv vererblichen Erkrankung mit Schwachsinn sein. Sowohl die Friedreich-Ataxie als auch das Refsum-Syndrom gehen häufig mit einem Diabetes mellitus einher. Hierbei kann sich ebenfalls eine Optikusatrophie entwickeln.

10. Lipoatrophischer Diabetes (Laurence-Syndrom)

Klinisch ist das Laurence-Syndrom charakterisiert durch eine systemische Lipo-Dystrophie, einen insulinresistenten Diabetes mit geringer Tendenz zur Entwicklung einer Ketose. Hyperlipämie, Hepatosplenomegalie sowie eine signifikante Erhöhung des Grundumsatzes ohne Zeichen eines Hyperthyreoidismus. Ophthalmoskopisch zeigen die meisten Patienten eine diabetische Retinopathie. Histopathologisch läßt sich ein Verlust der Axone als Zeichen einer diabetischen Neuropathie in den Ziliarnerven nachweisen. Charakteristisch ist weiterhin eine lokalisierte Hypertrophie des orbitalen Fettgewebes im Rahmen einer allgemeinen Lipofibrose der Orbita.

Beim *Wolfram (Didmoad)-Syndrom* handelt es sich um eine Kombination von Diabetes insipidus (DI), Diabetes mellitus (DM), Optikusatrophie (OA) und Taubheit (D) (Abb. 17.14). Insgesamt wurden weltweit bis-

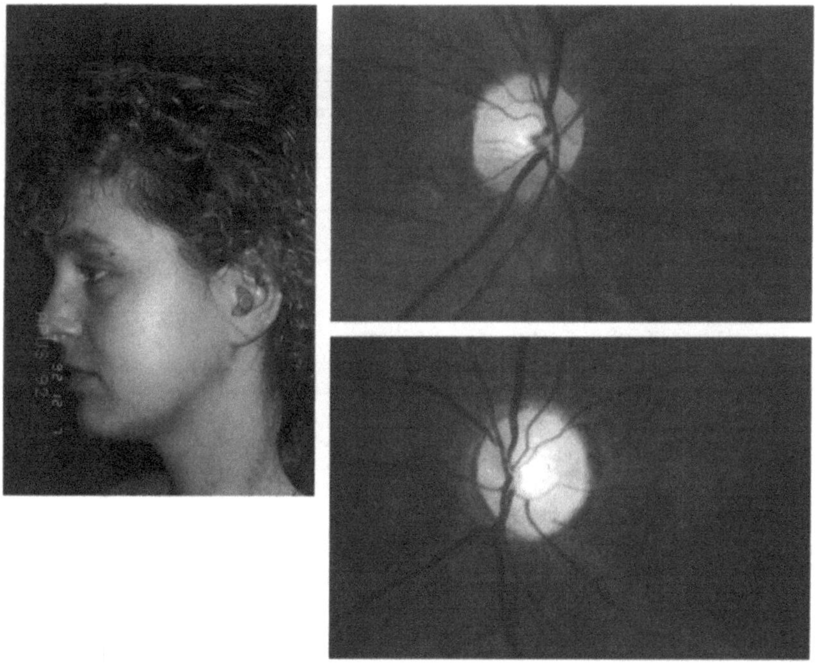

a b

Abb. 17.14. WOLFRAM-Syndrom. 25jährige Patientin mit Diabetes insipidus, Diabetes mellitus, Optikusatrophie und Taubheit. **a** Porträt der Patientin mit Hörapparat. **b** Rechte und linke Papille (vgl. Abblassung i.S. einer Optikusatrophie) her 170 Patienten mit diesem Syndrom seit der Erstbeschreibung 1938 vorgestellt. VAN DEN BERGH et al. (1993) zeigten die unterschiedlichen Prävalenzen der verschiedenen Symptome und ihre Verteilung bei den bisher beschriebenen 168 Patienten in 104 Familien. Es handelt sich um junge Diabetiker, bei denen es fast immer zu einer Optikusatrophie kommt (PEDEN et al. 1986). Alle anderen Symptome treten mit unterschiedlicher Inzidenz auf.

C. Stoffwechselstörungen

I. Fettstoffwechsel-Störungen

1. Hyperlipoproteinämien

Die Hyperlipoproteinämien (HLP) werden in 6 Typen (Tabelle 17.3) eingeteilt. Besonders häufig sind der Typ 2 und der Typ 4, wobei der letztere oft gemeinsam mit weiteren metabolischen Abweichungen wie Diabetes mellitus, Hyperurikämie und Übergewicht auftritt.

BROWN et al. (1984) zeigten, daß bei Patienten mit Visusbeeinträchtigung aufgrund ausgeprägter harter Exsudate im Makulabereich diese einen signifikant erhöhten Spiegel an Triglyzeriden im Serum aufwiesen. ANDERS u. WOLLENSAK (1992) konnten nachweisen, daß die Entstehung einer Christbaumschmuck-Katarakt kein Hinweis auf eine bestehende Hypercholesterinämie ist, sondern daß es sich vielmehr um eine lokalisierte Störung bei der Verwertung von Stoffwechselendprodukten handelt.

Typ 1

Es handelt sich um eine autosomal rezessiv vererbte Krankheit. Die klinische Manifestation dieses extrem seltenen Typs erfolgt bereits im Kindesalter; es tritt eine Hepatosplenomegalie auf. Blutchemisch läßt sich eine hohe Chylomikronenkonzentration im Nüchternserum nachweisen. Am Auge finden sich eruptive Xanthome der Lider, eine Lipidkeratopathie, selten Iris- und retinale Xanthome, häufig eine Lipaemia retinalis, seltener ein Morbus-Coats-ähnlicher Prozeß im Erwachsenenalter.

Typ II a und b

Etwa 17% HLP-Patienten weisen diesen Typ auf. Es besteht ein erhöhter Serumcholeste-

Tabelle 17.3. Hyperlipoproteinämie (HLP) und Auge

Typ	Serum	Klinik			Häufigkeit	
		Xanthelasmen	Arcus corneae	Lipaemia retinalis	in der Bevölkerung	bei HLP
I	Hyperchylomikronämie	+	∅	+	extrem selten!	< 1%
II a	β-Lipoproteine ↑	+	+	∅	1,9%	~ 17% (IIa + IIb)
II b	β-Lipoproteine ↑ Triglyzeride ↑	+	+	∅	1,3%	
III	Abnormes Lipoprotein Triglyzeride ↑ Cholesterin ↑	+	+	∅	0,25%	~ 1,5%
IV	Prä-β-Lipoproteine ↑ Triglyzeride ↑ Cholesterin ↗	+	∅	+	12,8%	~ 80%
V	Typ I + Typ IV	+	∅	+	0,6%	< 1%

rin- und normaler (IIa) oder erhöhter (IIb) Triglyzeridspiegel. Der familiäre Typ wird dominant vererbt. Die homozygote Form manifestiert sich früher und schwerer mit Atheromatosis und tendinösen, seltener tuberösen Xanthomen.

Der Typ II kann sekundär bei Myxödem, multiplem Myelom, Makroglobulinämie, Nephrose und Lebererkrankungen sowie durch Aufnahme von zuviel Cholesterin bzw. ungesättigten Fettsäuren entstehen.

Okulär sieht man häufig ein Xanthelasma palpebrarum sowie einen Arcus lipoides corneae bereits zwischen dem 3. und 5. Lebensjahrzehnt. Besteht also ein Arcus lipoides corneae vor dem 50. Lebensjahr, muß eine HLP II gezielt ausgeschlossen werden. Die Schnydersche kristalline Hornhautdystrophie wird als lokale korneale Manifestation der HLP, Typ II, angesehen. Die Rolle eines Lokalfaktors bleibt offen (s. Kap. 7).

Typ III

Etwa 1,5% der HLP-Patienten zeigen dieses Muster. Bei erhöhten Triglyzerid- und Cholesterinspiegeln liegt ein abnormes Lipoproteinträgersystem (sog. broad-β-Lipogrotein) vor. Pathognomisch sind Handlinienxanthome, eruptive und tuberöse Xanthome sowie eine Arteriosklerose mit koronarer Herzkrankheit und peripheren Durchblutungsstörungen.

Okulär kann ein Arcus lipoides frühzeitig auftreten. Eine Lipaemia retinalis sowie die der limbalen Gefäße sind selten. Eruptive und tuberöse palpebrale Xanthome kommen vor.

Typ IV

Dieser Typ ist am häufigsten und tritt bei rund 80% der HLP-Patienten auf. Prä-β-Lipoproteine und Triglyzeride sind im Serum erhöht. Klinisch finden sich relativ selten tuberöse und eruptive Xanthome (10% der Patienten), die begleitende Arteriosklerose führt zu koronarer Herzkrankheit und peripheren Durchblutungsstörungen. Diabetes und Hyperurikämie sind häufig, auch sekundär im Rahmen eines nephrotischen Syndroms bei Diabetes mellitus, Pankreatitis und Glykogenspeicherkrankheiten.

Okulär fallen Xanthelasmen der Lider und eine Lipaemia retinalis auf. Hierbei ist aber ein Triglyzeridspiegel von mehr als 2500 mg% zu fordern. Wegen dieser Korrelation sollten bei Patienten mit Xanthelasmen sowohl eine Hyperlipoproteinämie als auch ein Diabetes mellitus ausgeschlossen werden.

Typ V

Weniger als 1% der HLP-Patienten zeigen die Kombination von Typ I und Typ IV. Sowohl die Chylomikronenbande als auch die Prä-β-Lipoproteine sind vermehrt. Unter Therapie wird regelmäßig ein Wandel von Typ V in Typ IV beobachtet. 20% der Patienten zeigen eine Xanthomatose, Hepatosplenomegalie sowie abdominelle Koliken (Claudicatio der A. mesenterica). Die klinischen Manifestationen sind offenbar von der Höhe des Serumlipidspiegels bzw. der Chylomikronen-Konzentration abhängig. Auch dieser Typ kann sekundär bei diabetischer Azidose, Alkoholismus, Pankreatitis, Nephrose, Myxödem oder Glykogenspeicherkrankheiten auftreten.

Okulär sieht man eruptive Xanthome der Lider und eine Lipaemia retinalis häufiger als bei Typ III und IV aufgrund des höheren Triglyzeridblutspiegels. Ophthalmo-histopathologische Untersuchungen bei Typ V zeigten klinisch eine massive Lipaemia retinalis mit multiplen retinalen Hämorrhagien und intraretinalen Lipidablagerungen. Die Hämorrhagien lagen in den inneren Netzhautschichten, ausgedehnte Lipideinlagerungen in den äußeren plexiformen Schichten. Lipide ließen sich auch in der Wand der retinalen Gefäße nachweisen. Die Basalmembran der Blutgefäße erschien dicker als normal und zeigte irreguläre

Massen, die Lipiden entsprachen. Auch das Zytoplasma der Endothelzellen war angefüllt mit Material, von dem angenommen wird, daß es aus Lipiden besteht.

2. Hypolipoproteinämien

A-α-Lipoproteinämien (Morbus Tangier). Das autosomal rezessive Leiden mit Mangel von „high density“ Lipoproteinen ist selten. Cholesterinester werden in Leber, Milz und Lymphknotensystem gespeichert. Pathognomisch sind vergrößerte, gelborange Tonsillen. Die Hornhaut weist hauchige oder feinstgetüpfelte stromale Verdichtungen auf, meistens hinten zentral. Ein Arcus sensilis wird nicht beobachtet, gelegentlich findet sich ein Schwund des M. orbicularis oculi.

A-β-Lipoproteinämien (Morbus Bassen-Kornzweig). Das autosomal rezessive Leiden fällt durch eine Malabsorption, frühkindliche Steatorrhoe, eine Akanthozytose bei niedrigen Cholesterin- und Vitamin-A-Spiegeln im Blut auf. Defekte Lipoproteinmakromoleküle und das lipidfreie Apoprotein des β-Lipoproteins sind vorhanden. Klinisch imponiert eine Ataxie durch Dymeliniserung der Hirnhautstränge in der Kindheit. Es besteht ein vollständiger Mangel an Apoprotein B; dies bedeutet, daß keine Apo-B-Lipoproteine synthetisiert werden, somit werden keine Chylomikronen gebildet, und es findet keine Resorption aus dem Darm statt.

Charakteristisch ist eine atypische Retinopathia pigmentosa, die der Retinopathia punctata albescens ähneln kann. Neben der wachsgelben Papille sieht man eine Engstellung der Arterien und in der mittleren Peripherie Verklumpungen des Pigmentepithels, die mit atrophisch depigmentierten Arealen abwechseln. Gelegentlich werden eine Cataracta complicata und Ptosis beobachtet. Histopathologisch fehlen Stäbchen und Zapfen und die äußere Körnerschicht. Das Pigmentepithel proliferiert wie bei anderen Formen der Retinopathia pigmentosa. Im Sehnerven werden runde Körperchen beschrieben.

Hypo-β-Lipoproteinämie (Hooft-Syndrom). Es handelt sich wahrscheinlich um ein autosomal rezessives oder dominantes Leiden mit einer atypischen Retinopathia pigmentosa.

3. Dyslipoproteinämien

Heredopathia atactica polyneuritiformis (Morbus Refsum)

Das autosomal rezessive Leiden läßt sich bereits pränatal an Amnionzellkulturen diagnostizieren. Infolge eines Phytoloxydationsdefektes entsteht Phytansäure, die im Blut und im Urin nachgewiesen werden kann. Rezidivierende symmetrische Polyneuropathien, eine zerebelläre Ataxie, Anosmie, Schwerhörigkeit und ichthyosiforme Hautläsionen sind charakteristisch. Es besteht eine Hypertrophie der peripheren Nerven und ihrer Wurzeln mit Demyeliniserung. Es handelt sich um eine Lipidansammlung im retinalen Pigmentepithel, der Iris und des Trabekelwerkes aufgrund eines Defektes der phytanen α-Hydroxylase.

Es zeigen sich am Fundus Retinopathia-pigmentosa-ähnliche Befunde. Zapfen und Stäbchen fehlen, die inneren und äußeren Körnerschichten sind atrophisch. Die retinalen Gefäße sind durch Lipidinfiltration der Wände verengt. Das Pigmentepithel erscheint stellenweise atrophisch, andererorts hypertrophisch. Im Nervus opticus proliferieren gliale Elemente. In Sklera und Trabeculum corneosclerale sind Lipide eingelagert. Claridge et al. (1992) und Kohnen u. Hammerstein (1993) zeigten, daß als erste subjektive Symptome bei Morbus Refsum Blindheit und die Schwerhörigkeit auftreten. Durch eine genau gesteuerte phytansäurefreie Diät, ggf. Plasmapherese, kann die Erkrankung erfolgreich behandelt werden (Gibberd et al. 1979).

Zerebro-tendinöse Xanthomatose: Neben Einlagerungen von Cholestanol und Cholesterin in die Haut, die Sehnen und das ZNS finden sich ein Arcus senilis und Xanthelsamen. Eine juvenile Katarakt zeigen etwa die Hälfte der Patienten.

β-Sitosterolämie: Etwa 10–20% der zirkulierenden Sterole bestehen aus pflanzlichen Sterolen wie β-Sitosterol und Campesterol, die normalerweise wenig absorbiert werden. Okulär lassen sich ein Arcus sensilis und Xanthelasmen nachweisen.

Plasma-Lecithin-Cholesterin-Acyl-Transferasemangel (LCAT-Mangel): Der Anteil des veresterten Cholesterins sinkt von normalerweise über 70% auf unter 10%. Abnorme Lipoproteine werden in der Niere abgelagert. Charakteristischerweise beginnt ein Arcus lipoides - abweichend vom üblichen - ohne klare Zwischenzone bereits am Limbus (Vrabec et al. 1988). Zusätzlich treten, wie von Weidle et al. (1988) beschrieben (Abb. 17.15), feinste grau-weiße Einlagerungen im zentralen Stroma auf, ein nur spaltlampenmikroskopisch sichtbarer, funktionell bedeutungsloser nebelartiger Schleier (Vrabec et al. 1988).

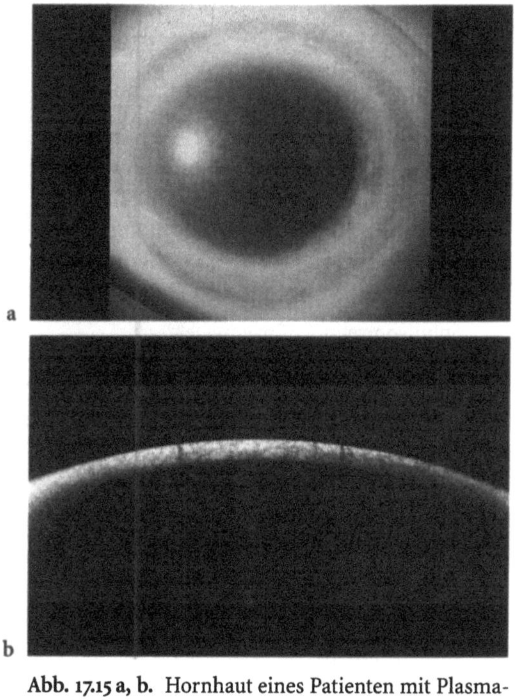

Abb. 17.15 a, b. Hornhaut eines Patienten mit Plasma-Lecithin-Cholesterin-Acyl-Transferasemangel (LCAT-Mangel). **a** Hornhautübersichtsaufnahme. **b** Spaltlampenaufnahme: feinste grau-weiße Einlagerungen im zentralen Stroma (mit freundlicher Genehmigung von E. Weidle, Stuttgart)

Wolman-Krankheit: Bei dieser autosomal rezessiven Erkrankung werden Cholesterin und Triglyzeride gespeichert; daneben fallen punktförmige Kalzifikationen der Nebennieren auf. Bei klinisch unauffälligem Befund ließen sich histopathologisch geschwollene retinale Ganglienzellen mit schaumigem Zytoplasma nachweisen.

4. Lipidspeicherkrankheiten

a) Sphingolipidosen

Folgende Formen sind zu unterscheiden:

1. *Disseminierte Lipogranulomatose (Morbus Farber):* Die seltene familiäre metabolische Störung führt zur Speicherung von Zeramiden, die eine progressive Arthropathie, Ernährungs- und schwere psychomotorische Entwicklungsstörungen hervorrufen. Okulär sieht man eine graue Makula mit zartem kirschrotem Fleck sowie konjunktivale Lipogranulome. Auch nach endonasaler Sinuschirurgie können paraffininduzierte Lipogranulome beobachtet werden (Witschel u. Geiger 1994). Histopathologisch zeigen die retinalen Ganglienzellen stark PAS-positive doppelbrechende Kristalle.

2. *Infantile Globoidzell-Leukodystrophie (Morbus Krabbe) = infantile Form:* Durch einen Mangel an Galaktosylzeramid-Galaktosidase kommt es bei dem autosomal rezessiven Leiden zu einer diffusen Myelindegeneration und zu progressivem psychomotorischem Abbau. Okulär fällt eine Photophobie, später eine totale einfache Optikusatrophie auf.

3. *Metachromatische Leukodystrophie (Morbus Scholz – Bogaert) = subaktue juvenile Form:* Der spätinfantile Typ wird autosomal rezessiv vererbt, die juvenilen Typen können autosomal rezessiv, dominant oder geschlechtsgebunden sein. Infolge eines Arylsulfatase-A-Mangels entwickeln sich Galaktozerebrosid-Sulphateinlagerungen in Neuronen und Nierentubuli, die sich als Paralyse, Dystonie, Ataxie und Demenz manifestieren. Okulär lassen sich erst spät eine Optikusatrophie und eine Graufärbung der Makula mit zentralem feinsten kirschroten Fleck nachweisen. Gelegentlich werden staubförmige korneale Einlagerungen beobachtet.

4. *Niemann-Pick-Krankheit:* Bei der autosomal rezessiv vererbten Erkrankung werden heute 5 Varianten des Sphingomyelinasemangels unterschieden (Tabelle 17.4). Bei allen kommt es zu einer Sphingomyelinspeicherung in Histiozyten („Schaumzellen") des retikuloendothelialen Systems des zentralen Nervensystems, der Lungen und der Nieren.

Okulär sieht man beim Typ A in ca. 50% der Fälle einen typischen kirschroten Fleck (Abb. 17.16) der Makula, beim Typ B

Abb. 17.16. Morbus Niemann-Pick. Fundusfotografie mit typischem kirschroten Fleck

einen zart-weißlichen perifoveolaren Ring (Harzer et al. 1978), beim Typ C gelegentlich einen kirschroten Fleck. Sphingomyelineinlagerungen in den retinalen Ganglienzellen erzeugen ein schaumiges, ballonartig vergrößertes Zytoplasma. Daneben finden sich in fast allen okulären Strukturen membranöse zytoplasmatische Körperchen, insbesondere auch im nichtpigmentierten Ziliarepithel (O'Brian 1982a).

5. *Gaucher-Krankheit:* Bei dem Glukozerebrosidasedefekt werden bei der infantilen, juvenilen und adulten Verlaufsform Glukozerebroside im retikuloendothelialen Sy-

Tabelle 17.4. Morbus Niemann-Pick. (Nach Harzer et al. 1978)

Typ	Manifestationsalter	Klinische Symptome	Lebenserwartung	Sphingomyelinspeicherung	Enzymdefekt
A (klassisch)	Frühe Kindheit	Zerebral *Okulär* Viszeral	2–5 Jahre (Selten länger)	Neural: + Viszeral: +++	Sphingomyelinase (zerebral und peripher unter 10% Restaktivität)
B (chronisch)	Frühe Kindheit	Viszeral (makulär)	Unbestimmt (meist adult)	Neural: (+) Viszeral: +++	Sphingomyelinase (zerebral fraglich, peripher um 10% Restaktivität)
C	Frühe bis späte Kindheit	Zerebral *Okulär* (+) Viszeral (+)	5–15 Jahre	Neural: ∅ Viszeral: + (neben anderen) Lipiden)	Unbekannt Sphingomyelinase evtl. indirekt betroffen
D (Nova-Scotia Variante)	~ Typ C	Ikterus	–	–	–
E	Nicht scharf definiert, spät-adulte Fälle von Typ B (und C?)				

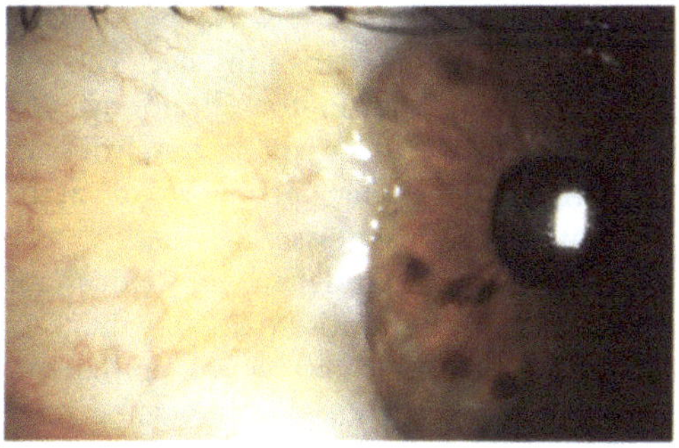

Abb. 17.17. Morbus Gaucher, adulter Typ, Spaltlampenaufnahme, gelbliche Pseudo-Pingueculae (Leitsymptom!) der Bindehaut

stem gespeichert. Bei der infantilen Form soll Strabismus vorkommen, bei der adulten Form gelegentlich ein kirschroter Fleck der Makula. In 25% sind gelblich-bräunliche Pingueculae der Bindehaut „Gaucherzellen" (BEUTLER 1991; Abb. 17.17) beschrieben.

6. *Fabry-Krankheit:* Der geschlechtsgebundene, rezessiv vererbte Zeramid-Galaktosidasemangel führt zur Speicherung von Ceramidtrihexosidosen, wie von ZARBIN et al. (1988) beschrieben. Neben Fieber und „brennenden" Extremitäten fallen angiektatische Hautläsionen (SHER et al. 1978) vom Typ des Angiokeratoma corporis diffusum auf.

Okulär finden sich punktförmig rote Läsionen der Augenlider, dilatierte konjunktivale Gefäße, wirbelartige korneale epitheliale Trübungen (Cornea verticillata), Irisknötchen, bei Kindern ein rezidivierendes Hyphäma sowie eine hintere subkapsuläre Katarakt mit sternförmigen Kondensationen der Linsenrinde in ca. 50% der Patienten. Wahrscheinlich sekundär, bei nephrogener Hypertonie, entsteht ein retinales Ödem um Makula und Papille. Histologie: Doppelbrechendes Lipidmaterial wird in der glatten Muskulatur und im Endothel von Gefäßen des Limbus, der Iris, des Ziliarkörpers, der Aderhaut und der Orbita gespeichert sowie auch in der Linsenkapsel. Elektronenmikroskopisch stellen die Einschlüsse zytoplasmatische Lamellen dar, wahrscheinlich lysosomalen Ursprungs. Der Cornea verticillata entspricht die Akkumulation dieses Materials in den basalen Zellschichten des Epithels. Die Ganglienzellen der Netzhaut sind nicht beteiligt. Das gespeicherte Lipidmaterial besteht aus dichten osmiophilen Körperchen in der glatten Muskulatur und den Endothelzellen.

7. *Laktosyl-Zeramidose:* Infolge des Mangels von Laktosyl-Zeramid-Galaktosylhydrolase sollen eine progressive Optikusatrophie und eine leichte Graufärbung der Makula auftreten.

8. *GM-2-Gangliosidosen:* Die klassische amaurotische Idiotie wird heute nach biochemischen Gesichtspunkten in 3 Krankheitseinheiten gegliedert.

Type I (Morbus Tay-Sachs): Bei dem autosomal rezessiven Leiden fehlt die Hexylmanosidose; die pränatale Diagnose aus Amnionflüssigkeit ist möglich. In ca. 90% der Fälle erblinden die Kinder im ersten Lebensjahr. Der klassische kirschrote Fleck der Makula (Abb. 17.18) entsteht durch Einlagerung von GM-2-Gangliosiden in den Ganglienzellen perifoveolar. Trotz früher

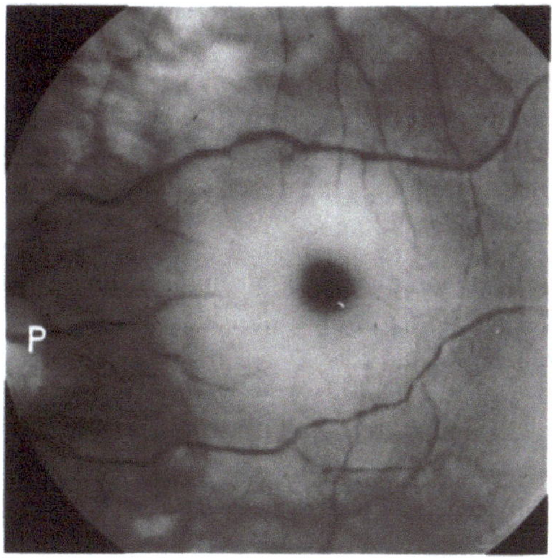

Abb. 17.18. Kirschroter Fleck bei Morbus Tay-Sachs: Transparenzverlust der perifoveolaren Retina durch gespeichertes Material in den retinalen Ganglienzellen. Papille (*P*)

Optikusatrophie kann die Pupillenreaktion zunächst noch erhalten sein. Die Erblindung ist daher sowohl zentraler als auch retinaler Genese. Histopathologisch sind GM-2-Ganglioside innerhalb und außerhalb erweiterter retinaler und zerebraler Ganglienzellen mit Verlust der Nissel-Körperchen nachzuweisen.

Typ II (Morbus Sandhoff): Die okulären Befunde unterscheiden sich klinisch und histologisch vom Typ I nicht. Elektronenmikroskopisch unterscheiden sich die membranösen zytoplasmatischen Körperchen in den Ganglienzellen der Retina: Sie sind beim Morbus Sandhoff pleomorpher als bei der klassischen Tay-Sachs-Erkrankung.

Typ III (Morbus Bernheimer-Suzuki-Volk): Infolge eines nur partiellen Hexosaminidase-A-Mangels beginnt die Erkrankung später und dauert länger als bei Typ I. Ein kirschroter Fleck der Makula ist nicht obligat; eine „Retinopathia pigmentosa" soll auftreten können.

b) Mukolipidosen

1. GM-1-Gangliosidosen

Typ I (Morbus Landing-O'Brien) spätinfantile amaurotische Idiotie: Infolge Mangels an Isoenzymen der β-D-Galaktosidase (Typ A, B und C) werden GM-1-Ganglioside gespeichert. Eine leichte Trübung der Hornhaut trat in 2 von 16 Patienten, in 50 % ein kirschroter Fleck der Makula sowie Optikusatrophie, Verengung der retinalen Gefäße und Tortuositas auf.

Typ II (Morbus Derry) spätinfantile amaurotische Idiotie: Infolge Mangels an Isoenzym der β-Galaktosidase (Typ B und C): Hornhaut- und Makulaveränderungen wurden nicht beobachtet. Optikusatrophie sowie Degeneration des retinalen Pigmentepithels wurden bei einigen Patienten beschrieben.

2. Mukolipopolysaccharidosen (MLS)

Der Typ MLS 1 ähnelt klinisch der GM-1-Gangliosidose mit Hornhauttrübungen und kirschrotem Fleck der Makula.

Typ MLS-II („I-cell-disease"): Klinisch bestehen Ähnlichkeiten mit der Hurler-Erkrankung. Seit der Erstbeschreibung 1967 sind bis heute 10 Patienten beschrieben. Ultrastrukturell fallen grobkörnige zytoplasmatische Einschlüsse in der Fibroblastenkultur auf. Bindehaut und Hornhaut wurden elektronenoptisch untersucht. Das subepitheliale Bindegewebe war auffallend zellreich. Histiozyten und Fibroblasten zeigten eine ausgeprägte Vakuolisation durch membranöse Einschlüsse mit granulärem bzw. lamellärem Mate-rial.

MLS-III (Pseudo-Hurler-Polydystrophie): Es bestehen feinste korneale Verdichtungen und in Stromazellen der Bindehaut gespeichertes Material. Ophthalmoskopisch finden sich keine retinalen Veränderungen. Das Krankheitsbild mit Hornhauttrübungen und kirschrotem Fleck der Makula stellt wahrscheinlich eine Variante dar.

3. Mannosidose

Infolge eines Mangels an α-Mannosidase werden mannosereiche Obligosaccharide im Gewebe akkumuliert. Eine hintere speichenförmige Rindenkatarakt wurde beobachtet. Fibrozyten des konjunktivalen Stromas zeigen vakuolige Einschlüsse mit einer einfachen Membran, die feines fibrillogranuläres Retikulum, Lipidkügelchen und elektronendichte Aggregate enthalten.

4. Fucosidose

Infolge von α-L-Fucosidase-Mangel werden fucosereiche Glykolipide, Glykoproteine und Polysaccharide gespeichert. Konjunktiva und Fundus zeigen dünne und geschlängelte Gefäße. Elektronenmikroskopisch lassen sich im Bindehautepithel vakuoläre Einschlüsse darstellen (0,3–2 µm), umgeben von einer Membran mit feinretikulärem Inhalt und homogenen Einschlüssen. Im Bindehautstroma enthalten die Kapillarendothelien ähnliche lysosomale Einschlüsse.

c) Zeroid-Lipofuszinosen (= Batten-Krankheit; Batten-Mayou-Vogt-Stock-Krankheit)

Klinisch gehören diese Erkrankungen auch zu den sog. „amaurotischen Idiotien", unterscheiden sich aber deutlich von den Sphingolipidosen. Während man bei den letzteren ophthalmoskopisch meist einen kirschroten Fleck der Makula sieht, stehen bei den Zeroid-Lipofuszinosen Pigmentepithelveränderungen der Makula im Vordergrund (Abb. 17.19). Da bei den Zeroid-Lipofuszinosen der biochemisch definierte Defekt unbekannt ist, erfolgt die Klassifizierung heute nach der eigentümlichen elektronenmikroskopischen Morphologie der intrazytoplasmatischen Einschlüsse. 4 Varianten werden unterschieden (Tabelle 17.5):

1. *Morbus Haltia-Santavuori = infantile amaurotische familiäre Idiotie:* Die Erkrankung setzt im 2.–5. Lebensmonat ein mit Pigmentepitheldegenerationen vorwiegend makulär und perimakulär sowie Verlust des foveolaren Lichtreflexes. Gelegentlich findet man eine gelb-graue Zone zirkulär um die rötliche Fovea herum, jedoch keinen typischen kirschroten Fleck, und Optikusatrophie.

2. *Morbus Jansky-Bielschowsky (spätinfantile amaurotische familiäre Idiotie):* Im 1.–3. Lebensjahr degeneriert das retinale Pigmentepithel ähnlich einer Retinopathia pigmentosa einschließlich der Makularegion. Optikusatrophie und Erblindung in früher Kindheit.

Histologisch fehlen Photorezeptorzellen, das Pigmentepithel atrophiert und hypertrophiert. Vakuoläre Lipideinschlüsse sind in Ganglien-, Müller-, Pigmentepithel- und erhaltenen Photorezeptorzellen vorhanden sowie in der inneren Körnerschicht.

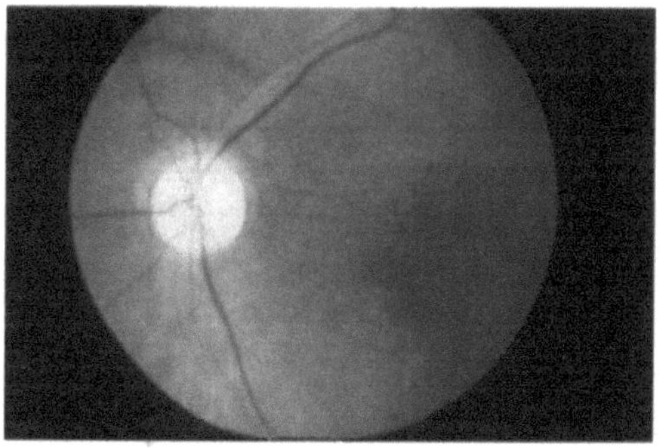

Abb. 17.19. Zeroid-Lipofuszinose (= Batten-Krankheit; Batten-Mayou-Vogt-Stock-Krankheit). Fundusfoto. Zircumfoveolare Pigmentepithelveränderungen und Optikusatrophie

Tabelle 17.5. Differentialdiagnose der Zeroid-Lipofuszinosen. Morbus Batten (1903) – Mayou (1904) – Spielmeyer (1905) – Vogt (1905) – Stock (1908)

	Pigmentepitheliopathie	Optikusatrophie
Morbus Haltia-Santavuori	++	+
Morbus Jansky-Bielschowsky	+	+
Morbus Spielmeyer-Sjögren	+	–
Morbus Kufs	–	+

3. *Morbus Spielmeyer-Vogt-Stock (juvenile amaurotische familiäre Idiotie):* Im 5.–15. Lebensjahr beginnt wie beim Morbus Jansky-Bielschowsky ein langsam progressiver Verlauf mit Pigmentepitheldegenerationen und Netzhautatrophie. Histologisch erfolgt ein kompletter Verlust der äußeren Körnerschicht. Elektronenmikroskopisch wird membranöses Material in Ganglienzellen und Muralzellen der Blutgefäße akkumuliert. Sogenannte „zebra bodies" in skleralen Stromazellen sind typisch.

4. *Morbus Kufs (adulte amaurotische familiäre Idiotie):* Sie setzt erst ca. im 24.–25. Lebensjahr ein. Der ophthalmoskopische Befund ist häufig unauffällig. Es kann jedoch auch eine Optikusatrophie mit Makulaödem und kirschrotem Fleck infolge PAS-positivem, diastaseresistenten Materials in den retinalen Ganglienzellen beobachtet werden.

II. Kohlenhydratstoffwechselstörungen

1. Hyperglukosämie

(s. Abschnitt B: Diabetes mellitus)

2. Hypergalaktosämie

Typ 1 (Galaktose-1-Phosphat-Uridyl-Transferasemangel): Bei dem autosomal rezessiv vererbten Leiden entsteht durch gespeichertes Galaktitol (Dulcitol) in der Linse infolge erhöhter Osmolarität eine Katarakt in der ersten postnatalen Woche: subkapsuläre Vakuolen bilden sich vorne und hinten zonulär und lamellär. Asymptomatische Formen sind bekannt (Duarte-Variante), auch Formen mit Kernkatarkt (Indiana-Variante).

Typ 2 (Galaktokinase-Mangel): Galaktose und Galaktitol werden im Gewebe akkumuliert. Okulär wird eine juvenile Katarakt beobachtet. Unter galaktosefreier Diät sind die Linsenveränderungen reversibel.

3. Hyperoxalurie (Oxalosis)

Typ 1: Das Leiden ist autosomal rezessiv mit gestörtem Abbau von Glyoxalat oder Glukolat zu Kohlendioxyd. Kristalline Kalzium-Oxalat-Einlagerungen werden in den äußeren Augenmuskeln (klinisch: „Myositis") sowie in der Tränendrüse, im Ziliarkörper und unter dem retinalen Pigmentepithel gesehen. Small et al. (1990) beschreiben, daß bei 30% der Patienten mit primärer Hyperoxalurie eine beidseitige symmetrische Retinopathie zu beobachten ist. Diese Veränderungen zeigen sich vor allem am hinteren Pol in Form von vielen, relativ kleinen (100–200 µm großen oder vereinzelten, bis zu 2,3 Papillendurchmessern großen) Läsionen. Etwa die Hälfte dieser Patienten mit Oxalat-Retinopathie zeigte eine auffallend blasse Papille. In Abhängigkeit von der Lokalisation der Veränderungen in bezug auf die Makula wird die Visusprognose beeinträchtigt. Es zeigte sich, daß bei schweren systemischen Beschwerden die Rate der Oxalat-Makulopathie deutlich erhöht ist.

Typ 2: Durch einen Mangel an d-Glyzerin-Dehydrogenase entwickeln sich ähnliche Veränderungen wie bei Typ 1.

Sekundäre Hyperoxalurie: Nach Methoxyflurane-Anästhesie wurden Kalzium-Oxalatkristalle unter dem retinalen Pigmentepithel nachgewiesen. Ophthalmoskopisch finden sich zahlreiche, gelblich weiße Läsionen beider Fundi, die an Drusen erinnern (klinisch sog. „flecked retina syndrome") (Small et al. 1990).

4. Glukose-Phosphat-Dehydrogenase-Mangel (Favismus)

Hierbei bestehen hämolytische anämische Krisen und Medikamentenüberempfindlichkeit. Okulär wurden Ischämiefolgen der retinalen und Optikusgefäße sowie retinale und vitreale Hämorrhagien und eine Cataracta complicata beobachtet.

5. Kohlenhydrat-Speicherkrankheiten (Glykogenosen und Mukopolysaccharidosen)

a) Glykogen-Speicherkrankheiten

Glykogen wird infolge verschiedener Enzymdefekte abnorm gespeichert:

Typ I (v. Gierke-Krankheit i. e. S.: = hepatorenale Glykogenose): Glukose-6-Phosphatase-Mangel. Okulär werden fakultativ eine epitheliale Hornhautdystrophie (Morbus Meesmann), oberflächliche Randtrübungen mit Dellen und Vaskularisation und Veränderungen der Bowman-Schicht beschrieben, am Fundus symmetrisch multiple, gelbliche paramakuläre Flecken ohne funktionelle Beeinträchtigung.

Typ II (Pompe-Krankheit = generalisierte Glykogenose): α-1-4-Glukosidase (saure Maltase)-Mangel. Glykogen findet sich in den Muralzellen der retinalen Gefäße, in den retinalen Ganglienzellen, in der glatten und quergestreiften Muskulatur sowie in den Endothelzellen und Perizyten der Gefäße.

Die Augenbeteiligung bei den 7 weiteren von insgesamt 9 Typen der Glykogen-Speicherkrankheiten wurde unseres Wissens ophthalmopathologisch noch nicht untersucht.

b) Progressive Myoklonusepilepsie (Morbus Lafora)

Polyglykosan, eine ungewöhnliche Form von Glykogen, wird in den intraneuralen sog. Lafora-Körperchen gespeichert. Bei unauffälligem ophthalmoskopischen Befund trotz peripherer Gesichtsfeldeinschränkung fallen histologisch Lafora-Körperchen in retinalen Ganglien- und Bipolarzellen besonders im Makulabereich auf.

c) Mukopolysaccharidosen (MSP)

Generalisierte Mukopolysaccharidosen bedingen korneale und retinale Veränderungen, lassen aber den Glaskörper frei (Tabelle 17.6).

MPS I H: Pfaundler-Hurler-Syndrom: Autosomal rezessiv vererbter α-L-Iduronidasemangel. Neben Skelettdysplasie und geistiger Retardierung frühzeitig Hornhauttrübungen und Degeneration des retinalen Pigmentepithels sowie Optikusatrophie. Feine vakuoläre Einschlüsse erfolgen in Bindehautstroma und Schwann-Zellen. Elektronenmikroskopisch zeigen die Vakuolen innerhalb einer Membraneinheit lamelläre Einschlüsse. Intralysosomal gespeicherte saure Mukopolysaccharide sieht man auch in kornealen Epithelzellen, subepithelialen Histiozyten, stromalen Keratozyten und Endothelzellen, außerdem reichlich extrazelluläre saure Mukopolysaccharide im Hornhautstroma.

MPS I S: Scheie-Syndrom: Der α-L-Iduronidasemangel verursacht nur geringe Skelettdysplasie und geistige Retardierung, ausgeprägte Hornhauttrübungen. Retinale Pigmentepitheldegeneration und Optikusatrophie werden ebenfalls beschrieben. Saure Mukopolysaccharide sind in der Haut, Bindehaut und Hornhaut nachweisbar. Kornea und Sklera enthalten reichlich extrazelluläre saure Mukopolysaccharide, die hyaluronidasenegativ sind. Iris und Pigmentepithel sollen nicht erhöht saure Mukopolysaccharide aufweisen. Infolge abnormer MPS-Einlagerungen im Trabekelwerk erscheint ein Glaukom denkbar.

MPS II A, B: Hunter-Syndrom: Die leichtere Form B betrifft ältere Patienten. Der Mangel an Sulfo-Iduronat-Sulfatase wird X-chromosomal rezessiv vererbt. Bei Skelettdysplasie und geistiger Retardierung sind Hornhauttrübungen kaum sichtbar. Retinale Pigmentdegeneration und Optikusatrophie wurden beobachtet. Es lassen sich 2 Klassen intrazellulärer Einschlüsse nachweisen. 1. Klare fibrillo-granuläre und homogene Vakuolen, die möglicherweise saure Mukopolysaccharide enthalten in den epithelialen und stromalen Zellen der Hornhaut, im Epithel des Ziliarkörpers und in den Fibroblasten der Aderhaut und Sklera. 2. Membranöse, lamelläre Vakuolen, möglicherweise mit Gly-

Tabelle 17.6. Mukopolysaccharidosen und Augenveränderungen (s. a. Tabelle 7.12)

Typ	Syndrom	Enzymdefekt	Hornhaut	ret. Pigmentepithel	Optikusatrophie
MPS I H MPS I S	Pfaundler-Hurler Scheie	+	+++	+	+
MPS II A/B	Hunter	+	(+)/–	(+)	(+)
MPS III A/B	Sanfilippo	+	–	+	+
MPS IV	Brailsford-Morquio	?	++	–	+
MPS V	Z. Z. unbesetzt!				
MPS VI A/B	Maroteaux-Lamy	+	++	–	(+)
MPS VII	β-Glucuronidase-Mangel	+	–	–	–

kolipiden, fanden sich in den retinalen Ganglienzellen, im Pigmentepithel, im Ziliarepithel ebenso wie in Keratozyten, Aderhaut- und Sklerafibrozyten.

MPS III A, B, C, D: (San Filippo-Syndrom): Der Heparan-Sulfat-N-Sulfatase-Mangel (A) verursacht Skelettdysplasien mit erheblicher geistiger Retardierung. Es wurden keine Hornhauttrübungen, jedoch Degenerationen des retinalen Pigmentepithels und Optikusatrophie beschrieben – ähnlich wie beim N-Azetyl-α-D-Glukosaminidasemangel (B). Histologie: Die stromalen Keratozyten sind minimal vakuolisiert durch granuläres Material. Form und Lagerung der stromalen Kollagenfibrillen sind unverändert. Die retinalen Ganglienzellen enthalten auch Vakuolen, die äußere Körnerschicht ist verdünnt mit Verlust der äußeren Segmente der Photorezeptoren. Die Vakuolen der peripheren retinalen Ganglienzellen zeigen membranös-lamelläre Einschlüsse. Perikapillär proliferierte Pigmentepithelzellen ähneln dem Bild einer Retinopathia pigmentosa.

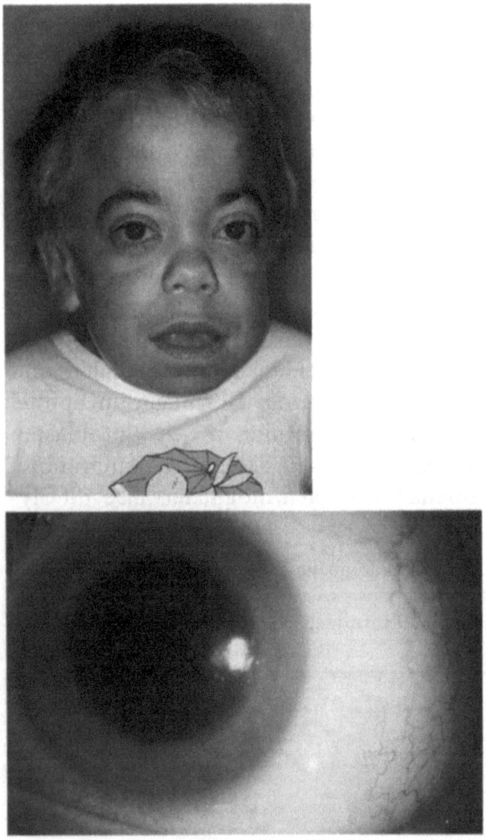

a

b

Abb. 17.20 a, b. Morbus Morquio. **a** Porträt des 10jährigen Jungen. **b** Übersichtsaufnahme des mäßig durchgetrübten Hornhautstromas

MPS IV: Morquio-Syndrom: Zwei Typen werden unterschieden: Typ A: Galactosamine-6-Sulfatase fehlt. Typ B: β-Galactosidase-Mangel. Es bestehen ausgeprägte Skelettdysplasien und Hornhauttrübungen mittleren Grades (Abb. 17.20). Zunächst sieht man peripher feinste graue Opazitäten mit langsamer Progredienz. Degeneration des retinalen Pigmentepithels ist nicht bekannt, jedoch Optikusatrophie. MPS V: in der Systematik nicht besetzt (s. MPS IS).

MPS VI A + B: Maroteaux-Lamy-Syndrom: Der Chondroitin-Sulfat-N-Azetyl-Galaktosamin-Sulfat-4-Sulfatase-Mangel (A) bedingt ausgeprägte Skelettdysplasien (bei Typ B geringe) sowie Hornhauttrübungen (Abb. 17.21; s. S. 588 ff.) bei normaler Intelligenz. Pigmentepitheldegenerationen wurden nicht mitgeteilt. Infolge eines sekundären Hydrozephalus kann ein Papillenödem mit nachfolgender Optikusatrophie auftreten. *Histologie:* Intra- und extrazellulär werden saure Mukopolysaccharide in Hornhaut und Sklera eingelagert. Die Sklera ist besonders hinten verdickt. Elektronenmikroskopisch zeigt die Hornhaut vakuolisierte Epithel- und Endothelzellen und Keratozyten; Histiozyten ersetzen die Bowman-Schicht; auch extrazellulär findet sich AMP-positives Material. Im Ziliarkörper weisen das nichtpigmentierte Epithel und einzelne Stromazellen Vakuolen auf, ebenso wie choroidale Histiozyten. Die retinale Nervenfaserschicht ist verdünnt, die retinalen Ganglienzellen sind vermindert, und es entsteht eine gliöse Optikusatrophie (Abb. 17.14).

MPS VII: Beim β-Glukoronidasemangel ist eine Augenbeteiligung unbekannt.

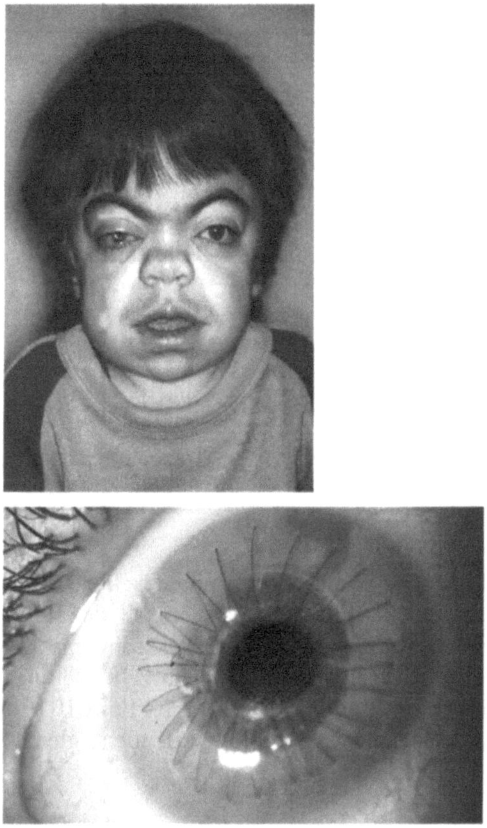

Abb. 17.21 a, b. Morbus Maroteaux-Lamy. a Porträt. b Hornhautübersicht mit stärkergradig ausgeprägten Hornhautstromatrübungen peripher. Zustand nach perforierender Keratoplastik (NAUMANN und RUMMELT, 1993)

Pseudorheumatische Mukopolysaccharide (Morbus Brown-Kuwabara 1970): Bei diesem autosomal rezessiven Leiden bestehen geschwollene interphalangeale Gelenke, eine Osteoporose sowie ein Gargoylismus. Im Urin sind die Mukopolysaccharide normal. Periphere ringförmige Hornhauttrübungen in früher Kindheit werden später vaskularisiert. Histologisch sind die kornealen Keratozyten vergrößert und enthalten metachromatische Granula. Peripher geht die Bowman-Schicht verloren.

III. Eiweißstoffwechsel-Störungen

1. Albinismus

Im klinischen Formenkreis des Albinismus lassen sich je nach Verhalten der Tyrosinase, der Lokalisation sowie sonstiger Veränderungen folgende Varianten definieren (Tabelle 17.7).

Okulokutaner Albinismus: Photophobie, Nystagmus und Melaninmangel sind wechselnd ausgeprägt.

- *Tyrosinase-negativ: kompletter, perfekter Albinismus (Albinismus I):* Bei dem sehr seltenen, autosomal rezessiv erblichen Leiden ist der Haartest negativ, d.h. die Tyrosinaseaktivität fehlt. Haare, Zilien, Iris (Abb. 17.22) und Retina enthalten kein Melanin. Bei heterozygoten Konduktoren wird eine abnorme Durchleuchtbarkeit der Iris gesehen.
  Histologisch ist die Struktur der Haut, Iris und Netzhaut normal, aber frei von Melanin. Die Makula wurde bisher nicht in Serienschnitten untersucht.
- *Tyrosinase-positiv: inkompletter imperfekter Albinismus (Albinoidismus, Albinismus II):L* Bei den autosomal rezessiv vererblichen Leiden zeigt der positive Haartest eine Tyrosinaseaktivität. Der Fehler in der Melanogenese ist unbekannt. In Haut- und Haarwurzelschäften lassen sich zahlreiche Melanozyten nachweisen, die Prämelanosomen der Stadien II und II, seltener reife Melanosomen enthalten (Tabelle 17.7, s. Kap. 3).

Kinder zeigen einen rötlichen Pupillarreflex. Ophthalmoskopisch erscheint der Fundus bei Kindern und Jugendlichen pigmentfreier, wird beim Erwachsenen etwas dunkler, bleibt aber immer noch abnorm hell. Der fehlende Foveolareflex ist durch eine Foveola-Aplasie erklärt und hat verminderte Sehschärfe zur Folge. Merkwürdig ist die Beobachtung eines Pigment-Dispersions-Syndroms bei Albinismus – wohl einer Tyrosinase-positiven Variante.

Tabelle 17.7. Differentialdiagnose des Albinismus

	Okulo-kutaner Albinismus Tyrosinase-negativ	Okulo-kutaner Albinismus Tyrosinase-positiv	Okulärer Albinismus
Haarfarbe	Weiß	Weiß bis gelb oder leicht dunkler bei farbigen Rassen	Normal oder leicht Heller als erwartet
Hautfarbe	Rosa	Rosa; leichte Bräunung bei farbigen Rassen möglich	Normal
Muttermale und Sommersprossen	Keine	Möglich	Möglich
Augenfarbe	Grau oder blau	Blau, kann dunkler sein bei farbigen Rassen	Übliche Farben
Sehschärfe	5-10%	5-30%	5-40%
Erbgang	Autosomal rezessiv	Autosomal rezessiv	X-gebunden oder autosomal rezessiv

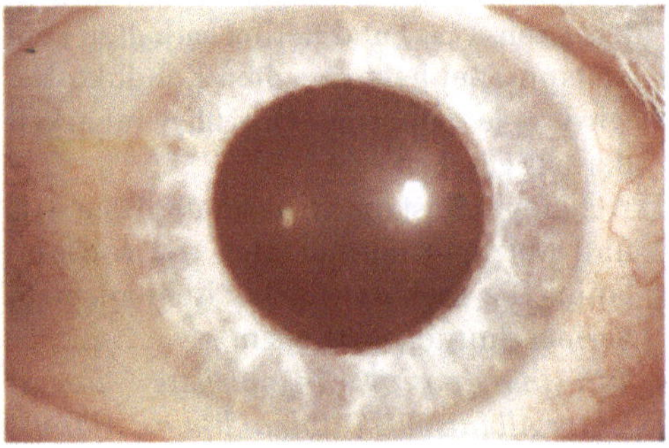

Abb. 17.22. Albinisus, Tyrosinase-negativ: helle Haut, weiße Zilien, nicht pigmentierte Iris, rötlicher Pupillarreflex

Steinbrinck-Chediak-Higashi-Syndrom: Das autosomal rezessive Leiden zeigt eine Leukopenie, Thrombozytopenie, hohe Infektanfälligkeit und periphere Neuropathie. Melanin wird zwar gebildet, jedoch in wenigen, abnorm großen Melanosomen klumpig akkumuliert. Die Iris hat eine blaßblaue bis violette Farbe, Hornhauttrübungen und subkapsuläre Linsentrübungen wurden beobachtet. *Histologie:* Die Uvea und der Nervus opticus sind von Rundzellinfiltraten durchsetzt, die u. U. ein Papillenödem verursachen.

Cross-Syndrom: Neben Hypopigmentation von Haut und Haaren, Mikrophthalmus, Oligophrenie und Spastizität fallen athetoide Bewegungen auf. Die Hornhaut ist bei Geburt eingetrübt und vaskulasisiert, so daß man den Fundus nicht sieht. Elektronenmikroskopisch zeigen die Haarwurzeln weniger Melanosomen (vorwiegend Stadium III) in den Melanozyten, und zwar nicht gleichmäßig verteilt, sondern in Gruppen.

Hermanski-Pudlak-Syndrom: Albinismus mit hämorrhagischer Diathese und pigmentierten retikuloendothelialen Zellen. Eine hämorrhagische Diathese und Intoleranz gegen Salizylate, offenbar aufgrund eines Thrombozyten-Serotonin-Defektes, fallen auf.

„Gelbe Mutante“: Die ausgesprochen gelbe Haarfarbe gibt dieser Albinismusvariante den Namen. Der Haarwurzeltest fällt verschieden aus. Bei Geburt sind die Haare zunächst weiß, werden später jedoch gelblich. Die Haut kann unter Sonnenlicht die Farbe ändern. Photophobie und Nystagmus sind, wenn vorhanden, gewöhnlich weniger stark als bei der tyrosinasepositiven Form. Die Pigmentanreicherung in der Iris erfolgt in der Regel frühzeitig, so daß sich bereits im 3. Lebensjahr im regredienten Licht ein typisches Speichenradphänomen der Iris nachweisen läßt. King et al. (1986) beschrieben eine Verlaufsform mit minimalem Pigment, welches sich im Verlauf der ersten Lebens-

dekade in der Iris entwickelte, während die Betroffenen kein Pigment der Haut oder der Haare aufwiesen. In den drei beschriebenen Familien hatte jeweils ein Elternteil normale und der andere Elternteil abnorm niedrige Tyrosinase-Aktivität. Die Melanozytenultrastruktur war normal, der biochemische Defekt bei dieser Erscheinungsform ist nicht bekannt.

Isoliert-okulärer Albinismus: Bei diesem X-chromosomalen Albinismus besteht nur eine minimale allgemeine Hypopigmentierung mit Riesenmelanosomen der Haut. Die nur gering pigmentierte Iris wird mit dem Alter dunkler, nicht jedoch der pigmentlose Fundus.

Heterozygote Frauen weisen eine vermehrte Transparenz der Iris auf und nur geringe Zeichen der Hypopigmentation des Fundus. eine punktförmige Iris-Depigmentierung wurde ohne histologische Augenbefunde beschrieben.

Kutaner Albinismus

Ohne Taubheit (Partieller Albinismus, Albinismus circumscriptus): Der autosomal dominant erbliche Defekt beruht wahrscheinlich auf einer inkompletten Auswanderung von Melanoblasten aus der Neuralleiste. In den albinotischen Hautbezirken fehlen Melanozyten: „weiße Stirnlocke". Andernorts sind Zahl und Zytologie der Melanozyten normal. Neben einer Heterochromia iridis ist auch eine solche des Fundus möglich. Funktionelle Ausfälle am Auge fehlen.

Mit Taubheit (Waardenburg-Klein-Syndrom): Diese autosomal dominant vererbte Erkrankung mit variabler Expressivität zeigt kongenitale, partielle uni- oder bilaterale Taubheit, partiellen Albinismus des Frontalhaares („weiße Stirnlocke"), Telekanthus sowie eine Temporalverschiebung der Tränenpünktchen. Die interpupillare bzw. äußere Interkanthaldistanz ist jedoch normal. Heterochromie oder gelegentliche Isochromie mit beiderseits blauen Iriden kommen in 25% der Patienten vor.

2. Aminosäurestörungen

Augenmanifestationen werden relativ häufig beobachtet.

a) Primäre Aminoazidurien

α) Tyrosinämie

Typ I: Die klassische Form zeigt Hepatosplenomegalie, Leberzirrhose, Leberzellkarzinom, eine renale Rachitis (de Toni Debré-Franconi-Syndrom) sowie eine progrediente juvenile Katarakt (Mitchell et al. 1990). Verantwortlich für die hereditäre Tyrosinämie ist der angeborene Fehler im letzten Schritt des Tyrosinmetabolismus.

Typ II: Der Tyrosin-Aminotransferase-Mangel führt zu geistiger Retardierung, eine Keratosis palmaris et plantaris sowie typische bilaterale oberflächliche sternförmige Hornhautulzera (DD: Keratitis dendritica) (Abb. 17.23) in früher Kindheit. Bei der experimentellen diätetischen Tyrosinose bei Ratten ließ sich initial eine fokale epitheliale Hornhautläsion mit nadelförmigen, doppelbrechenden Kristallen nachweisen.

Richner-Hanhart-Syndrom und Tyrosinämie: Dies stellt wahrscheinlich eine Sonderform des Typ II dar. Histologisch fallen reichlich Vakuolen im konjunktivalen Plattenepithel sowie im Kapillarendothel auf. Sammartino et al. (1987) zeigten bei diesen Patienten ein vollständiges Fehlen der Bowman-Lamelle, das Epithel lag direkt auf dem

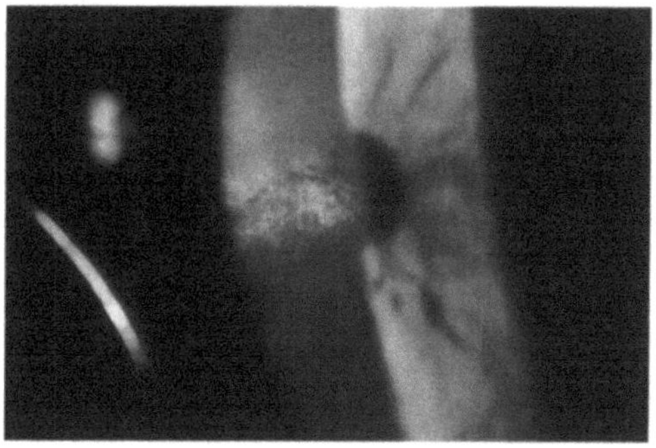

Abb. 17.23. Tyrosinämie, Typ II: Spaltlampenaufnahmen, Pseudokeratitis dendritica (mit freundlicher Genehmigung von R. Sundmacher, Düsseldorf)

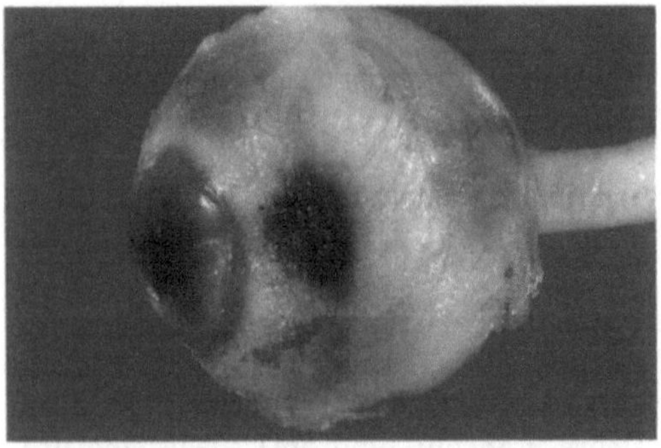

Abb. 17.24. Alkaptonurie (Ochronose). Bulbuspräparat mit typischer Sklerapigmentierung im Bereich der exponierten Anteile innerhalb der Lidspalte (mit freundlicher Genehmigung von B. DAICKER, Basel)

Stroma. Ebenso beschrieben sie Tyrosin-Kristallansammlungen im kornealen Epithel, welche unter Therapie rückläufig waren.

β) Alkaptonurie

Der Homogentisinsäure-Oxydasemangel erzeugt eine Homogentisinsäure-Ausscheidung im Urin, die Ochronosis (durch Einlagerung braun gefärbten Pigmentes in Knorpel und fibröses Gewebe) sowie eine Arthrose. Die okulären Manifestationen treten praktisch immer auf: 1. Die bilaterale Sklerapigmentierung betrifft die exponierten Anteile innerhalb der Lidspalte (Abb. 17.24). 2. Um Bindehautgefäße wird in der Nähe von Gefäßverzweigungen Pigment eingelagert. 3. Scharf umrissene goldbraune Kügelchen liegen limbusnah subepithelial im Niveau der Bowman-Lamelle. Selbst in der Uvea kann ochronotisches Pigment nachgewiesen werden. Netzhaut, Glaskörper und Linse bleiben frei.

γ) Homozystinurie

Bei jedem Patienten mit einer Luxatio lentis (bei 90% aller Homozystinurie-Patienten; bei $^2/_3$ nach nasal unten) ist differentialdiagnostisch eine Homozystinurie auszuschließen. Durch Zystathionin-Synthetase-Mangel wird der Homozystinspiegel in Blut und Urin erhöht und bedingt geistige Retardierung (nicht immer), Skelettabnormitäten (Arachnodaktylie), helle Haut und helle Haare: „blondes" Marfan-Syndrom.

Histologisch ist eine dicke Lamelle PAS-positiven amorphen Materials über dem nichtpigmentierten Ziliarepithel pathognomisch. Sie besteht aus zonulaartigen Segmenten mit ungeordneten Filamenten. Die abnormen Filamente nehmen mit dem Alter zu, die normalen Zonulafragmente ab. Die Degeneration des nichtpigmentierten Ziliarepithels und der peripheren sensorischen Netzhaut schreitet ebenfalls mit dem Alter fort. Daneben findet sich ein atrophischer, unterentwickelter Ziliarkörper. Der Linsenäquator ist infolge der Subluxation gut beurteilbar und zeigt hier pathognomisch fransenartige „gelockte" Reste der Zonulafasern (Abb. 17.25).

δ) Sulfit-Oxydase-Mangel

Neben erhöhter Urinsekretion von S-Sulfo-L-Zystein entwickelt sich eine schwere psychomotorische Retardierung, Muskelrigidität, Tod in früher Kindheit. Die Linsen sind bilateral subluxiert.

ε) Hyperlysinämie

Mangel an Lysin-α-Ketoglutarat-Reduktase führt bei einem von 4 Patienten zu einer Subluxatio lentis und Sphärophakie sowie einer Parese des Musculus rectus lateralis.

ζ) Hypophosphatasie (Rathburn-Syndrom)

Die verminderte alkalische Serumphosphatase verursacht ähnliche Veränderungen wie

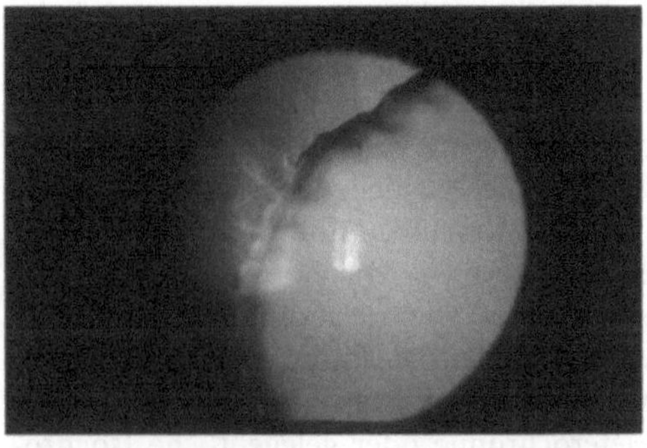

Abb. 17.25. Retroillumination einer subluxierten Linse bei Homozystinurie mit typisch fransenartigen, „gelockten" Resten der Zonulafasern

die Rachitis. Okulär wurden bandförmige Keratopathie, konjunktivale Kalzifikation, blaue Skleren, Katarakt, Exophthalmus, Papillenödem und sekundäre Optikusatrophie beschrieben.

η) Phenylketonurie

Das Fehlen der Phenylalaninhydroxylase erzeugt eine geistige Retardierung und „albinoiden“ Aspekt. Okulär sind die helle Iris und sehr selten eine kongenitale lamelläre Katarakt auffällig.

ϑ) Ahornsirup-Krankheit

Die gestörte oxydative Dekarboxylierung führt zur Anhäufung von Ketosäuren und Aminosäuren, insbesondere Leucin, Isoleucin und Valin, die zu generalisierter Hypertonizität und Krampfanfällen führen. Okulär wurden Nystagmus, Ptosis, Strabismus, Linsenverdichtungen und verzögerte Myelinisierung des N. opticus beschrieben.

ι) Hyperalaninämie

Neben choreoathetotischen Bewegungen fallen irreguläre, multidirektionelle bilaterale Augenbewegungen auf.

κ) Hyperornithinämie

Durch den Defekt der Ornithin-Ketosäure-Aminotransferase ist im Plasma, Liquor und in der Vorderkammerflüssigkeit die Ornithinkonzentration 10- bis 20fach erhöht. Ophthalmoskopisch sieht man je nach Alter alle Stadien einer Atrophia gyrata der Ader- und Netzhaut. Aktivitäten der Ornithin-Aminotransferase im nicht pigmentierten Epithel des Ziliarkörpers und dem Linsenepithel konnten gemeistert werden. Der Nachweis der Ornithin-Aminotransferase in den pigmentierten Zellen der Iris und des Ziliarkörpers in der Aderhaut sowie in den retinalen Pigmentepithelien ist nicht sicher. Patienten mit Hyperornithinämie zeigen häufig eine Myopie und eine Cataracta complicata. In den atrophischen Arealen werden farblose, feinste Kristalle nachgewiesen (Valle et al. 1981; Vannas-Sulonen et al. 1987; Kaiser-Kupfer et al. 1981).

b) Sekundäre Aminoazidurien

α) Okulo-zerebro-renales Syndrom (Lowe)

Die X-chromosomal rezessiv vererbte renale Tubulopathie zieht eine Hyperaminoazidurie, Proteinurie, Hyperkalziurie sowie psychomotorische Retardierung nach sich.

Die bilaterale kongenitale Katarakt geht in 95% mit einer leichten Mikrophakie einher. In etwa 50–60% der Patienten tritt ein bilaterales kongenitales Glaukom hinzu. Miosis, Irisatrophie und hintere Synechien sind häufig. Im histologischen Schnitt sind die Veränderungen im vorderen Segment lokalisiert, Glaskörper, Netz- und Aderhaut bleiben normal. Embryonales mesenchymales Gewebe persistiert im Trabekelwerk. Die Ziliarkörperzotten sind lang ausgezogen. Auf der Pars plana und zwischen den Ziliarfortsätzen fand sich mehr oder weniger differenziertes, ektopisches retinales Gewebe. Die Linse ist auffallend klein (vielleicht ein Faktor für mangelnde Differenzierung des Kammerwinkels?), die Kapsel ist in ihrer Dicke sehr variabel mit warzenförmigen Exkreszenzen. Konduktorinnen zeigen periphere Linsentrübungen.

β) Zystinose

Die diffusen kristallinen Einlagerungen in Kornea und Konjunktiva (sowie Uvea und Retina) erlauben dem Augenarzt die Blickdiagnose (s. unten). Das autosomal rezessive Leiden mit Tubulusdefekt bewirkt Aminoazidurie, Phosphaturie und Glukosurie. Heute werden drei Formen unterschieden.

- *Infantile Form (klassische Form):* Die Zystineinlagerungen in der Hornhaut erklären die Photophobie. Die Kristalle finden sich auch in Bindehaut und Netzhaut und verursachen dort eine periphere Retinopathie. Der Tod tritt meist in der späten Kindheit ein.

- *Adoleszente Form:* Im 2. Lebensjahrzehnt entwickelt sich eine Niereninsuffizienz, parallel die pathognomonischen Einlagerungen in Horn- und Bindehaut. Eine Retinopathie wird nicht beobachtet. Die Lebenserwartung ist meistens vermindert.
- *Adulte, benigne Form:* Außer einer Photophobie gibt es keine klinischen Symptome. Pathognomonisch sind wieder die kornealen bzw. konjunktivalen kristallinen Einlagerungen. Keine Retinopathie. Die renale Funktion ist normal ebenso wie die Lebenserwartung.

Histologie: Die Bowman-Lamelle, die vorderen und hinteren Stromaanteile sowie die Descemet-Membran enthalten hexagonale und fusiforme Kristalle, die im polarisierten Licht nach Fixierung im absoluten Alkohol am ungefärbten Sofortpräparat gut sichtbar sind. Gefäßproliferationen treten nicht auf. Aus der Konjunktivalbiopsie kann die Diagnose leicht gesichert werden. Zahlreiche doppelbrechende, extra- und intrazelluläre Kristalle (bis zu 20 µm Größe) liegen sowohl subepithelial als auch in den Wänden der Blutgefäße. Eine entzündliche Reaktion fehlt (Differentialdiagnose). Elektronenmikroskopisch lassen sich Zystinkristalle in konjunktivalen Fibroblasten und Histiozyten nachweisen, d.h. genauer in lysosomalen Organellen. Die Iris kann mit Kristallen bestreut sein, jedoch ohne entzündliche uveale Reaktionen. Die retinale generalisierte Depigmentierung erzeugt ein fleckförmiges Muster. Die Veränderungen beginnen peripher, beteiligen schließlich jedoch auch die Makula. Sie können den kornealen vorangehen. Die fokale Degeneration des retinalen Pigmentepithels geschieht ohne Proliferation in die intakte sensorische Netzhaut.

Röntgenspektrographische Untersuchungen haben gezeigt, daß die rechteckigen und hexagonalen Kristalle von Bindehaut und Uvea aus L-Zystin bestehen, während die nadelförmigen Kristalle als Zystin identifiziert wurden. Die Kristalle überwiegen in der Hornhaut und Lederhaut, die rechteckigen und hexogonalen in der Konjunktiva und Uvea. Die Differentialdiagnose kristalliner Hornhauteinlagerungen schließt neben der Zystinose 1. die Schnyder korneale kristalline Distrophie, 2. den Morbus Pfaundler-Hurler, 3. diejenigen bei multiplem Myelom, 4. Gicht und 5. die Bietti-Hornhautdystrophie ein.

3. Hyperurikämie (Gicht)

Purinstoffwechselstörung mit Harnsäureretention sind primär ein dominant autosomal erbliches Leiden, sekundär Folge von hämatologischen Erkrankungen. Harnsäurekristallablagerungen in Bindehaut, Hornhaut und Iris verursachen eine Konjunktivitis bzw. Iridozyklitis (das sog. „gouty hot eye") (Abb. 17.26). Ein „gouty hot eye" kann auch dann auftreten, wenn die Harnsäurewerte im oberen Drittel des Normwertbereiches sind. Tenonitis sowie eine bandförmige Keratopathie oder Keratitis urica (DD: Lipidkeratopathie!) werden ebenfalls beobachtet. Die Pseudo-Iritis kann ein akutes Glaukom mit gelatinösem Exsudat in der Vorderkammer auslösen, sehr selten soll auch eine Uveitis posterior mit gelblich-weißen intraretinalen Exsudaten auftreten.

4. Familiäre Dysautonomie (Riley-Day-Syndrom)

Bei dem autosomal rezessiven Leiden fehlt die Plasmadopamin-β-Hydroxylase. Dia-

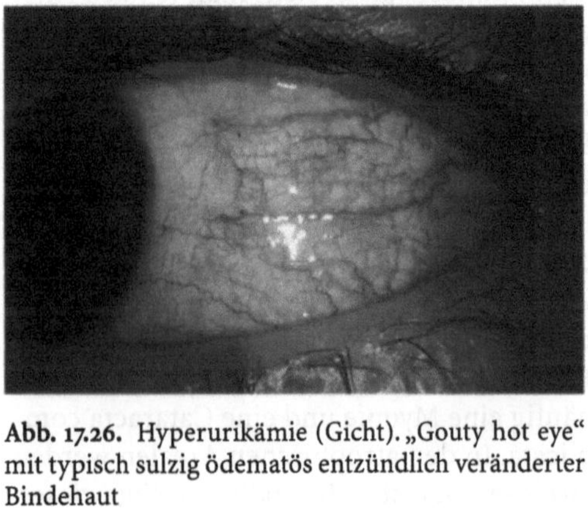

Abb. 17.26. Hyperurikämie (Gicht). „Gouty hot eye" mit typisch sulzig ödematös entzündlich veränderter Bindehaut

gnostisch beweisend ist fehlende Rötung nach intradermaler Injektion von Histamin. Bereits beim Neugeborenen treten Fütterungsschwierigkeiten auf (fehlende Papillae fungiformes der Zunge). Die Schmerzunempfindlichkeit ist pathognomonisch; hinzu treten orthostatische Hypotonie, verlangsamte motorische und geistige Entwicklung, schweißige Haut. Okulär ist die angeborene Alacrimie (extrem seltene Ursache für das sog. „trockene Auge") zusammen mit der herabgesetzten Hornhautsensibilität Ursache für Hornhautulzera.

IV. Sonstige Stoffwechselerkrankungen

1. Kupferstoffwechsel

Hepatolentikuläre Degeneration (Morbus Wilson, s. Kap. 7)

Bei dem autosomal rezessiven Leiden fehlt das kupferbindende Protein Coeruloplasmin. Exzessive Kupfereinlagerung führt zur Leberzirrhose, Niereninsuffizienz, im Gehirn (basale Ganglienkerne) zu motorischen Störungen.

Der braune bis grünbraune oder graue periphere Kayser-Fleischer-Ring in der Descemet-Membran ist pathognomisch. Johnson u. Campbell (1982) zeigten keinen Unterschied in der Kupferkonzentration der zentralen und peripheren Kornea, jedoch war die Verteilung der Kupfergranula in der Peripherie deutlich erhöht. Diese bildeten dann den Kayser-Fleischer-Ring. Kupfereinlagerung in der Linsenkapsel als *Sonnenblumenkatarakt* treten ebenfalls gelegentlich auf (gleiches Bild auch bei der *Chalcosis bulbi* infolge eines kupferhaltigen Fremdkörpers oder bei multiplem Myelom; s. S. 653). Etwa 3/4 der Patienten mit Morbus Wilson weisen einen Kayser-Fleischer-Ring auf (Abb. 17.27) und ebenso knapp 1/5 eine Sonnenblumenkatarakt. Unter Therapie mit Penicillamin verringert sich der Kayser-Fleischer-Ring und wird häufig klinisch nicht mehr gesehen. Histologisch sieht man 2 parallele Zonen in der hinteren Descemet-Membran, die aus Kupferpartikeln besteht.

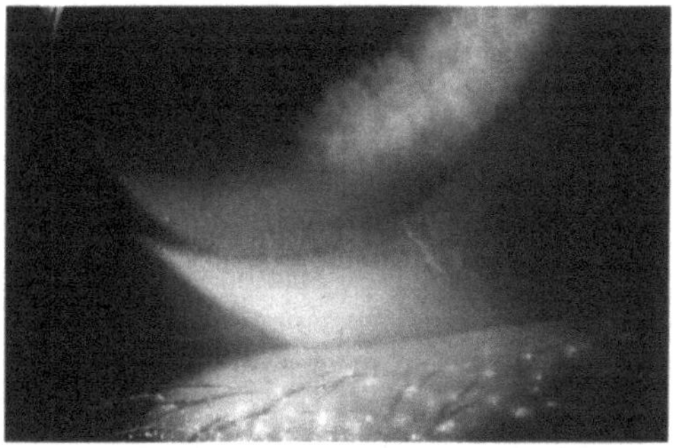

Abb. 17.27. Hepatolentikuläre Degeneration (Morbus Wilson) Kayser-Fleischer-Ring

Diese Einlagerungen enden am Schwalbe-Grenzring, lassen also das Trabekelwerk frei.

Morbus Menkes („kinky-hair-disease"): Das X-chromosomale rezessive Leiden besteht wahrscheinlich in einem Defekt des Kupferstoffwechsels. Auffällig sind u.a. extrem helle, spärlich verteilte, verzwirnte Haare (Pili torti), die zudem leicht brechen (Trichorrhexis nodosa). Okulär fällt ein heller Fundus ähnlich dem bei Albinismus auf; die blaue Iris ist aber nicht durchleuchtbar. Der Kupfermangel führt zu einer progressiven Degeneration der retinalen Ganglienzellen mit Optikusatrophie. Das retinale Pigmentepithel weist nur kleine und irreguläre Melaningranula und zahlreiche elektronendichte Einschlußkörperchen auf. Die Lamina elastica der Bruch-Membran ist schmal und unregelmäßig und enthält „long spacing collagen" (1000 Å). Elektronenmikroskopisch zeigt die Hornhaut normale Strukturen, nur im oberflächlichen Stroma sammelt sich feinfibrilläres Material an.

2. Hämochromatose

Es lassen sich zwei Formen unterscheiden, die primäre, idiopathische Hämochromatose und die sekundäre Hämochromatose, z.B. im Rahmen einer Leberzirrhose. Etwa jeder 3. Patient zeigt Pigmentierung der Konjunktiva und des Lidrandes. Klinisch fallen die rostfarbenen Veränderungen vor dem Ansatz der geraden Augenmuskeln im

Bereich der Sklera und um den Papillenrand herum auf. Daneben finden sich braune Pigmentierungen an der Lidkante, und zwar auf der kutanen Seite des mukokutanen Übergangs. Erstaunlicherweise ist sowohl konjunktival als auch in den basalen Schichten der Epidermis eine vermehrte Melaninpigmentierung nachweisbar. Freies Eisen ist im Gegensatz zur Siderose nur in der Sklera und im nichtpigmentierten Ziliarepithel zu erkennen. Gebleichte Schnitte zeigen Spuren freien Eisens auch im iridalen und peripapillären Pigmentepithel.

3. Kalzium- und Phosphatstoffwechsel

Hyperparathyreoidismus: Osteitis fibrosa cystica (Morbus Recklinghausen) mit Hyperkalzämie, Hypophosphatämie. Okulär fällt Kalziumeinlagerung in der Konjunktiva und eine inkomplette Bandkeratopathie auf. Das Williams-Beuren-Syndrom als infantiles Hyperkalzämie-Syndrom zeigte nach Greenberg u. Lewis (1988) keine okulären Manifestationen durch die Hyperkalzämie, jedoch wiesen 1/3 der Patienten einen Strabismus auf, 70 % der Patienten hatten eine auffällige Gefäßstruktur der zentralen retinalen Gefäße, und mehr als die Hälfte der Patienten zeigten eine hypermetrope Papille = Pseudopapillitis hyperopica).

Hypoparathyreodismus: Die Parathyreoidea-Unterfunktion bewirkt Hypokalzämie und Hyperphosphatämie. In 60 % entsteht eine Cataracta zonularis bei Kindern, eine Cataracta tetanica bei Erwachsenen. Papillenödem und Neuropathie wurden beobachtet.

Pseudo-Hypoparathyreoidismus: Eine gestörte Adenyl-Zyklaseaktivität bewirkt eine exzessive Parathyreoidea-Hormonsekretion und Hypokalzämie. In ca. 25 % der Patienten tritt eine Katarakt auf.

Pseudo-Pseudo-Hypoparathyreoidismus: Bei normalem Blut-Kalzium-Spiegel besteht oft eine Katarakt, in 25 % auch blaue Skleren.

Hypophosphatasie: Der autosomal rezessiv vererbte verminderte alkalische Phosphatasemangel verläuft als 1. kongenital, 2. infantile und 3. asymptomatische Form. Okulär sind blaue Skleren, konjunktivale Verkalkungen, epithelio-korneale und subpigmentepitheliale Opazitäten sowie im Rahmen einer Kraniostenose Exophthalmus, Papillenödem, ggf. sekundäre Optikusatrophie charakteristisch.

4. Porphyrie

Erythropoetische Porphyrie (Morbus Günther): Bei dem rezessiv vererbten Leiden bestehen extreme Lichtempfindlichkeit und burgunderroter Harn. Ulzerationen und Narben der Lider – ähnlich wie an den exponierten Fingern, Nase und Ohren – führen zu Ektropium, Symblepharon, Leukom, Skleraulzerationen und Perforation.

Hepatische Porphyrien: Porphyria hepatica acuta intermittens: Das Leiden ist dominant erblich. Klinisch zeigen sich ein akutes Abdomen, Melanodermie, polyneuritische und zentralvenöse Symptome. Eine primäre rötliche Fluoreszenz von Glaskörper und Netzhaut ist fluoreszenz-mikroskopisch in den retinalen Blutgefäßen lokalisiert. *Histologisch* lassen sich eine bilaterale diffuse Atrophie der Ganglienzellen, jedoch unter Erhaltung der parazentralen Ganglien und Teilen des papillomakulären Bündels sowie typische „Cotton-wool“-Herde nachweisen.

Prophyria cutanea tarda: Das Leiden manifestiert sich kaum vor dem 50.–60. Lebensjahr. Die aktinisch-traumatische bullöse Porphyriedermatose bedingt Lidnarben mit Ektropium. Fleck- und ringförmige Funduspigmentierungen sowie hypertonische Gefäßveränderungen treten infolge von Nierenbeteiligung auf. Histologisch wird eine senile Elastose der Bindehaut erwähnt. Salmon et al. (1990) zeigten eine erhöhte Inzidenz von akuten Skleritiden bei Patienten mit Prophyria cutanea tarda, welche sich an dem verdünnten sonnenexponierten Anteil der Sklera manifestierte.

V. Zinkstoffwechsel

Die *Akrodermatitis enterohepatica* ist eine seltene hereditäre Störung des Zinkstoffwechsels, welche mit zahlreichen Hautveränderungen und bullösen Veränderungen der Extremitäten einhergeht. Neben der häufigen Lidbeteiligung im Rahmen der Hautmanifestation zeigen die Patienten eine Verdünnung des kornealen Epithels mit Bildung von vorderen kornealen Narben und eine Atrophie der Bowman-Lamelle sowie ausgeprägte Atrophien des Ziliarkörpers, retinale Degenerationen und eine Depigmentation des retinalen Pigmentepithels sowie das Auftreten einer Optikusatrophie (CAMERON u. McCLAIN 1986).

VI. Mangelernährung

Die katastrophalen okulären Komplikationen einer insuffizienten Ernährung werden heute in Europa und USA kaum beobachtet, spielen aber in vielen Ländern der sog. Dritten Welt immer noch eine erschreckend große Rolle. In unseren Breiten entstehen entsprechende Veränderungen am ehesten im Rahmen grober Malabsorptionssyndrome.

1. Vitaminmangel

Vitamin-A-Mangel: SOMMER (1990) zeigte, daß in mehr als 60 Ländern der Welt über 5 Mio. Neuerkrankungen an Xerophthalmie mit einer viertel Million von Erblindungen pro Jahr beobachtet werden. Dies tritt als Folge der primären Hypovitaminose A (diätetisch) oder der sekundären Hypovitaminose A (Malabsorption) auf. Okuläre Frühzeichen (β-Karotinspiegel im Serum unter 40 µg) sind Xerosis conjunctivae et corneae, die man als Xerophthalmie bezeichnet. Die Keratomalazie entsteht durch Superinfektion. Die umschriebene Keratose der Conjunctiva bulbi im Interpalpebralspalt (Bitot-Fleck) (Abb. 17.28) ist das erste Symptom (Differentialdiagnose: Leukoplakie). Eine Hemeralopie tritt früh dazu. Bei Patienten mit zystischer Pankreasfibrose (*Mukoviszidose*) finden sich aufgrund des sekundären Vitamin-A-Mangels zytopathologische Veränderungen der Bindehaut und eine Verringerung der Kontrastsensitivität (LEGUIRE et al. 1991).

Histologisch fällt eine Keratose des konjunktivalen Epithels und das Fehlen von Becherzellen auf, später eine Epidermalisation. Schließlich ist jede Hornhautulzeration von Perforation mit nachfolgender Endophthalmitis bedroht. Am hinteren Pol ähneln zahlreiche intraretinale weiße Punkte der Retinopathie puncta albescens (sog. Xerophthalmia fundi). Die Kombination Xerosis conjunctivae et corneae, Nachtblindheit und Xerophthalmia fundi wird auch als Uyemura-Syndrom bezeichnet (Tabelle 17.8).

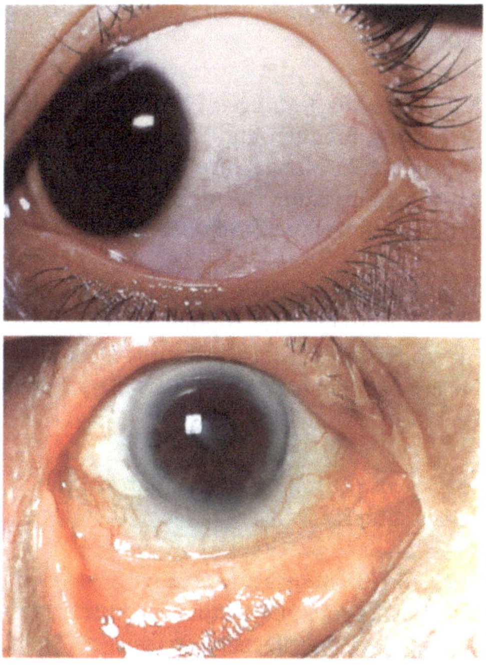

a

b

Abb. 17.28. a Bitot-Fleck bei primärem Vitamin-A-Mangel, Stadium X1B (WHO-Klassifikation 1976). **b** Bitot-Fleck bei sekundärem Vitamin-A-Mangel infolge Leberzirrhose

Tabelle 17.8. Vitamin A-Mangel und Xerophthalmie

Klassifikation	Befunde
	Primär:
X1 A	Xerosis conjunctivae
X1 B	Xerosis + Bitot-Fleck
X2	Xerosis corneae
X3 A	Xerosis + Ulcus corneae
X3 B	Keratomalazie
	Sekundär:
X N	Nachtblindheit
X F	Xerophthalmia fundi
X S	korneale Narben

Vitamin-B-Mangelsyndrome: Da die verschiedenen Vitamin-B-Untergruppen selten isoliert ausfallen, lassen sich die Störungen kaum je sauber trennen.

Thiamin: Besonders bei chronischen Alkoholikern und in Gefangenenlagern wird eine „nutritionale Amblyopie" beobachtet. Ganglienzellen in Makula und Netzhaut gehen symmetrisch verloren und es entsteht so eine gliöse und fibröse Optikusatrophie.

Riboflavin (B2-)-Mangel: Photophobie, Sehstörungen, Brennen und Stechen der Augen weisen auf B2-Mangel hin. Vermehrte Hornhautvaskularisation ist bisher nur im Tierexperiment nachgewiesen.

Nikotinsäuremangel: Konjunktivitis, Neuropathie und Optikusatrophie (im Gegensatz hierzu führen iatrogen exzessive Dosen von Niacin zu einer zystoiden Makulopathie (vgl. Kap. 19).

Pyridoxin (B6)-Mangel: Blepharoconjunctivitis angularis.

Vitamin-B12-Mangel: Zunächst reversible Optikusneuropathie und Optikusatrophie sowohl bei pernizöser Anämie als auch bei Langzeit-Tabak-Alkohol-Abusus (evtl. Detoxifikation der Zyanide gestört). Die Behandlung erfolgt mit Hydrosycobalamin.

Vitamin-C-(Askorbinsäure-)Mangel (Skorbut): Hämorrhagien der Lider, der Bindehaut, der Netzhaut und der Orbita.

Vitamin-D-Mangel (Rachitis): Okulär: lamelläre Katarakt.

Vitamin-K-Mangel: Bei Neugeborenen evtl. ein Faktor für retinale Hämorrhagien. Bei Erwachsenen infolge Leberzirrhose erhöhte intra- und postoperative Blutungsbereitschaft auch des Auges.

2. Eiweißmangel: Kwashiorkor

Polymorphe superfizielle Keratopathie und Optikusläsionen. Differentialdiagnostisch sind hiervon die sog. „Camp-Amblyopia" bei Kriegsgefangenen sowie die Augenhintergrundsveränderungen bei mangelernährten Patienten schwer abzugrenzen.

D. Endokrine Erkrankungen

I. Endokrine Orbito- bzw. Ophthalmopathie

Pathogenese: Die endokrine Orbitopathie tritt bei fast 90% der Patienten zusammen mit einer Schilddrüsendysfunktion auf. Als Schilddrüsendysfunktion kommt eine Hyperthyreose, Typ Morbus Basedow, eine Hashimoto-Thyreoiditis, aber auch eine primäre idiopatische Hypothyreose infrage (Bahn u. Heufelder 1993). Die endokrine Orbitopathie kann vor oder nach Manifestation einer Autoimmunhyperthyreose auftreten. Immunpathogenetisch kommt es im retrobulbären Gewebe zu einer lymphozytären Infiltration. Aus noch unklaren Gründen produzieren die Fibroblasten vermehrt Glykosaminoglykane, bei denen es sich um saure Glukopolysaccharide handelt. Die Hydrophilie der Glukosaminoglukane führt zu einer ödematösen Veränderung des Gewebes mit Schwellung der Augenmuskeln und des Fettgewebes. Aufgrund der auftretenden Bindegewebsproliferation mit Fibrosierung kommt es zum Verlust der Querstreifung der Augenmuskeln mit Faseratrophie; normales Retrobulbärgewebe zeigt vor allem Hyaluronsäure und Dermatansulfat, wobei Dermatansulfat ein Sequenzhomologen zu Lektin ist und einen epidermalen Wachstumsfaktor darstellt. Eine direkte Beteiligung der Glycosaminoglykane an der Immunpathogenese der endokrinen Orbitopathie konnte belegt werden (AHMANN et al. 1978; ATKINSON et al. 1984). CHANG et al. (1990) haben diese Ergebnisse mit den Befunden orbitaler Computertomogramme im Zusammenhang gebracht und BAHN u. HEUFLEDER (1993) wiesen die autoantikörperabhängige zellmediierte Zytotoxizität nach. Es zeigte sich eine deutlich höhere Bindung von IgG bei den Patienten mit endokriner Orbitopathie an Augenmuskelproteinen im Vergleich zu Augengesunden.

Es wurde ein 64 kD-Protein gefunden, welches sich ebenfalls häufig bei Patienten mit autoimmuner Hyperthyreose vom Typ Basedow nachweisen läßt (BOUCHER et al. 1992). Dieses erklärt möglicherweise das gehäufte gemeinsame Auftreten dieser beiden Erkrankungen. Aufgrund von Untersuchungen, die eine weite Verbreitung dieses Proteins mit anderen 64 kD-Proteinen anderer Gewebe nachwiesen, wird vermutet, daß es sich bei der endokrinen Orbitopathie und dem Morbus Basedow zwar um sehr eng korrelierte, jedoch insgesamt getrennte Krankheitsbilder handelt (LUDGART et al. 1986; KAHALY et al. 1992).

BAHN (1989) wies ein Fibroblastenprotein nach, welches möglicherweise eine wesentliche Rolle in der Pathogenese der Erkrankung spielt. KAHALY et al. (1992) widerlegte diese Ergebnisse jedoch.

FORBES et al. (1993) zeigten einen Zusammenhang zwischen Exophthalmus und Volumenvergrößerung des retrobulbären Fettgewebes. Die Ursache dieser Volumenzunahme ist ungeklärt. Es ist umstritten, ob es sich bei der Fettgewebszunahme um eine Hypertrophie oder Hyperplasie der Adipozyten oder um eine ödematös bedingte Volumenzunahme des Fettgewebes handelt.

Tabelle 17.9. Klassifikation der endokrinen Orbito- bzw. Ophthalmopathie

Klasse	Grad	Klinik
0		Keine Befunde und Symptome
1		*Nicht infiltratives Stadium:* nur Lidzeichen
2		*Infiltratives Stadium:* Bindegewebsbeteiligung
	0	Fehlend
	a	Mäßig
	b	Mittelgradig
	c	Stark
3		*Exophthalmus* 3 mm oder mehr über Normalgrenze mit oder ohne Symptomen
	0	Fehlend
	a	3-4 mm über Normalgrenze
	b	5-7 mm über Normalgrenze
	c	8 mm und mehr über Normalgrenze
4		Beteiligung der *extraokulären Muskeln* (Diplopie)
	0	Fehlend
	a	Bewegungseinschränkung in extremen Blickrichtungen
	b	Sichtbare Bewegungseinschränkung
	c	Einmauerung des Bulbus
5		*Hornhautbeteiligung* (primär durch Lagophthalmus)
	0	Fehlend
	a	Keratitis punctata superficialis
	b	Hornhautulkus
	c	Hornhautperforation
6		*N. opticus-Beteiligung*
	0	Fehlend
	a	Optikusatrophie Visus 1,0-0,3
	b	Wie a, Visus 0,3-0,1
	c	Wie a, Visus < 0,1

Klinik und Stadieneinteilung: Die endokrine Orbitopathie stellt die häufigste Ursache nicht nur für die bilaterale, sondern auch für eine einseitige Protrusio bulbi dar. Okuläre Leitsymptome sind neben Exophthalmus und Lidödem (in ca. 8-26% der Patienten einseitig) Augenmuskellähmungen, Chemosis conjunctivae und Tensionssteigerung bei intendierter Blickhebung. Die von der Sektion Schilddrüse der Deutschen Gesellschaft für Endokrinologie 1973 übernommene Stadieneinteilung sieht 6 Klassen vor, in denen die klinische Symptomatik leicht, mäßig oder stark ausgeprägt sein kann. Heute wird die geringradige Modifikation von Werner verwandt (Tabelle 17.9):

- *Nicht infiltratives Stadium (Klasse 1):* Abb. 17.29)
- *Infiltratives Stadium (Klasse 2–6):* Folgende Veränderungen des orbitalen Gewebes treten bei endokriner Orbitopathie auf: Es steigen an: a) der Mukopolysaccharidgehalt, b) der Wassergehalt („Ödem"), c) der Anteil des Bindegewebes, d) die Zahl der Mastzellen und e) die chronisch-entzündliche zelluläre Infiltration. Das erhöhte orbitale Gewebsvolumen produziert den Exophthalmus und nicht selten eine Impressionsfältelung des hinteren Funduspols wie durch retrobulbäre Tumoren. Vermindert werden das orbitale Fettgewebe und durch degenerative Veränderungen der Umfang der extraokulären Muskeln.

Spezielle Gewebsveränderungen (Abb. 17.30):

Bindehaut: Initial besteht nur ein interstitielles Ödem. Später treten chronisch-entzündliche zelluläre Infiltrationen mit Lymphozyten, Plasmazellen, Histiozyten und Makrophagen auf. Eine wesentliche Rolle spielen perivaskuläre Mastzellen, die Serotonin, Histamin und Mukopolysaccharide bilden. Die vermehrten sauren Mukopolysaccharide binden mehr Flüssigkeit im Stroma. Das führt zur Chemosis conjunctivae.

Extraokuläre Muskeln: Das interstitielle Ödem führt zu einer sekundären fokalen Desorganisation mit Verlust der Querstreifung: 1. zunächst hypertrophieren die Mitochondrien; später folgen 2. eine fokale myofibrilläre Degeneration, beginnend mit den Z-Streifen, 3. eine umschriebene Erweiterung querverlaufender Tubuli und schließlich 4. eine Fältelung des Sarkolemmschlauches als Zeichen der atrophisch veränderten Muskelzelle. Die bulbushebenden Augenmuskeln sind früher befallen als die Seitwärtswender.

„Pseudoglaukom": Die Beteiligung der extraokulären Muskeln korreliert mit einem in extremer Blickrichtung unterschiedlich erhöhtem intraokularen Druck. Dies erlaubt, „benigne" von „malignen" Formen der endokrinen Ophthalmopathie zu trennen. Der Druck fällt allerdings nach 10 s wieder auf Normalwerte zurück (dem entspricht auch das Abklingen der myotonen Entla-

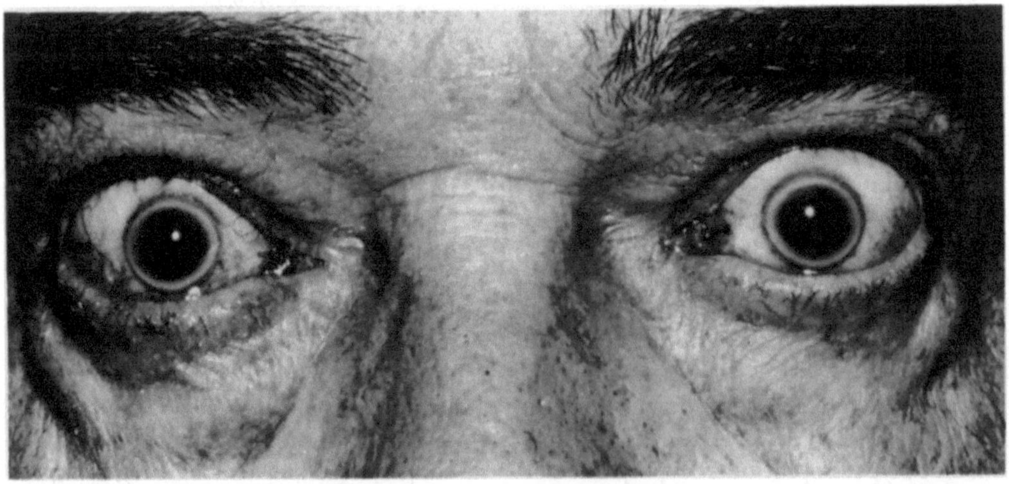

Abb. 17.29. Nichtinfiltrative endokrine Orbitopathie: Dalrymple-Zeichen

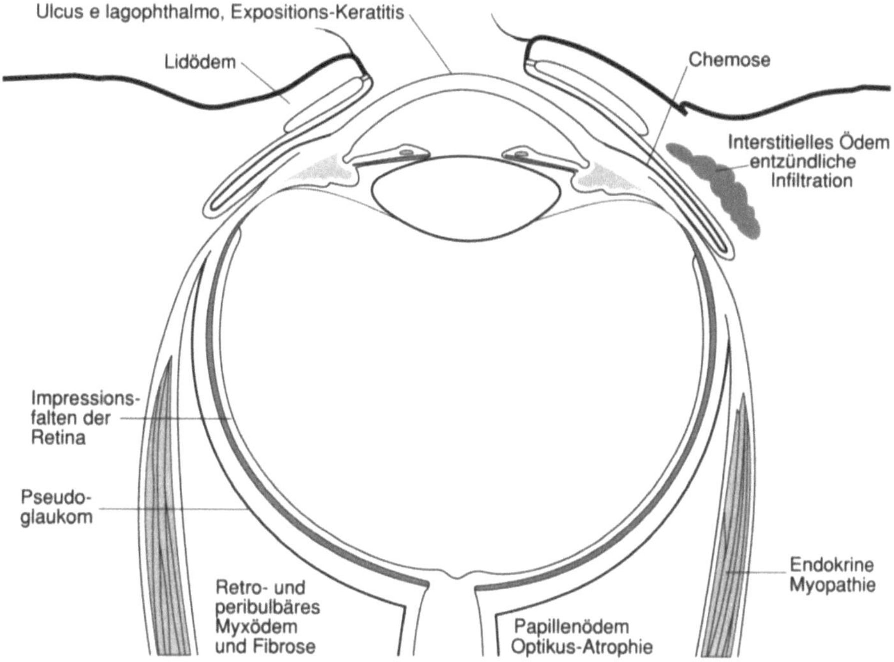

Abb. 17.30. Manifestationen der endokrinen Ophthalmo- und Orbitopathie

dungsserien während der gleichen Phase der Blickrichtungsänderung).

Sklera: Bei endokriner Ophthalmopathie wird das Sklerakollagen verändert, der Rigiditätskoeffizient ist erniedrigt. (Normalwert: 0,0210; benigne EO: 0,00221; maligne EO: 0,0186). Hierdurch ist der gemessene Augendruck bei Geradeausblick tiefer als der tatsächliche.

Orbitales Fettgewebe: Die fokale Vermehrung von Entzündungszellen (Lymphozyten, Plasmazellen, polymorphkernige Leukozyten) ist kombiniert mit einer Verdickung der retrobulbären Bindegewebssepten. Der Grad des Fettgewebeersatzes durch Bindegewebe variiert individuell und je nach Lokalisation. Elektronenmikroskopisch umschließen kollagene Fasern von 400–500 Å tropfenförmige Lipideinlagerungen. Zwischen das neugebildete kollagene Material werden amorphe bis granuläre Substanzen (saure Mukopolysaccharide) sowie feinfibrilläre Strukturen von 100–120 Å (möglicherweise tropokollagene Aggregate) deponiert. Die Fibrozyten zeigen ihre Aktivierung (Protein-Synthese) durch dilatierte Zisternen endoplasmatischen Retikulums. Durch ständige Produktion von Tropokollagen (Glykoproteine, sulfatierte und nichtsulfatierte Glycosaminoglykane) unterhalten die aktivierten Fibroblasten die weitere Organisation des retrobulbären orbitalen Fettbindegewebes. Im chronischen Stadium einer endokrinen Ophthalmopathie läßt sich eine ausgedehnte retro- bzw. peribulbäre Fibrose nachweisen.

Tränendrüsen: Das interstitielle Ödem mit lymphozytärer und plasmazellulärer Infiltration führt zu einem entzündlichen Pseudotumor und einer verminderten Tränensekretion. Dieses relative Sicca-Syndrom erhöhte die Gefahren eines in den klinischen Klassen 3–6 komplizierend hinzutretenden Lagophthalmus infolge Exophthalmus.

Optikus: Die akute Infiltration oder chronische retrobulbäre Fibrosierung vermehren das orbitale Gewebsvolumen und kompri-

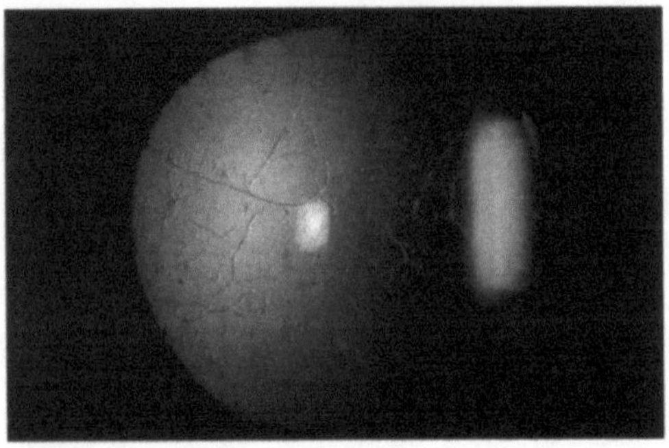

Abb. 17.31. Prominente Hornhautnerven als Leitsymptom des multiplen endokrinen Neoplasie-Syndroms (MEN; Retroillumination)

mieren den intraorbitalen Nervus opticus. Die venöse Stase ist ophthalmoskopisch zunächst als Papillenödem erkennbar. Histologisch ist ein interaxonales Ödem mit lymphozytärer bzw. plasmazellulärer Infiltration sichtbar. Persistiert sie, entwickelt sich eine glios-fibröse Optikusatrophie.

Als *Syndrom der multiplen endokrinen Neoplasien (MEN)* bezeichnet man das synchrone oder metachrone Auftreten von benignen und malignen Neoplasien der verschiedenen endokrinen Drüsen. Nach STEINER et al. (1968) werden drei Gruppen unterteilt. Beim Typ MEN II sind neben dem medullären Schilddrüsenkarzinom, dem Phäochromozytom, die Epithelkörperchenhyperplasie und prominente Hornhautnerven (Abb. 17.31) ein Leitsymptom (AINE et al. 1987; PLETZER u. WUERMELING 1992).

II. Hypothyreoidismus

SMITH et al. (1993) zeigten bei hypothyreoten Patienten eine signifikante Erhöhung der Prävalenz von primär chronischem Offenwinkelglaukom. Im Zusammenhang mit Hypothyreoidismus treten zahlreiche, zumeist unspezifische Veränderungen an den Augen auf, deren Genese und Pathophysiologie zumeist unklar sind. Bei vielen Patienten kommt es zu einem Verlust der Zilien sowie der Augenbrauen. Konjunktivales und periorbitales Ödem, wahrscheinlich durch die Einlagerung von Mukopolisacchariden in der Haut, werden häufig beobachtet. Patienten mit Hypothyreoidismus haben häufig Störungen des Nacht- und Dämmerungssehens. Bei ihnen tritt eine Katarakt früher auf, Exophthalmus und Strabismus, ebenso das Auftreten von Optikusatrophien werden vermehrt beobachtet. Unklar ist die Ursache der häufigen Hornhautödeme.

III. Hypophyse

Hypopituitarismus: Sowohl beim Morbus Simmonds bzw. Sheehan-Syndrom als auch bei sekundären hypophysären Prozessen durch Sarkoidose und pituitäre Zysten entwickelt sich eine bitemporale Hemianopsie mit Optikusatrophie. Ausfall der Augenbrauen bzw. Zilien ist möglich.

Hypophysenvorderlappen (HVL)-Tumoren: Okulär sind die chromophoben sowie chromophilen Adenome am „Chiasmasyndrom", d.h. bitemporaler Hemianopsie und Optikusatrophie früh erkennbar.

Chromophobe Adenome (ca. 75–80% der HVL-Tumoren): Sie bilden selten Hormone (nur wenige gehen mit einer Akromegalie einher). Eine generelle endokrine Unterfunktion (sekundäre Amenorrhoe, verminderter Grundumsatz, verminderte Exkretion von 17-Keto-Steroiden) steht im Vordergrund. Bei jeder bitemporalen Hemianopsie muß bei Frauen nach der Regelanamnese gefragt werden. In 71 von 150 Patienten war ein HVL-Tumor Ursache eines bitemporalen Gesichtsfeldausfalles.

Prolaktinome, bei denen es sich in aller Regel um chromophobe Adenome handelt, treten aufgrund ihrer Kompression ebenfalls häufig mit bitemporalem Gesichtsausfall auf. Unter Therapie mit Bromocriptin (MOSTER et al. 1985) kommt es jedoch bei den allermeisten Patienten zu einer Normalisierung des Gesichtsfeldes, selten treten hierbei Einblutungen auf.

Chromophile Adenome: (ca. 20% aller HVL-Tumoren): Hochdifferenzierte STH-Zelladenome führen in 96% der Patienten zu einer Akromegalie, die gehäuft mit primär chronischem Glaukom einhergeht (s. unten).

Hochdifferenziertes mukoidzelliges ACTH-Zelladenom (Morbus Cushing): Infolge Hyperplasie der entsprechenden Zellen wird vermehrt ACTH produziert mit Hyperkortizismus, Hypertonus und Steroid-Diabetes. Wie bei iatrogener Kortikosteroidzufuhr reagieren etwa 30% der Patienten mit erhöhtem Augendruck (endogenes Kortisonglaukom).

IV. Nebenniere

Phäochromozytom: Der erhöhten Vanillin-Mandelsäure-Ausscheidung geht eine Retinopathia hypertensiva Stadium IV häufig als Initialsymptom (!) voran. Deshalb soll bei jedem jüngeren Patienten mit diesem Befund ein Phäochromozytom (Ultraschall des Nierenlagers) ausgeschlossen werden.

Cushing-Syndrom: Kortisonproduzierende Nebennierenrindenprozesse (Hyperplasien, Adenome etc.) führen u.a. zu Lidödem, konjunktivaler Gefäßstauung, geringradigem Exophthalmus, Augeninnendrucksteigerung im Sinne eines endogen Kortisonglaukoms und evtl. zu einer Retinopathia hypertensiva mit Papillenödem (Bouzas et al. 1993; Daniele et al. 1995).

Primärer Hyperaldosteronismus (Conn-Syndrom): Infolge von Hyperkaliämie und Hypertonie entwickelt sich eine Retinopathia hypertensiva.

Hypokortizismus (Morbus Addison): Die allgemeine Adynamie geht mit einer charakteristisch vermehrten Pigmentierung (Melasma suprarenale) im Stratum germinativum der Haut bzw. der basalen Zellschichten der Bindehaut einher.

V. Pankreas

α-Zellen: Selten können α-Zellen durch Verdrängung der β-Zellen eine Sonderform des Diabetes mellitus auslösen. Eine diabetische Retinopathie ist dabei unwahrscheinlich.

β-Zellen: Eine verminderte Insulinproduktion führt zum Diabetes mellitus (s. dort). Inselzelladenome erzeugen neben der Hypoglykämie kongenitale Glaukome und Katarakte sowie Motilitätsstörungen und Rindenblindheit. Eine akute posttraumatische aber auch entzündliche Pankreatitis führt organfern zu multiplen Mikroinfarkten der Aderhaut-Netzhaut unter dem Bilde einer Retinopathia traumatica (Purtscher) (Abb. 17.32).

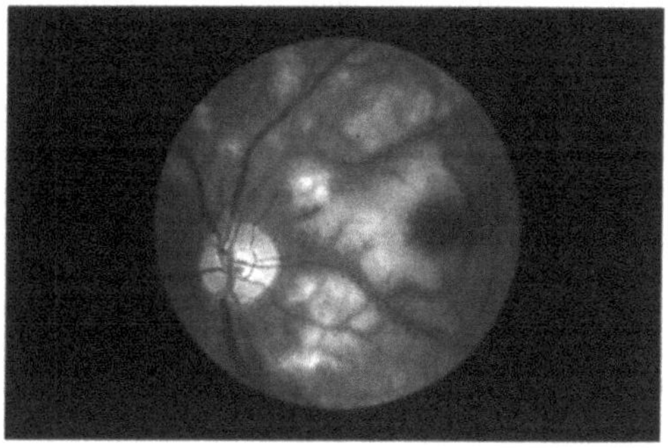

Abb. 17.32. Fundusbefund 6 Wochen nach akuter Pankreatitis mit multiplen, z.T. verdämmernden, Cotton-wool-Herden der Netzhaut (mit freundlicher Genehmigung von K.E. Schrader, Stuttgart)

E. Krankheiten des Kreislaufes

I. Zirkulationsstörungen

1. Passive Hyperämie

Ziliarkörper, Aderhaut und Papille werden im wesentlichen druckpassiv, die Netzhaut blutdruckunabhängig mit Blut versorgt. Durch Stauung im Abflußgebiet der oberen Hohlvene (Rechtsherzinsuffizienz!) entsteht eine venöse Kongestion der Bindehautgefäße mit Chemose.

2. Embolien

Mikroemboli als Ursache von retinalen Arterienverschlüssen sind ophthalmoskopisch häufig genau erkennbar und gestatten nicht selten die Diagnose der Grundkrankheit. Dagegen sind ischämische Infarkte der Uvea seltener und der Nachweis eines Embolus besonders schwierig. BROWN et al. (1986) beschrieben Patienten mit gleichzeitiger Obstruktion der retinalen und choroidalen Gefäße.

- *Kalkemboli:* Sie stammen von Exkreszenzen rheumatischer Herzklappenveränderungen sowie verkalkten Atheromen und wurden insbesondere nach Herz- und Gefäßoperationen in der Zentralarterie als weiße Emboli beobachtet, und zwar in Papillennähe. Fragmente können zerfallen und in arterielle Endäste fortgespült werden. Histologisch sieht man kalkhaltige Emboli in der Regel unmittelbar hinter (retolaminar) der Lamina cribrosa (hier naturgemäß ophthalmoskopisch nicht sichtbar!). Selten finden sie sich in den hinteren Ziliararterien.
- Lipidhaltige Emboli
  Cholesterinemboli: Aus Atheromen der Karotiden lösen sie sich spontan durch ein Halstrauma oder bei diagnostischen Eingriffen (KOSMORSKI et al. 1988) (Arteriographie, Endarteriektomie) und siedeln sich nicht selten als multiple, gelblich glitzernde Emboli in den retinalen Arteriolen ab, insbesondere an den Bifurkationen. Verschiebungen in die Peripherie sind möglich. Die Lebenserwartung von Patienten mit derartigen Emboli ist auf die Hälfte reduziert (Abb. 17.33).
  Indirekte traumatische Retinopathie (Fettemboli): Bei Frakturen der langen Röhrenknochen (Fettmark!) treten nach einem charakteristischen symptomfreien

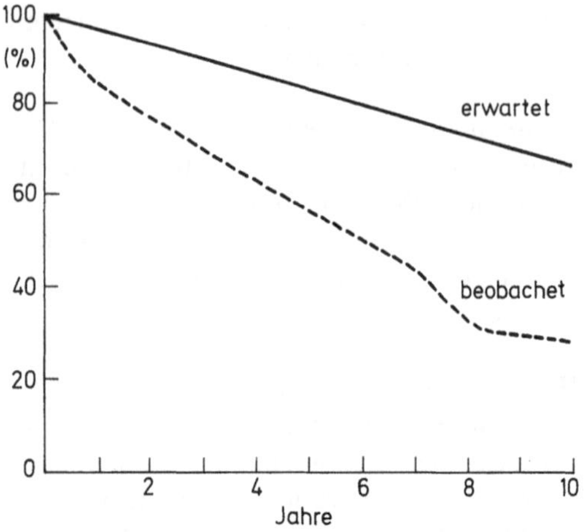

Abb. 17.33. Lebenserwartung von Patienten mit ophthalmoskopisch sichtbaren Cholesterinembolien in den retinalen Gefäßen (*gestrichelte Linie*) im Vergleich zur übrigen Bevölkerung (*gerade Linie*) halbiert (PFAFFENBACH und HOLLENHORST, 1973)

  Intervall von ca. 24 h Cotton-wool-Herde (ischämische Mikroinfarkte der Netzhaut) mit Ödem der sensorischen Netzhaut sowie Hämorrhagien auf. Es handelt sich meistens um multiple Fettemboli, die Nebenäste der Zentralarterie verschließen.
- *Thrombozyten-Fibrinemboli:* Ophthalmoskopisch graue Emboli beobachtet man selten nach Herzinfarkt oder operativen Eingriffen am offenen Herzen.
- *Myxomatöse Emboli:* Treten retinale arterielle Verschlüsse im Rahmen multipler ischämischer Infarkte am Auge und im Gesamtorganismus bei jungen Patienten auf, sollte man neben einer Endomyokarditis auch an ein Myxom des linken Vorhofes denken. Myxomatöse Emboli findet man dann auch in den Aa. ciliares posteriores sowie in der Aderhaut. Die sternförmigen Zellen liegen inmitten einer mukoiden Matrix, die das Gefäßlumen verlegt. Klinisch wird bei diesem Syndrom nicht selten an eine obskure Vaskulitis gedacht (SACHERS u. GUIGNARD 1992).
- *Bakterielle und mykotische Emboli:* Bakterielle Emboli sind heute selten; sie treten

bei einer Endocarditis lenta bzw. bei Sepsis auf. Pathognomisch sind die *Roth-Flecken*[2], die *Retinitis septica*. Histologisch handelt es sich um perivasale leukozytäre Infiltrate mit zirkulärer Hämorrhagie. Mykotische Emboli als Komplikation der intravenösen Dauertherapie in der Intensivmedizin sind immer noch unterdiagnostiziert.

- *Experimentelle und iatrogene Emboli:* Durch Latex- oder Glaskügelchen lassen sich experimentell Embolisationen retinaler Gefäße ebenso erzielen wie durch Luft- oder Fibrininjektion. Luftembolien werden u. U. nach diagnostischen Gefäßdarstellungen beobachtet. Auch winzige metallische Fremdkörper von Herz-Lungen-Maschinen gelangen evtl. in das retinale Kapillarbett ebenso wie Partikel von periorbitalen bzw. parabulbären kristallinen Kortikosteroidinjektionen; letztere sind deshalb kontraindiziert.

II. Blutgefäßwandveränderungen und ihre Folgen

1. Arteriosklerose und Atherosklerose

Zur Pathogenese wird von der Sequenzhypothese ausgegangen. Hierbei wirken zahlreiche ätiologische Faktoren auf die Gefäßwand ein und erzeugen Permeabilitäts- und intramurale Kreislaufstörungen sowohl bei der senilen Arteriosklerose, d.h. der Sklerose der großen Gefäße, als auch der Arteriolosklerose. Letztere läßt sich mit dem Augenspiegel gut beobachten.

a) Beziehung zwischen allgemeiner Arteriosklerose und Augen-Fundusbefunden

Das ophthalmoskopische Bild der Netzhautarteriolen wird heute als ein Spiegel der Arteriosklerose im allgemeinen Gefäßsystem angesehen. Insbesondere bestehen enge Beziehungen zwischen den retinalen

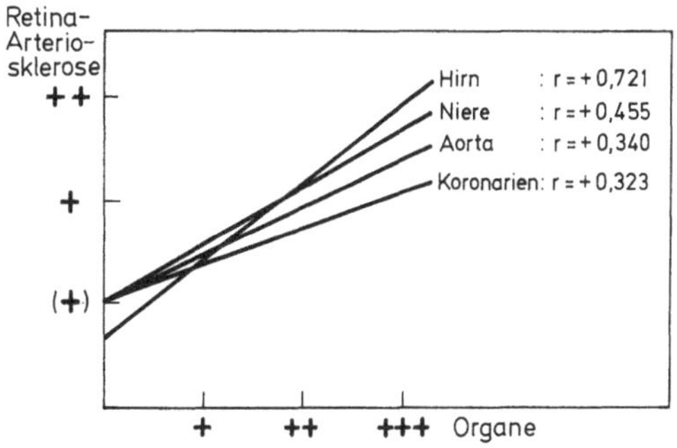

Abb. 17.34. Korrelation der Arteriosklerose der retinalen Gefäße mit denjenigen von Hirn, Niere, Aorta und Koronararterien (Lund, 1974)

Gefäßen und denen des Gehirns; bei erwiesenen Hirnparenchymschäden (Infarkte und Blutungen) sieht man bei 94% arteriosklerotische Netzhautgefäße (Abb. 17.34). Rund 80% der Patienten mit generalisierter Arteriosklerose wiesen auch sklerotische Augenhintergrundsveränderungen auf, solche mit Koronarsklerose zeigten in 78% auch eine Fundusarteriosklerose. Der Grad der Sklerose der Aorta stimmt stets mit entsprechenden Fundusveränderungen überein.

b) Arteriosklerotische Veränderungen im Makulabereich

Die altersabhängige Makuladegeneration ist bereits heute die häufigste Erblindungsursache bei Patienten über 50 Jahren. Aufgrund der Zunahme der Lebenserwartung wird die Anzahl derer, die unter Einschränkungen der Sehkraft aufgrund altersabhängiger Makuladegenerationen leiden, zunehmen.

Sowohl der klinische Verlauf als auch das morphologische Bild altersabhängiger Makuladegenerationen kann ganz unterschiedlich aussehen. Kommt es zu einer geographischen Atrophie des retinalen Pigmentepithels, so geht hier das retinale Pigmentepithel zugrunde, während im Randbereich des dann atrophischen Areals die entsprechenden Zellen zu proliferieren beginnen (Borges u. Tso 1988). Es ist jedoch auch möglich, daß es aufgrund einer Spaltung der Bruch-Membran zu

---

2 Moritz von Roth, 1839–1914, Pathologe, Basel.

einer Pigmentepithelabhebung kommen kann, wobei der Zwischenraum mit seröser Flüssigkeit gefüllt wird. Die dritte Erscheinungsform zeigt choroidale Neovaskularisationen unter Ausbildung von fibrovaskulären Membranen unter dem retinalen Pigmentepithel. Diese führen am häufigsten zum Verlust der zentralen Sehschärfe. *Histologisch* handelt es sich hierbei um das Einwachsen kleiner Kapillaren durch Spalten in der Bruch-Membran unter das retinale Pigmentepithel, wo sie weiterwachsen. Da die Gefäße von fibrösem Gewebe umgeben sind, entwickelt sich daraus schließlich eine fibrovaskuläre Membran, welche Reaktionen des umgebenden retinalen Pigmentepithels hervorruft. Dieses proliferiert und kann so die neugebildeten Gefäße vorübergehend oder auch dauerhaft inaktivieren. In aller Regel dekompensiert das Pigmentepithel jedoch, so daß sich die wuchernden Gefäße ungehindert im subretinalen Raum ausbreiten. Somit kann sowohl die Abhebung des retinalen Pigmentepithels als auch das Entstehen von choroidalen Neovaskularisationen zu disziformen Narben führen.

Verursacht wird die Entstehung der altersassoziierten Makuladegeneration im wesentlichen durch Stoffwechselveränderungen des retinalen Pigmentepithels. An deren Ende steht die Zerstörung der Bruch-Membran. Wesentlich ist hierbei die Entstehung von Drusen in der Bruch-Membran.

Trotz einer häufig seitensymmetrischen Ausprägung der Drusen, zeigen diese jedoch ausgeprägte interindividuelle Unterschiede. Histologisch lassen sich zwei große Gruppen einteilen. Es handelt sich um *große weiche*, zumeist konfluierende *Drusen,* welche mit Fluorescein nicht anfärbbar sind. Diese bestehen vorwiegend aus Neutralfetten und prädisponieren zur Abhebung des retinalen Pigmentepithels. Die Ursache hierfür liegt in der Hydrophobie der Neutralfette, welche den Flüssigkeitsfluß von der Netzhaut in Richtung Aderhaut begrenzen und so das Bild einer Pigmentepithelabhebung entwickeln.

Die *kleinen harten Drusen* lassen sich bei der Fluoreszenz-Angiographie gut anfärben und enthalten überwiegend polare hydrophile Phospholipide. Sie führen aufgrund ihrer Ablagerung in der Bruch-Membran häufig zu choroidalen Neovaskularisaionen, wobei sie sich durch die Defekte der Bruch-Membran vorschieben und sich unter dem retinalen Pigmentepithel ausbreiten.

Es findet sich keine einheitliche Klassifikation der altersassoziierten Makuladegeneration (AMD). Bressler et al. (1995) unterscheiden vor allem nach der Anzahl der Drusen:

AMD 1: 5–19 Drusen unter 64 µm Durchmesser,
AMD 2: über 20 Drusen unter 64 µm Durchmesser,
AMD 3: große oder konfluierende Drusen, fokale Hyperplasie der retinalen Pigmentepithels (RPE) oder nicht geographische Atrophie des RPE,
AMD 4: geographische Atrophie des RPE.

Üblicherweise wird im klinischen Gebrauch zwischen

geographischer Atrophie des RPE,
subretinalen Neovaskularisationen,
seniler exsudativer Makuladegeneration,
seniler hämorrhagischer Makuladegeneration,
disziformer Makuladegeneration

unterschieden.

2. Arterielle Hypertonie

Primäre und sekundäre Hypertonien führen je nach Schweregrad zu prinzipiell gleichartigen Fundusveränderungen. Dabei stehen die retinalen Veränderungen im Vordergrund sowohl klinisch als auch im Experiment.

a) Retinopathia hypertensiva

Klassifizierung: Im deutschen Sprachraum hat sich die amerikanische klinische Stadieneinteilung eingebürgert (Tabelle 17.10). Die dem Lebensalter entsprechende Physio-

Tabelle 17.10. Klassifizierung der Retinopathia hypertensiva (modifiziert nach NEUBAUER 1974 und KEITH, WAGENER u. BARKER 1939)

Stadium	Papille	Arterielle Gefäße			Venöse Gefäße			Parenchym
		Hauptäste	Arteriolen	Präkapillaren	Venen	Venolen	Kapillaren	
0			Netzhautgefäße und Parenchym *ohne* pathologischen Befund					
I	Regelrecht gering hyper-ämisch	Normal, Reflexe, leicht verstärkt	Kaliber inner-halb der Norm oder im unteren Normbereich	Normal	Evtl. Füllung leicht *vermehrt*	Evtl. vermehrt geschlängelt	Nur auf der Papille sichtbar	
II	Regelrecht gering hyper-ämisch	Kaliber im unteren Normbereich, zarte *kurzstreckige* Wandverände-rungen	Kaliber im unteren Normbereich, über Abschnitte *enger* Reflexe verstärkt, unregelmäßig	Eng-gestellt, unregel-mäßige Reflexe	Evtl. Füllung leicht vermehrt	Leicht vermehrt geschlängelt	Außerdem einzelne sichtbare Kapillar-schlingen peripapillär	Einzelne Blutungen in Kreuzungsnähe, einzelne hypoxämische „chronische" und „akute" Herde
III	Meist *unscharf* begrenzt nicht/leicht prominent	Leicht, deutlich verengt, harte, unregelmäßige Reflexe, unregelmäßige Wandverände-rungen	Kaliber eng, Wandverände-rungen deutlich, oft „rosenkranzartig" angeordnete Einschnürungen	Deutlich verengt, fast überall deutliche Wandver-änderungen	Evtl. füllung vermehrt, Verschlüsse	Leicht vermehrt geschlängelt	Zunehmende Kapillarektasie	Gruppenblututngen, „cotton-wool"-Herde, harte Exsudate (Sternfigur)
IV	Wie unter III, jedoch mit Ödem von Papille und Retina						Zunehmende Kapillarektasie	Überwiegen der akuten Veränderungen

sklerose und die Abweichungen zwischen Gefäß- und Parenchymbefund sind dabei nur schwer zu erfassen.

Experimentelle Befunde: Bei der experimentellen Hypertonie am Affen lassen sich folgende gesetzmäßige Veränderungen an den Netzhautgefäßen nachweisen (Abb. 17.35). 1. Eine Vasokonstriktion der Arteriolen, wahrscheinlich als Ausdruck einer noch intakten Autoregulation. Bei überschießender Konstriktion treten Nekrosen der glatten Muskelzellen in der Gefäßwand auf. 2. Dies bedeutet das Ende der vaskulären Autoregulation: Die passive Gefäßdilatation und gestörte endotheliale Schranke erlauben den Durchtritt von Plasma in und durch die Gefäßwand. 3. Zunehmende Plasminsudation in die Gefäßwände führt zu einer endgültigen Okklusion des Gefäßes infolge fibrinoider Nekrose.

Histologische Korrelation mit ophthalmoskopischen Befunden: Die generalisierte Konstriktion der Arteriolen der klinischen Stadien I und II läßt sich durch Trypsinver-

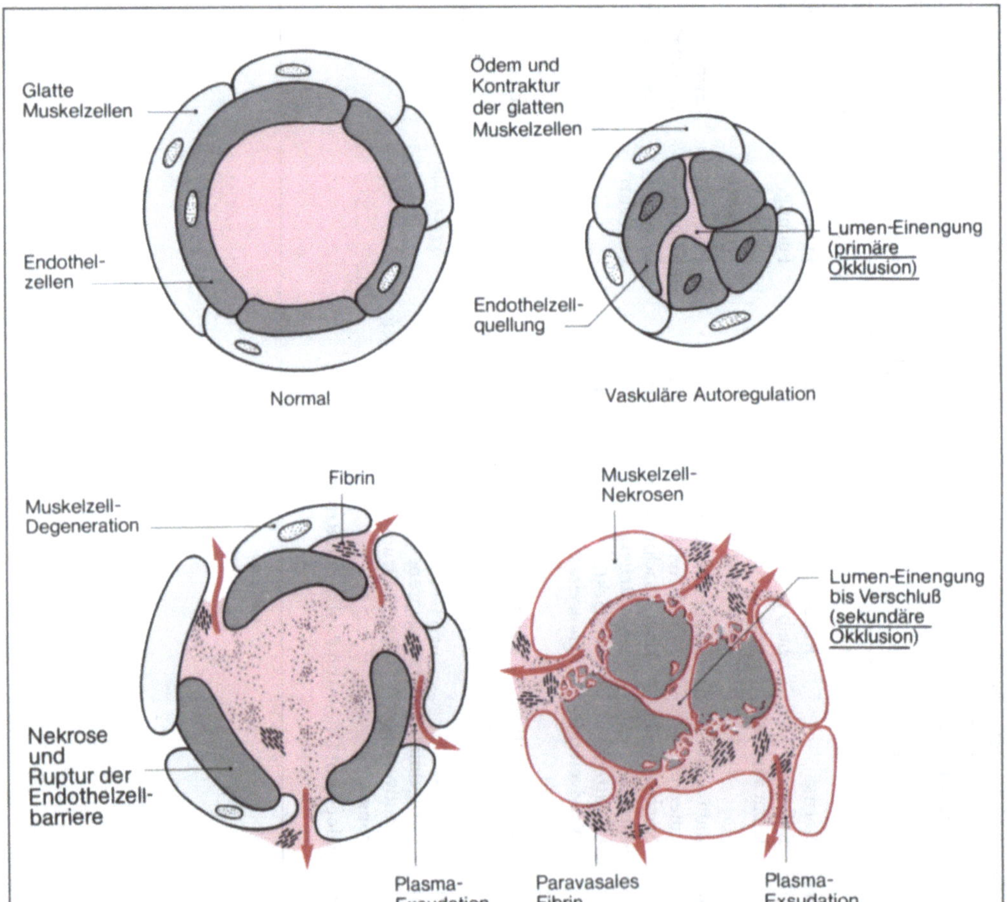

Abb. 17.35. Ablauf der experimentell induzierten Hypertonie an den Retinagefäßen des Affen (nach GARNER et al. 1975)

dauung nachweisen. Im Stadium III treten Hämorrhagien und Exsudate dazu. Strichförmige Blutungen liegen in der Nervenfaserschicht, die Punkt- und Fleckblutungen in der inneren Körnerschicht; sie dehnen sich in die äußere plexiforme Schicht aus, gelangen aber praktisch nie in den subretinalen Raum. Cotton-wool-Herde (Stadium III) entsprechen ischämischen Mikroinfarkten der Nervenfaserschicht. Die harten, wachsartigen Exsudate (Stadium III) bestehen aus lipophilen Substanzen und liegen in der äußeren plexiformen Schicht nicht selten atollförmig um defekte retinale Gefäßsegmente bzw. Makro-Aneurysmen. Die Makulopathia stellata wird geprägt durch den radiären Verlauf der Henle-Nervenfaserschicht. Im Stadium IV lassen sich alle Veränderungen der Stadien I–III nachweisen, zusätzlich noch die Zeichen eines Papillenkopfödems. Die schwerste Form der Retinopathia hypertensiva bildet sich nach erfolgreicher Nierentransplantation – wenn diese die renale Ursache des Hypertonus beseitigt – weitgehend zurück. Die Eklampsie bewirkt sehr schnell eine Retinopathia hypertensiva Stadium IV, die nach Abklingen der Hypertonie ebenfalls weitgehend reversibel ist.

b) Choroidopathia hypertensiva

Experimentell bleiben die Aderhautgefäße bemerkenswert unbeteiligt. Bei „maligner" (akuter) Hypertonie zeigen jedoch auch die choroidalen Arterien Wandveränderungen. Diese erklären die ophthalmoskopischen Pigmentepithelalterationen und Aderhautinfarkte (bei ausgeprägten retinalen Befunden).

3. *Arterielle Hypotonie und ischämische Ophthalmopathie*

Nach klinischen Studien stellt die allgemeine arterielle Hypotonie einen Risikofaktor für die senile arteriosklerotische Chorioretinopathie bzw. senile Makulopathie dar. Es kann auch nach ausgeprägten Blutverlusten und daraus resultierender Hypotonie zu einer Optikusatrophie kommen (Johnson et al. 1987).

a) „Pulseless-disease"

Dieses Syndrom entsteht: 1. auf entzündlicher Basis, insbesondere bei jüngeren Frauen (Takayasu-Krankheit) (Takayaki u. Shimizu 1987) und 2. im Rahmen des degenerativ-arteriosklerotischen Aortenbogen-Syndroms. Neben Amaurosis fugax fallen Pseudo-Uveitis anterior, rasch fortschreitende unilaterale Katarakt, venöse Stase-Retinopathie, Retinopathia proliferans und final eine Rubeosis iridis auf.

Histologisch kennzeichnen fokale ischämische Nekrosen der Iris, Protein in der Vorderkammer, vordere und hintere Synechien, eine Rubeosis iridis und Cataracta complicata die Mangeldurchblutung des vorderen Abschnittes. Als Ausdruck einer sowohl retinalen als auch choroidalen Hypoxie sind die Ganglien- und Bipolarzellen vermindert, fokal akzentuiert aber auch die Photorezeptorkerne am hinteren Pol geschädigt. Die proliferative Retinopathie stellt eine Spätkomplikation dar. Flächenpräparate der retinalen Gefäße zeigen die endothelialen Zellen deutlich vermindert, wohingegen die Perizyten relativ gut erhalten, jedoch geschwollen erscheinen (Font und Naumann, 1969).

b) Karotisinsuffizienz bzw. -okklusion

Je nach Lage der Stenose entwickeln sich verschiedene Krankheitsbilder (Abb. 17.36).

Retinopathia hypotensiva = die sog. venöse Stase-Retinopathie: Der zumeist unilaterale ophthalmoskopische Befund ist in 5% Ausdruck einer Karotisinsuffizienz bzw. -okklusion. Mikroaneurysmen neben dilatierten retinalen Venen, punktartige Blutungen und evtl. ein „sludge"-Phänomen erinnern an eine beginnende einseitige diabetische Retinopathie. Harte Exsudate wie beim Diabetes werden aber nicht gefunden. Der Druck in der A. ophthalmica ist erheblich vermindert. Auch läßt sich klinisch das Sistieren der Zirkulation durch Druck auf das Auge leicht belegen (Hager-Zeichen).

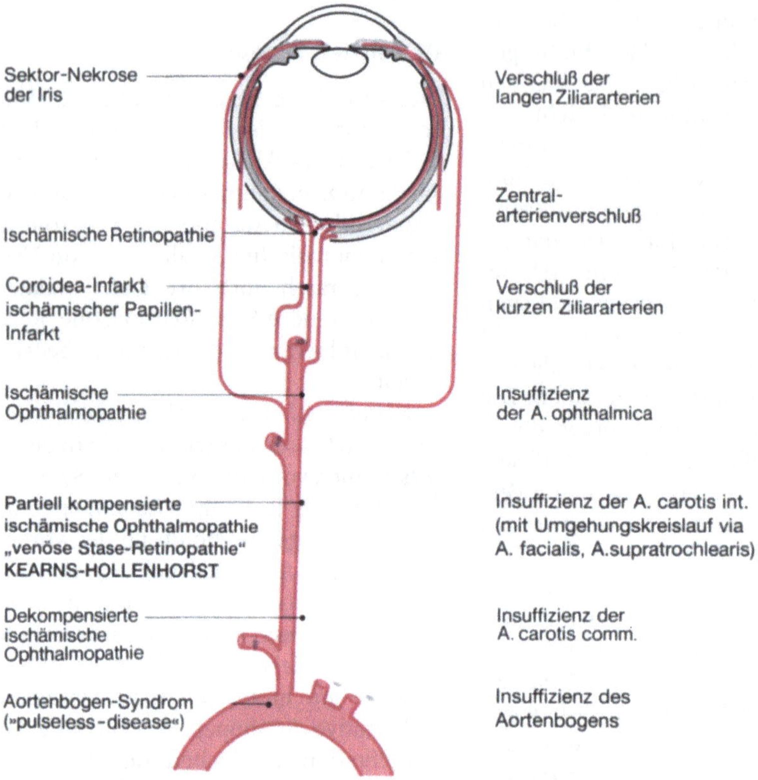

Abb. 17.36. Stenosen am Aortenbogen und an den kranialen Gefäßen und ihre Folgen am Auge

Wahrscheinlich entwickelt sich die venöse Stase-Retinopathie nur, wenn für längere Zeit die A. carotis interna komplett verschlossen ist.

c) Ischämische Ophthalmopathie

Sowohl obstruierende Prozesse des Aortenbogens als auch der kranialen Gefäße führen zu diesem Krankheitsbild: zusätzlich zur venösen Stase-Retinopathie entwickelt sich eine hypoxische Pseudo-Uveitis anterior mit Cataracta complicata (Abb. 17.37). Histopathologisch ist die gleiche Veränderung wie bei „pulseless-disease" zu erwarten (Ruprecht u. Naumann 1980).

F. Immunologische Systemerkrankungen

Das Auge setzt sich aus prinzipiell gleichen Gewebselementen wie der übrige Organismus zusammen. Es ist daher plausibel, daß bei Systemerkrankungen, beispielsweise des Mesenchyms, auch mesenchymale Gewebsanteile des Auges beteiligt sind. Unklar ist, warum nicht stets alle, sondern nur ausgewählte Anteile des Bindegewebes am Auge betroffen sind (Abb. 17.38). Eine Erklärung für die selektive Mitbeteiligung bei rheumatischen und immunologischen Erkrankungen steht noch aus (s. Klippel und Dieppe, 1994).

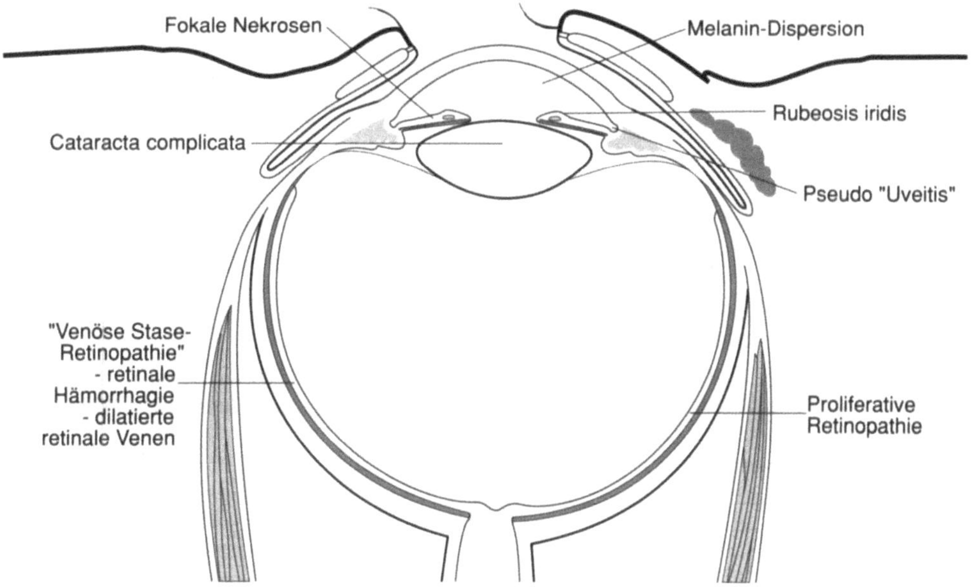

Abb. 17.37. Manifestationen der ischämischen Ophthalmopathie

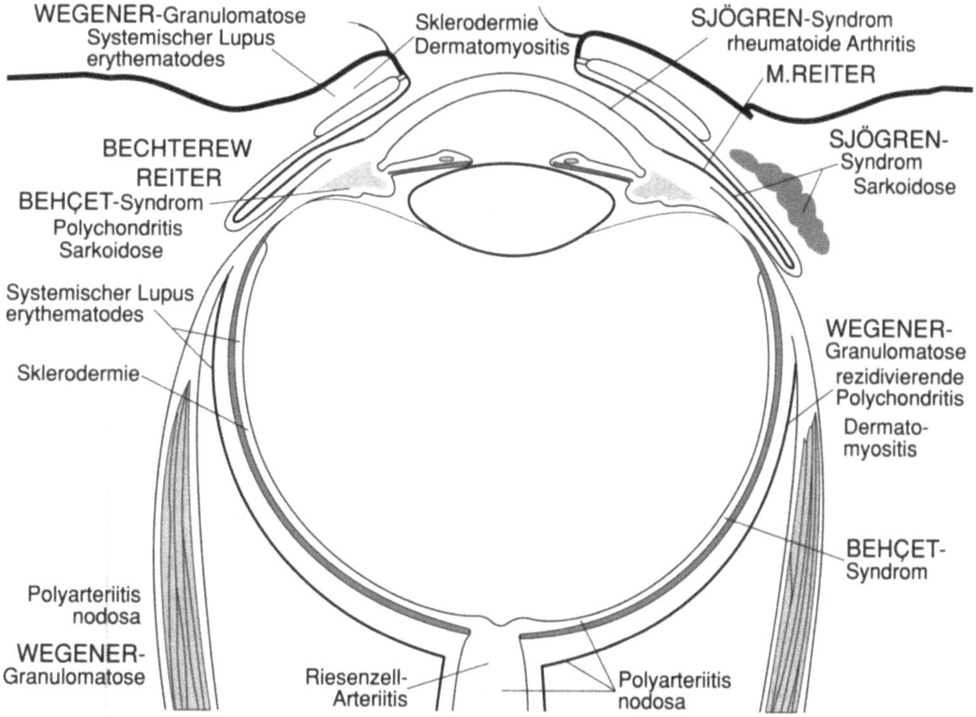

Abb. 17.38. Augenmanifestationen bei Immunkrankheiten

I. Rheumatische Erkrankungen

1. *Juvenile rheumatoide Arthritis (JRA)*

Die Definition des Krankheitsbildes muß folgende Kriterien erfüllen:

1. Beginn vor dem 17. Lebensjahr.
2. Krankheitsdauer mehr als 3 Monate.
3. Ausschluß anderer Ursachen einer Arthopathie, wie z. B. systemischer Lupus erythematodes, progressive systemische Sklerose, Polyarteriitis nodosa, Polymyositis, Dermatitis oder infektionsbedingte Gelenksaffektion sowie Gelenkbeteiligung bei Neoplasmen, Bluterkrankungen, Enzym- und Immundefekten, Sarkoidose oder Traumen.

Man unterscheidet je nach Art des Krankheitsbeginns bzw. des Gelenkbefalles innerhalb der ersten 6 Monate folgende Untergruppen:

1. die systemische,
2. die polyartikulare,
3. die oligoartikulare (Ansell 1980).

Die subakute, chronische Iridozyklitis als schwerste okuläre Komplikation tritt in etwa 16% der Patienten auf (Körner-Stiefbold et al. 1993). Bei primär monartikularer Symptomatik findet sich eine höhere Iritisfrequenz als bei primär polyartikularer Arthritis. Die chronische Iridozyklitis führt bei der überwiegenden Zahl der Patienten zu kalzifizierenden Hornhautbanddegenerationen.

Inwieweit die chronische juvenile Uveititis als monosymptomatische Form eines Morbus Still aufzufassen ist, bleibt umstritten. Iridozyklitis, Bandkeratopathie und Cataracta complicata bilden die charakteristische okuläre Trias der juvenilen rheumatoiden Arthritis, ebenso wie die der chronischen juvenilen Uveitis.

Histologie: Der Kammerwinkel ist oft durch vordere Synechien verlegt. Das atrophische Irisstroma weist eine diskrete lymphozytäre Infiltration auf, nicht selten begleitet von einer Rubeosis iridis. In der Pars plicata und Pars plana des Ziliarkörpers fallen epitheloidzellige Granulome auf. Perivaskulär lassen sich auch in der Netzhaut einzelne Epitheloidzellgranulome nachweisen. In der Aderhaut und um einzelne sklerale Emissarien können ebenfalls granulomatöse Entzündungsherde beobachtet werden. Die multiplen Epitheloidzellgranulome bei der IRA weisen keine Nekrosen auf und erinnern insofern an eine Sarkoidose.

2. *Rheumatoide Arthritis (= primär-chronische Polyarthritis, PCP)*

Eine Keratoconjunctivitis sicca tritt bei über 15% der Patienten auf, eine Skleritis bei etwa 25% der Patienten mit adulter rheumatoider Arthritis (De la Manza et al. 1994). Die Verlaufsform der Skleritis bei gleichzeitiger PCP ist schwerwiegender als bei einer idiopathischen Skleritis.

Histologisch besteht eine zonale granulomatöse Skleritis ringförmig zwischen Limbus und Äquator. Die okuläre Histologie ähnelt dem subkutanen Rheumaknötchen. Die Keratoconjunctivitis sicca geht auf eine chronische Dakryoadenitis zurück.

3. *Sjögren-Syndrom*

Die Trias Keratoconjunctivitis sicca, Xerostomie und Arthritis charakterisiert das Sjögren-Syndrom. Praktisch das gesamte Spektrum der Bindegewebserkrankungen kann mit einem Sjögren-Syndrom assoziiert sein. In 30% der Patienten findet sich gleichzeitig eine typische rheumatoide Arthritis. Im Vordergrund der Beschwerden steht jedoch eine ausgeprägte Keratoconjunctivitis sicca (Kriegbaum et al. 1988; Manthorpe et al. 1986; Halken et al. 1986; Oxholm et al. 1986; Ormerod et al. 1988). Die Einteilung des Sjögren-Syndroms in primäres und sekundäres erfolgt nach den Kopenhagen-Kriterien (Manthorpe et al. 1986), dies bedeutet das gleichzeitige Vorhandensein einer Keratoconjunctivitis sicca und einer Xerostomie; der Patient darf nicht die Kriterien für andere chronische entzündliche

Erkrankungen wie rheumatoide Arthritis, systemischen Lupus erythematodes und anderen erfüllen. Hat der Patient eine andere chronische Erkrankung der genannten rheumatischen Formenkreise, und weist er eine Keratoconjunctivitis sicca mit Xerostomie auf, so handelt es sich um ein sekundäres Sjögren-Syndrom.

Histologisch beruht die Hyposekretion der Tränenflüssigkeit auf einer initialen fokalen Ektasie und intraduktalen Proliferation von epithelialen und myoepithelialen Zellen. Die Tränendrüse ist lympozytär infiltriert, wobei die Azini atrophieren. Gelegentlich persistieren nur noch die myoepithelialen Zellen zusammen mit Lymphozyten als Rest der parenchymatösen Drüsenelemente (= benigne lymphomyoepitheliale Läsion).

4. Ankylosierende Spondylitis (Morbus Bechterew)

Bei der Durchuntersuchung eines Patienten mit einer ätiologisch zunächst unklaren akuten Iritis findet man mit Abstand am häufigsten einen Morbus Bechterew. Etwa 12% der Patienten entwickeln eine Iridozyklitis. Männer überwiegen im Verhältnis bis zu 10:1, andere Autoren geben 21,5% an. Die Iridozyklitis tritt gewöhnlich akut, nicht selten beiderseits und oft rezidivierend auf – sie kann den Gelenkmanifestationen vorausgehen. Unbehandelt entwickeln sich vordere und hintere Synechien, eine Cataracta complicata, selten ein zystoides Makulaödem. *Histopathologisch* ist eine nicht granulomatöse Uveitis zu erwarten (s. Kap. 4).

5. Andere

Reiter-Syndrom: Die klassische Trias besteht aus einer nicht gonorrhoischen Urethritis, Arthritis und Konjunktivitis oder Uveitis anterior. Die Ätiologie ist im Detail unbekannt: Eine Chlamydien- oder Ruhrinfektion spielt eine Rolle. Die bilateral mukopurulente Konjunktivitis betrifft etwa $^1/_3$ der Patienten. Episkleritis, Keratitis, Uveitis anterior (in ca. 8% der Patienten), Retinitis und Neuritis nervi optici werden vereinzelt gefunden. Die ödematöse Bindehaut ist lymphozytär neutrophil infiltriert.

Psoriasis: Bei der Arthritis psoriatica steht eine Iritis im Vordergrund neben einer Konjunktivitis.

II. Sonstige „Kollagenosen"

1. Riesenzellarteriitis (Morbus Horton)

Die klinische Diagnose (akuter Visusverlust durch Papillennekrose, Kopf- und Nackenschmerzen, extrem hohe BSG) muß histologisch durch eine bilaterale Biopsie der A. temporalis gesichert werden. Sie entscheidet über die notwendige Langzeittherapie mit Kortikosteroiden, um der in 50% drohenden Erblindung des zweiten Auges vorzubeugen. Hierbei sind lange Segmente der Arterie (2,5 cm) in möglichst engen Stufenschnitten zu untersuchen, da freie Zonen („skip areas") im Gefäßverlauf in ca. 28% der Fälle vorkommen können. Es gibt auch Studien von Serienschnitten mit überall typischen entzündlichen Veränderungen. Dann wären „skip areas" eher selten. Bei negativem Befund in der Biopsie sind Probeexzisionen auch der A. occipitalis, facialis bzw. frontalis zu erwägen.

Histologie der Arterie: Das Lumen ist meist extrem verengt oder verschlossen. Die Nekrose der muskulären Media sowie eine Verdickung der Intima fallen schon bei schwacher Vergrößerung auf. Beide Schichten sind mit Lymphozyten und Epitheloidzellen durchsetzt. Die Lamina elastica interna ist desintegriert und mit Riesenzellen besetzt. Elektronenmikroskopie: Es zeigen sich initial Fibrin, Lymphozyten, Plasmazellen, polymorphkernige Leukozyten und größere Histiozyten in der Gefäßwand. Die glatten Muskelzellen zeigen eine Erweiterung des endoplasmatischen Retikulums mit einer Ablösung der Basalmembran von der Zelloberfläche; sie degenerieren und gehen zugrunde. Die extrazellulären Räume erweitern sich und führen zu Wandverdickung. Unter Kortikosteroidtherapie bildet sich die Wandverdickung zurück. Später überwiegen reparative Veränderungen, Kollagen wird nachgebildet. Eine primäre autoimmunologische Reaktion - unklarer Ätiologie - gegen glatte Muskelzellen der Arterien vom muskulären Typ wird ursächlich diskutiert. Die epiteloidzelligen Granulome mit Riesenzellen aus der Lamina elastica interna - als Basalmembran dieser glatten Muskelzellen - wären dann als sekundäres Phänomen zu deuten.

Histologie des Auges: Die okulären Veränderungen gehen auf Verschlüsse der ziliaren Arterien vom muskulären Typ zurück. Die verdickte A. ciliaris posterior zeigt eine lymphozytär - und mit Riesenzellen infiltrierte Wand und eine erhebliche Lumeneinengung. Die Aderhaut erscheint, außer diskreten fokalen lymphozytären Infiltraten, unauffällig (s. Kap. 13).

SPEISER (1985) konnte zeigen, daß es auch eine Wiederherstellung der Zirkulation im infarziertem Gebiet geben kann. Querschnitte durch den N. opticus boten eine unauffällige A. centralis retinae. Bemerkenswerterweise führt die ischämische Nekrose des Papillenkopfes zu Defekten der epipapillären Membrana limitans interna. Durch diese dringen saure Mukopolysaccharide aus dem Glaskörper in den Papillenkopf ein, ganz analog zur kavernösen Optikusatrophie (Schnabelsche Optikusatrophie) bei akutem Glaukom. In seltenen Fällen können auch Augenbewegungsstörungen als Primärsymptom einer Arteriitis temporalis auftreten (BUDDE u. GUSEK 1994).

2. *Erythematodes visceralis*

Die Erkrankung ist bei Frauen 9mal häufiger als bei Männern. In höchstens $^1/_3$ der Patienten ist auch das Auge befallen: Es zeigen sich unterschiedlich häufig eine Anfärbbarkeit der Hornhaut als Hinweis auf ein Sicca-Syndrom, eine Uveitis anterior; Cotton-wool-Herde der Netzhaut, retinale harte Exsudate sowie arteriovenöse Kreuzungszeichen und verengte Arteriolen - wohl als Folge eines renalen arteriellen Hypertonus. Keratokonjunktivitis, eine noduläre Episkleritis, Iritis und Iridozyklitis sind selten. Praktisch nie wird eine Uveitis posterior beobachtet.

3. *Sklerodermie*

Eine *zirkumskripte Sklerodermie (Morphaea)* ist von einer diffusen, progressiven Sklerodermie zu unterscheiden. Die zirkumskripte Form am Ober- und Unterlid zeigt eine kerbenartig verhärtete und verdünnte Haut, die Augenbrauen und Wimpern fehlen („coup de sabre“). Eine Keratitis superficialis punctata infolge eines Mukusmangelsyndroms ist nicht selten. Eine spontane Filterkissenbildung bei Sklerodermie en coup de sabre wurde beobachtet.

Progressive diffuse Sklerodermie: In abnehmender Häufigkeit findet man: eine sekundäre Blepharophimose, Anfärbbarkeiten der Horn- und Bindehaut im Sinne einer Keratitis superficialis punctata, Tränen-Hyposekretion, Narbenektropium, noduläre Episkleritis sowie eine Retinopathia hypertensiva. Eine Katarakt kommt nicht häufiger als in Kontrollkollektiven vor.

Histologisch besteht eine Hyalinisierung mit reichlich alzianophilem Material in der Wand der ziliaren, choroidalen und retinalen Gefäße. Fokal schwindet elastisches Material in den kurzen Ziliararterien. Die Retinopathie mit Cotton-wool-Herden, Hämorrhagien und Exsudaten gleicht einer hypertensiven Retinopathie. Elektronenmikroskopisch fallen an den choroidalen Gefäßen diffus verdickte Basalmembranen und geschwollene, später nekrotische Endothelzellen auf. In und um die Endothelzellen werden saure Mukopolysaccharide und Lipide abgelagert.

4. *Wegener-Granulomatose*

Die chronische fokal nekrotisierende granulomatöse Angiitis befällt den oberen Respirationstrakt, die Lungen und Nieren. Eine Augenbeteiligung ist sowohl initial als auch in den nachfolgenden pulmonalen, generalisierten und terminalen Stadien möglich (DUNCKER et al. 1992).

Etwas weniger als die Hälfte der Patienten zeigt sowohl eine Bulbus- als auch Orbitabeteiligung, insbesondere ist ein Lidödem häufig (JORDAN u. ABBISON 1994). Granulome in der Orbita treten etwa bei 10% der Patienten auf (DUNCKER et al. 1992). Ein Drittel dieser Patienten erblindet an einem Orbitagranulom. Auch bei der limitierten Form der Erkrankung, ohne Nierenbeteiligung, kann ein solitäres orbitales Granulom auftreten. Eine zunächst unspezifische Skleritis mit marginalem Randulkus der Hornhaut, welche sich später in eine nekrotisierende ulzeröse Skleritis (Abb. 17.39) bis zur Skleromalacia perforans (SOUKIASIAN et al. 1992) entwickeln kann, ist die häufigste Augenbeteiligung. Eine primäre Uveitis tritt selten auf. Aufgrund der renalen Hypertonie zeigen sich entsprechende hypertensive Fundusveränderungen. Die orbitalen Manifestationen ziehen oft eine sekundäre Optikusschädigung bis zu Erblindung nach sich.

Histologisch besteht eine granulomatöse Reaktion um nekrotisches Sklerakollagen bis zum kornealen Limbus neben den typischen orbitalen Veränderungen.

5. Andere

Dermatomyositis: Erythem oder violette Verfärbung des Oberlides und eine Paralyse der extraokulären Muskeln sind häufig. Konjunktivitis und Iritis selten. Um dilatierte retinale Venen sieht man Hämorrhagien, Exsudate und Cotton-wool-Herde. Eine Optikusatrophie kann vorkommen.

Panarteriitis nodasa (= Polyarteriitis bzw. perarteriitis nodasa). Generalisierte, fokale Nekrosen treten an kleinen und mittleren Arterien auf. Die fibrinöse Insudation der Gefäße und die leukozytäre Infiltration gleicht der experimentellen Hypersensitivitätsvaskulitis (Vaskulitis Zeek) und sprechen deshalb für eine besondere immunologische Reaktion. Gammaglobuline konnten in der Arterienwand mit Komplement nachgewiesen werden als weiterer Hinweis auf eine Immunkomplexvaskulitis. *Augenmanifestationen:* Ein limbusparalleles nekrotisierenden Ulcus marginale ähnelt der Frühform eines Ulcus Mooren. Wie bei der Wegener-Granulomatose kommt neben einer nodulären Episkleritis insbesondere eine nekrotisierende ulzeröse Skleritis vor. Die Retinopathia hypertensiva geht bei 30% meist auf eine renale Hypertonie zurück. Jedoch wird auch eine direkte intrareti-

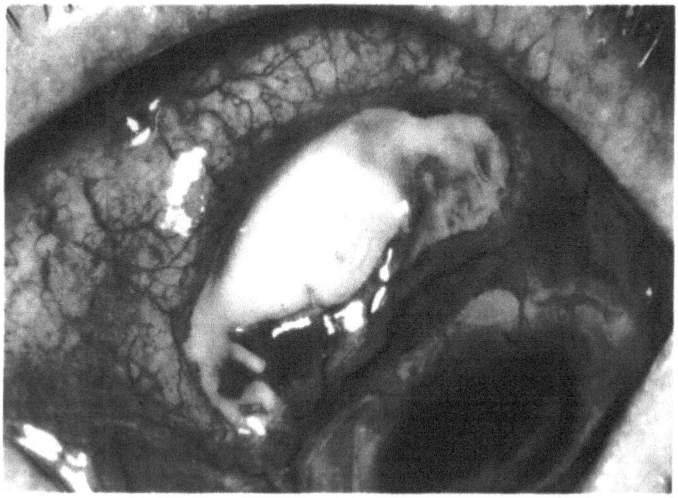

Abb. 17.39. Ulzerierende, nekrotisierende Skleritits bei Morbus Wegener

nale Vaskulitis bzw. akute immunologische Mikroangiopathie diskutiert (Abb. 17.40). Histologisch sieht man nicht selten eine Arteriitis der Aderhaut, die ophthalmoskopisch durch den retinalen Befund maskiert wird. Extraokuläre Motilitätsstörungen werden durch Beteiligung der Arteriolen der äußeren Augenmuskeln oder der Nervenstränge und -kerne hervorgerufen. Durch ein begleitendes Ödem entsteht evtl. ein orbitaler Pseudotumor (Morbus KAWASAKI: s. Kap. 4).

Rezidivierende Polychondritis: Anamnestisch typisch sind entzündete „heiße" Ohrmuscheln. Die destruktive Entzündung des Knorpels beteiligt Ohr, Nase, Trachea und Kehlkopf. In ca. 50 % der Patienten tritt eine Episkleritis, weiterhin eine Keratoconjunctivitis sicca und Iritis auf (STURZENEGGER et al. 1994; ALLES et al. 1991; KÜCHLE 1986; ISAAK et al. 1986) zeigten, daß etwa 1/5 der Patienten bereits bei Beginn der Polychondritis Augensymptome aufwiesen, während weitere 50 % erst im Verlauf der Erkrankung eine Augensymptomatik zeigten (Abb. 17.41).

III. Sarkoidose (Morbus Besnier-Boeck-Schaumann)

Die Ätiologie der Sarkoidose ist unbekannt. Immunologische Befunde lassen an „infektiöse" Allergene (Viren, Mykoplasmen, Mykobakterien) oder auch nichtinfektiöse Substanzen (z. B. Zirkonium und Kiefernpollen) denken. Histologisch kennzeichnend sind nichtnekrotisierende Granulome ohne

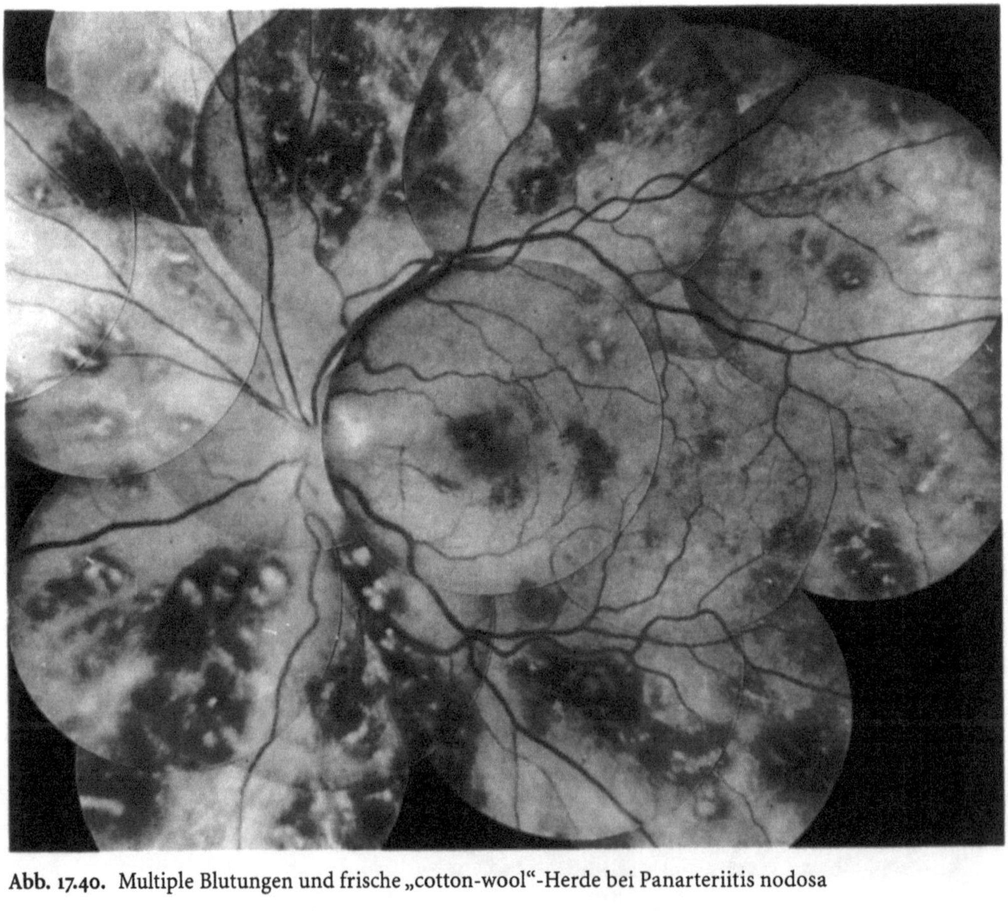

Abb. 17.40. Multiple Blutungen und frische „cotton-wool"-Herde bei Panarteriitis nodosa

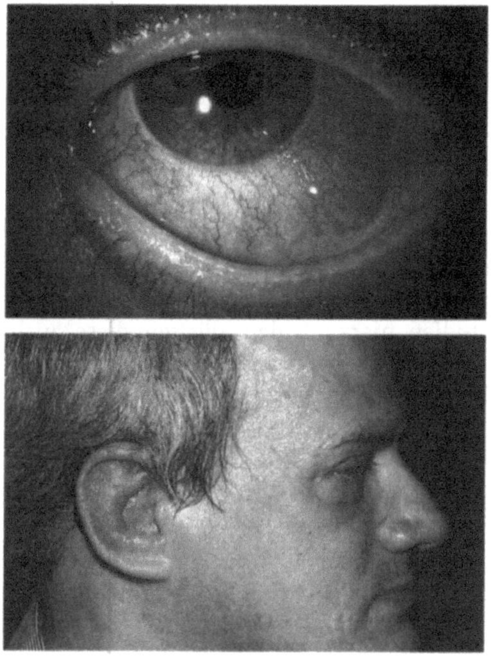

a

b

Abb. 17.41 a, b. Rezidivierende Polychondrititis. **a** Typische Veränderungen der Ohrmuschel. **b** Rezidivierende Episkleritis und Skleritis. (Aus ALLES et al. 1991)

Erreger, die durch hyalinisiertes Narbengewebe ersetzt werden. Der intradermale Tuberkulintest ist negativ. Dagegen entwickelt sich ein umschriebenes Granulom nach intradermaler Injektion einer Sarkoidose-Gewebssuspension (Kveim-Test). Als biochemischer Marker zur Diagnosestellung wird heute das Serum Angiotensin-converting-Enzym genommen, welches bei mehr als der Hälfte der Patienten mit Sarkoidose erhöht und in den Epitheloidzellen produziert wird (DRESNER et al. 1986).

Augenveränderungen: Obwohl die Systemkrankheit bei Männern und Frauen etwa gleich häufig ist, überwiegen die okularen Manifestationen bei Frauen. Die disseminierten Granulome können praktisch alle intraokularen Gewebe betreffen (Abb. 17.42). Mit der Vitalfärbung (Bengal-Rosa 1%ig) und dem Schirmer-Test läßt sich eine Tränendrüseninsuffizienz bei über 50% nachweisen.

Konjunktivale Granulome: Besonders in der unteren Umschlagsfalte findet man im ex-

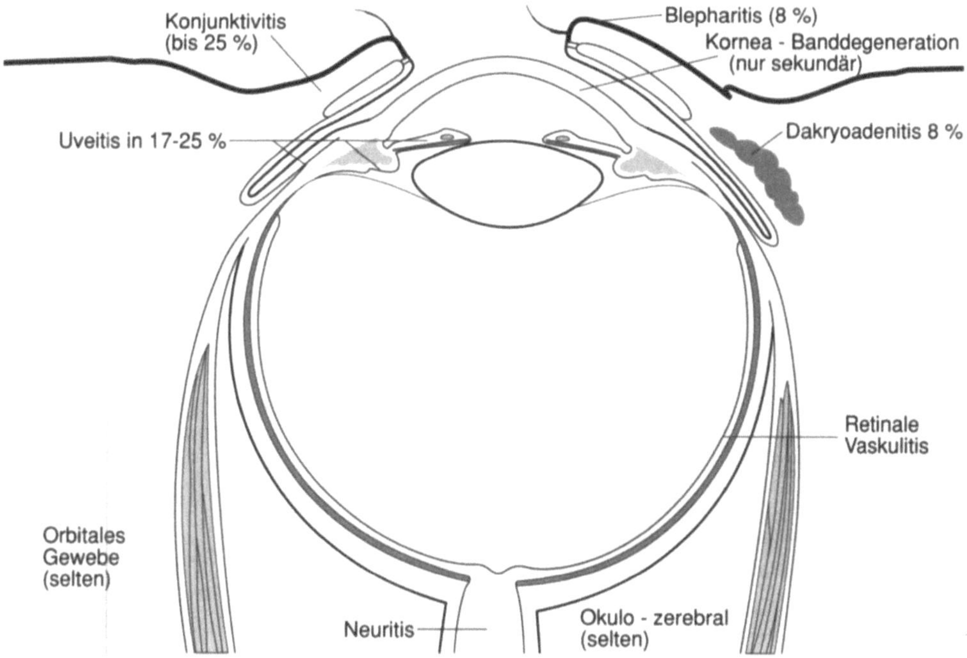

Abb. 17.42. Augenmanifestationen bei Sarkoidose

zidierten Gewebe in etwa 14% Granulome (Abb. 17.43a) mit Beteiligung der Konjunktiva. Die konjunktivale Biopsie stellt daher eine einfache Möglichkeit zur histologischen Sicherung der Diagnose dieser Allgemeinerkrankung dar, an die zu selten gedacht wird!

Hornhaut: Eine Banddegeneration entwickelt sich in etwa 4% und beruht auf der begleitenden Hyperkalzämie. Eine Iridozyklitis begünstigt die korneale Verkalkung.

Uvea: Die häufigste Komplikation stellt in 14–50% die Uveitis dar. Eine akute Iridozyklitis ist oft Erstsymptom einer Sarkoidose, besonders bei jüngeren Patienten in $^1/_3$ der Beobachtungen. Die chronische Iridozyklitis der Älteren weist multiple oder isolierte umschriebene Granulome (sog. Koeppe- und Busacca-Knötchen) der Iris auf ($^2/_3$ der Patienten). Eine Uveitis posterior wird meist durch eine Uveitis anterior verschleiert. Aderhautgranulome treten simultan mit solchen der Netzhaut auf. Tritt eine generalisierte Uveitis zusammen mit einer schmerzlosen Schwellung der Parotis, Fieber, Lymphknotenschwellung, Splenomegalie und Polyneuritis auf, so spricht man vom uveoparotidalen Fieber bzw. Heerfordt-Syndrom. Die perivaskulären retinalen Infiltrate werden mit „tropfendem“ Kerzenwachs verglichen. Obgleich klinisch-histologische Studien hierzu fehlen, dürften diese auch die sog. intermittierende Arteriolopathie (Kyrieleis) erklären.

Orbita und N. opticus: Sarkoidgranulome treten para- und retrobulbär auf. Ein Papillenödem sieht man bei intrakranieller Drucksteigerung oder direkten Granulomen im Sehnervenkopf (El Zarka et al. 1995; Abb. 17.43b). Die Sarkoidose des zentralen Nervensystems ist mit 5,8% eher selten, ebenso die isolierte Orbitabeteiligung.

a

b

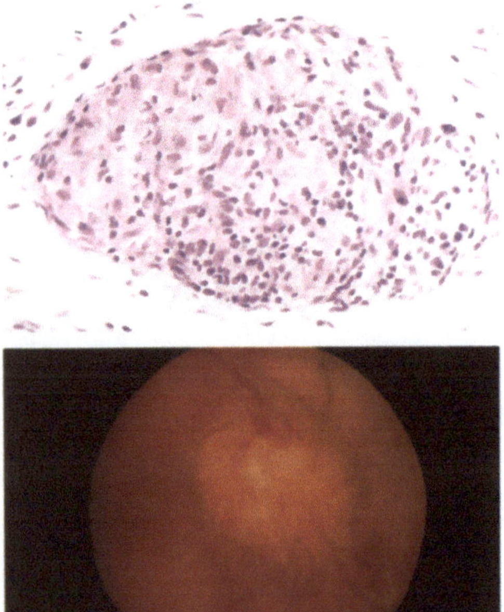

Abb. 17.43. **a** Histologischer Befund einer nicht verkäsenden, granulomatösen Entzündung der Bindehaut. **b** Sarkoidosegranulom des N. opticus, Fundusfotografie. (Aus El Zarka et al. 1995)

IV. Gilbert-Behçet-Syndrom

Mundaphthen und Ulzera am äußeren Genitale und die Augenentzündungen stehen im Vordergrund (Weindler u. Ruprecht 1991). Weiterhin werden Arthritis, Thrombophlebitis, ulzeröse Kolitis, Enzephalopathie sowie zentrale und periphere Neuropathie beobachtet. Anstelle des Spätsymptoms „Hypopyon-Iritis“ fällt heute meist eine nekrotisierend-hämorrhagische Retinitis mit Vaskulitis auf mit fortschreitenden Hämorrhagien uand zystoidem Makulaödem. Die retinalen Arteriolen werden verschlossen, es entwickelt sich eine Optikusatrophie. Konjunktivitis, Keratitis und Episkleritis sind seltener. Es erfolgt eine Einteilung in Major- und Minorkriterien als Staging (Tabelle 17.11). *Histologisch* imponiert eine chronische nichtgranulomatöse Uveitis und eine retinale nekrotisierende Vaskulitis, arteriell stärker als venös, mit hämorrhagischer Infarzierung der Netzhaut sowie exsudativer Amotio retinae. Die retinalen Veränderungen dürften die primäre Läsion darstellen.

Tabelle 17.11. Major- und Minorkriterien des Morbus Behçet

Majorkriterien		Minorkriterien	
1. Orale Ulzerationen	90-100%	1. Arthritis	20-70%
2. Genitale Ulzerationen	75-90%	2. Gastrointestinale Läsionen	0-60%
3. Augenbeteiligung	60-90%	3. ZNS-Beteiligung	10-30%
4. Hautveränderungen	50-85%	4. Orchitis/Epididymitis	0-20%

V. Amyloidosen

Die Amyloidose stellt eine Erkrankung dar, bei der es zu generalisierten oder lokalisierten Proteinablagerungen kommt. Etwa 8% aller Patienten mit primärer systemischer Amyloidose weisen eine Augenbeteiligung auf (FRAUENFELDER 1990). Eine lokalisierte Amyloidose an den Augen findet sich nur außerordentlich selten. Bei der Entstehung der Amyloidose spielen genetische und Alterungsfaktoren sowie proliferative und neoplastische Prozesse des Immunsystems und persistierende Antigenstimulationen eine entscheidende Rolle. Amyloid kommt in mindestens drei Formen vor. Als AL (= Amyloid als „immunglobulin light chains"), als ATTR (= Amyloid als Transthyretin) und AGel (= Amyloid als Gelsolin). Darüber hinaus werden das Amyloid-Protein A vom bisher bekannten Ursprung (AA), das AE-Protein des Altersdiabetes und das AS-Protein beim senilen Amyloid unterschieden.

Die Klassifikation erfolgt durch eine Unterteilung in die primäre und sekundäre Amyloidose sowie in die Unterteilung zwischen einer generalisierten und einer lokalisierten Amyloidose (s. Tabellen 17.12 u. 17.13).

In den verschiedenen Augengeweben manifestieren sich die Amyloidose-Varianten in der folgenden Weise:

- *Lid:* Die Haut der Augenlider zeigt bei primärer systemischer Amyloidose bilateral symmetrische konfluierende Papeln von weicher Konsistenz und gelblicher bzw. rötlicher Farbe. Die primäre lokalisierte (nichtsystemische) Amyloidose (= Lichen amyloidosus) befällt nicht die Lidhaut.
- *Konjunktiva:* Amyloid tritt hier entweder isoliert oder bei familiärer generalisierter Amyloidose auf: Isoliert: eine diffuse Verdickung der Bindehaut erreicht oft tumorverdächtige Ausmaße. Klinisch läßt sie sich schwer von einem epibulbären Lymphom, einer Conjunctivitis lignosa oder einer exzessiven Conjunctivitis vernalis unterscheiden. Die Diagnose wird nur durch Biopsie gesichert. Die familiär generalisierte Form bleibt meist symptomlos.
- *Kornea:* Die Hornhaut erkrankt am häufigsten durch Amyloideinlagerungen: Isoliert: 1. Gittrige Hornhautdystrophie (Typ Biber-Haab-Dimmer; Bücklers III) stellt eine primär lokalisierte familiäre Amyloidase dar. 2. *Gelatinöse Tropfendystrohie der Hornhaut („gelatinous drop-like dystrophy").* Erhabene subepitheliale Amyloidknötchen liegen zentral, nichterhabene in klinisch grauen Bezirken. Aspiriertes Linsenmaterial enthält kein Amyloid. 3. Die primäre isolierte nichtfamiliäre Amyloidose zeigt licht- und elektronenmikroskopisch ebenfalls Amyloidfilamente. 4. *Sekundär:* In lange bestehendem Pannus corneae wird oft Amyloid eingelagert, das der Hornhaut eine gelbliche, an Maulbeeren erinnernde Struktur gibt. Im Gegensatz zu den primären kornealen Amyloidosen liegt das Material zwischen Epithel und Bowman-Lamelle bzw. Stroma.

Tabelle 17.12. Klassifikation der systemischen und lokalisierten Amyloidose (modif. nach FERRY und LIEBERMAN, 1976)

Typ	Heredität	Grundleiden	Augen-manifestation	Allgemein-manifestation	Histol. Typ
1. Primäre *systemische* Amyloidose	a) Nicht familiär	Plasmazellstörungen (?)	(Glaskörper: selten)	Typ I: Haut Zunge Herz Magen-Darm Skelett ZNS	Peri-kollagenös
	b) Familiär	Serumprotein und Lipoproteinstörung (?)	*Glaskörper* Retina Choroidea Andrade Pupillen-Zeichen gittrige HH-Dystrophie (= *Meretoja-Syndrom*)	Typ I: s. o.	Peri-kollagenös
2. Sekundäre *systemische* Amyloidose	a) Nicht familiär	Multiples Myelom	(Glaskörper: selten)	Typ I: s. o.	Peri-kollagenös
		Infektiöse Krankheiten (Tbc, Lepra, Lues)	Chorio-kapillaris	Typ II: Leber Milz Niere Neben-niere	Peri-retikulär
		Immunkrankheiten: (rheumatoide Arthritis, Morbus Hodgkin)			
	b) Familiär	Familiäres Mittelmeer-fieber		Typ II:	Peri-retikulär
3. Primäre *lokalisierte* Amyloidose	a) Nicht familiär		*Conjunctiva* *Pannus corneae* (Tränendrüse, Orbita)	Ggl. Gasseri Lunge Harnblase	Peri-kollagenös
	b) Familiär		HH-Dystrophien: -Gittrig -Gelationös		Peri-kollagenös
4. Sekundäre *lokalisierte* Amyloidose	a) Nicht familiär	Psoriasis, Trachom	Haut Bindehaut Ziliarkörper		
		endokrine Tumoren: Phäochromazytom, Schilddrüsen-Ca., Insulinome, Gastrinome		Nebenniere Schilddrüse Pankreas Magen	
	b) Familiär	Phäochromozytom, Schilddrüsen-Ca.		Nebenniere Schilddrüse	

HH = Hornhaut.

Tabelle 17.13. Klassifikation der okulären Amyloidosen. (Mod. nach GOREVIC u. RODRIGUES 1994)

Klinik	Vererbung	Amyloid-Untergruppen	Systemische Amyloidose
Augenlider			
Purpura, Ekchymosen	Sporadisch	AL	Ja
Knötchen	Sporadisch	?	?
Konjunktiva			
Knötchenförmige Verdickungen; Papeln	Sporadisch	?	Ja
Tränendrüsen			
Xerophtalmie	Sporadisch/ dominant	AL, ATTR, Agel	Ja
Kornea			
Gittrige Dystrophie, Typ I	Dominant	?	Nein
Gittrige Dystrophie, Typ II	Dominant	AGel	Ja
Gittrige Dystrophie, Typ III	Rezessiv	?	Nein
Gittrige Dystrophie, Typ IIIa	Dominant	?	Nein
Polymorphe Degeneration	Sporadisch	?	Nein
Gelatinöse Tröpfchen-Dystrophie	Rezessiv	?	Nein
Sekundäre Formen	Sporadisch	?	Nein
Pupillen			
Anisokorie, „scalloped pupils"	Dominant	ATTR	Ja
Extraokuläre Muskeln			
Ophthalmoplegie Blepharoptose/Exophthalmus	Sporadisch	AL	Ja
Glaskörper			
Verdichtungen	Dominant	ATTR	Ja

AL = Amyloid mit „immunglobulin light chain" (beim primären, bzw. Myelom assozierten Amyloid). *ATTR* = Amyloid mit Transthyretin. *Agel* = Amyloid mit Gelsolin.

Gittrige Hornhautdystrophie bei generalisierter Amyloidose (Meretoja-Syndrom): Neben den kornealen Veränderungen steht eine Polyneuropathie im Vordergrund.

- *Trabekelwerk:* Bei primärer, systemischer Amyloidose scheint ein primäres Offenwinkelglaukom gehäuft vorzukommen. Bei Patienten mit normalem intraokularen Druck ließ sich kein Amyloid im Trabekelwerk nachweisen. Histologisch fand sich Amyloid im Trabekelwerk, das ein sekundäres Offenwinkelglaukom, zumindest morphologisch plausibel macht.
- *Glaskörper:* Bei 8% der Patienten ist der Glaskörperbefund bei primärer systemischer Amyloidose pathognomisch: Nicht selten imponieren perikollagenöse Amyloidablagerungen um Glaskörperfibrillen als „Pseudo-Uveitis". Histologisch fand sich das vitreale Amyloid genau an den Stellen, die den ophthalmoskopisch sichtbaren sogenannten „vitreous veils" entsprachen.
- *Retina:* Die primäre familiäre Amyloidose führt zu perivaskulären Einscheidungen der Netzhautgefäße, die sich allmählich in den Glaskörperraum hinein ausbreiten.
- *Choroidea:* Bei der sekundären systemischen Amyloidose sind Choriokapillaris und Bruch-Membran massiv verdickt. Erstaunlicherweise fehlen sekundäre morphologische oder funktionelle Störungen der darüberliegenden sensorischen Netzhaut; der Glaskörper enthält kein Amyloid.

- *Orbita:* Die Beteiligung der Orbita bei primärer lokalisierter (nicht systemischer) und primärer systemischer familiärer Amyloidose führt zu Exophthalmus. Der Befall extraokulärer Muskeln, der Ziliarnerven und Tränendrüse erklären motorische und Sensibilitätsstörungen und die Sicca-Symptomatik.
- *Neuro-ophthalmologische Manifestation:* Eine bogenförmige Verziehung der Pupille bei primärer systemischer familiärer Amyloidose (Andrade-Zeichen) sowie eine Akkommodationsparese sollen durch Ablagerung im Ganglion ciliare entstehen. Amyloideinlagerungen im N. opticus sollen auch eine progressive Visusminderung erklären.

Sekundäre lokalisierte Amyloidablagerungen finden sich im histologischen Schnitt beim Basaliom, Carinoma in situ und konjunktivaler Sarkoidose, fraglich bei der *Lipoid-Proteinose* Urbach-Wiethe mit *Hyalinosis cutis et mucosae* sowie bei reaktiver sowie pseudoadenomatöser Hyperplasie des Ziliarepithels. Diese Amyloideinlagerung ist gewöhnlich ohne klinische Signifikanz und ist als histopathologische Kuriosität anzusehen.

Nach GOREVIC u. RODRIGUEZ (1994) ist eine andere Klassifikation nach dem Befallsort der okulären Amyloidose möglich unter Berücksichtigung der Subproteine und der Tatsache, ob es sich um eine lokalisierte oder systemische Amyloidose handelt.

VI. Generalisierte Immuninsuffizienzen

Störungen der immunologischen Abwehr begünstigen Infektionen am exponierten Gewebe. Am Auge betrifft das vorwiegend die Lidränder und die Bulbusoberfläche (Tabelle 17.1).

1. Humorale Antikörperstörungen (B-Lymphozyten-Mangel; A- und Hypo-Gammaglobulinämien)

Sowohl das angeborene, X-chromosomal rezessive als auch das sekundäre Antikörper-Mangelsyndrom bei proliverativen Erkrankungen des lymphoretikulären Systems, z. B. nach Ganzkörperbestrahlung mit ionisierenden Strahlen, besteht in einer Insuffizienz der B-Lymphozyten mit globaler A-Gamma-Globulinämie. Am mukokutanen Übergang bedingt dies eine chronische therapieresistente Blepharokonjunktivitis. Selektive IgA-Insuffizienz: Durch selektive Insuffizienz der B-Lymphozyten wird vermindert IgA-Immunglobulin produziert. Da IgA-Immunglobuline in den Tränen normalerweise besonders reichlich vorhanden sind, ruft ein Defizit eine chronische Blepharokonjunktivitis hervor.

2. Zelluläre Abwehrstörungen (T-Lymphozyten-Mangel)

Fixierte Antigene, z. B. in Transplantaten, soliden Neoplasien bzw. phagozytierten Bakterien, induzieren vorwiegend eine Antwort der T-Lymphozyten. Beim di-George-Syndrom fehlen infolge einer Thymushypoplasie die T-Lymphozyten. Es resultiert eine chronische therapieresistente Blepharokonjunktivitis.

3. Kombinierte zelluläre und humorale Abwehrinsuffizienz (B- und T-Lymphozyten)

- *Ataxia teleangiectatica (Louis-Bar-Syndrom):* Bei dem autosomal rezessiven Leiden mit zerebellärer Ataxie und chronischen Infektionen des Respirationstraktes entstehen häufig Neoplasien des lymphoretikulären Systems. Charakteristisch sind konjunktivale und kutane Teleangiektasien im Lidspaltenbereich (SPANG et al. 1995; Abb. 17.44). Immunologisch läßt sich infolge einer B-Zell-Insuffizienz ein Mangel von IgG, IgA und – in weniger starkem Maße – ein solcher der T-Zell-Aktivität nachweisen.
- *Wiskott-Aldrich-Syndrom:* Das X-chromosomal rezessiv vererbte Leiden verläuft mit Ekzemen, Thrombozytopenie (Purpura!) und rezidivierenden pyogenen In-

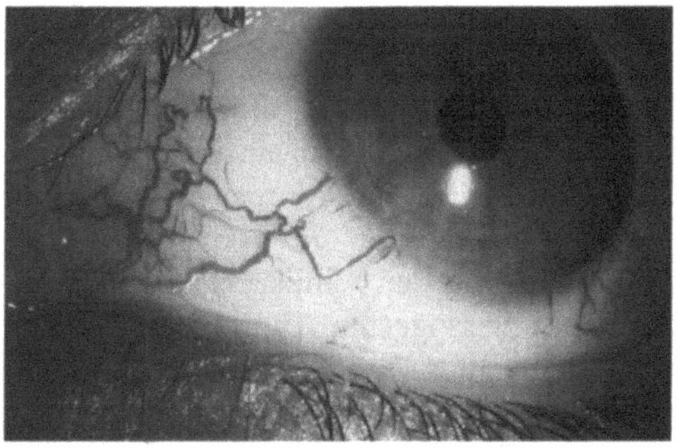

Abb. 17.44. Ataxia teleangiectatica (Louis-Bar-Syndrom). Charakteristische, konjunktivale Teleangiektasien im Lidspaltenbereich (Leitsymptom!) (aus SPANG et al. 1995)

fektionen. Es besteht ein Mangel an IgM bei Erhöhung von IgA, jedoch stark insuffizienten T-Zellen. Neben ekzematösen Lidveränderungen fallen Ecchymosen der Bindehaut, der Retina und in 25 % im periorbitalen Gewebe auf.

- *Phagozytose-Defekte:* Familiäre chronische granulomatöse Erkrankung (FCGD): Die Kinder leiden unter chronischer eitriger Lymphadenitis, ekzematoider Dermatitis, Osteomyelitis, Hepatosplenomegalie, Lungeninfiltration und multiplen Abszessen der Weichteilgewebe infolge von bakteriellen Infektionen. Es bestehen Hypergammaglobulinämie und intakte humorale Immunität. Die segmentkernigen Leukozyten können Bakterien zwar phagozytieren, aber nicht abtöten. Okulär bestehen rezidivierende Blepharokeratokonjunktivitis sowie häufig eine Chorioretiniits. Histologisch finden sich sowohl eitrige als auch granulomatöse entzündliche Hautläsionen.

VII. Spezielle Immunreaktionen des Auges

Im Auge werden wie in einem immunologischen Mikrokosmos alle Typen von Immunreaktionen beobachtet. Aufgrund anatomischer und physiologischer Merkmale nimmt das Auge aber eine Sonderstellung ein: Die Avaskularität der Hornhaut und Linse bedeutet für dieses Gewebe ein „immunologisches Privileg". Wichtig ist auch, daß im Auge lymphatische Gefäße fehlen. Okuläre Gewebe erzeugen daher unter Umständen eine direkte Sensibilisierung über den Blutweg ohne vorgeschaltete Lymphknoten. In der Uvea und am Limbus können jedoch immunkompetente Lymphozyten akkumulieren und sich so klinisch wie ein akzessorischer Lymphknoten verhalten.

Anatomische Barrieren wie die Descemet-Membran und die Linsenkapsel, sind für die zellulären Überträger der Immunantwort undurchlässig ebenso wie die intakte physiologische Blut-Kammerwasser- bzw. Blut-Retina-Schranke. Nur bei pathologischen Prozessen lockern sich die interzellulären Zellverbindungen, und Proteine und Leukozyten durchbrechen die immunologische Barriere.

Ohne auf die verschiedenen Typen von Hypersensitivitätsreaktionen einzugehen, sollen die okulären Manifestationen spezieller allergischer Reaktionen kurz erwähnt werden.

1. *Akute Anaphylaxie:* Bei generalisierter Urtikaria besteht eine Chemose von Lidern und Konjunktiva. Die konjunktivale Injektion bei Heufieber oder bei Conjunctivitis vernalis ist eine lokalisierte anaphylaktische Reaktion.

2. *Komplementgebundene Hypersensitivität:* Antigene an Zelloberflächen werden durch lytisches Komplement mit den T-Lymphozyten verbunden, so daß die Zellen zerstört werden. Auf diesem Mechanismus beruht wahrscheinlich u.a. die „immunologische Transplantatreaktion".

3. *Immunkomplexkrankheit:* Wenn Antikörper und Antigen als Komplex das Komplementsystem aktivieren, kann es zur Entzündung mit Anhäufung an polymorphkernigen Leukozyten, Gefäßthrombosen und sogar Nekrosen kommen. Auf diesem Mechanismus beruhen wahrschein-

lich a) die Uveitis bei Serumkrankheit, b) die kornealen Immunringe, c) parasitäre und uveale Infektionen, d) möglicherweise die phakogene Uveitis und e) vielleicht die Mehrzahl der chronisch-rezidivierenden Formen „unspezifischer Uveitis". Verzögerte zellständige Hypersensitivität: Dieser allergische Typ wird durch T-Lymphozyten unterhalten: charakteristischerweise besteht ein Intervall von mehreren Tagen zwischen antigener Stimulation und nachweisbarer immunologischer Antwort. Klinisch trifft das in klassischer Weise für die immunologische Transplantatreaktion zu, auch für die sympathische Ophthalmie, die sog. Endophthalmitis phakoanaphylactica sowie andere phakogene und hämatogene Reaktionen im Auge (s. Kap. 4). Vielleicht gehören auch das Vogt-Koyanagi-Harada-Syndrom, die Neuritis nervi optici und die rezidivierende herpetische Keratitis hierher (Abb. 17.45).

Im Vergleich zu anderen Regionen des Körpers weicht das immunologische Verhalten der Augenoberfläche und der Anhangsgebilde nicht wesentlich ab. Man weiß jedoch, daß die Vorderkammer ein immunologisch privilegierter Ort ist. So wird eine Unterdrückung der zellulären Immunreaktion vom verzögerten Typ (Typ-IV-Reaktion) beobachtet. Dies geschieht bei intakter humoraler Immunität und spezifischer zytotoxischer T-Zellreaktion. Dieses Verhalten wird als „Anterior Chamber Associated Immune Deviation (ACAID)" beschrieben.

G. Erkrankungen des blutbildenden Systems

Alle hämatologischen Erkrankungen können zu Augenmanifestationen führen (Abb. 17.46).

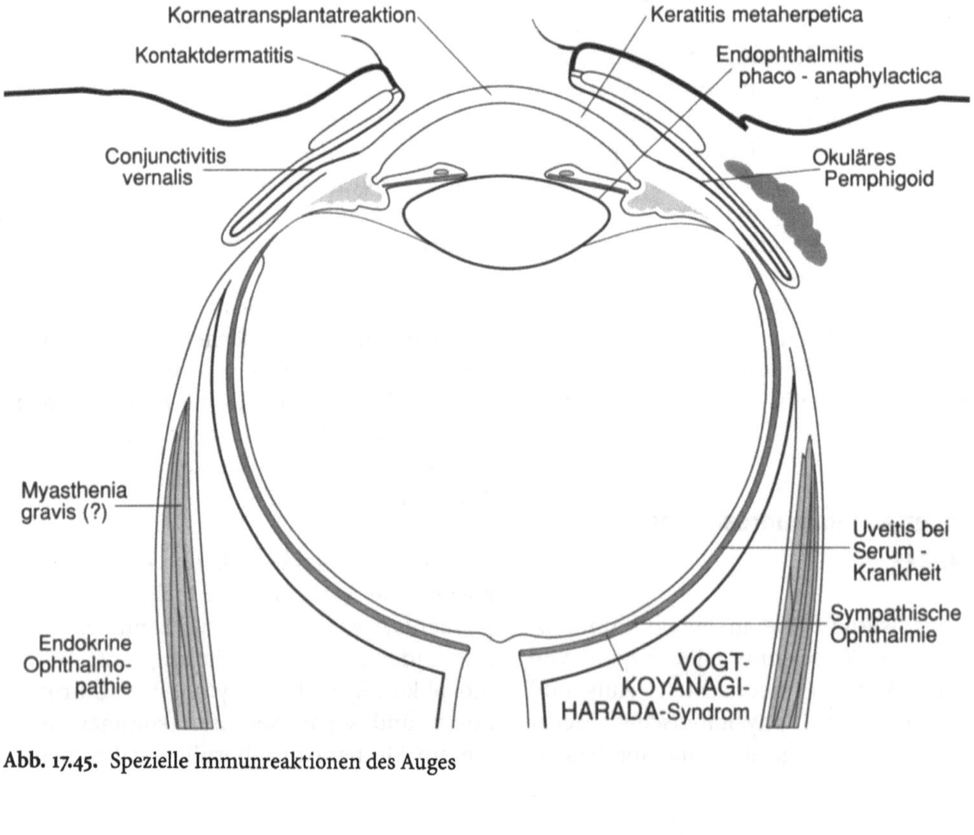

Abb. 17.45. Spezielle Immunreaktionen des Auges

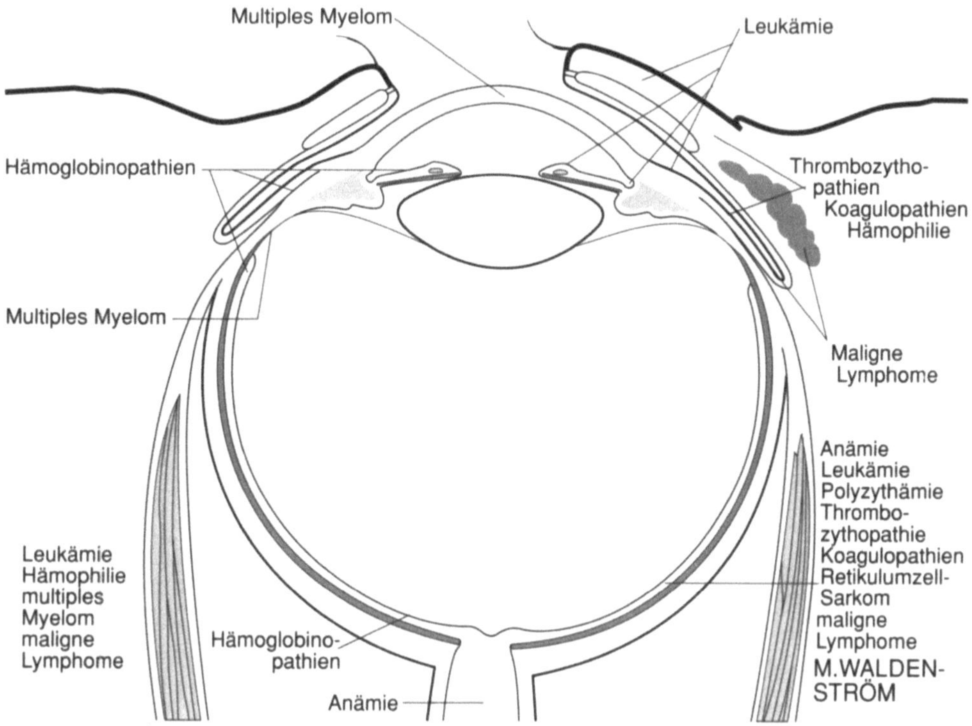

Abb. 17.46. Augenmanifestationen bei hämatologischen Erkrankungen

I. Störungen der Erythropoese

1. Hämoglobinopathien

Der Hämatologe unterscheidet Sichelzellanämien von Thalassämien. Bei ersteren liegt eine isolierte Störung innerhalb des Hämoglobinmoleküls, bei letzteren eine Synthesehemmung einer der 4 Polypeptidketten des Hämoglobinmoleküls vor (Tabelle 17.14). Da die ersten Symptome häufig am Auge auftreten, kann der Augenarzt zur frühen Diagnose von beiden Krankheiten beitragen (Abb. 17.47).

Konjunktiva: In der unteren Umschlagsfalte finden sich zahlreiche kommaförmige oder korkenzieherartige Gefäßabschnitte, die von den übrigen Gefäßen isoliert zu sein scheinen. Diese Veränderungen werden bei etwa 96% bei der homozygoten Sichelzellanämie und in 80% bei der doppelt-heterozygoten Sichelzell-C-Anämie gefunden.

Uvea: Segmentale Irisatrophie nach ischämischer Nekrose mit Rubeosis iridis ist möglich. Ungewöhnliche chorioretinale Narben, möglicherweise nach Verschluß einer hinteren Ziliararterie, sind u. U. auf einen Aderhautinfarkt zurückzuführen.

Tabelle 17.14. Hämoglobinopathien

Diagnose	Defekt
I. Sichelzellanämien	
• Sichelzellanämie (Hb SS) homozygot (Hb AS) heterozygot	Molekülsynthese
• Sichelzell-HbC-Anämie (Hb SC) doppelt heterozygot	Molekülsynthese
• Sichelzell-Thalassämie (HbS-Thal) doppelt heterozygot + Kettensynthese	Molekülsynthese
II. Thalassämien	
• Thalassaemia	
-major homozygot	Kettensynthese
-minor heterozygot	Kettensynthese

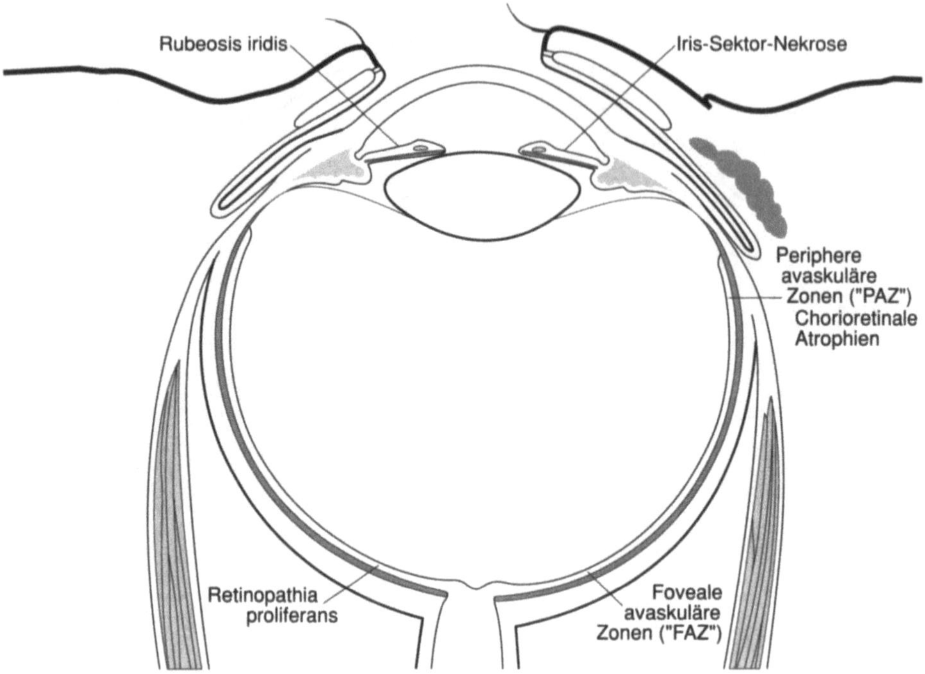

Abb. 17.47. Augenveränderungen bei Sichelzellanämien

Retina: Bei Farbigen stellt die Sichelzellkrankheit eine wichtige Ursache für eine Retinopathie dar. Am häufigsten sind Läsionen in der Netzhautperipherie, und zwar arterielle Gefäßverschlüsse, Neovaskularisationen und Retinopathia proliferans sowie präretinale Blutungen. Da diese Veränderungen denen der Alesschen Erkrankung ähneln (s. dort), wurde früher die Sichelzell-Retinopathie bei Schwarzen oft fehlgedeutet. Zusätzlich wird auch die Makularegion durch kapilläre und arterioläre Verschlüsse in Mitleidenschaft gezogen. Sowohl die Sichelzell-(SS-)Erkrankung als auch die Sichelzell-Thalassämie (S-Thal) und besonders häufig die schwere Sichelzell-Hämoglobin-C-Erkrankung (SC) betreffen die Augen.

Es werden 5 Stadien unterschieden:

Stadium I	Arterioläre Verschlüsse,
Stadium II	Arteriolovenöse Anastomosen,
Stadium III	Neovaskularisationen,
Stadium IV	Glaskörperblutungen,
Stadium V	Traktions-Amotio retinae.

Im Stadium I entstehen durch periphere arterioläre Gefäßverschlüsse sog. Geistergefäße (Silberdrahtgefäße). Wahrscheinlich werden die peripheren Arteriolen durch Mikrothrombose oder Ansammlungen von Erythrozyten verschlossen. Durch die erhöhte Viskosität stagniert das Blut, und die korpuskulären Elemente bleiben aneinander hängen. Pathologisch avaskuläre Zonen (PAZ) der Retina werden zuerst in der äquatorialen Zone beobachtet, doch schreitet der Prozeß zentripetal fort ebenso wie der Morbus Eales. Die Stadien II und III resultieren aus der relativen Ischämie. Neugebildete Gefäße stellen den Versuch dar, die Ischämie der Retina zu kompensieren. Isolierte, korallenartige Gefäßproliferationen („sea fans") sind ein charakteristisches klinisches Zeichen besonders im Fluoreszenzangiogramm.

Die Neovaskularisation entlang der inneren Oberfläche der Retina mit Invasion des Glaskörpers ähnelt den diabetischen und anderen proliferativen Retinopathien. Sie unterscheidet sich nur durch die zunächst periphere Lokalisation. Die „sea-fans" sind häufiger mit der SC- und der S-Thal-Hämoglobinopathie assoziiert als mit der SS-Hämoglobinopathie. Stadium IV und V entsprechen dem klinisch gleichen Bild der diabetischen Retinopathie.

Zwei charakteristische, nicht proliferative Fundusläsionen sind so gut wie pathognomisch für eine Sichelzellretinopathie.

Präretinale Hämorrhagien: Der „Salmon patch" ist ein gut umschriebener, leicht prominenter rot-oranger Fleck in der mittleren Fundusperipherie. Diese Blutung liegt oberflächlich unmittelbar unter der inneren Grenzmembran. Nach Resorption der Blutung bleibt eine Schisishöhle zwischen der inneren Grenzmembran und der übrigen Retina zurück. Die sog. Glitzerpunkte, welche bei der Ophthalmoskopie ins Auge fallen, werden durch Lichtreflektion an hämosiderin-beladenen Makrophagen mit Blutabbauprodukten verursacht.

Das sog. „black sunburst"-Zeichen stellt eine runde, scharf begrenzte, überpigmentierte chorioretinale Narbe im peripheren Fundus dar, wahrscheinlich nach einer Blutung in den tieferen Retinaschichten. Die dichte Pigmentierung entsteht durch Kombination von hämosiderinbeladenen Makrophagen mit reaktiver Hyperplasie des retinalen Pigmentepithels. Dieser Befund wird vor allem bei der Hb-AS-Sichelzellanämie, also der heterozygoten Form, gesehen. Die sog. „Knochenkörperchenzeichnung", ähnlich der vererbten Formen der Retinopathia pigmentosa, entwickelt sich nur dann, wenn die horizontalen Leitstrukturen der Retina zerstört und so der Proliferation des retinalen Pigmentepithels bis zu den Kapillaren keine Barrieren gesetzt sind.

Wie die „angioid-streaks" zur Sichelzellretinopathie passen, ist noch unklar. Jampol et al. (1987) vertreten die Auffassung, daß die Kalzifikation und nicht die Einlagerung von Eisen der Hauptfaktor der Zerstörung der Bruch-Membran mit schließlicher Ausbildung der „angioid streaks" ist. Die Inzidenz von „angioid streaks" bei Sichelzellanämien beträgt nach Aessops et al. (1994) etwas über 10 %.

McLeod et al. (1993) fanden bei der Aufarbeitung von Netzhäuten von zwei Patienten mit Sichelzellanämie ungewöhnliche Neovaskularisationen, welche wahrscheinlich das Ergebnis des Versuchs der Rekanalisation von verschlossenen Blutgefäßen waren. Zahlreiche verschlossene präretinale Neovaskularisationen wurden gefunden. Bemerkenswert hinsichtlich chirurgischer okulärer Maßnahmen ist die Tatsache, daß Patienten mit Sichelzellanämie insbesondere nach Netzhautoperationen häufig eine Ischämie des vorderen Segmentes entwickeln. Die Ursache ist unklar.

2. Anämien

Obwohl die hämatologische Diagnostik eine detaillierte Klassifizierung in z. B. hyperchrome (pernizöse), hypochrome und toxisch aplastische Anämien etc. gestattet, sind die okulären Komplikationen relativ uniform. Mit retinalen Hämorrhagien ist erst bei einem Hämoglobingehalt unter 5 % zu rechnen. Desgleichen nehmen auch die Hämorrhagien erst zu, wenn eine begleitende Thrombozytopenie Werte unter 50 000 zeigt. Den Grad der Anämie kann man grob auch an der Blässe der konjunktivalen Umschlagsfalte und des blaßroten Fundusreflexes abschätzen.

Weitere Zeichen der Anämie sind die Opaleszenz der sensorischen Netzhaut und dilatierte retinale Gefäße. Lokalisierte retinale Hämorrhagien in allen Schichten treten hinzu. Die gefäßfreie Fovea bleibt zunächst ausgespart, so daß der Visus anfänglich nicht reduziert ist. Cotton-wool-Herden entsprechen ischämische Infarkte; sie treten besonders bei akuten Anämien am hinteren Pol auf. Harte Exsudate sind ungewöhnlich und können zu einer Retinopathia stellata konfluieren. Bei einer schweren Anämie kann eine flache, gewöhnlich periphere exsudative Amotio retinae dazukommen, die sich spontan wieder anlegt.

Charakteristische ophthalmologische Komplikationen beobachtet man bei folgenden Krankheitsbildern:

- *Akuter Blutverlust.* Die plötzliche Erblindung nach einer schweren Hämorrhagie ist selten (Johnson et al. 1987), jedoch bei rezidivierenden Blutungen aus dem Gastrointestinaltrakt oder Uterus gut dokumentiert. Erblindung tritt sofort oder in ca. 35% der Patienten wenige Stunden danach ein. Beide Augen sind betroffen: die Pupillen werden weit und starr. Bei extremer Fundusblässe fallen verengte Arteriolen, eine unscharfe Papille sowie Hämorrhagien und Cotton-wool-Herde auf, u.U. auch das Bild eines Zentralarterienverschlusses. Ganz selten sind die Fundi völlig unauffällig. Die Amaurose muß dann auf eine akute Ischämie der Sehrinde zurückgeführt werden. Im histologischen Schnitt sieht man eine Degeneration der Ganglienzellen, „cytoid bodies" und ein Ödem der sensorischen Netzhaut.
- *Bluttransfusionshämolyse:* Bei Inkompatibilität transfundierten Blutes entsteht eine schwere hämolytische Reaktion mit Fieber, arteriellem Hypertonus, Subarachnoidalblutungen und Krämpfen. Der bleibende Visusverlust bei ophthalmoskopisch unauffälligem Befund wird auf eine ischämische Schädigung der Sehrinde zurückgeführt.
- *Eisenmangelanämie:* Insbesondere bei jüngeren Frauen mit einer schweren chronischen hypochrom mikrozytären Anämie kann spontan ein Papillenödem mit erweiterten retinalen Venen und Hämorrhagien auftreten.

3. *Polyzythämie*

Die primäre Polyzythaemia vera (Morbus Vaquez-Osler) wird von sekundären symptomatischen Formen unterschieden. Okuläre Komplikationen sind bei der ersteren Form häufiger. Mit Fundusveränderungen ist erst ab 6,0 Mio./μl Erythrozyten zu rechnen. Kongestion und Hyperämie der Conjunctiva bulbi fallen oft auf. Der Fundus zeigt eine dunkle, purpurrote bis zyanotische Farbe bei Tortuositas der Venen und einer hyperämischen Papille. Hämorrhagien folgen der venösen Stase. Ein ausgeprägtes Papillenödem täuscht evtl. eine intrakranielle Drucksteigerung vor. Ein Zentralvenenverschluß stellt eine bekannte Komplikation dar. Sekundäre Polyzythämien zeigen in der Mehrzahl keine okulären Komplikationen, außer einer retinalen Zyanose.

II. Störungen der Granulozytopoese

1. *Agranulozytose*

Alle drei zytopoetischen Funktionen des Knochenmarks sind reduziert. Okulär verursacht eine Thrombozytopenie Hämorrhagien; eine Agranulozytose begünstigt Sepsis mit retinalen Komplikationen; Anämiefolgen sind ebenfalls möglich.

2. *Akute Leukämien*

Das Spektrum der Leukosen ist aufgrund zytochemischer Klassifizierung weit gefächert. Trotz sonst unterschiedlicher Symptomatik sind die Augenkomplikationen relativ gleichförmig. Gewöhnlich finden sich die okulären Veränderungen bei akuten Formen der Leukämie. Es bestehen nach wie vor kontroverse Ansichten über Fundusveränderungen in Abhängigkeit von der Zahl der Leukozyten, Thrombozyten bzw. Erythrozyten. Es ist in etwa der Hälfte bis zu $^2/_3$ aller Leukämiepatienten mit okulärer Beteiligung zu rechnen (Schachert et al. 1989). Hierzu gehören sowohl retinale, uveale, orbitale Infiltrate als auch intrakranielle Manifestationen mit sekundären Augenveränderungen. Leukämische Veränderungen finden sich bei etwa 3% der Patienten, bei den restlichen Patienten finden sich zumeist nur unspezifische Veränderungen (Schachat et al. 1979). Avaskuläre Gewebe wie Hornhaut, Linse und Glaskörper sind in der Regel nicht betroffen (Rosenthal 1983).

Folgende Augen-Manifestationen kommen vor:

Lider und Konjunktiva: Folge der hämorrhagischen Diathese sind Blutungen nach Bagatelltraumen. Neben winzigen stichförmigen konjunktivalen Hämorrhagien, Petechien und Ekchymosen finden sich fleischfarbene leukämische Infiltrate – häufig als Frühzeichen (!). Sie sollten auf jeden Fall histologisch abgeklärt und gegenüber der benignen reaktiven lymphoiden Hyperplasie abgegrenzt werden. Terminal weisen 80% aller Patienten subkonjunktivale leukämische Infiltrate auf. Eine dichte leukämische Infiltration des Limbus corneae führt u. U. zu einer Blockade des Trabekulum und damit zum sekundären Offenwinkelglaukom.

Iris: Die leukämische Irisinfiltration war zweimal in 76 Autopsien histologisch nachweisbar. Sie kann jedoch Anlaß für eine frühe augenärztliche Untersuchung sein. Die leukämische Infiltration verdickt die Iriswurzel, verlegt das Trabekelwerk und erzeugt ein Winkelblockglaukom.

Retina: Bei akuter Leukämie finden sich Dilatation und Tortuositas der retinalen Venen, grauweiße perivasale Einscheidungen, strich- und punktförmige retinale Hämorrhagien mit Akkumulierung von Leukozyten im weißen Zentrum, die den Roth-Flecken bei subakuter bakterieller Endokarditis ähneln, und vitreale Blutungen. Eine exsudative Amotio und Cotton-wool-Herde sowie multiple retinale Knötchen (leukämische Retinitis) sind schon fortgeschrittene Zeichen. Im histologischen Bild ist die Netzhaut sowohl fokal als auch diffus leukozytär infiltriert, die Gefäße sind vollgepfropft mit Leukozyten bis zur Okklusion feinerer Kapillaren. Den Einscheidungen entsprechen perivasale leukozytäre Infiltrate. Reaktive Gliose und degenerative Veränderungen treten hinzu. Prinzipiell ähnliche Befunde lassen sich an der Aderhaut nachweisen.

Choroidea und Ziliarkörper: Leukämische choroidale Infiltrate sind ophthalmoskopisch schwer sichtbar, da sie gewöhnlich eine diffuse Verdickung bewirken. In extremen Fällen bekommt der Augenhintergrund dadurch eine hellgelb-rosa Farbe. Ziliarkörperinfiltrate fallen ebenfalls erst histologisch auf. 32 von 76 histologisch untersuchten Augen boten eine choroidale Infiltration; diese war in keinem Fall ophthalmoskopisch beobachtet worden.

Die *choroidale leukämische Infiltration* muß bei Kleinkindern von einer physiologischen extramedullären Hämatopoese unterschieden werden.

Nervus opticus: Die Inzidenz der Optikusbeteiligung bei Leukämiepatienten ist nicht exakt bestimmbar, geht jedoch in aller Regel einher mit einem Papillenödem, welches sich parallel mit der Infiltration der Meningen darstellt (Nikaido et al. 1988). Die Infiltration bewirkt ein Papillenödem und geht meist parallel mit einer Infiltration der Meningen einher.

Ein Fünftel der Leukämiepatienten zeigten eine Beteiligung von Papille und Optikus. Die Infiltration bewirkt ein Papillenödem; sie geht meist parallel mit einer Infiltration der Meningen (Meningiosis leukaemica). Das Papillenödem kann somit sowohl Folge einer direkten leukämischen Infiltration als auch einer sekundären Druckerhöhung in den Optikusmeningen sein.

Orbita: Bilaterale leukämische Infiltrate finden sich besonders häufig bei Kindern mit akuter myeloischer Leukämie. Exophthalmus und Augenmuskelstörungen neben Schwellungen und Chemose der Lider und Konjunktiva weisen darauf hin. Die grüne Farbe der Tumormassen (Chlorom, granulozytäres Sarkom) beruht möglicherweise auf Hämoglobinzerfallsprodukten.

Die gesamte Differentialdiagnose retroorbitaler Pseudotumoren ist zu berücksichtigen, wobei benigne inflammatorische Prozesse von malignen abgegrenzt werden müssen. Primäre leukämische Manifestationen in der Orbita können als „granulozytäre Sarkome" einer Generalisation um Jahre vorausgehen. Histologisch darf dies nicht mit einem eosinophilen Granulom verwechselt werden. Nach Knochenmarkstransplantation wird die „Graft *v*ersus *H*ost *D*isease" (GvHD) beobachtet (Käsmann u. Ruprecht 1993). Das Ausmaß der Bindehautbeteiligung ist Ausdruck des Stadiums der GvHD.

III. Erkrankungen des lymphatischen Systems und maligne Lymphome

Essentielle Lymphozytophthise (Morbus Glanzmann): Die Kleinkinder sterben früh infolge von Antikörpermangelsyndrom und Thymusinsuffizienz. Peripher findet keine Lymphozytenbesiedlung mit immunkompetenten Zellen statt. Okulär sieht man Zeichen der Immuninsuffizienz.

1. Lymphatische Leukämie

Bei der akuten Form treten lymphoblastische Lymphome, bei der chronischen Leukämie lymphozytäre Lymphome peribulbär und in der Orbita, in seltenen Fällen auch bilateral, auf. Etwa 20% der Patienten mit okulären Lymphomen zeigen diese an den Lidern und weitere 20% Lymphome in der Orbita. Eine Beteiligung der Aderhaut und Netzhaut ist möglich. Bei einer geringen Zahl von Patienten findet sich auch ein intraokulares Lymphom (Whitcup et al. 1993). Eine Beteiligung der Aderhaut und Netzhaut ist möglich. Histologisch bestehen die Infiltrate entweder aus einer lockeren Anhäufung von unreifen Lymphoblasten (lymphoblastisches Lymphom bei akuter lymphatischer Leukämie) oder bei der chronischen lymphatischen Leukämie aus reifen Lymphozyten, z.T. mit Mitosefiguren sowie einzelnen Plasmazellen und Eosinophilen (lymphozytäres Lymphom).

Augen-Manifestationen einer lymphatischen Leukämie sind von rein isolierten reaktiven lymphoiden Infiltrationen („Lymphomen") der Konjunktiva oder der Uvea oft durch eine histologische Untersuchung allein nicht zu unterscheiden. Beide bestehen aus mehr oder weniger reiner Lymphozyteninfiltration. Die Diagnose eines begrenzt okulären benignen Prozesses kann erst nach Ausschluß einer generalisierten Erkrankung durch intensive Durchuntersuchung einschließlich Sternalpunktion, Elektrophorese etc. gestellt werden.

2. Maligne Lymphome

Die malignen Lymphome bilden ein Spektrum prognostisch unterschiedlicher Typen, das von rein lymphozytären – teilweise mit Follikelformation – über lymphoblastische und „Hodgkin"-Infiltrationen bis zu Retikulumzellproliferationen reicht. Das Lymphom kann sich mit anderen Krankheitsbildern, z.B. einer Uveitis, wie von Fredrick et al. (1989) beschrieben, maskieren. Auch nach einer Lebertransplantation kann es zur Entstehung intraokularer Lymphome kommen (Kheterpal et al. 1993). Zwei Formen beteiligen das Auge besonders:

a) Burkitt-Lymphom

Diese Sonderform eines malignen Lymphoms ist bei Kindern in Westafrika endemisch. Offenbar spielt das Epstein-Barr-Virus (Erreger der Mononukleose) ätiologisch eine Rolle. In 80% sind Orbita sowie Ober- und Unterkiefer beteiligt. Okulär: Vom Knochen ausgehende, oft monströse Tumormassen schieben den Bulbus vor sich her. Chemosis conjunctivae und Lidschwellung gehen dem Exophthalmus voraus. Retinale Hämorrhagien und diffuse neoplastische Infiltrationen des N. opticus und der peripapillären Retina kommen hinzu. Histologisch findet sich ein charakteristisches sog. „starry sky"-artiges Bild, das durch nicht differenzierte lymphoretikuläre oder primitive Stammzellen mit ovoiden, vesikulären oder basophilen Kernen mit zahlreichen Mitosen und einzelnen Makrophagen entsteht.

b) Retikulumzellsarkome

Bei gleicher Zytologie sind nach Lokalisation und Verlauf zwei Typen zu unterscheiden:

- *Viszeraler Typ:* Hierbei sind Lymphknoten, Milz und innere Organe befallen. Augenveränderungen sind relativ selten und betreffen vorwiegend die Aderhaut oder Orbita.
- *Okulo-zerebraler Typ:* Die Infiltrationen konzentrieren sich auf Retina und Zentralnervensystem in wechselnder Folge – oft mit freiem Intervall von Jahren – oder gleichzeitig. Die Lokalisationen des viszeralen Typs werden ausgespart. Ophthalmoskopisch fallen initial Infiltrate unter dem retinalen Pigmentepithel auf. Später breiten sich die Zellen im Glaskörper aus (Below et al. 1991): der klinische Befund erinnert an eine Uveitis, die aber therapieresistent ist.

c) Andere

α) Lymphosarkom:

Maligne lymphozytäre Lymphome, auch Rundzellsarkome genannt, treten bei Kindern und auch im mittleren Lebensalter auf, in ca. 1,5% auch bei generalisierter Lymphsarkomatose. Okulär: Die Zeichen eines orbitalen Tumors mit Exophthalmus, Chemosis conjunctivae und Lidödem stehen im Vordergrund. Im histologischen Bild: Infiltrate von anaplastischen, lymphozytären Zellen. Die Abgrenzung gegenüber einer reaktiven lymphoiden Hyperplasie der Uvea ist nicht leicht.

β) Großfollikuläres Lymphom (Morbus Brill-Symmers):

Der Tumor hat in der Regel einen multizentrischen Ursprung, so daß neben der Orbita zervikale, axilläre und inguinale Lymphknoten ebenso wie Speicheldrüsen, Milz und Leber beteiligt sind.

γ) Lymphogranulomatose (Morbus Hodgkin):

Initial ist eine Lymphogranulomatose der Lider oder Orbita selten. Subkonjunktivale Infiltrate erlauben eine Biopsie und Histologie. Eine retinale Vaskulitis oder eine hämorrhagische, nekrotisierende Retinitis wurden ophthalmoskopisch diagnostiziert. Durch eine histologische Untersuchung ist allerdings eine durch die assoziierte Immuninsuffizienz begünstigte Virusretinitis nicht auszuschließen.

IV. Multiples Myelom (Morbus Kahler)

Das Auge ist oft beteiligt:

Konjunktiva und Kornea: Bilaterale kristalline Einlagerungen in Konjunktiva und Kornea treten sowohl bei Dysproteinämie als auch besonders beim multiplen Myelom auf. Die Kristalle im oberflächlichen Hornhautstroma führen zu einer erheblichen Visusherabsetzung. Eine entzündliche Infiltration fehlt. Bei einer besonderen Manifestation des multiplen Myeloms – einhergehend mit Hypercuprämie – kommt es zu exzessiven Kupferablagerungen der Descemet-Membran (Pseudo-Kayser-Fleischer-Ring) oder Linsenkapsel wie bei einer Chalcosis bulbi oder beim Morbus Wilson (Naumann und Fleischer, 1997, s. S. 653).

Ziliarkörper: Pars plana-Zysten (Abb. 17.48) unter dem nicht pigmentierten Ziliarepithel

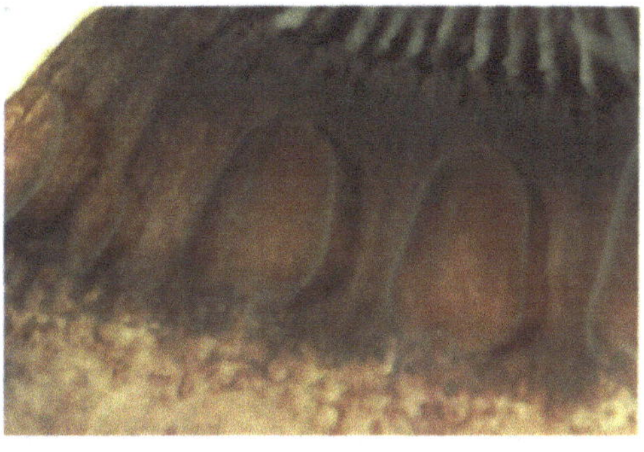

Abb. 17.48. Pars plana-Zysten bei multiplem Myelom (Makrofoto)

enthalten die gleichen Gammaglobuline wie im Serum. Differentialdiagnostisch unterscheiden sich diese Zysten von gewöhnlichen Pars plana-Zysten durch ihre unterschiedliche Verfärbung nach der Fixation: die multiplen Myelomzysten werden milchig weiß, während die anderen durchsichtig bleiben. Durch diese Zysten kommt es zur Erschlaffung der Zonulafasern und auch zum mechanischen Druck auf die Iriswurzel mit der Gefahr eines Winkelblockglaukoms.

Retina: Das „Hyperviskositätssyndrom" führt zu einem „sludge"-Phänomen mit Dilatation und Tortuositas der retinalen Venen. An arteriovenösen Kreuzungen entstehen Venenastverschlüsse. Zentralvenenverschluß und Papillenödem wurden beschrieben.

Orbita: Unter 75 orbitalen Tumoren fanden sich 5 Plasmozytome mit typischen osteolytischen Knochenläsionen. *Histologie:* Es zeigt sich eine diffuse Infiltration von wenig differenzierten Plasmazellen (Plasmoblasten). Differentialdiagnostisch müssen das solitäre extramedulläre Plasmozytom, der Plasmazellpseudotumor, das undifferenzierte Karzinom, das Non-Hodgkin-Lymphom (Retikulumzellsarkom) und das amelanotische Melanom berücksichtigt werden.

Bei der „light-chain deposition disease" (LCDD), einer seltenen Form der monoklonalen Gammopathie, werden „kappa light-chains" nicht nur in der Niere, sondern auch in der Nähe der Basalmembran des Pigmentepithels, des Ziliarkörpers, der Ziliargefäße, in der Bruch-Membran und in den inneren Schichten der Aderhaut abgelagert (Daicker et al. 1995).

V. Erkrankungen des retikulo-endothelialen Systems

Bei der von Rosai u. Dorfmann (1990) mitgeteilten idiopathischen Histiozytose tritt eine massive Lymphadenopathie auf, welche in Abhängigkeit von ihrer Lokalisation auch das Auge betreffen kann. Levinger et al. (1993) beschrieben ausgeprägte Schwellungen der Lider.

1. *Histiozytose X*

a) Eosinophiles Granulom

Im späten Kindesalter oder beim Erwachsenen werden gewöhnlich einzelne Knochen destruktiv befallen, vorwiegend in der unteren Zirkumferenz der knöchernen Orbitabegrenzung. Intraokulare Läsionen sind unbekannt.

Histopathologisch besteht der Tumor aus Histiozyten und Eosinophilen, wobei jedoch die Histiozyten zur Stellung der Diagnose essentiell sind. Bei der histologischen Beurteilung ist Vorsicht geboten: eine Verwechslung mit granulozytärem Sarkom ist möglich.

b) Morbus Hand-Schüller-Christian

Dieses seltene Krankheitsbild, das typischerweise bei Kindern, weniger bei Erwachsenen, auftritt, zeigt eine charakteristische Trias: röntgenologisch nachweisbare Defekte der Wirbelkörper, Exophthalmus und Diabetes insipidus. Die Diagnose wird histopathologisch gestellt durch den Nachweis eines atypischen histiozytären Infiltrates der Orbita. Irisinfiltrationen wurden beobachtet.

c) Die Erdheim-Chester-Erkrankung

Diese Erkrankung ist eine Gruppe der Lipogranulomatosen und sehr eng verbunden mit der Histiozytose X. Vom Morbus Hand-Schüller-Christian ist sie kaum zu unterscheiden. Es handelt sich jedoch um eine symmetrische diffuse Osteosklerose der langen Knochen, und es fehlen die X-Körper in den Histiozyten. Bei fast allen Patienten mit Erdheim-Chester-Erkrankung findet man retroperitoneale Xanthogranulome (Rozenberg et al. 1986). Es zeigt sich bei diesen Patienten keine Lidretraktion oder extra-okulare Muskelinfiltration. Die Patienten weisen neben einem Exophthalmus diffuse Lidxanthome auf (LIEB, 1997).

d) Morbus Letterer Siewe

Generalisierte histiozytäre Infiltrate führen bei Kleinkindern rasch zum Tode. Histopathologisch dominieren atypische Histiozyten. Choroidale und sklerale Manifestationen sind dokumentiert (MCCUMBER et al. 1990).

2. Juveniles Xanthogranulom (Naevo-Xantho-Endotheliom)

Das juvenile Xanthogranulom ist eine benigne Hauterkrankung. Sie tritt bei Kindern auf und geht mit typischen, mäßig prominenten, orange-farbenen Hautläsionen einher.

Okulär: Ein asymptomatischer Iristumor, umschrieben oder diffus, führt zu spontanem Hyphäma mit Uveitissymptomatik (DE BARGE et al. 1994) und dann oft therapieresistentem sekundären Buphthalmus (s. Kap. 4 und 14).

3. Andere

a) Sinus-Histiozytose

Exophthalmus, Schwerhörigkeit und Lymphadenopathie. Okulär Beteiligung der Lider (LEVINGER et al. 1993) und der Orbita mit insgesamt sehr guter Prognose (JEDDI et al. 1994). *Histologie:* abnorme Proliferation vakuolärer Histiozyten und Makrophagen, die phagozytierte Zellen enthalten.

b) Morbus Sézary

Vorwiegend bei älteren Frauen entsteht eine Erythrodermie der Extremitäten und Augenlider. Histologisch finden sich riesige Histiomonozyten (Sézary-Zellen), die wahrscheinlich vom retikulo-endothelialen System stammen und auch manchmal bei der Mycosis fungoides gefunden werden.

c) Mycosis fungoides (M.f.)

Die M.f. ist die häufigste maligne Systemerkrankung der Haut. Augenbrauen und Lider werden selten tumorös infiltriert ebenso wie Orbita, Uvea und Optikus. Ausnahmsweise kann das Bild einer Keratitis parenchymatosa auftreten. Ophthalmoskopisch bestehen grauweiße Einscheidungen von Netzhautarterien und schleierartige weißliche, retinale und präretinale Infiltrationen.

VI. Störungen der Thrombozytopoese

Thrombozytopenie: Die Gerinnungszeit ist hierbei normal, die Blutungszeit verlängert, in der Regel liegen die Thromozytenwerte unter 40 000/μl. Okulär sind sowohl bei der

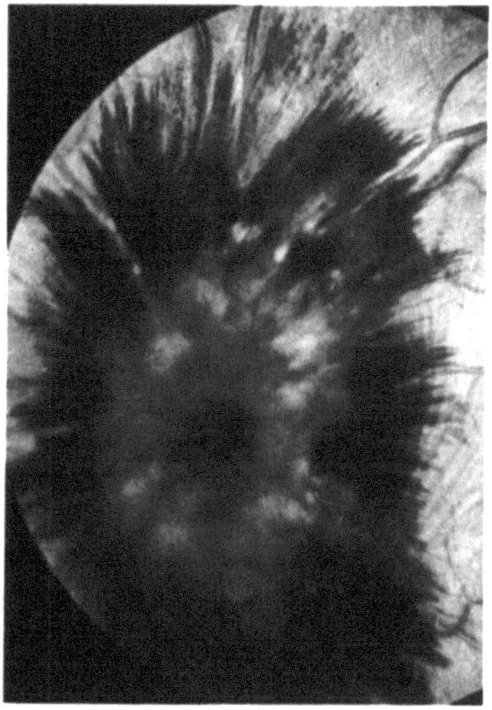

Abb. 17.49. Papillenödem und massive, oberflächliche Blutungen bei essentieller Thrombocytopenia vera (Morbus Werlhof)

angeborenen Form (Morbus Werlhof) als auch bei den erworbenen Thrombozytopenien Blutungen der Lider und Bindehaut schon nach leichtem Trauma möglich. Eine hämorrhagische Retinopathie (Abb. 17.49) kann hinzutreten.

Thrombozythämie: Bei der essentiellen Thrombozytenvermehrung (bis mehrere Mio./µl) mit Neigung zu Thrombosen entstehen wandernde Emboli in retinalen Arterien. Am Fundus entwickeln sich exzessive Gefäßneubildungen bis zur Traktionsablatio wie bei fortgeschrittener Retinopathia diabetica (SLUSHER et al. 1990).

VII. „Hämorrhagische Diathesen" und Hyperviskositäts-Syndrome

Koagulopathien: Defekte in Zahl und Funktion der Plättchen, wie z. B. bei der thrombozytopenischen Purpura, führen ebenso wie Koagulationsdefekte durch Störung der Serumfaktoren, wie z. B. bei der Hämophilie, zu spontanen retinalen Hämorrhagien bis zu einer hämorrhagischen Retinopathie. Ähnliches gilt für die disseminierte intravaskuläre Koagulation (DIC) bei Verbrauchskoagulopathien.

Vasopathien: Sowohl hereditär als auch bei der Purpura simplex, erworben wie bei nutritionaler Vitamin-C-Mangel-Vasopathie, oder infektiös wie bei der Purpura fulminans im Rahmen einer Meningokokkensepsis und allergisch (Purpura Schoenlein-Henoch) kann es zu petechialen Blutungen der Lider und der Bindehaut kommen. Retinale Hämorrhagien sind selten.

Hyperviskositäts-Syndrome: Hämatologisch-zytologische Studien oder eine Serumelektrophorese können die Diagnose einer Dysproteinämie wahrscheinlich machen. Unabhängig von der Grundkrankheit sind in der Regel am Auge die Veränderungen gleichartig. Hornhautveränderungen sind selten. Sowohl bei der Makroglobulinämie (Morbus Waldenström) als auch beim multiplen Myelom (Morbus Kahler) als auch bei der Lymphogranulomatose (Morbus Hodgkin) und anderen Lymphomen kommt es – wenn diese mit einer Dysproteinämie verbunden sind – initial zu einer Dilatation und Tortuositas der retinalen Venen. Im Bereich arteriovenöser Kreuzungen wird die Vene vermehrt komprimiert. Venenastverschlüsse, retinale Hämorrhagien, Papillenödem und Zentralvenenverschlüsse treten dazu. Die Fundusbefunde lassen sich in 4 Stadien einteilen: venöse Kongestion, retinale Hämorrhagien, Cotton-wool-Herde, d.h. retinale ischämische Mikroinfarkte, Papillenödem.

Histologisch lassen sich im Digestionspräparat zahlreiche Mikroaneurysmen der peripheren Netzhautgefäße nachweisen, ebenso wie retinale Exsudate, intraretinale Hämorrhagien, Mikrothrombosen und eine seröse Abhebung der Netzhaut.

H. Metastatische Augen- und Orbitatumoren

Metastatische Tumoren des Auges und seiner Adnexe bieten oft eine verwirrende Symptomatik. Nicht selten sind sie das erste klinische Zeichen einer bis dahin okkulten generalisierten Neoplasie.

I. Häufigkeit

Aus einer Serie von 227 klinisch und histopathologisch dokumentierten okulären Karzinommetastasen waren 196 (86%) im Auge, 28 (13%) in der Orbita und 3 (1%) im Optikus lokalisiert, und zwar rechts und links gleichermaßen. Dies widerspricht der Hypothese, das linke Auge sei wegen unmittelbarem Abgang der A. carotis communis aus dem Aortenbogen häufiger befallen. Bei Frauen (Tabelle 17.15) überwiegen Mammakarzinome (78,6%), bei Männern (Tabelle 17.16) Bronchialkarzinome (53,8%). Histologisch ließen sich bei der Autopsie von Patienten, die an

Tabelle 17.15. Metastatische Augentumoren (nach FERRY und FONT, 1974)

Sitz des Primärtumors	Frauen		
	Intraokular	Orbita	Gesamt
Mamma	78,6%	61,5%	76,7%
Lunge	11,6%	7,7	11,2
Kolon	1,0	-	0,9
Rektum	1,0	-	0,9
Unbekannt	7,7	30,8	10,3

Tabelle 17.16. Metastatische Augentumoren (nach FERRY und FONT, 1974)

Sitz des Primärtumors	Männer		
	Intraokular	Orbita	Gesamt
Lunge	53,8%	20,0%	49,1%
Niere	7,5	13,3	8,3
Hoden	6,5	6,7	6,5
Prostata	2,2	6,7	2,8
Pankreas	1,1	6,7	1,9
Kolon	1,1	-	0,9
Rektum	1,1	-	0,9
Magen	1,1	-	0,9
Schilddrüse	1,1	-	0,9
Ileum	-	6,7	0,8
Unbekannt	24,7	40,0	26,9

einem malignen Hautmelanom verstarben, bei jedem dritten Augenmetastasen nachweisen. Nicht primäre maligne uveale Melanome, sondern metastatische Karzinome stellen die häufigsten intraokularen Tumoren dar. Etwa 7% der Tumoren der Orbita waren metastatische Tumoren (GLOOR et al. 1992a).

II. Augensymptome

Unter 219 Patienten klagen 80% über eine Herabsetzung des Sehvermögens, 22% über Schmerzen, 11% hatten einen Exophthalmus, 11% eine Netzhautablösung, 9% einen „Tumor", 7% eine Uveitis, 5% ein Sekundärglaukom (s. Kap. 4, 8 und 14). Bei einer Reihe von Patienten stand die Ptosis im Vordergrund.

III. Lokalisation

Die Aderhaut ist so häufig betroffen wie alle anderen okularen Gewebe zusammen, einschließlich der Orbita.

Lider: Hautmetastasen von viszeralen Karzinomen sind selten. Metastasierende Mammakarzinome im Lid manifestieren sich histologisch durch „Gänsemarschformation" der Tumorzellen zwischen den quergestreiften Muskelfasern, sie erinnern oberflächlich an eine „Myositis".

ROHBACH et al. (1992) beschrieben sekundäre Lidtumoren als Lidmetastasen. Es handelte sich dabei um Metastasen eines Melanoms, eines kontralateralen Aderhautmelanoms und eines Leiomyosarkoms.

Orbita: Metastasierende Karzinome zeigen nur bei etwa 5% der Patienten Orbitametastasen. Bei Kindern sind das Ewing-Sarkom und das Neuroblastom besonders häufig anzutreffen. Bei Erwachsenen führen neben Bronchial- und Mammakarzinom (BULLOCK 1980), Karzinome der Nieren, Hoden und der Prostata (KATTHA et al. 1993) und des Pankreas. Von 227 Patienten mit einem metastasierenden Karzinom wiesen 12,3% nur in der Orbita Metastasen auf.

Konjunktiva: Ganz selten treten konjunktivale Metastasen auf.

Iris und Ziliarkörper: Die Häufigkeit von Metastasen in der hinteren Uvea übertrifft jene in der vorderen Uvea deutlich. Eine alleinige Beteiligung des vorderen Segmentes ist selten. Ein Iristumor verursacht neben der Rötung des Auges Schmerzen, welche durch eine Uveitis-Symptomatik mit Glaukom und Hyphäma maskiert werden können. Das Lungenkarzinom ist neben Mamma, Niere und Rektum die häufigste Quelle einer Irismetastase. Bronchialkarzinom bei Männern und Mammakarzinom bei Frauen sind die häufigsten Primärtumoren, welche sich vor allem am hinteren Bulbuspol manifestieren und oftmals eine exsudative Amotio retinae hervorrufen. LOMMATZSCH (1994) beschreibt eine Metastase eines Schilddrüsenkarzinoms im Ziliarkörper.

Choroidea: Wie auch sonst dominieren beim Mann Metastasen von Bronchialkarzinomen, bei Frauen von Karzinomen der Mamma. Warum diese Tumoren so häufig zum Gehirn und zum Auge metastasieren, ist unklar, ebenso weshalb gastrointestinale Karzinome dies so selten tun (Leberpassage?). Der hintere Pol wird bevorzugt befallen, eine Amotio retinae exsudativa tritt hinzu (in ca. 20–25% bilateral). Die frühen Läsionen erinnern u.U. an eine Choroiditis.

Retina: Retinale Metastasen sind extrem selten und werden beim malignen Melanom der Haut beobachtet (FONT et al. 1967).

Nervus opticus: Isolierte Metastasen sind selten, wenn auch Prostata-Karzinom-Metastasen beschrieben wurden (KATTAH et al. 1993). Häufiger handelt es sich um das Übergreifen von choroidalen oder retinalen Metastasen auf den N. opticus.

Glaskörper: LES COLE et al. (1986) berichten von einer Glaskörpermetastase beim malignen Melanom. Intraokulare Lymphome können durch Zytologie nach Vitrektomie frühzeitig erkannt werden (WHITCAP et al. 1993).

Insbesondere im Zusammenhang mit kleinzelligen Bronchialkarzinomen zeigt sich eine Cancer Associated Retinopathy (CAR) (GUIBAL et al. 1993; KELTENER et al. 1992). Es liegen zahlreiche Einzelbeschreibungen über das unterschiedliche Erscheinungsbild der paraneoplastischen Retinopathie vor. So beschreiben OHNISHI et al. (1993) das Auftreten einer retinalen Phlebitis. WEINSTEIN et al. (1994) konnten Antikörper bei paraneoplastischen Retinopathie bei malignen Melanom der Haut nachweisen. Weitere paraneoplastische Reaktionen wurden wie folgt beobachtet: LAM et al. (1992) zeigten bei einem Patienten mit Bronchialkarzinom ein paraneoblastisches Pemphigoid, eine vernarbende Konjunktivitis und eine Acanthosis nigricans. Letztere wurde auch von KUCKELKORN et al. (1992) mitgeteilt. Kalzium-Kanal-Antikörper sind wahrscheinlich die Ursache für das Lambert-Eaton-Syndrom (Ptosis etc.) als Ausdruck eines paraneoplastischen Syndroms (LENNON et al. 1995).

Dagegen ist der Netzhautbefall beim okulozerebralen Typ des Rektikulumzellsarkoms typisch. Eine retinale Metastase maskiert sich initial als ischämischer Infarkt, Retinochoroiditis oder nekrotisierende Retinitis. Histologisch kommt es zu zystischen Veränderungen oder Nekrosen der inneren Netzhautschichten.

Die klinische Differentialdiagnose sollte Zytomegalie, Toxoplasmose, Candida- bzw. Sporotrichum schenkii einschließen. Einzelbeobachtungen zeigen retinale Metastasen von Plattenepithelkarzinomen der Lunge, Metastasen von Tumoren aus dem Gastrointestinaltrakt sowie auch Metastasen von malignen Melanomen der Haut.

J. Phakomatosen

Unter Phakomatosen versteht man eine Reihe von Syndromen, die sich durch die Ausbildung von Hamartomen im zentralen Nervensystem, der Haut und im Auge auszeichnen (Tabelle 17.19). Hinzu treten Anomalien an anderen Organen. Heute wird folgende Klassifizierung im engeren Sinne angewandt:

I. Neuroektodermale Phakomatosen

1. Neurofibromatose (Morbus Recklinghausen) (Typ I und Typ II)
2. Tuberöse Hirnsklerose (Bourneville-Syndrom)
3. Incontinentia pigmenti (Bloch-Sulzberger-Syndrom)

II. Mesodermale (vaskuläre Phakomatosen)
1. Enzephalo-trigeminale Angiomatose (Sturge-Weber-Syndrom)
2. Retino-zerebelläre Angiomatose (Morbus von Hippel-Lindau)
3. Bonnet-Dechaume-Blanc- bzw. Wyburn-Mason-Syndrom (arterio-venöse Konvolute in Retina und Mittelhirn)
4. Ataxia teleangiectatica (Louis-Bar-Syndrom)

Für den Ophthalmologen sind folgende Formen von besonderem Interesse:

I. Neuroektodermale Phakomatosen

1. Neurofibromatose (Morbus v. Recklinghausen)

Es handelt sich um ein autosomal-dominantes Leiden mit unregelmäßiger Penetranz und Expressivität. Charakteristisch sind die Café-au-lait-Flecken und multiple Tumoren der Haut sowie des zentralen und peripheren Nervensystems. Die neuralen Tumoren leiten sich von Schwann-Zellen ab: Neurofibrom, Neurilemmom, selten maligne Transformation. Nach den Empfehlungen des National Institut of Health wird die Neurofibromatose in 2 Typen eingeteilt (Tabelle 17.17).

Die Augenlider zeigen Café-au-lait-Flecken und solitäre oder plexiforme Neurofibrome; letztere finden sich auch in der Orbita. Klinisch oft fehlgedeutet werden ausgedehnte kongenitale Defekte der knöchernen Orbitawand: Dadurch übertragen sich die zerebralen Pulsationen auf das meist vorstehende Auge! Die Konjunktiva entwickelt neben den genannten Tumoren komplexe Choristome. Für die Hornhaut charakteristisch sind deutlich erkennbare „myelinisierte“ Nerven. Die Iris zeigt charakteristische multiple, konfluierende, melanozytäre Naevi des Stromas (sog. Lisch-Knötchen) (Tabelle 17.21): „getigerte Iris“. Diese pigmentierten Naevi liegen im tieferen und oberflächlichen Stroma. Ein kongenitales Glaukom ist besonders mit Neurofibromatose des Oberlides korreliert. 50% der Patienten mit einem sichtbaren oder palpablen plexiformen Neurofibrom der Lider und einer ipsilateralen Hemihypertrophie des Gesichtes leiden an einem unilateralen kongenitalen Glaukom (s. Kap. 14).

Als Ursache dafür wird diskutiert: 1. Verlegung der Abflußkanäle durch neurofibromatöse Gewebe, 2. andere Entwicklungsanomalien des Kammerwinkels, 3. Kammerwinkelblock durch einen neurofibromatösen Tumor des Ziliarkörpers oder der peripheren Aderhaut, 4. Ausbildung einer

Tabelle 17.17. Diagnostische Kriterien für Neurofibromatose-1 (NF-1) und Neurofibromatose-2 (NF-2)

Neurofibromatose Typ 1	Neurofibromatose Typ 2
1. Mindestens sechs Café-au-lait-Flecken (größer als 5 mm präpubertal, größer als 15 mm postpubertal) 2. Neurofibrome oder ein plexiformes Neurofibrom 3. „Axillary“ oder „inguinal freckling“ [a] 4. Optikusgliom 5. Mindestens zwei Irishamartome (Lisch-Knötchen) 6. Typische Knochenveränderungen wie Keilbeindysplasie oder Verdünnung der langen Knochen mit und ohne Pseudarthrose 7. Verwandte ersten Grades mit NF-1 nach obigen Kriterien	1. Bilaterale Akustikusneurinome – Nachweis durch Kernspintomographie 2. Bei dem Verwandten ersten Grades mit NF-2 genügt das Vorhandensein von mindestens einem der folgenden Kriterien: • Neurofibrom • Meningiom • Gliom • Schwannom • Jugendliche posteriore subkapsuläre Katarakt

[a] „Achsel- oder Leisten-Sommersprossen“.

sekundären fibrovaskulären Membran im Kammerwinkel mit vorderen Synechien (Rubeosis iridis).

Die Choroidea ist diffus oder lokalisiert am hinteren Pol beteiligt. Histologisch imponiert eine plakoide Verdickung durch Bündel nicht pigmentierter spindelförmiger Schwann-Zellen und Fibroblasten. Da sowohl die Melanozyten der Aderhaut als auch die Schwann-Zellen der Neuralleiste entstammen und somit neurektodermalen Ursprungs sind, erklärt sich neben multiplen melanozytären Naevi der Iris auch das gehäufte Vorkommen von malignen choroidalen Melanomen. Umgekehrt sollte man bei einem malignen Melanom der Uvea nach einer Neurofibromatose fahnden. Markhaltige Nervenfasern der Netzhaut sollen bei Neurofibromatose gehäuft auftreten. Unter 660 primären Gliomen des Sehnerven und des Chiasma lag bei 16,4% eine Neurofibromatose vor.

Die retinalen und papillären Tumoren sind gliale Hamartome (Destro et al. 1991), die denen der tuberösen Sklerose (Morbus Boruneville) gleichen. Es handelt sich vorwiegend um fibrilläre Astrozyten. Sekundäre Kalzifikation ist nicht selten. Drusen der Papille treten ebenfalls gehäuft bei Neurofibromatose auf.

2. *Tuberöse Hirnsklerose (Bourneville-Syndrom)*

Das autosomal dominant mit geringer Penetranz vererbte Leiden ist charakterisiert durch das Adenoma sebaceum (Morbus Pringle), Epilepsie, oft Schwachsinn, Rhabdomyome des Herzens und tuberöse Tumoren in Gehirn und anderen Organen.

Die typischen stationären retinalen glialen Hamartome treten bei 50% auf, in 10% bilateral, und zwar als noduläre oder flächige Tumoren, und müssen gegenüber einem Retinoblastom abgegrenzt werden. Die Tumoroberfläche ist maulbeerartig gekörnt. Histologisch handelt es sich um astrozytäre Hamartome in der retinalen Nervenfaserschicht, es kann sich selten auch um benigne Riesenzellastrozytome der Retina handeln, die auch dem subependymalen Riesenzelltumor des Gehirns ähneln. Wahrscheinlich stellen die sog. Riesendrusen der Papille degenerierte, astrozytäre Hamartome dar und sollten nicht mit gewöhnlichen Drusen der Papille verwechselt werden. Blum et al. (1994) beschrieben einen Patienten mit tuberöser Hirnsklerose und gleichzeitigem Vorliegen eines Morbus Coats.

3. *Incontinentia pigmenti (IP) (Bloch-Sulzberger-Syndrom)*

Bei dem X-chromosomal dominanten, d.h. bei Männern letalem Leiden, ist die Trias von vesikulären, verrukösen bzw. makulären, pigmentierten Läsionen der Haut, die z.T. den Blaschko-Linien folgen, von Zahnanomalien (90%) und Augenmanifestationen (25–35%) charakteristisch. Beobachtet werden retinale Teleangiektasien und eine proliferierenden Vitreoretinopathie, evtl. ein Pseudogliom mit konsekutiver Netzhautablösung (s. Goldberg, 1974; s. Kap. 3).

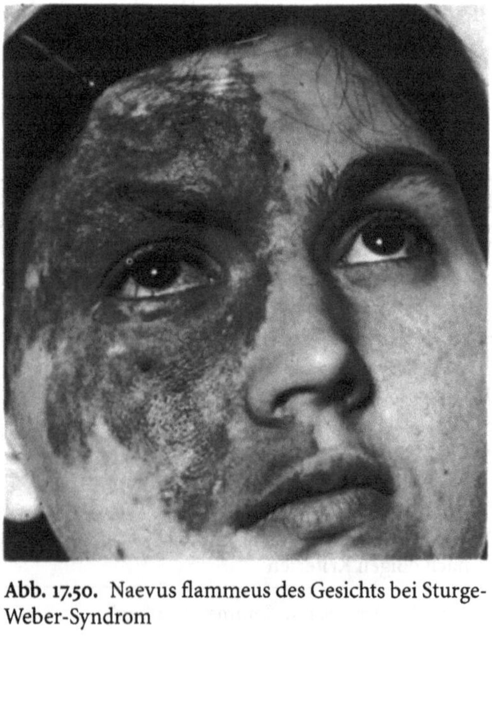

Abb. 17.50. Naevus flammeus des Gesichts bei Sturge-Weber-Syndrom

II. Mesodermale (vaskuläre) Phakomatosen

1. Enzephalo-trigeminale Angiomatose (Sturge-Weber-Syndrom)

Der Modus der Vererbung ist nicht eindeutig. Die Trias faziales Hämangiom im Trigeminusbereich (Naevus flammeus; Abb. 17.50), homolaterales intrakranielles Hämangiom sowie ein homolaterales Glaukom oder choroidales Hämangiom ist nicht immer komplett. Es wird daher folgende Klassifikation vorgeschlagen:

- *Komplette trisymptomatische Formen (Neurookulokutane Angiomatose):* 1. Sturge-Weber-Syndrom: kongenitales und juveniles Glaukom; 2. Jahnke-Syndrom: choroidales Angiom ohne Glaukom.
- *Bisymptomatische Formen:* 1. Okulo-kutane Angiomatose; i) Schirmer-Syndrom: mit kongenitalem Glaukom (Buphthalmus); ii) Lawford-Syndrom: sekundäres Offenwinkelglaukom; iii) Miles-Syndrom: Aderhautangiom. 2. Trigemino-enzephale-Angiomatose (Krabbe-Syndrom). 3. Okulo-enzepahle Angiomatose: theoretisch möglich, bis jetzt nicht beschrieben.
- *Monosymptomatische Formen.* 1. Fazialisangiom; 2. meningeales Anginom; 3. choroidales Angiom.

Folgende Augenveränderungen erscheinen wichtig:

Buphthalmus und Glaukom: Nur in ca. 30% tritt ein einseitiges Glaukom auf, und zwar in 60% kongenital. Pathogenetisch werden folgende Mechanismen diskutiert: 1. Fehldifferenzierung des Kammerwinkels mit persistierendem uvealen Gewebe, 2. limbäre episklerale Gefäßneubildungen im Rahmen des Naevus flammeus behindern den Abfluß des Kammerwassers postkanalikulär, 3. ein choroidales Hämangiom erzeugt eine Ablatio retinae und sekundär eine Rubeosis iridis mit Kammerwinkelblock.

Iris: Die Iris auf der Seite des fazialen Angioms soll kräftiger pigmentiert sein. Hämangiome der Iris und des Ziliarkörpers wurden bis jetzt nicht histologisch nachgewiesen. (Der klinische Eindruck eines Hämangioms der Iris wird meist durch nicht pigmentierte maligne Melanome hervorgerufen.)

Choroidales Hämangiom: Etwa 40% entwickeln ein kavernöses Hämangiom am hinteren Pol, meist zwischen Papille und Makula. Im Gegensatz zum solitären Hämangiom findet sich beim Sturge-Weber-Syndrom meist eine diffuse Angiomatosis, die mehr als die Hälfte der Choroidea ebenso wie den episkleralen und intraskleralen perilimbären Plexus befällt.

Sonstiges: Angiomatöse Gefäßkomplexe auch episkleral sind häufig. Des weiteren werden eine Tortuositas vasorum, selten eine Retinopathia pigmentosa, spontane Subluxation der Linse, Anisokorie, Iris- und Optikuskolobom beobachtet.

2. Retino-zerebelläre Angiomatose (Morbus v. Hippel-Lindau)

Es handelt sich um ein autosomal dominantes Leiden mit inkompletter Penetranz und variierender Expressivität. Das entsprechende Gen wurde auf dem kurzen Arm des Chromosom 3 (3p) lokalisiert und konnte mittlerweile auf die telomernahe Region 3p 25–26 eingegrenzt werden. Hardwig u. Robertson (1984) berichten, daß bei $^2/_3$ der Patienten die Diagnose über den Netzhautbefund gestellt wird. Fast 70% der Patienten zeigen zerebelläre, 11% meduläre und 8% spinale Hämangioblastome. Etwa 20% weisen renale Karzinome und 17% eine Polyzythämie auf. Daneben treten Mißbildungen und Zysten der Niere, des Nebenhodens, des Pankreas sowie in seltenen Fällen Phäochromozytome auf. Erst kürzlich konnten Schmidt u. Neumann (1995) zeigen, daß retinale vaskuläre Hamartome ein Frühzeichen der Erkrankung sind.

Am Fundus fallen immer ein dilatiertes (afferentes Gefäß) und eine drainierende Venole (efferentes Gefäß) auf. Die retinalen Läsionen treten oft multipel und in etwa 50 % der Fälle bilateral auf (Abb. 17.51).

Der klinische Verlauf kann in 4 Stadien eingeteilt werden: 1. Frühstadium mit Gefäßdilatation und Ausbildung von Angiomen, 2. fettige Exsudate und Hämorrhagien in der Nachbarschaft, 3. massive Exsudation mit Netzhautablösung, 4. Endstadium mit sekundärem Winkelblockglaukom bei Rubeosis iridis.

Die retinalen Angiome gehören zum kapillären Typ (De Jong et al. 1988), welche sehr eng zusammen verlaufen. Die retinalen Angiome bestehen aus dünnwandigen Kapillaren, die miteinander anastomosieren und von knötchenförmigen Zellverbänden, insbesondere aus plumpen, vakuolären Zellen durchsetzt sind. In fortgeschrittenen Fällen zeigen sich sekundäre Veränderungen im Tumor mit Gliose, Hyalinisierung und begleitenden intraretinalen Blutungen. Gass u. Braunstein (1980) beschrieben sessile und exophytische kapilläre Angiome an der Papille.

3. Arteriovenöse Kommunikation zwischen Retina und Mittelhirn (Bonnet-Dechaume-Blanc- oder Wyburn-Mason-Syndrom)

Razemöse Hämangiome des Mittelhirns sind mit solchen der homolateralen Retina kombiniert. Es können eine generalisierte, eine lokalisierte sowie eine atypische Form in Papillennähe beobachtet werden.

Die retinalen Gefäße sind erweitert und geschlängelt und füllen die volle Breite der

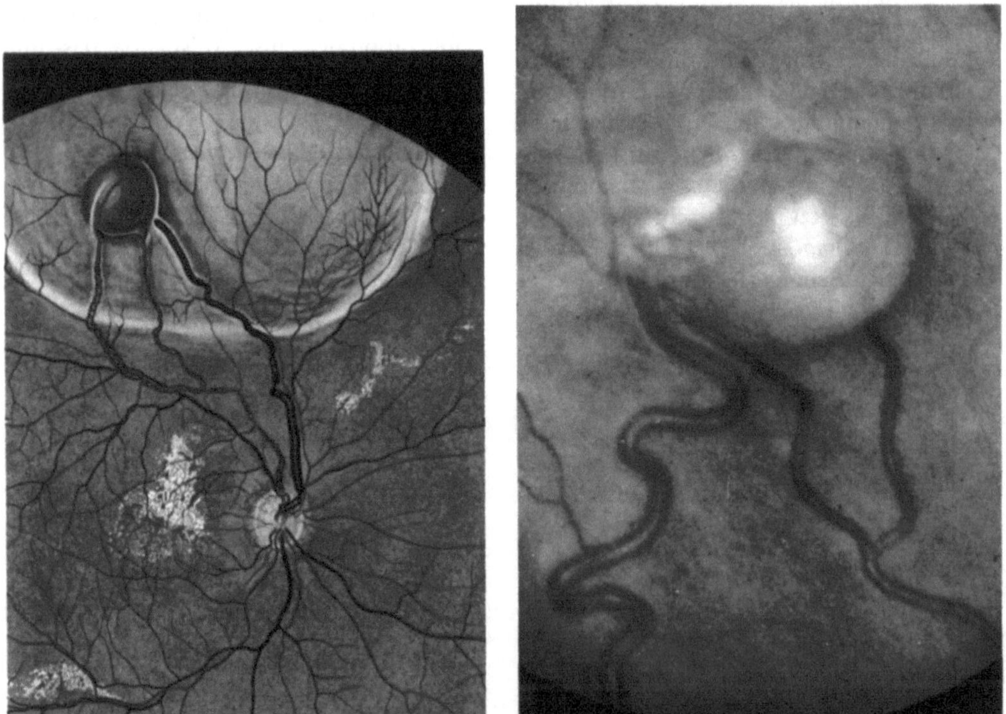

a b

Abb. 17.51 a, b. Retinales, kapilläres Hämangiom bei Morbus v. Hippel-Lindau mit kollateraler Ablatio retinae. **a** Deutliche Verdickung der afferenten und efferenten Gefäße, harte Exsudate am hinteren Pol (gez. von W. Zeltmann, Tübingen). **b** Beginnendes, winziges retinales Hämangiom bei Morbus v. Hippel-Lindau (mit freundlicher Genehmigung von A. Wessing)

Netzhaut bis zum Pigmentepithel und der Bruch-Membran aus. Die Gefäßwände sind verdünnt, die Media zeigt hyaline und fettige Infiltrationen. Die Netzhaut wird als zystisch degeneriert beschrieben. Eine spontane Normalisierung der dilatierten Gefäße wurde beobachtet.

4. *Ataxia teleangiectatica (Louis-Bar-Syndrom)*

Die Ataxia teleangiectatica ist eine autosomal rezessiv vererbte Multisystemerkrankung des Kindesalters, die durch eine progressive zerebelläre Ataxie, konjunktivale (Leitsymptom!) und kutane Teleangiektasien, immunologische Defekte mit erhöhter Infektanfälligkeit und Malignomdisposition charakterisiert ist (Spang et al. 1995; Abb. 17.44).

K. Erkrankungen des Mesenchyms und des Skelettsystems

Die Dystrophia mesodermalis congenita in ihrer hypoplastischen (= Marfan-Syndrom) oder hyperlastischen Form (= Marchesani-Syndrom) wurde ebenso wie die Chondrodystrophia calcificans congenita (Conradi Hünermann-Syndrom) und die rezidivierende Polychondritis bereits erwähnt (Hollister et al. 1990; Maumenee 1992).

Im nachfolgenden sollen nur einige kombinierte kraniale bzw. kraniofaziale Dysplasien mit okulärer Beteiligung und hereditäre kraniofaziale Dysostosen kurz angesprochen werden (Tabelle 17.18).

Tabelle 17.18. Kraniofaziale Dysplasien

A. *Dyskranien (Kraniostenosen i. e. S.)*
- Oxyzepahlie (Akrozephalie)
- Akrozephalosyndaktylie (Apert)
- Kraniofaziale Dysplasie (Crouzon)
- Rubinstein-Taybi-Syndrom
- Di Lange-Syndrom

B. *Mandibulo-faziale Dysplasien* (1. Kiemenbogensyndrome)
- Mandibulofaziale Dysplasie (Collins-Franceschetti)
- Okuloaurikulare Dysplasie (Goldenhar)
- Okulomandibulofaziale Dysplasie (Hallermann-Streiff)
- Robin-Syndrom (1. und 2. Kiemenbogensyndrom)

C. *Sonstige kranio-faziale Dysplasien*
- Okulovertebrale Dysplasie (Weyers-Thier)
- Okulodentodigitale Dysplasie (Meyer-Schwickerath-Grüterich-Weyers)
- Dyszephales Syndrom (François)
- Dentofaziale Dysplasie (Weyers-Fülling)

I. Kraniostenosen

Darunter werden Krankheitsbilder mit prämaturer Nahtsynostose des Schädels zusammengefaßt:

1. *Oxyzephalie (Turmschädel)*

Das autosomal oder rezessiv erbliche Leiden geht in über 50% mit Exophthalmus infolge flacher Orbitaea sowie mit Hypertelorismus, Ptosis, Ektropium, blauen Skleren, Katarakt und markhaltigen Nervenfasern einher. Folgenschwer ist ein Papillenödem mit komplexer Optikusatrophie. Diagnostische Hinweise gibt der sog. Wolkenschädel im Röntgenbild.

2. *Apert-Syndrom (Akrozephalo-Syndaktylie)*

Ursache ist eine Fibroblasten-Growth-Faktor-Rezeptor-Störung. Patienten mit dem autosomal dominanten Leiden weisen einen hohen Gesichtsschädel und flaches Hinterhaupt, antimongoloide Lidspalten, Hypertelorismus sowie angedeuteten Exophthalmus auf. Beim autosomal rezessiven Carpenter-Syndrom sind diese Befunde gesteigert; hinzu treten Hypogenitalismus und Extremitätenveränderungen. Mischformen zwischen Apert-Syndrom und Morbus Crouzon kommen vor.

3. *Crouzon-Krankheit (kraniofaziale Dysplasie)*

Ursache ist eine Fibroblasten-Growth-Faktor-Rezeptor-Störung. Das nicht seltene Erkrankungsbild zeigt autosomal dominanten Erbgang unterschiedlicher Expressivität mit hoher Penetranz. Zu den kranialen Veränderungen einer frühen Synostose (Akrozephalie) treten faziale Deformierungen hinzu, die dem Gesicht ein froschähnliches Aussehen verleihen: Hypertelorismus: Exophthalmus - gelegentlich bis zur Subluxation des Augapfels - Papillenödem mit komplexer Optikusatrophie.

II. Hypertelorismus

Dieses auffallende Symptom geht auf okuläre und orbitale Ursachen zurück. Beweisend sind Canthal-Indices über 42 (ein Index bis zu 38 gilt als obere Grenze der Norm). Werte zwischen 38–42 stellen Übergangsfälle (Euryopie) dar. Von Interesse ist die Kombination mit Exotropie, die häufig Folge der veränderten knöchernen Anatomie ist. Hypertelorismus als Symptom kommt bei verschiedenen Formen der medialen Gesichtsspaltensyndrome, bei Apert-, Crouzon-, Carpenter-, Opitz-, dem Di Lange-Syndrom sowie bei kardiofazialen Syndromen vor (Tabelle 17.19).

Tabelle 17.19. Hypertelorismus

Differentialdiagnose:

Häufig:

- „Kardio-faziale" Syndrome (Williams-Beuren)
- Akrozephalosyndaktylie (Apert)
- Hypertelorismus-Hypospadie-Syndrom (Opitz)
- Oro-palato-digitales Syndrom (Rubenstein-Taybi)

Gelegentlich:

- Basalzellnaevus-Syndrom (Gorlin-Goltz)
- Kranio-faziale Dysplasie (Crouzon)
- Chromosomenanomalien:
  - Chromosom 5-Defekt
  - Trisomie 13 (Pätau-Syndrom)
  - Trisomie 18 (Edwards-Syndrom)
  - Noonan-Syndrom
  - Di Lange-Syndrom

N. B. Beim Waardenburg-Klein-Syndrom besteht nur eine Dystopie der Puncta lacrimalia und kein echter orbitaler Hypertelorismus!

III. Mandibulo-faziale Dysplasien

1. *Rubinstein-Taybi-Syndrom*

Das autosomal rezessive Leiden zeigt u.a. geistige Retardierung, kranio-mandibulofaziale Dysplasie, Mikrozepalie, Kiefer- und Zahnmißbildungen sowie eine spatenförmige Verbreiterung der Endphalangen. Am Auge fallen die antimongoloide Lidspalte, Hypertelorismus, Epikanthus, hohe Myopie, Motilitätsstörungen, Enophthalmus, Katarakt, Iriskolobome, Optikusatrophie und infantiles Glaukom auf.

2. *Collins-Franceschetti-Syndrom (Mandibulofaziale Dysostose)*

Dieses irregulär autosomal dominante Leiden mit großer Variabilität, Penetranz und Expressivität zeigt Mißbildungen der oberen Gesichtshälfte, des Ohres und der Kiefer sowie antimongoloide Lidspalten und Lidkolobome.

3. *Hallermann-Streiff-Syndrom (Okulomandibuläre Dysostose)*

Neben dem „Vogelgesicht" fallen Kiefer- und Zahnanomalien, dünne Behaarung und

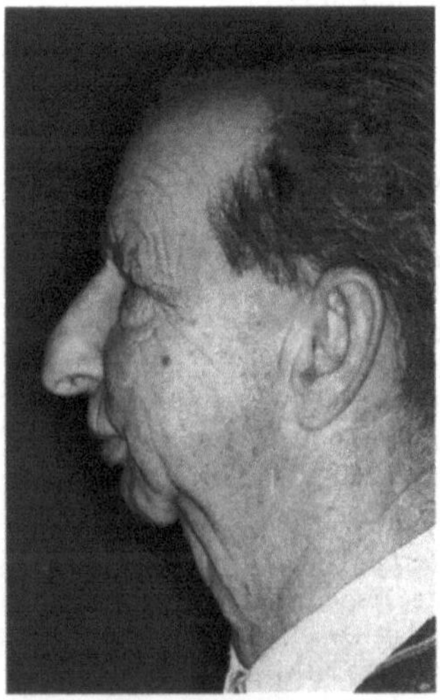

Abb. 17.52. Hallermann-Streiff-Syndrom mit typischem „Vogelgesicht"

deutliche Voralterung auf. Okulär werden ein bilateraler Mikrophthalmus, eine kongenitale Katarakt, Nystagmus und Strabismus beobachtet (Abb. 17.52).

4. Goldenhar-Syndrom (okulo-aurikuläre Dysostose)

Epibulbäre solide Dermoide oder Lipodermoide der Konjunktiva oder Hornhaut sind kombiniert mit präaurikulären Anhängen oder Fisteln und Mittelohrmißbildungen. Eine Hypoplasie des Kiefers deutet auf Beziehungen zur mandibulo-fazialen Dysostose. Pathogenetisch scheint eine Entwicklungs- und Differenzierungsstörung im Bereich des 1. Kiemenbogens vorzuliegen (Abb. 17.53).

a

b

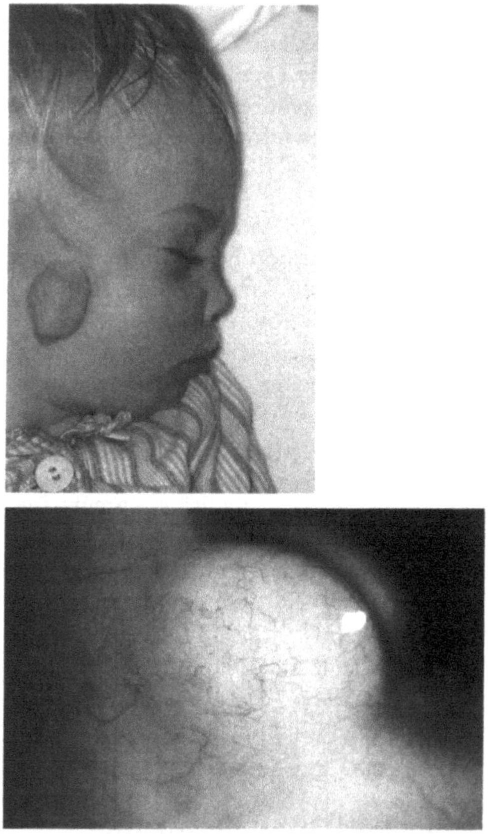

Abb. 17.53 a, b. Goldenhar-Syndrom. **a** Präaurikuläre Anhänge. **b** Epibulbäres solides Dermoid des Limbus corneae

5. Pierre-Robin-Syndrom

Das autosomal rezessive oder dominante Leiden geht auf Mißbildungen des 1. und 2. Kiemenbogens zurück. Respirations- und Ernährungsstörungen sind durch schwere Mikrognatie, Glossoptosis und Gaumenspalten bedingt. Mikrophthalmus, Buphthalmus, kongenitale Katarakt, hohe Myopie (Pseudoexophthalmus!) und Motilitätsstörungen kommen vor.

IV. Andere

1. Mißbildungen mit Gesichtsveränderungen

Okulo-dento-digitale Dysplasie (Meyer-Schwickerath-Grüterich-Weyers-Syndrom): Das möglicherweise autosomal dominante Leiden geht mit Mikrophthalmus (evtl. Anophthalmus), Verkürzung der Augenlider, Epikanthus und Hypertelorismus einher. Daneben bestehen dentale, faziale und digitale Anomalien.

Dysostosis dento-facialis (Weyers-Fülling-Syndrom): Neben einer Hypoplasie der Nase und Zahnanomalien fallen Mikrophthalmus, kongenitale Katarakt und Glaukom auf. Differentialdiagnostisch ist das von Ruprecht u. Majewski (1978) beschriebene Syndrom mit familiärer Arhinie, Hypertelorismus, Peters-Anomalie und Oberkiefermißbildungen zu diskutieren.

Okulo-vertebrale Dysplasie (Weyers-Thier-Syndrom): Dieses einseitige, autosomal dominante oder rezessive Leiden zeigt neben Dysplasie des Oberkiefers, Anomalien der Halswirbelsäule und der Rippen, Mikrophthalmus oder Anophthalmus.

2. Knochenerkrankungen

Osteogenesis imperfecta (van der Hoeve-Erkrankung): Ursache ist ein Kollagen-I-Defekt. Das autosomal dominante oder rezessive Leiden kommt in vier Grundtypen vor. Molekulare Ursache sind Defekte der auf dem Chromosom 17 und 7 lokalisierten Gene COL 1 A 1 und COL 1 A 2, die für die beiden Peptidketten des Typ-I-Kollagens kodieren. Spontanfrakturen treten nach Minimaltraumen auf. Die blauen Skleren gehen auf eine abnorme Struktur zurück ohne wesentliche Verdünnung und haben keine Staphylome zur Folge. Keratokonus, Megalokornea, Embryotoxon anterius oder eine Katarakt sind selten (BECKH et al. 1995; s. Kap. 7).

Osteopetrosis (Marmorknochenkrankheit), Albers-Schönberg-Krankheit: Das Leiden verursacht bei Beteiligung der Orbita eine Kompression des Optikuskanals mit Papillenödem und Optikusatrophie.

3. Erkrankungen mit Minderwuchs

Cockayne-Syndrom: Das autosomal rezessive Leiden zeigt eine ausgeprägte Progerie, Schwerhörigkeit und Oligophrenie. Die Tränenproduktion ist vermindert, es entstehen Veränderungen der Bowman-Lamelle (LANG et al. 1991; s. Kap. 3).

Werner-Syndrom (Progeria adultorum): In über 90% sporadisch als Mutation auftretend, häufig bei Kindern von Eltern höheren Alters. Eine doppelseitige Katarakt entwickelt sich bereits im 3. Lebensjahrzehnt als hintere Schalentrübung, weiterhin arteriosklerotische Netzhautgefäßveränderungen in jungen Jahren, Malignomdisposition. Differentialdiagnostisch ist das Rothmund-Syndrom mit kongenitaler bilateraler Katarakt abzugrenzen (RUPRECHT et al. 1987; RUPRECHT 1989).

4. Andere

Camurati-Engelmann-Syndrom: Autosomal dominantes Leiden mit Verdickung und Sklerose der Diaphysen der langen Knochen sowie des Schädels. Exophthalmus (sogar Luxation des Bulbus), Papillenödem und Optikusatrophie werden beobachtet.

Romberg-Syndrom (progressive hemifaziale Atrophie): Es ist bis heute unklar, ob die

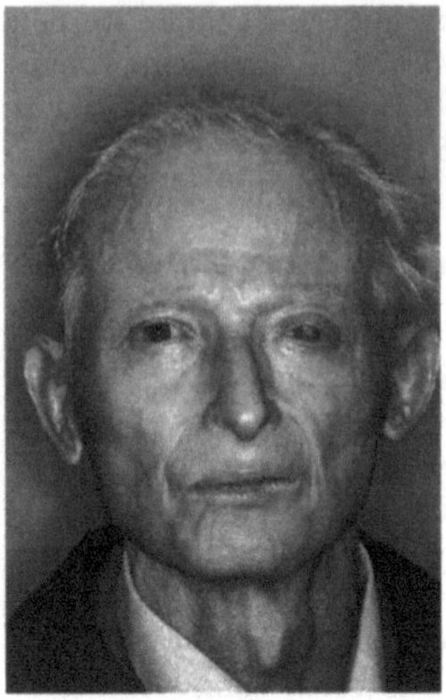

Abb. 17.54. 51jähriger Patient mit Werner-Syndrom. Man beachte schütteres Haupthaar, sklerodermiforme Haut (Aus RUPRECHT 1989)

zirkumskripte Sklerodermie „en coup de sabre" eine milde Form des Romberg-Syndroms ist. Dazu gehören Enophthalmus, ein Pseudo-Horner-Syndrom sowie ipsilaterales Lidkolobom.

Smith-Lemly-Opitz-Syndrom: Geistige und Wachstums-Retardierung. Mikrozephalie, Gesichtsanomalien. Am Auge sieht man u. a. retinale Pigmentepitheldefekte, Optikusatrophie, Aniridie, Mikro-, Makro- und Sklerokornea, Duane-Syndrom sowie weitere Fehlbildungen der Iris und Tränenwege.

Stickler-Syndrom (hereditäre progressive Arthro-Ophthalmopathie): Das autosomal dominante Leiden geht mit steifen Gelenken und Subluxation der Hüfte einher. Im Urin findet sich eine erhöhte Hydroxyprolin-Ausscheidung. Okulär kommt es zu einer progressiven Myopie (83%) sowie Netzhautablösung (81%) (s. Kap. 3).

L. Magen-Darm-Erkrankungen

Augen-Manifestationen sind hierbei insgesamt nicht häufig (Tabelle 17.20).

Tabelle 17.20. Ausgewählte gastrointestinale Erkrankungen und Auge

Krankheit	Okuläre Manifestation
1. v. Mikulicz-Syndrom	Keratoconjunctivitis sicca, Iridozyklitis,
2. Peptisches Magengeschwür	Rezidivierende Iritis (?)
3. Sog. Postgastrorektomie-Syndrom	Vitamin B_{12}-Mangel-Optikusatrophie
4. Granulomatöse Enterokolitis (Morbus Crohn)	Rezidiv. Iridozyklitis
5. Colitis ulcerosa	Iritis Iridozyklitis, Chorioiditis
6. Whipple-Erkrankung	Glaskörperverdichtungen, Ophthalmoplegie
7. Intestinale Parasiten	Chorioretinitis
8. Akute Pankreatitis	Retinale Fettembolien
9. „Hepatopathien"	Hämorrhagien, verzögerter Verlauf von i. o. Entzündungen
10. Parenterale Ernährung und Antibiotika	Mykotische Endophthalmitis

Mikulicz-Syndrom: Dieser klinische Begriff umfaßt bilaterale Tränendrüsenschwellung mit verminderter Tränensekretion und Keratoconjunctivitis sicca. Das Mikulicz-Syndrom ist kein eigenständiges Krankheitsbild, sondern geht auf eine Beteiligung der Tränendrüsen bei Sarkoidose (Morbus Boeck), Leukosen, Amyloidose, Mumps oder auch in der Initialphase des Sjögren-Syndroms (lympho-myoepitheliale Läsion) zurück.

·*Ulcus pepticum:* Statistisch nicht gesichert zeigen Einzelbeobachtungen, daß Patienten mit einer rezidivierenden Iritis ein Ulcus pepticum des Magens aufweisen. Auch glaukomatozyklitische Krisen sollen gehäuft auftreten.

„Postgastrektomie-Syndrom": Infolge fehlender Vitamin-B-12-Resorption entwickelt sich eine Optikusatrophie, die der einer funikulären Myelose entspricht.

Granulomatöse Enterokolitis (Morbus Crohn): Die Angaben über Augenbeteiligung bei Morbus Crohn liegen bei 1%. Beobachtet werden rezidivierende Konjunktivitis, rezidivierende Iridozyklitis, seltener exsudative Amotio retinae sowie eine Neuritis nervi optici. Durch endoskopische und bioptische Differenzierung werden Dick- und Dünndarmentzündungen heute genau erfaßt. Ältere Arbeiten subsummieren häufig verschiedene Erkrankungen. Das dürfte die unterschiedlichen statistischen Angaben erklären.

Colitis ulcerosa: Die Angaben über eine Augenbeteiligung schwanken zwischen 0,62% und 4%. Beobachtet wurden Konjunktivitis, rezidivierende Episkleritis und Iridozyklitis. Die okuläre Symptomatik soll nach Resektion der entzündeten Kolonanteile prompt aufhören. Keyser u. Hasse (1994) zeigten, daß es bei Exazerbation der Colitis ulcerosa zu Gefäßverschlüssen der Netzhautgefäße kommen kann.

Whipple-Erkrankung: Die Erkrankung wird durch Tropheryma whippelii hervorgerufen. Okulär kommt es zu einer subakuten Retinitis mit Papillenödem und Glaskörperinfiltraten (Wilson et al. 1993; Font et al. 1978; Avila et al. 1984; Rickman et al. 1995; Schrenk et al. 1994).

Familiäre adenomatöse Polyposis (FAP): Die familiäre adenomatöse Polyposis ist eine autosomal dominant vererbte Präkanzerose. Das verantwortliche Gen ist auf dem langen Arm der Chromosom 4 lokalisiert (Groder

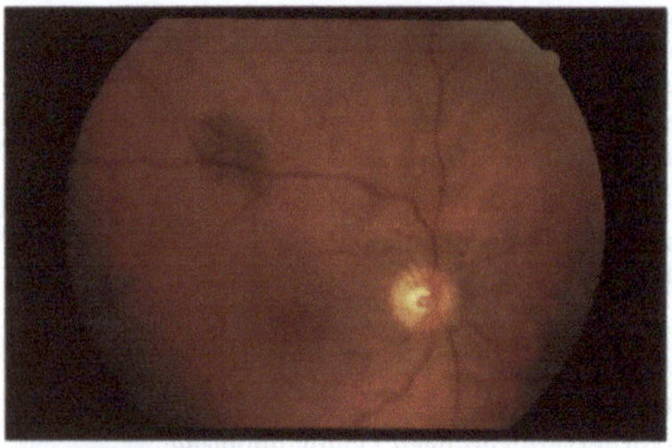

Abb. 17.55. Kongenitale Hypertrophie des retinalen Pigmentepithels mit schweifförmiger Ausziehung zur Papille bei familiärer adenomatöser Polyposis (FAP)

et al. 1991; KIENZLE et al. 1991). Etwa 85 % der Patienten mit Polyposis zeigen einen typischen ophthalmologischen Marker in Form kongenitaler Hypertrophie des retinalen Pigmentepithels (ROMANIA et al. 1989; RUSTGI 1994; Abb. 17.55). Als Risikofaktor gilt das Vorhandensein von 4 kleinen oder einem großen Herd (SOMMER et al. 1994). Wahrscheinlich handelt es sich bei dem FAP und dem Gardner-Syndrom um zwei verschiedene Mutationen des gleichen Gens (FRIEDEL et al. 1991; Tabelle 17.21).

Pankreaserkrankungen: Zystische Pankreasfibrose (Mukoviszidose): Rezessives Leiden, die homozygoten Erbträger sterben meist im Kindesalter durch Fehlen der Pankreasfermente, dem Malabsorptionssyndrom. Okulär Zeichen eines Vitamin-A-Mangel-Syndroms (s. dort) oder eine Chloramphenicol-Optikusschädigung können iatrogen dazu kommen.

Hämochromatose: siehe dort.

Akute Pankreasnekrose/Pankreasruptur: Retinale Fettembolien ähneln einer Retinopathia traumatica (BRETZKE u. BRETZKE 1987).

„Hepatopathien“: Folgen des Vitamin- und Eiweißmangels wie bei insuffizienter exogener Zufuhr.

Tabelle 17.21. Polyposis- und Nichtpolyposis-Syndrome

Hereditäre Polyposis-Syndrome
Adenomatöse Polyposis-Syndrome
• Familiäre adenomatöse Polyposis-Syndrome
• Gardner-Syndrom
• Turcot-Syndrom
Hamartöse Polyposis-Syndrome
• Peutz-Jeghers-Syndrom
• Juvenile Polyposis
• Cowden-Erkrankung (Multiples Hamartom-Syndrom)
• Neurofibromatosis
• Basal-Zell-Naevus-Syndrom
Hereditäre nicht-Polyposis kolorektale Karzinom-Syndrome
• Typ I
• Typ II
• Muir-Torre-Syndrom

Abdominale Chirurgie: Nach postoperativ längerer Therapie parenteralen Antibiotika und Kortikosteroiden droht eine metastatische endogene mykotische Endophthalmitis.

Intestinale Protozen und Parasiten: s. Kap. 4.

M. Nierenerkrankungen

Im Endstadium verschiedener Nierenerkrankungen treten auch am Auge Veränderungen auf (Tabelle 17.22).

1. *Alport-Syndrom:* Autosomal dominantes Leiden mit progressiver Innenohrschwerhörigkeit und chronischer Glomerulonephritis. Okulär: Arcus corneae juvenilis, Lenticonus anterior, Sphärophakie und Drusenpapille.

2. *Potter-Syndrom (reno-faziales Syndrom):* Hypertelorismus, Epikanthus. Histopathologisch wurden Proliferationen retinaler Gefäße in den Glaskörper sowie intraretinale aneurysmatisch erweitere Gefäße beobachtet.

Tabelle 17.22. Nierenerkrankungen und Auge

Krankheit	Okuläre Manifestation
1. Alport-Syndrom	Arcus juvenilis Katarakt Sphärophakie Lenticonus anterior Drusenpapille
2. Lowe-Syndrom	X-chromosomal rezessiv Kongenitale Katarakt bei mehr als 90 % Kongenitales Glaukom bei mehr als 50 %
3. Potter-Syndrom	Epikanthus Hypertelorismus
4. Hereditäre chronische Nephritis	„flecked retina"-Syndrom
5. Chronische Niereninsuffizienz Intermittierende Hämodialyse	Metastatische Kalzifikation der Konjunktiva Bandförmige Keratopathie Bilaterale Katarakt Retinopathia hypertensiva
6. Tubulo-interstitielle Nephritis (TINU)	Granulomatöse Iridozyklitis
7. Z. n. Nierentransplantation	
• Steroide	Steroidkatarakt
• Immunsuppression	Zytomegalie-Retinitis

3. *Hereditäre Nephropathien:* Sowohl bei der „hereditären chronischen Nephritis" als auch beim Alport-Syndrom sowie bei der polyzystischen Nephropathie wurden eine Pigmentepithelatrophie der mittleren Netzhautperipherie beobachtet und als „flecked retina"-Syndrom bezeichnet. PAVLIN et al. (1993) beschreiben bei IgA-Nephropathien das Auftreten eines Sekundärglaukomes.

4. *Zerebro-hepato-renales Syndrom Zellweger* (vgl. COHEN et al. 1983).

5. *Chronische Niereninsuffizienz:* Unabhängig von der Ätiologie sieht man in der Bindehaut metastatische Kalzifikationen, an der Hornhaut eine bandförmige Keratopathie und eine bilaterale Katarakt durch Hypokalzämie (analog zur Katarakt bei Hypoparathyreoidismus). Entwickelt sich ein renaler Hypertonus, werden alle Stadien einer Retinopathia hypertensiva beobachtet. LEYS et al. (1990) zeigten eine vermehrte Entstehung von subretinalen Neovaskularisationsmembranen bei Patienten mit Glomerulo-Nephritis.

6. *Intermittierende Hämodialyse:* Mit Einführung der Dauerdialyse bei chronischem Nierenversagen werden vermehrt Katarakte beschrieben (HAMED et al. 1989). Visusstörungen sind von der Lokalisation der Ablagerungen abhängig. Bei einem Patienten mit Megazystitis-Syndrom sah man eine akute vordere und hintere subkapsuläre Katarakt ähnlich einer frischen hypokalzämischen Trübung. Als Ursachen für die plötzliche Entwicklung dieser Cataracta hypocalcaemica werden diskutiert: a) ein erniedrigter Kalzium-Phosphat-Quotient durch Phosphatstau und b) ein verminderter ionisierter Kalziumanteil durch Beseitigung der Azidose. Durch allmähliche Normalisierung der Elektrolyte erscheint eine solche Katarakt vermeidbar. Bei „urämischer Retinopathie" nach Langzeithämodialyse fand sich histologisch eine Verdickung der Wand der retino-choroidalen Gefäße; die retinalen Präkapillaren der Nervenfaserschicht waren erweitert mit perivaskulärem Ödem, der N. opticus war demyelinisiert. KLAASSEN-BROEKEMA u. BIJSTERVELD (1993) beschrieben limbale und korneale Kalzifikationen.

7. *Zustand nach Nierentransplantation:* Augen-Komplikationen nach Nierentransplantation können auf der Basis des Grundleidens oder auch infolge der Nachbehandlung entstehen. Bei Fortbestehen einer relativen Niereninsuffizienz kann sich die hypokalzämische Katarakt verschlechtern. Die Dauertherapie mit Kortikosteroiden zur Prophylaxe einer Abstoßungsreaktion kann eine Steroidkatarakt auslösen. Immunsuppressiva begünstigen das Angehen einer Virus-(Zytomegalie)Retinitis. Als Folge einer Nierentransplantation kann eine „*G*raft-*v*ersus-*H*ost *D*isease" (GvHD) eintreten (s. oben) (Käsmann u. Ruprecht 1993).

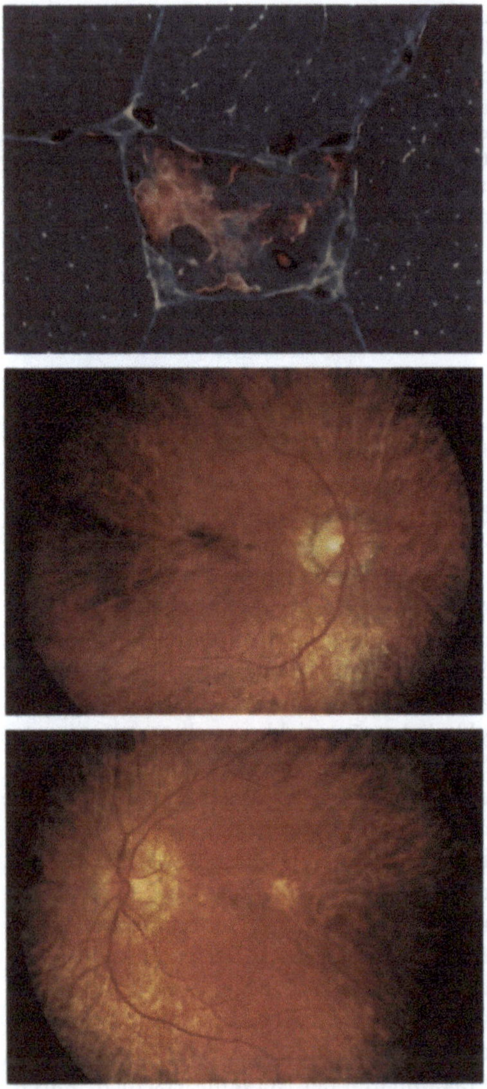

a b c

Abb. 17.56. **a** „Ragged red fibers" in der Muskelbiopsie des M. rectus femoris. **b, c** Rechter und linker Fundus oculi mit dem Bild einer atypischen Retinopathia pigmentosa bei MELAS-Syndrom. (Aus Küchle et al. 1990)

8. *Tubulointerstitielle Nephritis (TINU):* Bei Patienten mit interstitieller Nephritis kommt es gelegentlich zu einer zumeist beidseitigen, nicht granulomatösen Iridozyklitis. Bei diesen Patienten handelt es sich zumeist um Mädchen. Bei Erwachsenen tritt die Erkrankung nur bei Frauen auf. Der wahrscheinlich zugrundeliegende Immundefekt konnte bisher nicht nachgewiesen werden, die Diagnose wird anhand der Anamnese, der laborchemischen Untersuchung auf eine entsprechende Nierenbeteiligung sowie anhand des klinischen Befundes gestellt (Radig et al. 1995; van Haesenbrouck et al. 1985).

9. *WAGR-Syndrom (Wilms-Tumor mit sporadischer Aniridie, urogenitalen Malformationen und Retardierung):* Ursache ist eine Störung am chromosomalen Locus 11 p 13. Die Inzidenz eines Wilms-Tumors ist höher als 30 % (Coppes et al. 1994).

N. Neuroophthalmologie

Mitochondriale Enzephalopathien (Tabelle 17.23).

Siehe Walsh und Hoyt (Band I–III, neue Auflage)

O. Infektionskrankheiten

(s. Kap. 4)

Tabelle 17.23. Differentialdiagnose der Mitochondrialen Enzephalomyopathien

	KSS	MERRF	MELAS
Spezifische Symptome:	Ophthalmoplegie Retinitis pigmentosa Herzblock Liquoreiweiß > 100 mg/dl Beginn vor 20. Lebensjahr	Myoklonie Zerebrale Krampfanfälle Muskelschwäche	Episodisches Erbrechen Kortikale Blindheit Hemiparese Hemianopsie
Gemeinsame Symptome:	Muskelschwäche, Demenz, Kleinwuchs, Hörstörung, Laktatazidose, „ragged red fibers" (RRF), spongiöse Degeneration des Gehirns		

KSS Kearns-Sayre-Syndrom.
MERRF Myoklonus-Epilepsie und „ragged red fibers".
MELAS Mitochondriale Enzephalopathie, Lactat-Azidose, Schlaganfall-Episoden.

Literatur

A. Monographien

Gold DH (eds) Systemic associations of ocular disorders. International Ophthalmology Clinics. Boston: Little, Brown & Company 1991

Gold DH, Weingeist TA (eds) The eye in systemic disease. Philadelphia: Lippincott 1990

Gorlin RJ, Cohen MM, Levin LS. Syndromes of the head and neck. New York, Oxford: Oxford University Press 1990

Klippel JH, Dieppe PA (Hrsgeb.) „Rheumatology". Mosby, London 1994

Lund O-E, Waubke TN. Auge und Immunologie. Stuttgart: Enke 1991

Mausolf FA (ed) The eye and systemic disease. Saint Louis: Mosby 1975

Mead AD, Aiello, LM. The eye and systemic disease. In: Albert, DM, Jakobiec, FA (eds) Principles and practice of ophthalmology. Philadelphia: Saunders Company, 1994; 2847–3179

B. Zeitschriften und Buchartikel

Aessopos A, Voskaridou E, Kavouklis E et al. Angioid streaks in sickle-thalassemia. Am J Ophthalmol 1994; 117:589–592

Agaki Y, Kador P, Kawabara T, Kinoshita J. Aldose reductase localization in human retinal mural cells. Invest Ophthalmol Vis Sci 1983; 24:1516–1519

Ahmann A, Baker JE, Weetman AP et al. Antibodies to porcine eye muscle in patients with Graves' ophthalmopathy. Identification of serum IgG detected against unique determinants by immunoblotting and enzyme-linked immunosorbent assay. J Clin Endocrinol Metab 1987; 64:454–460

Aine E, Aine L, Huupponen T, Salmi J, Miettinen P. Visible cornea nerve fibers and neuromas of the conjunctiva – a syndrome of type 3 multiple endocrine adenomatosis in two generations. Graefes Arch Clin Exp Ophthalmol 1987; 225:213–216

Alles RM, Püschel W, Pees HW, Ruprecht KW. Ophthalmologische Befunde bei rezidivierender Polychondritis. Augenärztliche Fortbildung 1991; 14:192–195 (4)

Anders N, Wollensak J. Christbaumschmuck-Katarakt – Ein Hinweis auf eine Fettstoffwechselstörung? Klin Monatsbl Augenheilkd 1992; 201:30

Ansell BM. Juvenile spondylitis and related disorders. In: Moll JMH (ed) Ankylosing spondylitis. Churchill Livingstone, Edinburgh 1980; 120

Arend O, Wolf S, Harris A, Reim M. The relationship of macular microcirculation to visual acuity in diabetic patients. Arch Ophthalmol 1995; 113: 610–614

Armaly MF, Krueger DE, Maunder L et al. Biostatistical analysis of the Collaborative Glaucoma Study. I. Summary report of the risk factors for glaucomatous visual field defects. Arch Ophthalmol 1980; 98:2163–2171

Atkinson S, Holcombe M, Kendall-Taylor P. Ophthalmologic immunoglovulin in patients with Graves' Ophthalmopathy. Lancet 1984; II:374–376

Avila MP, Jalkh AE, Feldman E, Trempe CL, Schepens CL. Manifestationts of Whipple's disease in the posterior segment of the eye. Arch Ophthalmol 1984; 102:384–390

Azar DT, Spurr-Michaud SJ, Tisdale AS, Gipson IK. Decreased penetration of anchoring fibrils into the diabetic stroma. Arch Ophthalmol 1989; 107: 1520–1523

Bahn RS, Heufelder AE Pathogenesis of Graves' ophthalmopathy. N Engl J Med 1993; 329:1467–1475

Bahn RS, Gorman CS, Johnson CM, Smith TJ. Presence of antibodies in the sera of patients with Graves' disease recognizing a 23 kD fibroblast protein. J Clin Endocrinol Metab 1989; 64:622–628

Baird A, Ling N. Fibroblast growth factors are present in the extracellular matrix produced by endothelial cells in vitro: Implications for a role of heparinase-like enzymes in the neovascular response. Biochem Biophys Res Commun 1987; 142:428–435

Benson WE, Brown G, Tasman W, Mc Namara JA, Vander JF. Extracapsular cataract extraction with placement of a posterior chamber lens in patients with diabetic retinopathy. Ophthalmology 1993a; 100:730-738

Benson MD, Liepnieks J, Uemichi T, Wheeler G, Correa G. Hereditary renal amyloidosis associated with a mutant fibrinogen alpha chain. Nature Genet 1993b; 3:252

Berger W. Ziele der Blutzuckerregulierung zur Prävention der Diabetischen Retinopathie. Klin Monatsbl Augenheilkd 1993; 202:437-442

Beutler E. Gaucher's Disease N Engl J Med 1991; 325:1354

Blum M, Alexandridis E, Rating D. Tuberöse Hirnsklerose und Morbus Coats. Ophthalmologe 1994; 91:377-379

Borges JM, Mom Tso. Atrophic form of age-related macular degeneration: A clinicipathological study. Exp Ophthalmol 1988; 14:41-45

Boucher A, Bernard NF, Zhang ZG et al. Nature and significance of orbital autoantigens and their corresponding autoantibodies in thyroidassociated ophthalmopat. Autoimmunity 1992; 13:89-93

Bouzas EA, Scott MH, Mastorakes G, Chrousos, Kaiser-Kupfer MI. Central serous chorioretinopathy in endogenous hypercortisolism. Arch Ophthalmol 1993; 111:1229-1233

Bressler NM, Munoz B, Maguire MG et al. Five year incidence and disappearance of drusen and retinal pigment epithelial abnormalities. Arch Ophthalmol 1995; 113:301-308

Brinchmann-Hansen O, Dahl-Jorgensen K, Sandvik L, Hanssen KF. Blood glucose concentrations and progression of diabetic retinopathy: the seven year results of the Oslo Study. Br M J 1992; 304: 19-22

Brown GC, Ridley M. Haas D, Lucier AC, Sarin LK. Lipemic diabetic retinopathy. Ophthalmology 1984; 91:1490-1495

Brown GC, Magargal LE, Sergott R. Acute obstruction of the retinal and choroidal circulations. Ophthalmology 1986; 93:1373-1382

Budde WM, Gusek GC. Augenbewegungsstörung als Primärsymptom einer Arteriitis temporalis. Klin Monatsbl Augenheilkd 1994; 205:37-39

Bullock JD. Ophthalmic Manifestations of metastatic breast cancer. Ophthalmology 1980; 87:961-973

Cameron JD, Mc Clain CJ. Ocular histopathology of acrodermatitis enteropathica. Br J Ophthalmol 1986; 70:662-667

Chang TC, Huang KM, Chang TJ, Lin SL. Correlation of orbital computed tomography and antibodies in patients with hyperthyroid Graves' disease. Clin Endocrinol 1990; 32:551-558

Claridge KG, Gibberd FB, Sidey MC. Refsum disease: The presentation and ophthalmic aspects of Refsum disease in a series of 23 patients. Eye 1992; 6:371-375

Cohen SMZ, Brown FR III, Martin L et al. Ocular histopathologic and biochemical studies of the cerebrohepatorenal syndrome (Zellweger's syndrome) and its relationship to neonatal adrenoleukodystrophy. Am J Ophthalmol 1983; 96:488

Coppes MJ, Haber DA, Grundy PE. Genetic events in the development of Wilms' tumor. N Engl J Med 1994; 331:586-590

Cuevas P, Gutierrez DJA, Reimers D et al. Pericyte endothelial gap junctions in human cerebral capillaries. Anat Embryo (Berl) 1984; 170:155-159

Daicker BC, Mihatsch MJ, Strøm EH, Fogazzi GB. Ocular pathology in light chain deposition disease. Eur J Ophthalmol 1995; 5:75-81

Daniele S, Schepens CL, Daniele C, Angeletti G. Fundus abnormalities in Cushing's disease. Preliminary report. Ophthalmologica 1995; 209: 88

De Barge LR, Chan CC, Greenberg SC et al. Chorioretinal, Iris, and ciliary body infiltration by juvenile xanthogranuloma masquerading as Uveitis. Surv Ophthalmol 1994; 39:65-71

Destro M, D'Amico DJ, Gragoudas ES et al. Retinal manifestations of neurofibromatosis. Arch Ophthalmol 1991; 109:662-666

Dresner MS, Brecher R, Henkind P. Ophthalmology consultation in the diagnosis and treatment of sarcoidosis. Arch Intern Med 1986; 146:301

Duncker G, Groß WL, Nölle B et al. Orbitale Beteiligung bei Wegenerscher Granulomatose. Klin Monatsbl Augenheilkd 1992; 201:309

El Zarka A, Hille K, Ruprecht KW. Granulomatöser Papillenprozeß als erstes Zeichen einer systemischen Sarkoidose. Klin Monatsbl Augenheilkd 1995; 206:134-135

Faulborn J, Bowald S. The vitreous after C3F8 gas installation: Longterm histologic findings after spontaneous reabsorption of the gas in rabbit eyes. Albrecht von Graefes Arch Klin Exp Ophthalmol 1987; 225:99-102

Florine CW, Dwyer M, Holland EJ. Wegener's granulomatosis presenting with sclerokeratiits diagnosed by antineutrophil cytoplasmatic autoantibodies (ANCA). Suv Ophthalmol 1993; 37: 373-376

Font RL, Rao NA, Issarescu S. Ocular involvement in Whipple's disease. Arch Ophthalmol 1978; 96: 1431-1436

Foos RY, Kreiger AE, Forsythe AB, Zakka KA. Posterior vitreous detachment in diabetic subjects. Ophthalmology 1980; 87:122-128

Forbes G, Gorman CA, Brennan MD et al. Computer analysis of orbital fat muscles volumes in Graves' Ophthalmopathy. Am J Neuroradiol 1983; 4:737-740

Gass JD, Braunstein R. Sessile and exophytic capillary angiomas of the juxtapapillary retina and optic nerve head. Arch Ophthalmol 1980; 98:1790-1797

Gibberd FB, Billimoria JD, Page NGR, Retsas S. Heredopathica atatica polyneuritiformis (Refsum disease) treated by diet and plasma-exchange. Lancet 1979; 575–578

Gloor B, Kalman A. Neoplastische Raumverdrängung in der Orbita – I. Übersicht; Hämangiom, Lymphangiom und embryonales Rhabdomysarkom. Klin Monatsbl Augenheilkd 1992a; 201:291–301

Gloor B, Kalman A. Neoplastische Verdrängung in der Orbita – II. Raumforderung im Bereich der Tränendrüse. Klin Monatsbl Augenheilkd 1992b; 201:361–369

Gorevic PD, Rodrigues M. Ocular amyloidosis. Am J Ophthalmol 1994; 117:529–532

Greenberg F, Lewis RA. The Williams syndrome. Spectrum and significance of ocular features. Ophthalmology 1988; 95:1608–1612

Guibal A, Wahl D, Vaillant P et al. Paralysie oculomotrice paranéoplasique révélatrice d'un adénocarcinome bronchique. Ophthalmology 1993; 32: 283–284

Halken P, Bog-Hansen TC, Prause JU. Differences between glycoprotein profiles of normal tear fluid and of tear fluid from patientes with primary Sjögren's syndrome. Scand J Rheumatology 1986; 61:234–236

Hamed LM, Winward KE, Glaser JS, Schatz NJ. Optic neuropathy in uremia. Am J Ophthalmol 1989; 108:30–35

Hardwig P, Robertson DM. von Hippel-Lindau disease: A familial, often lethal, multi-system phakomatosis. Ophthalmology 1984; 91:263–270

Harzer K, Ruprecht KW, Seuffer-Schulze D, Jans U. Morbus Niemann-Pick Typ B – enzymatisch gesichert – mit unerwarteter retinaler Beteiligung. Graefes Arch Klin Exp Ophthalmol 1978; 206: 79–88

Hollister DW, Godfrey M, Sakai LY, Pyeritz RE. Immunohistologic abnormalities of the microfibrillar-fiber system in the marfan syndrome. N Engl J Med 1990; 152

Isaak BL, Liesegang TJ, Michet CJ. Ocular and systemic findings in relapsing polychondritis. Ophthalmology 1986; 93:681–689

Isenberg SJ, McRee WE, Jedrzynski MS. Conjunctival hypoxia in diabetes mellitus. Invest Ophthalmol 1986; 27:1512

Jampol LM, Acheson R, Eagle R, Serjeant G, O'Grady R. Calcification of Bruch's membrane in angioid streaks with homozygous sickle cell disease. Arch Ophthalmol 1987; 105:93–98

Jeddi A, Daghfous F, Osman NB et al. Maladie de Rosai-Dorfman. Ophthalmol 1994; 8:95–98

Johnson MW, Kincaid MC, Trobe JD. Bilateral retrobulbar optic nerve infarctions after blood loss and hypotension. A clinicopathologic case study. Ophthalmology 1987; 94:1577–1584

Johnson RE, Campbell RJ. Wilson's disease: Electron microscopie, X-ray energy spectroscopic, and atomic absorption spectroscopic studies of corneal copper deposition and distribution. Lab Invest 1982; 46:564ff

Jordan DR, Addison DJ. Wegener's granulomatosis. Ophthalmology 1994; 101:602–607

Kahn HA, Milton RC. Alternative definitions of open-angle glaucoma: effect on prevalence and associations in the Framingham Eye Study. Arch Ophthalmol 1980; 98:2172–2177

Kaiser-Kupfer M, Kuwabara T, Askanas V et al. Systemic manifestations of gyrate atrophy of the choroid and retina. Ophthalmology 1981; 88: 302–306

Käsmann B, Ruprecht KW. Ophthalmologische Befunde bei Graft versus Host disease (GvHD). Klin Monatsbl Augenheilkd 1993; 202:491

Kattah JC, Chrousos GC, Roberts J et al. Metastatic prostate cancer to the optic canal. Ophthalmology 1993; 100:1711–1715

Keltner JI, Thirkill Ch. E, Tyler NK, Roth AM. Management and monitoring of caneer associated retinopathy. Arch Ophthalmol 1992; 110:48–53

Keyser BJ, Hasse AN. Retinal vascular disease in ulcerative colitis. Am J Ophthalmol 1994; 118: 395–396

Kheterpal S, Kirkby GR, Neuberger JM, Rosenthal AR, Murray PI. Intraocular lymphoma after liver transplantation. Am J Ophthalmol 1993; 116: 507–508

King RA, Wirtschafter D, Olds DP, Brumbaugh J. Minimal pigment. A new type of oculocutaneous albinism. Clin Genet 1986; 29:42

Klaassen-Broekema N, van Bijsterveld OP. Limbal and corneal calcification in patients with chronic renal failure. Br J Ophthalmol 1993; 77:569–571

Klein BEK, Klein R, Moss SE. Intraocular pressure in diabetic persons. Ophthalmology 1984a; 91: 1356–1360

Klein, R, Kleine BE, Moss SE, Davis MD, DeMets DL. The Wisconsin epidemiologic study of diabetic retinopathy. III. Prevalence and risk of diabetic retinopathy. When age at diagnosis is 30 or more years. Arch Ophthalmol 1984b; 102:527–532

Klein BE, Moss SE, Klein R. Effect of pregnancy on progression of diabetic retinopathy. Diabetes Care 1990a; 13:34–40

Klein BE, Moss SE, Klein R. Is menarche associated with diabetic retinopathy? Diabetes Care 1990b; 13:1034–1038

Kohnen S, Hammerstein W. Refsum-Syndrom bei einem eineiigen Zwillingspaar. Ophthalmolge 1993; 90:519–521

Kohner E. Diabetic retinopathy. Br Med Bull 1989; 45:148–173

Körner-Stiefbold U, Sauvain MJ, Gerber N et al. Augenkomplikationen bei juveniler chronischer Arthritis. Klin Monatsbl Augenheilkd 1993; 202:269

Kriegebaum NJ, von Linstow M, Oxholm P, Prause JU. Keratoconjunctivitis sicca in patients with primary Sjögren's syndrome. A longitudinal study of ocular parameters. Acta Ophthalmol 1988; 66:481–484

Küchle HJ. Augen- und Hautveränderungen bei Kollagenosen. Augenarzt 1986; 20:53–56

Küchle M, Brenner PM, Engelhardt A, Naumann GOH. Augenveränderungen bei MELAS-Syndrom. Klin Monatsbl Augenheilkd 1990; 197:258–264

Kuckelkorn R, Wegenbuss K, Lentner A, Reim M. Augenveränderung bei Acanthosis nigricans maligna – Möglicher Einfluß von Wachstumsfaktoren in der Ätiopathogenese dieses paraneoplastischen Krankheitsbildes. Klin Monatsbl Augenheilkd 1992; 201:169

Laatikainen L, Teramo K, Hieta-Heikurainen H, Koivisto V, Pelkonen R. A controlled study of the influence of continuous subcutaneous insulin treatment on diabetic retinopathy during pregnancy. Acta Med Scand 1987; 22:367

Lam S, Stone MS, Goeken JA et al. Paraneoplstic pemphigus, cicatricial conjunctivitis, and acanthosis nigricans with pachydermatoglyphy in a patient with bronchogenic squamous cell carcinoma. Ophthalmology 1992; 99:108–113

Leguire LE, Pappa KS, Kachmer ML, Rogers GL, Bremer DL. Loss of contrast sensitivity in cystic fibrosis. Am J Ophthalmol 1991; 111:427–429

Lennon VA, Kryzer TJ, Griesmann GE et al. Calcium-channel antibodies in the Lambert-Eaton syndrome and other paraneoplastic syndromes. N Engl J Med 1995; 332:1467–1474

Les Cole E, Zakov ZN, Meisler DM, Tuthill RJ, McMahon JT. Cutaneous malignant melanoma metastatic to the vitreous. Arch Ophthalmol 1986; 104:96–101

Leske MC, Podgor MJ. Intraocular pressure, cardiovascular risk variables, and visual field defects. Am J Epidemiol 1983; 118:280–287

Levinger S, Pe'er J, Aker M, Okon E. Rosai-Dorman. Disease involving four eyelids. Am J Ophthalmol 1993; 382–384

Leys A, Michielsen B, Leys M et al. Subretinal neovaskular membrans associated with chronic membranoproliferative glomerulonephritis type II. Greafes Arch Clin Exp Ophthalmol 1990; 228:499–504

Lommatzsch PK. Metastase eines differenzierten follikulären Schilddrüsenkarzinoms in den Ziliarkörper. Klin Monatsbl Augenheilkd 1994; 205:309–313

Manthorpe R, Andersen V, Jensen OA et al. Editorial comments to the four sets of criteria for Sjögren's syndrome. Scand J Rheumatology 1986; 61:31–35

Maumenee IH. The marfan syndrome is caused by a point mutation in the fibrillin gene. Arch Ophthalmol 1992; 110:472

McLeod DS, Goldberg MF, Lutty GA. Dual-perspective analysis of vascular formations in sickle cell retinopathy. Arch Ophthalmol 1993; 111:1234–1245

Mitchell G, Larochelle J, Lambert M et el. Neurologic crises in hereditary tyrosinemia. N Engl J Med 1990; 322:432–437

Moster ML, Savino PJ, Schatz NJ et al. Visual function in prolactinoma patients treated with bromocriptine. Ophthalmology 1985; 92:1332–1341

Nikaido H, Mishima H, Hideyuki O, Choshi K, Dohy H. Leukemic involvement of the optic nerve. Am J Ophthalmol 1988; 105:294–298

O'Brien JF: The Lysosomal storage disease. Mayo Clin Proc 1982a; 750:192

O'Brien JJ. Laboratory report: The lysosomal storage diseases. Mayo Clin Proc 1982b; 57:192

Ohnishi Y, Ohara S, Sakamoto T, Kohno T, Nakao F. Cancer-associated retinopathy with retinal phlebitis. Br J Ophthalmol 1993; 77:795–798

Orcutt JC, Kinyoun JL. Retinopathy following radiation for Graves' ophthalmopathy. Endocrinology 1988; 121, Suppl. T9 (Abstract)

Ormerod LD, Fong LP, Foster C. Corneal infection in mucosal scarring disorders an Sjögren's syndrome. Am J Ophthalmol 1988; 105:512–518

Oxholm P, Manthorpe R, Prause JU, Horrobin D. Patients with primary Sjögren's syndrome Treated fort two months with evening primrose oil. Scand J Rheumatology 1986; 15:103–108

Pavlin CJ, Easterbrook M, Harasiewicz K, Eng P, Foster FS. An ultrasound biomicroscopic analysis of angle-closure glaucoma secondary to ciliochoroidal effusion in IgA nephropathy. Am J Ophthalmol 1993; 116:341–345

Peden NR, Gray JDL, Jung RT, Kuwayt IK. Wolfram (DIDMOAD)-Syndrom: Complex long-term problem in management. Q J Med 1986; 226: 167ff

Perejda AJ, Uitto J. Nonenzymaic glycosylation of collagen and other proteins. Relationship to development of diabetic complications. Coll Relat Res 1982; 2; 2:82–88

Pletzer K, Wuermeling MJ. Promiente Hornhautnerven als Leitsymptom einer multiplen endokrinen Neoplasie. Augenärztliche Fortbildung 1992; 15:69–72

Radig H, Bialasiewicz AA, Gerding H, Helmchen U. Tubulointerstitielle Nephritis und Uveitis („TINU-Syndrom") – eine Kasuistik. Fortschr Ophthalmol (im Druck)

Raymond L, Jacobson B. Isolation and indentification of stimulatory and inhibitory cell growth factors in bovine vitreous: Exp Eye Res 1982; 34:267–286

Rickman LS, Freeman WR, Green WR et al. Brief Report: Uveitis caused by Tropheryma Whippel II (Whipple's Bacillus). N Engl J Med 1995; 332: 363–366

Rohrbach JM, Steuhl KP, Kreissig I, Thiel HJ, Pressler H. Metastatische Lidtumoren - Beschreibung von Klinik und Histologie anhand von drei exemplarischen Fällen. Klin Monatsbl Augenheilkd 1992; 200:299-304

Romania A, Nicholas Z, Mc Gannon E et al. Congenital hypertrophy of the retinal pigment epithelium in familial adenomatous polyposis. Ophthalmology 1989; 96:879-884

Rosai J, Dorfman RF. Sinus histiocytosis with massive lymphadenopathy (Rosai-Dorfman disease). Review of the entity. Semin Diagn Pathol 1990; 7:19

Rosenthal AR. Ocular manifestations of leukemia. A review. Ophthalmology 1983; 90:899-905

Rozenberg I, Wechsler J, Koenig F et al. Erdheim-Chester diesease presenting as malignant exophthalmos. Br J Radiol 1986; 59:173

Ruprecht KW, Majewski F. Familiäre Arkinie mit Peterscher Anomalie und Kiefermißbildungen. Ein neues Fehlbildungssyndrom. Klin Monatsbl Augenheilk 1978; 177:708-715

Ruprecht KW, Naumann GOH. „Ischämische Ophthalmopathie" - ein Leitsymptom stenosierender Karotisprozesse. Ber Dtsch Ophthalmol Ges 1980; 77:891-894

Ruprecht KW, Jonas JB, Naumann GOH. Corneale Komplikationen nach mikrochirurgischen Eingriffen bei Patienten mit Werner-Syndrom - Bericht über 9 Patienten. Fortschr Ophthalmol 1987; 84:329-332

Ruprecht KW. Ophthalmological aspects in patients with Werner's syndrome. Arch Gerontol Geriatr 1989; 9:263-270

Rustgi AK. Hereditary gastrointestinal polyposis and nonpolyposis syndromes. N Engl J Med 1994; 1694-1702

Sachers F, Guignard P. Kardiales Myxom mit Zentralarterienverschluß, Hemiparese und epileptischem Anfall bei einem 9jährigen Patienten. Klin Mbl Augenheilkd 1992; 201:112-115

Salmon JF, Strauss PC, Todd G, Murray ADN. Acute scleritis in prophyria cutanea zarda. Am J Ophthalmol 1990; 109:400-406

Sammartino A, Cerbella R, Cecio A et al. The effect of diet on the ophthalmological, clinical and biochemical aspects of Richner-Hanhart syndrome: a morphological ultrastructural study of the cornea and the conjunctiva. Int Ophthalmol 1987; 10:302

Schachat AP, Markowitz JA, Guyer DR et al. Ophthalmic manifestations of leukemia. Arch Ophthalmol 1989; 107:697-700

Schmidt D, Neumann HPH. Retinal vascular hamartoma in von Hippel-Lindau disease. Arch Ophthalmol 1995; 113:1163-1167

Schrenk M, Metz K, Heiligenhaus A, Layer P, Bornfeld N. Augenbeteiligung bei Morbus Whipple. Klin Monatsbl Augenheilkd 1994; 204:538-541

Sher NA, Reiff W, Letson RD, Desnick RJ. Central retinal artery occlusion complicating Fabry's disease. Arch Ophthalmol 1978; 96:815-817

Sivalingam A, Kenney J, Brown GC, Benson WE, Donoso L. Basic fibroblast growth factors levels in the vitreous of patients with proliferative diabetic retinopathy. Arch Ophthalmol 1990; 108:869-872

Slusher MM, Pugh HP, Hackel RP. Bilateral serous retinal detachment in thrombotic thrombocytopenic purpura. Arch Ophthalmol 1990; 108: 744-745

Small KW, Letson R, Scheinman J. Ocular findings in primary hyperoxaluria. Arch Ophthalmol 1990; 108:89-93

Smith KD, Arthurs BP, Saheb N. Association between hypothyroidism and primary open-angle Glaucoma. Ophthalmology 1993; 100:1580 ff

Sommer A. Vitamin A deficiency and xerophthalmia. Arch Ophthalmol 1990; 108:343-344

Sommer E, Hinkel GK, Friedl W. Beitrag des Ophthalmologen zur präsymptomatischen Diagnostik der familiären adenomatösen Polyposis (FAP). 92. Tagung der DOG in Mannheim/Heidelberg, 1994

Soukiasian S, Foster St, Niles JL, Raizman MB. Diagnostic value of antineutrophil cytoplasmic antibodies in scleritis associated with Wegener's granulomatosis. Ophthalmology 1992; 99:125-132

Spang St, Lindemuth R, Käsmann B, Ruprecht KW. Zur Klinik der Ataxia teleangiectatica (Louis-Bar-Syndrom). Klin Monatsbl Augenheilkd 1995; 206:273-276

Speiser P. Verlauf eines Aderhautinfarktes bei Arteriitis cranialis (M. Horton). Klin Monatsbl Augenheilkd 1985; 186:214-216

Steiner AL, Goodmann AD, Powers SR. Study of kindred with pheochromocytoma, medullary carcinoma, hyperparathyroidism and Cushing's disease: multiple endocrine neoplasia, type II. Medicine (Baltimore) 1968; 47:371-409

Sturzenegger L, Hatt M, Bruun D, Siegenthaler D. Rezidivierende Polychondritis (von Meyenburg-Altherr-Uehlinger-Syndrom). Klin Monatsbl Augenheilkd 1994; 204:456-459

Takayaki T, Shimizu K. Retinal arteriovenous shunts in Takayasu disease. Ophthalmology 1987; 94: 1380-1388

Tielsch JM, Katz J, Quigley HA, Javitt JC, Sommer A. Diabetes, intraocular pressure, and primary open-angle. Glaucoma in the Baltimore eye survey. Ophthalmology 1995; 102:48-53

Valle D, Walser M, Brusilow S, Kaiser-Kupfer M, Takki K. Gyrate atrophy of the choroid and retina. Biochemical considerations and experience with an arginine-restricted diet. Ophthalmology 1981; 88:325-330

Van den Bergh L, Zeyen T, Verhelst J, Mahler Ch. Wolfram syndrome: A clinical study of two cases. Doc Ophthalmologica 1993; 84:119-126

Van Haesebrouck P, Carton D, de Bel C, Praet M, Proesmans W. Acute tubulo-interstitial nephritis and uveitis Syndrom. Nephron 1985; 40:418

Vannas-Sulonen K, Simell O, Sipilä I.: Gyrate atrophy of the choroid and retina: The ocular disease progresses in juvenile patients despite Normal or near normal plasma ornithine concentration. Ophthalmology 1987; 94:1428–1433

Vrabec MP, Shapiro MB, Koller E et al. Ophthalmic observations in lecithin cholesterol acyltransferase deficiency. Arch Ophthalmol 1988; 106: 225

Weidle EG, Lisch W. Recognizing familial cholesterol acyltransferase deficiency at the slit lamp. Arch Ophthalmol 1988; 106:164

Weindler J, Ruprecht KW. Zur Klinik und Therapie des Mobus Behçet. Augenärztliche Fortbildung 1991; 14:187–191 (4)

Weinstein JM, Kelman SE, Bresnick GH, Kornguth SE. Paraneoplastic retinopathy associated with antiretinal bipolar cell antibodies in cutaneous malignant melanoma. Ophthalmology 1994; 101: 1236–1243

Whitcup SM, De Smet MD, Rubin BI et al. Intraocular lymphoma. Clinical and histopathologic diagnosis. Ophthalmology 1993; 100:1399–1406

Witschel H, Geiger K. Paraffin induced sclerosing lipogranuloma of eyelid and anterior orbit following endonasal sinus surgery. Br J Ophthalmol 1994; 78:61–65

Wilson KH, Blichtington RB, Frothingham R. Identification of the Whipple's disease bacillus. N Engl J Med 1993; 327:62

Zarbin MA, Green WR, Moser AB, Tiffany C: Increased levels of ceramide in the retina of a patient with Farber's disease. Arch Ophthalmol 106:1163, 1988

18. KAPITEL

Morphologie der Augenveränderungen bei medikamentöser Therapie

J. Weindler, K.W. Ruprecht und G.O.H. Naumann

Mit der raschen Zunahme einer vielfältigen pharmakologischen Therapie in allen medizinischen Bereichen stieg auch die Häufigkeit okulärer Nebenwirkungen sowohl bei lokaler als auch bei systemischer Applikation von Medikamenten. Insbesondere eine Langzeittherapie bestimmter systemischer Medikamente kann zu einer Vielzahl von okulären Nebenwirkungen in einem oder mehreren Bereichen des Auges oder des visuellen Systems führen. Vielfach ist der Pathomechanismus noch nicht eindeutig geklärt. Nebenwirkungen, die von einer Substanz einer bestimmten chemischen Familie ausgelöst werden, treten meistens, aber nicht immer, auch bei den anderen Substanzen dieser Familie auf. Das Auftreten von okulären Nebenwirkungen impliziert nicht automatisch die Beendigung dieser Therapie. Auch bei bedrohlichen Störungen der Sehfunktion sind die Nebenwirkungen meist mit der Beendigung der Medikation reversibel.

Bei einer eigenen Medline-Recherche, die 235 Veröffentlichungen zwischen 1985 und 1993 erfaßte, wurde nach *systemischer* Arzneimitteltherapie am häufigsten über Augen-Nebenwirkungen aufgrund von Zytostatika, gefolgt von Dermatika, Antibiotika/Chemotherapeutika, Kortikoiden, Tuberkulosemitteln, Analgetika/Antirheumatika und Psychopharmaka berichtet. Medikamente aus den übrigen Hauptgruppen waren nur vereinzelt genannt (Abb. 18.1; Dangelmaier et al. 1996). Die größte Anzahl von funktionellen Veränderungen bei systemischer Therapie betrafen Störungen der Sehschärfe und verschiedener Funktionstests. Über morphologische Veränderungen wurde am häufigsten – in absteigender Folge – an Retina, Konjunktiva, Kornea/Sklera, Lidern, Sehnerv/Sehbahn, äußeren Augenmuskeln, Iris und Linse berichtet. In geringer Zahl waren Glaskörper, Augeninnendruck, Uvea, Orbita und Tränenapparat genannt. Die Nebenwirkungen waren innerhalb des Beobachtungszeitraumes in 42% reversibel, in 25% teils und in 8% der Publikationen nur fraglich reversibel; bei einem Viertel

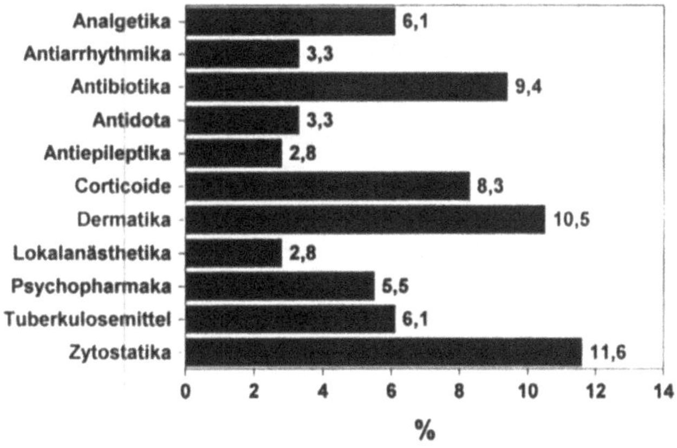

Abb. 18.1. Medikamentenklassen als Verursacher von okulären Nebenwirkungen bei systemischer Therapie in Prozent

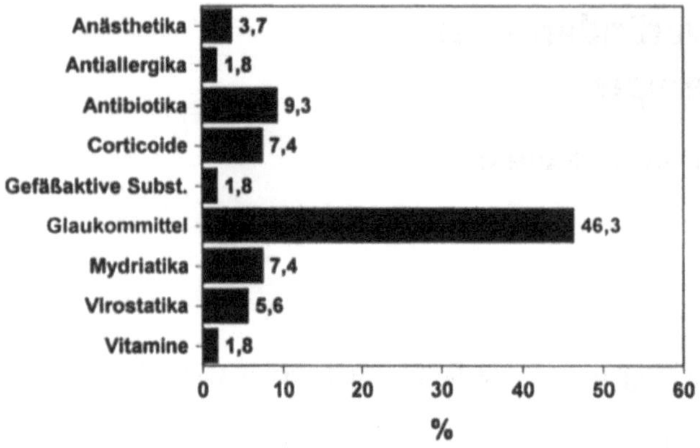

Abb. 18.2. Verschiedene Medikamentenklassen als Verursacher von Nebenwirkungen bei Lokaltherapie in Prozent

waren die unerwünschten Wirkungen nicht reversibel.

Nach *lokaler* Arzneimitteltherapie war mit Abstand die überwiegende Zahl der berichteten unerwünschten Wirkungen am Auge durch „Glaukommittel" verursacht, gefolgt von Antibiotika, Mydriatika und Kortikosteroiden. Virustatika, Anästhetika, gefäßaktive Substanzen, Vitamine und Antiallergika wurden selten angeführt (Abb. 18.2). Auch bei lokaler Therapie wurde am häufigsten über Veränderungen des Visus berichtet; morphologisch wurden am häufigsten Veränderungen an Konjunktiva und Kornea/Sklera, gefolgt von Lidern, Uvea, Augeninnendruck, Pupille, Retina und Linse beschrieben.

A. Lider und Tränenapparat

I. Lider

1. Allergien

Die allergischen Lidmanifestationen entsprechen jenen der Haut. Arzneiexantheme betreffen Haut und angrenzende Schleimhäute. Sie werden durch Medikamente in therapeutisch üblicher Dosierung ausgelöst und zeichnen sich durch eine außergewöhnliche morphologische Vielfalt aus. Viele Hautkrankheiten können durch Arzneiexantheme imitiert werden. Die Pathogenese der Arzneiexantheme bleibt häufig unklar, an erster Stelle steht die allergische Genese. Unter den zahlreichen nicht allergischen Mechanismen überwiegen die toxischen und die pseudoallergischen. Das Arzneiexanthem kann von der einfachen lokalen Rötung über das Erythema exsudativum multiforme bis zum Lyell-Syndrom (Epidermolysis acuta toxica) reichen. Die häufigsten Auslöser für Arzneiexantheme sind in Tabelle 18.1 aufgeführt.

a) Kontaktallergien

Kontaktallergien bis zum Periorbitalekzem sind häufig (Tabelle 18.2). Das allergische Kontaktekzem ist die bekannteste klinische Manifestation einer Immunreaktion vom Typ IV. Die häufigsten Allergene sind Metalle (Nickel, Chromat), Harze, Gummihilfsstoffe, Desinfizienzien und Konservierungsstoffe (Parabine), Kosmetika, Salbengrundlagen sowie Medikamente. Auch bei der Anwen-

Tabelle 18.1. Arzneiexantheme – häufigste Auslöser

- Sulfonamide
- Ampicillin
- Halbsynthetische Penicilline
- Penicillin G
- Cephalosporine
- Pyrazolone
- Salizylate
- Hydantoine
- Barbiturate

Tabelle 18.2. Typische Ekzematogene der Augenlider

- Shampoos
- Kosmetika
- Lokaltherapeutika
- Sprays (Dunstekzem)

dung von antiglaukomatösen Medikamenten wie Timolol (ROMAGUERA et al. 1986), Atropin (VAN DER WILLIGEN et al. 1987), Dipivefrin (PETERSEN et al. 1990) oder Phenylepivrin (TOSTI et al. 1987) wurde das Auftreten eines Kontaktekzems beschrieben. Die Popularität pflanzlicher Extrakte brachte in den letzten Jahren eine Häufigkeitszunahme phytogener Kontaktallergien mit sich, vor allem durch Korbblütler (Chrysanthemen, Arnika, Ringelblume). Bei der Anwendung von Sprays kann sich an den Augenlidern ein sog. Dunstekzem ausbilden.

b) Toxisches Kontaktekzem

Toxische Kontaktekzeme sind die Folge einer direkten Hautschädigung durch chemische oder physikalische Noxen. Im Gegensatz zur Allergie sind alle Personen betroffen, die diesen Stoffen ausgesetzt sind, in Abhängigkeit jedoch von der individuellen Belastbarkeit der Haut. Direkt hautschädigende Substanzen (Säuren, Laugen, Seifen, Lösungsmittel, UV-Strahlen) lösen eine akute Entzündung (Dermatitis) aus, die mit Rötung, Ödem und Bläschenbildung beginnt und nach Elimination der Noxe über ein krustöses und schließlich desquamatives Stadium folgenlos abheilt. Bei starker Hautschädigung können Blasen und sogar Nekrosen auftreten. Die Hautveränderungen bleiben streng auf den Einwirkungsbereich beschränkt, Streuphänomene fehlen. Im Gegensatz zum allergischen Kontaktexzem brennen oder schmerzen diese zunächst, Pruritus stellt sich erst im weiteren Verlauf ein. Bekanntestes Beispiel einer akuten toxischen Kontaktdermatitits ist der Sonnenbrand. Die chronische Form des toxischen Kontaktekzems ist das Ergebnis einer Summation unterschwelliger schädlicher Reizeinwirkungen auf die Haut. Dabei ist die Toxizität der verantwortlichen Substanzen sehr gering, die Einwirkungszeit jedoch langfristig.

c) Photoallergische Reaktionen

Photoallergische Reaktionen stellen Sonderformen der Ekzemreaktion dar. Etwa 1–2% aller allergischen Spätreaktionen sind photoallergischer Art. Im Falle des Allergenkontaktes mit der Haut tritt einige Stunden nach zusätzlicher Lichtexposition an lichtexpositionierten Stellen ein fleckförmiges oder flächiges, aber deutlich begrenztes Erythem mit Ödem und starkem Juckreiz auf. Innerhalb von 48 h bilden sich meistens Papeln und Vesikel aus. Histologisch findet sich eine perivaskuläre lymphozytäre Infiltration im oberen und mittleren Korium. Nach 48 h beginnt der Prozeß abzuklingen und heilt nach Wochen ab. Zurück bleibt meist eine posteruptive Pigmentierung geringen Ausmaßes. Photoallergische Reaktionen sind lymphozytenvermittelte allergische Spätreaktionen der Haut (Typ IV). Die Besonderheit liegt darin, daß das Allergen als kleinmolekulares Hapten nur unter Lichteinfluß (Energiezufuhr) eine chemische Reaktion mit Trägerproteinen eingeht, wodurch das vollwertige Antigen entsteht. Bekannte Photoallergene sind: Sulfonamide, Diuretika, Psychopharmaka, Antibiotika, nichtsteroidale Antirheumatika, antimikrobielle Substanzen, Lichtschutzstoffe, Duftstoffe und Pflanzenextrakte. Photoallergische Reaktio-

Tabelle 18.3. Klinische Unterschiede zwischen phototoxischer und photoallergischer Reaktion

Effloreszenz	Photoallergisch	Phototoxisch
Erythem	+	+++
Ödem	+++	+
Papel	+	–
Papulovesikel	++	–
Blasen	+	–

nen unterscheiden sich anamnestisch, pathogenetisch und klinisch von phototoxischen Reaktionen (Tabelle 18.3).

2. Pigmentveränderungen

a) Hyperpigmentierung

Melanozyten können durch verschiedene Reize zu einer Steigerung ihrer Aktivität (Melaninproduktion) und in manchen Fällen auch zu einer Proliferation (Vermehrung der Melanozyten) stimuliert werden. So können Entzündung (postinflammatorische Pigmentierung), Wärme, UV-Stimulierung und Kombination dieser Einflüsse zu einer passageren oder permanenten Hyperpigmentierung führen.

Unter *Phenothiazinen* kann eine rote bis bläuliche Verfärbung der Lidhaut entstehen: *„purple people disease"* (Abb. 18.3). In den basalen Epithellagen, ebenso wie im oberflächlichen Korium, lassen sich Pigmentgranula von 0,2–2 µm Durchmesser nachweisen, ebenso in den Endothelkapillaren, in Makrophagen, Fibroblasten, Schwann-Zellen, in der glatten Muskulatur, aber auch extrazellulär. Die Pigmente zeigen die histochemischen Eigenschaften von Melanin. Elektronenmikroskopisch haben die Granula jedoch nicht die typische gestreifte innere Matrix der Melaningranula; man vermutet, daß sie ein Melanin-Chlorpromazin-Ablagerungsprodukt darstellen. Zu dieser Substanzklasse gehören Chlorpromazin, Fluorphenazin, Trifluorperizin und andere Phenothiazinderivate. Die Anwendung des Anti-

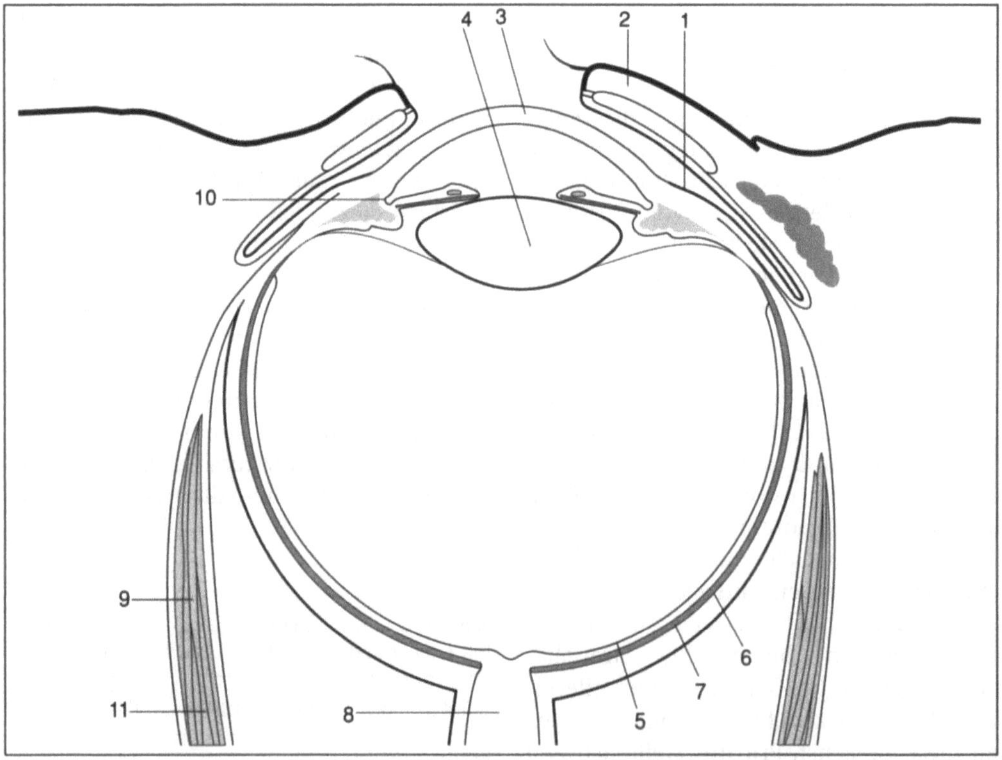

Abb. 18.3. Okuläre Nebenwirkungen von Phenothiazinen. *1* Purpurne Hautpigmentierung („purple people disease"). *2* Pigmentation der interpalpebralen Konjunktiva. *3* Einlagerung in Hornhaut: epithelial, subepithelial und tiefe Stromaschichten. *4* Katarakt: vordere subkapsuläre Ablagerungen. *5* Makulopathie. *6* Störungen des retinalen Pigmentepithels. *7* Retinale Blutungen. *8* Optikusatrophie. *9* Myasthenische neuromuskuläre Lähmung der äußeren Augenmuskeln. *10* Akkommodationslähmung, Miosis. *11* Okulogyre Krisen

parkinsonmittels Levodopa kann zu einem Lidmelanom führen (Haiser u. Thaler 1991). Die wahrscheinliche Erklärung dafür ist, daß Levodopa in das spezialisierte Tyrosinaseenzymsystem zur Bildung von Melanin eingreift.

b) Hypopigmentierung

Erworbene Depigmentierungen wurden nach Einnahme von Nirofurazon-Präparaten, Physostigmin sowie lokaler Applikation von *Thiotepa* beobachtet (Berkow et al. 1969). Depigmentierungen können auch als Folge von Lichtschäden (Hypomelanosis guttata) im Laufe der Hautalterung und unter dem Einfluß von melanozytotoxischen Chemikalien (Hydrochinone, Azelainsäure) auftreten. Eine Weißfärbung der Zilien sowie der Suprazilien (Poliosis) wurde durch Chloroquin (Abb. 18.4), Hydroxy-Chloroquin und Triparanol ausgelöst (Zelickson 1966, Grant 1974).

c) Einlagerung

Nach langer Anwendung von Gold-, Silber- und Quecksilberpräparaten kann sich die Haut an den Lidern blaugrau verfärben. Ist die Ursache Silber, so spricht man von Argyrie (*Argyrosis*), bei Quecksilber von Mercurialismus und bei Gold von Auriasis (*Chrysiasis*). Selten tritt nach langfristiger Goldtherapie eine generalisierte Ablagerung von Goldsulfid in der Subcutis ohne klinische Beschwerden auf: eine bronzeähnliche, intensive Verfärbung der Haut, die therapeutisch nicht beeinflußt werden kann. Bei der generalisierten *endogenen Argyrie* lagert sich Silbersulfid im Korium ohne klinische Beschwerden ab. Die Silberpartikel sind an der Basalmembran und an den elastischen

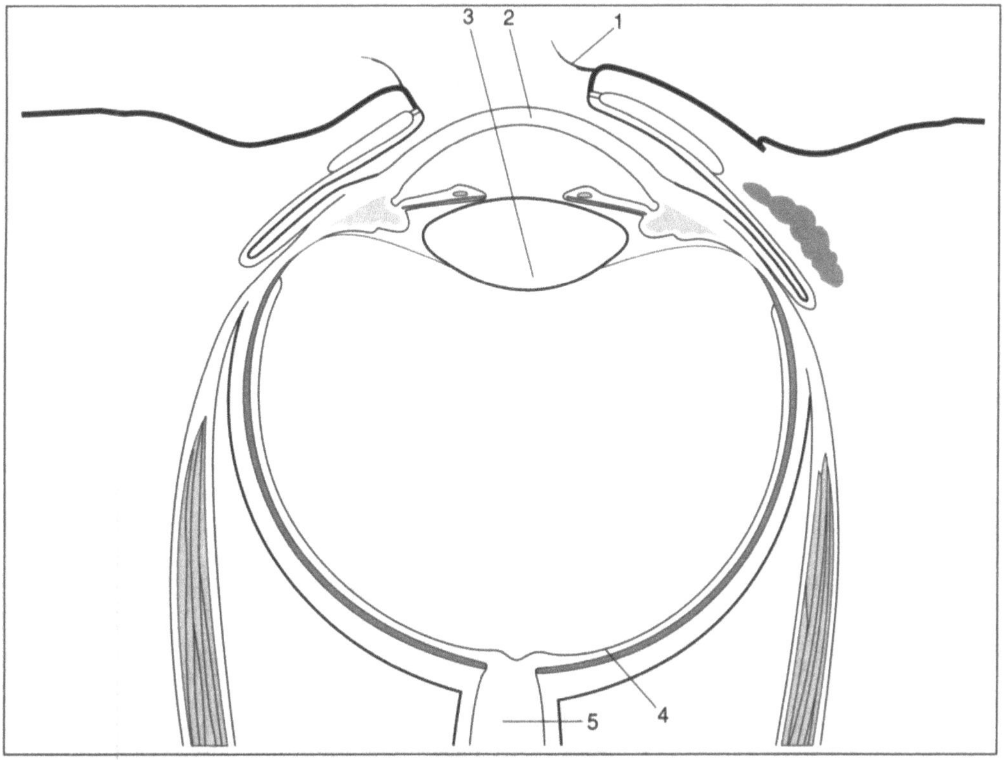

Abb. 18.4. Okuläre Nebenwirkungen von Chloroquin. *1* Poliosis. *2* Sekundäre Cornea verticillata. *3* Hintere subkapsuläre Trübungen. *4* Makulopathie: kristalline Retinopathie. *5* Optikusatrophie

Fasern, Quecksilbergranula an den elastischen Fasern nachweisbar. Die lokalisierte *exogene Argyrose* ist zurückzuführen auf silbersalzhaltige Externa (Silbernitrat-Präparationen; s. Kap. 7). Die bekanntesten Auslöser eines *Mercurialismus* sind Hautbleichcremes (gegen Sommersprossen) und Augensalben. Die Langzeitbehandlung mit Adrenalin und Derivaten kann zu Adrenalinablagerungen, Adrenochromen, führen (s. Kap. 6).

3. Entzündliche Veränderungen

Nach Langzeitbehandlung mit *Amiodaron* treten multiple, konfluierende Chalazien auf. Bei der histologischen Aufarbeitung konnten erhöhte Konzentrationen von Amiodaron im Chalazion gefunden werden (REIFLER et al. 1987). Nach Injektion von Botulinumtoxin in den M. rectus medialis zur Behandlung von Motilitätsstörungen traten temporal der Injektionsstelle psoriasiforme Hautveränderungen auf (BOWDEN u. RAPINI 1992). Während *Paraffinöl* auf Haut und Schleimhaut oberflächlich gut vertragen wird, löst subkutanes Paraffinöl als Salbengrundlage oder nach Injektion mit einer Latenz von Monaten bis Jahren eine granulomatöse Fremdkörperreaktion aus, die zu einer Ulzeration führen kann. Die meist weißlichen Knoten sind weder gegen die Unterlage noch gegen die Haut verschieblich und ähneln einem Xanthelasma (LIEB 1987; BOYNOTON et al. 1988). Das Schicksal von subkutanem Petroleumöl ist ähnlich dem von Silikonöl bisher nicht eindeutig geklärt. Als Fremdmaterial wird es von Makrophagen aufgenommen und teilweise zu regionalen Lymphknoten transportiert. Im Rahmen einer Strahlentherapie, insbesondere im Bereich der Orbita oder zentraler Malignome, kann es im Bereich der Lider zu einer Strahlendermatitis kommen. Eine nekrotisierende Blepharitis wird nach medikamentös induzierter Agranulozytose beschrieben (WIZEMANN 1983). Nach oraler Captopril-Medikation kann als erstes klinisch erkennbares Zeichen eine nekrotisierende Blepharitis als Ausdruck einer vorliegenden Agranulozytose auftreten.

4. Atrophie

Lokale Injektion von Kortikosteroiden zur Therapie von Hämangiomen kann eine kosmetisch sehr störende Atrophie des subkutanen Fettes induzieren (DROSTE et al. 1988; TOWNSHEND u. BUCKLEY 1990). Die Anwendung des Aknemittels Isotretinoin kann neben Pigmentverschiebungen und Vitamin-A-ähnlichen Überdosierungserscheinungen zu einer Dysfunktion der Meibom-Drüsen mit Atrophie und verminderter Sekretproduktion führen (MATHEIS et al. 1991). Unter der Therapie mit dem Antimetaboliten Fluorouracil trat nach Kryokoagulation zur Wimpernepilation eine Nekrose des Lidrandes auf (KERSTEN 1987).

5. Lidstellung

a) Ptosis

Sympathikolytika lähmen den M. tarsalis und verengen so die Lidspalte. Die Injektion von Butolinustoxin zur Therapie eines Blepharospasmus oder okulärer Motilitätsstörungen kann eine reversible Ptosis von wenigen Wochen bewirken (ROGGENKÄMPER 1986; LEIGH et al. 1992). Unter D-Penizillaminbehandlung können Patienten eine okuläre Myasthenie mit einer Ptosis entwickeln (SCHMIDT u. KOMMERELL 1976, KATZ et al. 1989). Von 97 Patienten mit unterschiedlicher Indikation zur Botulinumtherapie (36 Blepharospasmus, 41 Torticollis und anderen Störungen) trat bei 44% eine Ptosis auf (RUBEN et al. 1994). Eine einseitige Ptosis im Rahmen eines ipsilateralen Horner-Syndroms kann nach Injektion eines Lokalanästhetikums (Bupivacain) zur Sympathikolyse des Ganglion cervikale oder zum Einführen eines Venenkatheters in die V. jugularis interna auftreten.

b) Lidretraktion

Eine Lidretraktion kann prinzipiell durch alle sympathikomimetischen Substanzen wie Amphetamin, Kokain, Phenylephrin oder Apraclonidin (Yuksel et al. 1992) hervorgerufen werden.

6. *Madarosis*

Der Verlust der Zilien und der Augenbrauen im Rahmen einer Alopezie kann durch Aktinomyzin-D, bei Thalliumvergiftung, Triparanol-Gabe, Zytostatika und Vitamin-A-Überdosierung auftreten. Eine Madarosis wurde auch beschrieben unter Einnahme von Kokain (Stiven 1986). Der Verlust von Zilien und Augenbrauen ist mit hoher Wahrscheinlichkeit auf den Kokainstaub zurückzuführen, der während der Inhalation von Kokain als Staub Lider und Augenbrauen erreicht.

II. Tränenapparat

1. *Hyposekretion*

Jede Minderung der wäßrigen Phase und/oder Veränderungen der Zusammensetzung des präkornealen Tränenfilms ergibt die Symptomatik des trockenen Auges. Alle Pharmaka vom Atropintyp führen zu Tränenmangel. β-Ganglienblocker wie das Practolol (Rahi et al. 1976) erzeugen eine histologisch nachweisbare Destruktion des Tränendrüsengewebes. Veränderungen bzw. eine Reduktion der basalen Tränenproduktion wird nach Isotretinoin beschrieben (Weleber et al. 1986; Calissendorff 1989). Bei immunologischen Merkmalen eines Lupus erythematodes entwickelte sich nach mehrjähriger Therapie mit Hydralazin (Antihypertensivum) ein Sjögren-Syndrom mit den typischen Symptomen eines trockenen Auges (Darwaza et al. 1988). Nach Bestrahlung von Retinoblastomen kam es zu einer deutlichen Reduktion der Tränenproduktion, von Lactoferrin und Lysozym. In 28% der Augen bestand eine mäßige bis schwere Keratitis (Imhof et al. 1993). Nach einer PUVA-Therapie (Psoralen + UVA) entwickelten 0,13% der Patienten, die eine Sonnenschutzbrille tragen, einen Tränenmangel, aber 25% der Patienten, die sich weigerten, eine entsprechende Schutzbrille zu tragen.

Nach Bestrahlung der gesamten Orbita (Patienten mit Retinoblastom ausgeschlossen) entwickeln 60% der Patienten ein schweres Syndrom des trockenen Auges mit Trübung, Ulzeration oder Vaskularisierung der Hornhaut sowie Sehverschlechterung von weniger als Fingerzählen. Bei 36% trat eine Phthisis bulbi auf und bei 10% perforierte der Bulbus spontan. Bei 36% schließlich mußte eine Enukleation vorgenommen werden. Alle Patienten, die eine totale Bestrahlungsdosis von mehr als 57 Gy erhielten, entwickelten ein trockenes Auge. Eine Vaskularisation und Trübung der Hornhaut trat innerhalb von 10 Monaten nach Bestrahlung auf. Im Gegensatz dazu entwickelten nur 18,8% der Patienten, die eine Dosis unter 45 Gy erhielten, ein trockenes Auge. Die Inzidenz eines trockenen Auges reicht bei einer orbitalen Bestrahlung von 0% bei einer Dosis <30 Gy und 100% nach einer Dosis >57 Gy (Parsons et al. 1994a, b).

2. *Hypersekretion*

Die Tränendrüse wird durch Parasympathikomimetika und Cholinesterasehemmer angeregt (Hockwin u. Koch 1977). Eine indirekte bzw. reflektorische Stimulation erfolgt bei Lidkontaktallergien. Das Zytostatikum Fluorouracil kann zur exzessiven Vermehrung der wäßrigen Phase führen (Jones 1977).

B. Konjunktiva

I. Systemische Therapie

1. Pigmentierung

Phenothiazinderivate führen insbesondere an den lichtexponierten Stellen der Konjunktiva, Karunkel und Plica zu bräunlichen Verfärbungen (Abb. 18.3). Histopathologisch zeigen die basalen Epithelschichten, ebenso wie das Stroma, Pigmentgranula, die sich histochemisch wie Melanin verhalten, elektronenmikroskopisch jedoch nicht die charakteristische gestreifte Matrix der Melanosomen zeigen (Dikstein 1977). Konjunktivale Verfärbungen werden auch nach folgenden Substanzen beschrieben: Chlorambucil. Phenylbutazonpräparate, Anilinderivate sowie bei der endogenen Argyrose und der Hämochromatose. Im Rahmen der 1985 bekanntgewordenen Weinskandale haben Diethylenglykolvergiftungen allgemeines Interesse gewonnen. Bei Tierversuchen am Kaninchen konnten Ablagerungen von doppelt brechenden Substanzen im Corpus ciliare, der Retina, äußeren Augenmuskeln und in der Konjunktiva gefunden werden (Rossa u. Weber 1987).

2. Hyperämie

Eine Hyperämie der Konjunktiva wird beobachtet nach Reserpin-Therapie (Leopold 1974), nach Dextran-Infusionen, nach dem Antimetabolit Cytosin-Arabinosid und nach Lithium. Vier von 9 Patienten, die hochdosiertes Cytosin-Arabinosid zur Therapie einer chronisch-myeloischen Leukämie erhielten, entwickelten 4–6 Tage nach Therapiebeginn eine Konjunktivitis mit Hyperämie bzw. eine Keratokonjunktivitis (Morant 1986). Nach Dauertherapie mit *Lithium* bei manischer Depression wurde eine beidseitige konjunktivale Chemosis mit Hyperämie beobachtet. Histopathologisch zeigte sich eine erhöhte Anzahl von Entzündungszellen mit gleicher Anzahl von B- und T-Lymphozyten (Dick et al. 1992). Prostaglandin $F_{2\alpha}$ und Analoge führen häufig 10 min nach Applikation mit einem Maximum nach 2 h zu einer konjunktivalen Hyperämie mit Fremdkörpergefühl (Villumsen 1989; Ratz 1993; Hotehama u. Mishima 1993; Bito et al. 1993). Das Absetzen von lokalen Sympathikomimetika löst eine reaktive Hyperämie aus. Nach einer PUVA-Therapie trat bei 0,5% der Patienten, die eine Sonnenschutzbrille verwendeten, eine konjunktivale Hyperämie auf, aber bei 24% der Patienten, die eine entsprechende Schutzbrille verweigerten (Calzavara-Pinton et al. 1994).

3. „Trockenes Auge"

Systemisch applizierte β-Blocker verursachen sehr selten okuläre Symptome mit unspezifischen Symptomen wie trockenes Auge, unspezifische Konjunktivitis, Keratitis superficialis punctata, Symblepharon, korneale Ulzerationen und sogar korneale Perforationen (Wright 1976). Auch Isotretinoin, das zur Therapie bei der chronischen Akne eingesetzt wird, kann zu trockenem Auge führen. Histopathologisch lassen sich eine schwere Akanthose des konjunktivalen Epithels mit einem kompletten Schwund der Becherzellen sowie eine mittelgradige leukozytäre Infiltration des Stromas nachweisen. Im Immunfluoreszenzmikroskop finden sich sowohl antinukleäre Antikörper als Immunglobuline in den Interzellulärspalten des acanthotischen konjunktivalen Epithels. Elekronenmikroskopisch sind die interzellulären Verbindungen ebenso wie basalen, d.h. die Desmosonen und Hemidesmosomen intakt – im Gegensatz zum okulären Pemphigoid (Rahi et al. 1976).

4. Pseudomembranöse Konjunktivitis

Sowohl beim *Erythema exsudativum multiforme* als auch bei der akuten toxischen Epidermolyse (Morbus Lyell) nach verschiedenen auslösenden Noxen (Antibiotika Barbiturate u.a. Medikamente) kann eine schwere pseudomembranöse Konjunktivitis mit Vernarbung und Schrumpfung schwerste Komplikationen nach sich ziehen: Keratoconjunctivitis sicca, Hornhautnarben und perforierende Ulzerationen. Allopurinol kann ebenfalls eine schwere toxische epidermale Nekrolyse mit entsprechend schweren okulären Folgen auslösen (BENNET et al. 1977; s. Kap. 6).

II. Lokale Therapie

THEODORE (1953) und WILSON (1981) beschreiben die Nebenwirkungen am äußeren Auge durch eine Vielzahl von topisch applizierten Medikamenten, einschließlich der antiglaukomatösen. Auf die topische Applikation von Substanzen kann die Konjunktiva auf verschiedene Art und Schwere reagieren. Die Skala der Reaktionsweise beginnt mit der absoluten Verträglichkeit ohne nachweisbare okuläre Veränderungen und endet mit der Ausbildung eines Pseudoemphigoids (medikamentös induzierte Narbenbildung; Tabelle 18.4). Trotz der vielfältigen Möglichkeiten, mit der die Konjunktiva auf eine topische Medikation reagieren kann, toleriert die große Mehrzahl der Patienten diese Therapie; klinisch relevante Veränderungen bleiben die Ausnahme. Während die allergische Reaktion im wesentlichen durch die allergische Potenz der verabreichten Substanz beeinflußt wird, spielt bei der Entwicklung eines Pseudopemphigoids die Dauer der topischen Medikation eine wesentliche Rolle (BROADWAY et al. 1993).

Tabelle 18.4. Reaktionsmöglichkeiten der Bindehaut auf topische Medikation. (Nach BROADWAY et al. 1993)

- Pseudopemphigoid
- Akute oder chronische Konjunktivitis (Allergische Reaktion Typ I)
- Allergische Kontaktkonjunktivitis (Allergische Reaktion Typ IV)
- Unspezifische toxische Konjunktivitis
- Spezifische toxische Konjunktivitis (Lymphfollikel)
- Einlagerungen, Pigmentierung
- Mikrobielle Imbalance und sekundäre Konjunktivitis (verzögerte allergische Reaktion, allergische Reaktion Typ IV)
- Unspezifische Reizung
- Subklinische zelluläre und strukturelle Veränderungen
- Toleranz

1. Allergische Konjunktivitis

Immunologisch handelt es sich um die verzögerte Hypersensitivitätsreaktion vom Typ I oder IV. Eine allergische Konjunktivitis kann durch die *Eosinophilie* im Bindehautabstrich diagnostiziert werden. Ähnlich wie bei den allergischen Reaktionen der Haut können eine Vielzahl von Substanzen eine allergische Konjunktivitis auslösen: zahlreiche Antibiotika (Sulfonamide, Gentamycin, Penizilline u. a.), Sympathikomimetika, Miotika, β-Blocker u. a.

2. Okuläres Pseudopemphigoid

Im Verhältnis zur breiten Anwendung von topischen Medikamenten ist die Anzahl von berichteten Pseudopemphigoiden sehr gering. Histologisch bestehen eine charakteristische Akantholyse mit einer Verminderung bzw. einem Verlust von Becherzellen sowie eine Epidermalisation, Fibrose und exzessive entzündliche Infiltration der Substantia propria durch Plasmazellen und Lymphozyten. Immunfluoreszenzmikroskopisch lassen sich in der Basalmembran und zwischen den Epithelzellen Immunglobuline vom Typ IgG nachweisen. Ein okuläres Pseudopemphigoid wurde u. a. nach Applikation von irreversiblen Cholinesterasehemmern wie Echothiophat, Pilocarpin, Adrenalin, β-Blockern sowie der Kombination von diesen verschiedenen Medikamenten beschrieben (BROADWAY et al. 1993).

3. Antiglaukomatöse Therapie

Eine Langzeittherapie mit topischer antiglaukomatöser Therapie führt zu einer chronischen konjunktivalen Inflammation. Nach einer durchschnittlichen Therapiedauer von 2,5 Jahren mit β-Blockern kommt es zu signifikanten Veränderungen der zellulären Bestandteile der verschiedenen Schichten der Konjunktiva: epitheliale Zellen einschließlich Basalzellen und Melanozyten sowie Mastzellen in der oberflächlichen Substantia propria nehmen zu, die Mastzellen in der tiefen Substantia propria ab. Bei der Kombinationstherapie von β-Blockern mit Miotika finden sich signifikant mehr Lymphozyten in der tiefen Substantia propria. Eine Dauerkombination aus β-Blockern, Miotika und Sympathikomimetika mit einer durchschnittlichen Therapiedauer von 8 Jahren reduziert signifikant die Anzahl der Becherzellen. Die Anzahl von Epithelzellen, Makrophagen, Lymphozyten, Fibroblasten und Mastzellen nimmt zu. Die Anzahl der präoperativ angewendeten antiglaukomatösen Medikamente verschlechtert den Erfolg einer filtrierenden Operation um den Faktor 5. Lösungsvermittler scheinen ebenfalls eine destruierende Wirkung zu haben. Miotika scheinen die Anzahl von epithelialen Fibroblasten, Makrophagen, Lymphozyten und Mastzellen zu erhöhen und die Anzahl von Becherzellen zu reduzieren. Sympathikomimetika scheinen zu den größten Veränderungen der Zellpopulation der Konjunktiva zu führen, β-Blocker zu minimalen Veränderungen. Die größten Schädigungen werden nach einer *Dreifachtherapie* gefunden.

Die Veränderungen der Konjunktivalzellen korrelieren signifikant mit der Dauer der topischen Applikation. Während die Becherzellen mit der Therapiedauer abnehmen, nimmt die Anzahl der anderen Zelltypen zu. Nach einer Therapiedauer über 3 Jahre kommt es zu einem signifikanten Anstieg der epithelialen Zellen und der subepithelialen Fibroblasten, Makrophagen, Lymphozyten und Mastzellen. Schwab et al. (1992) berichten, daß die sekundäre konjunktivale Fibrose nach einer Dauertherapie über 3 Jahre zu einer Verkürzung des unteren Fornix führt. Die topische Dauertherapie führt zu einer chronischen Irritation der Bindehaut mit einer chronischen Entzündungsreaktion und einer indirekten Stimulation der Fibroblasten. Die Veränderungen des zellulären Profils in der Konjunktiva nach topischer Dauertherapie stimulieren die Wundheilung und erklären damit die erhöhte Mißerfolgsrate nach Glaukomoperationen. Nach 8 Jahren lokaler Therapie verdoppelt sich die Mißerfolgsrate (Broadway 1993, 1994; Sherwood et al. 1989; Tabelle 18.4).

4. Konjunktivale Erosionen und follikuläre Konjunktivitis

Gentamycin und seine Konservierungsmittel können toxische Reaktionen im kornealen und konjunktivalen Epithel auslösen. Die Läsionen sind mit Fluorescein anfärbbar. Die konjunktivalen Läsionen sind sehr variabel und meist in der unteren Zirkumferenz lokalisiert (Nauheim u. Nauheim 1987). Insbesondere *Mitomycin* bei Pterygium-Operationen oder fistulierenden Eingriffen kann zu toxischen Schädigungen von Konkunktiva mit ausgeprägten Läsionen, die sogar zu skleralen Ulzerationen führen (Dunn et al. 1991a, b). Nach Applikation von Apraclonidin zur Senkung des intraokularen Druckes kann sich eine follikuläre Konjunktivitis mit Brennen und Fremdkörpergefühl im Rahmen einer toxischen oder Hypersensitivitätsreaktion entwickeln, die nach Absetzen reversibel ist (Wilkerson et al. 1991).

5. Pigmentierung

Lokal applizierte Adrenalin-Präparate und deren Derivate führen zunächst zur Gefäßverengung, anschließend zur reaktiven Hyperämie. Durch Oxydation entstandenes Aderenochrom sammelt sich in konjunktivalen Pseudozysten an (Mooney 1970; Fong et al. 1993). Subkonjunktivale Injektionen von Triamcinolon und anderen Kortikosteroidkristallösungen können noch nach mehreren Wochen als weiße, zystoide Masse im Bereich der Injektionsstelle nachgewiesen werden. Histopathologisch findet sich eine Ansammlung von schaumartigen, homogenen, eosinophilen Materialien im subepithelialen Bindegewebe (NAUMANN, 1980; FERRY et al. 1987). Die Fibroblasten in der Nähe der Injektionsstelle zeigen eine ausgeprägte Vakuolisation des Zytosplasmas und zerstörte nukleäre Strukturen. Die Interzellulärsubstanz in diesem Bereich besteht vor allem aus Kollagen und zytoplasmatischen Debries. Die Makrophagen enthalten phagozytierte Medikamentenpartikel. 195 Tage nach einer subkonjunktivalen Injektion von 40 mg Triamcinolon konnte dieses noch nachgewiesen werden (GIANGIAKOMO et al. 1987).

C. Kornea

Veränderungen und Erkrankungen der Hornhaut, insbesondere des Hornhautepithels, werden nicht nur durch direkte Schädigungen bei topischer Applikation, sondern auch bei systemischer Gabe von verschiedenen Substanzen hervorgerufen. Veränderungen der Tränenflüssigkeit können ebenfalls zu Schäden der Hornhaut führen. Intraokular wirksame Schädigungen alterieren das Endothel.

I. Systemische Therapie

1. Einlagerungen

Einlagerungen in die Hornhaut können im Bereich des Epithels und des vorderen bzw. hinteren Stromas lokalisiert sein. Häufig bilden epitheliale Einlagerungen zusammengesetzte Trübungslinien in wirbelartiger Anordnung aus zarten, bräunlichen, einzelnen Punkten: sekundäre Cornea verticillata. Diese Einlagerungen sind nur mit der Spaltlampe erkennbar. Da sie das Sehvermögen nicht beeinträchtigen und reversibel sind, besteht keine Indikation zum Absetzen einer Therapie. Epitheliale Ablagerungen können aber auch als kleine Vakuolen mit feinen grauen, gelben oder braunen Granula auftreten, die diffus zwischen den Zellagen verteilt sind. Korneale Einlagerungen treten meist nach systemischer Langzeittherapie bestimmter Substanzgruppen auf (Tabelle 18.5). Schwermetalle lagern sich diffus im Stroma ein, mit einer charakteristischen grau-braunen bis goldenen Trübung: Gold, Kupfer, Quecksilber und Silber. Alle diese angeführten Einlagerungen beeinträchtigen das Sehvermögen nicht oder nur sehr wenig.

a) Phenothiazine

Phenothiazine lagern sich bei systemischer Applikation früher als in die Haut kumulativ in die Hornhaut ein (HOCKWIN u. KOCH 1977; Abb. 18.3). Die pigmentierten Einlagerungen liegen sowohl epithelial und subepithelial als auch in den tiefen Stromaschichten nahe der Descemet-Membran (DE LONG et al. 1965). Elektronenmikroskopisch ließ sich eine Stimulation der Melanokinese in den basalen Epithelzellen zeigen sowie eine vermehrte reaktive phagozytotische Aktivität der Keratozyten (POULIQUEN et al. 1970). Nach Absetzen der Therapie sind die Einlagerungen nur teilweise reversibel (WOLF et al. 1993).

b) Chloroquin (Resochin)

Bei etwa 30–40% der Patienten mit primär chronischer Polyarthritis werden nach therapeutischen Dosierungen von Chloroquin infolge einer Kumulation korneale Einlagerungen beobachtet (BÖKE et al. 1967; Abb. 18.5). Eine strenge Beziehung zur Dosis und Dauer der Behandlung oder zum Lebensalter des Patienten besteht nicht (HOCKWIN u. KOCH 1977). Etwa die Hälfte aller mit Chloroquin behandelten Patienten weisen eine verminderte Hornhautsensibilität auf. Biomikroskopisch ähneln die intraepithelialen wirbelförmigen Einlagerungen der Cornea verticillata (BORN 1974; Tabelle 18.5). Histologisch lassen sich sowohl diffuse als auch umschriebene Einlagerungen vorwiegend epithelial, in der Bowman-Membran sowie in den oberen Stromalamellen nachweisen. Elektronenmikroskopisch sieht man im Hornhautepithel intrazytoplasmatische Einschlußkörper, die als Lamellenkörper, sog. „dense bodys" oder als Vakuolen mit unterschiedlichem Inhalt anzusprechen sind. Vermutlich reagiert Chloroquin mit intrazellulären Phosphorlipiden, die den normalen Phosphorlipidstoffwechsel stören und somit zu einer pharmakoinduzierten Phosphorlipidose führen: sekundäre Cornea verticillata (PÜLHORN u. THIEL 1976).

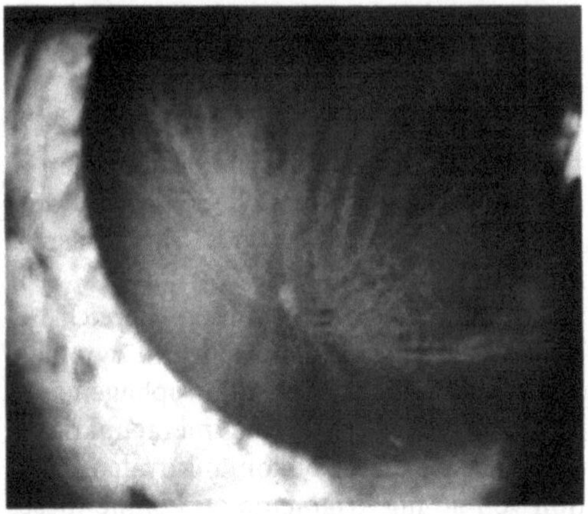

Abb. 18.5. Sekundäre Cornea verticillata des kornealen Epithels durch Amiodaron

c) Amiodaron

Klinisch treten bilaterale, linienförmige, reversible Hornhauteinlagerungen im Lidspaltenbereich von gelblich-brauner bis bräunlicher Farbe auf: sekundäre Cornea verticillata (KAPLAN u. CAPAERT 1982; Abb. 18.5). Ebenso wie bei der Chloroquin-Keratopathie liegen die Pigmentierungen im Epithel und seiner Basalmembran (D'AMICO et al. 1981). Elektronenmikroskopisch handelt es sich ebenfalls um eine Anhäufung von Myelinfiguren in den Epithelzellen (BABEL u. LEUENBERGER 1971). Eine ausgeprägte Keratopathia verticillata nach Amiodarone bei einer Spenderhaut löste sich innerhalb einiger Tage zunehmend auf. Nach 2 Wochen war das Transplantat vollständig klar (GARRETT et al. 1988).

Tabelle 18.5. Exogene Hornhaut-Epithel-Veränderungen (oft in Verticillata-Konfiguration)

I. Systemische Therapie

- Chloroquin, Hydroxychloroquin
- Phenothiazine
- Indomethazin
- Amiodaron
- β-Ganglienblocker
- Flecainid
- Suramin
- Tamoxifen
- Schwermetalle

II. Lokale Therapie

- Lokalanästhetika
- Konservierungsmittel
- Virostatika
- Antihistaminika

d) Flecainid

Vier bzw. sechs Monate nach Therapiebeginn mit Flecainid, einem Antiarrhythmikum der Klasse 1c, zeigten sich ebenfalls gräuliche Ablagerungen analog einer Verticillatakeratopathie. Die chemische Struktur von Flecainid ähnelt der von Amiodaron bzw. Chloroquin. Nach Absetzen der Therapie bildeten sich die Veränderungen wieder zurück (MÖLLER et al. 1991).

e) β-Blocker

β-Rezeptorenblocker üben hemmende Effekte auf die sekretorischen Zellen der Tränendrüse aus und können dadurch eine Keratoconjunctivitis sicca auslösen. Zusätzlich besteht eine direkte Schädigung des Hornhautepithels. Histologisch lassen sich eine Akanthose des kornealen Epithels mit Destruktion der Bowman-Lamelle sowie subepitheliale pannusförmige

Ablagerungen nachweisen (WRIGHT 1975; WRIGHT u. FRAUENFELDER 1976).

f) Indomethazin

Bis zu 16 % der Patienten erleiden Hornhautveränderungen unter der Einnahme von Indomethazin (HOCKWIN u. KOCH 1977). Diese Veränderungen sind nach Absetzen des Medikamentes reversibel. Klinisch gleichen sie denen der Chloroquin-Keratopathie. Nach Langzeittherapie wurde vereinzelt eine Ringform der epithelialen grau-weißlichen Verdichtungslinien beobachtet (TILLMANN u. KEITEL 1977).

g) Tamoxifen

Tamoxifen ist eine antiöstrogene Substanz, die zur Behandlung von Brustkrebs eingesetzt wird. Cornea verticallata-ähnliche Veränderungen der Hornhaut werden bei hochdosiertem Tamoxifen mit einer Tagesdosis von 80-120 mg beschrieben (MCKEOWN et al. 1981). Von 135 konsekutiv untersuchten Patienten mit einer niedrigen Dosis von 2 mal 10 mg tgl. fanden sich bei keinem Patienten korneale Trübungen (HEIER et al. 1994).

h) Suramin

Suramin wurde primär verwendet bei Parasiteninfektionen, heute auch bei Karzinomen sowie bei der Therapie von HIV-Infektionen, da Suramin die reverse Transscriptase hemmt. Zwei Wochen bis 7 Monate nach Beginn der intravenösen Gabe von Suramin entwickelte sich eine Keratopathia verticillata (TEICH et al. 1986; HOLLAND et al. 1988). Vereinzelt werden auch eine Keratitis punctata superficialis sowie eine Erosio des Hornhautepithels beschrieben (HOLLAND et al. 1988).

i) Auriasis (Chrysiasis)

Auriasis ist die Ablagerung von Gold in Lebendgewebe nach einer Langzeittherapie mit Goldsalzen. Auriasis entsteht in vielen Geweben. Okulare Chrysiasis wurde erstmals 1937 von BONNET beschrieben. Typischerweise befinden sich die Goldablagerungen im hinteren Drittel des kornealen Stromas, wobei die Ablagerungen nach kaudal zunehmen. Im Abstand von 1-3 mm vom Limbus befinden sich keine Goldablagerungen. Keine Ablagerungen werden gefunden im Endothel, in der Descemet-Membran, epithelial, subepithelial oder in der Konjunktiva. 97 % der Patienten mit einer Gesamtdosis von 1000 mg Gold unter Dauertherapie zeigen eine korneale Chrysiasis. Dagegen nur 2 von 19 Patienten, die weniger als 1000 mg Gold erhielten (HASHIMOTO et al. 1972). Die Dichte der kornealen Chrysiasis korreliert mit der Dauer der Goldtherapie.

j) Hornhaut-Banddegeneration durch Kalziumeinlagerung

Vitamin-D-Überdosierung geht infolge einer Erhöhung des Serumkalziumspiegels mit einer *bandförmigen Hornhautdegeneration* einher. Histologisch wie histochemisch lassen sich Kalziumeinlagerungen in der Bowman-Membran darstellen, die elektronenmikroskopisch zunächst als isolierte Kügelchen, später in Konglomeraten auftreten.

2. *Keratitis mit Ablagerungen*

a) Amantadin

Amantadin wird zur Therapie des Morbus Parkinson, von Spätdyskinesien sowie bei Grippe eingesetzt. 1-2 Wochen nach Therapiebeginn kann es zu diffusen, weißlichen subepithelialen Einlagerungen kommen. Gleichzeitig tritt meist eine Keratitis punctata superficialis auf. Vereinzelt wird zusätzlich noch ein Epithelödem beschrieben. Die Veränderungen bilden sich nach Absetzen der Medikation innerhalb von Wochen zurück. Amantadin wird im Tränenfilm ausgeschieden und verursacht dadurch wahrscheinlich eine korneale Irritation mit Ablagerungen (FRAUENFELDER u. MEYER 1990; BLANCHARD 1990).

b) Diphenhydramin

Nach oraler Applikation von 300 mg pro die des Antihistaminikums Diphenhydramin entwickelte sich eine beidseitige, schwere therapierefraktäre Fädchenkeratitis. Innerhalb von 3 Tagen nach Absetzen von Diphenhydramin besserten sich die Symptome der Keratitis. Als mögliche Ursache wird die reduzierende Wirkung von Antihistaminen auf die Mukusproduktion angesehen (SEEDOR et al. 1986).

II. Lokale Therapie

1. *Einlagerungen*

a) Adrenalin

Nach lokaler Langzeittherapie mit Adrenalin kann sich im Rahmen einer Keratopathia bullosa eine „schwarze Hornhaut" entwickeln. Dies kann mit einem nach außen perforierenden malignen Melanom der Uvea verwechselt werden. Histologisch läßt sich jedoch auf der Kornea eine dicke Schicht braun-schwarzen amorphen Materials nachweisen, sog. Adrenochrom, einem oxydierten Derivat des Adrenalins (REINECKE u. KUWABARA 1963; SCHMITT u. REMLER 1974; VON DOMARUS 1977; SATTERFIELD 1992).

b) Propamidin

Propamidine-Isothionat (Brolene) 0,1% wird zur Therapie einer Akanthamöbenkeratitis eingesetzt. Wenige Tage nach Therapiebeginn wurden epitheliale Mikrozysten entlang des Tränenspiegels beobachtet. Keratitische Veränderungen fanden sich nicht. Nach Absetzen der Medikation bildeten sich die Mikrozysten innerhalb weniger Wochen zurück (JOHNS et al. 1988).

c) Bandförmige Keratopathie

Eine bandförmige Keratopathie entwickelt sich durch Einlagerung von Kalziumsalzen in die oberflächlichen Schichten der Kornea, typischerweise im Lidspaltenbereich, bei chronischen systemischen oder okulären Veränderungen über Monate bis Jahre. Nach lokaler Applikation von Augentropfen, die *Steroidphosphate* enthielten, bildete sie sich innerhalb weniger Wochen aus. Bei persistierenden epithelialen Defekten, wird vermutlich die Kalkablagerung durch die Exposition von Basalmembran und Bowman-Lamelle ermöglicht. Die Entwicklung einer bandförmigen Keratopathie wird auch beobachtet nach Pilocarpin, viskolastischer Substanz (Viscoat, Alcon) und bei intraokularem Silikonöl. Die Viscoat-bedingten bandförmigen Keratopathien wurden auf die hohe Konzentration von Phosphatpuffern in der früheren Zusammensetzung mit der gemeinsamen Anwendung mit balancierter Elektrolytlösung zurückgeführt. Die Viscoat- und Silikonöl-bedingte Kalziumablagerung tritt rasch auf, während bei der Anwendung von Pilocarpin-Lösungen, die organisches Phosphat enthalten, sich die Kalkeinlagerungen langsamer entwickeln (TAWRAVELLA et al. 1994). Auch bei der Anwendung von topischer Retinolsäure (Retinol) wurden Kalkablagerungen in der Hornhaut beschrieben, die primär im oberflächlichen Stroma lokalisiert sind. Nach Absetzen der Medikation, die zur Therapie bei schwerer Keratoconjunctivitis sicca eingesetzt wurde, bildeten sich die Kalkablagerungen innerhalb von 2 Monaten zurück (AVISAR et al. 1988).

2. *Keratopathie und Keratitis*

a) Glukokortikoide

Durch die membranstabilisierende Wirkung und Hemmung der Proliferation kann die lokale Applikation von Glukokortikoiden zu einer verzögerten Reepithelialisierung der Hornhaut, gestörten Wundheilung und zu sekundären Perforationen der Hornhaut führen (GNÄDINGER 1973, 1977; Abb. 18.7). Möglicherweise wird auch die Widerstandskraft gegen Viren, Bakterien und Pilze gemindert. Nach monatelanger Gabe entwickeln sich bei intaktem Epithel zarte, hauchige Trübungen im oberflächlichen Stroma.

b) Antibiotika

Analog der Entwicklung einer Konjunktivitis kann bei längerer Lokaltherapie mit Antibiotika eine toxische Keratitis bzw. Keratokonjunktivitis eintreten (s. Kap. Konjunktiva).

c) Virostatika

Durch Virostatika wird über eine kompetitive Hemmung die Synthese von viraler DNS bzw. RNA gestört. Analog dieser Reaktion ist ein toxischer Effekt auch auf das Hornhautepithel zu erwarten, zumal Virostatika in die DNS von Basalzellen des Epithels eingebaut werden, Klinisch werden Stippungen sowie verzögerte Regeneration des Epithels und des Stromas beobachtet (GNÄDINGER 1977). Das derzeit in der Herpes-Therapie bevorzugte Trifluorthymidin weist insgesamt im Vergleich zu anderen Virostatika weniger Nebenwirkungen auf, aber unter einer Dauerbehandlung kann das Bild einer Cornea verticillata (Tab. 18.5) entstehen. Antivirale Stoffe wie Idoxuridin oder Vidarabin können eine Keratitis mit kornealen Erosionen bewirken, häufig bei einer Dauertherapie im Rahmen einer Keratokonjunktivitis. Nach Absetzen der Therapie heilen die Defekte meist kurzfristig aus (SCHWAB u. ABBOTT 1989).

d) Parasympathikomimetika

Korneale Nebenwirkungen von Parasympathikomimetika sind bei Menschen selten. Beim Tier kann jedoch eine dosisabhängige Schrumpfung des Endothels, die sich elektronenmikroskopisch durch Verklumpung und Randständigkeit des Kernheterochromatins sowie eine vermehrte Vakuolisation des Zytoplasmas darstellt (COLES 1975), beobachtet werden.

e) Lokalanästhetika

Alle topisch angewandten Lokalanästhetika haben, insbesondere nach unkontrolliertem Gebrauch, toxische Effekte auf das Korneaepithel. Bereits nach einmaliger Applikation können feinste oberflächliche Läsionen des Epithels gefunden werden. Die Epitheldefekte zeigen eine schlechte Heilungstendenz, weil Lokalanästhetika die Mitose und Zellproliferation hemmen. Nach Anästhetikamißbrauch werden meist ausgedehnte Erosiones sowie persistierende epitheliale Defekte gefunden. Bei schweren kornealen Trübungen oder einer Perforation ist eine perforierende Keratoplastik oder u. U. Enukleation erforderlich. Am Rasterelektronenmikroskop sieht man zuerst einen Verlust der Mikroplicastruktur. Transmissionselektronenmikroskopisch finden sich Vakuolisierungen intrazytoplasmal in Kernnähe sowie Verklumpungen von Tonofibrillen (LEUENBERGER 1973). Schäden der Zellmembran, Rarifizierung sowie Verlust von Mikrovilli, Einlagerungen des Lokalanästhetikums in die korneale Oberfläche sowie eine erhöhte Schuppung der Oberflächenepithelzellen werden beschrieben (BOLJKA et al. 1994). Die toxische Wirkung der Lokalanästhetika hängt im wesentlichen ab von ihrem pH-Wert sowie von ihrer Eliminationszeit. Bei einer Einzeldosis sind die toxischen Schäden mild und innerhalb von 1–3 h reversibel. In Anbetracht des breiten Gebrauchs von Lokalanästhetika in der alltäglichen Praxis sind Keratopathien extrem selten (BOLJKA et al. 1994). Ein verlängerter Gebrauch von Anästhetika scheint die Hornhautnerven zu schädigen und so zu neurotrophen Ulzera zu führen (PENNA u. TABBARA 1986).

f) Konservierungsmittel

Im Tierexperiment konnten bereits 1977 typische epitheliale Hornhautveränderungen durch hohe Dosen von Konservierungsmitteln nachgewiesen werden (Burstein u. Klyce 1977). So vermindern Benzalkoniumchlorid, Thiomersal und Amphotericin B bereits in den therapeutischen Dosierungen die Epithelresistenz ebenso wie Silbernitrat. Tetracain unterbricht den epithelialen Verband, Chlorobutanol verursacht einen kompletten Verlust der Plattenepithelschicht.

g) Hibiclens

Hibiclens ist ein Antiserum, das zur präoperativen Desinfektion eingesetzt wird. Nach einem versehentlichen Kontakt mit dem Auge entwickelte sich ein Korneaödem und später ein epithelialer Korneadefekt mit mäßigem Vorderkammerreizzustand. Der Epitheldefekt heilte innerhalb von 5 Tagen ab. Bei Kontakt mit dem Auge wird eine sofortige Spülung mit isotoner Kochsalzlösung empfohlen (Shore 1987).

h) 5-Fluorouracil

5-Fluorouracil ist ein Antimetabolit, der in die normale Zellmitosis eingreift. Die Synthese von DNA und zellulären Komponenten wird durch 5-Fluorouracil gehemmt. Da sich die kornealen Epithelzellen ständig teilen und erneuern, sind sie für die toxischen Effekte von 5-Fluorouracil sehr empfänglich. Es werden ausgedehnte Epitheldefekte beschrieben. 5-Fluorouracil wird vor allem bei filtrierenden Operationen eingesetzt, um eine Fibrosierung des Filterkissens zu verhindern. Dabei wird es mehrmals subkonjunktival oder als Tropfen appliziert. Mehrere Wochen nach subkonjunktivaler Applikation werden noch fluoreszenzpositive Schäden des Hornhautepithels und Descemet-Falten beschrieben (Lee et al. 1987). 69% der Patienten zeigen nach subkonjunktivaler Applikation Schäden des kornealen Epithels (Reinhard et al. 1993). Von 105 Patienten entwickelten als Spätkomplikationen: 3,8% eine Endophthalmitis, 1,9% eine vorübergehende Fistel des Filterkissens, 2,9% eine anhaltende Hypotonie, 1,9% ein Riesenfilterkissen und 8,6% eine transiente, milde Iridozyklitis (Ticho u. Ophir 1993). Aufgrund der toxischen Wirkung sollte 5-Fluorouracil bei prädisponierenden kornealen Erkrankungen sehr vorsichtig oder nicht eingesetzt werden. Als prädisponierende Erkrankungen gelten: Korneaödem, bullöse Keratopathie, fortgeschrittene Cornea guttata, rezidivierende Hornhauterosionen, limbale Bindehautabnormitäten, schwere Form des trockenen Auges sowie eine bandförmige Keratopathie (Lee et al. 1987; Hickey-Dwyer u. Wishart 1993, Pfeiffer u. Grehn 1993).

i) Mitomycin C

Mitomycin C wird eingesetzt bei Pterygium-Operationen zur Verhinderung von Rezidiven sowie bei fistulierenden Operationen zur Unterdrückung der Fibrosierung. Die toxische Wirkung von Mitomycin C beruht auf der Störung der Mitose. Auch bei noch sehr niedrigen Dosierungen von 0,2% Mitomycin C Augentropfen werden toxische Reaktionen an Bindehaut, Sklera und Hornhaut beschrieben. Neben ausgedehnten Erosionen kann es zu tiefgreifenden stromalen Infiltraten mit endothelialen Präzipitaten kommen. Durch eine gleichzeitige Schädigung des Ziliarkörpers sind diese Veränderungen meist zusätzlich von einer okulären Hypotonie begleitet (Gupta u. Basti 1992; Dreyer et al. 1995; Gandolfi et al. 1995).

j) Destilliertes Wasser

Versehentlich in die Vorderkammer injiziertes destilliertes Wasser, das bei einer fehlerhaft hergestellten Mischung von Miochol (Azetylcholin) abgefüllt wurde, führte zu einer Schädigung des Endothels mit sofortiger Eintrübung. Trotz unmittelbarer ausgiebiger Spülung der Vorderkammer mit einer balancierten Elektrolytlösung bildete sich die Korneatrübung erst nach 5 Tagen zurück (Grimmett et al. 1993).

k) Silikonöl

In der Frühphase der Silikonölchirurgie gehörte die Keratopathie zu den gefürchtesten Komplikationen. Die Häufigkeit der Keratopathie variierte zwischen 7 und 32%. Durch die Einführung der 6-h-Iridektomie nach Ando ein besseres Verständnis von Ursachen und Prävention hat sich die Situation grundlegend geändert. Klinisch und morphologisch lassen sich Keratopathien nach Silikonölchirurgie in zwei verschiedene Formen einordnen und kommen allein oder in Kombination vor: bandförmige und bullöse Keratopathie.

Die Band-Keratopathie wird durch einen Langzeitkontakt zwischen Silikonöl und dem Hornhautendothel verursacht. Nach einigen Monaten kommt es zur Eintrübung der Hornhaut im Lidspaltenbereich. Diese Trübungen entstehen durch Ablagerungen von Kalzium-Phosphat in der Bowman-Membran. Es wird angenommen, daß die silikonölbedingte Band-Keratopathie eine Folge behinderter Diffusion durch die Vorderkammer darstellt und dadurch im Lidspaltenbereich eine Erhöhung des pH-Wertes bewirkt. Dies führt sekundär zu Ablagerungen von Kalzium-Phosphat-Kristallen. Nach Entfernung des Silikonöls aus der Vorderkammer können Band-Keratopathien reversibel sein.

Bullöse Keratopathien sind Ausdruck einer massiven Schädigung des Hornhautendothels. Wenn man Silikonöl in die Vorderkammer von Kaninchen- oder Katzenaugen füllt, kommt es schon nach wenigen Tagen im Bereich des permanenten Kontaktes zwischen Silikonöl und Endothel zu traumatischen Endothelzellverlusten. Histologische Untersuchungen zeigten Ablagerungen von kleinen Silikonölvakuolen mit umgebenden Makrophagen auf dem Endothel. Elektronenmikroskopisch fanden sich membrangebundene Vakuolen innerhalb des Zytoplasmas einiger Endothelzellen ohne Veränderungen der Descemet-Membran oder des tiefen kornealen Stromas. Nicht alle Augen mit Silikonöl in der Vorderkammer entwickeln eine Keratopathie. Verhindern lassen sich Keratopathien nur zuverlässig, wenn Silikonöl nicht in die Vorderkammer gelangt. Die Endotheldekompensation wird klinisch zunächst nicht manifest, solange Silikonöl das Endothel bedeckt und damit eine Aufquellung der Hornhaut verhindert. In diesen Augen wird eine bullöse Keratopathie meist erst nach Silikonölentfernung manifestiert.

Silikonölbedingte Keratopathien treten heute nur noch in weniger als 5% der Augen auf. Dies sind Situationen, in denen ein Silikonölkontakt zum Hornhautendothel aufgrund chronischer Hypotonie oder infolge von Irisdefekten unvermeidbar war (Chan u. Okun 1986; Lucke 1993; Eckhardt 1993; s. Kap. 5, 10, 11, 13, 14).

D. Linse

Äquatoriale und schließlich posteriore subkapsulare Linsentrübungen treten meist auf nach zytostatischer Therapie oder nach antimitotischer Medikation: Busolvan, Mannitol und Nitrogenderivate. Die Substanzen stören primär die Aktivität des äquatorialen Linsenepithels, das dann nach posterior wandert. Analog zu den posterioren und subkapsulären Trübungen nach Glukokortikoiden sind diese Eintrübungen gewöhnlich nicht progressiv und können teilweise nach Absetzen der Therapie reversibel sein.

Vordere (sub)kapsuläre Trübungen können blaugrün (Kupfer), rostig-gelb (Eisen), bräunlich (Quecksilber) und blaugrau (Silber) erscheinen. Diese Trübungen stellen Metallablagerungen von schwerlöslichen Salzen dar, die bei bestimmten Erkrankungen oder aufgrund einer exzessiven Belastung durch Nahrungsaufnahme auftreten. Feine, gelbe bis braune Granula können nach Langzeittherapie mit Chlorpromazin- oder Thiothixen-Therapie gesehen werden. Keine dieser vorderen subkapsulären Ablagerungen scheinen zu wesentlichen Sehstörungen zu führen, noch zu wirklichen kataraktogenen Veränderungen.

I. Vordere subkapsuläre Trübungen

1. Phenothiazinderivate

Linsenveränderungen gehen kornealen Befunden unter Umständen voraus (Hockwin u. Koch 1977). Biomikroskopisch findet man initial eine bräunliche Pigmentbetauung auf der Vorderfläche im Pupillarbereich (Folge der Iridopathie?). Später verschwinden die Verfärbungen. Es entwickeln sich als vordere subkapsuläre Katarakt grau-weißliche oder gelbliche Granula, die sich von zentral subkapsulär sternförmig in die Peripherie ausweiten (Abb. 18.3). Nach Absetzen der Therapie sind die Einlagerungen nur teilweise reversibel (Wolf et al. 1993).

2. Ecothiopat

Dieser lokal applizierte, irreversible Cholinesteraseblocker (Phospholinjodid) führt als 0,25%ige Lösung in bis zu 84% zu einer Katarakt. Vorwiegend sind ältere Patienten nach einer Therapiedauer von mindestens 3 Monaten betroffen. Biomikroskopisch lassen sich zunächst isolierte, dann konfluierende anteriore subkapsuläre Vakuolen nachweisen. Histopathologisch sieht man eine unspezifische Vakuolisation des Linsenepithels, histochemisch eine komplette Hemmung der Cholinhisteraseaktivität (Bernstein 1977). Auch unter Pilocarpin-Therapie werden in 5% vordere subkapsuläre Linsentrübungen beobachtet. Allerdings weisen 28% der über 40jährigen ohnehin feinste vordere subkapsuläre Vakuolen auf.

3. Methoxypsoralen

Das in der Fotochemotherapie der Psoriasis oral und lokal angewandte Methoxypsoralen [Meladinine] (Parrish et al. 1974) löst bei Meerschweinchen eine Fotosensibilität aus, die zu einer vorderen subkapsulären Linsentrübung führt. Bei Dauertherapie entwickeln Mäuse eine typische vordere Rindenkatarakt (Cloud et al. 1961).

4. Amiodaron

Diskrete anteriore subkapsuläre Linsentrübungen werden auch bei Amiodaron-Therapie beobachtet. Allan et al. fanden sie bei einem Verlauf über 10 Jahre bei 7 von 14 Patienten, die über den Beobachtungszeitraum sich entwickelten und langsam zunahmen. Die Veränderungen führten jedoch nicht zu einem Abfall der Sehschärfe, aber zu einer geringen Reduzierung der Kontrastsensitivität sowie einer geringen Photophobie (Allan et al. 1993).

5. Allopurinol

Bei 25% von 53 Patienten fand sich nach langjähriger Allopurinol-Therapie eine Verdünnung der vorderen Kapsel sowie vereinzelt eine vordere subkapsuläre Trübung. Sie wurde nicht begleitet von einer hinteren subkapsulären Trübung. Die subkapsulären Veränderungen erscheinen dosisabhängig (Lin et al. 1988).

6. Gold

Nach einer längeren parenteralen Applikation von Gold können in ca. der Hälfte der Patienten lentikuläre Goldablagerungen gefunden werden. Zwei typische Ablagerungsformen werden beschrieben: diffuse Goldpartikel im Bereich der zentralen Vorderkapsel oder ypsilonförmige Depots im Bereich der Linsenachse, unmittelbar unter der vorderen Kapsel, im Bereich der vorderen Y-Wachstumsstellen. Meistens werden Goldablagerungen erst nach einer Therapiedauer über 3 Jahre gesehen. Gelegentlich jedoch können entsprechende Veränderungen bereits auch nach kurzer oraler Goldapplikation gefunden werden (Weidle 1987).

7. Quecksilber

Bei gewerblicher Quecksilberexposition kann eine Mercuria lentis auftreten: eine braune, durch Quecksilbersulfid verursachte Verfärbung der vorderen Linsenkapsel, die im Spaltlampenlicht als sog. Atkinson-Reflex imponiert; sie ist irreversibel.

II. Hintere subkapsuläre Trübungen

1. Chloroquin

Unter Langzeittherapie kommt es häufig zu Störungen der Akkommodation und bei 20–40% treten Linsentrübungen auf (BERNSTEIN 1977; Abb. 18.6). Diese werden biomikroskopisch als zarte, weißliche Flöckchen axial hinten subkapsulär beschrieben. Der Befund ähnelt nicht der Steroidkatarakt (BÖKE u. BÄUMER 1967).

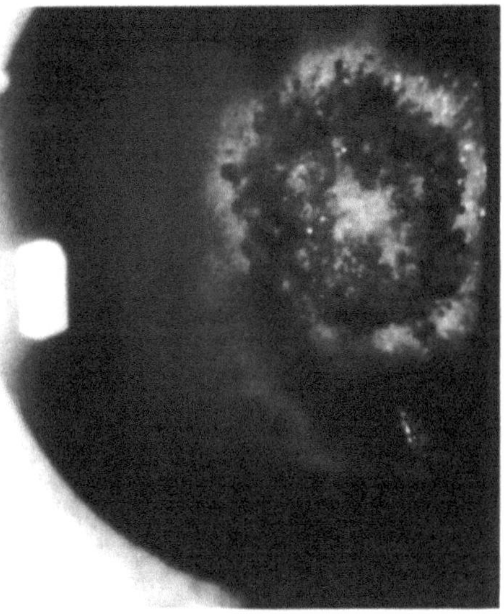

Abb. 18.6. Hintere subkapsuläre „Kortison-Katarakt" bei 30jährigem Patient nach 10jähriger systemischer Therapie mit insgesamt ca. 100 g Prednisolon-Äquivalent

2. Kortikosteroide

Die Kortison-Katarakt entsteht unter systemischer (BLACK et al. 1960) *und* lokaler Therapie (Abb. 18.6). Kortison-Katarakte wurden auch beschrieben nach Verwendung von kortisonhaltigen Salben sowie bei nasaler oder inhalativer Applikation von Kortison (COSTAGLIOLA et al. 1989; ALLEN et al. 1989; FRAUNFELDER u. MEYER 1990a). In größeren Untersuchungen konnte jedoch bisher kein gesicherter Zusammenhang zwischen der Entwicklung einer posterioren subkapsularen Katarakt und inhalativer Kortikosteroidgabe nachgewiesen werden (BASKERVILLE 1993; FRAUNFELDER u. MEYER 1990a). Für die meisten Patienten mit Asthma erscheint das Risiko, bei inhalativer Anwendung von Kortison eine Katarakt zu entwickeln, vernachlässigbar gering. In einem hohen Prozentsatz werden Kortison-Katarakte nach Nierentransplantationen sowie nach Knochenmarkstransplantationen beschrieben. 10,9% von 62 Patienten entwickeln nach einer Knochenmarkstransplantation eine subkapsuläre posteriore Katarakt (DUNN et al. 1993). Die Kataraktentwicklung war assoziiert mit der Ganzkörperbestrahlung, der Graft-versus-Host-Reaktion und mit der Höhe und Dauer der Kortisontherapie. Die Kortikosteroid-Therapie wurde als bedeutendster Risikofaktor ermittelt. Nach einer Knochenmarkstransplantation sind die Patienten mehreren Risikofaktoren ausgesetzt, die zu einer Katarakt führen können: die Malignität der bestehenden Grunderkrankung, Graft-versus-Host-Reaktion, Ganzkörperbestrahlung oder kraniale Bestrahlung sowie die verwendeten Chemotherapeutika. In einem höheren Prozentsatz treten Kortison-Katarakte nach Nierentransplantationen auf (Abb. 18.7; KIRKMAN et al. 1982; DUNN et al. 1993).

Der pathophysiologische Mechanismus der Entstehung einer Kortison-Katarakt ist bisher unklar. Die Linsenveränderungen liegen subkapsulär in der hinteren Schale und sind meist nicht zu unterscheiden von den durch Bestrahlung verursachten Linsentrübungen. Biomikroskopisch findet sich eine zentrale posteriore subkapsuläre Katarakt, zunächst minimal mit wenig Opazitäten oder Vakuolen, später kann sich eine scheibenförmige Trübung entwickeln. Klinisch ist eine eindeutige Abgrenzung gegen andere Formen der hinteren subkapsulären Trübung, z.B. eine beginnende Cataracta complicata, nicht möglich. Histopathologisch ist im Gegensatz zur senilen Katarakt das bis zum Äquator reichende Linsenepithel intakt. Es finden sich keine degenerativen Veränderungen im Epithel. Unter der ungeschädigten hinteren Kapsel kommt es zu einer Degeneration der Linsenfasern. Histochemisch häufen sich DNS-positive und durch Alzianblau anfärbbare Substanzen an. Daneben fällt eine granuläre, sehr feinschichtig zwischen Kapsel und Linsenfasern liegende, durch Alzianblau färbbare Substanz auf. Die Steroidkatarakt ist kaum reversibel (Mayer u. Schrott 1976).

3. Bestrahlung

Sonneveld et al. konnten in einem Tiermodell nachweisen, daß die Applikation von 8,5–9 Gy bei einer Ganzkörperbestrahlung in 17% innerhalb von 3 Jahren und in 100% innerhalb von 15 Jahren zur Entwicklung einer Katarakt führte. Affen, die nur mit 4 bis 5 Gy behandelt wurden, entwickelten keine Katarakt. Beim Menschen ist sowohl die totale Dosis als auch die Dauer der Bestrahlung wesentlich für die Entwicklung einer Katarakt. Die Dichte der Katarakt scheint nach fraktionierter Applikation der Bestrahlung geringer als nach einmaliger Bestrahlung (Sonneveld et al. 1979; Deeg et al. 1984).

4. Dimethylsulfoxyd (DMSO)

DMSO als Trägersubstanz für die dermale Applikation zahlreicher Pharmaka wurde bis 1966 in Deutschland verwandt. Im Tierversuch fiel eine zunehmende Verdichtung und Opaleszenz des Linsenkerns auf. Beim Hund lagen die Trübungen in der äquatorialen Zone, beim Kaninchen sowohl im zentralen Kern als auch punktförmig subkapsulär hinten. Meyner (1975) sah unter DMSO-

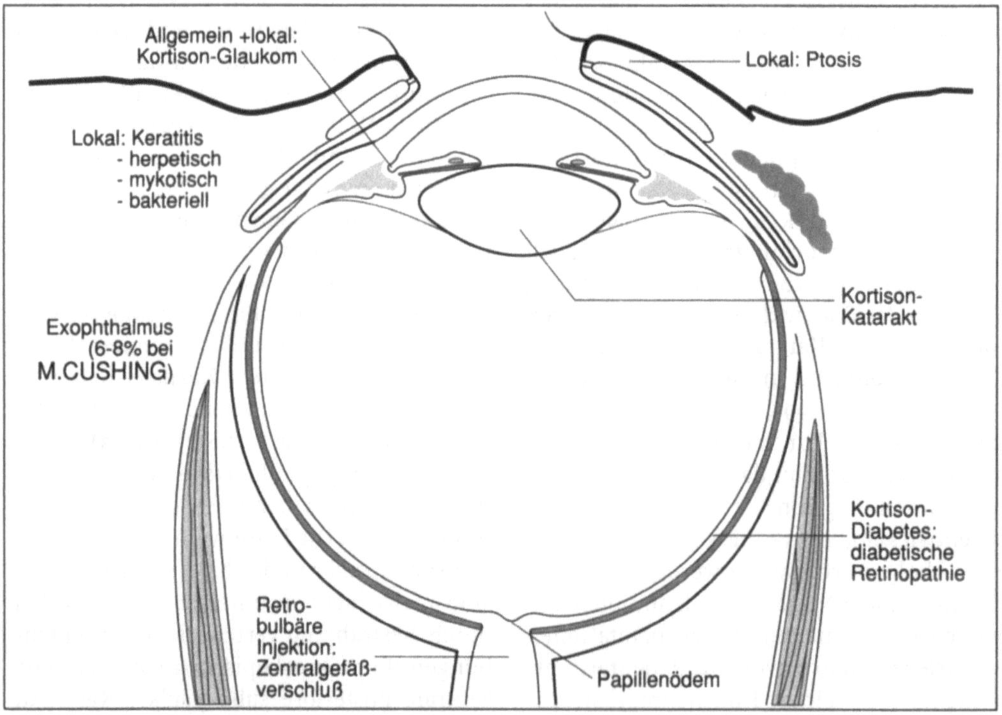

Abb. 18.7. Okuläre Nebenwirkungen von Kortikosteroiden

Therapie, wie sich eine bereits bestehende präsenile Katarakt in relativ kurzer Zeit verschlechterte.

5. PUVA-Therapie

Das bei der oralen Fotochemotherapie verabreichte Methoxypsoralen (Meladinine) führte bei 3 von 87 Patienten nach über 100 Anwendungen zu einer geringen Kernsklerose und einer subkapsulären posterioren Trübung, die bei einem Patienten die Sehschärfe reduzierte. Bei einer Tumortherapie mit über 100 Anwendungen ist daher mit einer erhöhten Inzidenz von Linsentrübungen zu rechnen (Cox et al. 1987). Calzavara fand dagegen bei 82 Patienten, die 321,7 ± 328,8 J/mm² UVA erhielten und das Tragen von Sonnenschutzbrillen verweigerten, keine Linsentrübungen (Calzavara u. Pinton 1994).

6. Megestrol-Acetat

Megestrol-Acetat wird bei Patienten mit Krebs oder HIV-Infektion als Appetitanreger eingesetzt. Aronson beschreibt bei einem Patienten eine subkapsuläre posteriore Katarakt. Die Entwicklung der Linsentrübung wird auf die bekannte Glukokortikoid-Eigenschaft von Megestrol-Acetat zurückgeführt (Aronson u. Amegin 1993).

7. Silikonöl

Nach Silikonölinjektion in den Glaskörperraum entwickeln sich innerhalb von Monaten Linsentrübungen. Die Kataraktrate erreicht in Abhängigkeit von der Nachbeobachtungszeit nahezu 100%. Die Linsentrübung beginnt an der Linsenrückfläche. Da die Entwicklung der Katarakt auf den Zusammenbruch der Permeabilitätsschranke durch die kontinuierliche Berührung des Silikons mit der Linsenrückfläche zurückgeführt wird, bezeichnet man diese Form der Kataraktentstehung auch als Permeabilitätskatarakt (Kroll et al. 1985). Besteht kein vollständiger Kontakt des Silikonöls mit der Linsenhinterfläche, so entwickelt sich eine segmentale Katarakt (Lucke 1993). Vermutlich verhindert das Silikonöl ebenso wie Gas mit langer Halbwertszeit durch eine Störung der natürlichen Diffusion die Versorgung der Linse mit metabolisch notwendigen Substanzen. Elektronenmikroskopisch konnten bisher nur im Tierexperiment intrazelluläre Vakuolen in Linsenendothelzellen nachgewiesen werden. Linsen junger Diabetiker scheinen Silikonöl relativ lange unbeschadet zu tolerieren (Eckhard et al. 1993). Nach intravitrealer Gasinjektion tritt meist eine reversible Linsentrübung auf (Werry u. Brewitt 1983).

E. Retina

Veränderungen in der Retina können auftreten als Ödem, Blutungen, Verengungen der Gefäße, Lipidosen, Makulopathien, Schädigung von Ganglienzellen, Photorezeptoren oder des retinalen Pigmentepithels, u.a. Die Pathomechanismen sind oft unbekannt. Eine Beeinträchtigung der Sehschärfe ist nicht immer vorhanden. Retinale Blutungen sind oft simultan mit subkonjunktivalen Hämorrhagien. Beide sind häufig verursacht durch eine medikamentös induzierte Anämie. Ein Netzhautödem führt zu deutlichen Sehstörungen und kann nach folgenden Substanzen auftreten: Chloramphenicol, Ergotamin, Griseofulvin, Indomethazin, Iodoquinol, Quinine u.a. Ebenso führen medikamentöse Makulopathien zu einer schweren Beeinträchtigung der Sehfunktion. Makulopathien sind beschrieben nach den Substanzen der Tabelle 18.7. Erste Zeichen einer Störung der Ganglienzellen oder Photorezeptoren sind gewöhnlich Sehstörungen wie Gesichtsfeldveränderungen, Farbsinnstörungen oder abnorme elektrophysiologische Phänomene. Leider wird die Schädigung bzw. die Diagnose oft erst entdeckt, wenn schon eine Optikusatrophie mit Verlust von Nervenfasern eingetreten ist. Veränderungen des retinalen Pigmentepithels werden bei den

Substanzen beschrieben, die in Tabelle 18.8 aufgeführt sind. Die Diagnose von funktionellen Störungen der Retina oder des Sehnerven aufgrund eines Medikamentes stellt gewöhnlich eine Indikation dar, die Medikation zu beenden, außer die schädigenden Folgen einer Beendigung der Therapie sind für den Patienten größer als die Beeinträchtigung des Sehvermögens. Sowohl für die frühzeitige Diagnose als auch für die Prognose sind elektrophysiologische Untersuchungen besonders wichtig.

Tabelle 18.6. Störungen des retinalen Pigmentepithels

- Aminoglykoside
- Chloramphenicol
- Herzglykoside
- Deferoxamin
- Ethambutol
- Quinine
- Phenothiazine
- Vincristin
- Lithium
- Zytostatika
- Virostatika

I. Pigmentepithel und Rezeptoren

Intraretinale kristalline Ablagerungen werden bei verschiedenen systemischen und okularen Erkrankungen sowie infolge unterschiedlicher Substanzen gesehen.

Neben systemischen Erkrankungen wie Hyperoxalurie, Zystinose, Sjögren-Syndrom oder primär okulären Erkrankungen wie Bietti's kristalloide Dystrophie oder juxtafoveolare Teleangiektasie tritt eine kristalline Retinopathie auf nach Einnahme zahlreicher Substanzen (Tabelle 18.6).

1. Chloroquin (Resorchin)

Seit der ersten Beschreibung einer Chloroquin-Retinopathie durch Hobs et al. (1959) wurde vielfach über Augenveränderungen durch Chloroquin berichtet (Abb. 18.2). Der Chloroquinspiegel ist in Auge, Milz, Leber und Niere höher als im Blutplasma. Chronische, toxische Effekte von Chloroquin beschränken sich aber auf das Auge, die Skelettmuskulatur und das Herz. Die retinale Toxizität wird von der Gesamtdosis bestimmt. Schädigungen sind in der Regel erst bei einer kumulativen Dosis von 250–300 g zu erwarten. In einzelnen Berichten wird jedoch auch über eine Retinopathie bei einer Chloroquindosis von weniger als 250 mg pro Tag berichtet (Bernstein 1983; Easterbrook 1987). Magulike weist darauf hin, daß in afrikanischen Ländern eine Chloroquin-Überdosierung oder der chronische Abusus ein wesentlicher Faktor bei der Entstehung von Herzrhythmusstörungen ist. Hier sollte bei allen Patienten mit einem AV-Block eine ophthalmologische Untersuchung erfolgen (Magulike et al. 1993). Ophthalmoskopisch charakteristisch ist ein initiales Ödem der Makula, dem feine Pigmentveränderungen folgen. Diese sind zunächst sehr diskret, später ausgeprägt und als „Schießscheibenmakula" („bull's eye") (Abb. 18.8) nicht zu übersehen. Meist ist der Befund bilateral symmetrisch. Die periphere Retina, retinale Gefäße und der Sehnerv sind unauffällig. Die Retinopathie persistiert nach Absetzen des Medikamentes.

Histologisch lassen sich erhebliche Veränderungen des retinalen Pigmentepithels mit Migration von Melaningranula in der sensorischen Netzhaut nachweisen. Hierdurch kommt es sekundär zur Destruktion von Stäbchen und Zapfen. Die Ganglienzellschicht bleibt in der Regel intakt (Bernstein 1977). Elektronenmikroskopisch finden sich curvilineare „C-tubes" und membranöse zytoplasmatische Körperchen im retinalen Pigmentepithel in den inneren Segmenten der Photorezeptoren, in der inneren Körnerschicht sowie der Ganglienzellschicht (Ramsey u. Fine 1972).

2. Karotinoide, Canthaxanthin

Canthaxanthin, ein Karotinoid, wird hauptsächlich aus kosmetischen Gründen zur Erzeugung und Erhaltung einer bronze-

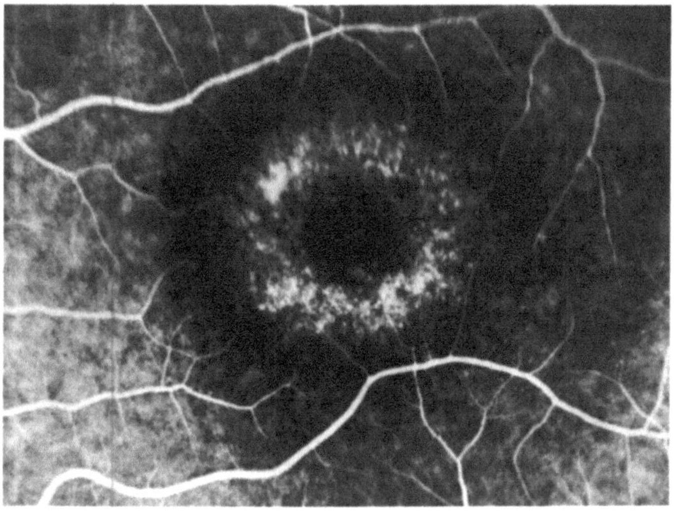

Abb. 18.8. Schießscheiben-Makulopathie („bull's eye") durch perifoveolare retinale Pigmentepithelatrophie

farbenen Haut eingenommen. Retinale Ablagerungen nach Canthaxanthineinnahme imponieren als hoch reflektive, feine Herde mit einer Größe von ca. 30 µm im Bereich des hinteren Pols. Die sichtbaren Ablagerungen umgeben die Makula, sparen sie aber aus. Es kommt zu fokalen Defekten des Pigmentepithels (Lonn 1987). Retrospektive Studien zeigten, daß die Inzidenz von retinalen Ablagerungen zwischen 12 und 14% variiert. Das Auftreten dieser Ablagerungen korreliert mit der Gesamt-Dosis. 37 g von Canthaxanthin verursachen Ablagerungen in 50% der Patienten, 60 g in 100% der Patienten (Metge 1984). Folgende prädisponierende Faktoren führen bereits bei einer niedrigen Dosierung zu einer Retinopathie: Erkrankungen des Pigmentepithels, okuläre Hypertension und die gleichzeitige Einnahme von Betakarotin (Corten et al. 1984; Hennekes 1986). Bisher konnte keine schwere funktionelle Störung bei Patienten mit einer Canthaxanthin-Retinopathie nachgewiesen werden. Vereinzelt werden über eine leichte Sehschärfenminderung sowie geringe Einschränkungen der statischen Perimetrie berichtet. Histopathologisch werden die Kristalleinlagerungen in der mittleren und inneren Nervenfaserschicht der Retina gefunden (Weber u. Goerz 1985, 1986; Weber et al. 1985). Diese Kristalle sind in der gesamten Retina, von der Papille bis zur Ora serrata vorhanden und nicht nur in den Bereichen, wo sie ophthalmoskopisch gesehen werden können. Studien an Hasen zeigten eine Veränderung des retinalen Pigmentepithel-Photorezeptorenkomplexes. Nach Absetzen tritt eine deutliche Reversibilität der anatomischen und funktionellen Veränderungen erst nach 2–3 Jahren ein (Harnois et al. 1989). Funktionelle Störungen, insbesondere Veränderungen des EOG's mit Zunahme der Verlängerung der Gipfellatenz der skotopischen a- und b-Wellen, können innerhalb einiger Wochen bzw. Monate reversibel sein.

3. *Tamoxifen*

Aufgrund der guten Wirksamkeit und der geringen Nebenwirkungen wird Tamoxifen als nicht steroidales orales Antiöstrogen zur Behandlung des Mammakarzinoms eingesetzt. Eine Retinopathie entwickelt sich meistens bei hohen Dosen, es wird aber auch sehr selten bei niedrigen Dosen beschrieben. Bereits nach geringen Dosen mit 10 mg 2mal tgl. fanden sich feine granuläre Veränderungen des retinalen Pigmentepithels und paramakuläre Ablagerungen in den inneren retinalen Schichten. Die Fortsetzung einer Tamoxifen-Therapie kann zu einer progressiven retinalen Pigmentepithelatrophie führen (Chern u. Danis 1993; Kaiser-Kupfer u. Rodrigues 1981).

4. Nitrofurantoin

Ibanez et al. berichten über eine kristalloide Retinopathie nach Langzeiteinnahme. Nach Einnahme über 19 Jahre zeigten sich bei einer Patientin intraretinale kristalloide Einlagerungen perimakulär sowie eine geringe Abnahme der Sehschärfe (Ibanez et al. 1994).

5. Indomethazin

Indomethazin ist ein nicht steroidales Antiphlogistikum mit analgetischen und antiphlogistischen Eigenschaften. Es wird in den letzten Jahren auch vermehrt zur perioperativen Prophylaxe der Entzündungsreaktion bei der Kataraktchirurgie eingesetzt. Bei einer langjährigen Einnahme (8 bzw. 9 Jahre) von Indomethazin pro Tag zeigte sich bds. eine Retinaverdünnung mit fleckigen Veränderungen des Pigmentepithels, vor allem in der Makularegion. Es entwickelte sich das klinische Bild eines „Bull's eye". Funktionell reduzierte sich über Monate der Visus mit Werten von 6/18 auf 6/24. Es trat eine wachsende Photophobie mit zunehmender Einschränkung des Nachtsehen sowie des Farbensehens auf. Ein ERG war nahezu bei fehlenden oszillatorischen Potentialen und minimalen Amplituden nahezu nicht ableitbar (Graham u. Blach 1988).

6. Lithium

Lithiumsalze werden vor allem in der Langzeittherapie von unterschiedlichen psychiatrischen Krankheitsbildern, besonders bei manisch-depressiven Psychosen angewendet. Es werden folgende Störungen beschrieben: Änderungen im EOG sowie der Dunkeladaptation, Amplitudenerhöhung im Muster-VEP, beidseitige Papillenschwellung sowie ein abwärts gerichteter Nystagmus (Schmidt-Betschel u. Aust 1994). Mit klinischen Untersuchungsmethoden lassen sich nur elektrophysiologische Schädigungen des Pigmentepithels und des N. opticus finden. Insbesondere zeigt sich im Elektrookulogramm ein erniedrigter Ardenquotient als Zeichen einer Pigmentepithelstörung. Zusätzlich sind die Latenzen bei visuell evozierten Potentialen verzögert. Es wird von einigen Autoren eine elektroophthalmologische Kontrolle einmal jährlich bei Einnahme von Lithium empfohlen (Schmidt-Beschel u. Aust 1994).

7. Phenothiazin

Bereits nach Monaten kann die Einnahme von Phenothiazinderivaten wie Thioriazin zu Veränderungen des retinalen Pigmentepithels führen (Abb. 18.3). Auch bei sehr niedrigen Dosierungen mit 100 mg pro Tag (Gesamtdosis 45 g) kann eine Retinopathie auftreten. Etwa 9% der Männer bzw. 25% der Frauen unter 45 Jahren entwickeln bei Chlorpromazin-Therapie eine Retinopathie (Bernstein 1977). Ophthalmoskopisch findet sich eine großfleckige, graue, schattenhafte Pigmentierung in den tiefen Netzhautschichten, evtl. auch eine funktionell bedeutungslose, braune Verfärbung der Makula (Macula fosca). Es tritt eine subjektive Verschlechterung der Sehschärfe sowie eine Nachtblindheit auf. Primär zeigen sich in der Fluoreszenzangiographie ausgedehnte Bezirke einer Atrophie des retinalen Pigmentepithels und der Choriokapillaris. Bisher konnte eine Korrelation zwischen Dosis und Schadensausmaß nicht nachgewiesen werden. In den ersten Monaten nach Absetzen der Medikation kann sich die Sehfunktion verschlechtern oder langsam wieder erholen. Langfristig können die Veränderungen des Pigmentepithels zu einer Atrophie von Pigmentepithel und Choriokapillaris führen mit Entstehung großer numulärer oder geographischer Atrophien. Phenothiazine scheinen ein größeres Gebiet des retinalen Pigmentepithels zu schädigen als ophthalmoskopisch oder fluoreszenzangiographisch erkennbar ist. Phenothiazine werden an Melanin gebunden und verbleiben daher lange Zeit im Auge. Enzymhistochemisch geht die Phenothiazin-Retinopathie mit einer primären Schädigung der Stäbchen-Ellipsoide unter massivem Aktivitätsverlust der ATP-ase einher. Hierdurch zerfallen die distalen Stäbchensegmente und degenerieren. Die Phagozytose derselben und der dabei frei werdenden Lipoide führen histologisch zu einer vermehrten Einlagerung lichtabsorbierenden sudanophilen Materials im Pigmentepithel. Es wird als schattengebendes, grau-schwarzes Pigment sichtbar.

8. Digoxin

Bei toxischen Digoxinspiegeln tritt eine reversible Störung der Stäbchen- und Zapfenfunktion mit reduzierten Amplituden und verlängerten Latenzen im ERG auf. Die Dysfunktion der Photorezeptoren ist wahrscheinlich auf eine Blockade der Kalium-Natrium-Pumpe zurückzuführen (Madreperla et al. 1994). Typischerweise treten Farbsehstörungen auf im Sinne einer Xanthopsie.

9. Antibiotika

Aminoglykoside: Zur Behandlung und Prophylaxe einer Endophthalmitis werden häufig intravitreal Aminoglykoside eingesetzt. Die intravitreale Injektion von Antibiotika führte zu einer deutlichen Verbesserung der Prognose. Trotzdem ist bei vielen Patienten das visuelle Ergebnis enttäuschend. Meist beruht dieses auf einer retinalen Schädigung durch die Infektion, aber in einzelnen Situationen ist das schlechte Ergebnis auf die Toxizität des verabreichten Antibiotikums zurückzuführen. Bis vor kurzem wurde die Grenze für die retinale Toxizität von Gentamycin bei 0,4 mg angesetzt. Zunehmend werden aber auch retinale Schädigungen, insbesondere eine Infarzierung der Makula, bereits bei Gentamycin-Dosen von 0,1–0,2 mg beschrieben (Campochiaro u. Conway 1991; Campochiaro u. Lim 1994). Aufgrund der Gentamycin-Toxizität wird Amikacin verwandt. Doch auch hier zeigte sich eine Makulainfarzierung nach einer intravitrealen Injektion von 0,2–0,4 mg Amikacin. Es scheint so, daß alle Aminoglykoside zu einem schweren Sehverlust führen können. Vereinzelt wird über Patienten berichtet, die bereits bei einer subkonjunktivalen Injektion von Tobramicin eine Makulainfarzierung erlitten (Judson 1989). Der Pathomechanismus der Aminoglykosidtoxizität ist bisher nicht bekannt. Die hohe individuelle Variabilität ist typisch für eine medikamentöse Toxizität. Eine mögliche Erklärung für die häufig beschriebene Makulaschädigung ist darin zu sehen, daß bei liegendem Patienten aufgrund des höheren spezifischen Gewichtes der injizierten Antibiotika eine höhere lokale Konzentration im Bereich der Makula vorliegt. Da die Grenze für die retinale Toxizität von Aminoglykosiden dem therapeutischen Bereich nahe ist, werden zur Behandlung und Prophylaxe einer Endophthalmitis vermehrt andere Antibiotika wie Cephalosporine und Vancomycin verwendet (Campochiaro u. Lim 1994; McDonald et al. 1986).

Amphothericin B, intravitreal injiziert, geht mit schweren entzündlichen Glaskörperveränderungen infolge retinaler Nekrosen einher (Souri u. Green 1974).

10. Desferoxamin (Desferal)

Desferoxamin wird als Chelatbildner für Eisen und Aluminium zur Entfernung dieser Metalle bei Dialyse-Patienten sowie bei Erkrankungen mit Eisen- und Aluminiumüberlastung des Organismus eingesetzt. Insbesondere Patienten mit einer angeborenen hämolytischen Anämie wie der Thalassämie bekommen gegen die starke Eisenüberladung durch Hämolyse und regelmäßige Bluttransfusionen den Chelatbildner Desferoxamin täglich subkutan oder mit Pumpe injiziert. Desferoxamin bindet die überschüssigen Eisenionen, die dann über Niere und Darm ausgeschieden werden. Die Interpretation von okulären Veränderungen bei

Desferoxamin-Therapie ist oft schwierig, da die Veränderungen einerseits durch die Grunderkrankung, andererseits durch die Desferoxamin-Therapie hervorgerufen sein können. Als gesicherte Nebenwirkungen einer Desferoxamin-Therapie gelten Linsentrübungen, Gefäßveränderungen mit retinalen Hämorrhagien, Störungen des Pigmentepithels, retinales Ödem sowie eine Neuritis nervi optici (Abb. 18.9). Pigmentepithelveränderungen der Retina treten in Form von Hypo- und Hyperpigmentierungen auf, die über den gesamten Fundus verteilt sein können bis zu Bildern, welche der tapetoretinalen Degeneration ähneln. Die Mechanismen der Toxizität von Desferal sind nicht sicher geklärt. Desferal bindet nicht nur Eisenionen, sondern auch Kupfer- und Zinkionen. Diese kommen in hohen Konzentrationen im retinalen Pigmentepithel vor. Der Entzug dieser Ionen ist einer der möglichen Gründe für die Okulotoxizität. Die Schädigung scheint sich im wesentlichen auf der Ebene des retinalen Pigmentepithels und der Photorezeptoren abzuspielen (LAKHANPAL et al. 1984). Als Frühsymptom wird ein Visusabfall genannt. Farbsehstörungen werden ebenfalls sehr häufig beschrieben. Meist handelt es sich um Blaugelbsinnschwächen, die auf eine toxische Schädigung im Bereich der Photorezeptoren zurückgeführt wird. Der gleiche Schädigungsmechanismus wird auch bei der Störung der Dunkeladaptation diskutiert, die sich bis hin zur Nachtblindheit verstärken kann. Häufig beschrieben sind Skotome, die meist zentral liegen. Sie werden hervorgerufen durch eine Pigmentepitheldegeneration der Retina oder Schäden im Bereich des papillomakulären Bündels mit Optikusatrophie. Die Okulotoxizität von Desforal ist dosisabhängig. Die okulären Störungen sind nur teilweise reversibel.

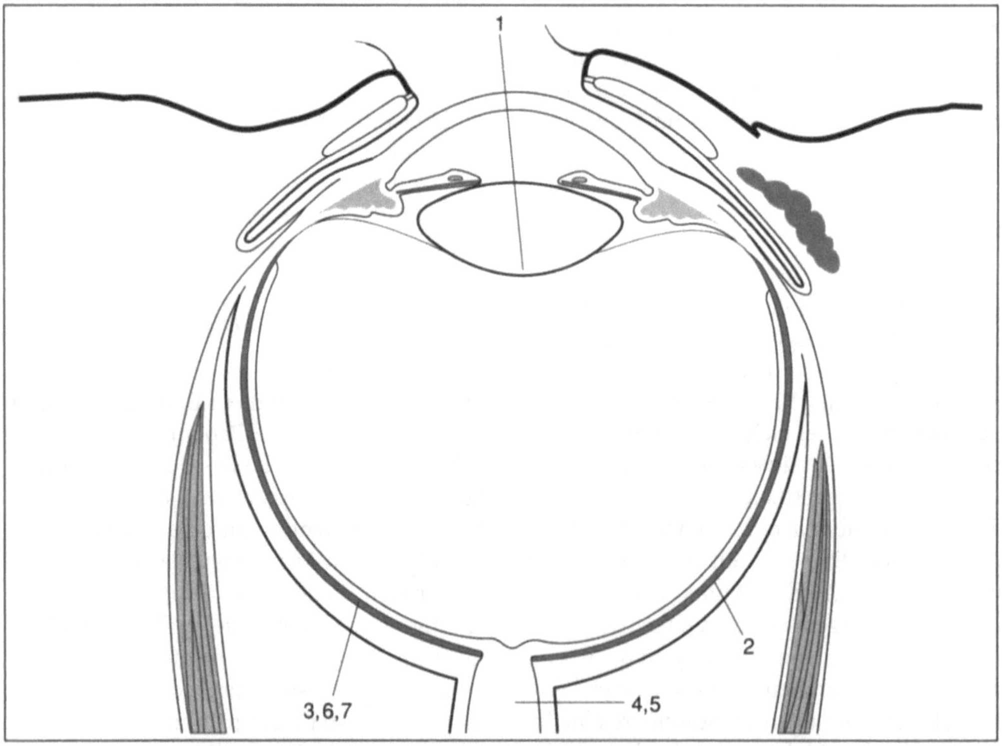

Abb. 18.9. Okuläre Nebenwirkungen bei Desferoxamin. *1* Hintere Schalenkatarakt. *2* Pigmentepithelveränderungen. *3* Tortuositas vasorum. *4* Neuritis nervi optici. *5* Optikusatrophie. *6* Gefäßveränderungen. *7* Retinales Ödem

Regelmäßige ophthalmologische Kontrollen werden daher empfohlen (DENNERLEIN et al. 1995; CASES et al. 1990; COHEN et al. 1990; PALL et al. 1989).

11. Silikonöl

Obwohl Silikonöl schon seit nahezu 30 Jahren als intraokulare Tamponade zur Behandlung von komplizierten Netzhautablösungen eingesetzt wird, wird die Frage der retinalen Toxizität bis auf den heutigen Tag kontrovers diskutiert. Eindeutige klinische Hinweise für eine Toxizität von Silikonöl liegen bisher nicht vor. Histologische Untersuchungen an enukleierten Augen nach Silikonöltamponaden haben dagegen durchaus Veränderungen in der Netzhaut aufgezeigt. In den Bulbi fanden sich intraretinale Vakuolen, die wohl mit Silikonöl gefüllt waren. In der Netzhaut von Augen, die länger als 6 Monate mit Öl gefüllt waren, ließen sich immunhistochemisch und elektronenmikroskopisch Makrophagen nachweisen. Ihre Vakuolen konnten mit Hilfe der energiedispersiven Röntgenstrahlanalyse eindeutig als Speicherstätten des Silikonöls identifiziert werden (ECKARDT et al. 1993). In vitrektomierten Kaninchenaugen fand sich 6 Wochen nach Silikonölfüllung eine Atrophie der äußeren plexiformen Schicht in den oberen Netzhautanteilen mit einer deutlichen Reduktion der synaptischen Fortsätze (GONVERS et al. 1988). Diese Veränderungen konnten nur in den Netzhautanteilen nachgewiesen werden, die permanent Kontakt zur Silikonölblase hatten. Vermutlich sind diese Veränderungen eine Folge des mechanischen Druckes der Silikonölblase gegen die obere Netzhaut. Ein schlüssiger histologischer Nachweis für eine toxische retinale Wirkung von Silikonöl in anliegende Netzhaut liegt nicht vor.

12. Zytostatika

Bei der Applikation von Zytostatika stehen die systemischen Nebenwirkungen weit im Vordergrund. Zunehmend werden jedoch auch ophthalmologische, insbesondere retinale Störungen beschrieben. Oft jedoch gelingt aufgrund der multiplen bestehenden systemischen Veränderungen kein eindeutiger Zusammenhang mit der Applikation des Zytostatikums. Nach der Applikation von *Cyclosporin A* werden vereinzelt eine ischämische Retinopathie mit Cotton-wool-Herden, Hämorrhagien und Makulaödem beschrieben. Insbesondere nach Knochenmarkstransplantation scheint die ischämische Retinopathie bei der gleichzeitigen Applikation von Cyclosporin A aufzutreten (GLOOR 1984; PILLUNAT et al. 1990). Bei nierentransplantierten Patienten konnten bisher unter der gleichzeitigen Gabe von Cyclosporin A keine Netzhautveränderungen beobachtet werden. Orthoclone *OKT 3 (Muromonab-CD3)* ist ein monoklonaler Antikörper, der die Reaktion von T-Zellen mit dem T3-Antigen verhindert. OKT 3 wird bei Transplantationen von Herz, Niere, Leber oder Bauchspeicheldrüse eingesetzt. DUKAR u. BARR (1993) beschreiben einen schweren Visusverlust bei 2 Patienten unmittelbar nach der Verabreichung von OKT 3. Die erhobenen Befunde weisen am ehesten auf einen toxischen Effekt von OKT 3 auf die äußeren retinalen Schichten hin. Möglicherweise könnte auch eine Immunkomplexvaskulitis für den akuten Sehverlust verantwortlich sein. Ophthalmoskopisch fand sich kein erkennbarer Hinweis für den plötzlichen Visusverlust (DUKAR u. BARR 1993). Bei einer Kombinations-Chemotherapie von *Methotrexat/Cycrophosphamid mit Mannitol* zur Eröffnung der Blut-Hirn-Schranke werden häufiger retinale Nebenwirkungen beschrieben als bei alleiniger Verabreichung ohne Mannitol. Die gewünschte Unterbrechung der Blut-Hirn-Schranke mit Mannitol bewirkt auch eine Veränderung der Blut-Retinaschranke, die zu einer Erhöhung der Toxizität der verabreichten Zytostatika im Bereich der Retina führt (MILLAY et al. 1986). Es kommt zu signifikanten Veränderungen des retinalen Pigmentepithels, die v.a. am hinteren Pol, vorherrschend, parafoveolar, lokalisiert sind. Flecken von Hyperplasien des retinalen Pigmentepithels wechseln mit kleinen atrophischen Bezirken. Trotz dieser Veränderungen treten schwere Sehverluste nicht auf. Die okularen Veränderungen sind in Gebieten mit maximalem Blutfluß einschließlich des N. opticus, des hinteren Pols, des Glaskörpers und der Pars plana am stärksten ausgeprägt. Als schwere Nebenwirkungen treten Blutungen der Nervenfaserschicht, Cotton-wool-Herde, arterielle Verschlüsse sowie eine Papillitis auf. Die Schwere der Veränderungen des retinalen Pigmentepithels scheint mit der Gesamtdosis der verabreichten Chemotherapeutika zu korrelieren. Hexadecylphosphocholin, ein synthetisches Phospholipidderivat, bewirkt im Tierexperiment eine Degeneration der Photorezeptoren und des retinalen Pigmentepithels. In einer Phase-II-Studie hatten 71% von 23 Patienten mit einem Kolonkarzinom signifikante Veränderungen des EOG's, die nach Beendigung der Therapie teilweise reversibel waren (THEISCHEN et al. 1993).

13. Virostatika

Eine HIV-Infektion kann zu verschiedenen Krankheitsbildern führen. Häufig kommt es zu einer superponierten Virusinfektion, insbesondere durch CMV, die dann die Applikation von Virostatika erfordert. TEICH et al. (1987) beschrieben bei 13,5% von 54 Augen nach der Verabreichung von *Ganciclovir*-Behandlung eine CMV-Retinitis, bei 11 Patienten eine nicht rhegmatogene Netzhautablösung. Nach Applikation von *Zidovudin* entwickelte sich ein Makulaödem mit einer deutlichen Visusreduktion. Da das Makulaödem unmittelbar nach Absetzen von Zidovudine verschwand und die Sehschärfe sich wieder besserte, und keine anderen HIV-assoziierten Augen-Abnormitäten vorlagen, scheint Zidovudine der Auslöser für dieses Makulaödem zu sein (LALONDE et al. 1991).

14. Strahlentherapie

Im Rahmen einer Strahlentherapie von Tumoren im Bereich des Kopfes oder des Halses entwickeln 39% eine Strahlenretinopathie mit einem Visus < 0,1 (s. S. 1030). Die ersten Symptome treten nach einem durchschnittlichen Intervall von 2,5 Jahren auf. 20% der Augen entwickeln eine Rubeosis iridis, ein Neovaskularisationsglaukom oder beides zusammen. Bei einer Gesamtdosis unter 45 Gy scheint sich keine Strahlenretinopathie zu entwickeln. Insbesondere wenn die einzelnen Fraktionen über 1,9 Gy liegen, scheint die Häufigkeit einer Strahlenretinopathie mit zunehmender Gesamtdosis anzusteigen. Ein *erhöhtes* Risiko für eine Strahlenretinopathie scheint für Patienten zu bestehen, die eine *Chemotherapie* erhielten oder einen Diabetes mellitus hatten (PARSONS et al. 1994a, b).

II. Makulopathie

1. Adrenalin

Eine akute Makulaneuroretinopathie mit Sehverlust oder parazentralem Skotom tritt bevorzugt bei jungen Frauen auf. Die Störungen werden meist im Zusammenhang mit einer abnormen Reaktion auf Sympathikomimetika beobachtet. Die Fundusveränderungen bestehen in einseitigen oder beidseitigen rotbraunen flächigen Makulaläsionen, meist mit Makulaödem in der akuten Phase. Diese Veränderungen scheinen im Bereich des Photorezeptor-Pigmentepithelkomplexes lokalisiert zu sein. SIEVING et al. (1984) beschreiben eine Abnahme eines frühen Rezeptorpotentials bei Patienten mit akuter makulärer Neuroretinopathie, die auf eine Abnormität der äußeren Segmente des vorderen Rezeptors zurückzuführen sind. Bei der Aminosäuren-Sequenzanalyse zeigte sich eine strukturelle und funktionelle Ähnlichkeit zwischen dem adrenergen Rezeptor und Rhodopsin (MARX 1987). O'BRIEN et al. (1989) entwickelten die Hypothese, daß bestimmte Formen der akuten Makulaneuroretinopathie auf eine Interaktion zwischen adrenerger Substanz und dem Photorezeptor zurückzuführen sind. Das Vorhandensein einer makulären Läsion bei gutem Visus kann mit Veränderungen der Stäbchen erklärt werden, da die stäbchenfreie Zone in der Makula nur 250 µm beträgt. Da in der Literatur auch akute Makularetinopathien ohne einen kausalen Zusammenhang mit Sympathikomimetika beschrieben werden, müssen weitere auslösende Faktoren existieren (DESAI et al. 1993). Besonders Aphake entwickeln leicht eine Adrenalinmakulopathie, die zunächst reversibel ist (KOLKER u. BECKER 1968). Nikotinsäure bzw. Nikotinamid erzeugen eine typische fluoreszeinnegative, zystoide Makulopathie (GASS 1973; Tabelle 18.7).

Tabelle 18.7. Makulopathien

- Adrenalin
- Allopurinol (?)
- Chloroquin, Hydroxychloroquine
- Orale Kontrazeptiva
- Dapsone
- Fluphenazin
- Indomethazin (?)
- Nikotin
- Phenothiazine
- Tamoxifen

(? = Nachweis nicht gesichert).

2. *Maculopathia solaris*

Eine Maculopathia solaris wird beschrieben nach Exposition zu Sonnenlicht, Lichtschweißbogen oder durch das Licht eines Operationsmikroskopes hervorgerufen. MIYAGAWA et al. berichten von einer Maculopathia solaris, verursacht durch das Licht einer Videokamera bei 2 Patienten, die Triazolam einnahmen. Als mögliche Ursache wird eine verminderte reflektorische Pupillenverengung der Patienten angeführt, da Triazolam zu erweiterten Pupillen führen kann. Der Pathomechanismus scheint vergleichbar der Makulaschädigung bei Patienten, die Fluphenazine oder hallozinogene Substanzen einnehmen (GASS 1987; POWER et al. 1991, MIYAGAWA et al. 1994; s. S. 1086 ff).

III. Retinale Gefäßveränderungen und Blutungen

1. *Kortikosteroide*

Der Verschluß von retinalen und chorioidalen Gefäßen ist eine seltene, aber katastrophale Komplikation nach kristalliner Kortikosteroidinjektion im Bereich der Orbitahöhle und des umgebenden Gesichtsschädels (Abb. 18.7). Einseitiger Sehverlust kann nach Kortikosteroidinjektion auftreten bei einer Lokalisation der Injektion im Bereich der Tonsillen, der Nase, der Kopfhaut, der Lider oder peri- und retrobulbär. Anastomosen zwischen periokularen Gefäßen und der A. ophthalmica ermöglichen einen retrograden intraarteriellen Transport von embolischem Material. Dies kann dann zu einem Verschluß der A. centralis und der Choroidalgefäße mit einer ausgeprägten Infarzierung der Netzhaut und dem Zentralarterienverschluß führen. In Abhängigkeit von der Embolisierung kommt es gelegentlich zu einer vollständigen Revision der Veränderungen, meist bleibt jedoch eine deutliche Sehminderung bestehen (THOMAS u. LABORDE 1986; WILKINSON et al. 1989; GARLAND et al. 1989).

2. *Hämorrhagien*

Substanzen, die in irgendeiner Form in die humorale oder zelluläre Hämeostase eingreifen, können prinzipiell retinale Hämorrhagien induzieren (Tabelle 18.8). Medikamente, die eine Thrombozytopenie hervorrufen, können rezidivierende Netzhautblutungen mit Einblutungen in den Glaskörper verursachen. Bereits 1968 beschrieb BIGGER rezidivierende Netzhautblutungen nach Gabe von D-Penicillinamin bei der Behandlung der rheumatischen Arthritis. Nach einer Streptokinase-The-

Tabelle 18.8. Bekannte Substanzgruppen, die zu retinalen Blutungen führen können

- Androgene
- Antiarrhythmika
- Antibiotika
- Antiepileptika
- Antihistaminika
- Antihypertensiva
- Antituberkulostatika
- Barbiturate
- Benzodiazepine
- β-Blocker
- Cumarinderivate
- Diuretika
- Jodidderivate
- Lithium
- Neuroepileptika
- Nicht steroidale Analgetika
- Östrogene
- Rauwolfia-Alkaloide
- Schutzimpfungen
- Schwermetalle
- Symphatikomimetika
- Trizyklische Antidepressiva
- Virostatika
- Vitamin A, D (?)
- Zytostatika

rapie eines Herzinfarktes können retinale Hämorrhagien mit ausgeprägter Glaskörperblutung auftreten (Caramelli et al. 1991). Vermutlich führen Antikoagulantien und Salicylate zu Makulablutungen. Aufgrund der hohen Inzidenz von Aspirin-Einnahme (49%) bei 109 Patienten mit einer Makulablutung bei choroidaler Neovaskularisation empfiehlt Kingham bei Patienten mit altersabhängiger Makuladegeneration eine möglichst niedrige Dosis (Kingham et al. 1988; Tabelle 18.8).

3. *Thrombosen*

Walsh (1969) wies erstmals auf die vaskulären Nebenwirkungen *oraler Kontrazeptiva* hin. Orale Kontrazeptiva, insbesondere in Kombination mit Nikotin, führen bei jüngeren Patientinnen zu Thrombosen der V. centralis retinae. Antifibrinolytika wie Tranexamsäure können einen Verschluß der zentralen Venen oder Arterien auslösen (Snir et al. 1990; Parsons et al. 1988). Nach Einnahme von Appetitzüglern wie Phenylpropanolamin werden vereinzelt nicht ischämische Zentralvenenverschlüsse beschrieben (Gilmer et al. 1986). Eine versehentliche Injektion von Lokalanästhetikum in die Sehnervenscheibe bei einer Retrobulbäranästhesie kann den Verschluß der retinalen Gefäße und eine seröse Retinaabhebung verursachen. Vermutlich tritt das Anästhetikum entlang der Sehnerven in den subretinalen Raum ein und bewirkt eine lokalisierte Netzhautablösung. Der Verschluß von Zentalarterie und Vene tritt wahrscheinlich durch den erhöhten Druck durch die Injektion in den Sehnerven ein (Mieler et al. 1990). Lokalanästhesie im Kopf-/Gesichtsbereich unter vasokonstriktorischem Zusatz von Adrenalin kann einen zentralen Arterienverschluß bzw. ischämischen N. opticus-Prozeß provozieren (Abb. 18.10; Meythaler und Naumann, 1987).

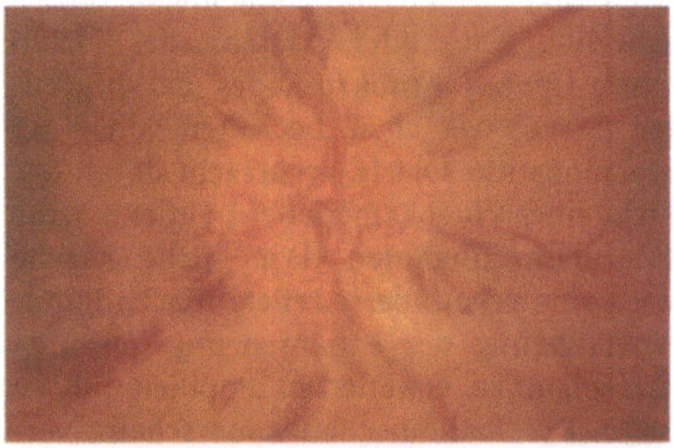

a

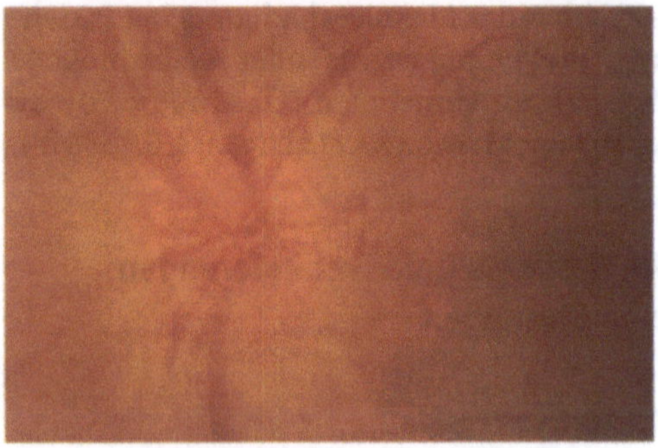

b

Abb. 18.10. Papillenbefund einer 60jährigen Patientin, die im Rahmen einer Lokalanästhesie mit Adrenalinzusatz im Oberkieferbereich beiderseits einen akuten ischämischen vaskulären Optikusprozeß erlitt; **a** Rechte Papille. **b** Linke Papille

IV. Netzhautrisse durch Miotika

Bereits im Rahmen der physiologischen Akkommodation rückt die Ora serata nach vorne (MOSES 1970), und die Retina wird bis in den Makulabereich gespannt („retinal stretch") (ENOCH 1976). Miotika wie Pilocarpin, Carbachol und insbesondere auch stärker wirkende wie Phospholinjodid vermögen über den Ziliarmuskelspasmus Ablatio-Vorstufen in periphere Netzhautrisse umzuwandeln (HEIMANN u. KYRIELEIS 1970). In einzelnen Fällen wurde auch ein Makulaforamen nach lokaler Pilocarpin-Therapie beobachtet (GARLIKOV u. GHENOWETH 1975; BENEDICHT u. SHAMI 1992; s. Kap. 8, 11).

F. Uvea

I. Iris und Ziliarkörper

1. Pupille

Transdermales Scopolamin (Scopoderm TTS) wird als Pflaster zur Prophylaxe von Kinetosen und bei gastrointestinalen Erkrankungen eingesetzt. Nach mehrtägiger Anwendung wurde eine Anisokorie mit einer Mydriasis und einer Akkommodationslähmung an dem Auge beobachtet, auf der Seite das Scopolamin-Pflaster hinter dem Ohr appliziert wurde. Die Pupillenstörung ist vermutlich auf eine Kontamination durch den Patienten zurückzuführen. Die Symptome bildeten sich innerhalb einer Woche zurück. Eine Scopolamin-Kontamination kann durch die Applikation der Antagonisten Pilocarpin oder Physostigmin nachgewiesen werden (HERBOLZHEIMER 1986). Zur Tokolyse bei Präeklampsie verwendetes Magnesium kann zu einer verminderten Pupillenreaktion mit Doppeltsehen und nystagmiformen Motilitätsstörungen führen (DIGRE et al. 1990).

2. Irisatrophie

Die Langzeitverordnung von Chinin bewirkt eine Mydriasis und Erniedrigung des Augeninnendruckes. Biomikroskopisch fällt eine Atrophie des Irisstromas und im regredienten Licht eine vermehrte streifige Durchleuchtbarkeit des iridalen Pigmentepithels auf. Auch histopathologisch sieht man die Zeichen der Irisatrophie (DICKSTEIN 1967). Nach Injektion von Novocain mit Adrenalin in das Lid wurde neben einer Aderhautatrophie auch eine sektorförmige Irispigmentatrophie beschrieben. Die Atrophie beruht vermutlich auf disseminierten Adrenalin-induzierten ischämischen Infarkten der Uvea (MEYTHALER u. NAUMANN 1987; KRÖNER 1981).

3. Iritis – Iridozyklitis

Die lokale Therapie mit Atropin bzw. Eserin-Augentropfen kann eine Iritis infolge erhöhter Durchlässigkeit der Blut-Kammerwasser-Schranke auslösen (HOCKWIN u. KOCH 1977). Unter allgemeiner Therapie mit Jod-Präparaten wird eine Hypopyon-Iritis oder eine hämorrhagische Iritis gesehen. Bei Tätowierungen der Haut mittels Kobalttaluminat trat neben granulomatösen Hautveränderungen eine Uveitis auf, die erst nach Exzision des tätowierten Hautstückchens abheilte (HOCKWIN u. KOCH 1977). Mehrere Monate nach Therapiebeginn mit einem nichtsteroidalen Antiphlogistikum kann beiderseits eine Iritis auftreten, die meistens mit einer granulomatösen interstitiellen Nephritis verbunden ist. Häufig tritt die Iritis Wochen bis Monate nach der Nephritis auf. Nach Absetzen der Therapie bildet sich die Iritis zurück (KOEPPEN-HAGEMANN et al. 1987). Wenige Tage nach Applikation von Methinamin kann eine beidseitige vordere Uveitis auftreten (KOLKER 1991c). AIDS-Patienten, die zur Therapie einer Mykobakterieninfektion systemisch eine Kombination aus Rifampicin, Streptomycin und Fluconazol erhalten, entwickeln häufig eine akute Uveitis mit Hypopyon, die auf

Kortikosteroide anspricht (SARAN et al. 1994).

4. *Pigmentblattzyste*

Die Pupillarrandzysten (VOGT 1920) gehen vom inneren Rand des Pigmentepithels aus. Histopathologisch handelt es sich initial um eine Proliferation des Pigmentepithels, aus denen sich dann Zysten mit einer einschichtigen Lage von Pigmentepithel entwickeln. Elektronenmikroskopisch weist die apikale Zone nach einwärts. Selten schnüren sich die Zysten ab und flottieren frei in der Vorderkammer. Besonders häufig werden Pupillarrandzysten nach lokaler Gabe von irrevesiblen *Cholinesterasehemmern* beobachtet.

5. *Pseudotumor*

Entzündliche Pseudotumoren können sich auch im Bereich der Iris und des Ziliarkörpers entwickeln. Nach systemischer Propanol-Gabe entwickelte sich ein ausgedehnter Pseudotumor der Iris und des Ziliarkörpers mit gleichzeitiger Iridozyklitis. Eine systemische und lokale Therapie mit Steroiden war erfolglos. Histologisch fanden sich reichlich Lymphozyten, Plasmazellen, retikuläre Lymphozyten sowie Russel- und Dutcher-Körperchen. Nach Beendigung der Therapie mit Propanol bildete sich der Pseudotumor innerhalb von Monaten langsam zurück (YEOMANS et al. 1983; Tabelle 18.10).

II. Choroidopathie

In vitro zeigen vorwiegend polyzyklische Pharmaka eine unterschiedliche Adsorption an Melanin (HOCKWIN u. KOCH 1977), und zwar an Melanosomen sowohl der Aderhaut als auch des Pigmentepithels. Mit zunehmender Speicherung dieser Melanin-adsorbierten Pharmaka kommt es zur Störung des intrazellulären Stoffwechsels und damit zum Untergang der Zellen. Die Choroido- bzw. Epitheliopathie ist der Wegbereiter zahlreicher medikamentöser Retinopathien.

G. Intraokulare Hypertension und Hypotonie

I. Erhöhung des intraokularen Druckes (exogen induzierte okuläre Hypertension)

1. *Systemische Therapie*

a) Mydriatika bzw. Zykloplegika

Alle anticholinergen Substanzen (Spasmolytika, Antiparkinsonmittel) sowie adrenerge Substanzen (Amphetamine, Katecholamine) können zu einer Mydriasis und Zykloplegie führen. In prädisponierten Augen kann dies über einen Pupillarblock ein akutes Winkelblockglaukom auslösen. Auch nach der Inhalation von Atropin als Aerosol (Dosieraerosol) zur Therapie einer obstruktiven Atemwegserkrankung kann sich ein akutes Winkelblockglaukom entwickeln (BERDY et al. 1991). Neben einer Diplopie und Schleiersehen kann Botulinumtoxin, das subkutan zur Therapie eines Blepharospasmus in die Lider appliziert wird, eine Mydriasis bewirken und dadurch ein akutes Winkelblockglaukom auslösen. Das Maximum der Botulinumtoxinwirkung tritt gewöhnlich am 3. Tag nach Injektion auf. Die Pupillendilatation ist auf eine Azetylcholinfreisetzung an den prä- und postganglionären Nervenenden des Parasympathikus zurückzuführen (CORRIDAN et al. 1990).

b) Muskelrelaxantien

Das depolarisierende Muskelrelaxantium Succinylcholin, das bei der Narkoseeinleitung zur Intubation eingesetzt wird, erzeugt aufgrund einer initialen Depolarisation im Bereich der motorischen Endplatte Kontraktionen der extraokulären Muskeln. Dies ist eine mögliche Ursache für die vorübergehende Erhöhung des intraokularen Druckes nach Gabe von Succinylcholin. Zusätzlich scheint eine Wirkung von Succinylcholin auf die Aderhaut eine wesentliche Rolle bei der Druckerhöhung zu spielen. Bei perforierenden Bulbusverletzungen sollte deshalb bei der Narkoseeinleitung auf Succinylcholin verzichtet werden, da durch eine Erhöhung des intraokularen Druckes Augeninhalt durch den Wundspalt herausgepreßt werden kann. Eine signifikante Reduktion des durch Succinylcholin bedingten Augendruckanstiegs kann durch die Applikation von oralem oder topischem Clonidin erreicht werden (JANNECK u. WEINDLER 1995). Bei intraokularen Eingriffen in Intubationsnarkose sollten Medikamente verwendet werden, die den Augeninnendruck nicht erhöhen (Tabelle 18.9).

c) Kortikosteroide

1954 berichteten FRANÇOIS und GOLDMANN über ein durch Kortikosteroide ausgelöstes chronisches Offenwinkelglaukom bei einem Patienten, der Hydrokortison lokal am Auge erhielt (FRANÇOIS 1954). Seitdem wurden vielfach Berichte über die hypertensive Reaktion nach Kortikosteroiden veröffentlicht (Abb. 18.7). Allein durch den steroidbedingten Druckanstieg kann eine signifikante glaukomatöse Optikusneuropathie mit begleitenden Gesichtsfeldverlusten bzw. Amaurose entstehen. Ein erhöhter intraokularer Druck kann sich bei unterschiedlicher Anwendung entwickeln: intravenös, oral, transdermal, periokulär und durch Inhalation. Zirka $^1/_3$ der Patienten, die Kortison erhalten, entwickeln ein sekundäres primär chronisches Offenwinkelglaukom. Der Druckanstieg beginnt bei kortisonempfindlichen Personen etwa nach 2 Wochen Behandlungsdauer und erreicht höhere Werte als 30 mm Hg erst im Laufe der 4. Behandlungswoche (LEYDHECKER 1973). Nach Absetzen der Steroide verschwindet die Drucksteigerung meist innerhalb von 6 Wochen, seltener nach Monaten. Nach Absetzen der Therapie wird aber auch ein persistierender erhöhter Augendruck beobachtet (SPIERS 1965). Erst 1995 konnte ein kortisonbedingter Druckanstieg auch nach Inhalation oder bei Nasenspray nachgewiesen werden (OPATOWSKI et al. 1995). Aufgrund der schnelleren Metabolisierung scheint inhaliertes Budesonid weniger okuläre Nebenwirkungen zu haben als Beclomethason-Aerosol (OPATOWSKI et al. 1995). Fluorometholon erhöht den intraokularen Druck mit 4,4-8,1 mm Hg signifikant weniger als Dexamethason mit durchschnittlich 8,1- 11,6 mm Hg (KASS et al. 1986).

Tabelle 18.9. Anästhetika zur Vermeidung eines intraokularen Druckanstieges am offenen Auge

- Fentanyl/Alfentanil/Remifentanil
- Nicht depolarisierende Muskelrelaxantien (Vecuronium, Pancuronium)
- Benzodiazepine
- Clonidin

2. Lokale Therapie

a) Mydriatika und Zykloplegika

Der Einfluß von Mydriatika und Zykloplegika auf den Pupillarwiderstand ist offensichtlich.

b) Kortikosteroide

Die lokale Instillation von Glukokortikoiden führt eher als die systemische Gabe zum Kortisonglaukom. Etwa $^1/_3$ der Bevölkerung reagiert auf lokale Gabe von Kortikosteroiden mit einer mittelstarken Drucksteigerung um 6-15 mm Hg. Bei längerer einseitiger Lokaltherapie kann durch Resorption der Steroide auch das zweite Auge miterkranken. Eine Sonderform stellt das akute Kortikosteroidglaukom nach intensiver systemischer Therapie dar. Ursächlich für den Druckanstieg zeigt sich tonographisch eine Verminderung der Abflußleichtigkeit (DRAEGER 1965).

c) α-Chymotrypsin

α-Chymotrypsin zur enzymatischen Zonolyse bei intrakapsulärer Katarakt-Extraktion (BARRAQUER 1958) erzeugt ein sekundäres Offenwinkelglaukom (KIRSCH 1964), das sich etwa am 2. bis 3. postoperativen Tag entwickelt und manchmal 10–14 Tage anhält. Histopathologisch kommt es im Rahmen dieses Glaukoms zur Offenwinkel-Obstruktion des Trabekelwerkes durch Zonulafragmente (LEYDHECKER u. DARDENNE 1963; RAUHUT und ROHEN 1972). Dies konnte auch rasterelektronenmikroskopisch im Experiment beim Eulenaffen nachgewiesen werden (ANDERSON 1971).

d) Silikonöl

Postoperativ auftretende Glaukome nach Silikonölchirurgie wurden bis vor kurzem nahezu ausschließlich mit dem Öl selbst in ursächliche Beziehung gebracht. Dies basiert vor allem auf älteren Untersuchungen, bei denen Silikonölpartikel und Makrophagen im Trabekelwerk gefunden wurden. Neuere Untersuchungen haben gezeigt, daß mehrere Ursachen für postoperative Drucksteigerungen und Sekundärglaukome verantwortlich sind (s. Kap. 14). Die Reduktion von postoperativen Druckerhöhungen ist insbesondere in den letzten Jahren durch den Einsatz hoch gereinigter und höher visköser Silikonöle zurückzuführen, die eine geringere Tendenz zur Emulsifikation zeigen. Der Eintritt von Silikonöl in die Vorderkammer und Pupillarblocksituationen sind aber seit Einführung der basalen Iridektomie vermeidbar geworden. Mit den hoch gereinigten und höher viskösen Silikonölen sind klinisch erkennbare Emulsifikationen im Sinne eines inversen Pseudohypopyons nur noch selten. In den meisten postoperativ persistierenden Sekundärglaukomen besteht ein anatomisches Substrat für die Drucksteigerung: eine neovaskuläre Komponente, Synechierungen im Kammerwinkel oder chronischer Reizzustand. Der Verlauf der Sekundärglaukome bei Verwendung von Silikonöl einer Viskosität von 5000 CSt ist erstaunlich blande. In den Situationen, in denen Emulsifikation eine bedeutende Rolle spielt, ist der Druck meist nach Silikonölentfernung normalisiert. In etwa Zweidrittel der Fälle mit klinisch signifikanter Emulsifikation und Druckerhöhung kann der Druck durch Silikonölentfernung langfristig normalisiert werden (LUCKE 1993).

II. Senkung des intraokularen Druckes

1. Carboanhydrasehemmer

Carboanhydrasehemmer setzen den intraokularen Druck durch Reduktion der Kammerwasserbildung im Ziliarkörper: die Umsetzung von H_2CO_3 in H_2O und CO_2 im Zytoplasma des nicht pigmentierten Ziliarepithels wird blockiert (BECKER 1954, 1964; GRANT u. TROTTER 1954). Bei Druckwerten über 40 mm Hg erscheint die Wirkung der Carboanhydrasehemmer fraglich. Derzeit werden lokale Applikationsformen von Carboanhydrasehemmern zur Behandlung therapierefraktärer Glaukome mit offenem und geschlossenem Kammerwinkel eingesetzt.

2. Hyperosmolare Lösungen („Osmotherapie")

Zur Anwendung kommen Ascorbinsäure (BIETTI et al. 1975), Glukose, Glyzerin, Äthylalkohol, Isosorbit, Mannitol, Kochsalz- und Harnstofflösungen. In den letzten Jahren werden zur Therapie eines sonst refraktären erhöhten Augendruckes meist Mannitol systemisch eingesetzt. Der Effekt hyperosmolarer Lösungen beruht auf dem Entzug des intraokularen Wassers ins Blut durch den erhöhten onkotischen Druck im Gefäßsystem.

3. Opiate

Während intraokularer Operationen ist ein niedriger Augendruck eine wesentliche Voraussetzung für einen erfolgreichen Eingriff.

Opiate, die bei einer Vollnarkose eingesetzt werden, senken den intraokularen Druck um 4–7 mmHg. Alfentanil (48%) reduziert den Augendruck signifikant mehr als Fentanyl (28%) (Mostafa 1986).

4. Silikonöl

Hypotonien nach Silikonöltamponade folgen eher einer Unterfunktion des Ziliarkörpers, die auf retrolentale Traktionsmembranen und nicht auf die Verwendung von Silikonöl direkt zurückzuführen ist. Im Gegenteil, Silikonöl wird sogar zur Stabilisierung hypotoniegefährdeter Augen eingesetzt. Die Hypotoniehäufigkeit scheint sogar nach Silikonölchirurgie niedriger als nach einfacher Vitrektomie zu sein: mit Silikonöl traten weniger persistierende Hypotonien (22%) auf als in den Augen, die mit einer intraokularen Gas-Tamponade operiert worden waren (42%; Silicone Study Group, 1992).

5. Sonstige Medikamente

Sympathikolytika: Antihypertonika (Guanethinidin), Clonidin und andere Blocker der α/β-Rezeptoren senken den Augeninnendruck ebenso wie die lokale Anwendung von β-Blockern oder Clonidin. *Jodazetat* und *Chinin* reduzieren infolge ihrer toxischen Wirkung die Kammerwasserbildung. Marihuana und Haschisch (wirksames Agens: *Tetrahydrocannabinol*) erzeugen neben Photophobie, Blepharospasmus, ziliarer Injektion, vermehrte Sichtbarkeit der kornealen Nerven und Akkommodationsstörungen ebenfalls eine Verminderung des intraokularen Druckes (Shapiro 1974; Dawson 1976). *Herzglykoside:* Vermutlich über eine Hemmung der Natrium/Kalium-ATP-ase im Ziliarkörper bewirken Digoxinpräparate eine Reduzierung des intraokularen Druckes. Die lokale Anwendung von *Mitomycin C* kann durch eine Schädigung des Ziliarkörpers eine okuläre Hypotonie auslösen. Eine subkonjunktivale Injektion von 0,5 ml Mitomycin C 0,2% senkt den intraokularen Druck um durchschnittlich 5,6–7,1 mmHg (Gandolfi et al. 1995).

H. Nervus opticus und Sehbahn

Eine anatomisch strenge Unterscheidung in selektive Schädigungen der Retina, der Ganglienzellen, des N. opticus oder der höheren Sehbahn ist meist nicht möglich, da neurotoxische Substanzen das ganze Neuron bzw. das zentrale Nervensystem schädigen.

Eine „Neuritis" oder eine „Retrobulbärneuritis" kann entweder die direkte Folge einer neuralen Toxizität eines Medikamentes sein oder ist zurückzuführen auf medikamentös bedingte Störungen der Blutversorgung. Die Veränderungen können zwischen dem Sehnervenkopf und dem Chiasma auftreten. Chloramphenicol, Ethambutol und Vincristin führen gehäuft aus bisher noch nicht geklärten Gründen zu Veränderungen am Chiasma. Zahlreiche visuelle Störungen, die auf medikamentös bedingte Veränderungen des zentralen Nervensystems zurückzuführen sind, beinhalten Störungen des Farbsehens, Photophobie, visuelle Halluzinationen oder Lichtblitze. Diese Symptome stören meist den Patienten sehr stark, bis sie als Nebenwirkung eines Medikaments erklärt werden können.

I. Papillenödem (Pseudotumor cerebri)

Ein sog. Pseudotumor cerebri ist definiert als eine benigne intrakraniale Druckerhöhung mit beiderseits sekundärem Papillenödem. Die Diagnose kann erst gestellt werden, wenn morphologische oder funktionelle zerebrale Veränderungen ausgeschlossen sind. Typische Symptome sind Kopfschmerzen, Übelkeit, Erbrechen sowie beiderseits sekundäre Papillenödeme mit Sehstörungen. Ophthalmoskopisch ist das Papillenödem unspezifisch. Ein Visusverlust liegt initial nicht vor. Nach einer Vielzahl von Medikamenten wurde ein Pseudotumor cerebri beschrieben (Tabelle 18.10; Cohen 1973;

Tabelle 18.10. Pseudotumor cerebri

- Aethylenglykol
- Alkylierende Substanzen
- Amiodaron
- Danazol
- Dreifach-Impfung Diphtherie-Tetanus-Keuchhusten
- Gentamycin
- Hexachlorophen
- Ibuprofen
- Indometacin
- Ketoprofen
- Kortikosteroide
- Levodopa
- Lithium
- Methylenblau
- Nalidixin
- Nitrofurantoin
- Nitroglycerin
- Östrogene
- Penicillin G
- Perhexilen
- Phenylpropanolamin
- Phenytoin
- Retinoide
- Schilddrüsenhormone
- Tetrazykline
- Vitamin A
- Zyklosporin A

GRANT 1974; AVERY et al. 1991; BORRUT u. REGLI 1993; GARDNER et al. 1995). Bei 70% von 37 Patienten mit einem Pseudotumor cerebri nach Tetrazyklinen verschwanden die Symptome innerhalb von Stunden bis Tagen nach Absetzen der Therapie. Nach erneuter Gabe von Tetrazyklinen entwickelten sich bei 4 Patienten wieder die Symptome eines Pseudotumor cerebri. GARDNER vermutet daher eine genetische Disposition bei diesen Patienten (GARDNER et al. 1995).

II. Akute Neuropathie und Optikusatrophie

Akute Prozesse mit Visusverlust bezeichnete man früher irreführend als Papillitis bzw. Neuritis nervi optici. Ophthalmoskopisch sieht man anfangs nur sehr diskret Veränderungen des Sehnervenkopfes im Sinne eines umschriebenen Ödems bzw. einer Hyperämie unterschiedlichen Grades. Mehrere Substanzen wirken neurotoxisch und führen teilweise spezifisch zu Veränderungen des Sehnervenkopfes und der Sehnervenfasern (Tabelle 18.11).

Tabelle 18.11. Medikamente, die zur Optikusatrophie führen können

- Acetylsalizylsäurederivate
- Amunosalizylate
- Antipyrin
- Barbiturate
- Bromide (?)
- Chloramphenicol
- Chloroquine, Hydroxychloroquine
- Ciprofloxacin
- Dapsone
- Ergotamine (?)
- Hexachlorophen
- Hexamethonium
- Influenza-Virus-Vaccine
- Interleukin 2
- Isoniazid
- Kontrastmittel
- Lokalanästhetika (?)
- Methanol
- Methotrexat (?)
- Phenothiazine
- Phenylbutazon
- Propoxyphen
- Quinolone
- Rauwolfia Alkaloide (?)
- Schilddrüsenhormone (?)
- Streptomycin
- Sulfonamide (?)
- Suramin
- Trichlorethylen
- Vincristin
- Vitamin A
- Vitamin D

(? = Nachweis nicht gesichert).

1. Etambutol

Das Tuberkulostatikum Etambutol ruft etwa nach einer Dosierung zwischen 20–30 mg/kg Körpergewicht bei 3% der Patienten (PAU u. WAHL 1974) und in Dosierungen zwischen 15–25 mg/kg Körpergewicht in 0,5% der Patienten (BASTIAN u. BRANDT 1987) eine Optikusneuropathie hervor. Es werden zwei Formen der Schädigung unterschieden (BERNSTEIN 1977): 1. axiale oder zentrale Neuropathie mit verminderter Sehschärfe, Zentralskotom, Grünschwäche, gelegentlicher Rotschwäche sowie deutlicher Visusreduktion, 2. periaxiale Neuropathie mit peripheren Gesichtsfeldeinschränkungen (quadrantenförmig oder konzentrisch) mit normaler Sehschärfe und unauffälligem Farbensehen.

Experimentelle Untersuchungen beim Rhesusaffen haben dosisabhängige Veränderungen aufgezeigt: es fiel eine zentral lokalisierte, umschriebene Demyelinisierung der Optikusnervenfasern mit sekundärer gliöser entzündlicher Reaktion im N. opticus, Chiasma bzw. Tractus opticus auf (SCHMIDT u. SCHMIDT 1966). Vermutlich beruht die Neurotoxizität auf einer Abnormität im Zinkmetabolismus durch eine Chelatbildung von Zink durch Etambutol (CHATTERJEE et al. 1986). Um aufgrund der *dosisabhängigen* Toxizität die Nebenwirkungen möglichst gering zu halten, wird derzeit empfohlen, für 2 Wochen oral weniger als 25 mg/kg Körpergewicht zu geben und nach 2 Wochen auf 15 mg/kg Körpergewicht zu reduzieren. Die Nebenwirkungen treten meist erst Wochen bis Monate nach Therapiebeginn auf. Die spät einsetzende Optikusneuropathie ist meist reversibel, eine Verbesserung der Symptome tritt aber häufig erst nach mehreren Monaten ein. Prädisponierende Faktoren für das Auftreten einer Etambutol-bedingten Optikusneuropathie sind: eine verminderte Nierenfunktion, Diabetes mellitus, eine Optikusneuritis nach Tabak- oder Alkoholabusus, chronischer Nikotin- und/oder Alkoholabusus. Bei bestehenden Risikofaktoren wird deshalb eine häufige ophthalmologische Kontrolle, nach 6 Monaten in größeren Abständen empfohlen (BASTIAN 1987; SCHILD 1991; FLEDELIUS 1987; FALLMON 1987; NASEMANN et al. 1989). *Die Antituberkulostatika Isoniacid* (INA) *und Streptomycin* bewirken auch eine akute Optikusneuropathie.

2. Oxychinolinderivate

Hohe Dosen von chinolinhaltigen Präparaten erzeugen charakteristische neurologische Ausfälle wie bei einer subakuten Myelooptikoneuropathie. Die histologischen Veränderungen entsprechen den Befunden bei der Myasthenia gravis und dem „Stiff-Man-Syndrom". Elektronenmikroskopisch zeigt die Untersuchung einer Muskelbiopsie degenerative Veränderungen der präsynaptischen Nervenendigungen mit Untergang des Neuron (Zerfall der Mitochondrien, tubuläre Strukturen) sowie der präsynaptischen Membran (OTT et al. 1977).

3. Vincristin

Dieser Mitosehemmer bewirkt eine Optikusneuropathie bei systemischer Therapie (SANDERSON et al. 1976). Bei vitrealer Injektion entsteht eine schwere retinale Degeneration mit Optikusatrophie. Histopathologisch findet sich eine Schwellung der retinalen Ganglienzellen, elektronenmikroskopisch ein allgemeiner Verlust an zytoplasmatischen Organellen und Mikrotubuli. Teils fibrilläres, teils granuläres Material kumuliert in den Axonen der Retina und im N. opticus (GREEN 1975).

4. Methylalkohol

Methanol ist in Geschmack und Geruch dem Aethanol sehr ähnlich, seine berauschende Wirkung ist aber wesentlich geringer ausgeprägt als beim Aethanol. Die typischen toxischen Erscheinungen treten erst nach einer Latenzzeit von 8–48 h auf: Kopfschmerzen, Schwindel, Übelkeit, Erbrechen, schwere Bauch- und Rückenschmerzen. Gleichzeitig treten Sehstörungen auf, die von geringem Nebelsehen bis hin zur totalen irreversiblen Blindheit reichen. Typischerweise werden eine Herabsetzung des Sehvermögens mit zentralem oder zentrozökalem Symptom gefunden (BENTON u. CALHOUN 1953). Die Pupillen sind meist erweitert, die Lichtreaktion abgeschwächt und die Akkommodation gestört. Zu Beginn der Sehstörungen zeigt sich ophthalmoskopisch eine Hyperämie der Papille, die innerhalb von 24 h in ein Papillenödem übergeht. Histopathologisch entwickelt sich in der Frühphase eine sehr geringe gliöse Reaktion in der Papille, daneben läßt sich im Spätstadium der Vergiftung beim Menschen eine Degeneration der retinalen Ganglienzellen mit Axonverlust nachweisen (McGregor 1943; Müller 1950). Aufgrund der kompetitiven Hemmung ist eine therapeutische Gabe von Aethanol indiziert! (Schubert et al. 1986).

5. Zytostatika

Nach einer intrathekalen Applikation von Methotrexat bei einer meningialen Karzinomatose entwickelte sich bds. eine Papillenatrophie mit Blindheit. Histologisch fanden sich multiple umschriebene Demyelonisierungsherde und axonale Degenerationen (Boogerd et al. 1990). Bei einer intraarteriellen Injektion von Cisplatin in die A. carotis wurden Atrophien des N. opticus beobachtet. Histologisch waren die destruierenden Veränderungen im Myelin ausgeprägter als in den Axonen (Shimamura 1990a, b; Cattaneo et al. 1988). Urba et al. beobachteten nach intraarterieller Cisplatin-Verabreichung in die A. carotis eine toxische Retrobulbärneuritis (Urba u. Fovastiere 1988). Bei i.v.-Applikation von Cisplatin werden folgende ophthalmologische Befunde beobachtet: Papillenödem, uni- bzw. bilaterale Retrobulbärneuritis, Schleiersehen infolge Zäpfchendysfunktion und evtl. Rindenblindheit (Urba u. Forastiere 1988; Philip 1991).

6. Chloramphenicol

Nach Chloramphenicol-Gabe werden zentrale oder perizentrale Skotome, Papillenödem, Papillenatrophie, Verlust der Rotgrün-Farbunterscheidung sowie eine Visusreduktion beschrieben. Bei 40% der betroffenen Patienten scheint eine komplette Revision einzutreten, bei jeweils 30% eine teilweise Revision bzw. keine Verbesserung (Ramilo et al. 1988).

7. Desferoxamin

Desferoxamin wird insbesondere bei bestimmten Formen angeborener Anämien eingesetzt, um eine Eisenüberladung des Körpers zu verhindern. Im Rahmen einer prospektiven Studie zeigten 9 von 89 Patienten mehrere Monate nach Therapiebeginn eine neurotoxische Optikopathie. Bei 24 der 29 Patienten war im VEP die Latenz der P 100-Komponente verlängert (Abb. 18.9). 4 der 9 Patienten hatten einen deutlichen Visusabfall. Nach Absetzen der Medikation besserten sich die Veränderungen innerhalb von Wochen (Olivieri et al. 1986).

8. Interleukin 2

Zur Stärkung der Immunabwehr wird Interleukin 2 bei Malignomen verabreicht. Vereinzelt werden folgende ophthalmologische Befunde beobachtet: binokulare negative Skotome, konfluierende Skotome sowie eine Palinopsie[1]. Diese Veränderungen treten meist Minuten bis wenige Stunden nach Applikation von Interleukin 2 auf und dauern wenige Minuten an. Insgesamt gleichen die vorübergehenden neurologischen Symptome denen bei Migräne (Friedman et al. 1991).

9. Omeprazol

Omeprazol wurde 1989 in die Therapie der Refluxösophagitis und der gastroduodenalen Ulzera eingeführt wurde. Als sog. „Protonenhemmer" kann Omeprazol die Salzsäuresekretion im Magen hemmen. Vereinzelt ist nach Applikation von Omeprazol über Schleiersehen geklagt worden. Nach Omeprazol-Therapie wurde eine beidseitige Gesichtsfeldeinschränkungen mit beidseitigem Papillenödem sowie eine Erblindung mit der Verdachtsdiagnose einer anterioren ischämische Optikusneuropathie beschrieben.

---

1 Sehstörung in Form lange bestehenbleibender Nachbilder.

III. Hypophysenapoplexie

Über eine Hypophysenapoplexie mit einseitiger bzw. beidseitiger Hemianopsie wurde nach einem Bromocriptin-Test sowie nach Langzeiteinnahme von Bromocriptin berichtet. Ein Hypophysenapoplex wurde auch beobachtet nach einem Chlorpromazin-Test, Dexamethasonsupressionstest, TRH-Test und einem kombinierten RH- und TRH-Test (SHIRATAKI et al. 1988).

J. Orbita und Motilität

I. Exophthalmus

Eine endokrine Orbitopathie kann während oder nach der Einnahme von antithyreoidal wirkenden Substanzen (Thyreostatika), Medikamenten mit strumigenem Nebeneffekt wie Thyrazolidin-Derivate, Vitamin A, lithiumhaltigen Medikamenten oder Kortikosteroiden (VAN DALEN u. SHERMAN 1989) sowie gelegentlich nach Gabe von Medikamenten, die die Bindung der Schilddrüsenhormone im Blut erhöhen (Östrogene), entstehen. Durch eine Störung der hypophysären Regulation mit leicht hyperthyreoter Stoffwechsellage werden vermehrt Mukopolysaccharide in die Augenanhangsgebilde eingelagert.

II. Enophthalmus

Eine Phosphatvergiftung bedingt eine Nekrose des orbitalen Fettgewebes, die zu einem Enophthalmus führt (GRANT 1974). Auch durch eine lokale Applikation von Kortikosteroiden kann es zu einer Fettgewebsnekrose mit sekundärem Enophthalmus kommen. Ein funktioneller Enophthalmus kann nach Sympathikolytika oder Schädigung des zervikalen Sympathikus auftreten.

III. Myoklonie

Das Hypnotikum Etomidate kann im Rahmen einer Narkoseeinleitung zur disseminierten Myoklonie führen. Bei offenem Auge wird der Bulbus komprimiert, das intraokulare Gewebe herausgedrückt. Bei perforierenden Verletzungen bzw. offenem Bulbus sollten daher Etomidate nicht zur Narkoseführung verwendet werden (BERRY 1989).

IV. Extraokulare Muskelparesen und sekundäre Myasthenie

Eine toxische, extraokulare Myopathie im Sinne einer okulären Myasthenie kann nach D-Penicillinamin auftreten (SCHMIDT u. KOMERELL 1976; FERBERT 1989). Die Symptome der sekundären Myasthenie scheinen sich erst nach mehreren Monaten zu bessern (FERBERT 1989). Einziges Symptom dieser sekundären Myasthenie kann eine isolierte, einseitige Ptosis sein, die im Rahmen eines Tensilon-Tests reversibel ist (RAYNAULD et al. 1993). Eine Vielzahl von Substanzen kann eine myasthenische neuromuskuläre Blockade (Tabelle 18.12) und/oder eine Muskelparese

Tabelle 18.12. Myasthenische neuromuskuläre Blockade der äußeren Augenmuskeln

- Aminoglykoside
- Amoxicilin
- Bacitracin
- β-Blocker
- Clindamycin
- Kortikosteroide
- Disulfiam
- Ganglienblocker
- Goldsalz
- Impfstoffe (Diphtherie, Grippe, Mumps, Röteln, Masern)
- Lithium
- MAO-Hemmer
- Methoxyflurane
- Oxazolidine
- Penicillamine
- Phenothiazine
- Phenytoin
- Polymycin B
- Schwermetalle
- Sulfonamide
- Tetrazykline
- Thyroxinderivate
- Vincristin

Tabelle 18.13. Extraokulare Muskelparesen und Ptosis

- Antiarrhythmika
- Antibiotika
- Schwermetalle
- Zytostatika
- Nichtsteroidale Antiphlogistika
- Antihypertensiva
- Zentral wirkende Substanzen
- Alkohol
- Kortikosteroide
- Lokalanästhetika
- Tuberkulostatika
- Herzglykoside
- Östrogene
- Vitamin A
- Vitamin D (?)
- Schutzimpungen (Diphtherie, Influenza, Mumps, Röteln)

(? = Nachweis nicht gesichert).

der äußeren Augenmuskeln (Tabelle 18.13) auslösen.

V. „Down-beat-Nystagmus"

Bei Langzeittherapie mit Lithium wird neben zerebellären Gangstörungen und einer milden peripheren Neuropathie auch ein Down-beat-Nystagmus beschrieben. Nach Absetzen der Therapie mit Lithium bessern sich die Symptome meist über Jahre nicht. Bei 2 von 6 Patienten zeigte sich nach Therapiebeendigung eine geringe Besserung (Halmagyi et al. 1989). Ein Down-beat-Nystagmus wurde auch beschrieben von Carbamacepin (Chrousos et al. 1987) und nach epiduraler Applikation von Morphin (Stevens u. Sharrock 1991). Histologische Befunde fehlen.

VI. Blickparese

Wiederholte Blickparesen mit saccadischen Oszillationen in der Horizontalebene oder nach oben, besonders wenn der Patient bewußte Augenbewegungen versucht, werden insbesondere nach Langzeittherapie mit Neuroleptika beschrieben. Bei Schizophrenen mit einer neuroleptischen Dauertherapie beträgt die Prävalenz von Blickstörungen 4% (Sachdev 1993). Die Episoden einer okulären Dystonie sind oft mit anderen dystonen Bewegungsstörungen sowie psychiatrischen Syndromen wie Verfolgungswahn oder Halluzinationen assoziiert. Dystone okuläre Bewegungsstörungen werden beobachtet nach Neuroleptika, Antidepressiva, Antiepileptika, Tranquilizer, antiviralen Substanzen wie Adeninarabinosid (Gizze et al. 1990) und Edrophonium-Hydrochlorid (Nucci u. Brancato 1990; Sachdev 1991, 1993). Von 8 Patienten mit einer antikonvulsiven Dauertherapie klagten 4 Patienten über vertikale und/oder schräge Doppelbilder sowie 3 Patienten über horizontale Doppelbilder. Die Wahrscheinlichkeit von unerwünschten okulären Motilitätsstörungen steigt mit der antikonvulsiven Polytherapie (Remmler et al. 1990). Histopathologische Befunde fehlen. Okuläre Bewegungsstörungen nach Diphenylhydantoin sind dosisabhängig und meist reversibel; als schwere Intoxikation kann das ZNS irreversibel geschädigt werden, die Kleinhirnatrophie steht dann im Mittelpunkt (Lorenz u. Kuck 1988).

VII. Brown-Syndrom

Nach peribulbärer Injektion von Lidocain und Bupivacain trat am ersten postoperativen Tag über vertikales Doppeltsehen auf. Es entwickelte sich ein sekundäres Brown-Syndrom, vermutlich durch Narbenbildung innerhalb der Trochlea oder im Bereich des Obliquus-superior-Sehnenscheidenkomplexes. Eine parabulbäre Injektion sollte deshalb im oberen nasalen Quadranten vermieden werden (Erie 1990).

K. Intrauterine Schäden des ganzen Auges

Exemplarisch sollen hier 2 Substanzen herausgegriffen werden, die eine *definitive* okuläre *Teratogenizität* haben.

Thalidomid: Das seit 1961 als Contergan in Großbritannien und in Deutschland gegen Übelkeit, Erbrechen und Schlaflosigkeit in der Schwangerschaft benutzte Medikament führte erstmals zum Auftreten eines typischen Thalidomid-Syndroms (LENZ 1962).

Eine okuläre Beteiligung beim Thalidomid-Syndrom (PAPST 1964) tritt in etwa 25% der Kinder auf. Die kritische Periode liegt hierbei zwischen der 5. und 7. Woche der Schwangerschaft. In diesem Stadium schließt sich die fetale Augenbecherspalte. Infolgedessen werden bei Thalidomidembryopathie des Auges Iris-, Aderhaut-, Netzhaut- und Optikuskolobome gesehen, jedoch noch keine Katarakt- oder andere Linsenanomalien (s. Kap. 11). Neben den genannten Kolobomen werden Anophthalmie, Mikrophthalmus, Retinopathia pigmentosa, Paresen der 3./4., 6./7. Hirnnerven und das typische Möbius-Syndrom: Epiphora, Pupillenanomalie und Strabismus beobachtet. Selten bestehen eine Persistenz der Pupillarmembran, eine Aplasie der Makula und höhergradige Refraktionsanomalien (APT u. GAFFNEX 1974). Histopathologisch finden sich eine Hypoplasie der Iris sowie Kolobome der Uvea und des N. opticus.

Lysergsäure-Diethylamid: Die auch als LSD bekannte Substanz induziert kongenitale Anomalien und Chromosomendefekte bei Laboratoriumstieren und niedrigen Primaten. Das Kind einer Mutter, welche zahlreiche Drogen, u.a. LSD, während der Schwangerschaft einnahm, wies u.a. Mikrophthalmus mit Katarakt, retinale Mißbildungen sowie eine Optikusatrophie auf (BOGDANOFF et al. 1972). Histopathologisch zeigte die Linse vordere und hintere kortikale Degenerationen sowie eine retroäquatoriale Epithelwanderung. Retinal bestanden eine juvenile Retinoschisis sowie am hinteren Pol eine Retinopathia proliferans (APPLE u. BENETT 1974).

Literatur

Monographien und Buchartikel

Aichmair H. Effects of drugs on extraocular muscles. In: Dikstein S (ed) Drugs and ocular tissues, p I, Basel: Karger 1977

Apt L, Gaffney WL. Congenital eye abnormalities from drugs during pregnancy. In: Leopold IH (ed) Symposium on ocular therapy, p l, St. Louis: Mosby 1974

Bernstein HN. Ocular side-effects of drugs. In: Dikstein S (ed) Drugs and ocular tissue, p 560. Basel: Karger 1977

Enoch JM. Retinal stretch and accommodation. In: Kaufman H, Zimmerman TI (eds) Currents concepts in ophthalmology, vol 5: p 59. St. Louis: Mosby 1976

Fraunfelder FT, Meyer SM. Drug-induced ocular side effects and drug intercations, 3rd edn. Philadelphia: Lea & Febiger 1989

Gass JDM: Photic maculopathy. In: Gass JDM (ed) Stereoscopic atlas of macular diseases diagnosis and treatment. St. Louis: Mosby 1987; 570-577

Gnädinger MC. Conjunctiva cornea. In: Hockwin O, Koch HR (Hrsg) Arzneimittel-Nebenwirkungen am Auge, S 29. Stuttgart: Fischer 1977

Grant WM. Toxicology of the eye. 2nd edn. Springfield IL: Charles C Thomas 1974

Hockwin O, Koch HR. Arzneimittelnebenwirkungen am Auge. Stuttgart: Fischer 1977

Kagan J, Leopold IH. Drug-induced retinopathies. In: Leopold IH (ed): Symposium on ocular therapy, p 116. St. Louis: Mosby 1974

Meier-Ruge W. Medikamentöse Retinopathie. Stuttgart: Thieme 1967

Naumann GOH (Hrsg). Pathologie des Auges. Springer, Berlin - Heidelberg - New York 1980 (Doerr, Seifert, Uhelinger, Spezielle pathologische Anatomie, Bd 12)

Ophthalmic Drug Facts 1992. Published by Facts and Comparisons 1992; St. Louis, Missouri

Pavan-Langston D, Dunkel EC. Handbook of ocular drug therapy and ocular side effects of systemic drgs, 1rst edn. Boston/Toronto/London: Little, Brown and Company 1991

Walsh FB, Hoyt WF. Clinical Neuro-ophthalmology, vols. I-III. Baltimore: Williams & Wilkins 1969

B. Zeitschriftenartikel

Allan J, Flach & Bernardi J, Dolan BJ. Progression of amiodarone induced cataracts. Doc Ophthalmol 1993; 83:323-329

Allen MB, Ray SG, Letch AG, Dhillon B, Cullen B. Steroid aerosols and cataract formation. Br Med J 1989; 299:432-433

Anderson DR. Experimental alpha-chymotrypsin glaucoma studied by scanning electron microscopy. Am J Ophthalmol 1971; 71:470

Apple DJ, Bennett TO. Multiple systemic and ocular malformations associated with maternal LSD usage. Arch Ophthalmol 1974; 92:301

Arai M, Fujii S. Divergence paralysis associated with the ingestion of diazepam. J Neurol 1990; 237:45-46

Aronson NE, Amegin GP. Posterior subcapsular cataracts associated with megestrol acetate therapy. J Cataract Refr Surg 1993; 19(1):90-91

Avery R, Jabs DA, Wingard JR et al. Optic disc edema after bone marrow transplantation. Ophthalmology 1991; 98:1294-1301

Avisar R, Deutsch D, Savis H. Corneal calcification in dry eye disorders associated with retinoic acid therapy. Am J Ophthalmol 1988; 106(6):753-755

Babel J, Leuenberger PM. Ultrastrukturelle Veränderungen der Hornhaut nach Verschreibung gewisser Medikamente. Ber Dtsch Ophthalmol Ges 1971; 71:18

Barraquer J. Totale Linsenextraktion nach Auflösung der Zonula durch Alpha-Chymotrypsin-Enzymatische Zonulolyse. Klin Monatsbl Augenheilkd (Medline) 1958; 33:609

Bastian A, Brandt HP. Risikofaktoren für das Auftreten von Augenschäden nach Ethambutol-Behandlung. Z Erkr Atmungsorgane 1987; 169(2):162-165

Becker B. Decrease in intraocular pressure in men by a carbonic anhydrase inhibitor „Diamox". Am J Ophthalmol 1954; 37:13

Becker B, Hahn KA. Topical corticosteroids and heredity in primary open angle glaucoma. Am J Ophthalmol 1964; 57:543

Benedicht WL, Shami M. Impending macular hole associated with topical Pilocarpine. Am J Ophthalmol 1992; 114:765-766

Bennett TO, Sugar J, Sahgal S. Ocular manifestations of toxic epidermal necrolysis associated with allupurinol use. Arch Ophthalmol 1977; 95:1362

Benton CC, Calhoun FP. The ocular effects of methyl alcohol poisoning (report of a catastrophe involving 320 persons). Am J Ophthalmol 1953; 36:1677

Berdy GJ, Berdy SS, Odin LS, Hirst LW. Angle closure glaucoma precipitated by aerosolized atropine. Arch Int Med 1991; 151(8):1658-1660

Berkow I, Gills I, Wise I. Depigmentation of the eyelids after topically administered thiotepa. Arch Ophthalmol 1969; 82:415

Bernstein HM. Ophthalmologic considerations and testing in patients receiving long term antimalarial therapy. Am J Med 1983; 75:25-34

Berry JM, Merin RG. Etomidate myoclonus and the open globe. Anesth Analg 1989; 69:256-259

Bietti G, Virno M, Pecori-Giraldi J, Pellegrino N. Acetazolamide, metabolic acidosis, and intraocular pressure. Am J Ophthalmol 1975; 80:360

Bigger JF. Retinal hemorrhages during penicillamine therapy of cystinuria. Am J Ophthalmol 1968; 66:954

Bito LZ, Stjernschantz J, Resul B, Miranda OC, Basu S. The ocular effects of prostaglandins and the therapeutic potential of a new PGF2 alpha analog, PhXA41 (latanoprost), for glaucoma management. J Lipid Mediat 1993; 6(1-3):535-543

Black LR; Oglesby RB, Sallmann L von, Bunim JJ. Posterior subcapsular cataracts induced by corticosteroid in patientes with rheumatoid arthritis. JAMA 1960; 174:166

Blanchard DL. Amantadine caused corneal edema. Cornea 1990; 9(2):181

Bogdanoff B, Rorke LB, Yanoff M, Warren WV. Brain and eye abnormalities: possible sequelae to prenatal use of multiple drugs including LSD. Am J Dis Child 1972; 123:145

Böke W (ed) Kortikosteroide in der Augenheilkunde. In: Symposium der DOG, 1972. München: Bergmann 1973

Böke W, Bäumer A, Müller-Limmroth M, Mludek M. Zur Frage der Chloroquinschädigung des Auges. Klin Monatsbl Augenheilkd (Medline) 1967; 151:617

Boljka M, Kolar G, Vidensek J. Toxic side effects of local anaesthetics on the human. Br J Ophthalm 1994; 78:386-389

Bonnet P. Sur une forme particulière de granulations milaires de l'iris. Bull Soc Ophthalmol 1937; 49:413-416

Boogerd W, Moffie D, Smets LA. Early blindness and coma during intrathecal chemotherapy for meningeal carcinomatosis. Cancer 1990; 65:452-457

Born AJ. Vortex patterns of the corneal epithelium. Trans Ophthalmol Soc UK 1974; 93:435

Borrut FX, Regli F. Pseudotumor Cerebri as a Complication of Amiodarone therapy. Am J Ophthalmol 1993; 116(6):776-777

Bowden JB, Rapini RP. Psoriasiform eruption from intramuscular botulinum A toxin. Cutis 1992; 50(6):415-416

Boynton JR, Searl SS, Helmer JL: Eyelid oleogranulomas caused by petroleum jelly injection. Arch Ophthalmol 1988; 106(4):550-551

Broadway D, Grierson I, Hitchings R. Adverse effects of topical antiglaucomatous medications on the conjunctiva. Br J Ophthalmol 1993; 77:590-596

Broadway DC, Grierson I, O'Brien C, Hichtings R. Adverse effects of topical antiglaucoma medication. Arch Ophthalmol 1994; 112:1437-1445

Brothers DM, Hidavat AA. Conjunctival pigmentation associated with tetracycline medication. Ophthalmology 1981; 88:1212

Burstein NL, Klyce SD. Electrophysiologic and morphologic effects of ophthalmic preparations on rabbit cornea epithelium. Invest Ophthalmol 1977; 16:899

Calissendorff BM. Retinale Veränderungen - Degeneration oder Nebenwirkung durch Etretinat (Tigason™)-Therapie?. Klin Monatsbl Augenheilkd (Medline) 1989; 194:187-189

Calzavara-Pinton PG, Carlino A, Manfredi E, Semearo F, Zane C, De Panfilis G. Ocular side effects of PUVA-treated patients refusing eye sun protection. Acta Derm Venereol Stockh 1994; 186: 164-165

Campochiaro PA, Conway BP. Aminoglycoside toxicity - A survey of retinal specialists. Arch Ophthalmol 1991; 109:946-950

Campochiaro PA, Lim JL. Aminoglycoside toxicity in the treatment of endophthalmitis. The Aminoglycoside Toxicity Study Group. Arch Ophthalmol 1994; 112(1):48-53

Caramelli B, Tranchesi B, Gebara OCE, Ferreira de Sa LC, Pileggi FJC. Retinal hemorrhage after thrombolytic therapy. Lancet 1991; 337:1356-1357

Cases A, Kelly J, Sabater F et al. Ocular and auditory toxicity in hemodialyzed patients receiving desferrioxamine. Nephron 1990; 56:19-23

Cattaneo MT, Filipazzi V, Piazza E, Damiani E, Mancarealla G. Transient blindness and seizwe associated with cisplatin therapy. J Cancer Res Clin Oncol 1988; 114(5):528-530

Chan C, Okun E. The question of ocular tolerance to intravitreal liquid silicone. Ophthalmology 1986; 93:651-660

Chatterjee VKK, Buchanan DR, Friedmann AJ, Green M. Ocular toxicity following ethambutol in standard dosage. Br J Dis Chest 1986; 80(3):288-291

Chern S, Danis RP. Retinopathy associated with low-dose Tamoxifen. Am J Ophthalmol 1993; 116: 372-373

Chrousos GA, Cowdry R, Schnelein M et al. Two cases of dounbeat nystagmus and oscillopsia associated with carbomazepine. Am J Ophthalmol 1987; 103(2):221-224

Cloud TM, Hakim R, Griffin C. Photosensitization of the eye with methoxsalen. II. Chronic effects. Arch Ophthalmol 1961; 66:689

Cohen A, Martin M, Mizanin J, Konkle DF, Schwartz E. Vision and hearing during deferoxamine therapy. Pediatr 1990; 117:326-2330

Cohen DN. Intracranial hypertension and papilledema associated with nalidixic acid therapy. Am J Ophthalmol 1973; 76:680

Coles WH. Pilocarpine toxicity: effects on the ravvit corneal endothelium. Arch Ophthalmol 1975; 93:36

Cortin P, Boudreault G, Rousseau AP. La rétinopathie à la canthaxanthine: II. Facteurs prédisposants. Can J Ophthalmol 1984; 19:215-219

Corridan P, Nightingale S, Mashoudi N, Williams AC. Acute angle-closure glaucoma following botulinum toxin injection for blepharospasm. Br J Ophthalmol 1990; 74(5):309-310

Costagliola C, Cati-Giovanelli B, Piccirillo A, Delfino M. Cataracts associated with long-term tropical steroids. Br J Dermatol 1989; 120(3):472-473

Cox NH, Jones SK, Downey DJ et al. Cutaneous and ocular side-effects of oral photochemotherapy; results of an 8-year follow-up study. Br J Ophthalmol 1987; 116(2):145-152

D'Amico DJ, Kenyon KR, Ruskin JN. Amiodarone keratopathy; drug-induced lipid storage disease. Arch Ophthalmol 1981; 99:257

Dalen JTW van, Sherman MD. Corticosteroid-induced exophthalmos. Doc Ophthalm 1989; 72:273-277

Dangelmaier S, Weindler J, Ruprecht KW. Unerwünschte Arzneimittelwirkungen am Auge - ein Beitrag zur Qualitätssicherung in der Augenheilkunde. Klin Monatsbl Augenheilkd (Medline) 1996; 208:385-388

Darwaza A, Lamey PJ, Cornell JMC. Hydrallazine-induced Sjögren's syndrome. Int J Oral Maxillofac Surg 1988; 1712:92-93

Dawson WW. Cannabis and eye function. Invest Ophthalmol 1976; 15:243

Dennerlein JA, Lang GE, Stahnke K, Kleihauer E, Lang GK. Okuläre Befunde bei Desferaltherapie. Ophthalmologe 1995; 92:38-42

Desai UR, Sudhamathi K, Natarajan S. Intravenous epinephrine and acute macular neuroretinopathy. Arch Ophthalmol 1993; 111:1026-1207

Dick AD, Atta H, Forrester JV. Lithium-induced orbitopathy. Arch Ophthalmol 1992; 110:452-453

Digre KB, Varner MW, Schiffman JS. Neuroophthalmologic effects of intravenous magnesium sulfate. Am J Obstet Gynecol 1990; 163:1848-1852

Domarus D von. Adrenochromeinlagerungen in die Kornea („Schwarze Hornhaut"): Klinisch-pathologischer Fallbericht. Ophthalmologica 1977; 175: 166

Draeger J. Beitrag zur Frage des Cortison-Glaukoms. Wien Med Wochenschr 1965; 11:711

Droste PJ, Ellis FD, Sondhi N, Helveston EM. Linear subcutaneous fat atrophy after corticosteroid injection of periocular hemangiomas. Am J Ophthalmol 1988; 105:65-69

Dukar O, Barr CC. Visual loss complicatin OKT3 Monoclonal antibody therapy. Am J Ophthalmol 1993; 115:781-785

Dunn JP, Jabs DA, Wingard J et al. Bone marrow transplantation and cataract development. Arch Ophthalmol 1993; 111:1367-1373

Dunn JP, Seamone CD, Ostler HB, Nickel BL, Beallo A. Development of scleral ulceration and calcification after pterygium excision and Mitomycin therapy. Am J Ophthalmol 1991; 112(3):343-344

Dunn JP, Seamone CD, Ostler HB, Nickel BL, Beallo A. Excision and mitomycin therapy (letter). Am J Ophthalmol 1991; 112:343-344

Easterbrook M. Dose relationships in patients with early chloroquine retinopathy. J Rheumatol 1987; 14:472-475

Eckardt C, Nicolai U, Czank M, Schmidt D. Okulare Gewebe nach intravitrealer Silikonölinjektion. Ophthalmologe 1993; 90:257-260

Ellis Th. Occlusion of the central retinal artery after retrobulbar corticosteroid injection. Am J Ophthalmol 1978; 85:352

Erie JC. Acquired Brown's syndrome after peribulbar anesthesia. Am J Ophthalmol 1990; 109(3): 349-350

Esterbrook M. Ophthalmologic considerations and testing in patients receiving long term antimalarial therapy. Am J Med (Suppl) 1983; 75:25-34

Esterbrook M. Dose relationships in patients with early chloroquine retinopathy. J Rheumatol 1987; 14:472-475

Ferbert A. D-Penicillamin-induzierte okkuläre Myasthenie bei Psoriasisarthritis. Nervenarzt 1989; 60(9):576-579

Ferry AP, Harris WP, Nelson MH. Histopathologic features of subconjunctivally injected corticosteroids. Am J Ophthalmol 1987; 103(5):716-718

Flynn JT, O'Grady GE, Herrera J et al. Retrolental fibroplasia. I. Clinical observations. Arch Ophthalmol 1977; 95:217

Fong DS, Frederick AR, Richter CU, Jakobiec FA. Adrenochrome deposit. Arch Ophthalmol 1993; 111:1142-1143

Francois J. Cortisone et tension oculaire. Ann Ocul 1954; 187:805-816

Fraunfelder FT, Meyer SM. Posterior subcapsular cataracts associated with nasal or inhalation corticosteroids. Am J Ophthalmol 1990a; 109(4): 489-490

Fraunfelder FT, Meyer SM. Amantadine and corneal deposits. Am J Ophthalmol 1990b; 110(1):96-97

Friedmann DI, Hu EH, Sadun AA. Neuro-ophthalmic complications of Interleukon 2 therapy. Arch Ophthalmol 1991; 109:1679-1680

Gandolfi SA, Vecchi M, Braccio L. Decrease of intraocular pressure after subconjunctival injection of mitomycin in human glaucoma. Arch Ophthalmol 1995; 113:582-585

Gardner K, Cox T, Digre KB. Idopathic intracranial hypertension associated with tetracycline use in fraternal twins: case reports and review. Neurology 1995; 45:6 -10

Garland PE, Crandall AS, Creel DJ et al. Visual disturbance resulting from intranasal steroid injection. Arch Ophthalmol 1989; 107:22-23

Garlikov RS, Ghenoweth RG. Macular hole following topical pilocarpine. Ann Ophthalmol 1975; 7:1313

Garrett SN, Waterhous WJ, Parmley VC. Amiodarone keratopathy in the donor cornea. Am J Ophthalmol 1988; 105(4):425-427

Gass JDM. Nicotinic acid maculopathy. Am J Ophthalmol 1973; 76:500

Giangiacomo J, Dueker DK, Adelstein EH. Histopathology of Triamcinolone in the subconjunctiva. Ophthalmology 1987; 94:149-153

Gilmer G, Swartz M, Teske M, Crandall AS. Over the counter Phenylopropanolamine: a possible cause of central retinal vein occlusion. Arch Ophthalmol 1986; 104(5):642

Gizzi M, Rudolph S, Perakis A. Ocular flutter in vidarabine toxicity (letter). Am J Ophthalmol 1990; 109:105

Gonvers M, Hornung JP, Courten C de. The effect of liquid silicone on the rabbit retina. Histologic and ultrastructural study. Arch Ophthalmol 1986; 104:1057-1062

Graham CM, Blach RK: Indomethacin retinopathy: case report and review. Br J Ophthalmol 1988; 72(6):434-438

Grant WM, Trotter RR. Diamox (acetazoleamide) in treatment of glaucoma. Arch. Ophthalmol 1954; 51:735

Green WR. Retinal and optic nerve atrophy induced by intravitreous vincristine in the primate. Trans Am Ophthalmol Soc 1975; 73:389

Grimmett MR, Williams KK, Boocker G, Edelhauser HF. Corneal edema after miochol. Am J Ophthalmol 1993; 116(2):236-238

Gupta S, Basti S. Corneoscleral, ciliary, body, and vitreoretinal toxicity after excessive instillation of Mitmycin C. Am J Ophthalmol 1992; 114(4): 503-504

Haider SA, Thaler VT. Lid melanoma and parkonsinsm. Br J Ophthalmol 1991; 76(4):246-247

Halmagyi GM, Lessell I, Curthoys IS, Lessell S, Hoyt WF. Lithium-induced downbeat nystagmus. Am J Ophthalmol 1989; 107(6):664-670

Harcombe A, Klinnear W, Britton J, Mac Farlane J. Ocular toxicity of ethambutol. Respir Med 1991; 85:151-153

Harnois C, Samson J, Malenfant M, Rousseau A. Canthaxanthin retinopathy. Anatomic and functional reversibility. Arch Ophthalmol 1989; 107: 538-540

Hashimoto A, Maeda Y, Ito H et al. Corneal chrysiasis; a clinical study in theumatoid arthritis patientes receiving gold therapy. Arthritis Rheum 1972; 15:309-312

Heier JS, Dragoo RA, Enzenauer RW, Waterhouse WJ. Screening for ocular toxicity in asymptomatik patients treated with Tamoxifen. Am J Ophthalmol 1994; 117(6):772-775

Heimann K, Kyrieleis E. Netzhautablösung bei miotischer Therapie. Klin Monatsbl Augenheilkd (Medline) 1970; 156:98

Hennekes R. Periphere Netzhautdystrophie nach Canthaxanthin-Einnahme. Fortschr Ophthalmol 1986; 83:600-601

Herbolzheimer W. Akute Ophthalmoplegia interna durch ein transdermales therapeutisches System (TTS). Augenspiegel 1986; 3:58-60

Herman DC, Dyer JA. Anterior subcapsular cataracts as a possible adverse ocular reaction to Isotretinoin. Am J Ophthalmol 1987; 103(2):236-237

Heuberger A, Buchi ER. Irreversible Katarakt als mögliche Nebenwirkung von Isoretinoin. Klin Monatsbl Augenheilkd (Medline) 1994; 204(5): 465-467

Hickey-Dwyer M, Wishart PK. Serious corneal complication of 5-fluorouracil. Br J Ophthalmol 1993; 77:250-251

Holland EJ, Stein CA, Palestine AG et al. Suramin keratopathy. Am J Ophthalmol 1988; 106(2): 216-220
Ibanez HE, Williams DF, Boniuk I. Crystalline retinopathy associated with long-termin Nitrofurantoin therapy. Arch Ophthalmol 1994; 112:304
Imhof SM, Hofman P, Tan KE. Quantification of lacrimal function after D-shaped field irradiation for retinoblastoma. Br J Ophthalmol 1993; 77(8): 482-484
Janneck U, Weindler J, Bleser W, Lange O, Ruprecht KW. Clonidin Augentropfen zur Blockierung des Augendruckanstieges nach Succinylcholingabe. In: Rochels et al. (Hrsg) 9. Kongreß der DGII 1995. Berlin Heidelberg New York Tokyo: Springer 1995
Johns KJ, Head WS. O'Day DM. Corneal toxicity of propamidine. Arch Ophthalmol 1988; 106(1): 68-69
Jones DB. Prospects in the management of tear-deficiency states. Trans Am Acad Ophthalmol Otolaryngol 1977; 83:693
Judson PH. Aminoglycoside macular toxicity after subconjunctival injection. Arch Ophthalmol 1989; 107:1282-1283
Kaiser-Kupfer MI, Rodrigues MM. Tamoxifen retinopathy; A clinicopathologic report. Ophthalmology 1981; 88:89
Kaplan LJ, Capaert WE. Amiodarone keratopathy; Correlation to dosage and duration. Arch Ophthalmol 1982; 100:601
Kass M, Cheetham J, Duzman E, Burke PJ. The ocular hypertensive effect of 0,25% fluorometholone in corticosteroid responders. Am J Ophthalmol 1986; 102(2):159-163
Katz LJ, Esser RL, Merikangas JL, Silverman JP. Ocular myasthenia gravis after D-penicillamine administration. Br J Ophthalmol 1989; 73: 1015-1018
Kersten RC. A warning on antimetabolites and cryosurgery in the reconstruction of eyelids. Arch Ophthalmol 1987; 105(5):617
Kincaid MC, Green R, Hoover RE et al: Ocular chrysiasis. Arch Ophthalmol 1982; 100:1791
Kingham JD, Chen MC, Levy MH. Macular hemorrhage in the aging eye. The effects of anticoagulants. N Engl J Med 1988; 318:1126-1127
Kirkman RL, Strom TB, Weir MR, Rilney NL. Late mortality and morbidity in recipients of long-term renal allografts. Transplantation 1982; 34:347-351
Kirsch RE. Glaucoma following cataract extraction associated with use of alphachymotrypsin. Arch Ophthalmol 1964; 72:612
Koeppen-Hagemann J, Binkel-Uihlein V, Waldherr R, Andrassy K, Ritz E. Akute granulomatöse interstitielle Nephritis mit Iritis. Dtsch Med Wochenschr 1987; 112(7):259-261
Kolker A, Becker B. Epinephrine maculopathy. Arch Ophthalmol 1968; 79:552
Kolker, RJ. Medication-induced bilateral anterior uveitis. Arch Ophthalmol 1991; 109:1343
Krieg P, Schipper J. Bilaterale Opticusneuropathie nach Amiodaron-Therapie. Klin Monatsbl Augenheilkd (Medline) 1992; 200:92
Kroll P, Hennekes R, Berg P. Linsentrübungen nach intravitrealer Silikoninjektion. Fortschr Ophthalmol 1985; 82:235-236
Kröner B. Multiple ischämische Infarkte in der Retina und Uvea durch Embolie nach subkutaner Injektion von Kortikosteroiden im Gesichtsbereich. Klin Monatsbl Augenheilkd (Medline) 1981; 178: 12
Lakhanpal V, Schocket SS, Jiji R. Deferoxamine (Desferal) induced toxic retinal pigmentary degeneration and presumed optic neuropathy. Ophthalmology 1984; 91:443-451
Lalonde RG, Deschênes JG, Seamone C. Zidovudine-induced macular edema. Ann Int Med 1991; 114:297-298
Lee DA, Hersh P, Kersten D, Melamed S. Complications of subconjunctival 5-fluorouracil following glaucoma filtering surgery. Ophthalmic Surg 1987; 18(3):187-190
Leigh RJ, Tomsak RL, Grant MP et al. Effectiveness of botulinum toxin administered to abolish acquired nystagmus. Ann Neurol 1992; 32(5):633-642
Lenz W. Thalidomide in congenital abnormalities. Lancet 1962; 1:45
Leuenberger PM. Ultrastrukturelle Veränderungen am Hornhautepithel nach Oberflächenanästhesie. Graefes Arch Klin Exp Ophthalmol 1973; 186:73
Leydhecker W, Dardenne U. Histologische Untersuchungen am Trabekelsystem nach kurzfristiger Einwirkung von Alphachymotrypsin. Klin. Mbl. Augenheilkd 1963; 142:554
Leyon H, Ros AM, Nyberg S, Algvere P. Reversibility of canthaxanthin deposits within the retina. Acta Ophthalmo Copenh 1990; 68:607-611
Lieb W. Paraffingranulom des Unterlids. Klin Monatsbl Augenheilkd (Medline) 1987; 190(2): 125-126
Lin CSC, Brown NAP, Leonard TJK, Bull PW, Scott JT. The prevalence and morphology of cataract in patients on Allopurinol treatment. Eye 1988; 2: 600-606
Long SK de, Poley BI, McFarlane JR. Ocular changes associated with long term chlor-promazine therapy. Arch Ophthalmol 1965; 73:611
Lonn LJ. Canthaxanthin retinopathy. Arch Ophthalmol 1987; 105(11):1590-1591
Lucke K. Klinik für Augenheilkunde der Medizinischen Universität zu Lübeck. Ophthal-mologe 1993; 90:215-238
Madreperla SA, Johnson MA, Nakatani K. Electrophysiologic and electroretinographic evidence for photoreceptor dysfunction as a toxic effect of digoxin. Arch Ophthalmol 1994; 112(6):807-812
Magulike NO, Ihenacho HNC, Ike VO. Chloroquine retinopathy in nigerian patients with heart block. Eye 1993; 7:591-593

Marx KL. Receptor gene family is growing. Science 1987; 238:615–616

Mayer U, Schrott R. Cortison und Linsenepithel bzw. Irisgewebe. Graefes Arch Klin Eyp Ophthalmol 1976; 198:101

McDonald HR, Schatz H, Allen AW et al. Retinal toxicity secondary to intraocular gentamicin injection. Ophthalmology 1986; 93:871–877

McGregor IS. A study of the histopathological changes in the retina and late changes in the visual field in acute methyl alcohol poisoning. Br J Ophthalmol 1943; 27:523

McKeown CA, Swartz M, Blom J, Magiano JM. Tamoxifen retinopathy. Br J Ophthalmol 1981; 65:177

Metge P, Mandirac-Bonnefoy C, Bellaube P. Thesaurismose rétinienne à la canthaxanthine. Bull Mem Soc Fr Ophtalmol 1984; 95:547–549

Meythaler FH, Naumann GOH. Intraokulare ischämische Infarkte bei Injektionen in das Lid parabulbär (ohne Bulbusperforation). Klin Monatsbl Augenheilkd (Medline) 1987; 190:474–477

Meyner EM.Persönliche Mitteilung 1975

Meythaler FH, Naumann GOH. Intraokulare ischämische Infarkte bei Injektionen in das Lid und parabulbär (ohne Bulbusperforation). Klin Monatsbl Augenheilkd (Medline) 1987; 190:474–477

Mieler WF, Bennett SR, Platt LW, Koenig SB. Localized retinal detachment with comined central retinal artery and vein occlusion after retrublbar anesthesia. Retina 1990; 10:278–283

Millay RH, Klein ML, Shults WT, Dahlborg SA, Neuwelt EA. Maculopathy associated with combination chemotherapy and osmotic opening of the blood-brain barrier. Am J Ophthalmol 1986; 102(5):626–632

Miyagawa M, Hayasaka S, Noda S. Photic maculopathy resulting from the light of a video camera in patients taking Trazolam. Ophthalmologica 1994; 208:145–146

Möller HU, Thygesen K, Kruit PJ. Corneal deposits associated with flecainide. Br J Med 1991; 302: 506–507

Mooney D. Pigmentation after long-term topical use of adrenaline compounds. Br J Ophthalmol 1970; 54:823

Moses RA (ed). Accommodation. In: Adler's physiology of the eye: Clinical application, 5th edn. p 358. St. Louis: Mosby 1970

Mostafa SM, Lockhard A, Kumar D, Bayoumi M. Comparison of effects of fentanyl and alfentanil on intra-ocular pressure. Anaesthesia 1986; 41: 493–498

Müller H. Histologische Untersuchung eines Auges bei akuter tödlicher Methylalkoholvergiftung. Klin Monatsbl Augenheilkd (Medline) 1950; 116:135

Nasemann J, Zrenner E, Riedel KG. Recovery after severe ethambutol intoxication – psychophysical and electrophysiological correlations. Doc Ophthal 1989; 71:279–292

Nauheim R, Nauheim J. Bulbar conjunctival defects associated with gentamicin. Arch Ophthalmol 1987; 105(10):1321

Nucci P, Brancato R. Oculogyric crisis after the Tensilon test. Graefes Arch Clin Exp Ophthalmol 1990; 228(4):384–385

O'Brien DM, Farmer SG, Kalina RE, Leon JA. Acute macular neuroretinopathy following intravenous sympathomimetics. Retina 1989; 9:281–286

Olivieri NF, Bunac JR, Chew E et al. Visual and auditory neurotoxicity in patients receiving subcutaneous deferoxamine infusions. New Engl J Med 1986; 314(14):869–873

Opatowsky I, Feldman R, Gross R, Feldmann ST. Intraocular pressure elevation associated with inhalation and nasal corticosteroids. Ophthalmology 1995; 102:177–179

Ott G, Coster W de, Thiery E et al. Ultrastructural study of muscle biopsy from a patient with subacute myelo-optic neuropathy. J Neurol 1977; 215:91

Pall H, Blake DR, Wnyard P et al. Ocular toxicity of desferrioxamine – an example of copper promoted auto-oxidative damage? Br J Ophthalmol 1989; 73(1):42–47

Papst W. Thalidomid und kongenitale Anomalien der Augen. Ber Dtsch Ophthalmol Ges 1964; 65:209

Parrish JA, Fitzpatrick TB, Tanenbaum L, Pathak MA. Photochemotherapy of psoriasis with oral methoxsalen and longwave ultraviolet light. N Engl J Med 1974; 291:120

Parsons JT, Bova FJ, Fitzgerald CR, Mendenhall WM, Million RR. Radiation retinopathy afterexternal-beam irradiation: analysis of time-dose factors. Int J Radiat Oncol Biol Phys 1994a; 30:765–773

Parsons JT, Bova FJ, Fitzgerald CR, Mendenhall WM, Million RR. Severe dry-eye-syndrome following external beam irradiation. Int J Radiat Oncol Biol Phys 1994b; 30:775–780

Parsons MR, Merritt DR, Ramsey RC. Retinal Artery occlusion. Associated with tranexamic acid therapy. Am J Ophthalmol 1988; 105(6):688–689

Pau H, Schmitt-Graff A. Pigmented deposits into conjunctiva after local application of epinephrine. Graefes Arch Klin Ophthalmol 1981; 216:69

Paul H, Wahl M. Myambutol-Schädigung des Auges. Ber Dtsch Ophthalmol Ges 1974; 72:176

Penna EP, Tabbara KF. Oxybuprocaine keratopathy: a preventable disease. Br J Ophthalmol 1986; 70(3):202–204

Petersen PE, Evans RB, Johnstone MA, Henderson jr WR. Evaluation of ocular hypersensitivity to dipivalyl epinephrine by component eye drop testing. J Allergy Clin Immunol 1990; 85:954–958

Petursson GJ, Fraunfelder FT, Meyer SM. Oral contraceptives. Ophthalmology 1981; 88:368

Pfeiffer N, Grehn F. 5-Fluorouracil bei Goniotrepanationen mit schlechter Prognose. 1-Jahres-Ergebnisse. Ophthalmologe 1993; 90(6):570–573

Pillunath LE, Schmeiser Th, Greber H. Toxische Retinopathie unter Cyclosporin A-Therapie. Klin Monatsbl Augenheilkd (Medline) 1990; 190: 131–134
Power WJ, Travers SP, Mooney DJ. Welding are maculopathy and fluphenazine. Br J Ophthalmol 1991; 75:433–435
Pülhorn G, Thiel H-J. Das ultrastrukturelle Bild der Chloroquin-Keratopathie. Graefes Arch Klin Exp Ophthalmol 1976; 201:89
Rahi AHS, Chapman CM, Garner A, Wright P. Pathology of practolol-induced ocular toxicity. Br J Ophthalmol 1976; 60:321
Ramilo O, Kinane BT, McCracken GH. Chloramphenicol neurotoxicity. Pediatr Infect Dis 1988; J 7(5):358–359
Ramsey MS, Fine BS. Chlorquine toxicity in the human eye. Am J Ophthalmol 1872; 73:229
Rauhut D, Rohen JW. Electron microscopic study of the trabecular meshwork in alphachymotrypsin glaucoma. Graefes Arch Klin Ep Ophthalmol 1972; 184:29
Raynauld JP, Lee YS, Kornfeld P, Fries JF. Unilateral ptosis as an initial manifestation of D-penicillamine induced myasthenia gravis. J Rheumatol 1993; 20(9):1592–1593
Reifler DM, Verdier DD, Davy CL, Mostow ND, Wendt VE. Multiple chalazia and rosacea in a patient treated with amiodarone. Am J Ophthalmol 1987; 103(4):594–595
Reinecke RD, Kuwabara T. Corneal deposits secondary to topical epinephrine. Arch Ophthalmol 1963; 70:170
Reinhard T, Kluppel M, Sundmacher R. 5-fluorouracil injection treatment after fistulating glaucoma operations. Klin Monatsbl Augenheilkd (Medline) 1993; 203(5):329–335
Remler BF, Leigh RJ, Osorio J, Tomsak RL. The characteristics and mechanisms of visual disturbance associated with anticonvulsant therapy. Neurology 1990; 40:791–796
Romaguera C, Grimalt F, Vilaplana J. Contact dermatitis by Timolol. Contact Dermatitis 1986; 14(4):248
Ruben ST, Lee JP, O'Neil D, Dunlop I, Elston JS. The use of botulinum toxin for treatment of acquired nystagmus and oscillopsia. Ophthalmology 1994; 101(4):783–787
Sachdev P. Tardive and chronically recurrent oculogyric crises. Mov Disord 1993; 8(1):93–97
Sachdev P. Tardive oculogyric crisis and obsessional thoughts. Br J Psychiatr 1991; 158:720–721
Sanderson PA, Kuwabara T, Cogan DG. Optic neuropathy presumably caused by vincristine therapy. Am J Ophthalmol 1976; 81:146
Saran BR, Maguire AM, Nichols C et al. Hypopyon uveitis in patients with acquired immunodeficiency syndrome treated for systemic Mycobacterium avium complex infection with rifabutin. Arch Ophthalmol 1994; 112(9):1159–1165
Satterfield D, Mannis MJ, Glover AT. Unilateral corneal vesicles secondary to dipivefrin therapy. Am J Ophthalmol 1992; 113:339–340
Schmidt D, Kommerell G. Okuläre Myasthenie durch D-Penicillamin-Behandlung. Klin Monatsbl Augenheilkd (Medline) 1976; 168:409
Schmidt J, Schmidt L. Studies of the neurotoxicity of ethambutol and its racemate for the rhesus monkey. J Neuropathol Exp Neurol 1966; 25:40
Schmidt-Betschel W, Aust W. Untersuchungen über den Einfluß der mehrjährigen Lithiumtherapie auf Pigmentepithel und Sehnerv. Ophthalmologe 1994; 91:198–200
Schmitt H, Remler O. Adrenochrome Bindehauteinschlüsse als Folge einer örtlichen Adrenalintherapie. Klin Monatsbl Augenheilkd (Medline) 1974; 165:332
Schuberth T, Marquardt R, Stodtmeister R. Optikusschädigung nach methanolhaltigem Wein. Dtsch Ärztebl 1986; 83 Jahrg Heft 28/29
Schwab IR, Abbott RL. Toxic ulcerative keratopathy. Ophthalmolgy 1989; 96(8):1187–1193
Schwab IR, Linberg JV, Gioia VM, Benson WH, Chao GM. Foreshortening of the inferior conjunctival fornix associated with chronic glaucoma medications. Ophthalmology 1992; 99:197–202
Seedor JA, Lamberts D, Bergmann RB, Perry HD. Filamentary keratitis associated with Diphenhydramine Hydrochloride. Am J Ophthalmol 1986; 101(3):376–377
Shapiro D. The ocular manifestations of the cannabinols. Ophthalmologica 1974; 168:366
Sherwood MB, Grierson I, Millar L, Hitchings RA. Long-term morphologic effects of antiglaucoma drugs on the conjunctiva and tenons capsule in glaucomatous patients. Ophthalmology 1989; 96: 327–335
Shimamura Y, Chikama M, Tanimolo T, Kawakami Y, Tsuisumi A. Optic nerve degerantion caused by supraophthalmic carotid artery infusion with cisplatin and ACVN. J Neurosurg 1990; 72:285–288
Shimamura Y, Chikama M, Tanimoto T, Kawakami Y, Tsutsumi A. Optic nerve degeneration caused by supraophthalmic carotid artery infusion with cisplatin and ACNU. Am J Ophthalmol 1990; 110:113–117
Shirataki K, Chihara K, Shibata Y et al. Pitnitary apoplexy manifested during a Bromocriptine test in a patient with a growth hormone and prolactiv producing pitnitary adenoma. Neurosurg 1988; 23(3):395–398
Shore JW. Hibiclens keratitis. Am J Ophthalmol 1987; 104(6):670–671
Sieving PA, Fishman GA, Salzone T, Rabb MF. Acute macular neuroretinopathy; early receptor potential change suggests photoreceptor pathology. Br J Ophthalmol 1984; 68:229–234
Snir M, Axer-Siegel R, Buckman G, Yassur Y. Central venous stasis retinopathy following the use of tranexamic acid. Retina 1990; 10:181–184

Sonneveld P, Peperkamp E, van Kekkum DW. Incidence of cataracts in rhesus monkeys treated with whole-body irradiation. Radiology 1979; 133: 227–229

Souri EN, Green WR. Intravitreal amphotericin B toxicity. Am J Ophthalmol 1974; 78:77

Spiers F. A case of irreversible steroid-induced rise in intraocular pressure. Acta Ophthalmol 1965; 43: 419–422

Stevens RA, Sharrock NE. Nystagmus following epidural morphine. Anesthesiol 1991; 74(2):390–391

Taravella MJ, Stulting RD, Mader TH et al. Calcific band keratopathy associated with the use of topical steroid-phosphate preparations. Arch Ophthalmol 1994; 12:608–613

Teich SA, Handwerger S, Mathur-Wagh V et al. Toxic keratopathy associated with Suramin therapy. New Engl J Med 1986; 314(22):1455–1456

Teich SA, Orellana J, Friedmann AH. Prevalence, pathophysiology and treatment of rhegmatogenous retinal detachment in treated cytomegalie virus retinitis. Am J Ophthalmol 1987; 104(3): 312–314

The silicone study group. Vitrectomy with silicone oil or sulfur hexafluoride gas in eyes with severe proliferative vitreoretinopathy: Results of a randomized clinical trial. Silicone study report 1. Arch Ophthalmol 1992; 110:770–779

The silicone study group. Vitrectomy with silicone oil or perfluoropropane gas in eyes with severe proliferative vitreoretinopathy. Results of a randomized clinical trial. Silicone study report 2. Arch Ophthalmol 1992; 110:780–792

Theischen M, Bornfeld N, Becher R, Kellner U, Wessing A. Hexadecylphosphocholine may produce reversible functional defects of the retinal pigment epithelium. Ger J Ophthalmol 1993; (2):113–115

Thomas EL, Laborde RP. Retinal and Choroidal Vascular Occlusion Following. Intralesional Corticosteroid Injection of a Chalazion. Ophthalmology 1986; 93:405–407

Ticho U, Ophir A. Late complications after glaucoma filtering surgery with adjunctive 5-fluorouracil. Am J Ophthalmol 1993; 115(4):506–510

Tillmann W, Keitel L. Hornhautveränderungen durch Indometacin (Amuno). Klin Monatsbl Augenheilkd (Medline) 1977; 170:756

Toogood JH, Markov AE, Bakerville J, Dyson C. Association of ocular cataracts with inhaled and oral steroid therapy during long-termin treatment of asthma. J Allergy Clin Immunol 1993; 91:571

Townshend LM, Buckley EG. Linear subcutaneous fat atrophy after a single corticosteroid injection for ocular adnexal hemangiom. Am J Ophthalmol 1990; 109(1):102–103

Urba S, Forastiere AA. Retrobulbar neuritis in a pat. treated with intraarterial cisplatin fort head and neck cancer. Cancer 1988; 62(10):2094–2097

Villumsen J. Prostaglandin F 2a-Isopropylester eye drops: effects in normal human eyes. Br J Ophthalmol 1989; 73:149–426

Vogt A. Beobachtungen am Spaltlampenmikroskop. Klin Monatsbl Augenheilkd (Medline) 1920; 65:102

Weber U, Goerz G. Augenschaden durch Carotinoid-Einnahme. Dtsch Ärztebl 1985; 25:181

Weber U, Goerz G. Carotinoid-Retinopathie. III. Reversibilität. Klin Monatsbl Augenheilkd (Medline) 1986; 188:20–22

Weber U, Hennekes R, Goerz G. Carotinoid-Retinopathie. II. elektronenmikroskopische Befunde bei 23 Cartotinoid-behandelten Patienten. Klin Monatsbl Augenheilkd (Medline) 1985; 187:507–511

Weber U, Goerz G, Baseler H, Michaelis L. Canthaxatin-Retinopathie. Verlaufskontrolle nach über 6 Jahren. Klin Monatsbl Augenheilkd (Medline) 1992; 201:174–177

Weidle EG. Lenticular chrysiasis in oral chrysotherapy. Am J Ophthalmol 1987; 103(2)

Weiner A, Sandberg MA, Gaudio AR, Kini MM, Berson EL. Hydroychloroquine retinopathy. Am J Ophthalmol 1991; 112:528–534

Weleber RW, Denman ST, Hanefin JM, Cunningham WJ. Abnormal retinal function associated with Isotretinoin therapy for acne. Arch Ophthalm 1986; 104:831–837

Werry H, Brewitt H. Cataract following intravitreal SF6 injection. Klin Monatsbl Augenheilkd (Medline) 1983; 192:331

Wilkerson M, Lewis RA, Shields MB. Follicular conjunctivitis associated with apraclonidine. Am J Ophthalmol 1991; 111(1):105–106

Wilkinson WS, Morgan CM, Baruh E, Gitter KA. Retinal and choroidal vascular occlusion secondary to corticosteroid embolisation. Br J Ophthalm 1989; 73:32–34

Wilson LA, McNatt J, Reitschel R. Delayed hypersensitivity to timerosal in soft contact lens wearers. Ophthalmology 1981; 88:804

Wizemann A. Nekrotisierende Blepharitis nach Captopril-induzierter Agranulozytose. Klin Monatsbl Augenheilkd (Medline) 1983; 182:82–85

Wolf ME, Richer S, Berk MA, Mosnaim AD. Cutaneous and ocular changes associated with the use of chlorpromazine. Int J Clin Pharmacol Ther Toxicol 1993; 31(8):365–367

Wright P, Fraunfelder FT. Practolog-induced oculomucocutaneous syndrome. Symp Ocul Ther 1976; 9:97

Wright P. Untoward effects associated with practolol administration: oculomucocutaneous snydrome. Br Med J 1975; 15:595

Yeomans SM, Knox DL, Green WR, Murgatroyd GW. Ocular inflammatory pseudotumor associated with propranolol therapy. Ophthalmology 1983; 90(12):1422–1425

Zelickson A. Skin changes and chlorpromazine: some hazards of long-term drug therapy. JAMA 1966; 198:341

Anhang 1: Verzeichnis der differentialdiagnostischen Tabellen

1. Kapitel

2. Kapitel

3. Kapitel

4. Kapitel

8. Kapitel

9. Kapitel

10. Kapitel

11. Kapitel

12. Kapitel

13. Kapitel

14. Kapitel

18. Kapitel

Anhang 2: Verzeichnis der schematischen Skizzen

1. Kapitel

10. Kapitel

11. Kapitel

12. Kapitel

13. Kapitel

14. Kapitel

15. Kapitel

Sachverzeichnis

D

J

K

M

O

S

X

Y

Z